Springer-Lehrbuch

Springer

Berlin
Heidelberg
New York
Barcelona
Budapest
Hong Kong
London
Mailand
Paris
Tokyo

Theodor H. Schiebler   Walter Schmidt
Karl Zilles (Hrsg.)

Anatomie

Zytologie, Histologie, Entwicklungsgeschichte,
makroskopische und mikroskopische Anatomie
des Menschen

Unter Berücksichtigung des Gegenstandskatalogs

Gemeinschaftlich verfaßt von
G. Arnold, H. M. Beier, M. Herrmann, P. Kaufmann,
H.-J. Kretschmann, W. Kühnel, T. H. Schiebler, W. Schmidt,
B. Steiniger, J. Winckler, E. van der Zypen und K. Zilles

Sechste, neu verfaßte Auflage
Mit 579 zum Teil farbigen Abbildungen und 119 Tabellen

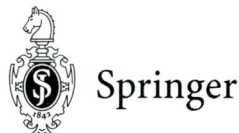 Springer

Professor Dr. med. Dr. h. c. Theodor Heinrich Schiebler
Anatomisches Institut der Universität Würzburg
Koellikerstraße 6, D-97070 Würzburg

Professor Dr. med. Walter Schmidt
Institut für Histologie und Embryologie
Müllerstraße 59, A-6020 Innsbruck

Professor Dr. med. Karl Zilles
C. u. O. Vogt Institut für Hirnforschung
Medizinische Einrichtungen der Universität
Universitätsstraße 1, D-40225 Düsseldorf

ISBN 3-540-57240-6 Springer-Verlag Berlin Heidelberg New York

ISBN 3-540-53822-4 5. Auflage Springer-Verlag Berlin Heidelberg New York

Die Deutsche Bibliothek – CIP-Einheitsaufnahme
Anatomie: Zytologie, Histologie, Entwicklungsgeschichte, makroskopische und mikroskopische Anatomie des
Menschen; unter Berücksichtigung des Gegenstandskatalogs; mit 119 Tabellen / Theodor H. Schiebler ... (Hrsg.).
Gemeinschaftlich verf. von G. Arnold ... - 6. neu verf. Aufl. - Berlin; Heidelberg; New York; London; Paris; Tokyo;
Hong Kong; Barcelona; Budapest: Springer, 1995
ISBN 3-540-57240-6
NE: Schiebler, Theodor H. [Hrsg.]; Arnold, Gottfried

Einbandgestaltung: MetaDesign, Berlin
Satz: Datenkonvertierung durch Springer-Verlag
Druck und Einband: Appl, Wemding
SPIN: 10063539   15/3142-543210 – Gedruckt auf säurefreiem Papier

Vorwort zur sechsten Auflage

Die 6. Auflage der Anatomie weist zahlreiche *wesentliche* Veränderungen gegenüber früheren Auflagen auf:

- Mehrere Kapitel wurden neu geschrieben:
  - Einführung in die Anatomie

In diesem Kapitel sind einerseits die Grundbegriffe der Anatomie zusammengestellt, andererseits wird die Stellung des Menschen in der belebten Natur behandelt.

  - Allgemeine Anatomie des Abwehrsystems
  - Zentralnervensystem

Die Fortschritte unseres Wissens über die Abwehr und über das Zentralnervensystem sind enorm, und sie werden es weiterhin bleiben, da beide Gebiete Schwerpunkte der medizinischen Forschung sind. Die auf den gegenwärtigen Stand gebrachten Darstellungen sollen es dem Leser ermöglichen, zukünftigen Entwicklungen in der Klinik zu folgen.

- Alle Kapitel wurden *sehr* gründlich überarbeitet und aktualisiert. Dabei wurde besonderer Wert auf die klinischen Bezüge gelegt. Gleichzeitig wurde die Verwurzelung aller Gebiete der Anatomie in der Molekularbiologie berücksichtigt.
- Die Abbildungen wurden verbessert.
- Die Didaktik der Darstellung wurde verbessert, um den Stoff so lerngerecht wie möglich anbieten zu können. In einem Einführungskapitel werden Hinweise zur Methodik des Lernens gegeben.
- Das Format des Buches wurde verändert, nicht jedoch der Umfang.

Unverändert handelt es sich auch bei der 6. Auflage der Anatomie um ein auf das Wesentliche beschränktes Basisbuch, das alle Teile der Anatomie in kurzer Form berücksichtigt: *Zytologie, Histologie, Entwicklungsgeschichte, makroskopische Anatomie einschließlich Topographie, mikroskopische Anatomie.* Dadurch ist das Buch sowohl zum Lernen als auch zum Wiederholen sowie zum Nachschlagen geeignet. Das wesentliche Ziel des Buches ist die *Gesamtschau der Anatomie,* die es dem angehenden Arzt ermöglichen soll, sich ein Raster für die Einordnung des klinischen Wissens in die Grundlagen der Medizin zu schaffen. Größten Wert legt dieses Buch auf das *Verständnis morphologischer Zusammenhänge,* ohne die jede Krankheitslehre lückenhaft bleiben muß.

Sehr herzlich danken wir dem Springer-Verlag für sein großes Engagement sowie allen an der Herstellung der 6. Auflage beteiligten Personen. Neu ist seitens des Springer-Verlages Frau Anne C. Repnow als Planerin zu einem seit der 1. Auflage der Anatomie bewährten Verlags-, Herausgeber- und Autorenteam hinzugekommen. Als Hersteller waren Herr H. Matthies, Frau G. Fischer sowie Herr J. Hegele und als Zeichnerin Frau R. Gattung-Petith tätig. Die sehr mühsame Texterfassung hat Frau U. Schiebler durchgeführt. Ohne den hingebungsvollen Einsatz aller an der 6. Auflage Beteiligten, zu denen auch die Mitarbeiter der Druckerei Appl, Wemding, gehören, wäre die Neugestaltung der Anatomie unmöglich gewesen.

Unser Dank gilt aber auch unseren Lesern, die uns zahlreiche sehr nützliche Hinweise gegeben haben, die von uns gerne berücksichtigt wurden. Wir bitten auch Sie, verehrte Leserin und verehrter Leser der 6. Auflage der Anatomie, uns Ihre Kommentare – gleich welcher Art – und Ihre Fragen zukommen zu lassen. Es kommt uns sehr auf ein produktives Gespräch zwischen Lehrenden und Lernenden an, denn unser gemeinsames Ziel ist, die Ausbildung zum Arzt so zu optimieren, daß den Patienten das Beste gegeben werden kann.

Mai 1995

G. Arnold (Düsseldorf)
H. M. Beier (Aachen)
M. Herrmann (Ulm)
P. Kaufmann (Aachen)
H.-J. Kretschmann (Hannover)
W. Kühnel (Lübeck)

T. H. Schiebler (Würzburg)
W. Schmidt (Innsbruck)
B. Steiniger (Marburg)
J. Winckler (Frankfurt)
E. van der Zypen (Bern)
K. Zilles (Düsseldorf)

Vorwort zur ersten Auflage

Jede Generation hat ein eigenes Bild ihres Faches. Dieses Bild entsteht durch die eingehende Beschäftigung mit den vielen einschlägigen Problemen, wird aber auch mitgeprägt von den jeweiligen Lehrern, von der akademischen Jugend und dem wissenschaftlichen „Zeitgeist". Auf diese Weise sind in den vergangenen Jahrhunderten großartige Anatomie-Lehrbücher entstanden, angefangen von Vesals berühmten, bis heute nachwirkenden Werk „De humani corporis fabrica libri septem" (1543). Jedes dieser Bücher spiegelt die Denkweise der Anatomien ihrer Zeit wider. Alle Anatomie-Lehrbücher zusammen sind ein getreuer Spiegel der Entwicklung des Faches.

Das vorliegende Buch hat eine besondere Aufgabenstellung. Es soll den Unterrichtsstoff der Anatomie *straff* darstellen und damit der Kürze des vorklinischen Studiums Rechnung tragen. Es soll *das Wichtige* hervorheben. Es soll den *Überblick* über den gesamten Lehrstoff der Anatomie erleichtern. Aus diesem Grunde werden *alle Teilgebiete der Anatomie* – Entwicklungsgeschichte, Histologie, makroskopische und mikroskopische Anatomie – in einem Band behandelt.

Bei der Darstellung des Stoffes wird davon ausgegangen, daß der anatomische Unterricht vor allem eine Basis für die klinische Ausbildung schaffen soll. Deshalb werden morphologische Fakten und funktionelle Zusammenhänge betont, die dem Verständnis der *klinischen Medizin* dienen. Dazu gehört auch, daß der Stoff im speziellen Teil des Buches nach Körperregionen und nicht nach Systemen gegliedert ist. Außerdem sind einige „klinische Hinweise" in den Text eingefügt.

Der „Gegenstandskatalog für die Fächer der Ärztlichen Vorprüfung" wird voll berücksichtigt. Alle dort aufgeführten Begriffe werden erläutert. Damit bietet das Buch einen Text, der den Erfordernissen der Abschlußexamina im Fach Anatomie angepaßt ist.

Der vorliegende Text ist das Ergebnis einer kritischen Sichtung durch alle an der Abfassung des Buches beteiligten Autoren. Sie wünschen, die Diskussion über Inhalt und Form des Buches fortzusetzen, wobei sie alle Leser bitten, über Unklarheiten zu berichten und für Text und Abbildungen Verbesserungsvorschläge zu machen.

Ohne den großen Einsatz des Springer-Verlages und seiner Mitarbeiter hätte das Buch nicht entstehen können. Die Autoren danken besonders Herrn Dr. Drs. h. c. H. Götze, der an der Konzeption großen Anteil hat; sie danken ferner Herrn Prof. Angermeier, Frau Kalow und Herrn Seidler für ständige hilfsbereite Mitwirkung. An hervorragender Stelle gilt der Dank Herrn H. Matthies, der die Herstellung leitete, sowie Herrn Sydor, der die Herstellung durchführte. Herrn J. Kühn und Frau R. Gattung-Petith gilt großer Dank für die Anfertigung der Zeichnungen.

April 1977

G. Arnold (Düsseldorf)
H. M. Beier (Aachen)
M. Herrmann (Ulm)
H.-J. Kretschmann (Hannover)
W. Kühnel (Aachen)

H. Rollhäuser (Münster)
T. H. Schiebler (Würzburg)
W. Schmidt (Innsbruck)
J. Winckler (Frankfurt)
E. van der Zypen (Bern)

Hinweise zum Lernen

Bitte beachten Sie, daß Sie von sich selbst nicht erwarten können, alle Tatbestände der Anatomie auf einmal erfassen und alles behalten zu können. Es geht nur schrittweise und unter dauerndem Wiederholen. Dabei wird es dann möglich, den Stoff zu gewichten, Zusammenhänge zu erfassen und Verständnis zu gewinnen.

Zum erfolgreichen Lernen aus Lehrbüchern kann man sich bestimmter Strategien bedienen. Die Grundlage ist die schrittweise Erarbeitung der Informationen, um sie dem Langzeitspeicher des Gedächtnisses einzuverleiben. Ferner soll das Gedächtnis vor Informationsverlust geschützt werden, und die Information soll abrufbereit zur Verfügung stehen.

Der Langzeitspeicher des menschlichen Gedächtnisses ist groß und behält dauerhaft, aber er füllt sich nur langsam und ist schwer zugänglich. So kennt z.B. jeder das Phänomen, daß einem ein Wort „auf der Zunge liegt", es einem aber beim besten Willen nicht einfällt. Der Zugang zu der Information ist verlorengegangen oder gesperrt.

Die PQ4R-Methode zum Lernen aus Lehrbüchern schlägt 6 Schritte vor (vgl. Metzig und Schuster 1993):

- **Schritt 1:** Vorausschau/Überblick (*Preview*). Dies dient dazu, einen **Überblick** über ein Kapitel zu bekommen und festzustellen, welche Themen behandelt werden.
  Zu diesem Zweck überfliegen Sie den Text. Dabei sollten Sie sich von der Optik leiten lassen. Der Text der Anatomie ist so gestaltet, daß Inhaltsverzeichnis, Überschriften, Leitsätze und Lernziele sofort hervortreten. Sie bilden das Lernskelett. Außerdem sollten beim Überfliegen auffallend gedruckte Textstellen, Abbildungen und Tabellenüberschriften beachtet werden. Zweckmäßig ist es, mit der Bearbeitung der einführenden, durch den Zusatz „Allgemein" gekennzeichneten Kapiteln zu beginnen.

Mit diesem Überblick:
- schaffen Sie sich einen *Informationshintergrund*. Sie bekommen durch das Überfliegen ein Vorwissen, in das Sie dann weitere Informationen leichter einbauen können. Außerdem erkennen Sie übergreifende Zusammenhänge und verbessern so Ihr spontanes Textverständnis.
- gewinnen Sie *Ordnungskategorien*. Diese Kategorien helfen Ihnen, Einzelheiten, Fakten und ausführende Gedanken geordnet zu bearbeiten und im Gedächtnis zu behalten. Solche „Organisationshilfen" befinden sich oft in den Überschriften und Leitsätzen.
- bereiten Sie sich optimal auf das folgende gründliche Lesen vor.
- überwinden Sie leichter die *Einstiegsschwierigkeiten*. Mit dem Lernen anzufangen, fällt meistens schwer. Ein erstes Überfliegen des Textes regt Sie zum gründlicheren Lesen an. Sie werden sich von selbst für die Einzelheiten interessieren.

- **Schritt 2:** Fragen (*Questions*). Nachdem Sie sich einen Überblick verschafft haben, sollten Sie sich als nächstes **Fragen** zu dem Text stellen. Sinnvoll ist es z.B. nach den Definitionen der in den Lernzielen aufgeführten Begriffe zu fragen. Auch lassen sich häufig die Leitsätze zu Fragen umgestalten. Sie können aber auch allgemein gehaltene Fragen formulieren, die sich auf jeden beliebigen Text anwenden lassen, z.B. welche Zusammenhänge zwischen den gerade gelesenen Texten und Ihnen bekannten Fakten bestehen oder „Welche ist die wesentliche Aussage in dem behandelten Kapitel" usw.

- **Schritt 3:** Lesen (*Read*). **Lesen** Sie nun das Kapitel Abschnitt für Abschnitt und versuchen Sie dabei die vorher formulierten Fragen zu beantworten. Wenn Sie beim Lesen auf Textstellen stoßen, die Sie noch nicht verstehen, markieren Sie sich diese, um später darauf zurückzukommen. Sinnvoll ist es, die Schlüsselwörter und -sätze im Text – sparsam! – zu unterstreichen.

Texthervorhebungen sind in der 6. Auflage der Anatomie bewußt zurückhaltend verwendet, um Ihnen die Möglichkeit zu eigener gestaltender Textbearbeitung zu geben. Bei erneutem Lesen können Sie sich dann auf die effektiven Informationsträger konzentrieren.

Zu Schritt 3 gehört in der Anatomie außerdem die Arbeit am Objekt, um durch **Anschauung** topographische Beziehungen zu erfassen und um räumliche Vorstellungen zu bekommen. Sie benötigen beides für die Beurteilung der Ergebnisse bildgebender Verfahren. Zentrale Bedeutung haben daher für das Studium der Medizin der *Präparierkurs* und der *histologische Kurs*. Darüberhinaus ist es zweckmäßig, immer wieder die Sammlungen anatomischer Präparate zu benutzen, aber auch erarbeitete Fakten auf den eigenen Körper zu beziehen. Sie werden durch diese Arbeit am Objekt vieles besser verstehen.

- **Schritt 4:** Nachdenken (*Reflect*). *Denken* Sie beim erneuten Lesen über den Text nach. Überpüfen Sie dabei, ob Sie alles verstanden haben – gegebenenfalls schlagen Sie nach – und versuchen Sie, einen Bezug herzustellen zu dem, was Sie bereits wußten, z.B. aus Vorlesungen. Versuchen Sie sich erneut Fragen auszudenken und diese zu beantworten. Sie verschaffen sich dadurch zusätzliche Informationen.
- **Schritt 5:** Wiedergabe (*Recite*). Legen Sie nun das Buch beiseite und versuchen Sie die Informationen des Abschnitts mit eigenen Worten **wiederzugeben.** Halten Sie sich selbst einen Vortrag.

Dieser Vortrag zwingt Sie zum Nachdenken, zum Verarbeiten des Textes, und er wirkt dem Vergessensprozeß entgegen. Ein lauter Vortrag fördert die Konzentration und eröffnet die Möglichkeit zur Selbstkontrolle. Der Lernerfolg ist umso größer, je länger das Verhältnis Vortragszeit: Lesezeit ist; das wurde in Untersuchungen nachgewiesen.

Besonders wichtig ist, wie Sie den Text vortragen: Murmeln Sie nicht in sich hinein, sondern reden Sie laut, deutlich und in vollständigen, gut strukturierten Sätzen! Sie werden sehen, wie wenig Schwierigkeiten Ihnen im Anschluß mündliche und schriftliche Prüfungen bereiten werden.

- **Schritt 6:** Rückblick (*Review*). Gehen Sie zum Schluß das gesamte Kapitel noch einmal *rückblickend* durch. Verbinden Sie in Gedanken Fragen und Antworten und versuchen Sie, das Kapitel als Ganzes zu sehen. Rufen Sie sich die wesentlichen Punkte ins Gedächtnis. Können Sie die Fragen beantworten, die Sie sich anfangs gestellt haben?

Der Erfolg derartiger Lerntechniken konnte in vielen Untersuchungen nachgewiesen werden. Sie führen zu besseren Prüfungsleistungen. Die Wirksamkeit beruht auf folgenden Punkten:

- Der Lernende wird sich der Gliederung des Stoffes bewußt.
- Das Erlernen des Stoffes wird durch die zahlreichen Durchgänge auf einen größeren Zeitraum verteilt. Wichtig sind in diesem Zusammenhang auch Lernpausen: Minipausen von 5 Minuten nach jeweils 30 Minuten, Pausen von 15 bis 20 Minuten nach jeweils 2 Stunden und Erholungspausen von 1 bis 2 Stunden nach jeweils 4 Stunden Lernzeit.
- Wesentliches Charakteristikum dieser Methode ist das Formulieren und Beantworten von Fragen. Dadurch wird eine tiefere und elaboriertere Verarbeitung des Textmaterials angeregt. An dieser Stelle kann auch Gruppenarbeit eingesetzt werden.
- Ein weiteres wichtiges Element besteht darin, daß man mit Hilfe der Fragen, die man noch im Kopf hat, den Text gedanklich ein weiteres Mal durchgeht, also wiederholt.

Ein größerer Teil unserer Gedächtniskapazität wird von der Kenntnis, wo man eine Information suchen kann, besetzt. Unser Gedächtnis findet also durch Bücher, z.B. Lehrbücher und Handbücher von Wissensgebieten eine wichtige externale Erweiterung.

Auch dieses Buch steht Ihnen als externaler Speicher, insbesondere nach seiner Bearbeitung langfristig zur Verfügung. Es ist so aufgebaut, daß Sie es jederzeit zum Nachschlagen und zum Wiederholen benutzen können.

> **Wir wünschen Ihnen viel Erfolg beim Lernen und Freude an Ihrer Arbeit. Bon courage!**

Abkürzungen

Im Text, in den Abbildungen und Tabellen werden folgende Abkürzungen gebraucht:

ant., anterior, -ius-, iores, -iora; **A.**, Arteria; **a.**, z.B. Sulcus a(rteriae) vertebralis; **Aa.**, Arteriae; **caud.**, caudalis, -e, -es, -ia; **cran.**, cranialis, -e, -es, -ia; **dex.**, dexter, -tra, -trum, -tri, -trae, tra; **dist.**, distalis, -e, -es, -ia; **dors.**, dorsalis, -e, -es, -ia; **ext.**, externus, -a, -um, -i, -ae, -a; **For.**, Foramen; **Ggl.**, Ganglion; **Ggll.**, Ganglia; **Gl.**, Glandula; **Gll.**, Glandulae; **inf.**, inferior, -ius, -iores, -iora; **lat.**, lateralis, -e, -es, -ia; **Lig.**, Ligamentum; **Ligg.**, Ligamenta; **maj.**, major, -us, -ores, -ora; **med.**, medialis, -e, -es, -ia; **min.**, minor, -us, -ores, -ora; **M.**, Musculus; **Mm.**, Musculi; **N.**, Nervus: **n.**, z.B. Rr. buccales n(ervi) facialis; **Nn.**, Nervi; **Nd.**, Nodus lymphaticus; **Ndd.**, Nodi lymphatici; **Nucl.**, Nucleus; **post.**, posterior, -ius, -iores, -iora; **prof.**, profundus, -a, -um, -i, -ae, -a; **prox.**, proximalis, -e, -es, -ia; **R.**, Ramus; **Rr.**, Rami; **Reg.**, Regio; **sin.**, sinister, -tra, -trum, -tri, -trae, tra; **superf.**, superficialis, -e, -es, -ia; **sup.**, superior, -ius, -iores, -iora; **Tr.**, Tractus; **V.**, Vena; **v.**, z.B. Bulbus v. jugularis; **Vv.**, Venae; **vent.**, ventralis, -e, -es, -ia.

Grammatikalische Hinweise

Die Anwendung der Nomina Anatomica erfolgt nach den Regeln der lateinischen Sprache.

Dies bedeutet: das Eigenschaftswort (Adjektiv) richtet sich in seiner Endung nach dem Geschlecht (Genus), nach der Anzahl (Einzahl=Singular bzw: Mehrzahl=Plural) sowie nach dem Fall (Kasus) des Hauptwortes (Substantiv). Zu berücksichtigen ist dabei, daß es im Lateinischen verschiedene Beugungsformen (Deklinationen) gibt. Vier von ihnen sind mit Ziffern in den folgenden Beispielen aufgeführt:

- Die tiefe Vene, Ven**a** profund**a** – die tiefen Venen, Ven**ae** profund**ae** (1)
- der tiefe Ring, Anul**us** profund**us** – die tiefen Ringe, Anul**i** profund**i** (2)

- das tiefe Band, Ligament**um** profund**um** – die tiefen Bänder, Ligament**a** profund**a** (2)
- der oberflächliche Kanal, Canal**is** superficial**is** – die oberflächlichen Kanäle, Canal**es** superficial**es** (3)
- der querverlaufende Fortsatz, Process**us** transvers**us** – die querverlaufenden Fortsätze, Process**us** transvers**i** (4)

Achtung bei Worten wie anterior (vorne, der vordere), z.B. Process**us** anter**ior** – Process**us** anter**iores**, Ligament**um** anter**ius** – Ligament**a** anter**iora**

In den Nomina Anatomica wird zu einer genaueren Bezeichnung dessen, worauf sich das Wort bezieht,

- oft der 2. Fall (Genitiv) benutzt, z.B. für ein Loch, das sich im Querfortsatz befindet, Foramen process**us** transvers**i**
- oder der Bezug wird adjektivisch, d.h. durch Bildung eines Eigenschaftswortes hinzugefügt. Beispiele: die Arterie für die Lippe Arteria labi**alis** (Mehrzahl: Arter**iae** libi**ales**), der Nerv für den Kehlkopf Nervus laryngeal**is** (Mehrzahl: Nervi laryngeal**es**), das Seitenband Ligament**um** collateral**e** (Mehrzahl: Ligament**a** collateral**ia**).

Schreibweisen

Alle Schreibweisen sind nach dem Duden ausgeführt: Die deutsche Rechtschreibung, 20. Auflage, 1991, und Das Wörterbuch medizinischer Fachausdrücke, 5. Auflage, 1992.

Fachworte werden, wenn sie als Termini verwendet werden, in lateinischer bzw. neulateinischer Form geschrieben, z.B. Caecum, Cervix dentis, Fascia lata, Oesophagus.

Sofern die Fachbezeichnungen aber eingedeutscht verwendet werden, wird die deutsche Schreibweise benutzt: also k/z statt c oder ä, ö statt ae oder oe, z.B. Zäkum, Zervix, Faszie, Ösophagus.

Autorenverzeichnis

Prof. Dr. med. Gottfried Arnold
Institut für Topographische Anatomie
und Biomechanik
Medizinische Einrichtungen der Universität
Universitätsstraße 1
D-40225 Düsseldorf

Prof. Dr. med. Dr. rer. nat. Henning M. Beier
Institut für Anatomie
Lehrstuhl für Anatomie
und Reproduktionsbiologie
Medizinische Fakultät der RWTH Aachen
Wendlingweg 2
D-52057 Aachen

Prof. Dr. med. Martin Herrmann
Abteilung Anatomie der Universität
Albert-Einstein-Allee 11
D-89069 Ulm

Prof. Dr. med. Peter Kaufmann
Institut für Anatomie
Medizinische Fakultät der RWTH Aachen
Wendlingweg 2
D-52057 Aachen

Prof. Dr. med. Hans-Joachim Kretschmann
Abteilung Neuroanatomie
Medizinische Hochschule Hannover
Konstanty-Gutschow-Straße 8
D-30623 Hannover

Prof. Dr. med. Wolfgang Kühnel
Institut für Anatomie
Medizinische Universität zu Lübeck
Ratzeburger Allee 160
D-23538 Lübeck

Prof. Dr. med. Dr.h.c. Theodor H. Schiebler
Anatomisches Institut
der Universität
Koellikerstraße 6
D-97070 Würzburg

Prof. Dr. med. Walter Schmidt
Institut für Histologie und Embryologie
der Universität
Müllerstraße 59
A-6020 Innsbruck

Prof. Dr. med. Birte Steiniger
Institut für Anatomie und Zellbiologie
der Universität
Robert-Koch-Straße 6
D-35033 Marburg

Prof. Dr. med. Jürgen Winckler
Zentrum der Morphologie
der Universität
Theodor-Stern-Kai 7
D-60590 Frankfurt/Main

Prof. Dr. med. Eugen van der Zypen
Anatomisches Institut
der Universität
Bühlstraße 26
CH-3000 Bern

Prof. Dr. med. Karl Zilles
C.u.O. Vogt Institut für Hirnforschung
Medizinische Einrichtungen der Universität
Universitätsstraße 1
D-40225 Düsseldorf

Inhaltsübersicht

Ein ausführliches Inhaltsverzeichnis ist jedem
Kapitel vorangestellt

1 Einführung in die Anatomie

1.1 Allgemeine Begriffsbestimmungen

1.1.1 Namensgebung und Teilgebiete des Faches

> **Die Anatomie wird wie jede Wissenschaft nicht durch ihre Methoden, sondern durch ihre Ziele bestimmt**

Die Bezeichnung Anatomie wird von einer *Methode*, der Präparation mit Skalpell und Pinzette, abgeleitet (ἀνα-τέμνειν = zergliedern). Das *Ziel* des Faches wird dagegen treffender durch den Begriff Morphologie definiert (μορφή = Form, Gestalt; Morphologie = Lehre von der Form eines Organismus).

Während Anatomie früher nur am toten Menschen durchgeführt werden konnte, stellen Untersuchungen mit Röntgenstrahlen (konventionelle Röntgentechnik, Computertomographie [CT]) und mit neuen bildgebenden Verfahren (Ultraschalluntersuchungen, Magnet-Resonanztomographie [MRT], Positronen-Emissionstomographie [PET]) Techniken zur Verfügung, die anatomische Untersuchungen auch am lebenden Menschen ermöglichen. Während diese Methoden Untersuchungen größerer, mit dem bloßen Auge erkennbarer („makroskopischer") Strukturen gestatten, hat die Entwicklung der Mikroskopie den Untersuchungsbereich der Anatomie weit in die Dimension der einzelnen Zelle, der Zellorganellen und sogar der Moleküle ausgeweitet. Mit diesen Techniken können auch funktionelle Vorgänge in anatomisch definierten Strukturen erfaßt werden. So erlaubt z.B. die Zyto- und Histochemie die Analyse biochemischer Vorgänge in Zellen und Geweben und PET die Visualisierung der Aktivität identifizierbarer Hirnregionen. Auch die Zell- und Molekularbiologie können zur anatomischen Forschung beitragen, sofern das Ziel die Analyse anatomischer Strukturen bleibt.

Die Aufgaben der Anatomie als einer biologisch-medizinischen Wissenschaft sind vielfältig:

- eine wissenschaftliche Beschreibung der Form des Körpers und seiner Teile ist auf makroskopischer, mikroskopischer und submikroskopischer Ebene durchzuführen (**deskriptive Anatomie**)
- diese Ergebnisse sind nach Objekten gesondert zu klassifizieren **(systematische Anatomie)** und führen zu einer Gliederung des Gesamtfachs in einzelne Teilgebiete, z.B. *Osteologie* (Knochenlehre), *Myologie* (Muskellehre), *Splanchnologie* (Eingeweidelehre), *Neuroanatomie* (Lehre vom Bau des Nervensystems)
- der Bau des menschlichen Körpers ist in seinem naturgeschichtlichen Zusammenhang im Rahmen der Evolutionsforschung als ein Prozeß funktioneller Anpassungsvorgänge darzustellen (**vergleichende Anatomie**)

- die Entwicklung des Körpers und seiner Teile muß als ein Entwicklungsprozeß von der Ei- und Samenzelle bis zum erwachsenen Organismus (*Ontogenese*) erforscht werden (**Embryologie**)
- der Zusammenhang von Struktur und Funktion muß analysiert (**funktionelle Anatomie, Histophysiologie**) und im Rahmen der Medizin als naturwissenschaftliche Grundlage der ärztlichen Tätigkeit dargestellt werden (**klinische Anatomie**)

Die moderne Anatomie entwickelt diese wichtigen Forschungsziele weiter. Dabei wachsen ihr durch die Erkenntnisse und Techniken der Zell- und Molekularbiologie und der Genetik neue Fragestellungen und Methoden zu, die sie für eine kausale Analyse von Struktur/Funktionsbeziehungen nutzen muß. Die Aufklärung der Beziehung von Struktur und Funktion war der historische Ausgangspunkt der wissenschaftlichen Anatomie und bleibt auch in Zukunft ihre Hauptaufgabe.

1.1.2 Hierarchie der Komponenten des Körpers

Lernziele

Allgemeine Klassifizierung der Körperbestandteile

Das analytische Vorgehen der Anatomie führt zu einer hierarchischen Gliederung des Körpers in Teile immer kleinerer Dimensionen

Die anatomische Analyse führt zu einer hierarchischen Gliederung der Teile des Körpers von der makroskopischen bis in die submikroskopische Dimension. Der Körper, **Organismus,** kann in einzelne **Organe** gegliedert werden (*Makroskopie*). Diese bestehen aus verschiedenen **Geweben** (*Histologie*), die ihrerseits aus verschiedenen **Zellen** mit Interzellularsubstanz zusammengesetzt sind (*Zytologie*). Die Zellen lassen verschiedene **Zellorganellen** und weniger komplex strukturierte Bestandteile erkennen (*Zellbiologie*), die zum größeren Teil in allen Zellen vorkommen, zum kleineren Teil für bestimmte Zelltypen charakteristisch sind. Die Zellorganellen und die übrigen Bestandteile der Zellen können schließlich auf der Ebene ihrer **Moleküle** analysiert werden (*Molekularbiologie*).

Hinweis. Ein eindrucksvolles Beispiel für diese Hierarchie bietet der Aufbau der Muskulatur. Ein Muskel ist ein Organ des Körpers, das in seine in ihm vorkommenden Gewebe, Muskelgewebe aber auch Nerven- und Bindegewebe sowie Blutgefäße, zergliedert werden kann. Das Muskelgewebe besteht wiederum aus Muskelzellen, die ihrerseits in Zellorganellen und andere Zellbestandteile aufgetrennt werden können. Letzlich sind die-se durch die Moleküle charakterisierbar, aus denen sie aufgebaut sind.

1.1.3 Orientierungsbegriffe

Lernziele

Definitionen der Orientierungsbegriffe

Nur durch auf den Körper bezogene Orientierungsbegriffe ist eine Verständigung über die Lage von anatomischen Strukturen möglich

Zur Beschreibung der Lokalisation von Organen und Organteilen sind in der Anatomie Definitionen eingeführt worden, die Richtungen und Lagebeziehungen auf den Körper beziehen. Die Definitionen sind unabhängig von der Lage des Körpers im Raum. Man spricht von der „Normalstellung", wenn der Körper aufrecht steht und die Handflächen nach vorne zeigen (**Abb. 1.1**). Im Folgenden werden die wichtigsten Definitionen erklärt. Weitere v.a. für die Extremitäten wichtige Definitionen werden im entsprechenden Kapitel erläutert.

Richtungsdefinitionen:

dexter	rechts (rechte Seite des Körpers, bzw. des Patienten)
sinister	links (linke Seite des Körpers, bzw. des Patienten)
anterior, rostral, kranial	weiter vorne, kopfwärts
posterior, kaudal	weiter hinten, schwanzwärts
superior	weiter oben
inferior	weiter unten
lateral	seitlich
medial	zur Mittelebene hin
median	in der Mittelebene
medius	der mittlere . . . (von dreien)
proximal	näher zum Rumpf
distal	vom Rumpf entfernt
internus	der innere . . .
externus	der äußere . . .
profundus	der tiefer gelegene . . .
superficialis	der oberflächlich gelegene . . .

Im *Kopfbereich* werden außerdem noch folgende Definitionen verwendet:

frontal	in Richtung Stirn
nasal	in Richtung Nase
okzipital	in Richtung Hinterhaupt
basal	in Richtung Schädelbasis

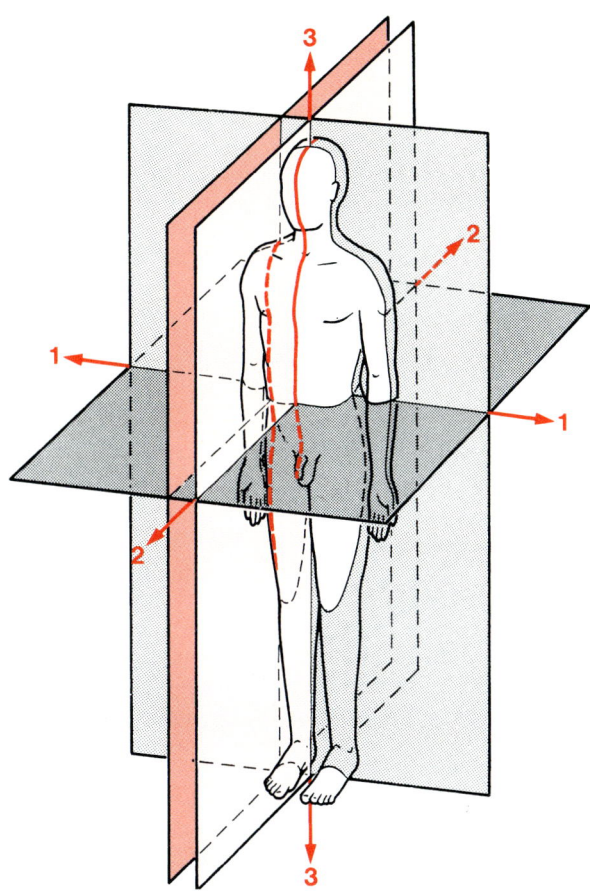

Abb. 1.1 Schematische Darstellung des Körpers, der drei Hauptebenen und Hauptachsen. 1 Transversalachse, 2 Sagittalachse, 3 Longitudinalachse

Bei Lageschreibungen, die sich auf die einzelne Epithelzelle beziehen, werden häufig die Begriffe *basal* und *apikal* verwendet. Da eine Epithelzelle mit ihrer Basis einer Basalmembran aufsitzt (S. 42) und mit ihrer Zellspitze, *Apex,* an eine äußere oder innere Oberfläche angrenzt, sind die Begriffe basal und apikal eindeutig durch den Gewebezusammenhang bestimmt.

Achsen und Ebenen. Die Achsen und Ebenen des Körpers stehen aufeinander senkrecht (**Abb. 1.1**). Entsprechend den drei Raumrichtungen werden drei Achsen und die korrespondierenden Ebenen unterschieden:

Sagittalachse	Sagittalebene
Transversalachse	Tansversal- oder Horizontalebene
Longitudinal- (Längs-) oder Vertikalachse	Frontalebene

Die Achsen sind v.a. bei der Beschreibung von Hauptbewegungsrichtungen in Gelenken von Bedeutung. Um die

Sagittalachse wird z. B. der Arm bewegt, wenn eine Abduktion (Bewegung des Arms aus der Normalstellung in der Frontalebene vom Rumpf weg) oder eine Adduktion (Bewegung des Arms aus der Abduktionsstellung in der Frontalebene zum Rumpf hin) durchgeführt wird.

Ein Spezialfall der Sagittalebene (lat. sagitta = Pfeil) stellt die *Median(sagittal)ebene* dar, bei der die Sagittalebene den Körper in zwei, äußerlich bilateralsymmetrische Teile trennt.

1.2 Allgemeiner Bauplan des Körpers

1.2.1 Kopf-Rumpfgliederung und segmentale (metamere) Gliederung

> **Lernziele**
>
> Bauplanunterschiede zwischen Kopf und Rumpf

> **Das Bauplankonzept entstand als theoretische Basis der Morphologie im Spannungsfeld zwischen idealistischer Naturphilosophie und Evolutionsforschung**

Zu Beginn des 19. Jahrhundert versuchten Morphologen wie Goethe und Oken im Geiste der idealistischen Naturphilosophie den generellen („idealen") Bauplan des Körpers intuitiv zu erfassen. Aus diesem Bauplan sollten die vielfältigen, tatsächlich beobachtbaren Formen der Organismen und ihrer Organe als Variationen und Umwandlungen *(Metamorphosen)* abzuleiten sein. Dabei spielte der Versuch, die Struktur des Schädels zu verstehen, eine wegbereitende Rolle.

Nach der *Goethe-Oken-Wirbeltheorie des Schädels* ist dieser aus modifizierten Wirbeln aufgebaut. Auch die übrigen Rumpforgane sollen nach Metamorphose im Kopfbereich wiederzufinden sein. Obwohl sich schon Cuvier (1836) nach vergleichend-anatomischen Studien entschieden gegen dieses idealistische Konzept der Anatomie wandte, konnten erst Reichert (1837) durch entwicklungsgeschichtliche Studien zur Ontogenese der Gehörknöchelchen und des Kiefergelenks und Huxley (1864) durch vergleichend-anatomische Untersuchungen nachweisen, daß die Struktur des Schädels nicht aus dem Bauprinzip der Wirbelsäule abgeleitet werden kann.

Durch Gegenbaur wurde aber die Goethe-Oken-Wirbeltheorie in vergleichend-anatomischen Untersuchungen (1871–1888) in modifizierter Form wieder aufgenommen. Jedoch blieben auch diese Vorstellungen nicht unwidersprochen. Insbesondere ging es um die Bewertung der *Branchialbögen,* auch Viszeral- oder Kiemenbögen genannt, die im Kiemendarmbereich, dem Übergangsgebiet zwischen Kopf- und Rumpfanlagen, entstehen (**Abb. 11.3**, S. 389). Zentrale Bedeutung erlangten dabei die Untersuchungen von Ahlborn (1884) und Rabl (1892), die zeigen konnten, daß die auch als **Branchomerie** bezeichnete Gliederung im Kiemendarmbereich, und damit auch im hinteren Schädelabschnitt, *nicht* mit der segmentalen, metameren Gliederung im Rumpfbereich vergleichbar ist.

Diese wissenschaftlichen Diskussionen schufen schließlich die auch heute noch gültige methodische und inhaltliche Basis für die Vorstellungen über den Bauplan des Wirbeltierkörpers. Methodisch ist diese durch vergleichend-anatomische *und* ontogenetische Untersuchungen charakterisiert. Inhaltlich beschreibt sie den Wirbeltierkörper als ein aus zwei verschiedenen Bereichen mit unterschiedlichen Konstruktionsprinzipien bestehendes System. Der *Kopfbereich* unterscheidet sich durch seine vom Kiemendarm und den großen Sinnesorganen dominierte Grundstruktur vom *Rumpf mit den Extremitäten,* die als Einflußbereich der Chorda dorsalis (S. 118) und der segmental, **metamer** gegliederten Somiten (S. 123) anzusehen sind.

1.2.2 Ordnungsprinzipien des Nervensystems und der Muskulatur

Hirnnerven • Spinalnerven • Branchiale Muskulatur • Somatische Muskulatur • Viszerale Muskulatur • Innervationsprinzip

Die Gliederung des Organismus in einen Kopf- und einen segmental gebauten Rumpfbereich spiegelt sich auch in der Organisation des Nervensystems und der Muskulatur wider

Nervensystem. Der Kopfbereich ist das Innervationsgebiet der **Hirnnerven.** Sie dienen sowohl der Funktion der großen Sinnesorgane Auge und Nase, *Vorderhirn- oder prosenzephale Region,* als auch der Innervation der aus dem Kiemendarm abgeleiteten Organe, *Rautenhirn- oder rhombenzephal-branchiomere Region* (**Abb. 1.2**).

Der Rumpfbereich wird durch Rückenmarksnerven, **Spinalnerven,** *spinokaudale myomere Region* (**Abb. 1.2**), innerviert, die immer aus einer Hinterwurzel (mit Spinalganglion) und einer Vorderwurzel entstehen und sich auch so deutlich von den Hirnnerven unterscheiden (S. 196).

Muskulatur. Unter entwicklungsgeschichtlichen Aspekten lassen sich unterscheiden:

- branchiale Muskulatur
- somatische Muskulatur
- viszerale Muskulatur

Diese Einteilung ermöglicht gleichzeitig eine eindeutige Zuordnung zur Innervation durch bestimmte Abschnitte des Nervensystems.

Die **branchiale Muskulatur** geht aus den *Branchialbögen* des Kiemendarms (S. 389) hervor (**Abb. 1.2**) und wird von den Hirnnerven V, VII, IX, X und XI innerviert, *Branchialnerven.* **Tabelle 11.2** gibt eine Übersicht über die Beziehungen zwischen Branchialbögen, -nerven und -muskeln.

Die **somatische Muskulatur** entsteht ausschließlich aus lateralen Abschnitten der *Somiten,* d. h. aus den *Myotomen* (**Abb. 1.3**). Somiten (beim Menschen ca. 45) bestehen aus dicht gelagerten Mesenchymzellen des paraxialen Mesoderms (S. 123). Sie sind segmental angeordnet. Daher zeigen auch die Myotome eine segmentale Gliederung, die als **Myomerie** bezeichnet wird. Jedes Myotom seinerseits gliedert sich in ein Epimer und ein Hypomer (**Abb. 1.3, 10.1**).

Jedes einzelne Myotom wird von einem einzigen Spinalnerven erreicht. So bewirkt die segmentale Gliederung der Somiten sekundär eine segmentale Anordnung der Spinalnerven und schließlich auch der Wirbelkörper. Die Zellen eines Myotoms behalten zeitlebens die Zuordnung zu ihrem Spinalnerven bei. Bei ihrer Wanderung vom Myotom in die Position des definitiven Muskels (in der Somatopleura, d. h. in der lateralen Umgebung der primitiven Leibeshöhle, Zölom, oder in der Extremitätenanlage, **Abb. 1.3**) nehmen sie die ursprüngliche Innervation mit. Die einzelnen Muskeln des Erwachsenen sind meist durch Zusammenlagerung des Materials aus verschiedenen Myotomen enstanden, **multisegmentale Muskeln,** d. h. ein Muskel wird dann auch von Nervenfasern aus verschiedenen Spinalnerven innerviert. Es gibt jedoch auch **unisegmentale Muskeln,** die jeweils nur von einem Spinalnerven erreicht werden, z. B. Mm. interspinales (S. 237).

Hinweis. An der Grenze Kopf/Rumpf überlappen sich somatische und branchiale Muskeln. Hier kann ausnahmsweise Material aus den Kiemenbögen und den Myotomen zusammentreffen und gemeinsam einen Muskel, *M. trapezius,* bilden. Er wird dann sowohl von Spinalnervenästen als auch von einem Branchialnerven, *N. accessorius,* versorgt.

Die **viszerale Muskulatur** ensteht aus der *Splanchnopleura,* d. h. aus dem Mesenchym, das die primitive Leibeshöhle medial umhüllt, in der auch der primitive Verdauungskanal liegt (S. 124). Hier entwickelt sich die Muskulatur der Blut- und Lymphgefäße, der Darmwand und anderer innerer Organe. Auch die Mm. arrectores pilorum der Haut (S. 217) gehören zur viszeralen Muskulatur. Die Innervation der viszeralen Muskeln erfolgt über den vegetativen, parasympathischen Anteil eines Branchialnerven, *N. vagus,* und das übrige vegetative Nervensystem (S. 197).

Abb. 1.2 Bauplan eines Embryos im Kopfbereich und im Übergang vom Kopf zum Rumpf. Die großen Pfeile markieren die Kopf-Rumpfgrenze, der kleinere Pfeil die Grenze zwischen rhombenzephaler-branchiomerer Region und prosenzephaler Region und die offenen Pfeile den Wanderungsweg für die myogenen Zellen der branchialen Muskulatur aus den Branchialbögen des Kiemendarms

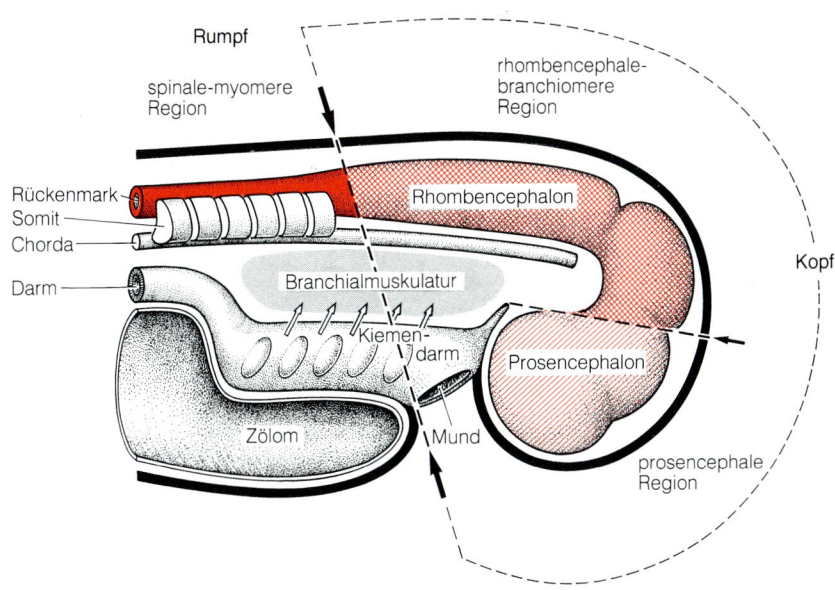

Hinweis. Beim Studium der Histologie werden Sie auf eine Klassifizierung der Muskulatur nach Strukturmerkmalen stoßen (S. 71): quergestreifte Skelettmuskulatur, quergestreifte Herzmuskulatur, glatte Muskulatur. Vergleicht man die entwicklungsgeschichtliche Einteilung mit der histologischen, so zeigt sich, daß die somatische und branchiale Muskulatur immer quergestreifte Skelettmuskulatur ist. Die viszerale Muskulatur dagegen besteht zwar meist aus glatten Muskelzellen, kann aber auch, z. B. im oberen Ösophagusbereich aus quergestreiften Muskelfasern aufgebaut sein.

1.2.3 Bilaterale Symmetrie

> **Lernziele**
>
> Bilaterale Symmetrie der äußeren Körperform und der inneren Organe als Bauplanprinzip des Wirbeltierkörpers.

Durch eine Mediansagittalebene (**Abb. 1.1**) wird der Körper in zwei annähernd gleiche Hälften geteilt, **bilaterale Symmetrie.** Dieses Bauplanprinzip ist beim Embryo deutlicher ausgeprägt als beim Erwachsenen. Beim Embryo sind z. B. zwei *Aortae dorsales* vorhanden (**Abb. 1.3**), die erst im Laufe der Ontogenese in eine einzige, mehr links liegende Aorta (S. 514) umgebaut werden. Allerdings durchbrechen auch einige unpaar angelegte Organe (z. B. Leber, Milz, Bauchspeicheldrüse) von vornherein die strenge Bilateralsymmetrie. Diese Symmetrie wird auch z. B. im Bereich des Bewegungsapparates durch funktionelle Anpassung der Muskulatur an die Händigkeit oder im Bereich des Gehirns durch die

bei Rechtshändern links lokalisierten Sprachgebiete modifiziert. Die Bilateralsymmetrie ist daher ein prinzipieller Bauplanaspekt, der allerdings nicht im Sinne einer mathematisch strengen Symmetrie aufgefaßt werden darf.

1.3 Variabilität

> **Lernziele**
>
> Proportionsänderungen während der Entwicklung • Konstitutionstypen • Geschlechtsdimorphismus • Variabilität durch funktionelle Anpassung

Der Körper und seine Organe folgen einem Bauplan, der genetisch fixiert ist. Gleichzeitig wirken aber auch epigenetische Faktoren, z. B. aus der Umwelt, während des ganzen Lebens auf den Körper ein, die abhängig von individuellen Entwicklungsbedingungen zu kleineren und größeren Abweichungen der Körper- und Organgrößen und deren Formen führen, **Variabilität.** Die Aufgabe der deskriptiven Anatomie besteht darin, die Normalverhältnisse und die Variabilität, Varietäten und Varianten des Körpers und seiner Organe zu beschreiben. Die **Variationsbreite** ist durch die genetischen Rahmenbedingungen festgelegt. Körperliches und mentales Training, Ernährungsgewohnheiten, kurz alle Reize aus dem Körper selbst und aus der Umwelt tragen zum Ausmaß der *Variabilität* bei. *Varietäten* und *Varianten* sind häufig genetisch fixiert, können aber auch epigenetisch, d. h. bei der Strukturentstehung während der Individualentwick-

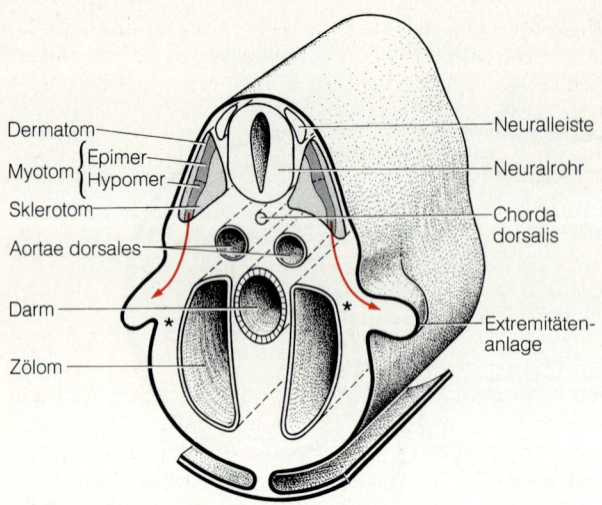

Abb. 1.3 Querschnitt durch die Rumpfregion eines Embryos. Die Somiten sind in *Sklerotom*, *Myotom* und *Dermatom* unterteilt (Definition S. 123). Die Pfeile markieren den Wanderungsweg der myogenen Zellen aus dem Myotom in die *Somatopleura* (Sterne) und von dort gegebenfalls in die Extremitätenanlagen. Die Somatopleura umgibt die Körperhöhle, *Zölom*, von lateral, die *Viszero-* oder *Splanchnopleura* von medial (Einzelheiten S. 125). Die *bilaterale Symmetrie* ist zu diesem Zeitpunkt durch die zwei Aortae dorsales noch ausgeprägt

lung, Ontogenese, ausgelöst werden. Wenn Varietäten nicht mehr mit der normalen Funktion vereinbar sind, spricht man von *Anomalien* und *Fehlbildungen*.

1.3.1 Körperproportionen und Konstitutionstypen

> **Durchschnittliche Körperproportionen und in vielen Fällen auch Konstitutionstypen lassen ein „Normbild" des Körpers entstehen**

Die Größenverhältnisse zwischen den verschiedenen Körperregionen und Organen in einer großen Stichprobe lassen die Definition der normalen **Proportionen** zu. Als Bezugsgröße zur Bestimmung der Proportionen wird die Kopfhöhe herangezogen. Beim Erwachsenen hat der gesamte Körper eine Länge, die im Idealfall 8 Kopfhöhen entspricht.

Die Proportionen unterliegen während der Ontogenese erheblichen Veränderungen (**Abb. 4.19**). Während der Kopfhöhe bei einem Embryo am Ende des 2. Entwicklungsmonats etwa die Hälfte der Körperlänge entspricht,

macht die Kopfhöhe beim Neugeborenen nur noch ein Viertel der Körperlänge aus. Auch die Mitte des Körpers verschiebt sich vom Nabel beim Neugeborenen zur Schamfuge, *Symphysis pubis*, beim Erwachsenen. Selbst ein enger umschriebener Körperteil wie der Kopf zeigt deutliche Proportionsänderungen während der Ontogenese. Während beim Feten und beim Kind der obere Teil des Schädels, der das Gehirn umfaßt, *Hirnschädel*, mehr als die Hälfte der Kopfhöhe repräsentiert („Kindchenschema" der Verhaltensforschung), wird in der weiteren Entwicklung der *Gesichtsschädel* absolut und relativ größer.

Auch die Proportionen des Erwachsenen unterliegen einer Variationsbreite. Das ganze Ausmaß dieser Variabilität läßt sich zu drei **Konstitutionstypen** zusammenfassen:

- leptosom
- pyknisch
- athletisch

Eine Zuordnung zu einem Konstitutionstyp ist allerdings im Einzelfall immer eine Vereinfachung. Der Konstitutionstyp wird aber häufig bei einer ärztlichen Untersuchung registriert.

Leptosom: schlanker, graziler Körperbau, dünne Extremitäten, flacher Brustkorb und schmales Gesicht. Die Extremvariante dieses Typs wird als *asthenischer Konstitutionstyp* bezeichnet.

Pyknisch: klein bis mittelgroß, gedrungener Körperbau, kurze Extremitäten, faßförmiger Brustkorb und breites, rundes Gesicht.

Athletisch: mittelgroß bis groß, muskulöser Körper und grober Knochenbau sowie straffes Hautbindegewebe. Die Muskelreliefs sind meist gut erkennbar.

Etwa 60 % der Bevölkerung lassen sich den Konstitutionstypen zuordnen.

1.3.2 Geschlechtsdimorphismus

> **Geschlechtsunterschiede im Körperbau sind nicht nur auf die Geschlechtsorgane begrenzt**

Die Unterschiede im Körperbau zwischen den beiden Geschlechtern werden als **Geschlechtsdimorphismus** bezeichnet. Neben Unterschieden in den primären (innere und äußere Geschlechtsorgane) und sekundären Geschlechtsmerkmalen, die sich während der Pubertät herausbilden, sind geschlechtsspezifische Unterschiede in der Körpergröße, im Skelettsystem (Beckenform), der Behaarung, den Proportionen, der Verteilung der Fettpolster, der Größe des Kehlkopfs, u.a. feststellbar.

1.3.3 Variabilität durch funktionelle Anpassung

Funktionelle Anpassung ist eine wichtige Ursache für die Variabilität des Körperbaus

Variabilität der Größe und Form des Körpers und seiner Organe, Gewebe und Zellen, aber auch in der Anzahl der Zellen, Zellorganellen und der biochemischen Zusammensetzung kann durch bestimmte Reize als Anpassung an die jeweilige Beanspruchung verursacht werden.

Mangelndes körperliches Training führt z.B. zu einer Abnahme der Muskelmasse, *Atrophie,* gesteigertes Training dagegen zu einer Zunahme, *Hypertrophie.* Dies ist nicht nur an der Größe der Skelettmuskulatur, sondern auch an der Herzgröße und vielen anderen Parametern, z.B. der Anzahl der roten Blutkörperchen, Erythrozyten, feststellbar. Selbst Umbauvorgänge in Knochen, Knorpel und Sehnen können durch bestimmte Beanspruchungen im Sinne einer *funktionellen Anpassung* hervorgerufen werden. Plastizität des Körpers und seiner Organe ist damit ein fundamentales Merkmal eines Organismus und trägt zur Variabilität in der Morphologie bei.

1.4 Entwicklung und Altern

Lernziele

Wachstum • Heterochronie • Involution • Proliferation • Hypertrophie • Apoptose • Fetal- und Embryonalperioden • Neugeborenen- und Säuglingsperiode • Pubertät • Senium

Entwicklung und Altern sind kontinuierliche Prozesse, die in den verschiedenen Organen mit unterschiedlicher Dynamik ablaufen

Die Entwicklung des Menschen, die mit der befruchteten Eizelle beginnt, ist ein kontinuierlicher Prozeß, der durch die Geburt nicht abgeschlossen ist, sondern sich auch in der nachgeburtlichen Phase als *postnatale Entwicklung* fortsetzt. So finden auch im postnatalen Zeitraum Körperwachstum, Proportionsverschiebungen (**Abb. 4.19**), Zahnbildung, Reifung des Nervensystems und viele andere Entwicklungsvorgänge statt. Dabei zeigt sich, daß postnatales Wachstum nicht nur Vergrößerung der bei der Geburt angelegten Formteile ist, sondern auch noch Neubildung.

Das Ende der postnatalen Entwicklung ist nicht scharf definierbar, vielmehr wachsen und differenzieren sich die einzelnen Organe mit unterschiedlicher Geschwin-

digkeit und erreichen zu unterschiedlichen Zeitpunkten das Erwachsenenstadium, *adulte Phase.* Diese unterschiedliche Entwicklungsdynamik der verschiedenen Organe wird als **Heterochronie** bezeichnet.

Hinweis. Beim Vergleich kindlicher Proportionen mit denen des Erwachsenen zeigt sich, daß der Anteil der Rumpflänge an der Gesamtlänge des Körpers, "Stehhöhe", relativ konstant bleibt. Von den Proportionsänderungen sind bevorzugt Kopf und Gliedmaßen, hier besonders die Oberschenkelknochen betroffen.

Entwicklung ist ein komplexer Vorgang, unter dem man sowohl den qualitativen Aspekt der strukturellen und funktionellen *Differenzierung* von Zellen, Geweben und Organen als auch den quantitativen Aspekt des *Wachstums* versteht. Wachstum seinerseits umfaßt Zellvermehrung, **Proliferation,** und Vergrößerung der einzelnen Zellen, **Hypertrophie.** Eine pathologische Zellvermehrung wird als *Hyperplasie* bezeichnet. Wachstum findet auch im erwachsenen Organismus statt, z.B. als Reaktion auf gesteigerte Beanspruchung der Muskeln. Im hohen Alter kommt es in vielen Organen nicht nur zu einer Reduktion der Funktion, sondern in unterschiedlichem Ausmaß auch zu Zellverlusten und Verkleinerung von Zellen und Organen. Dieses „negative Wachstum" wird als **Involution** bezeichnet. Involution ist aber nicht nur beim alternden Organismus feststellbar, sondern kommt auch während der Embryonal- und Fetalzeit vor, wenn Organanlagen (z.B. die Urniere) teilweise oder vollständig zurückgebildet werden. In anderen Organen wie dem Thymus findet in der Pubertät eine Involution statt. Der Zellverlust, der unter physiologischen Umständen stattfindet (z.B. Abbau der roten Blutkörperchen nach einer bestimmten Lebenszeit), wird als **Apoptose** („Mauserung") bezeichnet. Entwicklung, Wachstum und Involution sind somit nicht vollständig auf einen klar umrissenen Zeitraum beschränkt, sondern Vorgänge, die je nach Organ und funktioneller Beanspruchung in allen Lebensphasen auftreten können, wenn auch mit unterschiedlicher Dynamik.

Aus praktischen Gründen wird in der Klinik das Entwicklungskontinuum in einzelne Zeitabschnitte unterteilt. Während des pränatalen Zeitraums unterscheidet man eine **Embryonalperiode** (1. und 2. Entwicklungsmonat) von einer **Fetalperiode** (3. Entwicklungsmonat bis zur Geburt). Die Zeit zwischen der 28. Schwangerschaftswoche und dem 10. Lebenstag des Neugeborenen ist die **perinatale Periode**. Die **Säuglingsperiode** dauert bis Ende des 1. Lebensjahres. Das intensivste Körperlängenwachstum findet während des 1. Lebensjahres statt. Die anschließenden **Kleinkind-** und **Schulkindperioden** enden mit der **Pubertät,** während der als besonders auffällige Entwicklungen die Ausbildung der sekundären Geschlechtsmerkmale (geschlechtsspezifischer Behaarungstypus und Verteilung der Fettpolster, Wachstum der weiblichen Brustdrüse, „Stimmbruch" durch Längenwachstum des Kehlkopfes), Wachstum der Geschlechtsorgane und intensives Körperlängenwachstum zu beobachten sind. Die Pubertät ist etwa mit dem 18. Lebensjahr abgeschlossen. Die folgende **Erwachsenenperiode** kann nicht durch ein bestimmtes Lebensjahr vom Beginn der letzten Lebensphase, **Senium,** abgegrenzt werden.

1.5 Evolution des Menschen

Evolutionäre Beziehungen der Spezies Homo sapiens

Der Mensch hat sich als Seitenzweig der zoologischen Ordnung *Primates* entwickelt

Der Mensch gehört im Rahmen der zoologischen Systematik zu dem Stamm der *Chordata,* weil auch bei ihm während der Ontogenese eine Chorda dorsalis als Achsenskelett angelegt ist. Diese wird später durch eine Wirbelsäule (vertebra = Wirbel) ersetzt. Somit zählt man den Menschen genauer zu dem Unterstamm der *Vertebraten.* Diese werden wegen ihres gemeinsamen Bauplans auch als *Craniota* (Kopftiere) bezeichnet. Innerhalb der Vertebraten werden verschiedene Klassen unterschieden. Der Mensch gehört in die Klasse der Säuger, *Mammalia,* die aus vielen Unterklassen und Ordnungen besteht und vor mehr als 100 Millionen Jahren im Mesozoikum entstanden ist.

Vor 65 Millionen Jahren kommt es dann zu einer explosionsartigen Vermehrung der Formenvielfalt der Mammalia und zum ersten Auftreten der frühesten **Primaten**, zu deren Ordnung der Mensch zu rechnen ist. Diese Ordnung wird weiter in zahlreiche Familien unterteilt. Für die Evolution des Menschen sind die Familien *Pongidae,* Menschenaffen, und **Hominidae**, Menschen und Menschenähnliche, von Bedeutung. Bis auf den heutigen Menschen, **Homo sapiens sapiens**, sind alle Vertreter dieser Familie ausgestorben. Die Hominidenentwicklung (**Abb. 1.4**) beginnt mit dem Auftreten des *Ramapithecus,* von dem nur Unterkieferbruchstücke erhalten sind. Die Australopithecinen, mit ihren Vertretern Australopithecus afarensis, Australopithecus africanus und Australopithecus boisei, sind vor etwa 6 Millionen Jahren entstanden und vor etwa 1 Million Jahren ausgestorben. Trotz einiger affenähnlicher Merkmale lassen sie sich durch andere von den Menschenaffen abgrenzen (mit 400–500 g relativ großes Gehirn, obliga-

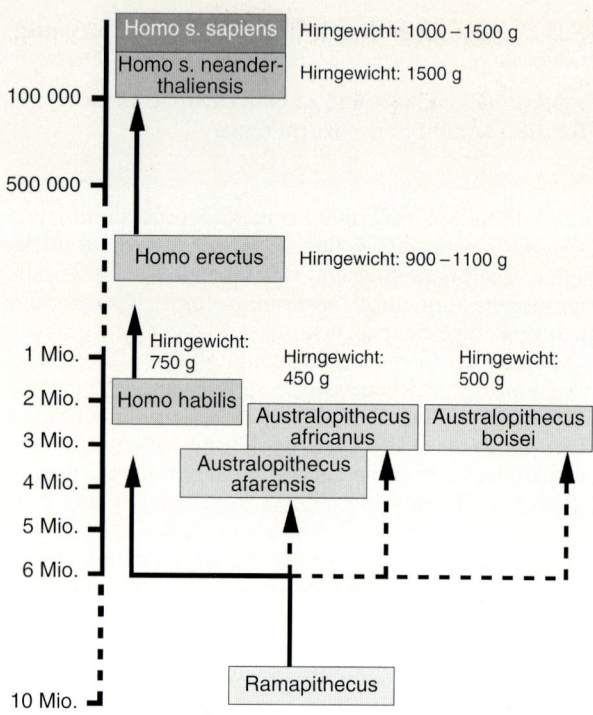

Abb. 1.4 Stammbaum des Homo sapiens sapiens. Die senkrechte Achse gibt die Zeiträume der Evolution zum Menschen in Jahren an

ter aufrechter Gang). Für den direkten Entwicklungsweg zum heutigen Menschen ist das Auftreten des **Homo habilis** (Hirngewicht: 750 g) und schließlich des **Homo erectus** (Java- und Pekingmensch, Pithecanthropus; Hirngewicht: 900–1100 g) wichtig. Vor 100 000 Jahren bis 40 000 Jahren lebte der **Homo sapiens neanderthaliensis,** der Eiszeitmensch. Er ist dem heutigen Menschen, Homo sapiens sapiens, in vielen körperlichen Merkmalen und Leistungen so ähnlich, daß eine Trennung in verschiedene Arten nicht gerechtfertigt erscheint. Für einige Zeit existierten beide Menschenformen nebeneinander. Es wird daher auch angenommen, daß sich beide Formen vermischt haben und man nicht eigentlich von einem Aussterben des Neanderthalers sprechen kann. Das Hirngewicht beider Formen ist mit 1000 bis über 1500 g vergleichbar.

Werkzeuggebrauch wird schon für die Australopithecinen und in beschränktem Umfang auch für die Menschenaffen angenommen. Spätestens beim Homo erectus sind schon kulturelle Leistungen nachweisbar. Wann die Sprache als wesentliches Merkmal des Menschen in der Evolution aufgetreten ist, bleibt unbekannt, da es aus Knochenfunden alleine nicht bewiesen werden kann.

2 Zytologie

Alle Lebewesen – Pflanzen, Tiere, Mensch – bestehen aus Zellen. An sie sind die Leistungen des Organismus gebunden; seine kleinste noch selbständig lebensfähige Funktionseinheit (Elementarorganismus) ist die Zelle.

Die Anzahl der Zellen im menschlichen Organismus wird auf 10^{13} geschätzt.

Die hochspezialisierten Zellen in den Geweben unseres Organismus sind das Ergebnis eines langen Evolutionsprozesses. Auch heute noch existiert eine sehr viel einfachere Organisationsform, die *Protozyte*. Bei ihr sind alle lebensnotwendigen Bestandteile in *einem* Raum (Kompartiment) untergebracht; ein Zellkern fehlt deshalb. Zu diesen Organismen, die man unter der Bezeichnung **Prokaryonten** zusammenfaßt, zählen z. B. die Bakterien. Ihnen gegenübergestellt wird die *Euzyte*, die Zelle, von der weiterhin die Rede sein wird. Ihr Bauplan – Zellkern und Zelleib – liegt allen **Eukaryonten** zugrunde, zu denen auch einzellige Lebewesen, die *Protozoen*, gehören (z. B. Amöbe, Pantoffeltierchen). Im Organismus der Vielzeller, *Metazoen*, erfahren die Zellen eine Spezialisierung und Differenzierung. Sie treten jetzt als Funktionsgemeinschaften (= Gewebe) in den Dienst des Gesamtorganismus. Dennoch bleibt die Zelle das kleinste Autonom mit eigenem Energie- und Stoffwechsel. Wesentlich sind hieran besondere Strukturen im Zelleib beteiligt, die Zellorganellen. Für die speziellen Arbeitsleistungen im Dienst des Organismus differenzieren sich außerdem Einrichtungen im Zelleib, die man mit der Bezeichnung „Berufsstrukturen" belegt hat (z. B. Myofibrillen für die Kontraktilität in Muskelzellen). Spezifische Funktionen sind stets an bestimmte, morphologisch definierte Strukturen gebunden. Ihre Ausbildung erfolgt in der Embryonalentwicklung in zunächst undifferenzierten Zellen während der *Histogenese*.

Hinweis. Wenn verallgemeinernd von „der Zelle" gesprochen wird, so nimmt das rote Blutkörperchen, *Erythrozyt*, eine Sonderstellung ein; es ist beim Menschen und bei allen Säugetieren kernlos und frei von Zellorganellen.

2.1 Zytomorphologie

2.1.1 Größe, Gestalt und Bauplan der Zelle

Hinsichtlich der **Größe** der Zellen bestehen auffällige Unterschiede. Die menschliche Eizelle, Oozyt, ist mit 150 µm am größten und mit freiem Auge gerade noch zu erkennen. Die kleinsten Zellen haben einen Durchmesser von 5 µm (Lymphozyten, Mikrogliazellen). Das rote Blutkörperchen, das wegen seines ubiquitären Vorkommens in histologischen Präparaten als Maßstab gelten kann, mißt im Durchmesser 7,5 µm. Innerhalb einer Zellart ist die Größe annähernd konstant. Sonderformen sind die Riesenzellen (S. 32).

Die **Gestalt** der Zellen ist in Abhängigkeit von ihren unterschiedlichen Leistungen und Funktionen äußerst mannigfaltig: kugelig, polyedrisch, abgeflacht mit hauchdünn ausgebreitetem Zelleib, spindelig oder polymorph

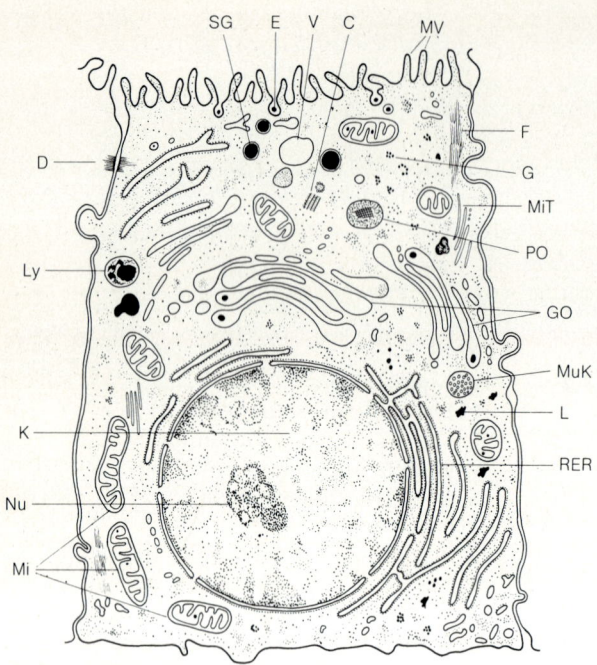

Abb. 2.1 Schematische Darstellung der Ultrastruktur einer Euzyte. *D* Desmosom mit einstrahlenden Tonofilamenten; *E* Endozytose; *F* Filamente; *G* Glykogengranula; *GO* Golgi-Apparat; *K* Zellkern; *L* Lipidtröpfchen; *Ly* Lysosom; *Mi* Mitochondrien; *MiT* Mikrotubuli; *MuK* Multivesikulärkörper; *MV* Mikrovilli; *Nu* Nukleolus; *PO* Peroxisomen; *RER* rauhes endoplasmatisches Retikulum (Ergastoplasma); *SG* Sekretgranula; *V* Vakuole; *C* Zentriol

mit unterschiedlich langen Ausläufern (bis zu 100 cm bei Nervenzellen). Ferner können sich die Zellen ihrer Umgebung anpassen (z. B. Sehnenzellen, S. 60). Im Gewebeverband beeinflussen sie ihre Gestalt gegenseitig und fügen sich entsprechend den Funktionen der Gewebe (z. B. Knorpel, S. 62) oder Organe (z. B. Drüsenepithelzellen, S. 45) in charakteristischer Weise aneinander.

Der **Bauplan** der Zelle wird zunächst am Schema einer nichtspezialisierten Zelle erläutert (**Abb. 2.1**). In dieser Darstellung wird gezeigt, daß jede Zelle von ihrer Umgebung durch eine Membran, **Plasmamembran**, abgegrenzt ist. Innerhalb dieser Abgrenzung befinden sich verschiedene Kompartimente. Das auffälligste Zellkompartiment ist in der Regel der von einer Membran umschlossene Zellkern, **Nukleus,** der das genetische Material enthält. Der verbleibende Teil der Zelle wird unter der Bezeichnung **Zytoplasma** zusammengefaßt; hier finden die meisten Stoffwechselreaktionen der Zelle statt. Das Zytoplasma beherbergt verschiedene **Zellorganellen,** nämlich *endoplasmatisches Retikulum, Golgi-Apparat, Lysosomen, Peroxisomen* und *Mitochondrien,* die jeweils von einer eigenen Membran umgeben werden. Dadurch sind diese Zellorganellen, einschließlich des Zellkerns,

geschlossene Stoffwechselräume, *Kompartimente,* in denen jeweils Teile des Stoffwechsels stattfinden. Darüberhinaus gibt es aber Zellorganellen, denen begrenzende Membranen fehlen, z. B. *Ribosomen* oder *Zentriolen.* Eigene Aufgaben schließlich hat das *Zytoskelett.*

Die verbleibenden Anteile des Zytoplasmas werden als **Zytosol** bezeichnet. Es macht bei den meisten Zellen mehr als die Hälfte des Zellvolumens aus und enthält Tausende von Enzymen, die dem intermediären Stoffwechsel dienen. Das Zytosol mancher Zellen enthält Einschlüsse, die zeitweise oder dauernd dem Zellgeschehen entzogen sind.

Hinweis. Viele der aufgeführten Strukturen sind nur elektronenmikroskopisch zu erkennen. Färberisch-lichtmikroskopisch können aber stets der basophile Zellkern und das eosinophile Zytoplasma unterschieden werden.

Zusammenfassend ergibt sich, daß alle Strukturen und Bestandteile einer Zelle eine untrennbare Funktionseinheit sind. Das wichtigste Medium, ohne das Lebensvorgänge sofort erlöschen, ist Wasser. Es macht 70 – 80 % des Zellvolumens aus. – Der pH-Wert im Inneren der Zelle liegt bei 7,2.

2.1.2 Zytomembranen

Wesentliche Bauelemente aller Zellen sind Membranen. Da sie sich im Elektronenmikroskop weitgehend gleichen, hat man sie unter dem Begriff Zytomembran zusammengefaßt. Sie sind elektronenoptisch 8 nm dick und bestehen aus 3 Schichten, von denen die beiden äußeren durch die massive Einlagerung von Osmium als geschwärzte, je 2,5 nm dicke Linie hervortreten (**Abb. 2.2**). Eine der wichtigsten Aufgaben von Zytomembranen ist es, den Stoffaustausch zwischen Außen- und Innenraum – und umgekehrt – zu kontrollieren.

Chemisch bestehen alle Zytomembranen aus Lipid- und Proteinmolekülen

Grundbaustein der Zytomembranen sind **Phospholipide** (**Abb. 2.2**). Diese weisen einen hydrophilen und einen hydrophoben (= lipophilen) Pol auf. Bei der Membranbildung kehren sich die lipophilen Pole einander zu, so daß die erwähnte Dreischichtung entsteht.

Versteift wird die als zähflüssig anzusehende Plasmamembran durch **Cholesterinmoleküle.** Im übrigen ist die

Zusammensetzung der Lipide in den verschiedenen Zytomembranen keineswegs gleich; sie steht mit den unterschiedlichen Funktionen der verschiedenen Zellorganellen in Zusammenhang. Auch bestehen Unterschiede zwischen der inneren und äußeren Lamelle, da z. B. in der äußeren Lamelle Glykolipide vorkommen.

In dem bipolaren Lipidfilm der Zytomembranen sind Proteinkomponenten mosaikartig eingelagert (**Abb. 2.2**). Einige der Proteinmoleküle durchsetzen die ganze Dicke der Membran, **integrierte Proteine,** andere liegen nur in der äußeren, wieder andere nur in der dem Innenraum zugewandten Lamelle. Beide den Lamellen zugeordnete Proteine werden als **periphere Proteine** bezeichnet. Bei einem Teil der Membranproteine handelt es sich um *Glykoproteine*. Diese besitzen Kohlenhydratseitenketten, die in die äußere Umgebung ragen. Insgesamt resultiert eine *Asymmetrie* der Membranen.

Hinweis. Im einzelnen ist die Substruktur der Membranproteine vielfältig. Sie können als *Tunnelproteine* für die Aufnahme von Stoffen in die Zelle verantwortlich sein, z. B. als Kalziumkanal, Chloridkanal usw. (**Abb. 2.2**). Sie können als *Carrierproteine* dem Stofftransport durch die Plasmamembran dienen. Ferner kann es sich um *Enzymproteine, Rezeptorproteine, Zelladhäsionsmoleküle* oder als *Ansatzproteine für das Zytoskelett* handeln.

Die Zytomembranen unterliegen in der lebenden Zelle einem ständigen Umbau und sind zum Formwandel befähigt. Dies geht auf die Möglichkeit einer fließenden Verlagerung ihrer Moleküle im Sinne von Lateralverschiebungen zurück. Dieses Konzept vom Aufbau der Zytomembranen wird als **Fluid-Mosaic-Modell** bezeichnet. Hinzu kommt noch ein Wechsel von Lipidmolekülen von der einen Lamelle in die andere („flip-flop"-Bewegung) und (vielleicht damit in Zusammenhang) eine Herein- und Herausnahme einzelner Membranmoleküle. Alle diese dynamischen Vorgänge sind nur bei Körpertemperatur möglich; bei Kälte erstarrt der Lipidfilm.

Die Plasmamembran ist eine spezialisierte Zytomembran an der Oberfläche der Zelle

---

Durch die Plasmamembran (**Abb. 2.2**) wird das innere Milieu der Zelle vom äußeren Milieu, dem extrazellulären Raum, abgegrenzt. Selbst bei Abschnürung von Zytoplasmateilen, z. B. bei der Bildung von Blutplättchen (S. 167), wird jedes Partikelchen von einer Zytomembran umhüllt.

Folgende Fähigkeiten der Plasmamembran sind hervorzuheben:

- sich „plastisch" allen Formveränderungen der Zelle anzupassen, z. B. beim Ausstrecken und Einziehen von Zellfortsätzen *(Pseudopodien),* oder bei Zellkontraktionen
- Membrananteile abzutrennen bzw. Teile von zugeführten Zytomembranen zu integrieren. Beide Vor-

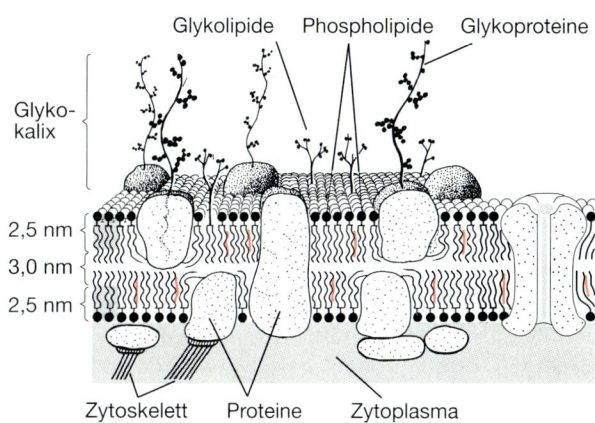

Abb. 2.2 Aufbau einer Plasmamembran nach dem Fluid-Mosaic-Modell. Die Dicke der Membran beträgt 8 nm. *Links* ist durch *Punktierung* das elektronenmikroskopische Äquivalent nach der Fixierung dargestellt: 3 Schichten, von denen die beiden äußeren (2,5 nm dick) durch Einlagerung von Osmium geschwärzt sind. Die Phospholipidschichten sind durch Cholesterinmoleküle (*rot*) versteift. Eingelagert sind in die Phospholipidlamellen Proteine (integrierte, periphere Proteine). Hierzu gehört auch der eingezeichnete Kalziumkanal (*rechts*). Zuckerketten, die an Proteine und Lipide gebunden sein können, machen gemeinsam die Glykokalix aus. An den Membraninnenseiten sind Filamente des Transmembranverspannungssystems befestigt

gänge spielen u. a. bei der Stoffaufnahme durch Endozytose und der Stoffabgabe durch Exozytose eine Rolle (**Abb. 2.12 b-d**, S. 26).
- Stoffe kontrolliert hindurchtreten zu lassen *(selektive Permeabilität, Semipermeabilität).* So passieren z. B. Wasser, Gase und kleine lipophile Moleküle die Membran ohne Behinderung, während Na^+ und K^+ nur durch spezielle „Kanäle" oder Glukose nur vermittels Carrier ins Zellinnere gelangen können.
- Signale zu empfangen. Hierfür stehen *Membranrezeptoren* zur Verfügung, spezielle Proteine (Rezeptorproteine), an denen jeweils bestimmte Wirkstoffe, z. B. Hormone, Neurotransmitter (Überträgerstoffe im Nervensystem) und auch manche Medikamente, angreifen können.
- Erregungen fortzuleiten, z. B. im Nerven- oder Muskelgewebe
- interzelluläre Kontakte herzustellen und dem Zytoskelett zum Ansatz zu dienen

Letztlich werden große Teile der Zellaktivität durch Membranrezeptoren gesteuert. So sprechen z. B. unter der Geburt nur die Muskelzellen des Uterus auf das Hormon Oxytozin an, nicht aber die anderer Organe, weil nur Uterusmuskelzellen die entsprechenden Rezeptoren haben.

Auf der Außenseite der Plasmamembran liegen zahlreiche, z. T. verzweigte Ketten aus je 2–20 Zuckermo-
lekülen, die an einem Ende kovalent entweder an die
Aminosäurekette eines Membranglykoproteins oder
den Lipidteil eines Membranglykolipids gebunden sind.
Die Polysaccharidseitenketten ragen aus der Oberfläche
der Membran heraus, wie Haare aus der Haut (**Abb. 2.2**).
Die Gesamtheit dieser Zucker macht die Glykokalix
(*„cell surface coat"*) aus. Die Glykokalix wird von der
Zelle selbst gebildet und ständig erneuert. Die Regeneration erfolgt durch die Neubildung von Glykoproteinen
und Glykolipiden im endoplasmatischen Retikulum und
Golgi-Apparat.

Hinweis. Die wichtigsten Zuckermoleküle, die in der Glykokalix vorkommen, sind Glukose, Galaktose, Mannose, Fukose,
die Aminozucker N-Azetyl-Glukosamin, N-Azetyl-Galaktosa-
min und die stark saure N-Azetyl-Neuraminsäure. Da eine Un-
zahl von Kombinationen zwischen diesen Zuckern möglich ist,
bestehen zwischen der Glykokalix der verschiedenen Zellen
außerordentliche Unterschiede; dies führt zu einer hohen Spezifität der Zellen.

Die **Spezifität der Glykokalix** ist eine der Voraussetzungen für die Bildung von Geweben. Gleichartig differenzierte Zellen mit gleichartig differenzierten Glykoprotei-
nen/Glykolipiden erkennen nämlich einander und
schließen sich zu Verbänden zusammen. Dabei können
auch Anteile der Glykokalix, die abgestoßen wurden, infolge ihrer Spezifität chemotaktisch auf gleichartig differenzierte Zellen wirken und auf sie eine Signalwirkung
ausüben.

Die Glykokalix verleiht den Zellen außerdem *Anti-
gen- und Blutgruppeneigenschaften,* d.h. fremde Zellen
werden, z.B. nach einer Organtransplantation bzw. Blut-
transfusion, erkannt und abgebaut. Ebenso werden auch
entartete Zellen mit veränderter Glykokalix von Abwehrzellen („killer cells", S. 179) erkannt und nach Möglichkeit unschädlich gemacht.

Ferner scheint die Glykokalix im Sinne eines Resorp-
tionsvermittlers Einfluß auf die Stoffaufnahme zu nehmen (z.B. im Darmepithel, **Abb. 2.8** oben, S. 568).

Hinweis. Die im Lichtmikroskop bei üblichen Färbungen sichtbare „Zellmembran" ist das Äquivalent des Komplexes aus
Plasmamembran + Glykokalix + artifiziell angelagerten Zyto-
plasmabestandteilen, vergröbert durch optische Phänomene.
Unabhängig davon läßt sich jedoch die Glykokalix sowohl licht-
als auch elektronenmikroskopisch speziell sichtbar machen.
Begrenzt geeignet ist hierfür die PAS-Reaktion (S. 97), besser
sind Lektine (besondere kohlenhydratbindende Proteine), mit
denen die verschiedenen Zuckerarten in der Glykokalix erfaßt
werden können. Lektinhistochemische Methoden haben deshalb in der Tumordiagnostik praktische Bedeutung.

2.1.3 Zellorganellen

Zellorganellen sind lebensnotwendige Strukturen. Sie
sind nur teilweise lichtmikroskopisch nachweisbar. Ihre
genauere Strukturanalyse erfordert ein Elektronenmikroskop.

Hinweis. Für eine chemische Analyse und für Funktionsunter-
suchungen der Zellorganellen ist ihre Trennung nach Zerstörung der Plasmamembran durch Ultrazentrifugation erforderlich.

Zu unterscheiden sind:

- Membranumschlossene Zellorganellen
  - endoplasmatisches Retikulum
  - Golgi-Apparat
  - Lysosomen
  - Peroxisomen
  - Mitochondrien
- Zellorganellen ohne Zytomembranen
  - Ribosomen
  - Zentriolen (S. 17, als Anteil des Zytoskeletts)

Das endoplasmatische Retikulum ist
ein von Zytomembranen umschlossenes
labyrinthäres Raumsystem im Zytoplasma

Lernziele

Glattes endoplasmatisches Retikulum als Ort
der Synthese von Membranphospholipiden und
Steroidhormonen, der Glykosierung, der
Glukoneogenese und als Ionenspeicher •
Rauhes endoplasmatisches Retikulum als Ort
der Synthese exportabler Proteine

Die gebräuchliche Abkürzung für endoplasmatisches
Retikulum ist ER (**Abb. 2.1, 2.3**). Ein ER kommt mit
Ausnahme von Erythrozyten in praktisch allen Zellen
vor (bei der Leberzelle 15 % des Zellvolumens). Es ist
für die Synthese zahlreicher Substanzen verantwortlich
und dient deren intrazellulären Weiterleitung.

Überwiegend besteht das ER aus flachen, abgeplatteten Säcken, kann aber auch in Form von Tubuli oder
Sacculi vorliegen. Der Innenraum des ER ist durchschnittlich 30–50 nm breit (Abstand zwischen den begrenzenden Doppelmembranen), jedoch oft zu Zisternen erweitert. Das ER steht mit der Kernhülle in
Verbindung (**Abb. 2.3**), die als Anteile des ER aufgefaßt
werden kann. Der Inhalt des ER, Retikuloplasma, kann
je nach Funktionszustand wechselnd dicht sein. Insgesamt ist das ER eine außerordentlich dynamische
Struktur. So wechselt die Menge des ER nicht nur in Abhängigkeit von den spezifischen Aufgaben der verschiedenen Zellen, sondern auch vom momentanen Funktionszustand.

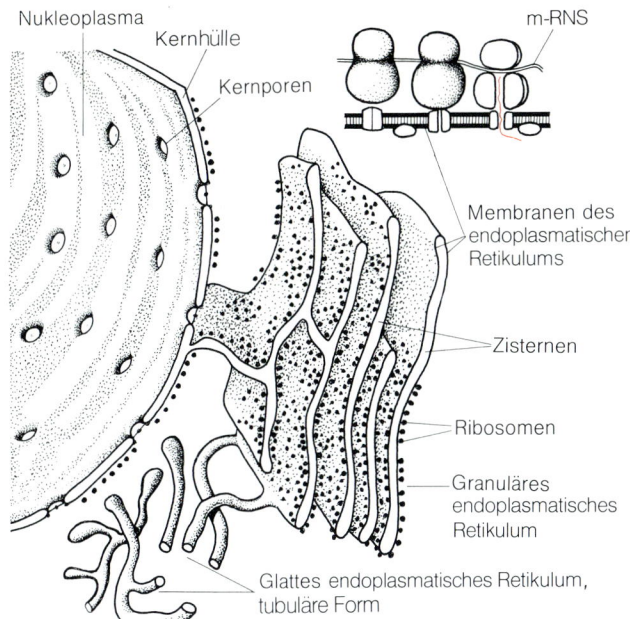

Nukleoplasma
Kernhülle
Kernporen
m-RNS
Membranen des endoplasmatischen Retikulums
Zisternen
Ribosomen
Granuläres endoplasmatisches Retikulum
Glattes endoplasmatisches Retikulum, tubuläre Form

Abb. 2.3 Endoplasmatisches Retikulum und Ribosomen. Rauhe Form in Gestalt von abgeplatteten Membransäcken. Sie stehen untereinander und mit der Kernhülle in kontinuierlicher Verbindung. Glattes endoplasmatisches Retikulum in Gestalt von gewundenen, verzweigten Tubuli. *Oben* 3 Ribosomen, aufgebaut aus 2 Untereinheiten und verbunden durch den „Faden" der m-RNA. Anlagerung an die Membran des endoplasmatischen Retikulums während der Proteinsynthese und Abgabe eines Proteinmakromoleküls (*rot*) in den Raum des endoplasmatischen Retikulums

Das ER liegt vor als

- rauhes (granuliertes) endoplasmatisches Retikulum und als
- glattes (ungranuliertes) endoplasmatisches Retikulum.

Beide Formen können in ein und derselben Zelle vorkommen und ineinander übergehen.
 Rauhes endoplasmatisches Retikulum (RER). Die Membranen des RER sind an der Außenseite mit elektronendichten Partikelchen, Ribosomen, besetzt.

Hinweis. Färberisch-lichtmikroskopisch sind nur Anhäufungen von RER zu erfassen, z. B. die Nissl-Substanz in Nervenzellen (S. 79) oder das basophile Ergastoplasma (s. unten) in Drüsenzellen (u. a. im Pankreas, S. 579).

Das RER steht im Dienst der Proteinsynthese, insbesondere von exportablen Proteinen. Im RER werden die Produkte gesammelt, weitergeleitet und schließlich Transportvakuolen übergeben, die sie dem Golgi-Apparat zuführen (**Abb. 3.10**).

Glattes endoplasmatisches Retikulum (GER) tritt bevorzugt in tubulärer Form auf (**Abb. 2.3** unten). Das GER dient vor allem der Synthese von Membranphospholipiden und Steroidhormonen, der Glukoneogenese und der Speicherung von Ionen, z. B. Ca^{2+} in Muskelzellen. Besonders reichlich kommt es in den Zellen der Nebennierenrinde und in den Zwischenzellen des Hodens (S. 645) vor.

Hinweis. Eine besondere Form des glatten endoplasmatischen Retikulums sind die „*Lamellae anulatae*". Sie bestehen aus parallel gestapelten Membransäckchen, die ähnlich wie die Kernhülle mit zahlreichen Poren durchsetzt sind. Lamellae anulatae kommen in Oozyten und reifenden Samenzellen vor. Sie haben vermutlich Speicherfunktion.

Ribosomen dienen der Proteinbiosynthese

Lernziele
Freie Ribosomen • Polyribosomen • Membrangebundene Ribosomen • Synthese intrazellulärer und exportabler Proteine

---

Die annähernd runden, etwa 20 nm großen Partikelchen sind in unterschiedlicher Menge in allen Zellen vorhanden. Sie treten als **freie Ribosomen** auf oder sind in einem spiralig-rosettenförmigen Verband zu **Polyribosomen** (= *Polysomen*) zusammengefaßt. Ein Großteil ist an die Membranen des ER gebunden, **membrangebundene Ribosomen**. Ribosomen bestehen zu 40 % aus RNA und zu 60 % aus Proteinen. Eine genauere Strukturanalyse läßt erkennen, daß sie aus 2 unterschiedlich großen Untereinheiten zusammengefügt sind (**Abb. 2.3** oben), die eine mit einer Sedimentationskonstanten von 40 S, die andere von 60 S (S = Svedberg-Einheiten). Beide werden im Nukleolus gebildet und getrennt ins Zytoplasma abgegeben.
 Funktion. Ribosomen sind nach Vereinigung der beiden Untereinheiten die Strukturen, an denen die Proteinbiosynthese stattfindet. Ihre unterschiedliche Verteilung im Zytoplasma läßt sich mit dem Funktionszustand der Zelle in Zusammenhang bringen:

- Unregelmäßige Verteilung im Zytoplasma, einzeln gelegen, nicht membrangebunden, beide Untereinheiten getrennt: inaktiver Zustand der Zelle.
- Spiralförmige Anordnung als freie Polysomen, die Untereinheiten sind durch ein m-RNA-Fadenmolekül verbunden (m steht für „messenger"; s. Lehrbücher der Biochemie): aktiver Zustand der Zelle im Dienst der Synthese zelleigener Proteine, die dem Baustoffwechsel dienen (Strukturproteine) oder Enzyme sind.
- Angelagert an Membranen des ER: aktiver Zustand der Zelle für die Produktion von Proteinen, die ausgeschleust werden (exportable Proteine, Sekrete oder Abwehrstoffe).

Hinweise. Da sich die r-RNA (r steht für ribosomal) mit basischen Farbstoffen anfärben läßt, ist die *Basophilie des Zytoplasmas* meist ein Kennzeichen ribosomenhaltiger Zytoplasmaabschnitte. Sie bilden in proteinproduzierenden Zellen die Abschnitte, die als *Ergastoplasma* (Arbeitsplasma) bezeichnet werden. Dies gilt insbesondere für Drüsenzellen. Aber auch Zellen, die eine hohe Teilungsrate haben, müssen viele Proteine für ihren Baustoffwechsel bilden. Sie verfügen deshalb über zahlreiche Ribosomen (z. B. embryonale Zellen, Zellen bösartiger Tumoren) und sind basophil.

Bei der Präparation in der Ultrazentrifuge zerreißen die Membranen des ER, schließen sich aber wieder zu Vesikeln zusammen. Der Biochemiker bezeichnet diese Bildungen als *Mikrosomen* und die Fraktion, in der sie sich anreichern, als Mikrosomenfraktion.

Der Golgi-Apparat besteht aus Stapeln glattwandiger Membransäckchen

---

Lernziele

Diktyosom • Aufbau • Bildung von Sekretgranula und Lysosomen• Membrandepot

---

Lichtmikroskopisch setzt sich der Golgi-Apparat (Golgi-Feld, Golgi-Komplex, **Abb. 2.1, 2.4**) aus kleinen, stark lichtbrechenden stäbchen- bis häkchenförmigen Gebilden, **Diktyosomen**, zusammen. Die Anzahl der *Diktyosomen* ist in den verschiedenen Zellen sehr unterschiedlich. Diktyosomen können über den ganzen Zelleib verteilt sein oder in unmittelbarer Nähe des Zellkerns liegen.

Hinweis. Lichtmikroskopisch sind Diktyosomen vor allem durch Osmierung darstellbar.

Elektronenmikroskopisch bestehen Diktyosomen aus parallel angeordneten Zytomembranen. Sie sind die Schnittprofile von abgeplatteten, schüsselförmig gewölbten Membransäcken, die in ihrer Gesamtheit dem Diktyosom eine konvex-konkave Gestalt geben (**Abb. 2.4**). Die Lumina der Membransäcke, die im Gegensatz zum ER nicht direkt miteinander verbunden sind, sind in Abhängigkeit von der Zellfunktion spaltförmig oder zu Zisternen erweitert und mit Inhalt gefüllt. Am Rand des Stapels, der **konvexen cis-Seite,** liegen Vesikel, die vom ER abgeschnürt und in den Membranstapel inkorporiert werden (*Bildungs- oder Aufnahmeseite*). Ferner sind Bläschen vorhanden, die dem Substanztransport zwischen den Golgi-Zisternen dienen. Und schließlich schnüren sich an der **konkaven trans-Seite** (*Abgabeseite)* Golgivesikel zur Weitergabe der Golgi-Produkte an die Umgebung ab. Letztlich beruht die Erhaltung eines Diktyosoms darauf, daß sich Membraninkorporation und -abschnürung die Waage halten.

Hinweise. Cis- und trans-Seite des Golgi-Apparates unterscheiden sich in ihrer Enzymausstattung; so ist z.B. saure Phosphatase das Markerenzym der trans-Seite.

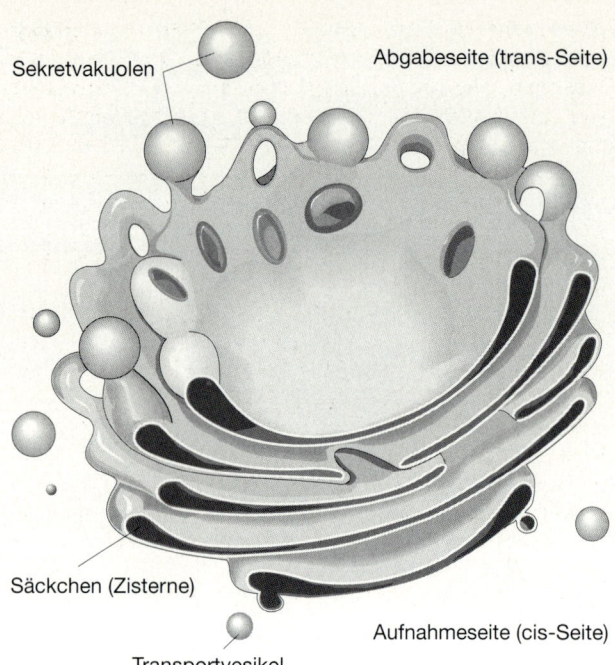

Sekretvakuolen

Abgabeseite (trans-Seite)

Säckchen (Zisterne)

Aufnahmeseite (cis-Seite)

Transportvesikel

Abb. 2.4 Darstellung eines Diktyosoms des Golgi-Apparates. *Unten* Aufnahmeseite mit Vakuolen, die inkorporiert werden. *Oben* Abgabeseite mit sich abschnürenden Golgi-Vesikeln

Funktion. Im Golgi-Apparat werden aus dem ER antransportierte neu synthetisierte Proteine und Lipide modifiziert, kondensiert und auf Lysosomen, sekretorische Bläschen und Bläschen zum Membrantransport verteilt. Die Umwandlung der dem Golgi-Apparat zugeführten Proteine erfolgt in seinen 3 Kompartimenten (cis-, mittlere, trans-Zone) schrittweise. Insbesondere kann es zu einer Glykosylierung kommen, da ausschließlich der Golgi-Apparat die Kohlenhydratkomponenten von Glykoproteinen und Glykolipiden bildet. Daher ist der Golgi-Apparat (mittlere und trans-Zone) entscheidend für die Entstehung der Glykokalix und für die Bildung von Sekreten. Schließlich ist der Golgi-Apparat das zentrale Membrandepot der Zelle. Die Membranen gelangen in Bläschenform sowohl zur Plasmamembran als auch zu den inneren Zytomembranen, um dort integriert zu werden.

Im Zytoplasma jeder Zelle kommen zahlreiche Vesikel und Vakuolen vor

---

Lernziele

Unterscheidung von Vesikeln und Vakuolen • Herkunft • Multivesikulärkörper

Die begriffliche Unterscheidung zwischen Vesikeln und Vakuolen ist unscharf. Im allgemeinen bezeichnet man Bläschen, die nur elektronenmikroskopisch sichtbar sind, als Vesikel (Durchmesser 1–2 µm), und diejenigen, die auch lichtmikroskopisch erkannt werden können, als Vakuolen. Gemeinsam ist beiden, daß sie von einer Zytomembran umschlossen sind. Anzahl und Größe der Vesikel und Vakuolen sind funktionsabhängig. Durch Konflux können sich mehrere Vesikel zu Vakuolen zusammenschließen.

Die Herkunft der Vesikel ist verschieden. Zum größeren Teil schnüren sie sich von den Membransystemen der Zellkompartimente ab (ER, Golgi-Apparat) und dienen intrazellulären Transportvorgängen oder auch der Ansammlung von Zellprodukten. Andere Vesikel entstehen bei der Mikropinozytose als Abschnürung der Plasmamembran (S. 25). Hierbei kann es dazu kommen, daß sich Bläschen anhäufen und von einer gemeinsamen Zytomembran umschlossen werden. Sie werden dann als *Multivesikulärkörper* bezeichnet (**Abb. 2.1**), die mit Lysosomen (s. unten) fusionieren können, die die Vesikelinhalte abbauen.

Lysosomen sind katabole Strukturen

> **Lernziele**
> Leitenzyme • Primäre und sekundäre Lysosomen • Abbau von phagozytiertem und zelleigenem Material

Lysosomen haben in der Regel einen Durchmesser von 0,02–1,0 µm, sind von einer Membran umhüllt und zeichnen sich durch das Vorkommen von **sauren Hydrolasen** aus, z. B. saure Phosphatase (histochemisches Leitenzym), α-Aminopeptidase, β-Glukuronidase, Esterasen, RN-ase, Kathepsin, Sulfatasen. Die Enzymausstattung der Lysosomen im einzelnen allerdings ist von Zelltyp zu Zelltyp verschieden und korreliert mit den jeweiligen Aufgaben.

Lysosomen kommen in jeder Zelle vor. Sie dienen der intrazellulären Verdauung. In diesem Rahmen können Lysosomen dazu beitragen, phagozytiertes Material abzubauen – deswegen sind z. B. Makrophagen besonders lysosomenreich –, verbrauchtes, zelleigenes Material zu verdauen oder Sekrete zu verflüssigen, z. B. in der Schilddrüse (S. 457). Lysosomen können auch bei Bedarf ihre Enzyme an den extrazellulären Raum abgeben, wo sie eine Gewebeeinschmelzung herbeiführen können (z. B. beim Durchbruch eines Abszesses).

Die Enzyme der Lysosomen werden im RER synthetisiert, ihre Membranen werden vom Golgi-Apparat geliefert. Durch die Membranen werden H^+-Ionen ins Lysosomeninnere gepumpt, um dort das Milieu auf pH 5 zu erniedrigen. Gleichzeitig verhindern die Membranen die Freisetzung der lysosomalen Enzyme ins Zytoplasma

und schützen damit die Zelle vor Selbstverdauung (Autolyse). Zur Autolyse kommt es jedoch stets, wenn sich nach dem Tod der Zelle die Lysosomenmembran auflöst.

Neugebildete Lysosomen nennt man **primäre Lysosomen.** Ihr Inhalt ist noch homogen und ihre Enzyme sind inaktiv.

Als **sekundäre Lysosomen** bezeichnet man sie, wenn sie in den intrazellulären Verdauungsprozeß eingegriffen haben und ihre Enzyme aktiviert wurden (S. 26).

> **Klinischer Hinweis.** Selten kommt es vor, daß den Lysosomen ihre Verdauungsenzyme fehlen. Ist dies der Fall, treten lysosomale Speicherkrankheiten auf. Dann werden z. B. in den Lysosomen von Fibrozyten große Einschlüsse unverdauter Zellreste gefunden.

Peroxisomen sind durch wasserstoffperoxidbildende Oxidasen und Katalasen gekennzeichnet

> **Lernziele**
> Aufbau • Peroxidasen • Katalasen • O_2-Balance im Zytoplasma • Fettsäureabbau

Die 0,3–0,5 µm großen Peroxisomen (Maximaldurchmesser 1,5 µm) gleichen in ihrem Bau weitgehend den Lysosomen, werden jedoch von einer einschichtigen (nicht trilaminären) Membran umgeben. Sie enthalten Peroxidase und Katalasen zum Auf- und Abbau von H_2O_2 im Rahmen der O_2-Balance im Zytoplasma und außerdem Enzyme für den Fettsäureabbau.

Mitochondrien wirken vor allem bei der oxidativen Energieproduktion mit

> **Lernziele**
> Äußere und innere Mitochondrienmembran • Stoffwechselräume • Matrix • mtDNA • mtRNA • Oxidative Energieproduktion • Weitere Stoffwechselprozesse

Mitochondrien (**Abb. 2.1, 2.5**) sind ein Bestandteil aller Zellen. In der lebenden Zelle unterliegen die 0,5–5 µm langen, 0,2 µm dicken lichtbrechenden Körnchen oder Stäbchen einem auffälligen Formenwandel. Ihre Anzahl ist je nach Leistung der Zelle sehr unterschiedlich. Offensichtlich besteht eine enge Beziehung zwischen Anzahl und Energiebedarf. So werden z. B. in jeder Leberzelle über 2000 Mitochondrien angetroffen. Dagegen verfügen Zellen weniger stoffwechselaktiver Gewebe über eine geringere Mitochondrienausstattung. Auch die Verteilung der Mitochondrien im Zytoplasma wird von der Funktion bestimmt. In Herzmuskelzellen – $1/4$ des Zellvolumens wird von Mitochondrien eingenommen – lie-

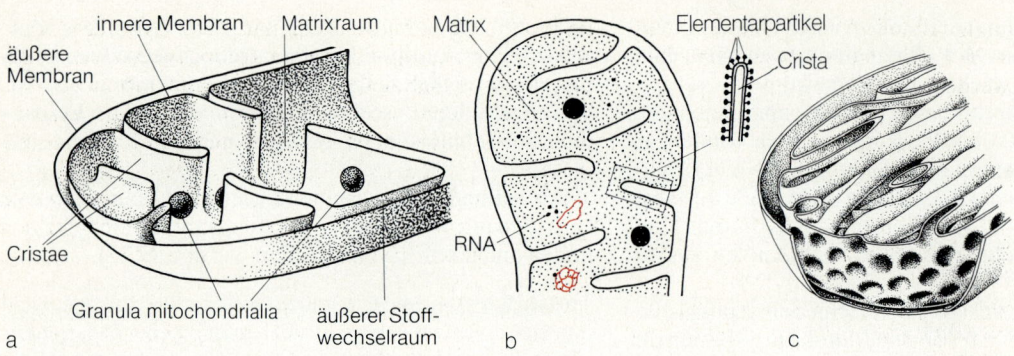

Abb. 2.5 a–c Mitochondrien vom Cristatyp.: **a** in räumlicher Darstellung, **b** im elektronenmikroskopischen Schnitt. *Rot,* DNA-Ringstruktur. *Große Granula* Granula mitochondrialia; *kleine Granula,* RNA-haltige, ribosomenähnliche Gebilde. Da- neben Ausschnitte aus einer Crista mit Elementarpartikeln. Der Raum zwischen den beiden Membranen einer Crista wird als äußerer Stoffwechselraum bezeichnet. **c** Mitochondrium vom Tubulustyp in räumlicher Darstellung. (Nach Krstić 1976)

gen sie zwischen den energieverbrauchenden Myofibrillen, in der Nierentubuluszelle zwischen den basalen Plasmamembraneinfaltungen (**Abb. 2.7**). Hier rufen sie eine bereits lichtmikroskopisch sichtbare basale Streifung hervor. In wieder anderen Zellen werden sie in jene Zytoplasmaareale transportiert, in denen der Energiebedarf besonders groß ist.

Elektronenmikroskopisch (**Abb. 2.5**) sieht man, daß Mitochondrien von einer äußeren und einer inneren Membran umgeben werden. Die **äußere Membran** wird als *Hüllmembran* bezeichnet. Sie ist für Moleküle bis zu 10 kd ungehindert permeabel und weist als spezielles Transportprotein *Porin* auf. Die **innere Membran** ist dagegen wenig permeabel und hat Cardiolipin als spezielles Phospholipid. Außerdem bildet die innere Membran Aufwerfungen:

- **Cristae mitochondriales** (Falten, *Cristatyp*)
- **Tubuli mitochondriales** (röhrenförmige Bildungen, *Tubulustyp;* er findet sich in Zellen, die Steroidhormone bilden)
- **Sacculi mitochondriales** (bläschenförmige Erweiterung, *Sacculustyp*)

Die Cristae sind mit **Elementarpartikeln** (**Abb. 2.5 b**), den Trägern von Enzymen, insbesondere ATPase, besetzt.

Durch das innere Membransystem werden innerhalb jedes Mitochondriums 2 voneinander getrennte Räume geschaffen (**Abb. 2.5**):

- **äußerer Stoffwechselraum** zwischen äußerer und innerer Membran (Hüllenkompartiment),
- **innerer Stoffwechselraum** mit der Matrix

Die Matrix mitochondrialis enthält außer Proteinen (vor allem Enzymproteine) und Lipiden noch Desoxyribonukleinsäure (mtDNA) in ringförmiger Anordnung und RNA (mtRNA) in Form ribosomenähnlicher Granula. Das Vorhandensein dieser beiden Nukleinsäuren spricht dafür, daß Mitochondrien einen eigenen genetischen Apparat haben und zur Proteinsynthese befähigt sind. Außerdem sind in der Matrix 30–50 nm große **Granula mitochondrialia** eingebettet (**Abb. 2.5 a**), die reich an Ca^{2+} sind und möglicherweise der Regulation des inneren Milieus des Mitochondriums dienen.

Funktion. Die Aufgabe der Mitochondrien besteht vor allem in der Gewinnung von Energie in Form von ATP durch biologische Oxidation. ATP befindet sich zusammen mit Substraten, die die äußere Mitochondrienmembran passiert haben, und Ionen aus der Matrix der Mitochondrien im äußeren Stoffwechselraum. Außerdem wirken Mitochondrien bei der β-Oxidation der Fettsäuren und beim Pyruvatabbau sowie in der Leberzelle bei Teilreaktionen der Glukoneogenese, beim Harnstoffzyklus, bei der Lipogenese und bei der Ketogenese mit. Die für diese Stoffwechselvorgänge erforderlichen Enzyme sowie die für den Zitronensäurezyklus befinden sich in der Matrix der Mitochondrien (innerer Stoffwechselraum). – Insgesamt sind Mitochondrien außerordentlich reich an Enzymen in folgerichtiger Anordnung. Deswegen stellen Mitochondrien „geordnete Multienzymsysteme" dar.

Hinweis. Verschiedene mitochondriale Enzyme lassen sich auch histochemisch nachweisen, z.B. Isozitratdehydrogenase, Malatdehydrogenase. Als Markerenzym gilt jedoch die Succinatdehydrogenase, ein Enzym, das in den Zitronensäurezyklus eingreift und nur in Mitochondrien vorkommt.

Erhöhung des Energiebedarfs einer Zelle, z. B. bei einer Leistungssteigerung, führt zu einer reversiblen Aufweitung des Spaltraumes in den Cristae mitochondriales oder wird mit Vermehrung der Cristae beantwortet und/ oder ruft eine Vermehrung der Mitochondrien durch

Querteilung, unabhängig vom Zellzyklus, hervor. Mitochondrien sollen 10 – 20 Tage funktionstüchtig bleiben, dann aber abgebaut werden.

2.1.4 Zytoskelett

Mikrotubuli: Tubuline, dynamische Zellstabilisierung, Leitstrukturen für Transporte, Zentriolen, Kinetosom • Mikrofilamente: Aktin, Befestigungsproteine, Zellkortex • Intermediäre Filamente: Zytokeratin, Vimentin, Desmin, GFAP, Neurofilamente, Zellstabilität • Mikrotrabekelgitter

Die charakteristische Gestalt einer Zelle wird trotz der solartigen Konsistenz des Zytoplasmas und dem beinahe flüssigen Zustand der Plasmamembran (fluid mosaic) durch ein veränderungsfähiges, dynamisches Verspannungs- und Versteifungssystem, das *Zytoskelett*, aufrechterhalten. Es besteht aus Strukturproteinen unterschiedlicher Zusammensetzung. Das Zytoskelett wirkt bei allen Vorgängen zur Formveränderung der Zelle, der Zytoplasmabewegungen und beim Transport der Zellorganellen mit. Zum Zytoskelett gehören:

* Mikrotubuli
* Mikrofilamente
* intermediäre Filamente

Hinzu kommt ein

* Mikrotrabekelgitter

Mikrotubuli können rasch umgebaut werden

Mikrotubuli sind integrale Bestandteile aller Zellen (Ausnahme Erythrozyten). Es handelt sich um gestreckt verlaufende Röhrchen unterschiedlicher Länge (bis zu 25 μm in Axonen, S. 81), die einzeln liegen oder Bündel bilden. Der Durchmesser der Mikrotubuli beträgt 24 nm, ihre lichte Weite 15 nm. Sie bestehen aus globulären Proteinen, **Tubulinen**. Zwei Untereinheiten, die eine als α-, die andere als β-Tubulin bezeichnet, sind zu einem Dimer verbunden (**Abb. 2.6**). Dimere fügen sich zu perlschnurartigen Strängen (*Tubulinprotofilamenten*) zusammen. Jeweils 13 Tubulinprotofilamente bilden die Wand eines Tubulus. Mikrotubuli können sich durch Einfügen oder Ausgliedern von Untereinheiten relativ schnell auf- bzw. abbauen, z.B. bei der Umgestaltung der Fasern von Mitosespindeln (S. 31). Durch Kolchizin oder Vinblastin wird dieser Mechanismus gestört.

Mikrotubuli dienen vor allem der dynamischen Stabilisierung des Zytoplasmas. Dies ist möglich, weil sie einerseits relativ starr sind – sie verlaufen in der Regel ge-

streckt – und weil sie andererseits bei Formveränderungen von Zellen und bei Zellbewegungen laufend umgebaut werden. Dabei werden Mikrotubuli dort aufgebaut, wo Vorwölbungen und Fortsätze ausgebildet werden, abgebaut, wo Einziehungen entstehen. Damit sind sie an den Ordnungsprozessen in der Zelle beteiligt. Bei diesen Vorgängen wirken *Mikrotubuli-assoziierte Proteine* (MAP) mit, die gleichzeitig die Mikrotubuli stabilisieren und der Interaktion mit anderen Zellbestandteilen dienen.

Ferner spielen die Mikrotubuli für den intrazellulären Transport von Partikeln oder Mitochondrien sowie als Leitstrukturen für den transzellulären Transport, z.B. von Bläschen, eine wichtige Rolle. Sowohl die Partikel als auch die Transportvakuolen bewegen sich entlang der Tubulusoberfläche. Für den Kontakt zwischen Organellen und Mikrotubulusoberfläche ist der Proteinkomplex *Kinesin* verantwortlich. Außerdem wirkt das Protein *Dynein* mit, bei dem es sich um ein ATP-spaltendes Enzym handelt. – Schließlich sind Mikrotubuli charakteristische Bestandteile von Zentriolen sowie von Zilien und Geißeln (s. unten).

Zentriol. Das Zentriol, Zentralkörperchen, ist lichtmikroskopisch ein rundliches Körperchen mit einem Durchmesser von 0,2 μm. Oft wird es von einer dichteren Zytoplasmazone, dem *Zentroplasma*, umgeben. Zentriol und Zentroplasma faßt man unter der Bezeichnung **Zentrosom** zusammen. Die Zentriolen liegen meist in der Nähe des Zellkerns an der konkaven Seite des Golgi-Apparates.

Elektronenmikroskopisch zeigt sich, daß ein Zentriol aus 9 zylinderförmig angeordneten Dreiergruppen (Triplet) von Mikrotubuli besteht (**Abb. 2.6**), die untereinander durch Proteinbrücken verbunden sind.

Funktion. Zentriolen mit Zentroplasma stellen ein *Mikrotubulus-Organisationszentrum* dar. So produziert z.B. das Zentriol bei der Zellteilung die Spindel (S. 31) und legt die Teilungsrichtung fest. Eingeleitet wird dieser Vorgang dadurch, daß sich in teilungsbereiten Zellen das Zentriol am Ende der G1- oder zu Beginn der S-Phase zum Diplosom verdoppelt. Die Neubildung von Zentriolenteilen erfolgt wie bei Mikrotubuli durch Aneinanderreihen von Untereinheiten, wobei sich der neugebildete Zylinder senkrecht zum vorhandenen einstellt. Ferner lassen Zentriolen und die durch vielfache Neubildung entstandenen Tochterzentriolen aus sich neue Mikrotubuli hervorgehen, darunter auch die der Kinozilien (Basalkörperchen, Kinetosom, S. 20, **Abb. 2.8 a**). – Auch die Motorik der Geißel des Spermiums und vermutlich die Zytoplasmaströmung im Zelleib wird vom Zentriol gesteuert.

Mikrofilamente sind sowohl an Zellbewegungen als auch an der Stabilisierung von Zellstrukturen beteiligt

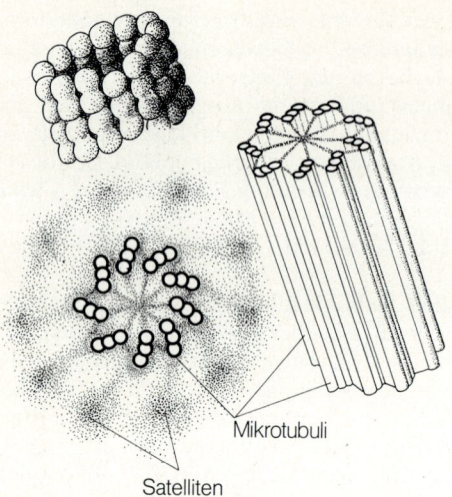

Mikrotubuli

Satelliten

Abb. 2.6 Querschnitt und räumliche Darstellung des Zentriols (nach Kristć 1976). Darüber Aufbau eines Mikrotubulus. Die Längsreihung der Proteinuntereinheiten erweckt den Eindruck von Filamenten, die aus perlschnurartig angeordneten globulären Proteinen aufgebaut sind

Mikrofilamente bestehen aus **Aktin,** einem globulären Protein. Durch Polymerisation entstehen hieraus die Mikrofilamente (Durchmesser 6 nm, die Länge ist sehr variabel, maximal 1 μm in quergestreiften Muskelzellen). Aktinfilamente können sehr verschieden angeordnet sein. Hierbei spielt eine Rolle, ob sie mit Myosin verbunden sind oder nicht.

Aktin, das mit Myosin assoziiert ist. Myosin ist ein weiteres Polypeptid, das aus einem stäbchenförmigen Abschnitt und 2 beweglichen Köpfen an einem Ende besteht. In enger Verbindung mit Aktin kommt Myosin vor allem in der Muskulatur vor, wo es durch das Zusammenwirken beider Proteine zu Zellkontraktionen kommt (S. 75).

Aktinfilamente, die nicht oder nur mit wenig Myosin verbunden sind.

- Sie können unter dem Zytolemm eine Schicht dünner, untereinander vernetzter Bündel bilden, die, zusammen mit anderen Proteinen, zum **Zellkortex** zusammengefaßt sind. Das Netzwerk kann eine geringe Menge Myosin enthalten. Die Aktinfilamente sind durch verschiedene Proteine an der Zellmembran befestigt, z. B. in Erythrozyten durch *Spektrin* und *Ankrin*, in Mikrovilli durch *Villin* und *Fimbrin* und dort wo Zellmembranabschnitte invaginiert werden können, z. B. durch *Talin* und *Vinculin*. Vermittels dieser Befestigungen wirken Aktinfilamente bei der Ausbildung von Protrusionen bzw. Membraneinziehungen der Zelloberfläche mit.

Aktinfilamente erstrecken sich auch ins Zellinnere und können dort mit der Kernmembran in Verbindung stehen. – Insgesamt wirken diese Aktinfilamente versteifend.

- Aktinfilamente können ringartig verlaufen und dann bei der Durchschnürung von Zellen, z. B. bei der Mitose mitwirken.
- Aktinfilamente können ohne erkennbare Verteilung im Zytosol vorkommen.

Untereinander sind Aktinfilamente durch Proteine verknüpft, z. B. *Filamin,* wodurch das Zytoplasma in einen gelartigen Zustand überführt werden kann. Dem entgegen wirkt *Gelsolin,* ein Aktinfilament trennendes Protein.

Intermediäre Filamente sind die stabilisierenden Komponenten des Zytoskeletts

Sie herrschen in Zellen mit mechanischer Beanspruchung vor. Ihr Durchmesser liegt mit 8–10 nm zwischen dem der Mikrofilamente und dem der Mikrotubuli. Die Länge der intermediären Filamente kann mehrere Mikrometer betragen.

Aufgrund ihrer unterschiedlichen biochemischen Zusammensetzung – bei gleichem morphologischem Aussehen – lassen sich verschiedene intermediäre Filamente unterscheiden. Die wichtigsten Proteine, die die verschiedenen Fillamente kennzeichnen, sind

- **Zytokeratin.** Zytokeratinfilamente finden sich in vielen Zellen. In manchen Epithelzellen macht Zytokeratin bis zu 50 % der Zytoplasmaproteine aus. Sind die einzelnen Filamente gebündelt, dann erscheinen sie lichtmikroskopisch als *Tonofibrillen*. Diese haben offenbar mechanische Aufgaben, indem sie den Zellen und damit auch dem Zellverband Zugfestigkeit verleihen (z. B. Epidermiszellen).
- **Vimentin.** Es tritt vor allem in Bindegewebezellen (aber auch in Epithelzellen) auf. Zytokeratin- und Vimentinfilamente durchqueren den Zelleib und sind mit Hilfe eines anderen Proteins, *Desmoplakin,* an der gegenüberliegenden Seite der Zellwand mit Zellhaften (Desmosomen) verankert (S. 36). Auch umspinnen sie den Zellkern und tragen damit zu seiner Positionierung bei.
- **Desmin.** Es ist ein Skleroprotein, das in Muskelzellen, speziell in den Z-Streifen von Skelettmuskelfasern, vorkommt (S. 73, S. 78).
- **Glial fibrillary acidic protein (GFAP).** Es ist typisch für das Zytoskelett der fibrillären Astrozyten (S. 93).
- **Neurofilamentäres Tripletprotein.** Dieses Protein macht die intermediären Filamente der Nervenzellen aus (Neurofilamente). Sie lagern sich zu Bündeln zusammen, die das lichtmikroskopisch erkennbare Neurofibrillennetz bilden.

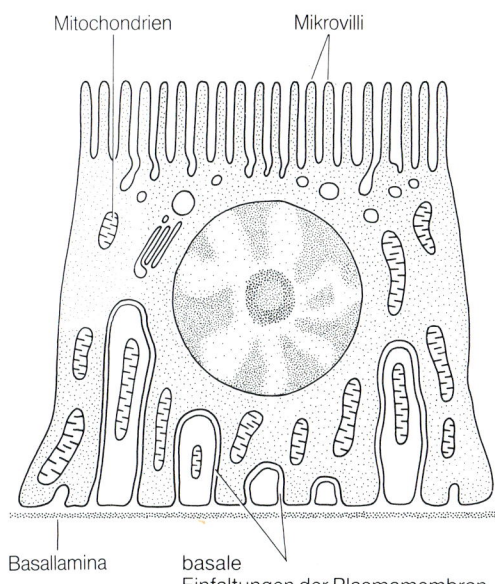

Das Mikrotrabekelgitter faßt alle Strukturen des Zelleibs zu einer Einheit zusammen

Das Mikrotrabekelgitter ist ein dreidimensionales molekulares Maschenwerk im Zellinneren. Es besteht aus vielen Proteinen, darunter auch Aktin, Myosin und Tubulin. Es steht mit allen Anteilen des Zytoskeletts, aber auch mit der Plasmamembran und dem Zellkern in Verbindung. Dadurch, daß sich das Mikrotrabekelgitter ständig verformt, paßt es die Zellstrukturen den jeweiligen Bedürfnissen an. Insgesamt reguliert und kontrolliert es das Zusammenspiel der verschiedenen Anteile des Zytoskeletts.

2.1.5 Oberflächendifferenzierungen

Lernziele

Mikrovilli: Aktinfilamente, Enzyme, Bürstensaum, Resorptionsverbesserung • Stereozilien • Kinozilien und Geißeln: Kinetosom, Axonema, Zilienbewegungen • „Sinneshaare" • basolaterale Einfaltungen der Plasmamembran

Spezialisierte Zellen sind oft mit besonderen Oberflächendifferenzierungen ausgestattet. Diese Differenzierungen dienen der Erfüllung besonderer Aufgaben und werden unter der Bezeichnung „Berufsstrukturen" subsumiert. Zu ihnen werden gerechnet:

- Mikrovilli
- Stereozilien
- Kinozilien und Geißeln
- „Sinneshaare"
- basolaterale Einfaltungen der Plasmamembran

Mikrovilli sind fingerförmige Ausstülpungen der Zelle

Mikrovilli (**Abb. 2.7, 2.8** oben) sind etwa 100 nm dick und können bis zu 2 μm lang werden. Sie vergrößern die Zelloberfläche in unterschiedlichem Ausmaß; bei Dünndarmepithelzellen auf das 20 – bis 50fache. Grundsätzlich sind fast alle Zellen imstande, bei Bedarf kurze Mikrovilli auszubilden, die dann wieder verschwinden. Bei resorbierenden Zellen (Dünndarm, Hauptstück der Niere) formieren sich die Mikrovilli zu einem dichten Rasen, der lichtmikroskopisch als **Bürstensaum** wahrnehmbar ist. Bürstensäume sind im Gegensatz zu den einzeln stehenden mikrovillösen Bildungen stationäre Strukturen. Sie sind im Darm mit einer Glykokalix (*Antennulae microvillares*) und mit hydrolytischen Enzymen ausgestattet (Peptidasen, alkalische Phosphatase, ATPase, Disaccharidasen).

Abb. 2.7 Vergrößerung der Zelloberfläche (Tubulusepithelzelle der Niere). Mikrovilli an der apikalen Seite der Zelle, basale Einfaltungen der Plasmamembran (basales Labyrinth) an der Zellbasis durch Verschränkung von Zellausläufern. Hell die „Füßchen" einer benachbarten Zelle

Mikrovilli enthalten in ihrem Inneren längsorientierte *Aktinfilamente*, die basal in die Mikrofilamente des Zellkortex einstrahlen. Untereinander sind Aktinfilamente durch aktinbindende Proteine, z. B. *Fimbrin* und *Fascin*, sowie an der Zytomembran durch *laterale Verankerungsproteine* befestigt (**Abb. 2.8 c**).

Stereozilien sind spezialisierte Mikrovilli

Stereozilien gleichen in ihrem Aufbau Mikrovilli (mit Aktinfilamenten). Allerdings sind Stereozilien häufig über dünne Zytoplasmabrücken untereinander verbunden. Bei einer Länge von 4–8 μm verkleben sie bei der histotechnischen Bearbeitung des Präparates und vereinigen sich zu Büscheln. Sie stehen wahrscheinlich mit Resorptions- oder auch mit Sekretionsvorgängen im Zusammenhang. Vorkommen im Ductus epididymidis (S. 646) und im Epithel der Bogengänge des Innenohrs (S. 717).

Kinozilien und Geißeln sind bewegliche Oberflächendifferenzierungen

Kinozilien (**Abb. 2.8** unten) sind ungefähr 6–12 μm lang, also erheblich länger als Mikrovilli. Ihr Durchmesser beträgt etwa 0,3 μm. Sie kommen bei Zellen vor, an deren

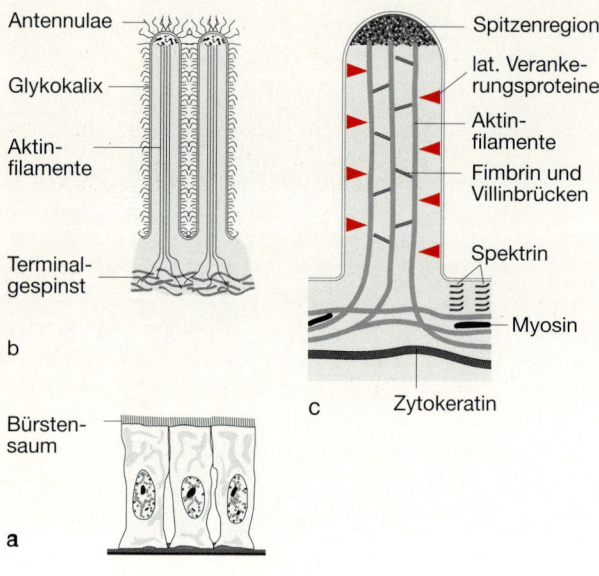

Antennulae

Glykokalix

Aktin-
filamente

Terminal-
gespinst

b

Bürsten-
saum

a

Mikrovilli (resorbierendes Epithel)

Spitzenregion

lat. Veranke-
rungsproteine

Aktin-
filamente

Fimbrin und
Villinbrücken

Spektrin

Myosin

c   Zytokeratin

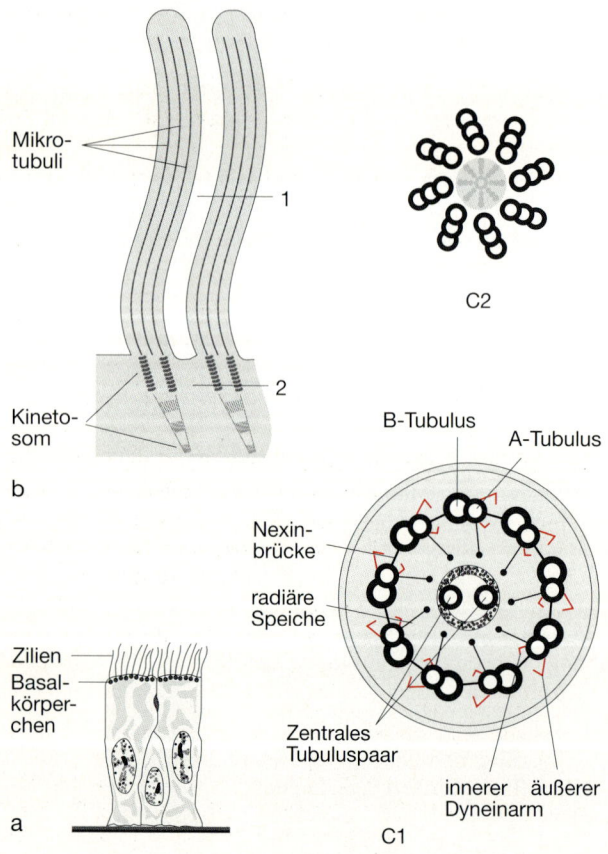

Mikro-
tubuli

1

2

Kineto-
som

b

C2

Zilien
Basal-
körper-
chen

a   C1

Nexin-
brücke

radiäre
Speiche

Zentrales
Tubuluspaar

B-Tubulus

A-Tubulus

innerer   äußerer
Dyneinarm

Zilien (Flimmerepithel)

Oberfläche Schleim oder Flüssigkeiten transportiert werden.

Jede Kinozilie ist in einem Basalkörperchen, **Kineto-som,** verankert, das sich aus 9 Gruppen zu je 3 Mikrotubuli zusammensetzt. In zilienreichen Flimmerepithelzellen stehen sie so eng nebeneinander, daß sie lichtmikroskopisch als *Basalkörperchensaum* imponieren.

In dem Abschnitt der Zilie, der über die Zelloberfläche hinausragt, dem Zilienschaft, gruppieren sich 9 Mikrotubuluspaare (Dubletten) ringförmig um ein zentrales Tubuluspaar. Sie bilden zusammen das Axonema, Achsenfaden. Der Querschnitt einer Zilie zeigt somit ein typisches 9×2+2-Muster. Die peripheren Tubulusdubletten sind so angeordnet, daß sie an der Kontaktstelle eine gemeinsame Wandung besitzen (A + B - Tubulus). Vom A-Tubulus gehen Armfortsätze aus, die aus dem Protein *Dynein* und ATPase bestehen.

Bei der Bewegung der Kinozilie treten in Anwesenheit von ATP die Dyneinarme des einen Tubuluspaares mit dem benachbarten Paar in Verbindung. Gleichzeitig bewegen sich auf der einen Seite der Zilie die zu den beiden zentralen Tubuli radiär ausgerichteten „Speichen" (**Abb. 2.8**) auf deren Oberfläche entlang. Dadurch wird auf dieser Seite der Zilienschaft gekrümmt.

Geißeln, Flagella, sind bis zu 5 µm lange, stets in der Einzahl ausgebildete, zytoplasmatische Oberflächendifferenzierungen, die in ihrem Feinbau den Kinozilien gleichen. Sie erzeugen einen Flüssigkeitsstrom oder dienen der Fortbewegung (z. B. Flagellum des Spermiums).

„Sinneshaare" dienen der Aufnahme von Reizen

„Sinneshaare" sind spezielle Oberflächenstrukturen von Sinneszellen, z.B. Haarzellen im Corti-Organ (**Abb. 16.31**, S. 714).

In der Stammesgeschichte haben sich die Sinneshaare aus Zilien differenziert, wie man im Verbindungsstück der Stäbchen- und Zapfenzellen der Netzhaut noch sehen kann. Nur fehlt ihnen das zentrale Tubuluspaar und das Kinetosom. In den Fortsätzen der Riechzellen der Regio olfactoria allerdings sind die Binnenstrukturen erhalten geblieben.

Basale Einfaltungen der Plasmamembran charakterisieren Epithelzellen mit hohem Flüssigkeits- und Elektrolytdurchgang

Abb. 2.8 a–d Oberflächendifferenzierung von Zellen. *Oben* Mikrovilli (Darmepithel) **a** lichtmikroskopische Dimension, **b** elektronenmikroskopische Dimension, **c** molekularer Aufbau. *Unten* Zilien (respiratorisches Epithel) **a** lichtmikroskopische Dimension, **b** elektronenmikroskopische Dimension, **c** molekularer Aufbau: C1 der Zilie im Querschnitt, C2 des Kinetosoms im Querschnitt; *rot* Dyneinarme

Basale Einfaltungen (**Abb. 2.7**) liegen jeweils an der dem Lumen abgewandten Seite. Sie vergrößern die basale Zelloberfläche erheblich und zeichnen sich durch das Vorkommen von Na$^+$- und K$^+$-ATPase aus. Typisch sind basale Einfaltungen für das Hauptstück der Niere und das Streifenstück der Speicheldrüsen. Zwischen den Einfaltungen (basales Labyrinth) liegen schmale Zytoplasmaabschnitte mit hintereinandergereihten Mitochondrien. Dieser Feinbau äußert sich bereits lichtmikroskopisch in einer basalen Streifung der Zellen (daher der Name „Streifenstück").

2.1.6 Zelleinschlüsse

Lernziele

Glykogen • Lipide • Proteine • Pigmente: exogene und endogene Pigmente, Hämosiderin, Hämatoidin, Bilirubin, Biliverdin, Melanin, Lipofuszin

In vielen Zellen kommen Einschlüsse vor, die zumindest zeitweise nicht in das Stoffwechselgeschehen der Zelle einbezogen sind. Es handelt sich um Substanzen, die von der Zelle selbst gebildet oder von ihr aufgenommen wurden. Hierzu gehören Reserve- oder Speicherstoffe (z. B. Glykogen und Lipide). Sie werden bei Bedarf mobilisiert und in den Stoffwechsel der Zelle übergeführt. Außerdem können Stoffwechselschlacken, phagozytiertes Material (s. Phagosomen) oder Sekretgranula Einschlüsse bilden. Die meisten dieser Stoffe sind in membranbegrenzten Räumen eingelagert und damit vom Zytoplasma isoliert.

Glykogen wird in Form kleiner Granula oder Schollen gespeichert

Besonders reich an Glykogen sind z. B. die Epithelzellen der Leber, der Vagina oder Herzmuskelzellen. Elektronenmikroskopisch lassen sich die Glykogenschollen in 15–30 nm große Partikelchen auflösen. Sie liegen entweder isoliert oder rosettenförmig gruppiert frei im Zytoplasma.

Hinweis. Glykogen läßt sich mit Best-Karmin färben oder mit der PAS-Reaktion zytochemisch nachweisen.

Lipideinschlüsse sind tropfenförmig

Fettstoffe kommen nicht nur in Fettzellen vor, sondern in vielen Zellen. Nach der üblichen Präparationstechnik bleiben an ihrer Stelle optisch leere Räume, sog. Fettvakuolen. Sauerstoffmangel oder toxische Schädigung führen zu einer fein- oder großtropfigen Verfettung der Zelle.

Darstellung von Fett. Gefrierschnitt; Färbung mit Sudanfarbstoffen oder Scharlachrot oder Schwärzung mit Osmiumtetroxid.

Im elektronenmikroskopischen Bild zeigt sich, daß Triglyzerideinlagerungen in den Fettzellen keine Membranbegrenzung haben, Fetttröpfchen dagegen, die als Sekrete (z. B. Milchsekret) die Zelle verlassen, von einer Membran umgeben sind.

Steroidhormone werden gleichfalls in membranbegrenzten Räumen tröpfchenförmig in den Zellen der Nebennierenrinde, des Corpus luteum oder in den Leydig-Zwischenzellen (S. 605, 671, 645) angereichert und dann in das Blut abgegeben.

Proteineinschlüsse haben häufig Kristallform

Ein typisches Beispiel sind die Reinke-Kristalle der Leydig-Zwischenzellen des Hodens.

> **Klinischer Hinweis.** In den Tubulusepithelzellen der Niere können, wenn bei einer Störung der Stoffwechsellage aus dem Ultrafiltrat Proteine reabsorbiert und in Heterophagolysosomen zum Abbau angereichert werden, hyalintropfige Proteineinschlüsse entstehen.

Pigmente sind Substanzen mit Eigenfarbe

Nach ihrer Herkunft werden unterschieden:

- exogene Pigmente, die von außen stammen,
- endogene Pigmente, die im Körper selbst entstanden sind.

Exogene Pigmente. Kohlenstaub und Rußteilchen werden ständig mit der Atemluft eingeatmet, von Makrophagen der Lunge oder ihren Lymphknoten aufgenommen und gespeichert. Sie führen allmählich zur Anthrakose des Organs. – Tusche oder Zinnober werden bei der Tätowierung in die Haut gebracht und dort von Makrophagen gespeichert. – Bleiverbindungen oder eine übermäßige Verabreichung von Silbernitrat können zur Verfärbung der Haut (Argyrose) führen. – Auch Karotinoide und Vitalfarbstoffe müssen zu den exogenen Pigmenten gerechnet werden.

Endogene Pigmente. Unterschieden werden:

- Blut- und Muskelfarbstoffe
- Hämoglobinogene Pigmente
- Nichthämoglobinogene Pigmente

Blut- und Muskelfarbstoffe sind das Hämoglobin und das Myoglobin. Das *Hämoglobin* ist in den Erythrozyten enthalten und verleiht dem Blut die rote Farbe. Im durchfallenden Licht erscheinen dagegen die Erythrozyten gelb-grün. Ähnlich gebaut ist das *Myoglobin,* das für die typische Farbe des Muskels verantwortlich ist.

Hämoglobinogene Pigmente. Unter dieser Bezeichnung faßt man alle aus dem Blutfarbstoff entstandenen Pigmente zusammen. Zu ihnen werden gerechnet:

- Hämosiderin
- Hämatoidin
- Bilirubin
- Biliverdin

Das *gelbbraune Hämosiderin entsteht* in der Milz durch Abbau der phagozytierten Erythrozyten. Es enthält Eisen: Die Berliner-Blau-Reaktion ist positiv.

Hämatoidin, Bilirubin und *Biliverdin* sind eisenfreie Abbauprodukte des Hämoglobins. Hämatoidin entsteht extrazellulär in Blutergüssen, Bilirubin und Biliverdin intrazellulär u. a. in Zellen des Mononukleären Phagozytensystems (MPS, S. 52) von Milz und Leber (Kupffer-Zellen). Sie gelangen schließlich in die Hepatozyten (Leberzellen) und sind letztlich Gallenfarbstoffe.

Nichthämoglobinogene Pigmente. Sie sind alle eisenfrei. Die wichtigsten sind:

- Melanin
- Lipofuszin

Melanin ist ein schwarzbraunes Pigment, das aus Tyrosin gebildet wird. Hierzu befähigt sind Melanozyten der Epidermis (**Abb. 9.3**, S. 207), Melanophoren (Pia mater, Corium), die Zellen des Pigmentepithels des Auges und Nervenzellen der Substantia nigra. Das Pigment ist in *Melaningranula*, **Melanosomen,** angereichert, die von einer Membran umgeben sind.

Klinischer Hinweis. Fehlt infolge eines Gendefekts das zur Bildung des Pigments Melanin notwendige Enzym Tyrosinase, unterbleibt die Pigmentierung. Menschen ohne Pigment werden als Albinos bezeichnet. – Umschriebene, dichte Ansammlungen von Pigmentzellen in der Haut sind als Muttermal, Pigmentnävus, bekannt. – Eine Entartung der Pigmentzellen kann zu den äußerst bösartigen **Melanomen** führen. – Durch H_2O_2 kann Melanin gebleicht werden.

Als *Lipofuszin* werden gelb-braune, feinkörnige, glänzende Pigmentgranula bezeichnet, die sich durch einen hohen Lipidanteil auszeichnen. Sie treten bevorzugt im fortgeschrittenen Lebensalter, besonders in Leber-, Herzmuskel- und Nervenzellen, als sog. Abnützungs- oder Alterspigment auf. Eine übermäßige Ablagerung kann zur Braunfärbung des Organs führen (z. B. braune Atrophie des Herzens). Die Lipofuszingranula sind lysosomale Residualkörper, deren Inhalt aus dem zelleigenen Lipidstoffwechsel stammt, z. B. aus dem Abbau von gealterten Mitochondrien. Lipofuszingranula treten bei Nachlassen der Enzymaktivitäten auf.

2.1.7 Nukleus, Zellkern

Lernziele

Kernhülle: perinukleärer Raum, „Kernmembran", Kernporen • Euchromatin • Heterochromatin • Sexchromatin • Nukleolus: Pars granulosa, Pars filamentosa, Matrix, Nukleolusorganistor, rRNA-Bildung

Zellkern und Zelleib bilden eine Funktionseinheit. Der Zellkern ist das Zentrum der genetischen Information, die in der Basensequenz des DNA-Riesenmoleküls kodiert ist (s. Lehrbücher der Biochemie). Sie steuert die Funktionen der Zelle.

Jede Zelle besitzt mindestens einen Zellkern; zweikernig sind oft Leberepithelzellen, vielkernig Osteoklasten und Fremdkörperriesenzellen (**Abb. 2.9 e**, vgl. hierzu die Begriffe Plasmodium und Synzytium, S. 32 f)

Im folgenden wird der *Interphasekern* besprochen. Hierbei handelt es sich um den Kern der Arbeitsphase der Zelle, d. h. zwischen 2 Mitosen.

Kernform. Die Kernformen sind vielfältig (**Abb. 2.9**). Sie stehen zur Gestalt der Zelle in Beziehung. In polygonalen und isoprismatischen Zellen sind die Kerne rund, in hochprismatischen meist ovoid, in flachen linsenförmig abgeplattet. Man kann somit, wenn auch mit Vorbehalt,

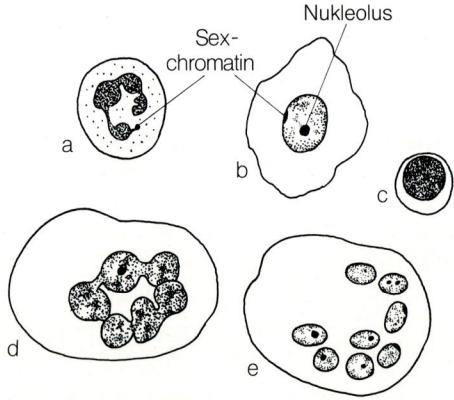

Abb. 2.9 a–e Verschiedene Formen des Zellkerns. **a** Neutrophiler „segmentkerniger" Granulozyt mit Lysosomen (Granula) im Zytoplasma, **b** Plattenepithelzelle mit ausgeprägtem Nukleolus, **c** Lymphozyt, **d** Knochenmarkriesenzelle, **e** Fremdkörperriesenzelle. Die Abbildung gibt auch Auskunft über die unterschiedliche Kern-Plasma-Relation (vgl. **b** mit **c**) und die unterschiedliche Dichte des Chromatins. Die Fremdkörperriesenzelle (**e**) enthält zahlreiche einzelne Zellkerne, während der polyploide Zellkern der Knochenmarkriesenzelle (Megakaryozyt) in perlschnurartiger Form vorliegt. **a** u. **b** zeigen die beiden Formen des weiblichen Sexchromatins („drumstick" und Barr-Körperchen)

aus der Kernform auf die Gestalt der Zelle schließen. – Granulozytenzellkerne sind gelappt, mit dünnen Verbindungen; man nennt sie segmentkernig.

Kernvolumen. Das Kernvolumen ist bei ein und demselben Zelltyp konstant und dem Zellvolumen proportional. Man nennt diese Beziehung *Kern-Plasma-Relation*.

Kernoberfläche. Lichtmikroskopisch ist der Zellkern scharf vom Zytoplasma abgegrenzt. Elektronenmikroskopisch läßt sich eine *Kernhülle* nachweisen.

Kerninhalt. In lebenden Zellen erscheint er homogen; nur das stärker lichtbrechende *Kernkörperchen,* **Nukleolus,** ist zu erkennen. Erst durch die Fixation und Färbung tritt das *Chromatingerüst* auf. Es durchzieht als schollige (Chromatinschollen) und fädige Abschnitte den Kernraum. Zwischen diesen stark basophilen Strukturen befindet sich als flüssige Phase die *Karyolymphe.* Sie enthält Enzymsysteme (Polymerasen) und in hoher Konzentration Na^+ und Cl^-. Offensichtlich verfügt der Zellkern über einen eigenen Ionenhaushalt.

Die *Dichte des Chromatingerüsts* unterscheidet sich von Zelltyp zu Zelltyp sehr auffällig. In Nervenzellen ist es locker, in Lymphozyten besonders dicht (**Abb. 2.9 c**).

Die Kernhülle besteht aus 2 Zytomembranen

Durch die Kernhülle wird das Nukleoplasma (Karyoplasma) vom Zytoplasma abgegrenzt. Zwischen den beiden Membranen liegt der 20–50 nm breite **perinukleäre Raum**. Die äußere Membran weist auf ihrer Oberfläche Ribosomen auf und setzt sich an mehreren Stellen in die Membranen des ER fort. Dadurch steht der perinukleäre Raum mit den Binnenräumen des ER in Verbindung.

Der inneren Membran der Kernhülle lagern sich eine dünne Schicht aus langgestreckten Polypeptiden (nukleäres Laminin) und eine mehr oder weniger breite Schicht aus Heterochromatin an. – Alle Anteile der Kernhülle zusammen machen die färberisch-lichtmikroskopisch gut erkennbare „Kernmembran" aus.

Die Kernhülle wird von zahlreichen **Poren** mit einem Durchmesser von 50 nm durchsetzt (**Abb. 2.3, 2.10**). Am Rand und in der Mitte der Pore liegen Proteinmoleküle, die den Porenkomplex bilden. Offensichtlich stehen diese Einrichtungen mit der Kontrolle des Stoffaustausches zwischen Nukleoplasma und Zytoplasma im Zusammenhang , z.B. beeinflussen sie den Übertritt der Ribosomenuntereinheiten ins Zytoplasma oder die Aufnahme von Ausgangsstoffen für die RNA-Synthese.

Das Nukleoplasma des Interphasekerns wird im wesentlichen von den entspiralisierten und hydratisierten Chromosomen eingenommen

Allerdings ist es nicht möglich, im Interphasekern die einzelnen Chromosomen zu erkennen. Aus diesem

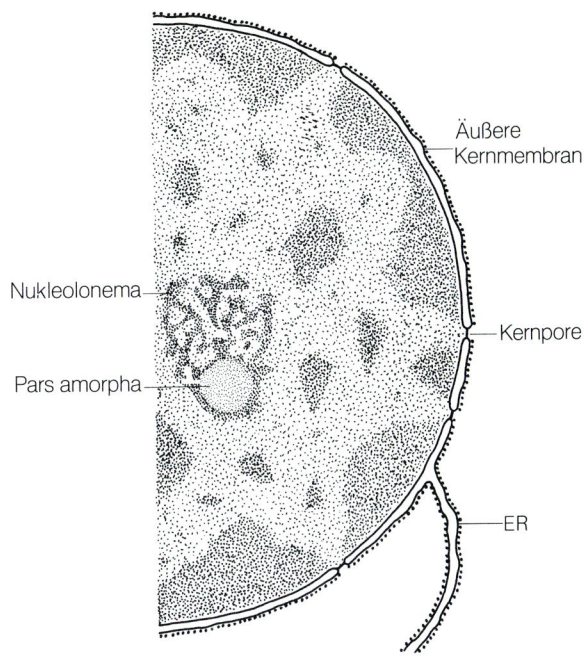

Abb. 2.10 Schematische Darstellung der Ultrastruktur des Zellkerns mit Nukleolus. Die Kernhülle besteht aus 2 Zytomembranen, durchbrochen durch Kernporen, die mit einem Diaphragma verschlossen sind. Das endoplasmatische Retikulum (*ER*) steht mit der Kernhülle in Verbindung

Grund werden alle chromosomalen Anteile des Zellkerns einschließlich einiger Nichthistonproteine (u.a. Enzyme, Strukturproteine) unter der Bezeichnung *Chromatin* zusammengefaßt.

Unter Berücksichtigung verschiedener Kriterien werden unterschieden:

• Euchromatin
• Heterochromatin

Euchromatin ist die Summe aller genetisch aktiven Abschnitte der Chromosomen. Euchromatin kann nur elektronenmikroskopisch erfaßt werden.

Heterochromatin. Die aufgeknäulten Abschnitte der Chromosomen dagegen machen das Heterochromatin aus. Es ist elektronendicht, erscheint grob granuliert oder fleckförmig und ist mit geeigneten Färbungen auch lichtmikroskopisch darstellbar. Die einzelnen anfärbbaren Heterochromatingebiete werden als *Chromozentren* bezeichnet.

Wenn Sie sich jetzt über den Feinbau der Chromosomen orientieren wollen, lesen S. 30.

Das Verhältnis von Euchromatin zu Heterochromatin ist von Zelltyp zu Zelltyp verschieden. Heterochromatinreich ist z.B. der Kern von Lymphozyten, heterochromatinarm der Zellkern mancher Epithelzellen (**Abb. 2.9**) und der Nervenzellen.

Sexchromatin (**Abb. 2.9 a, b**). Beim weiblichen Geschlecht bleibt der größere Anteil eines der beiden X-Chromosomen auch im Interphasekern im kondensierten Zustand und legt sich als Barr-Körperchen der Kernhülle an oder wird als trommelschlegelförmiger Fortsatz („drumstick") bei Granulozyten nachweisbar. Fluoreszenzmikroskopisch gelingt auch der Nachweis des männlichen Geschlechtschromosoms.

> **Nukleolen kommen nur in Interphasekernen vor**

Jeder Zellkern enthält in der Interphase ein oder mehrere Kernkörperchen, Nukleolen (Durchmesser 2–5 µm). Nukleoli zeichnen sich im Lichtmikroskop durch hohe Dichte aus. Ohne Membranbegrenzung liegen sie im Karyoplasma. Elektronenmikroskopisch lassen sich unterscheiden (**Abb. 2.10**).

- *eine granuläre Komponente (Pars granulosa),* deren einzelne Partikelchen den Ribosomen gleichen. Ihr hoher Gehalt an rRNA ist für die Basophilie des Nukleolus verantwortlich;
- *eine fibrilläre Komponente (Pars filamentosa);*
- *amorphes Material (Nukleolarmatrix)* von geringerer Dichte. Es besteht aus basischen Proteinen und ist azidophil.

Um den Nukleolus verdichtet sich das Heterochromatin zum perinukleolären Chromatin (**Abb. 2.16**).

Funktion. Der Nukleolus ist der Ort der Bildung ribosomaler RNA, die anschließend durch die Kernporen ins Zytoplasma gelangt. Der Nukleolus selbst entsteht dort, wo Chromatiden gehäuft Gene für die rRNA-Bildung aufweisen (*Nukleolusorganisator*). Beim Menschen sind jeweils 5 Chromosomenpaare potentielle Nukleolenbildner.

Hinweis. Eine Steigerung der Proteinsynthese geht mit einer Vergrößerung des Nukleolus bzw. der Nukleoli einher. Zellen mit hohem Proteinumsatz haben auffallend große Nukleoli.

2.2 Zytophysiologie, Lebensäußerungen der Zelle

Alle Zellen lassen die typischen Phänomene des Lebens erkennen:

- Erregbarkeit, Reaktion auf Reize und Regulationsfähigkeit
- Stoff- und Energiewechsel
- Bewegung
- Vermehrung und Wachstum

Das mikroskopische Präparat erweckt den Anschein eines statischen Zustands der Zellen und Gewebe, doch das wesentliche Phänomen des Lebens ist die *Dynamik*. Sie läßt sich nur durch besondere zyto- und histophysiologische Methoden erfassen.

Intravital werden unter Beibehaltung der morphologisch erfaßbaren Gestalt die molekularen Bausteine der Strukturen ständig ausgetauscht und Strukturen auf- und umgebaut. Hiervon sind auch scheinbar leblose Bestandteile des Organismus betroffen, z. B. Knochen oder Sehnen. Dem Austausch der molekularen Bausteine unterliegen auch Nervenzellen, obwohl sie Engramme über Jahrzehnte hin speichern.

Alle Eigenschaften der Zelle und der Umfang der Fähigkeiten, in einer bestimmten Weise zu reagieren, sind im Zellkern in der DNA kodiert.

2.2.1 Erregbarkeit und Verarbeitung von Informationen

Jede Zelle reagiert auf *äußere und innere Reize* (**Abb. 2.11**).

Äußere (exogene) Reize. Äußere Reize können z. B. chemisch, hormonell, elektrisch, mechanisch oder thermisch sein. Für die Perzeption an der Zelloberfläche sind *Membranrezeptoren* (z. B. für manche Hormone und Antigene) oder besondere Oberflächendifferenzierungen (z. B. für Geschmacksstoffe) verantwortlich. Die Informationsübertragung innerhalb des Nervensystems erfolgt an besondern Kontaktstrukturen, *Synapsen*. Die Ausbreitung der Erregung über den Zelleib ist an die Plasmamembran gebunden, indem das Ruhepotential (positive Ladung an der Außenseite, negative an der Innenseite) verändert wird. Elektrische Reize zur gegenseitigen Information können innerhalb des Zellverbandes von Zelle zu Zelle an besonderen Kontaktstellen (S. 37) übertragen werden. Die koordinierte Tätigkeit der Zellen eines Gewebes ist ohne eine solche gegenseitige Informationsübermittlung unmöglich (z. B. Herzmuskel). Für manche lipidlösliche, leicht permeable Hormone (Steroidhormone) stehen intrazelluläre Rezeptoren zur Verfügung.

Innere (endogene) Reize, z. B. Anregung zur Proteinsynthese, zum Glykogenauf- oder -abbau, werden im Zellkern integriert, verarbeitet und beantwortet. Ohne solchen Rückmeldemechanismus, Feedback, und ohne die Fähigkeit zur Selbststeuerung wäre Leben unvorstellbar, z. B. das Wachstum der Zelle, aber auch die Tatsache, daß erhöhte Leistung mit einer Vermehrung oder Vergrößerung der einzelnen Strukturen (bzw. der Zellen) in „sinnvoller Weise" beantwortet wird oder daß alle in den nächsten Absätzen besprochenen Phänomene „richtig" ablaufen.

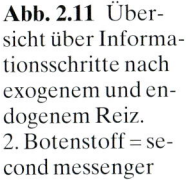

Abb. 2.11 Übersicht über Informationsschritte nach exogenem und endogenem Reiz. 2. Botenstoff = second messenger

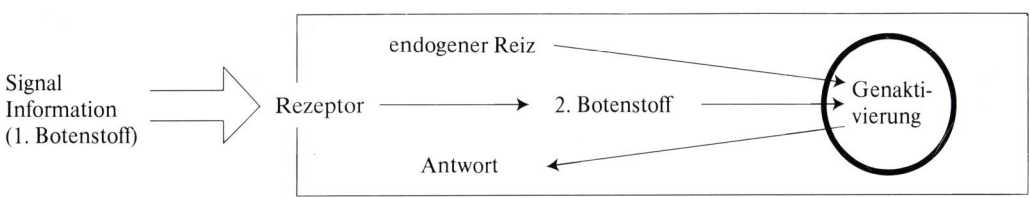

2.2.2 Stoff- und Energiewechsel

Lernziele

Stoffaufnahme: passiver und aktiver Membrantransport, Endozytose, Phagozytose, Pinozytose, Mikropinozytose • Intrazellulärer Transport • Stoffverarbeitung: Auto- und Heterophagolysosom, Residualkörper, Proteinsynthese • Stoffabgabe: Exozytose, Transzytose • Energiestoffwechsel

Jede Zelle nimmt O_2, niedermolekulare Bausteine und Nährstoffe auf, verarbeitet sie und gibt als Endprodukte CO_2, H_2O und Stoffwechselschlacken ab. Diese Verarbeitung und die speziellen Leistungen der Zelle sind mit Energieaufwand verbunden. Zur Deckung des Energiebedarfs wird in den Mitochondrien durch den oxidativen Endabbau Energie in Form von ATP gewonnen. Die Zelle ist energetisch ein „offenes System", d. h. sie muß sich in einem Energiefließgleichgewicht befinden (s. Lehrbücher der Physiologie).

Alle Stoffe, die in die Zelle gelangen, passieren die Plasmamembran

Bestimmender Faktor für die Stoffaufnahme in die Zelle ist die selektive Permeabilität der Plasmamembran. Durch sie wird bestimmt, bis zu welcher Teilchengröße Stoffe permeieren können und welche Löslichkeit sie haben müssen. Eine Vergrößerung der aufnehmenden Oberfläche erfolgt durch die Ausbildung von Mikrovilli. Die Stoffaufnahme (**Abb. 2.12**) erfolgt durch:

• Transmembranösen Transport durch die Plasmamembran
  – passiver Membrantransport
  – aktiver Membrantransport
• Endozytose
  – Phagozytose
  – Pinozytose
  – Mikropinozytose

Passiver Membrantransport. Hierbei gelangen Gase und niedermolekulare Stoffe infolge eines Konzentrationsgefälles durch *Diffusion* und *Osmose* in die Zellen. Wahrscheinlich dringen wasserlösliche Stoffe bestimmter Molekülgröße durch Tunnelproteine ggf. unter Benutzung

von Ionenkanälen (z. B. Kalziumkanal) ein, während lipidlösliche durch den Lipidanteil der Membranen hindurch diffundieren. Hierauf beruht z. B. die Wirkung von Chloroform oder Äther.

Aktiver Membrantransport. Der Transport von Na^+ und K^+ durch die Plasmamembran erfolgt gegen ein Konzentrationsgefälle, d. h. er ist mit Energieaufwand verbunden; deswegen wird er als aktiver Membrantransport bezeichnet. Er wird mit Hilfe von Ionenträgern (Carrier; s. Lehrbücher der Physiologie) bewerkstelligt.

Passiver und aktiver Membrantransport sind bisher morphologisch nicht faßbar.

Endozytose. Bei der Endozytose entstehen durch Abschnürung von Teilen der Zellmembran Bläschen, die mit ihrem Inhalt in das Zellinnere gelangen (**Abb. 2.12**). Werden dabei größere Partikelchen, z. B. Mikroorganismen oder Zellreste, von der Zelle aufgenommen, wird von *Phagozytose* gesprochen. Die Bläschen, die dabei entstehen, können bis zu 1 µm groß werden. Flüssigkeiten werden dagegen durch *Pinozytose* aufgenommen.

Die Endozytose wird dadurch eingeleitet, daß sich an der zytoplasmatischen Seite des Plasmamembranabschnittes, der sich einzusenken beginnt, *Clathrin* (ein Hüllprotein) anlagert (**Abb. 2.12 e**). Vermutlich bewirkt dabei das Clathrin eine Veränderung der Membraneigenschaften. Aus diesem Abschnitt, als „*coated pit*" bezeichnet, entsteht dann durch Abschnürung ein flüssigkeitsgefülltes Bläschen von 50–150 nm Durchmesser. Wegen ihres Clathrinmantels werden solche Bläschen „*coated vesicles*" genannt. Das Hüllprotein löst sich nach kurzer Zeit wieder von der Bläschenmembran ab.

Hinweis. Auch die Vesikel, die sich vom ER oder vom Golgi-Apparat ablösen, besitzen ähnliche Auflagerungen wie die Endozytosebläschen.

Die Stoffaufnahme kann an das Vorhandensein spezifischer Membranrezeptoren gebunden sein (*rezeptormediierte Resorption*) oder unspezifisch (*Fluid-phase-Resorption*) erfolgen. Auffällig ist dabei, daß die Plasmamembran jeweils festgelegte Domänen für die Stoffaufnahme hat. Insgesamt zeigt sich, daß jede Zelle definierte Polaritäten besitzt, die eng mit der Anordnung der Mikrotubuli zusammenhängen.

Das durch den Endozytosevorgang inkorporierte Material samt Vakuolenmembran nennt man *Phagosom* bzw. *Pinosom*.

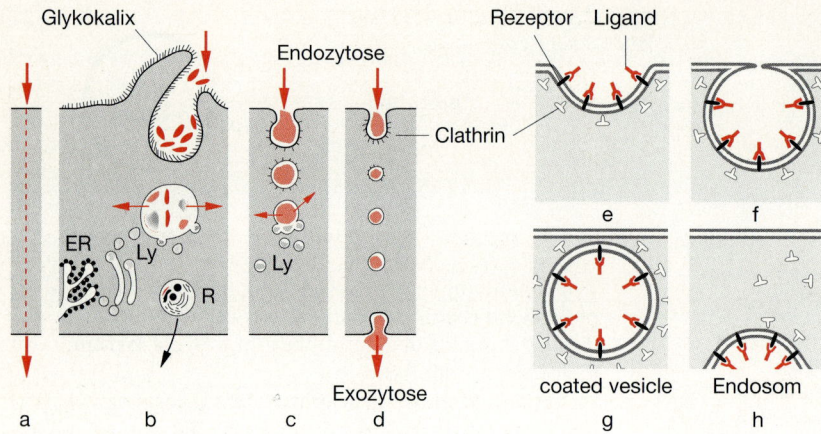

Abb. 2.12a–h Formen der Stoffaufnahme, -verarbeitung und -abgabe. **a** Diffusion. **b–d** Aufnahmemechanismus durch Endozytose; Abgabe durch Exozytose. **b** Phagozytose, **c** Pinozytose, **d** Transzytose. Bei der Phagozytose werden korpuskuläre Elemente aufgenommen und von den Enzymen der Lysosomen *(Ly)* abgebaut. Die niedermolekularen Spaltprodukte diffundieren aus dem Heterophagolysosom in das Grundplasma *(dünne Pfeile)*. Eventuell bleibt ein Restkörper *(R)*, der durch Exozytose eliminiert wird. Grundsätzlich gleich ist der Mechanismus bei der Pinozytose. Aufgenommen werden hierbei Flüssigkeiten (**c**). Bei der Transzytose (**d**) erfolgt nach der Aufnahme durch Pinozytose ein Durchschleusmechanismus ohne merkliche Veränderung des Inhalts. **e–h** Vorgänge bei der rezeptormediierten Mikropinozytose im molekularen Bereich. **e** Initialstadium: Liganden haben sich an die Rezeptoren gebunden. Durch Anlagerung von Clathrin hat sich ein "coated pit" gebildet. **f** Ablösung von der Plasmamembran, **g** ein "coated vesicle" ist entstanden, **h** die Clathrinmoleküle lösen sich von seiner Oberfläche und kehren zur Plasmamembran zurück

Die mit Bläschen von der Zelle aufgenommenen Stoffe werden durch Lysosomen verarbeitet

Die an der Plasmamembran entstandenen Bläschen werden am Zytoskelett entlang weitergeleitet. Ihr Schicksal ist verschieden. Löst sich z. B. die Bläschenmembran auf, wird der Bläscheninhalt dem Zytoplasma einverleibt. Meist jedoch vereinigen sich die Phagosomen mit Lysosomen zu **Phagolysosomen** (*Heterophagolysosom*). Solche Komplexe werden auch als *sekundäre Lysosomen* bezeichnet (S. 15). Der durch Endozytose aufgenommene Stoff wird in den Lysosomen durch Hydrolasen abgebaut und die niedermolekularen Spaltprodukte können durch die Membran ins Zytoplasma übertreten.

Hinweis. Die Phagozytoseeigenschaften der Makro- und Mikrophagen stehen im Dienst der Abwehr oder des Abbaus körpereigener Stoffe (z. B. von Erythrozyten in der Milz).

Sekundäre Lysosomen können aber auch unverdaubares Material anreichern, z. B. Kohlen- oder Metallstaub. Es verbleiben schließlich – oft solange die Zelle lebt – elektronenmikroskopisch heterogen strukturierte **Residualkörper** (*Telolysosom*, **Abb. 2.12, 2.13**).

Klinischer Hinweis. Bei einem angeborenen Enzymmangel kommt es zur Unfähigkeit, bestimmte Stoffe aus dem zelleigenen Stoffwechsel abzubauen. Daraus resultieren „Speicherkrankheiten".

Lysosomen, die gealtertes oder geschädigtes zelleigenes Material abbauen, werden als **Autophagolysosomen** den *Heterophagolysosomen* (die fremdes, d. h. von außen aufgenommenes Material verarbeiten) gegenübergestellt. Autophagolysosomen nehmen vor allem Endprodukte aus dem zelleigenen Lipidstoffwechsel auf, z. B. Zytomembranen von Mitochondrien. Auch aus Autophagolysosomen können Residualkörper hervorgehen, die dann als Lipofuszin (S. 22) vorliegen.

Bei der intrazellulären Stoffverarbeitung steht die Proteinbiosynthese im Vordergrund

Jede Zelle synthetisiert während ihres Wachstums zum Ersatz gealterter Strukturproteine und für Enzyme aus den aufgenommenen Aminosäuren Proteine.

Wenn Sie sich jetzt über die Proteinsynthese informieren wollen, lesen Sie S. 48 bzw. Lehrbücher der Biochemie.

Exozytose ist eine Form der Stoffabgabe

Stoffabgabe kann durch Diffusion, mittels Carrier oder Exozytose erfolgen.

　Bei der **Exozytose** handelt es sich im Prinzip um die Umkehrung der Endozytose: Die Vakuolenmembran

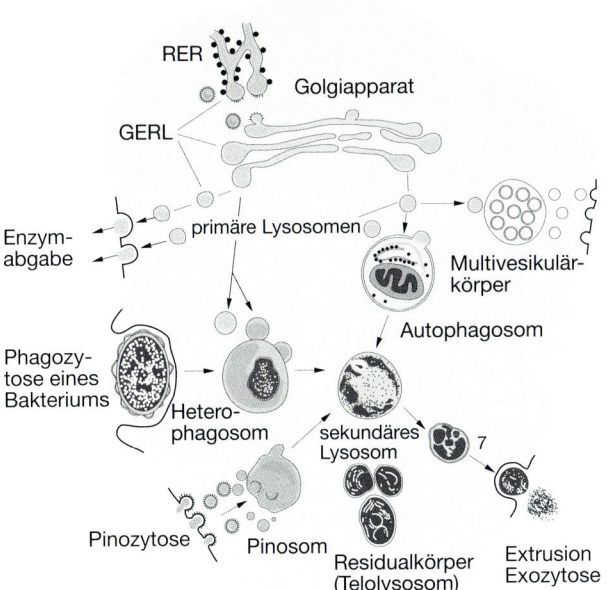

Abb. 2.13 Schematische Darstellung des GERL-Komplexes (Golgi-Apparat-Endoplasmatisches Retikulum-Lysosomen) und der Funktion der Lysosomen (vereinfacht n. Krstić 1976)

vereinigt sich mit der Plasmamembran, öffnet sich und entläßt ihren Inhalt (z. B. Restkörper, Sekrettropfen).

Bei der **Transzytose (Abb. 2.12 d)** erfolgt ein transzellulärer Transport ohne nachweisbare Veränderung des Stoffes in den Transportvakuolen (z. B. Kapillarendothel).

Einige am Energiestoffwechsel beteiligte Enzyme lassen sich histochemisch darstellen

---

Praktisch alle Leistungen einer Zelle, besonders aber Kontraktion, Membranflußmechanismen, Produktion von Sekreten, sind mit Energieaufwand verbunden. Einblick in den Energiestoffwechsel kann man morphologisch jedoch nur durch den histochemischen Nachweis von Enzymen bekommen, die an den betreffenden Vorgängen beteiligt sind, z. B. der Isozitratdehydrogenase oder Malatdehydrogenase am Zitratzyklus oder der Zytochromoxidase an der Atmungskette (alles mitochondriale Enzyme).

2.2.3 Plastizität

Lernziele

Formveränderungen von Zellen

Durch mechanische Einwirkung kann eine Zelle verformt werden. Nach Sistieren der einwirkenden Kraft kehrt sie wieder in ihre ursprüngliche Form zurück. Das Zytoplasma zeigt also die Eigenschaft der Viskoelastizität (S. 151). So erfährt z. B. eine Darmepithelzelle, die bei leerem Darm hochprismatisch ist, bei einer Dehnung der Darmwand durch größere Mengen an Darminhalt eine Abflachung; sie wird isoprismatisch. Diese Plastizität ist an die beiden Zellkomponenten Zytosol und Zytoskelett gebunden. Beide sind außerordentlich dynamische Strukturen. Allerdings steht eine genaue Analyse der wechselnden Bindungen zwischen Intermediärfilamenten, Aktinfilamenten und der Mikrotubuli mit dem Mikrotrabekulargitter bei einer solchen Verformung noch aus. Zweifellos ist aber das Transmembranverspannungssystem ganz entscheidend für die Formerhaltung und Plastizität verantwortlich.

Wie schnell der Ab- und Umbau des Zytoskeletts erfolgt, zeigt die wenige Minuten dauernde Abkugelung von Fibroblasten in der Gewebekultur, wenn sie sich zur Mitose anschicken. Zytoskelettbausteine gelangen dabei in das Zytosol und werden daraus wieder bei der Restitution entnommen. Die Steuerung der Mikrotubulusbildung bei all diesen Vorgängen erfolgt offenbar im Zytozentrum. Man nimmt an, daß Mikrotubuli dann die Anordnung der Intermediärfilamente beeinflussen und damit für die Erhaltung der Gestalt bzw. Polarität einer Zelle verantwortlich sind. Solche Vorgänge, verbunden mit einem Umbau des Zytoskeletts, sind auch Voraussetzung für die amöboide Beweglichkeit oder für das „Fließen" von Zytoplasma (z. B. axonaler Transport).

2.2.4 Bewegungsäußerungen und Motilität

Lernziele

Amöboide Zellbewegungen • Zytoplasmaströmung und intrazellulärer Transport • Membranfluß und Membranzirkulation • Kontraktilität • Transportbewegungen an Zelloberflächen: Kinozilien , Metachronie

---

Amöboide Bewegungen sind Eigenschaften mobiler Zellen

Amöboide Bewegungen gehen mit der Ausbildung von Pseudopodien einher. Während des Vorschiebens des Pseudopodiums findet im Zelleib ein gerichteter Zytoplasmastrom statt. Pseudopodienbildung dient also außer der Stoffaufnahme durch Phagozytose auch der Ortsveränderung. Über diese Fähigkeit verfügen im Organismus des Erwachsenen Mikro- und Makrophagen (S. 175, 178), die sich auf Grund eines chemotaktischen Reizes an den Ort ihrer Tätigkeit bewegen. In der Embryonalentwicklung sind alle Zellen zur amöboiden Bewegung befähigt, wenn sie z. B. aus einem Blastem auswandern (s. Entwicklungsgeschichte). Ihre Wanderung beenden sie durch *Kontaktinhibition*; hierzu kommt es, wenn sich Zellen mit gleichartig differenzierter Glykokalix erkannt haben und Kontakt aufnehmen. Damit ist die Voraussetzung für die Entstehung von Geweben gegeben (vgl. S. 35).

In der Gewebekultur entdifferenzieren sich die Zellen, die Kontaktinhibition wird aufgehoben und die amöboide Beweglichkeit stellt sich wieder ein. Auch entartete Zellen mit veränderter Glykokalix entwickeln ihre Bewegungsfähigkeit wieder. Sie wandern deshalb, ohne sich an Grenzen zu halten, in das Nachbargewebe ein. Diese Fähigkeit ist ein charakteristisches Merkmal bösartiger Tumoren.

Zytoplasmaströmung und intrazelluläre Transportvorgänge finden in jeder Zelle statt

In amöboid beweglichen Zellen wird die Zytoplasmaströmung durch das Mitführen von Einschlüssen sichtbar. Selbst in den langen Fortsätzen von Nervenzellen ist ein Zytoplasmastrom bis in seine äußerste Peripherie und rückläufig experimentell nachweisbar. Der intrazelluläre Transport von Vesikeln (z. B. mit Neuropeptiden) erfolgt entlang von Mikrotubuli, die hierfür als „Leitstrukturen" dienen.

Membranfluß und Membranzirkulation sind die Voraussetzung für Formveränderung der Zelle

Strukturen mit Zytomembranen können ineinander übergeführt werden. Dies erfolgt z. B. beim Vesikeltransport vom ER zur Aufnahmeseite des Golgi-Apparates. Ein anderes Beispiel ist der Einbau von Bläschen verschiedener Herkunft in die Plasmamembran bei der Exozytose. Dabei kann es ggf. zu einem unerwünschten, lokalen Flächenzuwachs der Plasmamembran kommen. Ein Ausgleich kann durch ein Zirkulieren und Fließen von Membranteilen erreicht werden, z. B. durch Membranverlagerung ins Innere der Zelle zurück. Dort können die Membranen Anschluß an das ER finden und anschließend wieder am Membrankreislauf teilnehmen. Zu erwähnen ist, daß Membranen nur prinzipiell gleich gebaut sind. Tatsächlich weisen sie jedoch je nach ihren Aufgaben Unterschiede in der Art und in der mengen-

mäßigen Zusammensetzung ihrer Lipide und Proteine auf. Der Umbau und die Adaptation der Membranen erfolgt offenbar im „Membranzentrum" der Zelle, im Golgi-Apparat.

Kontraktilität ist eine typische Lebensäußerung von Zellen

Das Einziehen der Pseudopodien bei der amöboiden Bewegung von Zellen ist an die kontraktilen Substanzen Aktin und Myosin gebunden. Diese Molekülgruppierung verleiht auch den Muskelzellen ihre Fähigkeit, sich zusammenzuziehen. Dabei gleiten die Aktin- und Myosinfilamente aneinander entlang (**Abb. 3.28**, S. 75).

Die Verkürzung der aus Mikrotubuli aufgebauten „Spindelfasern" bei der Anaphase beruht dagegen auf einem anderen Mechanismus, nämlich auf der Herausnahme von Untereinheiten.

Kinozilien sind bewegliche Oberflächenstrukturen der Zelle

Kinozilien, „Flimmerhaare", führen Neige- und Aufrichtbewegungen aus (**Abb. 2.14**). Dabei verschieben sich im Inneren der Kinozilien die Tubuli zweier benachbarter Paare gegeneinander (**Abb. 2.8 c**). Die Bewegung der einzelnen Zilien an der Zelloberfläche wie auch die des gesamten Zellverbandes ist durch ein Informationssystem koordiniert: Die nächstgelegene Zilie beginnt mit der Bewegung nach einer bestimmten zeitlichen Verzögerung. Diesen Schlagrhythmus nennt man *Metachronie*.

Flüssigkeitsströmungen können auch durch eine *Geißel,* Flagellum, hervorgerufen werden (z. B. der Schwanz von Spermatozoen, S. 655). Ihre Bewegung ist undulierend (**Abb. 2.14**).

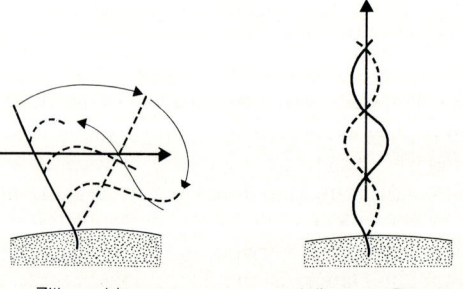

Zilienschlag   undulierende Bewegung der Geißel

Abb. 2.14 Vergleichende schematische Darstellung des Zilienschlages und der undulierenden Bewegung einer Geißel

2.2.5 Vermehrung, Wachstum und Tod von Zellen

Lernziele

Intermitosezyklus: G_1, S, G_2, G_0 • Differentielle Teilung • Mitose: Feinbau, Anzahl, Gestalt und Größe der Chromosomen, Karyogramm, Mitosestadien, Mitoseindex • Endomitose • Polyploidie • Plasmodium • Synzytium • Amitose • Meiose: Reduktionsteilung, Äquationsteilung • Zelltod

Die Lebensdauer der Zellen unseres Organismus ist sehr unterschiedlich. Sie beträgt für Erythrozyten 100–120 Tage, für Granulozyten wenige Tage, für die Darmepithelzellen 36–48 h, für Immungedächtniszellen viele Jahre bis Jahrzehnte – so lange wie die Immunität bestehen bleibt. Die Nervenzellen sind so alt wie der Organismus. Die Zellen unserer Oberhaut und vieler Gewebe unterliegen dagegen einer permanenten physiologischen *Regeneration durch Zellersatz* (Zellmauserung). Der Zellersatz erfolgt durch Vermehrung, *Proliferation*, von Matrixzellen.

Die Interphase ist die Arbeitsphase der Zelle

Jede Zelle mit Teilungsfähigkeit durchläuft einen Intermitose- und einen Mitosezyklus (**Abb. 2.15**). Der Intermitosezyklus findet in der Interphase statt, dem Zeitraum zwischen 2 Mitosen. Die Interphase dauert wesentlich länger als die Mitosephase.
Der Intermitosezyklus besteht aus

- **G_1-Phase** (G steht für „gap"). In dieser Phase wächst die durch die Mitose neu entstandene Zelle zur festgelegten Größe heran, d. h. sie synthetisiert zelleigene Proteine, die dem Aufbau von Zytoplasmastrukturen dienen. Die Dauer der G_1-Phase ist bei verschiedenen Zellarten sehr unterschiedlich. Die G_1-Phase dient dazu, die Zelle auf die Zellteilung vorzubereiten.
- **S-Phase** (S steht für DNA-Synthese). In der S-Phase wird durch Replikation das genetische Material verdoppelt; es entstehen 2 Chromatiden pro Chromosom. Die DNA-Synthese nimmt ungefähr 7 h in Anspruch. Gleichzeitig wird aus dem Zentriol ein Diplosom.
- **G_2-Phase**. Sie dauert etwa 1–3 h und leitet in die Mitose (M-Phase) über.

Eine Sonderstellung nehmen Zellen ein, die nicht proliferieren, z. B. Nervenzellen. Sie nehmen nicht mehr am Zellzyklus teil und verweilen in einem als **G_0-Phase** bezeichneten Dauerzustand. Zum Wiedereintritt in den Zellzyklus aus der G_0-Phase bedarf es eines besonderen Reizes.
    Als **differentielle Teilung** wird ein Vorgang bezeichnet, bei dem die eine der beiden Tochterzellen im undifferen-

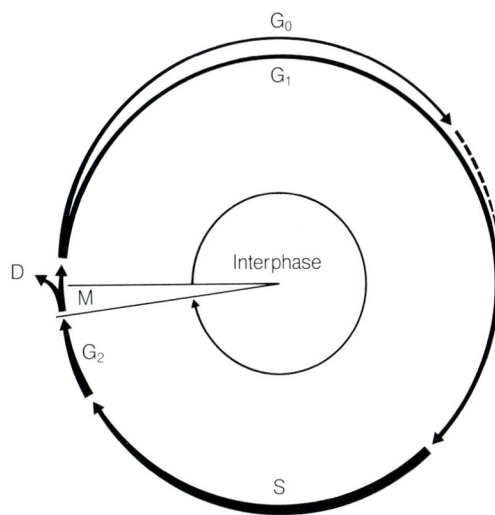

Abb. 2.15 Zellzyklus. Während der Interphase wächst die Zelle in der G_1-Phase heran und bildet ihre charakteristischen Strukturen aus. Der Bestand an Zellorganellen wird wieder aufgebaut. Nach der präsynthetischen G_1-Phase erfolgt in der S-Phase die Reduplikation der DNA. Am Ende der G_2-Phase schicken sich die Zellen zur Mitose (M-Phase) an. Eine G_0-Phase weisen nur Zellen auf, die sich auf speziellen Reiz hin teilen. Die G_0-Phase liegt im Nebenschluß. *D*, differentielle Teilung

zierten Zustand als *Stammzelle* für weitere Mitosen zurückbleibt, z. B. Spermatogonien, Hämozytoblasten. Die 2. Tochterzelle dagegen tritt in die Mitose ein. Würde es diesen Modus der Zellvermehrung nicht geben, würde in einem Gewebe, dessen Zellen vom Bildungsort abtransportiert werden, die Zellpopulation schon nach wenigen aufeinanderfolgenden Mitosen erschöpft sein. Die Stammzellen haben also Blastemcharakter (Blastem s. Allgemeine Entwicklungsgeschichte, S. 118).

Das Zellwachstum ist begrenzt

Die absolute Zellgröße ist ein Wert, der von der Kern-Plasma-Volumenrelation bestimmt wird. Die Steuerung geht offenbar von der Plasmamembran aus. Eine Volumenzunahme über einen für diese Zellart genetisch festgelegten Grenzwert führt zur Mitose oder zur Polyploidisierung des Kerns (s. unten). Dadurch wird die adäquate Kern-Plasma-Volumen-Relation (meist nur als *Kern-Plasma-Relation* bezeichnet) wieder hergestellt.

Chromosomen sind Träger der genetischen Information und zur Reduplikation befähigt

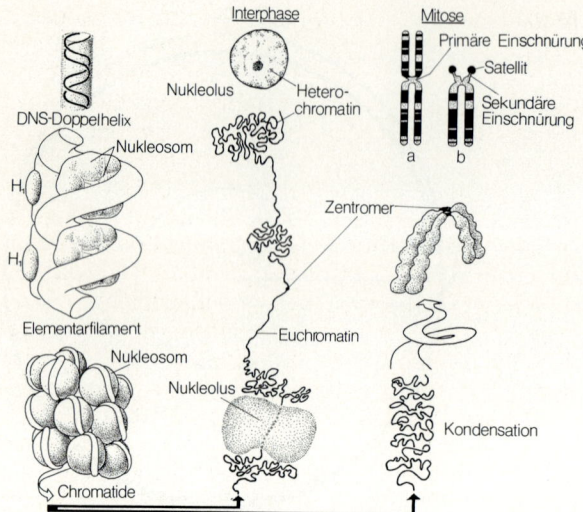

Abb. 2.16 Feinbau des Chromosomenfadens. *Linke Spalte von oben* DNA-Doppelhelix, sie windet sich um die Nukleosomen, die aus einem Aggregat von globulären Proteinen bestehen. Histone H₁ verbinden die einzelnen Windungen innerhalb eines Elementarfilaments. Die Abbildung darunter zeigt die zur Chromatide spiralisierte Elementarfibrille. Die Nukleosomen sind nur als Kugeln (wie im elektronenmikroskopischen Bild) gezeichnet. *2. Spalte* In der Interphase ist die Chromatide vor der Reduplikation im Zellkern streckenweise zum Heterochromatin kondensiert. Euchromatin sind nichtkondensierte Abschnitte. Am Nukleolusorganisator bildet sich der Nukleolus, er ist z. T. vom perinukleolären Chromatin umgeben. In der *3. Spalte* sind Kondensation und Spiralisation der Chromatiden (nach der Reduplikation; nur eine Chromatide gezeichnet) zu den beiden Chromosomenhälften dargestellt. Darüber 2 Chromosomen aus einem Quetschpräparat nach einer Spezialfärbung, wodurch die Bänderung der Chromosomenarme in Erscheinung tritt. *a* metazentrisches, *b* akrozentrisches Chromosom mit Satelliten. Sekundäre Einschnürung=Stelle des Nukleolusorganisator. Länge des DNA-Fadens 2–2,5 m

Jedes Chromosom besteht aus einem Chromosomenfaden, **Chromonema,** der unterschiedlich stark geknäult ist. Die dichteste Zusammenfaltung des Chromosomenfadens liegt während der Mitose vor; dann sind die Chromosomen auch in ganzer Länge lichtmikroskopisch zu erkennen, **Mitosechromosomen.** Aber auch in der Interphase sind die Chromosomen vorhanden, jedoch läßt der Chromosomenfaden gestreckte und spiralisierte Abschnitte unterscheiden, **Interphasechromosom (Abb. 2.16),** mittlere Spalte.
Chromosomen zeigen eine

- primäre Einschnürung, wo das *Zentromer* oder *Kinetochor* sitzt – hier heften sich die Mikrotubuli der Metaphasespindel an – und eine

- sekundäre Einschnürung , die jedoch nur bei einigen Chromosomen vorkommt. An sekundären Einschnürungen können sich Nukleolen bilden. Sie sind die Stellen des *Nukleolusorganisators* (S. 24).

Feinbau des Chromosoms. Der Chromosomenfaden besteht aus

- Desoxyribonukleinsäure (desoxyribonucleid acid: DNA) und
- Histonen.

Desoxyribonukleinsäure. Die DNA ist das genetische Material. Sie setzt sich aus 2 Nukleinsäureketten zusammen, die in Form einer Doppelhelix schraubenartig um eine gedachte Achse gewunden sind. Der Durchmesser einer DNA-Doppelhelix (DNA-Strang) beträgt 2 nm. Die beiden DNA-Ketten zusammen werden als **Chromatide** bezeichnet.

Histone sind globuläre basische Proteine, die vom DNA-Strang umschlungen werden (**Abb. 2.16,** linke Spalte). Die Einheit aus Histonkomplex und umschlingendem DNA-Strang wird als **Nukleosom,** die DNA zwischen Nukleosomen als „linker DNA" bezeichnet. Bildlich gesprochen gleicht der dekondensierte, denaturierte, etwa 10 nm dicke Chromosomenfaden einer Perlenkette. Die Enden der Chromosomenfäden stehen mit der Kernhülle in Verbindung.

Die Anzahl der Chromosomen ist artspezifisch und konstant. Jede somatische Zelle des Menschen enthält 46 Chromosomen, nämlich *44 Autosomen* und *2 Geschlechtschromosomen, Gonosomen (= Heterosomen).* Die Geschlechtschromosomen sind beim weiblichen Geschlecht die beiden X-Chromosomen, beim männlichen ein X- und ein Y-Chromosom. Jedes Autosom ist zweifach vorhanden. Die Zweizahl ist das Ergebnis der Befruchtung. Somit stammt das eine der beiden einander entsprechenden (*homologen*) Chromosomen von der Mutter, das andere vom Vater. Der in jeder Somazelle vorhandene Satz homologer Chromosomen wird als *diploid* bezeichnet. Im Gegensatz dazu enthalten die Geschlechtszellen nur den halben, *haploiden* Chromosomensatz, also 23 Chromosomen.

Gestalt und Größe der einzelnen Chromosomen sind konstant (Abb. 2.17). Diese Tatsache gestattet eine Klassifikation, bei der die homologen Autosomen mit Ziffern von 1–22 versehen werden. Größe, Länge und Lage der Chromosomenarme zur primären Einschnürung sind die Kriterien für die Aufstellung eines **Karyogramms (Abb. 2.17).** Hierbei werden Chromosomen als *metazentrisch* bezeichnet, wenn die primäre Einschnürung (s. oben) in der Mitte der Chromosomenarme liegt, als *akrozentrisch,* wenn sie mehr zu einem Ende verschoben ist.

> **Ziel der Mitose ist die erbgleiche Verteilung des Genmaterials auf 2 Tochterzellen**

22 Paare Autosomen

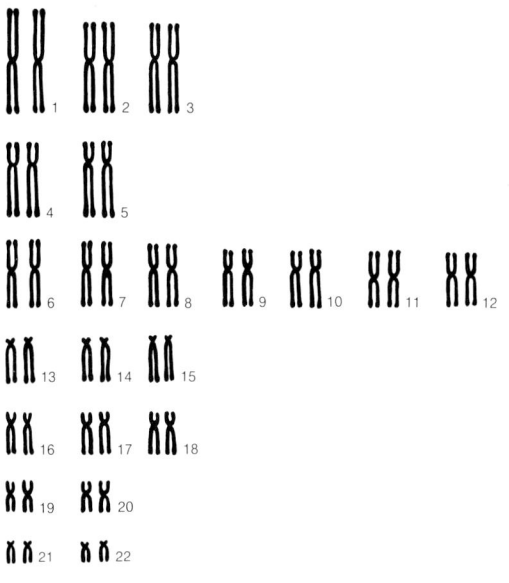

1 Paar Heterochromosomen oder
Geschlechtschromosomen

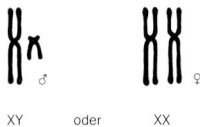

XY   oder   XX

Abb. 2.17 Chromosomensatz einer normalen menschlichen Somazelle im Karyogramm nach der Denver-Klassifikation. Die 46 Chromosomen bestehen aus 22 Autosomenpaaren und einem Gonosomenpaar. In männlich bestimmten Zellen werden die Geschlechtschromosomen mit X und Y bezeichnet. Weiblich bestimmte Zellen enthalten als Geschlechtschromosom 2 X-Chromosomen. (Nach Leonhardt 1977)

Zu Beginn der Mitose (synonym: Karyokinese) werden die Chromosomen durch Kondensation und Spiralisation in eine Transportform gebracht. Danach werden folgende Stadien durchlaufen (**Abb. 2.18**):

• **Prophase.** Die Zellen entdifferenzieren sich; ihre Arbeitsstrukturen werden weitgehend aufgelöst, und im Zellkern werden die Chromosomen sichtbar. Es entsteht ein Chromosomenknäuel, das *Spirem*. Der Nukleolus verschwindet. Während sich die Chromosomen weiter verdichten, stellen sich die beiden Zentriolen an den Kernpolen ein, wodurch die Teilungsrichtung der Zelle festgelegt wird. Sie bilden jetzt die *Astrosphäre*, Polstrahlung und Spindel, aus. Unterdessen löst sich die Kernhülle auf. Dauer der Prophase: 30 min – 4 h.

• **Metaphase.** Die Chromosomen liegen in der Äquatorialebene, die Arme nach außen gerichtet. In diesem Zustand des *Monasters* pendeln zunächst die Chromosomen hin und her. Die Chromosomen „fasern" (Mikrotubuli) der Metaphasespindel verbinden das Zentromer mit den beiden Zentriolen. Von Zentriol zu Zentriol hat sich außerdem die Zentralspindel ausgebildet. Jetzt kommt es zur *Segregation*, Trennung, da in den Chromosomen ein Längsspalt auftritt, der sich zunehmend verbreitert. Dadurch entsteht das Bild des *Diasters*. Die Chromosomenspalthälften hängen noch kurze Zeit am Zentromer zusammen, bis auch dieses sich teilt. Die Dauer der Metaphase beträgt ungefähr 10 min.

• **Anaphase.** Die Chromosomenhälften (Chromatiden) strecken sich (Anaphase A) und werden von den sich verkürzenden Mikrotubuli (Chromosomenfasern) zu den Polen gezogen (Anaphase B). Dauer ungefähr 3 min.

• **Telophase.** An den Polen angekommen, entspiralisieren sich die Chromosomen wieder. Aus dem sich neu formierenden ER bildet sich die Kernhülle. Die „Fasern" der Zentralspindel verschwinden. Am Nukleolusorganisator bilden sich wieder die Nukleolen.

• **Zytokinese.** Hierunter versteht man die Durchschnürung des Zelleibes, indem sich ein Aktinring um den Zelläquator ausbildet und sich zunehmend kontrahiert.

• **Restitutionsphase.** Die Zellen gliedern sich wieder in den Verband ein, treten in die G_1-Phase ein und bilden ihre spezifischen Strukturen aus. Unterbleibt die Zytokinese, dann entsteht ein *Plasmodium*; erfolgt eine nur unvollständige Durchschnürung, dann resultiert das *Symplasma* (z. B. Spermatogonien), bei dem die beiden Tochterzellen durch eine Zytoplasmabrücke verbunden bleiben (S. 655).

Die Mitose dauert in der Gewebekultur 40– 120 min. Im Organismus wirkt die Zirkadianperiodik (S. 34) bestimmend auf den Zeitpunkt, zu dem die Mitosen ablaufen. Er liegt bei vielen Organen in der Nachtruhe zwischen 1 und 3 Uhr.

Die Bestimmung des **Mitoseindex**, das ist die Zahl der Mitosen/1000 Zellen, gibt einen meßbaren Wert über die Mitosehäufigkeit. Er ist besonders hoch in wachsenden und regenerierenden Geweben.

Das Gift der Herbstzeitlose, Kolchizin, hemmt den Metaphasespindelmechanismus und unterbindet damit die Anaphase. Die Chromosomen verharren in der Metaphase. Dieser Wirkung bedient man sich bei der Anfertigung eines **Karyogramms**, indem man die Chromosomen in der Metaphase (C-Metaphase) arretiert. Sie sehen nach den zur Herstellung eines Karyogramms notwendigen Manipulationen X-förmig aus, da die Längsspaltung bereits erfolgte und die 4 Arme nur noch am Zentromer zusammenhängen.

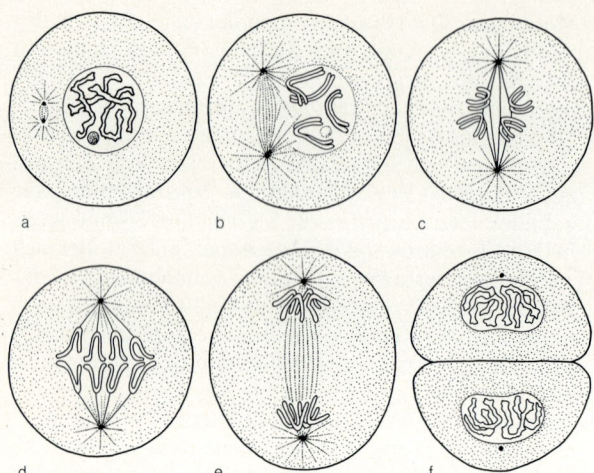

Abb. 2.18a–f Stadien der Mitose. **a** Prophase: Ausbildung des Spirems. **b** Prometaphase: Übergang am Ende der Prophase, Ausbildung der Teilungsspindel, Auflösung der Kernhülle, Verdichtung der Chromosomen. **c** Metaphase: Diaster, Chromosomen in der Äquatorialebene. **d** Anaphase: Die Chromosomen haben sich der Länge nach und am Zentromer geteilt. Die Chromosomenfasern verkürzen sich. **e** Späte Anaphase: Die Chromosomenhälften sind an den Polen angekommen. Nur noch die Zentralspindel ist vorhanden. **f** Telophase: Es hat sich wieder eine Kernhülle ausgebildet. Die Chromosomen entspiralisieren sich (Zytokinese). (Nach Kühn 1969)

Hinweis. Bei Verlust des Zentromers unterbleibt die Ausbildung der Tubuli, und dieses Chromosom wird bei der Zytokinese rein zufällig auf eine der beiden Tochterzellen verteilt.

Chromosomenvermehrung ohne Kernteilung ist eine Endomitose

Während der Endomitose (**Abb. 2.19**) wird zunächst die Interphase einschließlich der DNA-Synthese regulär durchlaufen und die Zellen treten auch in die Mitose ein. Es unterbleibt jedoch die Trennung der verdoppelten Chromosomen, die Auflösung der Kernmembranen sowie die Kern- und Zellteilung. Der Zellzyklus wird also nicht mit der Telophase einer Mitose abgeschlossen. Dadurch enthält der Zellkern schließlich den doppelten Chromosomensatz. Er wurde tetraploid (polyploid). Nach Wiederholung der Endomitose beträgt der Chromosomensatz das 8-, 16-, ...fache des normalen Satzes.

Da für ein- und dieselbe Zellart die Kern-Plasma-Relation konstant ist, nehmen die Zellen auch an Volumen entsprechend den Kernvolumina im Verhältnis 4:8:16: .... zu; sie werden zu **polyploiden Riesenzellen**. So sind z. B. bis zu 50 % der Kerne in den Leberepithelzellen polyploid. Auch die Knochenmarkriesenzellen (**Abb. 2.9 d**) enthalten einen polyploiden, mehrfach gelappten Zellkern.

Es liegt nahe, die Polyploidisierung mit einer Leistungssteigerung in Zusammenhang zu bringen, und zwar in Geweben, die sich wegen ihrer Dauerbeanspruchung eine Mitose nicht „leisten" können (z. B. Herzmuskulatur). Ausdruck dieser Leistungssteigerung ist auch die proportionale Vermehrung der Nukleolen (**Abb. 2.19**).

Die **funktionelle Kernschwellung** hingegen ist eine vorübergehende Vergrößerung von Zellkernen durch Wasseraufnahme bei einer akuten Leistungssteigerung. Hierbei bleibt der Chromosomensatz unverändert. Eine Deutung dieses Vorganges steht noch aus.

Kernteilung ohne Zellteilung führt zu 2- oder mehrkernigen Zellen

Normalerweise ist die in der Mitose erfolgende Teilung der verdoppelten Chromosomen mit einer Zytokinese verbunden, die in der Anaphase beginnt und nach der Telophase abgeschlossen wird. Unterbleibt jedoch die Zytokinese, dann kommt es zur Bildung von 2kernigen und nach Wiederholung von 4-, 8- oder mehrkernigen Zellen, die als **Plasmodien** bezeichnet werden. Mehrkernige Zellen finden sich z. B. in der Leber und im Übergangsepithel. Plasmodien mit 40 oder mehr Zellkernen sind z. B. die Osteoklasten (S. 67).

Ein Sonderfall ist die Amitose. Bei der Amitose wird der Zellkern durchgeschnürt, ohne daß die Chromosomen sichtbar werden und die Kernhülle sich auflöst. Nicht gesichert ist, ob hierbei die Chromosomen zufällig oder wie bei der Mitose numerisch gleich auf die beiden Tochterkerne verteilt werden. Schließt sich an die Durchschnürung des Zellkerns eine Zytokinese an, dann resultieren 2 Tochterzellen: unterbleibt sie, dann entsteht eine 2kernige Zelle.

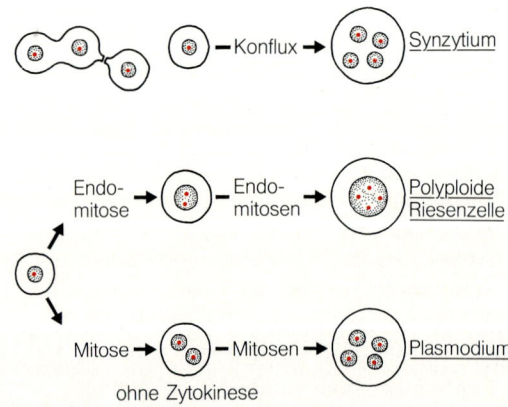

Abb. 2.19 Möglichkeiten der Zellvermehrung und -vergrößerung durch Synzytiumbildung, Polyploidie, Endomitose und Plasmodiumbildung. *Rot* Nukleolus

Synzytium (**Abb. 2.19**) ist gleichfalls eine mehrkernige Zelle, die sich jedoch durch Verschmelzung des Zytoplasmas mehrerer gleichartig differenzierter Zellen bildete (z.B. quergestreifte Muskelfaser, Synzytiotrophoblast der Plazenta).

Hinweis. In der experimentellen Zytologie ist es gelungen, Zellen mit verschiedenem genetischem Material, sogar von verschiedenen Spezies zu fusionieren. Dieser Vorgang wird als *Zellhybridisation* bezeichnet.

> **Bei der Meiose wird die Anzahl der homologen Chromosomen auf die Hälfte reduziert**

Die Meiose, **Reifeteilung**, gibt es nur bei den Geschlechtszellen. Eine Reduktion der Chromosomenzahl auf die Hälfte erfolgt, damit sich bei der Befruchtung, d.h. bei der Vereinigung der väterlichen und mütterlichen Zellen, die Chromosomenzahl nicht verdoppelt. Außerdem wird bei der Reifeteilung noch ein Vorgang eingeschoben, der dafür sorgt, daß das Genmaterial beider Eltern in einer anderen Konstellation kombiniert wird, **Rekombination**, ein Vorgang, auf dem die Unterschiedlichkeit aller Lebewesen einer Spezies und der Menschen beruht.

Vor den Reifeteilungen werden in der S-Phase 2 (Schwester)chromatiden gebildet.

Die Reifeteilung verläuft in 2 Schritten (**Abb. 2.20**):

- 1. Reifeteilung, Reduktionsteilung
- 2. Reifeteilung, Äquationsteilung

Bei der 1. Reifeteilung kommt es zu einer Chromosomenreduktion. Dies wird dadurch erreicht, daß die Längsteilung der Chromosomen nicht vollständig vollzogen wird und die Tochterzellen unreduplizierte Chromosomen erhalten.

Folgende Phasen treten bei der Reduktionsteilung auf:

- Prophase
  - Leptotänstadium
  - Zygotänstadium
  - Pachytänstadium
  - Diplotänstadium
  - Diakinese
- Metaphase
- Anaphase
- Telophase

Prophase. Die Prophase ist die längste Phase der 1. Reifeteilung. Sie unterteilt sich in 5 Abschnitte.

Leptotänstadium. Die Chromosomen werden als schlanke Fäden sichtbar. Ihre Enden sind in der Kernmembran verankert.

Zygotänstadium. Die Chromosomen verdichten und verkürzen sich durch Faltung. Jetzt lagern sich die homo-

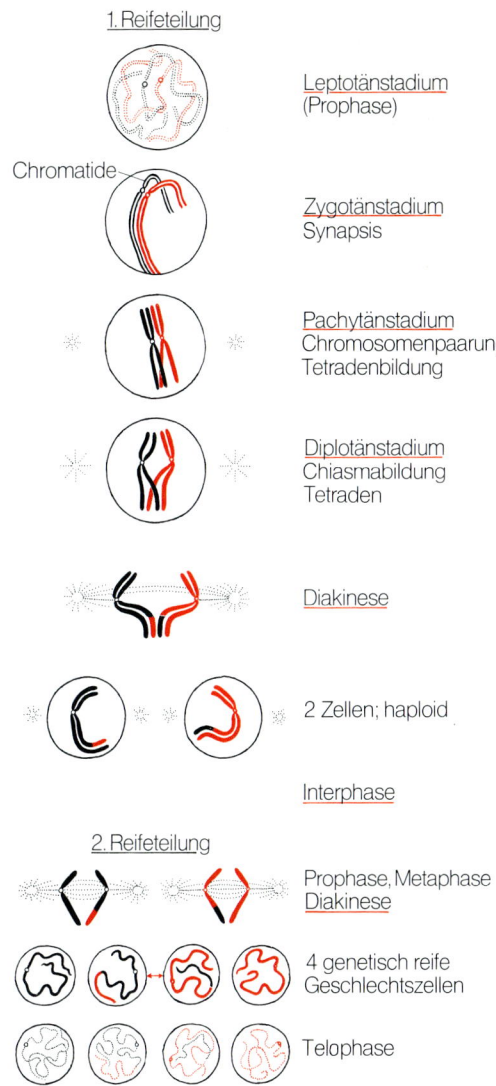

Abb. 2.20 Reifeteilung, Meiose. Die beiden homologen Chromosomen (aus dem Satz ist nur ein Paar gezeichnet) sind *schwarz* und *rot* gekennzeichnet. Bei der Chiasmabildung ist zur Vereinfachung, im Gegensatz zum tatsächlichen Vorgang, nur eine Überkreuzung dargestellt. (Erklärung der Begriffe s. Text)

logen Chromosomen paarweise aneinander: *Chromosomenpaarung = Synapsis = Chromosomenkonjugation.*

Pachytänstadium. Im Pachytänstadium werden die beiden Chromatiden deutlich sichtbar. An mehreren Stellen treten (in **Abb. 2.20** ist nur eine Stelle gezeichnet) Verklebungen und Überkreuzungen *(Chiasmabildungen)* zwischen den homologen Chromosomen auf, und zwar zwischen den (Nichtschwester-) Chromatiden. Dabei kommt es zum Chromosomenaustausch, *Crossing over.*

Diplotänstadium. Im Diplotänstadium lösen sich die Chromosomen zunehmend voneinander; nur an den Chiasmabrücken bleiben sie zunächst noch verbunden. Die 4 Chromatiden, die sich jetzt zunehmend spiralisieren, werden als Tetraden bezeichnet.

Diakinese. Jetzt erst löst sich die Kernhülle auf, die Teilungsspindel bildet sich aus, und die Chromosomentubuli heften sich – offensichtlich zufällig – am nichtduplizierten Zentromer an.

Metaphase. Die Verteilung der rekombinierten Chromosomen auf die beiden Tochterzellen erfolgt zufällig, d.h. nicht so, daß die eine Tochterzelle nur von der Mutter stammende und die andere nur vom Vater stammende Chromosomen erhielte.

Anaphase. In der Anaphase werden jetzt die Chromosomen – je eines der homologen – durch einen Chromosomentubulus an die Pole gezogen, ohne daß eine Spaltung in die beiden Chromatiden erfolgte.

Telophase. In der Telophase bildet sich wieder die Kernhülle aus. Jeder der beiden Zellkerne enthält jetzt den haploiden Chromosomensatz (22 Autosomen + 1 Gonosom), und zwar beim männlichen Geschlecht entweder X oder Y, beim weiblichen nur X. Eine kurze Interphase schließt sich an, bevor die Zellen in die 2. Reifeteilung eintreten.

Die 2. Reifeteilung folgt unmittelbar der 1. Reifeteilung. Sie verläuft wie eine übliche Kern- und Zellteilung, deswegen Äquationsteilung, jedoch unterbleibt in der Interphase zwischen 1. und 2. Reifeteilung eine DNA- und Histonsynthese (*keine S-Phase*). Dadurch kommt es bei der Meiose zur Halbierung der DNA-Menge.

Nach Abschluß der Reifeteilungen enthalten die 4 reifen Geschlechtszellen den haploiden Chromosomensatz; das Genmaterial ist ausgetauscht und neu verteilt; jedes Chromosom besteht nur aus einer Chromatide. Zwischen den Geschlechtern besteht jedoch insofern ein Unterschied, als beim männlichen Geschlecht alle 4 Zellen (Spermatiden, S.655) gleichwertig sind, beim weiblichen Geschlecht dagegen nur eine Zelle zur Eizelle wird und die anderen 3 Abortivformen bilden (sog. Polkörperchen).

Hinweis. Die Beobachtung, daß Geschwister genetisch nicht identisch sind, das eine Kind mehr Merkmale des Vaters, das andere der Mutter erkennen läßt und Merkmale von Vorfahren wieder auftauchen, hängt mit der *Rekombination* beim *Crossing over* in der 1. Reifeteilung zusammen, vor allem aber auch mit der zufälligen Verteilung der Chromosomen in der Meta- und Anaphase. Dieser Vorgang ist dafür verantwortlich, daß die eine der beiden Tochterzellen z.B. 9 von der Mutter und 14 vom Vater stammende Chromosomen erhält.

Klinischer Hinweis. Bei der Reifeteilung kann es infolge einer Non-disjunction zu einer Fehlverteilung der Chromosomen kommen. Das hat zur Folge, daß die eine der beiden Tochterzellen ein Chromosom zu wenig, die andere eines zu viel erhält. Man bezeichnet eine solche Fehlverteilung als *numerische Chromosomenaberration*. Sie führt zu Fehlbildungen, über die auf S.131 berichtet wird.

Zellen unterliegen einer dauernden Regeneration

Alle Bausteine einer Zelle werden permanent ausgetauscht, umgebaut und z.T. in der Zelle abgebaut. Der Abbau erfolgt in Autophagolysosomen. Auf- und Abbau stehen im Gleichgewicht. Diese Prozesse spielen bei langlebigen Zellen oder gar bei Zellen, die zeitlebens funktionstüchtig sein müssen (z.B. Nervenzellen), eine wichtige Rolle. Sie enthalten dann im Alter vermehrt Lipofuszin, zeigen aber sonst keine wesentlichen Veränderungen.

Die Zellen vieler Gewebe unseres Organismus unterliegen einer Zellmauserung, d.h. Zellen gehen periodisch zugrunde und werden durch neue ersetzt (z.B. Epidermiszellen, Dünndarmepithelzellen). Aber auch bei der holokrinen Sekretion (S.47), der Rückbildung (Involution) der Brustdrüse nach dem Abstillen und selbst während der Embryonalentwicklung in der Morphogenese ist der **Zelltod** ein wichtiges Phänomen. Hierbei sind am Zellkern folgende Veränderungen zu beobachten: Das Chromatin wandert an die Kernhülle, dann verdichtet sich das Nukleoplasma (*Kernpyknose*), zerfällt in einzelne Stücke (*Karyorhexis*) und löst sich schließlich auf (*Karyolysis*). Das Zytoplasma wird durch das Freiwerden der Enzyme aus den Lysosomen aufgelöst; die *Autolyse* setzt ein.

Hinweis. Selbst in der Gewebekultur gehen Zellen nach einer übersehbaren Anzahl von Zellteilungen zugrunde. Jedoch gibt es Ausnahmen, z.B. können bestimmte Fibroblasten und Epithelzellen unbegrenzt proliferieren. Diese Zellen bilden eine *Zellinie*.

2.2.6 Zirkadianperiodik und Chronobiologie

Organ- und Zellfunktionen unterliegen z.T. einem endogenen periodischen Rhythmus, der vom Gehirn gesteuert wird (S.750). Er stimmt nicht mit der 24stündigen Tagesuhrzeitperiodik überein, sondern wird durch exogene Zeitgeber, z.B. den Hell-Dunkel-Wechsel sowie durch Sozialverhalten mit dem 24-h-Rhythmus synchronisiert. Innerhalb dieser Zeitspanne laufen verschiedene Funktionen der Organe (sekretorische Tätigkeit, Leberfunktion, Mitosen) zu festgelegten Zeiten ab (z.B. die Mitosen in der Epidermis zwischen 1 und 3 Uhr).

3 Histologie, Gewebelehre

3.1 Gewebe

Lernziele

Definitionen: Gewebe, Parenchym, Stroma,
Hypertrophie, Atrophie, Hyperplasie, Aplasie,
Regeneration, Metaplasie, Degeneration

*Gewebe sind Verbände von Zellen mit häufig gleichen
morphologischen Eigenschaften und Funktionen. Hinzu
kommen entsprechende Interzellularsubstanzen.*

Unter Berücksichtigung morphologischer und funktioneller Gesichtspunkte unterscheidet man 4 Grundgewebe:

- **Epithelgewebe**
- **Binde- und Stützgewebe**
- **Muskelgewebe**
- **Nervengewebe**

Diese Grundgewebe sind die Baumaterialien aller Organe, wobei in jedem Organ die Gewebe anders und jeweils charakteristisch zusammengesetzt sind.

Als **Parenchym** werden die Anteile eines Organs bezeichnet, die die spezifischen Leistungen erbringen, z.B. bei Drüsen die Drüsenzellen. Demgegenüber hat das **Stroma** eines Organs überwiegend Stützfunktion, z.B. das Bindegewebe in Drüsen. Oft sind Parenchym und Stroma nicht voneinander zu trennen, z.B. in der Lunge.

Gewebe können erhöhte Anforderungen an die gewebsspezifischen Leistungen durch Hypertrophie und/oder Hyperplasie beantworten. Verminderte Anforderungen führen zur Atrophie bzw. zur Involution.

Hypertrophie, Atrophie. Bei der *Hypertrophie* kommt es ohne Zellvermehrung zu einer *Vergrößerung der Zellen* mit oder ohne Zunahme der Interzellularsubstanz (z.B. Aktivitätshypertrophie der Muskulatur bei geeignetem Training). – Das Gegenteil heißt *Atrophie*. Bei Erhalt der Zellzahl nehmen Zellvolumen und Interzellularsubstanz ab = *einfache Atrophie*, z.B. Inaktivitätsatrophie der Muskulatur nach längerer Ruhigstellung. Eine *numerische Atrophie* liegt vor, wenn die Zellzahl abgenommen hat, z.B. durch Zelluntergang.

Hyperplasie bedeutet, daß es durch einen Reiz zu einer reaktiven *Vermehrung der Zellzahl* kommt. – Das Gegenteil davon ist die **Involution**, z.B. Involution der Brustdrüsen nach Einstellung der Milchabsonderung.

Hypoplasie und **Aplasie** haben wenig mit den reaktiven Leistungen eines Gewebes auf erhöhten oder verminderten Stimulus zu tun: wird während der Entwicklung ein Organ unvollständig ausgebildet, liegt eine *Hypoplasie* vor; wird es *nicht* ausgebildet, handelt es sich um eine *Aplasie*. Wird es überhaupt nicht angelegt, spricht man von einer **Agenesie**.

Regeneration ist die Fähigkeit von Geweben, Gewebeverluste durch Gewebeneubildung zu ersetzen. So werden z.B. Zellen, die im Rahmen der normalen Zellalterung zugrunde gehen, durch neue Zellen ersetzt, die sich von Stammzellen ableiten. Dieser Vorgang wird als *physiologische Regeneration* bezeichnet. Die Regenerationsfähigkeit der Gewebe nach Defekten ist unterschiedlich groß. Vielfach entsteht nach Verletzung eine bindegewebige Narbe, d.h. zugrundegegangenes Gewebe wird durch regenerationsfreudiges Bindegewebe ersetzt.

Metaplasie. Bei der Regeneration können noch nicht differenzierte Zellen eine Differenzierungsrichtung nehmen, die nicht der des Ausgangsgewebes entspricht; dadurch kann in gewissen Grenzen ein Gewebe Gestalt, Struktur und Verhalten ändern. Als Ursachen spielen u.a. andauernde mechanische, chemische oder entzündliche Reize eine Rolle. Durch Metaplasie paßt sich ein Gewebe veränderten Umständen an. Ein Beispiel ist die Umwandlung des respiratorischen Epithels in Plattenepithel bei chronischer Entzündung der Schleimhaut der Luftwege. – Metaplasie ist reversibel.

Degeneration ist eine Entartung des Gewebes und führt zu einer Schädigung der spezifischen Zelleistung.

3.1.1 Zellkontakte und Interzellularraum

Lernziele

Desmosom • Hemidesmosom • Zonula adhaerens • Fascia adhaerens • Punctum adhaerens • Zonula occludens • Haftkomplex • Nexus • Interzellularraum

Für die Entstehung von Zellverbänden sind Zellkohäsionen erforderlich. Sie kommen durch die Aggregation der Plasmamembranen gegenüberliegender Zellen bzw. der Plasmamembran mit umgebender Grundsubstanz (speziell beim Epithel) zustande. Am wichtigsten sind umschriebene Zellkontakte. Sie können fleckförmig, bandförmig oder gürtelförmig (um die ganze Zelle herum) sein. An den Kontaktstellen zwischen den Zellen kann der Interzellularspalt erhalten bleiben oder verloren gehen.

Die wichtigsten Funktionen dieser Kontaktstellen sind mechanische Verknüpfung, metabolische und ionale Koppelung benachbarter Zellen sowie Regulation der transepithelialen Permeabilität.

In **Tabelle 3.1** sind die im folgenden besprochenen Zellverbindungen zusammengestellt.

Desmosomen (Abb.3.1a) sind Haftverbindungen, die Zellen mechanisch verknüpfen. Sie treten ubiquitär zwischen gleichen aber auch verschiedenartigen Zellen auf. In ihrem Bereich ist der Interzellularspalt auf 30-50 nm erweitert (üblich sind 20 nm) und wird von transmembranösen Verbindungsglykoproteinen (Desmogleinen) überbrückt, die in der Spaltmitte eine elektronenmikroskopische Verdichtung hervorrufen. Der parazelluläre Transport wird durch Desmosomen nicht behindert (s. unten). Charakteristisch für Desmosomen sind ferner *Haftplatten*, die als Verdichtung unter den gegenüberliegenden Plasmamembranen liegen und feinfädiges elektronendichtes Material (Desmoplakin) aufweisen. Sie dienen der Verankerung intrazellulärer *Zytokeratinfilamente* (Tonofibrillen, S.18).

Klinischer Hinweis. Beim Pemphigus entwickelt der Körper Antikörper gegen die transmembranösen Verbindungsproteine der Desmosomen. Die Folge sind Blasenbildungen in der Haut und in Schleimhäuten durch Auflösung der Zellhaftung.

Hemidesmosomen kommen vor allem zwischen Epithelzellen und extrazellulärer Matrix vor. Sie zeigen die charakteristische Struktur eines Desmosoms nur auf einer Seite. Sie befestigen die Zellen durch *Ankerproteine*, z.B. an der Basalmembran **(Abb.3.3)**.

Zonula adhaerens, Fascia adhaerens. Sie dienen auch der mechanischen Verknüpfung von Zellen, stehen jedoch intrazellulär mit *Aktinfilamenten* in Verbindung. Außerdem sind andere Proteine am Aufbau der subplasmalemmalen Strukturen der Zonula und Fascia ad-

Tabelle 3.1 Zellkontakte

	Kontakte	Interzellulär	Intrazellulär	Funktion
Desmosom	Zelle-Zelle	Transmembranöse Verbindungsglykoproteine: Desmogleine	Haftplatten: Desmoplakin, Zytokeratin (intermediäre Filamente)	Mechanische Kopplung
Hemidesmosom	Zelle-Basalmembran			Zellanheftung
Zonula adhaerens, Fascia adhaerens	Zelle-Zelle	Transmembranöses Verbindungsprotein: Cadhaerin	Submembranöse Verdichtungen: Vinculin, Aktinfilamente	Mechanische Kopplung
Punctum adhaerens	Zelle-extrazelluläre Matrix	Fibronektin	Submembranöse Verdichtung: α-Aktinin, Vinculin, Talin, Aktinfilamente	Mechanische Kopplung
Zonula occludens (tight junction)	Zelle-Zelle			Verschluß des Interzellularraums, Unterbrechung von Lateralverschiebungen in der Plasmamembran
Nexus (gap junction)	Zelle-Zelle	Poren (Connexon)		Metabolische u. ionale Kopplung

haerens als an denen der Desmosomen beteiligt. Eine Zonula adhaerens verläuft gürtelförmig um eine Zelle (z. B. bei Darmepithelzellen), eine Fascia adhaerens ist streifenförmig (z. B. zwischen Herzmuskelzellen).

Punctum adhaerens. Es trägt durch Anheftung von Fibronektin an Zelloberflächenrezeptoren zur punktförmigen Befestigung einer Zelle an der Basalmembran bei. Die (einseitige) submembranöse Verdichtung weist andere Proteine (α-Aktinin, Vinculin, Talin) auf, als die der Zonula adhaerens, ist aber mit Aktinfilamenten verbunden.

Zonula occludens, *tight junction* (**Abb. 3.1 b**). Sie verschließt den Interzellularraum im unterschiedlichen Ausmaß durch leistenförmige Erhebung der Plasmamembran, an deren Spitzen sich transmembranöse Verbindungsproteine befinden. Zwischen den Leisten liegen Gebiete mit engem Interzellularraum (10–15 nm weit).

Zonulae occludentes befinden sich in der Regel im apikalen Bereich der Seitenflächen oberflächenbedeckender Epithelzellen. Sie können gürtelförmig (z. B. zwischen Darmepithelzellen), streifenförmig (z. B. im Herzmuskel) oder fleckförmig sein. Tight junctions unterbinden eine Lateralverschiebung aller Anteile der Plasmamembran und lassen in Abhängigkeit von der Anzahl der Leisten nur in sehr begrenztem Ausmaß einen Transport kleinster Moleküle durch Interzellularspalten zu.

Haftkomplex, *junctional complex.* An der Seitenfläche von kubischen oder hochprismatischen Oberflächenepithelzellen liegen im apikalen Bereich häufig eine Zonula occludens (am weitesten oben), eine Zonula adhaerens und Desmosomen unmittelbar untereinander. Sie bilden sog. *Haftkomplexe*, die lichtmikroskopisch an Tangentialschnitten (z. B. bei Versilberung) als sog. *Schlußleistennetze* in Erscheinung treten (**Abb. 3.6 a**).

Nexus, *gap junction* (**Abb. 3.1 c**). Hierbei handelt es sich um fleckförmige Gebiete – beim Epithel meist tief an der seitlichen Zelloberfläche gelegen –, bei denen der Abstand zwischen den Zellmembranen konstant auf 2–4 nm vermindert ist. Ein Nexus besteht aus zahlreichen Gruppen von intramembranösen *Tunnelproteinen* (Connexon), die jeweils einen Kanal umschließen (Kanaldurchmesser 1–1,5 nm). Die Tunnelproteine gegenüberliegender Membranen berühren sich und lassen feine Kommunikationswege zwischen den Zellen entstehen. Dadurch dienen gap junctions

- dem interzellulären Austausch niedermolekularer Substanzen (z. B. von Glukose, Steroidhormonen und Aminosäuren: metabolische Kopplung) und
- der Passage von Ionen (ionale, elektrische Kopplung).

Durch gap junctions werden Zellen zu größeren Funktionseinheiten zusammengeschlossen.

Gap junctions behindern jedoch den Transport niedermolekularer Substanzen durch den Interzellularraum nicht, da in ihrer Umgebung die Interzellularspalten erhalten sind.

Hinweis. Auch Synapsen zwischen Nervenzellen bzw. ihren Fortsätzen dienen der interzellulären Haftung und Kommunikation. Einzelheiten hierüber lesen Sie auf S. 82.

Weitere Zellverbindungen kommen durch *Aggregationsfaktoren* zustande, bei denen es sich um Anteile der Glycokalix der gegenüberliegenden Plasmamembranen handelt, die den Interzellularraum füllen. Außerdem fördern *Verzahnungen* von Nachbarzellen durch Zellausläufer, z. B. beim interdigitierenden Epithel die Zellhaftung.

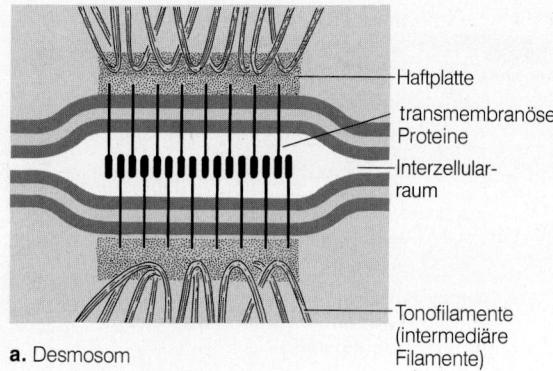

a. Desmosom

- Haftplatte
- transmembranöse Proteine
- Interzellularraum
- Tonofilamente (intermediäre Filamente)

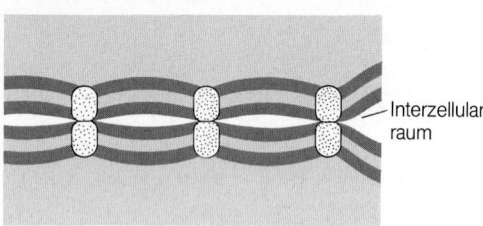

b. Zonula occludens (tight junction)

- Interzellularraum

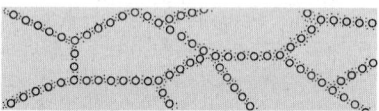

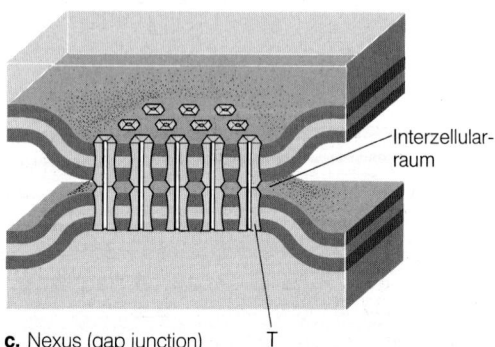

c. Nexus (gap junction)   T

- Interzellularraum

Abb. 3.1 a–c Verschiedene Formen von Zellhaften. **a** Desmosomen. Die Haftplatte der gegenüberliegenden Zellen sind durch transmembranöse Proteine verbunden. **b** Zonula occludens (tight junction). Die äußeren Lamellen der gegenüberliegenden Plasmamembranen sind stellenweise miteinander verschmolzen. *Oben* Zonula occludens im Querschnitt, *unten* in Aufsicht. **c** Nexus (gap junction). Der Interzellularspalt ist auf 2–4 nm verengt. Die gegenüberliegenden Zellen sind durch „Tunnelproteine" *T* verbunden, die feine „Kanäle" enthalten. (Nach Koecke 1981)

Interzellularräume. In jedem Gewebe bestehen zwischen den Zellen Interzellularräume. Sie sind unterschiedlich weit, z.B. beim Epithel spaltförmig (Durchschnittswert 20 nm), beim Binde- und Stützgewebe infolge größerer Mengen von Interzellularsubstanzen breit. Die Interzellularspalten und -räume sind wichtige Transportwege für Auf- und Abbauprodukte der Zellen.

> **Klinischer Hinweis.** Bei Erkrankungen können die Interzellularräume in großer Menge Flüssigkeiten aufnehmen (extrazelluläre Ödeme)

3.2. Epithelgewebe

Epithelgewebe (kurz: Epithel) *sind Verbände von Zellen ohne nennenswerte Interzellularsubstanzen. Sie bedecken innere und äußere Oberflächen und bilden den funktionell wichtigsten Anteil aller Drüsen (Drüsenepithel).*

Hinweis. Auch beim Nervengewebe fehlen Interzellularsubstanzen. Dies erklärt sich entwicklungsgeschichtlich, da Nervengewebe ektodermaler Herkunft ist (S. 119).

Sowohl morphologisch als auch funktionell handelt es sich beim Epithel um ein sehr unterschiedliches Gewebe. Dennoch gibt es Gemeinsamkeiten. So weisen alle Epithelien eine Basalmembran auf (s. unten); diese grenzt das Epithel gegen das darunter gelegene Gewebe ab. Ferner ist Epithel frei von Blutgefäßen (Ausnahme: Epithel der Stria vascularis des Innenohrs, S. 714); es wird durch Diffusion ernährt. Schließlich treten Nervenfasern nur an wenigen Stellen ins Epithel ein.
Eine Untergliederung des Epithels ist möglich in:

- Oberflächenepithel
- Drüsenepithel
- Sinnesepithel

Hinweis. Hinzu kommt *Myoepithel*. Es entwickelt sich wie die übrigen Epithelarten aus dem Ektoderm, ist aber durch das Vorkommen von Aktin und Myosin zur Kontraktion befähigt. Deswegen wird es im Zusammenhang der kontraktilen Gewebe besprochen (S. 78)

Wichtige *Funktionen* von Epithel sind:

- Schutz durch Bildung innerer und äußerer Oberflächen
- Resorption und Transport
- Sekretion
- Erregbarkeit

> **Klinischer Hinweis.** Wird Oberflächenepithel zerstört, entsteht eine Wunde.

Eine Zuordnung von bestimmten Funktionen zu bestimmten Epithelarten ist nur unter Berücksichtigung der Leistungen der einzelnen im jeweiligen Epithelverband vorhandenen Zellen möglich; so kommen im Oberflächenepithel Drüsenzellen und/oder Sinneszellen vor, in Drüsen Drüsenzellen und Myoepithelzellen, und Transport erfolgt sowohl in resorbierenden als auch in sezernierenden Epithelzellen.

Auch herkunftsmäßig ist Epithel sehr heterogen; es wird vom Ektoderm (z.B. Epidermis), vom Mesoderm (Endothel, Mesothel) und Entoderm (Darmepithel) gebildet. Schließlich sind Form und Oberfläche von Epithelzellen sehr unterschiedlich.

Hinweis. Der Ausdruck *„epitheloid"* bezeichnet Zellverbände unterschiedlicher Herkunft und Funktion, die epithelartig angeordnet sind und keine Oberflächen bekleiden, z.B. in arteriovenösen Anastomosen (S. 159).

3.2.1 Oberflächenepithel

> **Lernziele**
> Formen von Epithelzellen •
> Klassifizierung von Oberflächenepithel •
> Oberflächendifferenzierungen •
> Basalmembran • Transportierendes Epithel

Es gibt verschiedene Arten von Oberflächenepithel (**Abb. 3.2, Tabelle 3.2**), die jeweils bestimmten Körperregionen zugeordnet sind (s. unten).

Diagnostischer Hinweis. Bei der Epitheldiagnose müssen berücksichtigt werden:
- *Form der Epithelzellen*
- *Art und Anordnung der Epithelzellen*; im Epithelverband z.B. Schichtung und Reihung
- *Differenzierung der freien Zelloberflächen*

Epithelzellen haben verschiedene Formen

Räumlich gesehen sind die meisten Epithelzellen polyedrisch (vielflächig), in der Aufsicht vieleckig. Im übrigen sind der Form nach zu unterscheiden:

- platte Epithelzellen
- isoprismatische Epithelzellen
- hochprismatische Epithelzellen

Platte Epithelzellen sind im Schnitt niedrig und breit.
Isoprismatische Epithelzellen sind annähernd gleich hoch und breit und werden auch als *kubisch* bezeichnet.
Hochprismatische Epithelzellen sind höher als breit; für sie wird auch die Bezeichnung *zylindrisch* verwendet.

Diagnostischer Hinweis. Lichtmikroskopisch ist häufig die Zellform nicht unmittelbar zu beurteilen, da die Zellgrenzen nicht angefärbt sind. Jedoch kann (mit Vorbehalten) von der Form

der Zellkerne auf die Epithelform geschlossen werden: z.B. querovale Zellkerne bei platten Epithelzellen, runde Zellkerne bei isoprismatischen Epithelzellen, längsovale Zellkerne bei hochprismatischen Epithelzellen.

Oberflächenepithel läßt sich nach Zahl der Zellschichten und nach Form der oberflächlichen Zellen klassifizieren

Oberflächenepithel kann

- einschichtig,
- mehrschichtig,
- zwei- oder mehrreihig,
- verhornt oder unverhornt sein.

Einschichtiges Epithel besteht nur aus 1 Zellage.
Beim **mehrschichtigen Epithel** liegt eine Schicht über der anderen.
Im **mehrreihigen Epithel** berühren alle Zellen die Basalmembran, aber nicht alle erreichen die Oberfläche. Die Zellkerne liegen in Reihen übereinander.
Verhornt ist ein Epithel, das an der Oberfläche eines mehrschichtigen Epithels eine Hornschicht bildet.
Einschichtiges Plattenepithel (**Abb. 3.2 a**) kommt an Oberflächen mit besonders hoher Durchlässigkeit vor. Die Zellen sind flach ausgebreitet und oft durch Ausläufer miteinander verzahnt.

Als Auskleidung von Blut- und Lymphgefäßen sowie im Herzen wird es als *Endothel* bezeichnet. Das einschichtige Plattenepithel an der Oberfläche der serösen Häute (Peritoneum, Pleura, Perikard) wird auch *Mesothel* genannt. Sowohl Endothel als auch Mesothel leiten sich vom Mesoderm ab.
Einschichtiges iso- bzw. hochprismatisches Epithel (**Abb. 3.2 b, c**) kommt vor allem an Oberflächen vor, die Austauschvorgängen dienen (Darm, Niere). Apikal zeigen diese Epithelzellen häufig als besondere Differenzierung Mikrovilli (S. 19), die mit denen der Nachbarzellen einen Bürstensaum bilden können.
Mehrschichtiges unverhorntes Epithel (**Abb. 3.2 e**) ist das Schutzepithel innerer Oberflächen (z.B. Mundhöhle, Ösophagus, Vagina). Zur genaueren Definition des Epithels dient die *Form der Zellen der oberflächlichsten Lage.* Man findet ein mehrschichtiges unverhorntes *Platten*epithel und – seltener – ein mehrschichtiges unverhorntes *hochprismatisches* Epithel. Für das mehrschichtige unverhornte Plattenepithel ist eine starke Abschilferung an der Oberfläche charakteristisch.

Bei allen mehrschichtigen Epithelien geht der Zellersatz von den basalen Schichten aus, *Stratum germinativum.* Hier sind die Zellen meist prismatisch. Die Zellen wandern dann zur Oberfläche, wobei sie ihre Form verändern und schließlich in den obersten Lagen abgeplattet sind. Auch in der oberflächlichsten Schicht haben die Zellen noch Zellkerne.

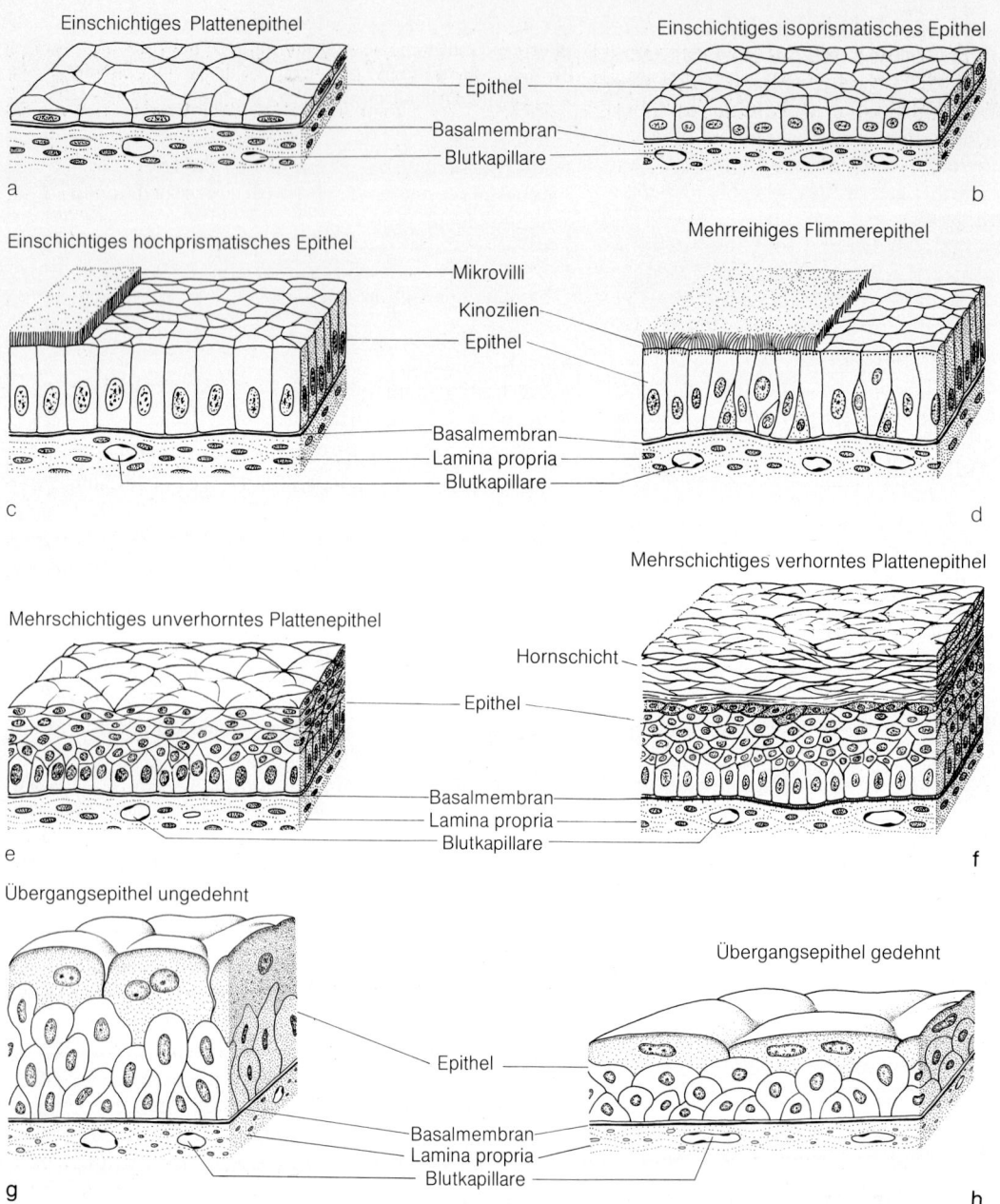

Einschichtiges Plattenepithel

Einschichtiges isoprismatisches Epithel

— Epithel —
— Basalmembran —
— Blutkapillare —

a

b

Einschichtiges hochprismatisches Epithel

Mehrreihiges Flimmerepithel

— Mikrovilli
— Kinozilien
— Epithel
— Basalmembran
— Lamina propria
— Blutkapillare

c

d

Mehrschichtiges verhorntes Plattenepithel

Mehrschichtiges unverhorntes Plattenepithel

Hornschicht
— Epithel
— Basalmembran
— Lamina propria
— Blutkapillare

e

f

Übergangsepithel ungedehnt

Übergangsepithel gedehnt

— Epithel
— Basalmembran
— Lamina propria
— Blutkapillare

g

h

Abb. 3.2 a–h Zusammenstellung der verschiedenen Epithelarten. Die Oberflächen des einschichtig hochprismatischen Epithels und des mehrreihigen Flimmerepithels sind jeweils *im rechten Bildteil* so gezeichnet, daß die Zellformen zu erkennen sind

Mehrschichtiges verhorntes Plattenepithel (Abb. 3.2 f) bildet die Epidermis (S. 206), das ist die oberflächlichste Schicht der Haut. Mehrschichtiges verhorntes isoprismatisches bzw. hochprismatisches Epithel gibt es nicht.

Zwei- und mehrreihiges Epithel (Abb. 3.2 d) ist auf die Luftwege, Teile des Urogenitalsystems und einige Drüsenausführungsgänge beschränkt. Häufig weisen die an der freien Oberfläche gelegenen Zellen eine besondere apikale Differenzierung auf, z.B. Stereozilien beim zweireihigen Epithel des Nebenhodens, Kinozilien beim mehrreihigen hochprismatischen Epithel der Atemwege (*respiratorisches Epithel*).

Übergangsepithel (**Abb. 3.2 g, h**), Urothel. Übergangsepithel ist überwiegend *mehrschichtig*. Es kleidet die ableitenden Harnwege aus (z.B. Harnleiter, Harn-

Tabelle 3.2 Einteilung des Oberflächenepithels beim Menschen (Nach Schiebler und Schneider 1991)

Nach der Zahl der Zellschichten	Nach der Zellform	Vorkommen (Beispiele)	Funktion (Beispiele)
Einschichtig	Platt	Alveolarepithel, Auskleidung von Gefäßen (Endothel), seröses Epithel zur Auskleidung von Hohlräumen: Perikard, Pleura, Peritoneum (Mesothel)	Durchlässigkeit, aktiver Transport durch Transzytose, Erleichterung von Gleitbewegungen der Eingeweide gegeneinander
	Isoprismatisch (= kubisch)	An der Oberfläche des Ovars, in Drüsenausführungsgängen, Linsenepithel	Bedeckung, Sekretion
	Hochprismatisch	Dünndarm, Gallenblase	Schutz, Resorption, Sekretion
Mehrreihig (alle Zellen erreichen die Basalmembrane, aber nicht alle die Oberfläche; die Kerne der Zellen liegen in verschiedenen Ebenen)		Auskleiden von Trachea, Bronchien, Nasenhöhle	Schutz, Partikeltransport, Sekretion
Mehrschichtig (2 oder mehr Lagen)	Verhornt, platt	Haut	Schutz, verhindert Wasserverlust
	Unverhornt, platt	Mund, Ösophagus, Vagina, Analkanal	Schutz
	Unverhornt, hochprismatisch	Fornix conjunctiva	Schutz
	Übergangsepithel	Nierenbecken, Ureter, Harnblase	Schutz

blase, S. 604). Dort kommen jedoch auch immer wieder mehr(2-)reihige Abschnitte vor.

Charakteristisch für das Übergangsepithel ist die Fähigkeit der Zellen, sich in Abhängigkeit vom Dehnungszustand umzuorientieren. Bei Füllung des Organs vermindert sich die Zahl der Zellschichten, im leeren Zustand nimmt sie zu. Veränderlich ist auch die Form der oberflächlichen Zellage, *Deckzellen*. Ungedehnt sind die Oberflächenzellen hochprismatisch, bei Dehnung platt. Stets überdeckt eine Oberflächenzelle mehr als 1 Zelle der darunter gelegenen Schicht. Häufig sind die Oberflächenzellen 2- oder mehrkernig. Apikal sind die Plasmamembran und der Zellkortex besonders gestaltet, so daß lichtmikroskopisch eine Verdichtung – als *Crusta* bezeichnet – erscheint.

Beispiele für das Vorkommen der verschiedenen Arten des Oberflächenepithels

Einschichtiges Plattenepithel; Alveolarepithel in der Lunge, Bowman-Kapsel des Nierenkörperchens, häutiges Labyrinth des Gehörorgans, Hornhautendothel des Auges; Endothel der Blut- und Lymphgefäße sowie des Herzens, Mesothel der Pleura, des Perikards und Peritoneums

Einschichtiges isoprismatisches Epithel; Drüsenausführungsgänge, Teile des Nephrons, Sammelrohre, Plexus choroideus, Pigmentepithel der Netzhaut des Auges, Linsenepithel

Einschichtiges hochprismatisches Epithel; Verdauungskanal vom Magen bis zum Rektum, Gallenblase, einige Drüsenausführungsgänge, Ductus papillares der Niere, Eileiter, Uterus

Mehrschichtiges unverhorntes Plattenepithel; Verdauungskanal von der Mundhöhle bis zum Ösophagus, Vagina, große Ausführungsgänge der Speicheldrüsen

Mehrschichtiges unverhorntes hochprismatisches Epithel; Fornix conjunctivae, hinteres Ende des Nasenvorhofs
Mehrschichtiges verhorntes Plattenepithel; Epidermis

Zweireihiges Epithel; Nebenhodengang (mit Stereozilien), Samenleiter, Ductus parotideus

Mehrreihiges Epithel; Als respiratorisches Epithel mit Kinozilien in den Luftwegen von der Nasenhöhle bis zu den Bronchien

Die Oberflächen von Epithelzellen können differenziert gestaltet sein

Oberflächenepithel weist häufig an seinen Oberflächen Besonderheiten auf:

- apikal
  - Mikrovilli
  - Bürstensäume bei resorbierenden Epithelien
  - Stereozilien
  - Kinozilien
- basolateral
  - basale Einfaltungen und laterale Mikrofalten

Wenn Sie sich über die Einzelheiten dieser Oberflächendifferenzierungen informieren wollen, lesen Sie S. 19

Die Epithel-Bindegewebsgrenze bildet die Basalmembran

Alle Epithelien sitzen mit ihrer dem Bindegewebe zugewandten Seite einer **Basalmembran** auf (bis zu 1 µm dick, **Abb. 3.3**). Durch diese extrazellulär gelegene Struktur, an der die Epithelzellen durch transmembranöse Verbindungsproteine (Ankerproteine, Integerin, s. oben) befestigt sind, sind die Epithelien mit ihrer Umgebung verbunden.

Die Bezeichnung Basalmembran stammt aus der Lichtmikroskopie. Basalmembranen können färberisch durch Versilberung oder mit der PAS-Reaktion (S. 97) erfaßt werden. Elektronenmikroskopisch zeigt sich, daß Basalmembranen mehrschichtig sind. Sie bestehen beim Epithel aus einer

- *Lamina rara externa*, die dem Epithel zugewandt ist, und als typisches Protein Laminin aufweist, einer
- *Lamina densa* (20–100 nm dick, elektronenmikroskopisch sehr dicht, daher der Name) mit Typ-IV-Kollagen und eingelagerten Proteoglykanen und Glykoproteinen und einer
- *Lamina rara interna* (nicht immer erkennbar) mit Fibronektin und einer
- *Lamina fibroreticularis*, die dicker ist als die übrigen Schichten. Sie enthält Kollagentyp III (retikuläre Fasern).

Hinweis. Bei einem anderen Typ von Basalmembranen fehlt die Lamina fibroreticularis. So besteht z. B. die Basalmembran im Glomerulus der Niere (S. 597) lediglich aus Lamina rara externa, Lamina densa und Lamina rara interna.

Eine besondere Benennung hat die Lamina densa gefunden; sie wird als **Basallamina** bezeichnet. Sie kommt an der Oberfläche vieler Zellen vor, z. B. bei Muskelzellen, Fettzellen, Glia. Die Basallamina kann nur elektronenmikroskopisch erfaßt werden.

Basalmembranen sind grundsätzlich permeabel und ermöglichen dadurch die Ernährung des Epithels.

Eine auffällige Eigenschaft vieler Oberflächenepithelien ist der Transport

Epithelien, die die Fähigkeit zum Transport in besonderem Umfang haben, werden als *transportierende Epithelien* bezeichnet.

Der *Transport* dient dazu, Stoffe aus der Umgebung aufzunehmen und sie dabei gegebenenfalls umzusetzen. Grundsätzlich kann ein Transport beim Oberflächenepithel vom Lumen zum Gewebe (Resorption), aber auch umgekehrt erfolgen (**Abb. 3.4**).

Zu unterscheiden sind:
- transzellulärer Transport
- parazellulärer Transport
- gemischter Transport

Transzellulärer Transport. Die Stoffaufnahme kann erfolgen durch:
- Endozytose
- membrangebundene Transportproteine
- Diffusion (histologisch nicht zu erfassen)

Der Endozytose (S. 25) und der Aufnahme durch membrangebundene Transportproteine sind digestive Systeme aus hydrolytischen Enzymen zugeordnet. Sie dienen dem Abbau nieder- und hochmolekularer Substanzen. Das Digestionssystem für niedermolekulare organische Substanzen, die vor allem über membrangebundene Transportproteine in die Epithelzellen gelangen, ist der Stoffaufnahme vorgeschaltet; die erforderlichen hydrolytischen Enzyme sind in der Zellmembran verankert und Bestandteile der Glykokalyx. Hochmolekulare Substanzen werden in den Lysosomen abgebaut. Dieser Abbau ist der Stoffaufnahme nachgeschaltet. – Häufig ist die Oberfläche resorbierender Zellen durch Mikrovilli vergrößert.

Parazellulärer Transport. Er erfolgt durch das System der Interzellularspalten und vor allem passiv. Der Umfang des parazellulären Transports hängt vom Vorkommen und der Ausbildung der Zonulae occludentes ab. Er dient hauptsächlich der Passage von Ionen.

Elektronenmikroskopie

Lichtmikroskopie

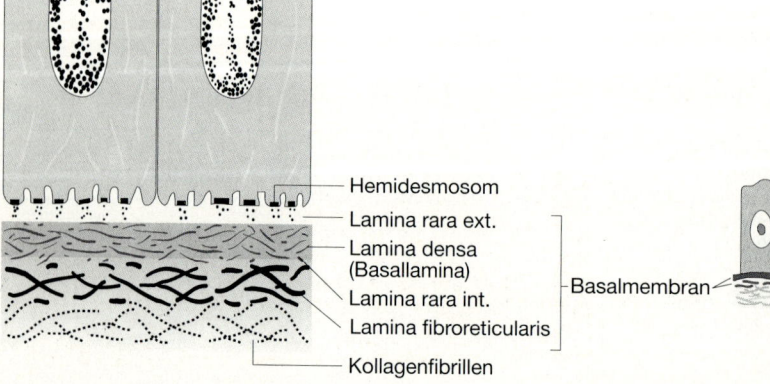

Hemidesmosom
Lamina rara ext.
Lamina densa (Basallamina)
Lamina rara int.
Lamina fibroreticularis
Kollagenfibrillen

Basalmembran

Abb. 3.3 Schematische Darstellung der Basalmembran. Links: elektronenmikroskopisch. Rechts: lichtmikroskopisch

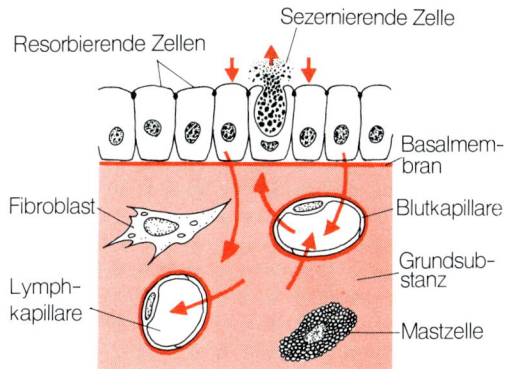

Resorbierende Zellen — Sezernierende Zelle — Basalmembran — Fibroblast — Blutkapillare — Lymphkapillare — Grundsubstanz — Mastzelle

Abb. 3.4 Oberflächenepithel ist zur Resorption (resorbierende Zellen) und Sekretion (sezernierende Zellen) befähigt. Die *Pfeile* geben die Richtung des Stoffaustausches an

Gemischter Transport. Ein gemischter Transport liegt dann vor, wenn Substanzen, um die Verschlußsysteme der Interzellularräume zu umgehen, zunächst in die Zelle aufgenommen (transzellulärer Weg), dann aber basolateral in die Interzellularräume abgegeben und dort weitergeleitet werden (parazellulärer Transport).

3.2.2 Sinnesepithel

Hierbei handelt es sich um Epithelzellgruppen mit der Fähigkeit, spezifische Reize aufzunehmen (z. B. Mechanorezeptoren im Stratum basale der Epidermis, Geschmackszellen der Zunge) und die an ihrer Oberfläche endenden Nervenzellfortsätze zu erregen; sie bestehen aus *sekundären Sinneszellen*. Anders verhalten sich *primäre Sinneszellen*, z. B. Riechzellen, die gleichzeitig Rezeptoren und Nervenzellen sind. – Einzelheiten über Sinnesepithel in den Kapiteln Haut (S. 210), Auge und Hör- und Gleichgewichtsorgan (S. 685).

3.3 Drüsen

Drüsen sind Zellkomplexe (oder Einzelzellen) des Epithels, die Stoffe, z. T. spezifischer Wirksamkeit, bilden und abgeben. Die Produkte der Drüsen(zellen) werden als **Sekret**, der Vorgang der Stoffbildung und -abgabe als **Sekretion** bezeichnet.
Man unterscheidet

• exokrine Drüsen und
• endokrine Drüsen.

Exokrine Drüsen haben einen *Ausführungsgang*, durch den sie ihr Sekret an innere oder äußere Körperoberflächen abgeben. Das Sekret hat daher überwiegend lokale Wirkung.

Endokrine Drüsen (Drüsen mit innerer Sekretion) sezernieren ihre Produkte (Inkrete, Hormone) in die Blut- bzw. Lymphbahn (ohne Ausführungsgänge) oder in den Interzellularraum (parakrine Sekretion). Sie haben also *keine Ausführungsgänge*. Die Hormone gelangen auf humoralem Weg zu allen Zellen und Geweben des Körpers.

Hinweis. Zur Sekretion sind jedoch auch Epithelzellen befähigt, die nicht zu einer Drüse gehören, z. B. das Epithel der Gallenblase. Außerdem kommt Sekretion bei nichtepithelialen Mesenchymabkömmlingen vor, z. B. Fibroblasten, Chondroblasten, Osteoblasten. Diese Zellen geben u. a. das zur Bildung von Bindegewebsfasern und amorpher Grundsubstanz erforderliche Material in den Interzellularraum ab.

3.3.1 Entwicklung

Drüsen bzw. Drüsenzellen sind überwiegend epithelialer Herkunft (Ausnahme: Nebennierenmark, S. 605). Sie entstehen durch lokale Proliferation von Oberflächenepithel (**Abb. 3.5**). Es bilden sich zunächst Epithelzapfen, die sich in das unter dem Epithel gelegene Bindegewebe einsenken. Anschließend entwickeln die Zellen an der Spitze der Epithelzapfen die Fähigkeit zur Sekretion: sie werden zur Anlage der *Drüsenendstücke*. Bleibt auch später die Verbindung zwischen der Anlage des Drüsenendstücks und dem Oberflächenepithel erhalten, entstehen **exokrine Drüsen**. Aus der Verbindung zwischen Oberfläche und Drüsenendstück wird der Drüsen-*ausführungsgang*.

Geht die Beziehung zwischen Oberflächenepithel und Endstückanlage dagegen verloren, z. B. durch Abbau der Zellen, die den Ausführungsgang bilden sollen, entstehen **endokrine Drüsen** (**Abb. 3.5**). Eine andere Entstehungsart der endokrinen Drüsen ist die Abspaltung der inkretorischen Zellen aus den Anlagen von Endstücken exokriner Drüsen, z. B. Inselapparat des Pankreas. – Ein Sonderfall ist die Schilddrüse. Hier entstehen Follikel (**Abb. 3.5**), die das von den Follikelepithelzellen gebildete Inkret speichern.

3.3.2 Exokrine Drüsen

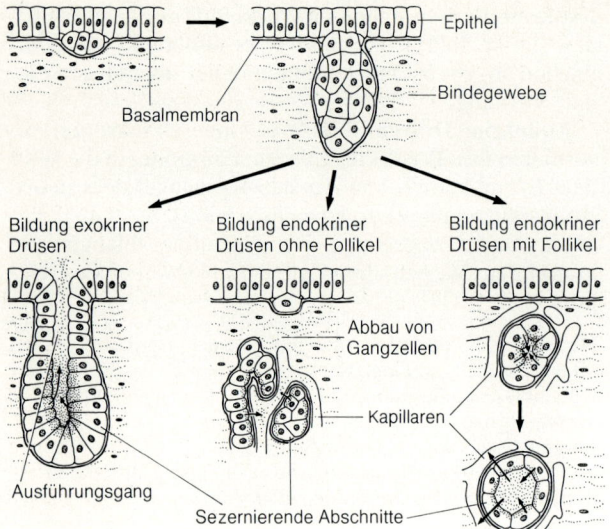

Bildung exokriner Drüsen

Bildung endokriner Drüsen ohne Follikel

Bildung endokriner Drüsen mit Follikel

Abbau von Gangzellen

Kapillaren

Ausführungsgang

Sezernierende Abschnitte

Abb. 3.5 Drüsenentstehung aus dem Oberflächenepithel. Das Oberflächenepithel bildet Zapfen, die in das umgebende Bindegewebe einwachsen. Zur Bildung von exokrinen Drüsen kommt es dann, wenn die Beziehung zum Oberflächenepithel erhalten bleibt. Geht die Beziehung zwischen Oberflächenepithel und Drüsenanlage verloren, entstehen endokrine Drüsen. Die sezernierenden Abschnitte der endokrinen Drüsen können strangartig angeordnet sein oder Follikel bilden. In den Follikeln können sich größere Mengen von Sekret sammeln, z.B. bei der Schilddrüse. Das Sekret der endokrinen Drüsenzellen gelangt in Kapillaren. (Nach Schiebler u. Schneider 1991)

Exokrine Drüsen sind vielgestaltig. Sie können *einzellig* oder (überweigend) *mehrzellig* sein. Außerdem bestehen zwischen den exokrinen Drüsen hinsichtlich ihrer Form, ihrem Sekret und ihrer Absonderungsvorgänge erhebliche Unterschiede.

Typische einzellige Drüsen sind die Becherzellen

Becherzellen (Abb. 3.6 a,c) kommen in allen Abschnitten des Darms und in den Luftwegen vor. Ihr Sekret ist ein regional etwas unterschiedlich zusammengesetzter Schleim (Hauptbestandteil sind Glykoproteine), der apikal unter Zerreißen der Zelloberfläche abgegeben wird. Die Form der Becherzellen ist charakteristisch: sie verjüngen sich nach basal; hier liegen Zellkern und RER. Über dem Kern befindet sich ein stark entwickelter Golgi-Apparat, der bei der Schleimbildung eine Rolle spielt (s. unten). Nach apikal erweitern sich die Becherzellen kelchförmig. Der Kelch enthält die von einer zarten Membran umgebenen Sekret-(Muzin)granula (Schleimtröpfchen). Die apikale Oberfläche der Becherzellen hat Mikrovilli.

Weitere einzellige exokrine Drüsen sind die *Paneth-Körnerzellen* des Dünndarms (S.569)

Mehrzellige Drüsen liegen selten endoepithelial, überwiegend extraepithelial

Endoepitheliale Drüsen. Mehrzellige im Epithel gelegene (endoepitheliale) Drüsen (**Abb. 3.6 b**) gibt es nur an wenigen Stellen, z.B. in der Nasenschleimhaut und in der Harnröhre.

Extraepitheliale Drüsen sind in der Regel eigenständige Organe mit einer Bindegewebskapsel und einer Septierung durch Bindegewebe in Lappen und Läppchen, z.B. bei den Mundspeicheldrüsen, der Tränen- oder Bauchspeicheldrüsen.

Exoepitheliale Drüsen bestehen in der Regel aus einem

• *Drüsenkörper*, der sich aus
  – sekretbildenden Drüsenendstücken,
  – Teilen des Ausführungsgangsystem und

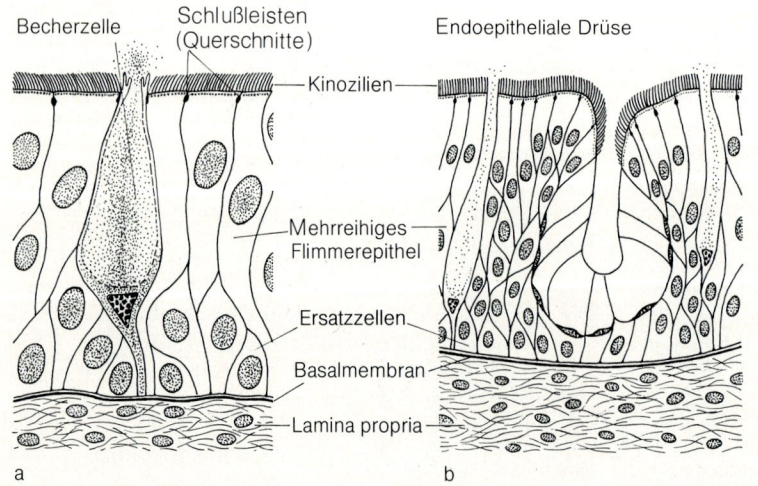

Becherzelle

Schlußleisten (Querschnitte)

Endoepitheliale Drüse

Kinozilien

Mehrreihiges Flimmerepithel

Ersatzzellen

Basalmembran

Lamina propria

a

b

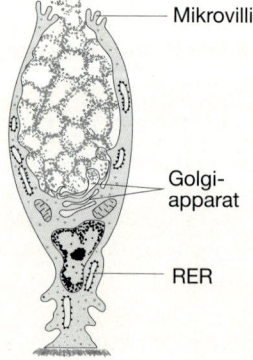

Mikrovilli

Golgi-apparat

RER

c

Abb. 3.6 a–c Endoepitheliale Drüsen. **a** Becherzelle, **b** mehrzelliger Drüsenkomplex. (Nach Bucher 1985), **c** Becherzelle elektronenmikroskopisch

– Bindegewebe mit Gefäßen und Nerven zusammensetzt, und einem oder mehreren
- *Drüsenausführungsgängen.*

> **In den Drüsenendstücken erfolgt die Sekretbildung**

Drüsenendstücke bestehen aus *Drüsenzellen* und werden von einer *Basalmembran* umgeben. Außerdem befinden sich bei zahlreichen Drüsen zwischen Basalmembran und Drüsenzellen *Myoepithelzellen*, deren Zytoplasma kontraktile Myofilamente enthält. Möglicherweise wirken die Myoepithelzellen bei der Sekretentleerung mit.

Alle exokrinen Drüsenzellen haben eine polare Gliederung. Basal, d. h. an der der Basalmembran zugekehrten Seite, liegen vor allem die für die Sekretbildung erforderlichen Zellorganellen. Von basal her erfolgt die Aufnahme der für die Sekretbereitung erforderlichen Stoffe aus dem Blut. Apikal, d. h. dem Drüsenlumen zugewandt, liegt das Sekret. Hier erfolgt die Sekretabgabe.

In der Regel kommen an der apikalen Zelloberfläche der Drüsenzellen Mikrovilli vor; in einigen Drüsenendstücken ist die Oberfläche der Drüsenzellen kanälchenförmig invaginiert, z. B. in den Fundusdrüsen des Magens.

Nach Art der in den Drüsenendstücken gebildeten Sekrete können unterschieden werden:

- seröse Drüsen
- muköse Drüsen
- gemischte Drüsen

Seröse Drüsen. Die Endstücke besitzen in größerer Menge Zellorganellen, die der Biosynthese dienen. Basal befindet sich häufig ein umfangreiches RER und perinukleär ein großer Golgi-Apparat. Färberisch-lichtmikroskopisch zeigt das basale Zytoplasma dann eine kräftige Basophilie. Apikal liegen die Zymogengranula. Der Zellkern ist rund und liegt etwa in der Zellmitte. Solche serösen Drüsenzellen bilden ein proteinreiches, dünnflüssiges Sekret. Das Drüsenlumen ist meist relativ eng. – Rein seröse Drüsen sind die Gl. parotis, Gl. lacrimalis, einige Zungen- und Nasendrüsen, die Bauchspeicheldrüse.

Muköse Drüsen. In den mukösen Drüsen wird ein zähflüssiger, enzymarmer Schleim gebildet. Der Zellkern liegt in den Endstückzellen basal und ist abgeplattet. Apikal befindet sich muzinhaltiger Schleim. Lichtmikroskopisch sieht das Zytoplasma wabig aus. Die Drüsenlumina sind meist relativ weit. – Rein muköse Drüsen sind selten, z. B. hintere Zungendrüsen, Gll. palatinae.

Oft bereitet die Unterscheidung von mukösen und serösen Drüsenzellen Schwierigkeiten, insofern bei manchen Zellen muköse und seröse Sekretion ineinander übergehen. Aus Drüsenzellen dieser Art bestehen z. B. die Gll. oesophageae, die Drüsen am Mageneingang und -ausgang und die Gll. bulbourethrales. Sie bilden ein Sekret, das reich an Glykokonjugaten und Proteinen ist. Die Drüsenzellen haben in der Regel einen runden Zellkern, das Zytoplasma ist aber nur schwach basophil.

Gemischte Drüsen (**Abb. 3.7**). In gemischten Drüsen kommen in den Endstücken sowohl seröse als auch muköse Drüsenzellen vor (deswegen Gl. seromucosa). Jede dieser Zellen besitzt ihren charakteristischen Feinbau und produziert entweder ein seröses oder ein muköses Sekret, das in das Drüsenlumen abgegeben wird. Gemischte Drüsen bilden daher ein gemischtes Sekret, z. B. die Speicheldrüsen des Mundbodens. In diesen Drüsen *sitzen die serösen Drüsenzellen den mukösen Endstücken kappenförmig auf* (Gianuzzi- oder v. Ebner-Halbmonde).

Zwischen den gemischten Speicheldrüsen bestehen hinsichtlich der relativen Anteile der serösen Endstücke Unterschiede: in der Gl. submandibularis ist der Anteil der serösen Endstückzellen hoch, in der Gl. sublingualis niedrig.

Nach Art der Sekretabgabe aus Drüsenendstückzellen werden unterschieden:

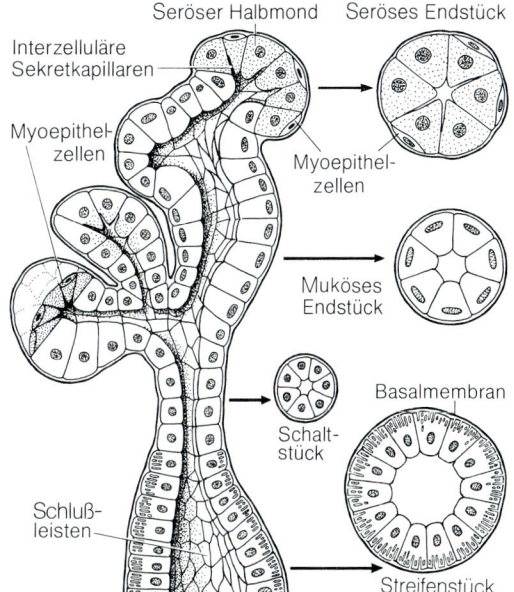

Abb. 3.7 Gemischte Drüse (z. B. Gl. sublingualis). Die sezernierenden Drüsenabschnitte besitzen sowohl seröse als auch muköse Drüsenzellen. Die serösen Drüsenzellen bilden sog. Halbmonde. In den serösen Drüsenzellen sind die Kerne rund, liegen im basalen Drittel der Zelle, wo gleichzeitig größere Mengen Ergastoplasma vorkommen. Apikal liegen Sekretgranula. – Die Zellkerne der mukösen Drüsenzellen sind flach und liegen an der Zellbasis. Die Zellen haben nur wenig Ergastoplasma. – Die Schaltstücke sind kurz und haben ein isoprismatisches oder plattes Epithel. Die Streifenstücke werden von hochprismatischen Epithelzellen mit Einfaltungen der basalen Zellmembran und zahlreichen basal gelegenen Mitochondrien gebildet. (Nach Braus 1956)

- merokrine Sekretion
- apokrine Sekretion
- holokrine Sekretion

Merokrine Sekretion (Nomina histologica 1989, früher auch ekkrine Sekretion, **Abb. 3.8 a**). Bei der merokrinen Sekretion erfolgt die Sekretabgabe durch *Exozytose*. Zytoplasmatische Sekretgranula treten mit dem Plasmalemm in Verbindung, öffnen sich und geben ihren Inhalt

an die Umgebung ab. Verwirklicht wird dieser Sekretionsmechanismus vor allem in Drüsen mit hoher Sekretionsleistung, z. B. in den Speicheldrüsen, in Drüsen des Geschlechtsapparats, in allen endokrinen Drüsen.

Apokrine Sekretion (**Abb. 3.8 b**). Hierbei wird der *apikale Teil der Zelle mit dem Sekret abgestoßen.* Es geht hierbei ein Teil Zytoplasma verloren, den die Zelle nach Sekretabgabe wieder regenerieren muß. – Beispiele:

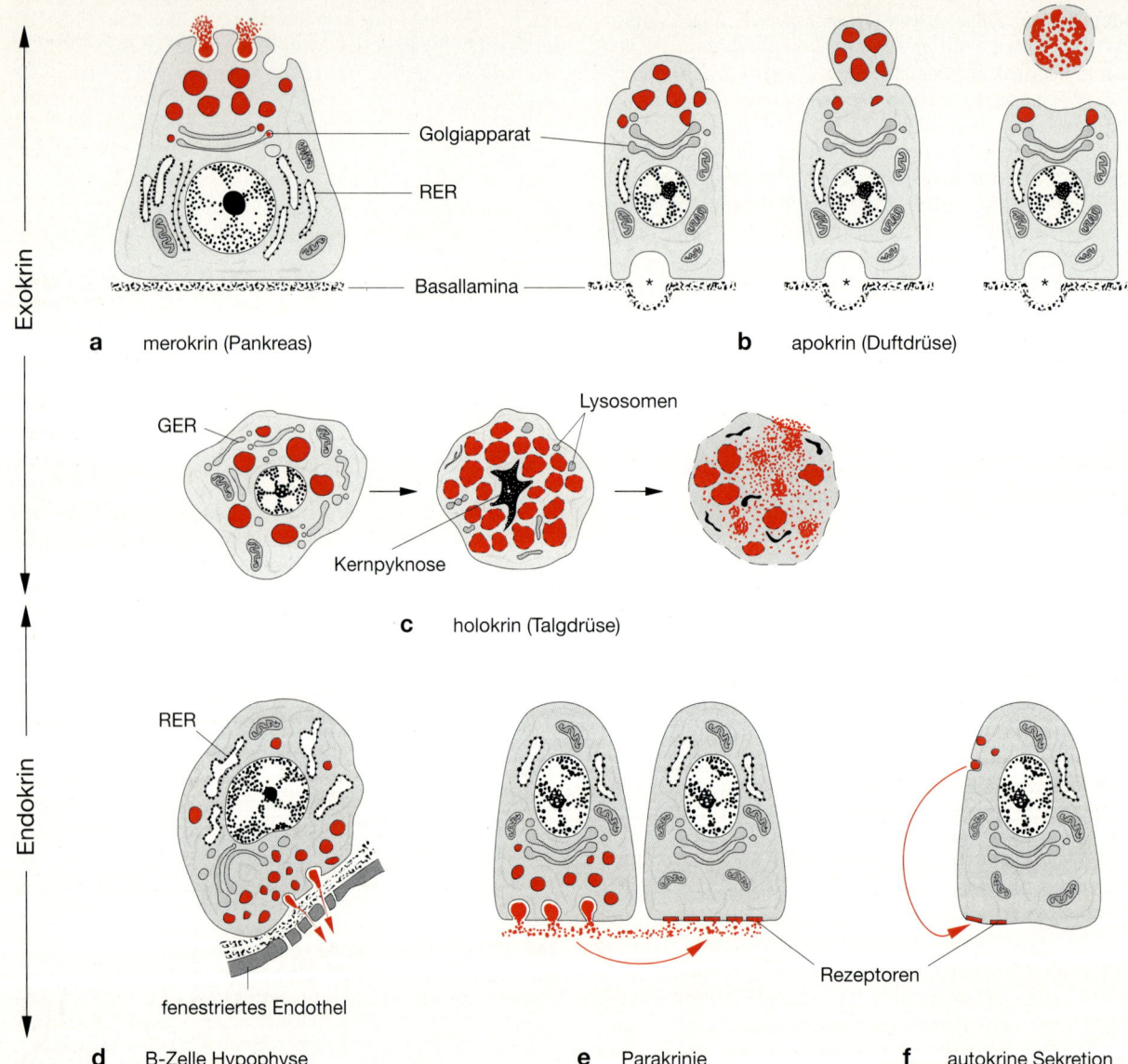

Abb. 3.8 Verschiedene Formen der Sekretion. **a-c** Exokrine Sekretion. **d-f** Endokrine Sekretion . **a** Ekkrine (merokrine) Sekretion z. B. bei serösen Drüsenzellen. Das Sekret wird im RER und Golgi-Apparat gebildet, in Sekretgranula an die Zelloberfläche transportiert und dort durch Exozytose abgegeben. **b** Apokrine Sekretion, z. B. in den Duftdrüsen. Der apikale Teil der Zelle mit Sekretgranula wird abgeschnürt. *Raum für

Myoepithelzellen. **c** Holokrine Sekretion, z. B. in Talgdrüsen. Die Zellen gehen bei der Talgbildung zugrunde. **d** Endokrine Sekretion durch Hormonabgabe ins Blut: Wirkung über weite Strecken. **e** Parakrine Sekretion durch Hormonabgabe ins Interstitium: Wirkung auf kurze Distanz. **f** Autokrine Sekretion durch Hormonabgabe in die Zellumgebung: Wirkung auf die eigene Zelle

Milchdrüsen (S.215), Gll. ceruminosae des äußeren Gehörgangs.

Holokrine Sekretion (Abb. 3.8c). Hierbei *geht die ganze Drüsenzelle zugrunde*. Das Sekret füllt die Zelle aus, der Zellkern wird pyknotisch, die Zelle zerfällt. Jede Zelle ist nur zu *einem* Sekretionsvorgang fähig. Holokrine Sekretion erfolgt in den Talgdrüsen der Haut (S.213).

Die Ausführungsgänge exokriner Drüsen sind mehr als ein Ableitungssystem für Sekrete

---

Alle Ausführungsgänge exokriner Drüsen münden an Epitheloberflächen. Während des Transportes durch die Ausführungsgänge werden die Sekrete verändert, insbesondere hinsichtlich ihrer Elektrolytzusammensetzung, z.B. in den Mundspeicheldrüsen durch Reabsorption von Natriumionen und HCO_3^--Sekretion.

Das Ausführungsgangsystem (Beispiel Speicheldrüse) besteht aus verschiedenen Abschnitten:

- Schaltstück das dem Endstück folgt
- Streifenstücken (Sekret-, Speichelrohr)
- Ausführungsgang im engeren Sinne, Ductus excretorius

Zwischen den verschiedenen Drüsen bestehen hinsichtlich des Vorkommens, der Größe und der Verzweigungen der verschiedenen Abschnitte des Ausführungsgangsystems z.T. erhebliche Unterschiede; z.B. fehlen in der Tränendrüse Schalt- und Streifenstücke, in der Bauchspeicheldrüse Streifenstücke. Die meisten Drüsen haben nur einen, in der Regel verzweigten Ductus excretorius; mehrere Ductus excretorii haben u.a. Milch- und Tränendrüse.

Schaltstücke sind in der Regel kurz und werden von einem platten bis kubischen Epithel ausgekleidet. Sie sind meist englumig. Differentialdiagnostisch müssen sie von Kapillaren unterschieden werden.

Streifenstücke haben ein einschichtiges iso- bis hochprismatisches Epithel. Die Zellen besitzen eine basale Streifung, die durch Einfaltung der basalen Zellmembran und Mitochondrien in Palisadenstellung zustande

kommt. Die Streifenstücke liegen in der Regel innerhalb der Drüsenläppchen. Sie sind der Ort, an dem die Sekretzusammensetzung verändert wird.

Ductus excretorii beginnen interlobulär. Sie werden von einem 2-reihigen kubisch bis hochprismatischen Epithel mit deutlichen Schlußleisten begrenzt.

Mehrzellige Drüsen lassen sich klassifizieren

Berücksichtigt werden hierzu die Form der sezernierenden Abschnitte und das Ausführungsgangsystem (**Abb. 3.9**). Man unterscheidet *einfache* und *zusammengesetzte Drüsen*. Bei den einfachen Drüsen ist der *Ausführungsgang unverzweigt*, bei den zusammengesetzten *verzweigt* und es kommen verschieden gestaltete Endstücke evtl. mit verschiedenen Arten von Drüsenzellen vor.

Einfach-tubulöse Drüsen. Als tubulös wird eine Drüse bezeichnet, wenn der sezernierende Abschnitt schlauchförmig ist. Die einfach-tubulösen Drüsen sind gestreckt und das Drüsenlumen öffnet sich an der Epitheloberfläche. Beispiele: Glandulae intestinales des Dünndarms (S.568), Krypten im Kolon (S.576).

Gewunden-tubulöse Drüsen. Bei den gewunden-tubulösen Drüsen, z.B. den Schweißdrüsen, besteht ein gestreckter Ausführungsgang und ein gewundenes, schlauchförmiges Endstück.

Verzweigt-tubulöse Drüsen ohne speziellen Ausführungsgang kommen in der Schleimhaut von Magen und Uterus vor, mit einem kurzen Ausführungsgang in der Schleimhaut des Mundes, der Zunge und des Ösophagus.

Einfach-azinöse und *einfach-alveoläre Drüsen* sind beim Menschen selten. Sie bilden jedoch die Endstücke zahlreicher zusammengesetzter Drüsen. Sowohl die azinösen als auch die alveolären Endstücke sind kugelförmig: beim Azinus sind die Drüsenzellen hoch und das Drüsenlumen ist schmal, beim Alveolus sind die Drüsenzellen abgeflacht und das Lumen ist weit.

Zusammengesetzte exokrine Drüsen. Diese Drüsenform liegt bei den meisten größeren Drüsen vor. Vielfach verzweigte tubuloazinöse Drüsen sind z.B. Speicheldrüsen und die Drüsen der Luftwege. Die sezernierenden

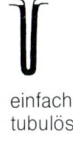
einfach
tubulös

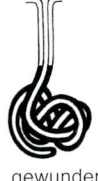
gewunden
tubulös

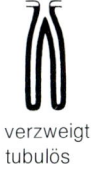
verzweigt
tubulös

einfach
azinös

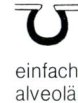
einfach
alveolär

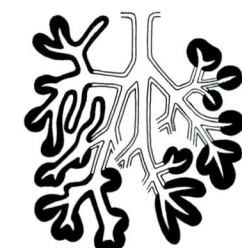
vielfach verzweigt
gemischt
tubulo-azinös

vielfach
verzweigt
azinös

Abb. 3.9 Verschiedene Drüsenformen. Die sezernierenden Abschnitte sind verstärkt gezeichnet

Endstücke bestehen aus unregelmäßig verzweigten tubulösen Abschnitten, die zahlreiche azinöse Ausstülpungen besitzen. Einige tubuloazinöse Drüsen haben Endstücke mit sehr weitem Lumen, z.B. Milchdrüse und Prostata.

Drüsenzellen bilden Material, das nicht von ihnen selbst benötigt wird

---

Drüsenzellen sind auf Bildung und Ausschleusung von Sekreten spezialisiert. Kein Sekret ist indifferent, vielmehr erfüllt jedes Sekret eine spezielle Aufgabe. Dementsprechend ist die Zusammensetzung der Sekrete sehr verschieden. Zahlreiche Sekrete enthalten Enzyme oder Antikörper. Insgesamt überwiegen bei Sekreten die Proteinanteile, wenn manche Sekrete auch kohlenhydratreich sind und über Lipide verfügen.

Proteinsekretion (**Abb. 3.10**). An der Bildung und Ausschleusung von proteinreichen Sekreten sind zahlreiche Zellorganellen beteiligt. Die für die Proteinbiosynthese erforderlichen Aminosäuren stammen aus dem Blut und gelangen, nachdem sie die verschiedenen Membranen und den Interzellularraum durchquert haben, ins Zytoplasma der Drüsenzelle. Dort werden sie zu Polypeptidketten charakteristischer Aminosäurefrequenz zusammengefügt. Hierbei wirken Transfer- und Messenger-RNA mit. Ort der Biosynthese von Sekretproteinen sind die Ribosomen des RER. Das Produkt liegt schließlich im Lumen des RER. Von hier wird es durch Vesikel zum Golgi-Apparat transportiert. Im Golgi-Apparat erfolgt die Konzentration, evtl. eine chemische Modifikation und die „Verpackung" des Sekrets. Anschließend lösen sich die Sekretgranula vom Golgi-Apparat und werden zur Abgabe an die Zelloberfläche transportiert. Sekretgranula sind meist rund, von einer glatten Membran umgeben und haben einen dichten Inhalt. Die Sekretabgabe erfolgt überwiegend durch Exozytose.

Glykoproteinsekretion. Für die Synthese von Sekreten, die außer Proteinen Kohlenhydrate enthalten, ist der Golgi-Apparat von besonderer Bedeutung. Im Golgi-Apparat werden Kohlenhydrate synthetisiert und mit den Proteinen verknüpft. Im Golgi-Apparat erfolgt auch, sofern das Sekret sulfatierte Glykoproteine enthält, eine Sulfatierung der Polysaccharide. Typische Zellen mit Glykoproteinsekretion sind die Becherzellen (s. oben).

Regulation. Die Tätigkeit exokriner Drüsenzellen wird intrazellulär vom Zellkern und außerdem exogen geregelt. Bei der exogenen Kontrolle spielt bei vielen Drüsen das autonome Nervensystem, bei anderen eine hormonale Kontrolle und bei einigen beide Mechanismen eine Rolle.

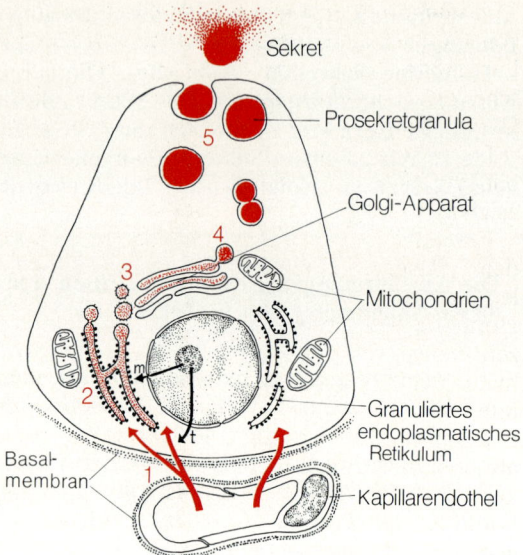

Abb. 3.10   Sekretion (ekkriner Modus) als Fließbandproduktion. Aus niedermolekularen Bausteinen (*1*) werden im RER (*2*) Sekretvorstufen gebildet. Diese gelangen in kleinen Transportbläschen (*3*) zum Golgi-Apparat, wo sie zu Sekret aufbereitet und in Bläschen verpackt werden (*4*). Unter mehrfachem Konflux entstehen lichtmikroskopisch sichtbare Prosekretgranula (*5*) bzw. Sekretgranula, die ihren Inhalt durch Exozytose in die Umgebung abgeben. Die notwendige Energie wird von Mitochondrien geliefert. m = m-RNA, t = t-RNA

3.3.3 Endokrine Drüsen

Lernziele

Endokrine Drüsen • Endokrine Zellgruppen • Endokrine Einzelzellen • Hormonbildung • Hormonwirkung • Regelmechanismus

---

Hormonbildende Zellen sind über den gesamten Organismus verteilt

---

Hormonbildende Zellen befinden sich in
• endokrinen Drüsen und
• endokrinen Zellgruppen, außerdem treten sie als
• Einzelzellen auf.

Gemeinsam ist allen, daß ihre Produkte, die *Hormone*, stets humoral zum Ort ihrer Wirksamkeit gelangen (**Abb. 3.8 d–f**). Für den Transport steht das Blut- und Lymphgefäßsystem bzw. der interstitielle Raum zur Verfügung. Ein Ausführungsgang ist in keinem Fall vorhanden.

Endokrine Drüsen sind Hypophyse, Zirbeldrüse, Schilddrüse, Nebenschilddrüsen und Nebennieren. Es handelt sich um selbständige Organe.

Endokrine Zellgruppen liegen einzeln oder sind Teile von Organen. Sie kommen vor im Hypothalamus, als Langerhans-Inseln im Pankreas, als Leydig-Zwischenzellen im Hoden, als Follikelepithelzellen und als Corpus-luteum-Zellen im Ovar sowie in Paraganglien.

Die von den endokrinen Drüsen und Zellgruppen gebildeten Hormone werden als *glanduläre Hormone* bezeichnet.

Einzelzellen. Sie werden an zahlreichen Stellen gefunden, gehäuft im Gastrointestinaltrakt. Viele dieser Zellen gehören in die Gruppe der **parakrinen Zellen**. Die Hormone dieser Zellen haben eine sehr kurze Halbwertzeit und wirken deswegen nur auf Zellen ihrer Umgebung. Der Transport dieser Hormone erfolgt durch die interstitielle Flüssigkeit, also parazellulär (**Abb. 3.8 e**). Die von den Einzelzellen gebildeten Hormone werden als *aglanduläre Hormone* und, sofern sie parakrin wirken, als *Gewebehormone* bezeichnet. Zu den Gewebehormonen gehören u. a. Wachstumsfaktoren, Prostaglandine und zahlreiche Neuropeptide, die sowohl peripher als auch im Zentralnervensystem gebildet werden. Viele der einzeln gelegenen Zellen gehören zum APUD-System (s. unten).

Hormone können aber auch auf die eigene Zelle rückwirken (*autokrine Wirkung*, **Abb. 3.8 f**). Dies hat z. B. Bedeutung beim Zellwachstum. Hierbei handelt es sich bei den sezernierten Substanzen (Zytokine) z. B. um Wachstumsfaktoren (growth factors).

Hinweis. Die detaillierte Besprechung der endokrinen Organe erfolgt im speziellen Teil des Lehrbuchs.

Die Hormonsynthese erfolgt mittels der gleichen Zellorganellen, die auch exokrine Sekrete bilden

Jedoch wird, verglichen mit exokrinen Drüsenzellen, in den meisten inkretorischen Drüsenzellen nur verhältnismäßig wenig, dafür aber hochwirksames Sekret gebildet. Dadurch sind in den endokrinen Zellen die entsprechenden Organellen verhältnismäßig klein, z. B. das RER und der Golgi-Apparat. Das Ergebnis der intrazellulären Hormonbildung sind Sekretgranula, in denen die Hormone, teilweise an Trägersubstanzen gebunden, vorliegen. Die Hormonabgabe erfolgt durch Exozytose. – Endokrine Drüsenzellen sind in der Regel nicht polar gegliedert.

Unter den proteohormonbildenden Drüsenzellen nimmt die *Schilddrüse* eine Sonderstellung ein. Die Drüsenzellen haben ein relativ stark entwickeltes RER und einen vergleichsweise großen Golgi-Apparat. Die Speicherung des Hormons erfolgt extrazellulär in einer Follikelhöhle. Von hier aus erfolgt bei Bedarf die Mobilisierung des Hormons (Einzelheiten S. 457). Die in der Schilddrüse gespeicherte Hormonmenge ist auffällig groß.

Polypeptidsekretion. Zu den parakrinen Zellen gehören endokrine Zellen, die Polypeptide mit hormonaler Aktivität und gleichzeitig biogene Amine sowie deren Vorläufer enthalten. Diese Zellen werden unter der Bezeichnung APUD (*Amin Precursor Uptake and Decarboxilation*)-Zellen zusammengefaßt. Zytologisch zeichnen sich diese Zellen durch nur wenig entwickeltes RER und einen kleinen Golgi-Apparat sowie kleine runde Sekretgranula aus. Die Zellen liegen mehr oder weniger verstreut in vielen Organen, teilweise isoliert, teilweise in Gruppen. Sie bilden gemeinsam das *neuroendokrine System*. Gegenwärtig sind etwa 30 Zellarten bekannt, die zur APUD-Reihe gehören.

Steroidsekretion. Eine weitere Sonderstellung nehmen die *steroidhormonbildenden Zellen* ein, z. B. in der Nebennierenrinde und im Ovar. Diese Zellen haben wenig RER und wenig freie Ribosomen. Dafür ist der Golgi-Komplex relativ groß und es kommen zahlreiche Lysosomen und Peroxisomen vor. Am auffälligsten sind jedoch ein *stark entwickeltes GER* und *Mitochondrien vom tubulären Typ.* Die Zellen speichern nur wenig Hormon, enthalten aber größere Mengen Vorstufen, z. B. Cholesterin. Die Synthese der steroidbildenden Zellen paßt sich den jeweiligen Anforderungen an.

Hormone wirken hochspezifisch

Verglichen mit dem Nervensystem, das in gleicher Weise wie das endokrine System der Informationsübertragung dient, arbeitet das endokrine System langsam. Zwischen Reiz und Erfolg können Minuten bis Stunden vergehen. Die Hormone wirken dadurch, daß am Zielort hochspezifische Rezeptoren vorhanden sind, die entweder an die Zellmembran gebunden sind, *Membranrezeptoren,* oder intrazellulär liegen, *intrazelluläre Rezeptoren* (speziell für Steroidhormone). Dadurch ist die Hormonwirkung sehr spezifisch. Außerdem wirken Hormone stets in kleinen Mengen. Dies schließt nicht aus, daß jedes Hormon auch gleichzeitig auf mehrere Organe wirken kann. Die Hormone nehmen an den Reaktionen, die sie anregen, nicht selbst teil.

Die Regulation der Tätigkeit endokriner Drüsen erfolgt durch Rückkopplung

Für das Verständnis des Regelmechanismus im endokrinen System ist es wichtig zu wissen, daß stets mehrere endokrine Drüsen einen Regelkreis bilden. Regelgrößen sind dabei die Hormonkonzentrationen. Diese haben überwiegend einen hemmenden Einfluß auf die im Regelkreis folgende Drüse: steigt die Homonproduktion an einer Stelle und damit die Hormonkonzentration im Blut, bewirkt dies in der folgenden Drüse eine Hemmung der dortigen Hormonproduktion. Dies führt rückkoppelnd zu einer Senkung der Hormonproduktion in der Ausgangsdrüse (negative Rückkopplung). Dies ruft dann wieder eine Enthemmung (Steigerung) der Tätigkeit der Folgedrüse hervor, u. s. w. – Im Rahmen der endokrinenRegelkreise haben Hypothalamus und Adenohypophyse eine übergeordnete Stellung (**Abb. 3.11**).

Hormonale Regelkreise wirken eng mit nervalen Regelkreisen zusammen. Insbesondere unterliegt das übergeordnete Zentrum im Hypothalamus der Kontrolle sowohl durch Hormone als auch durch das Zentralnervensystem. Es wird deswegen von einer neuroendokrinen Regulation gesprochen.

3.4 Bindegewebe

3.4.1 Definitionen

Das Binde- und Stützgewebe ist vielgestaltig. Sein Aufbau ist den lokalen Anforderungen angepaßt. Gemeinsam ist allen Formen das Vorkommen von

- Bindegewebszellen und
- größeren Mengen geformter bzw. ungeformter Interzellularsubstanzen.

Bindegewebszellen. Es gibt verschiedene Arten von Bindegewebszellen, von denen jede eigene morphologische Charakteristika hat. Es kommen vor

- fixe Bindegewebszellen, die ortsgebunden sind, z. B. Fibrozyten, Fettzellen, Retikulumzellen und
- freie Bindegewebszellen, die beweglich sind und wandern können, z. B. Makrophagen, Lymphozyten, Plasmazellen, Granulozyten. Sie gehören überwiegend zum Abwehrsystem (S. 172).

Interzellularsubstanzen. Sie können

- ungeformt, amorph, oder
- geformt sein.

Ungeformte Interzellularsubstanzen werden auch als *Grundsubstanzen* bezeichnet. Sie besitzen je nach ihrer chemischen Zusammensetzung und ihrem physiko-chemischen Verhalten unterschiedliche Konsistenz.

Geformte Interzellularsubstanzen bestehen aus *Fasern.*

Alle Formen des Bindegewebes mit faserigen Interzellularsubstanzen besitzen auch gleichzeitig amorphe Interzellularsubstanzen. – Es gibt jedoch nur wenige Bindegewebe ohne interzelluläre Fasern (z. B. Mesenchym).

Das Verhältnis von geformter zu amorpher (ungeformter) Interzellularsubstanz ist bei den Bindegeweben sehr unterschiedlich. Der Unterschied bestimmt u. a. die mechanischen Eigenschaften des Bindegewebes.

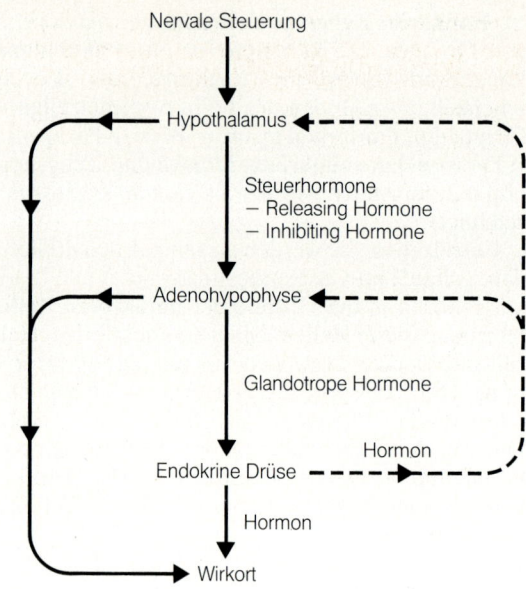

Abb. 3.11 Prinzipieller Aufbau des endokrinen Systems. *Durchgezogene Linien* Wirkungen der Hormone. *Unterbrochene Linien* Rückkoppelnde Wirkung der Hormone peripherer endokriner Organe

3.4.2 Bindegewebszellen

Lernziele

Fixe Bindegewebszellen: Fibrozyten, Fibroblasten • Freie Bindegewebszellen: Leukozyten, Plasmazellen, Makrophagen, Mastzellen

Fixe Bindegewebszellen dienen vor allem der Faser- und Grundsubstanzbildung

Fixe Bindegewebszellen (**Tabelle 3.3**) tragen dazu bei, Gewebe zu stabilisieren (mechanische Aufgaben) und schaffen die Matrix für den Austausch (Transport) von anabolen und katabolen Stoffwechselprodukten. Bindegewebszellen treten in aktiver Form (dann als –blasten bezeichnet) oder in einer Ruhephase auf (dann als –zyten bezeichnet). Typische ortsständige Bindegewebszellen sind

- Fibrozyten und
- Fibroblasten.

Fibrozyten (**Abb. 3.12**) sind flache, spindelförmige Zellen mit langen, membranartig ausgezogenenen, äußerst dünnen Enden, die verzweigt sein können. Der Zellkern ist abgeplattet und erscheint in der Aufsicht ellipsoid, im Profil spindelförmig. Im Zytoplasma kommen nur

Tabelle 3.3 Bindegewebszellen und ihre Funktionen

Zelltyp	Produkte	Funktion
Fixe Bindegewebszellen: Fibroblasten, Fibrozyten, Retikulumzellen, Chondrozyten, Osteozyten, Odontozyten	Fasern und Grundsubstanz	Sekretion, mechanische Stabilität
Fettzellen		Fettspeicher: Energiereserve, Wärmeisolierung
Freie Bindegewebszellen: Neutrophile Granulozyten Eosinophile Granulozyten	Faktoren, die Krankheitserreger und Fremdzellen abtöten	Zytotoxizität, Phagozytose
Basophile Granulozyten Mastzellen	Steuernde Faktoren für die Entzündungsreaktion	Parakrine Entzündungssteuerung, Gerinnungshemmung
Monozyten ↘ Makrophagen	Steuernde Faktoren für die Entzündungsreaktion, Wachstumsfaktoren	Phagozytose, Entzündungssteuerung, Steuerung des Zell-Wachstums
Lymphozyten ↘ Plasmazellen	Antikörper	Immunabwehr, Bindung von Fremdproteinen

wenig RER, wenige Mitochondrien und ein unbedeutender Golgi–Apparat vor.

Hinweis. In der Gewebekultur sind Fibrozyten außerordentlich teilungsfreudig, in vivo werden dagegen selten Zellteilungen gefunden (Ausnahme: Wundheilung).

Fibroblasten sind auch spindelförmig, jedoch meist plump mit gröberen Fortsätzen. Alle Zellorganellen, die der Bildung von Interzellularsubstanz (Fasern, Grundsubstanz) dienen, sind stark entwickelt, insbesondere das RER und der Golgi-Apparat.

Hinweis. Die Begriffe Fibrozyt und Fibroblast werden häufig synonym gebraucht. Tatsächlich handelt es sich um ein und dieselbe Zellart in verschiedenen Funktionsstadien; jeder Fibrozyt kann wieder in das Stadium der Faserbildung eintreten und wird dann Fibroblast genannt.

Weitere ortsständige Zellen des Binde- und Stützgewebes sind Mesenchymzellen (S. 57), Retikulumzellen (im retikulären Bindegewebe, S. 58), Fettzellen (Fettgewebe, S. 61), Chondrozyten (Knorpelgewebe, S. 62) und Osteozyten (Knochengewebe, S. 65).

Informationen über die aufgeführten Zellen finden Sie auf den jeweils angegebenen Seiten.

Besonderer Erwähnung bedürfen die **Mesothelzellen**. Es handelt sich um transformierte Bindegewebszellen, die an der Oberfläche seröser Häute (z. B. Peritoneum, Pleura, S. 487) eine epithelartige Bedeckung bilden.

Freie Bindegewebszellen stehen vor allem im Dienst der Abwehr

Freie Bindegewebszellen (**Tabelle 3.3**) sind fähig, ihre Lage zu verändern, beteiligen sich aber *nicht* an der Bildung von Interzellularsubstanzen (insbesondere nicht an der Fibrillogenese).

Leukozyten. Die Gruppe der weißen Blutzellen, auch als *Mikrophagen* bezeichnet, besteht aus Granulozyten, Lymphozyten und Monozyten. Die Granulozyten und Monozyten werden im Knochenmark, die Lymphozyten überwiegend in den lymphatischen Organen gebildet. Alle Leukozyten können Gefäßwände durchwandern. Deswegen kommen sie sowohl im strömenden Blut als auch im Bindegewebe vor. Ihre Besprechung erfolgt in den Kapiteln Blut (S. 165) und Abwehrsysteme (S. 172).

Plasmazellen (**Abb. 3.12**) sind Endstufen aus der Reihe der B–Lymphozyten. Sie kommen unter normalen Umständen nur im Gewebe – aber nicht im Blut – vor. Ihre Besprechung erfolgt im Kapitel Abwehrsysteme (S. 178).

Makrophagen (**Abb. 3.12**) gehen aus den *Monozyten* hervor, nachdem jene (Monozyten) die Blutbahn verlassen haben und ins Bindegewebe gelangt sind. Sie sind wichtige Zellen des Abwehrsystems (S. 175). Die hervorstechendste Eigenschaft der Makrophagen ist eine begierige Phagozytose. Aufgenommen werden zugrundegegangenes Zellmaterial, geschädigte Interzellularsubstanz, Mikroorganismen oder inerte Partikel. Außerdem sezernieren Makrophagen verschiedene biologische aktive Proteine (S. 175).

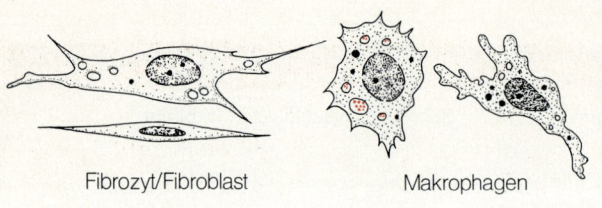
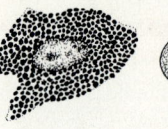
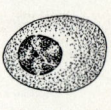

Fibrozyt/Fibroblast   Makrophagen   Mastzelle   Plasmazelle

Abb. 3.12   Verschiedene Formen von Bindegewebszellen. Fibrozyt/Fibroblast: oben in Aufsicht, unten im Längsschnitt

Makrophagen können als

- ortsständige Makrophagen oder als
- Wanderzellen vorliegen.

Ortsständige Makrophagen kommen in zahlreichen Organen vor und haben jeweils eigene Namen (S. 175). Im lockeren Bindegewebe werden sie auch als Histiozyten, ruhende Wanderzellen, bezeichnet. Liegen sie in der Nähe kleiner Blutgefäße, handelt es sich um *Adventitialzellen*.

Ortsständige Makrophagen des Bindegewebes können abgerundet, aber auch spindel- oder sternförmig sein; sie haben einen mittleren Durchmesser von 10–20 μm. Ihr Kern ist etwas kleiner und dichter als der von Fibrozyten. Das Zytoplasma enthält zahlreiche Granula und Vakuolen. Sie sind schwer von Fibrozyten zu unterscheiden.

Fremdkörperriesenzellen. In der Umgebung von Fremdkörpern, die zu groß sind, um von Zellen aufgenommen und abgebaut zu werden, kann es dazu kommen, daß Makrophagen fusionieren. Es entstehen dann Fremdkörperriesenzellen mit 100 oder mehr Zellkernen.

Wanderzellen. Aus der ruhenden Wanderzelle kann eine bewegliche Wanderzelle werden. Dann bekommen die Makrophagen kurze, pseudopodienartige Fortsätze und eine irreguläre Form. Im Zytoplasma kommen zahlreiche Einschlüsse vor, insbesondere Lysosomen und sehr häufig Fetttropfen.

Hinweis. Monozytenvorläufer (im Knochenmark), Monozyten und Makrophagen sind Zellen *einer* Zellinie. Da sie außerdem gemeinsame Eigenschaften haben, vor allem der Phagozytose und der parakrinen Sekretion wurden sie zum *Mononukleären-Phagozytose-System* (MPS) zusammengefaßt.

Mastzellen (**Abb. 3.12**). Sie sind im lockeren Bindegewebe weit verbreitet und liegen besonders in der Nähe kleiner Blutgefäße. Sie gehören zu den Hilfszellen des Abwehrsystems (S. 176). Charakteristisch für die relativ großen Mastzellen sind dicht liegende, basophile Granula im Zytoplasma. Die Granula enthalten *Heparin* und *Chondroitinsulfat;* beides sind stark saure Proteoglykane, die *Metachromasie* (S. 96) hervorrufen können. Heparin wirkt der Blutgerinnung entgegen. Außerdem enthalten Mastzellen *Histamin,* das die Gefäße erweitert und z. B. bei Entzündungen und allergischen Erkrankungen freigesetzt werden.

Hinweis. Häufig kommen im Bindegewebe Pigmentzellen (Chromatophoren) vor. Herkunftsmäßig gehören sie nicht zum Bindegewebe, da sie aus der Neuralleiste stammen (S. 721). Die Pigmentbildung in den Chromatophoren unterliegt einer hormonalen Steuerung, möglicherweise durch das Melatonin der Epiphyse. (S. 750)

3.4.3   Interzellularsubstanzen

Lernziele

Kollagenfasern • Fibrillogenese • Retikuläre Fasern • Elastische Fasern • Ungeformte Interzellularsubstanz

Die Interzellularsubstanz besteht hauptsächlich aus

- Fasern unterschiedlicher Struktur und physikalischer Eigenschaften,
- amorpher Grundsubstanz und
- Gewebeflüssigkeit (meist gebunden).

Kollagenfasern sind die häufigsten Bindegewebsfasern

Weitere Bindegewebsfasern sind retikuläre Fasern und elastische Fasern (s. unten).

Kollagenfasern kommen praktisch überall im Körper vor. Chemisch bestehen sie aus einem Skleroprotein, *Kollagen,* und Polysacchariden. Kollagen ist das häufigste Protein des Körpers, ca. 30 % der Gesamtmenge des Körperproteins.

Hinweise. Ihre Bezeichnung haben die Kollagenfasern dadurch erhalten, daß sie beim Kochen quellen und Leim geben (Kolla=Leim). Dabei gehen das Kollagen und die polysaccharidhaltigen Kittsubstanzen in Lösung. Aus dem Leim können wieder Fibrillen ausgefällt werden. – Bei Behandlung mit schwachen Säuren quellen die Kollagenfasern und sind mikroskopisch nicht mehr sichtbar.

Bei Betrachtung mit bloßem Auge erscheint kollagenes Bindegewebe weiß (**Tabelle 3.4**). Im Lichtmikroskop sind die einzelnen frischen Kollagenfasern farblos. Zur Anfärbung von Kollagenfasern dienen bestimmte saure Farbstoffe, z. B. färben sich Kollagenfasern mit Eosin rot (HE-Färbung), mit Anilinblau blau (Azan-Färbung), mit Lichtgrün grün (Trichrom-Färbung nach Goldner bzw. Masson).

Tabelle 3.4 Bindegewebsfasern und ihre Besonderheiten

	Kollagenfasern	Retikuläre Fasern	Elastische Fasern
Eigenfarbe	Weiß-opak		Gelb
Mechanische Eigenschaften	Zugfest (5 % dehnbar)	Zugfest	Zugelastisch 100–150 %
Lichtmikroskopie	Unverzweigt, Durchmesser 1–20 µm, wenig lichtbrechend	Feinste netzartig angeordnete Fäserchen, Netze, „Gitter"	Gestreckt, nicht in Fibrillen auflösbar, stark lichtbrechend, Netze, gefensterte Membranen
Anordnungsweise	Gewellte Bündel, Geflechte		
Polarisationsmikroskopie	Anisotrop	Anisotrop	Bei Dehnung zunehmend anisotrop
Elektronenmikroskopie	Aufgliederung in Kollagenfibrillen (Durchmesser 0,2–0,5 µm) und quergestreifte Mikrofibrillen (Durchmesser 30–200 nm)		Grundsubstanz mit randständigen Mikrofibrillen
Verhalten in kochendem Wasser und in verdünnten Säuren	Quellen, löslich, leimbildend	Unlöslich	Unlöslich

Färbungen:
  Azan
  H.E.
  Elastika-Färbungen
  van Gieson
  Versilberung
	Blau
	Rot
	Ungefärbt
	Rot
	Hellbraun
		Blau
		Rosa
		Ungefärbt
		Rot
		Schwarz
			Schwach rot bis violett
			Ungefärbt
			Rotbraun, violett
			Indifferent
			Ungefärbt

Im Polarisationsmikroskop weisen Kollagenfasern eine Doppelbrechung auf, die auf den langen, in Faserrichtung parallel liegenden Kollagenmoleküle beruht. Die Doppelbrechung der Kollagenfasern ist veränderlich, z. B. wird sie bei Faserdehnung verstärkt, beim Trocknen der Fasern oder bei Erwärmen (z. T. irreversibel) gesenkt. Die Doppelbrechung kann dazu benutzt werden, „maskierte", d. h. in Grundsubstanz eingebettete Kollagenfasern (z. B. in Knorpel und Knochen) polarisationsmikroskopisch sichtbar zu machen.

Kollagenfasern liegen im Organismus selten einzeln, meist bilden sie größere oder kleinere Bündel (Kollagenfaserbündel, **Abb. 3.13**), die im histologischen Präparat – vor allem im lockeren Bindegewebe – einen gewellten (haarlockenförmigen) Verlauf haben.

Kollagenfasern haben einen Durchmesser von 1–20 µm. *Sie sind unverzweigt.*

Die Länge der Kollagenfasern wird wesentlich vom Spannungszustand beeinflußt. Wird längere Zeit die Spannung erhöht, werden die Kollagenfasern länger, wird die Spannung vermindert, verkürzen sie sich.

Klinischer Hinweis. Längere Ruhigstellung von Gelenken führt durch Verkürzung der Kollagenfasern des Bandapparats zu einer vorübergehenden Versteifung. Nach Übung kann sich der vorherige Zustand wieder einstellen. Auch eine Überdehnung ist möglich.

Elektronenmikroskopisch lassen sich Untereinheiten der Kollagenfasern nachweisen:

- Kollagenfibrille (Durchmesser 0,2–0,5 µm)
- Mikrofibrille (Durchmesser 30–200 nm = 0,03–0,2 µm)

Kollagenfibrillen (**Abb. 3.13**). Jede Kollagenfibrille größeren Durchmessers besteht aus Kollagenfibrillen kleineren Durchmessers, die durch Kittsubstanz zusammengehalten werden. Der Durchmesser wird jeweils von der Anzahl der in einer Fibrille vereinigten Fibrillen kleinerer Größenordnung bestimmt.

Die Faser- bzw. Fibrillendurchmesser sind in den einzelnen Geweben verschieden und außerdem altersabhängig. Durchschnittlich nimmt der Durchmesser der Fibrillen bei Beanspruchung zu, mit dem Alter ab.

Mikrofibrillen (**Abb. 3.13**). Die Mikrofibrillen sind elektronenmikroskopisch durch das Vorkommen von dunklen und hellen Querstreifen mit einer Periodizität von durchschnittlich 64 nm gekennzeichnet. Die dunklen Querstreifen entstehen bei der Präparateherstellung dort, wo Schwermetallionen vermehrt gebunden bzw. in die Fibrillen eingelagert werden. Zusäztlich weist jeder Streifen helle und dunkle Linien auf.

Aufgebaut wird jede Mikrofibrille aus gestreckten **Tropokollagenmolekülen**, die aneinander und nebeneinander liegen. Tropokollagenmoleküle polymerisieren bei geeigneter Behandlung zu Protofibrillen (Durchmesser 11–15 nm), die jedoch keine eigene Baueinheit

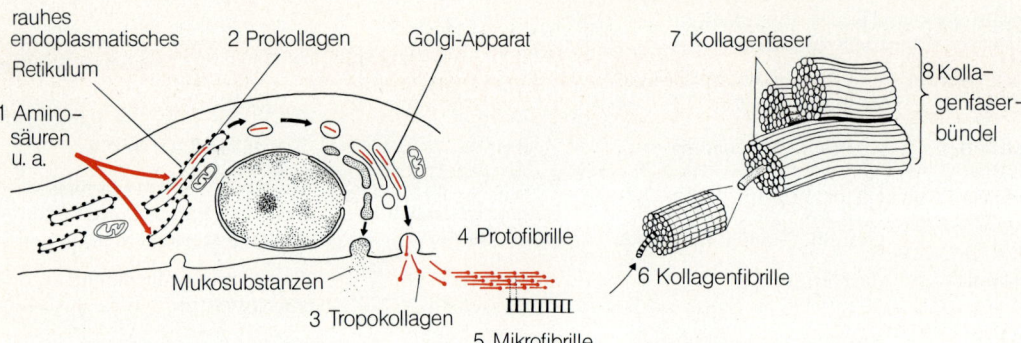

Abb. 3.13 Schematische Darstellung der Kollagenfaserbildung. Aminosäuren (*1*) gelangen in den Fibroblasten, wo im RER Prokollagen (*2*) synthetisiert wird. Im Golgi-Apparat werden außerdem saure Proteoglykane gebildet. Prokollagen und saure Proteoglykane werden in die Umgebung der Zelle abgegeben. Dort wird Prokollagen in Tropokollagen (*3*) umgewandelt. Durch Aggregation entstehen hier (extrazellulär) über die Zwischenstufe von Protofibrillen (*4*) Mikrofibrillen (*5*, mit charakteristischer Querstreifung). Mikrofibrillen lagern sich zu Kollagenfibrillen (*6*) und diese zu Kollagenfasern (*7*) zusammen. Viele Kollagenfasern zusammen bilden Kollagenfaserbündel (*8*)

darstellen. Tropokollagenmoleküle weisen End-zu-End und Seit-zu-Seit Verknüpfungen auf. Zwischen den in einer Reihe hintereinandergelegenen Tropokollagenmolekülen bestehen feine Spalten. Von Reihe zu Reihe sind die Tropokollagenmoleküle jeweils um $1/4$ ihrer Länge versetzt.

Jedes einzelne Tropokollagenmolekül hat eine Länge von 280 nm und eine Breite von 1,5 nm. Es besteht aus je 3 helixartig umeinander gewundenen Polypeptidketten mit charakteristischer Aminosäuresequenz. Vor allem kommen die Aminosäuren Glycin, Prolin und Hydroxyprolin vor. Die Polypeptidketten sind durch Querbrücken miteinander verbunden.

Die Vernetzung der Tropokollagenmoleküle und die Querbrücken zwischen den Polypeptidketten bedingen die *wichtigste physikalische Eigenschaft der Kollagenfasern, nämlich die Zugfestigkeit* (bis zu $6\,kg/mm^2$). Biegungskräften setzen Kollagenfasern dagegen keinen Widerstand entgegen. Reversibel dehnbar sind die Kollagenfasern etwa um 5%. Tritt akut eine stärkere Dehnung auf, kommt es vor dem Zerreißen zu einer irreversiblen Längsdehnung („fließen").

Kollagenfasern sind die wichtigsten Bestandteile des lockeren und dichten Bindegewebes sowie der Sehnen. Die mechanischen Eigenschaften der Bindegewebe werden u. a. von der Anordnung der Kollagenfasern bestimmt (s. unten).

> **Die Fibrillogenese erfolgt teilweise intrazellulär, teilweise extrazellulär**

Zunächst wird im RER des Fibroblasten als Vorstufe *Prokollagen* synthetisiert (**Abb. 3.13**). Hierbei wird unterschiedlich glykosyliert, was später zum Auftreten verschiedener Kollagentypen führt. Die Abgabe so gebildeter Polypeptide aus der Zelle erfolgt durch Exozytose entweder direkt aus den Zisternen des RER in die Zellumgebung oder via Golgi-Apparat. Die Fibroblasten produzieren außer den Peptiden noch *Glykokonjugate*, die gleichfalls in die Zellumgebung gelangen. *Außerhalb der Zelle*, in unmittelbarer Nähe der Zelloberfläche, wird Prokollagen enzymatisch (durch Prokollagenpeptidase) in *Tropokollagen* umgewandelt. Durch Aggregation und kovalente Vernetzung der Tropokollagenmoleküle entstehen schließlich Mikrofibrillen (s. oben).

> **Kollagen tritt in verschiedener Zusammensetzung auf**

Unter den Kollagentypen sind Typ I–IV die wichtigsten (**Tabelle 3.5**).

- *Typ I* kommt am häufigsten vor und kann vor allem im lockeren und dichten Bindegewebe, z. B. des Coriums der Haut, in Knochen, Sehnen und Faszien nachgewiesen werden. Kollagentyp-I-Fasern bilden häufig dichte Bündel.
- *Typ II* ist für den hyalinen Knorpel charakteristisch. Kollagentyp II bildet meist dünne, netzartig angeordnete Fibrillen.
- *Typ-III* ist wesentlicher Bestandteil der retikulären Fasern und u. a. in der Lamina fibroreticularis der Basalmembranen, in Gefäßwänden und im Korium der Haut zu finden.
- *Typ IV* tritt in Basallaminae auf (S. 42) und wird *nicht* von Fibroblasten gebildet.

Tabelle 3.5 Charakteristika der Kollagentypen I–IV (Nach Schiebler und Schneider 1991)

Kollagentyp	Vorkommen	Lichtmikroskop	Elekronenmikroskop	Syntheseort	Interaktion mit Glykosaminoglykanen	Funktion
I	Dermis, Faszien, Sehnen, Sklera, Organkapseln, Faserknorpel, Dentin, Knochen	Typische Kollagenfaser, dick, dicht gepackt und in Bündeln, nicht argyrophil, stark doppelbrechend	Unterschiede im Durchmesser, Querstreifung der Mikrofibrillen	Fibroblasten, Chondroblasten, Osteoblasten, Odontoblasten	Gering, hauptsächlich mit Dermatansulfat	Zugfest
II	Hyaliner und elastischer Knorpel, Nucleus pulposus, Glaskörper	Lockeres Netzwerk, sichtbar nur mit Pico-Sirius-Färbung und Polarisationsmikroskopie	Keine Fasern, sehr dünne Fibrillen, eingebettet in viel Grundsubstanz	Chondroblasten	Intensiv, hauptsächlich mit Chondroitinsulfat	Widerstandsfähig gegen intermittierende Drücke
III	Basalmembran, glatte Muskulatur, Endoneurium, Arterien, Uterus, Leber, Milz, Niere, Lunge	Retikuläre Fasern, lockeres Netzwerk aus dünnen argyrophilen, schwach doppelbrechenden Fasern	Locker gepackte, dünne Fibrillen mit eher einheitlichem Durchmesser, Querstreifung der Mikrofibrillen	Fibroblasten, retikuläre Zellen, glatte Muskelzellen, Schwann-Zellen, Hepatozyten	Mittelmäßig, hauptsächlich mit Heparansulfat	Strukturerhaltung in Organen, die sich ausdehnen
IV	Epitheliale und endotheliale Basallaminae	Dünne, amorphe, schwach doppelbrechende Membranen	Weder Fasern noch Fibrillen	Endotheliale und epitheliale Zellen, Schwann-Zellen	Mit Heparansulfat	Unterstützung und Filtration

Retikuläre Fasern sind Bindegewebsfasern vom Kollagentyp III

Sie kommen in enger Nachbarschaft von Retikulumzellen vor (s. unten), aber auch als zellunabhängige Fasernetze (deswegen *Gitterfasern*). Die retikulären Fasern (Retikulinfasern) sind stets sehr fein (Durchmesser 0,2–1,0 µm). Sie bestehen aus kollagenen Mikrofibrillen (mit typischer Querstreifung) und größeren Mengen polysaccharidreicher Grundsubstanz (bis 12 %, gegenüber 1 % in Kollagenfasern). Dadurch können retikuläre Fasern mit der Perjodsäure-Schiff-Reaktion (PAS, S. 97) sichtbar gemacht werden.

Die färberische Darstellung, besonders auch der feineren retikulären Fasern, gelingt durch Silberimprägnationen *(Argyrophilie, argyrophile Fasern)*. Silbersalze legen sich der Oberfläche der Mikrofibrillen an (periodische Außenversilberung der retikulären Fasern; Kollagenfasern haben eine entsprechende Innenversilberung). Die retikulären Fasern erscheinen nach Versilberung schwarz.

Die retikulären Fasern (**Tabelle 3.4**) bilden Fasergerüste, z.B. in den hämatopoetischen Organen (rotes Knochenmark, Milz, Lymphknoten) und im Bindegewebe (Stroma) zahlreicher anderer Organe. Außerdem kommen sie an der Oberfläche von Axonen (S. 87), Muskelzellen, Kapillaren und mancher Epithelzellen vor. Retikuläre Fasern sind wesentlicher Bestandteil von Basalmembranen (Lamina fibroreticularis, S. 42).

Physikalische und chemische Eigenschaften. Die retikulären Fasern sind geringfügig dehnbar und biegungselastisch; sie geben dem Gewebe eine gewisse Steife. Retikuläre Fasern sind doppelbrechend. In Säuren quellen sie nicht, in Trypsinlösung werden die retikulären Fasern nicht angegriffen, von Pepsin jedoch verdaut. Beim Kochen geben sie keinen Leim.

Entwicklung. Während der Ontogenese erscheinen retikuläre Fasern überall dort, wo auch Kollagenfasern gebildet werden, jedoch in der Regel früher. Kollagentyp I ensteht nämlich durch schrittweise Umwandlung aus Kollagentyp III.

Elastische Fasern unterscheiden sich morphologisch, physikalisch und chemisch deutlich von Kollagenfasern

Elastische Fasern (**Tabelle 3.4**) *sind verzweigt und bilden dreidimensionale Netze* (**Abb. 3.14 a**). Der Durchmesser der Fasern schwankt stark: dünnere haben Durchmesser von 0,2–1,0 µm, elastische Faser im Nackenband von 4–5 µm (**Abb. 3.14 b**). Lichtmikroskopisch sehen elastische Fasern homogen aus und verlaufen innerhalb des

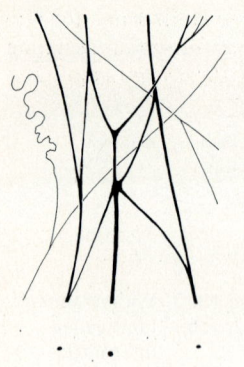
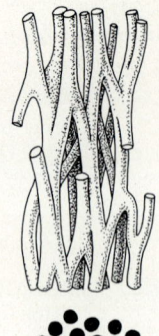
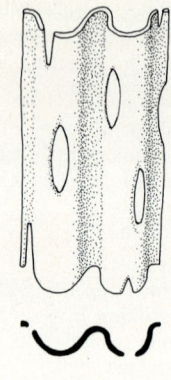

Abb. 3.14 a-c Elastisches Material kann als **a** elastisches Netz, als **b** elastisches Band oder als **c** elastische Membran vorliegen. *In der oberen* Reihe sind die Gebilde in Verlaufsrichtung, *in der unteren* im Querschnitt dargestellt

a   Elastisches Netz   b   Elastisches Band   c   Elastische (gefensterte) Membran

Netzes gestreckt. Ihre färberische Darstellung gelingt nur mit speziellen Farbstoffen, z. B. Orzein, Resorzinfuchsin, Aldehydfuchsin. In Zupfpräparaten, in denen das elastische Fasernetz zerrissen ist, rollen sich die Faserenden auf.

Elektronenmikroskopisch bestehen die elastischen Fasern überwiegend aus einer amorphen glykoproteinreichen Grundsubstanz, in der vor allem randständig Mikrofibrillen (Durchmesser 10 nm) liegen.

Vorkommen. In der Regel kommen elastische Fasern und Netze zusammen mit Kollagenfasern vor (**Abb. 3.15**), z. B. in der Kapsel und im Stroma von Organen. Der Bestand an elastischen Fasern wechselt jedoch regional stark. Besonders viele elastische Fasern besitzt die Lunge.

Außer elastischen Fasern kommen *elastische gefensterte Membranen* vor (**Abb. 3.14c**), z. B. in der Aorta.

Nur ausnahmsweise bilden elastische Fasern Bänder, beim Menschen z. B. zwischen den Wirbelbögen. Aufgrund der Eigenfarbe der elastischen Fasern erscheinen diese gelb *(Ligg. flava)*. Die Eigenfarbe der elastischen Fasern (Membranen) ruft auch die Gelbtönung der Aortenwand hervor.

Physikalische und chemische Eigenschaften. Elastische Fasern sorgen für die reversible Dehnbarkeit der Gewebe. Sie haben nämlich einen geringen Elastizitätsmodul. Bei einem Zug von 20–30 kg/cm^2 dehnen sie sich bis auf 150 % ihrer Ausgangslänge. Diese Dehnung ist noch reversibel. Bei stärkerer Dehnung zerreißen die elastischen Fasern. – Im Alter nimmt die Elastizität der elastischen Fasern und Membranen ab.

Im Gegensatz zu den Kollagenfasern sind die elastischen Fasern im polarisierten Licht nur schwach doppelbrechend. Entquellung oder starke Dehnung ruft jedoch durch Änderung in der Ordnung der Molekülketten eine Doppelbrechung hervor *(Dehnungsdoppelbrechung)*.

Der Hauptbestandteil der elastischen Fasern ist das Protein *Elastin,* dessen Aminosäurezusammensetzung gewisse Unterschiede zum Kollagen aufweist. Elastin (und damit die elastischen Fasern) sind im Gegensatz

zum Kollagen widerstandsfähig gegen Säuren und Laugen, gegen Hitze und Proteasen; lediglich das Pankreasenzym Elastase baut elastische Fasern ab.

Faserbildung. Während der Embryonalentwicklung scheiden Fibroblasten (-zyten), glatte Muskelzellen und andere vom Mesenchym abgeleitete Zellen Tropoelastin ab, das extrazellulär in Elastin umgewandelt wird und zusammen mit bereits vorhandenen Mikrofibrillenbündel die elastischen Fasern bildet.

Teile der Interzellularsubstanz sind amorph

Die amorphe Interzellularsubstanz liegt als

• Grundsubstanz, extrazelluläre Matrix , und
• als interstitielle Flüssigkeit vor.

Beide sind morphologisch nur schwer zu erfassen, da sie überwiegend bei der üblichen histotechnischen Vorbehandlung der Gewebe herausgelöst werden.

Grundsubstanzen, extrazelluläre Matrix, bleiben während der Herstellung histologischer Präparate nur dann erhalten, wenn sie Bestandteile geformter Interzellularsubstanzen sind , z. B. in Knorpel und Knochen.

Wesentliche Bestandteile der Grundsubstanzen sind *Glykane* (Polysaccharide) und *Proteine.* Im Einzelnen bestehen jedoch zwischen den verschiedenen Grundsubstanzen sowohl hinsichtlich der Anteile von Glykanen und Proteinen als auch ihrer Festigkeit und ihrem färberischen Verhalten erhebliche orts- und gewebeabhängige Unterschiede. Die *Proteoglykane* liegen als neutrale oder saure (sulfatierte bzw. karboxylierte) Komplexe vor. Ein häufig vorkommendes sulfatiertes Proteoglykan ist die Grundsubstanz des Knorpels, die als wichtigsten Glykananteil Chondroitinsulfat enthält. – Neutrale Proteoglykane bilden die Kittsubstanz der Kollagenfasern.

Für die Festigkeit der Interzellularsubstanz ist der Polymerisationsgrad der Glykane bzw. Proteoglykankomplexe von Wichtigkeit: die Festigkeit steigt mit fortschreitender Polymerisation. Für das färberische Ver-

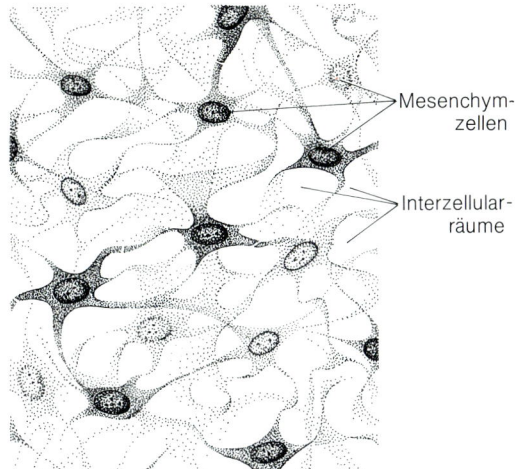

Abb. 3.15 Mesenchym. Die embryonalen Bindegewebszellen sind in allen Ebenen des Raums stark verzweigt. Ihre Ausläufer berühren sich. Zwischen den Zellen bestehen weite Interzellularräume

halten der Interzellularsubstanz gegenüber basischen Farbstoffen spielt das Ladungsmuster der Interzellularsubstanz die entscheidende Rolle: kommen zahlreiche dicht benachbarte, freie elektronegative Gruppen vor, z. B. in der Knorpelgrundsubstanz, reagiert das Gewebe metachromatisch (s. Metachromasie, S. 96). Neutrale und einige nichtsulfatierte Mukosubstanzen sind Perjodsäure-Schiff-positiv.

Besondere Bedeutung hat schließlich noch das *Fibronektin.* Hierbei handelt es sich um ein hochmolekulares Protein (Molekulargewicht ca. 450 000), das in Form dünner Filamente auftritt. Fibronektin verbindet sich einerseits mit Zelloberflächen, andererseits mit interzellulären Strukturen, z. B. Kollagenfasern. Es dient vermutlich dazu, zwischen den verschiedenen Anteilen des Bindegewebes einen Verbund herzustellen. Außerdem soll Fibronektin auf die Bildung geformter Interzellularsubstanzen Einfluß nehmen.

Zur Bildung geringer Mengen amorpher Interzellularsubstanz sind offenbar alle Zellen fähig. Die Bildung größerer Mengen von Interzellularsubstanz, die z. B. die freien Räume im Bindegewebe ausfüllen, ist jedoch den Bindegewebszellen vorbehalten.

Im Alter nimmt die Menge der Grundsubstanzen des Bindegewebes ab, infolgedessen die der Fasern zu. Dadurch kommt es zu einer Verminderung des Hydratationsgrades der Extrazellularräume; der Gewebeturgor und die Permeabilität werden geringer.

Interstitielle Flüssigkeit. Von den etwa 11 Litern interstitieller Flüssigkeit des menschlichen Körpers kommen nur sehr geringe Mengen im Gewebe frei vor. Überwiegend ist die interstitielle Flüssigkeit an Grundsubstanz

gebunden und bildet dort einen Hydratationsmantel. Die freie Gewebsflüssigkeit ist in ihrer Zusammensetzung dem Blutplasma ähnlich. Sie wird von Lymphkapillaren abgeleitet.

3.4.4 Formen des Bindegewebes

> **Lernziele**
>
> Mesenchym • Gallertiges Bindegewebe • Spinozelluläres Bindegewebe • Retikuläres Bindegewebe • Lockeres Bindegewebe • Dichtes Bindegewebe • Sehnen • Bänder

Unterscheiden lassen sich *ungeformte* und *geformte* Bindegewebe.

Ungeformte Bindegewebe sind nicht in der Lage eine Eigenform zu bewahren, obgleich sie auch geformte Interzellularsubstanz enthalten (Ausnahme: Mesenchym, das faserfrei ist). Geformte Bindegewebe haben dagegen eine Eigenform, da ihre Interzellularsubstanz entweder aus dicht zusammengelagerten, parallel gerichteten Fasern (z. B. Sehne) besteht, oder fest ist (Knorpel, Knochen, Zahnbein).

Ungeformte Binde- und Stützgewebe:

- Mesenchym
- gallertiges Bindegewebe
- spinozelluläres Bindegewebe
- retikuläres Bindegewebe
- lockeres Bindegewebe
- dichtes Bindegewebe
- Fettgewebe

Geformte Bindegewebe sind teilweise Stützgewebe. Es handelt sich um:

- Sehnen und Bänder
- Knorpel
- Knochen
- Zahnbein

> **Mesenchym ist ein noch undifferenziertes Gewebe**

Mesenchym kommt nur während der Entwicklung vor (deswegen auch „embryonales Bindegewebe", S. 118). Es ist ein pluripotentes Grundgewebe, aus dem sich alle Binde- und Stützgewebe sowie einige andere Gewebe, z. B. Teile der Muskulatur, entwickeln. Mesenchym ist das erste nicht-epitheliale Gewebe, das sich im Embryo entwickelt (S. 117 f). Es geht weitgehend auf das Mesoderm, zu kleinen Teilen auf das Ektoderm und Entoderm zurück.

Mesenchymzellen (**Abb. 3.15**) sind fortsatzreich und amöboid beweglich. Sie haben einen ovalen Kern mit deutlichem Nukleolus. Mesenchymzellen bilden ein lockeres dreidimensionales Netzwerk. Die Zellfortsätze stehen durch veränderliche Haftungen miteinander in Verbindung. Die Interzellularsubstanz ist amorph und solartig. Ihr Turgor ist für die Aufrechterhaltung der Gestalt des frühen Embryos entscheidend. Fasern fehlen.

Gallertiges Bindegewebe kommt nur in der Nabelschnur und in der Pulpa junger Zähne vor

Die Zellen des gallertigen Bindegewebes sind flach und besitzen langgestreckte verzweigte Ausläufer, die mit denen der Nachbarzellen in Berührung stehen. Die Interzellularsubstanz wird von einer Gallerte gebildet, die reich an Proteoglykanen ist und zarte, locker gebündelte Kollagenfasern sowie einzelne retikuläre Fasern enthält. Obgleich gallertiges Bindegewebe embryonalem Bindegewebe ähnlich ist, vermag es nicht, sich weiter zu differenzieren. – Das gallertige Bindegewebe der Nabelschnur wird *Wharton-Sulze* genannt.

Spinozelluläres Bindegewebe steht dem Mesenchym sehr nahe

Spinozelluläres Bindegewebe kommt nur im Ovar und in der Uterusschleimhaut vor. Es besteht aus dicht gepackten spindelförmigen Zellen und hat nur wenig Interzellularsubstanz (**Abb. 3.16**). Das spinozelluläre Bindegewebe ist pluripotent. So gehen im Ovar die Zellen der Theca folliculi mit ihrer Hormonproduktion und in der Uterusschleimhaut die Zellen des mütterlichen Anteils der Decidua aus ihr hervor. Außerdem regeneriert spinozelluläres Bindegewebe sehr schnell, z. B. in der Proliferationsphase des Zyklus (S. 672).

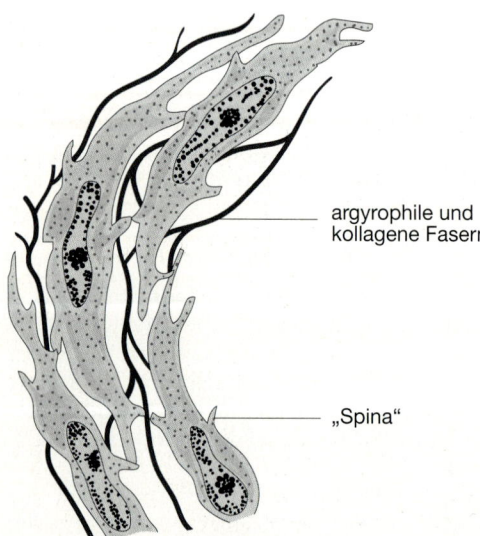

argyrophile und kollagene Fasern

„Spina"

Abb. 3.16   Spinozelluläres Bindegewebe

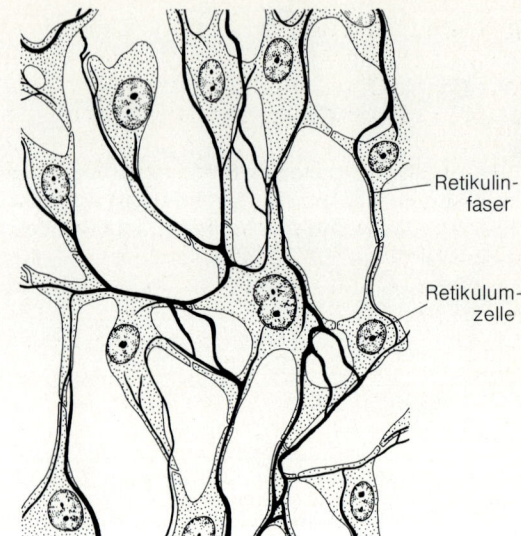

Retikulinfaser

Retikulumzelle

Abb. 3.17   Retikuläres Bindegewebe. Die fibroblastischen Retikulumzellen sind stark verzweigt und ihre Ausläufer stehen miteinander in Verbindung. Der Oberfläche der fibroblastischen Retikulumzellen schließen sich retikuläre Fasern an, die verzweigt sind und ein den Retikulumzellen weitgehend angelagertes Maschenwerk bilden

Retikuläres Bindegewebe ist für die lymphatischen Organe und für das Knochenmark charakteristisch

Lymphatische Organe sind Lymphknoten, Milz, Thymus und Tonsillen. Alle gehören zum Abwehrsystem (S. 172).

Das retikuläre Bindegewebe (**Abb. 3.17**) besteht in den aufgezählten Organen und auch anderenorts aus

- Retikulumzellen und
- retikulären Fasern.

Hinzu kommen

- dendritische Zellen.

Retikulumzellen bilden einen weitmaschigen, dreidimensionalen Zellverband: ihre langen Ausläufer stehen untereinander in Verbindung. Lichtmikroskopisch sind Retikulumzellen an ihrem großen chromatinarmen, daher hellen Kern, mit einem oder mehreren Nukleoli zu erkennen.
Retikulumzellen liegen vor als

- *fibroblastische Retikulumzellen*, die Fasern bilden, und als
- *histiozytäre Retikulumzellen*, die phagozytieren, speichern und aufgenommene Stoffe abbauen können. Sie stammen von den Monozyten ab und können sich bei Reizung aus dem Gewebsverband lösen und wandern.

Retikuläre Fasern bestehen aus Typ-III-Kollagen (s. oben). Sie bilden ein feines lichtmikroskopisch gerade erkennbares Gitterwerk. Die Fasern lagern sich teilweise den Retikulumzellen an, teilweise kommen sie unabhängig vor.

Dendritische Zellen sind typische Zellen des Abwehrsystem. Sie dienen der Immunüberwachung und sind antigenpräsentierende Zellen. Dendritische Zellen stammen aus dem Knochenmark und entwickeln sich möglicherweise aus Monozyten, phagozytieren jedoch nur in geringem Maß. Ihre Bezeichnung haben sie von ihren langen, verzweigten Zellausläufern. Zu unterscheiden sind
- *follikuläre dendritische Zellen* und
- *interdigitierende Zellen*.

> Wenn Sie sich jetzt näher über die dendritischen Retikulumzellen informieren wollen, lesen Sie S. 183.

Im lockeren Bindegewebe überwiegen die Grundsubstanzen

Der Unterschied zwischen lockerem und dichtem Bindegewebe betrifft einerseits Menge und Anordnung der Kollagenfasern, andererseits das Vorkommen von Interzellularsubstanz: beim lockeren Bindegewebe kommen weniger und in der Regel lockerer angeordnete Kollagenfasern vor als beim dichten (straffen) Bindegewebe, dafür ist beim lockeren Bindegewebe sehr viel Interzellularsubstanz vorhanden.

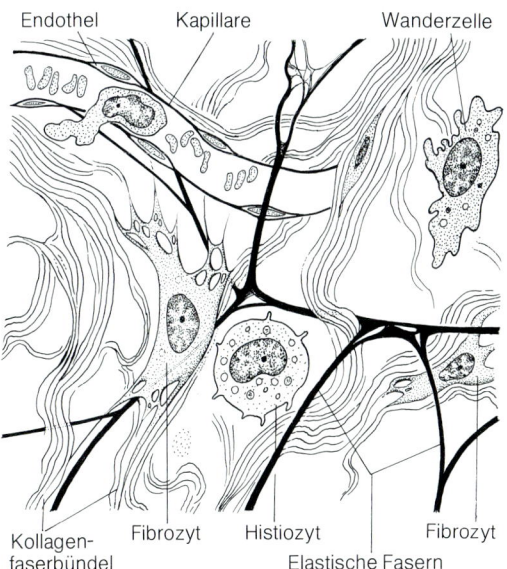

Endothel   Kapillare   Wanderzelle

Kollagen-
faserbündel   Fibrozyt   Histiozyt   Fibrozyt
Elastische Fasern

Abb. 3.18 Lockeres Bindegewebe. Das lockere Bindegewebe enthält außer Fibrozyten zahlreiche Formen von freien Bindegewebszellen, z. B. Histiozyten. Interzellulär kommen u. a. Kollagenfaserbündel, elastische Fasern und amorphe Grundsubstanz vor

Das lockere Bindegewebe (**Abb. 3.18**) füllt Lücken, ermöglicht die Verschiebung benachbarter Organe (*Verschiebeschicht*), kann als Hüllgewebe (*interstitielles Bindegewebe*) Gefäße u. a. umgeben und hat im Omentum majus netzförmig angeordnete Kollagenfasern (*netzförmiges Bindegewebe*). Verbindet es in einem Organ dessen spezifische Anteile, wird es als *Stroma* bezeichnet. Lockeres Bindegewebe besteht hauptsächlich aus Kollagenfaserbündeln (mit Fibrozyten), enthält aber auch regelmäßig elastische und retikuläre Fasern. Charakteristisch sind die weiten Interzellularräume, viel amorphe Grundsubstanz (deswegen die Fähigkeit des lockeren Bindegewebes Wasser zu speichern) und viele freie Bindegewebszellen. Das lockere Bindegewebe ist sehr regenerationsfreudig.

Hinweis. Vom Umfang der Wasserspeicherung im Bindegewebe hängt die Gewebespannung, Turgor, ab. Eine Vermehrung der Wassereinlagerung nennt man *Ödem*.

Die Kollagenfaserbündel sind häufig nach dem *Scherengitterprinzip* angeordnet (**Abb. 3.19**). Der Wickel zwischen den einzelnen Faserbündeln ändert sich bei Zug. Dadurch wird ein Nachgeben möglich, obgleich die Kollagenfasern selbst zugfest sind. Läßt der Zug nach, stellen die elastischen Fasern die Ausgangsstellung des Scherengitters wieder her.

Dichtes straffes Bindegewebe ist faserreich, aber relativ zellarm

Dichtes Bindegewebe besitzt wenig amorphe Interzellularsubstanz und wenig freie Bindegewebszellen. Es hat einen vergleichsweise geringen Stoffwechsel. Es ist mechanisch sehr widerstandsfähig.

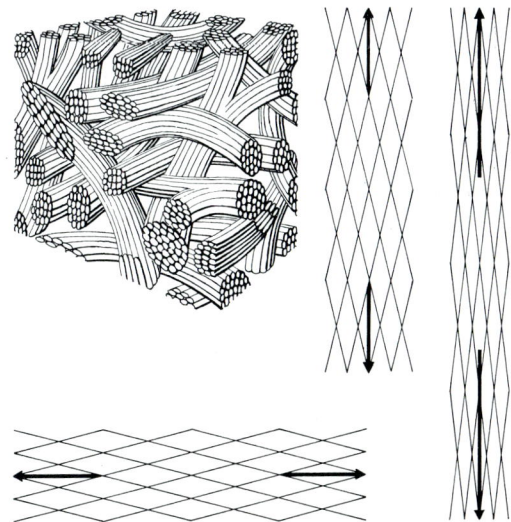

Abb. 3.19 Kollagenfaserbündel und Darstellung des Scherengitterprinzips. (In Anlehnung an Bucher 1980)

Geflecht- oder filzartig ist das dichte Bindegewebe z.B. in den Kapseln vieler Organe, um Sehnen und in Nerven, im Korium der Haut und in der Submukosa des Darmtraktes. Die Faserbündel bilden ein dreidimensionales Netzwerk, so daß den Zugbeanspruchungen aus allen Richtungen Widerstand geleistet werden kann. Schichtweise verlaufen die Kollagenfasern in Muskelfaszien (lamelläres Bindegewebe).

Sehnen und Bänder setzen Zugkräften großen Widerstand entgegen

Sie bestehen aus parallelfasrigem dichten Bindegewebe.

Sehnen (Abb. 3.20). In Sehnen verlaufen die Kollagenfasern parallel, in großen Sehnen häufig in leichten Spiralen. In ungedehntem Zustand sind die Kollagenfaserbündel leicht gewellt.

Zwischen den Kollagenfasern, *Sehnenfasern,* liegen die Fibrozyten, nun als *Sehnenzellen* bezeichnet, in Reihenstellung hintereinander. Diese Zellen haben langgestreckte Kerne und wenig Zytoplasma. Sie passen sich in ihrer Form der Umgebung dadurch an, so daß ihr schmal ausgezogener Zelleib „flügelartig" den Sehnenfasern anliegt, *Flügelzellen.*

Sehnen werden von lockerem Bindegewebe umhüllt, *Peritendineum externum,* das in das Innere der Sehne eindringt, *Peritendineum internum,* und kleine Bündel, *primäre Bündel,* und größere Bündel, *sekundäre Bündel,* zusammenfaßt. Mit dem lockeren Bindegewebe dringen Nerven und Blutgefäße in die Sehne ein.

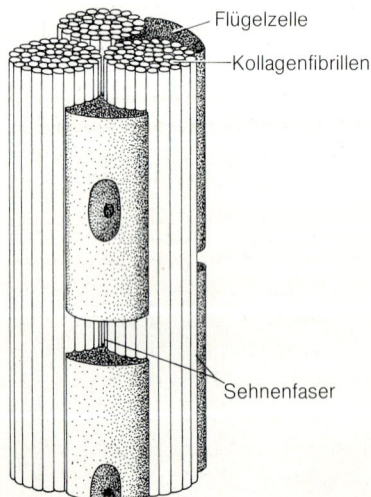

Flügelzelle

Kollagenfibrillen

Sehnenfaser

Abb. 3.20   Ausschnitt aus einer Sehne. Zwischen gestreckt verlaufenden Kollagenfasern liegen Fibrozyten, die wegen ihrer besonderen Zellform als Flügelzellen bezeichnet werden

Sehnen haben eine gute Regenerationsfähigkeit.

Bänder. In Bändern, Faszien und Aponeurosen verlaufen die Kollagenfaserbündel nach einem festgelegten Muster, das der Zugbeanspruchung angepaßt ist. In der Sklera des Auges (S. 695), die zu dieser Gruppe von Bindegewebsstrukturen gehört, beträgt der Winkel zwischen den einzelnen Faserbündeln nahezu 90°.

Elastische Bänder. Ein elastisches Band (**Abb. 3.14b**) besteht aus Bündeln dicker, parallel angeordneter elastischer Fasern. Jedes Bündel wird von geringen Mengen lockeren Bindegewebes mit abgeplatteten Fibrozyten umfaßt. Die elastischen Fasern rufen in frischem Gewebe eine gelbe Farbe hervor. – Beim Menschen kommen geschlossene elastische Bündel in den Ligg. flava der Wirbelsäule und im Lig. suspensorium penis vor.

Bindegewebe ist auch funktionell vielseitig

Bindegewebe hat

- mechanische Aufgaben, dient
- dem Stofftransport und der Speicherung,
- dem Schutz und der Abwehr und ist
- an der Wundheilung beteiligt.

Mechanische Aufgaben. Diese Aufgaben stehen im Vordergrund. Einerseits gibt das Bindegewebe, z.B. als Organkapsel oder als Bindegewebsgerüst, Organen Halt, andererseits dient es als Verschiebeschicht, z.B. zwischen Muskeln oder zwischen Organen. Bindegewebe ist aber auch eine Begleitstruktur, durch die z.B. Nerven und Gefäße in den Verbund des Körpers eingefügt werden.

Stofftransport und Speicherung. Der gesamte Stofftransport von den Gefäßen zu den Zellen und umgekehrt erfolgt durch die extrazelluläre Matrix des Interzellularraums. Dabei spielen die interstitiellen Flüssigkeiten, in denen die Stoffwechselprodukte gelöst werden, eine wichtige Rolle.

Zur Bindung und Speicherung von Wasser kommt es vor allem durch die Hydrophilie der Glykosaminoglykane der Interzellularsubstanz. Dadurch ist eine Wasserbewegung durch die im Gewebe herrschenden Druckverhältnisse möglich.

Eine Sondersituation besteht für die Speicherung von Fett. Hierfür stehen die Fettzellen zur Verfügung (s. unten).

Schutz und Abwehr. Amorphe Interzellularsubstanzen bilden durch ihre Viskosität einen Schutz gegen die Ausbreitung fremder Partikel im Gewebe. Vor allem dienen aber die freien Bindegewebszellen, soweit sie zum Immunsystem gehören, der Abwehr.

Wundheilung. Hieran ist das Bindegewebe in allen Phasen beteiligt. Durch Vermehrung des Bindegewebes an verletzten Stellen kann es zur Narbenbildung kommen.

3.4.5 Fettgewebe

Univakuoläre Fettzellen • Plurivakuoläre Fettzellen

Fettgewebe ist eine Sonderform des Bindegewebes. Das *Fett liegt stets im Zytoplasma der Fettzellen.* Die Oberfläche der Fettzellen umspinnen retikuläre Fasern.

Fettgewebe kommt fast überall im Körper vor; es kann jedoch auch fehlen, z.B. im Augenlid und Penis. Die Fettzellen können einzeln liegen, z.B. in Organen; meist jedoch bilden sie kleinere oder größere Gruppen im Bindegewebe oder bilden *Fettläppchen (Fettorgane),* die von einer Bindegewebskapsel umgeben sind; Bindegewebszüge können Fettgewebsfelder steppkissenartig unterteilen. Das Fettgewebe beträgt durchschnittlich 10–20 % des Körpergewichts.

Fettgewebe hat mechanische Aufgaben, z.B. als Druckpolster an Hand- und Fußsohle oder als Fettkapsel zur Lagebefestigung von Organen und Leitungsbahnen. Fettgewebe trägt dazu bei, Lücken, z.B. zwischen Organen, zu füllen und die Körperform zu modellieren. Fettgewebe ist ein schlechter Wärmeleiter und schützt deswegen vor Wärmeverlust. Fettgewebe dient der Energiespeicherung.

Grundsätzlich können unterschieden werden:

- **Baufett,** das schwer mobilisierbar ist, z.B. an der Ferse, in der Nierenkapsel und Wange, und
- **Speicherfett,** das leicht mobilisiert werden kann, z.B. im Unterhautbindegewebe.

Ferner lassen sich zytologisch und funktionell trennen:

- weißes, univakuoläres Fettgewebe und
- braunes, plurivakuoläres Fettgewebe.

Alle Fettzellen, vor allem die des braunen Fettgewebes, haben einen hohen Stoffumsatz. Die biologische Halbwertzeit für Depotfett beträgt 15–20 Tage.

Weißes Fettgewebe besteht aus univakuolären Fettzellen

Univakuoläre Fettzellen (Durchmesser bis zu 100 µm, **Abb. 3.21**) enthalten jeweils *einen* großen membranlosen Fetttropfen, der Kern und Zytoplasma an den Rand drängt (Siegelringform der Fettzelle nach Herauslösen des Fettes). Das Zytoplasma ist organellenarm. Es hat nur relativ wenige Mitochondrien aber viele Pinozytosebläschen. Elektronenmikroskopisch finden sich noch einige wenige kleinere Fetttropfen, die von einer Membran umgeben sein können. Fettzellen werden an ihrer Oberfläche von einer Basallamina mit retikulären Fasern umgeben.

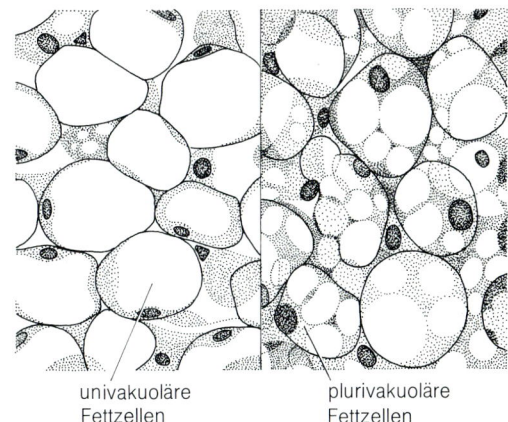

univakuoläre Fettzellen   plurivakuoläre Fettzellen

Abb. 3.21 Fettzellen können einen großen oder zahlreiche kleine Fetttropfen enthalten. Fettgewebe aus univakuolären Fettzellen ist meist weiß-gelblich, plurivakuoläres meist bräunlich

Das Fett in den univakuolären Fettzellen besteht hauptsächlich aus Triacylglyzeriden (Neutralfetten), d.h. aus Glyzerin, das mit 3 Fettsäuren verestert ist. Glyzerin und Fettsäuren stammen überwiegend aus der verdaute Nahrung und werden als Triacylglyzerid in Chylomikronen transportiert. Nach dessen Hydrolyse werden Fettsäuren durch Pinozytose von den Fettzellen aufgenommen, erneut mit Glyzerin zu Triacylglyzeriden zusammengefügt und in den Fetttropfen gespeichert. Triacylglyzeride können aber auch in der Leber synthetisiert werden und als Lipoprotein (VLDL = very low density Lipoprotein) zum Fettgewebe gelangen. Schließlich können Triacylglyzeride in den Fettzellen selbst synthetisiert werden.

Hinweis. Die Triacylglyzeride der Fettzellen sind bei Körpertemperatur flüssig. Dadurch sind die Fettzellen verformbar. Die auftretenden Zugspannungen werden von den retikulären Fasern aufgefangen.

Bei der Freisetzung von Fett bilden sich in den Fettzellen 60–100 nm große Bläschen, die verschmelzen können und durch Hydrolyse freigesetzte Fettsäuren ausschleusen.

Die **Fettmobilisierung** erfolgt nicht in allen Fettdepots gleichmäßig; sie beginnt in der Regel im subkutanen Fettgewebe. Die Fettzellen, die ihr Fett total verlieren, werden zunächst plurivakuolär und enthalten dann eine seröse Flüssigkeit (*seröse Fettzellen*).

Die **Regulierung** der Fettaufnahme und -abgabe erfolgt hormonal:

- Mobilisierung von Fett z.B. durch die Nebennierenmarkhormone Adrenalin und Noradrenalin, die Hypophysenvorderlappenhormone ACTH und TSH, das Schilddrüsenhormon Thyroxin
- Fettspeicherung unter dem Einfluß von Östrogenen, Insulin

Die **Fettverteilung** ist alters- und geschlechtsabhängig. Bei Kindern findet sich Fett gleichmäßig im subkutanen Bindegewebe, bei Frauen überwiegt das Vorkommen an der Brust und am Gesäß, bei Männern im Nacken und am Bauch.

> **Braunes Fettgewebe setzt sich aus plurivakuolären Fettzellen zusammen**

Plurivakuoläre Fettzellen (**Abb. 3.21**) sind vielgestaltig, kleiner als die univakuolären Fettzellen und enthalten stets mehrere kleinere Fetttropfen, z. T. dicht gepackt und in großer Zahl. Charakeristisch sind zahlreiche Mitochondrien. Die braune Farbe des frischen Gewebes entsteht durch Lipochrome.

Plurivakuoläres Fettgewebe kommt beim Säugling an Hals und Brust und im Retroperitonealraum vor. Später wird es nur noch an wenigen Stellen angetroffen, z. B. in der Fettkapsel der Niere.

Charakteristisch für braunes Fettgewebe ist das Vorkommen zahlreicher vegetativer Nerven, die sich den Zellen anlegen und synapsenähnliche Strukturen bilden. Braunes Fettgewebe kann rasch eingeschmolzen werden, wobei die Lipolyse offenbar auf einen vegetativ-nervösen Reiz hin erfolgt. Auch das braune Fettgewebe kann der chemischen Thermogenese dienen.

Fettgewebe, vor allem braunes Fett, wird reichlich durchblutet. Die Durchblutungsgröße kann nervös geregelt werden.

3.5 Knorpel

Lernziele

Eigenschaften • Chondroblasten • Prächondrales Gewebe • Interstitielles Wachstum • Appositionelles Wachstum • Chondrozyten, • Isogene Zellgruppen • Knorpelzellhöhle • Knorpelkapsel • Knorpelhof • Chondron • Interzellularsubstanz: Kollagentyp II, Glukosaminoglykane • Altersveränderungen • Faserknorpel • Hyaliner Knorpel • Elastischer Knorpel

Knorpel gehören zu den geformten Bindegeweben und ist durch die feste Konsistenz seiner Interzellularsubstanz ein Stützgewebe.

Knorpel besteht nur aus organischem Material; dadurch ist Knorpelgewebe schneidbar. Eine besondere Eigenschaft des Knorpels ist seine *Druck-* und *Biegungselastizität*; das bedeutet, daß Knorpel bis zu einem gewissen Grade komprimierbar (und dehnbar) sowie biegsam und torquierbar ist. Beim Nachlassen der Druck-, Zug- und Biegungskräfte gewinnt Knorpel seine

Ausgangsform wieder. In Gelenken begünstigt der Knorpel das Gleiten der Skeletteile.

Entwicklung und Wachstum. Die Knorpelentwicklung beginnt mit dem Zusammenrücken von Mesenchymzellen, die ihre Forsätze einziehen: es entsteht *prächondrales Gewebe,* Vorknorpel. Gleichzeitig treten in diesen Zellen viel RER, ein großer Golgi-Apparat sowie zahlreiche Mitochondrien auf. Die Zellen beginnen Tropokollagen und große Mengen proteoglykanhaltige Matrix zu bilden; sie werden jetzt als *Chondroblasten,* Knorpelbildner, bezeichnet. Die Chondroblasten geben die von ihnen synthetisierten Substanzen nach allen Seiten ab: „sie mauern sich ein". Durch das Ausscheiden von Interzellularsubstanz rücken die Knorpelzellen auseinander und der Knorpel wächst. Chondroblasten sind in der Lage sich innerhalb ihrer Höhlen zu teilen. Diese Art des Knorpelwachstums wird als *interstitiell* (intussuszeptionell) bezeichnet; sie findet praktisch nur z. Zt. der Knorpelbildung statt. Später wächst der Knorpel *appositionell,* d. h. von der Knorpeloberfläche her. – Knorpel entsteht u. a. dort, wo Zug- und Scherkräfte wirken (Knochen wird dagegen durch Scherkräfte abgebaut). Weiteres lesen Sie auf S. 150.

Reifer Knorpel besteht aus
• Chondrozyten, Knorpelzellen, und
• Interzellularsubstanz, Matrix.

Knorpelzellen. Knorpelzellen liegen häufig zu mehreren in einer *Knorpelhöhle*, die von einem *Knorpelhof* aus verdichteter Interzellularsubstanz umgeben wird. Die Zellen in einer Knorpelhöhle selbst bilden eine *isogene Zellgruppe*, weil sie durch Teilung aus 1 Knorpelzelle hervorgegangen sind. Die Wand der Knorpelzellhöhle wird als *Knorpelkapsel* bezeichnet. Knorpelzellhöhle, Knorpelkapsel und Knorpelhof zusammen bilden ein *Chondron*, Territorium.

Hinweis. Im histologischen Präparat sind die Knorpelzellen oft geschrumpft, so daß sie scheinbar in der Knorpelzellhöhle von einem Spalt umgeben werden. Intravital füllen die Knorpelzellen jedoch die Knorpelzellhöhlen vollständig aus.

Sowohl junge als auch ältere Knorpelzellen sind zur Synthese von Fasern und Interzellularsubstanz befähigt. Dies erklärt, warum sie ein ausgeprägtes RER und einen großen Golgi-Apparat besitzen. Die jungen Knorpelzellen, die unter dem Perichondrium (subperichondral) liegen, sind oft flach, die älteren befinden sich im Knorpelinneren und sind voluminös und oft hypertrophiert.

Die Tätigkeit der Chondrozyten wird endokrin beeinflußt, z. B. durch Thyroxin und Testosteron gesteigert, durch Kortison, Hydrokortison und Östradiol gehemmt.

Interzellularsubstanz. Die Hauptkomponenten sind fasrige Proteine, vor allem *Typ-II-Kollagen,* und verschiedene Glykane, überwiegend Hyaluronsäure, Chondroitinsulfat und Keratansulfat. Die Glykosaminoglykane bilden zusammen mit Verbindungsproteinen hochmolekulare Proteoglykanaggregate, die mit dem Netzwerk der Kollagenfasern verknüpft sind. Die relativen Anteile von Kollagen, sowie das Verhältnis der verschiedenen Glykosaminoglykane bestimmen die jeweilige Festigkeit des Knorpels.

Auffällig ist vor allem der Knorpelhof, der als spezielles Glykoprotein *Chondronektin* aufweist, außerdem reich an Glykosaminoglykanen ist, aber nur wenig Kollagen enthält. Färberisch fällt der Knorpelhof durch eine zur weiteren Umgebung hin abnehmende Basophilie auf.

Ernährung. Knorpel ist gefäß- und nervenfrei. Die Ernährung erfolgt durch Diffusion von der Knorpeloberfläche her: aus randständigen Kapillaren oder beim Gelenkknorpel aus der Gelenkflüssigkeit. Knorpel hat einen geringen Stoffwechsel; er ist bradytroph.

Perichondrium. Hierbei handelt es sich um das den Knorpel umgebende Bindegewebe. An der Knorpeloberfläche ist das Perichondrium sehr zellreich, *Stratum cellulare*, weiter außen faserreich, *Stratum fibrosum*. Vom Perichondrium aus kann Knorpel neu gebildet werden. Das Perichondrium ist gefäß- und nervenreich.

Ein Perichondrium fehlt am Gelenkknorpel, der deswegen nicht neu gebildet werden kann.

3.5.1 Knorpelarten

Es lassen sich unterscheiden (**Abb. 3.22, Tabelle 3.6**):

- Faserknorpel
- hyaliner Knorpel
- elastischer Knorpel

> **Faserknorpel kommt nur an wenigen Stellen vor**

Beim Faserknorpel besteht die Interzellularsubstanz fast ausschließlich aus geflechtartig angeordneten Kollagenfasern (Kollagentyp II). Die amorphen Anteile sind gering. Die Chondrone des Faserknorpels sind in der Regel klein, spärlich und enthalten nur einen oder wenige Chondrozyten; oft liegen die Chondrone des Faserknorpels in Reihen. Faserknorpel ist gegen Zug sehr widerstandsfähig.

Vorkommen: In Zwischenwirbelscheiben (die Kollagenfasern sind hier nach Art eines Fischgrätenmusters angeordnet), Gelenkzwischenscheiben, Symphysis pubica, in Bändern.

> **Hyaliner Knorpel ist die häufigste Knorpelart**

Hyaliner Knorpel hat makroskopisch ein bläulich-milchglasartiges Aussehen. Die *Chondrone* sind in der Regel groß und zellreich. Häufig liegen in einem Territo-

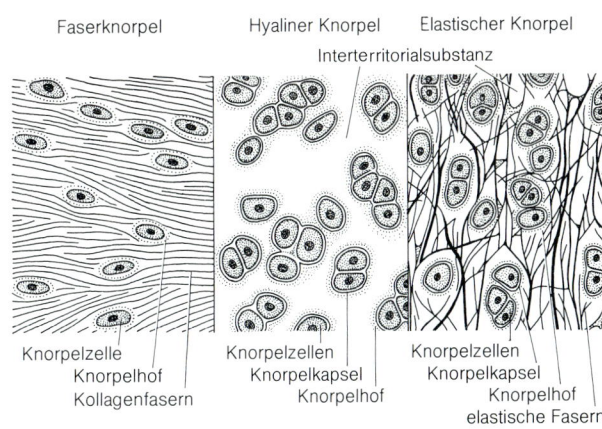

Faserknorpel   Hyaliner Knorpel   Elastischer Knorpel
Interterritorialsubstanz

Knorpelzelle   Knorpelzellen   Knorpelzellen
Knorpelhof   Knorpelkapsel   Knorpelkapsel
Kollagenfasern   Knorpelhof   Knorpelhof
elastische Fasern

Abb. 3.22 Faserknorpel – Hyaliner Knorpel – Elastischer Knorpel. Alle Knorpelarten enthalten Chondrone. Diese bestehen aus Knorpelzellen, die in einer Knorpelzellhöhle liegen und von einer Knorpelkapsel und dem Knorpelhof umgeben werden. Beim Faserknorpel besteht die Interzellularsubstanz aus sichtbaren, z. B. fischgrätenartig angeordneten Kollagenfasern. Beim hyalinen Knorpel sind die Kollagenfasern durch amorphe Grundsubstanz maskiert. Beim elastischen Knorpel kommen in der Grundsubstanz außer Kollagenfasern elastische Fasern vor

rium mehrere Knorpelhöhlen mit ihren Zellen. Die Gebiete zwischen den Chondronen, *Interterritorien*, erscheinen färberisch-lichtmikroskopisch homogen. Polarisationsmikroskopisch und elektronenmikroskopisch sind jedoch in der Matrix interterritorialis zahlreiche feine Kollagenfasern (Kollagentyp II) und Mikrofibrillen nachzuweisen. Mit anderen histologischen Methoden sind die Kollagenfasern nicht zu erfassen, weil sie sich färberisch und hinsichtlich ihres Brechungsindex ähnlich wie die Matrix verhalten; sie sind maskiert.

Der Wassergehalt des Knorpels beträgt etwa 60–70%. Die verbleibende Trockensubstanz (30–40%) besteht etwa zu gleichen Teilen aus Kollagen und Grundsubstanz. Bei den Grundsubstanzen handelt es sich um saure Proteoglykane mit besonders viel Chondroitinsulfat.

Der Verlauf der Kollagenfasern im hyalinen Knorpel kann polarisationsmikroskopisch (Doppelbrechung der Kollagenfasern, S. 53) studiert werden. Die Kollagenfasern umfassen die Territorien einzeln und in Gruppen und gehen schließlich in dichtere Faserbündel über, die am Knorpelrand dichte, parallel zur Oberfläche verlaufende Bündel bilden. Die Anordnung der Kollagenfasern im einzelnen ist den jeweiligen funktionellen Ansprüchen angepaßt (trajektorieller Verlauf); z. B. verlaufen im Gelenkknorpel die Kollagenfasern bogenförmig von der Knorpel-Knochengrenze zur freien Oberfläche, wo sie sich tangential orientieren (**Abb. 3.23**). Im Rippenknorpel, der vor allem auf Biegung beansprucht wird, verlaufen die Kollagenfasern S-förmig durch die Interzellularsubstanz. Unter den Oberflächen münden sie in

Tabelle 3.6 Knorpelarten

	Faserknorpel	**Hyaliner Knorpel**	**Elastischer Knorpel**
Lage der Chondrozyten	Kleine Gruppen	Isogene Gruppen (bis zu 10 Zellen)	Einzeln oder in kleinen Gruppen
Grundsubstanz	Wenig Matrix, sehr viele Kollagenfasern, Kollagentyp-I u. Typ-II	Reichliche Matrix, überwiegend Typ-II-Kollagen	Reichlich Matrix, elastische Fasern, Typ-II-Kollagen
Eigenschaften	Wenig elastisch	Druckelastisch	Elastisch
Ort des Vorkommens, Beispiele	Symphysis pubica, Discus intervertebralis, Gelenkknorpel: Kiefergelenk	Rippenknorpel, Gelenkknorpel, Trachealknorpel, Nasenknorpel, Kehlkopf: Cartilago thyroidea Cartilago cricoidea	Ohrknorpel Kehlkopf: Cartilago epiglottica

Tangentialfaserschichten ein. Die eigentliche Druckschicht im Knorpel ist die Außenzone. Hier gehen die Kollagenfasern in das Perichondrium über.

Eine Regeneration von hyalinen Knorpel erfolgt nicht. Es kann aber vom Perichondrium aus eine Neubildung stattfinden. Hierbei tritt zunächst Faserknorpel auf, der dann zu hyalinem Knorpel umgebildet wird.

Altersveränderungen. Der Wassergehalt des Knorpels nimmt im Alter ab; verbunden ist damit ein Nachlassen der Druckelastizität. Gleichzeitig kann es zu einer Verminderung der Knorpelgrundsubstanz kommen, so daß Kollagenfasern „demaskiert" werden; es tritt eine sog. *Asbestfaserung* auf. Ferner kann es zu einer Höhlenbildung im Knorpel bzw. zu Verkalkungen kommen.

Vorkommen: in Gelenken als Gelenkknorpel, beim Knochenwachstum, in den Luftwegen (als Knorpelspangen in der Trachea und als Knorpelstückchen in den Bronchien), Nasenknorpel, große Teile des Kehlkopfs, knorpeliger Anteil der Rippen.

Elastischer Knorpel tritt selten auf

Der elastische Knorpel (**Abb. 3.22**) ist ähnlich dem hyalinen gebaut, jedoch sind die Territorien kleiner und die Knorpelhöhlen enthalten weniger Zellen. Zusätzlich zu den Kollagenfasern (Kollagentyp II) kommen in der Matrix interterritorialis *elastische Fasern* vor, die Netze bilden; diese umfassen die Chondrone und strahlen ins Perichondrium ein. Die elastischen Fasern sind nicht maskiert und können deswegen mit Elastika-Färbungen dargestellt werden.

Vorkommen: Knorpel der Ohrmuschel, des äußeren Gehörgangs, Tuba auditiva, Epiglottis, kleinere Anteile des Kehlkopfskeletts.

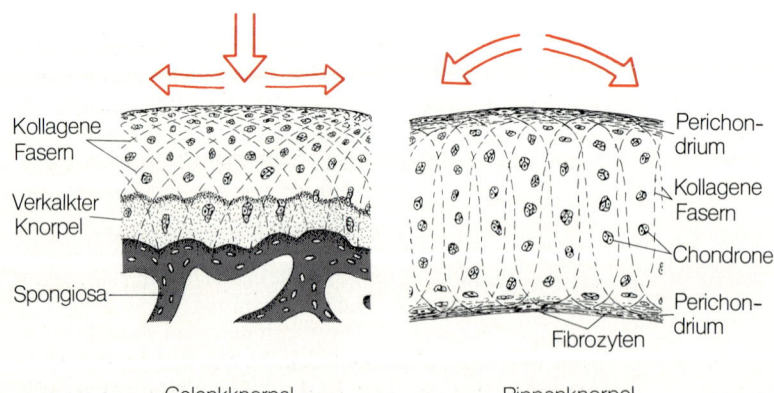

Gelenkknorpel — Rippenknorpel

Kollagene Fasern

Verkalkter Knorpel

Spongiosa

Perichondrium

Kollagene Fasern

Chondrone

Perichondrium

Fibrozyten

Abb. 3.23 Die Anordnung der Kollagenfasern im hyalinen Knorpel ist den funktionellen Ansprüchen angepaßt. Die *Pfeile* geben die Richtungen der möglichen Krafteinwirkungen an. Im Gelenkknorpel verlaufen die Kollagenfasern bogenförmig, um unter der freien Oberfläche eine tangentiale Richtung anzunehmen. Im Rippenknorpel sind die Kollagenfasern S-förmig angeordnet, unter den Oberflächen tangential

3.6 Knochen

Lernziele

Eigenschaften • Osteozyten •
Interzellularsubstanz • Periost, Endost •
Lamellenknochen: Speziallamellen, Osteon,
Schaltlamellen, Generallamellen •
Geflechtknochen • Knochenumbau,
Knochenbruchheilung, Osteoblasten,
Osteoklasten • Knochenentwicklung: desmale
Ossifikation, chondrale Ossifikation,
perichondrale Knochenmanschette,
enchondrale Verknöcherung, Wachstum •
Regulationen

Knochen ist fest gegen Zug, Druck, Biegung und Drehung (Einzelheiten s. Allgemeine Anatomie des Bewegungsapparats, S. 135). Knochen ist ein typisches Stützgewebe und hat die Fähigkeit, sich optimal den an ihn gestellten Anforderungen anzupassen, funktionelle Anpassung. Dies geschieht durch Umbau.

3.6.1 Knochenzellen und Interzellularsubstanz

Knochen besteht aus

- Osteozyten und
- Interzellularsubstanzen.

Osteozyten, Knochenzellen. Sie liegen einzeln in kleinen *Knochenzellhöhlen*, Lacunae osseae, die von Interzellularsubstanz umgeben sind. Knochenzellen sind flach; sie haben allseitig lange Fortsätze, die sich in feinen Knochenkanälchen befinden. Die Knochenkanälchen kommunizieren untereinander und die Fortsätze der Knochenzellen stehen durch Nexus (gap junctions) in Verbindung. Offenbar erfolgt zwischen den Knochenzellen ein Stoffaustausch. Dem Stofftransport dürften außerdem schmale perizelluläre Räume dienen, die dadurch entstehen, daß Knochenzellen die Knochenhöhlen unvollständig ausfüllen.

Interzellularsubstanz. Sie setzt sich aus

- organischen Bestandteilen und
- anorganischen Bestandteilen zusammen.

Organische Bestandteile. Zu 95 % handelt es sich um Kollagenfasern (Kollagentyp I), der Rest sind amorphe Interzellularsubstanzen, vor allem Glykosaminoglykane und spezielle Proteine, z. B. Osteonektin und Osteokalzin.

Anorganische Bestandteile (etwa 50 % des Trockengewichts). Sie sind in die organische Knochengrundsubstanz (Interzellularsubstanz) eingelagert und für die Druckfestigkeit des Knochens verantwortlich. Eingelagert ist vor allem Hydroxylapatit ($Ca_{10}[PO_4]6[OH]_2$) in

Kristallform. Die Kristalle haben einen Durchmesser von $40 \times 30 \times 3$ nm. Sie liegen parallel zu Kollagenfasern und werden an ihrer Oberfläche von einem Mantel aus gebundenem Wasser umgeben.

> **Klinischer Hinweis.** Kommt es, z. B. bei Mangel von Kalzium oder Phosphat in der Nahrung, zu einer ungenügenden Mineralisation des Knochens, tritt eine Knochenerweichung, *Osteomalazie*, auf. Ferner kann es im Alter zu einer Verminderung der anorganischen Bestandteile des Knochens, verbunden mit Wasserentzug und Abnahme der Viskosität der Grundsubstanz kommen, *Osteoporose*. Dadurch wird der Knochen spröde und bricht leichter.

3.6.2 Periost und Endost

Wesentlich für den Knochen ist sein *Periost*, Knochenhaut. Sie bekleidet die äußere Oberfläche des Knochens, besteht aus Bindegewebe und führt Gefäße und Nerven. Das Periost dient der Ernährung des Knochens und seiner Neubildung. - Nähere Ausführungen über das Periost lesen Sie auf S. 136.

Zur Knochenhöhle hin weist Knochen *Endost* auf, das aus Retikulumzellen besteht und dem Bindegewebsfasern fehlen.

3.6.3 Arten von Knochengewebe

Histologisch lassen sich unterscheiden:

- Lamellenknochen und
- Geflechtknochen.

> **Lamellenknochen ist das typische Knochengewebe des Erwachsenen**

Knochenlamellen (Breite 3–7 μm) sind durch einen weitgehend parallelen Verlauf von Kollagenfasern und durch Osteozyten an den Lamellengrenzen gekennzeichnet.

Knochenlamellen der Kompakta liegen vor als:

- Speziallamellen, Lamellen in einem Osteon
- Schaltlamellen, z. B. Lamellen zwischen den Osteonen
- Generallamellen an der äußeren und inneren Knochenoberfläche

Osteon, Speziallamellen (Abb. 3.24, 3.25). Unter einem *Osteon*, Havers-System, wird ein Komplex aus 4–20 konzentrisch um einen Zentralkanal, *Canalis centralis*, Havers-Kanal, gelegenen *Speziallamellen* verstanden.

In den Speziallamellen verlaufen die Kollagenfaserbündel in der Regel schraubenförmig; der Steigungswinkel ändert sich von Lamelle zu Lamelle, wobei in aufein ander folgenden Lamellen die Fasern gegenläufig ziehen. Regelmäßig wechseln einzelne Kollagenfasern von einer Lamelle zur anderen über.

Abgesetzt wird jedes Osteon von seiner Umgebung durch eine kollagenfaserarme, grundsubstanzreiche *Kittlinie*.

Der Zentralkanal enthält Blutgefäße, Nerven und lockeres Bindegewebe. Die Durchmesser der Zentralkanäle schwanken erheblich (20–100 μm); meist sind sie in jüngeren Knochen größer als in älteren.

Vom Zentralkanal aus erfolgt die Ernährung der in Knochenzellhöhlen (s. oben) gelegenen Knochenzellen durch Diffusion. Ermöglicht wird dies dadurch, daß Knochenkanälchen und damit die Knochenhöhlen miteinander in Verbindung stehen. Die Knochenkanälchen der innersten Lamelle öffnen sich zum Zentralkanal hin.

Vollständige Osteone kommen nur in den Diaphysen von Röhrenknochen vor. Ein Diaphysenosteon kann eine Länge von mehreren Zentimetern erreichen (durchschnittlich 0,5–1 cm). Die Osteone verlaufen gewöhnlich in der Knochenlängsachse, sind verzweigt und kommunizieren untereinander.

Schaltlamellen, *Lamellae interstitiales* (**Abb. 3.24**). Hierbei handelt es sich um Lamellenbruchstücke, die in der Kompakta der Diaphysen von Röhrenknochen die Räume zwischen den Osteonen füllen. Sie sind Reste früherer Generationen von Osteonen; die nicht mehr vorhandenen Anteile der Osteone sind dem während des ganzen Lebens erfolgenden Knochenumbau anheim gefallen. Der Bau der Schaltlamellen entspricht dem der Speziallamellen.

Aus wenigen parallel verlaufenden Schichten zusammengesetzte Lamelleneinheiten kommen als einziger Baustein des Knochens überall dort vor, wo Osteone fehlen, z.B. in der Spongiosa der Epiphysen oder der kurzen Knochen sowie in der Diploë des Schädels.

Generallamellen (**Abb. 3.25**). Es handelt sich um jeweils mehrere Lamellen, die an der äußeren und inneren Oberfläche den Knochen als Ganzes umfassen. Die äußeren Generallamellen liegen unter dem Periost. Die inneren Generallamellen liegen zur Knochenhöhle hin, sind nicht sehr zahlreich und an vielen Stellen unterbrochen, insbesondere im Bereich der Spongiosa (z.B. in den Epiphysen, den platten und kurzen Knochen).

Blutgefäßversorgung. Vom Periost dringen größere Gefäße durch Foramina nutritia, kleinere Gefäße an vielen Stellen senkrecht zur Knochenoberfläche und unabhängig vom Lamellenverlauf in den Knochen ein. Die kleineren Gefäße verlaufen in den *Canales perforantes*, die nicht von Speziallamellen umgeben sind. Die Gefäße setzen sich in die längsverlaufenden Havers-Gefäße fort, die in den Zentralkanälchen der Osteone, Havers-Kanäle, liegen. Von hier aus ziehen Gefäße ins Knochenmark.

Wenn Sie sich über den Knochen als Ganzes informieren wollen, lesen Sie S. 133.

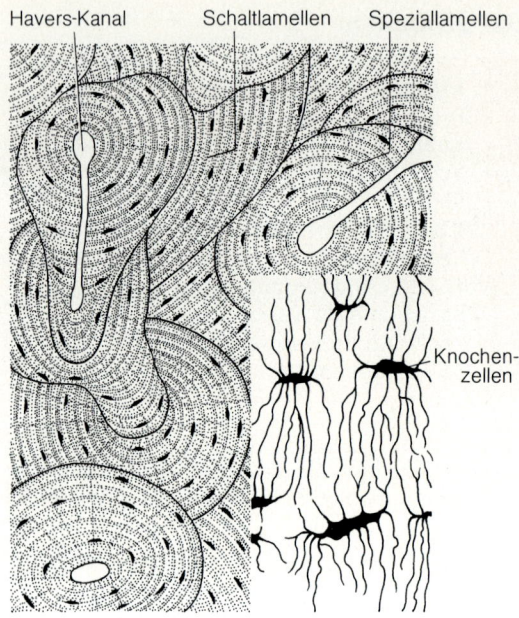

Havers-Kanal   Schaltlamellen   Speziallamellen

Knochenzellen

Abb. 3.24 Lamellenknochen. Baueinheit ist das Osteon. Hierbei handelt es sich um ein System aus Speziallamellen um den Havers-Kanal, der Blutgefäße, Nerven und Bindegewebe enthält. Zwischen den Osteonen befinden sich Schaltlamellen. – Die Knochenzellen liegen einzeln in kleinen Knochenlakunen. Knochenzellen sind stark verzweigt; ihre Ausläufer berühren sich

---

Geflechtknochen tritt bei der Knochenbildung auf

Immer, wenn Knochen neu gebildet wird, entsteht Geflechtknochen. Dies gilt sowohl für die embryonale als auch für die postnatale Kochenbildung sowie für die Knochenneubildung bei Knochenbruchheilung.

Geflechtknochen zeichnen sich durch einen zufälligen, orientierungslosen Verlauf der Kollagenfasern aus, die teils grobe, teils feine Bündel bilden. Lamellen fehlen. Der Bestand an Osteozyten ist beim Geflechtknochen höher, der an Mineralien geringer als beim Lamellenknochen. Insgesamt ist Geflechtknochen mechanisch schwächer als Lamellenknochen.

In der Regel wird Geflechtknochen in Lamellenknochen umgebaut. Dadurch kommt Geflechtknochen beim Erwachsenen nur an wenigen Stellen vor, z.B. Pars petrosa des Felsenbeins, in der Umgebung der Schädelnähte oder an der Insertion einzelner Sehnen.

3.6.4 Knochenumbau, Knochenbruchheilung

Charakteristisch für Knochen ist seine Fähigkeit zum **Umbau**. Dieser erfolgt, wenn sich Knochen neuen Bedingungen anpassen muß (funktionelle Anpassung), z.B.

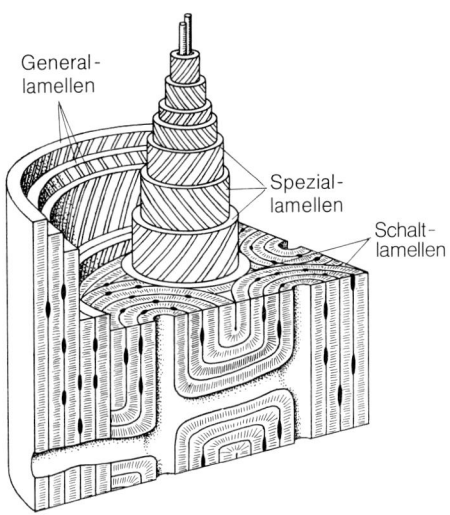

Abb. 3.25 Räumliche Darstellung von Generallamellen und Speziallamellen. Der Steigungswinkel der Kollagenfasern ist in den einzelnen Systemen unterschiedlich, von Lamelle zu Lamelle in der Regel gegensinnig. (Nach Bargmann 1977)

wenn sich die Belastung oder wenn sich seine Ernährung ändert.

> **Klinischer Hinweis**. Ärztlich ausgenutzt wird die Plastizität des Knochens bei der Zahnregulierung. Dort, wo durch kieferorthopädische Maßnahmen ein dauernder Druck auf den Knochen ausgeübt wird, wird Knochen abgebaut; dort, wo der Druck nachläßt, wird Knochen aufgebaut. Auf diese Weise ändern die Zähne im Laufe der Zeit ihre Stellung.

Jeder Umbau eines Knochens sowie Knochenbruchheilung ist an das Vorkommen von Osteoblasten und Osteoklasten gebunden.

Osteoblasten (**Abb. 3.26**) gehen durch differentielle Zellteilung aus Knochenvorläuferzellen (osteogene Zellen) des am oder im Knochen vorhandenen Bindegewebes hervor. Sie besitzen die Ultrastruktur von Zellen mit hoher Syntheseleistung. Sie produzieren Tropokollagen und neutrale sowie saure Proteoglykane für die Knochenmatrix (vgl. Fibrillogenese, S. 54). Die von ihnen gebildeten Substanzen scheiden die Osteoblasten nach allen Seiten ab, so daß sie sich – ähnlich wie die Knorpelzellen – allmählich „einmauern". Sobald die Osteoblasten ringsum von Interzellularsubstanz umgeben sind, werden sie als Osteozyten bezeichnet. – Osteoblasten werden vor allem in Reihenstellung an der Oberfläche von Knochenbälkchen gefunden (s. unten).

Osteoklasten sind vielkernige Riesenzellen, die offenbar von den Monozyten (Makrophagen) abstammen. Sie dienen dem Knochenabbau. Osteoklasten enthalten viele Lysosomen sowie heterophage Vakuolen, in denen häufig Bruchstücke von aufgenommenen Kollagenfibrillen und Knochenkristalle vorkommen. Osteoklasten liegen oft in kleinen Buchten des abzubauenden Knochens, den *Howship-Lakunen* (**Abb. 3.26**).

Knochenbruchheilung. Ein weiterer Hinweis auf die Plastizität des Knochens ist seine Fähigkeit, nach Brüchen zu heilen. Die Knochenneubildung an Bruchstellen geht vom Periost und z. T. vom Endost aus. Zunächst kommt es an der Bruchstelle zum Bluterguß. Dann räumen Makrophagen das an der Frakturstelle zugrundegegangene Gewebe ab. Anschließend kommt es zu einer Knorpelbildung und dann zu enchondraler, aber auch zu desmaler Ossifikation (s. unten). Der an der Bruchstelle z. T. im Überschuß neugebildete junge Knochen wird als *Kallus* bezeichnet. Weiteres lesen Sie auf S. 150.

3.6.5 Knochenentwicklung

Zu unterscheiden sind eine

- desmale Ossifikation, direkte Knochenbildung, bei der Knochen direkt im Mesenchym entsteht, und eine
- chondrale Ossifikation, indirekte Knochenbildung. Diese Art der Knochenbildung geht von einer Knorpelmatrize aus, die schrittweise abgebaut und durch Knochen ersetzt wird.

In beiden Fällen wird zunächst Geflechtknochen gebildet, der mit wenigen Ausnahmen (s. oben) während der weiteren Entwicklung durch Lamellenknochen ersetzt wird.

> Bevor Sie weiterlesen, informieren Sie sich über die verschiedenen Knochenformen, S. 133.

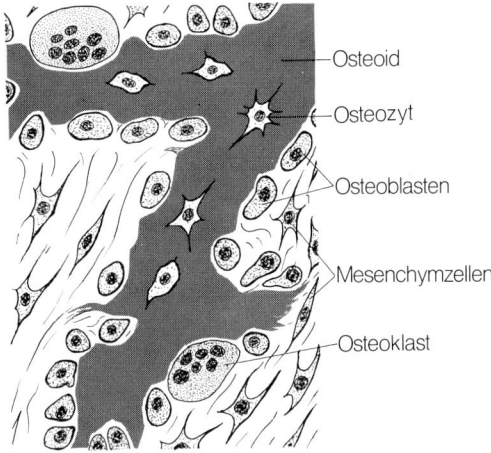

Abb. 3.26 Desmale Knochenbildung. Osteoblasten, die aus Mesenchymzellen hervorgegangen sind, geben an ihre Umgebung verschiedene Grundsubstanzen ab und werden dadurch, daß sie sich „einmauern", zu Osteozyten. Auf bereits entstandenen Knochenanlagen bilden Osteoblasten häufig eine zusammenhängende Schicht. Parallel zum Knochenaufbau erfolgt ein Knochenabbau durch Osteoklasten. Osteoklasten sind mehrkernige Riesenzellen, die häufig in Howship-Lakunen liegen

Die desmale Ossifikation ist eine sehr häufige Art der Knochenbildung

Sie läßt am Schaft aller Röhrenknochen eine Knochenmanschette entstehen und führt zur Entwicklung einiger Schädelknochen bzw. von Teilen davon (Os frontale, Os parietale, Teile der Ossa temporalia, des Os occipitale, des Os mandibulare, des Os maxillare) sowie von anderen platten Knochen.

Die desmale Ossifikation (**Abb. 3.26**) beginnt mit einer Verdichtung und einer starken Kapillarisierung des Mesenchyms an den für die Knochenbildung vorgesehenen Stellen. Die Mesenchymzellen wandeln sich durch Vergrößerung in Knochenvorläuferzellen mit großem ovalen Kern und relativ viel Zytoplasma um. Durch weitere Vergrößerung der Zellen und Vermehrung der Ausstattung mit Zellorganellen (RER, Golgi-Apparat, Mitochondrien) und Ausbildung von Fortsätzen entstehen schließlich Osteoblasten.

Die Osteoblasten produzieren Tropokollagen und Proteoglykane, die in den Interzellularraum abgegeben werden. Extrazellulär entstehen Kollagenfasern (S. 54), die in eine homogene Grundsubstanz, *Osteoid*, eingebettet sind. Außerdem geben Osteoblasten Matrixbläschen ab (Durchmesser 100 nm, **Abb. 3.27**), die Ca^{++} und PO_4-Ionen aber auch alkalische Phosphatase und Pyrophosphatase enthalten. In den Vesikeln kommt er zur Bildung von Kalziumphosphatkristallen. Nach Ruptur der Vesikel wirken das freigesetzte Kalziumphosphat und andere vorhandene Ionen als Keimbildner an der Oberfläche von Kollagenfasern. In der Folgezeit entstehen weitere Kalziumphosphatausfällungen an den Kristallisationskeimen. Schließlich kommt es zur Umwandlung von Kalziumphosphat zu *Hydroxylapatitkristallen.* Der so entstandene Knochen entspricht einem verkalkten faserreichen Bindegewebe und ist Geflechtknochen (S. 66).

Die Bildung platter Knochen schreitet von zahlreichen isoliert gelegenen Zentren zur Umgebung fort. Es entstehen *Knochenbälkchen*, die später miteinander in Verbindung treten und eine Spongiosa bilden (bei den Schädelknochen als Diploë bezeichnet). Als letztes entsteht die äußere und innere Knochenschale.

Aus dem Mesenchym zwischen den Knochenbälkchen entwickeln sich weitere Osteoblasten sowie das Knochenmark und das Endost.

Fast gleichzeitig mit der Knochenbildung beginnen *Umbauvorgänge.* Diese bestehen einerseits in einem Abbau, andererseits in einem Aufbau von Knochen. Dem Abbau dienen vielkernige Riesenzellen (Osteoklasten, s. oben), dem Aufbau Osteoblasten, die sich in Reihen der Oberfläche der Knochenbälkchen anlagern. Bei diesen Umbauvorgängen werden die zunächst als Geflechtknochen angelegten Skeletteile zu Lamellenknochen.

Das *Wachstum* desmal angelegter Knochen erfolgt *appositionell,* d.h. dadurch, daß an der einen (äußeren)

Oberfläche neuer Knochen gebildet, an der gegenüberliegenden (inneren) Oberfläche Knochen abgebaut wird.

Die chondrale Ossifikation ist typisch für die Entwicklung langer und kurzer Knochen

Vorläufer eines Knochens ist ein Modell aus hyalinem Knorpel, das, verglichen mit dem späteren Knochen, plump ist und keine Oberflächendetails aufweist. Jedoch sind bei der Anlage von Röhrenknochen (lange Knochen) die beiden Epiphysen und die Diaphyse zu erkennen.

Beim Umbau des knorpeligen Vorläufers zum endgültigen Knochen (**Abb. 3.28a, b**) kommt es beim Röhrenknochen zur Ausbildung einer

- perichondralen Knochenmanschette, die an der Oberfläche der Diaphyse entsteht, und dann zur
- enchondralen Ossifikation, *Ersatzknochenbildung,* bei der das Knorpelmodell abgebaut wird.

Perichondrale Knochenmanschette (**Abb. 3.28a**). Die perichondrale Knochenmanschette der Röhrenknochen wird von osteogenen Zellen des Perichondriums (nach der Knochenbildung als Periost bezeichnet) gebildet. Die Knochenmanschette reicht etwa bis zum späteren Knochenhals.

Enchondrale Ossifikation (**Abb. 3.28b**). Im Prinzip wird hierbei der Knorpel des Knorpelmodells abgebaut und durch neugebildeten (Geflecht-)Knochen ersetzt. Später wird der Geflechtknochen in Lamellenknochen umgebaut.

Der *Abbau des Knorpels* beginnt *unter der perichondralen Knochenmanschette.* Eingeleitet wird dieser Vorgang dadurch, daß die Knorpelzellen hypertrophieren – es entsteht sog. Blasenknorpel – und teilweise zugrunde gehen. In die verbleibende Knorpelgrundsubstanz lagern sich Kalksalze ein. Gleichzeitig dringen aus dem dichten Bindegewebe an der Oberfläche der Knochenanlage Gefäße und Mesenchymzellen durch die Knochenmanschette hindurch in den veränderten Knorpel der Diaphyse ein. Die Mesenchymzellen bauen teilweise den Knorpel ab, *Chondroklasten,* teilweise füllen sie die ehemaligen Knorpellakunen aus. Es ist eine *Einbruchzone* entstanden. Viele der Mesenchymzellen werden zu Osteoblasten, die an der Oberfläche der Knorpelreste Geflechtknochen bilden. Es resultiert ein Bälkchenwerk aus Geflechtknochen (*primäres Ossifikationszentrum*).

Die Räume zwischen den Bälkchen werden von Blutgefäßen und Mesenchym ausgefüllt, *primäres Knochenmark.* Etwa ab 5. Embryonalmonat wandeln sich Mesenchymzellen hier in Retikulumzellen und Blutvorläuferzellen um. Zu diesem Zeitpunkt beginnt die Blutbildung und es wird von *sekundärem Knochenmark* gesprochen.

Die Knochenbälkchen im Bereich der Knochenmanschette werden im Laufe der Zeit durch Osteoklasten ab-

Abb. 3.27 Knochenbildung durch Osteoblasten. Osteoblasten geben Matrixvesikel ab, in denen sich Kalziumphosphatkristalle bilden. Durch Platzen der Vesikel werden die Kristalle freigesetzt. Diese lagern sich in bzw. an den Kollagenfasern der Knochengrundsubstanz ab und mineralisieren die Knochenanlage. (Nach Marks und Popoff 1988)

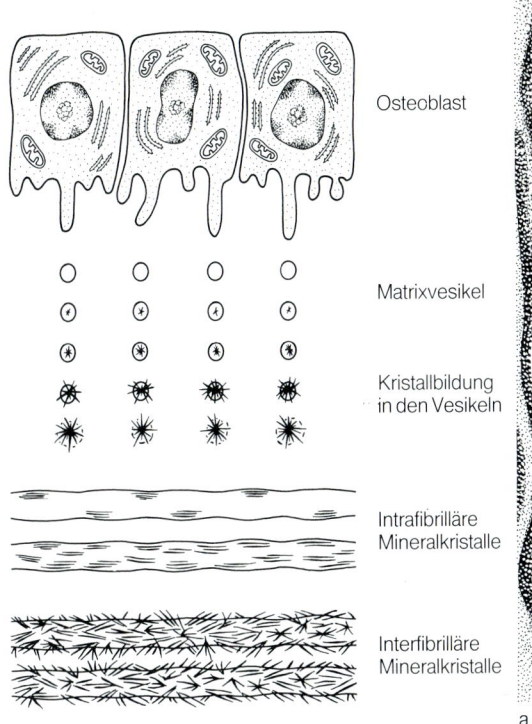

Osteoblast

Matrixvesikel

Kristallbildung in den Vesikeln

Intrafibrilläre Mineralkristalle

Interfibrilläre Mineralkristalle

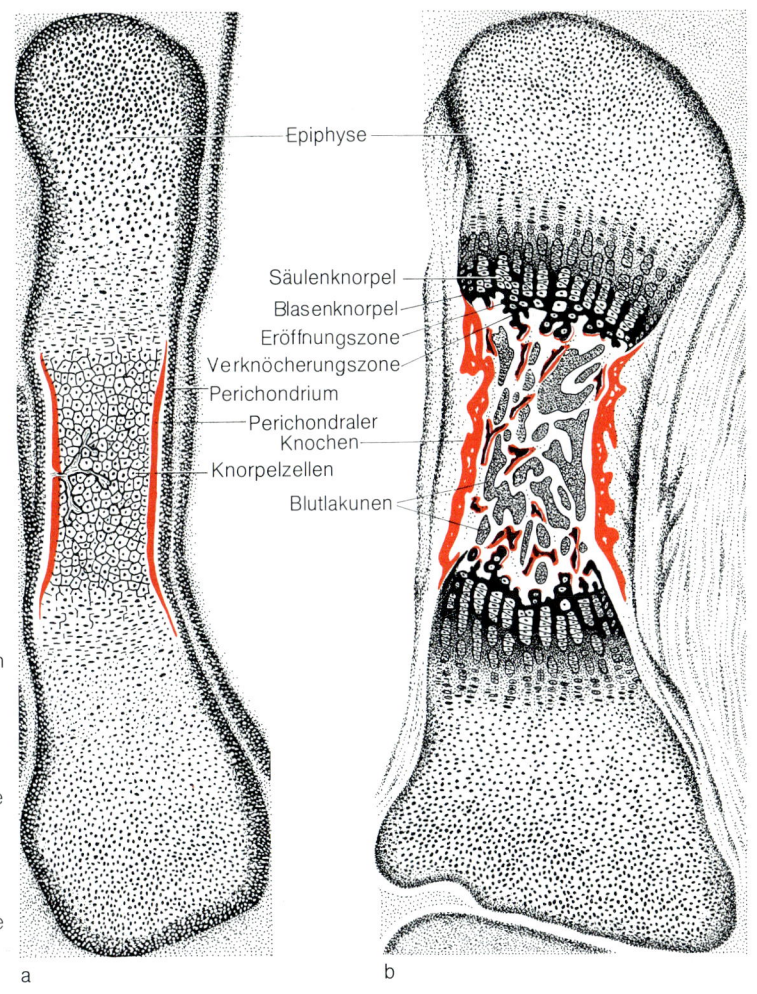

Epiphyse

Säulenknorpel
Blasenknorpel
Eröffnungszone
Verknöcherungszone
Perichondrium
Perichondraler Knochen
Knorpelzellen

Blutlakunen

a   b

Abb. 3.28 a, b 2 Stadien aus der Entwicklung eines Röhrenknochens. **a** Stadium der perichondralen Knochenbildung. **b** Stadium der enchondralen Knochenbildung. (Nach Bargmann 1977)

gebaut; dadurch erweitert sich die Knochenmarkshöhle bis zu einer *Umbauzone* zwischen Diaphyse und Epiphyse. Hier wird Knorpel abgebaut und Knochen aufgebaut. Beim Jugendlichen, bei dem Epiphyse und Diaphyse bereits weitgehend verknöchert sind, wird diese Umbauzone als *Wachstumsfuge (Metaphyse, Epiphysenplatte)* bezeichnet.

Die *Umbauzone zwischen Epiphyse und Diaphyse* läßt eine Zonengliederung erkennen. Jede Zone entspricht einem Entwicklungsschritt während der enchondralen Verknöcherung. Es folgen von der Epiphyse her aufeinander:

- *Reservezone.* Sie besteht aus hyalinem Knorpel. In frühen Entwicklungsstadien handelt es sich um die ganze Epiphyse; später, wenn in der Epiphyse selbst

die Verknöcherung beginnt (s. unten), liegt ein breiter, zur Epiphyse hin gelegener Streifen aus hyalinem Knorpel vor.
- *Proliferationszone.* In dieser Zone teilen sich die Knorpelzellen lebhaft und ordnen sich säulenartig in der Längsachse des Knochens an; deswegen wird auch von *Säulenknorpel* gesprochen. Die Interzellularsubstanz hat abgenommen, da sie nur noch in geringer Menge gebildet wird.
- *Resorptionszone.* Diaphysenwärts werden die Knorpelzellen (und damit die Knorpelhöhlen) immer größer; die Knorpelzellen enthalten viel Glykogen. Es liegt *Blasenknorpel* vor. Die Interzellularsubstanz beschränkt sich auf schmale Septen, die Kalkeinlagerungen aufweisen.

• *Verknöcherungszone*. Die Knorpelzellen gehen entweder zugrunde oder werden aus ihren Knorpelhöhlen durch Abbau des Knorpels durch Mesenchymzellen (Chrondroklasten) freigesetzt – deswegen *Eröffnungszone*. In der Knorpelgrundsubstanz kommt es zu Kalkablagerungen. Vor allem lagern sich aber den verbliebenen, z. T. verkalkten Knorpelspangen Osteoblasten auf, die Geflechtknochen bilden. Dadurch entsteht ein Netzwerk aus Knochenbälkchen, das mit der perichondralen Knochenmanschette in Verbindung steht.

Verknöcherung der Epiphyse. Sehr viel später als in den Diaphysen bildet sich im Inneren der Epiphysen Blasenknorpel. Aus der Umgebung wachsen in dieses Gebiet Gefäße und Mesenchymzellen ein. Es folgen Umbauvorgänge, die denen in den Diaphysen zur Zeit der Verknöcherung entsprechen (s. oben). Die Ausbildung der Knochenbälkchen schreitet vom Epiphysenzentrum zur Peripherie hin fort. An der Oberfläche der Epiphysen bildet sich eine Knochenschale. Ausgenommen bleibt der Gelenkbereich (Gelenkknorpel) und – solange der Knochen wächst – die Grenze zwischen Epi- und Diaphyse (*Metaphyse, Wachstumsfuge*, s. oben).

Die Knochenkerne in den Epiphysen bilden sich in jedem einzelnen Knochen zu festgelegter Zeit, meist postnatal. Bei der Geburt besitzen lediglich die distalen Femurepiphysen und proximalen Tibiaepiphysen Knochenkerne. Anhand der bereits gebildeten epiphysären Knochenkerne kann das Alter eines Kindes bestimmt werden (Reifezeichen S. 129, 265, 320).

Umbau und Wachstum. Das während der chondralen Ossifikation gebildete Knochengewebe ist Geflechtknochen. Dieser Geflechtknochen wird zu Lamellenknochen umgebaut. Hierbei bauen Osteoklasten Knochen ab, während Osteoblasten, die aus den um Gefäße gelegenen Mesenchymzellen hervorgehen, Lamellenknochen aufbauen.

Beim *Dickenwachstum* wird im wesentlichen Knochen an der äußeren Oberfläche appositionell angelagert, während von der inneren Oberfläche her Knochen abgebaut wird. Das *Längenwachstum* kommt dadurch zustande, daß das Gebiet der enchondralen Verknöcherung im Bereich der späteren Epiphysenscheibe unter Beibehaltung der Dicke der Wachstumsfuge langsam epiphysenwärts rückt.

Entwicklung und Erhaltung der Knochensubstanz unterliegen humoralen (hormonalen) und mechanischen Regulationen

Zu den Hormonen, die die Knochenentwicklung beeinflussen, gehört das *Wachstumshormon der Hypophyse*. Mangel an diesen Hormonen bedingt Zwergwuchs, überschüssige Bildung führt zur Akromegalie (Wachstum der „Akren": Hände, Füße, Nase, Kinn).

Ferner haben *Geschlechtshormone* Einfluß auf das Knochenwachstum und die Erhaltung des Knochens. Bei Mangel an Geschlechtshormonen kommt es zum vermehrten Knochenabbau, z. B. bei der Frau mit Beginn des Klimakteriums.

Einen direkten Einfluß auf die Ossifikation hat *Vitamin D*. Bei Vitamin-D-Mangel tritt eine ungenügende Kalzifizierung des Knochens ein. Dadurch kann es zur Rachitis kommen.

Vitamin A steuert die reguläre Verteilung und Aktivität von Osteoblasten und Osteoklasten. Bei Vitamin A-Mangel wird nicht genug amorphe Interzellularsubstanz synthetisiert.

Der Kalziumbestand des Knochens wird durch das Zusammenwirken von Nebenschilddrüsenhormon (*Parathyrin*) und dem *Kalzitonin* der C-Zellen der Schilddrüse geregelt. Das Nebenschilddrüsenhormon aktiviert und steigert die Zahl der Osteoklasten in der Knochenmatrix mit dem Ziel, Kalzium freizusetzen. Kalzitonin hemmt dagegen die Resorption von Knochengrundsubstanz und die Kalziumfreisetzung.

Für die Aufrechterhaltung des Kalziumbestandes ist außerdem eine *Beanspruchung des Knochens* erforderlich. Bei Patienten, die lange bettlägerig sind, kommt es zu einer Verminderung der anorganischen Bestandteile im Knochen. Außerdem wirkt die Belastung strukturerhaltend auf den Knochen: Kalziumverlust bei Aufenthalt im schwerelosen Raum.

Funktionelle Hinweise. Knochen ist das wichtigste Kalzium-Reservoir des Organismus. Er enthält 99 % seines Gesamtkalziums. Das übrige Kalzium kommt teils im Blut, teils im Gewebe vor.

Zwischen Blut- und Knochenkalzium besteht ein lebhafter Austausch: Bei Erhöhung des Blut-Kalzium-Spiegels wird Kalzium im Knochen abgelagert. Bei Verminderung aus Knochen mobilisiert.

Die Kalziummobilisierung aus Knochen erfolgt teils schnell (direkte Freisetzung des Kalziums aus dem Hydroxylapatit der Interzellularsubstanz), teils langsam (auf hormonalem Weg).

Benötigt wird Kalzium außer zur Knochenstabilisierung z. B. bei der Muskelkontraktion, bei der Blutgerinnung, bei der Zellhaftung und bei zahlreichen enzymatischen Vorgängen.

3.7 Muskelgewebe

Lernziele	Entwicklung • Glatte Muskulatur • Skelettmuskulatur: Myofibrille, Aktin- und Myosinfilamente, Querstreifung, longitudinales und transversales System, isotonische Kontraktion, isometrische Kontraktion, Fasertypen, Sehnenbefestigung • Herzmuskulatur: Disci intercalares, Erregungsleitungsmuskulatur • Myoepithelzelle • Myofibroblasten • Perizyten

Muskelgewebe besteht aus hochdifferenzierten, langgestreckten Muskelzellen, die in ihrem Zytoplasma die kontraktilen Proteine *Aktin* und *Myosin* enthalten, die gemeinsam *Myofibrillen* bilden. Außerdem verfügen Muskelzellen über *Myoglobin*, das die typische rote Muskelfarbe hervorruft. Funktionell zeichnen sich Muskelzellen dadurch aus, daß sie sich verkürzen und Spannung entwickeln sowie chemische Energie direkt in mechanische Energie verwandeln können. Sie sind in der Lage Kraft zu entfalten.

Zusammen mit Muskelgewebe kommt stets Bindegewebe vor. Das Bindegewebe beteiligt sich am Aufbau der Muskeln; es gliedert die Muskeln, dient den Muskelzellen zur Befestigung und überträgt die Verkürzung des Muskelgewebes auf die Umgebung.

Unter Berücksichtigung morphologischer und funktioneller Gesichtspunkte werden unterschieden (**Abb. 3.29**):

- glatte Muskulatur
- quergestreifte Muskulatur
  - Skelettmuskulatur
  - Herzmuskulatur

Die Muskelzellen der Skelettmuskulatur werden als *Muskelfasern* bezeichnet.

Hinweis. Für die verschiedenen Muskelzellbestandteile haben sich besondere Benennungen eingebürgert. Das Zytoplasma der Muskelzellen (ohne Myofibrillen) wird als *Sarkoplasma*, das ER als *sarkoplasmatisches Retikulum*, und die Mitochondrien werden als *Sarkosomen* bezeichnet. Das *Sarkolemm* ist die Plasmamembran der Muskelzelle einschließlich einer umgebenden Basallamina und anliegenden retikulären Fasern. Allerdings verstehen manche Autoren unter Sarkolemm nur die Plasmamembran der Muskelfaser.

Der auffälligste morphologische Unterschied (**Tabelle 3.7**) zwischen glatter und quergestreifter Muskulatur besteht darin, daß die kontraktilen Myofibrillen in der quergestreiften Muskulatur licht- und elektronenmikroskopisch eine Querstreifung aufweisen, die in der „glatten" Muskulatur fehlt. Außerdem wird die glatte Muskulatur nur vom vegetativen Nervensystem, die Skelettmuskulatur überwiegend vom somatischen Nervensystem innerviert. Deswegen erfolgen die Kontraktionen der glatten Muskulatur unwillkürlich, während die Skelettmuskulatur willkürlich betätigt werden kann. Die Kontraktionen der glatten Muskulatur verlaufen langsam (wurmartig), die der quergestreiften Muskulatur schnell.

Eine Sonderstellung nimmt in vielfacher Hinsicht die Herzmuskulatur ein, die zwar quergestreift ist, aber doch vom vegetativen Nervensystem innerviert wird und autonom tätig ist.

Kontraktile Zellen kommen aber nicht nur im Verband der Muskulatur vor, sondern auch als:

- Myoepithelzellen in exokrinen Drüsen

Längsschnitt   Querschnitt

Glatte Muskelzellen

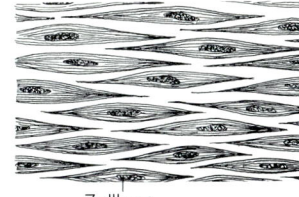 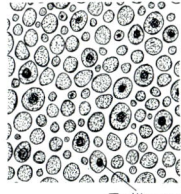

Zellkern   Zellkern

Quergestreifte Skelettmuskelfasern

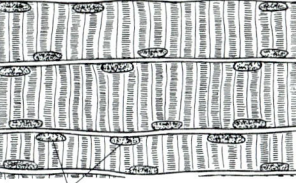 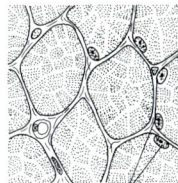

Zellkerne   Zellkerne

Quergestreifte Herzmuskelzellen

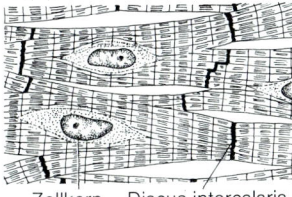 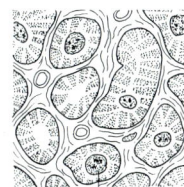

Zellkern   Discus intercalaris   Zellkern

Abb. 3.29 Glatte Muskelzellen, quergestreifte Skelettmuskelzellen, quergestreifte Herzmuskelzellen – jeweils längs und quer. – In der glatten Muskulatur liegt der Zellkern in der Mitte der Muskelzelle. – Quergestreifte Muskelfasern enthalten viele randständige Zellkerne. Quergestreift sind die Myofibrillen, die sich zu intrazytoplasmatischen Bündeln zusammenlegen können (Conheim-Felder). – In den Herzmuskelzellen liegen die Zellkerne in der Mitte der Faser; die Herzmuskelzellen sind verzweigt und haften über Disci intercalares aneinander

- Myofibroblasten, z. B. in den Alveolarsepten der Lunge
- Perizyten in den Kapillarwänden

Die Muskulatur entwickelt sich überwiegend aus dem Mesoderm

Ausnahmen machen Myoepithelzellen und innere Augenmuskeln (S. 697), die aus dem Ektoderm hervorgehen.

Das Ausgangsmaterial des größten Teils der (somatischen) *Skelettmuskulatur* sind die Myoblasten der aus den Somiten entstandenen Myotome (S. 123).

Tabelle 3.7 Vergleich verschiedener Muskelgewebe

	Glatte Muskulatur	Skelettmuskulatur	Herzmuskulatur
Kleinstes Bauelement	*Spindelige* Muskelzelle	Muskelfaser	Verzweigte Muskelzelle
Anordnung der Bauelemente	Bündelung, Überlappung	Parallele Bündelung	Raumnetz
Zellkern	*1, zentral*, stäbchenförmig	*Viele, randständig,* ovoid-linsenförmig	*1–2, zentral*, ovoid-abgestumpft
Kontraktile Struktur	Myofilamente	*Quergestreifte* Myofibrille	*Quergestreifte* Myofibrille
Verbindung der Muskelzellen untereinander	Tight und gap junctions, argyrophile Fasern	Endomysium, Sarkolemm	*Disci intercalares*
Innervation	Vegetatives Nervensystem	Animales Nervensystem	Erregungsleitungssystem, vegetative Nerven
Strukturen der Erregungs-übertragung	Synapsen en distance	Motorische Endplatten	Gap junctions, Synapsen en distance

Die glatte *Muskulatur* und die *Herzmuskulatur* entwickeln sich hauptsächlich aus dem unsegmentierten viszeralen Mesoderm (Splanchnopleura, S. 124, 485) und der Kutisplatte. Eine Sonderstellung nehmen die Kopfmuskulatur und die aus den Branchialbögen hervorgegangenen Muskeln (z. B. M. trapezius, M. sternocleidomastoideus) ein. Obgleich es sich um quergestreifte Skelettmuskulatur handelt, entstehen sie wie die glatte Muskulatur aus unsegmentiertem Mesoderm. Gleiches gilt für die quergestreifte Muskulatur des Ösophagus.

Während der Muskeldifferenzierung treten als erstes dünne, noch unregelmäßig angeordnete Filamente auf. Beim Skelett- und Herzmuskel folgen später dickere Filamente (Myosin). Dünne und dicke Filamente ordnen sich und es bilden sich die für die reife Muskelfaser charakteristischen Myofibrillen. Die Vermehrung der Myofibrillen erfolgt durch Längsteilung, nachdem durch Anlagerung von neu gebildeten Myofilamenten eine bestimmte Größe überschritten ist.

Skelettmuskelfasern entstehen durch Verschmelzung von Myoblasten und sind deswegen vielkernige Synzytien. Ihre Zellkerne liegen zunächst in der Fasermitte, wandern später jedoch unter die Zelloberfläche.

Hinweis. Reife quergestreifte Muskelfasern weisen an ihrer Oberfläche, lichtmikroskopisch kaum abgrenzbare *Satellitenzellen* auf, bei denen es sich möglicherweise um verbliebene Myoblasten handelt.

3.7.1 Glatte Muskulatur

Glatte Muskulatur kommt dort vor, wo ohne großen Energieaufwand ein Tonus gehalten werden muß, z. B in Gefäßwänden oder in der Wand der Eingeweide (Eingeweidemuskulatur, z. B. des Magen-Darmkanals, vieler Organe des Urogenitalsystems). Damit steht in Zusammenhang, daß glatte Muskulatur nicht ermüdet. Sie kann auch in einem Kontraktionszustand verharren, so daß Spasmen oder Kolliken entstehen.

Häufig bilden glatte Muskelzellen Bündel, die durch Bindegewebe zusammengehalten werden und in denen sich die Muskelzellen überlappen. Die Verlaufsrichtung der glatten Muskelzellen kann lagenweise wechseln. In manchen Organen sind glatte Muskelzellen locker im Bindegewebe verteilt (z. B. Prostata, Samenblase). Schließlich können glatte Muskelzellen kleine Muskeln bilden, z. B. die Mm. arrectores pilorum der Haut (S. 217).

Glatte Muskelzellen (**Abb. 3.29, 3.30**) sind meist spindelförmig und selten verzweigt. Ihre Länge beträgt 30–200 µm, ihr Durchmesser 5–10 µm. Besonders lang sind die glatten Muskelzellen des Uterus (in der Schwangerschaft bis zu 500 µm). Der Kern der glatten Muskelzellen ist zigarrenförmig und hat abgerundete Enden. Er liegt in der Mitte der Zellen und fältelt sich bei Kontraktion.

Das *Zytoplasma* (Sarkoplasma) der glatten Muskelzellen weist in der Umgebung des Kerns wenige Mitochondrien, wenig GER, Glykogen und einen kleinen Golgi-Apparat auf. An und unter der Zellmembran liegen sehr viele pinozytotische Bläschen, in deren Nähe Ca^{++}-haltige Zisternen des GER liegen. Ein tubuläres System (s. unten) ist jedoch nicht vorhanden. Außerdem kommen im Zytoplasma glatter Muskelzellen sekretorische Granula vor, da glatte Muskelzellen Kollagen, Elastin und Glykosaminoglykane sezernieren können.

Vor allem wird aber der größte Teil des Zytoplasmas der glatten Muskelzellen außerhalb der Kernzone von dünnen (*Aktin*) Filamenten eingenommen, die in manchen glatten Muskelzellen parallel zur Längsachse, in anderen gitterwerkähnlich verlaufen. Sie befestigen sich an lokalen Verdichtungen. Zwischen den Aktinfilamenten liegen *Myosinfilamente*, die ihrerseits auch wieder ein Netzwerk bilden und mit den Aktinfilamenten in funktionellem Kontakt stehen.

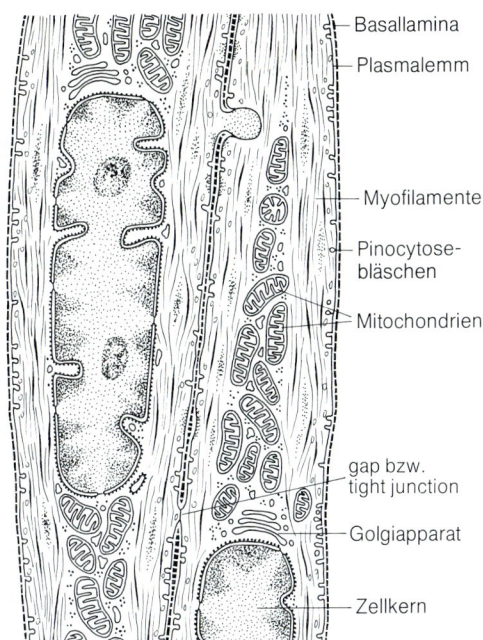

Abb. 3.30 Glatte Muskelzellen elektronenmikroskopisch

Hinweis. Sowohl die Aktinfilamente (ohne Troponin) als auch die Myosinfilamente haben einen anderen Aufbau als die der quergestreiften Muskulatur. Ferner ist das Zusammenwirken von Aktin und Myosin in den glatten Muskelzellen anders als in der quergestreiften Muskulatur. In der glatten Muskulatur bindet frei im Zytoplasma befindliches Ca^{++} an Calmodulin (kalziumbindendes Protein). Der so entstandene Komplex aktiviert eine Kinase, die leichte Myosinketten phosphoryliert. Nur phosphorylierte leichte Myosinketten binden an Aktin. Es folgt ein Gleitmechanismus wie bei der quergestreiften Muskulatur (s. unten).

Außer Myofilamenten kommen in glatten Muskelzellen intermediäre Filamente aus *Desmin* vor, die kreuz und quer durch das Zytoplasma verlaufen und zusammen mit Aktinfilamenten an randständigen lokalen Verdichtungen der Zytomembran befestigt sind.

Die *Plasmamembran* jeder glatten Muskelzelle wird von einer Basallamina bedeckt, die mit Gitterfasern verbunden ist. Glatte Muskelzellen können auch mit elastischen Fasern und elastischen Membranen in Verbindung stehen. Sie bilden dann muskuloelastische Systeme (z.B. in elastischen Gefäßen S. 156).

Die *Verbindung der glatten Muskelzellen* untereinander erfolgt durch Bindegewebsfasern und durch desmosomenähnliche Strukturen. Außerdem kommen Nexus (S. 37) vor. An diesen Stellen soll es zur Erregungsübertragung von einer glatten Muskelzelle auf die andere kommen.

Glatte Muskelzellen sind zur Hypertrophie befähigt, z.B. im Uterus während der Schwangerschaft.

Die *Innervation* der glatten Muskulatur erfolgt durch das vegetative Nervensystem (S. 197). An manchen glatten Muskelzellen, z.B. im Ductus deferens, kommen Membrankontakte zwischen Nervenendigungen und der Plasmamembran der Muskelzelle vor. Sonst bestehen Synapsen en passant (S. 85). – Die glatte Muskulatur ist außerdem zu spontanen Eigenkontraktionen befähigt.

3.7.2 Skelettmuskulatur

Die Muskulatur des Bewegungsapparats besteht aus quergestreifter Muskulatur. Skelettmuskulatur wird sie genannt, weil die meisten Muskeln am Skelett entspringen und ansetzen. Außerdem gibt es quergestreifte Muskulatur in den Eingeweiden von Kopf und Hals, z.B. in der Zunge, im Pharynx und Larynx sowie im oberen Ösophagus, die nicht mit dem Skelett in Verbindung steht.

Das kontraktile Element der Skelettmuskulatur ist die Muskelfaser (Muskelzelle, bis zu 15 cm lang, Faserdicke zwischen 10 und 100 µm). Ein Hüllsystem aus kollagenen und elastischen Fasern faßt die Muskelfasern zu Muskelbündeln und Muskeln zusammen (S.144).

> **Die kontraktile Struktur in den Skelettmuskelfasern sind die Myofibrillen**

Charakteristisch für die reife Skelettmuskelfaser (**Abb. 3.29, 3.31**) sind die

• vielen (bis zu 100) unter dem Sarkolemm gelegenen Zellkerne und

• quergestreifte Myofibrillen.

Zwischen den Myofibrillen, die mehr oder weniger dicht nebeneinander liegen, befinden sich wenig mitochondrienreiches Sarkoplasma mit Glykogen, ein in der Regel stark entwickeltes GER und andere Zellorganellen sowie der sauerstoffbindende Muskelfarbstoff *Myoglobin*. RER und Ribosomen kommen nur in geringer Menge vor (geringe Proteinsynthese).

Hinweis. Die geringe Proteinsynthese in der reifen Skelettmuskelfaser erklärt, daß kaum eine Regeneration von Muskulatur erfolgt. In der Regel entstehen an Stellen zugrundegegangener Muskelfasern Bindegewebsnarben.

Myofibrillen (Abb. 3.31 b). Es handelt sich um in Längsrichtung der Zelle verlaufende zylindrische Fibrillen, die lichtmikroskopisch eben sichtbar sind (Durchmesser 1–2 µm). Untereinander sind die Myofibrillen durch das Protein Desmin verknüpft. Häufig bestehen Myofibrillengruppen, so daß auf Querschnitten eine Myofibrillenfelderung erscheint (Conheim-Felderung).

Myofilamente (Abb. 3.31 c) bestehen aus elektronenmikroskopisch unterscheidbaren

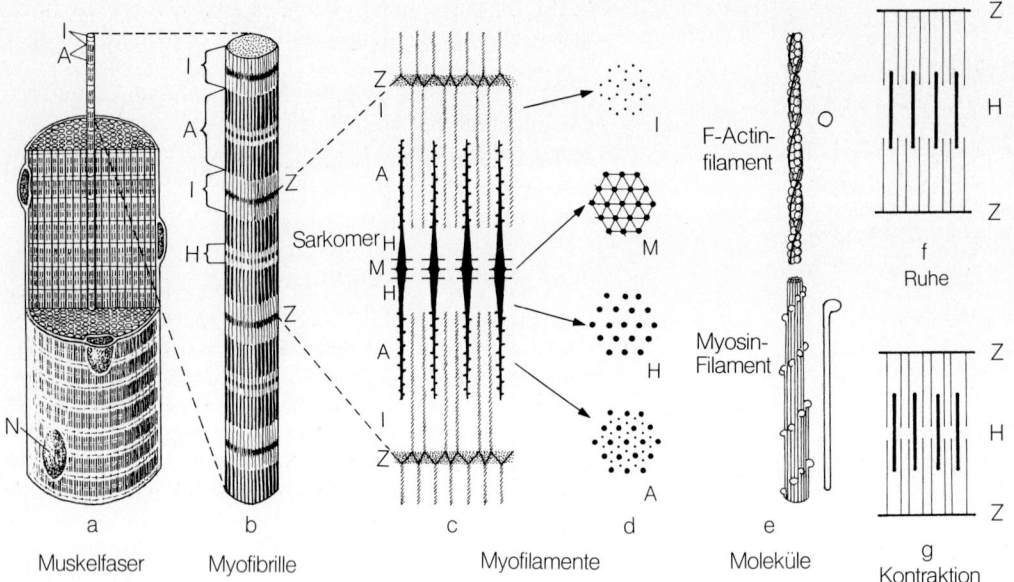

Muskelfaser   Myofibrille   Myofilamente   Moleküle   Kontraktion

Abb. 3.31 a–g Organisation einer Skelettmuskelfaser (**a**) von der lichtmikroskopischen bis (**e**) zur molekularen Größenordnung. **b** Myofibrille nach elektronenmikroskopischen Aufnahmen. Eingetragen sind die Bezeichnungen für die verschiedenen Querstreifen. **c** Feinbau eines Sarkomers. Dünne Aktinfilamente und dicke Myosinfilamente sind miteinander verzahnt. **d** Querschnitte durch die verschiedenen Segmente (*I*, *M*, *H*, *A*). **e** Molekularer Bau von Aktin- und Myosinfilamenten. **f** Sarkomere in Ruhestellung **g** bei Kontraktion. (Nach Bloom u. Fawcett 1975)

- dünnen Filamenten, Aktinfilamenten, die aus Aktin, Tropomyosin und Troponin bestehen, und
- dicken Filamenten, Myosinfilamenten, die aus Myosin bestehen.

Aktinfilamente (ca. 1 µm lang, 5–6 nm breit) sind dünner als Myosinfilamente (ca. 1,5 µm lang, 10–15 nm breit). *Aktin*, das am Aufbau der Aktinfilamente beteiligt ist, ist ein kugelförmiges Protein. Die globulären Partikel (Durchmesser 5,5 nm) legen sich zu 2 verdrillten Strängen zusammen (**Abb. 3.31 e**). In den Rinnen zwischen den Aktinketten liegen die langen, starren *Tropomyosinmoleküle*. Verbunden mit dem Tropomyosin ist *Troponin*, dessen Moleküle in einem regelmäßigen Abstand von 40 nm angeordnet sind. An Troponin werden während der Kontraktion Kalziumionen gebunden.

Myosin (**Abb. 3.31 e**) ist ein typisches Faserprotein von ca. 150 nm Länge, das aus einem dünnen stäbchenförmigen Schaftteil (*L-Merosin*) besteht, dem am Ende ein seitlich gelegener, an einem spiraligen und beweglichen Hals befestigter, kugelförmiger Kopf (*M-Merosin*) aufsitzt. Viele Myosinmoleküle legen sich zu einem dicken Myofilament zusammen, wobei die Schaftteile zur Filamentmitte orientiert sind.

Anordnung der Myofilamente. Aktin- und Myosinfilamente sind reihenförmig angeordnet. Gleichzeitig sind sie miteinander verzahnt und zwar so, daß jeweils ein Ende der Aktinfilamente zwischen die Myosinfilamente ragt

(**Abb. 3.31 c, d**). Daraus ergibt sich die charakteristische Querstreifung der Skelettmuskulatur.

Es lassen sich licht- und elektronenmikroskopisch unterscheiden (**Abb. 3.32**):

- **A-Streifen**: anisotrope, d. h. in polarisiertem Licht stark doppelbrechende, bei Färbungen dunkle Streifen. Die A-Streifen werden von dicken (Myosin-)Filamenten gebildet, zwischen denen sich bei entspanntem Muskel die dünnen Aktinfilamente bis an die Grenze des H-Streifens legen. Die Anordung der dünnen und dicken Filamente ist dabei so, daß eine hexagonale Struktur entsteht: um jedes dicke Filament liegen jeweils 6 dünne Filamente.
- **I-Streifen**: isotrope, d. h. in polarisiertem Licht schwach doppelbrechende, bei Färbungen helle Streifen. Sie bestehen allein aus dünnen Aktinfilamenten.
- **Z-Streifen**: dunkle Querlinie in der Mitte des I-Streifens. Am Z-Streifen sind die dünnen Filamente durch das Protein α-Aktinin befestigt. Aber auch die Myosinfilamente haben durch das Protein Titin Verbindung mit Z. Weitere Z-Streifen-Proteine sind Filamin, Amorphin, Z-Protein.
- **H-Zone** (Hensen-Zone): eine helle Zone in der Mitte des A-Streifens. Sie besteht aus dicken Filamenten, die in ihrem Bereich den relativ größten Durchmesser haben.

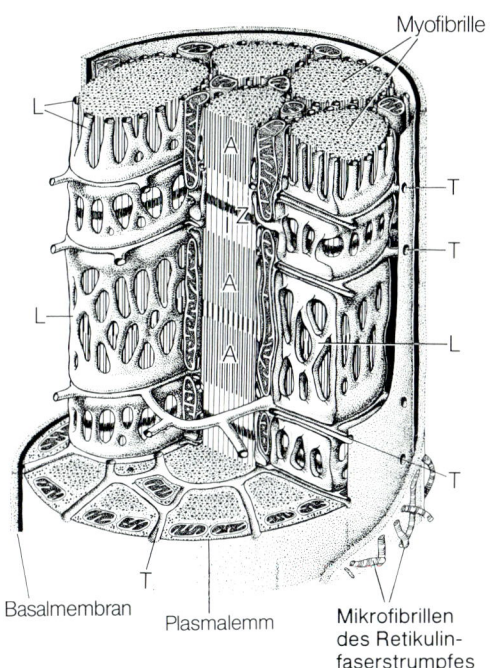

Myofibrille

L

L

L

T

T

L

T

T

Basalmembran   Plasmamemm   Mikrofibrillen
des Retikulin-
faserstrumpfes

Abb. 3.32 Quergestreifte Muskelfaser. Den Myofibrillen le-gen sich Tubuli des glatten endoplasmatischen Retikulums (*L*, longitudinales System) und des transversalen Systems (*T*, trans-versal orientierte tubuläre Einstülpungen der Plasmamem-bran) an. Die Tubuli des transversalen Systems liegen beim Ske-lettmuskel an der Grenze zwischen *A* und *I*. Das sarko-plasmatische Retikulum der rechten Myofibrille ist flach ange-schnitten, so daß die Erweiterungen an der Grenze zu den T-Tu-buli deutlich zu sehen sind. T- und L-System bilden hier Triaden. – Der Plasmamembran der Muskelfasern liegen eine Basal-membran und Mikrofibrillen an. (Nach Kristić 1976)

• **M-Streifen** (Mesophragma): ein feiner dunkler Strei-fen in der Mitte der H-Zone. Hier sind die dicken Fila-mente querverbunden.

Die regelmäßige Anordnung der Streifen ruft in den Myofibrillen eine Periodizität hervor. Eine Periode reicht von einem Z-Streifen zum folgenden und wird als Sarkomer bezeichnet. Im erschlafften Muskel beträgt die Länge eines *Sarkomers* etwa 2 μm. In einem Sarkomer besteht die Streifenfolge Z-I-A-H-M-H-A-I-Z.

Die Querstreifung der Muskelfasern entsteht dadurch, daß bei allen in einer Muskelfaser vorhandenen Myofi-brillen etwa in gleicher Höhe jeweils gleiche Streifen ne-beneinader liegen.

Muskelkontraktionen gehen auf Verschiebung der Aktinfilamente zurück

Zu unterscheiden sind

• isotonische Kontraktionen, bei der sich der Muskel verkürzt, und
• isometrische Kontraktionen, bei der es ohne Verkür-zung des Muskels zur Kraftentfaltung kommt.

Isotonische Kontraktion (**Abb. 3.31 g**). Sie erfolgt nach der Sliding-Filament-Theorie dadurch, daß sich das Aus-maß der Überlappung zwischen dünnen und dicken Fila-menten ändert, und zwar werden in Abhängigkeit von der Stärke der Kontraktion die Aktinfilamente mehr oder weniger weit zwischen die Myosinfilamente gezo-gen. Da sowohl die Länge der dicken als auch der dün-nen Filamente konstant bleibt, werden bei der Kontrak-tion *I und H schmäler* (oder können verschwinden). Die Sarkomeren werden kürzer.

Die Verschiebung der dünnen Filamente kommt da-durch zustande, daß durch Einströmen von Kalziumio-nen ins Sarkoplasma eine Verbindung zwischen den Köpfchen des Myosins und den Aktinfilamenten zustan-dekommt und ATP gespalten wird; Myosin wirkt dabei als ATPase. Durch Umlegung der Myosinköpfchen, Spannungsentwicklung und Bewegung des Halses zwi-schen Schaft und Kopf des Myosins werden die dünnen Filamente zwischen die dicken gezogen.

Sarkoplasmatisches Retikulum (**Abb. 3.32**). Beim sar-koplasmatischen Retikulum handelt es sich um das GER der Skelettmuskelfaser. Es umgibt jede Myofibrille netz-förmig. Wegen seiner longitudinalen Orientierung wird es auch als *L-System* bezeichnet.

Das sarkoplasmatische Retikulum speichert die für die Auslösung von Kontraktionen erforderlichen Kalzi-umionen. Sobald sich die Durchlässigkeit der Membran des sarkoplasmatischen Retikulums ändert (Depolarisa-tion), gelangen die Kalziumionen ins Sarkoplasma. Die-se Permeabilitätsänderung erfolgt immer dann, wenn eine nervöse Erregung über die transversalen Tubuli (s. unten) ins Innere der Muskelfaser gelangt. Sobald die nervöse Erregung aufhört, wird die Freisetzung von Kal-ziumionen aus dem sarkoplasmatischen Retikulum un-terbrochen und es setzt ein aktiver Rücktransport von Kalziumionen in das sarkoplasmatische Retikulum ein. An den Membranen des sarkoplasmatischen Retikulums kommt es zu einer Repolarisation.

Transversale (T) Tubuli. Von der Oberfläche der Mus-kelfaser dringen schmale Tubuli in Form schlauchförmi-ger Invaginationen der Plasmamembran quer zur Ober-fläche ins Innere der Muskelfaser ein. Die Tubuli legen sich den Myofibrillen der Skelettmuskelfasern an der Grenze zwischen I- und A-Streifen an.

Die T-Tubuli sorgen für eine einheitliche Kontraktion der ganzen Skelettmuskelfaser. Dies wird durch Übertragung einer Depolarisation der Plasmamembran – hervorgerufen durch nervöse Signale – auf das sarkoplasmatische Retikulum. Diese erfolgt an Tri- bzw. Diaden.

Triade (**Abb. 3.32**). Triaden entstehen dadurch, daß 2 gegenüberliegende Erweiterungen des sarkoplasmatischen Retikulums, sog. Zisternen, an die transversalen Tubuli herantreten. Gelegentlich kommen auch *Diaden* vor; dann legt sich nur 1 Zisterne des sarkoplasmatischen Retikulums an einen Tubulus an. Infolge der Lage der Triaden an der Grenze eines A- und I-Streifens befinden sich in jedem Sarkomer 2 Triaden.

Hinweis. Die Übertragung der Depolarisation erfolgt durch Proteinbrücken. Durchgängige Verbindungen zwischen den Lumina der transversalen Tubuli und der Zisternen des sarkoplasmatischen Retikulums bestehen nicht.

Ohne angemessene Dehnung kann ein Muskel keine Kraft entfalten. Die maximale Kraftentfaltung liegt dann vor, wenn Aktin- und Myosinfilamente sich so überlappen, daß die Sarkomerenlänge 2,0–2,2 µm beträgt. Wird die Überlappung geringer – z.B. dadurch, daß die Aktinfilamente aus der Myosinzone herausgezogen werden – nimmt die Kraftentwicklung ab. Sie nimmt aber in gleicher Weise ab, wenn die Sarkomeren so kurz sind, daß sich die zwischen den Myosinfilamenten befindlichen Aktinfilamente beider Seiten überlappen.

Isometrische Kontraktion. Die Länge der Sarkomeren und die Breite der Querstreifen ändert sich bei der isometrischen Kontraktion nicht. Zur Kraftentfaltung kommt es dadurch, daß die beweglichen Myosinköpfchen zyklisch an immer dieselbe Stelle der Aktinfilamente herantreten und die durch die Drehbewegung des Myosinköpfchens entstandene Spannung nach außen abgegeben wird.

> **Nicht alle Skelettmuskelfasern sind gleich**

Morphologische Unterschiede betreffen vor allem das Mengenverhältnis von Myofibrillen zu Sarkoplasma und Mitochondrien. Außerdem bestehen zwischen den Muskelfasern histochemische und funktionelle Unterschiede.
Folgende 2 Fasertypen kommen vor:

- **Fasertyp I**. Die Fasern sind schmal und relativ sarkoplasmareich. Außerdem enthalten sie viele Mitochondrien, die in Reihenstellung zwischen den Myofibrillen liegen. Die Fasern enthalten viel Myoglobin. Typ-I-Fasern kontrahieren sich relativ langsam, sind aber zu langandauernder und kräftiger Kontraktion befähigt.
- **Fasertyp II**. Die Fasern sind größer aber mitochondrienärmer, dafür myofibrillenreicher als die des Typ I. Das Sarkoplasma der Typ II-Fasern enthält weniger Myoglobin. Die Fasern kontrahieren sich schnell, sind aber nicht für langdauernde Arbeit geeignet.

Hinweis. Typ-II-Fasern sind in sich unheitlich (IIA-IIB-IIC-Faser). Die Unterschiede beziehen sich vor allem auf die myofibrilläre Aktomyosin-ATPase. Die schnellsten Kontraktionen werden von IIB-Fasern ausgeführt.

Beim Menschen sind die Skelettmuskelfasern in der Regel aus allen Fasertypen aufgebaut, wenn auch in wechselnder Zusammensetzung. Auf diese relativen Verhältnisse gehen die speziellen Leistungen des jeweiligen Muskels zurück.

Hinweis. An wenigen Stellen (z.B. äußere Augenmuskeln) kommen sog. tonische Muskelfasern vor. Sie sind dünn (um 10 µm) und nahezu ohne T- und L-System. Diese Muskelfasern werden multipel innerviert. Ihre Kontraktionen sind fein abgestuft.

> **Alle von einer Nervenfaser innervierten Muskelfasern bilden eine motorische Einheit**

Jede Muskelfaser hat wenigstens eine Synapse (*motorische Endplatte*, myoneurale Verbindung, S. 84), die Muskelfasern besonders feinarbeitender Muskeln, z.B. der äußeren Augenmuskeln, oder der Mm. lumbricales der Hand, mehrere. In der Regel liegen die motorischen Endplatten in der Fasermitte.

Klinischer Hinweis. Denervierte Muskelfasern atrophieren.

Was die Beziehungen zwischen Nervenfasern und Muskelfasern angeht, so kann eine einzelne Nervenfaser eine einzelne Muskelfaser innervieren. Es kann sich aber auch eine Nervenfaser, bevor sie die Muskelfaser erreicht, aufteilen. Dann wird eine Nervenfaser viele Muskelfasern innervieren. Je kleiner eine motorische Einheit ist, um so feiner abgestuft kann die Bewegung sein.

> **Die meisten Skelettmuskeln stehen über Sehnen mit Knochen, manche untereinander in Verbindung**

Die Befestigung der (kollagenen) Sehnenfasern erfolgt an der Basalmembran der Muskelfasern (**Abb. 3.33**). Außerdem haben die Muskelfasern am Ort der Sehnenbefestigung fingerförmige Einstülpungen, in die sich Sehnenfasern hineinschieben; dort kommen Hemidesmosomen vor. Die retikulären Fasern des Sarkolemms setzen sich auf die Sehnenfasern fort.

3.7.3 Herzmuskulatur

Die Herzmuskulatur ist quergestreift. Jedoch unterscheidet sie sich deutlich durch zahlreiche Besonderheiten von der Skelettmuskulatur (**Abb. 3.29, 3.34**).

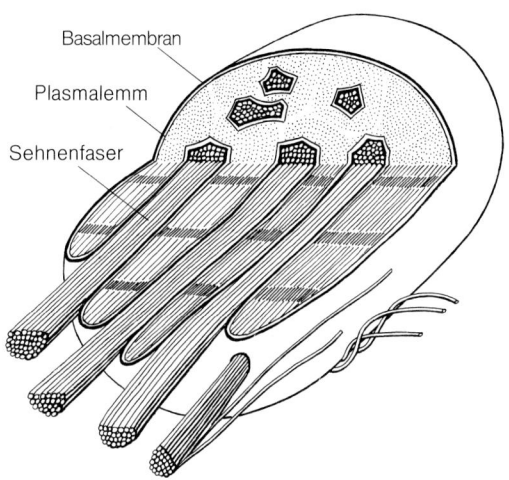

Abb. 3.33 Sehnenansatz an einer Skelettmuskelfaser. Die Sehnenfasern befestigen sich in tiefen Invaginationen der Skelettmuskelfaser. Weitere Sehnenfasern stehen mit der Basalmembran der Muskelfaser in enger Verbindung. Rechts argyrophile Fasern. (Nach Gelber et al. 1960)

das T-System (und nicht das L-System) als Speicher für Kalziumionen dienen.

Da Satellitenzellen fehlen, ist eine Regeneration von Herzmuskulatur nicht möglich. Herzmuskelzellen können aber hypertrophieren.

Disci intercalares (Abb. 3.34, 3.35). Sie können gerade oder stufenförmig zwischen den Herzmuskelzellen verlaufen. Außerdem sind die Herzmuskelzellen in den Disci intercalares miteinander verzahnt.

In den Disci intercalares sind die Plasmamembranen speziell strukturiert. Es treten auf:

- Desmosomen
- Fasciae adhaerentes
- Nexus

Die *Desmosomen* dienen vor allem der Zellhaftung. Sie stehen mit intermediären Filamenten in Verbindung.

An den *Fasciae adhaerentes* befestigen sich Aktinfilamente der Myofibrillen. Die Myofibrillen überschreiten die Zellgrenzen nicht, aber die Befestigung der Myofibrillen einander folgender Zellen liegen an den jeweiligen Zellmembranen einander gegenüber.

- Die Hermuskelzellen sind unregelmäßig verzweigt und etwa 100 µm lang.
- Die Herzmuskelzellen sind hintereinander angeordnet und bilden dadurch End-zu-End-Verbindungen. Alle Muskelzellen des Herzens zusammen machen ein Netzwerk aus.
- Bei den End-zu-End-Verbindungen handelt es sich um Zellgrenzen (mit Interzellularspalt). Die End-zu-End-Verbindungen bilden die **Disci intercalares,** Glanzstreifen.
- Der Kern der Herzmuskelzelle liegt zentral. Gelegentlich kommen mehrere (2 bis 3) in einer Herzmuskelzelle vor.
- Die Myofibrillen bilden in den Herzmuskelzellen meist größere Verbände; ihr Feinbau entspricht dem der Myofibrillen des Skelettmuskels (s. oben).
- Zwischen den Myofibrillen und unter der Zelloberfläche liegen viele Mitochondrien in Reihenstellung.
- Sarkoplasma ist vor allem an den oberen und unteren Polen der Zellkerne angereichert. Diese Gebiete entstehen durch Auseinanderweichen der Myofibrillen um den Zellkern. Im Sarkoplasma kommt hier außer den Zellorganellen braunes Pigment (Lipofuszin) vor, das mit fortschreitendem Alter zunimmt.
- Den Myofibrillen liegt ein relativ gering entwickeltes sarkoplasmatisches Retikulum (L- System) an, dessen Zisternen an die Membranen des T-Systems herantreten.
- Das transversale System ist im Herzmuskel kräftiger entwickelt als im Skelettmuskel. Es liegt in Höhe der Z-Streifen, reicht aber auch mit längs gerichteten Ausläufern zwischen die Myofibrillen. Im Herzmuskel soll

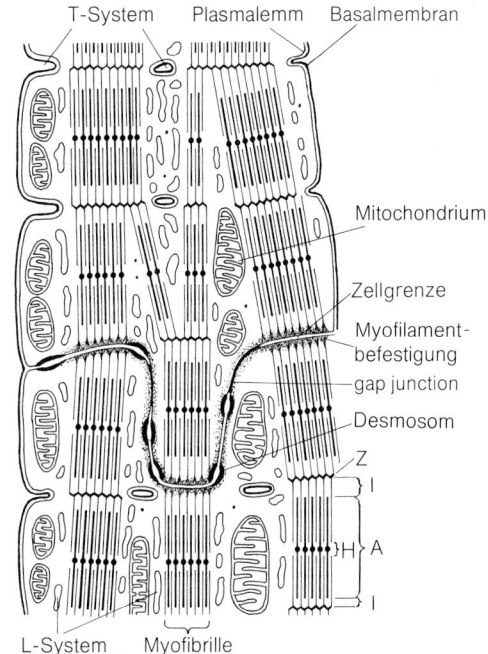

Abb. 3.34 Schematische Darstellung einer Herzmuskelzelle mit Discus intercalaris. Die Myofibrillen in Herzmuskelzellen können sich verzweigen. Sie befestigen sich am Discus intercalaris. Die Tubuli des T-Systems liegen in Höhe der Z-Streifen. Im Bereich des Discus intercalaris dienen Desmosomen der Zellhaftung und gap junctions der funktionellen Zellverbindung. Zwischen den Myofibrillen liegen viele Mitochondrien und die Tubuli des sarkoplasmatischen Retikulums (L-System). (Nach Leonhardt 1985)

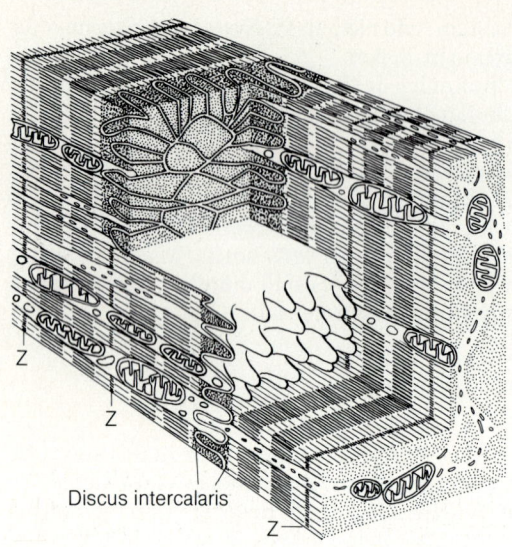

Z

Z

Discus intercalaris

Z

Abb. 3.35 Darstellung des stufenförmigen Verlaufs eines Discus intercalaris. Die benachbarten Herzmuskelzellen sind miteinander verzahnt. Z = Z-Streifen der Myofibrillen. (Nach Bargmann 1977)

Die *Nexus*, die sich vor allem am Rand der Disci intercalares befinden, sollen zur Erregungsleitung von einer Zelle zur anderen dienen.

Funktion, Blutversorgung. Die Herzmuskulatur ist zur Dauerleistung befähigt. Dementsprechend differenziert ist die Blutversorgung (S. 522). Letztlich gehört zu jeder Herzmuskelfaser eine Kapillare, die insgesamt ein engmaschiges Netzwerk in einem spärlichen Bindegewebe bilden.

Eine Besonderheit der Herzmuskelzellen des Vorhofs sind seine neuroendokrinen Granula, die bei starker Vorhofdehnung die Peptidhormone *Cardionatrin* (atrial natriuretic factor: ANF mit diuretischer und natriuretischer Wirkung) und *Cardiodilatin* (Angriffspunkt ist die glatte Gefäßmuskulatur) abgeben.

> **Der Erregung des Herzmuskels dient ein spezialisiertes Muskelgewebe, das Erregungsleitungssystem, das autonom tätig ist**

Die Muskelzellen des Erregungsleitungssystems (S. 520) sind in der Regel größer als die der übrigen Herzmuskulatur. Sie sind sarkoplasmareich aber myofibrillenarm. Die Myofibrillen liegen überwiegend randständig. In der Fasermitte kommen in der Regel mehrere Zellkerne vor. Die Muskelzellen des Erregungsleitungssystems sind glykogenreich und haben einen geringen oxidativen Stoffwechsel. Die Zellgrenzen sind kaum miteinander verzahnt.

Hinweis. Außerdem wird die Herzmuskulatur vom vegetativen Nervensystem innerviert (S. 521).

3.7.4 Myoepithelzellen

Den Endstücken einiger Drüsen (z. B. Speicheldrüsen, Schweißdrüsen, Brustdrüse) liegen besondere Zellen an. Es handelt sich um langgestreckte oder sternförmige Myoepithelzellen, die einen zentral gelegenen Zellkern und lange Zytoplasmafortsätze besitzen und durch Desmosomen mit den Drüsenzellen verbunden sind. Myoepithelzellen liegen zwischen der Basallamina und dem basalen Pol der Drüsenzellen. Sie umfangen das Drüsenendstück krakenförmig. Histochemisch lassen sie sich durch den Nachweis von Desmin (intermediäre Filamente) erfassen.

Das Vorkommen von Aktin- und Myosinfilamenten in den Myoepithelzellen, die glatten Muskelzellen ähneln und auch andere Eigenschaften von Muskelzellen haben, legen nahe, daß diese Zellen kontraktil sind. Es wird angenommen, daß sie die Sekretion der Drüsenzellen dadurch beeinflussen, daß sie die sezernierenden Abschnitte zusammendrücken.

3.7.5 Myofibroblasten

Myofibroblasten sind spindelförmige Zellen mit langen Fortsätzen, einem länglichen Zellkern mit dunklem Nukleolus. In der Kernumgebung kommen viele Mitochondrien, ein deutlicher Golgi-Apparat, viel RER und viele freie Ribosomen vor. Außerdem verfügen sie über viel Aktin und Desmin. Untereinander sind Myofibroblasten durch zahlreiche Nexus verbunden.

Myofibroblasten kommen u. a. in der Lamina propria der Hodenkanälchen, wo sie durch rhythmische Kontraktionen den Spermientransport unterstützen sollen, in der Theca externa der Ovarialfollikel aber auch in den Zotten des Darms vor. Insgesmat sind sie eine beim Gesunden unauffällige Zellpopulation, die aber bei der Wundheilung und auch bei Erkrankungen (Leberzirrhose, Lungenfibrose) aktiv werden und dann in großer Menge Kollagen bilden können.

3.7.6 Perizyten

Auffällig ist das Vorkommen von Aktin und Myosin sowie von Desmin in ihrem Zytoplasma. Ansonsten ist ihre Gewebszugehörigkeit noch offen.

Perizyten sind sternförmig, befinden sich in den Wänden von Kapillaren und Venolen, wo sie durch Nexus mit den Endothelzellen verbunden sind. Sie sind organellenarm und ihr Zellkern ist relativ groß. Nach Gewebever-

letzung sprossen Perizyten aus und können sich zu Myofibroblasten differenzieren.

3.8 Nervengewebe

Das Nervengewebe besteht aus

- Nervenzellen mit ihren Fortsätzen und
- Neuroglia.

Entwicklung. Alle Nervenzellen stammen aus dem Ektoderm. Die Neuroglia ist teilweise neuroektodermaler,
teilweise mesenchymaler Herkunft.

Wenn Sie sich jetzt über die Entwicklung des Nervengewe-
bes näher informieren wollen, lesen Sie S. 720.

3.8.1 Neuron, Nervenzelle

Lernziele

Perikaryon • Dendriten • Axon mit seinen
Abschnitten • Unipolare, pseudounipolare,
bipolare, multipolare Nervenzellen •
Neuroendokrine Zellen

Im menschlichen Gehirn kommen $10^{10} - 10^{13}$ Nervenzellen vor. Sie sind dadurch gekennzeichnet, daß sie

- durch Veränderungen in ihrer Umgebung erregt werden (als *Reiz* bezeichnet),
- Erregungen über sehr weite Strecken leiten,
- die durch Erregungen übermittelten Informationen
  „verarbeiten" und
- Erregungen auf andere Nervenzellen bzw. Erfolgsorgane, z. B. Muskeln, Drüsenzellen, übertragen können.

Jede Nervenzelle (**Abb. 3.36**) ist eine *genetische, morphologische, funktionelle und trophische Einheit*. Sie besteht aus:

- Perikaryon, Zelleib, der den Zellkern enthält, und
- Fortsätzen, nämlich
  – Dendriten, in der Regel mehrere, und
  – einem Axon

Untereinander stehen Nervenzellen durch Synapsen in
Verbindung, die der Erregungsübertragung dienen.

Methodischer Hinweis. Zur histologischen Darstellung von
Nervenzellen wurden zahlreiche spezielle Methoden entwickelt. Einige Verfahren zielen darauf, die Nervenzellen in ihrer Gesamtheit zu erfassen: besonders geeignet sind Silber-
verfahren, z.B. nach Golgi, nach Cajal. Mit anderen Methoden werden Teilstrukturen in Nervenzellen dargestellt, z.B. die
Nissl-Substanz (s. unten) oder die Markscheiden (s. unten). In
diese Gruppe gehören auch histochemische Methoden, z.B. um
Transmitter sichtbar zu machen, und die Elektronenmikroskopie. Schließlich gibt es experimentelle Verfahren, die mit mar-
kierenden Stoffen arbeiten.

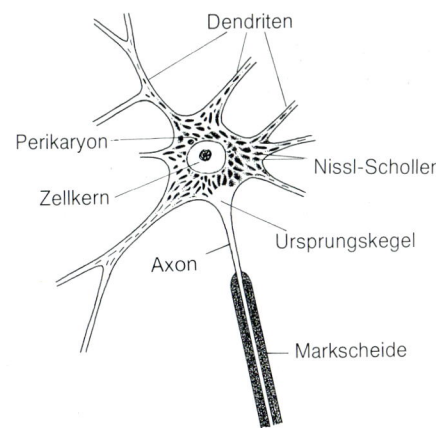

Abb. 3.36 Schema einer multipolaren Nervenzelle, lichtmikroskopische Darstellung. Zu unterscheiden sind Perikaryon
und Fortsätze. Das Perikaryon enthält Nissl-Substanz. Der
Zellkern ist bläschenförmig, liegt zentral und hat einen deutlichen Nukleolus

---

**Das Perikaryon ist das trophische Zentrum der
Nervenzelle**

Sehr auffällig ist der *Zellkern* (**Abb. 3.36**). Er ist in der
Regel groß und bläschenförmig, liegt zentral im Zelleib
und besitzt einen deutlichen Nukleolus. Mitosen kommen schon bald nach der Geburt nicht mehr vor. Der Verlust von Nervenzellen ist daher unersetzbar.
Für das *Zytoplasma* charakteristisch sind

- basophile Schollen, Nissl-Substanz, ein
- auffälliger Golgi-Apparat und
- Neurofibrillen.

Nissl-Substanz (**Abb. 3.37**). Es handelt sich um basophile
Schollen, die sich elektronenmikroskopisch als lokale
Anhäufungen von RER und freien Ribosomen erwei-
sen. Größe und Anzahl der Nissl-Schollen sind funktionsabhängig. – Die Nissl-Substanz ist der Ort der Proteinsynthese. Es werden Struktur- und Transportproteine gebildet.

    Golgi-Apparat. Golgi-Apparat und Nissl-Substanz ar-
beiten bei der Proteinsynthese eng zusammen (S. 48).
Entdeckt wurde der Golgi-Apparat durch Camillo Golgi
(Nobelpreis 1906) in Nervenzellen nach Versilberung.
Der Golgi-Apparat ist in jeder Nervenzelle vorhanden
und in manchen besonders stark entwickelt. Er erscheint
dann netzförmig in der Umgebung des Kerns.

Funktioneller Hinweis. Nach Reizung einer Nervenzelle, z.B.
nach übermäßiger Beanspruchung der Muskulatur, kommt es
zu Veränderungen der Nissl-Substanz und des Golgi-Apparates. Insbesondere erfolgt eine *Chromatolyse*, d. h. eine Verminderung der Anfärbung der Nissl-Substanz, die sich diversifi-
ziert. Ähnliches tritt auf, wenn Fortsätze durchtrennt sind und

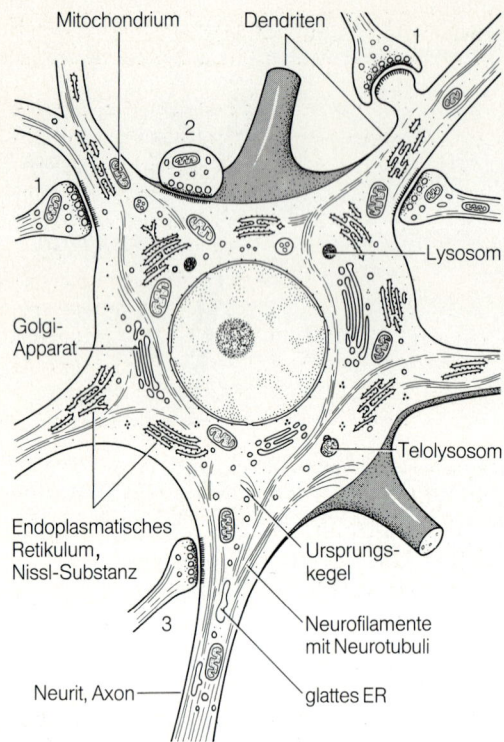

Mitochondrium   Dendriten

2

1

Lysosom

Golgi-
Apparat

Telolysosom

Endoplasmatisches
Retikulum,
Nissl-Substanz

Ursprungs-
kegel

3

Neurofilamente
mit Neurotubuli

Neurit, Axon

glattes ER

Abb. 3.37 Elektronenmikroskopische Darstellung einer multipolaren Nervenzelle mit Synapsen: *1*, axodendritische Synapse; *2*, axosomatische Synapse; *3*, axoaxonale Synapse

regenerieren (s. unten, **Abb. 3.48 b**). In beiden Fällen ist der Proteinumsatz der Nervenzelle extrem erhöht. Die geschilderten Veränderungen nach Belastung werden als *primäre Reizung* bezeichnet.

Neurofilamente und Neurotubuli. Beide Strukturen gehören zum Zytoskelett (S. 17). Neurofilamente sind intermediäre Filamente (S. 18); sie bilden entweder Bündel, die lichtmikroskopisch sichtbar sein können und als Neurofibrillen bezeichnet werden, oder sie sind so angeordnet, daß sie die basophilen Strukturen zu Nissl-Schollen zusammenfassen. – Mikrotubuli (hier Neurotubuli) kommen vor allem in Axonen vor und stehen im Dienst des Vesikeltransports **(Abb. 3.39 d)**.

Weitere Bestandteile des Neuroplasmas. Mitochondrien sind in der Regel zahlreich, da der Energiebedarf der Nervenzellen groß ist. Er wird fast ausschließlich durch Glukose gedeckt. Zahlreich sind auch Lysosomen, die dem Abbau, z. B. des aus den Axonen herangeführten Materials dienen. Schließlich besitzen viele Nervenzellen Pigment, so daß z. B. im Gehirn eine charakteristische Pigmentarchitektonik entsteht. Besonders auffällig ist das Vorkommen von Melanin, einem dunkelbraunen bzw. schwarzen Pigment, in der Substantia nigra (S. 757) oder eines eisenhaltigen roten Pigments im Nucleus ruber des Mittelhirns (S. 758).

Besondere Bedeutung kommt schließlicher **Plasmamembran des Perikaryons** zu. Sie kann durch exzitatorische und inhibitorische Signale erregt werden (s. Synapsen). Dadurch sind Nervenzellen auch elektrisch hoch aktiv.

Dendriten sind baumartig verzweigte Fortsätze der Nervenzellen

In der Regel hat jedes Perikaryon zahlreiche Dendriten, die jedoch meist kürzer sind als das Axon (s. unten). Ein Sonderfall liegt bei Spinalganglienzellen vor (pseudounipolare Nervenzellen, S. 81): diese Nervenzellen haben nur 1 Dendrit, der so lang sein kann wie ein Axon.

Dendriten enthalten Zytoplasma, dessen Feinbau dem des Perikaryons entspricht. Nissl-Schollen werden jedoch nur perikaryonnahe gefunden. Mit jeder Aufzweigung wird der Durchmesser der Dendriten kleiner. In sehr dünnen Dendriten fehlen Mitochondrien.

Dendriten und Perikaryon haben eine sehr niedrige Reizschwelle; dadurch können hier Signale aufgenommen werden. Zu diesem Zweck stehen an der Oberfläche der Dendriten kleine Dorn- oder knospenförmige Fortsätze zur Verfügung, die mit den Axonen anderer Nervenzellen Synapsen bilden. Die Weiterleitung der Signale erfolgt in den Dendriten in Richtung auf das Perikaryon. Zur Weiterleitung der Signale steht dann das Axon zur Verfügung. Es leitet die Signale nur nach distal (vom Perikaryon weg). Dadurch kann eine Nervenzelle Signale nur in eine Richtung übertragen.

Das Axon dient der efferenten Erregungsleitung

Jede Nervenzelle besitzt nur 1 Axon, das sehr lang sein kann (bis zu 1 m). Die meisten Axone sind von einer Hülle umgeben (s. unten, Nervenfaser).
Folgende Abschnitte lassen sich unterscheiden:

- Ursprungskegel
- Initialsegment
- Hauptverlaufsstrecke
- Endverzweigung

Ursprungskegel. Der Ursprungskegel (Axonhügel, **Abb. 3.36**) gehört zum Perikaryon. Er befindet sich dort, wo das Axon das Perikaryon verläßt, und ist frei von Nissl-Substanz.

Initialsegment. Das kurze Initialsegment des Axons ist immer frei von einer Hülle. Da die Erregungsschwelle der Plasmamembran des Anfangssegments extrem niedrig ist, ist anzunehmen, daß hier Erregungen ihren Ausgang nehmen.

Hauptverlaufsstrecke. Die Hauptverlaufsstrecke des Axon kann Abzweigungen aufweisen, die als **Kollaterale** bezeichnet werden. Sofern es sich um Kollaterale von markhaltigen Nervenfasern handelt, erfolgt die Abzweigung an einem Ranvier-Schnürring (S. 88). Kollaterale können das Axon begleiten und das gleiche Ziel wie das Axon erreichen oder an andere, auch weit entfernt gelegene Nervenzellen – evtl. der Gegenseite – oder rückläufig an das eigene Perikaryon herantreten (*rekurrente Kollaterale*).

Endverzweigungen. Sie werden als *Telodendron* bezeichnet und führen dazu, daß 1 Nervenzelle mit mehreren anderen Nervenzellen bzw. Effektoren, z. B. Muskelzellen, in Verbindung stehen. An den Kontaktstellen mit der Folgestruktur sind die Axonenden häufig leicht aufgetrieben; sie bilden ein *Bouton* .

Feinbau des Axons. Die Oberflächenmembran des Axons wird als *Axolemm* bezeichnet. Das Zytoplasma in den Axonen, *Axoplasma*, ist organellenarm (nur wenige Mitochondrien und wenig GER). Hauptbestandteile sind Neurofilamente und Neurotubuli. Außerdem kommen zahlreiche Bläschen vor.

Das Axoplasma ist in einer dauernden, nach distal gerichteten (anterograden) und einer geringeren, zum Perikaryon gerichteten (retrograden) Strömung begriffen, **axoplasmatischer Fluß.**
Anterograd zu unterscheiden sind ein
- schneller Transport, 50–400 mm/Tag , und ein
- langsamer Transport, 0,2–8 mm/Tag.

Der schnelle Transport erfolgt im Zentrum des Axons, der langsame oberflächennahe. Schnell transportiert wird alles, was im Axon benötigt wird, z. B. Membranproteine oder Vesikel mit Neuropeptiden. Dabei dienen die Mikrotubuli als Leitstrukturen. Langsamer wird transportiert, was dem Axoplasmaaustausch dient.

Der retrograde Transport ist relativ langsam. Er bringt Produkte aus der Peripherie des Axons zum Abbau durch Lysosomen ins Perikaryon.

Nervenzellen lassen sich klassifizieren

Zwischen den Nervenzellen bestehen hinsichtlich Größe, Form und Feinbau der Perikarya sowie hinsichtlich Zahl und Art der Verzweigungen der Fortsätze und auch in funktioneller Hinsicht bemerkenswerte Unterschiede. Die größten Perikarya haben Durchmesser bis zu 120 μm (Motoneurone des Rückenmarks), die kleinsten von 4–5 μm (Körnerzellen des Kleinhirns). Dadurch, daß viele Nervenzellen gleichen Aussehens zusammenliegen, die sich von denen der Nachbarschaft unterscheiden, entsteht im Gehirn und Rückenmark eine *zytoarchitektonische Gliederung*.

Eine gewisse Klassifizierung der Nervenzellen ist möglich. Es werden unterschieden:

- unipolare Nervenzellen
- pseudounipolare Nervenzellen
- bipolare Nervenzellen
- multipolare Nervenzellen

Sonderformen sind:
- anaxonische Nervenzellen und
- neuroendokrine Zellen

Unipolare Nervenzellen. Sie haben nur ein Axon, aber keine Dendriten, z. B. modifizierte Nervenzellen in der Netzhaut des Auges (S. 700).

Pseudounipolare Nervenzellen (Abb. 3.38 b). Bei pseudounipolaren Nervenzellen, z. B. im Spinalganglion (S. 196), waren ursprünglich 2 Fortsätze vorhanden, die sich dann aber perikaryonnah zu einem Fortsatz vereinigt haben. Der Fortsatz teilt sich nach kurzem Verlauf T-förmig, wobei der eine Ast in die Peripherie, der andere zum Zentralnervensystem zieht. Beide Fortsätze sind von einer Myelinscheide (s. unten) umgeben. Der in die

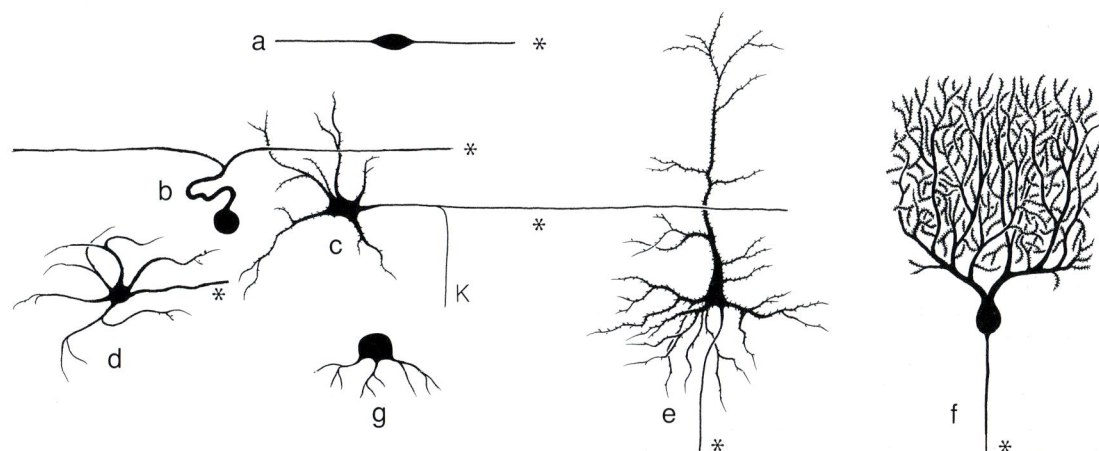

Abb. 3.38 a–g Verschiedene Nervenzelltypen. *Axon, K = Kollaterale. **a** Bipolare Nervenzelle. **b** Pseudounipolare Nervenzelle. **c-d** Multipolare Nervenzellen: **c** multipolare Vorderhornzelle, **d** multipolare Nervenzelle vom Golgi-Typ II. **e,f** Nervenzellen vom Golgi-Typ I: **e** Pyramidenzellen der Hirnrinde, **f** Purkinje-Zellen des Kleinhirns, **g** Amakrine Zelle

Peripherie gerichtete Fortsatz entspricht einem Dendriten (Richtung der Erregungsleitung von peripher zum Perikaryon) und wird als *dendritisches Axon* bezeichnet. Der andere Fortsatz ist das Axon sui generis.

Bipolare Nervenzellen (Abb. 3.38 a). Bipolar ist eine Nervenzelle dann, wenn außer dem Axon noch 1 Dendrit vorhanden ist, z. B. im Ganglion spirale des Hörorgans.

Multipolare Nervenzellen (Abb. 3.38 c-f). Die meisten Nervenzellen sind multipolar, d. h. sie haben viele Fortsätze. Ein typisches Beispiel sind die motorischen Vorderhornzellen des Rückenmarks (Motoneurone, **Abb. 3.38 c**, S. 784). Diese Nervenzellen haben zahlreiche Dendriten, die sich in der Umgebung des Perikaryons verzweigen, und ein langes Axon, das in die Peripherie zieht.

Im einzelnen lassen sich verschiedene Typen von multipolaren Nervenzellen unterscheiden. Die auffälligsten sind die

- Golgi-Typ I-Nervenzellen
- Golgi-Typ II-Nervenzellen

Golgi-Typ I-Nervenzellen. Diese multipolaren Nervenzellen haben ein langes Axon und nur 1–2 dicke Dendriten, die sich stark verzweigen. Besonders auffällige Beispiele sind die Pyramidenzellen der Großhirnrinde (**Abb. 3.38 e**, S. 799) sowie die Sternzellen und die Purkinje-Zellen des Kleinhirns (**Abb. 3.38 f**, S. 776). Die Dendriten der Purkinje-Zellen verzweigen sich wie Spalierobst in einer Ebene.

Golgi-Typ II-Nervenzellen. Sie treten in zahlreichen Unterformen auf. Gemeinsam ist allen Golgi-Typ II-Nervenzellen ein kurzes Axon, das in unmittelbarer Nachbarschaft des Perikaryon bleibt (**Abb. 3.38 d**). Sowohl die Axone als auch die Dendriten können sich stark verzweigen. Golgi-Typ II-Nervenzellen sind Interneurone (s. unten, Relaiszellen) und haben wichtige integrative Funktionen.

Anaxonische Nervenzellen kommen nur an wenigen Stellen vor: in der Netzhaut des Auges als amakrine Zellen (**Abb. 3.38 g**, S. 702) und im Bulbus olfactorius.

Neuroendokrine Zellen. Neuroendokrine Zellen sind Nervenzellen, die zur Synthese und Abgabe von Hormonen bzw. von endokrin wirksamen Stoffen befähigt sind. Ein charakteristisches Beispiel sind spezielle multipolare Nervenzellen im Zwischenhirn, die die Proteohormone Oxytozin und Vasopressin bilden (S. 751). Außerdem treten im Gehirn Nervenzellen auf, die Peptide bilden, die auch außerhalb des Nervensystems als Hormone vorkommen. Sie werden dort in den Zellen des endokrinen Systems synthetisiert und abgegeben.

Funktionelle Unterteilung. Auch eine funktionelle Unterteilung der Nervenzellen ist möglich in

- efferente Neurone (S. 189), die die Erregung *vom Zentralnervensystem weg* in die Peripherie, z. B. zu quergestreifter oder glatter Muskulatur leiten,

- afferente Neurone (S. 188), die zur Erregungsleitung von Reizen aus der inneren und äußeren Körperperipherie *zum Zentralnervensystem* dienen, und,
- Interneurone (S. 189), die Zwischenglieder neuronaler Ketten oder Kreise sind.

3.8.2 Synapsen

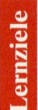

Lernziele
Präsynaptische Membran • Synaptischer Spalt • Sub(post)synaptische Membran • Interneuronale Synapsen • Neuromuskuläre Synapsen • Neurotransmitter

An Synapsen werden Signale von einem Neuron auf das nächste oder auf ein Erfolgsgewebe (Muskulatur, Drüsenzellen u. andere) übertragen. Es handelt sich um umschriebene Kontaktstellen zwischen den beteiligten Zellen. Abhängig vom Mechanismus der Erregungsübertragung gibt es

- chemische Synapsen und
- elektrische Synapsen.

Chemische Synapsen bedienen sich zur Weitergabe Überträgerstoffe, **Transmitter**. Beim Menschen kommt überwiegend dieser Synapsentyp vor.

Bei **elektrischen Synapsen** kann die Erregung direkt über einen Membranverbund auf die Folgezelle übergreifen und auch rückläufig sein. Verwirklicht ist dieser Synapsentyp bei einigen Sinneszellen, z. B. zwischen den Rezeptorzellen der Retina.

Funktionell lassen sich unterscheiden:

- erregende, exzitatorische Synapsen
- hemmende, inhibitorische Synapsen

Methodische Hinweise. Lichtmikroskopisch können Synapsen durch *Versilberung* nach Golgi (im „Golgi-Präparat") als knopfförmige Verdickung an der Oberfläche von Nervenzellen und Dendriten erkannt werden. *Immunhistochemisch* lassen sich Synapsen durch Darstellung der Transmitter, *enzymhistochemisch* durch Nachweis der Enzyme, die die Transmitter auf- bzw. abbauen, in vergröberter Form erfassen. Die strukturellen Einzelheiten der Synapse zeigen sich erst im *Elektronenmikroskop*.

Entwicklung. Die meisten Synapsen des Zentralnervensystem bilden sich erst nach der Geburt. Ihre Entstehung wird durch Afferenzen (aus den Sinnesorganen, aus dem Bewegungsapparat) erheblich gefördert.

Es gibt Hinweise, daß sich Synapsen auch noch im Nervensystem des Erwachsenen bilden können, wie es offenbar auch möglich ist, daß sich Synapsen lösen.

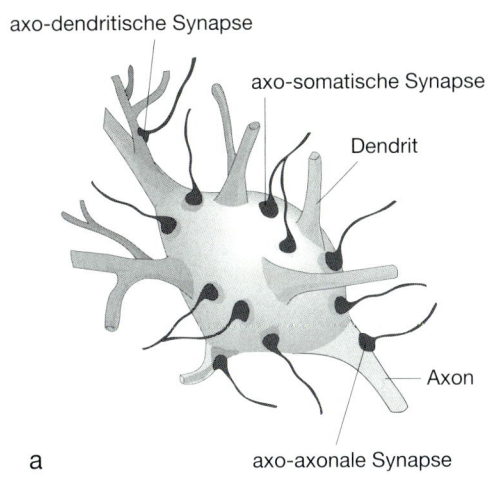

axo-dendritische Synapse

axo-somatische Synapse

Dendrit

Axon

axo-axonale Synapse

a

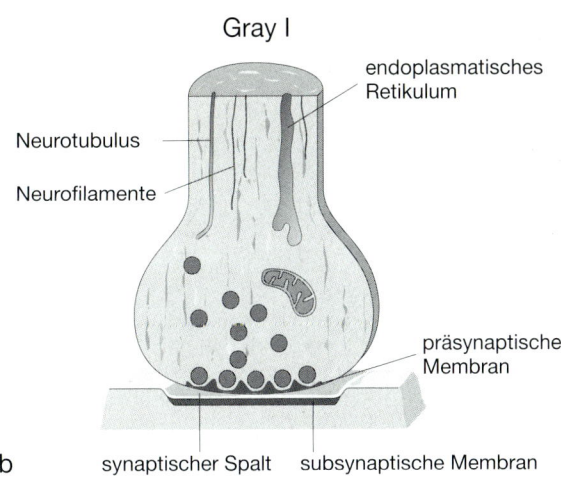

Gray I

endoplasmatisches Retikulum

Neurotubulus

Neurofilamente

präsynaptische Membran

b

synaptischer Spalt   subsynaptische Membran

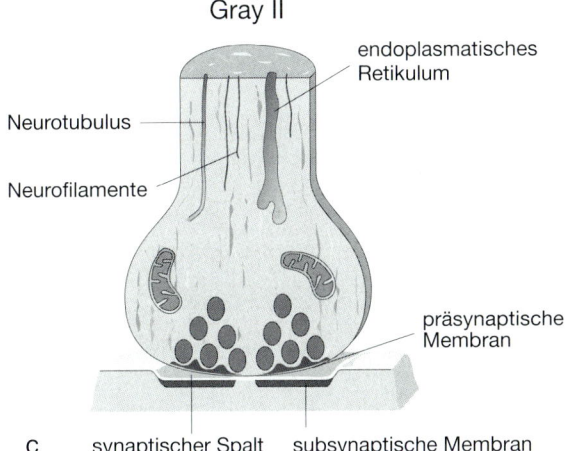

Gray II

endoplasmatisches Retikulum

Neurotubulus

Neurofilamente

präsynaptische Membran

c   synaptischer Spalt   subsynaptische Membran

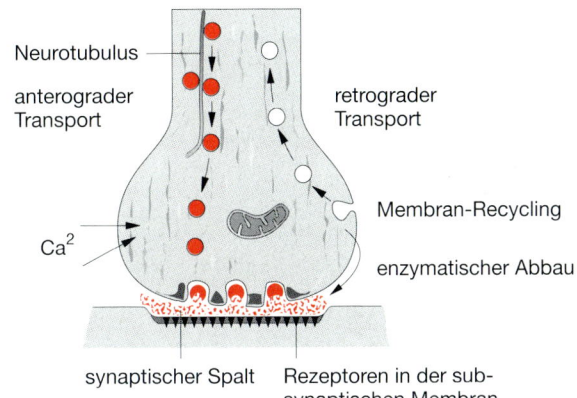

Neurotubulus

anterograder Transport

retrograder Transport

Membran-Recycling

enzymatischer Abbau

Ca^2

d   synaptischer Spalt   Rezeptoren in der subsynaptischen Membran

Abb. 3.39 a-d Darstellung von Synapsen. **a** Axodendritische, axosomatische und axoaxonale Synapsen; **b** Feinbau einer Typ-I-Synapse. **c** Feinbau einer Typ-II-Synapse; **d** Transportmechanismus und Abbau der Überträgerstoffe

> **Eine Synapse besteht aus einer präsynaptischen Membran, einem synaptischen Spalt und einer subsynaptischen Membran**

Präsynaptische und subsynaptische Membran liegen sich gegenüber und sind durch den synaptischen Spalt voneinander getrennt (**Abb. 3.39**). Sofern eine Axonscheide vorhanden war, gibt diese im Bereich der Synapse das Axonende frei.

Präsynaptische Membran. Sie ist ein Teil der Plasmamembran des innervierenden Axons und befindet sich in der Regel im Bereich des aufgetriebenen Axonendes

(*Synapsenkolben, Buton,* Durchmesser etwa 0,5 μm). Zu erkennen ist die praesynaptische Membran an einer Verdichtung aus proteinreichem Material an der Innenseite der Plasmamembran. Die Verdichtung läßt hexagonale Räume frei, in die synaptische Bläschen (s. unten) eintreten und mit der Oberfläche Kontakt aufnehmen können.

Synaptischer Spalt. Der Synapsenspalt, etwa 20 nm breit, trennt die präsynaptische Membran von der subsynaptischen Membran. Er kommuniziert mit dem extrazellulären Raum.

Subsynaptische Membran. Die subsynaptische Membran ist der Teil der postsynaptischen Membran, der der präsynaptischen Membran gegenübersteht. Die subsynaptische Membran weist in großer Zahl Rezeptoren für präsynaptisch freigesetzte Neurotransmitter auf. Außerdem ist die synaptische Membran meist durch Substanzanlagerungen verdickt, in die Aktinfilamente einstrahlen.

Transmitterorganellen. Hierbei handelt es sich um Bläschen unterschiedlicher Größe und Form sowie unterschiedlichen Inhalts. Ihre Membran enthält *Synaptophysin*, ein spezielles Glykoprotein. Die Bläschen speichern Überträgerstoffe (s. unten).

Synaptische Bläschen können

- rund oder abgeflacht,
- hell oder mit dichtem Zentrum oder
- stachelsaumförmig sein.

Diese Unterschiede stehen möglicherweise zu dem jeweils gespeicherten Transmitter und seiner Funktion in Beziehung. So führen helle runde Transmitterbläschen (Durchmesser 40 - 60 nm) Azetylcholin und bestimmte Aminosäuren als Transmitter und treten an exzitatorischen Synapsen auf . Solche mit „dunklem Kern", der einen hellen Hof zur Bläschenmembran freiläßt, enthalten dagegen Amine, z. B. Noradrenalin, Adrenalin oder Dopamin. Ferner gibt es synaptische Bläschen mit "dichtem Kern", die Peptide (Neuropeptide) als Transmitter führen (Durchmesser 60 - 150 nm).

In der Umgebung der Transmitterorganellen kommen regelmäßig zahlreiche Mitochondrien aber nur wenige Mikrofilamente und Mikrotubuli sowie wenig GER vor.

Synapsen treten in verschiedenen Formen auf

Morphologisch werden nach der Breite des synaptischen Spalts und dem Aussehen der Verdichtungszonen an den gegenüberliegenden Synapsenmembranen in der Großhirnrinde die Synapsentypen I und II (nach Gray, 1959) unterschieden. Außerdem gibt es Zwischentypen.

Beim *Typ I* (**Abb. 3.39 b**) ist der synaptische Spalt etwas breiter (30 nm) und die prä- und subsynaptischen Membranverdichtungen sind an den ganzen Synapsenflächen vorhanden, jedoch subsynaptisch dicker als präsynaptisch (deswegen asymmetrische Synapse). Die synaptischen Bläschen sind rund und hell. Dieser Synapsentyp (I) soll erregende Funktionen haben.

Beim *Typ II* (**Abb. 3.39 c**) ist der Synapsenspalt schmäler (20 nm) und die Membranverdichtungen sind nur stellenweise vorhanden, dann aber symmetrisch. Dieser Synapsentyp (II) soll hemmend wirken.

Weitere Unterscheidungen betreffen die Synapsenformen. Von einer *Dornsynapse* wird gesprochen, wenn eine Synapse an einer dornartigen Vorwölbung eines Dendriten sitzt. Ist der Dorn unterteilt und trägt er mehrere Synapsen, handelt es sich um eine *komplexe Synapse*. Schließen sich mehrere Axone und Dendriten zu einem Komplex zusammen, liegt eine *glomerulusartige Synapse* vor (z. B. in der Kleinhirnrinde, S. 777). Schließlich gibt es noch *reziproke Synapsen*, an denen die Signalübermittlung teils axodendritisch, teils in umgekehrter Richtung erfolgt. Synapsen en distance S. 85.

Synapsen verbinden verschiedene Partner

Nach der Lokalisation der Synapsen können u. anderem unterschieden werden:

- interneuronale Synapsen
- neuromuskuläre Synapsen
- Synapsen en passant
- neuroglanduläre Synapsen

Interneuronale Synapsen (Abb. 3.39 a). Es gibt

- *axodendritische Synapsen*: dies ist die häufigste Form der interneuronalen Synapse
- *axosomatische Synapsen*: sie befinden sich zwischen Axon und Perikaryon
- *axoaxonale Synapsen*: häufig am Initialsegment des Axons (Anfangssegmentsynapse) oder am Axonende. Sie sind symetrisch und wirken hemmend.

An jeder Nervenzelle sind praktisch alle Synapsentypen vorhanden (Ausnahme: Perikaryon der Spinalganglienzellen; hier fehlen axosomatische Synapsen). Die Zahl der Synapsen an einem Neuron schwankt stark, von einzelnen bis zu vielen Tausenden (ca. 200 000 bei Purkinje-Zellen des Kleinhirns, S. 776).

Die Synapsen, die ein Neuron an seiner Oberfläche aufweist, gehören in der Regel zu Axonen verschiedener Neurone. Dadurch kommt es zur **Konvergenz der Erregungsleitung**.

Umgekehrt kann das Axon eines Neurons durch Kollateralen und durch Endaufzweigungen mit zahlreichen verschiedenen Neuronen Synapsen bilden; dadurch kommt es zur **Divergenz der Erregungsleitung**.

Hinweis. Nach vorsichtigen Schätzungen soll jedes Neuron durchschnittlich 100 konvergierende und 100 divergierende Verbindungen haben. Jedoch gibt es auffällige Ausnahmen.

Neuromuskuläre (myoneurale) Synapsen (**Abb. 3.40**) befinden sich zwischen Axonende und dem Plasmalemm quergestreifter Muskelfasern. Das Axonende bildet meist mehrere, nahe beieinander liegende Endkolben.

Die subsynaptische Membran (die Plasmamembran der Muskelfaser) ist im Bereich der Endkolben wannenförmig ins Innere der Muskelfaser eingebuchtet und in tiefe, parallele Falten gelegt, *subneurales Faltenfeld*. Im Synapsenspalt (30–50 nm) befindet sich ein Material, das kontinuierlich mit der Basallamina der Muskelfaser in Verbindung steht. Der Transmitter myoneuraler Synapsen ist Azetylcholin, das bei Bedarf aus präsynaptischen Bläschen freigesetzt wird.

Lichtmikroskopisch ist die myoneurale Synapse nur mit besonderen Methoden darzustellen. Sie hat ein plattenförmiges Aussehen und wird deswegen auch *motorische Endplatte* genannt.

Die Zahl der von einem Neuron durch Kollateralen gleichzeitig versorgten quergestreiften Muskelfasern schwankt erheblich; auch ist die Zahl der motorischen

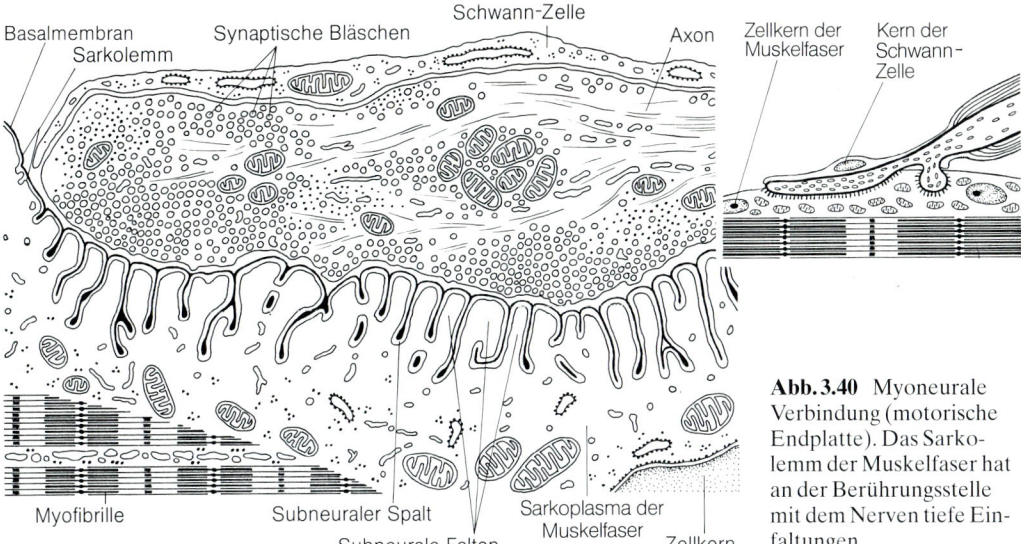

Basalmembran Synaptische Bläschen Schwann-Zelle Axon Zellkern der Muskelfaser Kern der Schwann-Zelle
Sarkolemm

Myofibrille Subneuraler Spalt Sarkoplasma der Muskelfaser Zellkern
Subneurale Falten

Abb. 3.40 Myoneurale Verbindung (motorische Endplatte). Das Sarkolemm der Muskelfaser hat an der Berührungsstelle mit dem Nerven tiefe Einfaltungen

Endplatten in einem Muskel sehr unterschiedlich: besonders viele in den äußeren Augenmuskeln und den Mm. lumbricales der Hand. Ein Motoneuron und die abhängigen Muskelfasern bilden gemeinsam eine *motorische Einheit* (S. 76).

Synapsen en distance treten vor allem zwischen Axonen vegetativer Nerven und glatten Muskelzellen, z. B. in der Gefäßwand, aber auch an Herzmuskelzellen auf. Die Axone der vegetativen Nerven bilden perlschnurartig angeordnete, spindelförmige Verdickungen, **Varikositäten**, in denen gehäuft Transmitterorganellen vorkommen. An den Varikositäten wird Transmitter (typisch ist Noradrenalin) abgegeben. Der synaptische Spalt beträgt bis zu 500 nm.

Neuroglanduläre Synapsen bestehen zwischen Axonende und der Plasmamembran exokriner und endokriner Drüsenzellen.

Neurotransmitter gibt es in großer Zahl

Manche der heute bekanntnen Neurotransmitter können mit histochemischen Methoden nachgewiesen werden, teilweise direkt immunhistochemisch, teilweise durch Darstellung der Enzyme, die an ihrem Stoffwechsel beteiligt sind. **Tabelle 3.8** gibt eine Zusammenstellung unter Berücksichtigung von Gruppen. Ein wichtiger Unterschied ist dabei, daß Azetylcholin, Transmitteraminosäuren und Monoamine präsynaptisch synthetisiert und dort in synaptischen Bläschen gespeichert werden, während Neuropeptide im Perikaryon entstehen und von dort mit dem axoplasmatischen Fluß zur Synapse gelangen.

Wenn sie sich jetzt über Neuronensysteme informieren wollen, die durch vermehrtes Transmittervorkommen gekennzeichnet sind, lesen Sie S. 822.

Was die Zuordnung der Transmitter und neuroaktiven Substanzen zu den Synapsen angeht, so scheinen mehrere Möglichkeiten zu bestehen, nämlich daß

- Synapsen nur einen Transmitter enthalten,
- Synapsen über mehr als einen Neurotransmitter bzw. Neuromodulator verfügen und diese auch freisetzen, und
- Nervenzellen sowohl während der Entwicklung als auch beim Erwachsenen ihre Transmitter ändern.

Das Vorkommen von *einem Transmitter pro Synapse* ist die klassische Vorstellung. Sicher trifft dies nicht generell zu, wenn auch unverändert damit zu rechnen ist, daß es entsprechende Synapsen gibt.

Beim *gleichzeitigen Vorkommen mehrerer Neurotransmitter* kann davon ausgegangen werden, daß einige modulierend wirken, z. B. können Neuropeptide die Wirkung eines klassischen Transmitters modifizieren.

Änderung des Transmittergehaltes. Dies bedeutet, daß der Transmitterstatus ein dynamischer, sich ändernder Prozeß ist. Möglicherweise nehmen extrazelluläre Faktoren darauf Einfluß. Die Erscheinung, daß ein Neuron, z. B. als Antwort auf einen Reiz, seinen Transmitterphänotyp und entsprechend seine Signale ändern kann, wird als *Plastizität der Neurotransmitter* bezeichnet.

Bei der synaptischen Signalübermittlung entsteht ein postsynaptisches Aktionspotential

Eingeleitet wird die Signalübermittlung durch Tansmitterfreisetzung aus den synaptischen Bläschen. Diese erfolgt, nachdem das Aktionspotential in der präsynaptischen Membran die Öffnung von Ca^{++}-Kanälen und den Einstrom von Kalziumionen in den Bouton bewirkt haben. Es folgt eine Fusion synaptischer Bläschen, mit

Tabelle 3.8 Zusammenstellung verschiedener histochemisch nachweisbarer Transmitter, ihrer Wirkungen, ihres Vorkommens und ihrer Nachweise (In Anlehnung an Schiebler und Schneider 1991)

Überträgerstoffe/Wirkung	Vorkommen	Nachweise
Azetylcholin überwiegend exzitatorisch	Motorische Endplatten , vegetatives Nervensystem, in zahlreichen Neuronen der ZNS, cholinerges System	Cholinazetyltransferase (CAT, immunhistochemisch), Azetylcholinesterase (AChE, enzymhistochemisch)
Aminosäuren γ-Aminobuttersäure (GABA), inhibitorisch	In zahlreichen Neuronen, v. a. im Groß- und Kleinhirn	Immunhistochemisch, Glutamatdekarboxylase (GAD, immunhistochemisch)
Glutamat exzitatorisch	Ubiquitär	Aspartataminotransferase (Axone, immunhistochemisch, enzymhistochemisch), Glutamatdehydrogenase (Astroglia, immunhistochemisch, enzymhistochemisch), Glutaminase (immunhistochemisch, enzymhisto-chemisch)
Monoamine		Fluoreszenzmikroskopisch mit formolinduzierter Fluoreszenz, immunhistochemisch
Dopamin inhibitorisch	ZNS, z. B. Hirnstamm, Hypothalamus, Corpus striatum, dopaminerges System	Tyrosinhydroxylase (immunhistochemisch)
Noradrenalin teils exzitatorisch teils inhibitorisch	2. Neuron im efferenten Teil des Sympathikus ZNS, z. B. Locus coeruleus, Substantia nigra, Hypothalamus, noradrenerges System	Dopamin-β-Hydroxylase (immunhistochemisch)
Adrenalin	ZNS, z. B. Hirnstamm	Phenylethanolamin-N-methyltransferase (immunhistochemisch)
Serotonin inhibitorisch	ZNS, z. B. Hirnstamm, serotoninerges System	Tryptophanhydroxylase (immunhistochemisch)
Neuropeptide Vasopressin, Oxytozin, Endorphine, Enkephaline, Somatostatin, vasoaktives intestinales Peptid (VIP), Substanz P, Neuropeptid Y (NPY)	Zahlreiche nervöse Strukturen im ZNS und peripheren Nervensystem	Immunhistochemisch

der präsynaptischen Membran und eine Exozytose des Transmitters **(Abb. 3.39 d)**.

An der subsynaptischen Membran wird das chemische Signal wieder in ein elektrisches Signal verwandelt. Erreicht wird dies dadurch, daß die Transmitter an Rezeptoren der synaptischen Membran binden und deren Kanäle für den Transport von Na^+ und K^+ durchgängig, im Fall einer Inhibition undurchlässig machen. Eine Permeabilitätszunahme v. a. für Na^+ führt zu einer Depolarisation der subsynaptischen Membran (Zunahme der positiven Ladungen auf der Innenseite der Memban) und damit zur Ausbildung eines exzitatorischen postsynaptischen Potentials (EPSP). Durch Summation mehrerer EPSP kann ein fortleitbares Aktionspotenial entstehen. Die hemmenden Transmitter dagegen verhindern eine Depolarisation, und zwar dadurch, daß sie die Erregungsschwelle erhöhen (Hyperpolarisation).

Hinweis. Außer subsynaptischen Rezeptoren gibt es auch präsynaptische Rezeptoren. Dabei handelt es sich um Autorezeptoren, wenn sie den eigenen Transmitter binden, um Heterorezeptoren, wenn sie andere Wirkstoffe oder Pharmaka festhalten. Diese Rezeptoren spielen für die Modulation von Nervenimpulsen eine große Rolle.

Neben der Erregung und Hemmung spielt noch die Neuromodulation eine Rolle, z. B. durch Serotonin, Neuropeptide oder Dopamin. Diese Transmitter binden an Rezeptoren in der subsynaptischen Membran, die keine Kanalproteine sind. Sie arbeiten mit einem second messenger, der auf die Empfindlichkeit der Zelle gegenüber einer Depolarisation Einfluß nimmt.

Der *Abbau der Neurotransmitter* findet extrazellulär statt. Er kann sehr schnell, aber auch sehr langsam erfolgen. Schnell, d. h. innerhalb von Millisekunden, werden z. B. Azetylcholin (enzymatisch durch Azetylcholinesterase) und Noradrenalin abgebaut, langsam dagegen Neuropeptide, die bis zu Minuten im Interzellularraum verweilen können, bis sie von der Glia durch Phagozytose beseitigt werden. Teile der schnell abgebauten Transmitter bzw. ihre Metabolite werden vom Nervenfaserende resorbiert und zur Synthese von Transmittern wiederverwendet.

3.8.3 Nervenfasern

Lernziele

Markscheidenbildung • Markscheidenhaltige Nervenfasern • Ranvier-Schnürringe • Marklose Nervenfasern

Eine Nervenfaser ist die Einheit aus Axon und der zur Glia gehörenden Axonscheide (**Abb. 3.41**). Beide Anteile sind neuroektodermaler Herkunft. Jedoch bestehen hinsichtlich der Zellen, die die Axonscheide bilden, Unterschiede zwischen Zentralnervensystem (Gehirn und Rückenmark) und peripherem Nervensystem.

• Im *Zentralnervensystem* wird die Scheide von Zytoplasmafortsätzen der **Oligodendrozyten** (S. 93) gebildet (**Abb. 3.41**). Dabei kann eine Oligodendrogliazelle mehrere Axone umhüllen (**Abb. 3.42**).
• Im *peripheren Nervensystem* (S. 188) besteht die Zellscheide um die Axone aus **Schwann-Zellen**, Neurolemnozyten (**Abb. 3.41**). Dem folgt eine Basalmembran und eine zarte mesenchymale Hülle aus feinen retikulären Fasern, die zum Bindegewebssystem des Nerven gehören.

Die Zellen der Axonscheide sind in der Lage Lamellen zu bilden, die zusammen als „Mark" oder „Myelin" bezeichnet werden. Die Anzahl der Lamellen variiert stark, daher lassen sich unterscheiden

• markhaltige Nervenfasern (**Abb. 3.43**), die
  – markreich oder
  – markarm sein können, und
• marklose Nervenfasern.

Hinzu kommen im Zentralnervensystem

• markfreie Nervenfasern ohne jede Hüllzelle.

Methodischer Hinweis. Markhaltige Nervenfasern könen färberisch-histologisch mit speziellen Methoden erfaßt werden, bei denen die Lipidanteile der Markscheide erhalten bleiben, z. B. Markscheidenfärbung nach Weigert, oder durch Verwendung von Fettfarbstoffen an Gefrierschnitten (**Abb. 3.43**).

Markhaltige Nervenfasern haben eine schnelle, saltatorische Erregungsleitung

Entwicklung. Markhaltige Nervenfasern entstehen dadurch, daß sich während der Entwicklung das Axon in eine flache Einbuchtung einer Schwann-Zelle legt. Durch Vertiefung der Einbuchtung entsteht eine Einfaltung, in deren Bereich sich die Membranen der Schwann-Zellen aneinander legen und das **Mesaxon** bilden (**Abb. 3.44**).

In der Folgezeit verlängern sich die Berührungsstellen zwischen den Membranen der Schwann-Zellen und wickeln sich um das Axon. Dabei verschmelzen die Außenschichten der gegenüberliegenden Membranen und bilden zusammen mit ihrer Glykokalix die *Intermediärlinie* der späteren Axonscheide. Durch die Zusammenlagerung der inneren Blätter der trilaminären Zytomembran entstehen die *dichten Hauptlinien* (**Abb. 3.44**).

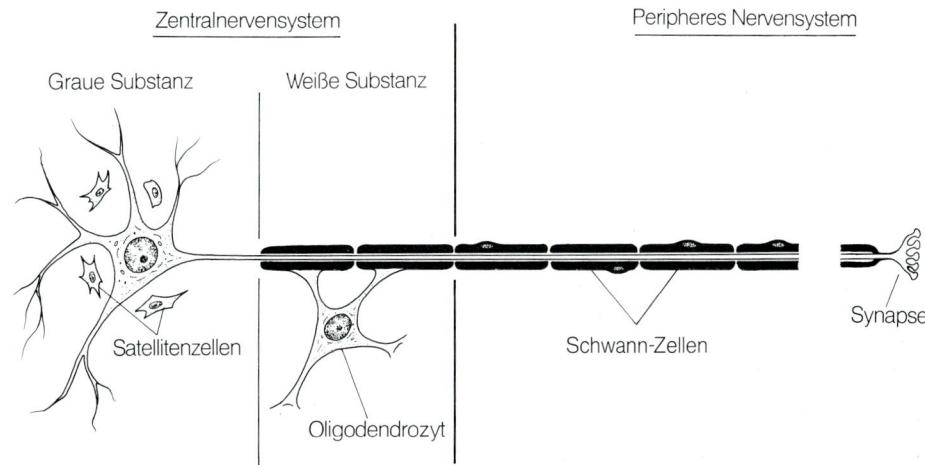

Abb. 3.41 Multipolare Nervenzelle mit Fortsätzen (Dendriten, Axon). Die Markscheiden der Nervenfaser werden im Zentralnervensystem von Oligodendrozyten, im peripheren Nervensystem von Schwann-Zellen gebildet

Zentralnervensystem

Graue Substanz   Weiße Substanz

Satellitenzellen

Oligodendrozyt

Peripheres Nervensystem

Schwann-Zellen

Synapse

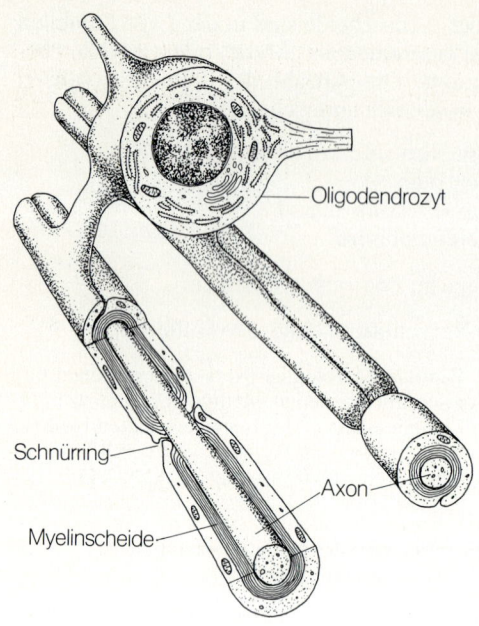

Abb. 3.42 Ein Oligodendrozyt kann die Markscheide mehrerer Axone bilden. (Nach Forssmann u. Heym, 1985)

Von der Anzahl der entstandenen Lamellen hängt ab, ob eine Nervenfaser markreich oder markarm ist.

Nach Abschluß der Entwicklung werden zytoplasmatische Gebiete von Schwann-Zellen nur noch gefunden

- an der Oberfläche der Nervenfaser; dort bilden sie, zusammen mit der Plasmamembran und einer Basalmembranbran, das *Neurolemm*. Der längliche Zellkern der Schwann-Zelle liegt oberflächlich in einer örtlichen Zytoplasmaerweiterung.
- als sehr schmale Schicht an der Oberfläche des Axons,
- als zytoplasmatische Brücke zwischen oberflächlicher und tiefer Zytoplasmaschicht – früher auf Grund des färberisch-lichtmikrokopischen Erscheinungsbildes als Schmidt-Lanterman-Einkerbung bezeichnet –,
- am Ranvier-Schnürring in der paranodalen Region.

Ranvier-Schnürringe sind Unterbrechungen der Markscheide. Es handelt sich um erweiterte Interzellularräume zwischen aufeinanderfolgenden Schwann-Zellen, von denen jede ein Axon maximal auf einer Länge von 0,08 bis 1 mm umhüllt. Der Abschnitt einer Nervenfaser von einem Ranvier-Schmürring zum nächsten wird als *Internodium* bezeichnet.

Den Aufbau eines Ranvier-Schnürringes zeigt die **Abb. 3.45**. Zu erkennen ist, daß die Enden der Schwann-Zellen feine Ausläufer besitzen, die locker miteinander verzahnt sind bzw. füßchenförmig an das Axolemm herantreten. Im Bereich des Schnürringes ist das Axon leicht erweitert.

Funktionell ist die oberflächliche Plasmamembran des Axons, Axolemm, im Bereich des Ranvier-Schnürringes, durch das Vorkommen vieler Na⁺-gesteuerter Ionenkanäle gekennzeichnet. Dadurch kann es dort zu einer Depolarisation kommen. Die übrigen Abschnitte des Axons (Internodien) haben keine entsprechenden Kanäle und sind außerdem durch die Myelinschiede isoliert. Die Folge ist, daß die Depolarisation von einem Ranvier-Schnürring zum anderen springt, **saltatorische Erregungsleitung**.

Von großer funktioneller Bedeutung ist ferner der Durchmesser von Axon und Myelinscheide. Die Geschwindigkeit der axonalen Erregungsleitung ist umso größer, je größer der Durchmesser des Axons, je dicker die Markscheide und je länger die Internodien sind. **Tabelle 3.9** zeigt, daß sich Nervernfasern entsprechend klassifizieren lassen.

> **Marklose Nervenfasern haben eine langsame, kontinuierliche Erregungsleitung**

Bei marklosen Nervenfasern (C-Fasern) sind die Axone einzeln oder zu mehreren in Hüllzellen – im peripheren Nervensystem sind es Schwann-Zellen – eingebettet

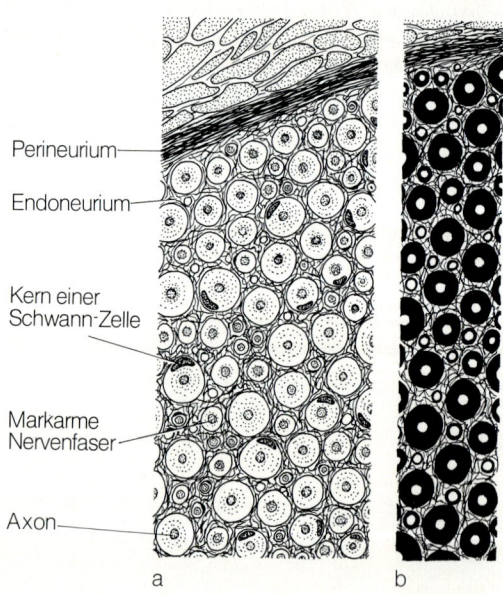

Abb. 3.43a,b Querschnitt durch ein Nervenfaserbündel mit markreichen und markarmen Nervenfasern. Umhüllt werden die Nervenfasern von Endoneurium und das Nervenfaserbündel von Perineurium. **a** Die Markscheiden sind ungefärbt (z. B. bei Hämatoxylin-Eosin-Färbung). Im Zentrum jeder Nervenfaser ist der Querschnitt durch das Axon deutlich zu erkennen. **b** Die Markscheiden sind mit einem Fettfarbstoff (z. B. Sudanschwarz) intensiv angefärbt

Tabelle 3.9 Nervenfasergruppierungen nach Größenverhältnissen

Gruppe	Nervenfaserdurchmesser	Leitungsgeschwindigkeit (Warmblüter)	Beispiele
Markhaltige Nervenfasern			
I a A α	10–20 µm	60–120 m/sec	Efferenzen zu quergestreiften Muskelfasern (Skelettmuskulatur S. 73), Afferenzen aus Muskelspindeln (S.189)
I b A β	6–12 µm	30–70 m/sec	Sehnenorgan
II	9 µm	25–70 m/sec	Afferenzen aus der Haut und von Haarfollikeln (Berührungsempfindungen, Vibration)
III A γ	4–8 µm	15–30 m/sec	Efferenzen zu intrafusalen Muskelfasern von Muskelspindeln (S.189)
A δ	3–5 µm	12–30 m/sec	Afferenzen aus der Haut (freie Nervenendigungen, Wärme-, Kälte-, Schmerzleitung S.210)
B	1–3 µm	3–15 m/sec	Präganglionäre vegetative Nervenfasern
Markfreie Nervenfasern			
IV C	0,3–1 µm	0,5–2 m/sec	Postganglionäre vegetative Nervenfasern (S.197), Schmerz- und Temperaturleitung

(**Abb. 3.46**). Jedes Axon kann ein eigenes Mesaxon haben, aber es können auch mehrere dünne Axone ein gemeinsames Mesaxon besitzen. Da das Mesaxon während der Entwicklung nicht ausgewachsen ist (s. oben), fehlen die Markscheiden und damit Myelin; deswegen können markscheidenfreie Nervenfasern nicht mit Myelinfärbungen dargestellt werden. Außerdem existieren bei markscheidenfreien Nervenfasern keine Ranvier-Schnürringe. Dadurch gibt es keine saltatorische Erregungsleitung. Vielmehr wird die Erregung wegen einer kontinuierlich fortschreitenden Änderung der Membranpermeabilität wie eine sich ausbreitende Welle fortgeleitet. Da außerdem die Axone sehr dünn sind, ist die Leitungsgeschwindigkeit gering.

Im peripheren Nervensystem gehören markscheidenfreie Axone meist zum vegetativen Nervensystem (S.197). Hier können häufig einzelne Axone aus einem von Schwann-Zellen gebildeten Leitstrang in einen anderen überwechseln; dadurch können Vernetzungen entstehen. Nie verlieren dabei die einzelnen Axone ihre Integrität.

Im Zentralnervensystem ist vor allem die graue Substanz (S. 192) reich an markscheidenfreien Nervenfasern.

3.8.4 Nerven

Lernziele

Endoneurium • Perineurium • Epineurium • Degeneration • Regeneration

Die meisten Nervenfasern verlaufen in Bündeln. Im Zentralnervensystem werden diese Bündel als Fasciculi (S.193) bezeichnet, im peripheren Nervensystem als Nerven (auch „periphere Nerven", **Abb. 3.43, 3.47**).

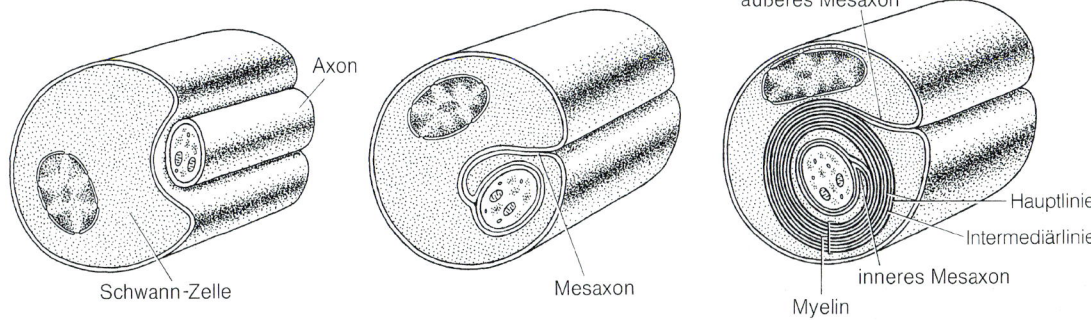

Abb. 3.44 Entwicklung der Markscheide eines peripheren Nerven. Das Axon verlagert sich in die anliegende Schwann-Zelle, wobei die Verbindung mit der Oberfläche durch ein Mesaxon erhalten bleibt. Durch auswachsen des Mesaxons wickeln sich die Membranen der Schwann-Zelle um das Axon

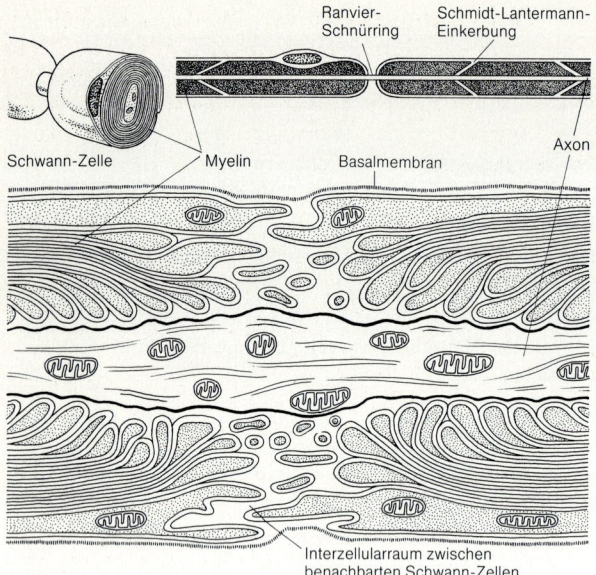

Abb. 3.45 Ranvier-Schnürring eines peripheren markhaltigen Nerven. *Oben rechts* lichtmikroskopische Darstellung, *sonst* Elektronenmikroskopie. Im Bereich des Ranvier-Schnürrings verzahnen sich benachbarte Schwann-Zellen. Es entsteht zwischen den Zellen ein Interzellularraum. (Nach Schiebler et al. 1991)

Zwischen den peripheren Nerven bestehen hinsichtlich Zahl und Kaliber der Nervenfasern große Unterschiede. Dies ist besonders bei Markscheidenfärbungen von Nervenquerschnitten sichtbar.

Die Nervenfasern verlaufen in peripheren Nerven nicht gestreckt – wie dies im Zentralnervensystem der Fall ist –, sondern gewellt. Diese Anordnung verschafft den Nervenfasern eine Reservelänge, die bei Bewegung eine geringe Verlängerung des Nerven erlaubt, ohne daß Überdehnung eintritt.

> **Bindegewebe verbindet die Nervenfasern untereinander und mit der Umgebung**

Zu unterscheiden sind (**Abb. 3.47**):

- Endoneurium
- Perineurium
- Epineurium

Endoneurium nennt man das zarte, Kollagenfasern und retikuläre Fasern führende Bindegewebe, das jede einzelne Nervenfaser umgibt. Es ist von der Nervenfaser durch eine Basalmembran getrennt. Das Endoneurium führt Blut- und Lymphkapillaren. Im *Endoneuralraum*, der vom Perineurium begrenzt wird, soll Flüssigkeit von proximal nach distal strömen.

Perineurium. Das Perineurium besteht aus mehreren Schichten epithelial angeordneter Zellen, die sich an der Grenze zum Zentralnervensystem in das subdurale Neurothel fortsetzen. Interzellulär liegen in großer Menge Kollagenfasern, die spiralig verlaufen und dadurch eine geringe Verlängerung des Nerven zulassen. Das Perineurium faßt Bündel von wenigen bis zu einigen 100 Nervenfasern mit dem dazugehörigen Endoneurium zu Faszikeln zusammen. Das Perineurium bildet eine Diffusionsbarriere zwischen Endoneuralraum und epineuralem Bindegewebe.

Diagnostischer Hinweis. Bei Übersichtsfärbungen ist das faserreiche Perineurium neben der wellenförmigen Anordnung der Nervenfasern das wichtigste Kriterium für die histologische Diagnose eines Nerven. Das gilt auch für kleinste Nerven, da das Perineurium die Nervenfasern bis zu den feinsten Nervenaufteilungen begleitet.

Epineurium. Das Epineurium setzt sich aus lockerem Bindegewebe zusammen. Es faßt die von Perineurium umgebenen Nervenfaserbündel zum Nerven zusammen und vermittelt gleichzeitig – *als Paraneurium* – einen beweglichen Einbau des Nerven in das umgebende Gewebe.

Das Epineurium besitzt vorwiegend längsverlaufende Kollagenfaserzüge, die einer Überdehnung des Nerven entgegenwirken, aber eine gegenseitige Verschiebung der Nervenfaserbündel ermöglichen.

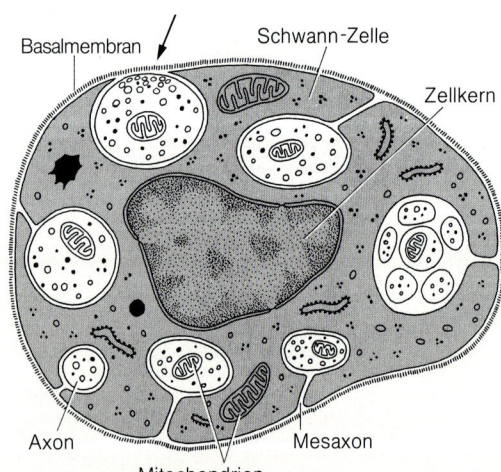

Abb. 3.46 Querschnitt durch eine marklose Nervenfaser. Die Axone sind entweder einzeln oder zu mehreren in das Innere einer Schwann-Zelle invaginiert. Der Pfeil weist auf das Gebiet einer Synapse en distance

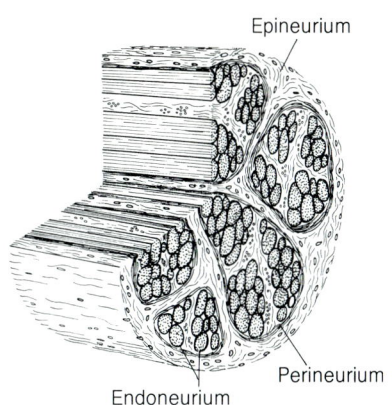

Epineurium

Perineurium

Endoneurium

Abb. 3.47 Räumliches Bild eines Teilabschnitts eines Nerven. Das Perineurium faßt Nervenfasern zu Faszikeln zusammen

---

Nervenfasern können regenerieren

Nervenzellen sind nicht mehr teilungsfähig. Gehen sie zugrunde, ist kein Ersatz möglich. Jedoch können *Nervenfasern* des spinalen peripheren Nervensystems wiederhergestellt werden, solange das zugehörige Perikaryon nicht zerstört ist.

Nach einer Nervenfaserdurchtrennung (**Abb. 3.48 b**) treten sowohl proximal als auch distal der Durchtrennungsstelle Veränderungen auf.

Die **Veränderungen des proximalen Segments** werden als *aufsteigende (retrograde) Degeneration* bezeichnet. Sie wirkt sich am Perikaryon aus, mit dem das proximale Segment in Verbindung bleibt. Das Perikaryon des betroffenen Axons rundet sich ab und schwillt an, der Kern tritt an den Rand der Zelle, die Nissl-Substanz verschwindet weitgehend (*Chromatolyse*, S. 79).

Veränderungen im distalen Segment nennt man *absteigende (sekundäre, Waller-) Degeneration*. Dabei geht das distale Axonfragment einschließlich seiner Synapsenkolben zugrunde. Die Axonscheide zerfällt, sofern sie markhaltig ist, in *Markballen*. Diese können in den ersten 2 Wochen mit Osmiumsäure geschwärzt (*Marchi-Stadium*), später nach Abbau der Lipide zu Neutralfetten mit Scharlachrot angefärbt werden (*Scharlachrot-Stadium*). Das zerfallende Material wird durch Makrophagen abgeräumt.

Hinweis. Die Erscheinung der aufsteigenden bzw. absteigenden Degeneration ermöglicht es, methodisch angewandt, z.B. im Gehirn die Ursprungskerngebiete bestimmter Nervenfaserbündel und ihr Ziel zu identifizieren.

Regeneration. Bei der Regeneration (**Abb. 3.48 c-e**) von Nervenfasern, die nur im peripheren Nervensystem in nennenswertem Umfang beobachtet wird, wächst der proximale Axonstumpf distalwärts, nachdem er sich vorher durch das aus dem Perikaryon axoplasmatisch an-

transportierte Zellmaterial zum Wachstumskolben erweitert hat. Der funktionelle Erfolg der Regeneration, d.h. die Reinnervation des Erfolgsgewebes, hängt hauptsächlich von der Bahnung des Weges ab, die es den auswachsenden Neuriten ermöglicht, das Erfolgsgewebe zu finden.

Das Auswachsen des Axonstumpfes setzt vermehrte Proteinsynthese im Perikaryon voraus und geht mit Zunahme der Nissl-Substanz einher. Der Zellkern gewinnt seine zentrale Lage im Perikaryon zurück.

Der Bahnung des Weges zum Erfolgsorgan dient eine Leitschiene, in die das Axon einwächst. Die Leitschiene entsteht durch Proliferation verbliebener Schwann-Zellen des distalen Bereichs der Nervenfaser. Es bildet sich eine geschlossene Zellsäule (Büngner-Bänder) mit zusammenhängender Basalmemban. Den Anreiz zum Aussprossen erhalten die Axone durch Wachstumsfaktoren, die u.a. von den Schwann-Zellen (NGF = nerv growth factor) sowie von den umliegenden Bindegewebszellen (FGF = fibroblast growth factor) gebildet werden. Ferner hat von den Schwann-Zellen abgegebenes Laminin einen Leitschieneneffekt.

Das tägliche Wachstum eines aussproßenden Axons beträgt 0,5 - 3 mm. Ist das Erfolgsorgan erreicht, entstehen dort wieder Synapsenkolben. Schließlich bilden die Schwann-Zellen um den regenerierten Neuriten erneut eine, wenn auch dünnere Axonscheide (**Abb. 3.48 d**).

Klinische Hinweise. Werden die auswachsenden Neuriten eines durchtrennten Nerven durch zwischengelagerte bindegewebige Narben oder durch zu große Abstände zum distalen Segment daran gehindert, den Weg in die „Leitschiene" zu finden, so verirren sie sich und bilden am proximalen Axonende makroskopisch sichtbare Knoten, *Neurom* (**Abb. 3.48 e**).

Da der auswachsende Neurit, je nach dem Ort der Durchtrennung, 30 cm lange und längere Strecken zurücklegen muß, kann der funktionelle Erfolg einer solchen Regeneration oft mehr als 1 Jahr auf sich warten lassen. Erleichtert werden den auswachsenden Axonen das Auffinden der Leitschiene evtl. durch eine Nervennaht, bei der die Bindegewebsstrukturen (Perineurium) des proximalen und distalen Fragments einander genähert werden.

Wachsen sensible Nervenfasern in einen ehemals motorischen Nerven mit einer motorischen Endplatte ein, wird die Muskelfunktion nicht bzw. ungenügend wiederhergestellt.

3.8.5 Neuroglia

Lernziele

Astrozyten • Oligodendrozyten • Mikroglia • Ependymzellen • Pituizyten • Periphere Glia

Der zweite wichtige Bestandteil des peripheren und zentralen Nervensystems ist die Neuroglia. Sie wirkt eng mit

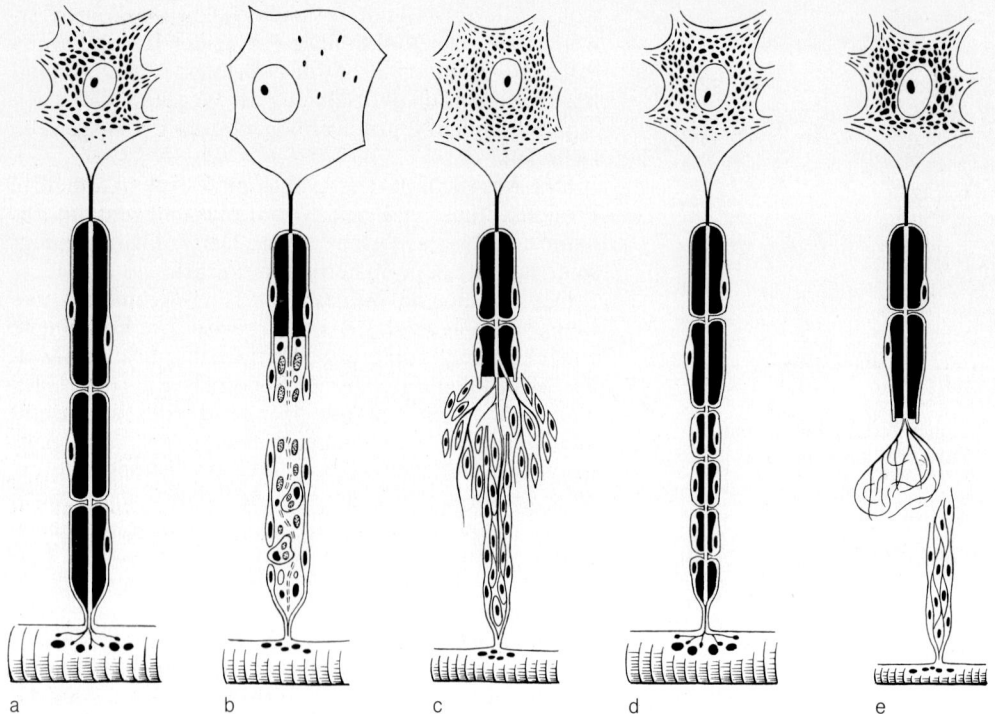

a   b   c   d   e

Abb. 3.48 a–e Veränderungen im Perikaryon, im Axon und seiner Hülle sowie in den zugehörigen Muskelzellen nach Durchtrennung einer Nervenfaser. **a** Normale Verhältnisse. **b** Nach der Durchtrennung des Axons verlagert sich der Nervenzellkern in die Peripherie des Perikaryons und die Nissl-Substanz nimmt ab. Distal der Durchtrennungsstelle degeneriert der abgetrennte Teil des Axons. Die Reste werden von Makrophagen phagozytiert. Auch oberhalb der Durchtrennungsstelle tritt eine begrenzte Faserdegeneration ein. Die dargestellten Veränderungen zeigen die Verhältnisse etwa 2 Wochen nach Durchtrennung der Nervenfasern. **c** Etwa 3 Wochen nach Nervenfaserdurchtrennung beginnt in der denervierten Muskelfaser eine Atrophie. Distal der Durchtrennungsstelle des Axons proliferieren die Schwann-Zellen und es bildet sich ein kompakter Strang, in den das auswachsende Axon eindringt. Im Bereich der Durchtrennungsstelle können Verzweigungen des Axons in die Umgebung wachsen. **d** Die Regeneration war erfolgreich: Perikaryon, Axon und Muskelzelle haben wieder ihr normales Aussehen. Zu diesem Zustand kommt es erst Monate nach der Durchtrennung. **e** Erreicht das Axon den distalen Strang aus Schwann-Zellen nicht, bildet das auswachsende Axon ein sog. Amputationsneurom. Die Muskelfaser degeneriert weiter. (Aus Willis u. Willis 1972)

den Nervenzellen zusammen und ist für die Funktion des Nervensystems unverzichtbar. Sie spielt bei allen Transportvorgängen im Nervensystem eine Rolle, wirkt bei der Ernährung der Nervenzellen mit, dient der Abwehr und der Isolierung und hat mechanische Aufgaben. Die Glia hat keine unmittelbare Bedeutung für die Erregungsleitung, hängt aber stoffwechselmäßig eng mit Nervenzellen zusammen. So können sich Gliazellen den Nervenzellen als Satellitenzellen anlagern. Veränderungen in der einen Zellart führen zu Veränderungen in der anderen.

Gliazellen – im Gegensatz zu Nervenzellen – behalten ihre Teilungsfähigkeit. Sie proliferieren nach Reizung und nach Verletzungen. Gliazellen können ihre Form verändern, sind zur Kontraktion befähigt und manche wandern.

Im Zentralnervensystem füllt die Glia die Räume zwischen den Nervenzellen und ihren Fortsätzen, so daß dort nur schmale, ca. 20 nm breite Interzellularspalten übrigbleiben, die in ihrer Gesamtheit 5–7% – nach Berechnungen von Physiologen 14–15% – des Hirnvolumens einnehmen. Obgleich etwa 10 Gliazellen auf 1 Nervenzelle kommen, beansprucht die Glia nur die Hälfte des Gesamtvolumens des Nervensystems, da Gliazellen viel kleiner als Nervenzellen sind.

Strukturell und auch funktionell lassen sich unterscheiden:

• Glia des peripheren Nervensystems:
  – Schwann-Zellen (S. 87)
  – Mantelzellen der Ganglien (S. 196)
  – Lemnozyten in Nervenendkörperchen (S. 210)

- Glia des Zentralnervensystems:
  - Astrozyten
  - Oligodendrozyten
  - Mikroglia

In umschriebenen Gebieten des Gehirns kommen als spezielle Formen hinzu

  - Ependymzellen des Plexus choroideus
  - Pituizyten der Neurohypophyse (S. 754)

Hinweis. Die färberische Darstellung der Neuroglia ist nur mit Spezialmethoden möglich. Geeignet sind vor allem Gold- und Silberimprägnationen.

Entwicklung. Die Neuroglia des Zentralnervensystems geht zum größeren Teil aus den Matrixzellen der Neuralanlage hervor (s. Entwicklung des Nervensystems, S. 720), ist also genauso wie jede Nervenzelle ektodermaler Herkunft. Eine Ausnahme macht die Mikroglia, die ab dem 5. Monat der Embryonalentwicklung aus dem Mesenchym hervorgeht, also mesodermaler Herkunft ist.

Astrozyten sind die größten Gliazellen

Astrozyten haben viele, z. T. sehr lange Fortsätze, die einerseits enge Beziehungen zu den Kapillaren andererseits zu Nervenzellen haben, insbesondere zur Umgebung der Synapsen. An der Oberfläche der Kapillaren enden Astrozytenfortsätze mit Verbreiterungen (sog. Füßchen) und bilden perikapillär eine dichte *Membrana limitans gliae vascularis* (**Abb. 3.49**). Eine ähnliche Grenzmembran besteht auch unter der äußeren Oberfläche von Gehirn und Rückenmark, *Membrana limitans gliae superficialis*. Außerdem vermögen Astrozyten in einigen Gebieten des Gehirns „Kanäle" für Nervenzellen und deren Fortsätze zu bilden.

Nach ihrer Form lassen sich mehrere Astrozytenarten unterscheiden:

- Faserastrozyten
- protoplasmatische Astrozyten
- radiäre Glia

Faserastrozyten (**Abb. 3.50 a**). Sie haben lange dünne, sehr schmale Fortsätze. Ihr Zytoplasma enthält Bündel spezieller intermediärer Filamente mit einem sauren Protein, GFAP, glial fibrillary acidic protein. Faserastrozyten kommen vor allem in der weißen Substanz (S. 193) von Gehirn und Rückenmark vor.

Protoplasmatische Astrozyten (**Abb. 3.50 b**). Sie sind sehr viel stärker verzweigt, haben relativ dicke, aber kürzere Fortsätze. Protoplasmatische Astrozyten sind vor allem in der grauen Substanz des Nervensystems (S. 192) zu finden und können sich der Oberfläche der Nervenzellkörper anlegen.

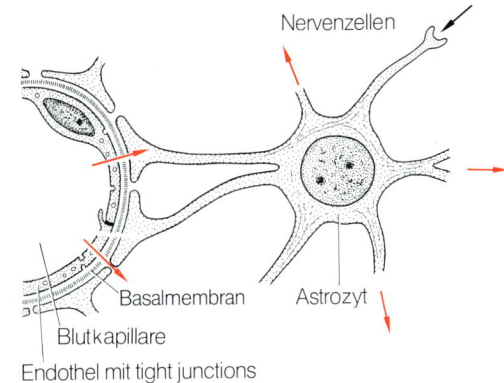

Abb. 3.49 Astrozyt mit Fortsätzen. Nach links treten die Fortsätze an die Oberfläche einer Gehirnkapillare heran, wo sie mit breiten Füßchen enden. Die übrigen Fortsätze des Astrozyten stehen mit Nervenzellen in Verbindung. Die *Pfeile* geben die Richtung eines transzellulären Stofftransports vom Blut durch die Astrozyten zu Nervenzellen an

Diagnostischer Hinweis. Zum Unterschied von Nervenzellen besitzen Gliazellen keine Nissl-Substanz. Außerdem ist bei den Astrozyten das Zytoplasma verhältnismäßig schmal und der Kern teilweise sehr chromatinreich. Häufig ist es jedoch schwierig, die beiden Astrozytentypen voneinander zu unterscheiden, da es zahlreiche Übergänge gibt.

Radiäre Glia. Hierbei handelt es sich um eine Frühform der Glia, die jedoch auch noch in Teilen des reifen Gehirns (z. B. Kleinhirn) vorkommt. Die Zellen haben sehr lange Fortsätze, an denen junge Nervenzellen aus ihrer Bildungszone an ihren endgültigen Platz wandern können.

Funktion. Astrozyten sind offenbar in der Lage, die Zusammensetzung des extrazellulären Milieus zu kontrollieren und damit indirekt Transportvorgänge im ZNS zu beeinflussen sowie als Diffusionsbarriere zu wirken. Sie sind für das Elektrolytgleichgewicht im Zentralnervensystem verantwortlich, z. B. für die Kaliumkonzentration an den Synapsen, stehen im Stoffaustausch mit Nervenzellen. Astrozyten vermögen Nervenzellen und Nervenzellgruppen sowie Nervenzellfortsätze gegeneinander zu isolieren. – Astrozyten reagieren auf Reizung durch Anschwellung. Ferner sind sie zur Proliferation befähigt und decken Parenchymschäden des Gehirns durch Narbenbildung.

Oligodendrozyten bilden im Zentralnervensystem die Markscheide

Oligodendrozyten (**Abb. 3.42, 3.50 c**) sind kleiner als Astrozyten, haben meist ein dunkles, sehr schmales Zytoplasma mit vielen Ribosomen und Mitochondrien und einen kleinen, runden, dichten Zellkern. Ihre Fortsätze

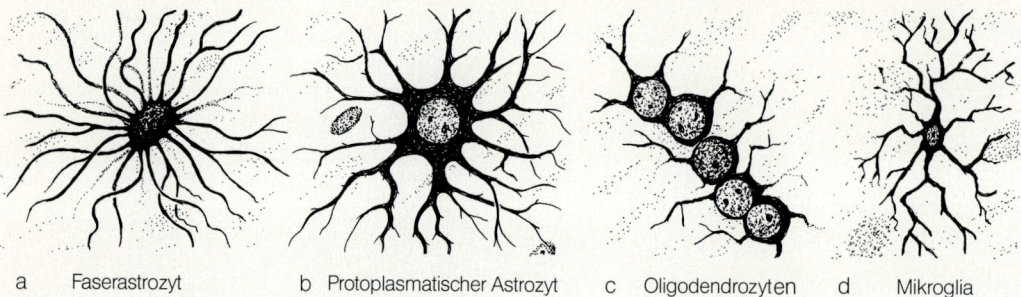

a   Faserastrozyt   b Protoplasmatischer Astrozyt   c Oligodendrozyten   d Mikroglia

Abb. 3.50 a-d Darstellung verschiedener Gliatypen. **a** Faserastrozyten zeichnen sich durch zahlreiche sehr schmale Fortsätze aus, die teilweise mit Erweiterungen (Füßchen) an der Oberfläche von Gefäßen enden. **b** Protoplasmatische Astrozyten haben breitere, in der Regel kürzere Fortsätze, die gleichfalls an Gefäßoberflächen enden können. **c** Oligodendrozyten sind viel kleinere Zellen mit Fortsätzen. **d** Die Mikroglia besteht aus kleinen beweglichen, stark veränderlichen Zellen mesenchymaler Herkunft. (Nach Kahle 1976)

sind weniger zahlreich und kürzer als die von Astrozyten. Sie kommen in der grauen und weißen Substanz von Gehirn und Rückenmark vor. Während der Entwicklung dienen die Oligodendrozyten der Bildung, später der Erhaltung der Markscheiden der Axone des Zentralnervensystems (s. oben). Bei Reizung bewegen sich die Oligodendrozyten vom Ort und umschließen die Nervenzellen; sie erscheinen dann als Satellitenzellen.

Mikroglia gehört zum Abwehrsystem

Die Mikroglia (**Abb. 3.50 d**) wird auch als Mesoglia bezeichnet. Zellen der Mikroglia sind mesenchymaler Herkunft. Sie kommen in der grauen und weißen Substanz von Gehirn und Rückenmark vor und sind nicht sehr zahlreich. Die Zellen sind klein; ihr Zellkörper ist schmal und dicht, der Zellkern langgestreckt und dunkel gefärbt – dadurch unterscheidet er sich deutlich von den runden Zellkernen der anderen Gliazellen. Die Mikroglia hat zahlreiche verzweigte, wie mit Dornen besetzte Fortsätze. – Mikrogliazellen sind wahrscheinlich umgewandelte Makrophagen und gehören damit in die Gruppe der Abwehrzellen.

Ependymzellen kleiden die Oberfläche der inneren Hohlräume von Gehirn und Rückenmark aus

Die Ependymzellen sind an Oberflächen der Ventrikel des Gehirns (S. 825) bzw. des Zentralkanals im Rückenmark (S. 783) epithelial angeordnet. Apikal haben sie Mikrovilli und stellenweise Kinozilien. Ependymzellen stehen durch Nexus und Desmosomen miteinander in Verbindung. Ein Stoffaustausch zwischen dem Liquor cerebrospinalis und dem Nervengewebe durch das Ependym hindurch wird diskutiert.

Zwischen den Ependymzellen der verschiedenen Regionen bestehen Unterschiede: z.B. isoprismatisch in den Seitenventrikeln, hochprismatisch mit langen Fortsätzen, die weit ins Nervengewebe hineinragen, am Boden des 3. Ventrikels *(Tanyzyten)*.

Die Plexus choroidei werden von einem transportierenden Epithel bedeckt

Die Plexus choroidei (**Abb. 3.51**) sind Auffaltungen in der Wand des 3. und 4. Hirnventrikels (S. 825 f, 831). Sie bilden den Liquor cerebrospinalis. Die die Plexus choroidei bekleideten Zellen haben apikal zahlreiche, an ihren Enden aufgetriebene Mikrovilli sowie Kinozilien. Das Zytoplasma ist mitochondrienreich und basolateral ist die Zellmembran stark eingefaltet. Subepithelial liegt ein zellreiches lockeres Bindegewebe und zahlreiche Kapillaren.

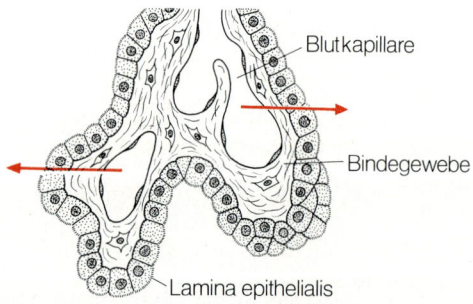

Blutkapillare

Bindegewebe

Lamina epithelialis

Abb. 3.51 Plexus choroideus. Die *Pfeile* geben die Richtung eines Stofftransports aus den Kapillaren durch das Bindegewebe des Plexus und die Lamina epithelialis in den Liquor der Hirnventrikel an

3.9 Grundzüge der histologischen Technik

Lernziele

Licht- und elektronenmikroskopische Verfahren • Gewebekultur • Vitalfärbung • Autoradiographie • Fixierung • Einbettung • Schnittherstellung: Mikrotom, Kryostat • Färbungen: basische und saure Farbstoffe, HE, Azan • Zytochemie • Histochemie: PAS-Reaktion, Immunhistochemie, Lektinmethoden, Enzymnachweise • Morphometrie • Stereologie • Stereoskopie • Maßeinheiten

Histologische Untersuchungen können nur an Präparaten mit geringen Schichtdicken durchgeführt werden; dies hängt u. anderem mit der Lichtführung (Untersuchung im durchfallenden Licht) und mit der geringen Tiefenschärfe der *Lichtmikroskope* bzw. der hohen Auflösung der *Elektronenmikroskope* zusammen. Bei der Anfertigung histologischer Präparate kommt es darauf an, alle Strukturen in einem lebensnahen Zustand zu erhalten. Grundsätzlich sind histologische Untersuchungen an lebenden und an toten Zellen und Geweben möglich.

Klinische Hinweise. Zur Diagnosestellung müssen dem Patienten oft (in Narkose) kleine Gewebestückchen zur histologischen Untersuchung entnommen werden. Dieses Verfahren wird als *Biopsie* bezeichnet.

Eine andere in der klinischen Praxis laufend angewandte Methode ist die zytologische Untersuchung von abgeschilferten Zellen, z. B. im Sputum oder von Vaginalabstrichen. Diese Methode heißt *Exfoliativzytologie*.

3.9.1 Untersuchungen an lebenden Zellen und Geweben

Hierzu eignen sich **Gewebekulturen**. Zur Herstellung von Kulturen werden kleine Gewebsstückchen nach der Entnahme aus dem lebenden Organismus in einem speziellen Milieu aus Blutplasma und zahlreichen Zusätzen gezüchtet. Für die Gewebezüchtung sind besonders embryonale und jugendliche Gewebe geeignet. Insgesamt ist es schwierig, an Gewebekulturen histologische Aussagen zu machen, da die Gewebe häufig in der Kultur ihre spezifischen Strukturen verlieren. Geeigneter sind Gewebekulturen für zytologische und zytogenetische Untersuchungen. Praktische Bedeutung hat vor allem die *Chromosomenanalyse* in gezüchteten menschlichen Fetalzellen. Durch Aufstellung eines *Karyogramms* (S. 31) können Rückschlüsse auf evtl. genetische Störungen des ungeborenen Kindes gezogen werden.

Eine mikroskopische Untersuchung lebender Kulturen ist durch *Dunkelfeld-* und *Phasenkontrastmikrosko-* pie möglich, vor allem in Kombination mit der *Mikrokinematographie*.

Zellen und Zellverbände, die nach dem Herauslösen aus dem Organismus nicht sofort in ein Kulturmedium gebracht werden, überleben nur kurze Zeit.

Eine Möglichkeit, Einblick in intravitale Strukturen zu bekommen, bietet die mikroskopische Untersuchung von Zellen und Geweben, die einem lebenden Organismus entnommen wurde, dem vorher geeignete Farbstoffe verabfolgt wurden, **Vitalfärbung**. Mit diesem Verfahren können Aussagen über den Bindungsort der jeweiligen Farbstoffe und über zelluläre Mechanismen gemacht werden, die zur Farbstoffbindung führen. Bei diesen Untersuchungen hat sich die *Fluoreszenzmikroskopie* wegen der höheren Empfindlichkeit des Farbstoffnachweises besonders bewährt.

Zum Studium von *Stoffumsätzen* ist die **Autoradiographie** hervorragend geeignet. Intravital werden radioaktiv markierte Substanzen injiziert, die von den Zellen im Laufe ihres normalen Stoffwechsels eingebaut werden, z. B. ^{3}H-Thymidin in Desoxyribonukleinsäuren, markierte Aminosäuren in Proteine, z. B. Membranrezeptoren. Nach der Injektion werden dem Organismus Gewebe entnommen, fixiert und geschnitten (s. unten). Die Schnitte werden mit einer Photoemulsion überdeckt, in der sich später nach der photographischen Entwicklung die Orte der radioaktiven Strahlung mikroskopisch nachweisen lassen.

3.9.2 Untersuchungen an toten oder abgetöteten Zellen und Geweben

Hierbei handelt es sich um die am häufigsten gebrauchten Methoden zur Untersuchung von Zell- und Gewebsstrukturen.

Um Zellen und Gewebe mit vergrößernden Instrumenten betrachten zu können, müssen Schnitte hergestellt werden. Bei den Schnitten handelt es sich um dünne Gewebsscheiben, die zwischen 20 nm (Elektronenmikroskopie) und etwa 20 µm (Gefrierschnitte) dick sind. Zur Anfertigung dieser Schnitte werden **Mikrotome** (Feinhobel) benutzt. In allen Fällen muß das Gewebe vor der Schnittherstellung gehärtet werden, da ein Schnitt um so dünner hergestellt werden kann, je härter der zu schneidende Block ist. Im einfachsten Fall werden Gewebestückchen unmittelbar nach der Entnahme aus dem Organismus tiefgefroren (flüssiger Stickstoff, Kohlensäureschnee) und im Kryostat (Kältekammer) geschnitten. Auf diese Art gewonnene Schnitte sind besonders gut für die sofortige Untersuchung von Substanzen geeignet, die gegenüber jeder anderen Vorbehandlung der Gewebe empfindlich sind, z. B. einige Enzyme.

Die übliche Methode für die Herstellung von **Dauerpräparaten** ist jedoch die Einbettung in Paraffin. Zunächst wird das entnommene Gewebe fixiert; es wird durch Einlegen in eine Fixierungsflüssigkeit, *Immersionsfixierung,* oder durch Injektion des Fixierungsmittels in ein Blutgefäß, *Perfusionsfixierung,* konserviert und gehärtet.

Die Fixierung dient der Konservierung und Härtung von Geweben

Jede Fixierung ist ein erheblicher chemischer und physikochemischer Eingriff in die Zellstruktur und führt daher oft zur groben Artefaktbildung. Manche Zellstrukturen sind schlecht zu fixieren, sie sind *fixationslabil.* Hinzu kommt, daß manche Zellsubstanzen durch Fixierungsmittel gelöst werden, z. B. Fette und Lipoide durch Alkohol. Bei anderen Fixierungsmitteln dagegen bewahren die Zell- und Gewebsstrukturen in gewissen Grenzen ihre Naturtreue, sie sind *fixationsstabil.*

Fixierungsmittel, die sehr schnell wirken, aber durch Eiweißfällung das Protoplasmagefüge zum Zusammenbrechen bringen, *Proteinkoagulatoren,* sind u. anderem Alkohol, Sublimat, Essigsäure, Pikrinsäure. Sie werden nur in Ausnahmefällen als alleiniges Fixierungsmittel verwendet. Besser werden Strukturen durch *Lipoidstabilisatoren* erhalten, z. B. Osmiumsäure, Chromsäure, Kaliumbichromat und in gewissen Grenzen auch durch das vielbenutzte *Formalin.* In der Elektronenmikroskopie werden nur Vertreter dieser Gruppe benutzt, z. B. Osmiumsäure oder Glutaraldehyd. In der Lichtmikroskopie bedient man sich gerne Gemischen aus Fixierungsmitteln beider Gruppen.

Weiterbehandlung. Soll nach der Fixierung Alkoholbehandlung und Einbettung vermieden werden, kann die Schnittanfertigung auf Gefriermikrotomen oder in Kryostaten erfolgen. Diese Verfahren finden vor allem in der Histochemie (s. unten) Verwendung. Für die Herstellung von üblichen lichtmikroskopischen Dauerpräparaten besteht die Weiterbehandlung des fixierten Gewebes in der Regel in einer Entwässerung und Härtung durch Alkohol und in einem *Einbetten* in erstarrende Massen, z. B. Paraffin, Celloidin, Kunstharz. Hierbei soll, um eine optimale Schnittdicke zu erreichen, die Härte von Gewebe und Einbettmittel übereinstimmen. Die mit dem Mikrotom hergestellten Schnitte werden zur weiteren Verarbeitung in der Regel auf *Objektträger* (Glasscheiben bestimmten Formats) aufgeklebt.

Zur Herstellung *elektronenmikroskopischer Präparate* muß das Gewebe lebensfrisch fixiert werden. Deswegen werden sehr kleine Gewebsblöcke verwendet, die das Fixierungsmittel schnell durchdringt. Die Einbettung erfolgt in hart werdendem Kunststoff. Zum Schneiden sind Spezialmikrotome mit Glas-(Diamant)messern erforderlich.

Durch Färbungen werden Struktureinzelheiten mikroskopisch sichtbar

Mit wenigen Ausnahmen sind Zellen und Gewebe farblos. Deswegen werden zur Darstellung von Struktureinzelheiten, insbesondere für lichtmikroskopische Untersuchungen, histologische Schnitte gefärbt. Dazu wird das Einbettmittel entfernt. Anschließend werden die Präparate mit einer oder mehreren Farblösungen behandelt. Die verschiedenen Zell- und Gewebselemente nehmen aus den Farblösungen bzw. -gemischen die Farben in sehr unterschiedlicher Weise auf. Prinzip bei jeder Färbung ist, daß unterschiedliche Zell- und Gewebebestandteile verschieden, gleichartige aber überall gleich gefärbt werden. Der Farbton selbst, ob blau, rot oder grün, ist ohne Belang.

Auf das Ergebnis der Färbung nehmen die physikochemischen Eigenschaften der Farblösungen sowie die submikroskopischen Strukturen und der chemische Aufbau der Gewebsbestandteile Einfluß. Die *chemische Theorie der Färbung von Paul Ehrlich* nahm eine salzartige, also physiko-chemische Bindung der Farbstoffe an die jeweiligen Gewebsstrukturen an und unterschied *azidophile, basophile* und *neutrophile Strukturen,* je nachdem, ob ein saurer oder ein basischer Farbstoff oder beide zugleich gebunden werden. Saure Farbstoffe sind Elektronenakzeptoren, ihre Farbmoleküle sind negativ geladen. Sie binden an azidophile Strukturen, d. h. an alle die Gewebsanteile, die, abhängig vom pH der Färbelösung, positiv geladen sind. Umgekehrt sind die Moleküle basischer Farbstoffe als Elektronendonatoren positiv geladen und binden an pH-abhängig negativ geladene, also basophile Strukturen. Neutrophil sind gleichzeitig positiv und negativ geladene Strukturen, die saure und basische Farbstoffe etwa gleichstark binden. Offenbar spielen bei den Färbungen aber auch andere Umstände, z. B. die Lipidlöslichkeit und Teilchengröße des Farbstoffs oder die Strukturdichte des Gewebes eine große Rolle. – Viele Einzelheiten über den Mechanismus der Färbung von Zell- und Gewebsstrukturen sind (noch) unbekannt.

Basische Farbstoffe, die in der Histologie verwendet werden, sind z. B. Methylenblau, Toluidinblau, Hämatoxylin- und Karmin-Lacke, Azokarmin. Einige basische Farbstoffe, z. B. Toluidinblau, haben unter bestimmten Bedingungen die Fähigkeit, ihre Farbe zu wechseln; sie sind *metachromatisch.* Der Farbwechsel selbst wird als Metachromasie bezeichnet.

Saure Farbstoffe sind u. anderem Eosin, Anilinblau, Säurefuchsin, Pikrinsäure.

Zum praktischen Gebrauch wurden zahlreiche Färbevorschriften entwickelt.

Die bekannteste Färbung ist die mit **Hämatoxylin-Eosin (H. E.).** Hierbei treten basophile Zell- und Gewebsstrukturen (z. B. das Chromatin der Zellkerne, manche Zytoplasmabestandteile, Knorpelgrundsubstanz) blau hervor. Das Eosin wird zur Gegenfärbung für die im fixierten Präparat azidophilen Zell- und Gewebebestandteile (Zytoplasma, die meisten Interzellularsubstanzen) verwendet.

Andere Methoden benutzen die Erfahrung, daß einzelne Gewebsteile nach Vorbehandlung (Beizung) mit Schwermetallsalzen oder Phosphorwolfram- bzw. Phosphormolybdänsäure mit bestimmten Farbstoffen intensiv dargestellt werden, z. B. Bindegewebsfasern mit Azokarmin-Anilinblau (**Azan**)**-Färbung**, Hämatoxylin-Säurefuchsin-Pikrinsäure (**Van Gieson-Färbung**) usw.

Insgesamt gibt es eine fast unübersehbare Anzahl histologischer Färbemethoden. Manche sind für die Darstellung organspezifischer Strukturen entwickelt worden, z. B. für die Darstellung von Nervenzellen oder Glia (S. 79).

Nach der Färbung werden die Schnitte gewöhnlich mit Alkohol entwässert, in Xylol aufgehellt und mit Harz (Kanadabalsam oder Kunstharze) sowie einem dünnen Deckglas eingedeckt. Sofern die Alkoholbehandlung den Präparaten schadet, können wasserlösliche Eindeckmittel verwendet werden.

In der *Elektronenmikroskopie* werden keine im lichtmikroskopischen Sinne gefärbten Präparate benutzt. Durch Anlagerung von Schwermetallionen an bestimmte Strukturen wird jedoch deren Elektronendichte erhöht.

Optische Spezialmethoden ermöglichen die Untersuchung ungefärbter Präparate

---

Für lichtmikroskopische Untersuchungen ungefärbter Präparate sind z. B. die *Phasenkontrastmikroskopie* (Hervorheben von Brechungsunterschieden), *Polarisationsmikroskopie* (Bestimmung der Doppelbrechung), *Fluoreszenzmikroskopie* (Nachweis einer Eigenfluoreszenz), *Ultrarot-, Ultraviolett-* und *Röntgenmikroskopie* geeignet.

3.9.3 Zytochemie, Histochemie

Sie bemüht sich um einen *topographisch einwandfreien, also ortsrichtigen Nachweis kleinster Mengen von Substanzen in Zellen und Geweben*. Sie überträgt chemisch-analytische Verfahren auf Mikrotomschnitte. Es werden hierbei höchste Anforderungen an die Empfindlichkeit und Spezifität der Methoden gestellt, da die in Mikrotomschnitten nachzuweisenden Substanzmengen weit kleiner sind als bei den üblichen biochemischen Verfahren. Durch zyto- und histochemische Methoden können auch am histologischen Schnitt u. a. Aussagen über das Vorkommen spezifischer Proteine und über die für den Stoffwechsel von Zellen und Geweben wichtigen Stoffe und Enzyme gemacht werden.

Besonders kritisch ist bei der Herstellung histochemischer Präparate die Gewebevorbehandlung. Besonders bewährt haben sich Gefriermethoden und zur Schnittherstellung der Kryostat. Durch Gefriertrocknung des Gewebes bzw. von Kryostatschnitten kann ein Verlust von nachzuweisenden Substanzen vermieden werden.

Histochemische Methoden (für Licht- und Elektronenmikroskopie) stehen heute für alle wichtigen Stoffklassen sowie für den Nachweis von etwa 80 Enzymen zur Verfügung. Sehr große Bedeutung haben die *Feulgen-Reaktion* zum DNA-Nachweis, *immunhistochemische Verfahren* zur Darstellung spezifischer Proteine und *Lektinmethoden* , mit denen bestimmte Zuckerreste erfaßt werden können.

Hinweise. Bei *immunhistochemischen Verfahren* wird das Präparat mit einer Lösung beschichtet, die einen Antikörper gegen ein im Gewebe vorhandenes Protein enthält. Der am Ort des Proteins entstehende Antigen-Antikörper-Komplex wird anschließend visualisiert.

Eine weitere sehr häufig gebrauchte histochemische Methode ist die *Perjodsäure-Schiff-(PAS)-Reaktion.* Mit diesem Verfahren werden 1,2- Diole nachgewiesen, die unter den Bedingungen des Paraffin-Schnitts vor allem in Kohlenhydraten vorkommen.

3.9.4 Morphometrie und Stereologie

Vielfach muß auch in der Histologie und Zytologie die qualitative Beschreibung durch eine *quantitative* Bildauswertung ergänzt werden, um reproduzierbare und vergleichbare Ergebnisse zu erhalten, die sich funktionell interpretieren lassen. Die Problematik besteht dabei darin, daß in der Mikroskopie nur zweidimensionale Schnitte beobachtet werden können, während man quantitative Aussagen über den räumlichen Bau der Zellen und Gewebe erhalten möchte. Diese Schwierigkeit kann heute mit den Methoden der Stereologie überwunden werden. Die Stereologie hat aus der geometrischen Statistik Formeln abgeleitet, mit denen z. B. die räumliche Oberfläche von Organellen aus der Länge ihrer Konturen auf dem Schnitt, oder ihr Volumen aus ihrer Anschnittfläche ohne weiteres berechnet werden können. Für die praktische Durchführung dieser an sich einfachen Verfahren stehen heute auch halb- und vollautomatische Bildanalysegeräte zur Verfügung, die sowohl in der Lichtmikroskopie als auch in der Elektronenmikroskopie eingesetzt werden können.

3.9.5 Stereoskopie, Rasterelektronenmikroskopie

Besonders schwierig ist es, aus lichtmikroskopischen Präparaten räumliche (dreidimensionale) Vorstellungen zu gewinnen. Man versucht einerseits durch Stereoskopie, andererseits durch Rekonstruktion aus Serienschnitten oder mit Computerhilfe diese Lücke zu schließen. – Die Raster(Scanning)elektronenmikroskopie liefert dagegen unmittelbar räumliche Bilder von Oberflächen.

3.9.6 Maßeinheiten

Zur Beurteilung der Größe der mikroskopisch untersuchten Strukturen ist die Kenntnis der wichtigsten Maßeinheiten von Bedeutung. Im Lichtmikroskop können Strukturen im Mikrometerbereich (μm) beurteilt werden ($1\,\mu m = 10^{-3}\,mm$). Die Auflösungsgrenze des Lichtmikroskops liegt bei $0,5\,\mu m$. Das Elektronenmikroskop gestattet Aussagen im Nanometerbereich (nm, $1\,nm = 10^{-3}\,\mu m$). Die Auflösungsgrenze eines Elektronenmikroskops liegt bei etwa $0,3\,nm$; die meisten elektronenmikroskopischen Untersuchungen werden jedoch bei einer weit geringeren Auflösung ($2–3\,nm$) durchgeführt.

4 Allgemeine Entwicklungsgeschichte

4.1 Definitionen

> **Lernziele**
>
> Embryologie • Morphogenese • Ontogenese • Phylogenese • Organogenese • Histogenese • Entwicklungsphysiologie • Reproduktionsbiologie • Teratologie

Die Entwicklungsgeschichte, **Embryologie,** beschäftigt sich mit *allen* Vorgängen von der Entstehung der Urkeimzellen bis zur Bildung eines ausgewachsenen Organismus. Die **Morphogenese** dagegen ist ein Teilaspekt der Entwicklungsgeschichte; hier geht es um die Entstehung der Gestalt eines Organismus. Sie vollzieht sich in den einzelnen Körperabschnitten in unterschiedlich schnellen Entwicklungsphasen, so daß in die Analyse der Morphogenese stets der Faktor „Zeit" einbezogen werden muß.

Die Entwicklung eines Individuums nennt man **Ontogenese. Phylogenese** ist die stammesgeschichtliche Entwicklung, d. h. die Entwicklung, die der Organismus oder Teile von ihm während der Evolution durchliefen. Zum Verständnis des fertigen Organismus ist auch Wissen über die Entstehung seiner Organe, **Organogenese,** und die **Histogenese,** d. h. die Ausbildung der Gewebe durch Differenzierung von noch undifferenzierten Zellen zu solchen mit speziellen Funktionen, notwendig.

Die **Entwicklungsphysiologie** fragt nach den Ursachen des jeweiligen Entwicklungsvorganges. Als kausalanalytische Wissenschaft versucht sie, die Bedingungen zu analysieren, die zur Ausbildung von Strukturen und Formen führen.

Die „klassische" Entwicklungsphysiologie bedient sich hierzu eines speziellen Instrumentariums. Sie vermochte beispielsweise durch einfaches Durchschnüren sehr junger Embryonen mit einem Seidenfaden experimentell Doppel- und Zwillingsbildungen zu erzeugen. Die „moderne" Entwicklungsphysiologie analysiert experimentelle Veränderungen mit empfindlichen physikalischen und biochemischen Verfahren, z. B. den Beginn der Proteinsynthese in verschiedenen embryonalen Gewebeteilen. Durch *Farbstoffmarken* auf Zellen oder durch *Transplantation* von Gewebe eines anderen Embryos einer nahe verwandten Art mit morphologisch unterscheidbaren Zellmerkmalen (z.B. einer anderen Chromatinstrukturierung) läßt sich das Schicksal bestimmter Zellgruppen verfolgen und damit eine Aussage über Gestaltungsvorgänge machen.

Im Gegensatz zu den meisten Wirbellosen, Amphibien, Reptilien und Vögeln erfolgt die Embryonalentwicklung der meisten Säugetiere und des Menschen im Mutterleib. Die Wechselbeziehungen Mutter/Keim mit ihrer hormonalen Steuerung stehen heute im Zentrum des Interesses. Daraus resultiert eine wissenschaftliche Disziplin, die Fortpflanzungsbiologie, **Reproduktionsbiologie** oder Reproduktionsphysiologie genannt wird.

Während der Entwicklung eines Lebewesens kommt es relativ häufig zu fehlerhaften oder zumindest von der Norm abweichenden Entwicklungsabläufen. Das Spektrum reicht von der Abnormität bis zur schweren **Mißbildung.** Die Erkenntnisse der Entwicklungsphysiologie sowie der Reproduktionsbiologie liefern zusammen mit Folgerungen aus der Vererbungslehre (Genetik) die Basis für die Analyse der Mißbildungen. Die Lehre von der Entstehung von Mißbildungen wird **Teratologie** bezeichnet.

4.2 Befruchtung

Keimzellen: Spermien, Oozyten
• Insemination • Künstliche Befruchtung •
Ort der Befruchtung • Zeitdauer der
Befruchtungsfähigkeit der Gameten •
Konzeptionsoptimum • Befruchtungskaskade:
Imprägnation, Akrosomreaktion, Bildung und
Verschmelzung der Vorkerne • Chromosomale
Geschlechtsbestimmung • Klonierung

Voraussetzungen für eine Befruchtung sind

• befruchtungsfähige Keimzellen,
• Insemination und
• Imprägnation.

4.2.1 Keimzellen

Die reife männliche Keimzelle wird als **Spermium** (Spermie, Spermatozoon, Samenzelle; S.655), die weibliche als **Oozyte** (Ovum, Eizelle, Ei; S.670) bezeichnet.

Beide Keimzellen unterscheiden sich von allen übrigen Zellen des Körpers. Sie besitzen im Gegensatz zur Somazelle (Körperzelle) nur den einfachen Chromosomensatz. Sie sind **haploid**, haben also nur 23 Chromosomen, nämlich 22 Autosomen und 1 Geschlechtschromosom, X oder Y. Ein weiteres Charakteristikum der Gameten ist ihre außergewöhnliche Kern-Plasma-Relation. Die *männliche Keimzelle* besitzt sehr wenig Zyto-

plasma, das in hochspezialisierter Form im Bereich des Spermienkopfes, -halses und -schwanzes besondere Funktionen erfüllt. Die *weibliche Keimzelle* dagegen besitzt sehr viel Zytoplasma. Ihr Durchmesser beträgt im ausgereiften Zustand 130 – 150 µm; damit ist sie eine der größten Zellen des menschlichen Körpers.

Wenn Sie sich jetzt über den Feinbau des Spermiums und der Oozyte sowie die Entwicklung der Keimzellen (Gametogenese: Urkeimzelle, Spermatogenese, Oogenese) und die Reifungsvorgänge des Spermiums im Milieu des weiblichen Genitalapparates (Spermienkapazitation) informieren wollen, lesen Sie S.655, S.654, S.668, S.675.

4.2.2 Insemination

Unter Insemination wird das physiologische (oder künstliche) Einbringen von männlichen Keimzellen in den weiblichen Genitaltrakt verstanden. Die künstliche Insemination wird in praxi am häufigsten als intrauterine Insemination durchgeführt.

4.2.3 Befruchtungskaskade

Unter dem Begriff der Befruchtungskaskade werden die zahlreichen kettenreaktionsähnlichen Teilprozesse verstanden, die schließlich zur *Zygote* führen. Herausragende Ereignisse sind

• die Imprägnation und
• die Entstehung und Vereinigung der Vorkerne.

Imprägnation nennt man das Eindringen von Spermien in eine Oozyte. Dies erfolgt in der Regel in der *Ampulla tubae uterinae* (**Abb. 4.1**). Dort wird die Eizelle von befruchtungsfähigen Spermien erwartet.

Bei Säugetieren trifft der Östrus (Brunst) mit dem Höhepunkt der Begattungsbereitschaft vor dem Ovulationszeitpunkt zusammen. Beim Menschen gibt es die endokrine Koppelung zwischen Koitus und Ovulation normalerweise nicht. Infolgedessen muß bisweilen auch die Eizelle auf die Spermien warten. Die *fertile Phase der Eizelle* des Menschen beträgt 6 – 12 h, die *Befruchtungsfähigkeit der Spermien* normalerweise bis zu 48 h. Das Konzeptionsoptimum liegt beim Menschen zur Zeit des Follikelsprunges (S.670).

Beim Follikelsprung wird die reife Oozyte aus dem Eierstock ausgestoßen (**Abb. 4.1**). Sie ist von einer besonderen Hülle, *Zona pellucida*, und von den noch anhaftenden Follikelepithelzellen der *Corona radiata* und des *Cumulus oopherus* umgeben (S.670). Die Spermien müssen zunächst zwischen den Follikelepithelzellen des Cumulus hindurchwandern. Die erstbesten Spermien haften durch rezeptorähnliche Proteine an der Zona

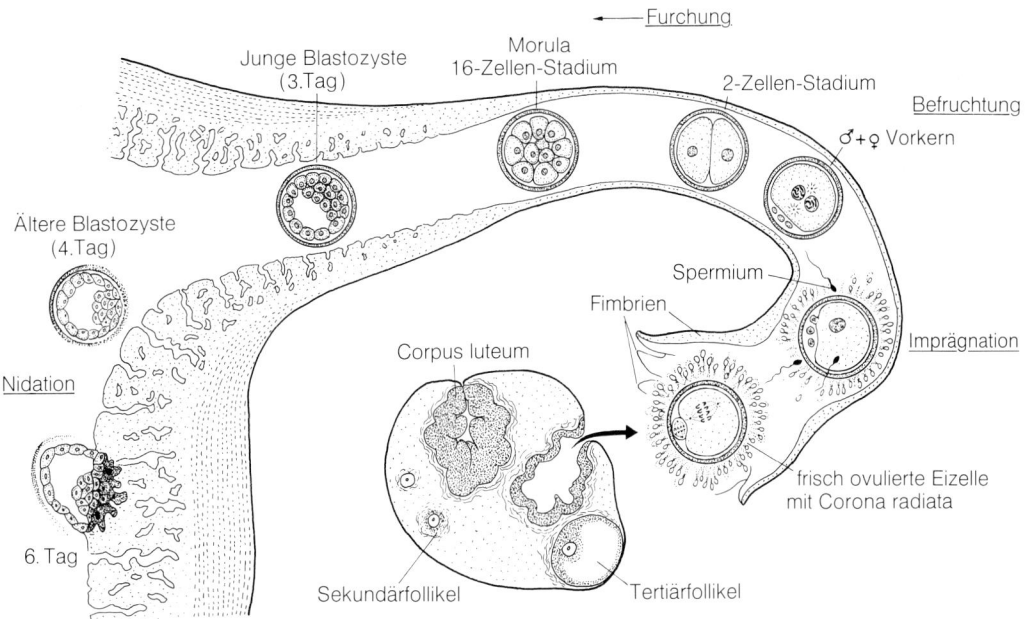

Abb. 4.1 Synoptische Darstellung des Follikelsprungs, der Befruchtung, Furchung und Nidation der Blastozyste. Die Keimstadien sind in einem wesentlich größeren Maßstab gezeichnet als Tube und Uterus. Die Tube ist ebenso wie der Uterus mit einer stark proliferierten Schleimhaut ausgekleidet, welche hier nur schematisch angedeutet ist

pellucida. Dann beginnt die Akrosomreaktion (**Abb. 4.2**), die es dem Spermium ermöglicht, die Zona pellucida enzymatisch aufzulösen, in den perivitellinen Raum (Raum zwischen Zona pellucida und Oozytenoberfläche) einzudringen und sich mit der mittleren Region des Spermienkopfes zwischen den Mikrovilli der Eizelle an der Oozytenoberfläche anzuheften (**Abb. 4.2 e**).

> Wenn Sie sich näher über die Akrosomreaktion informieren wollen, lesen Sie S. 675.

Nun spielen sich mehrere, nahezu synchron miteinander verlaufende Vorgänge ab:

- Die beiden sich berührenden Plasmamembranen (von Ei- und Samenzelle) fusionieren.
- Die Verschmelzung schreitet schnell voran, so daß innerhalb kürzester Zeit Kopf, Hals und Teile des Schwanzes der Samenzelle in die Oozyte inkorporiert sind.
- Das Eindringen weiterer Spermien wird verhindert. Hierfür sind elektronenmikroskopisch nachweisbare Rindengranula der Eizelle verantwortlich, deren Inhalt nach Abgabe in den perivitellinen Raum eine Veränderung der Zona pellucida bewirkt.
- Die 2. Reifeteilung der Oozyte wird vollendet. Ein 2. Polkörperchen wird in den perivitellinen Raum abgeschnürt und die Bildung des weiblichen Vorkerns

eingeleitet (**Abb. 4.1**). *Erst jetzt kann man von der reifen Eizelle (Ovum) sprechen. – Manche Autoren bezeichnen jedoch bereits die befruchtungsfähige Oozyte als Ovum.*

- Die Plasmamembran und die zytoplasmatischen Anteile des in die Eizelle eingedrungenen Spermiums, einschließlich der zugehörigen Mitochondrien, lösen sich auf oder gehen zugrunde; sie sind offenbar für die Befruchtung nicht wesentlich. Entscheidend ist jedoch das genetische Material, das im Spermienkopf lokalisiert ist. Vermutlich liefert das Spermium auch noch den Teilungsapparat für die erste Furchungsteilung.

Bildung und Vereinigung der Vorkerne. Aus den nach der 2. Reifeteilung in der Eizelle verbliebenen Chromosomen und dem Kernanteil des Spermiumkopfes entstehen *Pronuclei*, der weibliche und der männliche Vorkern (**Abb. 4.3**).

Das Chromatin beider Vorkerne ist stark aufgelockert. Dadurch sind beide Kerne bläschenförmig und auffallend groß. Sie zeichnen sich durch zahlreiche Kernkörperchen aus. Beide Vorkerne nähern sich und treffen in der Eizellmitte aufeinander (**Abb. 4.1, 4.3**).

Zur Vorbereitung der folgenden Zellteilung verdoppelt sich bereits in den Vorkernen die DNA-Menge; die Vorkerne durchlaufen eine S-Phase. Danach bilden sich die Chromosomen aus. Es folgt die Auflösung der Kernmembran der Vorkerne und die Vereinigung homologer

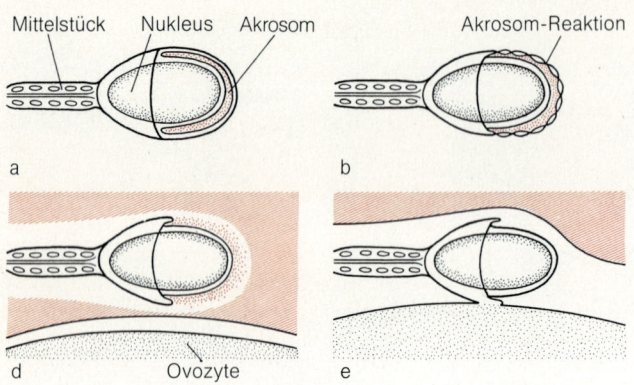

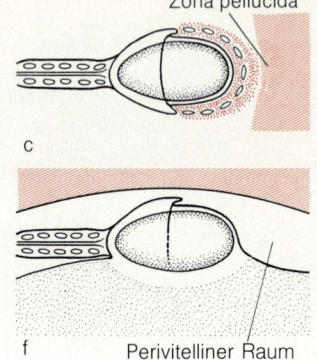

Abb. 4.2. a–f Akrosom-reaktion des Spermiums. *Rot schraffiert,* Zona pellucida; *rot punktiert,* Inhalt des Akrosoms. **e** Anheftung des Spermiums an der Oozytenoberfläche und Beginn der Verschmelzung der inneren Akrosomenmembran des Spermiums mit der Eizellmembran

Chromosomen zu Paaren: **Karyogamie**. Die Befruchtungskaskade ist damit abgeschlossen und die **Zygote** entstanden.

Die Ausbildung der Zygote, der befruchteten und sich teilenden Eizelle, ist das Ziel der **Syngamie,** der Vereinigung der männlichen und weiblichen Keimzellen, **Konzeption**. Die Zygote enthält die für die Art charakteristische doppelte Chromosomenzahl, nämlich beim Menschen 2 n = 46 Chromosomen (davon 44 Autosomen und 2 Gonosomen = Geschlechtschromosomen) und eine dem doppelten, diploiden Chromosomensatz entsprechende DNA-Menge.

Bei der Befruchtung wird auch gleichzeitig das **genetische** (chromosomale) **Geschlecht** des neuen Lebewesens bestimmt. Dies erfolgt durch eine vom Zufall bestimmte Kombination von XX- oder XY-Geschlechtschromosomen.

Sobald die Zygote entstanden ist, folgen weitere Schritte einer normalen Mitose. So kommt es zunächst zu einer Teilung der 23 „väterlichen" und 23 „mütterlichen" Chromosomen. Insgesamt ist damit die 1. Zellteilung des neuen Organismus eingeleitet.

Hinweise. *Superfetatio* bezeichnet man das außerordentlich seltene Ereignis, daß bei einer bereits bestehenden Schwangerschaft noch eine 2. Befruchtung erfolgt.

Durch Befruchtung kommt es zur geschlechtlichen Vermehrung. Die Individuen, die auf diese Weise entstehen, haben einen Genotyp, der durch Mischung der halbierten mütterlichen und väterlichen Chromosomensätze in unberechenbarer Weise entstanden ist. Auch unter Geschwistern – eineiige Zwillinge weitgehend ausgenommen – gleicht kein Individuum dem anderen (Variabilität).

Hinweis. Die moderne Biologie macht es möglich, durch *Klonieren* identische Individuen entstehen zu lassen. Unter „Klon" wird hierbei eine identische Kopie eines Organismus verstanden. Die Vermehrung erfolgt in diesem Fall ungeschlechtlich. Sie ist nur experimentell möglich. Dabei wird durch Mikromanipulation der totipotente Zellkern einer befruchteten Eizelle

durch den Kern einer somatischen Zelle ersetzt. Dies ist praktikabel, weil *alle* Zellen eines Organismus den gleichen genetischen Aufbau haben. Allerdings müssen, damit die Experimente erfolgreich sind, die transplantierten Zellkerne aus Zellen früher Entwicklungsstadien stammen. Anschließend wird die hybride Zygote in den Uterus eines weiblichen Organismus implantiert, damit sie dort zur Entwicklung kommt.

4.3 Entwicklung des Keimes vor der Implantation

4.3.1 Furchung und Blastozystenentwicklung

Die ersten Zellteilungen der Zygote, *Furchungen*, laufen in schneller Folge ab. Die Tochterzellen erreichen jedoch nicht die Größe der Mutterzelle, vielmehr werden bei jeder Teilung die Zellen kleiner, da der Keim, solange die Zona pellucida erhalten bleibt (5. Tag), nicht in dem Maße wächst, wie sich die Zellmasse vermehrt (**Abb. 4.1, 4.3**).

Die frühen Entwicklungsstadien werden *Furchungsstadien* oder, wenn sie nach dem 8-Zellen Stadium wie eine Maulbeere aussehen, **Morula** genannt (Durchmesser 150 μm). Die einzelnen Zellen, die durch die Furchungsteilungen entstehen, heißen **Blastomeren.**

Die Blastomeren der frühen Furchungsstadien gleichen einander morphologisch und offenbar auch funktionell völlig. Eine jede dieser Blastomeren hat bis zum 3. Teilungsschritt die gleichen Fähigkeiten wie die befruch-

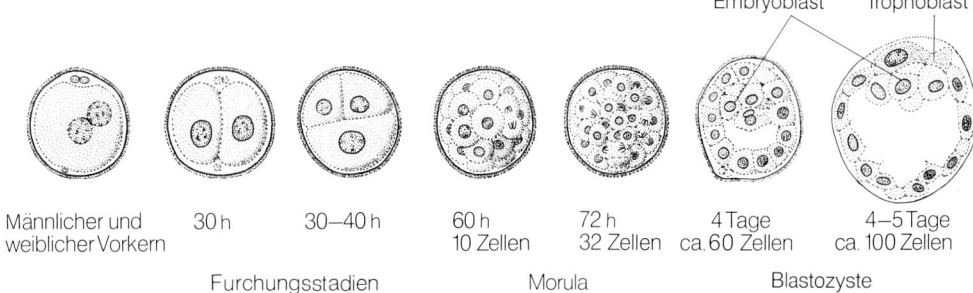

Embryoblast   Trophoblast

| Männlicher und weiblicher Vorkern | 30 h | 30–40 h | 60 h 10 Zellen | 72 h 32 Zellen | 4 Tage ca. 60 Zellen | 4–5 Tage ca. 100 Zellen |

Furchungsstadien   Morula   Blastozyste

Abb. 4.3 Halbschematische Darstellung der Furchungsteilungen und Blastozystenentwicklung des Menschen. Nach der Befruchtung wird ungefähr 30 h später das 2-Zellen-Stadium erreicht. Die Blastomeren teilen sich asynchron weiter, so daß ein Zellhaufen, die Morula, entsteht. Im Alter von 3–4 Tagen beginnt sich die Blastozystenhöhle durch Konfluieren von Interzellularräumen zu bilden. Während die Zona pellucida sich ausdünnt (ihr Material wird praktisch aufgelöst), vergrößert sich die Blastozyste langsam und hat 5 Tage nach der Befruchtung meist mehr als 100 Zellen

tete Eizelle, nämlich einen ganzen Embryo zu bilden („Zwillingsbildung", S. 130).

Das 2-Zellen-Stadium wird beim Menschen in der Regel etwa 30 h nach der Befruchtung erreicht (künstliche Besamung und in-vitro-Kultivierung), das 4-Zellen-Stadium nach 40–50 h. Die weiteren Zellteilungen verlaufen nicht synchron, so daß häufig Furchungsstadien mit ungeraden Zellzahlen gefunden werden. Nach dem 16-Zellen-Stadium ordnen sich die Blastomeren so an, daß eine Gruppe „innen" und eine andere „außen" liegt. Hiermit ist die zukünftige Entwicklung der inneren Zellen bereits festgelegt, d. h. determiniert. Sie bilden den *Embryo;* man nennt sie deshalb **Embryoblast**. Die äußeren Zellen, an ihrer Oberfläche mit Mikrovilli ausgestattet, bilden den einschichtigen **Trophoblast** (**Abb. 4.3**). Er liefert in der weiteren Entwicklung das Ernährungsorgan des Kindes, die *Plazenta*, und einen Teil der *Fruchthüllen* (s. unten).

Während die Trophoblastzellen eine geschlossene äußere Schicht bilden, entsteht etwa am 4. Tag um den Embryoblast eine flüssigkeitsgefüllte Höhle: aus dem Morulakeim wurde die **Blastozyste** (**Abb. 4.1, 4.3**). Die Flüssigkeit wird aus dem Eileiter und dem Uteruslumen unter Kontrolle der Trophoblastzellen in die **Blastozystenhöhle** aufgenommen. In ihr sind Stoffe des mütterlichen Organismus (Sauerstoff, Ionen, Aminosäuren, Kohlenhydrate, Proteine) gelöst, die auf diese Weise frühzeitig in die Kompartimente des Keims gelangen. Besondere Bedeutung wird den uterusspezifischen Proteinen, z. B. *Uteroglobin*, zugeschrieben.

4.3.2 Tuben- und Uteruswanderung

Nach der Befruchtung verweilt der Keim 2–3 Tage in der Tube. In dieser Zeit wird er von der Ampulla tubae zum uterinen Tubenende transportiert. Für den Transport sorgen der Zilienschlag der Flimmerzellen des Tubenepithels, der Flüssigkeitsstrom in der Tube und möglicherweise auch Kontraktionen der Tubenmuskulatur. Das Uteruslumen erreicht der Keim in der Regel am 4. Tag nach der Befruchtung. Zu dieser Zeit befindet er sich im Stadium der Blastozyste (Durchmesser 2–3 mm). Am 6. Tag nach der Befruchtung kommt es zur Einnistung in die Uterusschleimhaut.

Experimentelle Untersuchungen sprechen dafür, daß der frei in der Tubenflüssigkeit bewegliche Embryo bereits seine Anwesenheit durch die Abgabe von *Choriongonadotropin (hCG)* signalisiert. Ist er im Uterus angelangt, dann ist sich der mütterliche Organismus bereits weitgehend „sicher", daß eine Schwangerschaft vorliegt; völlig sicher dann, wenn sich die Blastozyste in die Uterusschleimhaut einzunisten beginnt.

Die Blastozyste besitzt im Trophoblast ein selektiv arbeitendes Stoffwechselorgan, das den Flüssigkeits- und Stoffaustausch vom und zum „mütterlichen Milieu" reguliert. Die Trophoblastzellen sind deshalb früher differenziert als die Embryoblastzellen. Das elektronenmikroskopische Bild zeigt, daß die Trophoblastzellen an ihrer Oberfläche Mikrovilli tragen und untereinander durch zahlreiche Verzahnungen (Interdigitationen) sowie durch Zellhaften (tight und gap junctions) verbunden sind. Die Zellen des Embryoblast sind dagegen noch morphologisch undifferenziert und entwickeln ihre Zellkontakte deutlich später als die Trophoblastzellen.

Hinweis. Die Blastozyste ist einerseits in ihrer Entwicklung sehr von der Synchronisierung mit der uterinen „Umwelt"abhängig, andererseits erweist sie sich als ein erstaunlich regulationsfähiges und widerstandsfähiges Gebilde. Diese Eigenschaften macht man sich bei der *In-vitro-Fertilisierung* zu Nutze. Nach hormoneller Stimulierung werden unter ultrasonographischer Kontrolle, meist vaginal aus einem oder mehreren sprungreifen Follikeln Eizellen entnommen, in vitro befruchtet (*extrakorporale Befruchtung)*, in vitro kultiviert und dann in den Uterus transferiert (*Embryotransfer)*.

4.4 Implantation

Unter Implantation (*Nidation, Einnistung*) wird das Eindringen der Blastozyste in die Uterusschleimhaut verstanden. Sie beginnt um den 6. Tag nach der Befruchtung, meist im oberen Drittel und an der Hinterwand des Uterus. Zu diesem Zeitpunkt befindet sich das Endometrium in der Sekretionsphase (Lutealphase, S. 672). Abgeschlossen ist die Implantation gewöhnlich um den 11. Tag.

Klinischer Hinweis. Die ausgewogene Östrogen- und Progesteronsekretion des Ovars macht den Uterus „reif" für die Implantation. Daher sind Erhöhung des Östrogen- und Progesteronblutspiegels, z. B. durch „Pilleneinnahme", ebenso implantationshemmend wie die drastische Erniedrigung oder der Entzug der Ovarialhormone, z. B. durch Ovarektomie oder Corpus-luteum-Insuffizienz. Eine therapeutische Substitution, v. a. mit Progesteron, kann sowohl die Implantation als auch die Schwangerschaft erhalten.

Eingeleitet wird die Implantation dadurch, daß die Trophoblastzellen die Zona pellucida auflösen. Dies ermöglicht dem Keim mit dem Epithel des Endometriums Kontakt aufzunehmen.

Dort, wo die Blastozyste an das Epithel des Endometriums herantritt, wandeln sich die Trophoblastzellen unter Verlust ihrer Zellgrenzen in den **Synzytiotrophoblast** um. Unterlagert wird der Synzytiotrophoblast jedoch regelmäßig von Trophoblastzellen, die nicht miteinander verschmolzen sind. Sie bilden den **Zytotrophoblast** (**Abb. 4.4**).

Der Synzytiotrophoblast ist in der Lage, durch Absonderung proteolytischer Enzyme das *Epithel des Endometriums abzubauen*. Er bildet pseudopodienähnliche Protrusionen, mit deren Hilfe er sich in die Interzellularräume bis in das endometriale Bindegewebe vorschiebt (**Abb. 4.1**). Das aufgelöste Zellmaterial wird evtl. zur Ernährung des Keims verwendet.

Schließlich ist der gesamte Keim in das Bindegewebe der Uterusschleimhaut vorgedrungen (interstitielle Implantation). Die Stelle, an der bei der Implantation die Epitheloberfläche durchbrochen wurde, wird durch ein *Fibrinkoagulum* verschlossen.

Mit der Implantation beginnt sich die Uterusschleimhaut umzugestalten – sie wird zur **Decidua graviditatis** (s. unten) – und die endokrine Regulation im mütterlichen Organismus ändert sich so, daß es während der Schwangerschaft und in den ersten Wochen danach zu keiner weiteren Menstruation kommt.

Die Trophoblastaktivitäten sind jedoch nicht alleinige Auslöser der Implantation. Zweifellos kontrolliert auch die Uterusschleimhaut die Trophoblastentwicklung und seine proteolytische Aktivität. *Die Implantation ist das Ergebnis einer gegenseitigen Beeinflussung und Kontrolle von Blastozyste und mütterlicher Schleimhaut.*

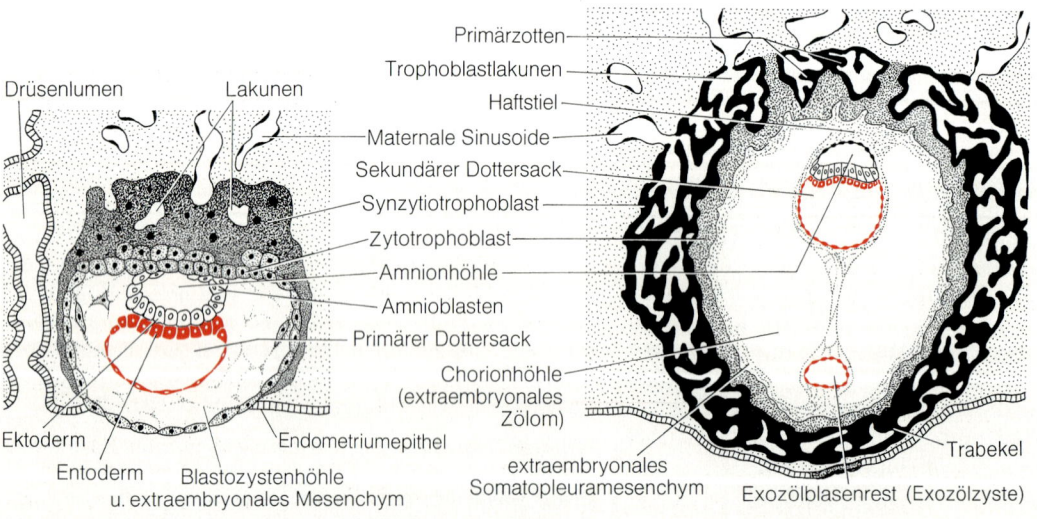

Drüsenlumen — Lakunen

Primärzotten
Trophoblastlakunen
Haftstiel
Maternale Sinusoide
Sekundärer Dottersack
Synzytiotrophoblast
Zytotrophoblast
Amnionhöhle
Amnioblasten
Primärer Dottersack
Chorionhöhle
(extraembryonales
Zölom)

Ektoderm
Entoderm
Blastozystenhöhle
u. extraembryonales Mesenchym
Endometriumepithel

extraembryonales
Somatopleuramesenchym
Trabekel
Exozölblasenrest (Exozölzyste)

a

b

Abb. 4. 4a,b **a** 8 Tage alter Keim während der Implantation. Aus dem Zytotrophoblast entsteht durch Auflösung der Zellgrenzen der Synzytiotrophoblast. Ferner entsteht die Amnionhöhle und der primäre Dottersack (*rot*) . Der Anschluß an die mütterlichen Blutgefäße beginnt. **b** 13 Tage alter menschlicher Keim. Synzytiotrophoblast dunkel. In einige Trabekel, *oben*, ist Zytotrophoblast eingedrungen (Primärzotten). *Unten* primäre Trophoblastschale. (Nach Langman 1985)

Nur eine relativ kurze Zeitspanne ist für die Implantation günstig. Während dieser Zeit scheint kurzfristig das biochemische und immunologische „Fremdgewebe"-Erkennungsvermögen des Endometriums einer Toleranzphase zu weichen. Nur wenn eine normal entwickelte Blastozyste zur rezeptiven Zeit im Uterus angekommen ist, erfolgt die Implantation. Wird diese Phase um mehr als 36 h überschritten, unterbleibt die Implantation und der Keim stirbt ab. Imbalancen im mütterlichen endokrinen Regulationssystem wirken sowohl hemmend auf die Blastozystenentwicklung als auch auf die normale Implantation.

Klinischer Hinweis. Für die Entwicklung von Kontrazeptionsmethoden bot sich die Anwendung dieser Erkenntnis an. Einige Kontrazeptiva wirken weniger ovulationshemmend als vielmehr implantationshemmend (Dauerapplikation von Progesteron).

Abweichende Implantationsorte. Fehlimplantationen sind an mehreren Orten möglich. Erfolgen sie außerhalb des Uterus, spricht man von einer **Extrauteringravidität**.

- Eine *Ovarialgravidiät* liegt vor, wenn die Eizelle während der Ovulation die Follikelhöhle nicht verläßt, und es dort zur Befruchtung und Embryonalentwicklung kommt.
- Eine *Tubenschwangerschaft* kann eintreten, wenn nach einer normalen Befruchtung in der Tubenampulle der Transport des Keims gestört ist, z.B. durch eine Östrogen/Progesteron-Imbalance oder durch Verwachsungen der Schleimhautzotten des Eileiters nach entzündlichen Erkrankungen.
- Eine *Bauchhöhlenschwangerschaft* entsteht, wenn die befruchtete Eizelle aus dem Infundibulum der Tube herausgespült wird und sich der Keim auf der Oberfläche der Bauchorgane implantiert.
- Eine *Placenta praevia* kann die Folge pathologischer Nidationen innerhalb des Uterus sein, z.B. wenn sich die Blastozyste im Uterus in der Nähe des inneren Muttermundes einnistet. Eine Placenta praevia kann bei der Geburt des Kindes den Weg verlegen und zu schwangerschafts- oder geburtsgefährdenden Blutungen führen.

4.5 Differenzierung des Trophoblast

Mit der Implantation beginnt der Trophoblast sich auch außerhalb des Implantationspols in Synzytiotrophoblast und Zytotrophoblast umzuwandeln und resorptiv tätig zu werden. Dadurch beteiligt sich die gesamte Oberfläche des Implantats an der Ernährung des Keims. Dies ändert sich jedoch. Es entwickelt sich nämlich am ehemaligen Implantationspol des Keims, durch weitere Umgestaltung des Trophoblast, die *Plazenta* als kindliches

Ernährungs- und Stoffwechselorgan. Der Trophoblast an der übrigen Oberfläche der Fruchtblase, wie die Einheit aus Leibesfrucht mit umgebenden Häuten einschließlich Fruchtwasser noch genannt wird, bildet sich zurück.

4.5.1 Plazentation, Plazentaentwicklung

Lernziele — Lakunäres Stadium • Uteroplazentarer Kreislauf • Zottenbildung • Chorion laeve • Chorion frondosum • Basalplatte • Fibrinoid • Veröung des Uteruslumens

Die Plazentation durchläuft

- eine frühe Phase (bis zur 4. Woche nach der Empfängnis),
- eine fortgeschrittene Phase (von der 4. bis zur 18. Woche nach der Empfängnis, Phase der Plazentaentwicklung im engeren Sinne) und
- eine späte Phase (ab 19. Woche nach der Empfängnis).

In der späten Phase sind bereits alle Strukturen der reifen Plazenta vorhanden. Diese Phase wird deswegen nicht gesondert besprochen.

Hinweis. Wichtig ist die Feststellung, daß zu jedem Zeitpunkt Bau und Funktion des Ernährungsorgans des Keims optimal den von der heranwachsenden Frucht gestellten Forderungen angepaßt sind. Eine noch unreife Plazenta leistet für den gerade vorhandenen Keim genausoviel wie die reife Plazenta für das geburtsfertige Kind.

Die **frühe Phase der Plazentation** beginnt mit einer Verdickung des Synzytiotrophoblast an der gesamten Oberfläche der Fruchtblase. Dabei entstehen am 8. Tag nach der Befruchtung Hohlräume im Synzytiotrophoblast.
Schrittweise

- wird dann zwischen dem 8. und 13. Tag eine lakunäre Periode durchlaufen,
- entsteht das Chorion,
- bilden sich 3 Generationen von Chorionzotten aus.

In allen Fällen hat das Gebiet im Bereich des Implantationspols, wo sich die Plazenta entwickeln wird, einen Vorlauf gegenüber der übrigen Oberfläche der Fruchtblase.

Lakunäres Stadium. Die Hohlräume im Synzytiotrophoblast vergrößern sich und treten untereinander in Verbindung, so daß ein Hohlraumsystem entsteht (**Abb. 4.4, 4.5**), das zunächst nur mit Absonderungen des Synzytiotrophoblast gefüllt ist. Die zwischen den Lakunen verbleibenden Trophoblastanteile bilden *Trabekel*, die im wesentlichen radiär orientiert sind. An der der

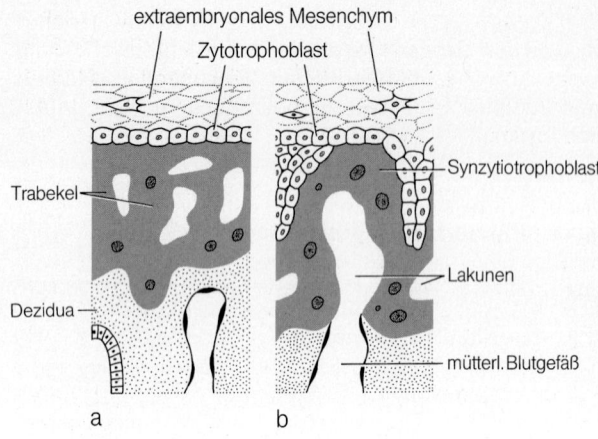

extraembryonales Mesenchym

Zytotrophoblast

Trabekel

Synzytiotrophoblast

Lakunen

Dezidua

mütterl. Blutgefäß

a   b

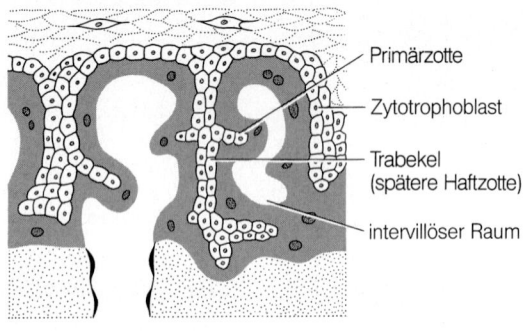

Primärzotte

Zytotrophoblast

Trabekel
(spätere Haftzotte)

intervillöser Raum

c

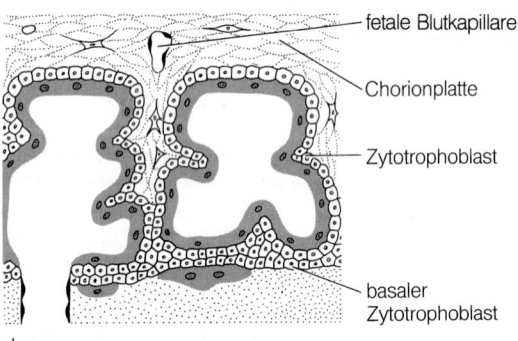

fetale Blutkapillare

Chorionplatte

Zytotrophoblast

basaler
Zytotrophoblast

d

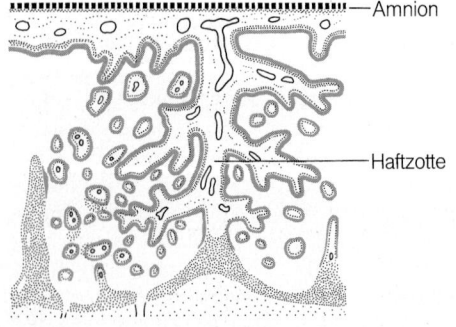

Amnion

Haftzotte

e

◀ **Abb. 4.5 a-e**   Stadien der Plazentabildung. **a** und **b** Stadien der Lakunen und Trabekel. **c** Primärzotten. **d** Sekundärzotten; die Haftzotten bestehen noch aus Zellsäulen. **e** Tertiärzotten mit Blutgefäßsystem und zunehmender Verzweigung der Zottenbäume

mütterlichen Seite zugewandten Oberfläche bleibt ein mehr oder weniger geschlossener Synzytiotrophoblast erhalten, Trophoblastschale.

Hinweis. Die Trabekel am Implantationspol sind die Vorläufer der Stammzotten und der Haftzotten der reifen Plazenta (s. unten).

Der Synzytiotrophoblast behält etwa *bis zum 12. Tag* nach der Befruchtung die Fähigkeit, alles Gewebe, mit dem er in Berührung kommt, proteolytisch aufzulösen. Abgebaut werden alle Anteile des Stromas der Dezidua. Die dabei freigesetzten Stoffe werden resorbiert und zur Ernährung des Keims verwendet (**histiotrophe Phase** der Ernährung des Keims).

Im Verlauf der Abbauvorgänge durch den Synzytiotrophoblast werden auch die endometrialen Gefäße arrodiert (**Abb. 4.4**). Dieser Vorgang ist bis zum 12. Tag nach der Befruchtung so weit fortgeschritten, daß mütterliches Blut aus den Gefäßen austritt und durch Öffnungen der Synzytiotrophoblastschale in das Lakunensystem zwischen die Trabekel gelangt. Der Abfluß des Blutes aus den Lakunen erfolgt durch venöse Gefäßabschnitte. Dadurch entsteht ein **utero-plazentarer Kreislauf**, dessen Stromrichtung sich aus der (geringen) arterio-venösen Druckdifferenz ergibt.

Mit der Ausbildung dieses Kreislaufs ändert sich die Ernährung des Keims; sie erfolgt jetzt für die verbleibende Zeit der Schwangerschaft durch Aufnahme von Stoffen aus dem mütterlichen Blut (**hämotrophe Phase**)

Hinweis. Für das Verständnis des Aufbaus und der Funktion der Plazenta ist wichtig in Erinnerung zu behalten, daß vom Lakunenstadium an mütterliches Blut unmittelbar mit dem (kindlichem) Synzytiotrophoblast in Berührung kommt. Dies bedeutet, daß sich vom Standpunkt des mütterlichen Kreislaufs her, das Blut in den Lakunen extravasal, d. h. in einer Strombahn ohne Endothelbegrenzung, befindet. Eine Plazenta dieser Art wird als **hämochorial** bezeichnet.

Chorion. Zwischen Trabekelwerk und Fruchthöhle verbleibt eine massive Schicht aus Synzytiotrophoblast und Zytotrophoblast, der sich ab 14. Entwicklungstag Mesenchymzellen auflagern, die aus dem Trophoblast hervorgegangen sind. Diese Einheit (Mesenchym, Zytotrophoblast, Synzytiotrophoblast) wird als *primäres Chorion* bezeichnet. Dementsprechend führt nun die ehemalige Blastozystenhöhle die Bezeichnung *Chorionhöhle*.

In der Folgezeit verändert sich das Chorion dadurch, daß sich die Amnionhöhle (s. unten) vergrößert und sich mit ihrem oberflächlichem Mesenchym und ihrem Amnionepithel dem primären Chorion anlagert und zum *sekundären Chorion* verschmilzt.

Chorionzotten. Chorionzotten sind Differenzierungsprodukte der Trabekel und Abkömmlinge des Chorion.

Es werden mehrere Zottengenerationen unterschieden:

- Primärzotten, 13.–14. Tag nach der Befruchtung (Primärzottenstadium)
- Sekundärzotten, 15.–18. Tag nach der Befruchtung (Sekundärzottenstadium)
- Tertiärzotten, ab 19. Tag nach der Befruchtung

Primärzotten (**Abb. 4.5**). Etwa am 12. Tag dringt vom primären Chorion aus Zytotrophoblast in die Trabekel ein, durchsetzt sie und erreicht am 13. Tag den äußeren Teil der Trophoblastschale. Die Zottenbildung beginnt dadurch, daß fingerförmige Trophoblastsporne von den Trabekeln aus in die Lakunen vordringen. Dies sind die *Primärzotten*, die entweder rein synzytial sind oder zusätzlich Zytotrophoblast enthalten. Sie enden frei in den vom mütterlichen Blut durchflossenen Lakunen.

Hinweis. An einigen Stellen verharren Zottenabschnitte im rein trophoblastischen Primärzottenstadium. Hieraus gehen die auch noch bei der reifen Plazenta vorhandenen *Zellsäulen* und *Zellinseln* hervor (s. unten).

Sekundärzotten. Sekundärzotten sind durch einen Bindegewebskern ausgezeichnet. Es handelt sich um extraembryonales Mesenchym, das etwa am 15. Tag vom Chorion her in die Zotten eindringt (**Abb. 4.5 d**).

Tertiärzotten. Tertiärzotten sind gefäßführende Zotten. Die Blutgefäße entstehen etwa um den 20. Tag als ortsständige Bildungen im Zottenbindegewebe. Später bekommen sie Anschluß an größere zu- und abführende Gefäße des Chorion und an die Gefäße, die vom Keim her einwachsen.

Mit Beginn der Vaskularisierung besitzen die Zotten alle Bauelemente, die sie zur weiteren Ausreifung benötigen, nämlich *Synzytiotrophoblast, Zytotrophoblast, Zottenbindegewebe und Zottengefäße*.

Bis zur 4. Woche sind die Tertiärzotten auf der gesamten Oberfläche der Fruchtblase recht einheitlich. Ihr Durchmesser beträgt 100–150 mµ. Danach jedoch werden Unterschiede sichtbar: am ehemaligen Implantationspol wachsen die Zotten stark, bekommen vermehrt Gefäße und die Schicht der Zytotrophoblastzellen unter dem Synzytium wird lückenhaft. Die Zotten am gegenüberliegenden Pol beginnen sich dagegen zurückzubilden.

Als Decidua graviditatis wird die Schleimhaut des Uterus nach Implantation des Keims bezeichnet

---

Starke Veränderungen macht nach der Implantation auch das mütterliche Endometrium durch. Vor allem unterscheidet sich die Decidua graviditatis vom Endometrium des nicht-schwangeren Uterus durch ihre Stromazellen und hinsichtlich ihrer Drüsen und Gefäße (S. 673).

Zahlreiche *Stromazellen* des Endometriums, besonders die Prädeziduazellen, nehmen nach der Implantation zu, werden größer, lagern Fett und Glykogen ein und ändern ihren Feinbau. Sie werden nun als **Deziduazellen** bezeichnet und bleiben während der ganzen Schwangerschaft erhalten.

Klinischer Hinweis. In der Rechtsmedizin kann es wichtig werden, festzustellen, ob eine Schwangerschaft vorgelegen hat. Das Vorkommen von Deziduazellen im Abrasionsmaterial (durch Ausschabung gewonnene Uterusschleimhaut) kann entsprechende Hinweise geben.

Die *Drüsen* steigern nach einer Implantation zunächst ihre Tätigkeit, werden dann aber vom wachsenden Trophoblast arrodiert und schließlich weitgehend abgebaut. Erhalten bleiben sie jedoch im Stratum basale endometrii (S. 664), d. h. an der Grenze zum Myometrium. Von hier aus erfolgt nach der Geburt der Wiederaufbau der Uterusschleimhaut.

Die *Gefäße* der Dezidua werden ähnlich wie die Drüsen von Synzytiotrophoblast eröffnet, so daß es zu Austritt von Blut kommt (s. oben). Im Laufe der Zeit bildet sich in der Dezidua dann ein eigenes Gefäßnetz aus anastomosierenden Gefäßen und *Spiralarterien* aus.

Fetomaterner Grenzbereich. Eine besondere Umgestaltung erfährt der fetomaterne Grenzbereich. Hier kommt es zu einer Umwandlung des äußeren Teils der primär nur aus Synzytium bestehenden Trophoblastschale und zu einer Verzahnung mit dem angrenzenden mütterlichen Gewebe (Dezidua). Eingeleitet wird dieser Vorgang dadurch, daß von den Trabekeln aus Zytotrophoblastzellen in die extrem zerklüftete Synzytiotrophoblastschale eindringen. Dann geht jedoch das Synzytium mit Ausnahme einer oberflächlichen, zu den Lakunen hin gelegenen Schicht zugrunde (**Abb. 4.5**). Es verbleiben aber die Zytotrophoblastzellen, die teilweise zu Riesenzellen verschmelzen können. Im fetomaternen Grenzbereich vermischen sich Zytotrophoblastzellen und Deziduazellen, so daß es zu einer breiten **Durchdringungszone** kommt.

In der fortgeschrittenen Phase entstehen alle bleibenden Plazentastrukturen

---

In dieser Phase kommt es

- zur Differenzierung der Fruchthülle in Plazenta und Chorion laeve,
- zur Entfaltung der Zottenbäume und zur Zottendifferenzierung,
- zur Ausbildung einer Basalplatte und
- zur Entstehung von Septa placentae.

Chorion laeve und Chorion frondosum. Die bereits in der 3. Woche nach der Befruchtung an der abembryonalen Oberfläche der Fruchtblase eingeleitete Rückbil dung einzelner Zotten schreitet nun verstärkt seitwärts fort (**Abb. 4.6a**). Dadurch ist am Ende des 4. Monats der größte Teil der Oberfläche des Keims nahezu *zottenfrei;* es ist das *Chorion laeve* entstanden. Der *zottentragende Teil* wird als *Chorion frondosum* bezeichnet. Dieses Gebiet ist das der zukünftigen Plazenta. Anfangs ist die Grenze zwischen Chorion laeve und Chorion frondosum unscharf, doch dann wird sie zunehmend deutlicher und ist schließlich zu Beginn des 5. Monats scharf.

Mit der Rückbildung der Zotten am Chorion laeve ändert sich dort auch der Aufbau des Chorions. Was verbleibt, wird als Eihaut (im engeren Sinne) bezeichnet (s. unten).

Zottenbäume. Die Zottenbäume entstehen durch Wachstum und allseitige Sprossung der Trabekel sowie aus bereits entstandenen, noch undifferenzierten Tertiärzotten. Die auswachsenden Äste, die sich immer mehr verzweigen, sind überwiegend von den Zottenstämmen weg zur Basalplatte (s. unten) hin gerichtet. Dabei haben die neugebildeten Zotten jeweils einen kleineren Durchmesser als die Ausgangszotten. Außerdem entstehen Zottenbüschel, so daß es zu einer erheblichen Vergrößerung der Zottenbäume kommt.

Mit der Entfaltung des Zottenbaums verändert sich auch der Feinbau der Zotten. Insbesondere bilden die einsprossenden Kapillaren in den Endabschnitten der Zotten Netze und legen sich unter der Zottenoberfläche

dem Zytotrophoblast bzw. Synzytiotrophoblast unmittelbar an. Im Zottenstroma treten in größerer Zahl Hofbauer-Zellen (s. unten) auf. Ferner wandeln sich immer mehr Zytotrophoblastzellen in Synzytiotrophoblast um, so daß *jenseits des 4. Monats die Schicht der Zytotrophoblastzellen unter dem Synzytiotrophoblast nicht mehr geschlossen* ist. Schließlich differenziert sich der Synzytiotrophoblast in Abschnitten unterschiedlichen Feinbaus (s. unten; **Abb. 4.9**).

Basalplatte (**Abb. 4.7c**). Mit der Abgrenzung des Chorion frondosum vom Chorion laeve und der damit beginnenden Entwicklung der Plazenta bekommt auch das fetomaterne Übergangsgebiet sein charakteristisches Aussehen. Die Basalplatte beginnt sich zu formieren. Sie wird zum intervillösen Raum hin nur noch teilweise von Synzytiotrophoblast bedeckt, enthält Zytotrophoblast, Fibrinoid, Deziduazellen und mütterliche Gefäße. Die Durchdringungszone, in der sich Trophoblast und Dezidua mischen, ist breit und auffällig.

Fibrinoid (**Abb. 4.7c**). In den Gebieten, in denen besonders starke Umbauvorgänge ablaufen, kommt es zu vermehrten Gewebeuntergängen. Dort entsteht Fibrinoid. Hierbei handelt es sich um einen bindegewebsfreien Niederschlag aus Fibrin, Immunoglobulin, trophoblastischen Sekreten und Degenerationsprodukten. Zu unterscheiden sind *in der Basalplatte*

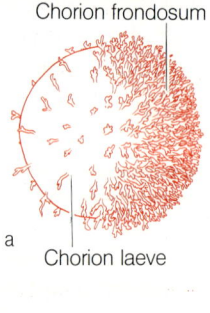

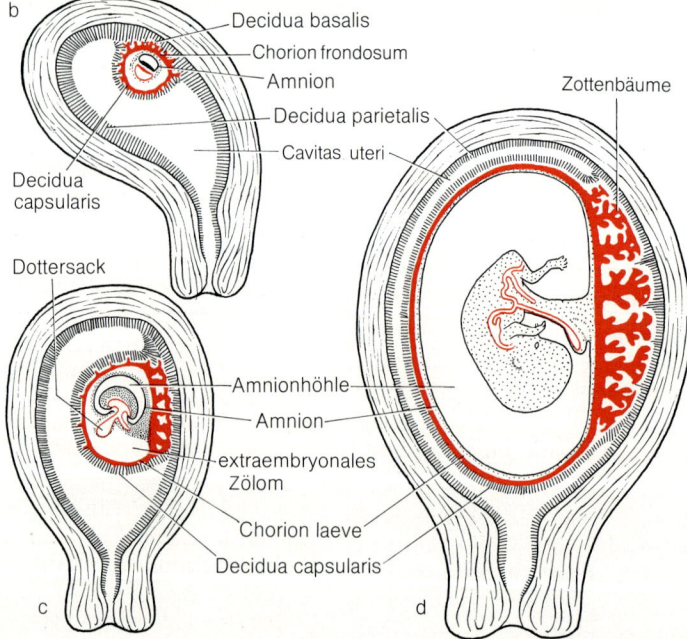

Abb. 4.6 a–d   Plazentation, Eihautbildung und Ausweitung der Amnionhöhle. **a** Fruchtblase gegen Ende des 1. Monats. Zu unterscheiden sind das zottentragende Chorion frondosum und des zottenarme Chorion laeve. Uterus **b** zu Beginn des 2., **c** am Ende des 2. und **d** des 4. Schwangerschaftsmonats mit Obliteration des Uteruslumens. Das extraembryonale Zölom ist durch die Verwachsung des Amnions mit dem Chorion bereits obliteriert. *Rot,* Entoderm, Chorion und Derivate

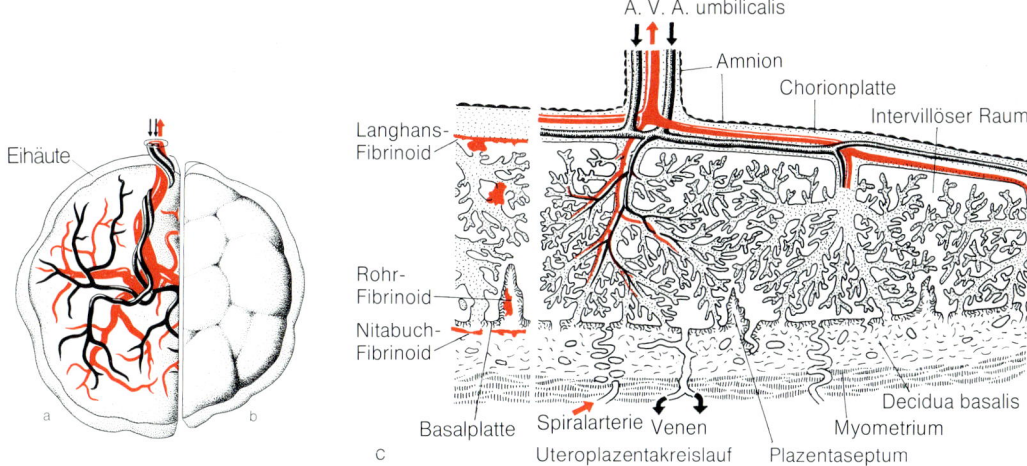

Abb. 4.7 a-c Oberflächenbeschaffenheit und Feinbau der Plazenta am Ende der Schwangerschaft. **a** Fetale Seite der Plazenta mit Nabelschnurgefäßen und deren Verzweigungen. **b** Maternale Seite mit unregelmäßig angeordneten Furchen. **c** Schematische Darstellung des Feinbaus der Plazenta mit Zottenbäumen, Plazentasepten, Dezidua basalis und Blutgefäßen. Im linken Sektor ist das Fibrinoid *rot* markiert

- Nitabuch-Fibrinoid an der äußeren Grenze zur Dezidua hin und
- Rohr-Fibrinoid an der Grenze zum intravillösen Raum, als Ersatz für das ursprünglich bedeckende Synzytium.

Außer in der Basalplatte tritt während der Plazentaentwicklung spärlich, später mehr Fibrinoid an der Oberfläche von Zotten auf, wobei stellenweise das Synzytium zugrunde gehen kann. Außerdem kommt es an der Chorionplatte zur Ausbildung von

- Langhans-Fibrinoid (s. unten).

Septa placentae (Abb. 4.7 c). Sie treten im Verlauf des 4. Monats auf. Es handelt sich um säulen-, platten- und segelförmige Auffaltungen der Basalplatte in den intervillösen Raum.

> **Mit der Vergößerung der Plazenta verödet das Uteruslumen**

Bis zum 4 Monat nach der Befruchtung hat sich die Fruchtblase erheblich vergrößert (Durchmesser ca. 90 mm) und enthält einen Embryo von etwa 80 mm Scheitel-Steiß-Länge (SSL). Dadurch wölbt sich der Keim mit der bedeckenden Dezidua weit ins Uteruslumen vor. Die Folge ist eine Gliederung der Dezidua in (**Abb. 4.6**):

- **Decidua basalis,** das ist der Teil der Schleimhaut des schwangeren Uterus, der basal vom Chorion frondosum liegt
- **Decidua capsularis,** die Dezidua über dem Chorion laeve; sie verändert sich degenerativ

- **Decidua parietalis,** die Dezidua im übrigen Teil des Uterus.

Durch die Vergrößerung des Keims bekommt die Decidua capsularis Kontakt mit der Decidua parietalis der gegenüberliegenden Uteruswand (**Abb. 4.6 d**). Sobald dies geschehen ist, beginnt sich die Decidua capsularis zurückzubilden und auch das Epithel der benachbarten Decidua parietalis zeigt Lücken. An einigen Stellen kommt der Trophoblast des Chorion laeve mit der Decidua parietalis in Verbindung. Schließlich ist im 5. Monat nach der Befruchtung der Verschmelzungsprozeß unter weitgehender Auflösung der Decidua capsularis soweit fortgeschritten, daß das Uteruslumen fast vollständig verschlossen ist und das Chorion laeve allseits direkt an die Decidua parietalis grenzt.

Cervix uteri (S. 663). Nicht voll in die Veränderungen einbezogen wird die Schleimhaut der Cervix uteri, die auch weiterhin ihr Lumen behält. Es wird durch einen Schleimpfropf verschlossen, der vor aufsteigenden Keimen schützt.

4.5.2 Reife Plazenta

> **Lernziele**
> Durchmesser • Dicke • Chorionplatte • Zottenbäume • Endzotten • Plazentaschranke • Basalplatte • Plazenton • Endokrine Funktion • Lösung der Plazenta • Nachgeburt

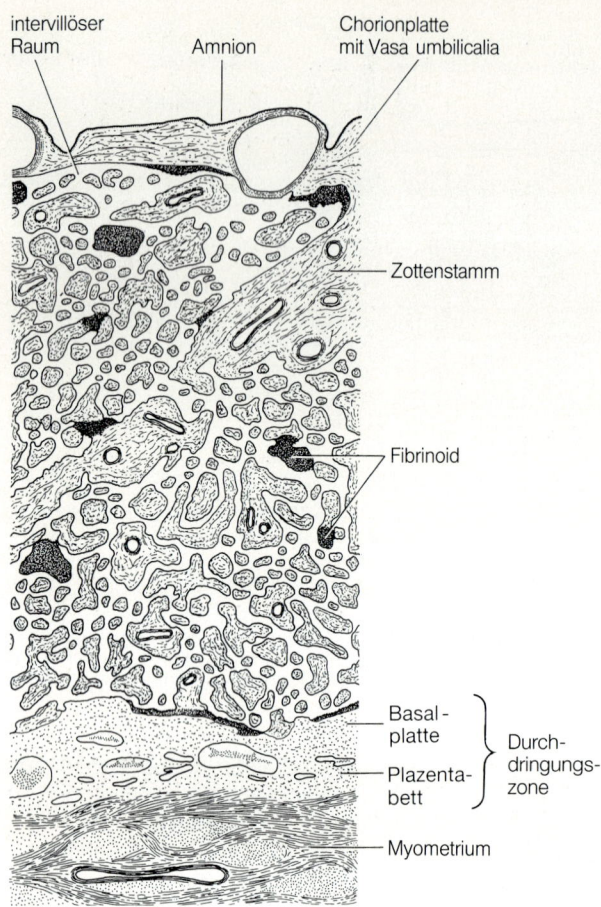

intervillöser Raum — Amnion — Chorionplatte mit Vasa umbilicalia

Zottenstamm

Fibrinoid

Basalplatte
Plazentabett
} Durchdringungszone

Myometrium

Abb. 4.8 Schnitt durch eine reife Plazenta (Nach Bucher 1985)

Die reife menschliche Plazenta ist ein scheibenförmiges Organ

Die Plazenta (**Abb. 4.7 a, b**) ist etwa 3 cm dick, hat einen Durchmesser von ca. 20 cm und wiegt um 500 g. An der dem Kind zugewandten Oberfläche inseriert die *Nabelschnur*. In der Regel liegt der Nabelschnuransatz in der Mitte der Plazenta, kann jedoch auch ohne funktionelle Beeinträchtigung zur Seite verschoben sein. Bei der geborenen Plazenta sind auf der dem Endometrium zugewandten Seite unterschiedlich tiefe, unregelmäßig angeordnete Furchen zu erkennen. Sie markieren undeutlich die Grenzen von Plazentalappen (maternale Kotyledonen).
Aufgebaut ist die Plazenta aus (**Abb. 4.7 c**)

- einer Chorionplatte,
- den Zottenbäumen (fetale Kotyledonen) und
- einer Basalplatte.

Chorionplatte und Basalplatte gehen am Rand ineinander über und umschließen einen Raum, in den von der Chorionplatte aus Zottenbäume hinein „hängen". Zwischen den Zotten befindet sich der von mütterlichem Blut durchströmte **intervillöse Raum**.

Die Chorionplatte besteht aus mehreren Schichten

An der Oberfläche zur Amnionhöhle hin ist die Chorionplatte von **Amnionepithel** bekleidet (**Abb. 4.8**).
Es folgen **Bindegewebslagen,** die sich aus dem Amnion- und Chorionbindegewebe entwickelt haben und in denen die Choriongefäße verlaufen. Die anschließende Schicht aus **Zytotrophoblastzellen** enthält sehr viel Fibrinoid. Die Zahl der Zytotrophoblastzellen nimmt vom Rand der Plazenta zur Mitte hin stark ab. Schließlich ist die Chorionplatte zum intervillösen Raum hin von einem lückenhaften **Synzytiotrophoblast** bzw. dort, wo dieser fehlt, von **Langhans-Fibrinoid** bedeckt.

Zottenbäume sind plazentare Struktureinheiten

Man rechnet in der reifen menschlichen Plazenta mit etwa 200 Zottenbäumen, von denen jedoch nur 60–70 voll entwickelt sind. Die Oberfläche der Zottenbäume, durch die der Stoffaustausch zwischen Mutter und Kind erfolgt, beträgt zur Zeit der Geburt zwischen 12 und 14 m².

Funktioneller Hinweis. Zottenoberfläche, Zottenvolumen und Anzahl der Zotten nehmen bis zur Geburt laufend zu. Dabei vermindert sich im Laufe der Zeit der mittlere Durchmesser aller Resorptionszotten. Dies führt dazu, daß die Diffusionsstrecke zwischen mütterlichem Blut im intervillösen Raum und kindlichem Blut in den Gefäßen der Plazentazotten geringer wird. Die Folge ist eine laufende Verbesserung des Stoffaustauschs zwischen Mutter und Kind, so daß die von 1 g Plazenta versorgte Fetalmenge immer größer wird.

Jeder Zottenbaum besteht aus:

- Stammzotten:
  - Truncus chorii (Durchmesser 1–2 mm)
  - Ramus chorii (Durchmesser 0,5–1 mm)
  - Ramulus chorii (Durchmesser 60–500 μm) und
- Endverzweigungen:
  - Intermediärzotten (Durchmesser um 70 μm) und
  - Endzotten (Durchmesser um 50 μm)

Der **Truncus chorii**, Zottenstamm, ist etwa 1–5 mm lang und teilt sich wie jeder folgende Abschnitt – mit Ausnahme der Endzotten – mehrfach dichotomisch; in der Regel geht die Aufteilung beim **Ramus chorii** bis zur 4. Ordnung, bei den **Ramuli** bis zur 11. Ordnung. Bei jeder Aufteilung verlieren die Zotten an Durchmesser. Insgesamt hat jeder Zottenbaum strauchartiges Aussehen. Auf Querschnitten durch die Plazenta überwiegen die Endverzweigungen.

Befestigt ist jeder Zottenbaum

- durch einen *Truncus chorii* an der Chorionplatte,
- durch *Haftzotten* an der Basalplatte (s. unten); bei Haftzotten handelt es sich um Ramuli chorii, die, zurückgehend auf die Trabekel der Frühzeit (s. oben), durch *Zellsäulen* (s. unten) mit der Basalplatte verbunden sind;
- durch *sekundäre, d. h. nachträglich entstandene Verbindungen* zwischen verschiedenen Zottenästen (Ramuli chorii, Endzotten), z. T. über Fibrinoid, mit Chorionplatte, Inseln, Septen und Basalplatte und
- durch *Verbindungen von Zotten* untereinander und mit Zotten von Nachbarkotyledonen durch fibrinoide Verklebungen (*perivillöses Fibrinoid*) und durch *Synzytialbrücken*.

Insgesamt sind die Zottenbäume fest im Gefüge der Plazenta verankert. Erhalten bleibt dabei eine gewisse Beweglichkeit der Endzotten. Eine zuverlässige präparatorische Trennung der Zottenbäume untereinander ist nicht möglich.

Inseln. Eine Sonderstellung nehmen die Plazentainseln ein. Plazentainseln sind kugelig bis bizarr geformte Komplexe aus Zytotrophoblast, die an ihrer Oberfläche Fibrinoid oder Synzytiotrophoblast aufweisen. Sie stehen über Zellbrücken bzw. Fibrinoid mit der Chorionplatte, dem Zottenbaum oder Septa placentae in Verbindung. Sie sind persistierende Abschnitte von Primärzotten (s. oben).

> **Vor allem die Endzotten dienen dem Stoff- und Gasaustausch zwischen Mutter und Kind**

Endzotten (**Abb. 4.9**) machen 40–50 % des Zottenvolumens (250–300 cm^3) aus. Sie bestehen aus

- Synzytiotrophoblast,
- Zytotrophoblast,
- Bindegewebe und
- Blutgefäßen.

Hinweis. Aber auch alle anderen Abschnitte des Zottenbaums weisen diese Strukturen auf.

Synzytiotrophoblast. Ihm kommt besondere Bedeutung für den Stoffaustausch zwischen Mutter und Kind zu. Auffällig ist das uneinheitliche Aussehen des Synzytiotrophoblast. Unterschiede bestehen hinsichtlich Dicke, Kernreichtum, Organellenbestand sowie der Beziehungen zum Zytotrophoblast und zu den fetalen Terminalgefäßen.

Hinweis. Folgende Abschnitte weist der Synzytiotrophoblast auf:
- *Epithelplatten*. Sie sind 0,5–1 µm dick und liegen in der Regel unmittelbar über Kapillaren. Je nach Zottentyp nehmen sie bis zu 40 % der Zottenoberfläche ein. Epithelplatten dürften

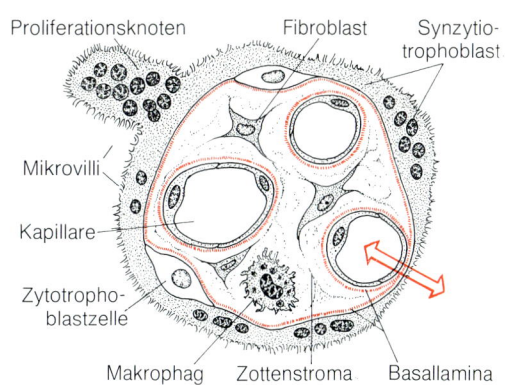

Abb. 4.9 Querschnitt durch eine Plazentazotte am Ende der Schwangerschaft. Der *Pfeil* symbolisiert den Weg des Stoffaustausches

vorwiegend dem Austausch von Gasen und niedermolekularen Substanzen, z. B. Glukose (Carriertransport) dienen.
- *kernloses Synzytium*. Es ist 2–6 µm dick, organellenreich und hat viele Mikrovilli. Hier dürften bevorzugt energieverbrauchende Transportvorgänge mit Ab- und Umbauvorgängen stattfinden.
- *kernhaltiges Synzytium*. Es ist bis zu 10 µm dick, hat dicht stehende Mikrovilli, viele Mitochondrien und ein reich entwickeltes RER. Möglicherweise ist es der Syntheseort für plazentare Proteo- und Steroidhormone. Das kernhaltige Synzytium kommt v. a. an der Oberfläche der Stammzotten vor; bei Endzotten nimmt es 20–30 % der Oberfläche ein.
- *Kernansammlungen* liegen vor in
  - Proliferationsknoten (Vorwölbungen des Trophoblast in den intervillösen Raum zur Extrusion überalteter Synzytiotrophoblastkerne, **Abb. 4.9**)
  - Synzytialknoten (Vorwölbungen des Synzytiotrophoblast ins Zottenstroma) und in
  - Synzytialbrücken (Verbindungen zwischen benachbarten Zotten).

Klinischer Hinweis. Proliferationsknoten können sich ablösen, ins mütterliche Blut gelangen und in Kapillargebieten, z. B. der Lunge, wiedergefunden werden.

Zytotrophoblast. Am Geburtstermin sind in den Zotten noch 20–25 % der inneren Oberfläche des Synzytiotrophoblast mit Zytotrophoblast bedeckt. Der Zytotrophoblast besteht hier aus einzeln oder in kleinen Gruppen gelegenen Zellen, die als **Langhans-Zellen** bezeichnet werden. – Bis zur Geburt hin kann Zytotrophoblast in Synzytiotrophoblast aufgenommen werden und sichert damit dessen Fortbestand. Außerdem produziert der Zytotrophoblast u. a. das Hormon Somatostatin und reguliert die Hormonproduktion im Synzytiotrophoblast.

Eine Sonderstellung nimmt der Zytotrophoblast in den **Zellsäulen** ein. Hierbei handelt es sich um Abschnitte von Ramuli chorii, die als Haftzotten mit der Basalplatte verbunden sind (s. oben). In ihrem Bereich fehlen

Zottenbindegewebe und Gefäße, so daß die Zellsäulen lediglich an ihrer Oberfläche von einem dünnen Mantel aus Synzytiotrophoblast bedeckt sind. Die Zellsäulen gehen auf Trabekel der Plazentaanlage zurück (s. oben).

Zottenbindegewebe. Das Zottenbindegewebe setzt sich aus einem Netz ortsständiger Bindegewebszellen (Mesenchymzellen, Fibroblasten, kleinen und großen Retikulumzellen) sowie aus ungeformter und geformter Interzellularsubstanz, retikulären Fasern und Kollagenfasern zusammen. Außerdem kommen Makrophagen vor, die **Hofbauer-Zellen.** Das Zottenbindegewebe ist in den Stammzotten am dichtesten, in den Endzotten am meisten aufgelockert. Getrennt ist das Zottenbindegewebe vom Trophoblast überall durch eine Basalmembran.

Zottengefäße. Die Zottengefäße gehören zum fetalen Gefäßsystem der Plazenta, das sich gliedert in

- Nabelschnurgefäße (S. 126),
- Gefäße der Chorionplatte und Stammzotten sowie das
- Mikrozirkulationssystem in den Rami und Ramuli chorii sowie den Endzotten.

Die **Gefäße der Chorionplatte und Stammzotten** bestehen aus größeren Arterien und Venen, wobei jede Stammzotte je eine Arterie und eine Vene aufweist. Außerdem kommt in den Stammzotten ein paravaskulärer Gefäßplexus vor.

Das **Mikrozirkulationssystem** setzt sich aus Arteriolen bzw. Venulen, Prä- und Postkapillaren sowie Kapillaren mit sinusoidal dilatierten Kapillarabschnitten zusammen. Die Sinussoide befinden sich vor allem in Endzotten. Sie liegen an deren Spitze und können Durchmesser von 20–40 µm erreichen. Dort, wo sie sich dem Trophoblast unmittelbar anlegen, verschmelzen die Basalmembranen von Trophoblast und Kapillaren miteinander. Dadurch entstehen kurze Diffusionsstrecken zwischen mütterlichem und kindlichem Blut (minimal 1–2 µm).

Funktioneller Hinweis. Die wichtigste Aufgabe der Plazenta ist der Stoff- und Gasaustausch zwischen mütterlichem und kindlichem Blut. Dieser erfolgt durch die **Plazentaschranke** hindurch. Sie bestehen am Ende der Gravidität aus:

- Synzytiotrophoblast mit Basalmembran
- Zottenbindegewebe
- Basalmembran und Endothel der Kapillaren

Stellenweise fehlt das Bindegewebe vollständig, so daß die Basalmembranen des Synzytiotrophoblast und des Kapillarendothels miteinander verschmelzen. An dieser Stelle ist die Diffusionsstrecke zwischen mütterlichem und kindlichem Blut besonders gering und beträgt im Gebiet der Epithelplatten 1–2 µm. Diese Abschnitte dürften bevorzugt dem Austausch von Atemgasen dienen und werden auf 2 m² geschätzt.

Der größte Teil der Zottenoberfläche (70 %) weist dagegen Diffusionsstrecken von 2–10 µm auf. Hier dürften vor allem Stoffe, die zur Ernährung des Kindes erforderlich sind, und Stoffwechselendprodukte ausgetauscht werden. Dazu gehören nicht nur niedermolekulare Verbindungen, sondern auch Ma-

kromoleküle, z. B. Immunglobuline (Antikörper). Dabei dürfte der Synzytiotrophoblast insofern aktiv mitwirken, als er maternale Proteine abbaut, um deren Aminosäuren zur Synthese fetaler Proteine zu verwenden.

Klinische Hinweise. Für manche Medikamente, lipoidlösliche Stoffe, u. a. Alkohol, ist die Plazentaschranke durchlässig. Im Prinzip undurchlässig ist sie dagegen für Blutzellen. Jedoch kann während der Geburt oder während einer Fehlgeburt die Zottenoberfläche einreißen, so daß kindliches Blut in den mütterlichen Kreislauf gelangt. Die Mutter bildet dann bei Blutgruppenunterschieden (Rh-positives Kind, Rh-negative Mutter) gegen das kindliche Blut Antikörper. Diese können bei einer erneuten Schwangerschaft durch die Zottenoberfläche hindurch in den neuen kindlichen Organismus gelangen und dort bei entsprechender Blutgruppenkonstellation das Krankheitsbild der **Erythroblastose** hervorrufen; ggf. kann es zum Absterben des Kindes kommen.

Intervillöser Raum. Zwischen den Zotten bleiben für die Durchströmung der Plazenta mit mütterlichem Blut nur enge Spalträume übrig. In ihrer Gesamtheit bilden diese den intervillösen Raum. Stellenweise entspricht die Spaltbreite einem Erythrozytendurchmesser, stellenweise kommen – infolge von Zottenbewegungen – örtliche Erweiterungen des intervillösen Raums vor.

Bei der reifen Plazenta enthält der intervillöse Raum etwa 150 ml Blut. Die Durchblutungsrate beträgt ca. 150 ml/min/kg Fetus.

> **Die Basalplatte grenzt den intervillösen Raum von der mütterlichen Dezidua ab**

Die Basalplatte ist zell- und interzellularsubstanzreich. Sie gliedert sich in mehrere, nur undeutlich abgegrenzte Schichten (**Abb. 4.8**). Zum intervillösen Raum hin liegen Reste von *Synzytiotrophoblast*, einer unterschiedlich dicken Schicht aus *Fibrinoid (Rohr-Fibrinoid)*, in der einzelne Zytotrophoblastzellen liegen. Dann kommt eine Schicht aus *Zytotrophoblastzellen* unterschiedlicher Gestalt. Besonders auffällig sind sehr große basophile Zytotrophoblastzellen (X-Zellen) und vielkernige Trophoblastriesenzellen. Außerdem finden sich hier einzelne Deziduazellen. Das anschließende *Nitabuch-Fibrinoid*, das jedoch keine geschlossene Lage bildet, entspricht etwa der Grenze zur Dezidua. Es folgt dann die Schicht der *Deziduazellen*.

Funktioneller Hinweis. Deziduazellen sezernieren Prolaktin und Prostaglandin und tragen durch Hemmung der Lymphozytenproliferation sowie der Antikörperproduktion zur Unterbindung der Fruchtabstoßung bei.

Septa placentae. Sie ragen von der Basalplatte aus teils säulen-, teils segelartig in den intervillösen Raum vor. Die Septen sind bizarr gestaltet und liegen teilweise dort, wo bei der geborenen Plazenta an der Unterseite Furchen zu erkennen sind. Histologisch gleichen sie der Basalplatte.

Hinweise zur Gliederung der Plazenta. Eine Gliederung der Plazenta nach rein morphologischen Gesichtspunkten erweist sich als schwierig. Früher wurde von *Plazentalappen* gesprochen und dafür der Begriff maternaler Kotyledo verwendet. Jedoch sind in der menschlichen Plazenta keine eigentlichen Lappengrenzen nachweisbar, da die Septen, die früher als solche aufgefaßt wurden, diese Aufgaben nicht erfüllen. Dennoch decken sich die an der Plazentaunterseite erkennbaren Lappen weitgehend mit den fetalen Zottenbäumen (fetale Kotyledone).

Eher ist es möglich, die menschliche Plazenta in **Strömungseinheiten** zu gliedern. Hierzu wird davon ausgegangen, daß das mütterliche Blut an der Oberfläche der Basalplatte aus Spiralarterien in den intravillösen Raum eintritt. Es nimmt seinen Weg durch die zahlreichen, z.T. sehr engen Spalten zwischen den Zotten und verteilt sich zwischen Basalplatte und Chorionplatte in differenzierter Weise. Nach heutiger Anschauung werden Strömungsrichtung und -stärke von den Strömungswiderständen bestimmt, die sich aus der Anordnung der Zotten ergeben. Vieles spricht dafür, daß die Zottendichte in der intravitalen Plazenta uneinheitlich ist. Dort, wo Blut aus den Öffnungen der Arterien der Basalplatte in breiter Front in den intervillösen Raum eintritt – der Blutdruck beträgt hier etwa 60–70 mmHg (8–9,3 kPa) – liegen die Zotten weniger dicht, evtl. bestehen dort sogar etwa 0,5 cm breite, zentrale Kavitäten; der Druckabfall hier ist unmeßbar klein. Umgeben wird dieser Bereich von einer Zone dichtgepackter Zotten. Dieses Gebiet gleicht einer Widerstandszone, in der das Blut gleichmäßig verteilt wird. Zentrale Kavität mit umgebender zottendichter Widerstandszone wird nach diesem Konzept als plazentare materno-fetale Strömungseinheit aufgefaßt und als **Plazenton** bezeichnet. Es besteht aus einem oder mehreren Zottenbäumen. An seiner Oberfläche (Grenze zu den Nachbarplazentonen) ist die Zottendichte geringer, so daß hier der Abfluß des mütterlichen Blutes möglich wird. Das Blut gelangt schließlich zur Basalplatte zurück und wird von Venen abgeleitet.

Die Plazenta ist ein endokrines Organ

Außer dem Stoff- und Gasaustausch zwischen mütterlichem und kindlichem Blut dient die Plazenta der Hormonbildung. Dies liegt weitgehend im Interesse der Erhaltung der Schwangerschaft. Erfolgsorgan der Plazentahormone sind zunächst der Gelbkörper im Ovar, später die Uterusgewebe, die Mamma, sowie embryonale Organe. Zwischen Plazentahormon und den Hormonen des Ovars und Hypophysenvorderlappens bestehen Regelkreise. Bekannt sind gegenwärtig mehr als 10 Plazentahormone, zu denen als wichtigste *humanes Chorion-Gonadotropin (hCG), Plazenta-Laktogen (hPL) sowie Progesteron und Östrogene* gehören.

Funktioneller Hinweis. Die Produktion von hCG und hPL erfolgt in engem Zusammenwirken von Zytotrophoblast und Synzytiotrophoblast. Hochdifferenzierte Zytotrophoblastzellen exprimieren αhCG. Während der synzytialen Fusion kommt βhCG hinzu. Im frisch synzytial fusionierten Trophoblasten

wird nur noch βhCG exprimiert. Kurz danach schaltet der betreffende Abschnitt des Synzytiotrophoblast auf hPL-Expression um.

Die Synthese von Progesteron und Östrogenen erfolgt im Synzytiotrophoblast, der die Bausteine aus dem mütterlichen Blut erhält und nachdem die erforderlichen Enzyme durch die Fusion mit Zytotrophoblastzellen aktiviert sind.

> **Klinischer Hinweis.** Das Human-Chorion-Gonadotropin (hCG) wird in größerer Menge mit dem Harn ausgeschieden. Es dient zum Schwangerschaftsnachweis. Der immunologische Test beruht auf einer Antigen-Antikörper-Reaktion.

Makrophagen (Hofbauerzellen). Sie sind vorwiegend parakrin aktive Zellen, die viele Wachstumsfaktoren produzieren. Damit steuern sie Zottenwachstum und Zottendifferenzierung. Die Aktivität der Hofbauerzellen wird durch Umgebungsbedingungen, z.B. dem Sauerstoff-Partialdruck reguliert.

Die Lösung der Plazenta erfolgt im fetomaternen Grenzbereich

Nach der Geburt des Kindes löst sich die Plazenta und wird als „Nachgeburt" ausgestoßen. Die Lösung der Plazenta wird dadurch vorbereitet, daß bereits kurz vor der Geburt die Deziduazellen auseinanderrücken und die Anzahl der Kollagenfasern abnimmt. Hierbei spielen neutrophile Granulozyten eine große Rolle.

Der mit der Plazenta ausgestoßene Teil der Durchdringungszone aus Trophoblast und Dezidua ist die Basalplatte, der im Uterus verbleibende Teil das Plazentabett. Er wird später mit dem Wochenfluß (Lochien) ausgestoßen.

Unmittelbar nach der Lösung der Plazenta bildet sich im Wundgebiet eine netzartige, extravasale Fibrintapete, die größere Blutungen verhindert. Die Regeneration des Endometrium geht von der Zona basalis aus.

4.5.3 Fruchthüllen, Eihäute

Lernziele

Amnion, Chorion

Die Fruchthüllen (Eihäute) sind Grenzstrukturen zwischen mütterlichem und kindlichem Organismus. Sie umschließen den *Fruchtwasserraum (Amnionhöhle)*. Die Fruchthüllen bestehen aus

- Amnion und
- allen Anteilen des Chorion.

Im Gebiet des Chorion laeve sind die Fruchthüllen weniger als 1 mm dick, derb und ohne Gefäße. Anders sieht es im Gebiet des Chorion frondosum aus. Hier hat das Chorion sich zur Plazenta entwickelt. Daraus ergibt sich, daß die Plazenta ein Teil der Fruchthüllen (im weiteren Sinne) ist.

Eingebürgert hat sich jedoch, nur die *im Gebiet des ehemaligen Chorion laeve gelegenen Grenzstrukturen als Fruchthüllen* (im engeren Sinne) zu bezeichnen. Tatsächlich hängen aber alle Teile der Fruchthülle miteinander zusammen und werden nach der Geburt des Kindes als Nachgeburt ausgestoßen.

> Um den Aufbau der Fruchthüllen zu verstehen, gehen Sie auf die Entwicklung des Chorion einschließlich der Plazenta und der Dezidua zurück (S.105 ff). Amnion (S.116).

Mikroskopisch sind an reifen Eihäuten zu unterscheiden:

- Amnion aus einschichtigem kubischem Amnionepithel und gefäßfreiem Bindegewebe,
- Chorion laeve aus gefäßreichem Bindegewebe und mehrschichtigem Zytotrophoblast – Amnion und Chorion sind leicht voneinander ablösbar.

Eine der wichtigsten Funktionen des Amnionepithels ist der Austausch und die pH-Regulation des Fruchtwassers. Außerdem erfolgt im Bereich der Eihäute im engeren Sinne ein geringer Stoffaustausch.

4.6 Differenzierung des Embryoblast und Entwicklung der Embryonalanhänge

Nur aus didaktischen Gründen werden die Vorgänge, die sich bei der Differenzierung von Trophoblast und Embryoblast abspielen, getrennt dargestellt. Tatsächlich erfolgen sie gleichzeitig. Um die Verknüpfung zwischen der Entwicklung von Trophoblast und Embryoblast nachvollziehbar zu machen, werden die Veränderungen am Embryoblast und die Folgezustände wochenweise behandelt. Trotzdem ergibt sich auch dabei, daß Vorgänge hintereinander beschrieben werden, die in Wirklichkeit parallel zueinander stattfinden.

Behandelt wird die Entwicklung des Keims während der

- 2. Entwicklungswoche
- 3. Entwicklungswoche
- 4.–8. Entwicklungswoche
- ab 3. Monat

Die Entwicklung bis zum Ende der 4. Woche wird auch als **Primitiventwicklung** bezeichnet. In dieser Zeit werden wichtige **Primitivorgane** angelegt (Primitvstreifen, Primitivknoten, Chordafortsatz, Allantois), die Voraussetzungen für den geregelten Ablauf der sich anschlies-

senden Entwicklung sind. Zwischen der 4. und 8. Entwicklungswoche bilden sich weitere Primitivorgane (Neuralrohr, Somiten, Seitenplatten, primitives Darmrohr), aber es entstehen auch die Anlagen aller bleibenden Organe und Organsysteme. Letztlich werden alle Primitivorgane zurückgebildet, während sich die Anlagen der bleibenden Organe weiterentwickeln.

Zur Nomenklatur. Die Entwicklungsphase bis zum Ende der 8. Woche wird als **Embryonalperiode** und der Keim als **Embryo** bezeichnet. Die dann folgende Zeit ist die **Fetalperiode** und der Keim der **Fetus.**

4.6.1 Entwicklungsphysiologische Vorbemerkung

> **Lernziele**
>
> Entwicklungspotenz • Prospektive Potenz • Induktion • Determination • Differenzierung • Genregulation und Genexpression

Die Entwicklung eines jeden Kindes ist ein unglaubliches Wunder. Zahlreiche Faktoren müssen zusammenwirken, um den geregelten Ablauf der Entwicklung zu ermöglichen. Die Erforschung der Ursachen der Entwicklung beschäftigt die Menschheit seit undenklichen Zeiten. Im Verlauf der letzten 100 Jahre gelang es nun jedoch, einige Zusammenhänge zu erkennen und diese auch begrifflich zu fassen. Im folgenden werden einige Grundbegriffe der Entwicklungsphysiologie erläutert, die erkennen lassen, an welche Voraussetzungen die Entwicklung gebunden ist.

Entwicklungspotenz. Wie auf S. 102 dargestellt, verfügen die beiden ersten Blastomeren noch über die Fähigkeit, nach Trennung 2 vollständige Embryonen zu bilden. Hierauf kann die Entstehung eineiiger Zwillinge zurückgeführt werden. Jede Blastomere verfügt in diesem Stadium der Entwicklung über eine **Totipotenz,** d. h. über die Fähigkeit, einen ganzen Organismus aus sich hervorgehen zu lassen. Am Tier (Schaf) wurde nachgewiesen, daß die Blastomeren bis zum 8-Zellen-Stadium totipotent sind.

Bei der Morula gelingt es jedoch nicht mehr, aus jeder Blastomere einen vollständigen Organismus entstehen zu lassen, d. h. die Zellen haben ihre Totipotenz verloren. Sie wurde in ihrer Leistung eingeschränkt; sie sind *pluripotent* geworden. Unter **Pluripotenz** versteht man eine in Embryonalzellen oder Organanlagen vorhandene Fähigkeit, (nur noch) eine begrenzte Anzahl von Entwicklungsrichtungen einzuschlagen. So können z. B. die Zellen der Somiten (s. unten) zu Muskelzellen, Osteoblasten (Knorpel-Knochen-Gewebe) oder Bindegewebszellen werden. Pluripotente Zellen können zwar nicht mehr alles enthalten, aber noch zahlreiche Möglichkeiten (deshalb „pluri-").

Prospektive Potenz ist die Bezeichnung für die *Möglichkeit,* was aus einer Anlage oder Zellgruppe entstehen *kann;* also die *mögliche* Manifestationsleistung. Sie ist nur im Experiment zu ermitteln. Unter bestimmten Bedingungen können z. B. Zellen, die normalerweise Epidermis liefern, zu Nervenzellen und zu Zellen der Neuralleiste (mit ihrer Pluripotenz) werden. Unter normalen Entwicklungsbedingungen würden sie nur zu Epidermiszellen werden. Epidermis zu bilden ist also ihre **prospektive Bedeutung** – ihr natürliches Schicksal. Aus solchen Versuchen kann man schließen, daß die prospektive Potenz größer ist als die prospektive Bedeutung. In ähnlichem Sinne wie prospektive Bedeutung wird auch das Wort *präsumptiv* benützt: das intermediäre Mesoderm ist das präsumptive Zellmaterial der Niere.

Induktion. Hierunter versteht man die *Auslösung eines Differenzierungsvorganges durch meist gegenseitige Beeinflussung zweier Gewebe.* Diese Einflußnahme wird auch als **Interaktion** bezeichnet. Einer der ersten Anstöße kommt von der *Chorda dorsalis* (s. unten), weshalb man sie auch – in Analogie zur Urmundlippe des Amphibienkeimes – als den primären Induktor oder **Organisator** bezeichnete. Ihre **induzierende Wirkung** führt zur Ausbildung des Neuralrohres und zur segmentalen Gliederung des primären Mesoderms. Entscheidend für diese Erkenntnis war die Transplantation von Chordagewebe in einem frühen Entwicklungsstadium (Amphibien) unter präsumptive Epidermis im Bauchbereich: es entstanden aus dem Ektoderm ein Neuralrohr und aus dem benachbarten Mesoderm Somiten. Ein weiteres Beispiel für Induktion ist die Entwicklung der Niere durch die Ureterknospe im metanephrogenen Blastem oder die induzierende Wirkung des Augenbläschens auf das Oberflächenektoderm zur Bildung der Linse (S. 694). Sie induziert dann die Ausbildung der Kornea im darüberliegenden Ektoderm. An einen Induktionsvorgang schließen sich weitere an, so daß man die Morphogenese als eine Kettenreaktion aufeinanderfolgender Induktionsschritte verstehen kann. Hinter dem Vorgang der Induktion steht die Bildung von Induktionsstoffen (Proteinen) durch den **Induktor,** die entweder durch direkten Zellkontakt oder durch Diffusion an das reagierende Gewebe gelangen und dieses beeinflussen. Dieser Prozeß kann nur innerhalb einer bestimmten Zeitspanne, der **Determinationsperiode** (sensible Phase), ablaufen. Induktionsstoffe sind nicht artspezifisch. Ein neuralisierender (für die Bildung der Kopf-Gehirn-Region) und vegetalisierender Induktionsfaktor (für die Bildung von Rumpf und Rückenmark) sind bekannt geworden.

Determination ist der Vorgang, durch den eine Zelle/Zellgruppe durch Induktion *irreversibel in ihrer prospektiven Bedeutung festgelegt* wird; also was aus ihr von nun an werden wird. Mit anderen Worten: die Pluripotenz der Zellen wird dadurch weiter eingeengt. Werden die Zellen jetzt an einer anderen Stelle des Embryos implantiert, dann entwickeln sie sich in der festgelegten Richtung; sie sind jetzt zu einer Selbstdifferenzierung befähigt. Morphologisch ist an diesen Zellen zunächst noch kein Unterschied zu nicht-determinierten erkennbar. Ein Beispiel: transplantiert man bei einer späten Amphibiengastrula bereits determinierte Neuralzellen in das Ektoderm der Bauchhaut, dann entwickelt sich dort Nervengewebe.

Differenzierung. Sie ist die Folge der Determination. Sie besteht in einer Spezialisierung durch *Auftreten struktureller und funktionell-biochemischer Merkmale.* Aus gleichförmigen Mesenchymzellen werden z. B. Muskelzellen mit Myofibrillen oder in den in die Länge wachsenden Zellen der Augenlinse werden Linsenproteine gebildet, an die die Durchsichtigkeit der Linse gebunden ist. Die Zellen unterscheiden sich also jetzt morphologisch und funktionell von den Ausgangszellen.

Genregulation und Genexpression. Alle somatischen Zellen des Organismus leiten sich von der Zygote her; alle haben sie das gleiche Genom. Sie unterscheiden sich aber in Struktur, Gestalt, Funktion, biochemischen bzw. molekularen Bausteinen und Syntheseprodukten. Bestimmender Faktor für die *Differenzierung ist die Fähigkeit zur Bildung spezifischer Proteine* (s. oben; „ Linsenproteine", „Aktin-Myosin"). Man ist heute der Ansicht, daß während der Differenzierung bestimmte Abschnitte im genetischen Kode durch Repressoren blockiert, andere durch Derepression aktiviert werden. Über die Vorgänge der Genexpression und Transkription s. Lehrbücher der Biochemie.

4.6.2 Zweite Entwicklungswoche

> **Lernziele**
>
> Keimscheibe: Entoderm, Ektoderm • Amnionhöhle • Haftstiel • Primärer Dottersack • Extraembryonales Zoelom • Extraembryonales Mesenchym • Sekundärer Dottersack • Prächordalplatte

> **Aus dem Embryoblast entsteht die 2schichtige Zellformation der Keimscheibe**

Bereits während der Nidation beginnt sich der Embryoblast umzugestalten und zu differenzieren. Zunächst ist der Embryoblast ein kugelförmiger Zellhaufen, der dem Trophoblast unmittelbar anliegt. Doch schon bald beginnen sich seine Zellen in 2 Lagen anzuordnen. Die Zellen, die auf der Blastozystenhöhle zugewandten Seite liegen, flachen sich ab und formieren das **Entoderm** (auch Hypoblast genannt; **Abb. 4.4a**). Darüber entsteht eine Schicht aus etwas größeren, prismatischen Zellen, das

Ektoderm (auch Epiblast genannt). Der Vorgang der Sonderung wird als Segregation bezeichnet. Beide Zellagen zusammen bilden die runde **Keimscheibe**. Nur aus ihr geht der Keim hervor.

Über der Keimscheibe entsteht die Amnionhöhle

Während sich der Embryoblast differenziert, bilden sich zwischen Ektodermzellen und Zytotrophoblast Spalträume, die zu einem kleinen Hohlraum konfluieren, der **primären Amnionhöhle**. Sie enthält Interzellularflüssigkeit. In den folgenden Stadien wird dieser Raum unter dem Zytotrophoblast von einer Schicht flacher polyedrischer Zellen ausgekleidet. Diese Zellen, **Amnioblasten**, bilden, nachdem sie sich zu einem geschlossenen Verband vereinigten, am 9. Entwicklungstag das Epithel des definitiven Amnions (**Abb. 4.4 a**). Mit hinreichender Sicherheit sind die Amnioblasten Abkömmlinge des Ektoderms.

Primärer Dottersack und extraembryonales Mesenchym sind weitere Bildungen von Blastozyste und Keimscheibe

---

Während der Nidation wandern von der Unterseite des Embryoblasten Zellen aus und kleiden allmählich die Blastozystenhöhle aus. Offenbar handelt es sich bei den stark abgeplatteten Zellen um Entodermzellen. Nachdem sie einen geschlossenen Zellbelag auf einer basalmembranähnlichen Schicht (Heuser-Membran) gebildet haben, spricht man vom **primären Dottersack** (**Abb. 4.4 a**). Die Blastozystenhöhle wurde damit zum Lumen des Dottersackes.

Unterdessen lösen sich von der Keimscheibe verzweigte Zellen ab, die das **extraembryonale Mesenchym** (Mesoderm) bilden. Die neugebildeten Zellen füllen allmählich den sich jetzt ausweitenden Raum zwischen Heuser-Membran und Zytotrophoblast in Gestalt eines dreidimensionalen Netzwerkes aus. Zwischen den verzweigten Zellen bleiben weite Räume mit einer sol- bis gelartigen Grundsubstanz frei. Bei dem neu entstandenen Gewebe handelt es sich um embryonales Bindegewebe (Mesenchym, S. 57).

Mit fortschreitender Entwicklung fließen die Hohlräume im extraembryonalen Mesenchym zusammen und bilden eine im histologischen Präparat von „Sulzsträngen" durchzogene Höhle, das **extraembryonale Zölom**. Durch die Ausbildung dieser 3. Höhle (neben Amnion und Dottersack) wird das extraembryonale Mesenchym in 2 Schichten unterteilt, die das extraembryonale Zölom auskleiden, nämlich

- **extraembryonales Splanchnopleuramesenchym** (*extraembryonales viszerales Mesenchym*), das den Dottersack überzieht, und

- **extraembryonales Somatopleuramesenchym** (*extraembryonales parietales Mesenchym*), das dem Zytotrophoblast von innen anliegt und das Amnion umhüllt (**Abb. 4.4 b**).

Haftmesenchym. Dort, wo das Amnion mit dem Trophoblast verbunden ist, unterbleibt die Ausbildung des extraembryonalen Zöloms. Dadurch gehen an dieser Stelle Splanchnopleura- und Somatopleuramesenchym in einander über und es entsteht hier eine bindegewebige Befestigung der Keimanlage (mit Amnionhöhle) an der Fruchtblasenwand. Aus dieser bindegewebigen Verbindung wird der **Haftstiel** (**Abb. 4.4 b**).

Der sekundäre (definitive) Dottersack wird von Entodermzellen ausgekleidet

---

Der Entstehungsmechanismus ist für den Menschen noch nicht restlos geklärt. Tatsächlich nimmt der sekundäre Dottersack nur einen Teil des primären Dottersacks ein. Der verbleibende Teil des primären Dottersackes bleibt noch kurzfristig als **Exozölzyste** bestehen. Sie liegt im extraembryonalen Zölom (**Abb. 4.4 b**).

Nach unserem heutigen Wissen scheint der sekundäre oder definitive Dottersack dadurch zu entstehen, daß der primäre Dottersack zerreißt und seine Ränder sich wieder zu einem Bläschen zusammenschließen.

Hinweis. Zur Entstehung des Dottersacks existiert noch eine andere Ansicht, nach der die Heuser-Membran von Zellen gebildet wird, die sich vom Zytotrophoblast ablösen. Die Heuser-Membran wäre demnach eine Schicht abgeplatteter mesenchymaler Zellen, die den primären Dottersack umschießen. Dann käme es erst zum Auswandern von Entodermzellen, die, wie man annimmt, den primären Dottersack auskleiden, jedoch nicht vollständig. Nur der vom Entoderm ausgekleidete Raum wäre als sekundärer Dottersack aufzufassen.

Ungeklärt ist auch die Bedeutung des Dottersackes. Sein flüssiger Inhalt ist für die Ernährung des Kindes belanglos. Der sekundäre Dottersack überschreitet nie einen Durchmesser von 5 mm. Sehr bald (nach der 4. Woche) fallen alle Anteile des Dottersackes der Rückbildung anheim. – Wichtig wird jedoch das Dottersackmesenchym (Splanchnopleuramesenchym) für den Beginn der Blut- und Gefäßentwicklung (in der 3. Entwicklungswoche, S. 119).

Die Prächordalplatte markiert das zukünftige kraniale Gebiet des Keims

---

Gegen Ende der 2. Woche (13.–14. Tag) werden in einem umschriebenen Gebiet der Keimscheibe die Entodermzellen kubisch. Hier steht das Entoderm mit dem Ektoderm in Kontaktverbindung. Dieser Bereich wird als *Prächordalplatte* bezeichnet. Damit ist in der Keimscheibe eine kranio-kaudale Festlegung erfolgt.

4.6.3 Dritte Entwicklungswoche

Primitivstreifen • Primitivrinne •
Primitivknoten • Mesodermbildung • Chorda
dorsalis • Allantois • Extraembryonale Gefäß-
und Blutbildung • Dottersackkreislauf

In der 3. Entwicklungswoche erfolgt das relativ stärkste
Längenwachstum des Keims. Dabei ändert sich seine
Form. Während am Ende der 2. Woche die zweiblättrige
Keimscheibe leicht gewölbt und längsoval ist, zeigt sie
am Ende der 3. Woche eine breitere, abgerundete Seite,
die den künftigen kranialen, d.h. kopfwärtsgerichteten
Abschnitt des Embryos kennzeichnet, und einen zugespitzten, schwanzwärts gerichteten, kaudalen Abschnitt
(der Keim hat „Birnenform", **Abb. 4.10)**. Die Gesamtlänge des Keims variiert zwischen 0,8 und 2,0 mm.

Vor allem werden in der 3. Entwicklungswoche folgende wichtige Primitivorgane angelegt:

- Primitivstreifen, Primitivrinne und Primitivknoten
- Intraembryonales Mesoderm
- Chorda dorsalis
- Allantoisdivertikel
- Vorläufer von Blut und Gefäßsystem

**Primitivstreifen, Primitivrinne und Primitivknoten
bilden die Meilensteine der Entwicklung der
Körpergrundgestalt**

Anfang der 3. Entwicklungswoche erscheint auf der Ek-
todermoberfläche ein unscharf konturierter Streifen,
der vom spitz-ovalen kaudalen Ende der Keimscheibe
bis fast zur Mitte reicht; es handelt sich um den **Primitiv-**
streifen, der eine rinnenförmige Einsenkung, die **Primi-**
tivrinne, bekommt (**Abb. 4.10 a**). An seinem vorderen
Ende bildet sich der **Primitivknoten** (Hensen-Knoten).

Primitivstreifen und Primitivknoten sind Verdickungen im Ektoderm, die durch Proliferation und Umwandlung der hier gelegenen Zellen entstanden sind. Gegen
Ende der 3. Woche scheint sich der Primitivstreifen verkürzt zu haben. Dies trifft jedoch objektiv nicht zu. Verschoben haben sich allerdings die Relationen; die Keimscheibe hat sich erheblich verlängert, ohne daß der
Primitivstreifen das Wachstum mitgemacht hat.

Der Primitivstreifen legt bereits die spätere Körperlängsachse fest; er teilt die Keimscheibe, jetzt auch **Keim-**
schild genannt, bilateral symmetrisch in eine linke und
rechte „Körperhälfte".

Als 3. Keimblatt entsteht das Mesoderm

Aus Beobachtungen beim Tier wird geschlossen, daß
auch beim Menschen die Ektodermzellen an der Oberfläche der Keimscheibe zum Primitivstreifen hin wandern (**Abb. 4.11**). Die Bewegung der Zellen wird als *Inva-*
gination bezeichnet. Sobald die Zellen den Primitivstreifen erreicht haben, runden sie sich ab und „versin-
ken" in der Primitivrinne. Dann wandern sie unter Bildung kleiner Zytoplasmafortsätze zur Seite hin aus,
schieben sich zwischen Ektoderm und Entoderm und bilden das ungegliederte primäre Mesoderm. Bei dieser
Wanderung verändern die Zellen ihre Form. Sie bekommen schließlich das Aussehen von Mesenchymzellen.
Der Primitivstreifen bleibt bis zur 4. Woche aktiv; dann
verschwindet er.

Im Bereich des Primitivknotens spielen sich ähnliche
Vorgänge ab. Nach Bildung einer seichten Einsenkung,

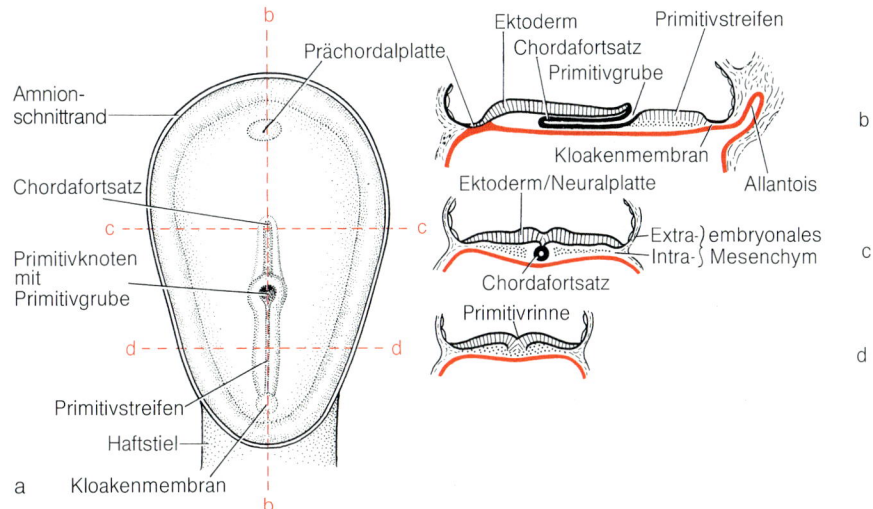

Abb. 4.10 a-d 17 Tage alter
menschlicher Keim. **a** Ansicht
von oben (nach Wegnahme des
Amnions, Schnittrand).
b Medianschnitt. **c** Querschnitt
im Bereich des Chordafortsatzes. **d** Schnitt im Bereich des
Primitivstreifens. *Rot,* Entoderm; *schraffiert,* Ektoderm;
punktiert, Mesoderm

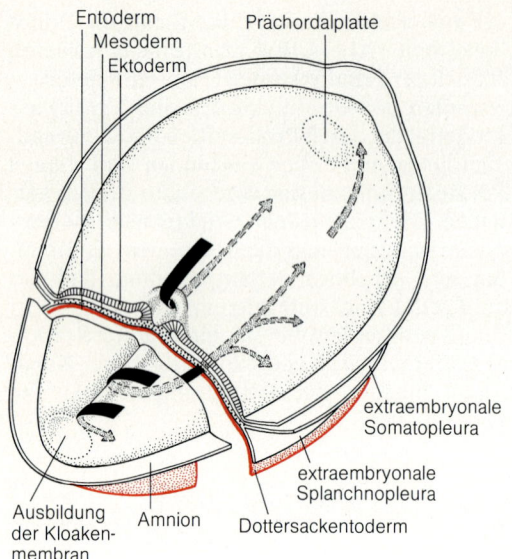

Entoderm
Mesoderm
Ektoderm
Prächordalplatte

extraembryonale Somatopleura

extraembryonale Splanchnopleura

Ausbildung der Kloakenmembran
Amnion
Dottersackentoderm

Abb. 4.11 Weg (*Pfeilrichtung*) der Zellen, die aus dem Ektoderm in die Primitivrinne einwandern und dann zwischen Ektoderm und Entoderm gelangen. Vor dem Transversalschnitt Zellen, die im Bereich des Primitivknotens in die Primitivgrube einwandern und den Chordafortsatz bilden. (Nach Tuchmann-Duplessis et al. 1972)

Primitivgrube, die sich zunehmend vertieft, kommt es hier zu einer Verlagerung von Ektodermzellen, die sich nicht aus dem Verband lösen und auch nicht ihre Form ändern. Sie bilden die Wand des röhrenförmigen, vorne blind endenden **Chordafortsatzes** (früher Kopffortsatz), der Anlage der Chorda dorsalis. Durch weitere Invagination wächst der Chordafortsatz zwischen den beiden primären Keimblättern kranialwärts (**Abb. 4.10, 4.11**) bis zur Prächordalplatte.

Etwa am 17. Entwicklungstag ist das (primäre) Mesoderm weitgehend ausgebildet. Es erscheint als kontinuierliche Lage zwischen Ektoderm und Entoderm. Nur an 2 Stellen bleiben Ektoderm und Entoderm ohne Zwischenlagerung von Mesoderm fest miteinander verwachsen, nämlich im Bereich der *Prächordalplatte* und der *Kloakenmembran*.

Die **Prächordalplatte** liegt vor dem Chordafortsatz, die **Kloakenmembran** am kaudalen Ende des Primitivstreifens (**Abb. 4.10, 4.11**). Möglicherweise wirkt die Prächordalplatte mit den umgebenden Mesodermzellen als Organisator für die gesamte Kopfregion.

An den Rändern der Keimscheibe stehen die Zellen des intraembryonalen Mesoderms mit den Zellen des extraembryonalen Mesoderms ohne erkennbare Grenze in Kontakt (**Abb. 4.12**).

Hinweis. Die Begriffe „Mesoderm" und „Mesenchym" sind nicht gleichbedeutend. **Mesoderm** ist ein entwicklungsgeschichtlicher Begriff für das 3. Keimblatt, nach der an Amphibienlarven durch Präparation entwickelten Keimblattlehre. **Mesenchym** hingegen ist der histologische Begriff für das 1. nicht-epitheliale Gewebe des Keims. Es entsteht intraembryonal aus Zellen des Mesoderms. Mesenchymzellen können aber auch aus dem Entoderm (z. B. Thymusretikulum) oder aus dem Ektoderm („Kopfmesenchym") hervorgehen. Mesenchymzellen haben die Fähigkeit, mittels Pseudopodien zwischen die Primitivorgane des Embryos zu wandern. Dort formieren sie sich zum *embryonalen Bindegewebe* (**Abb. 3.15**), das für die Stoffwechselprozesse des jungen Keims große Bedeutung hat.

Verdichtungen von Mesenchymzellen, die als erste Anlage von Organen entstehen, bezeichnet man als **Blasteme**.

Klinischer Hinweis. Reste eines persistierenden Primitivstreifens können zu Tumoren (Teratomen) in der Sakralregion führen.

Die Chorda dorsalis ist primitives Stützskelett und wichtiges Induktionsorgan

Der Chordafortsatz verschmilzt über seiner gesamten Länge mit dem Entoderm. In der Verschmelzungszone lösen sich stellenweise der Boden des Chordafortsatzes und das Entoderm auf, so daß kurzzeitig zwischen Amnionhöhle und Dottersack eine Verbindung besteht, der *Canalis neurentericus* (**Abb. 4.12 a**).

Das Dach des Chordafortsatzes bleibt als **Chordaplatte** erhalten. Gegenüberliegend löst sich der Chordafortsatz vom Entoderm und bildet sich zur stabförmigen **Chorda dorsalis** (*Notochorda*) um. Die Spalten im Entoderm unter der Chorda schließen sich, so daß das Dottersackdach wieder aus einer kontinuierlichen Zellage besteht (**Abb. 4.12 b**).

Die Chorda dorsalis wird bei allen Wirbeltieren in der Embryonalentwicklung als primitives Stützskelett (Achsenorgan) angelegt. Bei höheren Wirbeltieren, bei denen sich die Chorda dorsalis zurückbildet, induziert sie die Bildung des Neuralrohres und die Differenzierung des paraxialen Mesoderms. Sie hat also auch hier eine wichtige Funktion in der Embryonalentwicklung.

Ein Rest der Chorda dorsalis beim Erwachsenen sind die Nuclei pulposi der Zwischenwirbelscheiben und das Lig. apicis dentis.

Die Allantois ist nur vorübergehend existent

Aus der entodermalen Dottersackwand bildet sich am kaudalen Embryonalpol (**Abb. 4.10, 4.12**) eine Aussackung, die sich in den Haftstiel erstreckt: das **Allantoisdivertikel** (kurz: *Allantois*). Es ist ein Rudiment der Allantois niederer Wirbeltiere, bei denen sie als embryonaler Harnsack dient (vergl. Urachus S. 627).

Abb. 4.12 a, b Entwicklung der Chorda (*massiv schwarz*) und Differenzierung des Mesoderms (*punktiert*). **a** Bildung der Chordaplatte nach Auflösung des Bodens des Chordafortsatzes. **b** Ausbildung der Chorda dorsalis. Das Entoderm (*rot*) hat sich wieder geschlossen. Die Abfaltung beginnt im kranialen Abschnitt des Keims. Beachte die Stellungsänderung der Rachenmembran. Die *roten Pfeile* zeigen an, an welcher Stelle die Querschnitte (*rechts im Bild*) gelegt wurden. *Extraembryonales Zölom. (Nach Tuchmann-Duplessis et al. 1972)

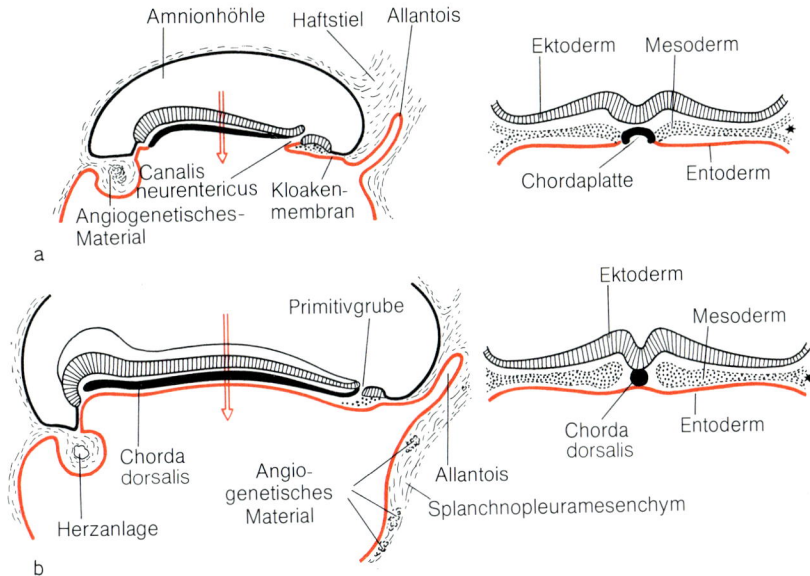

Blut- und Gefäßsystem werden sowohl extra- als auch intraembryonal angelegt

Die ersten Gefäßanlagen treten zu Beginn der 3. Embryonalwoche *extraembryonal* im Mesenchym des Dottersacks auf. Mitte der 3. Woche bilden sich in einer kardiogenen Zone des Mesenchyms vor der Prächordalplatte Endokardialschläuche und außerdem enstehen intraembryonal Gefäßabschnitte. Dadurch, daß alle Gefäßabschnitte in Verbindung treten und die Herzanlage zu arbeiten beginnt, ist gegen Ende der 3. bzw. zu Beginn der 4. Woche ein primitiver Kreislauf, **Dottersackkreislauf** entstanden. Dieser wird in der Folgezeit durch den **Plazentakreislauf** abgelöst.

Wenn Sie jetzt die Entwicklung des Kreislaufs und die Herzentwicklung bearbeiten wollen, lesen Sie S. 506

4.6.4 Vierte bis achte Entwicklungswoche

Lernziele Differenzierung des Ektoderms: Neurulation, Epidermis • Differenzierung des Mesoderms: Somiten, Sklerotom, Dermatom, Myotom, Kopfmesenchym, intermediäres Mesoderm, Nephrotom, Seitenplatten, intraembryonales Zoelom, viszerales und parietales Mesoderm • Differenzierung des Entoderm • Abfaltung: vordere Darmbucht, Mundbucht, hintere Darmbucht, Afterbucht, Rachenmembran, Kloakenmembran • Ductus vitellinus • Nabelschnur • Amnionhöhle • Fruchtwasser

Zwischen der 4. und 8. Entwicklungswoche erfolgen die

- Differenzierung der 3 Keimblätter, die zur Anlage aller bleibenden Organe und Organsysteme führt (**Tabelle 4.1, Abb. 4.15**), und die
- Ausbildung der Gestalt. Grundlage hierfür sind die
  - *Abfaltung* des Keims vom Dottersack mit zunehmender Einengung der Verbindung zum Dottersack und das
  - *Längenwachstum*.

Der Begriff „Keimblätter" stammt aus einer Zeit, als man mit feinen Pinzetten am Amphibienkeim schichtweise präparierte. Die klassische Lehre mit ihrer scharfen Grenzziehung ist jedoch verlassen, da sich gezeigt hat, daß die *Keimblätter keine Leistungsspezifität* haben. So kann z. B. Muskelgewebe sowohl aus dem Ektoderm als auch aus dem Mesoderm hervorgehen. Auch kann das Mesoderm nicht den beiden anderen morphologisch genau definierbaren Zellschichten als gleichwertig gegenübergestellt werden. Zusätzlich hat sich gezeigt, daß die meisten Organe ihr Material aus mehreren Keimblättern beziehen, z. B. besteht der Darm aus Abkömmlingen von Entoderm und Mesoderm. Nur die Niere ist ausschließlich mesodermaler Herkunft.

Alle Differenzierungs- und Wachstumsvorgänge laufen in kraniokaudaler Richtung ab. Infolgedessen ist stets der Differenzierungsgrad im kranialen Abschnitt des Keimes weiter fortgeschritten als im kaudalen.

Das Ektoderm bringt vor allem alle Anlagen des Zentralnervensystems und der Epidermis hervor

Neurulation. Im kranialen Teil des Embryos entsteht durch Induktion seitens der Chorda dorsalis die *Anlage des Zentralnervensystems.* Zuerst bildet sich die

Tabelle 4.1. Übersicht über das entwicklungsgeschichtliche Schicksal der Keimblätter. Sie soll als Orientierungs- und Lernhilfe für die Entwicklung der Organsysteme verstanden werden

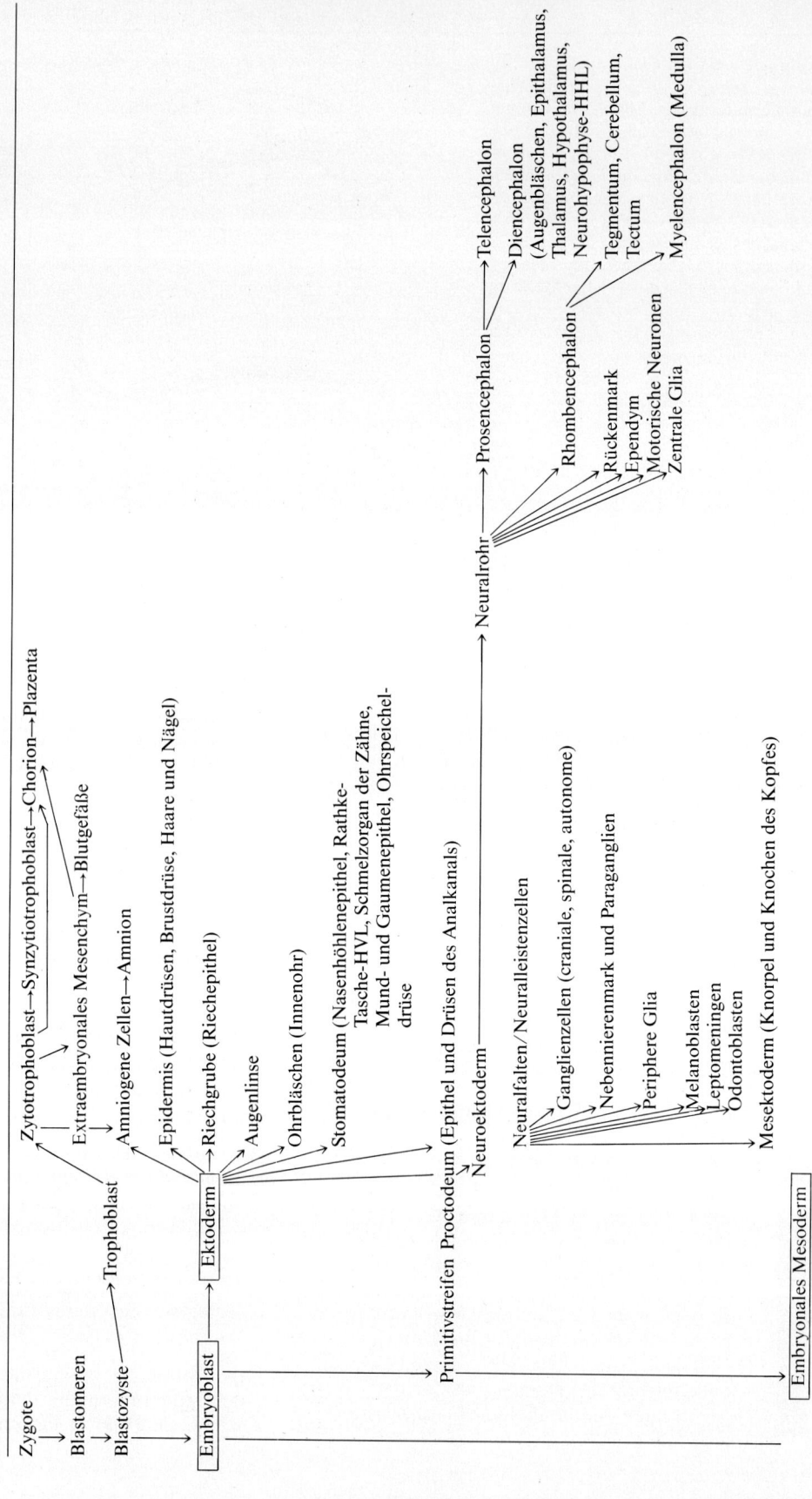

Zygote
→ Blastomeren
→ Blastozyste
→ Embryoblast

Blastozyste → Trophoblast

Embryoblast → Ektoderm

Ektoderm:
- Zytotrophoblast → Synzytiotrophoblast → Chorion → Plazenta
- Extraembryonales Mesenchym → Blutgefäße
- Amniogene Zellen → Amnion
- Epidermis (Hautdrüsen, Brustdrüse, Haare und Nägel)
- Riechgrube (Riechepithel)
- Augenlinse
- Ohrbläschen (Innenohr)
- Stomatodeum (Nasenhöhlenepithel, Rathke-Tasche-HVL, Schmelzorgan der Zähne, Mund- und Gaumenepithel, Ohrspeicheldrüse

Embryoblast → Primitivstreifen Proctodeum (Epithel und Drüsen des Analkanals)
- Neuroektoderm → Neuralrohr
- Neuralfalten/Neuralleistenzellen
  - Ganglienzellen (craniale, spinale, autonome)
  - Nebennierenmark und Paraganglien
  - Periphere Glia
  - Melanoblasten
  - Leptomeningen
  - Odontoblasten
- Mesektoderm (Knorpel und Knochen des Kopfes)

Neuralrohr → Prosencephalon
- Prosencephalon → Telencephalon
- Prosencephalon → Diencephalon (Augenbläschen, Epithalamus, Thalamus, Hypothalamus, Neurohypophyse-HHL)
- Rhombencephalon → Tegmentum, Cerebellum, Tectum
- Rhombencephalon → Myelencephalon (Medulla)
- Rückenmark
- Ependym
- Motorische Neuronen
- Zentrale Glia

Embryonales Mesoderm

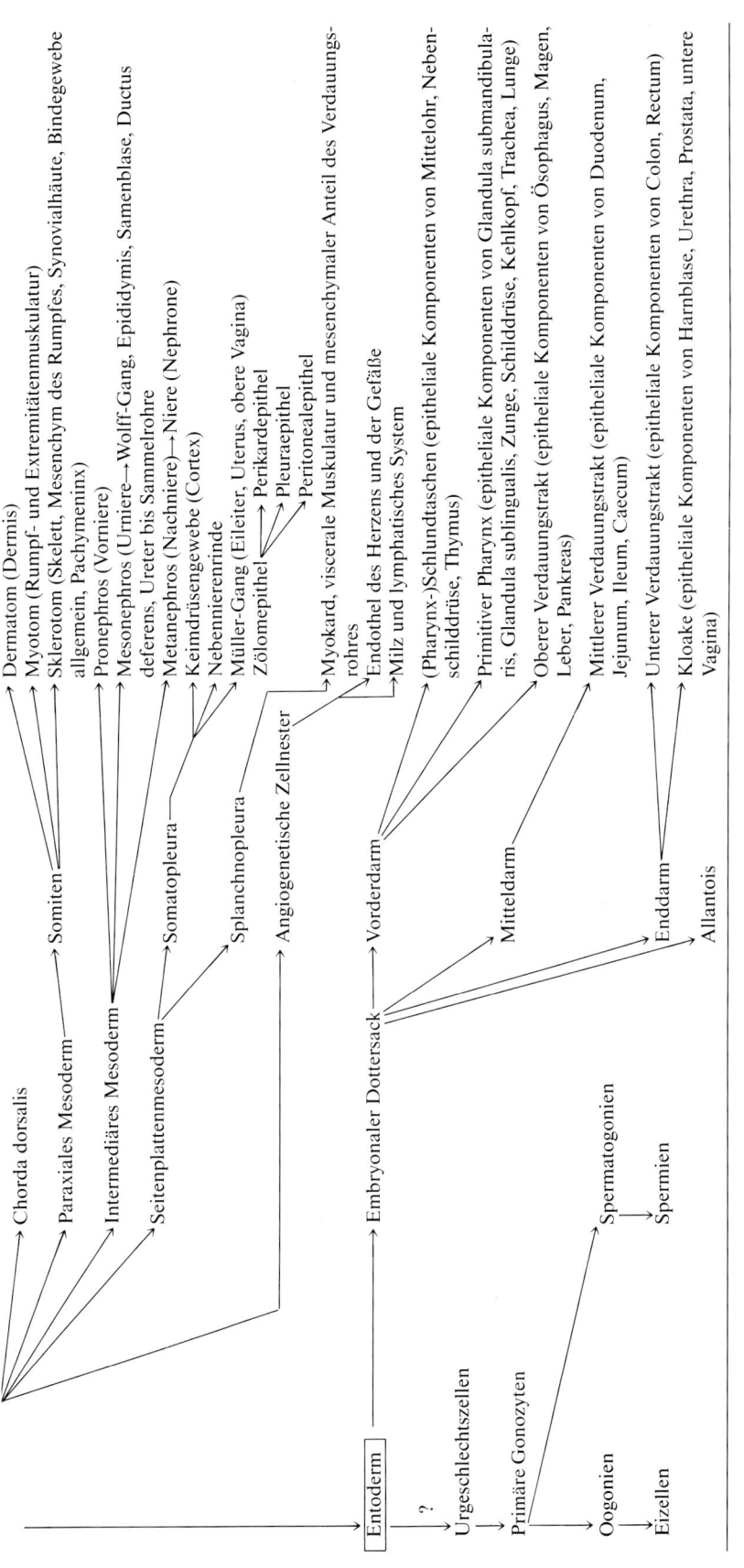

- Neuralplatte (**Abb. 4.13 a**). Dann entsteht in der Mittellinie die
- Neuralrinne (**Abb. 4.13 b**), die beidseitig von
- Neuralwülsten begrenzt wird.

In der Folge werden die Neuralwülste höher und verwachsen in der Mittellinie zum

- Neuralrohr.

Die Verschmelzung beginnt in Höhe einer taillenförmigen Einziehung des Embryos und schreitet in kranialer und kaudaler Richtung fort. Mit der Verschmelzung senkt sich das Neuralrohr in die Tiefe ab und das Oberflächenektoderm schließt sich über ihm. Lediglich am Kopf- und Schwanzende bleibt kurze Zeit je eine Öffnung des Neuralrohres bestehen, der

- Neuroporus rostralis und Neuroporus caudalis (**Abb. 4.13 d, e**).

Der Neuroporus rostralis schließt sich am 25., der Neuroporus caudalis am 27. Embryonaltag. Erst danach setzt die Differenzierung des Zentralnervensystems ein (Einzelheiten, S. 724).

Während der Abfaltung des Neuralrohres lösen sich aus dem Ektoderm die Zellen der

- Neuralleiste (**Abb. 4.14**).

Die Differenzierung der Neuralleiste ist auf S. 721 im Zusammenhang der Entwicklungs des Zentralnervensystems dargestellt. Sie ist dort nachzulesen.

Nach Verschluß der Neuropori werden noch 2 weitere paarige ektodermale Anlagen sichtbar (**Abb. 4.13 f**), die

- Ohrplakode und die
- Linsenplakode.

Die **Ohrplakode** senkt sich bald als *Ohrbläschen* in die Tiefe und verliert den Zusammenhang mit der Epidermis. Die **Linsenplakode** entsteht dort, wo sich die *Augenbläschen* als Ausstülpung des Vorderhirns dem Oberflächenektoderm nähern (Einzelheiten S. 693, 704, **Abb. 16.10, 16.19**). Später bildet sich noch die

- Riechplakode (**Abb. 11.3**).

Unter **Plakoden** versteht man ganz allgemein Verdickungen des Oberflächenektoderms. Während sich aus der Linsenplakode die Epithelzellen der Augenlinse entwickeln, gehen aus der Ohr- und Riechplakode Sinneszellen hervor. Von den 3 Plakoden sind also hinsichtlich ihrer prospektiven Bedeutung nur Ohr- und Riechplakode vergleichbar.

Epidermis. Ferner ist das Oberflächenektoderm das Ausgangsgewebe für die Epidermis und ihren Anhangsgebilden.

Wenn Sie sich über das weitere Schicksal des Ektoderms informieren wollen, benutzen Sie die **Tabelle 4.1** und **Abb. 4.15 a**.

Aus dem Mesoderm gehen vor allem die Somiten, die Nephrotome und die Begrenzungen des intraembryonalen Zöloms hervor

Das Mesoderm wird zuerst als unsegmentierte Zellschicht zwischen Ektoderm und Entoderm angelegt. Aus dieser Stammplatte, **primäres Mesoderm,** entstehen durch Induktion seitens der Chorda dorsalis

- das paraxiale Mesoderm
- das intermediäre Mesoderm und
- die Seitenplatten.

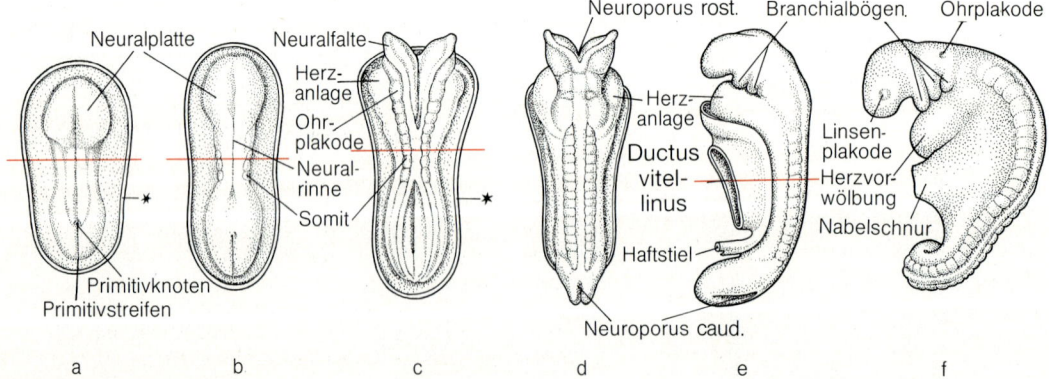

Abb. 4.13 a-f Verschiedene Stadien der Embryonalentwicklung. **a-d** In Dorsalansicht; Amnion abgeschnitten. *Schnittrand. **a** Am 18., **b** am 20., **c** am 22. und **d** am 23. Tag. **e, f** Seitenansicht des Keims am 25. und am 28. Tag der Entwicklung nach der kraniokaudalen Krümmung. *Rot*: Schnittführungen durch den Embryo, die den Querschnitten in **Abb. 4.14 a-f** entsprechen (Nach Langman 1985)

Paraxiales Mesoderm. Das seitlich der Chorda dorsalis gelegene paraxiale Mesoderm formiert sich unter den Neuralfalten zu blockförmigen Zellaggregaten, den

- **Somiten (Abb. 4.13, 4.14).**

Sie sind paarig. Die ersten entstehen an der Stelle, an der sich das Neuralrohr zu schließen beginnt. Während des Längenwachstums des Keimes entstehen in kraniokaudaler Richtung immer neue Somitenpaare. Dies führt zu einer (vorübergehenden) segmentalen Gliederung, *Metamerie*, des Embryos.

Die Somiten wölben das Ektoderm leicht vor (**Abb. 4.13**) und schimmern durch die Oberfläche des Embryonalkörpers durch (**Abb. 4.14 c**). Dadurch sind die Somiten leicht zu erkennen, und es ist üblich, zwischen dem 20. und 30. Tag der Entwicklung das Alter des Keims nach der Zahl der Somiten anzugeben. Auf Querschnitten sehen Somiten dreieckig aus, wobei die Basis der Neuralanlage zugewandt ist. Insgesamt werden 42–44 Somitenpaare angelegt (4 okzipitale, 8 zervikale, 12 thorakale, 5 lumbale, 5 sakrale und 8–10 kokzygeale). Allerdings sind nie alle Somiten gleichzeitig vorhanden. Während die letzten angelegt werden, lösen sich die ersten bereits wieder auf.

Sehr bald tritt im Inneren der Somiten eine Höhle auf (**Abb. 4.14 c**) und die Zellen verlieren ihre epitheliale Anordnung. Die des medialen Somitenabschnitts nehmen die Gestalt von Mesenchymzellen an. Sie wandern aus (**Abb. 4.14 d**), umgeben die Chorda dorsalis und liefern später die Hartsubstanzen für das Achsenskelett. Die Somiten gliedern sich in mehrere Abschnitte:

- **Sklerotom**, der mediale Abschnitt
- **Dermatom**, der dorsale Abschnitt. Er liefert das Bindegewebe der Haut.
- **Myotom,** eine unter dem Dermatom entstandene neue Zellplatte, die die Körperwand- und Extremitätenmuskulatur bildet.

Die Weiterdifferenzierung des Myotoms geht von einer Unterteilung in einen dorsalen Anteil, **Epimer** (*Pars epaxialis*), der an seiner Entstehungsstelle verbleibt (Material für die autochthone Rückenmuskulatur, S. 221) und in einen ventralen Anteil, **Hypomer** (*Pars hypaxialis*), aus (**Abb. 1.3**). Die Zellen des Hypomers wandern in die **Somatopleura** ein und bilden die seitliche und vordere Rumpfwandmuskulatur. Aus der Somatopleura gelangen die unreifen Muskelzellen auch in die vier Extremitätenknospen, aus denen die oberen und unteren Gließmaßen hervorgehen. Das Epimer wird von den Rr. dorsales, das Hypomer von den Rr. ventrales der Spinalnerven innerviert.

Entwicklungsphysiologische Hinweise zur Zellmigration und Gewebebildung. Besonders für die Frühentwicklung spielt die Wanderung von Zellen, *Zellmigration*, eine große Rolle. Die zur Wanderung befähigten Zellen lösen sich aus ihrem Verband, bilden Pseudopodien und bewegen sich zum Ort ihrer späteren

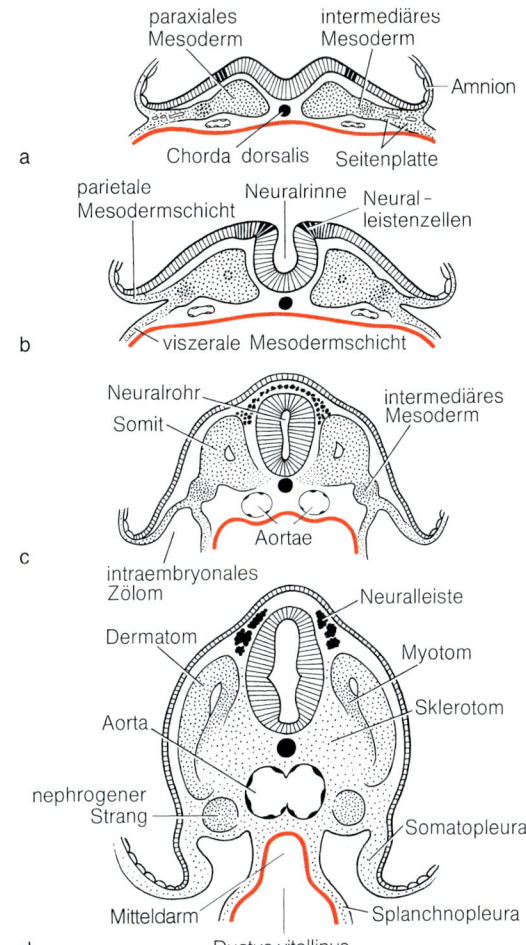

Abb. 4.14 a-d Entwicklungsreihe verschieden alter Embryonen im Querschnitt. **a, b** und **c** entsprechen einem Querschnitt in den korrespondierenden Entwicklungsstadien der **Abb. 4.13. a - c** (18., 20. und 22. Tag) und der Querschnitt in **d** einer Schnittführung durch das Stadium der **Abb. 4.13 e** (25. Tag). Zu beachten: Neuralrohr- und Neuralleistenbildung, schwarz Neuralleistenzellen, Differenzierung des Mesoderms – in **a** treten in den Seitenplatten Spalten auf, die zum Zölom konfluieren, in **d** wandern die Sklerotomzellen aus – , Bildung des Zöloms und der Aorta. *Rot*, Entoderm. (Nach Langman 1985)

Bestimmung hin. Fibronektinstraßen dienen ihnen hierbei als Leitstrukturen. Beispiele sind die *Mesenchymzellen der Somiten* (s. oben), *Neuralleistenzellen* und *Urkeimzellen* (S. 627). Die Wanderung der Zellen kommt durch Interaktion von Aktin- und Myosinfilamenten in den Pseudopodien zustande. Das Auftreten von Cholinesterase hängt mit dieser Funktion zusammen. Die Spitzen der Pseudopodien besitzen einen „Spürsinn" für das Erkennen ihrer Ziele. Wichtig ist hierbei offenbar die Glykokalix, die chemische Erkennungsmerkmale für gleichartig differenzierte Zellen besitzt (Chemoaffinitäts-Hypothese). Für die Verbindung von Neuriten mit dem Erfolgsorgan ist ein

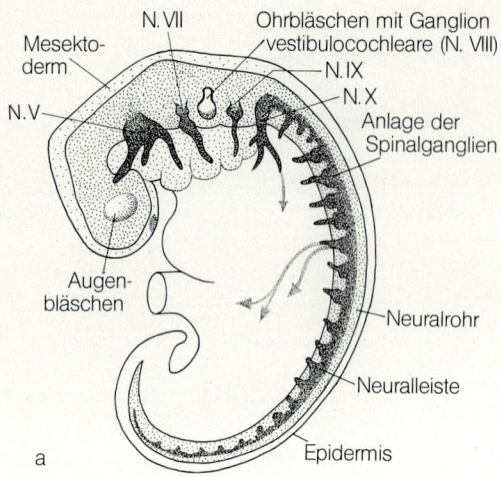

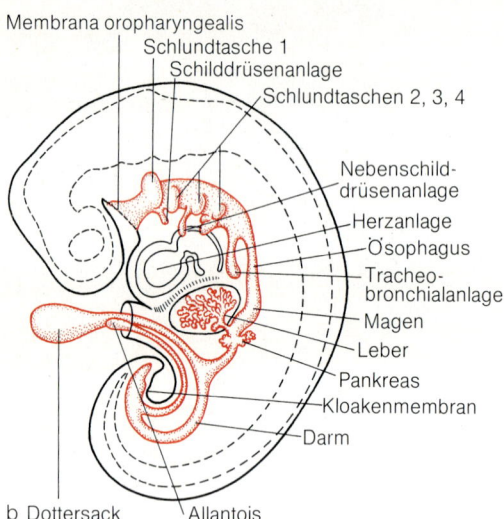

Abb. 4.15 a,b Darstellung ektodermaler und entodermaler Bildungen eines ungefähr 1 Monat alten Embryos: **a** Ektodermale Bildungen: Neuralrohr, Neuralleiste, Spinalganglien, Augen- und Ohrbläschen (Nach Forssmann u. Heym 1985) **b** Entodermale Bildungen (*rot*)*:* Darmrohr, Schlundtaschen, Leber- und Pankreasanlagen, Allantois und Dottersack. Zwischen Herz- und Leberanlage liegt das Septum transversum, unterhalb der 4. Schlundtasche die Anlage des Thymus und des oberen Epithelkörperchens. - Nicht berücksichtigt sind die mesodermalen Bildungen; siehe hierzu **Abb. 13.13,** Blutgefäße und Herz beim Embryo

Nervenzellwachstumsfaktor verantwortlich, der von den Zellen des Zielgebietes ausgesandt wird. Sobald gleichartig differenzierte Zellen Kontakt aufgenommen haben, wird durch Kontaktinhibition die Pseudopodienbildung eingestellt und es bilden sich Kontaktstrukturen (Desmosomen); die Aktivität der Cholinesteraseaktivität verschwindet. Ein Verband gleichartig differenzierter Zellen, ein *Gewebe*, ist entstanden.

Mesenchym entsteht allerdings nicht nur aus den Somiten. In der Kopfregion fehlen nämlich Somiten (**Abb. 4.13 f**). Hier bildet sich aus den Zellen der Neuralleiste Mesenchym, auch als **Kopfmesenchym** bezeichnet. Es liefert die Hüllen des Gehirns sowie Bindegewebe, Muskulatur und Hartsubstanzen des Neuro- und Viszerokraniums. Außerdem wandern aus der Prächordalplatte Entodermzellen aus. Auch sie beteiligen sich an der Bildung des Kopfmesenchym.

Intermediäres Mesoderm. Seitlich schließt sich an die Somiten das intermediäre Mesoderm an (**Abb. 4.14 a**). Es verbindet Somiten und Seitenplatte (s. unten). Im vorderen Körperabschnitt (Hals- und Rumpfregion) ist es gleich den Somiten segmental gegliedert. Es liefert Zellmaterial, aus dem später Abschnitte der Vor- und Urniere entstehen (S. 625). Man hat diese Zellhaufen deshalb auch **Nephrotome** genannt.

Im kaudalen Körperabschnitt bildet sich aus dem Intermediärmesoderm eine unsegmentierte Gewebemasse, der **nephrogene Strang.** Auch dieser liefert Ausgangsmaterial für die Urniere und die definitive Niere (s. Nierenentwicklung S. 625, **Abb. 15.13**).

Seitenplatten. Die Seitenplatten sind der am weitesten lateral gelegene Teil des Mesoderms. Sie sind unsegmentiert und setzen sich am Rand des Embryonalschildes ohne scharfe Grenze in das extraembryonale Splanchno- und Somatopleuramesenchym fort.

In den Seitenplatten treten bereits gegen Ende der 3. Entwicklungswoche Interzellularlücken auf (**Abb. 4.14 a**). Sie konfluieren zu einem gemeinsamen Spalt, dem **intraembryonalen Zölom.** Dieses steht zunächst noch in offener Verbindung mit dem extraembryonalen Zölom. Erst durch die Abfaltung des Keims (s. unten, **Abb. 4.14 d**) wird das intraembryonale Zölom zur abgeschlossenen Leibeshöhle. Die beiden das Zölom begrenzenden „Blätter" bezeichnet man als (intraembryonales) **viszerales** und **parietales Mesoderm**, von denen das erstgenannte Blatt den primitiven Verdauungskanal als **Splanchnopleura** umhüllt, das andere als **Somatopleura** die primitive Körperwand (ausgenommen die Epidermis) bildet.

Wenn Sie sich über das Schicksal des Mesoderms informieren wollen, benutzen Sie **Tabelle 4.1** und lesen hinsichtlich des Kreislaufs S. 507.

Das Entoderm ist vor allem an der Entwicklung des Magen-Darm-Kanals beteiligt

Das Entoderm kleidet zunächst nur den Dottersack und das Allantoisdivertikel aus und unterfüttert die ektodermale Schicht der Embryonalanlage. Die weitere Entwicklung des Entoderms – im wesentlichen im Zusammenhang mit der Bildung des Darmrohres – erfolgt erst nach Abfaltung des Keims .

Spezielles Interesse haben die **Urkeimzellen**. Sie können im Verlauf der Entwicklung zuerst im Dottersackentoderm geortet werden. Ob sie jedoch aus dem Entoderm hervorgehen, ist strittig. Experimentelle Untersuchungen an Versuchstieren machen eine ektodermale Herkunft wahrscheinlicher.

Wenn Sie sich über das Schicksal des Entoderms informieren wollen, benutzen Sie **Tabelle 4.1** und **Abb. 4.15 b**.

Die Abfaltung des Keims leitet die Formgebung des Embyonalkörpers ein

Die Keimscheibe ist zunächst flach. Zu Beginn der 4. Woche vergrößern sich dann die rostralen Abschnitte des Neuralrohrs (Anlage des Gehirns) stark und überwachsen die vor ihnen gelegene Herzanlage und die Prächordalplatte. Zu diesem Zeitpunkt lösen sich aus der Prächordalplatte Entodermzellen und nehmen die Gestalt von Mesenchymzellen an (s. Kopfmesenchym). Dadurch wird die Platte ausgedünnt. Die jetzt einschichtige entodermale Zellage behält aber nach wir vor ihren engen Kontakt mit dem Ektoderm bei. Diese dünne zweischichtige Membran wird damit zur **Rachenmembran** (Buccopharyngealmembran, Oropharyngealmembran). Gleichzeitig werden Herzanlage und Prächordalplatte nach ventral verlagert (**Abb. 4.16**). Vergleichbare Vorgänge spielen sich am hinteren Pol des Keimschildes – dort gelangt die Kloakenmembran auf die ventrale Seite – und seitlich ab (**Abb. 4.14**). Dadurch entstehen am Rand der Keimscheibe eine vordere und eine hintere Falte sowie beiderseits seitliche Falten. Deswegen werden diese Vorgänge zusammen als **Abfaltung** bezeichnet; dies gleicht einem Einrollen der Ränder der Keimscheibe.

Verbunden mit der Abfaltung ist starkes Längenwachstum des Keims, insbesondere des Neuralrohrs. Dies führt zu einer starken **kraniokaudalen Krümmung** des frühembryonalen Körpers und dazu, daß dieser in der Seitenansicht C-Form hat.

Gleichzeitig mit der Abfaltung kommt es zu einer kopfwärts gerichteten Drehung des Embryo, so daß schließlich der Kopf auf die Cervix uteri gerichtet ist. Dies bereitet die Kopf-voran-Position des geburtsreifen Kindes vor.

Durch die Abfaltung des Keims wird ein großer Teil des Dottersackentoderms in den Embryonalkörper einbezogen. Im vorderen Rumpfabschnitt entsteht aus ihm die **vordere Darmbucht** (**Abb. 4.16**), aus der sich der Vorderdarm entwickelt. Entsprechend entwickelt sich im hinteren Körperabschnitt die **hintere Darmbucht** (End- oder Schwanzdarmabschnitt). Das Verbindungsstück zwischen Anlage des Vorderdarms und Hinterdarms ist der **Mitteldarm**. Mitteldarm und Vorderdarm gehen unscharf an der **vorderen Darmpforte,** Mitteldarm und

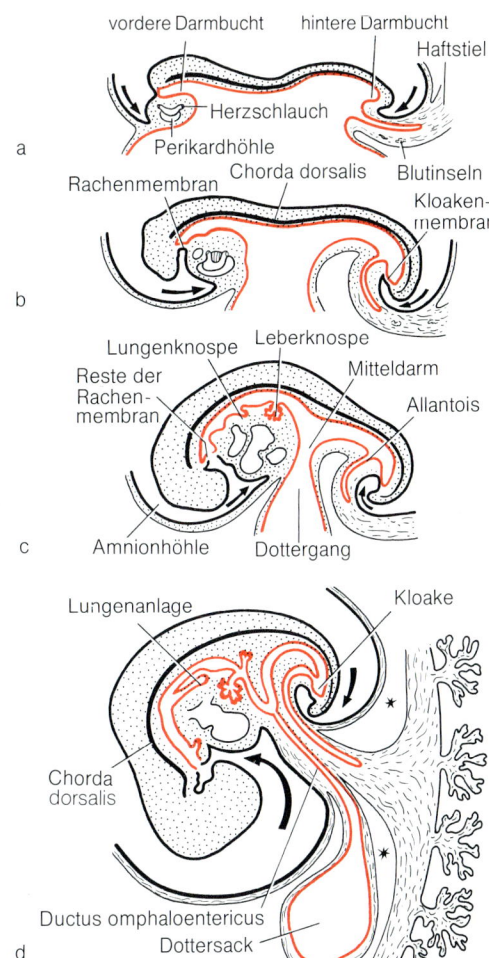

Abb. 4.16 a-d Entwicklungsreihe. Längsschnitte: **a** am 19., **b** am 25., **c** am 28. und **d** am 35. Tag. Dargestellt ist die Abfaltung des Embryos (*Pfeilrichtung*), die Bildung des Ductus vitellinus und die Hereinnahme der Herzanlage, die Bildung der Nabelschnur nach einer Drehung des Keims, verbunden mit der Aneinanderlagerung von Haftstiel und Dottersackstiel sowie die Bildung des Amnionüberzuges. *Extraembryonales Zölom (Nach Langman 1985)

Hinterdarm an der **hinteren Darmpforte** ineinander über.

Das Wachstum der Gehirnanlage führt zu einer sich vertiefenden Einsenkung des Ektoderm über der Rachenmembran; es entsteht die Mundbucht, **Stomatodeum** (**Abb. 4.16 d** unterer Pfeil). In der 3. Woche wird die Rachenmembran, da sie keine mesenchymale Unterlage enthält, dehiszent und die Mundbucht tritt mit dem Vorderdarm in offene Verbindung. Ein vergleichbarer Vorgang spielt sich im kaudalen Körperabschnitt ab. Hier kommt es durch Mesenchymproliferation rund um die Kloakenmembran zu einer Einsenkung, die man Afterbucht, **Proktodeum,** nennt.

Durch die Entstehung der Darmbuchten und die fortschreitende Abfaltung wird die breite Verbindung zwischen Darmanlage und Dottersack zunehmend eingeengt bis schließlich nur noch ein englumiger Gang zwischen Mitteldarm und Dottersackrest übrigbleibt, **Ductus vitellinus** oder **Ductus omphaloentericus** (**Abb. 4.13, 4.16**). Der Dottersackrest, der zunächst noch als Bläschen neben dem Nabelstrang im extraembryonalen Zölom liegt, bildet sich sehr bald zurück.

> **Zwischen der 4. und 8. Entwicklungswoche vollzieht sich die Kopfentwicklung und entstehen zahlreiche weitere Anlagen**

Hierbei handelt es sich vor allem um Organanlagen. Die Besprechung erfolgt bei der Schilderung der Entwicklung der einzelnen Organe.

Was die Entstehung der äußeren Form des Embryos angeht, sind vor allem

- die Schädel- und Kopfentwicklung (S. 386),
- die Anlage des Kiemenbogenapparates (Branchialbögen = Viszeralbögen S. 389, **Abb. 4.17**) und
- die Anlage der Extremitäten (S. 263, 319) wichtig.

Entwicklungsphysiologischer Hinweis zur Organbildung. Organanlagen bestehen generell aus 2 Komponenten, einer epithelialen und einer mesenchymalen (z. B. „Lungenanlage", S. 492). Wie Explantate solcher Anlagen in Organkulturen gezeigt haben, sind Interaktionen zwischen den beiden Anteilen für das weitere Wachstum unbedingte Voraussetzung; die Anteile induzieren sich gegenseitig. Wird z. B. nur der epitheliale Anteil einer Anlage kultiviert, unterbleibt jede Sprossung. Derartige Induktionsvorgänge spielen offensichtlich nicht nur zu Beginn der Organentwicklung, sondern auch in späteren Stadien eine Rolle. Ferner greift auch die Hormonbildung steuernd ins Geschehen ein, z. B. bei der Entwicklung des Urogenitalapparates (S. 658). Schließlich spielt beim Umbau und bei der Ausgestaltung von Embryonalanlagen ein programmierter Zelluntergang eine wichtige Rolle.

> **Abfaltung, Entwicklung der Nabelschnur und Entfaltung der Amnionhöhle sind eng korreliert**

Nabelschnur. Zur Bildung der Nabelschnur, *Funiculus umbilicalis*, kommt es dadurch, daß der Haftstiel mit dem langausgezogenen Dottersackstiel in Verbindung tritt und zusammen mit einem Rest des embryonalen Zölom von Amnion umhüllt wird (**Abb. 4.16, 4.18**).

Der *Haftstiel* ist die ursprüngliche, mesenchymale Verbindung zwischen extraembryonalem Splanchnopleuramesenchym und extraembryonalem Somatopleuramesenchym (s. oben, **Abb. 4.16 b**); er enthält die Allantois und Gefäßanlagen. Vor der Abfaltung liegt der Haftstiel am kaudalen Pol der Keimscheibe. Verlagert wird der Ansatz des Haftstiels auf die ventrale Seite des Embryonalkörpers durch die Abfaltung des kaudalen Abschnitts der Keimscheibe und durch Längenwachstum im kaudalen Rumpfbereich. In seiner neuen Position kommt der embryonahe Abschnitt des Haftstiels in unmittelbare Nachbarschaft zum Dottergang, *Ductus vitellinus* (Ductus omphaloentericus). Dort, wo der Ductus vitellinus durch die vordere Bauchwand hindurchtritt und der Haftstiel ansetzt, entsteht der **Nabelring**. In seinem Bereich wird durch Annäherung von Haftstiel und Dottergangstiel die ehemals breite Verbindung zwischen intraembryonalem und extraembryonalem Zölom stark eingeengt. Zwischen diesen beiden Zölomabschnitten verbleibt eine nur noch schmale Verbindung. Dieser Zölomrest im Bereich des Nabelringes spielt später bei der Darmentwicklung eine wichtige Rolle, da er in der Lage ist, vorübergehend Darmschlingen aufzunehmen, die in der Leibeshöhle keinen Platz mehr finden (S. 549).

Die 4 Blutgefäße, die sich im Haftstielmesenchym in unmittelbarer Nachbarschaft mit der Allantois entwickeln, werden nach Anschluß an die Choriongefäße in der Plazenta und nach Ausbildung der Nabelschnur zu den Nabelschnurgefäßen, **Vasa umbilicalia**. Von ihnen wird die eine Vene – auf den Embryo bezogen die rechte

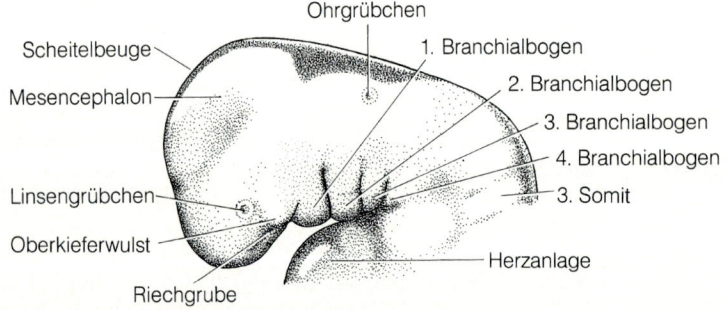

a

Scheitelbeuge

Mesencephalon

Linsengrübchen

Oberkieferwulst

Riechgrube

Ohrgrübchen

1. Branchialbogen

2. Branchialbogen

3. Branchialbogen

4. Branchialbogen

3. Somit

Herzanlage

b

Mundbucht

lat.
med. } Nasenwulst

Oberkieferwulst

1. Branchialbogen
(Mandibularbogen)

Abb. 4.17 a, b Äußere Gestalt des Kopfes und der Branchialbögen bei einem Embryo in der 4.–5. Woche der Entwicklung. **a** Seitenansicht. Unterhalb der Branchialbögen wölbt sich die Herzanlage stark vor. **b** Ansicht der Gesichtsregion, nachdem die Herzwölbung abgetragen ist

Abb. 4.18 a-d. Querschnitt durch die Nabelschnur und ihre Gefäße. **a** unten Haftstiel mit den Allantois-Begleitgefäßen; die 2. Vene in Rückbildung und nicht bezeichnet. Darüber Dottersackstiel mit dem Ductus omphaloentericus (= Ductus vitellinus) und den Vasa vitellina (2 Arterien, 2 Venen). **b** frühe Nabelschnur. **c** Nabelschnur in späteren Stadien. **d** nach der Geburt. Blutgefäße kontrahiert

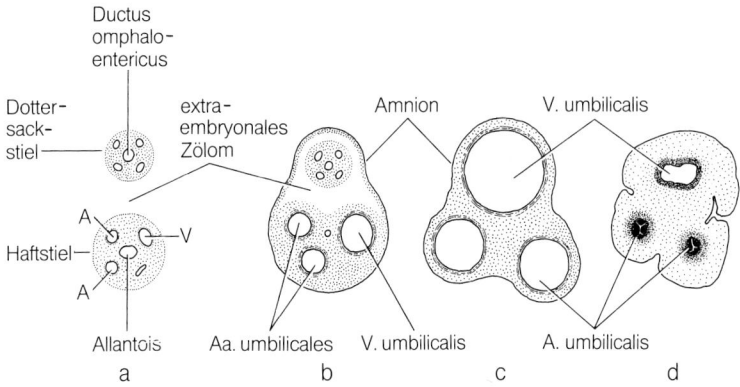

– zurückgebildet, wodurch die andere an Volumen gewinnt. Nach Abschluß dieser Vorgänge liegen in der Nabelschnur

- 1 V. umbilicalis und
- 2 Aa. umbilicales vor (**Abb. 4.18**).

Überzogen wird die Nabelschnur von Amnion.

Am Ende der Schwangerschaft ist die Nabelschnur ungefähr 50–70 cm lang und 12 mm dick. Da die Gefäße stärker gewachsen sind als die Nabelschnur und da die Umbilikalvene kürzer als die Arterien ist, sind die Nabelschnurgefäße umeinander verdrillt und bilden häufig Krümmungen oder Verschlingungen. Derartige Gefäßschlingen werden als „falsche Knoten" bezeichnet; sie sind funktionell belanglos. *Die Aa. umbilicales führen kohlensäurehaltiges und schlackenreiches Blut (Mischblut) vom Embryo zur Plazenta, die Vene sauerstoff- und nährstoffreiches Blut von der Plazenta zum Keim.* Die Nabelschnur hat durch das mukosubstanzreiche Bindegewebe, das die Gefäße umgibt, ein weißliches Aussehen.

Mikroskopische Anatomie. Für die reife Nabelschnur ist das Bindegewebe in der Gefäßumgebung besonders charakteristisch. Es besteht aus Fibroblasten mit langen Fortsätzen, die mit denen der Nachbarzellen ein dreidimensionales Netzwerk bilden. Die Interzellularsubstanz ist weitgehend amorph und besteht aus sauren Glykosaminoglykanen, die das gallertige Aussehen der Nabelschnur hervorrufen (**Gallertgewebe,** *Warthon-Sulze*). Vereinzelt kommen Kollagenfasern vor. Für die Nabelarterien ist eine dicke, muskelreiche Media aus sich kreuzenden, in Spiraltouren verlaufenden Fasern charakteristisch. Eine Elastica interna fehlt. Die Vene hat dagegen dünne Muskelschichten, aber eine kräftige Elastica interna. Bedeckt wird die Nabelschnur von Amnionepithel.

Hinweis. Nach der Geburt führt die Abkühlung zur Kontraktion der Muskulatur der Nabelschnurgefäße und damit zur Unterbrechung des Blutzu- und -abflusses zur Plazenta. Dadurch wird ein größerer Blutverlust nach dem „Abnabeln" verhindert.

Die Amnionhöhle enthält Fruchtwasser. Die Amnionhöhle liegt dem Keim, solange er Schildform hat, nur einseitig an. Das Amnion wölbt sich wie eine Kuppel über ihn. Nach der Abfaltung dagegen umgibt sie den ganzen Embryo. Die Ausweitung kommt dadurch zustande, daß sich die Amnionhöhle vergrößert und der Abfaltung folgt (**Abb. 4.16** Pfeile). Dadurch befindet sich die Amnionhöhle auch auf der ventralen Seite des Embryonalkörpers. Dort schlägt das Amnionepithel (S. 116) auf die Nabelschnur über (s. unten). Von der Abfaltung an „schwimmt" der Embryo im Fruchtwasser, dem Inhalt der Amnionhöhle. Dies stellt die ungehemmte Entwicklung des Keims sicher und schützt ihn vor Austrocknung und äußeren Insulten.

Durch die Vergrößerung der Amnionhöhle wird das extraembryonale Zölom mehr und mehr eingeengt, bis schließlich Splanchnopleuramesenchym und Somatopleuramesenchym miteinander verkleben (**Abb. 4.6**). Schließlich bilden Amnion und Chorion mit ihrem Mesenchym gemeinsam wichtige Anteile der Eihäute (S. 113).

Das **Fruchtwasser, Liquor amnii**, wird vom Feten durch Flüssigkeitsabgabe aus der Harnblase, aus der Lunge wie auch aus dem mütterlichen Blut via Eihäute in die Amnionhöhle abgeschieden. Am Ende der Schwangerschaft beinhaltet die Amnionhöhle etwa 800–1000 ml Fruchtwasser. Es wird alle 2–3 h erneuert. An dem Austausch beteiligt sich außer dem Amnion im letzten Drittel der Schwangerschaft ganz besonders der Fetus, indem er Fruchtwasser „trinkt". Epidermiszellen und Zellen der Mundschleimhaut werden in das Fruchtwasser abgestoßen.

Klinische Hinweise. Bei Verdacht auf Chromosomenschäden des Keims kann durch Punktion der Amnionhöhle (**Amniozentese**) Fruchtwasser gewonnen und es können dort suspendierte fetale Zellen zur weiteren Untersuchung in eine Gewebekultur gebracht werden. – Bei schweren Mißbildungen des Verdauungsapparates nimmt der Fetus kein oder zu wenig Fruchtwasser auf. Eine Vermehrung der Fruchtwassermenge (**Polyhydramnion**) ist die Folge. – Bei schweren Entwicklungsschäden des ZNS treten im Fruchtwasser in erhöhter Konzentration besondere Proteine (**α-Fetoprotein**) auf.

4.6.5 Dritter bis zehnter Entwicklungsmonat

Lernziele

Terminplan der Entwicklung:
Embryonalperiode, Fetalperiode •
Heterochrones Wachstum

Der Zeitraum vom 3. Monat bis zur Geburt ist die **Fetalperiode.** Diese Zeit ist vor allem durch Wachstumsvorgänge und durch Gewichtszunahme ausgezeichnet, weniger durch histologische und organogenetische Differenzierungsprozesse.

Entwicklungsphysiologischer Hinweis. Wachstum besteht in erster Linie in einer *Zellvermehrung*. Hinzu kommen die Produktion von Interzellularsubstanzen (z. B. bei der Bildung von Binde- und Stützgewebe) und bei einigen Zellen ihre *Massenzunahme* (z. B. Bildung von Nervenzellen aus Neuroblasten). Zur Verdeutlichung der Vorgänge folgende Angaben: die Zygote hat ein Gewicht von ungefähr 1/1000 mg. Ein Embryo von 8 Wochen wiegt 1 g; das Gewicht hat sich um das 1millionenfache vergrößert. Bis zur 19. Woche – der Fetus wiegt dann ungefähr 1000 g – beträgt die Gewichtszunahme bezogen auf die Zygote sogar das 1milliardenfache.

Die **Tabelle 4.1** gibt einen Überblick über die Entwicklung der Organsysteme und die **Tabelle 4.2** über den Terminplan der Entwicklung mit zugehörigen Längenangaben. Zu berücksichtigen ist dabei, daß beträchtliche individuelle Schwankungen vorkommen. Außerdem laufen die Wachstumsprozesse nicht synchron ab; vielmehr ist den einzelnen Teilen des Organismus ein **heterochrones Wachstum** eigen. So nimmt zu Beginn des 3. Monats der Kopf etwa die Hälfte der SSL ein, zu Beginn des 5. Monats ein Drittel, kurz vor der Geburt aber nur noch ungefähr ein Viertel (**Abb. 4.19**). Der Umfang des Kopfes ist zum Zeitpunkt der Geburt von allen Körperpartien am größten. Als vorausgehender Teil beim normalen Geburtsverlauf ist der Schädel deshalb der Wegbereiter, dem alle übrigen Körperteile relativ leicht durch den Geburtskanal folgen können.

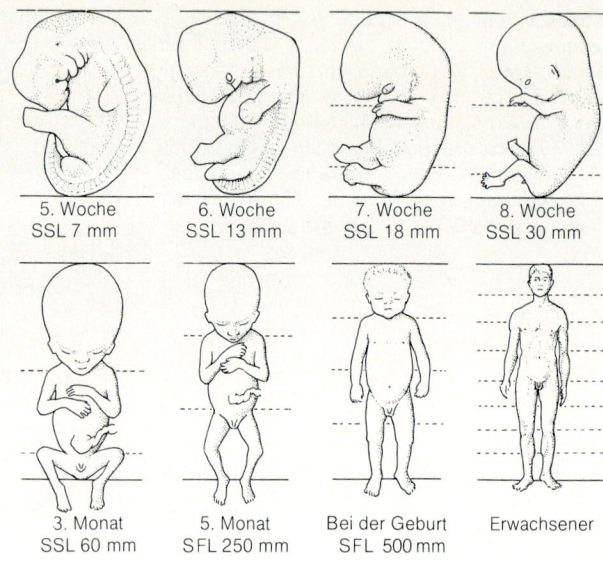

| 5. Woche | 6. Woche | 7. Woche | 8. Woche |
| SSL 7 mm | SSL 13 mm | SSL 18 mm | SSL 30 mm |

| 3. Monat | 5. Monat | Bei der Geburt | Erwachsener |
| SSL 60 mm | SFL 250 mm | SFL 500 mm | |

Abb. 4.19 Gestalt, Gestaltsänderung und Proportionsverschiebungen in der Embryonal- und Fetalperiode. Zum Vergleich Proportionen des Erwachsenen. (Nach Langman 1985)

4.7 Altersbestimmung

Lernziele

Scheitel-Steiß-Länge •
Scheitel-Fersen-Länge • Faustregel

Die Altersangaben in der Embryologie und in der Geburtshilfe werden nach Lunarmonaten gerechnet: 1 Monat = 28 Tage. Im 1. Monat wird das Alter eines Embryo anhand der Zahl der Somiten (**Tabelle 4.2**), von der 6. Woche an durch Messen der **Scheitel-Steiß-Länge** (**SSL**) bestimmt (**Abb. 4.19**). Dieses Maß gibt die Körperlänge von der Scheitelbeuge bis zur Schwanzkrümmung in Millimeter an. Da die Krümmungen sehr verschieden sind, können die SSL-Maße nur ungefähre Anhaltspunkte liefern. Nach 3 Monaten streckt sich der Fetus. Da sich die untere Extremität weiterentwickelt hat, kann man jetzt die gesamte Länge, die **Scheitel-Fersen-Länge** (**SFL**) messen (**Abb. 4.19**).

Als *Faustregel* für den Rückschluß aus der Scheitel-Fersen-Länge (SFL) auf das Alter gilt: Im 3. bis 5. Lunarmonat läßt sich durch Quadrieren der Anzahl der Monate die SFL in cm errechnen (z.B. beträgt sie im 4. Monat 4×4 = 16 cm). Ab dem 6. Monat erfolgt die Bestimmung durch Multiplikation der Zahl der Monate mit dem Faktor 5 (z.B. beträgt sie im 7. Monat 7×5 = 35 cm). Um aus der SFL den Monat zu errechnen, müßte man die Wurzel ziehen bzw. den Wert durch den Faktor 5 dividieren.

Tabelle 4.2 Terminplan der Entwicklung. Erläuterung: *Wo*, Woche; *Mo*, Lunarmonate. Die Zahl der Somiten bezieht sich auf Somitenpaare

	Alter [Tage]	Somiten	Gesamtlänge	Anlage und Bildung von
Embryonalperiode	20	1– 4		Neuralrohr
	25	17–20	2,5 mm	Herzanlage pulsiert (22. Tag)
	30	34–35	4 mm	kraniokaudale Krümmung; Branchialbögen; Urniere; Herzschleife und embryonaler Kreislauf; vordere Extremitätenknospe
	35	42–44	5 mm	Lungenknospe, Nachniere, Septierung des Herzens
	Alter [Wochen]		**Scheitel Steiß-Länge**	
	5. Wo		5 mm	Augenbecher, Linsenbläschen; hintere Extremitätenknospe
	6. Wo		10 mm 20 mm	Nabelschleife, Branchialbogenapparat umgestaltet, Handplatte; Gesichtsbildung
	7. Wo		25 mm	
	8. Wo		30 mm	♀ bzw ♂ Gonade differenziert; Gaumenbildung; Zahnglocke
	10. Wo		50 mm	
Fetalperiode	**Alter [Monate]**		**Scheitel-Fersen-Länge**	
	3. Mo		7–9 cm	Äußeres Genitale differenziert sich. Nabelhernie rückgebildet;
	4. Mo		16 cm	Muskelreflexe auslösbar
	5. Mo		25 cm	
	6. Mo		30 cm	
	7. Mo		35 cm	Gyrusbildung des Gehirns
	8. Mo		40 cm	Extrauterin lebensfähig
	9. Mo		45 cm	
	10. Mo		50 cm	Reifezeichen

Abgesehen von der Länge kann auch aus dem äußerlich erkennbaren Differenzierungszustand des Embryos und dem Entwicklungsstand bestimmter Organe auf sein Alter geschlossen werden. Hierauf beruht eine sich mehr und mehr durchsetzende *Stadieneinteilung* (Stadium 1-23).

4.8 Neugeborenes

Lernziele

Dauer der intrauterinen Entwicklung • Reifezeichen • Postnatale Entwicklung

Normale reife Säuglinge werden in einem Zeitraum zwischen 240 und 335 Tagen nach der letzten Regelblutung der Mutter geboren.

Wenn Sie sich über den Verlauf der Geburt informieren wollen, lesen Sie S. 679.

Reifezeichen. Das Gewicht des reifen Neugeborenen beträgt 3000–3500 g, die Scheitel-Fersen-Länge ungefähr 50 cm, der Schulterumfang 33–35 cm, der fronto-okzipitale Kopfumfang 35 cm. Finger- und Zehennägel erreichen das Endglied. Die Hoden haben den Deszensus bis in das Skrotum vollzogen. Bei Mädchen bedecken die großen Labien die kleinen. Durch die Ausbildung des subkutanen Fettgewebes erscheint die Haut rosig (bei einer Frühgeburt „krebsrot"). Sie trägt Härchen, die *Lanugobehaarung,* und ist mit einer weißen fettigen „Schmiere" (*Vernix caseosa*) überzogen. Es handelt sich um das Sekret der Talgdrüsen, das sich mit Lipiden im Fruchtwasser und mit abgestoßenen Epidermiszellen vermischt hat. Der Knochenkern der proximalen Tibia-

und der distalen Femurepiphyse ist ausgebildet (und röntgenologisch nachweisbar).

Postnatale Entwicklung. Mit der Geburt ist der Entwicklungsprozeß noch nicht abgeschlossen (S. 7). Nicht nur die allgemein bekannten Veränderungen wie Körperwachstum, Proportionsverschiebungen (**Abb. 4.19**) sondern auch Neubildungen finden statt.

4.9 Mehrlinge

Lernziele

Zweieiige Zwillinge • Mehreiige Zwillinge • Mehrlinge • Fruchthüllen bei Zwillingen

Zwillingsgeburten kommen in 1 %, Drillingsgeburten in 0,01 % und Vierlingsgeburten in 0,0001 % vor. Auch über Fünf- bis Siebenlinge wird berichtet. Mehrlinge können aus mehreren befruchteten Oozyten hervorgegangen sein oder durch atypische Trennung der einzelnen Blastomeren, die nach der Furchung einer Zygote entstanden sind.

Zweieiige Zwillinge machen 75 % aller Zwillingsgeburten aus. Sie entstehen *aus 2 verschiedenen Eizellen,* die annähernd gleichzeitig aus 2 verschiedenen Follikeln freigesetzt und befruchtet wurden. Bisweilen enthält ein Follikel auch 2 Oozyten. Die beiden Blastozysten implantieren sich getrennt. Jede bildet ihre eigene Plazenta, ihr eigenes Amnion und ihr eigenes Chorion. Liegen die Implantationsstellen dicht beieinander, dann können die Plazenten, und anscheinend auch die Chorionhöhlen, konfluieren. Die Amnionhöhlen bleiben jedoch stets getrennt.

Die Ähnlichkeit zwischen zweieiigen Zwillingen ist nicht größer als unter Geschwistern. Sie können also auch verschiedengeschlechtlich sein.

Eineiige Zwillinge entstehen *aus einer Zygote,* die während ihrer Entwicklung eine atypische Teilung und Trennung voneinander erfährt. Sie führt zu 2 genetisch völlig gleichen Individuen. Die verschiedenen Möglichkeiten der Entstehung, auf die nach Eihautbefunden geschlossen werden kann, sind in **Abb. 4.20** dargestellt. Meist erfolgt die Teilung im früheren Blastozystenstadium oder bei der Bildung des Primitivknotens.

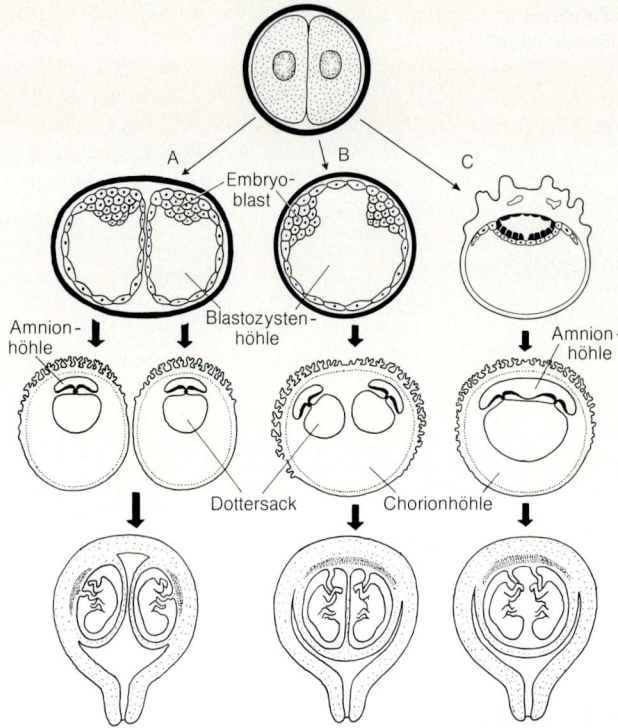

Abb. 4.20 Bildung eineiiger Zwillinge. Die beiden Blastomeren haben sich voneinander getrennt und bilden 2 Blastozysten (**A**). In der Blastozyste hat sich der Embryoblast geteilt (**B**). Im Blastozystenstadium (**C**) zeigt das Ektoderm der Keimscheibe eine Längsspaltenbildung (modifiziert nach Langman 1985)

4.10 Mißbildungen

Lernziele

Chromosomenaberrationen: Trisomie, Klinefelter-Syndrom, Super-femal-Syndrom, Double-male-Syndrom, Turner-Syndrom • Genombedingte Mißbildungen • Testikuläre Feminisierung • Exogene Schäden • Teratogenetische Determinationsperiode • Mehrfachbildungen

Morphologisch und funktionell erkennbare Defekte, die bereits bei der Geburt vorliegen, werden als Fehl- oder Mißbildungen bezeichnet. Als kongenitale Mißbildungen liegen sie bereits intrauterin vor, werden allerdings oft nicht gleich nach der Geburt bemerkt, sondern manifestieren sich erst gegen Ende des 1. Lebensjahres. Man nimmt an, daß 2–3 % aller Lebendgeborenen eine Mißbildung aufweisen. Oft treten auch mehrere bei einem Individuum auf. Graduelle Unterschiede bestimmen das Spektrum. Es reicht von einer nicht auffälligen Anomalie bis zu einem Schweregrad der Fehlbildung, die mit dem Leben nicht mehr vereinbar ist.

Als Ursachen kommen *endogene* und diaplazentar wirkende *exogene Faktoren*, **Teratogene**, in Betracht. Oft ist ein Zusammenwirken beider Faktoren festzustellen. Bisher können nur 20 % aller Mißbildungen kausal erklärt werden. 10 % beruhen auf Genschäden, 10 % auf Umweltfaktoren.

4.10.1 Endogene Schäden, Genschäden

Chromosomenaberrationen. Sie erfolgen vor allem während der Meiose (S. 33). Durch eine fehlerhafte Verteilung infolge Nondisjunktion gelangen die beiden homologen Chromosomen in eine Keimzelle. Nach der Befruchtung mit einem normalen Gameten entsteht eine Zygote mit 3 gleichen Chromosomen. Man bezeichnet dies als

Trisomie. Betrifft sie das *Autosom 21*, dann resultieren Mißbildungen im Kopfbereich und v. a. im ZNS, die unter der Bezeichnung *Mongolismus (Down-Syndrom)* bekannt sind. Mit höherem Lebensalter der Geschlechtspartner nimmt die Häufigkeit dieser Mißbildungen zu.

Entsprechende **Aberrationen der Geschlechtschromosomen** führen zu Mißbildungen der Keimdrüsen und in deren Gefolge zu Veränderungen der primären und sekundären Geschlechtsmerkmale, wie z. B. beim *Klinefelter-Syndrom* mit der Chromosomenkombination 44+XXY oder 44+XXXY. Sie führt zu einem weiblichen Habitus mit männlichen Gonaden, oder beim Triple-X-Syndrom (*Super-femal-Syndrom*) mit der Chromosomenkombination 44 + XXX. Die Kombination 44 + XXYY wird als *Double-male-Syndrom* bezeichnet.

Monosomie. Ein Beispiel hierfür ist das *Turner-Syndrom* 44 + XO. Es geht mit einer Dysplasie der Gonaden und Minderwuchs einher.

Für 50–60 % aller **Frühaborte** werden chromosomale Mißbildungen verantwortlich gemacht. Sie kommen z. T. bei der Befruchtungskaskade zustande.

Genombedingte Mißbildungen. Im Genom verankerte Mißbildungen infolge einer Mutation sind z. B. die Spaltbildungen der Extremitäten oder im mikroskopischen Bereich die sichelförmige Gestalt der Erythrozyten, die zur *Sichelzellanämie* führt. Gendefekte können sich aber auch in *Stoffwechselanomalien* manifestieren. Wird z. B. infolge eines genetisch bedingten Enzymdefektes das Stoffwechselprodukt Phenylketon nicht abgebaut, sondern im ZNS eingelagert, kommt es zu einer besonderen Form des Schwachsinns.

Testikuläre Feminisierung (Pseudohermaphroditismus masculinus) ist eine Fehlentwicklung mit weiblichem Habitus jedoch mit Aplasie von Ovar, Tube und Uterus, blind endender Vagina, fehlender Scham- und Axillarbehaarung bei männlicher Gonosomenkonstellation XY. Damit verbunden ist ein Leistenhoden ohne Sperminogenese. Die Ursache liegt im Fehlen von Rezeptoren für Androgene an embryonalen Körperzellen.

4.10.2 Exogene Schäden

Die Liste exogener Faktoren, die Mißbildungen hervorrufen, ist lang. Hierzu gehören körpereigene und körperfremde Giftstoffe (z. B. auch manche Medikamente), Erreger von Infektionskrankheiten (Rötelviren, Erreger der Syphilis u. a.), Röntgenstrahlen, Alkohol, Nikotin und manches andere. Vielfach spielt die Art der Teratogene für die Entstehung der Mißbildung eine nachgeordnete Rolle. Wichtig ist in jedem Fall, daß sich die betroffene Organanlage in einer gegenüber Teratogenen sensiblen Phase, in der **teratogenetischen Determinationsperiode**, befindet. Diese liegt zeitlich vor der Manifestation der Fehlbildung, überwiegend in der Embryonalzeit. Deswegen werden die Mißbildungen, die durch exogene Teratogene bis zur 12. Woche der Embryonalentwicklung hervorgerufen werden, auch als *Embryopathien* bezeichnet. Mißbildungen, die durch Teratogene hervorgerufen werden, die auch noch in der Fetalzeit wirken (z. B. am Gehirn), sind *Fetopathien*.

Klinischer Hinweis. Bekannt geworden sind diese Zusammenhänge durch die Wirkung des Thalidomid. Dieses Sedativum führt zu einer Mißbildung der Arme, wenn es um den 24. bis 28. Tag der Schwangerschaft eingenommen wird. Zu einem späteren Zeitpunkt angewendet, ruft es evtl. eine Mißbildung der unteren Extremität (vgl. kraniokaudale Differenzierung) hervor.

Bei schweren Mißbildungen kommt es häufig zum Absterben der Frucht und zur Fehlgeburt, *Abort*.

4.10.3 Mehrfachbildungen

Zu den Mißbildungen werden auch Doppelbildungen gerechnet, die infolge unvollständiger Trennung bei der Bildung eineiiger Zwillinge auftreten. Fließende Übergänge, die sich im Ausmaß der Gewebebrücken äußern, sind bekannt.
Man unterscheidet:

- *Kraniopagus* (Verbindung im Kopfbereich)
- *Thorakopagus* (Verbindung im Brustbereich, Siamesische Zwillinge)
- *Pygopagus* (Verbindung im Kreuz/Steißbeinbereich)
- *Dizephalus*, ein Individuum mit 2 Köpfen; eine Spaltbildung, die nur den Kopf betrifft
- *Teratom*: es handelt sich um einen völlig unförmigen „inkorporierten Zwilling", der nur aus einigen Knochenanlagen, Muskeln, Haaren, Zähnen und Epidermis besteht.

Der *Situs inversus*, die spiegelbildliche Lage vieler Organe oder der Organe nur einer Körperhöhle, findet sich
gelegentlich bei einem Partner eineiiger Zwillinge, doch
auch bei Einzelkindern.

5 Allgemeine Anatomie des Bewegungsapparates

INHALT

Der Bewegungsapparat setzt sich aus einem passiven und einem aktiven Anteil zusammen. Der passive Bewegungsapparat ist das Skelett. Es besteht aus knöchernen und knorpeligen Elementen, die durch Bindegewebssysteme, insbesondere Bänder, mehr oder weniger beweglich verbunden sind. Der aktive Bewegungsapparat umfaßt die gesamte Skelettmuskulatur, die die einzelnen Skeletteile gegeneinander bewegen oder in einer bestimmten Stellung fixieren kann.

5.1 Allgemeine Morphologie und Biologie der Knochen

5.1.1 Knochenformen

> **Lernziele**
>
> Lange Knochen • Kurze Knochen • Platte Knochen • Epiphyse • Metaphyse • Diaphyse • Apophyse • Substantia corticalis • Substantia compacta • Substantia spongiosa

Nach der äußeren Form werden unterschieden:

- kurze Knochen
- lange Knochen
- platte Knochen

Man könnte auf diese recht oberflächliche Einteilung verzichten, wenn nicht bei den verschiedenen Formen charakteristische Unterschiede in der Knochenstruktur, im Ossifikationsmodus und in der Funktion des Knochenmarks bestünden.

Kurze Knochen (Hand- und Fußwurzelknochen, Wirbelkörper) haben eine dünne oberflächliche Schicht kompakten Knochens, *Substantia corticalis*. Das gesamte Innere füllt ein Schwammwerk aus feinen Knochenbälkchen aus, *Substantia spongiosa*. In den Spongiosamaschen befindet sich Knochenmark.

Lange Knochen oder Röhrenknochen (lange Knochen der Extremitäten) bestehen aus einem röhrenförmigen Mittelstück, Schaft, *Diaphyse*, und aus 2 meist verdickten Endstücken, *Epiphysen*. Im Bereich der Diaphyse ist die Kortikalis massiv ausgebildet, *Substantia compacta*. Sie umschließt einen mit Knochenmark erfüllten Hohlraum, Markhöhle, *Cavitas medullaris*. Die Epiphysen besitzen ähnlich wie die kurzen Knochen eine Spongiosa, die von einer relativ zarten Kortikalis überzogen ist und ebenfalls Knochenmark enthält (**Abb. 5.1**). *Metaphyse* nennt

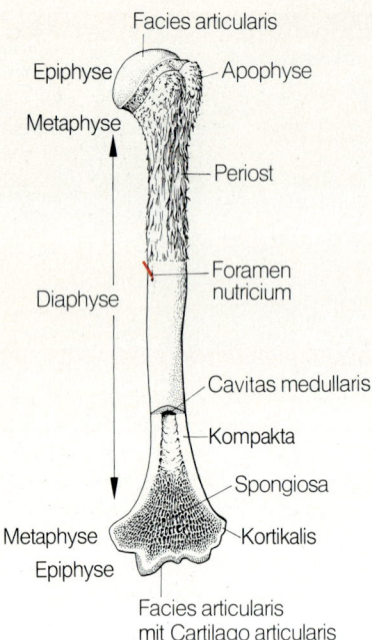

Facies articularis
Epiphyse — Apophyse
Metaphyse
Periost
Foramen nutricium
Diaphyse
Cavitas medullaris
Kompakta
Spongiosa
Kortikalis
Metaphyse
Epiphyse
Facies articularis
mit Cartilago articularis

Abb. 5.1 Schematische Darstellung der Bauelemente eines Röhrenknochens (Humerus). Der distale Knochenabschnitt ist längs halbiert, um Kompakta, Kortikalis und Spongiosa zu veranschaulichen

5.1.2 Funktioneller Knochenbau

Leichtbauprinzip • Trajektorien • Druck-, Zug- und Biegungsbeanspruchung • Zuggurtung

Wesentliches Merkmal des menschlichen Skeletts ist seine Leichtbauweise

Bei landlebenden Wirbeltieren bedeutet ein möglichst leicht gebauter passiver Bewegungsapparat, der allen mechanischen Beanspruchungen mit genügender Sicherheit gerecht wird, einen Selektionsvorteil in der Evolution. Der Vorteil liegt im Sinne des biologischen Ökonomieprinzips in der Einsparung von Stoffwechselenergie: eine reduzierte Knochenmasse hat einerseits einen geringen Eigenbedarf für ihre Ernährung, andererseits ermöglicht sie eine grazilere Ausbildung der Skelettmuskulatur, womit der Energieaufwand für die Bewegungs- und Haltefunktion sinkt. Der Leichtbau des Skeletts gewinnt mit steigender Körpergröße der Tiere zunehmend an Bedeutung. Beim Menschen ermöglicht die Leichtbauweise, daß nur 10 % des Gesamtkörpergewichts, nämlich 7 kg, auf das Skelett entfallen, 30 kg auf die Muskulatur.

Ein Leichtbau ist wie in technischen Systemen prinzipiell auf zweierlei Weise zu realisieren:

• durch Verwendung von Baumaterial mit hochwertigen mechanischen Eigenschaften. Dementsprechend finden wir beim Menschen fast ausschließlich *Lamellenknochen* (S. 65), der eine höhere Druck-, Zug- und Biegefestigkeit besitzt als der Geflechtknochen (S. 66).
• durch die Anordnung des Baumaterials in Richtung der größten Druck- und Zugspannungen und Einsparung von Material an wenig belasteten Stellen: *trajektorielle Bauweise.*

In der Technik werden Linien, welche an jeder Stelle eines belasteten Körpers die Richtungen des größten Drucks oder des größten Zuges angeben, als **Trajektorien** bezeichnet. Das trajektorielle Bauprinzip (**Abb. 5.2, 5.3**) scheint nach allen bisherigen Untersuchungen für die gesamte Spongiosastruktur des Skeletts zu gelten. **Abb. 5.3** zeigt in der Gegenüberstellung eines Krans mit einem Oberschenkelknochen, daß erstaunliche Ähnlichkeiten in der Verwirklichung dieser trajektoriellen Bauweise zwischen Technik und Knochen bestehen. Metallverstrebungen beim Kran und Spongiosabälkchen im Knochen sind stets so orientiert, daß sie mit dem Verlauf der größten Druck- oder Zugspannungen übereinstimmen und damit axial auf Druck oder Zug beansprucht werden (funktionelle Anpassung, S. 137). Auf diese Weise wird ein Maximum an Stabilität mit einem Minimum an Materialaufwand erreicht.

man den zwischen Epiphyse und Diaphyse gelegenen Abschnitt. Er entspricht der Zone des Längenwachstums (S. 70). Hier bleibt nach Abschluß des Wachstums noch geraume Zeit die Epiphysenlinie erkennbar (**Abb. 5.6**).

Platte Knochen (Brustbein, Rippen, Schulterblatt, viele Schädelknochen) bestehen aus 2 Schichten kompakten Knochens, die eine mehr oder weniger dicke Spongiosaschicht zwischen sich fassen. Die Spongiosa kann bei sehr flachen Knochen (dünner Teil des Schulterblatts) überhaupt fehlen. In den Knochen des Schädeldachs wird sie als Diploë bezeichnet.

Nicht alle Knochen sind in dieses Schema einzuordnen. Knochen des Gesichtsschädels, des Hüftbeins oder der Wirbel lassen die Strukturmerkmale der vorigen Gruppen in unterschiedlicher Mischung erkennen. Hierher gehören auch einige Schädelknochen, die luftgefüllte und mit Schleimhaut ausgekleidete Hohlräume enthalten, **pneumatisierte Knochen**.

Knochenvorsprünge, die als Bänder- oder Muskelansatz dienen, werden als *Apophysen*, Gelenkflächen als *Facies articulares* (S. 138) bezeichnet.

Knochen paßt sich Druck-, Zug- oder Biegebeanspruchungen durch unterschiedliche Struktur an

Ein Beispiel für eine trajektorielle Bauweise ist die Spongiosaarchitektur des Wirbelkörpers (kurzer Knochen). Entsprechend der *Druckbelastung* durch das Körpergewicht verlaufen Spongiosabälkchen senkrecht von der oberen zur unteren Deckplatte des Wirbels. Gleichzeitig treten in allen Richtungen senkrecht zur Druckrichtung *Zugspannungen* auf. Demgemäß finden wir ein System von Bälkchen, die den Wirbelkörper von vorn nach hinten und von rechts nach links durchziehen (**Abb. 5.2**).

Ein weiteres klassisches Beispiel, das unter statischen Gesichtspunkten genau untersucht wurde, stellt das proximale Femurende dar. Infolge der typischen abgewinkelten Form des Oberschenkelknochens werden die Druckkräfte, die durch das Körpergewicht entstehen, zusätzlich von *Biege- und Scherkräfte* überlagert. Daher erhalten die Spongiosabälkchen eine bogenförmige Verlaufsrichtung, wobei sich die einzelnen Bogensysteme entsprechend den Druck- und Zugspannungstrajektorien rechtwinklig kreuzen (**Abb. 5.3 e**).

Am Beispiel der Ober- und Unterarmknochen läßt sich zeigen, daß die Diaphyse langer Knochen vornehmlich einer *Biegebeanspruchung* unterliegen. In **Abb. 5.4 a** fixiert ein Oberarmmuskel die Beugestellung des durch ein Gewicht belasteten Unterarms. Die Gewichtsbelastung verursacht eine Biegebeanspruchung der Unter-

Abb. 5.2 Spongiosaarchitektur eines Wirbelkörpers. Die Pfeile bezeichnen die Richtung der Druck- und Zugspannungen

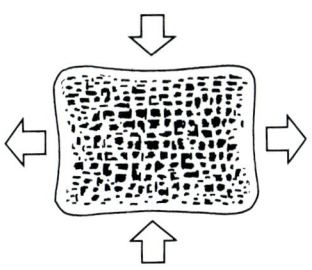

armknochen. Gleiches gilt für den Oberarmknochen, wenn die Beugestellung durch einen Unterarmmuskel fixiert wird (**Abb. 5.4 b**). Erst durch den gleichzeitigen Einsatz beider Muskeln wird die Biegebelastung minimiert (**Abb. 5.4 c**). Ist somit die *Biegung* die vorherrschende Beanspruchungsform der langen Knochen, dann bietet sich als Leichtbauweise des Knochens die *Rohrform* an.

Hinweis: Wird ein massiver Rundstab (**Abb. 5.5**) durch eine äußere Kraft gebogen, so treten an der Konkavität *Druckspannungen* und an der Konvexität *Zugspannungen* auf, wie man an der Runzel- und Rißbildung beim Biegen einer Grünholzgerte leicht feststellen kann. Sowohl die Druckspannungen als auch die Zugspannungen sind an der äußersten Zone des Rundstabs am größten und nehmen nach innen kontinuierlich ab (Länge der Pfeile in **Abb. 5.5**). In der Längsachse des Stabs herrschen weder Druck- noch Zugspannung (sog. *neutrale Zone*). Bei einer solchen Spannungsverteilung innerhalb eines auf Biegung beanspruchten Stabs ist es ohne größere Einbuße an Biegefestigkeit möglich, das wenig beanspruchte Material im Zen-

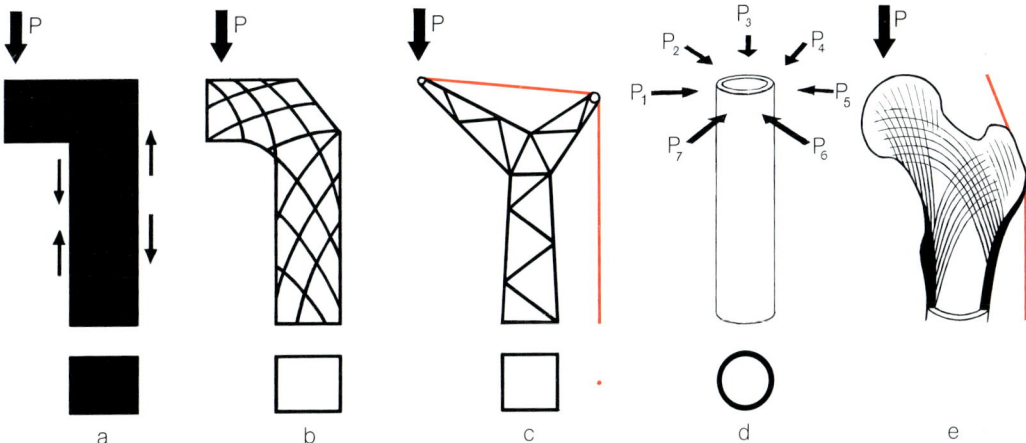

Abb. 5.3 a-e Materialeinsparung durch Leichtbauweise am Beispiel eines Krans. Die exzentrisch angreifende Kraft P erzeugt außer Druckbelastung Biegebeanspruchung. **a** Massivbauweise. Verteilung der Druck- und Zugspannungen (*Pfeile*); **b** Leichtbauweise durch Anordnung des Materials in Richtung der Druck- und Zugspannungen; **c** Zuggurte vermindern die Biegebeanspruchung und führen zu weiterer Materialeinsparung; **d** Bei Biegebeanspruchung in verschiedenen Richtungen (Kräfte P_1-P_7) ist die Rohrform am günstigsten; **e** Leichtbauweise des proximalen Femurendes. Die schwarzen Striche innerhalb des Knochens symbolisieren die Verteilung und Orientierung von Knochensubstanz als Spongiosabälkchen und als Kortikalis analog den Verstrebungen des Krans in **b** und **c**. Die schwarzen Striche außerhalb des Knochens zeigen die Zuggurtung durch Muskeln und Faszien analog Abb. **c**

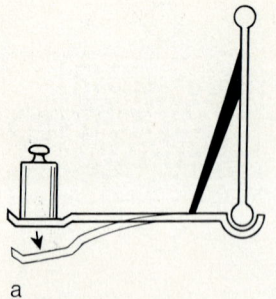
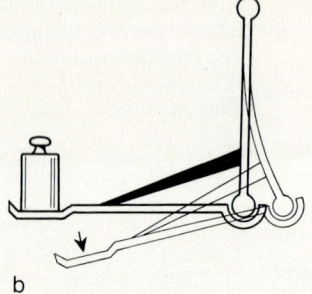
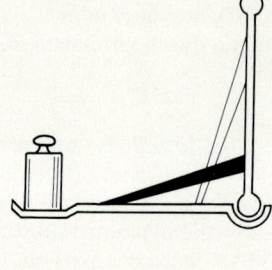

Abb. 5.4a-c Schema der Biegebeanspruchung bei gleicher Gewichtsbelastung. Bei zwei verschiedenen Muskelanordnungen (schwarze Bänder) wird einmal (**a**) vorwiegend der Unterarmknochen, das andere Mal (**b**) vorwiegend der Oberarmknochen auf Biegung beansprucht. Das gleichzeitige Vorkommen beider Muskeln (**c**) reduziert die auf beide Knochen einwirkenden Biegekräfte auf ein Minimum

trum des Stabs einzusparen (Röhrenform). Das Rohr stellt diejenige Form eines Baukörpers dar, die bei geringstem Materialaufwand eine maximale Biegefestigkeit besitzt, und zwar in allen Biegungsrichtungen (Prinzip des Strohhalms).

Wichtig ist, daß bei der Biegung als der typischen Beanspruchungsform des Röhrenknochens hohe *Zugspannungen* auftreten. Festigkeitsuntersuchungen der Knochenkompakta haben ergeben, daß die Zugfestigkeit des Knochens (bis zur Reißgrenze) erheblich geringer ist als seine *Druckfestigkeit*. Infolgedessen ist die *Biegebeanspruchung für den Röhrenknochen die gefährlichste*. Sie kann vor allem bei dynamischer Belastung (Sprung, Sturz) hohe Werte erreichen und zur Fraktur führen, wenn sie nicht erheblich reduziert würde. Die an den Knochen angreifende *Zugkraft der Muskulatur* erhöht nämlich keineswegs die Belastung, sondern vermindert im Gegenteil die Biegebeanspruchung entscheidend. Die Muskeln wirken als Zuggurte.

Zuggurtung (ein Begriff aus der Statik; **Abb. 5.3c**) hat die Bedeutung, daß durch Zugwirkung (hier Muskeln, Faserzüge) bei einer Biegebeanspruchung die Druckerhöhung auf der gegenüberliegenden Seite der Röhre herabgesetzt wird, indem die Resultante der Kräfte sich der Schaftachse nähern.

Das Prinzip der Zuggurtung ist bei den Extremitäten allgemein verwirklicht. So ist z.B. die wesentliche Funktion des Tractus iliotibialis (**Abb. 5.3c**, S. 347) in Verbindung mit den ihn straffenden Muskeln in der Herabsetzung der Biegespannungen des Femur während der Standbeinphase zu sehen. Die Muskulatur schützt also in vielfältiger Weise die langen Knochen vor der gefährlichen Biegebeanspruchung.

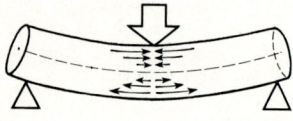

Abb. 5.5 Verteilung der Zug- und Druckspannungen bei Biegung eines Rundstabes

Klinische Hinweise. Infolge der Leichtbauweise des Skeletts ist die Frakturgefährdung bei äußerer Gewalteinwirkung relativ groß.

An der Diaphyse der Röhrenknochen treten bei Stauchung oder direkter seitlicher Gewalteinwirkung (Zugspannungen) Biegungsbrüche mit querer oder schräger Rißfläche auf. Da auch bei gewaltsamer Torsion erhebliche Zugspannungen existieren, entstehen Frakturen mit schraubiger Rißfläche (Skiunfälle).

Im Bereich spongiöser Knochen mit dünner Kortikalis (kurze Knochen, Gelenkenden der Röhrenknochen) kommt es bei Kompression zu einem meist irreversiblen Einbruch der Bälkchenstruktur (Wirbelkörper, Femurkopf), besonders nach pathologischer Schädigung der Spongiosa.

Gewaltsame Zugbeanspruchung kräftiger Gelenkbänder hat vielfach einen Abriß der spongiösen gelenknahen Knochenvorsprünge zur Folge, in denen die Bänder verankert sind.

5.1.3 Organnatur der Knochen

Lernziele

Periost • Stratum fibrosum • Stratum osteogenicum • Substantia compacta • Knochenmark • Gefäßversorgung

Zum Knochen als Organ gehören:

- Periost, Knochenhaut
- Substantia compacta, tragende Hartsubstanzschicht
- Medulla ossium, Knochenmark

Periost (Abb. 5.1). Mit Ausnahme der überknorpelten Gelenkflächen werden die Knochen strumpfartig vom Periost überzogen. Das Periost gliedert sich in 2 funktionell unterschiedliche Schichten:

- Stratum fibrosum, eine vorwiegend aus Kollagenfasern bestehende derbe äußere Schicht
- Stratum osteogenicum, Kambiumschicht, eine zell-, gefäß- und nervenreiche innere Schicht

Stratum fibrosum. Das Stratum fibrosum ist durch Kollagenfaserbündel (*Sharpey-Fasern*), die in die Hartsubstanz einstrahlen, teils fest, teils lockerer mit dem Knochen verbunden. Im Bereich der Sehnen- und Bandansätze wird eine lokale Zugbeanspruchung des Knochens vermieden, indem die Kollagenfasern der Sehnen nur zum Teil direkt in die Knochensubstanz eindringen, zum anderen Teil breit in das Stratum fibrosum ausstrahlen und damit die Zugkräfte auf eine möglichst große Fläche verteilen.

Stratum osteogenicum. Die biologisch wichtige Kambiumschicht enthält zahlreiche kleine Gefäße und Kapillaren, die Volkmann- und Havers-Gefäße in der Substantia compacta (S. 66) speisen und damit die Ernährung der Knochensubstanz sicherstellen. Ferner enthält die Schicht viele sensible Nerven, die die Schmerzempfindlichkeit des Periosts erklären. Vor allem geht jedoch vom Stratum osteogenicum Knochenneubildung aus. In der Kambiumschicht differenzieren sich während der Entwicklung Osteoblasten, die das Dickenwachstum des Knochens besorgen. Nach Abschluß des Wachstums unterbleibt die Differenzierung weiterer Osteoblasten. Damit wird auch die Produktion von Knochensubstanz eingestellt. Wenn nach einer Fraktur die Regeneration einsetzt, entstehen in der Kambiumschicht jedoch erneut Osteoblasten. Bei der Knochenbruchheilung werden Knochenfragmente zunächst in einen zell- und faserreichen Kallus eingeschlossen, der bereits nach wenigen Tagen Knochengewebe aufweist (S.67). Die Bildung weiterer Knochensubstanz führt zur stabilen Überbrückung des Frakturspalts durch Geflechtknochen, der später zu Lamellenknochen umgebaut wird.

> **Klinischer Hinweis.** Durch optimale Stellung der Frakturenden wird die Kallusbildung auf ein Minimum reduziert.

Substantia compacta. Die Ausführungen über die Substantia compacta lesen Sie auf S. 65

Knochenmark. Beim Neugeborenen sind alle Knochen mit rotem, blutbildendem Mark gefüllt. In den Diaphysen der Röhrenknochen wird es nach und nach durch gelbes fettzellreiches Mark ersetzt. Beim Erwachsenen findet sich blutbildendes Mark nur noch in den platten und kurzen Knochen sowie in einigen Epiphysen der Röhrenknochen.

Die Gefäßversorgung des Knochenmarks erfolgt durch Vasa nutricia, die durch Foramina nutricia in den Knochen eintreten (**Abb. 5.1**).

> Wenn Sie sich jetzt über das Knochenmark informieren wollen, lesen Sie S. 168 f.

5.1.4 Biologisches Verhalten der Knochen

> Funktionelle Anpassung •
> Aktivitätshypertrophie •
> Inaktivitätsatrophie

Im Gegensatz zum Knorpelgewebe ist die Knochensubstanz ausgezeichnet vaskularisiert. Die Durchblutung und damit der Stoffwechsel ist vergleichsweise hoch. Die Tatsache, daß das Knochengewebe als widerstandsfähige Hartsubstanz erscheint, schließt nicht aus, daß – selbst beim Erwachsenen – unter Aufrechterhaltung der äußeren Form des Knochens ein ständiger innerer Umbau erfolgt.

Hinweis: Markierter Phosphor, der im Tierversuch dem Futter beigemengt wurde, läßt sich nach verhältnismäßig kurzer Zeit autoradiographisch in einzelnen Havers-Lamellensystemen nachweisen. Er markiert die Stellen, an denen Knochensubstanz neu gebildet worden ist.

Der Knochen zeigt wie die Muskulatur eine Anpassung an veränderte funktionelle Beanspruchung. Dieses Verhalten wird als **funktionelle Anpassung** bezeichnet. Verstärkte systemgerechte, d.h. über die Gelenkenden wirkende Belastung führt z.B. bei den Röhrenknochen zu einer Verdickung der Kompakta und der Spongiosabälkchen: *Aktivitätshypertrophie*. Umgekehrt schwindet Knochenmaterial bei Muskellähmung oder längerer Ruhigstellung (Gipsverband): *Inaktivitätsatrophie*. Sie ist im Röntgenbild durch zarte Spongiosazeichnung zu erkennen. Die Knochenatrophie ist im übrigen eine typische Altersveränderung, die eine erhöhte Bruchgefährdung zur Folge hat. Zum Knochenabbau kommt es auch, wenn direkter Druck auf Knochen ausgeübt wird, z.B. durch Geschwülste.

Die funktionelle Anpassung der Spongiosaarchitektur zeigt sich besonders deutlich, wenn sich bei einer winklig verheilten Fraktur eines Röhrenknochens neue Spannungsverteilungen ergeben. In Richtung der geänderten Druck- und Zugspannungstrajektorien werden neue Spongiosabälkchen aufgebaut und an nunmehr unbelasteten Stellen alte Bälkchen abgebaut.

> **Klinischer Hinweis**. Eine *Transplantation* von Knochen ist eine häufige chirurgische Maßnahme zur Überbrückung von Knochendefekten oder zur Unterfütterung von frakturierten Gelenkenden. Transplantierte Kompaktaspäne oder Spongiosakomplexe heilen gut ein.

5.2 Allgemeine Gelenklehre

Knochen können entweder *kontinuierlich* durch Bindegewebe bzw. Knorpel oder *diskontinuierlich* durch Auftreten eines Gelenkspalts verbunden sein.

Dementsprechend werden unterschieden:

- Synarthrosen
- Diarthrosen

5.2.1 Synarthrosen

Lernziele

Syndesmosen • Schädelnähte •
Synchondrosen •
Synostosen • Hemiarthrosen

In *Synarthrosen,* Fugen, Haften, ist die Beweglichkeit von Knochen gegeneinander in der Regel sehr gering. Im übrigen sind Synarthrosen häufig Zuwachszonen der Knochen. Zu unterscheiden sind:

- Syndesmose, Bandhaft
- Synchondrose, Knorpelhaft
- Synostose, Knochenhaft

Syndesmose, Articulatio fibrosa. Die Knochenverbindung wird durch straffes kollagenes Bindegewebe hergestellt (z.B. Membrana interossea, Lig. stylohyoideum). Eine besondere Form der Syndesmose ist die Naht, *Sutura*. Nähte kommen bei den Schädelknochen vor (**Abb. 11.2**, S. 409).

Synchondrose, Articulatio cartilaginea. Das verbindende Gewebe besteht aus hyalinem oder Faserknorpel. Beispiele: Zwischenwirbelscheiben, Synchondrosis sternalis, Symphysis pubica und einige Knochenverbindungen der jugendlichen Schädelbasis, die später synostosieren.

Synostose. Wird das Zwischengewebe einer Synarthrose durch Knochengewebe ersetzt, so entsteht eine Synostose (z.B. Verknöcherung der Schädelsuturen, der Epiphysenfugen).

Hemiarthrose. Eine Hemiarthrose liegt vor, wenn in einer Synarthrose ein flüssigkeitsgefüllter Spalt vorhanden ist. Dies kann z.B. in der Symphysis pubica (Schambeinfuge, in der Regel eine Synchondrose) der Fall sein.

5.2.2 Diarthrosen

Lernziele

Gelenkknorpel • Gelenkkapsel •
Gelenkhöhle • Gelenkbänder •
Sonderstrukturen • Gefäßversorgung •
Innervation • Gelenkführung •
Gelenkhemmung • Gelenktypen •
Gelenkachsen • Freiheitsgrade • Training
• Ruhigstellung • Regeneration •
Altersveränderungen

Diarthrosen, Articulationes synoviales, sind echte Gelenke. Ihr Charakteristikum ist ein *Gelenkspalt* (**Abb. 5.6**). Ihr Bewegungsspielraum variiert je nach Konstruktion erheblich. Gemeinsam sind jedoch allen Diarthrosen 2 miteinander in Zusammenhang stehende Funktionen: Vermittlung der Beweglichkeit und Aufnahme des Drucks bei der Kraftübertragung.

Diarthrosen mit stark eingeschränktem Bewegungsumfang (z.B. kleine Fußwurzelgelenke) heißen straffe Gelenke, *Amphiarthrosen*.

Nach der Zahl der in einem Gelenk verbundenen Skeletteile unterscheidet man eine *Articulatio simplex*, wenn nur 2 Skeletteile artikulieren, und eine *Articulatio composita*, wenn mehr als 2 Skeletteile artikulieren (z.B. Ellbogengelenk).

> **Zu einer Diarthrose gehören Gelenkknorpel, Gelenkhöhle, Gelenkkapsel und Gelenkbänder**

Gelenkknorpel, Cartilago articularis. Gelenkknorpel bilden die *Gelenkflächen*, Facies articulares, die sehr unterschiedlich geformt sind. Bei knorpelig präformierten Knochen besteht der Gelenkspalt als Rest des embryonalen Knorpels aus hyalinem Knorpel. Wo Deckknochen gelenkig verbunden sind z.B. im Kiefergelenk, findet sich als Überzug Faserknorpel. Dem Gelenkknorpel fehlt ein faseriges Perichondrium. Seine Oberfläche ist spiegelnd glatt.

Gelenkknorpel wird durch Druck, z.B. in vielen Gelenken beim Stehen, aber auch durch Dreh-Gleitbewegungen, z.B. im Kniegelenk beim Laufen, belastet. Stark druckbelastete Gelenkflächen haben einen besonders dicken Knorpelbelag (Kniegelenk bis 5 mm). Bei inkongruenten Gelenkflächen spielt die Verformbarkeit des Knorpels eine wichtige Rolle: die Kontaktfläche der Ge-

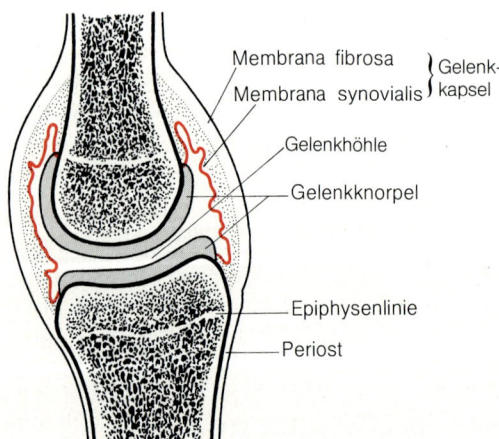

Abb. 5.6 Schema eines echten Gelenks (Diarthrose, Articulatio synovialis). Zu beachten ist, daß die Gelenkkapsel die Fortsetzung des Periosts über die Gelenkhöhle hinweg darstellt

lenkenden wird mit steigendem Druck ständig größer und die Druckverteilung entsprechend besser.

Mikroskopische Anatomie. Die Befestigung des Gelenkknorpels am Knochen erfolgt durch Kollagenfasern in einer kapillarreichen Lamina ossea subchondralis. Von hier aus steigen die Kollagenfasern etwa senkrecht zur Oberfläche auf und biegen arkadenartig in eine oberflächliche Tangentialschicht ein. Die Knorpelterritorien passen sich dem Fibrillenverlauf an (**Abb. 3.25**). Insgesamt spiegelt die Faserarchitektur des Gelenkknorpels seine hauptsächliche Beanspruchung auf Druck wider.

Gelenkkapsel, Capsula articularis. Die Gelenkkapsel umschließt das Gelenk allseitig und kann als Fortsetzung des Periostschlauchs betrachtet werden: Miteinander in Verbindung stehende Knochen stecken in einem gemeinsamen Schlauch aus straffem Bindegewebe. Dieses ist am größten Teil der Knochenoberfläche als Periost fest mit der Knochenhartsubstanz verwachsen. Über echten Gelenken, Diarthrosen, löst sich dort, wo der Gelenkknorpel beginnt, die Bindegewebshülle vom Knochen und springt als Gelenkkapsel über den Gelenkspalt hinweg zum artikulierenden Nachbarknochen.

Die Gelenkkapsel besteht wie das Periost – ungeachtet ihrer Dicke – aus:

- Membrana fibrosa (Stratum fibrosum), äußere Faserschicht
- Membrana synovialis (Stratum synoviale), spezifische Innenschicht

Membrana fibrosa. Die Membrana fibrosa ist bei den einzelnen Gelenken von sehr unterschiedlicher Dicke. Kräftige Bündel oder Züge von Kollagenfasern, an denen auch einstrahlende Sehnenausläufer beteiligt sein können, werden als *Gelenkbänder* gesondert beschrieben.

Membrana synovialis. Die Gelenkinnenhaut besteht aus lockerem Bindegewebe mit einem variablen Vorkommen von Fettzellen. An der inneren Oberfläche sind die sonst verzweigten Fibrozyten flächenhaft ausgebreitet und bieten somit histologisch das Bild eines einschichtigen, zuweilen auch mehrschichtigen Epithels. Die Membrana synovialis bildet gefäßreiche Falten, *Plicae synoviales*, und fettzellhaltige, auch vaskularisierte Zotten, *Villi synoviales*. Sie enthält zahlreiche Nervenfasern und Rezeptoren; sie ist deswegen äußerst schmerzempfindlich.

Klinischer Hinweis. Zotten und Falten der Membrana synovialis neigen zur Verkalkung. Reißen diese verkalkten Gebilde infolge einer forcierten Gelenkbewegung ab, so können sie als freie Gelenkkörper eingeklemmt werden und zu einer äußerst schmerzhaften Gelenksperre des führen.

Gelenkhöhle, Cavitas articularis. Die Gelenkhöhle ist im eigentlichen Sinn keine Höhle, sondern ein *kapillarer Spalt*. Er enthält lediglich eine geringe Menge Gelenk-

schmiere, *Synovia*. Sie dient wie das Öl in technischen Gelenken als Gleitmittel und zur Ernährung des gefäßlosen Gelenkknorpels. An der Bildung dieser proteoglykanhaltigen, hyaluronsäurereichen, schleimartigen Flüssigkeit sind die Fibrozyten der Membrana synovialis beteiligt.

Hinweis: Gelenkspezifische Ausstülpungen der Gelenkhöhlen und damit der Gelenkkapsel, Bursae und Vaginae synoviales, die das Gleiten gelenknaher Sehnen und Muskeln ermöglichen, werden bei den einzelnen Gelenken besprochen.

Gelenkbänder, Ligamenta articularia. Gelenkbänder sind ein wichtiger Bestandteil sämtlicher Gelenke. Sie zeigen wie die Sehnen eine straffe Textur aus weitgehend parallel orientierten Kollagenfasern. Meist sind sie in die Membrana fibrosa der Gelenkkapsel eingewebt (Verstärkungsbänder), können aber auch ohne engere Beziehung zur Kapsel die artikulierenden Knochen miteinander verbinden. Gelenkbänder haben 2 Aufgaben:

- Sie sichern die Führung der Gelenke während einer Bewegung, verhindern also abnorme Bewegungen.
- Sie begrenzen die Gelenkexkursionen, hemmen also übermäßige Gelenkausschläge in bestimmte Richtungen.

Funktioneller Hinweis. Nicht die Bänder bewirken – wie man annehmen könnte – den Zusammenschluß der Gelenkflächen. Hierfür sind vielmehr äußere Kräfte verantwortlich: in 1. Linie die Zugkräfte der über das Gelenk hinwegziehenden Muskeln und z.B. am Bein das Körpergewicht.

Im Gegensatz zu technischen Gelenken, die flächenschlüssig sind, kommt es bei biologischen Gelenken bereits bei physiologischen Betätigungen zu einer Lösung des Gelenkschlusses, da biologische Gelenkflächen keine idealen geometrischen Körper darstellen. Hierdurch können bei bestimmten Gelenkstellungen Bewegungsfreiheitsgrade ermöglicht werden, die bei anderen Gelenkstellungen nicht existieren. Vergleiche hierzu Bewegungsmöglichkeiten im Kniegelenk und im oberen Sprunggelenk.

Sonderstrukturen und Hilfseinrichtungen der Gelenke sind:

- Disci articulares, Zwischenscheiben
- Menisci articulares als spezielle Formen der Disci articulares
- Labra glenoidalia, Pfannenlippen

Alle bestehen aus sehnigem, teilweise faserknorpeligem Gewebe. Jedoch nicht jedes Gelenk weist eine dieser Strukturen auf.

Disci articulares. Zwischenscheiben finden sich nur in einigen Gelenken. Sie sind an ihrer Zirkumferenz mit der Gelenkkapsel verwachsen und teilen somit das Gelenk in 2 Abteilungen. Sie dienen als *Druckverteiler* und haben eine *Polsterfunktion*, da sie inkongruente Gelenkflächen ausgleichen.

Menisci articulares. Menisci articulares sind eine Sonderform der Disci, die nur im Kniegelenk vorkommen. Wegen ihrer C-förmigen Gestalt unterteilen sie das Gelenk unvollständig.

Labra glenoidalia. Pfannenlippen kommen im Schulter- und Hüftgelenk vor. Sie vergrößern als verformbare Ringwülste den äußeren Umfang der Gelenkpfanne und damit die Kontaktfläche der artikulierenden Skeletteile. Außerdem setzen sie den am Pfannenrand entstehenden Druck herab.

Gefäßversorgung und Innervation. Gelenke werden reichlich mit Blut versorgt, insbesondere die stark kapillarisierteSynovialmembran. Das Blut stammt aus einem Gefäßring um den Gelenkkopf.

Auch weist das Stratum fibrosum der Gelenkkapsel und ihre Nachbarschaft zahlreiche afferente Nervenfasern zur Wahrnehmung von Tiefensensibilität und Schmerz auf. Dadurch sind Gelenke sehr schmerzhaft.

Die Bewegungsmöglichkeiten eines Gelenkes werden durch die Form der Gelenkflächen sowie durch die Anordnung von Bändern und Muskeln bestimmt

---

Eine geordnete Bewegungsführung und eine Hemmung in bestimmten Extremstellungen ist für die Funktionstüchtigkeit der Gelenke unerläßlich. Ein Schlottergelenk, bei dem eine geordnete Bewegungsführung und eine Hemmung in bestimmten Extremstellungen gestört sind, ist funktionell minderwertig.

Führung bzw. Hemmung eines Gelenkes kann erfolgen durch:

- Knochenführung – Knochenhemmung
- Bänderführung – Bänderhemmung
- Muskelführung – Muskelhemmung
- Weichteil- oder Massenhemmung

Das Ausmaß der Führung bzw. Hemmung ist jedoch bei den einzelnen Gelenken sehr unterschiedlich.

Knochenführung ist nur bei einigen Gelenken mit besonders geformten Gelenkflächen gegeben (z.B. Humero-Ulnargelenk).

Knochenhemmung kommt normalerweise nicht vor, allenfalls bei gewaltsamer Überstreckung im Ellengengelenk.

Bänderführung hat große Bedeutung bei Gelenken mit stark inkongruenten Gelenkflächen (z.B. Kniegelenk), mit planen Gelenkflächen (z.B. Hand- und Fußwurzelgelenke) und bei Scharniergelenken. An die Stelle der hierbei fehlenden Knochenführung tritt der Bandapparat, der Gelenkbewegungen nur in bestimmten Richtungen freigibt.

Bänderhemmung ist funktionell wichtig. In vielen Gelenken (z.B. Hüft-, Knie- und Ellenbogengelenk, Finger- und Zehengelenke) wird die Streckung ausschließlich durch Bänder gehemmt.

Muskelführung ist bei Gelenken erforderlich, deren ausgiebige Bewegungen weder durch Knochen- noch durch Bänderführung gesichert sind (z.B. Schultergelenk). Die Muskeln wirken hierbei als „verstellbare Bänder". Sie unterliegen der Regelung durch das Nervensystem.

Muskelhemmung liegt vor, wenn bei bestimmten Gelenkstellungen die Dehnbarkeit eines mehrgelenkigen Muskels (Muskelgruppe) erschöpft ist (z.B. Vorbeugung im Hüftgelenk bei gestrecktem Kniegelenk).

Weichteil- oder Massenhemmung tritt z.B. beim Kiefergelenk und bei extremer Beugung im Ellenbogen- oder Kniegelenk in Erscheinung.

Gelenktypen unterscheiden sich vor allem durch ihre Freiheitsgrade

---

Der aus der Physik übernommene Begriff Freiheitsgrad definiert die Stellung zweier Körper zueinander entsprechend einem Koordinatensystem. In der Gelenkmechanik sind dabei die Bewegungsachsen (Hauptachsen) der Bezug. Ihre Kenntnis für jedes einzelne Gelenk erleichtert daher das Verständnis der Gelenkexkursionen und der Muskelwirkungen.

Entscheidenden Einfluß auf die Bewegungsmöglichkeiten hat aber jeweils die Gelenkfläche. Zu unterscheiden sind:

- Dreiachsige Gelenke, Kugelgelenk
- Zweiachsige Gelenke, Eigelenk, Sattelgelenk
- Einachsige Gelenke, Scharniergelenk, Radgelenk
- Ebene Gelenke, flaches Gelenk

Dreiachsiges Gelenk, Kugelgelenk, Articulatio sphaeroidea. Das dreiachsige Kugelgelenk besitzt einen kugelförmigen *Gelenkkopf*, der mit einer entsprechend gehöhlten *Gelenkpfanne* artikuliert (z.B. Schultergelenk, Hüftgelenk). Das Gelenk erlaubt Bewegungen in beliebig vielen Richtungen, die aber im Prinzip auf 3 Hauptrichtungen, Freiheitsgrade, reduziert werden können (**Abb. 5.7a**). Diese Hauptbewegungen erfolgen um 3 Hauptachsen, die senkrecht aufeinander sehen und sich alle im Kugelmittelpunkt kreuzen. Das sei am Beispiel des *Schultergelenks* bei hängendem Arm erläutert:

- Die *1. Hauptachse* verläuft stets in Längsrichtung des bewegten Knochens. Um diese Achse kann der Arm einwärts und auswärts gekreiselt werden: **Innenrotation-Außenrotation**.
- Die *2. Hauptachse* ist die transversale Achse. Um diese erfolgen Vorhebung und Rückhebung des Arms: Anteversion-Retroversion (auch als Beugung, **Flexion**, und Streckung, **Extension**, bezeichnet).
- Die *3. Hauptachse* verläuft dann sagittal (dorsoventral). Um diese erfolgen seitliche Hebung und Senkung des Arms: **Abduktion-Adduktion**.

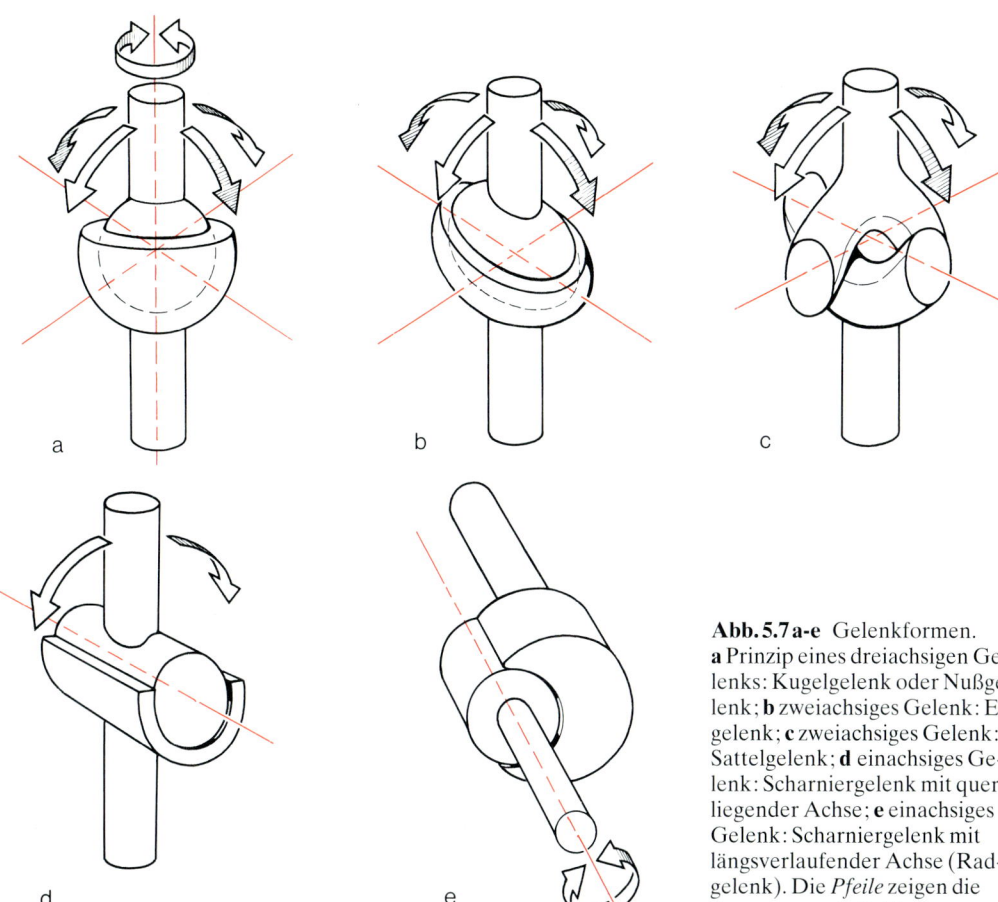

Abb. 5.7 a-e Gelenkformen. **a** Prinzip eines dreiachsigen Gelenks: Kugelgelenk oder Nußgelenk; **b** zweiachsiges Gelenk: Eigelenk; **c** zweiachsiges Gelenk: Sattelgelenk; **d** einachsiges Gelenk: Scharniergelenk mit querliegender Achse; **e** einachsiges Gelenk: Scharniergelenk mit längsverlaufender Achse (Radgelenk). Die *Pfeile* zeigen die Bewegungsmöglichkeiten an

Unter *Zirkumduktion* versteht man die kombinierte Bewegung um 2 (Haupt-)Achsen, z.B. Kreisen des Arms: Anteversion-Abduktion-Retroversion-Adduktion. Dabei bewegt sich der Arm auf einem Kegelmantel, die Hand beschreibt einen Kreis.

Hinweis. Das Ausmaß der Bewegungen in Kugelgelenken kann allerdings unterschiedlich sein, z.B. eingeschränkt, wenn die Gelenkpfanne den Gelenkkopf um mehr als die Hälfte umfaßt (z.B. beim Hüftgelenk). Diese Gelenkform wird auch als *Nußgelenk* bezeichnet.

Zweiachsige Gelenke. Zweiachsige Gelenke sind das Eigelenk und das Sattelgelenk. Sie besitzen *2 Freiheitsgrade*.

Beim *Ellipsoidgelenk*, Articulatio ellipsoidea, Eigelenk, verhindern im Unterschied zum Kugelgelenk der querliegende eiförmige Gelenkkopf und die entsprechend geformte Pfanne eine Rotation um die Längsachse. Bewegungen um die beiden anderen Achsen sind frei (z.B. proximales Handgelenk, **Abb. 5.7 b**).

Beim *Sattelgelenk*, Articulatio sellaris, besitzen die Gelenkflächen jeweils die Form eines Reitsattels

(**Abb. 5.7 c**). Die Bewegung um die Längsachse ist bei dieser Gelenkart theoretisch eingeschränkt, um die beiden anderen Achsen ist sie möglich (Karpometakarpalgelenk des Daumens, S. 280). Sie erlauben eine Zirkumduktion.

Einachsige Gelenke. Die meisten einachsigen Gelenke sind *Scharniergelenke*. Sie erlauben eine Bewegung der artikulierenden Knochen entweder um eine querliegende Achse oder um eine in Längsrichtung der Knochen verlaufende Achse. Sie haben 1 Freiheitsgrad.

Bei *querliegender Achse* (**Abb. 5.7 d**) wird der Zwangslauf der Gelenkbewegungen stets durch Seitenbänder, *Kollateralbänder*, gesichert. Die Bewegungen bestehen in Beugung und Streckung (z.B. Humero-Ulnargelenk, Mittel- und Endgelenke der Finger).

Bei *längs verlaufender Achse* (**Abb. 5.7 e**) spricht man von einem *Radgelenk*, Articulatio trochoidea, z.B. Gelenk zwischen Atlas und Axiszahn, Articulatio atlantoaxialis mediana.

Ebenes Gelenk, Articulatio plana. Ein ebenes Gelenk mit planen Gelenkflächen erlaubt seitliche Verschiebungen, z.B. Articulationes intervertebrales. Die Bewegungsmöglichkeit wird in der Regel durch straffe Bänder stark eingeengt, z.B. in der oberen Brustwirbelsäule, kann aber wie in anderen Abschnitten der Wirbelsäule bei lockerem Bandapparat auch erheblich sein.

Hinweise. Wechselwirkungen mit der Umgebung, z.B. der Druck komprimierter Weichteile, können die Bewegungsmöglichkeiten eines Gelenkes im Laufe der Bewegung verändern. Ein Beispiel hierfür ist das Kiefergelenk, das bei geringer Mundöffnung ein Scharniergelenk ist. Bei stärkerer Mundöffnung erzwingen die zunehmend komprimierten Weichteile hinter der Mandibula eine Gleitbewegung des Gelenkkopfes in der Pfanne (Dreh-Gleitgelenk).

Gemessen (in Graden) werden die Gelenkbewegungen mit der Neutral-Null-Methode. Ausgangspunkt (Null- oder Neutralstellung) ist der aufrechtstehende Mensch mit parallel stehenden Füßen und gerade herabhängenden Armen, Daumen nach vorne. Ein Beispiel ist das Ellenbogengelenk: Flexion 150°, Extension 10°.

> **Die Beweglichkeit eines Gelenkes ist trainingsabhängig; traumatische und altersbedingte Schäden sind nur begrenzt reparabel**

Die Grundform der Gelenke ist genetisch festgelegt. Gleichwohl wird sie durch die Funktion in gewissem Ausmaß modifiziert. Durch **Training** kann man den Bewegungsumfang steigern. Dabei breiten sich die überknorpelten Berührungsflächen entsprechend aus. Gleichzeitig werden Gelenkkapselabschnitte ausgeweitet und Hemmungsbänder verlängert.

Längerdauernde **Ruhigstellung** führt zu einer Schrumpfung von Kapsel und Bandapparat. Sofern größere Reservefalten der Gelenkkapsel existieren, verklebt deren Synovialmembran. Die sich aneinanderlegenden Oberflächen bestehen aus Fibrozyten, die sich aus ihrem epithelartigen Verband lösen und unter Neubildung von Kollagenfibrillen eine Verschmelzung der synovialen Oberflächen herbeiführen. Diese Vorgänge schränken die Bewegungen mehr oder weniger ein.

Eine **Regeneration** des hyalinen Gelenkknorpels ist nicht möglich, da das Perichondrium fehlt. Knorpeldefekte werden durch Bildung von Faserknorpel repariert. Gelenkbänder, fibröse Kapsel, Disci und Menisci sind bradytrophe Gewebe. Ihre Wiederherstellung nach Verletzungen dauert oft Monate.

Altersveränderungen. Als Folge mangelnder Übung ist der Bewegungsumfang eingeschränkt. Regressive Veränderungen des gefäßfreien Gelenkknorpels führen zu einer Abflachung und zur Asbestdegeneration (S.64). An den Randpartien des Gelenkknorpels kommt es zuweilen zu Knorpelproliferationen, die verkalken und später durch Knochengewebe ersetzt werden können. Diese proliferativen Veränderungen können bei ständiger Überbelastung oder Fehlbelastung der Gelenke selbst in jüngerem Lebensalter auftreten.

Klinische Hinweise. Unter den Erkrankungen und Verletzungen des Bewegungsapparats sind Gelenkschäden relativ häufig: Unfall- und Sportverletzungen, rheumatische und degenerative Prozesse (Arthrosen).

Kapselverletzungen. Bei Verstauchung und Zerrung (Distorsion) oder bei Prellung (Kontusion) ist die Gelenkkapsel betroffen. Je nach Stärke der Gewalteinwirkung reagiert sie mit Schwellung, mit vermehrter Flüssigkeitsabsonderung in die Gelenkhöhle (Erguß) oder, falls Kapselgefäße zerreißen, mit Blutaustritt in die Gelenkhöhle (Bluterguß).

Bänderverletzungen. Bei den genannten Traumen sind häufig die Gelenkbänder beteiligt, da sie bei den meisten Gelenken in die Kapsel eingelassen sind. Eine Bänderläsion ist vor allem dann wahrscheinlich, wenn äußere Kräfte eine durch Bänder gehemmte Gelenkbewegung forcieren (Überstreckung im Ellenbogen- oder Kniegelenk). Auch hierbei gibt es verschiedene Verletzungsgrade von der einfachen Zerrung bis zum kompletten Riß.

Knochenverletzungen. Wegen der großen Zugfestigkeit der Kollagenfasern kann die Kontinuität kräftiger Bänder erhalten bleiben und statt dessen ein Abriß des Knochenabschnitts erfolgen, wo das Band inseriert (Abrißfraktur der Knöchel oder des Wadenbeinköpfchens).

Beim Schultergelenk, einem Gelenk mit Muskelführung, kann es z.B. durch Insuffizienz der Haltemuskeln oder infolge Unterentwicklung der Pfannenlippe zur habituellen Luxation (Verrenkung, Auskugelung) kommen. Bei den Gelenken mit Bänderführung haben Luxationen gewöhnlich Kapsel- und Bänderrisse zur Folge.

5.3 Allgemeine Muskellehre

> Ergänzend zu diesem Kapitel lesen Sie die Ausführungen über die Ordnungsprinzipien der Muskulatur, S.4, und über die Histologie der Skelettmuskulatur, S.73.

Die Skelettmuskulatur bildet mit dem passiven Bewegungsapparat eine funktionelle Einheit. Die einzelnen Muskeln lassen sich anatomisch gewöhnlich gut voneinander abgrenzen. Doch wirken sie meist nicht als Individuen, sondern im Verbund mit anderen Muskeln: funktionelle Muskelgruppen.

5.3.1 Muskelformen

> **Lernziele**
>
> Ursprung • Ansatz • Muskelbauch • Fiederung • Muskelformen

Übereinkunftsgemäß bezeichnet man die Anheftungsstelle eines Muskels am weniger beweglichen, bei den Extremitäten rumpfnahen Skeletteil als **Ursprung**, Ori-

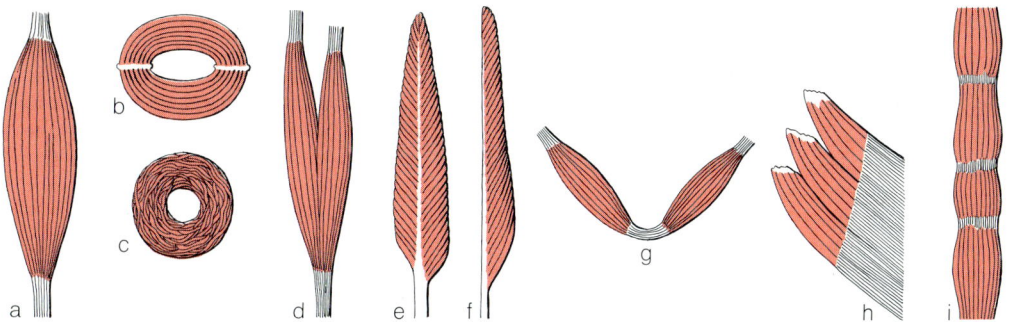

Abb. 5.8a-i Verschiedene Formen der Muskeln. **a** Spindelförmiger Muskel, M. fusiformis; **b** ringförmiger Muskel, M. orbicularis; **c** ringförmiger glatter Muskel als Schließmuskel, M. sphincter; **d** zweiköpfiger Muskel, M. biceps; **e** doppelt gefiederter Muskel, M. bipennatus; **f** einfach gefiederter Muskel, M. unipennatus; **g** zweibäuchiger Muskel, M. digastricus; **h** platter Muskel, M. planus, dessen platte Sehne als Aponeurose bezeichnet wird; **i** mehrbäuchiger Muskel, z. B. M. rectus abdominis

go, und die Befestigungsstelle am stärker beweglichen (meist distalen) Skeletteil als **Ansatz,** Insertio.

Die Begriffe Ursprung und Ansatz sind für deskriptive Zwecke notwendig und sinnvoll. Man muß sich darüber klar sein, daß funktionell durch die Muskelkontraktion beide Befestigungsstellen einander genähert werden, wobei je nach den Gegebenheiten einmal das eine und einmal das andere Skelettstück das stärker bewegte sein kann.

Am Muskel unterscheidet man einen aus kontraktilen Muskelfasern bestehenden Mittelteil, **Muskelbauch,** Venter, und die sehr verschieden langen **Sehnen,** Tendines (Einzahl: Tendo), mit denen die Kontraktionskraft auf die Skelettelemente übertragen wird.

Die Kategorisierung der Muskeln kann unter mehreren Gesichtspunkten erfolgen, z. B. nach der äußerlich sichtbaren Anordnung der Muskelfasern, oder nach Anzahl der Muskelbäuche, Muskelköpfe usw.

Nach der äußerlich sichtbaren Anordnung der Muskelfasern lassen sich unterscheiden (**Abb. 5.8**):

- **spindelförmige Muskeln**, Mm. fusiformes (**Abb. 5.8a**). Der Muskelbauch geht unter Verjüngung beiderseits in die Sehnen über. Die Muskelfasern verlaufen fast parallel in Längsrichtung, z. B. Mm. intercostales. Hinter dieser oberflächlichen Faseranordnung verbirgt sich im Innern häufig eine klare *Fiederung*. Der innere Bau eines Muskels muß also nicht mit dem äußeren Bild konform sein.
- **einfach gefiederte Muskeln**, Mm. unipennati (**Abb. 5.8f**). Die Muskelfasern gehen unter spitzen Winkeln unterschiedlicher Größe, *Fiederungswinkel, einseitig* in die Ansatzsehne über. Diese Anordnung erlaubt die Insertion zahlreicher Muskelfasern an der Sehne (z. B. M. extensor hallucis longus).
- **doppelt gefiederte Muskeln**, Mm. bipennati (**Abb. 5.8e**). Die Muskelfasern erreichen unter ver-

schiedenen *Fiederungswinkeln von 2 Seiten* die Ansatzsehne. Die Ursprungssehne ist meist als Sehnenblatt ausgebildet. Auch bei diesem Typ können sich viele Muskelfasern an der Sehne anheften (z. B. M. flexor hallucis longus).
- **mehrfach gefiederte Muskeln**. Mehrfach gefiederte Muskeln sind sehr kompliziert gebaut und können nicht generalisierend besprochen werden (z. B. M. deltoideus).
- **platte Muskeln**, Mm. plani (**Abb. 5.8h**). Diese flächig ausgebreiteten Muskeln kommen in der Bauchwand und am Rücken vor. Die Muskelfasern verlaufen entweder parallel oder konvergierend.

Unter Berücksichtigung der Anzahl der Muskelköpfe, Muskelbäuche und anderer Kriterien kommen vor:

- **mehrköpfige Muskeln** (**Abb. 5.8d**). Muskeln dieser Art haben mehrere selbständige Ursprungsanteile, Köpfe, die in eine gemeinsame Endstrecke, Ansatzsehne, auslaufen: M. biceps, M. triceps, M. quadriceps.
- **mehrbäuchige Muskeln** (**Abb. 5.8g, i**). Es liegen mehrere Muskelbäuche hintereinander, die durch Zwischensehnen verbunden sind: zweibäuchiger Muskel, M. digastricus; mehrbäuchiger Muskel, M. rectus abdominis.
- **ringförmige Muskeln**, Mm. orbiculares (**Abb. 5.8b, c**). Die Muskelfasern umkreisen eine Öffnung und dienen zum Verschluß (M. orbicularis oculi, M. orbicularis oris). Eine Zwischensehne ist mehr oder weniger deutlich eingeschaltet.

5.3.2 Muskelbau

Das kontraktile Element des Muskels ist die *Muskelfaser.* Ihre Größe variiert bei menschlichen Muskeln erheblich. Sie kann eine Länge von wenigen Millimetern bis zu 15 cm (z. B. M. sartorius) und einen Durchmesser zwischen 10 µm und 100 µm besitzen. Jede Muskelfaser ist von einer Basallamina und einem gitterfaserhaltigen Fibrillenstrumpf, *Sarkolemm,* überzogen (S. 71). Sie setzt sich an beiden Enden in eine zarte Sehne aus Kollagenfibrillen fort. Etwa 10–50 Muskelfasern sind in einem *Primärbündel* zu gemeinsamer Funktion zusammengeschlossen. Die Sehnen der einzelnen Muskelfasern vereinigen sich zu einer einheitlichen Sehne des Primärbündels.

> **Muskelfasern werden durch Bindegewebssyteme zu Einheiten steigender Größenordnung zusammengefaßt**

Die Hüllsysteme eines Muskels (**Abb. 5.9**) bestehen überwiegend aus Kollagenfasern, die eine *Verschieblichkeit* der Muskelfaserbündel gegeneinander gewährleistet. Die Hüllen stellen ferner Leitbahnen für die intramuskulären Gefäße und Nerven dar und enthalten Muskelspindeln als Registriereinrichtungen für den Dehnungsgrad der Muskelfasern (S. 189).
   Die hierarchische Ordnung der Hüllsysteme kommt in der – nicht einheitlich angewandten – Nomenklatur zum Ausdruck. Es werden unterschieden:

- **Endomysium**, das das Sarkolemm benachbarter Muskelfasern durch zarte Faserstrukturen locker miteinander verbindet. Im Endomysium verlaufen die *Muskelkapillaren* in Form eines dichten längsgerichteten Netzwerks.

- **Perimysium internum**. Es umhüllt jeweils ein Primärbündel und stellt zugleich eine Verschiebeschicht zwischen den Primärbündeln dar.
- **Perimysium externum**. Hierbei handelt es sich um ein etwas kräftigeres Bindegewebssystem, das Primärbündel gruppenweise zu Sekundärbündeln, sog. Fleischfasern, mit 1–2 mm Durchmesser zusammenfaßt.
- **Epimysium**. Das Epimysium bildet eine lockere Hülle um mehrere Sekundärbündel und faßt sie zu einem größeren Bündel eines Muskels oder zu einem kleinen Muskel zusammen und grenzt ihn verschieblich von der Umgebung ab.
- **Faszie**. Ganze Muskeln und eventuell auch Muskelgruppen werden von einer faserreichen, derben Bindegewebslage, der Faszie umhüllt (s. unten).

Eine derartig geschachtelte bindegewebige Umhüllung wird als *Enkapsis* bezeichnet. Sie kommt in ähnlicher Form und mit vergleichbarer Nomenklatur auch bei Sehnen und Nerven vor.

5.3.3 Sehnen

Eine Sehne, *Tendo,* ist die strangartige Fortsetzung der verschiedenen bindegewebigen Hüllsysteme des Muskels über die äußersten Ende der Muskelfasern hinaus. Sie verankert den Muskel am Knochen. Sehnen sind damit der zentrale Abschnitt eines kontinuierlichen Kollagenfasersystems, das von den bindegewebigen Muskelhüllen über die Sehne bis zum Periost und zu den Kollagenfasern der Knochenhartsubstanz reicht.
   Im wesentlichen besteht eine Sehne aus parallel gebündelten, in Zugrichtung angeordneten Kollagenfasern. Sie verleihen der Sehne eine beachtliche Zugfestigkeit von 5–10 kp/mm^2 (50–100 N/mm^2). Die Fasern besitzen aufgrund ihrer Molekularstruktur eine natürliche Wellung, die beim Einsetzen des Muskelzuges ausgeglichen wird. Dadurch greift die Kontraktionskraft leicht federnd am Knochen an. Die Faserbündel sind in kurzen Sehnen parallel orientiert, in langen Sehnen können sie parallel oder schraubig verlaufen.

> Wenn Sie jetzt den mikroskopischen Aufbau einer Sehne kennenlernen wollen, lesen Sie S. 60.

Ähnlich wie der Muskel besitzt auch die Sehne bindegewebige Hüllsysteme, die Faserbündel verschiedener Ordnung umschließen, *Peritendineum.* Zu unterscheiden sind:

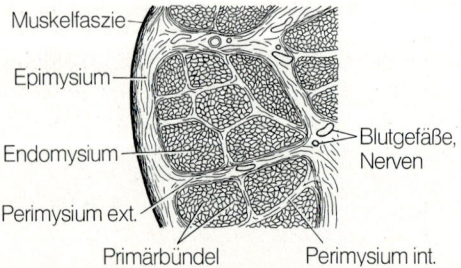

Muskelfaszie
Epimysium
Endomysium
Perimysium ext.
Primärbündel
Blutgefäße, Nerven
Perimysium int.

Abb. 5.9 Muskelquerschnitt mit bindegewebigen Hüllsystemen

- **Peritendineum externum,** eine äußere lockere Bindegewebshülle
- **Peritendineum internum,** das aus Bindegewebsbündeln besteht, die in die Sehne eindringen und dort größere und kleinere Bündel umfaßt

Die Gefäßversorgung von Sehnen ist spärlich. Nervenfasern verlaufen im Peritendineum zu Spannungsrezeptoren, *Sehnenorganen* (S. 190).

Sehnenformen. Länge und Kaliber der Sehnen wechseln stark. Die Kraft eines Muskels und die Dicke seiner Sehne sind so aufeinander abgestimmt, daß der Muskel auch bei ruckartiger Kontraktion seine Sehne nicht zerreißen kann.

Sehnen können *rundlich, flachoval* oder *flächenförmig* sein. Flächenhaft ausgebreitete Sehnen heißen **Aponeurosen (Abb. 5.8 h)**. Sie kommen entweder als Sehnen platter Muskeln (Bauchmuskeln) vor oder auch als Ursprungssehnen bauchiger Muskeln (z. B. M. gastrocnemius, M. glutaeus medius).

Die Verbindung der Sehne mit dem Skeletteil erfolgt durch Sehnenfasern, die sich pinselförmig aufspalten und als Sharpey-Fasern über das Periost in den Knochen einstrahlen. Dort gehen sie ohne Unterbrechung in die Kollagenfaserbündel der General- und der Speziallamellen über, in deren verkalkte Grundsubstanz sie eingemauert werden. Außerdem treten oberflächliche Kollagenfasern in das Periost ein und breiten damit den Zug über eine größere Fläche aus.

Klinischer Hinweis. Die Kontinuierlichkeit dieses Fasersystems ist der Grund für das klinische Phänomen, das bei Überlastungen nicht die Sehne vom Muskel oder Knochen abreißt. Die Kontinuitätstrennung erfolgt vielmehr innerhalb eines der drei Glieder der Kette: durch Muskelfaserriß, durch Sehnenriß (seltener), durch Knochenbruch.

5.3.4 Hilfseinrichtungen von Muskeln und Sehnen

Lernziele

Muskelfaszien • Gruppenfaszien • Faszienlogen • Schleimbeutel • Sehnenscheiden

Hierzu gehören:

- Faszien
- Schleimbeutel
- Sehnenscheiden

Faszie. Faszien sind Lamellen aus straffem Bindegewebe, die einzelne Muskeln oder Muskelgruppen umschließen. Sie bilden vielfach Ursprungs- oder Ansatzfelder von Muskelfasern und ergänzen insoweit das Skelett.

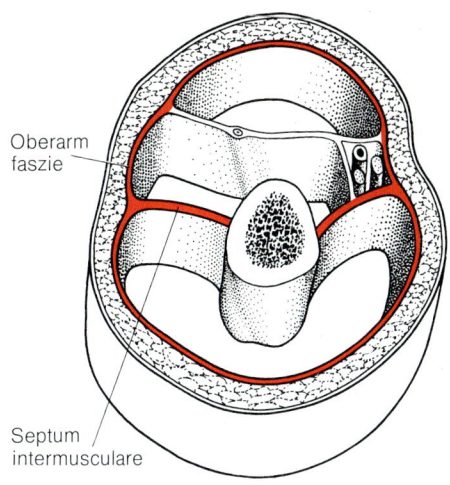

Oberarm
faszie

Septum
intermusculare

Abb. 5.10 Faszienverhältnisse am Oberarm (Muskellogen). N. radialis ist in der Zeichnung nicht berücksichtigt

Im Gegensatz zum Epi- und Perimysium sind sie von der Längenänderung der Muskeln weitgehend ausgeschlossen. Oft sind Faszien auch nur Grenzschichten lockeren Bindegewebes. Frei von Faszien sind die Gesichtsmuskeln.

Einzelfaszien bilden einen Führungsschlauch für längere Muskeln mit schrauben- oder S-förmigem Verlauf (z. B. M. sartorius, M. sternocleidomastoideus). Eine solche Faszienscheide sichert Form und Lage des Muskels.

Gruppenfaszien umgeben Muskeln mit gleicher Funktion. An den Extremitäten senken sie sich zwischen Muskelgruppen in die Tiefe und heften sich am Periost der Knochen fest. Als Septa intermuscularia trennen sie gegensinnig wirkende Muskelgruppen (**Abb. 5.10**) und bilden gemeinsam mit der oberflächlichen Extremitätenfaszie eigene Muskellogen (z. B. Beuger- und Streckerloge am Oberarm).

Oberflächliche Körperfaszie. Sie überzieht alle Muskeln des Rumpfes und der Gliedmaßen. Sie grenzt die Subkutis gegen die Muskulatur ab.

Schleimbeutel, Bursae synoviales, sind Spalträume im Bindegewebe, die eine Synovialmembran auskleidet und die wie Gelenke Synovia enthalten. Sie erleichtern die gegenseitige Verschieblichkeit von Strukturen, die unter Druck flächenhaft aneinandergepreßt werden. Sie wirken dabei als Druckverteiler. Gelenknahe Schleimbeutel stehen in manchen Fällen mit der Gelenkhöhle in Verbindung. Wenn ein Muskel um einen vorspringenden Knochen herumzieht, bildet sich zwischen Knochen und Muskelunterfläche ein Schleimbeutel (**Abb. 5.14**).

Sehnenscheiden, Vaginae tendines, sind bindegewebige Führungsröhren langer Extremitätensehnen. Sie bestehen aus:

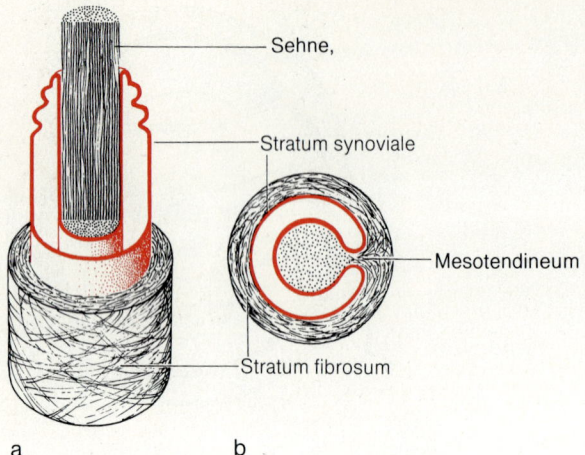

a   b

Abb. 5.11 a, b   Schema einer Sehnenscheide

- **Stratum fibrosum**, das außen liegt, kräftig und in der Umgebung fest verankert ist. Es hält die Sehne in ihrer Lage.
- **Stratum synoviale**, das innen liegt und durch einen Spalt von der Sehne getrennt ist. Es erleichtert das Gleiten der Sehne in der Bindegewebsröhre.

Die Vagina synovialis ist die doppelwandige Hülle, bestehend aus den beiden Blättern des Stratum synoviale, deren Spaltraum Synovia (S. 139) enthält. Sie ist an beiden Enden unter Faltenbildung verschlossen. Dadurch wird gewährleistet, daß die Synovia nicht ausfließt und zugleich die Verschiebung der Sehne möglich bleibt (**Abb. 5.11 a, b**). Das innere Blatt der Vagina synovialis ist mit der Sehne fest verbunden. Zwischen den beiden Blättern der Synovialscheide können Verbindungen, *Mesotendineum*, bestehen, die Gefäße und Nerven zur Sehne leiten.

Sehnenscheiden dienen der Reibungsminderung und kommen an Stellen vor, an denen Sehnen aus dem geraden Verlauf durch vorspringende Knochen oder zurückhaltende Bänder (*Retinacula*) abgelenkt oder an Knochen entlang durch osteofibröse Kanäle, die mit dem Periost verbunden sind, geführt werden. Das ist bei den langen Sehnen der Hand und des Fußes der Fall.

5.3.5 Innere Mechanik der Skelettmuskeln

Mechanische Selbststeuerung • Hubkraft •
Hubhöhe

Bei näherer Untersuchung sind praktisch alle Muskeln gefiedert, auch wenn es äußerlich nicht erkennbar ist (s. oben). Die Muskelfasern und auch die Primärbündel

setzen also gestaffelt an ihren Sehnen an (**Abb. 5.8 e, f**). Aus dieser Anordnung ergeben sich einige Folgerungen für die sog. innere Mechanik des Muskels.

Mechanische Selbststeuerung. Aus der gedehnten Ausgangslage kann sich eine Muskelfaser (Primärbündel) maximal auf etwa *die Hälfte verkürzen* (vgl. elektronenmikroskopische Struktur der Myofibrillen im gedehnten und kontrahierten Zustand, S. 75). Da ihr Volumen bei der Verkürzung konstant bleibt, muß sie sich entsprechend verdicken. Raum für die Dickenzunahme wird aufgrund der Fiederung zwangsläufig geschaffen, da sich bei Faserkontraktion der Fiederungswinkel und damit der seitliche Abstand der Muskelfasern vergrößert (**Abb 5.12**). Man spricht von einer mechanischen Selbststeuerung des Muskels. Würde sich ein längsgefaserter Muskel (**Abb. 5.8 a**) unter Belastung verkürzen, käme es zu einem erheblichen Anstieg des Binnendrucks, wodurch nicht zuletzt die zwischen den Muskelfasern gelegenen Kapillaren komprimiert würden. Die Fiederung dient also auch dazu, die Blutversorgung des Muskels bei Kontraktion sic herzustellen.

Hubkraft. Die Hubkraft eines Muskels (auch Sehnenkraft genannt) ist die bei maximaler Innervation aller seiner Muskelfasern an der gemeinsamen Endsehne entwickelte Kraft. Die Hubkraft hängt vom physiologischen

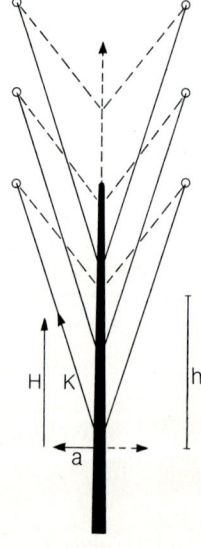

Abb. 5.12 Verlauf der Muskelfasern eines doppelt gefiederten Muskels in gedehntem Zustand und bei maximaler Kontraktion der Fasern auf die Hälfte der Ausgangslänge (*gestrichelt*). Die dabei erzielte Hubhöhe ist mit h bezeichnet. Die Kontraktionskraft einer Muskelfaser (K) wird infolge der Fiederung in die Komponenten H und a zerlegt. H ist die Komponente, die zur Hubkraft in Sehnenrichtung beiträgt; die Teilkraft a wird durch eine gleichgroße Teilkraft kompensiert, die bei Kontraktion der entsprechenden gegenüberstehenden Muskelfaser (a) auftritt

Querschnitt und vom Fiederungswinkel ab. *Als physiologischer Querschnitt* des Muskels wird die Summe der Querschnittsflächen aller Muskelfasern bezeichnet. Der physiologische Querschnitt verläuft also quer zur Längsachse jeder einzelnen Muskelfaser. Er ist also bei gefiederten Muskeln größer als bei spindelförmigen Muskeln.

Hinweis. Anders als beim physiologischen Querschnitt verläuft beim anatomischen Querschnitt der Schnitt quer zur Längsachse des ganzen Muskels in seiner Mitte.

Muskelfasern entfalten pro Quadratzentimeter Faserquerschnitt eine Kraft von ca. 6 kp (60 N). Diese Kraft wird nicht voll an der Endsehne wirksam, da die Fasern und somit die Richtung ihrer Kontraktionskraft schräg zur Endsehne verlaufen. Je größer der Fiederungswinkel, desto geringer ist die Komponente, die an der Sehne zur Hubkraft beiträgt.

Andererseits kann im gleichen Muskelvolumen bei größerem Fiederungswinkel eine höhere Zahl von Muskelfasern an der Sehne inserieren, wodurch der Verlust an Hubkraft wieder kompensiert wird.

Hubhöhe. Die Hubhöhe, d. h. die absolute Verkürzungsgröße des gesamten Muskels, richtet sich in erster Linie nach der *Länge* der Muskelfasern. Liegen die Muskelfasern (Primärbündel) in Richtung der Endsehne, „*gerade Fasern*", so entspricht die Hubhöhe direkt der Faserverkürzung. Sie beträgt aus der gedehnten Stellung maximal 50 % der Faserlänge. Für alle *schrägen Muskelfasern* im gefiederten Muskel gilt diese einfache Beziehung nicht. Die von ihnen erzielte Hubhöhe ist stets größer als die Faserverkürzung.

Wenn in einem Muskelindividuum Fasern mit unterschiedlich großen Fiederungswinkeln vorkommen, so ist ihre Ausgangslänge im allgemeinen so bemessen, daß alle Fasern bei gleichem Verkürzungsgrad an der gemeinsamen Endsehne die gleiche Hubhöhe erzielen; d. h. Fasern mit größerem Fiederungswinkel haben eine geringere Ausgangslänge als die „geraden" Fasern.

5.3.6 Äußere Mechanik der Skelettmuskeln

Lernziele

Hebelwirkung • Wirkungsrichtung • Hypomochlion • Sesambeine • Aktive Passive Insuffizienz

Die Wirkung eines Muskels auf das Hebelsystem der gelenkig verbundenen Skelettelemente bezeichnet man als äußere Mechanik. In bezug auf die Hubkraft, Hubhöhe und Hebelarm sind die Muskeln auf den Bewegungsumfang des übersprungenen Gelenks abgestimmt und bilden mit ihm ein funktionelles System.

Ein Muskel kann über ein oder mehrere Gelenke hinwegziehen. Dementsprechend unterscheidet man *ein-*,

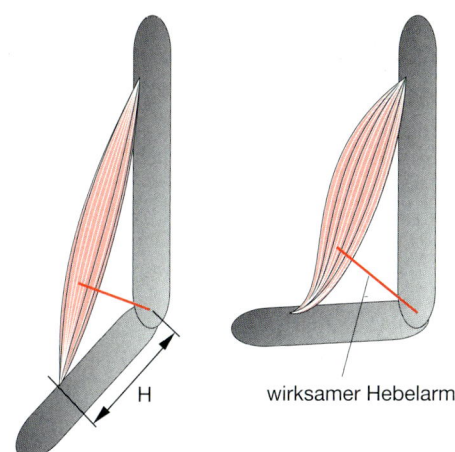

Abb.5.13 Knochenpaar in Streck- und Beugestellung zur Erläuterung des wirksamen Hebelarms, der je nach Gelenkstellung kleiner als der Insertionsabstand (H) des Muskels von der Gelenkachse ist

*zwei- und mehrgelenkige Muskeln.*Für die Beschreibung der Muskelwirkung gilt dabei, daß ein Muskel potentiell in allen Gelenken wirkt, die er überspringt. Ob ein mehrgelenkiger Muskel in einem speziellen Gelenk eine kleine oder große Wirkung entfaltet, richtet sich u.a. nach der Stellung der übrigen übersprungenen Gelenke.

Hebelwirkung des Muskels (Abb.5.13). Das Ausmaß der Muskelwirkung auf die Skeletteile, das Drehmoment, wird bestimmt von der *Hubkraft* und dem *wirksamen Hebelarm*.

Am einfachen Beispiel eines Scharniergelenks seien einige Beziehungen erläutert:

- *Bei gleicher Hubkraft* ist die Muskelwirkung um so höher, je größer der Insertionsabstand des Muskels von der Gelenkachse (Hebelarm) ist.
- *Je größer der Hebelarm*, desto größer muß die Hubhöhe des Muskels (längere Muskelfasern) sein, um maximale Gelenkexkursionen zu erzielen.
- *Der wirksame (virtuelle) Hebelarm* ändert sich mit der Gelenkstellung.

Der wirksame Hebelarm ist minimal in Streckhaltung. Die Hubkraft des Muskels wirkt dabei im wesentlichen als *Druckkraft*, die Gelenkflächen aufeinanderpreßt. Mit zunehmender Beugung wird der wirksame Hebelarm größer und erreicht ein *Maximum*, wenn die Richtung der Hubkraft senkrecht zum bewegten Skeletteil steht. Bei weiterer Beugung wird der wirksame Hebelarm wieder kleiner. Ein Teil der Hubkraft des Muskels wirkt dabei als *Zugkraft*, die Gelenkflächen voneinander zu ziehen trachtet.

Muskelwirkung bei umgelenkter Sehne. Wird eine Sehne durch ein *Hypomochlion* (Knochenvorsprung) und/oder Rückhaltebänder, *Retinacula*, aus dem geraden Verlauf umgelenkt, gilt folgendes:

- Die Richtung des Muskelzuges wird durch die Richtung der Sehnenstrecke zwischen Hypomochlion und Ansatzstelle (*wirksame Endstrecke*) bestimmt (**Abb. 5.14**).
- Wird die Sehne durch das Hypomochlion um ein Gelenk herumgeleitet, so ist für die Muskelwirkung in diesem Gelenk die Richtung des Muskelzuges und der Hebelarm maßgebend. Die Zugrichtung wird durch die Verlaufsrichtung der Sehne *proximal* vom Hypomochlion, und der wirksame Hebelarm durch den senkrechten Abstand der *proximalen* Sehnenstrecke von der Gelenkachse bestimmt.

Diese Verhältnisse liegen z. B. beim langen Beuger der Großzehe (M. flexor hallucis longus) vor (S. 354).

Sesambeine, Ossa sesamoidea. In Sehnen ist am Umlenkpunkt ein erbsen- oder scheibenförmiger Knochen eingelagert. Mit seiner überknorpelten Kontaktfläche gleitet er auf der Unterlage (z. B. Kniescheibe). Hierdurch erfolgt eine Verminderung der Reibung und eine Vergrößerung des Abstandes vom Drehpunkt des Gelenks, wodurch das Drehmoment verbessert wird.

Aktive und passive Insuffizienz. Bei mehrgelenkigen Muskeln reicht meist die Verkürzungsgröße (Hubhöhe) nicht aus, um in allen übersprungenen Gelenken maximale Ausschläge zu erzielen: *aktive Insuffizienz.*

Beispiel. Die zweigelenkigen Beuger am Oberschenkel (ischiokrurale Muskeln) beugen im Kniegelenk und strecken im Hüftgelenk. Wenn sie mit einem Teil ihrer größtmöglichen Verkürzung eine maximale Streckung im Hüftgelenk erzielt haben, reicht der restliche Teil ihrer Verkürzungsmöglichkeit nicht aus, um im Kniegelenk maximal zu beugen; d.h. die Ferse kann das Gesäß nicht berühren.

Andererseits reicht bei mehrgelenkigen Muskeln die physiologisch noch tolerable Dehnungsfähigkeit häufig nicht aus, um in den übersprungenen Gelenken Extremstellungen zuzulassen: *passive Insuffizienz.*

Beispiel. Die Dehnungsfähigkeit der ischiokruralen Muskeln ist meist nicht groß genug, um im Stand bei gestreckten Kniegelenken (Teildehnung) durch starke Rumpfbeugung in den Hüft-

gelenken (Volldehnung) mit den Handflächen den Boden berühren zu können (Muskelhemmung S. 140)

5.3.7 Der Muskel als Effektor des Nervensystems

> **Lernziele**
>
> Motorische Einheit • Isotonische Kontraktion• Isometrische Kontraktion • Synergisten • Antagonisten • Genetische Muskelgruppen • Funktionelle Muskelgruppen

> **Muskeln werden von einem oder mehreren Nerven versorgt, die motorische (efferente) und sensible (afferente) Fasern enthalten**

Eine motorische Nervenfaser, deren Zelleib im Vorderhorn des Rückenmarks liegt, α-Motoneuron (S. 784), zweigt sich nach Eintritt in den Muskel vielfach auf und tritt über motorische Endplatten (S. 84) mit mehreren Muskelfasern in Kontakt. Die motorische Vorderhornzelle, die zugehörige Nervenfaser und die von ihren Verzweigungen innervierten Muskelfasern werden als **motorische Einheit** bezeichnet. Alle zu einer motorischen Einheit gehörenden Muskelfasern treten stets gleichzeitig in Aktion.

Die Zahl der Muskelfasern einer motorischen Einheit ist verschieden groß. In Muskeln mit präzise dosierbarer Kontraktion, z. B. den äußeren Augenmuskeln, gehören 5–10 Muskelfasern zur Einheit, in gröber arbeitenden Haltemuskeln des Rückens und der Extremitäten 500–2000.

Die Muskelfasern einer motorischen Einheit liegen nicht gebündelt nebeneinander, sondern sind über weite Gebiete des Muskelbauchs verteilt. Um alle Fasern eines Muskels gleichzeitig in Aktion zu setzen, müssen somit sämtliche α-Motoneurone, deren Axone den Muskel erreichen, aktiviert werden.

Muskeln sind aber nicht nur Effektoren des Nervensystems sondern verfügen auch über Rezeptoren, die Rückenmark und Gehirn über den jeweiligen Spannungszustand der Muskulatur informieren. Hierbei handelt es sich vor allem um *Dehnungsrezeptoren* (Muskelspindeln, **Abb. 8.2**, S. 189) und *Spannungsrezeptoren* (Sehnenorgane).

> **Wird ein Muskel über seinen Ruhetonus hinaus erregt, steigt seine Spannung und/oder er verkürzt sich**

Auch in *Ruhe* laufen ständig Nervenimpulse in den Muskel ein. Diese reflektorische Dauererregung ruft eine

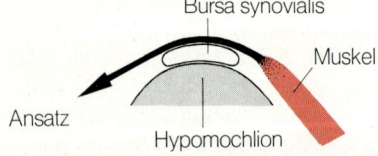

Abb. 5.14 Umlenkung einer Sehne durch ein Hypomochlion, das zum Schutz der Sehne durch eine Bursa synovialis gepolstert wird. Die Zugrichtung des Muskels entspricht der wirksamen Sehnenstrecke zwischen Hypomochlion und knöcherner Ansatzstelle der Sehne (*Pfeilkopf*)

Spannung des Muskels hervor, die als *Tonus* bezeichnet wird. Der Tonus ist individuell verschieden, variiert bei den einzelnen Muskeln und Muskelgruppen und kann bei bestimmten Erkrankungen des Nervensystems abgeschwächt oder gesteigert sein. Wird der den Muskel versorgende Nerv durchtrennt, erlischt der Tonus (*schlaffe Lähmung*).

Verstärkt einlaufende Nervenimpulse führen zu einer *Verkürzung und Spannungszunahme* des Muskels. In der Regel sind beide Komponenten in verschiedenem Ausmaß bei der Kontraktion beteiligt. Experimentell lassen sich 2 Grenzfälle ermitteln: kann sich ein Muskel ungehindert verkürzen, so bleibt seine Spannung weitgehend konstant: **isotonische Kontraktion** (S. 75). Wird der Muskel durch Fixierung seiner Ursprungs- und Ansatzpunkte an einer Verkürzung gehindert, so steigt seine Spannung bei konstanter Länger: **isometrische Kontraktion.**

Wie beide Kontraktionsformen quantitativ und zeitlich bei der Muskeltätigkeit zusammenwirken, wird deutlich, wenn ein Gewicht gehoben werden soll. Zunächst spannt sich der Muskel ohne Verkürzung an (isometrische Phase). Sobald die Kontraktionskraft so stark gestiegen ist, daß sie das Gewicht anhebt, verkürzt sich der Muskel, ohne daß die Spannung weiter zunimmt (isotonische Phase). Beim Schließen des Mundes z. B. heben die Kaumuskeln den Unterkiefer zunächst isotonisch, bis sich die Zahnreihen berühren. Die weitere Kontraktion ist isometrisch und verstärkt den Kaudruck. Schließlich kann die Spannung des Muskels auch bei seiner Verlängerung anwachsen: Durch Vorneigung des Rumpfes im Stand verlängern sich die Rückenmuskeln und wirken gleichzeitig durch Spannungserhöhung der beugenden Schwerkraft entgegen.

Bei der Beschreibung der Muskelwirkung wird gewöhnlich die **Bewegungsfunktion** in den Vordergrund gestellt. Doch ist zu bedenken, daß dieselben Muskeln und Muskelgruppen infolge einer isometrischen Kontraktion wichtige **Haltefunktionen** ausüben können: z. B. die Sicherung der aufrechten Haltung der Wirbelsäule, die Verspannung des Fußgewölbes, die Führung der Bewegungen im Schultergelenk. Außerdem kommt den Muskeln auch noch eine **bremsende Funktion** in der Endphase einer Bewegung zu.

> **Bewegungen erfordern synergistisches und antagonistisches Zusammenwirken von Muskeln**

Die um ein Gelenk gruppierten Muskeln wirken nicht als Individuen, sondern werden durch das Nervensystem zu gemeinsamer Tätigkeit veranlaßt. Muskeln mit gleichsinniger Funktion werden **Synergisten** genannt (z. B. M. biceps brachii und M. brachialis als Beuger im Ellenbogengelenk). Während des Bewegungsablaufs werden aber auch die gegensinnig wirkenden Muskeln, Antagonisten, innerviert (z. B. M. triceps brachii als Strecker im Ellen-

bogengelenk). Die **Antagonisten** sorgen durch abgestufte kontrollierte Verringerung ihrer Spannung dafür, daß die von den Synergisten ausgeführte Bewegung nicht schleudernd, sondern gezügelt, genau dosiert und damit harmonisch abläuft.

Beim *einachsigen Gelenk* erlaubt die anatomische Anordnung der Muskeln eine eindeutige Gliederung in Synergisten und Antagonisten. Der Bewegungsaufbau erscheint entsprechend einfach.

Wegen des fehlenden Zwangslaufs ist beim Kugelgelenk der Bewegungsaufbau komplexer. Im Prinzip bewirkt jeder Muskel Bewegungen in allen 3 Hauptrichtungen zugleich, wenn auch mit unterschiedlichem Drehmoment. So bewirkt z. B. der M. pectoralis major bei herabhängendem Arm eine Innenrotation, Adduktion und Anteversion. Um eine reine Anteversion des Arms zu erzielen, muß die Innenrotations- und Adduktionswirkung dieses Muskels durch entsprechende Antagonisten verhindert werden.

Wenn ein Muskel das Gelenk kegelmantelartig umgreift (z. B. M. deltoideus), ist er bei bestimmten Bewegungen nur mit einzelnen Portionen beteiligt, während andere Portionen zugleich antagonistisch wirken. Synergisten und Antagonisten brauchen also nicht immer anatomisch abgrenzbare Muskelindividuen zu sein.

Bei mehrachsigen Gelenken werden Muskeln oder Muskelportionen jeweils für eine bestimmte Bewegung funktionell gruppiert. Die Auswahl und Koordination erfolgt durch das Nervensystem. Nach vorgegebenen Bewegungsmustern, die vielfältig abstufbar und variiert sind, startet und kontrolliert es den Bewegungsablauf. Derartige **funktionelle Muskelgruppen** müssen klar von **genetischen Muskelgruppen** unterschieden werden, da letztere zwar gemeinsamer entwicklungsgeschichtlicher Herkunft sind und vielfach auch eine gemeinsame Nervenversorgung haben, aber nicht zwangsläufig synergistisch wirken müssen.

5.3.8 Biologisches Verhalten der Muskeln

> **Lernziele**
>
> Aktivitätshypertrophie • Inaktivitätsatrophie • Regenerationsfähigkeit

Krafttraining. Durch Krafttraining unter kurzzeitigem Einsatz der maximalen Muskelkraft (Klimmzüge) entwickelt der Muskel eine *Aktivitätshypertrophie*. Dabei verdickt sich jede einzelne Muskelfaser, behält jedoch ihre ursprüngliche Länge bei. Entsprechend gewinnt der Muskelbauch an Volumen. Eine Aktivitätshypertrophie entsteht auch durch Übungen, bei denen sich der Muskel nur isometrisch kontrahiert. Kraftvolles rhythmisches Umspannen einer Kugel z. B. führt zur Hypertrophie der Fingerbeuger.

Dauerarbeit eines Muskels, bei der nicht die maximale Muskelkraft gefordert wird, führt nicht zur Hypertrophie. Dagegen wird durch bessere Ausbildung des Kapillarsystems die Durchblutung und damit die Stoffwechselleistung gesteigert (Langstreckenläufer).

Mangelnde Betätigung eines Muskels, längere Ruhigstellung (Gipsverband) oder Ausfall einer Nervenversorgung haben eine *Inaktivitätsatrophie* zur Folge. Die einzelne Muskelfaser wird dünner und der Muskelbauch insgesamt schlanker.

Dehnungsübungen. Damit wird zunächst eine bessere Nachgiebigkeit des bindegewebigen Hüllensystems des Muskels, sodann auch eine Verlängerung der Muskelfaser und damit eine größere Hubhöhe erzielt (z. B. Verlängerung des gerade Bauchmuskels bei übungsmäßig gesteigerter Rückneigung der Wirbelsäule).

Bewegungseinschränkung führt umgekehrt in einem Gelenk zur Faserverkürzung in den entsprechenden Muskeln. Dabei werden die Muskelfaserenden teilweise sehnig umgewandelt.

Der Skelettmuskel besitzt beim Menschen eine *geringe Regenerationsfähigkeit*. Nach Muskelrissen bildet sich meist eine bindegewebige Narbe. Wenn der Narbenkomplex nicht zu ausgedehnt ist, brauchen Hubhöhe und Hubkraft nicht wesentlich beeinträchtigt zu sein.

Auch *Sehnen* reagieren in Anpassung an geänderte Beanspruchung mit Hypertrophie oder Atrophie. Als Bindegewebsformation regenerieren sie relativ gut.

Daß durch geeignetes Training eine Hypertrophie nicht nur des Muskelbauchs, sondern auch der Sehnen und der zugehörigen Knochen erzielt wird, kennzeichnet diese Elemente als Glieder eines *funktionellen kybernetischen Systems*.

5.4 Allgemeine Aspekte der Biomechanik

Lernziele

Prinzipien der kausalen Histogenese •
Funktionelle Anpassung von Biomaterialien •
Viskoelastizität

Die Biomechanik beschreibt die Wechselbeziehungen zwischen mechanischer Belastung speziell der Binde- und Stützgewebe und ihrer Struktur. Nicht nur die Entwicklung der verschiedenen Binde- und Stützgewebe wird durch die Art der zu erwartenden und sich aktuell auswirkenden Kräfte maßgeblich bestimmt; auch nach Abschluß ihrer Entwicklung sind die Gewebe noch zu einer funktionellen Anpassung an quantitativ und qualitativ sich verändernde Belastungen in der Lage.

> **Die Differenzierung von Mesenchym zu Bindegewebe, Knorpel oder Knochen wird entscheidend durch die Art der Belastung während der Entwicklung bestimmt.**

Nach der Theorie der **kausalen Histogenese** von Pauwels hängt die Entstehung der drei Binde- und Stützgewebe von mechanischen Kräften ab. Diese Kräfte erzeugt die Frucht während der Entwicklung zum Teil selbst (Wachstumsdruck, Zug durch Eigenbewegung, u.a.), z. T. werden sie ihr von der Umgebung aufgezwungen (Schwerkraft, Lage im Uterus).

Dehnungskräfte stimulieren im Mesenchym die Genese von *Bindegewebsfasern*. Es ist wichtig festzuhalten, daß Dehnung nicht nur durch Zug erzeugt wird. Auch Druck führt zur Dehnung des Gewebes und zwar quer zur Druckrichtung, solange er nicht allseits als Kompression erfolgt. Und auch Schub (exzentrischer Druck auf einen Teil der Oberfläche) erzeugt durch Scherbewegungen eine Dehnungskomponente schräg zur Schubrichtung.

Kompressionskräfte (allseitiger Druck) induzieren im Mesenchym die Bildung von *Knorpelgrundsubstanz*.

Durch Kombination von Dehnung und Kompression unterschiedlichen Ausmaßes läßt sich die Entstehung der verschiedenen Bindegewebe und Knorpelarten erklären:

- schwache Dehnungskräfte – faserarmes Bindegewebe
- starke Dehnungskräfte – faserreiche Bindegewebe (Sehnen, Gelenkkapseln, Organkapseln)
- Dehnungskräfte kombiniert mit Kompression je nach Wechselhaftigkeit oder Konstanz der Kräfte: elastischer oder Faserknorpel
- überwiegende Kompression: hyaliner Knorpel

Für die Entstehung von **Knochen** durch desmale Ossifikation ist Bewegungsruhe in dehnungsbelastetem Gewebe erforderlich. Enchondrale Ossifikation ist ein Folge von Bewegungsruhe in kompressionsbelastetem Gewebe. Zusätzlich sind genetische Faktoren wirksam.

Klinischer Hinweis. Wie bei der Histogenese des Knochens ist auch bei der Knochenbruchheilung die Bewegungsruhe von Bedeutung, weil es sonst nur zur Bildung von hyalinem Knorpel im Bruchspalt kommt. Knochenbrüche heilen durch Zellproliferation und Fibrillogenese ausgehend vom Periost zunächst bindegewebig. Die Kompressionsbelastung des Bruchspaltes durch Muskelzug oder durch statische Belastung unterstützt anschließend die Umwandlung des Bindegewebes in Knorpel. Zur Verknöcherung kommt es nur, wenn im Heilungsgebiet Bewegungsruhe herrscht. Diese versucht man z. B. durch Marknagelung langer Röhrenknochen zu gewährleisten. Chronische Biegebewegungen im ehemaligen Bruchspalt verhindern die Verknöcherung. Der Bruchspalt bleibt knorpelig überbrückt und damit instabil (Pseudarthrose=Synchondrose).

> **Im Gegensatz zum rein passiv mechanischen Verhalten technischen Baumaterials reagieren Biomaterialien aktiv auf äußere und innere Belastungen und ermöglichen damit eine funktionelle Anpassung**

Binde- und Stützgewebe sind durch besonders ausgeprägte Ab- und Umbauvorgänge charakterisiert. Zellen, Fasern und nicht-flüssige Anteile der Grundsubstanz werden kontinuierlich abgebaut und durch Zellteilung bzw. de-novo- Synthese wieder ersetzt. Die flüssigen Anteile der Grundsubstanz werden durch offene Kommunikation mit dem Gefäßsystem gegen Bestandteile des Blutplasmas ausgetauscht. Diese Gewebe befinden sich solange in einem **Fließgleichgewicht** wie Auf- und Abbau sich die Waage halten. Dabei wirken die Faktoren der kausalen Histogenese weiter: Dehnung fördert Fibrillogenese, Kompression die Bildung von Knorpel-Grundsubstanz, Bewegungsruhe bei mäßiger Belastung Knochenbildung.

Die Binde- und Stützgewebe können sich dadurch quantitativ ändernden Bedingungen strukturell anpassen. Eine Belastungszunahme von physiologischem Ausmaß führt zur *Aktivitätshypertrophie*. Sie kommt in Knochen, Bändern und Sehnen von Sportlern genauso vor, wie in deren Muskulatur. Belastungsabnahme, z.B. im Alter, nach Lähmungen oder bei vorübergehender Ruhigstellung bedingt eine *Inaktivitätsatrophie*. Da die Inaktivitätsatrophie bei der Knochenbruchheilung kontraproduktiv wäre, hat man in der Klinik ruhigstellende Maßnahmen wie Gipsverbände und Bettruhe soweit möglich zugunsten von Knochennagelungen aufgegeben; diese ermöglichen eine Kombination von Stabilisierung des Bruches mit Wachstumsreizen durch Belastung.

Auch **qualitative Veränderungen** der Belastung wirken sich im Rahmen der funktionellen Anpassung aus. Nach Lähmungen werden Gelenkflächen im Verlaufe von Jahren im Sinne der verbliebenen Bewegungsmöglichkeiten umgebaut. Knorpelige Rippenanteile verknöchern im Alter, wenn die atmungsbedingten Biegebewegungen geringer werden. Bei einseitigen Lähmungen (z.B. Kinderlähmung) bleiben die vermindert belasteten Extremitäten der gelähmten Seite in Dicken- und Längenwachstum zurück. Die Extremitäten der vermehrt belasteten gesunden Seite zeigen gesteigertes Dickenwachstum. Als Anpassung an eine veränderte Körperhaltung werden die Spongiosabälkchen und gegebenenfalls die gesamte Knochenform (z.B. Femur) so umgebaut, daß sie der neuen Körperstatik optimal entsprechen. Nach Knochenbrüchen überschießend gebildeter Knochen (Kallus) wird im Laufe der Zeit nur dort wieder abgebaut, wo er nicht benötigt wird, da er nicht in der Belastungsachse liegt. Und schräg zusammengewachsene Knochenbruchenden bauen die verbliebenen

Stufen oder den Knick perfekt um, bis eine neue optimale Belastungsachse entstanden ist.

Alle o.a. funktionellen Anpassungsvorgänge geschehen nur, solange die quantitativen bzw. qualitativen Belastungsveränderungen im physiologischen Bereich liegen. Werden gewisse Belastungsgrenzen überschritten, resultiert Gewebszerstörung statt funktioneller Adaptation.

Klinischer Hinweis. Überbeanspruchung des Systems Muskel-Sehne-Knochen-Gelenk durch aktive Belastung (Muskelkontraktion) oder durch passive Belastung (von außen aufgezwungene Bewegungen) führt zu einer Schädigung desjenigen Gliedes, das unter den gegebenen funktionellen Bedingungen das schwächste ist.

> **Muskeln reißen im Erschlaffungszustand praktisch nie; dagegen aber sehr leicht wenn sie kontrahiert sind: z.B. bei „kalten" Sportlern mit noch verkrampfter Muskulatur**

Sehnenrisse sind bei gesunden Sehnen nur selten zu verzeichnen, da sie für sehr hohe Zugbelastungen ausgelegt sind. Bei Sehnen, die durch Druck oder chronische Überlastung vorgeschädigt waren, sind Sehnenrisse dagegen häufiger.

Am häufigsten wird der **Knochen** betroffen: lange Knochen brechen durch Biegebelastung peripher vom Muskel- bzw. Sehnenansatz; an kurzen Knochen sind Ausrisse der Sehne mit einem umgebenden Stück Knochen am häufigsten.

Zu Rissen einer **Gelenkkapsel** oder eines **Gelenkbandes** kommt es in der Regel nur dann, wenn ein Gelenk in einer anderen als seiner vorgesehenen Bewegungsrichtung belastet wird; damit scheidet Muskelaktivität als Ursache aus, und es handelt sich ursächlich vielmehr um von außen aufgezwungene Bewegungen (Umknicken, Sturz, u.a.).

Binde- und Stützgewebe zeigen unter Belastung ein komplexes Verformungsverhalten, die Viskoelastizität.

Die **Viskoelastizität** besteht aus einer vollreversiblen *elastischen* Komponente und aus einer aus eigener Kraft nur begrenzt reversiblen *viskosen* Komponente. Mit welcher der beiden Komponenten ein Gewebe auf Druck oder Zug reagiert, hängt weniger vom Ausmaß der Kraft als vielmehr von der Dauer ihrer Einwirkung ab.

Bei **kurzfristiger Einwirkung** kommt es zu einer Gestaltänderung, die nach Aufhören der Belastung innerhalb von Sekunden *elastisch* voll reversibel ist (z.B. Abheben einer Hautfalte vom Handrücken). Entscheidender Effektor dieses Verhaltens ist das Gerüst aus Bindegewebsfasern durch seine Faseranordnung und den gezielten Einbau elastischer Fasern.

Längerfristige Belastung bedingt eine Verformung unter plastischem Fließverhalten des Gewebes, das erst im

Verlaufe von Minuten oder Stunden reversibel ist (z. B. Schnürfurchen in der Haut durch zu enge Gummiband). Entscheidend für diese *viskose* Komponente der Viskoelastizität ist die Fließfähigkeit der Bindegewebsgrundsubstanz. Viskosität ist die geschwindigkeitsabhängige Verformung eines Körpers oder einer Flüssigkeit.

Bei Überschreitung bestimmter Grenzwerte kann eine viskose Verformung irreversibel werden; das Gewebe hat sich plastisch verformt. Ein überdehntes Band oder eine überdehnte Sehne verbleibt in diesem verlängerten Zustand und ist künftig vermehrt rißgefährdet.

6 Allgemeine Anatomie des Blutkreislaufs. Blut und Blutbildung

6.1 Blutkreislauf

6.1.1 Übersicht über den Blutkreislauf

Lernziele

Herz • Herzklappen • Arterien • Arteriolen • Kapillaren • Venulen • Venen • Kleiner Kreislauf • Großer Kreislauf • Pfortadersystem • Vasa publica • Vasa privata

Der Blutkreislauf besteht aus:

• Herz
• Arterien, Schlagadern
• Venen
• Kapillaren

Arterien, Venen und Kapillaren werden zusammenfassend als Blutgefäße bezeichnet.

Das **Herz** ist der Motor der Blutbewegung. Durch Kontraktionen pumpt es das Blut in die Gefäße. Gleichzeitig legt es durch Herzklappen, die wie Ventile wirken, die Blutstromrichtung fest.

Arterien heißen alle Gefäße, die das Blut vom Herzen fortleiten. Ihre Endabschnitte werden *Arteriolen genannt.*

Venen heißen alle Gefäße, die das Blut zum Herzen zurückführen. Die kleinsten Venen, aus denen größere Venen hervorgehen, sind die *Venulen* (Venulae).

Kapillaren sind die kleinsten Gefäße. Sie verbinden Arterien und Venen und dienen dem Stoff- und Gasaustausch zwischen Blut und Gewebe bzw. Atemluft.

Hinweis. Die Bezeichnungen Arterie und Vene hängen ausschließlich von der Richtung des Blutstroms vom und zum Herzen ab. Welches Atemgas (O_2, CO_2) im jeweiligen Blut dominiert, spielt dabei keine Rolle. Dennoch wird das Blut, das sauerstoffreich ist, als arterielles Blut und sauerstoffarmes Blut als venöses Blut bezeichnet.

Die einfachste Form des Blutkreislaufs findet sich bei niederen Wirbeltieren (**Abb. 6.1**, Blutkreislauf von Fischen). Das im venösen Teil des Blutkreislaufs gelegene einkammerige Herz pumpt das Blut in 2 hintereinandergelegene Kapillarbezirke: Kiemenkapillaren, in denen das Blut CO_2 abgibt und O_2 bindet – es wird hier „arterealisiert" –, und die Körperkapillaren, in denen das Blut u.a. O_2 abgibt und CO_2 aufnimmt.

Bei Säugetieren und beim Menschen wird die Effizenz des Blutkreislaufs durch Aufteilung in 2 Teile erheblich gesteigert (**Abb. 6.2**). Jeder Teil hat ein eigenes „Pumpwerk". Beide „Pumpen" zusammen machen das Herz aus, das aus einer rechten und linken, durch eine Scheidewand strikt voneinander getrennten Hälfte besteht.

Der Blutkreislauf des Menschen, der trotz seiner 2 Teile ein einheitliches System ist, besteht aus

• dem kleinen oder Lungenkreislauf und
• dem großen oder Körperkreislauf.

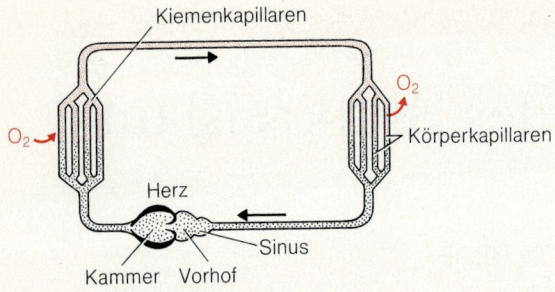

Abb. 6.1 Schema des Blutkreislaufs bei Fischen. Die ventilartigen Herzklappen am Eingang und am Ausgang der pumpenden Herzkammer legen die Flußrichtung des Blutes *(Pfeile)* fest

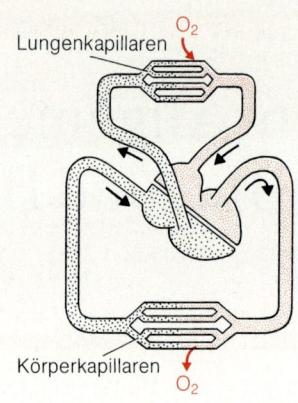

Abb. 6.2 Schema des Blutkreislaufs bei Säugetieren. Gefäße, die sauerstoffarmes Blut führen, sind *schwarz punktiert*, solche mit sauerstoffreichem Blut *rot punktiert*

Der **Lungenkreislauf** ist der venöse Teil des Blutkreislaufs. Mit CO_2 angereichertes Blut gelangt von der rechten Herzhälfte in die Lunge. Hier gibt das Blut CO_2 ab und nimmt O_2 auf. Das sauerstoffreiche Blut fließt aus der Lunge zur linken Herzhälfte.

Hinweis. Die Lungengefäße, die zum kleinen Kreislauf gehören und damit im Dienst des Gesamtkörpers stehen, werden als *Vasa publica* bezeichnet. Hinzu kommen Gefäße, die speziell der Versorgung des Lungengewebes dienen; sie werden als *Vasa privata* bezeichnet.

Der **Körperkreislauf** ist der arterielle Teil des Blutkreislaufs. Sauerstoffreiches Blut gelangt aus der linken Herzhälfte in die großen Körpergefäße und von dort in die verschiedensten Kapillargebiete, in denen u. a. O_2 abgegeben und CO_2 aufgenommen wird. Schließlich gelangt das Blut zur rechten Herzhälfte zurück.

Das Herz besteht jedoch nicht nur aus 2 getrennten Hälften, sondern jede Hälfte gliedert sich in einen Vorhof, **Atrium**, in den Blut einströmt – rechts aus dem großen Kreislauf, links aus dem kleinen Kreislauf – und in eine Kammer, **Ventrikel**. In jeder Herzhälfte befinden sich am Ventrikeleingang und am Ventrikelausgang **Klappen**: jeweils eine *Vorhof-Kammerklappe*, Valvula atrioventricularis, und jeweils eine *Kammer-Gefäßklappe*.

Die Herzklappen bewirken, daß bei den rhythmischen Herzkontraktionen, die jeweils das ganze Herz erfassen, das Blut stets nur in einer Richtung weitertransportiert wird; sie legen die Blutstromrichtung fest. Bei jeder Herzkontraktion gelangt in beiden Herzhälften das Blut aus dem Vorhof in die Kammer und das vorhandene Kammerblut in die ableitenden Gefäße (Arterien).

Das Kreislaufschema der **Abb. 6.3** zeigt nun folgende Einzelheiten: Aus der Körperperipherie wird das venöse Blut über die *obere* und *untere Hohlvene*, V. cava superior, V. cava inferior, dem *rechten Vorhof* zugeleitet. Von

dort gelangt bei geöffnetem Ventil (rechte Vorhof-Kammerklappe = *rechte Atrioventrikularklappe*) in die *rechte Kammer*. Die Kontraktion der Kammermuskulatur befördert das Blut nach Schluß der rechten Atrioventrikularklappe durch die *Lungenarterien*, Aa. pulmonales, in die Lungen. Den Rückstrom des Blutes nach Aufhören der Kammerkontraktion aus den Lungenarterien in den rechten Ventrikel verhindert an der Kammer-Arteriengrenze die *Pulmonalklappe*. In den Lungenkapillaren gibt das Blut Kohlendioxyd an die Atemluft ab und nimmt Sauerstoff auf. Das sauerstoffreiche, „arterielle" oder „arterialisierte" Blut wird über die *Lungenvenen*, Vv. pulmonales, dem linken Vorhof zugeleitet und gelangt von dort durch die *linke Arterioventrikularklappe* in die linke Kammer. Diese pumpt das Blut nach Klappenschluß in die Hauptschlagader, *Aorta*. Linke Kammer und Aorta sind durch die *Aortenklappe* getrennt, die nur während der Kammerkontraktion durch den Blutdruck geöffnet wird. Am Ende der Kammerkontraktion schließt sie sich wieder und verhindert damit den Blutrückstrom ins Herz.

Die Aorta verteilt das Blut mittels Arterien auf die verschiedenen Regionen und Organe des Körperkreislaufs. Funktionell kommt dabei den Endabschnitten der Arterien, den *Arteriolen*, besondere Bedeutung zu. Sie regulieren durch Kontraktion oder Weitstellung den Durchströmungswiderstand in der Peripherie.

Nachdem anschließend in den Kapillaren des Körperkreislaufs das Blut Sauerstoff und Nährstoffe an die Gewebe abgegeben und Kohlendioxyd und Stoffwechselprodukte aufgenommen hat, fließt es durch die Körpervenen, die sich schließlich zur oberen und unteren Hohlvene vereinigen, wieder zum rechten Vorhof zurück.

Da im kleinen Kreislauf als einziges Organ die Lunge gelegen ist, fließt durch sie das gesamte zirkulierende Blut. Dagegen sind im großen Kreislauf die Gefäßsysteme der einzelnen Körperregionen und Organe parallel geschaltet. Dadurch wird das zirkulierende Blut prozentual unterschiedlich auf die Organe verteilt und die Durchblutung kann organspezifisch reguliert werden.

Eine Ausnahme von diesem allgemeinen Prinzip bildet das **Pfortadersystem.** Das venöse Blut aus den Kapillaren des Magen-Darmkanals, der Bauchspeicheldrüse und der Milz wird über die Pfortader, *V. portae,* zunächst einem weiteren Kapillarsystem in der Leber zugeführt, bevor es in die untere Hohlvene gelangt. Hier sind also 2 Kapillarbezirke hintereinander geschaltet (**Abb. 6.3**).

Wenn Sie sich jetzt über den Aufbau und die mikroskopische Anatomie des Herzens informieren wollen, lesen Sie S. 76 und S. 515

6.1.2 Blutgefäße

Lernziele

Intima • Media • Adventitia • Arterien vom elastischen Typ • Arterien vom muskulären Typ • Arteriolen • Kapillaren • Venulen • Venen • Venenklappen • Arteriovenöse Koppelung

Herz und Gefäße sind funktionell eine untrennbare Einheit. Ihre gemeinsame Aufgabe ist es, die Blutzirkulation in allen Teilgebieten der Strombahn aufrechtzuerhalten, sie aber doch den Aufgaben des jeweiligen Abschnitts anzupassen, insbesondere durch einen verlangsamten, kontinuierlichen Blutstrom in den Kapillaren für günstige Austauschbedingungen zwischen Blut und Umgebung zu sorgen.

Zustande kommt dies dadurch, daß mit fortschreitender Verzweigung der Gefäße die Oberfläche zunimmt, die für den Austausch zur Verfügung steht. Gleichzeitig nimmt mit fortschreitender Verzweigung die Gesamtquerschnittsfläche der Strombahn zu. Während sie bei der Aorta 5,3 cm^2 beträgt, macht sie bei den Arteriolen 500 cm^2, bei den Kapillaren 3500 cm^2 und dann wieder abnehmend bei den Venulen 2700 cm^2 aus.

Außerdem ändern sich im Verlauf der Strombahn die Druckverhältnisse, wobei Unterschiede zwischen dem Körper- und dem Lungenabschnitt des Blutkreislaufs bestehen. Von der linken Herzkammer bis zu den kleinen Arterien des Körperkreislaufs herrscht ein mittlerer arterieller Blutdruck von 100 mm Hg (= 100×133 Pa; Hochdrucksystem). Von der rechten Herzkammer, die den Lungenkreislauf bedient, wird dagegen nur ein mittlerer Druck von 20 mm Hg (= 20×133 Pa) erzeugt, obgleich zur Vermeidung von Stauungen die Förderleistung (Minu-

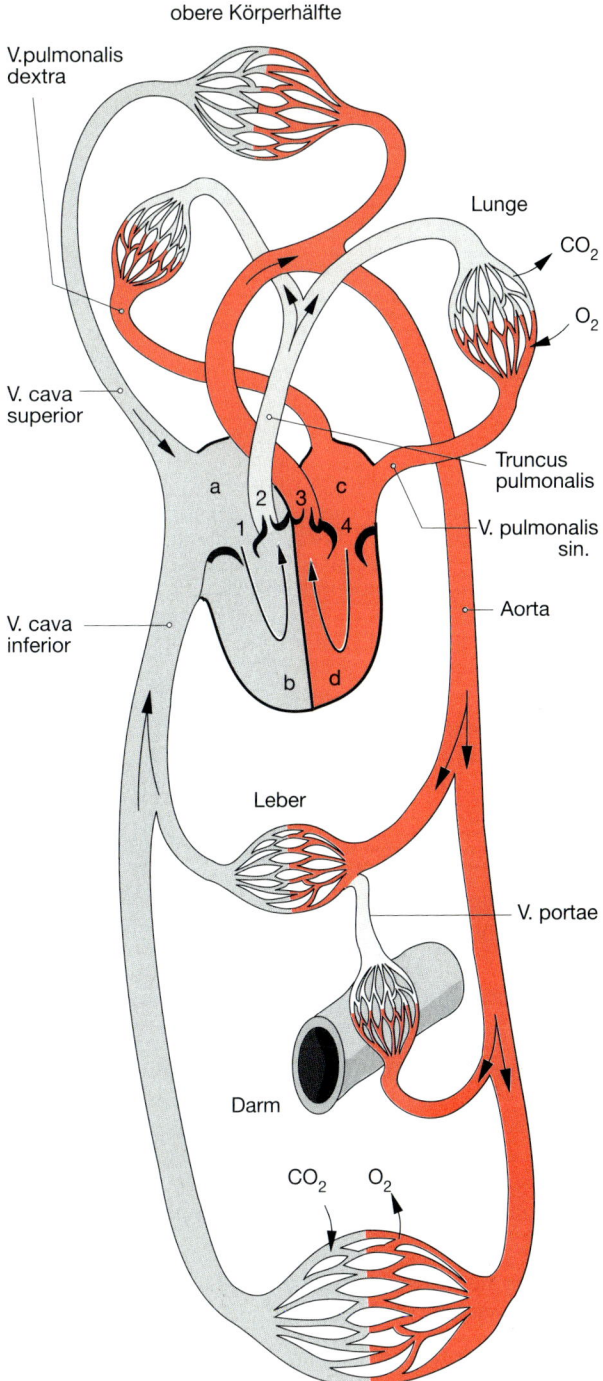

Abb. 6.3 Vereinfachtes Schema des Kreislaufsystems mit Darstellung der großen Gefäßstämme. Sauerstoffreiches Blut: *rot punktiert;* sauerstoffarmes Blut: *schwarz punktiert.* a=rechter Vorhof; b=rechte Kammer; c=linker Vorhof; d=linke Kammer. 1=rechte Atrioventrikularklappe; 2=Pulmonalklappe; 3=Aortenklappe; 4=linke Atrioventrikularklappe

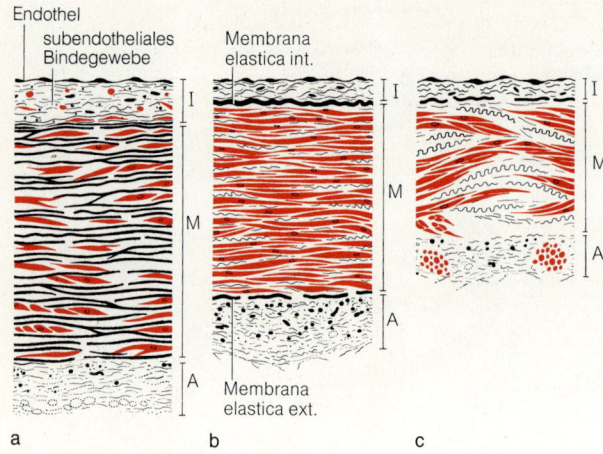

Endothel
subendotheliales
Bindegewebe
Membrana
elastica int.

Membrana
elastica ext.

a   b   c

Abb. 6.4a-c Querschnitt durch die Gefäßwand. **a** Arterie vom elastischen Typ (Aorta); **b** Arterie vom muskulären Typ; **c** mittelgroße Vene. I=Tunica intima; M=Tunica media; A=Tunica adventitia; *rot*: glatte Muskelzellen; *schwarz*: elastische Netze

tenvolumen) beider Herzhälften gleich ist. In den Kapillar- und Venengebieten schließlich fällt der Blutdruck auf 25–0 mm Hg (25 ×133 Pa bis 0 Pa) ab. Lungenkreislauf, Kapillar- und Venengebiete sind daher ein Niederdrucksystem.

Der hohe Blutdruck im arteriellen Abschnitt des Körperkreislaufs kommt durch die Pumparbeit der linken Herzkammer und durch einen starken Strömungswiderstand in den Arteriolen zustande.

Alle Blutgefäße haben einen gemeinsamen Bauplan

Der gemeinsame Bauplan der Gefäße (**Abb. 6.4**), ist jedoch in Anpassung an unterschiedliche Aufgaben in den verschiedenen Gefäßabschnitten modifiziert. Arterien und Venen sind Blutleiter, Kapillaren dienen Austauschprozessen.
Arterien und Venen haben 3 Wandschichten:

• Tunica intima (kurz: Intima)
• Tunica media (kurz: Media)
• Tunica externa (kurz: Adventitia)

Intima. Die Intima besteht aus dem *Endothel*, einem geschlossenen einschichtigen Verband flacher Zellen, die in der Regel auf einer Basalmembran ruhen, und aus dem *subendothelialen* Bindegewebe mit zarten Kollagenfasern und feinen elastischen Netzen. Die Faserzüge und die länglichen Endothelzellen sind vornehmlich in Richtung des Blutstroms angeordnet. Die Intima kontrolliert den Stoff- und Gasaustausch zwischen Blut und Gefäßwand. Eine unversehrte Endothelschicht ist eine we-

sentliche Voraussetzung zur Verhinderung einer intravasalen Blutgerinnung (Thrombusbildung). Außerdem ist das Endothel zur Sekretion humoraler Faktoren befähigt.

Media. Diese Wandschicht besteht aus glatten Muskelzellen, Kollagenfasern und elastischen Fasern in überwiegend ringförmiger Anordnung. Der Mengenanteil der einzelnen Abschnitte richtet sich nach der Beanspruchung und ist für die einzelnen Gefäßabschnitte charakteristisch (s. unten).

Die Media nimmt die Ring- und Längsspannungen auf, die durch den Blutdruck und die Pulswelle in der Gefäßwand verursacht werden. Sie fördert dadurch einen gleimäßigen Blutstrom und reguliert die Gefäßweite.

Adventitia. Die Adventitia ist ein Geflecht aus Kollagenfasern mit unterschiedlich vielen elastischen Netzen. Die Geflechte verankern die Gefäße in ihrer Umgebung. Da die Fasern im wesentlichen in Längsrichtung orientiert sind, kann die Adventitia äußere Längsdehnungskräfte aufnehmen (z. B. bei Extremitäten- und Eingeweidegefäßen).

Ernährung der Gefäße. Die Wand kleiner Gefäße wird durch Diffusion vom Gefäßlumen her ernährt. Bei größeren Arterien und Venen dringen zusätzlich eigene Versorgungsgefäße, *Vasa vasorum*, aus der Adventitia in das äußere Drittel der Media vor.

Innervation. Die Gefäßmuskulatur wird durch Fasern des vegetativen Nervensystems (Vasomotoren) innerviert, die die Weitenstellung und die Wandspannung regulieren. Spannungsrezeptoren liegen in der Adventitia.

Die Arterien lassen nach Wandbau, Funktion und Lage herznahe Arterien vom elastischen Typ und organnahe Arterien vom muskulären Typ unterscheiden

Arterien des elastischen Typs (**Abb. 6.4a**). Zu ihnen gehören die großen herznahen Gefäße: Aorte, A. carotis communis, A. subclavia, A. iliaca communis, ferner Truncus pulmonalis und Aa. pulmonales.
Intima. Die Intima ist entsprechend der mechanischen Beanspruchung relativ dick. Unter dem Endothel kommen neben Kollagenfasern und elastischen Fasern in Längsrichtung orientierte glatte Muskelzellen vor.
Media. Die Media ist unscharf gegen Intima und Adventitia abgegrenzt und zeichnet sich durch eine Vielzahl konzentrisch angeordneter *elastischer Membranen* aus, die untereinander anastomosieren und für den Stoffdurchtritt gefenstert sind. Zwischen benachbarten Membranen sind verzweigte *glatte Muskelzellen* ausgespannt, die den Dehnungswiderstand der Gefäßwand beeinflussen. Die Bindegewebegrundsubstanz zwischen den Membranen enthält größere Mengen von Proteoglykanen, in die spärliche Kollagenfasern eingelagert sind.

Adventitia. In der Adventitia verlaufen *Vasa vasorum* und *Nervenfasern*.

Histophysiologischer Hinweis. Die Arterien des elastischen Typs, vor allem der Anfangsteil der Aorta, besitzen eine sog. *Windkesselfunktion*. Das in der Systole des Herzens (Kontraktionsphase) schubweise ausgeworfene Blutvolumen wird von den elastischen Arterien unter Wanddehnung aufgenommen und in der Diastole (Phase der Herzerschlaffung) durch die elastischen Rückstellkräfte der Arterienwand weiterbefördert. Dadurch wird – ähnlich wie beim Windkessel früherer Feuerspritzen – der wegen der rhythmischen Herztätigkeit diskontinuierliche Blutstrom zunehmend in einen kontinuierlichen Strom umgewandelt. Druckspitzen in der Systole und Druckeinbrüche während der Diastole werden dadurch abgefangen.

Arterien des muskulären Typs (Abb. 6.4b). Zu ihnen zählen die mittleren und kleinen Arterien des großen Kreislaufs. Sie zeigen den Dreischichtenbau am deutlichsten.

Intima. Die Intima bildet an der Grenze zur Media eine *Membrana elastica interna*, die aus stark vernetzten elastischen Strukturen besteht. Im histologischen Präparat erscheint sie gefältelt; im lebenden Organismus ist sie in der durch den Blutdruck gedehnten Arterienwand stets glatt.

Media. Die Media wird aus Schichten zirkulär oder flach schraubenförmig angeordneter *glatter Muskelzellen* gebildet. Zwischen ihnen finden sich zarte elastische Membranen. An der Grenze zur Adventitia verdichten sich die elastischen Strukturen zu einer *Membrana elastica externa*, die häufig nur schwach entwickelt ist. Unabhängig von der Menge des elastischen Materials ist die Media-Adventitiagrenze der Arterien, im Gegensatz zu der der Venen, durch ein scharf Grenze zwischen der Schicht der glatten Muskelzellen und der bindegewebigen *Adventitia* gekennzeichnet.

Arteriolen. Die Arteriolen sind das Ende der arteriellen Strombahn. Sie zeigen prinzipiell eine gleiche aber schwächere Wandschichtung wie die Arterien vom muskulären Typ.

Intima. Die Endothelzellen der Arteriolen liegen einer sehr feinen Elastica interna unmittelbar auf. Subendotheliales Bindegewebe fehlt. Fortsätze von Endothelzellen stehen durch feine Öffnungen in der Elastica interna mit den Muskelzellen der Media in Kontakt

Media. Die Media der Arteriolen ist durch 1 bis 4 zirkuläre Schichten glatter Muskelzellen charakterisiert.

Funktionell regeln die Arteriolen vor allem den Blutdruck, aber auch die Durchblutung des jeweils nachgeschalteten Kapillargebiets. Möglich wird dies dadurch, daß sich mit den Arteriolen die arterielle Strombahn stark aufzweigt und durch Zunahme der inneren Oberfläche die Reibungswiderstände zwischen Blut und Gefäßwand erheblich ansteigen. Deswegen werden Arteriolen auch als *Widerstandsgefäße* bezeichnet. Sie bewirken einen starken Abfall des Blutdrucks.

Klinische Hinweise. Relativ kleine Gefäßverengerungen der Arteriolen haben eine erhebliche Widerstandserhöhung zur Folge. Für den Strömungswiderstand in der einzelnen Arteriole gilt nämlich das Hagen-Poiseuille-Gesetz, wonach sich bei Konstanz von Gefäßlänge und Blutviskosität der Widerstand umgekehrt proportional zur 4. Potenz des Gefäßradius ändert.

Dies bedeutet, daß sich bei universeller Kontraktion der Arteriolen des Körperkreislaufs (Arteriolarspasmus, z. B. beim Streß) der Widerstand in der Peripherie so stark erhöht, daß das Herz seine Pumpleistung erhöhen muß, um die Peripherie noch durchbluten zu können (Bluthochdruck).

Öffnen sich dagegen die Arteriolen des Körperkreislaufs, z. B. bei allergischen Reaktionen, strömt das arterielle Blut ungehemmt in die verschiedenen Kapillargebiete und Venen der Körperperipherie, wo es „versackt". Infolge ungenügenden Rückstroms von Blut zum Herzen bricht der Blutkreislauf zusammen und es kommt zum Kollaps.

> **Kapillaren sind muskelfreie Endothelrohre, deren Wand meist durch eine Basalmembran und durch einzelne Perizyten verstärkt wird**

Organe und Gewebe besitzen ein für sie typisches Kapillarmuster: flächenhafte oder raumförmige Netze oder Schlingen. Von Ausnahmen abgesehen, sind die Kapillaren 0,5–1 mm lang. Ihr Durchmesser schwankt je nach Organ und Durchblutung zwischen 5 und 15 µm. Einige Organe, z. B. die Leber, die Plazenta oder in kretorische Drüsen, haben sehr weite Kapillaren. Sie werden *Sinusoide* genannt.

Der **Wandbau** der Kapillaren ist organspezifisch und damit funktionsabhängig. Dennoch sind allen Kapillaren 3 Komponenten gemeinsam (**Abb. 6.5**):

- Endothel
- Basalmembran
- Perizyten

Endothel. Das Endothel besteht aus flachen Zellen, die sich zu einem Rohr zusammenschließen und untereinander durch Zonulae occludentes (tight junctions) und Nexus (gap junctions) verbunden sind (**Abb. 6.5 a**). Das Zytoplasma weist zahlreiche Transportbläschen und transepitheliale Kanälchen auf. Aber auch der Interzellularspalt kann zum Transportweg werden. Durch Auflösung der Interzellularsubstanz und der Zellhaften können weiße Blutkörperchen die Kapillarwand passieren (*Diapedese*). Der Zellkern der Endothelzellen wölbt das Zytoplasma ins Kapillarlumen vor und liegt in der Regel dort, wo er den Stoffaustausch am wenigsten behindert. In den kernfernen Bezirken schwankt die Dicke der Endothelzellen bei den verschiedenen Kapillartypen erheblich (50–500 nm).

In einigen Organen ist das Endothel stellenweise so verdünnt, daß *Fenestrationen* entstehen, bei denen der

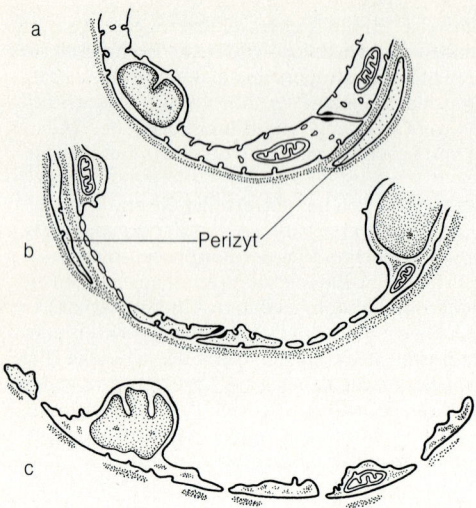

Perizyt

Abb. 6.5 a–c Bautypen der Kapillarwand, nach elektronenmikroskopischen Befunden schematisiert. Die Basalmembran ist punktiert. **a** Geschlossene Endothelschicht; die Basalmembran ist ununterbrochen und schließt einen Zytoplasmafortsatz eines Perizyten ein (z. B. Skelettmuskel); **b** links Endothelzelle mit intrazellulärer Fenestrierung; die Fenster sind durch Diaphragmen geschlossen (z. B. Niere, Darmzotten); rechts Endothelzelle mit intrazellulären Poren (z. B. Nierenglomerulus); **c** Endothelzellen mit interzellulären Lücken (Stomata); die Basalmembran ist unterbrochen (z. B. Milzsinus, Lebersinus)

Zelleib unter Verdrängung des Zytoplasmas nur noch aus zwei oder gar einer Lage Plasmamembran, *Diaphragma* genannt, besteht (**Abb. 6.5 b**). Dadurch wird die Permeation größerer Teilchen erleichtert.

Außerdem kommen rundliche Durchbrechungen des Endothels ohne Diaphragma vor (**Abb. 6.5 b**). Sie werden *Poren* genannt, z. B. in den Glomeruluskapillaren der Niere. Es sei erwähnt, daß die Begriffe Fenestration und Poren nicht einheitlich verwendet werden.

In der Leber bildet das Endothel der Sinusoide keinen geschlossenen Belag; es bestehen außer einer Fenestrierung interzelluläre Lücken oder Spalten, sog. *Stomata* (**Abb. 6.5 c**).

Basalmembran. Die Basalmembran erscheint bei den meisten Kapillaren als rings geschlossene Schicht von 30–60 nm Dicke. Sie ist in hohem Maße reversibel dehnbar. Lichtmikroskopisch darstellbare retikuläre Fasern gehören zur Lamina fibroreticularis (S. 42)

Bei fenestriertem oder porenhaltigem Endothel ist die Basalmembran eine wesentliche *Barriere für die Stoffpassage.* Der veränderliche und beeinflußbare physikochemische Zustand der Basalmembran bestimmt die Permeabilität der Kapillarwand.

In den *Lebersinusoiden* fehlt eine geschlossene Basalmembran. Da zudem interzelluläre Endothellücken existieren, steht hier das Blutplasma in direkter Verbindung mit der umgebenden Flüssigkeit (S. 585 f).

In den *Glomeruluskapillaren* ist die Basalmembran offenbar in Anpassung an den hohen Kapillardruck (60 mm Hg = 60×133 Pa) besonders kräftig. Sie wirkt hier vermutlich, da das Endothel Poren besitzt, als Ultrafilter (S. 597).

Perizyten (S. 78). Die Perizyten sind am Wandbau der meisten Kapillaren beteiligt. Die flachen Zellen haben stark verzweigte Ausläufer, die fingerartig das Endothelrohr umgreifen. Als echte Gefäßwandzellen werden sie mit allen Zytoplasmafortsätzen von der Basalmembran rings umschlossen. Ihre Beteiligung an der Weiterregulation der Kapillaren oder von Kapillarporen und damit an der Kapillarpermeabilität wird diskutiert.

Histophysiologische Hinweise. Kapillaren verhalten sich wie druckpassive Schläuche. Ihre Durchblutung und der in ihnen herrschende Druck werden daher von den Arteriolen bestimmt (s. oben). Wegen der ausgedehnten Verzweigungen des Kapillarnetzes (großer Gesamtquerschnitt) ist die Strömungsgeschwindigkeit gering. Dies ist in Abstimmung mit der Kapillarlänge wesentliche Voraussetzung für den intensiven Stoff- und Gasaustausch zwischen Kapillaren und Gewebe.

Die Austauschvorgänge selbst sowie deren treibende Kräfte (hydrostatischer Kapillardruck, kolloidosmotischer Druck, osmotischer Druck der perikapillären Flüssigkeit) sind morphologisch nicht faßbar. Auffällig sind jedoch im Endothelzellzytoplasma der Kapillaren je nach Funktionszustand mehr oder minder starke Membranvesikulationen. Sie stehen morphologisch im Dienst eines Flüssigkeitstransports sowohl aus dem Kapillarlumen in die Umgebung als auch umgekehrt. Offen jedoch ist inwieweit gelöste Stoffe auch durch Interzellularspalten die Kapillarwände passieren können.

Venulen. Das Blut, das die Kapillaren verläßt, wird von den Venulen, Venulae, aufgenommen. Der Blutdruck entspricht dem der Kapillargebiete, da der Durchmesser der Venulen kaum größer ist als der der Kapillaren. Allerdings treten in der Wand bereits vereinzelt glatte Muskelzellen auf, die das Gefäßlumen verändern können. Stellenweise können diese venösen Gefäßstrecken auch zu *venösen Sinus* erweitert sein.

> **Venen sind Blutleiter mit großem Lumen, schwacher Wand und histologisch unscharfer Media-Adventitiagrenze. Sie leiten das Blut zum Herzen zurück**

Der Aufbau der Venenwand variiert je nach Kaliber und Körperregion erheblich. Im allgemeinen sind die Venen weitlumiger und dünnwandiger als die entsprechenden Arterien. Im Unterschied zu der kompakten muskulären Media der Arterien findet sich in der Media mittelgroßer Venen viele Kollagenfaserbündel (**Abb. 6.4 c**).

Die **Intima** entspricht im wesentlichen der der Arterien. Nur bei kleinen Venen kann das subendotheliale Bindegewebe fehlen. Die *Elastica interna* ist unvollständig ausgebildet, erscheint aber in großen Venen so kräftig wie bei Arterien.

Die **Media** enthält flach schraubig verlaufende Züge glatter Muskelzellen und elastische Netze. Typisch ist die Auflockerung der Muskulatur durch kollagenes Bindegewebe. Dieses steht wegen fehlender Elastica externa mit den meist kräftig entwickelten Faserbündeln der Adventitia in Verbindung. Eine ausgeprägte Media-Adventitiagrenze, wie sie in den Arterien vorliegt, fehlt. Vielmehr verdämmert die Muskelwand allmählich in die Adventitia.

Die **Adventitia** besitzt neben Geflechten aus Kollagenfasern vornehmlich längsgerichtete elastische Netze und Muskelbündel, deren Stärke mit dem Gefäßkaliber zunimmt.

Venenklappen sind endothelbedeckte Intimafalten, die baggerschaufelartig ins Lumen vorspringen. Sie kommen in den Venen der Rumpfwand und der Extremitäten vor, besonders zahlreich am Bein. Die in der Regel sich paarweise gegenüberstehenden Falten weichen bei herzwärts gerichtetem Blutstrom auseinander und verhindern durch Klappenschluß den Rückfluß. Wird durch Kontraktion der benachbarten Skelettmuskeln die Vene komprimiert, kann das Blut infolge der Klappentätigkeit nur in Richtung zum Herzen befördert werden (Muskelpumpe). Ein weiterer Mechanismus zur Förderung des venösen Rückstroms ist die arterio-venöse Koppelung (s. unten). Bei übermäßiger Dehnbarkeit der Venenwand können die Klappen insuffizient werden. Das Blut stagniert und weitet die Vene zusätzlich aus (Krampfadern, Varizen, s. unten).

Histophysiologische Hinweise. Der Blutdruck in den Körpervenen ist niedrig; in den herznahen Hohlvenen sinkt er mit der Kammerkontraktion unter 0 mm Hg (negativer Druck, Sog). Das ist ein Zeichen, daß das Herz auch als Saugpumpe wirkt. Für den venösen Rückstrom reicht die Saugwirkung des Herzens allein nicht aus; sie wird im Thoraxbereich vom Lungenzug, in den Extremitäten durch die *Venenklappen* im Zusammenwirken mit der Skelettmuskulatur, ferner durch die sog. *arterio-venöse Koppelung* unterstützt. Das ist die Umschließung einer Arterie und gewöhnlich zweier Begleitvenen durch eine gemeinsame, wenig dehnbare Bindegewebshülle. Bei jedem Pulsschlag drängt die sich weitende Arterie ein gewisses Blutvolumen in den Klappenabschnitten der benachbarten Venen herzwärts.

Der größte Teil der Gesamtblutmenge des Körpers, etwa 85 %, findet sich im Niederdrucksystem, davon wiederum die größere Menge im Kapillar- und Venengebiet des großen Kreislaufs. Hier liegen also wesentliche **Blutspeicher**, die begrenzte Blutverluste durch Reduktion der Gefäßdurchmesser ausgleichen können. Erst wenn der Blutverlust die Kompensationsfähigkeit dieser Gefäße übersteigt (beim Erwachsenen in der Regel bei

> 1,5 l) bricht der Blutdruck und damit der Kreislauf zusammen; das Blutvolumen ist nun zu gering, um noch alle Blutgefäße zu füllen und damit einen ausreichenden Blutdruck zu gewährleisten.

6.1.3 Sonderstrukturen des Kreislaufs und der Blutgefäße

> Kollateralkreislauf • Anastomosen • Endarterien • Funktionelle Endarterien • Sperrarterien • Drosselvenen • Arteriovenöse Anastomosen • Venöse Kollateralwege

Arterielle Kollateralen und Anastomosen. Kleinere Gefäße und miteinander anastomosierende Gefäßverzweigungen, die parallel zu großen Gefäßen deren Versorgungsgebiet erreichen, werden *Kollateralen* genannt. Bei Verschluß der Hauptgefäße können sie z. T. beträchtlich erweitert werden und die Blutversorgung des betroffene Gebiets sicherstellen (Umgehungs- oder Kollateralkreislauf). – *Anastomosen* sind direkte arterielle Verbindungen kleinen und mittleren Kalibers zwischen benachbarten arteriellen Versorgungsgebieten.

Endarterien. Arterien, die für die Versorgung ihres Kapillargebiets allein zuständig sind, denen also Kollateralen oder Anastomosen zu Nachbararterien fehlen, werden als Endarterien bezeichnet. Der Verschluß einer Endarterie führt zum Untergang (Nekrose) des nachgeschalteten Organgebiets.

Arterien, bei deren Verschluß das nachgeschaltete Organgebiet zugrundegeht, obwohl in ihrer Endstrombahn – allerdings insuffiziente – Anastomosen zu anderen Arterien bestehen, werden **funktionelle Endarterien** genannt (z. B. Koronararterien des Herzens).

Sperrarterien und **Drosselvenen** sind kleine Gefäße, die kräftige Intimapolster aus glatten Muskelzellen oder epitheloide Zellen besitzen. Wenn sich die Muskelzellen ihrer Media kontrahieren, kann das Gefäßlumen infolge der zusammengestauchten Polster vollständig verschlossen werden. Kapillargebiete können durch Sperrarterien von der Durchblutung ausgeschlossen bzw. durch Drosselvenen aufgestaut werden. Das Vorkommen solcher Gefäße ist auf einige endokrine Drüsen und auf die Schwellkörper der Genitalien beschränkt.

Arteriovenöse (AV) **Anastomosen** (**Abb. 6.6**) sind Kurzschlußverbindungen zwischen Arteriolen und postkapillären Venen. Sie besitzen als Sperrvorrichtungen Intimapolster. Bei Verschluß der AV-Anastomosen wird das nachgeschaltete Kapillargebiet durchströmt, bei Öffnung des Kurzschlußweges wird es in unterschiedlichem Maß umgangen. Die AV-Anastomosen finden sich vor

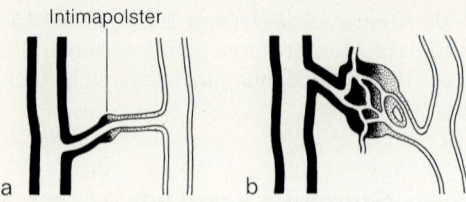

Intimapolster

a   b

Abb. 6.6. a, b Arteriovenöse Anastomosen. **a** Einfache Gefäßbrücke zwischen einer Arteriole und einer kleinen Vene; **b** Knäuelanastomose mit verzweigten Gefäßen, die vegetativ innerviert sind (Nach Staubesand 1953)

allem in gipfelnden Körperteilen (Akren), an Händen, Füßen, Nase, aber auch in den genitalen Schwellkörpern. Im einzelnen sind zu unterscheiden:

- Brückenanastomosen (**Abb. 6.6 a**)
- Knäuel(Glomus)anastomosen (**Abb. 6.6 b**)

Brückenanastomosen. Hierbei handelt es sich um einen direkten Kurzschluß durch ein gestrecktes Gefäß zwischen einem arteriellen und venösen Gefäßabschnitt.

Knäuelanastomosen. Sie bestehen aus einer langen teils aufgeknäulten, teils gewundenen Gefäßstrecke, die von einer Bindegewebskapsel umgeben ist. Es handelt sich um kleine Organe (*Glomusorgane*). Sie sind Spezialeinrichtungen bestimmter Regionen, z. B. der Finger- und Zehenspitzen (*Hoyer-Grosser-Organe*). Histologisch ist für viele Glomusorgane das Vorkommen heller, epitheloider Zellen in der Media typisch, die möglicherweise umgewandelte glatte Muskelzellen sind.

Venöse Kollateralwege. Sie entstehen durch venöse Plexus, Plexus venosi, im Verlauf peripherer Venen. Dadurch ist der venöse Abfluß aus peripheren Gebieten auch bei Unterbrechung einzelner Venen in der Regel gesichert.

6.1.4 Regulation der Durchblutung

Lernziele

Gefäßinnervation • Humorale Gefäßregulation

Die Weiterregulation der Gefäße erfolgt durch:

- Gefäßnerven, Vasomotoren
- gefäßwirksame Substanzen

Efferente Nervenfasern. Blutgefäße, in deren Wand glatte Muskelzellen vorkommen, werden vom *sympathischen* (adrenergen) Anteil des autonomen Nervensystems motorisch innerviert (Vasomotoren). Eine besonders dichte Nervenversorgung haben die Arterio-

len. Die synaptischen Kontakte zwischen marklosen Nervenfasern und den glatten Muskelzellen der Gefäße ähneln „Synapsen en distance" (S. 85).

Außerdem besteht eine sympathische cholinerge vasodilatorische Innervation der präkapillären Gefäße der Skelettmuskulatur, die jedoch nur im Zusammenhang mit psychischen bzw. emotionalen Reaktionen aktiviert wird. *Parasympathische* cholinerge vasodilatorische Fasern innervieren die Gefäße der äußeren Genitalorgane (S. 653).

Afferente parasympathische (vagale) Nervenfasern stammen aus umschriebenen Rezeptorenfeldern im Herz-Kreislaufsystem. Sie dienen der Regulation von Blutdruck, Blutvolumen und Atmung. Die Rezeptoren liegen:

- in der Adventitia der Aorta (Arcus aortae) und der A. carotis interna, an ihrem Abgang aus der A. carotis communis (*Sinus caroticus*). Sie sind *Dehnungsrezeptoren* und informieren das Kreislaufzentrum über die Druckverhältnisse im arteriellen System.
- im *Glomus caroticum* und *Glomus aorticum*. Dies sind Chemorezeptoren, die durch niedrigen Sauerstoff-Partialdruck, hohen Kohlendioxid-Partialdruck bzw. durch erhöhte Wasserstoffionen-Konzentration des Blutes erregt werden.
- in den Vorhöfen bzw. im linken Ventrikel. Es sind Dehnungs(B)- und Spannungs(A)rezeptoren. Sie rufen depressorische Reaktionen bzw. Änderungen des Blutvolumens hervor.

Afferente sympathische Nervenfasern sind vor allem zur Leitung von Schmerzimpulsen notwendig, die durch mangelhafte Myokarddurchblutung ausgelöst werden. Spezifische sympathische Kreislaufreflexe sind nicht bekannt.

Gefäßwirksame Substanzen. Diese zirkulieren entweder im Blut und wirken damit allgemein auf die Gefäße, oder ihre Wirkung ist auf die Gefäße am Ort ihrer Entstehung beschränkt.

Zirkulierendes Noradrenalin und Angiotensin II wirken *gefäßverengend*, Adrenalin (in niedriger Konzentration) und Histamin *gefäßerweiternd*. Zur Vasodilatation führen örtlich: Histamin, verringerter Sauerstoffdruck und erhöhter Kohlendioxyddruck im Gewebe sowie verminderte H-Ionenkonzentration und bestimmte Stoffwechselprodukte (z. B. Milchsäure bei der Muskeltätigkeit). Gefäßerweiternd wirkt ferner lokale Temperaturerhöhung, verengend in gewissen Grenzen lokale Temperaturerniedrigung.

6.1.5 Verhalten der Gefäße unter pathologischen Bedingungen

Arterien zeigen typische Altersveränderungen in Form von Intimaverdickung, Lipid- und Kalkeinlagerungen in

Intima und Media sowie Vermehrung der Kollagenfasern. Die Dehnbarkeit der Arterienwand nimmt ab. Die starrer werdenden Gefäße verlaufen zunehmend geschlängelt.

Venen, die operativ als Arterienersatz eingepflanzt wurden, nehmen unter dem Einfluß von Blutdruck und Pulsdehnung allmählich den Charakter von Arterien an (Vermehrung und zirkuläre Ausrichtung der Muskelzellen). – *Krampfadern*, Varizen, sind sackartig dilatierte Venenabschnitte. Durch eine Insuffizienz der muskulären und der elastischen Wandkomponenten sind sie nicht mehr in der Lage, dem hydrostatischen Druck des Blutes (vor allem an der unteren Extremität) Widerstand zu leisten und werden deswegen erweitert. Ihre Dilatation verlangsamt den Blutrückfluß und führt gelegentlich auch zur Blutgerinnung (Thrombose). Varizen kommen vor allem bei epifaszialen Venen der unteren Extremität vor.

Kapillaren sind sehr regenerationsfähig. Die Dichte eines Kapillarbetts im Körperkreislauf wird durch den lokalen Sauerstoff-Partialdruck reguliert. Damit ist eine optimale Anpassung der Kapillariserung an den Sauerstoffbedarf der einzelnen Organe möglich. Kapillaren sind wesentlicher Bestandteil des neugebildeten Gewebes bei der Wundheilung (Granulationsgewebe).

6.1.6 Systematik der großen Arterien (Abb. 6.7)

Dem linken Ventrikel des Herzens schließt sich die **Aorta** an. Sie zieht zunächst als

- *Pars ascendens aortae* kranialwärts, verläuft dann mit dem
- *Arcus aortae*, Aortenbogen, schräg nach links dorsal und steigt dann als
- *Pars descendens aortae* etwas links gelagert vor den Wirbelbögen abwärts. Dieser Teil gliedert sich in:
  - Pars thoracica aortae
  - Pars abdominalis aortae

Arcus aortae. Im Bereich des Arcus aortae entspringen 3 große Arterien für die Versorgung der oberen Extremitäten und des Kopfes:

- *A. subclavia sinistra* für den linken Arm
- *A. carotis communis sinistra* für die linke Hals- und Kopfseite
- *Truncus brachiocephalicus*, der sich nach kurzem Verlauf teilt in:
  - A. carotis communis dextra für die rechte Hals-Kopfseite
  - A. subclavia dextra für den rechten Arm

A. carotis communis. Auf beiden Seiten teilt sich die A. carotis communis in eine

- *A. carotis interna* für die Blutversorgung von Gehirn, Auge und Innenohr, und in eine
- *A. carotis externa* mit vielen Ästen für die Versorgung des Halses und der oberflächlichen Kopfregionen.

A. subclavia. Auf jeder Seite setzt sich die A. subclavia im Bereich der Achselhöhle in die

- *A. axillaris* fort und verläuft dann als
- *A. brachialis* am Oberarm bis zur Ellenbeuge. Hier teilt sie sich in die
- *A. radialis* und die *A. ulnaris*, die an der entsprechenden Seite des Unterarms nach distal zur Hand ziehen. Beide Arterien kommunizieren an der Handinnenfläche miteinander und bilden den
- *oberflächlichen und tiefen Hohlhandbogen*, von denen die Fingerarterien entspringen.

Pars thoracica aortae. Vom Brustteil der absteigenden Aorta gehen segmental angeordnete, paarige Arterien zur Versorugng der Rumpfwand ab: Zwischenrippenarterien, *Aa. intercostales posteriores*.

Pars abdominalis aortae. Die Bauchaorta, Pars abdominalis aortae, beginnt nach Durchtritt der Aorta durch das Zwerchfell. Sie hat

- *paarige Äste*:
  - Aa. lumbales zur Leibeswand
  - Aa. renales zu den Nieren
  - zu den Nebennieren und Keimdrüsen
- *unpaare Äste*, die kräftig sind und zu den Eingeweiden ziehen:
  - Truncus coeliacus für die Organe des Oberbauchs (Magen, Duodenum, Leber, Milz und Pankreas)
  - A. mesenterica superior für Teile des Pankreas, den Dünndarm, Wurmfortsatz und den Dickdarm bis zur linken Kolonflexur
  - A. mesenterica inferior für die übrigen Abschnitte des Dickdarms

In Höhe des 4. Lendenwirbels gabelt sich die Bauchaorta in die rechte und linke

- *A. iliaca communis*, die sich ihrerseits teilt in die
- *A. iliaca interna* zur Versorgung der Beckeneingeweide und der Beckengürtelmuskulatur sowie die
- *A. iliaca externa*, die unter dem Leistenband zum Bein zieht, wo sie als
- *A. femoralis* zunächst ventral und medial am Oberschenkel verläuft. Sie tritt dann auf die Dorsalseite als
- *A. poplitea* in die Kniekehle und teilt sich anschließend am Unterschenkel in die
- *A. tibialis anterior* und *A. tibialis posterior*. Beide Arterien ziehen weiter zum Fuß.

6.1.7 Systematik der großen Venen (Abb. 6.8)

Das Blut wird aus den verschiedenen Körpergebieten durch die

- V. cava superior, obere Hohlvene, und die
- V. cava inferior, untere Hohlvene, zum rechten Vorhof des Herzens zurückgeleitet.

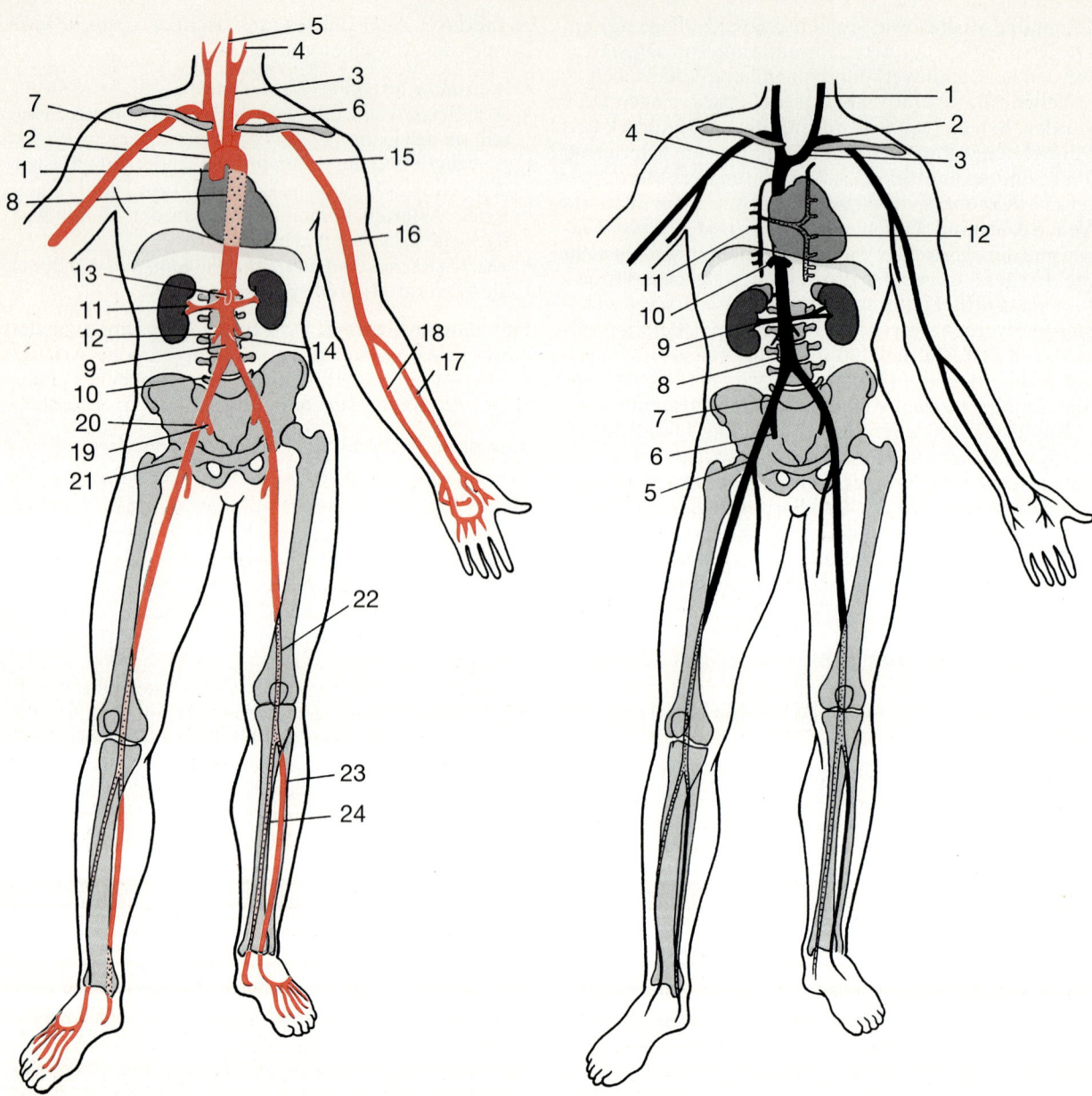

Abb. 6.7 Übersicht über das Arteriensystem: 1, Aorta, Pars ascendens; 2, Arcus aortae; 3, A. carotis communis sinistra; 4, A. carotis externa sinistra; 5, A. carotis interna sinistra; 6, A. subclavia sinistra; 7, Truncus brachiocephalicus; 8, Pars thoracica aortae; 9, Pars abdominalis aortae; 10, A. iliaca communis; 11, A. renalis, 12, A. testicularis (ovarica); 13, A. mesenterica superior; 14, A. mesenterica inferior; 15, A. axillaris; 16, A. brachialis; 17, A. radialis; 18, A. ulnaris; 19, A. iliaca interna; 20, A. iliaca externa; 21, A. femoralis; 22, A. poplitea; 23, A. tibialis anterior; 24, A. tibialis posterior

Abb. 6.8 Übersicht über das Venensystem: 1, V. jugularis interna; 2, V. subclavia; 3, V. brachiocephalica sinistra; 4, V. cava superior; 5, V. iliaca externa; 6, V. iliaca interna; 7, V. iliaca communis; 8, V. cava inferior; 9, V. renalis; 10, Vv. hepaticae; 11, V. azygos; 12, V. hemiazygos

Vena cava superior. Sie sammelt das Blut aus Kopf, Hals und Arm. Die

- *V. jugularis interna* aus dem Kopf-Halsbereich und die
- *V. subclavia* aus dem Arm vereinigen sich jederseits im sog. Venenwinkel zur
- *V. brachiocephalica*, die sich mit der Gegenseite zur V. cava superior vereinigt.

Vena cava inferior. Aus der

- *V. femoralis*, Beinvene, gelangt das Blut in die
- *V. iliaca externa*, die sich mit der
- *V. iliaca interna* (Zuflüsse aus den Beckenorganen und der Beckenmuskulatur) zur
- *V. iliaca communis* vereinigt. Die Vv. iliacae communes beider Seiten bilden die
- *V. cava inferior*. In diese münden die Venen der paarigen Baucheingeweide (z. B. Vv. renales).

V. portae. Aus den unpaaren Baucheingeweiden (Magen, Dünndarm, Dickdarm, Milz und Pankreas) wird das Blut in die Pfortader, V. portae, abgeleitet und durch diese der Leber zugeführt (**Abb. 6.3**). Die Lebervenen, *Vv. hepaticae*, münden ihrerseits in die untere Hohlvene.

> In den Blutkreislauf münden die großen Lymphgefäße ein. Sie werden beim Abwehrsystem besprochen, S. 181, S. 185.

6.2 Blut

> **Lernziele**
>
> Blutplasma • Erythrozyten • Leukozyten • Neutrophile Granulozyten • Eosinophile Granulozyten • Basophile Granulozyten • Monozyten • Lymphozyten • Thrombozyten • Zahl der Blutzellen • Lebensdauer • Funktionelle Anpassung • Blutmauserung

Blut ist ein Abkömmling der Bindegewebe. Es besteht aus (**Abb. 6.9**):

- Blutplasma
- Blutkörperchen

Das *Blutplasma,* das dem Blut den flüssigen Charakter gibt, entspricht einer reichlich vorhandenen Interzellularsubstanz. Die Blutkörperchen sind dem Blutplasma suspendiert. Es handelt sich um Zellen ohne die Ausläufer, mit denen ihre bindegewebigen Verwandten netzartige Verbände bilden.

Histophysiologischer Hinweis. Blut strömt in den Gefäßen des Blutkreislaufs und dient dem Transport von:
- Nährstoffen und Sauerstoff zur Versorgung der Körperzellen
- Kohlendioxid und anderen Stoffwechselprodukten zum Abtransport aus den Geweben

- Produkten endokriner Drüsen (Hormonen) zu ihren Zielorganen
- Zellen und Molekülen des Immunsystems von den Produktionsstätten zu den Wirkorten
- Körperwärme von den wärmeproduzierenden Organen zur Haut, wo sie an die Umgebung abgestrahlt wird

Blutkörperchen (Blutzellen und andere geformte Bestandteile) sind:

- Erythrozyten, rote Blutkörperchen
- Leukozyten, weiße Blutkörperchen
- Thrombozyten, Blutplättchen

> **Klinischer Hinweis**. Der Anteil, den die Blutkörperchen am Blutvolumen einnehmen, wird als *Hämatokrit* bezeichnet. Er entspricht dem Prozentsatz der Blutkörperchen, die bei Zentrifugation in einem von 0–100 graduierten Röhrchen niedergeschlagen werden.

Die Gesamtblutmenge beträgt etwa 1/12 des Körpergewichts, bei Erwachsenen also 5 Liter. Geformte Bestandteile (Blutkörperchen) machen normalerweise etwa 45 %, flüssige Bestandteile (Blutplasma) etwa 55 % des Blutvolumens aus.

6.2.1 Blutplasma

Blutplasma enthält 8 % Proteine. Etwa 60 % davon sind Albumine, die im wesentlichen den kolloidosmotischen Druck des Blutplasmas bestimmen und schwer löslichen Substanzen, z. B. Lipiden oder Pharmaka als Transportmedium dienen. Die restlichen 40 % bestehen vor allem aus verschiedenen Globulinen, zu denen u. a. Immunglobuline und Fibrinogen zählen.

Fibrinogen ist die lösliche, monomere Vorstufe des polymeren Fibrins, das bei der Blutgerinnung entsteht (**Abb. 6.10**). Entfernt man Fibrinogen aus dem Blutplasma bleibt **Blutserum** übrig, das im Gegensatz zu Blut und Blutplasma keine spontane Gerinnungsneigung zeigt.

> **Klinischer Hinweis**. Das Mengenverhältnis von Albuminen zu Globulinen bestimmt die Stabilität der Suspension der Blutkörperchen im Blutplasma. Sie wird als *Blutsenkungsgeschwindigkeit* (BSG) gemessen, indem man nach 1 und 2 Std das Absinken der Blutkörperchen in ungerinnbar gemachtem Blut in graduierten Glasröhrchen mißt. Eine Abnahme der Albumine (z. B. bei schwerem Hunger oder bei proteinverbrauchenden Tumorerkrankungen) sowie eine Zunahme der Globuline (z. B. bei Entzündungen und Allergien) reduzieren die Stabilität der Suspension und erhöhen die Sedimentationsgeschwindigkeit (BSG) der Blutkörperchen *in vitro*.

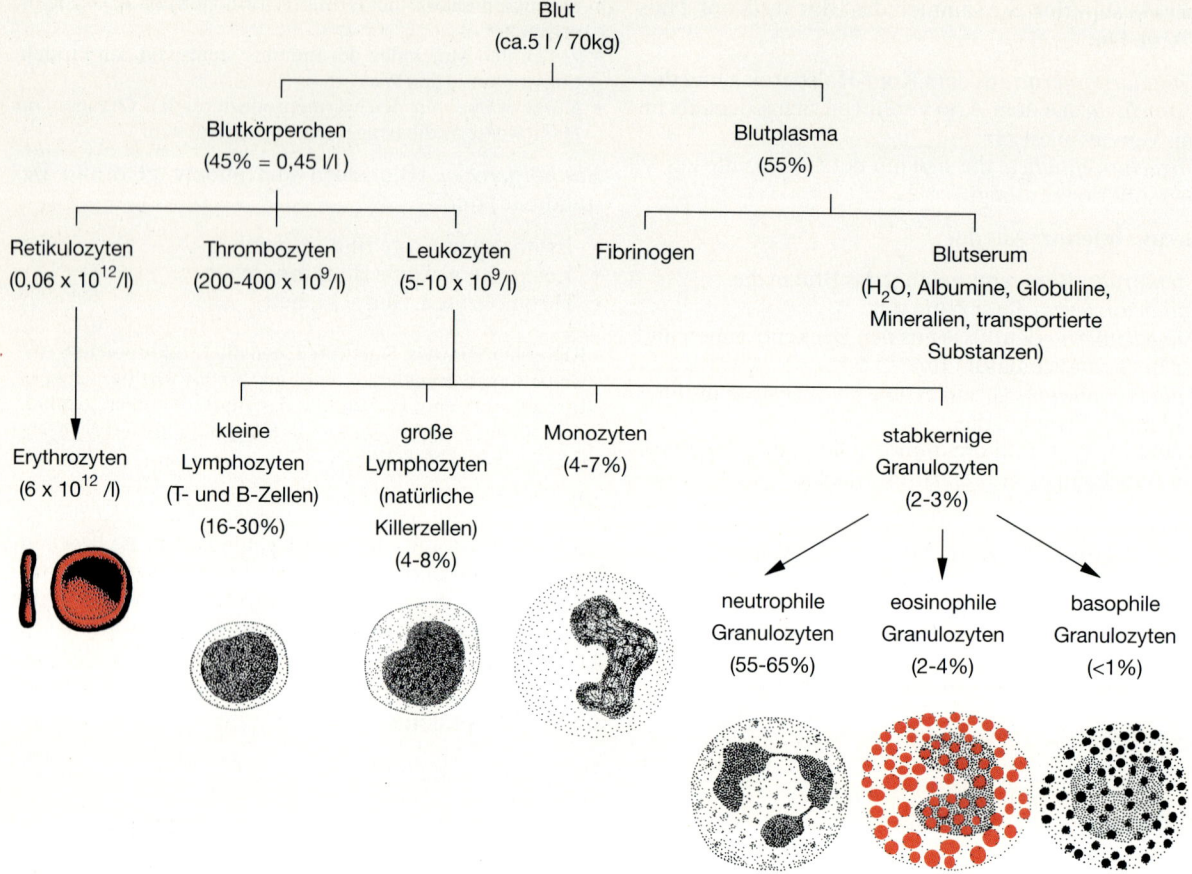

Abb. 6.9 Bestandteile des Blutes. Die absoluten Zahlen der Blutkörperchen beziehen sich auf 1 Liter Blut; die Prozentangaben der verschiedenen Leukozyten-Arten auf die Gesamtzahl der Leukozyten

6.2.2 Erythrozyten, rote Blutkörperchen

Erythrozyten, rote Blutkörperchen, sind kernlos und organellenfrei. Sie sind auf den Sauerstofftransport spezialisierte.

1 mm³ (µl) Blut enthält beim erwachsenen Mann etwa 5 Millionen, bei der Frau etwa 4,5 Millionen Erythrozyten ($4,5$–$5,0 \times 10^{12}$/l). Geringe Abweichungen fallen in die normale Variationsbreite, stärkere Vermehrung (Polyzythämie) oder Verminderung (Anämie) ist pathologisch.

Bei einer Gesamtblutmenge von 5 Litern verfügt der menschliche Körper über 25 Billionen (25×10^{12}) Erythrozyten, die eine Gesamtoberfläche von 3000–4000 m² haben. Diese erhebliche Oberfläche hat für die Transportaufgaben der Erythrozyten, vor allem von Atemgasen, große Bedeutung.

Mikroskopische Anatomie. Die roten Blutkörperchen des Menschen sind kernlose, runde, bikonkave Scheiben

(**Abb. 6.9**). Ihre starke elastische Verformbarkeit ermöglicht ihre Passage auch durch sehr enge Kapillaren. Der mittlere Durchmesser eines menschlichen Erythrozyten beträgt 7,5 µm. Stärkere Größenabweichungen (Poikilozytose, z. B. bei Malaria) sind krankhaft. Am Rand ist der Erythrozyt etwa 2,5 µm, im Zentrum etwa 1 µm dick. Daher erscheint in der Aufsicht das Zentrum heller als der Rand. Der ausgereifte Erythrozyt enthält keine Mitochondrien und kein ER. Die Glykokalix der Plasmamembran beherbergt die Blutgruppenantigene, die die Blutgruppe (ABO-System, Rhesus-Faktor, etc.) bestimmen.

Histophysiologie. Der Inhalt des Erythrozyten besteht, bezogen auf das Trockengewicht, zu 95 % aus dem eisenhaltigen Blutfarbstoff, *Hämoglobin* (*Hb*), das dem Sauerstofftransport dient. 100 ml Blut enthalten normalerweise 12–17 g Hb, im Mittel 16g/100ml (= Hb-Wert). Dies macht 25–36×10^{-12}g Hb je Erythrocyt (= Hb_E-Wert).

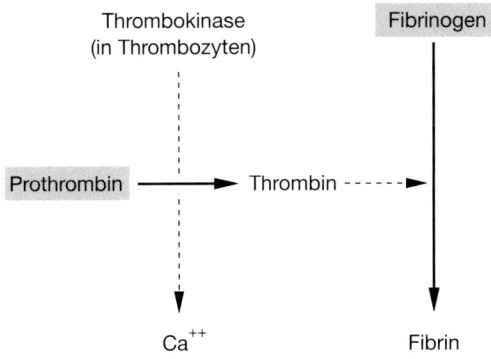

Abb. 6.10 Schema der wichtigsten Faktoren der Blutgerinnungs-Kaskade. Die mit Raster unterlegten Faktoren sind natürlicherweise gelöst im Blutplasma vorhanden. Die anderen werden erst primär oder sekundär durch Thrombozyten-Zerfall freigesetzt

Im ungefärbten Präparat hat der Erythrozyt eine gelblichgrüne Farbe. In dickerer Schicht dagegen ruft das Hämoglobin die Rotfärbung des Blutes hervor. Dabei gibt sauerstoffreiches Hämoglobin (Oxyhämoglobin) dem Blut eine hellrote, sauerstoffarmes (desoxygeniertes) Hämoglobin eine dunkle blaurote Farbe.

Klinische Hinweise. Bei *Anämien* (Blutarmut) kann der Hämoglobingehalt des einzelnen Erythrozyten

- normal sein (normochrome Anämie), z. B. nach Blutverlusten
- reduziert sein (hypochrome Anämie), z. B. bei Eisenmangel, der zu einer reduzierten Hämoglobinsynthese bei normaler Proliferation der Knochenmarkstammzelle führt
- gesteigert sein (hyperchrome Anämie), z. B. bei Vitamin B12-Mangel, durch den die Proliferation von Blutstammzelle bei normaler Hämoglobinsynthese beeinträchtigt wird.

In hypotonischen Lösungen schwellen die roten Blutkörperchen durch osmotische Wasseraufnahme. Sie platzen und geben das Hämoglobin an das Medium ab (Hämolyse). In hypertonischen Lösungen bekommen die Erythrozyten „Stechapfelform".

Lebensdauer. Die Lebensdauer der menschlichen Erythrozyten beträgt 100 bis 120 Tage. Jeden Tag werden somit 1 % aller Erythrozyten ersetzt. Dies bedeutet, daß im roten Knochenmark täglich 200 bis 250 Milliarden Erythrozyten neu gebildet und in Milz und Knochenmark die gleiche Zahl gealterter Erythrozyten abgebaut werden („Blutmauserung"). Dies entspricht der Erythrozytenmenge in 45 ml Blut.

Abbau. Für den Abbau sorgen Sinusendothelzellen und Makrophagen in der Milz, in der Leber und im Kno-

chenmark. Aus den Abbauprodukten des Hämoglobins wird in der Leber Gallenfarbstoff gebildet und das Eisen bei der Neubildung von Erythrozyten im Knochenmark wieder verwendet.

Erythropoese. Undifferenzierte Stammzellen des roten Knochenmarks (S. 169) differenzieren zu schnell proliferierenden Proerythroblasten, die über Erythroblasten durch Einlagerung von viel Hämoglobin und durch Verlust der Ribosomen (Verlust der Basophilie) zu *Normoblasten* werden. Diese stoßen durch Zytoplasmakontraktion den Zellkern aus. Dieser Prozeß dauert 2–3 Tage. Die resultierenden kernlosen Scheiben, *Retikulozyten,* werden in das Blut abgegeben; sie enthalten noch mit Spezialfärbungen darstellbare Reste von Zellorganellen (vor allem RER = Substantia granulofilamentosa). Reif sind die Erythrozyten, wenn sie nach 1–2 Tagen organellenfrei sind. Im peripheren Blut findet man normalerweise bei spezieller Anfärbung 0,5–1,5 % Retikulozyten.

Die Erythropoese steht unter dem Einfluß des Hormons Erythropoetin, das in der Niere gebildet wird. Stimuliert wird die Erythropoese durch chronischen Sauerstoffmangel. Außerdem kann sie bei größeren Blutverlusten maximal auf das 7fache gesteigert sein, so daß ein Blutverlust von ca 300 ml in etwa 1 Tag kompensiert ist. Dabei sind dann im Blut die Retikulozyten vermehrt.

6.2.3 Leukozyten, weiße Blutkörperchen

Leukozyten, weiße Blutkörperchen, sind Blutzellen im Dienst der Infekt- und Fremdkörperabwehr.

Die im folgenden verwendete Einteilung der Leukozyten ist in der Klinik bei der hämatologischen Beurteilung des sog. Blutbildes üblich. Sie benutzt strukturelle und färberische Gegebenheiten. Diese Einteilung deckt sich jedoch nicht völlig mit der immunologischen Einteilung, die sich an funktionellen und immunhistochemischen Kriterien orientiert (S. 172).

Die Zahl der Leukozyten beträgt 5000–10000 je mm³ (µl) Blut des Erwachsenen (5–10×10⁹/l). Innerhalb dieser physiologischen Breite schwankt sie unter den Einflüssen von Tageszeit, Verdauungstätigkeit, körperlicher Arbeit, Gravidität u.a.

Klinischer Hinweis. Eine stärkere Vermehrung oder Verminderung der Leukozytenzahl findet sich bei zahlreichen Erkrankungen. Eine Vermehrung (Leukozytose) tritt z.B. bei akuten Entzündungen und bei Leukämien, einer Gruppe von Tumorerkrankungen der Leukozyten auf.

Die **Lebensdauer** der weißen Blutkörperchen beträgt je nach Art und Funktion einige Tage bis zu mehreren Jahren (S. 172).

Die Leukozyten sind zur **amöboiden Bewegung** fähig. Sie können die Kapillarwand durchwandern, sich im

Tabelle 6.1 Normalwerte des weißen Differentialblutbildes in Prozent (Mittelwert und Streuung)

Granulozyten		
neutrophile	60 %	(55 –65 %)
eosinophile	3,5 %	(2 – 4 %)
basophile	0,5 %	(0,5– 1 %)
Lymphozyten	30 %	(20 –40 %)
Monozyten	6 %	(4 – 7 %)

Gewebe fortbewegen oder auch wieder ins Blut zurückkehren. Nur ein kleiner Teil der Leukozyten hält sich vorübergehend im strömenden Blut auf. Die weitaus meisten befinden sich außerhalb der Strombahn dort, wo sie in den verschiedenen Geweben und Organen tätig werden.

Nach **lichtmikroskopischen Kriterien** lassen sich im Blutausstrich folgende Leukozyten unterscheiden (**Abb. 6.9**):

- Granulozyten
- Lymphozyten
- Monozyten

Ihr jeweiliger prozentualer Anteil an der Gesamtzahl der Leukozyten ist trotz physiologischer Schwankungen recht charakteristisch (**Tabelle 6.1**). Bei Erkrankungen können allerdings erhebliche Verschiebungen im Zahlenverhältnis auftreten.

Granulozyten

Granulozyten sind runde Zellen mit einem Durchmesser von 10–15 μm. Ihr *Zellkern* ist je nach Alter stabförmig bis stark gelappt. 1 bis 3 Einschnürungen gliedern die Kerne reifer Granulozyten in einzelne Segmente (*segmentkernige Granulozyten*). Die Segmentierung fehlt bei noch nicht ausgereiften Jugendformen (*stabkernige Granulozyten*). Normalerweise findet man etwa 2–3 % stabkernige Granulozyten unter den Leukozyten.

Klinischer Hinweis. Bei Erkrankungen kann sich die Anzahl der Granulozyten mit typischer Kernform ändern. Treten mehr Stabkernige auf, z.B. bei Infektionskrankheiten, wird von *Linksverschiebung*, treten mehr Hypersegmentierte auf, z.B. bei perniziöser Anämie, wird von *Rechtsverschiebung* gesprochen.

Das Zytoplasma der Granulozyten ist schwach azidophil. Es enthält typische **Granula**, die mit fortschreitender Reife zunehmen. Sie sind in den stabkernigen Granulozyten noch weitgehend unauffällig, zeigen aber unterschiedliche Farbaffinitäten. Darauf beruht die Unterteilung in:

- neutrophile Granulozyten
- eosinophile Granulozyten
- basophile Granulozyten

Hinweis. Zur färberischen Unterscheidung der Granulozyten eignet sich am besten eine Farbmischung aus Methylenblau und Eosin bzw. Azur (nach Romanovski). Unter den verschiedenen Modifikationen werden in der Hämatologie am häufigsten die nach May-Grünwald, nach Giemsa und nach Pappenheim verwendet.

Neutrophile Granulozyten machen im Blutbild 55–65 % aller Leukozyten aus. Die zytoplasmatischen Granula sind sehr fein und färben sich mit den üblichen Farbstoffgemischen (s. oben) leicht violett an. Der kräftig gefärbte Zellkern zeigt 2–4 miteinander verbundene Segmente.

Die Neutrophilen phagozytieren in den Körper eingedrungene Keime und Fremdkörper (S. 173).

Hinweis. Als „drumstick" wird ein kleines Anhängsel ihres Zellkerns bezeichnet, das beim weiblichen Geschlecht häufiger gefunden wird als beim männlichen und das inaktive X-Chromosom enthält. Wenn unter 500 neutrophilen Granulozyten mindestens 6 mit einem trommelschlegelförmigen Kernanhang gezählt werden, kann die Geschlechtsdiagnose „weiblich" als sicher gelten (Sex-Chromatin, S. 24).

Eosinophile Granulozyten machen 2–4 % der Leukozyten im peripheren Blut aus. Sie sind etwas größer als die Neutrophilen und enthalten grobe Zytoplasmagranula, die sich mit dem sauren Farbstoff Eosin intensiv rot anfärben. Die Granula liegen in der Regel sehr dicht, verdecken aber den wenig segmentierten Kern nicht. Ultrastrukturell zeigen die von einer Membran umgebenen, ovalen Granula zahlreiche längsorientierte elektronendichte Kristalloide.

Hauptaufgabe der Eosinophilen ist die Phagozytose von Antigen-Antikörperkomplexen (S. 173, 178).

Basophile Granulozyten sind selten (<1 % der Leukozyten). Ihre sehr groben Granula färben sich mit basischen Farbstoffen tief blauschwarz. Sie enthalten z.B. Heparin (zur lokalen Verhinderung der Blutgerinnung), Histamin (zur Gefäßerweiterung) und chemotaktische Faktoren, die im Falle von Entzündungen andere Leukozyten anlocken. Der Zellkern ist plump, kaum gelappt und von den massiven Granulationen meist verdeckt. Sie ähneln morphologisch und funktionell den Mastzellen (S. 173), die ebenfalls von Knochenmarkstammzellen abstammen.

Granulopoese. Die Vorläufer der Granulozyten (Promyelozyt, Myelozyt, Metamyelozyt) entstehen im Knochenmark aus ortsständigen basophilen Stammzellen. Der zunächst rundliche Kern streckt sich allmählich. Es entstehen die stabkernigen oder jugendlichen Granulozyten, die in diesem Stadium ins Blut ausgeschüttet werden und dort 2–3 % aller Leukozyten ausmachen. Ihre Granulierung läßt meist noch keine Zuordnung zu einem der drei reifen Typen zu. Erst mit beginnender Kernsegmentierung werden die basophilen, eosinophilen oder neutrophilen Granula auch im Lichtmikroskop erkennbar. Pro Tag gelangen ca. 120×10^9 Granulozyten aus dem Knochenmark in die Blutbahn. Sie leben dort in der Regel nur 2 bis 3 Tage.

Lymphozyten

Täglich werden etwa 10^9 Lymphozyten gebildet. Die meisten sind Tochterzellen von proliferierenden Lymphoblasten der peripheren lymphatischen Organe, die ihrerseits allerdings direkt oder indirekt von Knochenmarkstammzellen abstammen. Im peripheren Blut machen sie 20–35 % der Leukozyten aus.

Nach ihrem Erscheinungsbild in Blutausstrichen werden unterschieden:

- kleine Lymphozyten
- große Lymphozyten

Kleine Lymphozyten, ca. 80 % der Lymphozyten im peripheren Blut, sind ungranulierte Zellen von etwa Erythrozytengröße. Der runde, intensiv blauviolette Zellkern (Färbung nach Pappenheim) ist von einem sehr dünnen Saum basophilen Zytoplasmas umgeben, das lichtmikroskopisch kaum auffällt, so daß der Eindruck nackter Kerne entstehen kann.

Funktionelle und immunhistochemisch werden die kleinen Lymphozyten in zytotoxische *T-Lymphozyten* und in antikörper-produzierende *B-Lymphozyten* unterteilt (S. 173).

Große Lymphozyten (granulierte Lymphozyten) stellen bis zu 20 % der Lymphozyten im Blutausstrich dar. Sie haben einen Durchmesser von 8–12 μm. Ihr Zellkern ist oval oder leicht eingebuchtet. Im basophilen Zytoplasma kommen sehr feine azurophile Granula (primäre Lysosomen) vor. Sie weisen mehrheitlich weder die für T- noch für B-Lymphozyten typischen Zelloberflächenmoleküle auf und werden deswegen auch als *Non-T, Non-B-Zellen* bezeichnet (S. 177, 179). Sie wirken zytotoxisch auf bestimmte Tumor- bzw virusinfizierte Zellen.

Monozyten

Die mononukleären Leukozyten oder mononukleären Phagozyten (kurz: Monozyten) sind mit 10–18 μm die größten weißen Blutkörperchen. Sie haben ein schwach basophiles Zytoplasma mit feinsten Azurgranula. Der mäßig chromatinreiche Zellkern ist auffallend oval bis nierenförmig, seltener gelappt. Im Zytoplasma finden sich neben Mitochondrien, ER, Ribosomen und einen umfangreichen Golgi-Apparat zahlreiche Lysosomen. Die Monozyten werden im Knochenmark gebildet und ihre Vorstufen dort zeitweise gespeichert. Nach ihrer Ausschleusung halten sie sich nur wenige Stunden im strömenden Blut auf. Dank ihrer guten amöboiden Be-

weglichkeit wandern sie durch die Kapillarwände ins Gewebe und differenzieren sich dort in Abhängigkeit von ihrer Umgebung zu verschiedenen Typen von Makrophagen (S. 173).

6.2.4 Thrombozyten, Blutplättchen

Thrombozyten, Blutplättchen, sind Zellabschnürungen von Megakaryozyten des Knochenmarks. Sie spielen bei der Blutgerinnung eine wichtige Rolle.

Im Blutausstrich erscheinen die Thrombozyten als sehr kleine (ca. 2 μm), meist gruppenförmig gelagerte Partikel, die sich mit konventionellen Methoden kaum anfärben. Ihre Menge wird mit 200 000–300 000 je mm³ Blut ($2–3 \times 10^{11}$/l) angegeben. Sie sind kernlos, von einer Plasmamembran umgeben und äußerst fragil. Bei geeigneter Vorbehandlung zeigen sie ein granuliertes Zentrum, *Granulomer*, und eine lichtmikroskopisch helle, elektronenmikroskopisch mit Tubuli und Filamenten ausgestattete Außenzone, *Hyalomer*. Die zentralen Granula sind teils kleine Mitochondrien, teils Vakuolen und Vesikeln.

Thrombopoese. Pro Tag werden ca 500×10^9 Thrombozyten im Knochenmark gebildet. Sie schnüren sich von den Pseudopodien der Megakaryozyten ab, die durch ihre Größe (Durchmesser 50–150 μm) und ihren unregelmäßig gelappten, polyploiden Zellkern auffallen. Nach kurzer Zirkulation im Blut (5–10 Tage) werden die Thrombozyten hauptsächlich in der Milz phagozytiert.

Histophysiologie. Die Thrombozyten spielen bei der Blutgerinnung eine wichtige Rolle. Das Granulomer enthält zahlreiche Signalmoleküle u. a. Serotonin und das Enzym Thrombokinase, die beim Plättchenzerfall freigesetzt werden. Die Thrombokinase aktiviert in Gegenwart weiterer Gerinnungsfaktoren (z. B. Faktor VIII und Kalzium-Ionen) das in der Leber gebildete Prothrombin zum Thrombin. Letzteres wandelt das im Blutplasma gelöste Fibrinogen (s. oben) in das fibrilläre Polymerisat Fibrin um (**Abb. 6.10**). Fibrinnetze verfestigen das Blut zu einem Blutgerinsel.

Klinische Hinweise. Jede Schädigung oder Verletzung des Gefäßendothels wie auch eine längerfristige Stase (Stillstand) von Blut führt zum Verklumpen und Zerfall der Blutplättchen. Mit der dadurch eingeleiteten Gerinnung des Blutplasmas kann eine Blutung aus kleinen Gefäßen zum Stehen gebracht werden. Da die Thrombozyten außerdem große Mengen Serotonin enthalten, das glatte Muskelzellen zur Kontraktion veranlaßt, fördert ihr Zerfall die Blutstillung durch Gefäßverengung.

Mangel an Gerinnungsfaktoren (z. B. genetisch bedingter Mangel an Faktor VIII, als Hämophilie A bezeichnet), Leberschäden mit mangelhafter Produktion von Prothrombin und Fibrinogen oder Leukämien mit gestörter Produktion von Thrombozyten führen zu einer gesteigerten, z. T. fatalen Blutungsneigung.

6.3 Blutbildung

Perioden der pränatalen Blutbildung •
Postnatale Blutbildung • Knochenmark

6.3.1 Pränatale Blutbildung

Pränatal durchläuft die Blutbildung überlappend 3 verschiedene Perioden, in denen jeweils ein anderer Ort tätig ist. Zu unterscheiden sind:

• megaloblastische Periode
• hepatolienale Periode
• medulläre Periode

Megaloblastische Periode. Im 1. Embryonalmonat beginnt die Blutbildung in der mesenchymalen Hülle des Dottersacks (S. 116). Aus kompakten Mesenchyminseln differenzieren sich Zellstränge (Hämangioblasten, S. 507), die sich oberflächlich zu einem Endothelschlauch (Angioblasten) zusammenlagern (erste Gefäßanlagen, S. 507). Die zentral gelegene Zellen (Hämatoblasten, Hämatogonien) differenzieren sich zu großen, noch kernhaltigen Erythrozytenvorstufen, die als Megaloblasten bezeichnet werden. In der Folgezeit gewinnen die Dottersackgefäße (mit ihren Blutzellen) Anschluß an das intraembryonale Gefäßsystem.

Hepatolienale Periode. Im 3. Embryonalmonat wird das Mesenchym der Leberanlage zur hauptsächlichen Blutbildungsstätte. Etwas später und in geringem Umfang beteiligt sich auch die Milz. In dieser Phase erscheinen erstmalig weiße Blutkörperchen. Die nun gebildeten Erythrozyten sind meist kernlos und normal groß; nur noch vereinzelt gelangen noch kernhaltige Erythrozyten, sog. Normoblasten, in das periphere Blut.

Medulläre Periode. Während Leber und Milz bis zur Geburt zunehmend an Bedeutung verlieren, übernimmt mit dem 6. Fetalmonat das Knochenmark die Bildung der Erythrozyten und der myeloischen Leukozyten (Granulozyten und Monozyten). Auch lymphatische Stammzellen proliferieren hier und produzieren Lymphozytenvorläufer, die entweder im Knochenmark selbst Funktionsreife erlangen (B-Lymphozyten) oder über die Blutbahn in den Thymus wandern, wo sie zu T-Lymphozyten geprägt werden (S. 177).

6.3.2 Postnatale Blutbildung im Knochenmark

Postnatal und während des weiteren Lebens ist das Mark aller Knochen an der Blutbildung beteiligt (*rotes Knochenmark*). Während zur Zeit der Geburt noch das rote Knochenmark überwiegt, wandelt sich beim weiteren

Knochenwachstum das rote Knochenmark in den Diaphysen der langen Knochen in fettzellhaltiges *gelbes Knochenmark* um. Nach Abschluß des Körperwachstums findet sich blutbildendes rotes Mark nur noch in kurzen und platten Knochen, sowie in den Epiphysen langer Knochen. Dabei entspricht die Menge des roten Knochenmarks etwa der des gelben. Wenn diese Blutbildungsstätten, z. B. bei chronischen Blutverlusten, nicht mehr ausreichen, kann sich das gelbe Knochenmark beim Erwachsenen wieder in blutbildendes Mark zurückverwandeln.

> **In den Maschen des retikulären Bindegewebes des roten Knochenmarks liegen die Stammzellen der Blutkörperchen**

Das Gesamtgewicht des roten, blutbildenden Knochenmarks der kurzen und platten Knochen entspricht beim Erwachsenen mit 1400 g etwa dem Gewicht der Leber.

Von den verschiedenen Blutzellen werden Erythrozyten, Granulozyten, Monozyten und Thrombozyten ausschließlich im roten Knochenmark gebildet. Lymphozyten entstehen nur noch in beschränktem Umfang im Knochenmark (ausschließlich B-Lymphozyten).

Das rote Knochenmark weist auf:

• Knochenmarkstroma
• Kapillaren und Sinusoide
• Zellen der Blutbildung

Knochenmarkstroma. Es liegt zwischen den knöchernen Spongiosabälkchen und ist ein retikuläres Bindegewebe mit reich entwickelten retikulären Fasergespinsten, fibroblastischen Retikulumzellen, Makrophagen und vielen Fettzellen. In den Maschen des Retikulums liegen die blutbildenden Zellen (**Abb. 6.11**).

Kapillaren und Sinusoide. Das aus den Aa. nutriciae der Knochen gespeiste Gefäßsystem zweigt sich im reti-

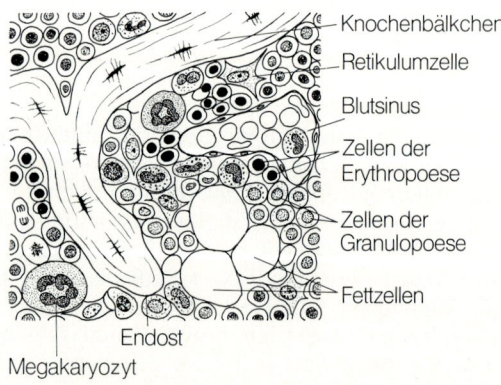

Abb. 6.11 Blutzellbildung im Knochenmark

Knochenbälkchen
Retikulumzelle
Blutsinus
Zellen der Erythropoese
Zellen der Granulopoese
Fettzellen
Endost
Megakaryozyt

kulären Markgewebe in Kapillaren auf, die in ein Geflecht aus 50–70 µm weiten venösen Sinus übergehen. Das Sinusendothel gehört zum mononukleären phagozytierenden System (S.52). Die Sinusoide nehmen die reifen Blutzellen auf, um sie – in der Regel schubweise – in die folgenden Gefäßabschnitte abzugeben.

Zellen der Blutbildung. Die pluripotente Stammzelle aller roten und weißen Blutkörperchen ist der Hämozytoblast. Mit seinem dichten, runden Zellkern und dem basophilen Zytoplasma ähnelt er weitgehend einem kleinen Lymphozyten. Aus dieser pluripotenten Stammzelle gehen durch differentielle Zellteilung Vorläuferzellen für die jeweilige spezielle Bildungsreihe der Blutkörperchen hervor (s. oben), nämlich für die Erythropoese, die Granulopoese, die Lymphopoese und die Thrombopoese. Zellen aller Entwicklungsreihen und Differenzie-rungsstadien sind ohne erkennbare Ordnung im Maschenwerk des Knochenmarkstromas zwischen den Sinus zu finden.

Reife Erythrozyten, Granulozyten und Monozyten im Knochenmark. Erythrozyten werden im Knochenmark nicht gespeichert. Sie werden jeweils nach Fertigstellung in die Sinusoide abgegeben. Im Gegensatz dazu werden Granulozyten und Monozyten auf Vorrat gebildet und zunächst in den Maschen des retikulären Knochenmarkbindegewebs eingelagert, bevor sie durch die Sinuswände ins Blut übertreten. Dieser Knochenmarkspeicher steht bei erhöhtem Bedarf (z.B. akute Entzündungen) unmittelbar zur Verfügung. Erst wenn er entleert wurde, werden weitere Blutkörperchen aus ihren Vorstufen neu gebildet.

7 Allgemeine Anatomie des Abwehrsystems

7.1 Übersicht

Lernziele

Unspezifische und spezifische Immunität • Primäre und sekundäre lymphatische Organe

> **Immunologische Abwehrreaktionen werden durch angeborene, unspezifische Immunität und erworbene, spezifische Immunität ermöglicht**

Der menschliche Körper wird kontinuierlich von krankmachenden (pathogenen) Keimen (z.B. Bakterien, Viren), Pilzen, Einzellern und Parasiten in seiner Existenz bedroht. Zudem wird er mit körperfremden Proteinen, z.B. durch Insektenstiche, mit körperfremden Zellen, z.B. bei Transplantationen, oder mit veränderten körpereigenen Zellen, z.B. Tumorzellen, konfrontiert. Seine Fähigkeit, sich dagegen aus eigener Kraft zu wehren, wird als **Immunität** bezeichnet.

Die **angeborene oder unspezifische Immunität** umfaßt alle Prozesse, bei denen als fremd erkannte Zellen mit angeborenen Mechanismen, z.B. Zytolyse oder Phagozytose, vernichtet werden. Die Hauptbeteiligten sind:

- Granulozyten und Mastzellen (S.172)
- Makrophagen (S.173)

- Natürliche Killerzellen (Non-T, Non-B-Lymphozyten, S.179)
- Komplementsystem (S.179)

Erworbene oder spezifische Immunität ist das Ergebnis eines Lernprozesses, bei dem der Körper im Rahmen einer Erkrankung oder Impfung das **Antigen** (meist ein Fremdprotein, eventuell aber auch ein Zucker oder ein anderes Molekül) analysiert und spezifische Proteine dagegen bildet, die entweder als **Antikörper** in das Plasma abgegeben werden, **humorale Immunität**, oder als **spezifische Rezeptoren** auf Abwehrzellen sitzen, **zelluläre Immunität**.

Spezifische Immunität bewirken vor allem:

- B-Lymphozyten mit ihren Rezeptoren und ihren Antikörpern (Immunglobulinen, S.177)
- T-Lymphozyten mit ihren Rezeptoren (S.178)
- Klasse I und Klasse II Zellmembranproteine, die im Haupthistokompatibilitätskomplex (major histocompatibility complex , MHC, S.180) kodiert werden

> **Zellen der Immunreaktion sind zum Teil zu zentralen und peripheren lymphatischen Organen zusammengefaßt**

Die an der Immunreaktion beteiligten Zellen sind überwiegend Mesenchymderivate. Sie sind zum Teil in speziellen Geweben und Organen zusammengefaßt, die histologisch durch ihren Reichtum an Lymphozyten charakterisiert sind. Sie bilden zusammen das **Abwehrsystem** (lymphatisches System oder Immunsystem) mit einem Gesamtgewicht von 1–1,5 kg.

Zwei Gruppen lymphatischer Organe werden unterschieden:

- **primäre (zentrale) lymphatische Organe:**
  - Knochenmark
  - fetale Leber
  - Thymus

Funktionen. In diesen Organen proliferieren und differenzieren lymphatische Stammzellen zu reifen Lymphozyten und erwerben ihre **Immunkompetenz**: sie werden mit spezifischen Antigenrezeptoren ausgestattet, die sie befähigen, sich mit Antigenen auseinanderzusetzen; sie lernen dabei, zwischen körpereigenem und körperfremdem Antigen zu unterscheiden.

- **sekundäre (periphere) lymphatische Organe:**
  - Lymphknoten mit Lymphgefäßen
  - Waldeyer-Rachenring mit Tonsilla palatina, Tonsilla pharyngea und Tonsilla lingualis
  - Milz
  - Peyer-Plaques
  - Mukosaassoziierte solitäre Lymphfollikel des Magen-Darm- und des Respirationstraktes

Funktionen. Diese Organe sind **Speicherorgane für die reifen, immunkompetenten Zellen** und zugleich Hauptort ihrer funktionellen Interaktionen. Bei entsprechendem funktionellen Reiz können die verschiedenen Lymphozyten in diesen Organen proliferieren, bevor sie in die Blut- bzw. Lymphbahn freigesetzt werden (Lymphozytenzirkulation). Diese Organe überwachen die Lymphbahn (Lymphknoten), die Blutbahn (Milz), den Rachenraum (Waldeyer-Rachenring), den Magen-Darmkanal (Peyer-Plaques und solitäre Lymphfollikel) sowie den Respirationstrakt (solitäre Lymphfollikel) auf pathogene Keime und Fremdproteine.

7.2 Zellen und Moleküle des Immunsystems

> **Lernziele**
>
> Ursprung, Differenzierung und funktionelle Zuordnung der myeloischen und lymphatischen Zellen • Klassifizierung von Lymphozyten • Klonale Selektion • Immunkompetenz • Antigen • Antikörper • Immuntoleranz • Autoaggression • Abstoßungsreaktion • Antigenpräsentierende Zellen • Komplementsystem • Major Histocompatibility Complex

Die Zellen des Immunsystems stammen von pluripotenten Stammzellen des Knochenmarks ab. Zwei Differenzierungswege werden unterschieden:

- myeloische Differenzierungsreihe
- lymphatische Differenzierungsreihe

Myeloische Differenzierungsreihe. Sie hat folgende Derivate:

- *polymorphkernige Granulozyten:*
  - basophile Granulozyten
  - neutrophile Granulozyten
  - eosinophile Granulozyten
- *mononukleäre Phagozyten:*
  - Monozyten und ihre funktionell reife Form, die Makrophagen
  - wahrscheinlich gehören auch antigenpräsentierende Zellen, z. B. Langerhans-Zellen und interdigitierende Zellen in diese Gruppe

Die aufgeführten Zellen proliferieren in der Regel im Knochenmark; von dort gelangt zellulärer Nachschub für die Tage bis Monate lebenden Zellen über die Blutbahn in die Peripherie des Körpers.

- *Hilfszellen:*
  - Mastzellen
  - weitere antigenpräsentierende Zellen
  - Thrombozyten

Lymphatische Differenzierungsreihe. Hierzu gehören:

- B-Lymphozyten
- T-Lymphozyten
- Natürliche Killerzellen (Non-T, Non-B-Zellen)

Diese z. T. langlebigen Zellen siedeln sich nach Erwerb der Immunkompetenz in peripheren lymphatischen Organen an, die sie häufig wechseln. Dort können sie bei funktioneller Stimulation proliferieren.

Neben den Zellen des Immunsystems spielen bei Abwehrreaktionen zahlreiche **Proteine und Glykoproteine** eine wichtige Rolle. Sie existieren teils frei in der interstitiellen Flüssigkeit und im Blutplasma, z. B. die löslichen *Antikörper*, teils sind sie als *Rezeptoren* an Zelloberflächen gebunden. Größtenteils werden sie von den Zellen des Immunsystems gebildet.

7.2.1 Polymorphkernige Granulozyten

Hinweis. Die Granulozyten sind bereits bei der Beschreibung der Blutzellen strukturell charakterisiert worden (S. 165). Trotz einer vordergründigen Ähnlichkeit bezüglich Kernsegmentierung und Zytoplasmagranulierung handelt es sich bei basophilen, eosinophilen und neutrophilen Granulozyten um funktionell grundsätzlich unterschiedliche Zellen.

Basophile Granulozyten und Mastzellen sind parakrin aktive Zellen, die bei Wahrnehmung eines Antigens die ersten Schritte der Entzündungsreaktion auslösen

Obwohl die Verwandschaft zwischen basophilen Granulozyten (im Blut, s. **Abb.6.9**) und Mastzellen (im Bindegewebe) nicht geklärt ist, entsprechen sich beide Zellen strukturell und funktionell in vielen Punkten.

Die basophilen Granula in basophilen Granulozyten und Mastzellen enthalten Leukotriene, Prostaglandine, Histamin,Heparin und chemotaktische Faktoren. Die Ausschüttung dieser *Entzündungsmediatoren* erfolgt, wenn Antigene, meist Fremdproteine, die Haut oder Schleimhaut durch Wunden passiert haben, von den beiden Zellarten wahrgenommen werden. Dies geschieht u.a. dadurch, daß die Fremdpoteine vermittels Immunglobulin E an IgE-Rezeptoren an die Oberfläche der Mastzellen bzw. Basophilen gebunden werden.

Hinweis. Die aufgeführten parakrinen Sekrete können mit Ausnahme von Histamin und Heparin auch von Makrophagen sezerniert werden (S.175), die damit auch die ersten Schritte der Entzündungsreaktion, d. h. der Abwehrreaktion auslösen können.

Leukotriene, Prostaglandine und Histamin sind parakrin aktive Substanzen, die nach Sekretion in unmittelbarer Umgebung die Tätigkeit anderer Zellpopulationen steuern. Sie erweitern durch Muskelerschlaffung die zuführenden Gefäße.Zusätzlich erhöht Histamin die Kapillarpermeabilität. Gefäßerweiterung und Kapillarpermeabilität steigern den Austritt von Blutplasma und Leukozyten (s. Lymphe, S. 181) in das Interstitium.

Heparin verhindert die Blutgerinnung im Entzündungsgebiet.

Die **chemotaktischen Faktoren** locken die Leukozyten gezielt an (**Abb. 7.1**).

Klinischer Hinweis. Typische Zeichen einer Entzündung sind *Rötung* und lokaler *Temperaturanstieg* durch die gesteigerte Durchblutung, *Schwellung* durch den gesteigerten Lymphaustritt (interstitielles Ödem) und *Schmerzen* durch Kompression sensibler Nervenendigungen sowie durch Reizung von Nerven mit Entzündungsmediatoren.

Neutrophile Granulozyten sind unspezifisch phagozytierende Zellen

Neutrophile Granulozyten sind im Blut häufig. Chemotaktische Faktoren von aktivierten Basophilen oder von Mastzellen steigern in der Region einer Entzündung ihre Anheftung an die Kapillarwand. Anschließend passieren die Neutrophilen, z. T. unter dem Einfluß weiterer Entzündungsmediatoren, das Endothel (Diapedese) und

durchwandern das entzündete Gewebe amöboid. Die Granula der Neutrophilen (s. **Abb. 6.9**) sind überwiegend Lysosomen mit einem hohen Gehalt an saurer Phosphatase und an Proteasen. Außerdem enthalten sie *Lysozym*, das Bakterienwände andaut. Ein weiteres Produkt der Granula, *Laktoferrin*, bindet freies Eisen, das die Bakterien zum Wachstum brauchen. Die in das Gewebe eingedrungenen Bakterien werden somit durch die von Neutrophilen freigesetzten Produkte im Wachstum behindert, abgetötet und schließlich von den Neutrophilen phagozytiert (**Abb. 7.1**). Danach gehen letztere unter Verfettung zugrunde und setzen *proteolytische Enzyme* frei, die Gewebetrümmer, Kollagenfasern usw. abbauen und damit einen Einschmelzungherd schaffen, der mit dem Zerfallsprodukt aus toten Neutrophilen und Gewebsresten (= *Eiter*) gefüllt wird (z. B. Furunkelbildung).

Klinischer Hinweis. Erhöhte Zahlen von neutrophilen Granulozyten im Blut (> 9000 mm³ Blut) sind in der Regel Anzeichen einer akuten bakteriellen Entzündung.

Eosinophile Granulozyten geben Stoffe ab, die für Parasiten zytotoxisch sind, und beseitigen Antigen-Antikörperkomplexe durch Phagozytose

Auch die azidophil granulierten Zellen (**Abb.6.9**) werden durch chemotaktische Faktoren zur Diapedese und Wanderung angeregt. Das von ihnen sezernierte **Major Basic Protein** ist zytotoxisch und kann Fremdzellen und Parasiten abtöten (**Abb. 7.1**). Ihre Hauptfunktion betrifft jedoch einen späteren Schritt der spezifischen Entzündungsreaktion, nämlich zusammen mit Neutrophilen und Makrophagen Antigenantikörperkomplexe (S.178) zu phagozytieren und durch proteolytische Enzyme ihrer Granula abzubauen (**Abb. 7.2**).

Klinischer Hinweis. Die Zahl der Eosinophilen im Blut ist bei Überempfindlichkeitsreaktionen (Allergien) wie z.B. Heuschnupfen, aber auch bei chronischem Parasitenbefall (z.B. Würmer) bis auf einen Anteil von 10% der Leukozytenzahl gesteigert (normal 2–4%).

7.2.2 Mononukleäre Phagozyten (Monozyten)

Monozyten sind die im Blut zirkulierenden Vorstufen der Makrophagen

Monozyten (s. **Abb.6.9**) verlassen die Blutbahn auch ohne akuten Anlaß, um die subepithelialen, subserösen und perivaskulären Bindegewebe mit einer Sicherheitsreserve von Makrophagen zu versorgen. Bei Entzündung

UNSPEZIFISCHE ENTZÜNDUNGSREAKTION

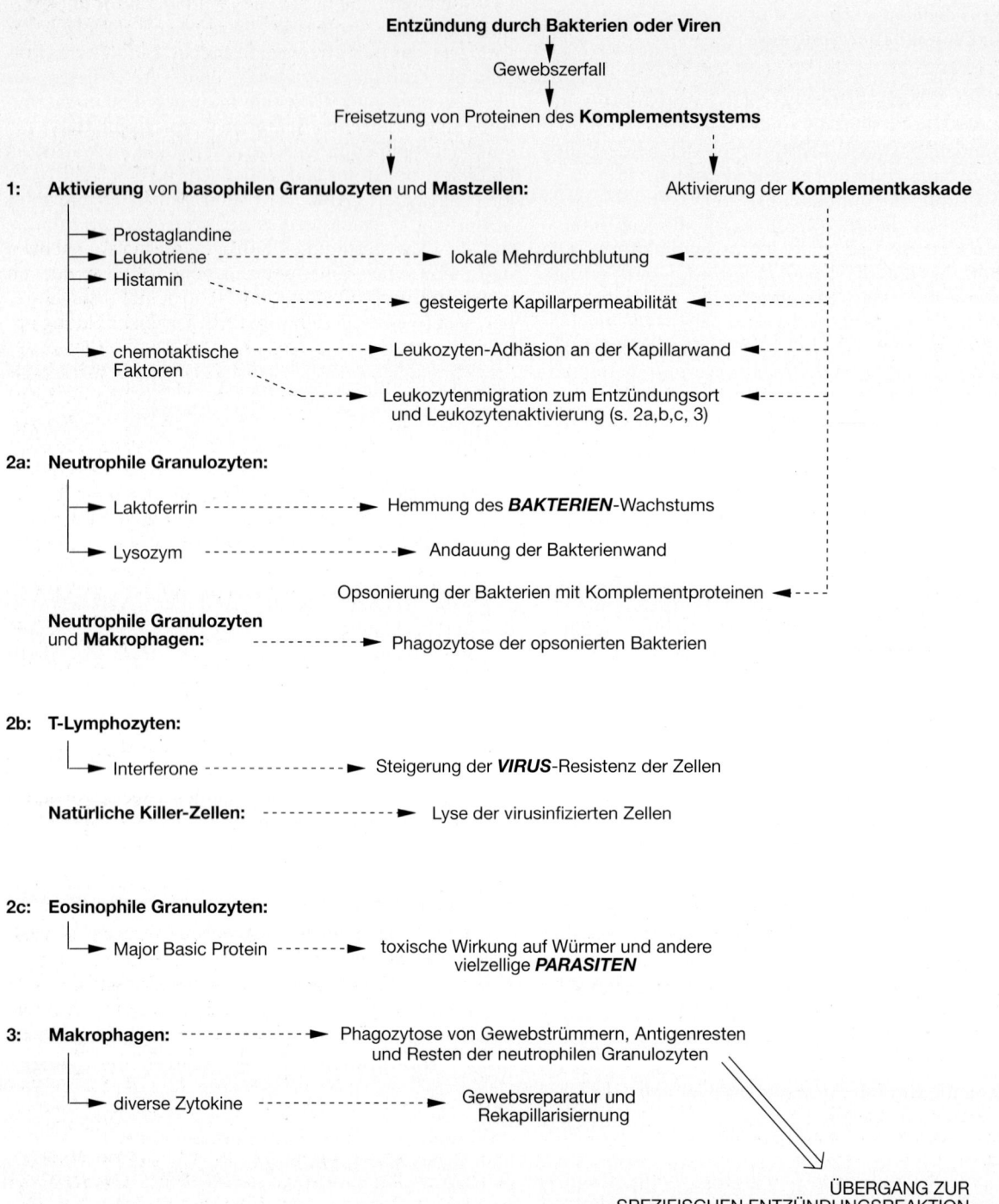

Abb. 7.1 Schematische Zusammenfassung der unspezifischen Entzündungsreaktionen bei Infektionen mit Bakterien, Viren oder Parasiten. Pilzinfektionen werden wahrscheinlich ähnlich wie bakterielle Infektionen bekämpft. → = Produktion von Faktoren; – – > = Wirkung von Zellen oder Faktoren. Spezifische Entzündungsreaktion s. **Abb. 7.2**

werden sie vermehrt durch chemotaktische Wirkung der aktivierten Komplementkaskade (S. 179) und der Mastzellen angelockt.

> **Makrophagen sind in ihrer Struktur und Funktion weitgehend organabhängig. Sie phagozytieren. Außerdem sezernieren sie Faktoren, die die Entzündungsreaktion steuern**

Zu unterscheiden sind:

- Makrophagen des lockeren Bindegewebes, in der älteren Literatur auch Histiozyten genannt
- Makrophagen der Milz, der Lymphknoten und des Knochenmarks
- Makrophagen der serösen Häute (Serosamakrophagen des Peritoneums, der Pleura, usw)
- Kupffer-Sternzellen, die die Lebersinusoide säumen
- Alveolarmakrophagen in der Alveolarwand der Lunge
- Mikroglia (im Gehirn)
- Hofbauer-Zellen (in der Plazenta)
- Osteoklasten (im Knochen)

Die Lebensdauer der Makrophagen beträgt Tage bis Monate; sie werden meist durch nachrückende Blutmonozyten ersetzt. In einzelnen Organen können sie sich aber auch durch Mitose vermehren und sind dann mehr oder weniger unabhängig vom Pool der Blutmonozyten.

Phagozytose. Makrophagen können sich über Rezeptoren an fremde Mikroorganismen und an Tumorzellen anlagern und diese phagozytieren. Dieser Prozess wird erleichtert, wenn die betreffenden Zellen durch Proteine des Komplementsystems (S. 179) oder Antikörper (S. 179) eingehüllt, *opsoniert*, sind. Für diesen Zweck haben Makrophagen spezifische Rezeptoren für Komplementproteine und für die Fc-Region (S. 180) der Antikörper.

Makrophagen phagozytieren nicht nur Keime und Tumorzellen, sondern auch überalterte oder degenerierende körpereigene Zellen (z. B. Erythrozyten), Gewebetrümmer in Wunden und in Entzündungsgebieten sowie anorganische Partikel, die die Epithelien passiert haben (Kohlenstaub, Eisenoxid, etc.).

Sekretion. Makrophagen produzieren viele der Komplementkomponenten (S. 179) selbst. Daneben bilden sie viele parakrine Faktoren, die die Entzündungsreaktion und spätere Reparaturvorgänge steuern. Makrophagen sezernieren Prostaglandine und Leukotriene zur Regulation der Durchblutung, Interferon zur Virusabwehr, sowie Hydrolasen und Proteasen, z. B. Plasminogenaktivator für den Zell- und Matrixabbau in ihrer Umgebung (**Abb. 7.1**).

Hinweis. Makrophagen bekämpfen nicht nur Entzündungserreger sondern produzieren auch zahlreiche Zytokine (Wachstumsfaktoren), mit denen sie z. B. die Kapillarisierung und den Bindegewebeumbau steuern. Diese Mechanismen kommen bei Reparaturvorgängen bei der Wund- und Entzündungsheilung, aber auch während der Embryogenese zum Tragen.

> **Makrophagen präsentieren den Lymphozyten die phagozytierten Antigene und schlagen damit die Brücke zur erworbenen, spezifischen Immunität**

Mit der Vernichtung von Fremdproteinen und Fremdzellen durch Neutrophile und Makrophagen könnte die Entzündungsreaktion für den Körper erfolgreich abgeschlossen werden. Um jedoch eine spezifische Immunität zu erreichen, die schneller wirkt und für das betroffene Gewebe schonender ist, werden Informationen über das eingedrungene Antigen an die dafür zuständigen Lymphozyten weitergereicht. Dieser Prozeß wird **Antigenpräsentation** genannt. Sie wird vor allem von Makrophagen, aber auch von anderen antigenpräsentierenden Zellen durchgeführt (**Abb. 7.2**). Zu diesem Zweck werden 8–24 Aminosäuren umfassende Fragmente der phagozytierten und abgebauten Fremdproteine an Klasse-II-Proteine des Major Histocompatibility Complex (MHC II, S. 180) gekoppelt und extrazellulär an der Makrophagenoberfläche präsentiert. Nur in Verbindung mit den MHC-II- Proteinen aktivieren die Antigenfragmente die Lymphozyten zur Proliferation und zur spezifischen Immunabwehr (S. 180, **Abb. 7.2**).

> **Weitere antigenpräsentierende Zellen sind die Langerhans-Zellen der Haut sowie die interdigitierenden und die follikulären dendritischen Zellen der lymphatischen Organe**

Diese antigenpräsentierenden Zellen sind nicht nur funktionell sondern zum Teil auch bezüglich ihrer Herkunft sehr nahe mit den Makrophagen verwandt. **Langerhans-Zellen**, die im Stratum spinosum der Epidermis liegen (S. 207), nehmen dort transepithelial eindringende Antigene auf. Die Zellen wandern danach über die Lymphbahn in die Lymphknoten (S. 184) und werden dort zu **interdigitierenden Zellen,** die die Fähigkeit zur MHC-II-Expression haben und die den T-Lymphozyten der Parakortikalzone ihre Antigenfragmente präsentieren.

In den Keimzentren der kortikalen Lymphfollikel (B-Areale) der Lymphknoten (S. 184) liegen die nahe verwandten **follikulären dendritischen Zellen,** die wohl überwiegend über die Lymphgefäße herbeigeführtes Antigen in Form von Antigen-Antikörperkomplexen an B-Lymphozyten präsentieren.

UNSPEZIFISCHE ENTZÜNDUNGSREAKTION

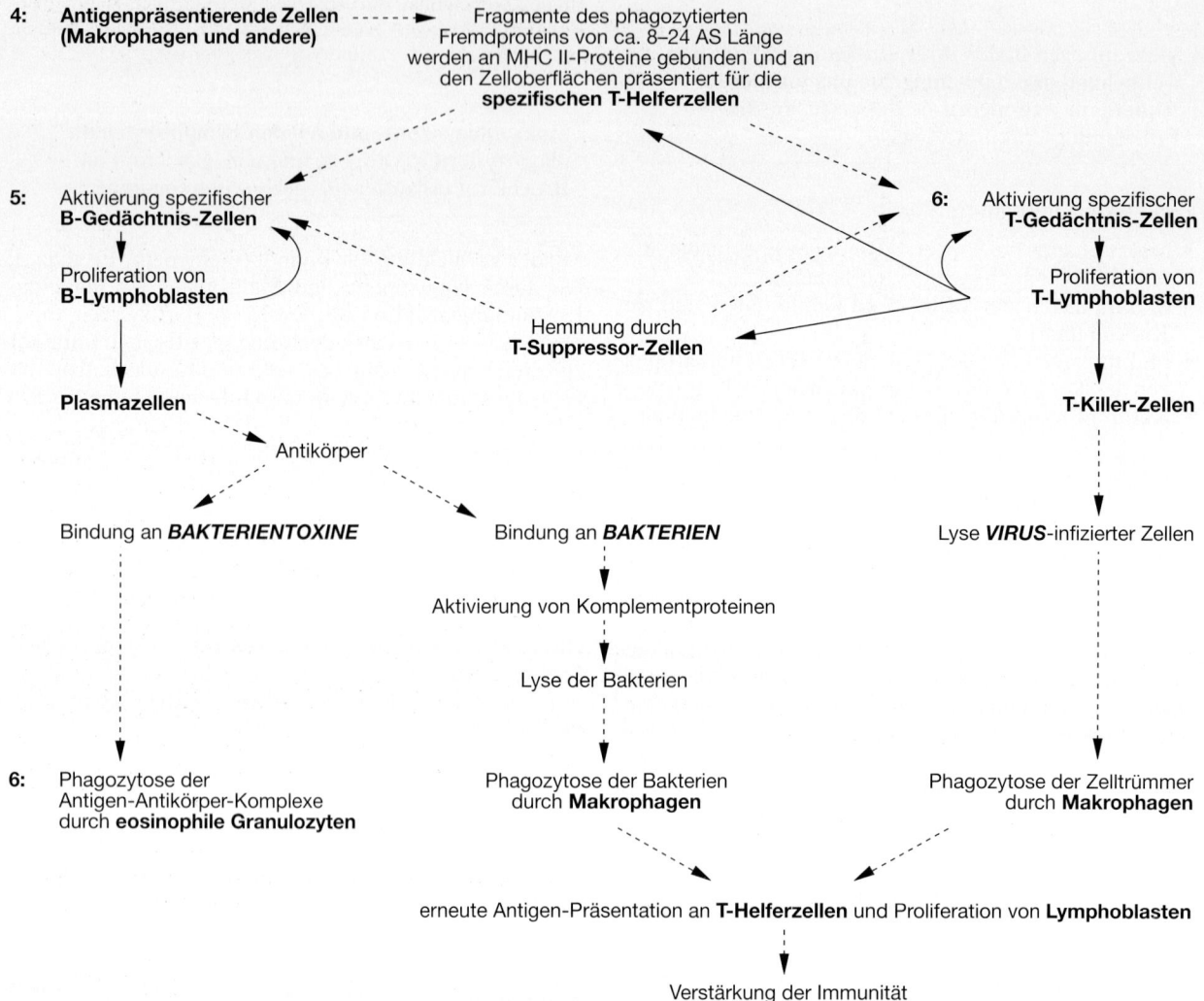

Abb. 7.2 Schematische Zusammenfassung der spezifischen Entzündungsreaktionen (Immunreaktionen) bei Infektionen mit Bakterien oder Viren. → = Umwandlung von Zellen oder Produktion von Faktoren; --->= Wirkung von Zellen oder Faktoren

7.2.3 Hilfszellen

Hilfszellen sind eine heterogene Gruppe von Zellen, die zur angeborenen oder erworbenen Immunreaktion beitragen, allerdings weder zu den mononukleären Phagozyten, noch zu den polymorphkernigen Granulozyten, noch zu den Lymphozyten gehören. Hierzu werden gerechnet:

- Mastzellen
- Zellen, die nach Stimulierung Antigen präsentieren können
- Thrombozyten

Mastzellen sind zwar nicht identisch mit den basophilen Granulozyten, aber funktionell und strukturell so nahe mit diesen verwandt, daß sie bereits zusammen mit diesen (s. oben) abgehandelt wurden.

Antigenpräsentierende Zellen werden heute größtenteils zu den mononukleären Phagozyten gerechnet (S. 173). Aber auch andere Zellen wie Endothelzellen, Epithelzellen, B-Lymphozyten und Astroglia können bei Infekten vor Ort durch Zytokine, z. B. Interferon γ oder Tumor-Nekrose-Faktor (TNF) stimuliert werden, MHC-II-Proteine zu exprimieren und den Lymphozyten

Antigene zu präsentieren. Dieses Phänomen wird z. T. im Zusammenhang mit der Entstehung von Autoimmunerkrankungen gesehen.

Klinischer Hinweis. Bei Autoimmunerkrankungen erkennt das Immunsystem bestimmte Zellen nicht mehr als körpereigen, produziert Antikörper und Killerzellen gegen sie und bekämpft sie dauerhaft (z. B. Gelenkrheumatismus, Dermatomyositis, Sklerodermie, usw.). Auch die multiple Sklerose wird in diesem Zusammenhang diskutiert.

Thrombozyten stehen primär im Dienst der Blutgerinnung (S. 167). Bei Endothelläsionen und Thrombozytenaggregation können sie aber vasoaktive Substanzen (z. B. Serotonin) und kapillarpermeabilitätsteigernde sowie chemotaktische Faktoren freisetzen, die Leukozyten anlocken und damit eine Entzündungsreaktion unterstützen.

7.2.4 Lymphozyten

Die lymphatischen Stammzellen des Knochenmarks, des Dottersacks und der fetalen Leber produzieren zunächst immuninkompetente Lymphozyten, die erst im Laufe der Fetalzeit und des ersten Lebensjahres während einer Ausbildungsphase in den primären lymphatischen Organen (S. 172) ihre spezifischen Immunfunktionen, **Immunkompetenz**, erlernen. Erfolgt diese Ausbildung (Prägung) in der fetalen Leber und im Knochenmark, werden die nun immunkompetenten Zellen als **B-Lymphozyten** bezeichnet, erfolgt sie im Thymus als **T- Lymphozyten.** Beide Arten werden im Blutbild (S. 165) im wesentlichen durch die kleinen Lymphozyten repräsentiert (**Abb. 6.9**); sie sind mit konventionellen Färbungen nicht zu unterscheiden, sondern nur durch immunhistochemische Darstellung ihrer Oberflächenrezeptoren.

Eine dritte Population von Lymphozyten weist weder B- noch T-Zell-Charakteristika auf und wird deswegen als **Non-T, Non-B-Zellen** oder als natürliche Killerzellen (NK-Zellen) bezeichnet. Sie entsprechen im wesentlichen den großen Lymphozyten des Blutbildes (**Abb. 6.9**).

Hinweis. T-Lymphozyten sind nach dem T̲hymus benannt, B-Lymphozyten nach der B̲ursa Fabricii, ihrer Prägungsstelle im Vogelenddarm; bei Säugetieren sind das Knochenmark (B̲one marrow) und die fetale Leber die Bursa-Äquivalente.

> **B-Lymphozyten können gegen ein bestimmtes Fremdprotein gerichtete, monospezifische Antikörper produzieren und in ihre Umgebung sezernieren – humorale Antikörper**

B-Lymphozyten machen nur 5–10 % der im Blut zirkulierenden Lymphozyten aus. Überwiegend befinden sie sich im Knochenmark und in den B-Arealen der peripheren lymphatischen Organe: in den kortikalen Lymphfollikeln der Lymphknoten, in der Peripherie der periarteriellen Lymphscheiden der Milz, in den Milzfollikeln sowie in den mukosaassoziierten Lymphfollikeln. In der Ruhephase tragen B-Lymphozyten spezifisch gegen Fremdproteine gerichtete Rezeptoren an der Zelloberfläche, die auf den Kontakt mit dem zugehörigen Antigen warten. Nach Aktivierung durch das entsprechende Antigen wandeln sich viele von ihnen in **Plasmazellen** um und geben spezifische Antikörper in das Blutplasma, in die Lymphe oder in die interstitielle Flüssigkeit ab. Die Plasmazellen bewirken die humorale Immunität (S. 171). Die übrigen, nicht zu Plasmazellen umgewandelten B-Lymphozyten, bleiben als **B-Gedächtniszellen** z. T. in den Keimzentren und warten als eine Art Reserve auf den nächsten Kontakt mit dem gleichen Antigen.

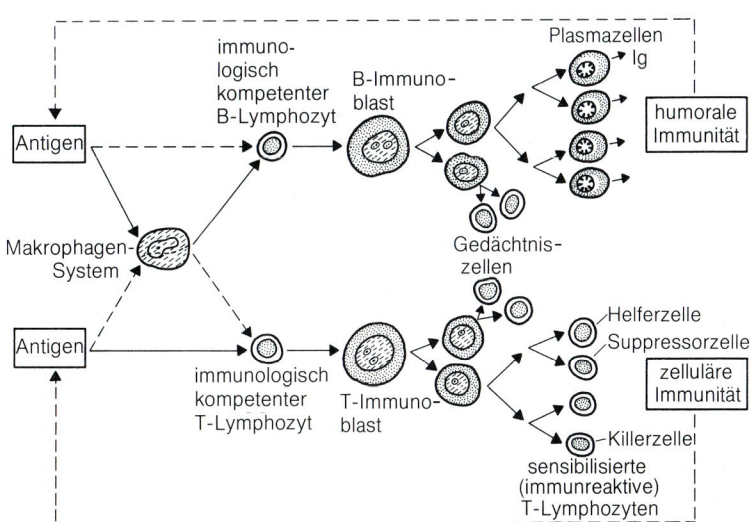

Abb. 7.3 Schematische Darstellung der Lymphozytenreaktionen bei der Immunantwort nach Antigenkontakt

Bei jedem erneuten Antigenkontakt mit einem bereits bekannten Antigen (Sekundärreaktion oder **Immunantwort**) werden umgehend die entsprechenden B-Lymphozyten (B-Gedächtniszellen) in den Keimzentren der Lymphfollikel von den antigenpräsentierenden follikulären dendritischen Zellen (S. 183) und von T-Helferzellen (s. unten) zur Proliferation angeregt (**Abb. 7.2, 7.3**). Diese proliferierenden Zellen werden auch als **B-Blasten** oder als *Zentroblasten* bezeichnet. Einige der entstehenden Tochterzellen bleiben wiederum als teilungsfähige Reserve (B-Gedächtniszellen) erhalten, die anderen differenzieren zu Plasmazellen und produzieren Antikörper.

Funktioneller Hinweis. Die Information über den Bau der Antikörper ist in der DNA der B-Lymphozyten verankert. Bei Milliarden verschiedener Antigene, mit denen unser Körper in Kontakt kommen kann, bedeutet dieses entsprechend viele verschiedene Lymphozytenklone mit unterschiedlichen DNA-Codes. Die Entstehung dieser Vielfalt von Antikörpergenen läuft wie folgt ab: Die lymphatischen Stammzellen weisen einen homogenen DNA-Bestand für Immunglobuline aus einigen hundert sehr kurzen Genen auf. Im Laufe der Stammzellproliferation und Prägung zu B-Zellen werden die einzelnen Gene von Teilungsgeneration zu Teilungsgeneration in immer neuer Weise kombiniert (**somatische Rekombination**), so daß Millionen von „jungfräulichen" Lymphozytenklonen mit unterschiedlicher DNA-Kodierung für Antikörper entstehen. Jeder Klon besteht dabei nur aus wenigen Zellen. Bei den ersten Antigenkontakten (**Primärreaktion**) fangen nach einer gewissen Latenzzeit diejenigen Klone an zu proliferieren, deren Antikörper am besten zu den präsentierten Fremdproteinfragmenten passen. Dabei treten gehäuft Mutationen gerade dieser DNA-Sequenzen auf. Die Tochterzellen, deren mutierte DNA genau zur Aminosäuresequenz des Antigens passen, proliferieren verstärkt weiter; die schlechter passenden Mutanten hören auf zu proliferieren. Somit werden durch Genrekombination und -mutation nicht nur unzählige Antikörpervarianten entworfen, sondern auch jeweils diejenigen Lymphozytenklone zahlenmäßig verstärkt, deren passendes Antigen vom Immunsystem wahrgenommen wird (**klonale Selektion**). Auch das spätere Fremdproteinangebot kann aus dem riesenhaften Pool noch „jungfräulicher" Lymphozyten jederzeit durch klonale Selektion passende (antigenspezifische) B-Lymphozyten proliferieren lassen. Entstehen dabei B-Lymphozytenklone, die gegen körpereigenes Eiweiß gerichtet sind, werden entweder diese B-Zellen oder die sie stimulierenden T-Helferzellen (s.unten) durch noch weitgehend unklare Mechanismen eliminiert (Entwicklung von Immuntoleranz gegen körpereigenes Eiweiß).

Plasmazellen sind die kurzlebige, Antikörper produzierende Endform der B-Lymphozyten

Plasmazellen sind kugelig bis oval, Durchmesser 10–15 µm. Ihr Zytoplasma ist stark basophil. Elektronenmikroskopisches Korrelat ist ein umfangreiches RER zur Proteinsynthese. Der Kern liegt in der Regel exzentrisch und weist eine radiäre Anordnung des Chromatins auf

(Radspeichenstruktur). Plasmazellen leben nur wenige Tage. Sie kommen in der Regel nicht in der Blutbahn vor, sondern im Mark der Lymphknoten, in der roten Pulpa der Milz, im Knochenmark, in der Darmmukosa, in der Tränendrüse und in chronischen Entzündungsherden.

Die von den Plasmazellen sezernierten **Antikörper** binden in den Körperflüssigkeiten meistens an gelöste, oder auch an zellgebundene Antigene, die die genau zum Antikörper passende Aminosäuresequenz aufweisen. Der von einem Antikörper für Erkennung und Bindung genutzte Abschnitt (Epitop) eines Proteins umfaßt nie das ganze Protein sondern nur eine oder wenige räumlich eng benachbarte Sequenzen von wenigen Aminosäuren (im Mittel 20). Der resultierende **Antigen-Antikörperkomplex** wird von Eosinophilen und Neutrophilen Granulozyten (Mikrophagen) sowie von Makrophagen durch Phagozytose eliminiert (**Abb. 7.2**). Antigentragende Zellen werden durch die Bindung der Antikörper für die Phagozytose durch Makrophagen markiert.

T-Lymphozyten produzieren antigenspezifische Oberflächenrezeptoren, die fremde Antigene an der Oberfläche körpereigener Zellen (antigenpräsentierende Zellen, virusinfizierte Zellen) erkennen

Die *T-Lymphozyten* sind die Träger der zellulären Immunität (S. 171). Ihre antigenspezifischen Oberflächenrezeptoren weisen eine ähnliche Vielfalt wie die Immunglobuline (Antikörper) der B-Lymphozyten auf. Für jede erdenkliche Aminosäuresequenz ist durch somatische Rekombination und Mutation auch ein antigendeterminierter T-Lymphozytenklon entstanden. Sie werden bei Kontakt mit dem entsprechenden Antigen durch Proliferation zahlenmäßig verstärkt (klonale Selektion).

T-Zellen zirkulieren nach Erwerb ihrer Immunkompetenz im Thymus jeweils für kurze Zeit in der Blutbahn. Dort machen sie 65–75 % der Lymphozyten aus. Meist halten sie sich jedoch in den lymphatischen Organen und Geweben auf. Gehäuft sind sie in der Parakortikalzone der Lymphknoten und in der unmittelbaren Umgebung der Zentralarterien der Lymphscheiden der Milz zu finden. Zum Zeitpunkt der Pubertät sind genügend immunkompetente T-Lymphozyten ausgeschwemmt; dann setzt die Rückbildung (Involution) des Thymus ein.

Es werden 4 verschiedene T-Lymphozyten unterschieden (**Abb. 7.2, 7.3**):

- T-Gedächtniszellen
- T-Helferzelle
- T-Suppressorzellen
- T-Killerzellen

T-Gedächtniszellen stellen eine proliferationsfähige Reserve von T-Zellklonen dar, von denen jeder bereits über die DNA für spezifische Rezeptoren für eine bestimmte

Aminosäurensequenz verfügt. Bei entsprechendem Antigenangebot durch antigenpräsentierende Zellen wandeln sie sich in proliferierende **T-Lymphoblasten** um. Einige Tochterzellen bleiben im Gedächtniszellpool, die anderen differenzieren zu den entsprechenden Effektorzellen (Helferzellen, Suppressorzellen oder Killerzellen).

T-Helferzellen haben eine regulatorische Funktion. Sie erkennen nur Antigene, die ihnen zusammen mit MHC-II-Proteinen (s. unten) an der Oberfläche von antigenpräsentierenden Zellen angeboten werden. Hierdurch werden sie aktiviert und stimulieren ihrerseits die entsprechend antigendeterminierten B-Lymphozyten- und T-Killerzellklone.

T-Suppressorzellen wirken auf die gleichen Teile des Immunsystems wie die T-Helferzellen, aber jeweils hemmend. Sie sorgen damit für die negative Rückkoppelung im System und verhindern eine Endlosstimulation. Es wird diskutiert, ob sie an der Eliminierung von T- und B-Zellklonen beteiligt sind, die gegen körpereigene Proteine gerichtet sind.

T-Killerzellen (zytotoxische Zellen) sind die eigentlichen Effektorzellen der T-Zellreihe. Sie erkennen entweder körperfremde MHC-I-Proteine an Zelloberflächen, d.h. *Fremdzellen*, oder Zellen, die körpereigene MHC-I-Proteine tragen, wenn sie daneben auch fremde Antigenfragmente exprimieren. Hierbei handelt es sich z.B. um *virusinfizierte Körperzellen*, die vom Virus gezwungen werden, Virusproteine zu exprimieren. Die T-Killerzellen binden mit ihren Rezeptoren an diese beiden Zellgruppen und vernichten sie durch Proteasen und zytotoxische Substanzen (s. unten, Perforin), das die Zellmembran der Zielzelle „perforiert". Killerzellen spielen bei der Abstoßung von Organtransplantaten sowie bei Infektionen mit Viren, Pilzen, Einzellern und Parasiten eine Rolle.

> **Klinischer Hinweis.** Bei HIV-Infektion (AIDS) binden die T-Helferzellen das HIV-Virus an einen Membranrezeptor (CD4), der nur für diese T-Zell-Population charakteristisch ist, werden dadurch infiziert und schließlich vernichtet.

> **Natürliche Killerzellen oder Non-T, Non-B-Zellen besitzen unspezifische zytotoxische Aktivitäten gegen Tumorzellen und virusinfizierte Zellen**

Diese Zellen weisen weder die spezifischen Oberflächenrezeptoren der T-Lymphozyten auf, noch bilden sie Antikörper wie die B-Lymphozyten. Sie werden deswegen auch als Third-Population-Cells oder nach ihrer Morphologie als große granulierte Lymphozyten bezeichnet. Sie sind eine Subpopulation der großen Lymphozyten des Blutbildes (S. 165).

Diese Zellen sind unspezifische (sog. natürliche) Killerzellen (Non-T-, Non-B-Lymphozyten), deren Aktion sich als erste, noch unspezifische Abwehrmaßnahme gegen **Tumorzellen** und **virusinfizierte Zellen** richtet (**Abb. 7.1**). Sie sind in der Lage diese Zielzellen zu lysieren. Zusätzlich produzieren die natürlichen Killerzellen Zytokine, z.B. Interferon γ, das neben anderen immunregulatorischen Wirkungen die Expression von MHC II auf verschiedenen Körperzellen stimuliert.

7.2.5 Moleküle des Immunsystems

Moleküle des Abwehrsystems sind:

- eine Gruppe von ca. 20 Serumproteinen, die das Komplementsystem ausmachen
- Antikörper, die von Plasmazellen gebildet werden
- Antigenspezifische T-Zellrezeptoren
- Proteine des Major Histocompatibility Complex

Komplementsystem. Das Komplementsystem ist ein phylogenetisch sehr altes Abwehrsystem, das früher allein tätig war, inzwischen aber weitgehend in komplexere unspezifische und spezifische Abwehrsysteme integriert ist.

Die Proteine des Komplementsystems werden bei einer Entzündung oder bei Gewebezerfall aktiviert. Sie verstärken sich bei Aktivierung kaskadenartig, steuern die Entzündungsreaktion und führen sie in Teilen sogar alleine durch.

Die aktivierten Proteine des Komplementsystems (**Abb. 7.1**)

- aktivieren Mastzellen und myeloische Zellen,
- steigern die lokale Gewebedurchblutung und die Kapillarpermeabilität und
- opsonieren (umhüllen) in einigen Fällen Mikroorganismen, um deren Phagozytose zu erleichtern.

Ein Teil der Komplementkaskade wird durch Antigen-Antikörperkomplexe an der Oberfläche von Fremdzellen aktiviert. Ihre Endprodukte lösen einen unkontrollierten Wassereinstrom in die antikörpermarkierte Zielzelle aus, bis diese platzt, und sind damit **zytotoxisch.**

Neben vielen anderen Aufgaben ist das Komplementsystem in Zusammenarbeit mit Makrophagen und mit den von Plasmazellen produzierten Antikörpern das entscheidende System bei der **Bakterienabwehr.**

Antikörper sind hochspezifische Proteine, die eine bestimmte Aminosäuresequenz erkennen und an das entsprechende Protein binden. Antikörper werden von Plasmazellen hergestellt.

Antikörper sind Y-förmige Proteine, die aus zwei kovalent verbundenen schweren und zwei leichten Ketten bestehen. Jeder der beiden Schenkel des Y kann Antigen binden. Ein Schenkel besteht jeweils aus einem Teil der schweren Kette und einer leichten Kette (**Fab-Region**).

Die **Fc-Region** bildet den Stamm des Y. Sie stellt den restlichen Anteil der beiden schweren Ketten dar und ist in der Lage an das Effektorsystem, z. B. Granulozyten, Monozyten/Makrophagen oder Komplementkomponenten zu binden.

Die Fc-Region und ein großer Teil der Fab-Region sind bei den Antikörpern eines Individuums weitgehend identisch (konstante Domänen). Die freien Enden der Fab-Region variieren dagegen zwischen den einzelnen Lymphozytenklonen sehr stark (variable Domäne). Sie sind so strukturiert, daß sie jeweils nur ein einziges ganz bestimmtes Epitop eines Proteins (im Mittel 20 Aminosäuren Länge) binden können.

Je nach Funktion, Ort des Vorkommens und Molekülgröße werden verschiedene Antikörper (Immunglobuline) unterschieden: IgA, IgD, IgE, IgG und IgM.

Funktioneller Hinweis. *Gelöste Antigene* werden von Antikörpern unter Bildung von Antigen-Antikörperkomplexen gebunden und anschließend phagozytiert. *Zelloberflächengebundene Antigene* werden ebenfalls von den Fab-Regionen der Antikörper gebunden. Die freien Antikörperenden (Fc-Regionen) lösen danach die Komplementkaskade aus, die schließlich die Fremdzellen lysiert.

Antigenspezifische T-Zellrezeptoren. Alle Arten von T-Lymphozyten tragen Rezeptoren an der Außenseite ihrer Plasmamembran, die einfacher aber dennoch ähnlich wie Antikörper aufgebaut und diesen auch funktionell verwandt sind. Ihr freies (variables) Ende erkennt und bindet Aminosäuresequenzen von Fremdproteinen; sie binden allerdings stets an andere Epitope als die, gegen die die Antikörper gerichtet sind. Dadurch müssen T-Zelle und Antikörper nicht am gleichen Epitop miteinander konkurrieren sondern können sich in der Wirkung ergänzen.

Antigenspezifische T-Zellrezeptoren erkennen ein Fremdprotein nur, wenn es entweder ein fremdes MHC-I- oder MHC-II-Molekül ist (z. B. *transplantierte Zellen*) oder wenn ein Fremdprotein zusammen mit einem körpereigenen Protein der Klasse I oder II des MHC an der Zelloberfläche vorkommt (s. unten). Sie binden nie gelöste Antigene oder freie Viren, wohl aber *virusinfizierte Zellen* des eigenen Körpers. Nach Bindung des Fremdproteins an den T-Zellrezeptor lysiert die T-Zelle die Zielzelle unter Mitwirkung von Proteasen, Zytotoxinen und eines Proteins, das *Perforin* genannt wird und das die Plasmamembran permeabel für Zellinhaltsstoffe macht.

Proteine des Major Histocompatibility Complex (**MHC**). Mit Ausnahme der Klasse III Proteine handelt es sich um eine Gruppe von Glykoproteinen an der Zelloberfläche, die für die Unterscheidung von fremden und körpereigenen Zellen und die Bindung antigener Peptide entscheidend sind. Sie werden beim Menschen auf Chromosom 6 in einem Abschnitt kodiert, der als HLA-Genkomplex bezeichnet wird (s. Lehrbücher der Biologie).

Die MHC-Proteine bestehen aus drei Klassen :

- **MHC-Klasse-I-Proteine** kommen an den Oberflächen aller Körperzellen vor und sind innerhalb eines Individuums identisch, unterscheiden sich aber von jenen anderer Individuen (Ausnahme: eineiige Zwillinge). Sie ermöglichen dem Immunsystem die Unterscheidung zwischen fremd und körpereigen. T- Killerzellen binden nur dann an Fremdproteine und lysieren Zellen, wenn diese entweder fremde MHC-I-Proteine zeigen oder eine Kombination von fremdem Antigen mit körpereigenen MHC-I-Proteinen.
- **MHC-Klasse-II-Proteine** werden nur an der Oberfläche von Monozyten, Makrophagen und anderen antigenpräsentierenden Zellen (s. oben) exprimiert. MHC II kennzeichnet damit diejenigen Zellen, die allein Fremdproteinsequenzen an ihrer Oberfläche tragen (präsentieren) dürfen, ohne als vermeintliche Fremdzellen eliminiert zu werden. Vielmehr werden durch die gemeinsame Präsentation eines Fremdproteinfragments zusammen mit MHC-II-Proteinen die entsprechenden antigenspezifischen T-Helferzellen aktiviert. Diese stimulieren ihrerseits die entsprechenden B- und T-Lymphozyten.
- **MHC-Klasse-III-Proteine** stellen Komponenten des Komplementsystems dar (s. oben).

7.3 Entzündungsreaktion

Lernziele

Primäre und sekundäre Immunreaktion (Immunantwort) • Aktive und passive Immunität

Entzündungsreaktionen sind Abwehrreaktionen gegen Antigene. Zu unterscheiden sind:

- die phylogenetisch ältere *angeborene, unspezifische Immunreaktion* (**Abb. 7.1**)
- die phylogenetisch jüngere *erworbene, spezifische Immunreaktion* (**Abb. 7.2**)

Beide folgen in der Regel unmittelbar aufeinander und zeigen viele Wechselwirkungen auf allen Ebenen.

Die Entzündungsreaktion läuft bei einem **Primärkontakt mit einem Antigen** sehr ineffektiv ab, da zu wenige spezifische Lymphozyten vorliegen und es Wochen dauern kann, bis die Proliferation der entsprechend antigenspezifischen B- und T-Zellklone für ausreichende Mengen beider Zellarten gesorgt hat (**Primärreaktion**) und eine spezifische Immunität vorliegt. Bis dahin ist die Erkrankung in der Regel bereits mit ihren typischen Symptomen abgelaufen und durch die Mechanismen der unspezifischen Entzündungsreaktion beendet worden.

Zu einer **spezifischen Entzündungsreaktion** kommt es bei einem **Sekundärkontakt mit dem gleichen Erreger**.

Dann existieren bereits so viele spezifische sensibilisierte B- und T-Gedächtniszellen, daß schneller ausreichende Mengen an Antikörpern bzw T-Killerzellen für eine effektive Keimvernichtung produziert werden können (**Sekundärreaktion**). Die Keime haben keine Chance, sich im Körper zu vermehren und eine Krankheit auszulösen. Der Körper ist immun. Die wesentlichsten Schritte für Abwehrreaktionen gegen bakterielle und virale Infektionen sind in **Abb. 7.1** und **7.2** vereinfacht zusammengefaßt.

Klinische Hinweise. Die **Inkubationszeit** bei Infektionskrankheiten entspricht der Periode, in der das unspezifische Immunsystem in Gang gesetzt wird und die Abwehrreaktionen vorbereitet werden. Die entsprechenden Abläufe sind häufig mit Allgemeinreaktionen, z. B. Fieber verbunden.

Um dem Körper spezifische Immunität zu vermitteln, ohne daß er die entsprechende Infektionskrankheit selbst durchlaufen muß, wird geimpft. Bei der **aktiven Immunisierung** werden künstlich abgeschwächte Erreger oder deren Toxine verabreicht, die nicht mehr das Vollbild der Krankheit auslösen, gegen deren Antigenstruktur der Körper aber im Laufe von Wochen spezifische Antikörper bzw. T-Killerzellen bildet. Im Falle einer richtigen Infektion liegen diese dann in meist ausreichender Menge vor, um eindringende Erreger vor krankmachenden Erscheinungen zu eliminieren. Jede Wiederholung der Impfung erhöht („boostert") die Menge der Antikörper und der Killerzellen und verbessert den Schutz. Bei der **passiven Immunisierung** werden dem Körper direkt die entsprechenden Antikörper zugeführt. Hierbei entsteht der Impfschutz zwar unmittelbar, wirkt aber nur für Wochen oder Monate, da die fremden Antikörper im Laufe der Zeit wieder eliminiert werden.

Für die **Unterdrückung einer Immunreaktion,** z. B. bei Organtransplantationen, kann durch monoklonale Antikörper gegen T-Zellen oder durch Eingriff in die parakrine Steuerung der Immunregulation eine sog. Immunsuppression erzielt werden.

7.4 Prinzipien der Lymphzirkulation

Lernziele

Lymphfiltration • Zusammensetzung der Lymphe • Lymphkapillaren • Lymphgefäße

Lymphe ist ein Filtrat des Blutes ins Bindegewebe

Die Filtration der Lymphe erfolgt im arteriellen Teil der Kapillaren des Körperkreislaufs. Die Lymphe enthält die meisten Komponenten des Blutplasmas, jedoch in geänderter Konzentration; insbesondere bleiben größere Proteine im Kapillarlumen zurück. Dadurch hat Lymphe einen niedrigeren kolloidosmotischen Druck als das Blutplasma. Ferner enthält Lymphe Lymphozyten.

Klinischer Hinweis. Wegen ihres Gehaltes an Fibrinogen und Gerinnungsfaktoren kann Lymphe gerinnen und bei oberflächlichen Schürfwunden, bei denen keine Gefäße eröffnet wurden, Wundschorf bilden.

Im Interstitium des Bindegewebes zirkuliert die Lymphe dann als Gewebeflüssigkeit. Sie ist damit ein Teil der Grundsubstanz des Bindegewebes und bringt Nährstoffe, Zellen und Proteine, die z. B. im Dienst der Abwehr stehen, auch an kapillarferne Zellen. Auf ihrem Weg durch das Gewebe ändert die Lymphe ihre Molekülkonzentration gegenüber Blutplasma und Bindegewebegrundsubstanz weiter erheblich.

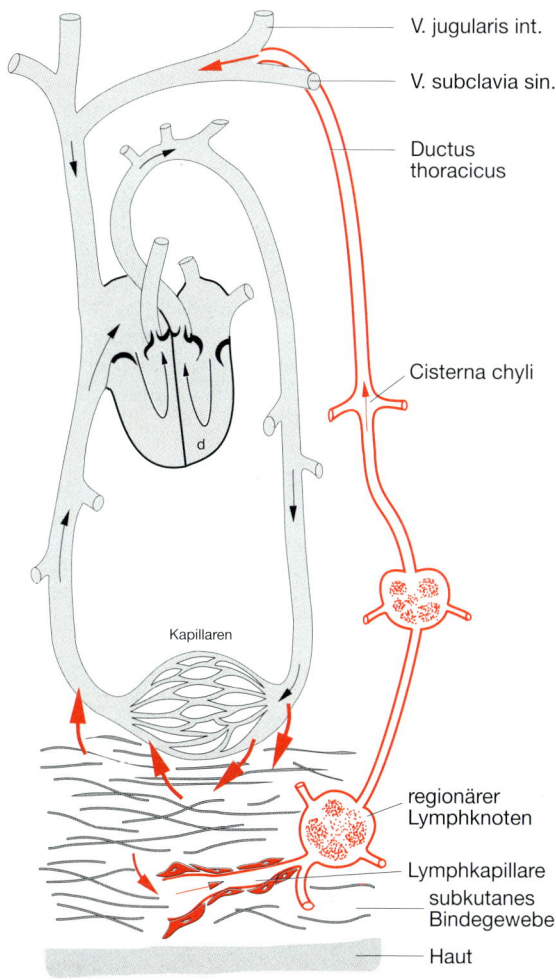

Abb. 7.4 Schematisierte Darstellung der Lymphfiltration *(rote Pfeile)* aus subkutanen Kapillaren des Blutgefäßsystems *(schwarz)* und Lymph-Rückfluß über Lymphgefäße *(rot)* und mehrere Lymphknoten als Filterstationen in den linken Venenwinkel. Vgl. **Abb. 7.7**

Schließlich wird ein Teil der Gewebeflüssigkeit in den venösen Kapillarschenkeln, die inzwischen einen niedrigeren hydrostatischen Druck und einen höheren kolloidosmotischen Druck aufweisen, wieder ins Blutgefäßsystem aufgenommen. Der Überschuß wird von Lymphkapillaren abgeleitet.

Klinischer Hinweis. Störungen des Proteingehaltes im Körper, z.B. Hunger oder hydrostatische Druckanstiege in der Peripherie (Blockade der Lymphgefäße durch Kompression, Verlegung durch Parasiten oder Zerstörung bei Tumoroperationen) können das Gleichgewicht zwischen Lymphproduktion und Lymphdrainage beeinträchtigen und zur Lymphstauung im Gewebe führen, *Lymphödem.*

Lymphgefäße sind Parallelwege zu den Venen des Körperkreislaufs

Das Lymphgefäßsystem **(Abb. 7.4)** beginnt mit den Lymphkapillaren im flüssigkeitsgefüllten interstitiellen Raum des Bindegewebes. Es handelt sich um Endothelrohre, denen eine Basalmembran fehlt; das Endothel ist nicht fenestriert. Passagere Spalten zwischen den Endothelzellen ermöglichen den Durchtritt von Gewebeflüssigkeit und auch von Blutkörperchen usw. in das Lumen.

Die anschließenden Lymphgefäße, *Vasa lymphatica*, anastomosieren vielfach untereinander. Sie sind dünnwandig und weitlumig. Schließlich vereinigen sie sich zu größeren Stämmen, in die in gewissen Abständen *Lymphknoten* eingeschaltet sind, die die Lymphe kontrollieren, Fremdkörper herausfiltern und Lymphozyten an sie abgeben. Dabei treten jeweils mehrere Lymphgefäße in einen Lymphknoten ein, *Vasa afferentia*, während nur 1 größeres *Vas efferens* das Hilum des Lymphknotens verläßt. Nach Passage mehrerer Lymphknoten entstehen größere Lymphstämme, die in ihrer Wandung glatte Muskelzellen sowie zahlreiche Klappen, den Venenklappen vergleichbar, aufweisen. Dies ermöglicht einen gerichteten Lymphstrom **(Abb. 7.5)**. Die zwischen je zwei Klappen liegenden Gefäßabschnitte kontrahieren sich nacheinander (metachron) und pumpen die Lymphe von Segment zu Segment herzwärts. In ihrem Feinbau ist die Wand der Lymphgefäße der der Venen vergleichbar, jedoch schwächer.

Klinische Hinweise. Bakterien und Fremdkörper, die durch Wunden im Epithel in das darunterliegende Bindegewebe gelangt sind, können über die Lymphe in die Lymphbahn gelangen und zu einer Entzündung der Lymphgefäße führen (Lymphangitis oder „Blutvergiftung"). Das entzündete Lymphgefäß schimmert oft als schmerzhafter, roter Strich proximal der Wunde durch die Haut. In der Regel werden in der nächsten Lymphknotenstation Keime und Fremdkörper aus der Lymphe gefiltert und damit die Ausbreitung der Entzündung bekämpft.

Zur Systematik der Lymphgefäße lesen Sie (S. 185).

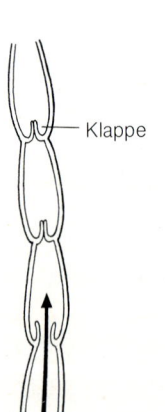

Abb. 7.5
Längsschnitt durch ein Lymphgefäß. Schematische Darstellung von 3 Segmenten mit Klappen.

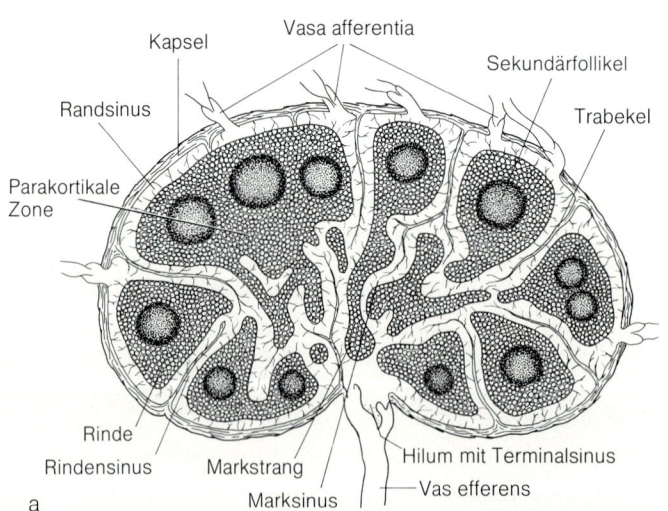

a

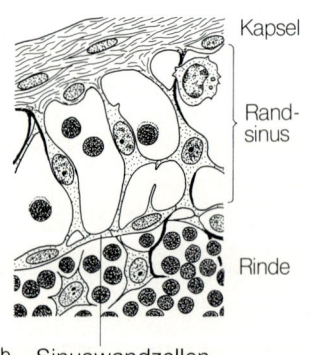

b

Abb. 7.6 a,b Lymphknoten (Schema). **b** vergrößerter Ausschnitt von **a.** Im Randsinus, der von endothelähnlichen Sinuswandzellen (Uferzellen) ausgekleidet ist, sind mehrere dieser Zellen mit angelagerten retikulären Fasern sowie einzelne Lymphozyten und ein Makrophage dargestellt

7.5 Grundlagen der mikroskopischen Anatomie der lymphatischen Organe

Lernziele

Lymphfollikel: Primärfollikel, Sekundärfollikel • Keimzentrum • Parafollikuläre Regionen • B-Zellregionen • T-Zellregionen

Das Grundgewebe aller lymphatischen Organe besteht aus lymphoretikulärem Bindegewebe, das massenhaft freie Bindegewebszellen enthält

Lymphoretikuläres Bindegewebe ist aus mesenchymalem Bindegewebe hervorgegangen. Nur das Grundgewebe des Thymus, das aus dem Epithel des Kiemendarms (3. Schlundtasche) und aus dem Ektoderm des Sinus cervicalis stammt, ist ein Retikulum epithelialer Herkunft. Die Zellen dieses Gewebes, Retikulumzellen, werden auch als fixe Zellen bezeichnet und damit den freien Zellen (s. unten) gegenübergestellt. Es gibt verschiedene Arten von Retikulumzellen (S. 58).

Bei den **freien Zellen** handelt es sich ganz überwiegend um die verschiedenen Arten von Lymphozyten. Sie sind stellenweise so dicht gelagert, daß histologisch die Retikulumzellen nicht mehr zu erkennen sind. Außerdem kommen aus Monozyten entstandene Makrophagen und Gruppen von Plasmazellen vor. Granulozyten sind selten.

Lymphfollikel sind hochorganisierte, rundliche Lymphozytenhaufen

Lymphfollikel, *Folliculi lymphatici*, sind für die meisten lymphatischen Organe charakteristisch. Es handelt sich um Ansammlungen von Lymphozyten im lymphoretikulären Gewebe (**Tabelle 7.1**). Lymphfollikel können als Einzelgebilde auftreten, *Solitärfollikel*, z.B. in der Schleimhaut des Magen-Darmkanals oder der Atemwege. Sie können aber auch gehäuft zusammenliegen, *Folliculi lymphatici aggregati*, z.B. im unteren Dünndarm oder Wurmfortsatz. Es sind Gebilde, die bei Bedarf entstehen und dann wieder verschwinden können.

Lymphfollikel, in denen gleichförmige kleine Lymphozyten etwa gleich dicht verteilt liegen, werden **Primärfollikel** genannt. Sie finden sich fast ausschließlich bei Feten und Neugeborenen und zeigen, daß der Organismus noch nicht mit Antigenen in Berührung gekommen ist.

Wenn die Lymphfollikel eine zentrale Aufhellung und eine lymphozytendichte Randzone aufweisen, spricht man von **Sekundärfollikeln.** Die hellen Zentren (Keimzentren oder Reaktionszentren) entstehen als Ausdruck von Abwehrreaktionen gegen Antigene.

In den **Reaktionszentren** finden sich schwer zu unterscheidende große, blaß angefärbte Zellen. Dabei handelt es sich um ein Grundgewebe aus *follikulären dendritischen Zellen* (antigenpräsentierenden Zellen, S. 175), in das Makrophagen und vor allem B-Lymphozyten eingelagert sind. Die follikulären dendritischen Zellen sind un-

Tabelle 7.1 Histologische Unterschiede zwischen lymphatischen Organen

	Oberfläche	**Parenchym**	**Weitere Kennzeichen**
Lymphknoten S. 184	Bindegewebskapsel (von hier ziehen meist gefäßfreie Trabekel ins Parenchym)	Rinde mit Folikeln, Mark	Für den Lymphdurchfluß: Randsinus, Rindensinus, Marksinus. Terminalsinus
Milz S. 591	Bindegewebskapsel (von hier ziehen gefäßführende Trabekel ins Parenchym)	Weiße Pulpa: lymphoretikuläre Scheiden um Pulpa- und Follikelarterien, Milzfollikel; Rote Pulpa	Für den Blutdurchfluß: Balkenarterien, Pulpaarterien, Follikelarterien, Pinselarteriolen, Hülsenkapillaren, Milzsinus, Pulpa- und Trabekelvenen
Tonsilla palatina S. 434	Zur Mundhöhle hin: mehrschichtiges, unverhorntes Plattenepithel; sonst Bindegewebskapsel	Krypten, Lymphfollikel	
Tonsilla pharyngea S. 448	Zum Pharynx hin: mehrreihiges Flimmerepithel; sonst zarte Bindegewebskapsel	Epithelbuchten, lymphoretikuläres Bindegewebe	Volumenabnahme nach dem 6. Lebensjahr
Thymus S. 527	Bindegewebskapsel, von der zarte Septen ins Parenchym ziehen	Lymphozytenreiche Rinde, locker gebautes Mark mit Hassall-Körperchen	Involution nach der Pubertät; es verbleibt ein Fettkörper mit Resten von Parenchym

tereinander durch Desmosomen verknüpft und bilden einen netzartigen Verband. Sie präsentieren, zusammen mit den reichlich vorhandenen Makrophagen, die aus der Lymphe aufgenommenen Antigene an diejenigen B-Gedächtniszellen, die für das jeweilige Antigen determiniert sind. Diese proliferieren im Reaktionszentrum als B-Lymphoblasten, sogenannte Zentroblasten (**dunkle Zentroblastenzone**). Die durch Proliferation hieraus entstehenden Zentrozyten sammeln sich benachbart in einer zur Oberfläche des Lymphknotens weisenden hellen **Zentrozytenzone**. Aus den Zentrozyten gehen Plasmazellen hervor. Die nach außen folgende sehr dunkle **Randzone** (Corona) der Follikel enthält vor allem wandernde B-Zellen und T-Helferzellen. Reaktionszentrum, Zentrozytenzone und Randzone stellen **B-Zellregionen** dar.

Hinweis. Die Lymphfollikel der Milz haben noch ein zusätzliches Kompartiment, die Marginalzone (S.592), das in anderen lymphatischen Organen nicht vorkommt.

7.6 Nodi lymphatici, Lymphknoten

Lernziele

Kortex • Parakortikalzone • Markstränge • Rand-, Intermediär- und Marksinus • Filterung der Lymphe • Regionäre Lymphknoten

Lymphknoten sind Filterstationen des Lymphgefäßsystems

In den Verlauf der Lymphgefäße, vor allem dort, wo sie konfluieren, sind zahlreiche unterschiedlich große Lymphknoten eingeschaltet (Durchmesser 2–20 mm, **Abb.7.4, 7.7**). Sie filtern und reinigen die Lymphe und sind beim Erwachsenen Speicher- und Proliferationsorte für B- und T-Lymphozyten.

Die Lymphabflüsse einer bestimmten Körperregion oder eines Organes sammeln sich stets in einer Gruppe von Lymphknoten, die als **regionäre Lymphknoten** bezeichnet werden. So bekommen z.B. die Achsellymphknoten Zuflüsse aus dem Arm sowie von der vorderen, seitlichen und hinteren Brustwand.

Klinischer Hinweis. Bei Entzündungen innerhalb ihres Einzugsgebietes schwellen die regionären Lymphknoten an, sind tastbar und schmerzhaft. Auch Karzinome können über die Lymphgefäße Tumorzellen in ihre regionären Lymphknoten abgeben, wo sie zur Entstehung von Lymphknotenmetastasen führen.

Den regionären Lymphknoten eines Organs sind stets weitere, zentralere Lymphknotenstationen nachgeord-

net, bevor die Lymphe in die Venen weitergeleitet wird (**Abb.7.4**).

Histologisch bestehen Lymphknoten aus Sekundärfollikeln und einem Mark mit Lymphspalten

Die kugeligen bis bohnenförmigen Lymphknoten sind von einer bindegewebigen *Kapsel* umgeben (**Abb.7.6a**). Von ihr strahlen Bindegewebebalken, *Trabekel*, ins Innere. Kapsel und Trabekel bilden ein grobes Bindegewebsgerüst. In den Trabekeln verlaufen Äste von Blutgefäßen, die am Hilum, einer konkaven Einbuchtung, in den Lymphknoten eintreten. Das Hilum ist gleichzeitig der Ort, an dem das abführende Lymphgefäß, *Vas efferens*, den Lymphknoten verläßt, während die zuführenden Lymphgefäße, *Vasa afferentia*, an der konvexen Oberfläche die Kapsel durchbrechen.

Das Grundgerüst des Lymphknotens besteht aus lymphoretikulärem Gewebe. Es besitzt in der Außenzone unter der Kapsel eine größere Maschenweite und läßt hier Platz für weite Lymphsinus, *Randsinus*, die mit den zu- und abführenden Lymphgefäßen kommunizieren (**Abb.7.6b**). Darunter folgen von außen nach innen:

- *Rinde*, *Kortex*, eine Ansammlung von Sekundärfollikeln
- *Parakortikalzone* aus lockereren Lymphozytenhaufen
- *Mark* aus weitmaschigen Marksinus und lymphozytenreichen, verzweigten Bändern, *Marksträngen*

Die Verbindung zwischen Randsinus und Marksinus stellen *Rindensinus* und *Intermediärsinus* her, die Rinde und Parakortikalzone radiär passieren.

Lymphsinus. Im Bereich der verschiedenen Lymphsinus dominieren fibroblastische Retikulumzellen, die retikuläre Fasern bilden. In ihr Maschenwerk sind die von Sinuswandzellen, *Uferzellen*, gesäumten Lymphspalten eingelassen (**Abb.7.6b**). Diese bilden eine poren- und spaltenreiche Auskleidung, durch die leicht Lymphozyten und Makrophagen zwischen Lymphe und Lymphknotengewebe hin und herwechseln können.

Kortikale Lymphfollikel. Sie stellen meist Sekundärfollikel dar. Die B-Lymphoblasten oder *Zentroblasten* im Keimzentrum proliferieren stark und bilden in großer Zahl Zentrozyten, die sich zum Teil zu Plasmazellen weiterentwickeln und vor allem in die Markregion wandern, um dort Antikörper zu produzieren.

Parakortikalzone. In dieser Zone besteht ein Maschenwerk aus *interdigitierenden dendritischen Zellen*, die mit Antigenfragmenten beladen aus den vorgeschalteten, lymphdrainierten Regionen, z.B. der Haut eingewandert sind. Sie präsentieren die Antigenfragmente hier an *T-Helfer-* und *T-Gedächtniszellen*. Die daraufhin aus *T-Lymphoblasten* gebildeten *T-Killerzellen* gelangen über die Lymphe in den Blutkreislauf. Daß die Lymphe des Vas efferens mindestens 5mal mehr Lymphozyten als die der Vasa afferentia enthält, ist allerdings nur zum Teil auf die T-Zellproliferation zurückzuführen. Größerenteils rezirkulieren Lymphozyten aus der Blutbahn, speziell im Bereich der sogenannten hochendothelialen Venulen der Lymphknoten, in die Lymphe.

Die **Markstränge** weisen in einer Matrix aus Retikulumzellen vor allem *B-Lymphozyten* und *Plasmazellen* auf. In ihrer Umgebung, angrenzend an die Marksinus, gibt es wiederum besonders viele *Makrophagen*.

> **Die Lymphknoten filtern nicht nur Krankheitserreger, Tumorzellen und Fremdkörper aus der Lymphe, sondern sind auch eine potente Quelle für Antikörper und T-Killerzellen**

Die wichtigsten Funktionen der Lymphknoten sind:

- *unspezifische Phagozytose* von Fremdkörpern und Fremdstoffen durch Sinuswandzellen und Makrophagen. Hierzu gehören über die Atemwege oder Wunden aufgenommene anorganische Partikel, z.B. Ruß und auch Farbstoffe aus Tätowierungen.
- *Abfangen von Tumorzellen*. Aus Tumoren in das umgebende Bindegewebe abgeschilferte bösartige Tumorzellen werden von der Lymphe in die regionären Lymphknoten geschwemmt, wo sie teilweise von Makrophagen eliminiert werden. Jedoch können viele Tumorzellen unbehelligt im Grundgewebe der Lymphknoten hängen bleiben, proliferieren und Lymphknotenmetastasen bilden.
- *Vermehrung von immunkompetenten B-Lymphozyten*
- *Freisetzung von Antikörpern* durch Plasmazellen in die Lymph- und Blutbahn. Die entsprechenden Antigene sind meist auf dem Lymphweg in die Lymphknoten gelangt und haben die dort ansässigen B-Lymphozyten aktiviert.
- *Proliferation und Abgabe von aktivierten T-Killerzellen und T-Helferzellen*, die gegen virusinfizierte Zellen, Parasiten oder andere Fremdzellen, bzw. antigentragende Zellen gerichtet sind. Die Zellen gelangen in die Lymph- und Blutbahn.

Ca. 99 % der Lymphe, die die Lymphknoten von den Vasa afferentia zum Vas efferens durchströmt, gelangt durch Rand-, Rinden-, Intermediärsinus zum Marksinus. Hierbei unterliegt sie der Kontrolle phagozytierender Makrophagen. Nur etwa 1 % in der Lymphe verläßt die Sinus und passiert die Sekundärfollikel und/oder die parakortikalen Lymphozytenansammlungen. Das darin enthaltene freie und präsentierte Antigen reicht für die Aktivierung der B- und T-Lymphozyten aus.

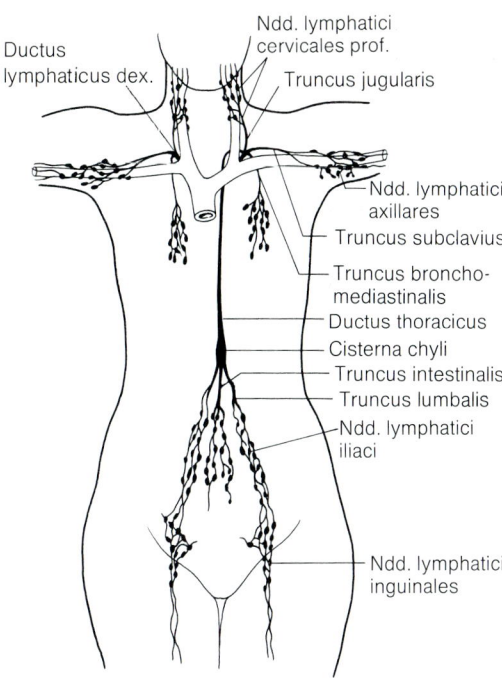

Abb. 7.7 Übersicht über das Lymphgefäßsystem

Klinischer Hinweis. Es gehört zu den Grundregeln der Tumorchirurgie, daß nicht nur das von Krebs befallene Organ operativ beseitigt wird, sondern auch die zugehörigen regionären Lymphknoten, da nie auszuschließen ist, daß sie kleine Tochtergeschwülste enthalten. Bösartige Tumoren, bei denen die regionären Lymphknoten operativ leicht entfernbar sind, haben meist eine bessere Prognose als Tumoren mit unzugänglichen regionären Lymphknoten.

7.7 Systematik der Lymphgefäße

> **Lernziele**
>
> Trunci lymphatici • Cisterna chyli • Ductus thoracicus

Die großen Lymphgefäße der Extremitäten und des Halses laufen meist oberflächlich unter der Haut. Erst in Rumpfnähe begleiten sie die Blutgefäße zentralwärts.

Aus den Lymphgefäßen der unteren Extremitäten, des Beckens und der Beckenorgane bilden sich (**Abb. 7.7**)

- die paarigen **Trunci lumbales,** die in Höhe des 1. oder 2. Lendenwirbels in einen erweiterten Sammelraum,
- die **Cisterna chyli,** münden. In die Cisterna mündet außerdem ein 3. Lymphgefäßstamm,
- der **Truncus intestinalis,** der die Lymphe aus den unpaarigen Bauchorganen, vor allem aus dem Darm, sammelt.

Wenn nach einer fettreichen Mahlzeit die aus dem Darm resorbierten Fette feintropfig (als Chylomikronen) in der Lymphe emulgiert sind, erscheint die Lymphe milchig weiß. Diese Emulsion wird **Chylus** genannt. Die aus dem Darm zum Truncus intestinalis führenden Lymphgefäße heißen daher auch Chylusgefäße.

Aus der Cisterna chyli wird die Lymphe durch den

- **Ductus thoracicus,** Milchbrustgang, abgeleitet. Dieser große Lymphstamm zieht zusammen mit der Aorta vor den Wirbelkörpern durch die obere Thoraxapertur aufwärts und mündet nach bogenförmigem Verlauf in den linken Venenwinkel, *Angulus venosus sinister* (Vereinigung von V. subclavia und V. jugularis interna, S. 306). Kurz vor seiner Mündung nimmt der Ductus thoracicus durch den
  - *Truncus subclavius sinister* Lymphstämme aus dem linken Arm, durch den
  - *Truncus jugularis sinister* Lymphe aus der linken Hälfte von Kopf und Hals und den
  - *Truncus bronchomediastinalis sinister* aus der linken Hälfte des Brustraums auf.

Der Ductus thoracicus sammelt somit die Lymphe aus der gesamten unteren Körperhälfte und der linken oberen Körperregion.

Historischer Hinweis. Der milchige Character der Lymphe im Ductus thoracicus hat mittelalterliche Anatomen bei der Sektion von Müttern, die im Kindbett verstarben, zu der irrigen Annahme verleitet, daß dieses Lymphgefäß Milch vom Darm zu den Brustdrüsen leite. Hieraus ergab sich der immer noch übliche deutsche Name „Milchbrustgang".

Die Lymphstämme der rechten oberen Körperregion vereinigen sich zum

- **Ductus lymphaticus dexter**, der in den rechten Venenwinkel mündet. Er nimmt auf:
  - *Truncus subclavius dexter*
  - *Truncus jugularis dexter*
  - *Truncus bronchomediastinalis dexter*

8 Allgemeine Anatomie des Nervensystems

8.1 Aufgaben des Nervensystems

Lernziele

Regulation • Anpassung • Koordination • Assoziation • Rezeptor • Effektor

Das Nervensystem dient der *Regulation* und *Anpassung* des Organismus an die wechselnden Bedingungen der Außenwelt und des Körperinneren. Es ist somit ein Kommunikations- und Steuerungsorgan. Nervenfreie Organe gibt es im Körper nicht.

Zur Erfüllung seiner Aufgaben nimmt das Nervensystem *Reize* aus der Umgebung (*exterozeptive Reize*) und aus dem Körper selbst (*propriozeptive Reize*) auf. Zur Aufnahme dieser Reize dienen verschiedenartige **Rezeptoren**, z. B. für Temperatur, Lichtwellen, Druck usw. Teilweise ist den Rezeptoren ein Hilfsapparat zugeordnet, z. B im Sehorgan (S. 685). Gemeinsam ist allen Organen, die der Wahrnehmung bestimmter Energieformen dienen (Sinnesorgane), die Umwandlung eines Rezeptorpotentials in ein Aktionspotential, das ins Zentralnervensystem weitergeleitet wird. Hier gelangen die Signale durch ein abgestimmtes Zusammenspiel von erregend und hemmend wirkenden Neuronen an die Orte ihrer spezifischen Wirksamkeit (z. B. zu den Sehzentren des Großhirns).

Im Zentralnervensystem werden alle afferent zugeleiteten Erregungen „verarbeitet", und zwar erfolgt eine *Koordination*, d. h. eine Zusammenfassung, und eine *Assoziation*, d. h. ein In-Beziehung-setzen der Signale, zum Zweck einer einheitlichen Leistung. Höchstens 5 % aller Sinneseindrücke werden bewußt.

Nach „Verarbeitung" der eingegangenen Signale werden zur Steuerung der Körpertätigkeit Impulse des Nervensystems efferent auf periphere Organe, **Effektoren**, übertragen, z. B. auf Muskeln und Drüsen.

Das Nervensystem arbeitet eng mit dem endokrinen System, dem anderen großen Regulationssystem des Körpers, zusammen. Beide Systeme beeinflussen sich gegenseitig.

8.2 Gliederung des Nervensystems

Lernziele

Zentralnervensystem • Peripheres Nervensystem • Animales Nervensystem • Vegetatives Nervensystem

Für die Gliederung des Nervensystems gelten folgende Begriffspaare:

- Zentrales Nervensystem – Peripheres Nervensystem
- Animales Nervensystem – Vegetatives Nervensystem

Zentrales Nervensystem, Zentralnervensystem, ZNS. Hierzu gehören **Rückenmark** und **Gehirn**. Beide Teile sind durch Knochenkapseln geschützt: das Gehirn durch den knöchernen Schädel, das Rückenmark durch die Wirbelsäule. Außerdem umhüllen das ZNS 3 bindegewebige Hirn- bzw. Rückenmarkshäute, *Meningen* (S. 827), nämlich *Dura mater, Arachnoidea mater* und *Pia mater.* Zwischen Arachnoidea und Pia mater befindet sich ein mit Flüssigkeit, *Liquor cerebrospinalis,* gefüllter Raum, *äußerer Liquorraum.* Der Liquor cerebrospinalis schützt als eine Art Wasserkissen das ZNS vor Erschütterungen. Dieser äußere Liquorraum kommuniziert mit dem *inneren Liquorraum,* der im Gehirn aus einem Hohlraumsystem, *Ventrikel,* und im Rückenmark aus dem *Zentralkanal* besteht (S. 783).

Aufgebaut wird das ZNS aus Nervenzellen mit ihren Fortsätzen, aus Glia und aus Gefäßen. Vielfach bilden Axone Bündel, die als Bahnen, **Tractus**, die verschiedenen Gebiete des ZNS untereinander verbinden (s. unten).

> Wenn Sie sich jetzt über die Histologie der Nervenzelle mit ihren Fortsätzen sowie über die Glia informieren wollen, lesen Sie S. 79 und S. 91.

Peripheres Nervensystem. Dies sind alle Teile des Nervensystems außerhalb des ZNS. Überwiegend besteht es aus Nervenfasern, besitzt aber auch Nervenzellen, die stellenweise angehäuft sind. Ansammlungen von Nervenzellen bilden zusammen mit den zugehörigen peripheren Nervenfasern Anschwellungen und werden als *Ganglien* bezeichnet (S. 196).

Diejenigen peripheren Nerven, die vom Gehirn ausgehen bzw. dorthin führen, werden als **Hirnnerven**, diejenigen, die mit dem Rückenmark in Beziehung stehen, als **Spinalnerven** bezeichnet. Es gibt 12 Hirnnerven- und 31 Spinalnervenpaare (s. unten).

Animales, somatisches Nervensystem. Hierunter versteht man alle Bestandteile des Nervensystems (zentral und peripher), die im wesentlichen der Kommunikation zwischen dem Organismus und seiner Umwelt dienen.

Vegetatives, autonomes Nervensystem. Unter dieser Bezeichnung werden die Anteile des zentralen und peripheren Nervensystems zusammengefaßt, die vor allem die Tätigkeit der inneren Organe steuern. Das vegetative Nervensystem arbeitet überwiegend unbewußt.

Hinweis. Zentrales und peripheres Nervensystem sowie animales und vegetatives Nervensystem sind untrennbar miteinander verflochten. Die erregungsleitenden Strukturen (Nervenfasern) ziehen ohne Beachtung einer Grenze vom zentralen zum peripheren Nervensystem und umgekehrt. Alle Anteile des Nervensystems beeinflussen sich gegenseitig.

8.3 Leitungsbogen

> **Lernziele**
>
> Einfacher Leitungsbogen • Zusammengesetzter Leitungsbogen • Reflexbogen • Somatoafferent es Neuron • Somatoefferent es Neuron • Interneurone • Eigenreflex • Muskelspindel • Golgi-Sehnenorgan • Fremdreflexe

Die Leistungen des Nervensystems sind an die Existenz von Leitungsbögen gebunden. Hierunter werden Neuronenketten verstanden.
Zu unterscheiden sind:

- einfache Leitungsbögen
- zusammengesetzte Leitungsbögen

Sofern Leitungsbögen einem Reflexablauf dienen, werden sie als **Reflexbögen** bezeichnet.

Hinweis. Ein Reflex ist eine unwillkürliche neuronale Antwort auf einen Reiz.

Gemeinsam sind allen Leitungsbögen, die in der Peripherie beginnen und dort auch enden:

- Rezeptor
- afferentes Neuron
- efferentes Neuron
- Effektor

Hinzu kommen bei zusammengesetzten Leitungsbögen Interneurone.

Rezeptor (s. oben). Hier werden spezifische Reize aufgenommen und in Aktionspotentiale umgewandelt.

Hinweis. Im molekularbiologischem Sinne sind Rezeptoren Proteinmoleküle in einer Zytomembran oder im Zellkern, die anderen Molekülen (z. B. Transmitter oder Hormone) als spezifische Bindungsstellen dienen.

Afferent ist ein Neuron, wenn es Signale aus der Peripherie dem ZNS zuleitet. Sofern es sich um Neurone des somatischen (animalen) Nervensystems handelt, werden sie als *somato-afferent* bzw. *somato-sensorisch* bezeichnet.

Hinweis. Im Sprachgebrauch wird oft (noch) für die Somatoafferenz der Begriff „sensibel" verwendet. Der Begriff „sensorisch" war früher für die Signale aus den sog. höheren Sinnesorganen (Sehorgan, Hör- und Gleichgewichtsorgan, Geschmacksorgan, Geruchsorgan) reserviert.

Verwendet werden aber auch heute noch – besonders in der Klinik – die Begriffe „Sensibilität" bzw. „Sensibilitätsstörung". Gemeint ist hiermit die allgemeine Fähigkeit des Nervensystems, adäquate Reize aufzunehmen und zu verarbeiten bzw. deren Störungen.

Die *Perikarya* der somato-afferenten Neurone liegen in der Regel *außerhalb* des ZNS. So befinden sich die Perikarya der Rückenmarksnerven in den *Spinalganglien*

(**Abb. 8.6**), die der Hirnnerven in den somatischen *Kopfganglien*.

Efferent ist ein Neuron, das die Erregungen vom Zentralorgan in die Peripherie zum Erfolgsorgan (Effektor) leitet. Entsprechende Neurone des somatischen Systems werden als *somato-efferent* bezeichnet. Die *Perikarya* dieser Neurone befinden sich *im ZNS.*

Effektor. Der typische Effektor der somato-efferenten Neurone ist die quergestreifte Muskelfaser, die sich aus den Somiten entwickelt hat. Die Qualität der in den somato-efferenten Neuronen geleiteten Erregungen wird als „*motorisch*" bezeichnet. Die Effektoren des vegetativen Nervensystems sind u.a. die glatte Muskulatur und Drüsen.

Interneurone. Interneurone gibt es nur im ZNS oder in den Ganglien. Sie dienen der Ausbreitung, der Ausrichtung, der Aufrechterhaltung und der Modulation einer Erregung.

Interneurone können kettenförmig hintereinander zwischen aufeinanderfolgenden Neuronen liegen. Durch ihre Verzweigungen (Kollateralen, Endverzweigungen) sorgen sie für eine erhebliche Ausbreitung einer Erregung, z. B. beim Fremdreflex (S. 191).

Interneurone können aber auch in *Erregungskreisen* liegen. Erregungskreise werden dadurch gebildet, daß eine Kollaterale einer Nervenzelle an ein Interneuron herantritt, dessen Axon rückläufig mit dem Perikaryon (oder Dendriten) der Ausgangsnervenzellen eine Synapse bildet. Erregungskreise können durch Einschaltung mehrerer Interneurone vergrößert werden. – Innerhalb eines Erregungskreises ist eine Selbsterregung möglich.

Es gibt exzitatorische und inhibitorische Interneurone. Sie morphologisch voneinander zu unterscheiden ist schwierig. Vielfach kommen in exzitatorischen Synapsen *Glutamat* (S. 86), in inhibitorischen *γ-Aminobuttersäure* (GABA) als Transmitter vor.

Exzitatorische Interneurone spielen in Erregungskreisen für die Aufrechterhaltung einer Erregung eine große Rolle. So können in einem Erregungskreis vorgeschaltete Neurone durch eigene Interneurone erneut erregt werden.

Hemmende Interneurone wirken je nach ihrer Lage im Leitungsbogen unterschiedlich. Es gibt:

- Vorwärtshemmung
- Rückwärtshemmung
- präsynaptische Hemmung

Vorwärtshemmung. Bei der Vorwärtshemmung liegt das hemmende Interneuron zwischen erregter Zelle und Folgezelle. Das Interneuron kann die Weitergabe der Erregung hemmen. Dies liegt z. B. bei einer lateralen Hemmung vor: Um ein erregtes Axon entsteht eine „ruhige Zone", wenn seine Kollateralen umliegende inhibitorische Neurone innervieren, die ihrerseits eine Erregung benachbarter Neurone unterbinden.

Rückwärtshemmung. Bei der Rückwärtshemmung (rekurrente Hemmung, inhibitorische Rückkopplung) wirkt das Interneuron hemmend auf das Eingangsneuron. Hemmende Interneurone dieser Art sind im Rückenmark die *Renshaw-Zellen* (S. 785). Die Renshaw-Zelle entsendet ihr Axon rückläufig zum Perikaryon des Motoneurons, über dessen Axonkollaterale sie Impulse empfängt. Durch die inhibitorische Rückkopplung wird erreicht, daß die Entladungsfrequenzen statischer (an der Haltefunktion beteiligter) Motoneurone begrenzt werden.

Präsynaptische Hemmung. Eine präsynaptische Hemmung kommt dadurch zustande, daß inhibitorische Neurone mit den Endabschnitten eines erregten Axons Synapsen bilden (axo-axonale Synapse). Diese Anordnung ist bisher nur vom Rückenmark bekannt.

8.3.1 Einfacher Leitungsbogen

Einfache Leitungsbögen (**Abb. 8.1**) dienen den **Eigenreflexen** der Skelettmuskeln (**Tabelle 8.1**). Hierbei werden Impulse in Rezeptorstrukturen *des* Muskels ausgelöst, der auch vom efferenten Teil des zugehörigen Leitungsbogens innerviert wird. Typische Rezeptoren für diese Reflexe sind:

- Muskelspindeln
- Golgi–Sehnenorgane

Sie werden auch als *Propriozeptoren* bezeichnet, da sie Reize aus dem Körper aufnehmen. Ihre Signale dringen in der Regel nicht ins Bewußtsein.

> **Muskelspindeln informieren über die Muskellänge**

Muskelspindeln (**Abb. 8.2**) sind Dehnungsrezeptoren. Sie liegen in den Skelettmuskeln zwischen den Skelettmuskelfasern, die in diesem Zusammenhang als extrafusale Fasern bezeichnet werden. Muskelspindeln sind bis 20 mm lang und etwa 0,2 mm dick. Sie werden von einer Bindegewebskapsel (mit elastischen Netzen) umgeben. Muskelspindeln sind an ihren beiden Enden mit sehnen-

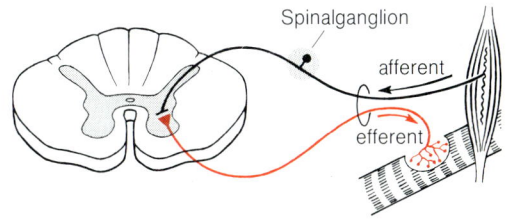

Abb. 8.1 Schematische Darstellung eines einfachen Leitungsbogens, der aus 2 Neuronen besteht, einem afferenten und einem efferenten Neuron

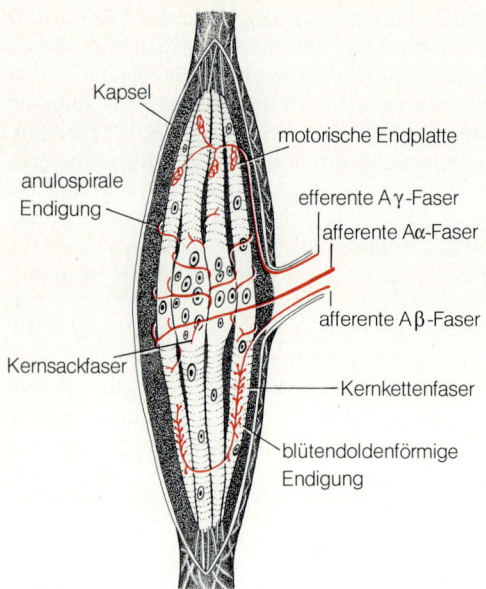

Kapsel

motorische Endplatte

anulospirale
Endigung

efferente Aγ-Faser

afferente Aα-Faser

afferente Aβ-Faser

Kernsackfaser

Kernkettenfaser

blütendoldenförmige
Endigung

Abb. 8.2   Schematische Darstellung einer Muskelspindel

artigen Bindegewebszügen am Perimysium der sie umgebenden Skelettmuskelfasern befestigt.

Im Inneren der Muskelspindel liegen 4–10 quergestreifte Muskelfasern, die als **intrafusale Fasern** bezeichnet werden. Sie stehen durch Bindegewebe untereinander in Verbindung. Die intrafusalen Fasern verlaufen parallel zu den extrafusalen Muskelfasern ihrer Umgebung.

Jede intrafusale Faser hat in der Mitte einen nichtkontraktilen Bereich, während an den Enden der Fasern quergestreifte Myofibrillen vorkommen. Nach der Form der Fasern und Anordnung der Zellkerne werden unterschieden:

- Kernsackfasern, 1–2 pro Muskelspindel
- Kernkettenfasern

Kernsackfasern. Der zentrale Abschnitt ist sackartig erweitert und enthält bis zu 50 Zellkerne.

Kernkettenfasern sind dünn und ihre Zellkerne sind reihenförmig hintereinander angeordnet.

Die intrafusalen Fasern haben enge Beziehungen zum Nervensystem:

- Die mittelständigen Abschnitte werden von **anulospiraligen Endigungen** afferenter Nervenfasern vom Typ Aα (**Tabelle 3.9**, S. 89) umwickelt. Im physiologischen Schrifttum wird für die Aα-Fasern der Muskelspindeln im allgemeinen die Bezeichnung Ia-Fasern benutzt. Bei Dehnung des Muskels werden diese rezeptorischen anulospiraligen Endigungen verformt und damit erregt. Bei Entspannung des mittelständigen Anteils

der intrafusalen Fasern, z. B. bei Kontraktion der Arbeitsmuskulatur, erlischt die Erregung in den anulospiraligen Endigungen.

- Beiderseits der anulospiraligen Endigungen – vorwiegend an Kernkettenfasern – liegen **blütendoldenförmige Endigungen** von afferenten Aβ-Fasern. Diese Endigungen ermitteln nur konstante Dehnungen der intrafusalen Fasern.

- Die dünnen kontraktilen Enden der Kernsackfasern tragen kleine neuromuskuläre Synapsen, **motorische Endplatten**, die Kernkettenfasern **Endnetze** von efferenten Aγ-Fasern aus dem Rückenmark. Diese Nervenfasern können eine isolierte Kontraktion der Enden der intrafusalen Fasern bewirken und damit die Spannung in den zentralen Faserabschnitten verändern. Dies beeinflußt die anulospiraligen Endigungen (s. oben). Insgesamt können die Aγ-Fasern die Empfindlichkeit der Muskelspindeln steuern und sie unterschiedlichen Kontraktionszuständen des Muskels anpassen. Viele Bewegungen werden durch eine primäre Aktivierung der Aγ-Fasern eingeleitet (Starterfunktion des γ-Systems).

Golgi-Sehnenorgane informieren über die Muskelspannung

Die *Golgi-Sehnenorgane* (Tendorezeptoren) liegen im muskelnahen Anfang von Kollagenfaserbündeln der Sehne, ein Golgi-Organ auf 5–25 Muskelfaserinsertionen. Das geringfügig aufgetriebene Organ („Sehnenspindel") besteht aus zahlreichen Zweigen der dendritischen Anfänge von Aα-Nervenfasern, die zwischen den Kollagenfasern enden. Diese Rezeptoren werden bei Dehnung der Sehne, z. B. bei Kontraktion des Muskels, erregt. – Im physiologischen Schrifttum werden die Aα-Fasern der Golgi-Organe in der Regel als Ib-Fasern bezeichnet.

Hinweis. Zu den Propriozeptoren gehören wohl auch die **Gelenkkapselorgane**. Sie tragen dazu bei, über die Lage des Körpers im Raum zu informieren. Bei den Gelenkkapselorganen handelt es sich um verzweigte dendritische Endigungen afferenter Neurone, die frei oder von einer dünnen Bindegewebshülle umgeben in der Gelenkkapsel liegen sowie um lamellenförmige, den Vater-Pacini-Körpern (S. 210) ähnliche Gebilde.

Afferente und efferente Neurone des Eigenreflexes

Charakteristisch für den Eigenreflex ist, daß in der Regel im Rückenmark eine direkte, *monosynaptische* Signalübertragung vom afferenten Neuron auf das efferente Neuron erfolgt.

Die afferenten Neurone des Eigenreflexes bringen Erregungen aus den Rezeptoren des Bewegungsapparates zum Rückenmark. Nach Eintritt ins ZNS geben die Axone, die selbst weiterziehen können, Kollateralen (Reflexkollateralen) ab, die ohne Einschaltung von Interneuronen Synapsen mit efferenten Neuronen bilden. Ein Teil der afferenten Neurone erregt, ein anderer Teil hemmt die efferenten Neurone.

Die efferenten Neurone sind großzellige Aα-Motoneurone zur Innervation der extrafusalen Fasern (Arbeitsmuskulatur) und kleinzellige Aγ-Neurone zur Innervation der kontraktilen Enden der intrafusalen Fasern.

Von den Reflexkollateralen werden jeweils zahlreiche efferente Neurone erregt und zwar vor allem solche, die denselben Muskel innervieren, aus dem die Erregung kommt, aber auch seine Synergisten sowie seine Antagonisten.

Beispiele für Eigenreflexe. Achillessehnenreflex, Patellarsehnenreflex, Bizepsreflex (**Tabelle 17.11**, S. 790).

8.3.2 Zusammengesetzter Leitungsbogen

Die Mehrzahl der Leitungsbögen ist zusammengesetzt (**Abb. 8.3**, **8.4**). Zwischen dem afferenten und dem efferenten Neuron liegen Interneurone. Die zusammengesetzten Leitungsbögen sind jedoch keine geschlossenen Einheiten. Vielmehr stehen die Neurone eines Leitungsbogens durch Kollateralen und Verzweigungen mit denen anderer Leitungsbögen in Verbindung. Auf diese Weise bildet sich ein kompliziertes, schwer überschaubares Netzwerk vieler miteinander verbundener Leitungsbögen.

Die Leitungsbögen breiten sich innerhalb des ZNS sehr unterschiedlich weit aus. Leitungsbögen begrenzter Ausdehnung bilden den *Eigenapparat* des jeweiligen Gebietes (z. B. Eigenapparat des Rückenmarks, **Abb. 8.3**, oder des Hirnstamms). Überschreitet dagegen ein Leitungsbogen ein begrenztes Gebiet, gehört er zum *Verbindungsapparat* (**Abb. 8.4**), z. B. zwischen Rückenmark und Gehirn. Über den Verbindungsapparat nehmen auch weit entfernt gelegene Gebiete des ZNS Einfluß aufeinander, z. B. erfolgt die Steuerung der Willkürmotorik des Rückenmarks durch supraspinale Zentren.

Hinweis. Einfache Leitungsbögen, Eigenapparat sowie Verbindungsapparat enden mit Synapsen an den Perikarya der efferenten Neurone. Das efferente Neuron, dessen Axon dann das Erfolgsorgan erreicht, wird als „gemeinsame Endstrecke" bezeichnet. Das efferente Neuron steht dadurch unter dem Einfluß vielfältiger modulierender Einflüsse der Neurone der verschiedenen Systeme.

> **Fremdreflexe sind polysynaptisch**

Zusammengesetzte Leitungsbögen sind auch an der reflektorischen Steuerung der Muskeltätigkeit beteiligt. Sie bilden die Grundlage der Fremdreflexe (**Tabelle 8.1**), bei denen gereiztes Organ und Erfolgsorgan nicht identisch sind. Fremdreflexe sind stets *polysynaptisch*.

Als *Rezeptoren* für Fremdreflexe werden u. a. Schmerz-, Temperatur- und Tastrezeptoren der Haut

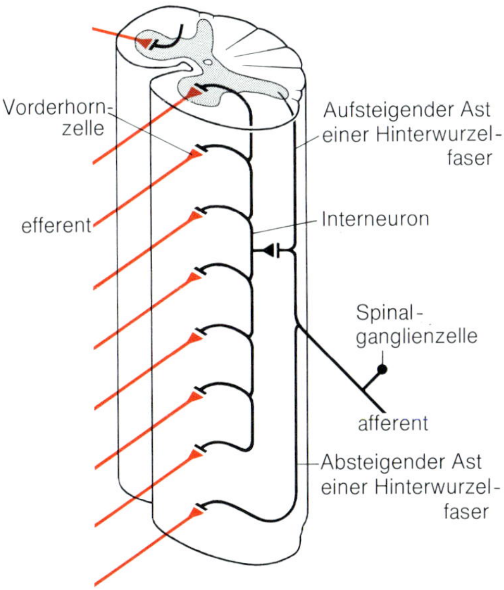

Abb. 8.3 Schema eines zusammengesetzten Leitungsbogens, der außer einem afferenten und einem efferenten Neuron Interneurone besitzt. Als Beispiel dient der Eigenapparat des Rückenmarks

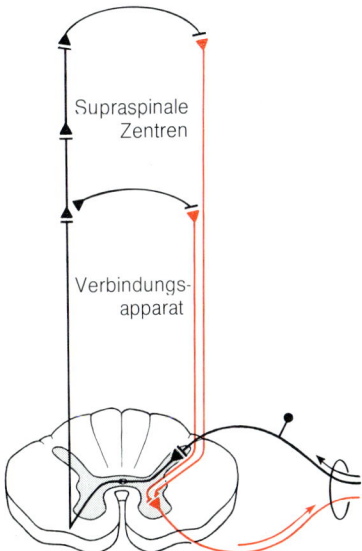

Abb. 8.4 Dargestellt ist ein zusammengesetzter Leitungsbogen, der auch höhere Zentren einschließt. Die zwischen dem afferenten und dem efferenten Neuron gelegenen Interneurone gehören zum Verbindungsapparat

Tabelle 8.1. Merkmale der Eigenreflexe und der Fremdreflexe

	Eigenreflexe	Fremdreflexe
Zahl der Neurone	Zwei Neurone	Mehr als zwei Neurone
Zahl der Synapsen	Monosynaptisch	Polysynaptisch
Rezeptoren	Auslösung durch Dehnung der Muskel-spindeln, propriozeptiv	Auslösung durch Reizung der Hautrezeptoren, exterozeptiv
Reaktion	Gleichförmige Reaktion	Verschiedenartige Reaktionsabläufe
Reflexzeit	Kurz (10–20 ms) konstant	Lang (40–180 ms) abhängig von Reizzeit und Reizstärke
Ermüdbarkeit	Sehr gering	Ausgeprägt
Ausbreitungstendenz	Keine	Mit Zunahme der Reizstärke Ausbreitung auf weitere Muskelgruppen

tätig (S. 210). Sie werden zusammen als *Exterozeptoren* bezeichnet.

Die *afferenten Neurone* von Fremdreflexen haben Aβ- oder Aδ-Fasern. Ihre Kollateralen enden an Interneuronen.

Die *Interneurone* breiten sich über größere Strecken aus und treten z. B. im Rückenmark mit Kollateralen an *efferente α*-Motoneurone und kleine γ-Motoneurone mehrerer Segmente heran. Dadurch können mehrere Muskeln aktiviert werden. Die Interneurone machen den Fremdreflex – im Gegensatz zum Eigenreflex – in seinen Auswirkungen sehr variabel.

Grundlegende Unterschiede zwischen Eigenreflex und Fremdreflex sind in **Tabelle 8.1** zusammengestellt.

Beispiele für Fremdreflexe. Kremasterreflex, Plantarsehnenreflex (S. 790). Fremdreflexe spielen auch als Schutzreflexe eine wichtige Rolle (Husten- und Niesreflex, Kornealreflex, Tränenreflex u. a. S. 770).

8.4 Aufbau des Zentralnervensystems

Graue Substanz • Architektonik • Weiße Substanz • Tractus • Systeme

Gehirn und Rückenmark sind eine untrennbare Einheit. Die Organisation beider Abschnitte ist prinzipiell gleich. Unterschiede bestehen in Größe und Lage sowie funktionell hinsichtlich der Menge der zu verarbeitenden Signale.
Das ZNS weist auf:

• graue Substanz – weiße Substanz (**Abb. 8.5**)
• Bahnen – Systeme

Substantia grisea, graue Substanz. Sie ist bereits makroskopisch an einem Schnitt durch ein ungefärbtes frisches

oder fixiertes Gehirn bzw. Rückenmark an ihrer dunkleren (grauen) Farbe zu erkennen. Mikroskopisch besteht die graue Substanz v. a. aus Nervenzellkörpern mit ihren Fortsätzen, aber auch aus marklosen und markarmen Nervenfasern und Neuroglia.

Im *Rückenmark* liegt die nervenzellreiche (graue) Substanz in der Mitte (**Abb. 8.5 a**). Sie hat auf einem Querschnitt die Form eines H (Schmetterlingsform). Räumlich gesehen wird die graue Substanz von Säulen (Vorder-, Hintersäulen) gebildet, die miteinander verbunden sind (S. 783).

Im *Großhirn* (**Abb. 8.5 b**) nimmt die graue Substanz die Oberfläche ein. Außerdem kommen im Inneren des

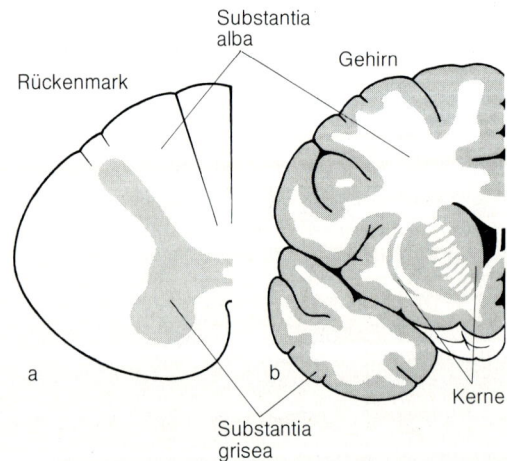

Substantia alba

Gehirn

Rückenmark

a

b

Kerne

Substantia grisea

Abb. 8.5 a, b   Die Verteilung von grauer und weißer Substanz ist in den verschiedenen Abschnitten des Zentralnervensystems unterschiedlich. **a** Im Rückenmark liegt die graue Substanz zentral, die weiße außen. **b** Im Großhirn bildet die graue Substanz einen äußeren Mantel, die weiße Substanz liegt innen. Außerdem kommen graue Gebiete im Gehirn in Form von Nervenzellansammlungen (Kerne) vor

Gehirns lokale Ansammlungen von Nervenzellen vor. Sie bilden sog. „Kerne", *Nuclei.*

Zytoarchitektonik. Die Nervenzellen der grauen Substanz sind uneinheitlich. Sie unterscheiden sich in ihrer Größe, ihrer Form, ihren Fortsätzen, ihrem Feinbau u. a. Kennzeichen. Die Regel ist, daß gleichartige Nervenzellen gruppenförmig zusammenliegen; sie bilden *Areale.* Dadurch bietet die graue Substanz ein sehr abwechslungsreiches Bild. Man spricht deswegen auch von der charakteristischen zytoarchitektonischen Gliederung des Gehirns und des Rückenmarks. – Jedoch nicht alle Nervenzellen des ZNS liegen in „Kernen" zusammen. Es kommen auch verstreut liegende Nervenzellen vor, die vielfach Teile schwer definierbarer Neuronenketten sind.

Hinweis. Zur Ermittlung der Zytoarchitektonik sind vor allem färberisch-histologische Methoden mit basischen Farbstoffen geeignet, z. B. Nissl-Färbung mit Toluidinblau oder Kresylechtviolett.

Myeloarchitektonik, Chemoarchitektonik, Pigmentarchitektonik, Gliaarchitektonik, Angioarchitektonik. Auch die Markscheiden, die verschiedensten chemisch nachweisbaren Substanzen, die Pigmente, Glia, Gefäße und andere Strukturen sind im ZNS charakteristisch angeordnet; hierdurch entstehen verschiedenartige „architektonische" Gliederungen.

Funktionelle Gliederung. Der morphologischen Gliederung des ZNS entspricht eine funktionelle Gliederung, die sich jedoch nicht in allen Details decken. Im allgemeinen kann man jedoch davon ausgehen, daß morphologisch gleichartige Nervenzellen innerhalb eines „Areals" auch funktionell zusammengehören, insbesondere, wenn ihre Axone gemeinsam verlaufen. Es gibt jedoch Ausnahmen, nämlich dann, wenn Funktionen an mehrere „Areale" gebunden sind. Nicht von jedem zytoarchitektonischen Gebiet des ZNS ist die funktionelle Zugehörigkeit bekannt.

Substantia alba, weiße Substanz. Sie wird von markhaltigen und marklosen Nervenfasern (**Abb. 3.43**), Gliazellen und Blutgefäßen gebildet.

Im Rückenmark umgibt die Substantia alba die graue Substanz; sie liegt also oberflächlich.

Im Großhirn befindet sich die weiße Substanz unter der grauen Rinde und schließt die zentral gelegenen „Kerne" ein.

Tractus, Fasciculus, Bahn. Oft verlaufen Axone, die an den Perikarya eines „Kerns" oder Areals beginnen, gemeinsam. Sie bilden einen *Tractus, Fasciculus* oder *Fibrae,* die Nervenzellansammlungen miteinander verbinden.

Häufig verlaufen aber auch Nervenfaserbündel aus verschiedenen grauen Gebieten in großen Bahnen weite Strecken gemeinsam. Die einzelnen Nervenfaserbündel, ihre Herkunft und ihr Zielort können dann nicht ohne weiteres gegeneinander abgegrenzt werden. Vielfach

verlaufen in den Bahnen Nervenfasern entgegengesetzter Leitungsrichtung.

Hinweis. Nervenbahnen treten in histologischen Präparaten erst dann hervor, wenn ihre Axone infolge des Untergangs der zugehörigen Perikarya degenerieren, z. B. durch Erkrankungen.

Systeme. Ein System im ZNS besteht aus zahlreichen, untereinander verbundenen grauen Gebieten mit verschiedenen, sich ergänzenden Teilaufgaben im Dienst einer gemeinsamen Tätigkeit.

Große Systeme im ZNS sind z. B. die sensorischen Systeme (S. 793), das visuelle System (S. 799), das motorische System (S. 808), das auditive System (S. 804) das limbische System (S. 817). Hinzu kommen Neurotransmittersyteme. Hierbei handelt es sich um Neuronensysteme, deren Nervenzellen in allen ihren Teilen (Perikarya, Fortsätzen) histochemisch nachweisbare Transmitter bzw. Transmitter-bezogene Enzyme oder Neuropeptide enthalten.

Verknüpfung der Systeme. Nahezu alle Systeme des ZNS stehen miteinander in Verbindung. Hierbei wirken Strukturen, die in der Lage sind, unterschiedliche Funktionsabläufe zusammenzufassen, als *Integrationszentren.* Sie sind in der Regel übergeordnet. Bei dem Zusammenwirken der Systeme kann die Erregung des einen Systems auch in einem anderen zu einer Erregung führen oder dessen Hemmung bewirken. Vielfach arbeiten die Systeme auch durch Rückkopplung zusammen, insofern das miterregte andere System das eigene fördernd oder hemmend beeinflußt.

8.5 Aufbau des peripheren Nervensystems

> Nn. spinales • Nervenpaare •
> Ramus ventralis • Ramus dorsalis •
> Rami communicantes • Ramus meningeus •
> Plexus • Nn. craniales • Branchialnerven •
> Kraniospinale Ganglien • Vegetative
> Ganglien

Das periphere Nervensystem (Definition S. 188) wird von den Fortsätzen afferenter und efferenter Neurone gebildet. Diese Nervenfasern verlaufen in der Regel gemeinsam in den (peripheren) *Nerven* . Meist enthalten die Nerven auch Fortsätze vegetativer Neurone. Deshalb sind die meisten Nerven *„gemischt".* Unter den Hirnnerven gibt es aber auch rein afferente (z. B. *Sinnesnerven*) und rein somato-efferente Nerven (*motorische Hirnnerven*). Schließlich gibt es wenige rein *vegetative Nerven* (z. B. Nn. splanchnici, S. 199).

Zum Verständnis der Organisation des peripheren Nervensystems muß man davon ausgehen, daß bestimmte Gebiete der Körperperipherie von bestimmten Gebie-

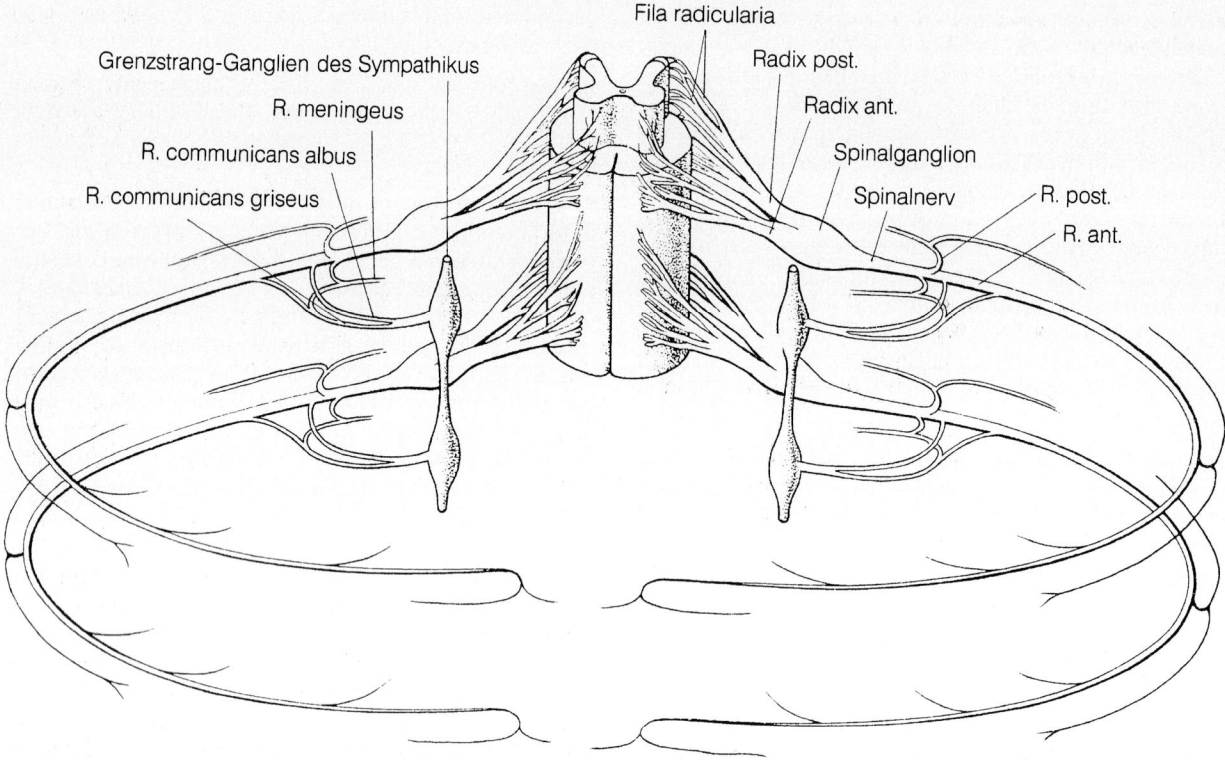

Abb. 8.6   Der Spinalnerv ist mit einem Baum zu vergleichen. Die hintere und vordere Wurzel (Radix posterior, Radix anterior) vereinigen sich zu einem Stamm (Spinalnerv), der sich in mehrere Äste aufteilt: R. anterior, R. posterior, Rr. communicantes albus et griseus und R. meningeus

ten des Zentralnervensystems innerviert werden. Beim Rückenmark ist die Zuordnung segmental (**Abb. 8.6, 8.7**). Den 31 *Rückenmarkssegmenten* (S. 64) entsprechen 31 Nervenpaare:

- 8 Zervikalnervenpaare
- 12 Thorakalnervenpaare
- 5 Lumbalnervenpaare
- 5 Sakralnervenpaare
- 1 Coccygealnervenpaar

Bei den Hirnnerven fehlt eine entsprechende segmentale Gliederung (vgl. Kapitel 1).

8.5.1 Nn. spinales, Rückenmarksnerven

Jeder Rückenmarksnerv, Spinalnerv, bildet sich durch Vereinigung der Fasern aus der vorderen und hinteren Wurzel des Rückenmarks (S. 781). Die Spinalnerven verlassen den Wirbelkanal durch die *Foramina intervertebralia* und verzweigen sich bereits nach einem Verlauf von 1 cm in 4 Äste (**Abb. 8.6**):

- Ramus anterior
- Ramus posterior
- Rami communicantes
- Ramus meningeus

Ramus anterior. Der vordere Ast verläuft als stärkster Zweig zur lateralen und ventralen Rumpfwand, die er sensorisch und motorisch versorgt. Da sich die Extremitäten phylogenetisch aus der ventralen Rumpfwand entwickelten, „nahmen" die Extremitätenmuskeln, die sich im Laufe der Stammesgeschichte nach dorsal verlagerten, ihre Rr. anteriores „mit". Während ihres Verlaufs geben die Rami anteriores zahlreiche Äste ab, die sich ihrerseits wieder verzweigen.

Ramus posterior. Der dorsale Ast zieht als sensorisch-motorisch gemischter Zweig zum Rücken. Dort versorgt er die zugehörigen Hautgebiete und die autochthone Rückenmuskulatur. Er teilt sich in einen Ramus medialis und einen Ramus lateralis.

Rami communicantes. Sie dienen der Verbindung mit dem Grenzstrang des Sympathikus und sind damit Anteile des vegetativen Nervensystems (S. 198). Sie führen viszeroafferente und viszeroefferente Axone.

Abb. 8.7 Schema der segmentalen und der peripheren Innervation der Skelettmuskulatur. Die aus den Zellsäulen der grauen Substanz des Rückenmarks entspringenden Axone treten durch die vorderen Wurzeln der zugehörigen Segmente aus und vereinigen sich peripher unter Geflechtbildung zu den Muskelästen der Nerven. (Nach Clara 1953)

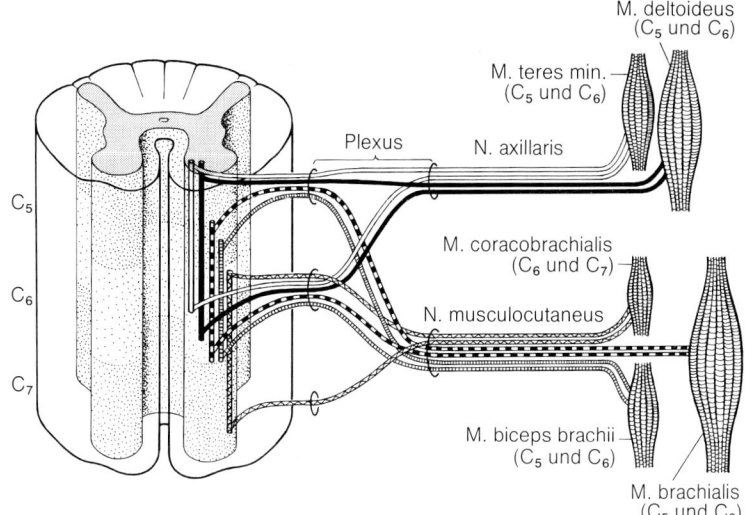

Ramus meningeus. Hierbei handelt es sich um einen afferenten Ast, der durch das Foramen intervertebrale wieder in den Wirbelkanal zurückkehrt und dort die Rückenmarkshäute versorgt.

Plexus. Von den 31 Rückenmarksnerven ziehen nur die 12 Thorakalnerven als individuelle Nerven zu ihren Innervationsgebieten. Bei den übrigen kommt es nach Austritt des Nerven aus dem Wirbelkanal zu einer *Geflecht-(Plexus)-Bildung* der ventralen Äste: die Rr. anteriores der Nerven aus den verschiedenen Segmenten vermischen sich. Die Nerven, die das Geflecht verlassen, führen Fasern aus mehreren Segmenten (**Abb. 8.7**).

Phylogenetischer Hinweis. Plexus weisen nur Landtiere auf. Eine Plexusbildung ist überall dort erfolgt, wo es zu einer Verlagerung, Auflösung und Zusammenfassung von ursprünglich segmental angeordnetem Material gekommen ist, nämlich vor allem bei den Myotomen der Extremitäten (S. 4).

Es gibt 4 Plexus, die aus den Nerven folgender Rückenmarksegmente gebildet werden:

- **Plexus cervicalis**: C_1-C_4
- **Plexus brachialis**: C_5-Th_1 mit Verbindungsästen aus C_4 und Th_2
- **Plexus lumbalis**: L_1-L_3 sowie teilweise von L_4
- **Plexus sacralis**: L_5-S_5 sowie teilweise von L_4

Plexus lumbalis und Plexus sacralis werden auch als **Plexus lumbosacralis** zusammengefaßt. – Vom Plexus sacralis läßt sich der

- **Plexus pudendus** (S_2-S_4) und der
- **Plexus coccygeus** (S_4-Co) abtrennen.

Wenn Sie sich über die Segmentierung des Rückenmarks informieren wollen, lesen Sie S. 782. C steht für zervikal, Th für thorakal, L für lumbal, S für sakral, Co für kokzygeal.

Für die Innervation der Skelettmuskeln bedeutet die Plexusbildung, daß jeder Muskel Nervenfasern aus mehreren Segmenten erhält (multisegmentale Innervation der Muskeln). Auf der anderen Seite ist jedes Segment an der Innervation mehrerer Muskeln beteiligt (**Abb. 8.7**).

Für die Haut gilt ein anderes Innervationsmuster. Zwar werden in den durch Plexus innervierten Hautgebieten die afferenten Erregungen von der Körperoberfläche auch in mehreren Nerven fortgeleitet, aber doch ist für die einzelnen Hautfelder, **Dermatome** (S. 782, **Abb. 17.42**), eine deutliche Beziehung zu einzelnen Rückenmarkssegmenten vorhanden.

Hinsichtlich der Innervation der Haut durch die einzelnen peripheren Neven gilt, daß sich ihre anatomischen Innervationsgebiete in der Regel stark überlappen. Es verbleiben aber Autonomiegebiete, Gebiete, die *nur* von dem jeweiligen Nerven versorgt werden. Die Autonomiegebiete nehmen in der Regel weniger als $^1/_3$ des jeweiligen anatomischen Ausbreitungsgebiets des Nerven ein.

Klinische Hinweise. Es bestehen große Unterschiede zwischen den Ausfallserscheinungen nach Unterbrechung eines Spinalnerven peripher des Plexus oder an der vorderen bzw. hinteren Wurzel. Wird der Nerv peripher des Plexus unterbrochen, ist der von diesem Nerven innervierte Muskel gelähmt. Wird 1 vordere Wurzel durchtrennt, kommt es zu keinem endgültigen Ausfall der motorischen Kontraktionsfähigkeit, da Skelettmuskeln fast immer multisegmental innerviert werden.

8.5.2 Nn. craniales, Hirnnerven

Nn. olfactorii	N. I	N. facialis	N. VII
N. opticus	N. II	N. vestibulo-cochlearis	N. VIII
N. oculomotorius	N. III	N. glosso-pharyngeus	N. IX
N. trochlearis	N. IV	N. vagus	N. X
N. trigeminus	N. V	N. accessorius	N. XI
N. abducens	N. VI	N. hypoglossus	N. XII

Reine afferente Sinnesnerven sind die Nn. olfactorii (I, Riechnerv) und der N. opticus (II, Sehnerv). Davon ist der N. opticus ein in die Peripherie verlagerter Hirnteil. Der N. opticus wird im Gegensatz zu den übrigen Hirnnerven von Hirnhäuten umgeben.

Unter den Sinnesnerven nimmt der N. vestibulocochlearis (VIII, Gleichgewichts- und Hörnerv) eine Sonderstellung ein. Er ist zwar überwiegend afferent, aber es sind ihm efferente Fasern des cholinergen Tractus olivocochlearis (Rasmussen-Bündel) beigemischt (S. 805).

Rein motorische (somato-efferente) *Nerven* sind: N. trochlearis (IV), N. abducens (VI), N. accessorius (XI), N. hypoglossus (XII).

Gemischte Nerven (sensorische, motorische, z. T. parasympathische Anteile) sind: N. oculomotorius (III), N. trigeminus (V), N. facialis (VII), N. glossopharyngeus (IX), N. vagus (X). Einzelheiten s. **Tabelle 17.5**, S. 764.

Branchialnerven (**Tabelle 11.2**, S. 469). Unter dieser Bezeichnung werden N. trigeminus, N. facialis, N. glossopharyngeus, N. accessorius und N. vagus zusammengefaßt, welche die aus den Anlagen der Branchialbögen stammenden Muskeln, sowie äußere Haut und Schleimhaut des Kopfdarms innervieren.

Die Hirnnerven unterscheiden sich wie folgt von den Rückenmarksnerven:

- Die Hirnnerven sind nicht segmental angeordnet, weder ihre „Kerne" (S. 763) noch ihre Innervationsgebiete.
- Jeder Hirnnerv hat nur *1* Aus- bzw. Eintrittsstelle am Zentralnervensystem. Rückenmarksnerven haben dagegen 2, und zwar je eine hintere und vordere Wurzel. Die Aus- bzw. Eintrittsstellen der Hirnnerven befinden sich im allgemeinen an der basalen Seite des Gehirns. Nur der N. trochlearis tritt dorsal aus.

8.5.3 Ganglien

Eine Ansammlung von Perikarya außerhalb des Zentralnervensystems wird als peripheres Ganglion bezeichnet. Zu unterscheiden sind:

- kraniospinale Ganglien
- vegetative Ganglien

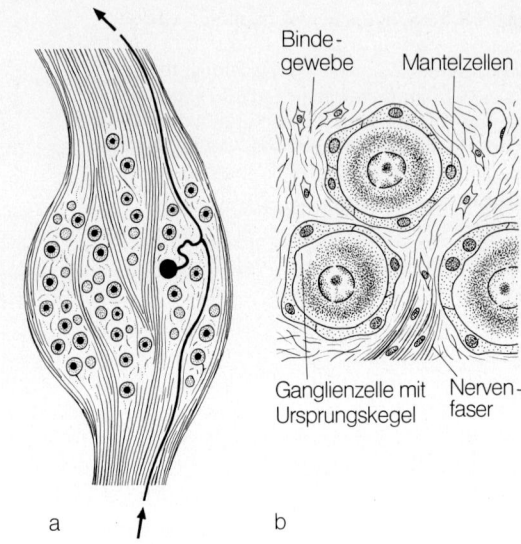

Abb. 8.8a, b Spinalganglion. **a** Übersicht. Die *Pfeile* geben die Richtung der Erregungsleitung in den pseudounipolaren Nervenzellen an. **b** Spinalganglienzellen mit Mantelzellen

Kraniospinale Ganglien (Abb. 8.8). Sie liegen in den hinteren Wurzeln der Spinalnerven (Spinalganglien, **Abb. 8.6**) bzw. im Verlauf einiger Hirnnerven. Sie haben gewöhnlich eine ovale Form und eine Bindegewebskapsel. Auffälligster Bestandteil der kraniospinalen Ganglien sind *pseudounipolare Nervenzellen* (S. 81), deren Dendriten mit Rezeptoren in der Peripherie verbunden sind und deren Axone zum Zentralnervensystem ziehen. Die Perikarya dieser Zellen zeigen histologisch gewöhnlich feine Nissl-Substanz und im Alter Lipofuszingranula. Umfaßt wird der Zelleib von *Mantelzellen* (Glia). Der einzige Fortsatz dieser Nervenzellen verläuft, bevor er sich außerhalb der Mantelzellkapsel zweiteilt, in Schlingen um den Zellkörper.

Die Ganglien des N. vestibulocochlearis sind die einzigen Ganglien mit bipolaren Nervenzellen.

Vegetative Ganglien. Vegetative Ganglien liegen im Grenzstrang (paravertebrale Ganglien, s. unten) oder als unpaare prävertebrale Ganglien (s. unten) bzw. als Ansammlung von Nervenzellen im Verlauf vegetativer Nerven oder in der Wand von Eingeweiden (intramurale Ganglien).

Die vegetativen Ganglien werden meist von multipolaren Nervenzellen gebildet. Die Perikarya werden in der Regel nur von einigen wenigen Satellitenzellen umgeben.

8.6 Vegetatives Nervensystem

Lernziele

Aufgaben • Viszeroafferentes Neuron • Viszeroefferentes Neuron: Präganglionäres Neuron • Postganglionäres Neuron • Sympathikus: Truncus sympathicus, paravertebrale Ganglien, N. splanchnicus major, N. splanchnicus minor • Prävertebrale Ganglien • Parasympathikus • Vegetative Plexus • Darmnervensystem: Plexus submucosus, Plexus myentericus • Vegetative Reflexe

Das vegetative Nervensystem hält das innere Milieu des Körpers konstant (*Homöostase*) und paßt es den jeweiligen Anforderungen an. Zu diesem Zweck reguliert es insbesondere die Tätigkeit der glatten Muskulatur (z. B. der Eingeweide und Gefäße), der Drüsen und des Herzens. Damit steuert das vegetative Nervensystem lebenswichtige Funktionen (Kreislauf, Atmung, Verdauung, Körpertemperatur, Fortpflanzung usw.). Seine Leistungen bleiben überwiegend unbewußt. Selbst in tiefer Bewußtlosigkeit übt das vegetative Nervensystem seine Tätigkeit weiter aus.

Wie das somatische Nervensystem hat auch das vegetative Nervensystem zentrale und periphere Anteile. Die *zentralen Anteile* sind die Steuerungszentren und befinden sich vor allem im Hirnstamm und im Rückenmark. Übergeordnet sind vegetative Gebiete im Zwischen- und Endhirn. Die vegetativen Zentren sind eng mit den somatischen Zentren des Gehirns sowie mit den zentralen neuroendokrinen Gebieten verbunden, so daß neuronale Anpassungsreaktionen stets als Ganzes erfolgen können.

Wenn Sie sich jetzt über die zentralen Anteile des vegetativen Nervensystems informieren wollen, lesen Sie S. 816.

Die *peripheren Anteile* des vegetativen Nervensystems bedienen sich streckenweise der Wege des somatischen Systems, besitzen aber einen eigenen Aufbau.

8.6.1 Aufbau und Gliederung des peripheren vegetativen Nervensystems

Wie das periphere somatische Nervensystem besteht das periphere vegetative Nervensystem aus afferenten und aus efferenten Anteilen.

Viszero-afferente Neurone. Die afferenten Anteile des peripheren vegetativen Nervensystems bestehen aus viszero-afferenten Neuronen, die Signale aus den Brust-, Bauch- und Beckenraum sowie den Gefäßwänden aufnehmen. Die zugehörigen Perikarya befinden sich in den kraniospinalen Ganglien. Von hier aus erreichen die Axone das Rückenmark bzw. Gehirn.

Nach Eintritt ins Rückenmark geben die viszero-afferenten Axone Kollateralen ab:

- zu Nervenzellen, die gleichzeitig Erregungen von den Schmerz- und Temperaturrezeptoren der Haut empfangen
- zu Interneuronen, die mit den viszero-efferenten Ganglienzellen in Verbindung stehen; monosynaptische Wege gibt es im vegetativen Nervensystem nicht
- zu übergeordneten Hirnstrukturen

Viszero-efferente Neurone. Ein entscheidender Unterschied zum somatischen Nervensystem besteht darin, daß im vegetativen Nervensystem der efferente Weg zwischen ZNS und Erfolgsorgan von mindestens *2 aufeinanderfolgenden Neuronen* gebildet wird (**Abb. 8.9**). Die Erregungsübertragung vom 1. auf das 2. Neuron erfolgt durch eine Synapse in einem vegetativen Ganglion.

- *Das 1. Neuron wird als präganglionär,*
- *das 2. Neuron als postganglionär bezeichnet.*

Präganglionäres Neuron. Die Nervenfasern besitzen Markscheiden; sie gehören zur Kaliberklasse B (Durchmesser 1–3 mm, **Tabelle 3.9**).

Postganglionäres Neuron. Die Nervenfasern sind meist marklos; sie gehören zur Kaliberklasse C (Durchmesser 0,3 mm, **Tabelle 3.9**).

Gliederung des vegetativen Nervensystems. Das vegetative Nervensystem gliedert sich in (**Abb. 8.9, 8.11**):

- Sympathikus
- Parasympathikus
- Darmnervensystem

Sympathikus und Parasympathikus unterscheiden sich sowohl morphologisch als auch funktionell voneinander. Gemeinsam ist beiden Systemen jedoch, daß der Transmitter der präganglionären Neurone *Azetylcholin* ist.

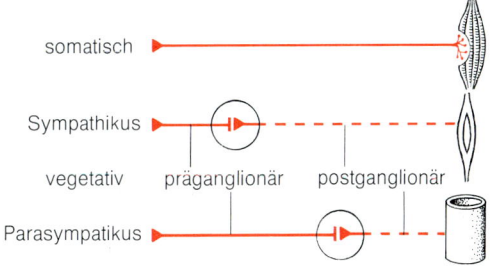

Abb. 8.9 Schema der efferenten Strecke somatischer und vegetativer Nerven. Bei den somatischen Nerven verbindet *1* Neuron das Zentralorgan mit dem Effektor. Beim vegetativen Nerven liegen überwiegend *2* Neurone vor. Im Fall des Sympathikus erfolgt in der Regel die Umschaltung nahe am Zentralorgan, beim Parasympathikus nahe am Erfolgsorgan

8.6.2 Sympathikus

Präganglionäre Neurone. Die Perikarya der präganglionären (efferenten) sympathischen Nervenzellen befinden sich in den thorakalen und lumbalen Segmenten des Rückenmarks (C_8-$L_{2/3}$, vor allem im Nucleus intermediolateralis, S. 786). Deswegen wird der Sympathikus auch als der *thorako-lumbale Teil* des vegetativen Nervensystems bezeichnet.

Die Axone der präganglionären sympathischen Neurone verlassen segmentweise gemeinsam mit den somato-efferenten Nervenzellen das Rückenmark, verlaufen ein sehr kurzes Stück (1 cm) im Spinalnerven und gelangen dann über einen *R. communicans albus* zum Grenzstrang (**Abb. 8.6, 8.10**). Dort

- enden sie in Grenzstrangganglien (paravertebrale Ganglien) mit Synapsen an Dendriten oder Perikarya postganglionärer Neurone, die
  - entweder zu dem entsprechenden Segment gehören (seltener),
  - oder weiter oben oder weiter unten liegen:
- oder ziehen (ohne Umschaltung) durch den Grenzstrang hindurch zu prävertebralen Ganglien (s. unten).

Postganglionäre Fasern der Grenzstrangganglien. Die Axone der postganglionären Ganglienzellen des Grenzstrangs verlaufen über *Rami communicantes grisei* zurück zu den Spinalnerven, mit denen sie dann zu den Erfolgsorganen gelangen, oder sie treten in perivaskuläre Plexus ein (unten). Besonders reich an sympathischen postganglionären Fasern sind die Rami posteriores der Spinalnerven.

Truncus sympathicus, Grenzstrang. Der Grenzstrang ist eine paravertebral gelegene sympathische Ganglienkette (**Abb. 8.11**). Er besteht auf jeder Seite aus 22–23 *Ganglia trunci sympathici*, die durch *Rami interganglionares* verbunden sind, und reicht von der Schädelbasis bis zum Os coccygis. Das Ende beider Grenzstränge bildet das unpaare *Ganglion impar*. Angeschlossen ist der Grenzstrang jeder Seite an die Spinalnerven durch Rami communicantes grisei, die häufig kleine Nervenzellansammlungen, *Ganglia intermedia*, aufweisen.

Grenzstrangganglien. Wegen ihrer Lage werden sie auch als paravertebrale Ganglien bezeichnet. Grenzstrangganglien bestehen im wesentlichen aus

- Nervenzellkörpern und
- Nervenfasern sowie außerdem aus Bindegewebe und Blutkapillaren.

Nervenzellen. Es überwiegen multipolare Nervenzellen, die das 2. (postganglionäre) Neuron der sympathischen viszero-efferenten Strecke bilden. Die Perikarya werden von Mantelzellen umgeben. Außerdem kommen kleinere Nervenzellen vor, die möglicherweise Interneurone sind.

Nervenfasern. Hierbei handelt es sich um Axone präganglionärer Neurone, aber auch um Axone und Dendriten postganglionärer Neurone (Grenzstrangganglienzellen).

Histophysiologischer Hinweis. Ein präganglionäres Axon erreicht in der Regel viele postganglionäre Zellen (divergente Erregungsleitung). Dadurch werden von einem präganglionären Neuron viele postganglionäre Neurone erregt. Gleichzeitig wird aber auch ein postganglionäres Neuron von Axonen un-

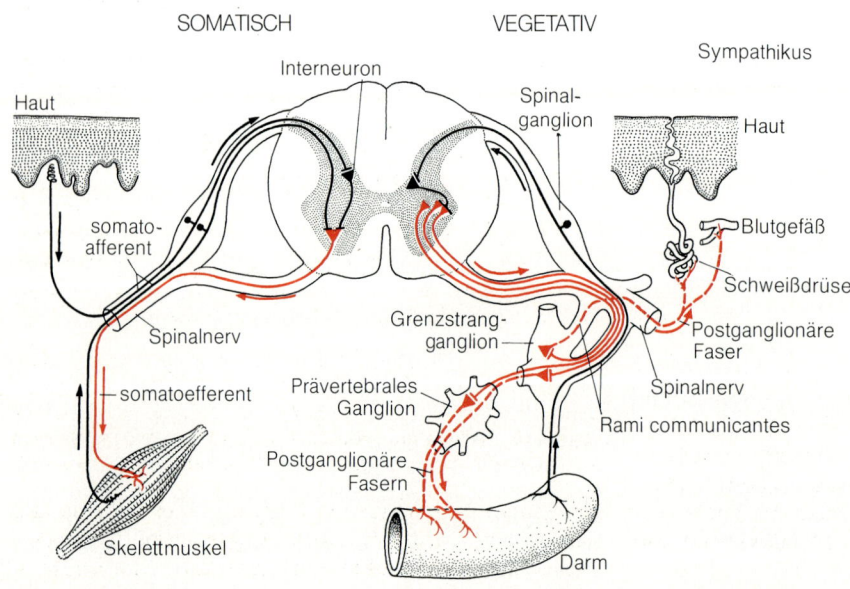

Abb. 8.10   Schematische Darstellung der Verbindungen zwischen somatischem und vegetativem Nervensystem am Grenzstrang. (Nach Copenhaver u. Bunge 1971) Im Schema über den somatischen Teil *(links)* sind die somatoefferenten Fasern *rot,* die somatoafferenten Fasern *schwarz* gezeichnet. Im vegetativen Teil *(rechts)* sind präganglionäre Strecken der viszeroefferenten Fasern *durchgezogen rot,* die postganglionären Strecken *rot durchbrochen,* die viszeroafferenten Fasern *schwarz* gezeichnet

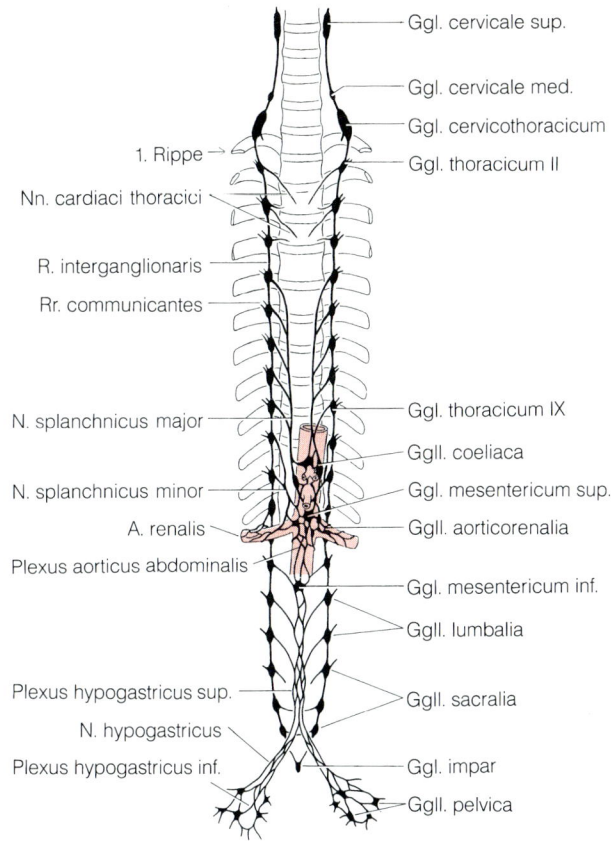

Ggl. cervicale sup.

Ggl. cervicale med.

Ggl. cervicothoracicum

1. Rippe

Ggl. thoracicum II

Nn. cardiaci thoracici

R. interganglionaris

Rr. communicantes

N. splanchnicus major

Ggl. thoracicum IX

Ggll. coeliaca

N. splanchnicus minor

Ggl. mesentericum sup.

A. renalis

Ggll. aorticorenalia

Plexus aorticus abdominalis

Ggl. mesentericum inf.

Ggll. lumbalia

Plexus hypogastricus sup.

Ggll. sacralia

N. hypogastricus

Plexus hypogastricus inf.

Ggl. impar

Ggll. pelvica

Abb. 8.11 Darstellung des Grenzstrangs mit seinen wichtigsten Ästen, Ganglien und Geflechten. (Nach Feneis 1970, modifiziert)

terschiedlich vieler präganglionärer Neurone erreicht (konvergente Erregungsleitung).

Postganglionäre Neurone in den prävertebralen Ganglien werden nicht nur von präganglionären Neuronen erreicht, sondern auch von Kollateralen viszero-afferenter Neurone sowie von Axonen von Nervenzellen aus dem Darmnervensystem. Dadurch haben Grenzstrangganglien auch eine integrative Funktion.

Grenzstrangganglien sind:

- Ganglion cervicale superius
- Ganglion cervicale medium (inkonstant)
- Ganglion cervicothoracicum (Ganglion stellatum)
- Ganglia thoracica
- Ganglia lumbalia
- Ganglia sacralia

Die Besprechung der einzelnen Grenzstrangganglien und ihrer Zusammehänge erfolgt an den entsprechenden Stellen der Kapitel Kopf und Hals (S. 484), Brustorgane (S. 536), Bauchorgane (S. 610 f) und Beckenorgane (S. 621).

Die *Zielgebiete* der postganglionären Fasern der Grenzstrangganglien sind schematisch auf **Abb. 8.12** dargestellt. Innerviert werden sympathisch vor allem Drüsen und glatte Muskelzellen, z. B. der Haare, des Auges, der Gefäße der Haut, und die Herzmuskulatur.

Prävertebrale Ganglien. Die prävertebralen Ganglien liegen in der Umgebung der großen Bauchgefäße vor der Wirbelsäule. Sie werden von *nicht* umgeschalteten – also *präganglionären* – Fasern des Sympathikus erreicht, die vorher jedoch den Grenzstrang passiert haben (s. oben). Diese präganglionären Grenzstrangfasern bilden teilweise eigene sympathische Nerven (**Abb. 8.11**), unter denen durch ihre Größe auffallen:

- **N. splanchnicus major**; er setzt sich aus Fasern des 5.–9. Grenzstrangganglions zusammen
- **N. splanchnicus minor**, mit Nervenfasern vom 9.–11. Grenzstrangganglion

In den prävertebralen Ganglien erfolgt dann eine Umschaltung von präganglionären auf postganglionäre Neurone.

Größere prävertebrale Ganglien sind:

- **Ganglia coeliaca**, häufig verschmolzen mit
- **Ganglia aorticorenalia**
- **Ganglion mesentericum superius**
- **Ganglion mesentericum inferius**

Ihre Besprechung erfolgt im Kapitel Bauchorgane (S. 611).

Durch die prävertebralen Ganglien verlaufen auch afferente vegetative Fasern aus den Eingeweiden, die das Rückenmark durch die Nn. splanchnici erreichen.

Die *Zielgebiete* der postganglionären sympathischen Fasern der prävertebralen Ganglien sind der Magen-Darmkanal, die Harnblase und die Geschlechtsorgane. Sie verlaufen in vegetativen Geflechten, die überwiegend den Blutgefäßen folgen (s. unten).

Transmitter aller postganglionärer sympathischer Neurone ist *Noradrenalin*. Die Fasern werden deswegen auch als noradrenerg bezeichnet. Die Transmitterfreisetzung erfolgt an spindelförmigen Verdickungen, Varikositäten, der postganglionären Axone, die mit dem Effektor, z. B. glatte Muskelzellen der Gefäße, Synapsen bilden. Da Noradrenalin sehr viel langsamer abgebaut wird als der Transmitter des Parasympathikus (Azetylcholin), hält die Wirkung des Sympathikus sehr viel länger an als die des Parasympathikus.

Hinweis. Auf die Erfolgsorgane der postganglionären sympathischen Neurone wirkt außer dem an den entsprechenden Synapsen freigesetzten Noradrenalin auch Adrenalin. Das Adrenalin stammt jedoch nicht von den Nervenenden, sondern aus dem Nebennierenmark (S. 606) bzw. den Paraganglien.

Paraganglien. Es handelt sich um Epithelzellhaufen, die aus Sympathikusanlagen hervorgegangen sind, sich sympathischen Nervenfasern anlagern und die Hormone

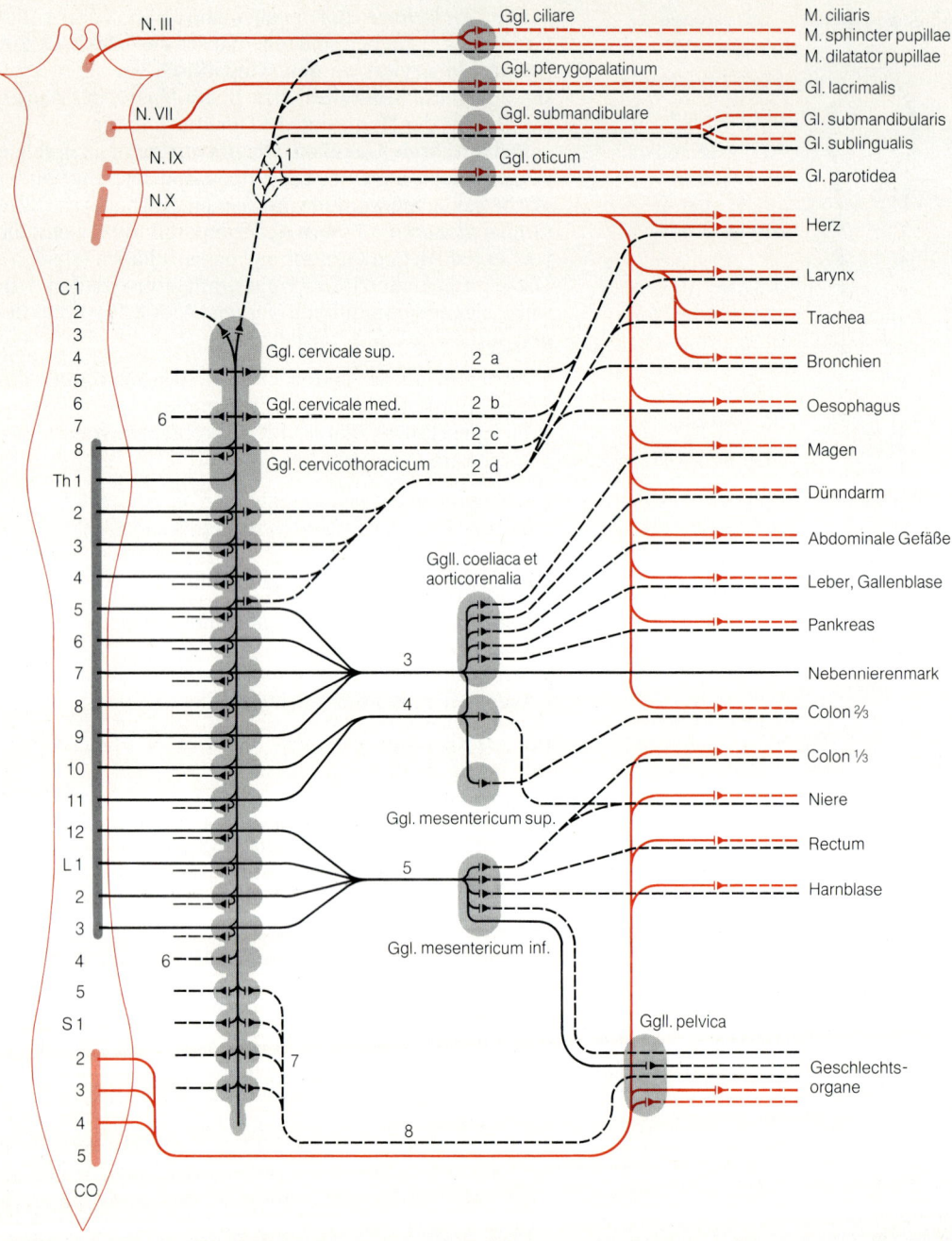

Abb. 8.12   Übersicht über das vegetative Nervensystem. *Rote Linie durchgezogen:* präganglionäres Neuron des Parasympathikus; *rote Linie unterbrochen:* postganglionäres Neuron des Parasympathikus; *schwarze Linie durchgezogen:* präganglionäres Neuron des Sympathikus; *schwarze Linie unterbrochen:* postganglionäres Neuron des Sympathikus. 1 Plexus caroticus, 2 a–d Nn. cardiaci, 3, 4 Nn. splanchnici   majores   et minores, 5 Nn. splanchnici lumbales, 6 Fasern zu Spinalnerven, 7 Nn. splanchnici sacrales, 8 Nn. pelvici splanchnici (Nn. erigentes)

Adrenalin und Noradrenalin produzieren. Sie kommen an verschiedenen Stellen des Körpers vor, z. B. *Glomus caroticum* (S. 464), *Paraganglia supracardialia, Para-* *ganglion aorticum abdominale.* In die Gruppe der Paraganglien gehört ferner das Nebennierenmark (S. 606).

8.6.3 Parasympathikus

Die Perikarya der präganglionären Neurone des Parasympathikus liegen im Stammhirn, und zwar in den Kernen der Hirnnerven III (N. oculomotorius), VII (N. facialis), IX (N. glossopharyngeus) und X (N. vagus), sowie im 2.–5. Sakralsegment des Rückenmarks. Aus diesem Grund wird das parasympathische System auch als der *kranio-sakrale* Teil des vegetativen Nervensystems bezeichnet.

Ein grundsätzlicher Unterschied gegenüber dem sympathischen System besteht darin, daß die Umschaltung von der präganglionären auf die postganglionäre Strecke erst am oder im Erfolgsorgan erfolgt (**Abb. 8.9**). Dies hat zur Folge, daß die Axone der präganglionären Neurone stets länger sind als die der postganglionären.

Der Transmitter postganglionärer parasympathischer Neurone ist *Azetylcholin*.

Zerebraler Anteil. Die präganglionären Fasern des zerebralen Anteils des Parasympathikus verlaufen in Hirnnerven. Ihre Umschaltung erfolgt für die parasympathischen Anteile des:

- N. oculomotorius im Ganglion ciliare
- N. facialis im Ganglion submandibulare bzw. Ganglion pterygopalatinum
- N. glossopharyngeus im Ganglion oticum
- N. vagus im Plexus cardiacus bzw. intramuralen Geflechten des Magen-Darmkanals

Zielgebiete des zerebralen Anteils des Parasympathikus. Von den zerebralen parasympathischen Fasern verlaufen 75 % im N. vagus; sie gelangen zu Herz, Lunge, Ösophagus, Magen, Dünndarm, der proximalen Hälfte des Kolons, Leber, Gallenblase, Pankreas und den oberen Anteilen des Ureters. Die parasympathischen Fasern des N. III erreichen den M. sphincter pupillae und den M. ciliaris des Auges, des N. VII die Gl. lacrimalis, Gll. nasales, Gl. submandibularis und des N. IX die Gl. parotidea.

Einzelheiten zu den prä- sowie postganglionären Verlaufsstrecken sind bei den jeweiligen Hirnnerven bzw. Regionen nachzulesen.

Sakraler Anteil. Die präganglionären Fasern des sakralen Anteils des Parasympathikus verlaufen mit den *Nervi pelvici splanchnici* und mit dem *N. pudendus* zu den Nervengeflechten des kleinen Beckens. Dort erfolgt in den *Ganglia pelvica* teilweise eine Umschaltung auf postganglionäre Neurone, teilweise ziehen die präganglionären Fasern weiter bis zu intramuralen Ganglien der Zielorgane, nämlich Colon descendens, Rectum, unterer Teil des Ureters, Harnblase und Geschlechtsorgane. Im Schwellkörper von Klitoris und Penis bewirken die parasympathischen Fasern Gefäßerweiterung und werden deswegen auch als *Nervi erigentes* bezeichnet.

> **In Brust-, Bauch- und Beckenhöhle bilden Sympathikus und Parasympathikus gemeinsame Geflechte**

Gemeinsame Geflechte von Sympathikus und Parasympathikus umgeben hauptsächlich die Aorta und ihre Äste vor der Wirbelsäule und stehen oft in enger Beziehung zu den Eingeweiden. Dementsprechend ist auch ihre Bezeichnung.

Folgende vegetative Plexus sind herauszustellen:

- Plexus aorticus thoracicus
- Plexus pulmonalis
- Plexus cardiacus
- Plexus oesophagealis
- Plexus aorticus abdominalis
- Plexus coeliacus
- Plexus hypogastricus superior
- Plexus hypogastricus inferior

Die Besprechung der Plexus erfolgt im Zusammenhang der einzelnen Körperregionen.

Von den Geflechten aus erreichen die einzelnen Fasern ihre Zielgebiete. Dabei werden die meisten Organe sowohl vom Sympathikus als auch vom Parasympathikus innerviert, einige auch nur von einem der beiden (z. B. die Arteriolen nur durch postganglionäre sympathische Fasern). In einigen Organen wirken beide Teile des vegetativen Nervensystems antagonistisch (z. B. bei Herz und Magen-Darmkanal). In anderen Organen hat der eine Teil des vegetativen Nervensystems eine gegenüber dem anderen untergeordnete Bedeutung (z. B. wird die Entleerung der Harnblase überwiegend parasympathisch geregelt). In weiteren Organen ergänzt sich die Tätigkeit der beiden Anteile des vegetativen Nervensystems (z. B. in den Speicheldrüsen hinsichtlich der Zusammensetzung und Menge des Speichels).

8.6.4 Darmnervensystem

Das Darmnervensystem, *enterisches Nervensystem*, ist ein autonomes Nervensystem, das prinzipiell unabhängig vom Sympathikus und vom Parasympathikus tätig ist, aber doch von diesen beeinflußt werden kann. Entsprechende afferente und efferente Fasern sind vorhanden. Es steuert die Darmbewegungen zur Durchmischung und zur Fortbewegung des Darminhaltes sowie die Sekretion der Darmwanddrüsen.

Das Darmnervensystem verfügt über:

- sensorische Neurone, die bei Dehnung oder Kontraktion der Darmwand erregt werden
- motorische Neurone, die die glatte Ring- und Längsmuskulatur, die Drüsenzellen und endokrine Zellen innervieren

- Interneurone zwischen sensorischen und motorischen Neuronen
- interstitielle Zellen (Cajal), die möglicherweise Schrittmacherfunktion haben

Diese Neurone befinden sich im:

- Plexus submucosus (Meißner-Plexus)
- Plexus myentericus (Auerbach-Plexus)

Plexus submucosus. Der Plexus submucosus liegt in der Tunica submucosa der Darmwand. Er besteht aus reich verzweigten Nervenzellfortsätzen sowie Perikarya, die einzeln liegen oder Ansammlungen bilden. Die Nervenzellen sind in der Regel multipolar und noradrenerg. Die Nervenzellfortsätze sind untereinander und mit denen des Plexus myentericus vermascht. Funktionell kann ein Teil der Nervenzellen des Plexus submucosus als 1. Neuron eines autonomen Reflexsystems aufgefaßt werden. Das zugehörige 2. Neuron befindet sich entweder im Plexus myentericus oder im Plexus submucosus selbst.

Plexus myentericus. Der Plexus myentericus befindet sich im Bindegewebe der Tunica muscularis der Darmwand. Er bildet ein dichtes Maschenwerk vielfach verknüpfter Neurone, deren Perikarya kleine Ganglien bilden. Bei den Nervenzellen handelt es sich um relativ große motorische Neurone mit sehr kurzen Dendriten und Axonen, die in die umgebende Muskulatur eindringen sowie um kleinere serotoninerge Interneurone, die Verknüpfungen innerhalb des Plexus myentericus, aber auch zum Plexus submucosos herstellen. Zu den Nervenzellen des Plexus myentericus gehören ferner inhibitorische GABAerge Neurone, die möglicherweise eine Schrittmacherfunktion haben.

8.6.5 Reflexe des vegetativen Nervensystems

Das vegetative Nervensystem erfüllt seine Aufgaben überwiegend durch Reflexe („unbewußt"). Dafür stehen zentrale Reflexzentren im Rückenmark und im Gehirn zur Verfügung.

Hinweis. Die Bezeichnung „Zentrum" meint, daß es sich um Gebiete für autonome Regulationsvorgänge handelt.

Im **Rückenmark** sind es u.a.:

- *Centrum ciliospinale* an der Grenze zwischen Hals- und Brustmark. Es gehört zum Sympathikus. Beeinflußt wird von diesem Zentrum die Weite der Pupille, die Öffnung der Lidspalte und die Lage des Bulbus oculi in der Orbita (S. 803).
- *Centrum vesicospinale*. Hierzu gehören ein dem Sympathikus zugeordnetes Gebiet im Lumbalmark (L_1–L_2) und ein parasympathisches Gebiet im Sakralmark (S_1–S_2). Während die sympathischen Fasern hemmend auf die Kontraktion der glatten Muskulatur der Harnblasenwand wirken, hat der Parasympathikus

einen gegenteiligen Effekt und ist dadurch bei der Harnblasenentleerung führend (S. 641). Die Miktion wird jedoch letztlich durch übergeordnete vegetative Zentren im Hirnstamm bestimmt (S. 770).

- *Centrum anospinale*. Seine sympathischen Anteile befinden sich in L_1–L_2, die parasympathischen Anteile in S_1–S_2. Während der Sympathikus einen Dauertonus der Verschlußmuskulatur des Anus bewirkt, führt ein spinaler parasympathischer Reflex zu einer Kontraktion der Muskulatur des Colon descendens, Colon sigmoideum und des Rektums. Bei gleichzeitiger Erschlaffung des M. sphincter externus kommt es zur Defäkation (S. 638). Auch dieser Reflex kann willkürlich beeinflußt werden und unterliegt der Steuerung durch zerebrale Zentren.
- *Centrum genitospinale*. Die parasympathischen Zentren befinden sich im Sakralmark und bewirken durch Vasodilatation Erektion bzw. bei der Frau Blutfüllung in den äußeren Geschlechtsorganen. Lumbal liegen die sympathischen Steuerungsgebiete, die bei beiden Geschlechtern bei den orgastischen Vorgängen mitwirken und beim Mann Emission und Ejakulation bewirken (S. 674). Das Centrum genitospinale unterliegt in erheblichem Umfang übergeordneten zerebralen Einflüssen.
- Hinzu kommen ausgedehnte Gebiete im Rückenmark, die für die Steuerung vegetativer Reflexe, z.B. der Thoraxorgane (Th_3–Th_6) und der Abdominalorgane (Th_7–Th_{11}) zur Verfügung stehen.

Im **Gehirn** verfügt insbesondere die Formatio reticularis des Hirnstamms über Steuerzentren für zahlreiche vegetative Funktionen (Kreislaufzentrum, Atmungszentrum, Zentrum für die Speichelsekretion usw., S. 770), die vielfach mit zugehörigen Gebieten des Rückenmarks zusammen wirken. Übergeordnet sind schließlich Gebiete des Zwischen- und Endhirns.

Wenn Sie sich jetzt über die Zusammenarbeit aller Anteile des vegetativen Nervensystems im ZNS informieren wollen, lesen Sie S. 816.

Außer viszero-viszeralen Reflexen bestehen gemischte Reflexe

Viszero-viszerale Reflexe sind vor allem Eingeweidereflexe. Dabei erregen die viszeralen Afferenzen aus den Eingeweiden sympathische Efferenzen, die nach Umschaltung in prä- und paravertebralen Ganglien wieder die Eingeweide erreichen.

Andere Eingeweidereflexe bedienen sich spezieller peripherer Eingeweiderezeptoren, *Interozeptoren*, die über büschelartige Aufzweigungen des dendritischen Endes afferenter Neurone z. B. den arteriellen Blutdruck (in der Wand des Sinus caroticus und der Aorta), den zentralen Venendruck (in der Wand großer Venen), die Lungendehnung (in der Lunge), über Chemorezeptoren den O_2-Partialdruck (*Glomus caroticum, Glomus aorticum*) messen. Ihre afferenten Nervenfasern verlaufen in den peripheren somatischen Nerven (Hirnnerven und spinale Nerven). Die Perikarya liegen in den betreffenden sensiblen kraniospinalen Ganglien. Die Axone gelangen zu übergeordneten Zentren (Kreislauf-, Atemzentrum usw.) im Hirnstamm.

Einige Rezeptoren, *zentrale Interozeptoren*, liegen im Gehirn selbst (z. B. Fühler für den pH des Liquor cerebrospinalis, für den osmotischen Druck des Blutplasmas, für die arteriovenöse Blutzuckerdifferenz).

Eine besondere Form der viszero-viszeralen Reflexe sind die **viszerokutanen Reflexe**. Hierbei sind viszerale Afferenzen der Eingeweide mit sympathischen Efferenzen zu den Blutgefäßen der Haut verschaltet. Auf diesem Wege kann es durch Erweiterung der Blutgefäße in der Haut zu einer Rötung eines Hautgebietes kommen, wenn die Afferenzen aus den Eingeweiden erregt werden.

Gemischte Reflexe. Sie kommen dadurch zustande, daß auf segmentaler Ebene des Rückenmarks somatische und viszerale Anteile synaptisch miteinander verschaltet sind. Hierzu gehören:

- viszerosomatische Reflexe
- kutiviszerale Reflexe

Viszerosomatische Reflexe kommen dadurch zustande, daß Kollateralen der viszeroafferenten Neurone motorische Vorderhornzellen erreichen, die quergestreifte Muskulatur innervieren. Auf diesem Wege kommt z. B. die Abwehrspannung der Bauchdecken bei entzündlichen Erkrankungen der Bauchorgane zustande.

Kutiviszerale Reflexe. Hierbei werden Erregungen aus den Schmerz-, Temperatur- und Druckrezeptoren der Haut auf viszeromotorische Neurone für die Eingeweide umgeschaltet. Auf diesem Wege kann es z. B. zur Entspannung der Eingeweidemuskulatur nach Erwärmung der Haut kommen. Ferner erfolgt ein Teil der Genitalreflexe auf diesem Wege.

„Fortgeleiteter Schmerz". Bei Erkrankungen innerer Organe können bestimmte Hautzonen schmerzhaft überempfindlich werden (sog. **Head-Zonen**, z. B. bei Herzerkrankungen die Haut an der Innenseite des linken Oberarms im Bereich der Segmente Th_{2-3}). Diese Erscheinung soll darauf beruhen, daß vegetative und somatische Afferenzen in Segmenthöhe miteinander in Beziehung treten; die von den Eingeweiden und die von der Haut kommenden afferenten Neurone treffen im Rückenmark auf ein gemeinsames weiteres Neuron, das die Erregung dem Gehirn zuleitet. Da die übergeordnete zentrale Grisea „gelernt" hat, daß Schmerzen zumeist von der Körperoberfläche kommen, werden die betreffenden Hautsegmente „schmerzhaft" (Konvergenztheorie der Head-Zonen).

9 Haut und Hautanhangsorgane

Die äußere Körperoberfläche wird von Haut, *Cutis,* Integument, die innere von Schleimhäuten bedeckt. An den Körperöffnungen (Lippen, Nasenlöcher, Augenlider, Harnröhrenmündung, After) geht die Haut kontinuierlich in Schleimhaut über. Im folgenden ist nur von der (äußeren) Haut die Rede. Ihre Oberfläche beträgt in Abhängigkeit von der Körpergröße 1,5–1,8 m², ihr Gewicht etwa 3 kg (mit Subkutis 11–15 kg).

Die Haut bildet an umschriebenen Stellen besondere Strukturen, die *Hautanhangsorgane* (Drüsen, Haare, Nägel).

Aufgaben. Die Haut schützt den Körper vor chemischen, mechanischen und thermischen Schäden sowie vor zahlreichen Krankheitserregern und vor manchen Strahlen. Sie ist beim Menschen die wichtigste periphere Einrichtung zur Temperaturregulation. Die Haut hat an der Regulierung des Wasserhaushalts Anteil, da sie einerseits Flüssigkeit abgeben kann (Schweiß), andererseits den Körper vor Austrocknung schützt. Die Haut ist ein wichtiges Immunorgan. Mit Hilfe nervöser Strukturen können an der Haut Druck, Schmerz und Temperatur wahrgenommen werden.

Klinische Hinweise. Durch die Haut können in begrenztem Umfang Stoffe in den Körper eindringen; diese Eigenschaft wird bei der Therapie genutzt (z. B. bei Einreibungen).

Die Haut hat einen elektrischen Widerstand und kann sich deshalb elektrostatisch aufladen. Der elektrische Widerstand hängt u. anderem von der Sekretion der Hautdrüsen ab und kann sich z. B. bei seelischer Belastung meßbar ändern („Lügendetektor").

Die Haut ist ein lebenswichtiges Organ. Bei Verbrennungen von mehr als 20 % der Hautoberfläche (etwa der eines Arms) kann ein lebensbedrohlicher Zustand entstehen, der u. anderem durch Salz- und Wasserverlust verursacht wird.

9.1 Haut und Unterhaut

Lernziele

Gliederung: Epidermis, Dermis, Subkutis • Epidermis: Stratum basale, Stratum spinosum, Stratum granulosum, Stratum lucidum, Stratum corneum • Keratinozyten • Melanozyten • Langerhans-Zellen • Dynamik der Epidermis • Dermis: Stratum papillare, Stratum reticulare • Felderhaut • Leistenhaut • Tela subcutanea • Blutgefäße • Lymphgefäße

Die Haut, *Cutis* (**Abb. 9.1**), besteht aus 2 Schichten:

- Epidermis, Oberhaut
- Dermis, Corium, Lederhaut

Epidermis und Dermis sind fest verzahnt.

Funktionell – aber nicht entwicklungsgeschichtlich – gehört die Unterhaut, *Subcutis,* zur Haut. Hierbei handelt es sich um eine lockere Bindegewebsschicht, die die Haut mit tiefer gelegenen Strukturen (Faszien, Periost) verbindet.

Hinweis. Die Haut ist an verschiedenen Körperpartien unterschiedlich beschaffen. An mechanisch stark beanspruchten Stellen (Handteller, Fußsohle) ist sie dicker als an mechanisch wenig beanspruchten (Augenlid); über Gelenken bildet sie Reservefalten.

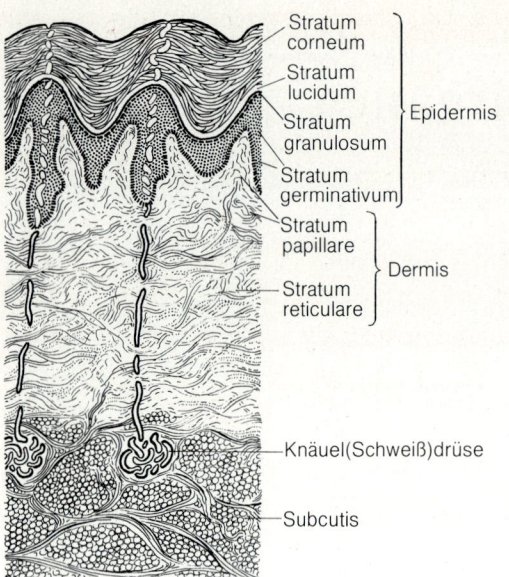

Abb. 9.1   Schnitt durch die Haut und Unterhaut. Die Schichtenfolge geht aus der Beschriftung hervor

Entwicklung. Die Epidermis ist ein Abkömmling des äußeren Keimblatts und damit ektodermaler Herkunft. Aus dem einschichtigen Epithel entwickelt sich eine Lage abgeplatteter Zellen (Periderm), unter der sich die Zellen zu einem mehrschichtigen Epithel (Basalschicht, Stratum germinativum) vermehren.

Dermis und Subkutis entstammen dagegen dem mittleren Keimblatt und sind damit mesodermaler Herkunft (Dermatome der Somiten, S. 123).

> **Klinischer Hinweis.** Bei der freien Hauttransplantation wird entweder nur Epidermis (Thiersch-Lappen) oder diese mit Teilen der Dermis (Reverdin-Lappen) oder die gesamte Kutis (Krause-Lappen) übertragen.

9.1.1. Epidermis

Die *Epidermis,* Oberhaut (**Abb. 9.2**), hat am Handteller und an der Fußsohle eine Dicke von etwa 1 mm, sonst durchschnittlich von 50 μm, höchstens 0,2 mm. Schwielen sind Epidermisverdickungen infolge erhöhter Beanspruchung von 2 mm und mehr.

Die Epidermis besteht aus mehrschichtigem verhorntem Plattenepithel mit großem Regenerationsvermögen. Die Neubildung von Epithelzellen erfolgt in den untersten Zellagen. Von hier gelangen die Zellen zur Oberfläche, wobei es in den mittleren Epithellagen zur Verhornung kommt. Schließlich bilden sich oberflächlich Hornschuppen, die abgestoßen werden. Die Wanderung der Epithelzellen von der Basis bis zur Oberfläche dauert

etwa 30 Tage. Gleichzeitige Umgestaltung vieler Epithelzellen während ihrer Neubildung führt zu einer Dreischichtung der Epidermis (**Abb. 9.2**):

- Stratum germinativum, Regenerationsschicht
- Verhornungsschicht
- Stratum corneum, Hornhaut

> **Das Stratum germinativum besteht aus Stratum basale und Stratum spinosum**

Vorherrschend sind in der Epidermis Keratinozyten (ca. 85 %). Außerdem kommen ca. 15 % Spezialzellen vor.

Keratinozyten sind die Epithelzellen der Haut, die in der Lage sind, sich in Horn umzuwandeln. Im Stratum germinativum enthalten diese Epithelzellen zahlreiche Tonofibrillen (intermediäre Filamente, Keratinfilamente), die zu Desmosomen ziehen und trajektoriell, d. h. im Verlauf der Hauptspannungsrichtungen, angeordnet sind.

Stratum basale. Das Stratum basale ist einschichtig und besteht aus hochprismatischen Epithelzellen. Es kommen viele Mitosen vor.

Stratum spinosum, **Stachelzellschicht**. Die Zellen dieser Schicht sind in der Regel groß und polyedrisch und hängen durch viele Desmosomen zusammen. Bei Erweiterung der Interzellularräume (z. B. durch Schrumpfung des Zelleibes während der histotechnischen Gewebebehandlung) treten die Abschnitte der Zelloberfläche mit Desmosomen deutlich hervor; die Zellen scheinen mit Stacheln besetzt zu sein.

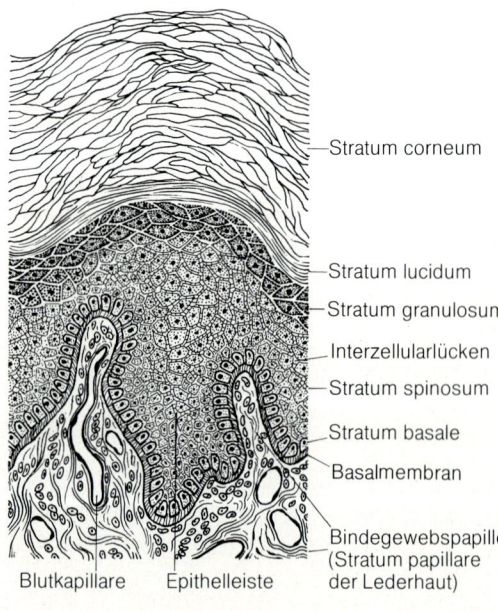

Abb. 9.2   Schnitt durch die Epidermis und das Stratum papillare der Dermis (Leistenhaut). Die Schichtenfolge geht aus der Beschriftung hervor

Klinischer Hinweis. Bei Erkrankungen können die Zellen der Stachelzellschicht durch Gewebsflüssigkeit und Abwehrzellen (Leukozyten) auseinandergedrängt werden. Dabei kann es zur Blasenbildung kommen.

Spezialzellen des Stratum germinativum sind:

- Melanozyten
- Langerhans-Zellen
- Merkel-Zellen

Melanozyten. Sie liegen im Stratum basale in Kontakt mit der Basalmembran: etwa 1 Melanozyt auf 4–12 Epithelzellen. Melanozyten (**Abb. 9.3**) sind stark verzweigt und nur mit Spezialfärbungen darstellbar. Sie produzieren das braun-schwarze Pigment Melanin.

Die Melaninsynthese ist an das Enzym Tyrosinase gebunden, das in den als *Melanosomen* bezeichneten spezifischen Granula dieser Zellen reichlich vorkommt. Die Melanosomen werden von den Melanozyten abgegeben und von den umgebenden Keratinozyten durch Endozytose aufgenommen. Das von den Keratinozyten gespeicherte Melanin bewirkt die Hautfarbe.

Histophysiologischer Hinweis. Melanin schützt die in Mitose befindlichen Zellen des Stratum germinativum vor Schäden durch Ultraviolettstrahlen. Durch vermehrte Bestrahlung kann es zu einer Zunahme der Melaninbildung, d. h. zur Hautbräunung kommen.

Bei allen Menschen, einschließlich denen mit farbiger Haut, ist die Zahl der Melanozyten etwa gleich; unterschiedlich dagegen ist die Melaninproduktion, die außerdem regionale Unterschiede aufweist (s. unten). Auch Albinos, Individuen ohne Hautpigment, haben Melanozyten; jedoch ist wegen eines Gendefekts die Melaninsynthese gestört.

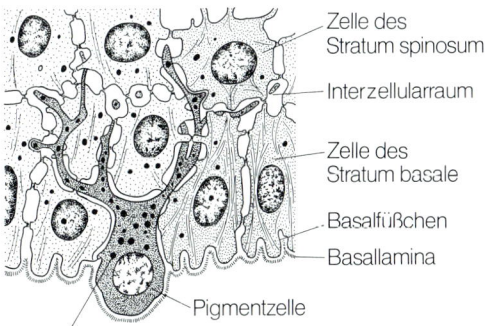

Zelle des
Stratum spinosum

Interzellularraum

Zelle des
Stratum basale

Basalfüßchen

Basallamina

Pigmentzelle

Melaningranula

Abb. 9.3 Stratum germinativum (Stratum basale und Stratum spinosum) nach elektronenmikroskopischen Aufnahmen. Die Epidermis gliedert sich in diskrete Proliferationseinheiten (hier: dichter und weniger dicht *punktiert*). Zwischen den Zellen der Epidermis liegt ein stark verzweigter Melanozyt, dessen Ausläufer sich in den Interzellularräumen der Keimschicht ausbreitet

Hinweis. Melanozyten wandern aus der Neuralleiste (S. 721) aus und dringen in die basale Lage der Epidermis ein. Die regionale Verteilung der Melanozyten erfolgt nach der Geburt.

Langerhans-Zellen gehören zum Immunsystem (S. 175). Es handelt sich um antigenpräsentierende Zellen, die im Rahmen ihrer Wanderschaft in die Haut gelangen und sie auch wieder verlassen. Sie können sich in der Haut teilen. Langerhans-Zellen liegen als verzweigte Zellen über dem Stratum basale (suprabasal). Sie können mit histochemischen und immunhistologischen Methoden sowie elektronenmikroskopisch identifiziert werden. Sie haben ein helles fibrillenarmes Zytoplasma, einen deutlichen Golgi-Apparat und meist eine spezielle Art von Organellen, die tennisschlägerförmigen Birbeck-Granula, die im Zusammenhang mit der Endozytose von Fremdmaterial stehen. Desmosomen kommen nicht vor.

Merkel-Zellen liegen im Stratum basale. Sie gelten als Mechanorezeptoren (s. unten). Vor allem kommen sie in der Haut der Handflächen und Fußsohlen vor.

> **Die Verhornungsschicht hat ein Stratum granulosum und ein Stratum lucidum**

Stratum granulosum. Viele Zellen dieser Schicht enthalten basophile Granula, *Keratohyalinkörner*. Deswegen werden diese bereits weitgehend abgeplatteten Zellen auch Granulazellen genannt. – Bei den Granula handelt es sich um amorphes, elektronendichtes Material, das innerhalb von Filamentbündeln liegt und nicht membranumschlossen ist. Die Granula enthalten u. a. das basische Protein Filaggrin, das durch die Verklumpung intermediärer Filamente die Keratinisierung (Verhornung) der Zellen bewirkt. Auffällig ist, daß das Zytoplasma der keratohyalinhaltigen Zellen sehr organellenarm ist. Dies soll darauf zurückgehen, daß die Zellen von einer ölighomogenen Substanz, dem *Eleidin*, durchtränkt sind. – Außerdem kommen in den Keratinozyten der oberen Schichten des Stratum spinosum und in denen des Stratum granulosum membranumschlossene Granula mit geordneten Lamellen vor, die in den Interzellularraum abgeben, diesen ausfüllen und abdichten.

Stratum lucidum. Ein Stratum lucidum ist nur in dicker Epidermis (Handfläche und Fußsohle) vorhanden. Es erscheint lichtmikroskopisch infolge der starken Lichtbrechung des Eleidins homogen.

> **Das Stratum corneum besteht aus umgewandelten Keratinozyten**

Durch die Verhornung sterben die Keratinozyten ab. Sie werden platt und kernlos und sind vollständig mit Keratin gefüllt. Untereinander sind sie durch Kittsubstanz untrennbar verbunden und bilden Hornschuppen.

Das Stratum corneum ist unterschiedlich dick: an Handflächen und Fußsohlen besteht es aus mehreren 100 Schichten). Oberflächlich werden laufend Hornschuppen abgestoßen.

Klinischer Hinweis. Hornschuppen sind widerstandsfähig gegen Säuren, quellen, aber unter dem Einfluß von Alkalien auf. Aus diesem Grunde sind Laugenverätzungen in der Regel gefährlicher, weil sie tiefer in die Haut eindringen und basal die Zellhaftungen lösen können.

Dynamik der Epidermis. Die dynamischen Vorgänge in der Epidermis betreffen alle Schichten, einschließlich des Stratum corneum. Die Epidermis ist in diskrete hexagonale Proliferationseinheiten gegliedert. Dies bedeutet, daß über einem Bezirk von 10–15 Basalzellen Zellsäulen stehen. In der Hornschicht kommt es an der Grenze zwischen benachbarten Proliferationseinheiten zu Überlappungen bzw. Verzahnungen der Hornschuppen.

Die Zellneubildung selbst geht von Stammzellen aus. Die Stammzellen – etwa 1 pro Zellsäule – teilen sich in 2 Tochterzellen, von denen die eine wieder als Stammzelle fungiert, während die andere zum Keratinozyten wird. Nach diesem Schema kommt es zu Zellteilungen bis zur 4. Zellgeneration. Danach erfolgt die Zellreifung. – Unter diesem Aspekt sind die Stammzellen die biologisch wichtigsten Zellen der Epidermis.

Proliferation und Reifung der Hautzellen unterliegen zahlreichen inneren und äußeren Einflüssen. Hierzu gehört z. B. der *Tagesrhythmus*: Der Zellteilungsindex ist in der Haut morgens zwischen 8 und 10 Uhr am größten, abends zwischen 20 und 22 Uhr am niedrigsten.

9.1.2 Dermis

Die *Dermis*, Corium, Lederhaut besteht aus Bindegewebe und gliedert sich in 2 nach Dichte und Anordnung der Fasern unterscheidbare Schichten:

- Stratum papillare
- Stratum reticulare

In den Maschen des Fasergeflechts liegen Zellen, Gefäße und Nerven. Außerdem reichen epidermale Bildungen (Drüsen und Haarwurzeln) bis in die Dermis.

Histophysiologische Hinweise. Biologisch spielt die Dermis für die Regulierung des Hautturgors eine wichtige Rolle. Sie besitzt nämlich durch reichlich vorhandene Interzellularsubstanz (Proteoglykane) ein hohes Wasserbindungsvermögen. Ferner spielen sich zahlreiche Immunreaktionen in der Dermis ab, da hier in großer Zahl Abwehrzellen vorkommen, z. B. Granulozyten, Lymphozyten, Monozyten, Plasmazellen und Mastzellen. Schließlich wird in den Fibroblasten der Dermis unter Mitwirkung von 5α-Reduktase aus Testosteron 5α-Dehydrotestosteron, die effektivste Form der Androgene, gebildet. Dieses bewirkt die Freisetzung von Fibroblasten-Wachstumsfaktor (FGF), durch den Haar- und Melanozytenwachstum angeregt werden.

Stratum papillare, Papillarschicht. Der Papillarkörper liegt unmittelbar unter der Epidermis, mit der er verzahnt ist. Es ragen Zapfen des Stratum papillare senkrecht in Vertiefungen der Epidermis hinein.

Jedoch dient der Papillarkörper weniger der Befestigung von Epidermis und Dermis als vielmehr der Oberflächenvergrößerung im Dienst der Ernährung der Epidermis. Außerdem ist das Stratum papillare ein wichtiger Reaktionsraum bei der Immunabwehr, z. B bei der Pockenimpfung.

Dermoepidermale Verbindung. Für die Befestigung der Epidermis an der Dermis spielt die *Basalmembran*, die dicht unter den basalen Epithelzellen liegt, eine wichtige Rolle. Von den Basalzellen der Epidermis gehen kleine Basalfüßchen aus, die z. T. wie Druckknöpfe in Vertiefungen der Basalmembran stecken und Hemidesmosomen aufweisen. Ferner bewirken Kollagenfasern vom Typ III, die senkrecht aus dem Stratum papillare zur Basalmembran aufsteigen, auch als *Ankerfasern* bezeichnet, dermoepidermale Verbindungen. Insgesamt ist die Verbindung der Epidermiszellen mit ihrer Unterlage so fest, daß es bei Abhebungsversuchen eher zu Zerreißungen innerhalb des Epithels kommt, als daß sich die Zellen des Stratum basale von ihrer Unterlage lösen.

Der Umfang der Verzapfungen zwischen Epidermis und Dermis wechselt regional, z. B. bestehen starke Verzapfung im Lippenrot und an den Brustwarzen, geringe an der Bauchhaut (vgl. Felder- und Leistenhaut, s. unten). Das Stratum papillare ist kapillarreich und enthält als Besonderheit Rezeptororgane sowie Melanozyten und freie Bindegewebszellen.

Stratum reticulare, Geflechtschicht. Diese Schicht folgt dem Papillarkörper; sie grenzt an die Subkutis. Die kräftigen Kollagenfaserbündel der Geflechtschicht geben der Haut eine hohe Zerreißfestigkeit (Leder ist gegerbte Dermis tierischer Haut; deswegen wird das Stratum reticulare auch Lederhaut genannt).

Die Dehnbarkeit der Haut geht hauptsächlich auf Winkelverstellungen der Bindegewebsfasern in der Dermis zurück. Elastische Netze bringen die Fasergeflechte in die Ausgangslage zurück. Läßt die Elastizität nach, wird die Haut schlaff.

Das Kollagenfasergeflecht ist nicht regellos, es läßt eine örtlich verschiedene Ausrichtung erkennen; ein Einstich in die Haut ruft einen Spalt hervor, kein rundes Loch. Sog. *Spaltlinien* verlaufen in Richtung der geringsten Dehnbarkeit der Haut.

Klinischer Hinweis. Bei kosmetischen Operationen werden die Hautschnitte in Richtung der Spaltlinien gelegt. Bei Schnitten senkrecht zur Verlaufsrichtung der Spaltlinien klafft dagegen die Haut.

Bei rasch zunehmender Überdehnung der Haut, z. B. der Bauchhaut in der Schwangerschaft, entstehen streifenförmige, durch die Epidermis sichtbare Veränderungen der Dermis, *Striae distensae*.

9.1.3 Felderhaut und Leistenhaut

Die Verzapfungen zwischen Dermis und Epidermis wechseln regional stark. Dadurch bilden sich typische Muster, die an der Oberfläche der Haut in Form von Aufwerfungen bzw. Einsenkungen der Epidermis in Erscheinung treten. Unterschieden werden Felderhaut und Leistenhaut.

Felderhaut. Der weitaus größte Teil der Haut ist Felderhaut. Durch feine Rinnen ist die Haut in polygonale Felder unterteilt. Die Verzahnungen von Epidermis und Dermis, d. h. die Höhe und Anzahl der Bindegewebspapillen stimmt mit der mechanischen Beanspruchung der Felderhaut des betreffenden Körperteils überein; über Knie und Ellenbogen ist die Epidermisverzahnung stärker, in der Haut des Augenlids schwächer; stellenweise können Papillen ganz fehlen.

Hautanhangsorgane der Felderhaut. Schweiß- und Duftdrüsen münden auf der Höhe der Felder; Haare und Talgdrüsen stehen in den Furchen. Duftdrüsen kommen nur an umschriebenen Stellen vor.

Leistenhaut. Die Beugeseite der Finger und Zehen sowie die Innenfläche von Hand und Fuß tragen Leistenhaut. Die Hautoberfläche zeigt parallel gerichtete Leisten und Furchen, deren Muster auf den Papillarkörper zurückgeht. In die Basis jeder Epidermisleiste ragen 2 Reihen hoher Bindegewebspapillen.

In der Leistenhaut münden auf jeder 2. Leiste die Ausführungsgänge von Schweißdrüsen in den Epitheleinsenkungen. Haare, Talg- und Duftdrüsen fehlen.

Hinweis. Die Leisten sind genetisch festgelegt. Ihr Verlauf läßt sich im Erkennungsdienst verwenden (Fingerabdruck, *Daktyloskopie*).

9.1.4 Tela subcutanea, Unterhaut

Die *Tela subcutanea*, Subkutis, Unterhaut, ist eine Schicht meist lockeren Bindegewebes. Sie verbindet die Haut durch bindegewebige Scheidewände, *Retinacula*, mit den unter ihr liegenden Strukturen (Faszien, Knochenhaut). Die Subkutis dient als Verschiebeschicht sowie an vielen Stellen als *Fettspeicher*; sie wirkt dadurch als Wärmeisolator. In der Subkutis verlaufen die zur Haut ziehenden Nerven und Gefäße, in ihr liegen Drüsen und Haarwurzeln sowie stellenweise glatte Muskelzellen (Tunica dartos des Skrotums, große Schamlippen, Brustwarze).

Fettgewebe der Subkutis. Es handelt sich entweder um Baufett (z. B. Fußsohle) oder Depotfett, *Panniculus adiposus* (z. B. Bauchhaut). Das Fettgewebe wird durch die Retinacula steppkissenartig unterteilt.

Hinweis. Welch wichtige Bedeutung das Baufett hat, wird am Fersenpolster deutlich. Beim Aufsetzen des Fußes wird es mit dem gesamten Körpergewicht belastet. Das Baufett fängt diesen Druck auf, der durch die verformbaren Fetttröpfchen (bei Körpertemperatur ist Fett flüssig) auf die Scheidewände der Kammern übertragen wird.

Die lokale Einlagerung von Depotfett wird u. anderem hormonell gesteuert; beim Mann wird die Bauchhaut, bei der Frau werden Hüften, Gesäß und Brustbereich bevorzugt.

Im Bereich der mimischen Muskulatur und der Kopfschwarte speichert die Subkutis verzögert Fett. Die Haut ist hier mit der Muskulatur bzw. mit der Galea aponeurotica unverschieblich verwachsen, sie folgt deshalb unmittelbar den Muskelbewegungen (Mimik).

Klinischer Hinweis. An einigen Stellen (z. B. Augenlid, Lippe, Penis, Skrotum u. a.) ist die Subkutis besonders locker und arm an Fettgewebe. Hier entstehen leicht Flüssigkeitsansammlungen, *Ödeme*, und bei Verletzungen Gefäßstauungen.

9.1.5 Blut- und Lymphgefäße

Die Haut hat viele Blutgefäße (**Abb. 9.6 b**). Sie dienen der Ernährung der Haut und der Regulation der Körpertemperatur. Die hauptsächlich in Leber und Muskeln erzeugte Wärme (das Leberblut mißt 40°–42°C) wird mit dem Blut in die Haut getragen und an der Körperoberfläche teilweise abgegeben. Es entsteht ein Temperaturgefälle vom „*Körperkern*" zur „*Körperschale*". Während der „Körperkern" (zentrale Anteile von Rumpf und Kopf) temperaturkonstant bleibt, ändert sich die Temperatur der „Körperschale" (periphere und distale Anteile von Rumpf und Extremitäten) in Abhängigkeit vom Ausmaß der Wärmeabgabe durch die Haut.

Hinweis. Messungen der Körpertemperatur können nur dann direkt verglichen werden, wenn sie an derselben Stelle bei annähernd gleicher Umwelttemperatur vorgenommen werden.

Arterien. Größere Arterien kommen nur in der Subkutis vor. An der Grenze zwischen Subkutis und Dermis verzweigen sich die Gefäße stark und bilden einen weitmaschigen Plexus, *Rete arteriosum dermidis*. Dieser Plexus versorgt vor allem die Hautanhangsorgane (Haare, Drüsen) mit Blut. Außerdem bestehen interarterielle Verbindungen. In die Dermis steigen kandelaberartig kleine Arterien auf. Die Kandelaberarterien stehen untereinander bogenförmig in Verbindung. Schließlich bildet sich subpapillär ein weiterer Plexus, *Rete arteriosum subpapillare*, aus dem Arteriolen und Kapillarschlingen in die Bindegewebspapillen ziehen, *Ansa capillaris intrapapillaris*.

Kapillaren. Die Dichte der papillären Kapillarschlingen schwankt um 20–60/mm^2. Da der Kapillarblutdruck höher ist als der Druck des angrenzenden Gewebes, bleiben die Kapillaren geöffnet.

Klinischer Hinweis. Kurzdauernder Verschluß der Hautkapillaren hat keine Folgen, längerdauernder Verschluß (z. B. beim bewegungslosen Liegen) führt zum *Dekubitus*.

Venen. Auch die Venen bilden Netze unter den Papillen, *Plexus venosus subpapillaris*, und an der Grenze von Dermis und Subkutis, *Plexus venosus dermidis profundus*. Das Venenblut fließt in großlumigen Hautvenen ab, die auf großen Strecken epifaszial (subkutan) liegen.

Einrichtungen zur Durchblutungssteuerung. Durch die Muskulatur der Arteriolen (Widerstandsgefäße) und durch arteriovenöse Anastomosen werden das Ausmaß der Durchblutung und die Strömungsgeschwindigkeit und damit auch die Wärmeabgabe des Körpers beeinflußt. An einigen vorstehenden Körperteilen, Akren (z. B. Fingerspitzen), bilden arteriovenöse Anastomosen kleine Organe, basale *Glomusorgane* (S. 160), deren Funktion im einzelnen nicht hinreichend bekannt ist.

Klinischer Hinweis. Verletzungen von Blutgefäßen führen zu „blauen Flecken", Blutergüssen, *Hämatomen*, in der Dermis und in der Subkutis. An Stellen lockerer Subkutis können Hämatome umfangreicher werden als an Stellen, über denen die Subkutis straff und fettreich ist.

Lymphgefäße. Auch Lymphgefäße bilden Netze in den Schichten der Haut und Unterhaut. Die Lymphe fließt größtenteils über subkutane Lymphbahnen ab.

Klinischer Hinweis. Verletzungen von Lymphgefäßen der oberen Dermis, z. B. durch Abscherbewegungen, erzeugen „Wasserblasen" der Haut. Die Lymphe hebt die Epidermis ab.

9.1.6 Nerven und Rezeptororgane

Lernziele

Freie Nervenendigungen • Merkel-Zellen • Meissner-Tastkörperchen • Vater-Pacini-Lamellenkörperchen • Ruffini-Körperchen • Farbe • Alterung • Regeneration

An der Haut können zahlreiche Sinnesempfindungen ausgelöst werden (u. anderem Berührung, Druck, Vibration, Schmerz, Temperatur). Einige dienen Regulationsvorgängen, z. B. der Wärmeregulation und der Regulation des Muskeltonus. Haut und Unterhaut enthalten zahlreiche *Rezeptororgane*. Eine Zuordnung bestimmter nervöser Strukturen der Haut und Unterhaut zu definierten Sinnesempfindungen ist jedoch nur unvollkommen möglich. Für die Sinnesempfindung spielt auch die zentrale Verarbeitung der Afferenzen aus der Haut eine Rolle.

Hinweis. Das Vorkommen von Rezeptoren ist nicht auf die Haut beschränkt. Sie kommen an vielen Stellen des Körpers vor und werden zusammenfassend als Sinnesorgane bezeichnet.

Die Hautnerven führen größtenteils afferente (sensible), zum kleineren Teil auch efferente (sympathische) Fasern (zur Innervation der Blutgefäße, der Drüsen und der Mm. arrectores pilorum).

Die afferenten nervösen Strukturen der Haut liegen als freie Nervenendigungen oder als Endkörperchen vor

Freie Nervenendigungen kommen im Stratum papillare der Dermis sowie intraepithelial vor. Sie bestehen aus einem blind endenden Axon (meist Gruppe-III- oder Gruppe-IV-Faser, S. 89), die von einer oft durchbrochenen Hülle aus Schwann-Zellen umgeben ist. Bindegewebsstukturen fehlen. Jedoch erhalten die Nervenfasen in der Dermis eine Markscheide. Freie Nervenendigungen werden mit mechanischen, thermischen und Schmerzempfindungen in Zusammenhang gebracht.

Freie Nervenendigungen umgeben an den Haaren, z. B. den Wimpern des Augenlids, die Wurzelscheide mit zirkulären und longitudinalen Fasern. Die Nervenendigungen wirken hierbei als Mechanorezeptoren, weil sich bei Abwinklung des Haares die Bewegung hebelartig auf die Wurzelscheide überträgt.

Endkörperchen treten in verschiedenen Formen auf. Es handelt sich um spezifische Rezeptorstrukturen mit einem neuronalen und einem nicht-neuronalen Anteil. Untereinander unterscheiden sich die Endörperchen nach Größe, Anzahl und Anordnung ihrer Zellen und nach dem Verhalten des Nervenfaserendes. In allen Fällen handelt es sich nach heutiger Auffassung um *Mechanorezeptoren*.

Die wichtigsten Endkörperchen der Haut sind:

- Merkel-Zellen
- Meißner-Tastkörperchen
- Vater-Pacini-Lamellenkörperchen
- Ruffini-Körperchen

Merkel-Zellen (s. oben) sind *Druckrezeptoren*. Sie liegen einzeln oder in Gruppen im Stratum germinativum der Epidermis und stehen jeweils mit der Endaufzweigung einer markhaltigen Nervenfaser in synapsenartigem Kontakt. Histologisch fallen sie durch ihre geringe Anfärbbarkeit auf.

Meißner-Tastkörperchen (Abb. 9.4) sind *Berührungsrezeptoren* (häufigstes Vorkommen: Finger- und Zehenspitzen). Sie liegen in den Bindegewebspapillen des Papillarkörpers unmittelbar unter der Epidermis, mit der sie durch Kollagenfibrillen verbunden sind. Sie sind etwa 100 μm lang, 40 μm dick, und bestehen aus mehreren epithelähnlich aufgeschichteten Schwann-Zellen, zwischen denen bis zu 7 marklos gewordene Nervenfasern spiralig gewunden verlaufen. Im basalen Drittel werden die Meissner-Tastkörperchen von einer Bindegewebskapsel umgeben.

Vater-Pacini-Lamellenkörperchen (Abb. 9.5) dienen der *Vibrationsempfindung*. Es sind knorpelharte, makroskopisch sichtbare, bis zu 4 mm lange birnenförmige Gebilde. Die Körperchen werden aus zahlreichen (50 oder mehr) zwiebelschalenförmig angeordneten *Schichten*

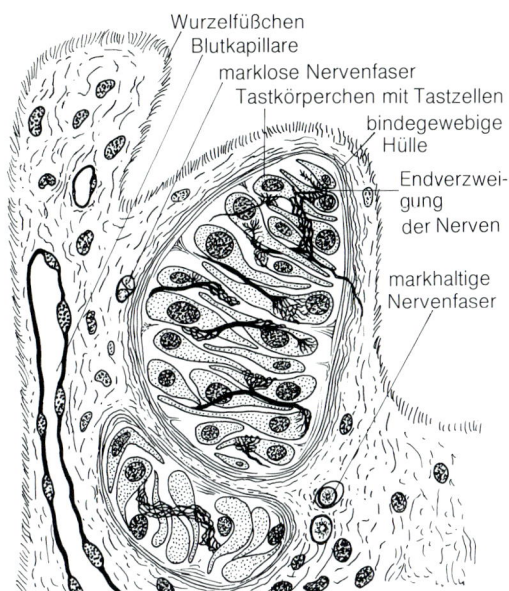

Abb. 9.4   Meißner-Tastkörperchen im Stratum papillare der Dermis. Das Tastkörperchen ist von einer bindegewebigen Hülle umgeben. Die Tastzellen sind epithelartig übereinander geschichtet. Dazwischen verlaufen die Nervenfasern, die an der Zelloberfläche Synapsen bilden

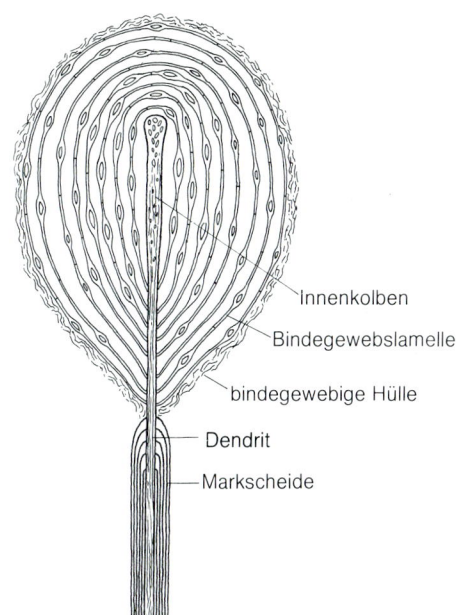

Innenkolben
Bindegewebslamelle
bindegewebige Hülle
Dendrit
Markscheide

Abb. 9.5   Vater-Pacini-Lamellenkörperchen. Im Zentrum befindet sich das als Innenkolben bezeichnete Nervenfaserende. Um den Innenkolben liegen Bindegewebslamellen. Gegen die Umgebung werden die Vater-Pacini-Körperchen durch eine Bindegewebshülle abgegrenzt

aus Bindegewebszellen aufgebaut, die einen zentralen *Innenkolben* umgeben. Die Innenkolben bestehen aus der Nervenendigung (Rezeptorterminal), die dicht von Schwann-Zellen umwickelt ist. Die Vater-Pacini-Körperchen liegen in der Subkutis hauptsächlich des Handtellers und der Fußsohle, kommen aber auch außerhalb der Haut an zahlreichen Stellen vor (an Faszien, Periost, Sehnen, Blutgefäßen, in Mesenterien, im Pankreas).

   Ruffini-Körperchen liegen im Stratum reticulare der unbehaarten Haut sowie an Haaren. Ruffini-Körperchen sind etwa 0,5–2 mm lang und flach. Sie haben eine perineurale Kapsel, die einen offenen Zylinder bildet. Durch die Öffnungen treten Bündel von Kollagenfasern der Dermis ein bzw. aus. Im Körperchen sind zwischen den Kollagenfaserbündel Nerventerminale verankert. Die Ruffini-Körperchen gelten als langsam adaptierende Dehnungsrezeptoren.

Hinweis. Jede Nervenfaser kann mit ihren Endigungen in mehrere Endkörperchen eindringen, aber immer nur in Endkörperchen desselben Typs. – Die Nervenfasern der Nervenendkörperchen sind zumeist markscheidenführende Fasern vom Aβ-Typ. Der weitaus größte Teil der Nervenfasern der Haut gehört aber dem markscheidenfreien C-Typ an (**Tabelle 3.9**).

> **Die meisten Nervenfasern der Haut sind efferent. Es handelt sich um postganglionäre sympathische Fasern**

Die efferenten Nervenfasern der Haut gehören zum Sympathikus. Sie enden an der Wand von Blutgefäßen, an Drüsen und an den Mm. arrectores pilorum mit für das vegetative Nervensystem charakteristischen Synapsen. Die efferenten sympathischen Fasern bewirken das Erröten, Erblassen, Haarsträuben, den Angstschweiß u. a. und stehen damit im Dienst vitaler Funktionen (z. B. Wärmeregulation) und der zwischenmenschlichen Kommunikation.

9.1.7 Farbe, Alterung und Regeneration

Farbe. Die Hautfarbe hängt weitgehend von der *Durchblutung* und *Melaninpigmentierung* ab. Bei dunkelhäutigen Rassen kommt Melanin in allen Schichten der Epidermis und in einzelnen Bindegewebszellen der Dermis vor, bei weißen nur in den Zellen des Stratum basale.

   Verstärkte Melaninpigmentierung zeigt die Haut des Gesichts, der Achselhöhle, die Genitalhaut, die Haut der Leistenbeuge, die perianale Haut, die Haut an der Innenseite des Oberschenkels und vor allem die Brustwarze mit Warzenhof. Bei Farbigen sind Palma manus und Planta pedis weniger pigmentiert als die übrige Haut.

Verstärkte Rötung der Haut wird durch gesteigerte Durchblutung mit sauerstoffreichem Blut hervorgerufen. Bevorzugt erfolgt dies in der Gesichtshaut, der Haut der oberen Rumpfhälfte, der Hände und der Fußsohle.

Verstärkte rotblaue Verfärbung (*Zyanose*) der Haut wird durch sauerstoffarmes Blut hervorgerufen.

Alterung. Betroffen ist vor allem das Bindegewebe. Es wird atrophisch und verarmt durch Abnahme der Proteoglykane an Flüssigkeit. Die elastischen Fasern der Haut nehmen ab und büßen, ähnlich denen anderer Organe (Lunge), ihre Elastizität teilweise ein. Die Papillarkörper werden flacher. Auch die Epidermis wird atrophisch und gewinnt ein „papierartiges" Aussehen. Es kommt ferner zu unregelmäßiger Pigmentierung. Beschleunigt werden die Altersveränderungen, insbesondere der Verlust der Elastizität, durch jahrelange Sonnenbestrahlung.

Regeneration. Beim Gesunden zeigt die Haut eine gute Regenerationsfähigkeit. Die Regeneration geht vom Epithel und vom Bindegewebe aus. Wird das Epithel allein beschädigt (Erosion), heilt die Haut spurlos. Sind jedoch Dermis und Subkutis mit verletzt, entsteht eine Narbe. Zunächst bildet sich im Wundbereich ein sehr zellreiches Bindegewebe, das zahlreiche Gefäßsprossen enthält (Granulationsgewebe). Vom Wundrand wächst dann das Stratum germinativum vor. Später setzt die Verhornung ein. Zunächst hat die Narbe wegen der starken Kapillarisierung des Bindegewebes eine rötliche Farbe. Mit zunehmender Ausbildung von Kollagenfasern in der Dermis der Narbe wird die Narbe weißlich. In der Hautnarbe entstehen in der Regel keine Hautanhangsgebilde mehr. Die Regenerationsfähigkeit nimmt im Alter ab.

Klinische Hinweise. Die Untersuchung der Haut spielt für den Arzt nicht nur bei speziellen Hauterkrankungen eine große Rolle, sondern auch bei zahlreichen Allgemeinerkrankungen (z. B. Infektionen, Herz- und Kreislauferkrankungen, hormonellen Störungen), weil es zu Veränderungen von Farbe, Tonus, Turgor u. a. kommen kann. Bei Erkrankungen der Leber oder der Gallenwege kann die Haut gelb werden (Ikterus, Gelbsucht). Auch übermäßig karotinreiche Nahrung kann zu einer gelblichen Hauttönung führen (z.B. bei Säuglingen, die zuviel Karotten erhalten haben), besonders im Gesicht, am Handteller und an der Fußsohle. Bei Störungen des Fettstoffwechsels kann es zur Einlagerung kleiner gelblicher Knötchen, *Xanthome*, in die Haut kommen. Die Haut beteiligt sich an zahlreichen immunologischen Abwehrvorgängen, z.B. bei Masern, Scharlach, Röteln. Es bilden sich charakteristische Hautausschläge.

9.2 Hautanhangsorgane

Die Anhangsgebilde der Haut (Drüsen, Haare und Nägel) sind Abkömmlinge der Epidermis. Das begleitende Bindegewebe bildet in ihrer Umgebung charakteristische, hauptsächlich der Ernährung dienende Strukturen.

9.2.1 Drüsen

Man unterscheidet folgende Hautdrüsen, von denen jede spezifische Sekrete herstellt:

- Schweißdrüsen
- Duftdrüsen
- Talgdrüsen
- Brustdrüsen

Gll. sudoriferae eccrinae, Schweißdrüsen. Ihre Gesamtzahl beträgt etwa 2 Millionen. Schweißdrüsen kommen in unterschiedlicher Dichte in allen Hautbezirken vor. Vermehrt treten sie in der Haut der Stirn, des Handtellers und der Fußsohle auf. Sie fehlen im Lippenrot und im inneren Blatt des Praeputium penis.

Das saure Sekret der Schweißdrüsen (pH 4,5) hemmt das Bakterienwachstum. Der Schweiß bildet auf der Haut einen „Säureschutzmantel". Durch Verdunsten dient der Schweiß der Wärmeregulation. Der Körper scheidet ferner mit dem Schweiß verschiedene Stoffe aus (Kochsalzgehalt etwa 0,4 %).

Mikroskopische Anatomie. Die Schweißdrüsen (**Abb. 9.6 a**) sind unverzweigte tubulöse Drüsen, die bis an die Grenze von Dermis und Subkutis reichen und deren Enden zu einem etwa 0,4 mm großen Knäuel aufgewickelt sind („Knäueldrüse", **Abb. 9.1**). Das Lumen ist eng, die Epithelien sind im Knäuel einschichtig isoprismatisch. Zwischen Basalmembran und Drüsenzellen befinden sich Myoepithelzellen.

In den Endstücken kommen 2 Arten von Zellen vor:

- *dunkle Zellen*, deren Sekretionsmodus ekkrin ist
- *helle Zellen*, deren Zellmembran stark gefaltet ist und die deswegen vor allem dem Ionen- und Wassertransport dienen

Schweiß ist ein Ultrafiltrat des Blutes.

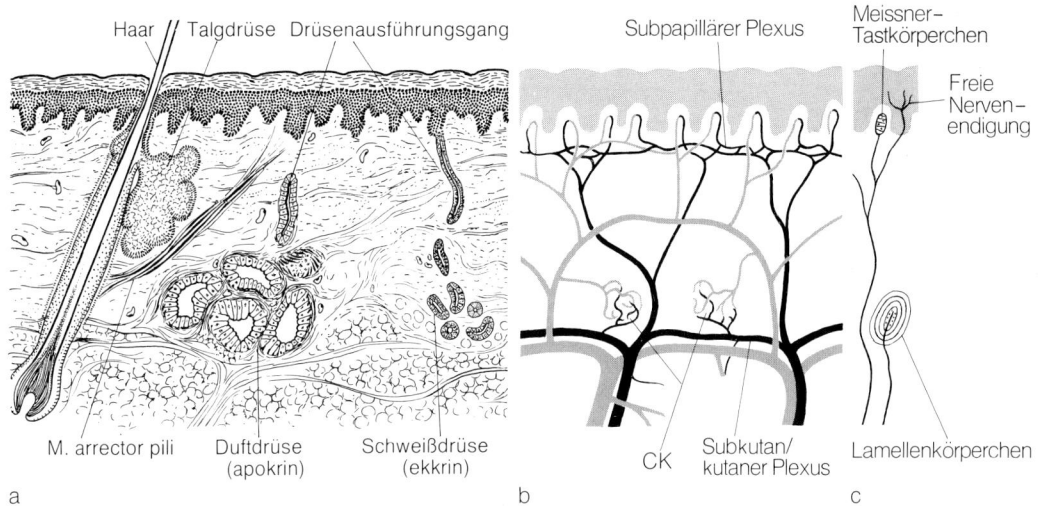

Abb. 9.6   **a** Haut mit Hautanhangsorganen: Haare, Talgdrüse, Schweißdrüsen, Duftdrüsen. **b** Hautgefäße. An der Grenze zwischen Kutis und Subkutis liegt ein subkutaner Plexus, u. a. zur Blutversorgung von Drüsen (CK) und Haaren. In die Dermis steigen sog. Kandelaberarterien auf, die einen subpapillären Plexus speisen. Von hier aus erfolgt die Versorgung der Bindegewebspapillen mit Blut (Arterien *schwarz*). **c** Hautinnervation: freie Nervenendigungen und Endkörperchen

Die Wand des Ausführungsganges besteht aus einem 2schichtigen kubischen Epithel mit intensiv färbbaren Zellen, die im Dienst der Natriumrückresorption stehen. Die an das sehr enge Lumen grenzenden Zellen sind an ihrer Oberfläche mit einer Cuticula ausgestattet. Die Epidermis-Endstrecke des Ausführungsganges ist korkenzieherartig geschlängelt und ohne eigene Wandzellen. Der Ausführungsgang mündet ohne Beziehung zu Haaren. Die Innervation erfolgt cholinerg.

Gll. sudoriferae apocrinae, *Duftdrüsen*. Sie treten nur an wenigen Stellen, meist zusammen mit Haaren auf (Achselhöhle, Genitalbereich, perianale Haut=*Gll. circumanales*). Die Sekretion der Duftdrüsen setzt mit der Pubertät ein. Sie kann bei der Frau zyklusabhängige Schwankungen zeigen. Zum Typ der Duftdrüsen zählen auch die Milchdrüse und die Glandulae areolares des Warzenhofs (s. unten).

Klinischer Hinweis. Da im Bereich der Duftdrüsen, die ein fettiges alkalisches Sekret absondern, der Säureschutzmantel fehlt, können diese leicht von Hautbakterien infiziert weden (sog. *Schweißdrüsenabszesse*).

Sonderformen der Duftdrüsen sind die *Glandulae ceruminosae* im äußeren Gehörgang, und die *Glandulae ciliares*, Moll-Drüsen, im Augenlid (S. 686). Die Gll. ceruminosae bilden ein pigmenthaltiges, fettreiches Sekret („Ohrschmalz") und münden zusammen mit Talgdrüsen in die Follikel der Haare des äußeren Gehörgangs.

Mikroskopische Anatomie. Die Duftdrüsen (**Abb. 9.6a**) sind verzweigt. Ihre alveolären Endstücke liegen in der Subkutis. Das einschichtige Epithel der Endstücke ist un-

terschiedlich hoch. Häufig ragen kuppenförmige Vorstülpungen der Zelloberfläche ins Lumen (apokrine Drüse S. 46). Die Sekretabgabe erfolgt jedoch nach elektronenmikroskopischen Untersuchungen durch Exozytose; die kuppenförmigen Protrusionen wären demnach Fixierungsartefakte. Die Endstücke haben zahlreiche spindelförmige Myoepithelzellen. Der von einschichtigem Epithel ausgekleidete Ausführungsgang mündet in einen Haartrichter. Die Innervation erfolgt adrenerg.

Funktionelle Hinweise. Die Sekretion beider Typen der Gll. sudoriferae wird zentralnervös gesteuert (S. 770). Dadurch kann es sofort nach Flüssigkeitsaufnahme oder bei Erregungen zum Schwitzen kommen. Duftdrüsen spielen in der Sexualsphäre vor allem von Wirbeltieren eine dominierende Rolle.

Gll. sebaceae, Talgdrüsen. Sie sind, wenige Stellen ausgenommen (s. unten), an Haarbälge gebunden, *Glandulae sebaceae pilorum*. Ihr Sekret, Haartalg, Sebum, macht Haut und Haare geschmeidig. Der beim Bürsten der Haare feinverteilte Haartalg trägt zum Glanz der Haare bei. Außerdem entstehen durch bakterielle Spaltung aus den Lipiden der Talgdrüsen Fettsäuren. Sie sind somit am Säureschutzmantel der Haut beteiligt. Die Talgproduktion wird durch Wärme gesteigert. „Rauhe Haut" kommt im Sommer selten vor.

Mikroskopische Anatomie. Die Talgdrüsen (**Abb. 9.6a**) sind beeren- oder knollenförmige, etwa 1 mm große, mehrlappige Einzeldrüsen. Die Talgdrüse besteht aus vielschichtigem Epithel. In der Peripherie der Drüsenbeere werden laufend neue Zellen, Sebozyten, gebildet (Vorkommen zahlreicher Mitosen). Die neugebildeten Zellen gelangen zum Drüsenzentrum und wanden sich hier und zum Haarschaft hin in Talg um: *holokrine Sekretion* (S. 47). Der Talg wird in den Haartrichter abgeschoben (s. unten).

> **Klinischer Hinweis.** Durch Retension von Talg entstehen sog. „Mitesser", *Comedones*. Vermehrte Talgproduktion führt zur *Seborrhö*. Wird ein veränderter Talg produziert, die Talgabgabe behindert und kommt es gleichzeitig zu einer bakteriellen Besiedlung sowie zu einer Entzündung in der Umgebung, entsteht eine *Akne*.

Freie, d. h. nicht an Haarbälge gebundene Talgdrüsen, *Glandulae sebaceae liberae*, kommen u. anderem im Lippenrot, im Augenlid (Gll. tarsales S. 686), an der Brustwarze, in den Labia minora und am Anus vor.

Histophysiologischer Hinweis. Die Talgdrüsenaktivität unterliegt einer hormonalen Steuerung, wobei Androgene stimulierend und Östrogene hemmend wirken. Angeregt wird durch die Androgene die Proliferation der Sebozyten.

Gll. mammariae, Brustdrüsen, sind bei beiden Geschlechtern vorhanden

Die **männliche Brustdrüse** entspricht im Aufbau der weiblichen. Sie wächst jedoch während der Pubertät nur geringfügig und tritt dann in einen Ruhezustand. Bei Änderung des männlichen Hormonstatus kann die Brustdrüse aktiviert werden und es kann zu einer Gynäkomastie kommen.

Die **weibliche Brustdrüse** unterliegt von der Pubertät an sexualzyklischen Veränderungen. Die volle Entfaltung erfährt die Brustdrüse der Frau während der Gravidität und Laktation. Das Sekret der Brustdrüse ist die *Milch*. Nach Abstillen erfolgt eine Rückbildung der Brustdrüse, nach Einstellung der Keimdrüsentätigkeit eine Altersinvolution. Die Drüsenausführungsgänge münden auf der Brustwarze, die vom Warzenhof umgeben ist. Die Brustdrüse liegt in einem charakteristischen Bindegewebsapparat. Brustdrüse und Bindegewebsapparat bilden die *Mamma*.

Hinweis. Die Form der weiblichen Brust verändert sich während des Lebens. In der Pubertät entwickelt sich eine Knospenbrust, die kegelförmig hervortritt (primäre Mamma). Später rundet sich die Mamma ab (sekundäre Mamma), wobei die untere Hälfte stärker gerundet ist als die obere, so daß die Brustwarze deutlich hervortritt. Bestimmt wird die Brustform vor allem vom Bindegewebsapparat. Sobald die Bindegewebsspanung nachläßt, senkt sich die Mamma.

Entwicklung. Die Brustdrüse geht aus dem nicht zurückgebildeten Rest einer auch beim Menschen angelegten *Milchleiste* (zwischen den Abgangsstellen der Extremitäten, **Abb. 9.7**) hervor. Bei unvollkommener Rückbildung der Milchleiste kann eine *Polymastie* entstehen. Die Brustdrüse entwickelt sich aus einer umschriebenen Epithelverdickung, von der bis zu 25 sich verzweigende Epithelzapfen in die Subkutis vorwachsen.

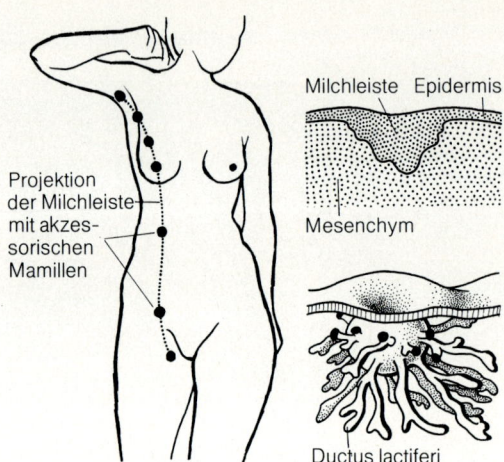

Abb. 9.7   Verschiedene Stadien der Milchdrüsenentwicklung. Die beidseitig angelegten Milchleisten werden bis auf jederseits eine Brustdrüse zurückgebildet

Mikroskopische Anatomie. Die Milchdrüse (**Abb. 9.8**) setzt sich aus 15–20 verzweigten tubuloalveolären Einzeldrüsen zusammen, die getrennt auf der Brustwarze münden. Jede dieser Einzeldrüsen wird von einem lockeren zellreichen Bindegewebsmantel umhüllt und von den Nachbardrüsen durch straffes septenartiges Bindegewebe, *Retinacula*, separiert. Die Retinacula sind mit der Fascia pectoralis verbunden. Ferner ist reichlich Fettgewebe im Bindegewebskörper der Mamma vorhanden. Form und Festigkeit der Brust wird vom Bindegewebsapparat bestimmt. Die gesunde Mamma muß sich gegenüber der Brustfaszie verschieben lassen.

Drüsengliederung. Jede Drüse (**Abb. 9.9**) gliedert sich in:

- Ductus lactifer(i), Milchgänge
- Ductus lactiferus colligens, Ausführungsgang
- Sinus lactifer(i), Milchsäckchen

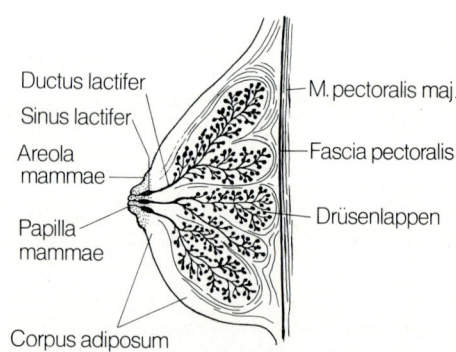

Abb. 9.8   Weibliche Brustdrüse. Übersicht

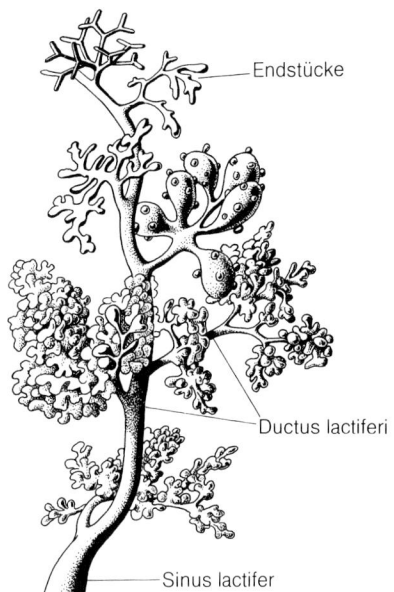

Endstücke

Ductus lactiferi

Sinus lactifer

Abb. 9.9 Brustdrüse. Gliederung in die verschiedenen Abschnitte. (Nach Dabelow 1957)

Milchgänge. Sie sind vielfach verzweigt und am Ende etwas verdickt. Sie haben ein- bis zweischichtiges Epithel. Prämenstruell kann es zu einer reversiblen Vergrößerung der Brustdrüse durch Sprossung und Längenwachstum der Gänge kommen. Alveoläre Endstücke bilden sich erst während der Schwangerschaft und werden von einem einschichtigen kubischen Epithel ausgekleidet.

Bei der Vergrößerung der Brustdrüse während der Schwangerschaft nimmt der Bindegewebsapparat ab. Die verschiedenen Funktionsstadien sind in **Abb. 9.10** dargestellt.

Die *Sekretion* beginnt bei der Schwangeren schon vor der Geburt durch Absonderung einer fettarmen eiweißreichen Vormilch, *Colostrum*. Etwa am 3. Tag nach der Geburt „schießt die Milch ein". Von hochprismatischen Drüsenzellen werden nach der Art der apokrinen Sekretion Fetttröpfchen mit umgebendem schmalem Zytoplasmasaum sowie Proteingranula wie in serösen Drüsen abgesondert (**Abb. 9.11**). Die Drüsenzellen unterliegen einem Arbeitsrhythmus und werden nach einiger Zeit abgestoßen. In der Wand der Alveolen und der Milchgänge kommen Myoepithelzellen vor, die die Milch beim Stillen auspressen.

Histophysiologischer Hinweis. Etwa ab 15. Tag nach der Geburt werden durchschnittlich 550 g Muttermilch/Tag gebildet. Der Fettgehalt liegt bei etwa 4,5 %. Dabei handelt es sich um Fetttröpfchen, die von Zytomembranen umgeben sind. Da deren hydrophile Pole nach außen gerichtet sind, sind die Fetttropfen der Muttermilch suspendabel. Außer Fett enthält die Muttermilch etwa 7–9 % Kohlenhydrate, 0,9 % Proteine (Albumin und Kasein), 0,2 % Mineralstoffe sowie sepzifische Immunoglobuline, Komplementfaktoren, Enzyme u. a. biologisch aktive Stoffe.

Beim Abstillen des Kindes kommt es zu einer Sekretstauung in den Alveolen, deren Wände einreißen können. Der Abbau der Milchreste erfolgt durch Phagozyten. Nach Rückbildung der Brustdrüse wird wieder annähernd der Zustand der ruhenden Mamma erreicht.

Ausführungsgänge. In jeden Ausführungsgang münden zahlreiche Ductus lactiferi ein. Sie sind 2–4,5 cm lang

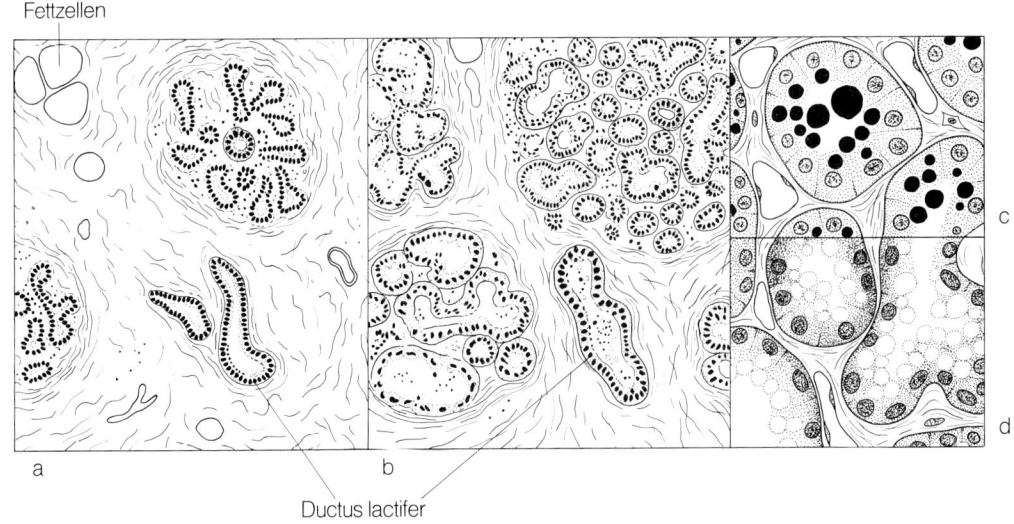

Fettzellen

a   b   c   d

Ductus lactifer

Abb. 9.10a-d Weibliche Brustdrüse in verschiedenen Funktionsstadien, lichtmikroskopisch. **a** Ruhende Mamma; **b** Mamma lactans, schwache Vergrößerung: die Ausführungsgänge und Endstücke sind deutlich vergrößert; **c** Mamma lactans, starke Vergrößerung: Milchtröpfchen werden ins Drüsenlumen abgegeben; **d** Brustdrüse nach Herauslösung der Lipide

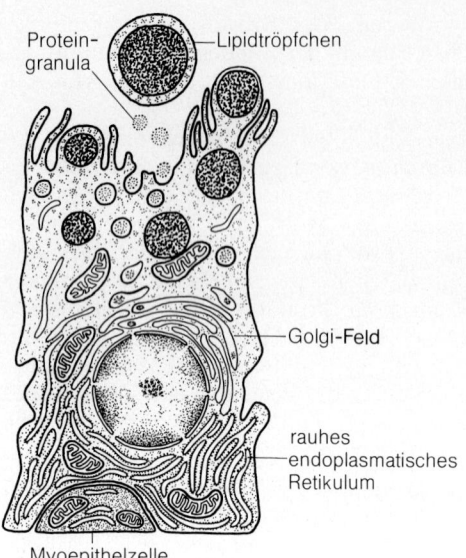

Protein-granula

Lipidtröpfchen

Golgi-Feld

rauhes endoplasmatisches Retikulum

Myoepithelzelle

Abb. 9.11 Milchsekretion nach elektronenmikroskopischen Aufnahmen. Die verschiedenen Stadien sind in einem Bild zusammengezogen

und von zweischichtigem kubisch bis hochprismatischem Epithel ausgekleidet. Sie erweitern sich kurz vor der Mündung in Milchsäckchen.

Milchsäckchen. Sie liegen etwa in Höhe der Warzenbasis und sind bei der ruhenden Mamma 1–2 mm weit. Bei der laktierenden Mamma können sie bis zu 8 mm erweitert sein.

Schließlich münden die Ausführungsgänge in der Spitze der *Brustwarze*, wo sich das Ausführungsgangepithel in mehrreihiges verhorntes Plattenepithel fortsetzt. Die Ausführungsgänge sind in der Brustwarze zusammen mit den reichlich vorhandenen Blut- und Lymphgefäßen in ein System elastischer Fasern und subkutaner glatter Muskulatur eingebaut. Bei Kontraktion der glatten Muskulatur kommt es zur Erektion der Papille.

Papilla mammae, Brustwarze, und **Areola mammae**, Warzenhof. Die Haut ist stark pigmentiert. In der Haut des Warzenhofs kommen große apokrine Drüsen, *Gll. areolares,* vor, die bei Kontraktion der glatten Muskulatur knötchenförmig vorspringen können, *Tubercula Montgomery,* sowie Schweißdrüsen, sehr feine Härchen und einige kleine Talgdrüsen.

Histophysiologischer Hinweis. Die Tätigkeit der Milchdrüse wird hormonal gesteuert, vor allem durch Östrogene, Progesteron und Prolaktin. Führend ist Prolaktin (**Tabelle 17.4,** S. 753), das die Milchproduktion nach der Geburt in Gang setzt. Vorher wird die Milchsekretion durch Östrogene und Progesteron gehemmt. Jedoch fördern Östrogene und Progesteron vorgeburtlich die Entfaltung der Brustdrüse. Gefördert wird die Milchsekretion durch neuroendokrine Reflexe (ausgelöst durch das Saugen an der Brustwarze), durch die u.a. im Hypothalamus Oxytozin freigesetzt wird, das eine Kontraktion der Myoepithelzellen an den Milchgängen und damit die Milchabgabe fördert.

Wenn Sie sich jetzt über die Gefäßversorgung und die klinisch besonders wichtige Lymphdränage der Mamma informieren wollen, lesen Sie S. 259.

9.2.2 Pili, Haare

Zu unterscheiden sind:

*   Lanugo
*   Terminalhaar

Lanugo. Unter Lanugo wird fetal gebildetes Flaumhaar und Wollhaar zusammengefaßt.

Das *Flaumhaar* wird ab 4. Fetalmonat gebildet, ist kurz, dünn, nicht pigmentiert und hat seine Wurzeln in der Dermis.

Das *Wollhaar*, Vellus, ersetzt ab 6. Monat nach der Geburt das Flaumhaar. Es ist etwas gröber, wenig gefärbt und bleibt beim weiblichen Geschlecht auf 65 % der Körperoberfläche lebenslang erhalten. Auf den übrigen Teilen der Körperoberfläche und beim männlichen Geschlecht fast vollständig wird es unter dem Einfluß von Androgenen und Fibroblasten-Wachstumsfaktoren (FGF) durch Terminalhaar ersetzt.

Terminalhaare sind länger und dicker als Lanugohaare und pigmentiert. Der Bestand an Terminalhaaren ist regional sehr unterschiedlich: z. B. ca $300/cm^2$ am Scheitel, ca. $45/cm^2$ am Kinn, ca. $30/cm^2$ am Mons pubis, ca. $9/cm^2$ am Unterschenkel Völlig haarfrei sind nur wenige Gebiete (Handfläche, Fußsohle, Teile des äußeren Genitale). Häufig sind Terminalhaare gruppenweise angeordnet. Ihre Wurzeln reichen bis in die obere Subkutis.

Die Terminalhaare der einzelnen Regionen unterscheiden sich voneinander nach Länge, Kaliber und Gestalt. Sonderformen sind *Capilli* (Kopfhaare), *Cilia* (Wimpern), *Superciliae* (Haare der Augenbrauen), *Vibrissae* (Nasenhaare), *Tragi* (Haare des äußeren Gehörganges), *Pubes* (Schamhaare), *Barba* (Barthaare), *Hirci* (Haare der Achselhöhle). Die Haare können sowohl der Tastempfindung als auch dem Wärmeschutz dienen.

Die Terminalhaare stecken schräg zur Hautoberfläche in der *Wurzelscheide* (**Abb. 9.13**). *Haarstrich* und *Haarwirbel* entstehen dadurch, daß Gruppen von Haaren eine gleichartige Schrägstellung haben, die sich von der der Umgebung unterscheiden.

Geschlechtsspezifität des Haarkleides. In der Pubertät beginnt sich das individuelle und geschlechtsspezifische Haarkleid zu entwickeln. Für den Mann sind die Bartbehaarung, die rautenförmige, zum Nabel aufsteigende Schambehaarung, die Behaarung der Brust sowie an der Innenfläche der Oberschenkel charakteristisch; für die

Frau ist dagegen die dreieckige Schambehaarung bei geringer Terminalbehaarung des Rumpfes typisch.

Klinischer Hinweis. Störungen im Hormonhaushalt oder Organerkrankungen können zu Veränderungen in der Behaarung führen.

Mikroskopische Anatomie (Abb. 9.12, 9.13). Der Teil des Haares, der unter der Oberfläche der Epidermis liegt, ist die **Haarwurzel**; der die Epidermis überragende Teil ist der **Haarschaft**.

Verständnis für Aufbau des Haares ergibt sich aus der Entwicklungsgeschichte. Haare entstehen nämlich durch eine modifizierte, punktuell gesteigerte Hornbildung der Epidermis, die von einer umschriebenen, in der Embryonalentwicklung zunächst zapfenförmigen Einsenkung der Epidermis ausgeht.

Die Strukturen des Haares und die ihrer Scheiden, Wurzelscheiden, lassen sich wie folgt auf die Kutis beziehen:

- Das Haar ist das fadenförmig umgestaltete Stratum corneum.
- Die anderen Schichten der Epidermis entsprechen den epithelialen Wurzelscheiden.
- Dem Stratum papillare ist die bindegewebige Wurzelscheide, Haarbalg, vergleichbar. Sie umgibt die epithelialen Wurzelscheiden. Die Papille ist als Haarpapille in die Haarwurzel eingesenkt.

Das Haar selbst besteht aus einem dünnen Haarmark und einem breiten Rindenteil. **Haarmark** gibt es nur in dicken Haaren. Die Markzellen sind weniger stark verhornt als die Rindenzellen. Die **Rindenschicht** ist aus langen verhornten Zellen aufgebaut, in denen Tonofibrillen verbacken sind (vgl. Hornschicht der Epidermis).

Wurzelscheiden. Hierbei handelt es sich um eine trichterförmige Einsenkung der Haut, die sich um die Haarwurzel in die Tiefe fortsetzt und mit einer zwiebelförmigen Auftreibung, *Bulbus*, endet. Am Übergang vom Haartrichter in die Wurzelscheiden mündet die Talgdrüse. Die Wurzelscheiden bestehen aus 2 dem Haar zugewandten *epithelialen Wurzelscheiden* (innere Wurzelscheide, äußere Wurzelscheide) und aus der außen gelegenen *bindegewebigen Wurzelscheide*, Haarbalg. Zwischen epithelialer und bindegewebiger Wurzelscheide befindet sich eine deutliche *Basalmembran*, Glashaut.

Zur Befestigung der Haare in der epithelialen Wurzelscheide sind in der Haarwurzel sowohl die Rinde des Haares als auch die epitheliale Wurzelscheide an ihren einander zugewandten Oberflächen je von einer *Cuticula* bedeckt. Die Cuticulae bestehen aus dachziegelförmig angeordneten, miteinander verzahnten Zellen.

Unterhalb der Talgdrüsenmündung entspringt auf der Seite, nach der das Haar geneigt ist, ein kleines Bündel glatter Muskelzellen, der Haarmuskel, **M. arrector pili** (**Abb. 9.13**). Er zieht schräg aufwärts unter die Epider-

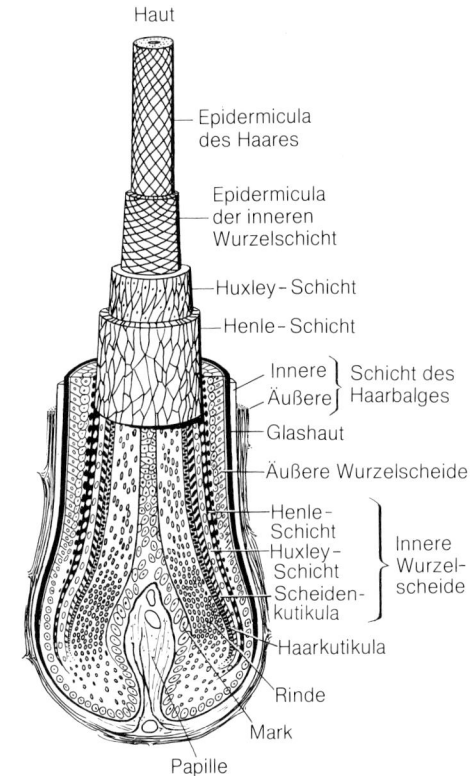

Abb. 9.12. Räumliche Darstellung eines Haares im Wurzelbereich. In die Zeichnung sind alle Schichten eingetragen. (Nach Benninghoff 1985)

mis. Der Haarmuskel kann das Haar aufrichten (Haarsträuben; „Gänsehaut" durch Einziehen der Haut) und dabei die zwischen Muskel und Wurzelscheide liegende Talgdrüse komprimieren. Der Bulbus pili ist glockenförmig und umfaßt die bindegewebige **Haarpapille**. Die Haarpapille ist gefäßreich. Von hier aus erfolgt die Ernährung des Haares. Haarpapille, bindegewebige und epitheliale Wurzelscheiden bilden zusammen den **Haarfollikel**.

Klinischer Hinweis. Ein *Furunkel* entsteht, wenn Wurzelscheide und Haarfollikel absterben, sich die Umgebung entzündet und vereitert. Beim *Karbunkel* sind zahlreiche Wurzelscheiden und Haarfollikel erkrankt, die Infektionsherde konfluieren.

Haarwachstum. Das Wachstum des Haares geht von der stark proliferierenden Matrix der (epithelialen) Haarzwiebel aus. Die Zellen der inneren epithelialen Wurzelscheide wachsen mit dem Haar bis zum Haartrichter. Sie gleiten dabei an den Zellen der äußeren epithelialen Wurzelscheide entlang. Im Haartrichter gehen die Zellen der inneren epithelialen Wurzelscheide zugrunde, so daß der Haarschaft frei von jeder Wurzelscheide ist.

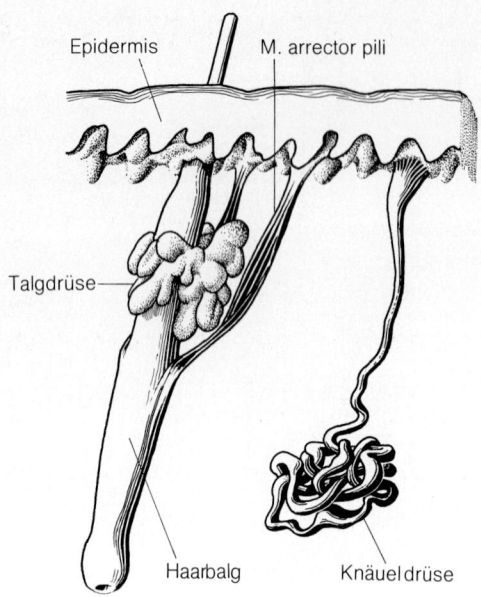

Abb. 9.13 Verankerung des Haares in die Haut. (Nach Benninghoff 1980)

Hinweis. Eine Zerstörung von Haarzwiebel und Haarpapille (z.B. durch Elektrokoagulation) verhindert jede Neubildung von Haaren.

Haarfarbe. Die Haarfarbe, ausgenommen die roter Haare, wird vor allem durch den *Melaningehalt* des Haares hervorgerufen. In der (bindegewebigen) Haarpapille liegen Melanozyten, die in die Haarzwiebel einwandern. Hier geben sie Melanin an die Matrixzellen ab (Pigmentierung der Epidermis S.207). Grauen Haaren fehlt das Pigment, weil die Melaninproduktion erloschen ist oder die Melanozyten zugrundegegangen sind. Meistens besteht eine Erbanlage hierfür. Ergrauen dicker Haare kann auch durch Einlagerung von Luftbläschen ins Haarmark zustandekommen.

> **Klinischer Hinweis**. Beim Albino dagegen produzieren die Melanozyten infolge eines Erbfehlers kein ausgereiftes Pigment.

Haarwechsel. Haare haben eine begrenzte Lebensdauer (Kopfhaare 2–6 Jahre, Wimpern 3–6 Monate). Den größten Teil der Zeit wachsen die Haare (durchschnittlich 1 cm pro Monat). Der Wachstumsphase folgen eine kurze Involutionsphase und die Ruhepause (bei Kopfhaaren 2–4 Monate). Der Haarwechsel erfolgt dadurch, daß ein neugebildetes Haar das von der ernährenden bindegewebigen Papille abgelöste alte „*Kolbenhaar*" (wegen des besenförmigen Wurzelkolbens) herausschiebt.

9.2.3 Hautmuskeln

Außer den oben besprochenen Mm. arrectores pilorum kommen glatte Muskelzellen in der Tela subcutanea und im Stratum reticulare des Skrotums (als Tunica dartos bezeichnet), der Labia majora und der Brustwarzen sowie der Warzenhöfe vor. In allen Fällen beeinflussen diese Muskeln die Spannung der Haut. In die Haut von Gesicht und Hals ziehen quergestreifte mimische Muskeln, die dort z. T. mit elastischen Sehnen ansetzen. Die mimische Muskulatur (S.421) ist für Ausdrucksbewegungen des Gesichts verantwortlich, die stets mit Verschiebungen der Haut einhergehen.

9.2.4 Ungues, Nägel

Die Nägel sind Schutzeinrichtungen für die Endglieder der Finger und Zehen. Sie bilden gleichzeitig ein Widerlager für den Druck auf den Tastballen des Nagelgliedes. Geht ein Nagel verloren, ist die Tastempfindung in dem betroffenen Endglied eingeschränkt.

Nagelplatte. Es handelt sich um eine etwa 0,5 mm dicke Hornplatte der Epidermis, die auf dem Nagelbett ruht. Der Nagel wird aus polygonalen, dachziegelartig verbackenen Hornschuppen aufgebaut. An der Festigkeit des Nagels haben Tonofilamente Anteil, die die fest miteinander verbackenen, dem Stratum corneum entsprechenden Hornschuppen versteifen.

Nagelwall. Der Nagel wird seitlich und hinten vom Nagelwall, einer Hautfalte, umrahmt. Im Bereich der Nagelwurzel bildet der Nagelwall die etwa 0,5 cm tiefe Nageltasche. Vom vorderen Rand der Nageltasche wächst ein epitheliales Häutchen, das *Eponychium*, auf die Oberfläche des Nagels. Es kann ohne Schaden bei der Nagelkosmetik entfernt werden.

Nagelbett, Lectulus. In Nähe der Nagelwurzel schimmert die halbmondförmige, nach vorn konvexe, helle *Lunula* durch den Nagel. Sie bezeichnet die vordere Grenze der epithelialen Nagelmatrix, aus der die Nagelplatte durch Verhornung wächst, täglich etwa 0,4 mm. Ist die Nagelmatrix zerstört, kann kein Nagel mehr gebildet werden.

Die Dermis des Nagelbetts, *Hyponychium*, besitzt längsgestellte Leisten. Die Blutkapillaren dieser Leisten schimmern durch die Nagelplatte hindurch und verursachen die natürliche Farbe des Nagels.

Wachstum. Die Fingernägel wachsen zwischen 0,5 und 1,2 mm pro Woche, so daß in etwa 6 Monaten ein Fingernagel ersetzt ist. Zehennägel wachsen wesentlich langsamer.

> **Klinischer Hinweis**. Die Nagelplatte zeigt bei einigen Krankheiten diagnostisch wichtige Veränderungen.

10 Rumpfwand und Extremitäten

10.1 Rumpfwand

Der Rumpf besteht aus Brust, **Thorax**, und Bauch, **Abdomen**. Die Rumpfwand umschließt somit den Brust- und Bauchraum mit den Eingeweiden. Die Grenze zwischen beiden bildet die *untere Thoraxapertur*; die Grenze zum Hals ist die *obere Thoraxapertur*. Als untere Begrenzung des Bauches gilt die *Leistenfurche*, das ist die Linie von der Schambeinfuge bis zum Darmbeinkamm. Die Rückseite des Stammes bildet der Rücken, **Dorsum**, der sich über das Gebiet der dorsalen Rumpfwand hinaus nach oben bis zum Hinterhaupt und nach unten bis zur Steißbeinspitze erstreckt. Eine scharfe Grenze zwischen dorsaler und ventraler Rumpfwand besteht nicht. Die oberen Extremitäten sind durch den Schultergürtel, die unteren Extremitäten durch den Beckengürtel mit dem Rumpf verbunden.

10.1.1 Entwicklung der Rumpfwand

> **Lernziele**
>
> Entwicklung der Wirbelsäule •
> Entwicklungsstörungen • Entwicklung der
> Rückenmuskulatur und der ventrolateralen
> Rumpfmuskulatur • Entwicklung von Rippen
> und Sternum • Entwicklungsstörungen •
> Wirbelsäule und Thorax beim Kind

Die Rumpfwand besteht aus der Wirbelsäule, den Rippen und der zugehörigen Muskulatur. Sie gehen gemeinsam aus den Somiten (S. 123) hervor. Hinzu kommen weitere Weichteile und Leitungsbahnen.

> **Die Wirbelsäule entwickelt sich aus einer
> Mesenchymscheide um die Chorda dorsalis**

Etwa in der 4. Embryonalwoche entsteht um die Chorda dorsalis durch Ausschwärmen von Mesenchymzellen aus dem Sklerotomen (mediale Somitensegmente, S. 123, **Abb. 4.14d**) eine Mesenchymscheide, die segmental (metamer, S. 123) gegliedert ist. Im Anfang läßt jedes

Mesenchymsegment einen kranialen Abschnitt, dessen Zellen locker angeordnet sind, und einen kaudalen Abschnitt mit dicht zusammenliegenden Zellen unterscheiden. Zwischen den Segmenten liegen intersegmental Spalten mit Intersegmentalarterien (**Abb. 10.1 a**).

Während der weiteren Entwicklung verbindet sich jeweils ein kaudaler Segmentabschnitt mit dichterem Blastem mit einem lockerer gebauten kranialen Abschnitt des folgenden Segments; beide Abschnitte gemeinsam liefern das Ausgangsmaterial für die Bildung eines *Wirbelkörpers* (**Abb. 10.1**). Das Material für die spätere *Zwischenwirbelscheibe* geht aus dem kranialen Teil des ursprünglich dichteren Segmentabschnitts hervor. Dies bedeutet, daß die Zwischenwirbelscheiben intrasegmental, d.h. im Grenzgebiet zwischen dem zellärmeren und dem zellreicheren Abschnitt eines jeden Segments entstehen. Mehr dorsal und lateral von der Anlage der Wirbelkörper bilden sich aus dem Gewebe der locker gebauten Segmentabschnitte beiderseits je 1 Querfortsatz und 2 nach dorsal gerichtete Neuralfortsätze. Die Neuralfortsätze vereinigen sich noch im blastematösen Stadium zum Wirbelbogen, in dem sie die Rückenmarksanlage umschließen. Die Anlagen der Rippen entstehen unabhänig von der Wirbelanlage, verbinden sich jedoch bald mit ihr und werden zu den Kostalfortsätzen (**Abb. 10.1 d**). Alle Anteile der Wirbelsäule sind bei Feten von 5 cm SSL (2. Hälfte des 3. Entwicklungsmonat) angelegt.

Durch die geschilderten Umlagerungen im Bereich der ursprünglichen Segmente der Mesenchymscheide um die Chorda dorsalis verändert sich die primäre Metamerie der Sklerotome. Gegenüber den segmental angeordneten Muskelanlagen sind die Wirbel um eine Segmenthälfte verschoben. Dies bedeutet, daß jeder Segmentmuskel an 2 Wirbelquerfortsätzen inseriert, die durch ein Intervertebralgebiet getrennt sind (**Abb. 10.1 b**). Hierdurch werden die Voraussetzungen für die Bewegungen der Wirbelsäule geschaffen. Und außerdem gelangen durch diese Verschiebung die Spinalnerven durch das sich bildende *Foramen intervertebrale* an die ihnen zugeordnete Muskelanlage.

Nicht in die Wirbelsäule wird das aus den obersten 4 Somiten hervorgegangene Sklerotommaterial einbezogen. Dieses wird vielmehr bei der *Anlage des Pars basilaris ossis occipitalis* verwendet (s. **Abb. 11.1**). Sklerotommaterial aus dem 1. Halswirbel (Atlas) wird an den 2. Halswirbel abgegeben und zur *Bildung des Dens* axis herangezogen.

Von der *Chorda dorsalis bleiben nur Reste* im Bereich des Discus intervertebralis als *Nucleus pulposus* und als *Lig. apicis dentis* erhalten. Alle übrigen Teile der Chorda dorsalis werden ersatzlos abgebaut.

Die Verknorpelung und später die Verknöcherung schreitet in kraniokaudaler Richtung voran. Dabei entwickelt jeder Wirbel zunächst 3 *Ossifikationszentren*: ein unpaares enchondrales im Wirbelkörper und ein paariges perichondrales am Wirbelbogen. Der knöcherne

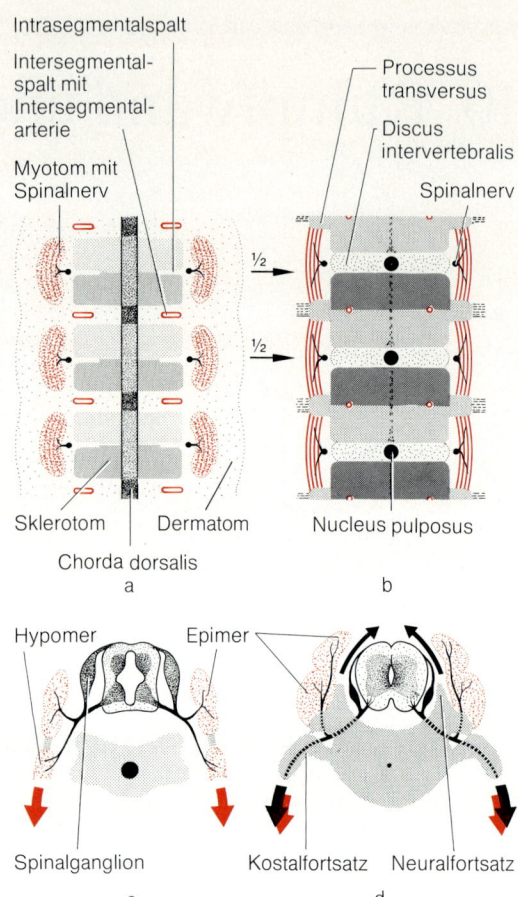

Abb. 10.1 a-d Frühentwicklung der Wirbelsäule und der Rückenmuskulatur. **a** Um die Chorda dorsalis ist die Mesenchymscheide segmental gegliedert (Metamerie der Myotome). **b** Nach Verschiebung der Segmentabschnitte der Wirbelsäulenanlage überbrücken die Muskeln das Gebiet der Anlage des Discus intervertebralis; sie setzen an aufeinanderfolgenden Wirbeln an. Jeder Wirbel ist um eine Segmenthälfte gegenüber der Muskulatur verschoben. **c, d** Querschnitte durch Teile der Rückenanlage. Die Myotome sind in Epimer und Hypomer gegliedert. Die *Pfeile* in **d** deuten die Wachstumsrichtung der Anlage der Wirbelfortsätze bzw. der ventralen Myotomabschnitte und der Rami anteriores der Spinalnerven an

Schluß des Wirbelbogens vollzieht sich nach dem 1. Lebensjahr. Die knöchernen *Randleisten*, die entwicklungsgeschichtlich ringförmigen Epiphysen an der Ober- und Unterseite der Corpora vertebrarum entsprechen, treten im 12.–14. Lebensjahr auf. Zu gleicher Zeit bilden sich auch an den Spitzen der Querfortsätze und des Dornfortsatzes sekundäre Ossifikationszentren. Erst um das 25. Lebensjahr entsteht ein einheitlicher Knochen.

Das **Os sacrum** entsteht durch Verschmelzung von 5 Wirbelanlagen mit den zugehörigen Rippenanlagen und dem zwischengelagerten Mesenchym. Aus der Rippenanlage geht ein Großteil der Pars lateralis hervor. Aus den Querfortsätzen der Wirbelanlage entsteht die *Crista sacralis lateralis*, aus den Gelenkfortsätzen die *Crista sacralis intermedia* und aus den Dornfortsätzen die *Crista sacralis mediana*. Die den Zwischenwirbelscheiben entsprechende Mesenchymmasse wird zu den *Lineae transversae* zusammengedrängt.

Im knorpeligen Stadium treten im 4. Monat in den 5 Wirbelkörperanteilen je 3 Knochenkerne auf und im 5. bis 7. Monat je 1 weiterer Knochenkern in der den Rippen entsprechenden Anlage der Partes laterales. Im 4.–5. Lebensjahr verschmelzen die verschiedenen Verknöcherungszentren zu einem gemeinsamen Knochen. Die Lineae transversae werden erst ab dem 20. Lebensjahr ossifiziert.

> **Störungen in der Entwicklung der Wirbelsäule können zu Variabilitäten und Spaltbildungen führen**

Folgende entwicklungsgeschichtlich bedingte Veränderungen der Wirbelsäule treten häufiger auf:

- Bildung eines 6. Lendenwirbels, als Beispiel für eine Vermehrung der Wirbelzahl
- Atlasassimilation. Dabei sind in Fortsetzung der Verschmelzung des Sklerotommaterials der 4 oberen Somiten (s. oben) Atlas und Os occipitale mehr oder weniger verwachsen.
- Sakralisation. Dabei wird der 5. Lendenwirbel ins Kreuzbein aufgenommen.
- Lumbosakraler Übergangswirbel. Hierbei handelt es sich um eine nur einseitige Verschmelzung des 5. Lendenwirbels mit dem Kreuzbein. Diese Asymmetrie kann eine *Skoliose* (S. 232) bedingen.
- Lumbalisation. Hierbei ist der oberste Sakralwirbel in die Lendenwirbelsäule eingegliedert.
- Wirbelbogenspalten entstehen durch mangelhaften Verschluß der Neuralfortsätze.
- Spina bifida (*Rhachischisis*). Das Schlußstück (Lamina) im Bereich des Os sacrum oder der Wirbelsäule fehlt; die beiden Bogenhälften sind nicht miteinander verschmolzen. Diese Fehlbildung kann mit unterschiedlich schweren Mißbildungen des Rückenmarks und seiner Hüllen einhergehen (**Abb. 17.3**, S. 724).
- Blockwirbelbildung infolge unterbliebener Trennung der Sklerotome. Es resultieren miteinander verschmolzene Wirbelkörper.
- Chordome. Dies sind Geschwülste an der Schädelbasis aus Resten der Chorda dorsalis.

> **Die Rumpfmuskulatur geht teils aus den dorsalen, teils aus den ventralen Anteilen der Myotome hervor**

Hinweise hierauf gibt auch nach Abschluß der Entwicklung die Innervation der Muskulatur, insofern die Rami posteriores der Spinalnerven die Abkömmlinge der dorsalen Myotomhälften, die Rami anteriores die der ventralen versorgen (S. 254).

Rückenmuskulatur. Sehr frühzeitig gliedern sich die dorsalen Anteile der Myotome (Epimer, S. 123, **Abb. 10.1 c**) in einen medialen und lateralen Abschnitt (**Abb. 10.1 d**), aus dem jeweils der mediale bzw. laterale Trakt der ortsständig entstandenen, autochthonen, primären Rückenmuskulatur hervorgeht. Die ursprüngliche segmentale Gliederung der autochthonen Rückenmuskulatur bleibt jedoch nur in der tiefer gelegenen Muskelschicht erhalten: z. B. bei den Mm. interspinales, Mm. intertransversarii, Mm. rotatores, tiefen Nackenmuskeln. In den oberflächlichen Schichten verschmelzen die Myotomanteile zu langen plurisegmentalen Systemen (z. B. M. longissimus).

Zu den *primären* Rückenmuskeln kommen *sekundäre* hinzu, die im Laufe der Evolution aus der Kiemenbogenregion, aus dem Extremitätenblastem bzw. von der ventralen Rumpfwand z. B. auf den Rücken gewandert sind.

Ventrolaterale Rumpfmuskulatur. Da sie aus den ventralen Anteilen der Myotome hervorgeht (Hypomer, S. 123, **Abb. 10.1 c**) ist sie gleichfalls segmental angelegt. Die Muskelanlagen breiten sich ventralwärts aus und nehmen dabei die Rr. anteriores der Spinalnerven mit. Die Anlage der Muskulatur spaltet sich in 3 Schichten. In der Bauchwand bleibt die Dreischichtung zeitlebens erhalten, jedoch bildet sich die segmentale Anordnung zurück. Im Thoraxbereich bleibt dagegen die segmentale Anordnung erhalten (Mm. intercostales), während die Dreischichtung verlorengeht; einen Rest stellen die Mm. subcostales dar. Ähnlich wie bei der Rückenmuskulatur wandern auch auf der ventralen Seite des Thorax Muskeln aus der Umgebung ein: z. B. die Mm. pectorales aus den Extremitätenanlagen.

> **Die Rippen entwickeln sich aus den Kostalfortsätzen der Wirbel und das Sternum aus den ventralen Enden der Rippenanlagen**

Rippen. Die Kostalfortsätze der Wirbel (**Abb. 10.1 d**), die über die gesamte Länge der Wirbelsäule angelegt werden, schieben sich in der seitlichen Leibeswand nach ventral vor. Im Hals-, Lenden- und Sakralbereich wird dieser Vorgang bald beendet. Im Thorakalabschnitt bilden sich lange Knorpelspangen. Gegen Ende des 2. Monats beginnen sie von dorsal nach ventral fortschreitend zu verknöchern. Vom Knorpelmodell bleiben nur die *Cartilagines costales* übrig. Die Rippen-Wirbelgelenke entstehen, nachdem sich durch eine Spaltbildung die kontinuierliche Rippen-Wirbelverbindung sekundär wieder löste.

Rippenrudimente beim Erwachsenen sind die Bildungen, die aus den Rippenanlagen der Kostalfortsätze der Hals-, Lenden- und Kreuzbeinwirbel hervorgehen: *Tu-*

bercula anteriora der Halswirbel, *Processus costales* der Lendenwirbel und ein wesentlicher *Anteil der Partes laterales des Os sacrum.* Alle diese Gebilde sind homolog.

Sternum. Während sich die Anlagen der Rippen ventralwärts vorschieben, vereinigen sich ihre vorderen Enden zur *Sternalleiste.* Die beiden Leisten verschmelzen dann in kraniokaudaler Richtung zur knorpeligen Anlage des Sternums. Oft bleibt infolge einer nicht ganz vollständigen Vereinigung ein Loch oder ein gespaltener Processus xiphoideus. Im knorpelig präformierten Sternum treten dann Knochenkerne auf: zuerst (im 4. Fetalmonat) im Manubrium 1 Knochenkern und dann weitere Knochenkerne (5–7) im Corpus. Im 20.–25. Lebensjahr bestehen Corpus und Manubrium nur noch aus 1 Knochen. Zwischen Sternum und 2.–7. Rippe bilden sich bereits beim Embryo durch Dehiszenz Gelenke.

Variabilitäten und Mißbildungen. Der geschilderte Bildungsmechanismus der Rippen macht das Zustandekommen von *Hals-* oder *Lendenrippen* verständlich. – Ist die Vereinigung der Sternalleisten mangelhaft oder unterblieb sie, dann resultiert ein unterschiedlich weiter Defekt in der vorderen Brustwand, eine *Fissura sterni congenita.*

Wirbelsäule und Thorax beim Kind

Die Wirbelsäule des Neugeborenen ist zunächst fast geradegestreckt; das Promontorium (s. unten) ist nur angedeutet. Erst allmählich bilden sich die typischen Biegungen: zuerst die *Halslordose,* wenn das Kind lernt, den Kopf zu heben, und dann am Ende des 1. Lebensjahres die *Lendenlordose,* wenn das Kind beginnt zu laufen und aufrecht zu sitzen.

Der Thorax des Kindes sieht in der Ansicht von vorne glockenförmig aus, jedoch ist im Gegensatz zum Erwachsenen der sagittale Durchmesser größer als der transversale. Die Brustkyphose ist nur angedeutet und die Rippen stehen annähernd horizontal. Deshalb überwiegt beim Neugeborenen und Kleinkind die Zwerchfellatmung. Erst durch das Längenwachstum des Rumpfes kommt es zu einer Steilerstellung der Rippen, wodurch eine effektive thorakale Atmung möglich wird. Die Knorpel-Knochengrenze liegt beim Kleinkind noch weit lateral, rückt dann mit dem Wachstum nach medial und verläuft beim Erwachsenen in einer Linie ungefähr 6 cm seitlich des Sternalrandes.

Eine Übersicht über die Ossifikation der Skeletteile des Rumpfes gibt **Tabelle 10.1.**

Tabelle 10.1. Ossifikationstermine des Rumpfskeletts

	Beginn der Ossifikation	Abschluß der Ossifikation
Wirbelkörper	3. Fetalmonat	16.–25. Lebensjahr
Randleisten	ab 12. Lebensjahr	
Arcus	3. Fetalmonat	1. Lebensjahr
Os sacrum	4. Fetalmonat	20.–25. Lebensjahr
Rippen	Ende 2. Fetalmonat	4. Fetalmonat
Sternum	ab 4. Fetalmonat	20.–25. Lebensjahr

10.1.2 Wirbelsäule

Lernziele

> Gliederung • Aufbau der Wirbel • Wirbeltypen • Os sacrum • Os coccygis

Die Wirbelsäule, Columna vertebralis, bildet das bewegliche Achsenskelett des Körpers Sie trägt die Last von Kopf, Rumpf und oberen Extremitäten und verleiht dem Körper seinen Halt („Rückgrat") bei einer umfangreichen Beweglichkeit.

Die Wirbelsäule setzt sich zusammen aus:

- Wirbeln
- Zwischenwirbelscheiben
- Bändern

Ihr Kreuzbeinabschnitt bildet einen Teil des Beckens. Im Wirbelkanal liegt geschützt das Rückenmark.

Die Wirbelsäule (**Abb. 10.8**) besteht aus 33 Wirbeln und gliedert sich in:

- Halswirbelsäule (*HWS*): 7 Halswirbel, Vertebrae cervicales (C I–C VII)
- Brustwirbelsäule (*BWS*): 12 Brustwirbel, Vertebrae thoracicae (Th I–Th XII)
- Lendenwirbelsäule (*LWS*): 5 Lendenwirbel, Vertebrae lumbales (L I–L V)
- Kreuzbein (*KB*): 5 Kreuzwirbel, Vertebrae sacrales (S I–S V)
- Steißbein (*SB*): 4 Steißwirbel, Vertebrae coccygeae

Die 5 Kreuzwirbel verschmelzen zwischen dem 20. und 25. Lebensjahr zum Kreuzbein, Os sacrum, die 4 Steißwirbel zum Os coccygis. 33 Wirbel sind die Norm; Abweichungen sind häufig.

Der allgemeine Aufbau eines Wirbels, Vertebra, ist am deutlichsten an den mittleren *Brustwirbeln* zu erkennen (**Abb. 10.2, 10.3 d**). Er wird in den einzelnen Abschnitten der Wirbelsäule entsprechend statischen und dynamischen Erfordernissen modifiziert.

Corpus vertebrae. Der Wirbelkörper besteht hauptsächlich aus Substantia spongiosa und einer äußeren sehr dünnen Substantia corticalis. Untere und obere Kortikalis heißen *Grund-* und *Deckplatte*, ihre verdickten Ränder *Randleisten* (Randleiste = Apophysis anularis). Im Mittelfeld von Deck- und Grundplatte tritt die Spongiosa zutage (**Abb. 10.2**). Die Anordnung der Spongiosabälkchen ist aus **Abb. 5.2** ersichtlich. Unterschiedlich große Foramina in den Wänden der Wirbelkörper sind Öffnungen für ein- und austretende Gefäße (Vv. basivertebrales, S. 253).

Arcus vertebrae, Wirbelbogen. Nach dorsal setzt sich der Wirbelkörper in den Arcus vertebrae fort, der auf beiden Seiten mit dem *Pediculus arcus vertebrae* (Bogenwurzel) aus der Masse des Corpus hervorgeht. Die *Lamina arcus vertebrae* bildet hinten das Schlußstück. Am Pediculus des Wirbelbogens liegt eine obere und untere Einkerbung, *Incisura vertebralis superior et inferior*. Die etwas seichtere obere Einkerbung bildet mit der unteren des nächst höheren Wirbels das *Foramen intervertebrale*. An seiner Begrenzung sind außerdem vorn die Bandscheibe und hinten der Processus articularis superior beteiligt.

Corpus und Arcus vertebrae umschließen das Wirbelloch, Foramen vertebrale.

Processus vertebrae. Vom Wirbelbogen gehen *Fortsätze* aus, die Muskeln als Krafthebel dienen. Den Querfortsatz nennt man *Processus transversus*, den nach dorsal gerichteten Dornfortsatz *Processus spinosus*. Die Processus spinosi der Brustwirbel stehen schräg; sie sind dachziegelartig nach unten gerichtet, so daß man die Spitze eines Fortsatzes in Höhe des nächst tieferen Wirbels tasten kann, z.B. die Dornfortsatzspitze des 7. Halswirbels in Höhe der Mitte des 8. Brustwirbelkörpers oder des 12. Brustwirbels in Höhe des unteren Randes des 1. Lendenwirbelkörpers.

Der *Processus articularis superior* mit seiner Facies articularis bildet mit der entsprechenden Gelenkfläche des *Processus articularis inferior* des nächst höher gelegenen Wirbels je ein Zwischenwirbelgelenk. Am 2.–9. Brustwirbel liegen seitlich an der Ober- und Unterkante des Corpus vertebrae je eine mit Knorpel überzogene *Fovea costalis superior et inferior*. Sie bilden die Gelenkpfanne für den Rippenkopf. Weitere Einzelheiten über Brustwirbel s. unten.

Von diesem Grundbauplan weichen Hals- und Lendenwirbel merklich ab.

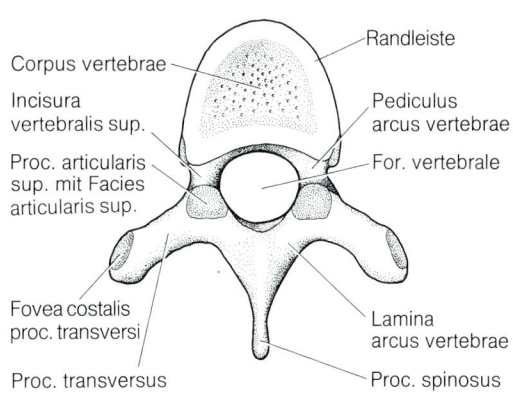

Abb. 10.2 Brustwirbel in der Ansicht von oben

Halswirbel

Der **1. Halswirbel, Atlas** (**Abb. 10.3 a**) trägt den Schädel. Die Verbindung zwischen Schädel und Atlas wird auf jeder Seite durch ein *Atlantookzipitalgelenk* hergestellt. Zwischen Atlas und 2. Halswirbel (Axis) bestehen auf jeder Seite 1 *seitliches Atlantoaxialgelenk*, das durch ein unpaares *mittleres Atlantoaxialgelenk* zwischen Dens und Arcus anterior ergänzt wird (s. unten). Beiderseits des Foramen vertebrale verdickt sich der Knochen zur *Massa lateralis atlantis*. Auf ihrer Oberseite liegt die konkave *Facies articularis superior*, deren Längsachse mit der Längsachse der entsprechenden Gelenkfläche auf der Gegenseite nach ventral konvergiert. Die beiden Gruben dienen den Kondylen des Hinterhauptes als Gelenkpfannen. An der Unterseite der Massa lateralis befindet sich die fast plane *Facies articularis inferior* für das seitliche Atlantoaxialgelenk. Seitwärts setzt sich die Knochenmasse in den *Processus transversus* mit dem *Foramen transversarium* fort. Der vordere Atlasbogen, *Arcus anterior*, besitzt vorne ein Höckerchen, *Tuberculum anterius*. Das *Tuberculum posterius* sitzt anstelle des Dornfortsatzes am *Arcus posterior*. An der Innenseite des vorderen Bogens liegt eine Grube, *Fovea dentis*. Sie dient dem mittleren Atlantoaxialgelenk als Gelenkpfanne. Im *Sulcus arteriae vertebralis* verläuft die gleichnamige Arterie mit ihren Begleitvenen.

Hinweis. Der Atlas hat keinen Wirbelkörper. An seiner Stelle gewährleisten die rechte und die linke Massa lateralis und der Arcus posterior dem Wirbel seine mechanische Festigkeit.

Der **2. Halswirbel, Axis** (**Abb. 10.3 b**) besitzt als typisches Merkmal einen Zapfen, *Dens axis*, der sich zur *Apex dentis* zuspitzt. Der Dens ragt nach oben in den Ring des Atlas. Die *Facies articularis anterior* und *Facies articularis posterior* des Dens sind Teile des mittleren Atlantoaxialgelenks. Hingegen gehört zum seitlichen Atlantoaxialgelenk die beidseitig auf der Oberfläche des Querfortsatzes

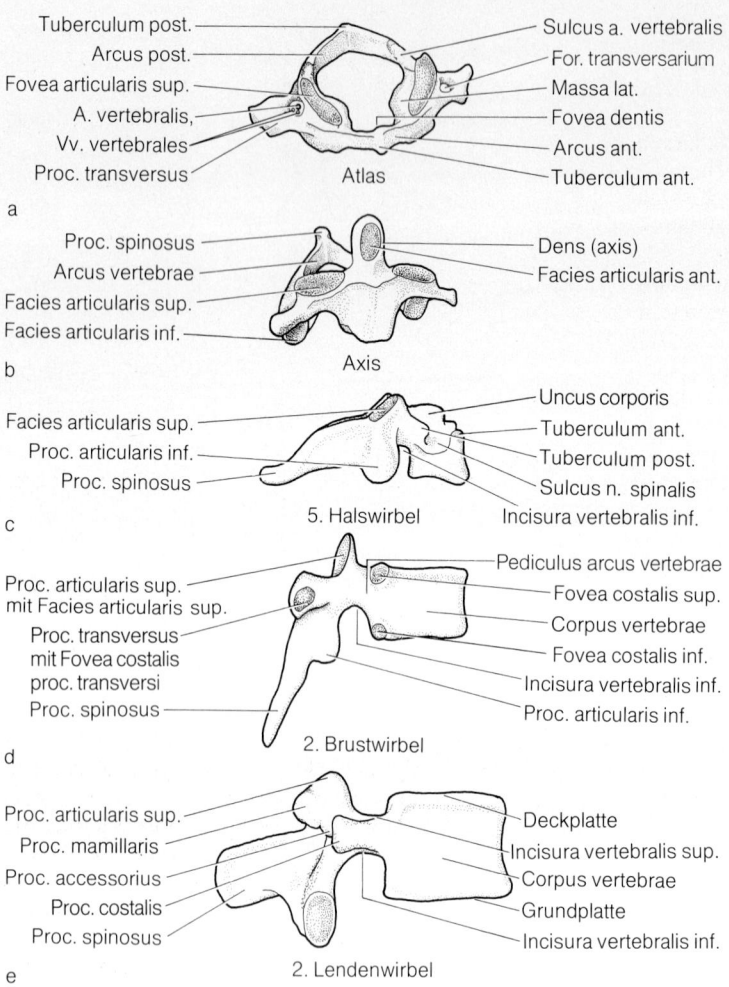

Tuberculum post. — Sulcus a. vertebralis
Arcus post. — For. transversarium
Fovea articularis sup. — Massa lat.
A. vertebralis, — Fovea dentis
Vv. vertebrales — Arcus ant.
Proc. transversus — Tuberculum ant.
Atlas

a

Proc. spinosus — Dens (axis)
Arcus vertebrae — Facies articularis ant.
Facies articularis sup.
Facies articularis inf.
Axis

b

Facies articularis sup. — Uncus corporis
Proc. articularis inf. — Tuberculum ant.
Proc. spinosus — Tuberculum post.
— Sulcus n. spinalis
5. Halswirbel — Incisura vertebralis inf.

c

Proc. articularis sup. — Pediculus arcus vertebrae
mit Facies articularis sup. — Fovea costalis sup.
Proc. transversus — Corpus vertebrae
mit Fovea costalis — Fovea costalis inf.
proc. transversi — Incisura vertebralis inf.
Proc. spinosus — Proc. articularis inf.
2. Brustwirbel

d

Proc. articularis sup. — Deckplatte
Proc. mamillaris — Incisura vertebralis sup.
Proc. accessorius — Corpus vertebrae
Proc. costalis — Grundplatte
Proc. spinosus — Incisura vertebralis inf.
2. Lendenwirbel

e

Abb. 10.3 **a** Atlas von oben; **b** Axis von schräg vorne; **c** 5. Halswirbel von der rechten Seite; **d** 2. Brustwirbel von der rechten Seite; **e** 2. Lendenwirbel von der rechten Seite

gelegene *Facies articularis superior*. Sie ist firstartig und fällt seitlich etwas ab. Der *Processus spinosus* ist gespalten und nach dorsal gerichtet.

Halswirbel 3–7 (Abb. 10.3 c). Ihre Querfortsätze, *Processus transversi*, enden mit einem *Tuberculum anterius* (Rippenrudiment) und mit einem *Tuberculum posterius* (Rudiment des eigentlichen Processus transversus). Zwischen beiden liegt eine Rinne, *Sulcus nervi spinalis*, für den entsprechenden Spinalnerv. Das Tuberculum anterius des 6. Halswirbels ist meist besonders stark ausgeprägt. Es heißt auch *Tuberculum caroticum*, da die große Halsschlagader, A. carotis communis, vor ihm nach oben verläuft.

In den Querfortsätzen (aller Halswirbel) befindet sich das *Foramen transversarium*. In ihm verläuft vom 6.–1. Halswirbel die A. vertebralis. Sie wird von der meist aus einem Geflecht bestehenden V. vertebralis begleitet, die auch durch das Foramen transversarium des 7. Halswirbels verläuft.

Die *Processus spinosi* des 2.–6. Halswirbels sind kurz, am Ende gegabelt und etwas schräg nach unten gerichtet.

Der *Dornfortsatz des 7. Halswirbels ist nicht gespalten*, länger als die anderen und infolgedessen leicht zu tasten, worauf der Name *Vertebra prominens* zurückzuführen ist.

Hinweis. In der Regel ist der Dornfortsatz des 7. HW der oberste von außen tastbare Wirbelanteil; er kann zur Orientierung benutzt werden. Er projiziert auf den unteren Rand des eigenen Wirbelkörpers. Jedoch kann auch der Processus spinosus des 6. Halswirbels oder des 1. Brustwirbels deutlicher tastbar vorspringen.

Die *Processus articulares* verändern im Verlauf der Halswirbelsäule ihre Stellung. Ihre Gelenkflächen gelangen nach kaudal immer mehr in die Frontalebene. – Oben seitlich an dem relativ kleinen, fast rechteckigen Wirbelkörper befindet sich eine Leiste, *Uncus corporis* (früher Processus uncinatus; in der Klinik auch Unkovertebralfortsatz). Mit dem Körper des nächst höher gelegenen Wirbels bildet sie die Unkovertebralverbindung. – Das *Foramen vertebrale* des Halswirbels ist weit und annähernd dreieckig.

Brustwirbel

Die Besprechung des Brustwirbels erfolgt im Abschnitt „Grundform der Wirbel". Folgende Merkmale sind noch hinzuzufügen (**Abb. 10.2, 10.3 d**): Die *Processus transversi* sind schräg nach lateral-dorsal gerichtet. Sie zeigen eine *Fovea costalis processus transversi* zur Artikulation mit dem Tuberculum costae. Die Flächen der *Processus articulares* stehen fast frontal. Das Foramen vertebrale ist annähernd rund.

Von dieser Schilderung weichen der 1., 11. und 12. Brustwirbel in Einzelheiten ab, die mit der Befestigung der Rippen im Zusammenhang stehen (S. 232). Der 1. Brustwirbel besitzt eine vollständige obere Gelenkfläche und eine halbe untere, der 10. Brustwirbel nur oben eine halbe. Die Körper des 11. und 12. Brustwirbels haben jeweils eine vollständige Fovea costalis.

Der 11. Brustwirbel zeigt auch sonst in seinem Bau bereits Übergänge zu den Lendenwirbeln. Sein Processus spinosus ist kurz und fast horizontal gestellt. Der 12. Brustwirbel gleicht noch weitgehender dem Typ der Lendenwirbel.

Lendenwirbel

Die Wirbelkörper der Lendenwirbel sind deutlich größer als die der Brustwirbel (**Abb. 10.3 e**). In der Aufsicht sind sie ungefähr nierenförmig. Die seitlichen Fortsätze heißen hier *Processus costales*, da sie Rippenrudimente darstellen. Von den Processus transversi bleiben nur noch die kleinen *Processus accessorii* übrig. Der Processus articularis superior wird durch den *Processus mamillaris* verstärkt. Die Processus spinosi sind plattenförmig und fast horizontal nach hinten gerichtet, so daß z. B. die Dornfortsatzspitze des 4. Lendenwirbels auf den unteren Rand des eigenen Lendenwirbelkörpers projiziert. Die leicht konkaven Gelenkflächen der Processus articulares superiores stehen nahezu sagittal. Entsprechend sind die Processus articulares inferiores konvex geboren. Das Foramen vertebrale ist dreieckig und weit.

Taststellen. Durch die Haut tastbar sind die Processus spinosi vom (6.) 7. Halswirbel an bis zum 5. Lendenwirbel.

Os sacrum, Kreuzbein

Die 5 Sakralwirbel mit dem zwischengelagerten Bindegewebe und den Rippenrudimenten sind zu dem in der Ansicht von vorne dreieckigen, schaufelförmigen Os sacrum verschmolzen (**Abb. 10.4**).

Basis ossis sacri. Sie steht durch eine Bandscheibe und gelenkig durch *Processus articulares superiores* mit dem 5. Lendenwirbel in Verbindung.

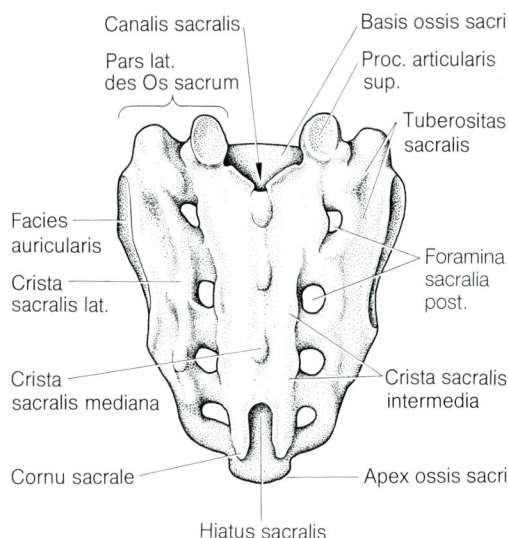

Abb. 10.4 Kreuzbein (männlich), Facies dorsalis (Nach Lippert 1975)

Apex ossis sacri. Die Kreuzbeinspitze trägt entweder eine kleine Bandscheibe zur Verbindung mit dem Steißbein oder ist mit diesem synostosiert.

Facies pelvica ist die Vorderfläche des Os sacrum. Sie dient Muskeln zum Ursprung. Zu erkennen sind *Lineae transversae*, Reste der Verschmelzungszonen zwischen den Sakralwirbeln, und seitlich davon *Foramina sacralia anteriora*.

Facies dorsalis. Auch hier entspringen Muskeln. Ihre *Crista sacralis mediana* entspricht den Processus spinosi, ihre *Crista sacralis intermedia* den Processus articulares und ihre *Crista sacralis lateralis* den Processus transversi. Zwischen Crista sacralis intermedia und Crista sacralis lateralis liegen die *Foramina sacralia posteriora*. Seitlich der Crista sacralis lateralis befindet sich die *Tuberositas sacralis*, an der die kräftigen Verstärkungsbänder für die Articulatio sacroiliaca entspringen.

Pars lateralis. Sie wird im Bereich der Basis auch als *Ala sacralis* bezeichnet. Die auffälligste Struktur der Pars lateralis ist die *Facies auricularis*, die mit der gleichnamigen Gelenkfläche des Darmbeins die Articulatio sacroiliaca bildet (S. 321).

Canalis sacralis ist der Wirbelkanal im Bereich des Os sacrum. Er öffnet sich als Hiatus sacralis meist in Höhe des 3. oder 4. Kreuzbeinwirbels nach unten und wird beiderseits von den *Cornua sacralia* flankiert. Dem Austritt sakraler Spinalnerven aus dem Wirbelkanal dienen nur auf Querschnitten durch den Knochen zu erkennende *Foramina intervertebralia*. Ihre vorderen Äste verlassen den Knochen durch die Foramina sacralia anteriora, die hinteren durch die Foramina sacralia posteriora.

Promontorium ist der besonders weit in den Becken-ring vorspringende Vorderrand des 1. Kreuzbeinwirbel-körpers. Für die Geburtshilfe ist dies ein wichtiger Meß-punkt (S. 677f).

Geschlechtsunterschiede. Das Os sacrum ist beim weiblichen Geschlecht breiter, kürzer und weniger stark gekrümmt als beim männlichen.

Taststellen: Vorsprünge der Crista sacralis mediana.

Os coccygis, Steißbein

Die 4 (3–5) *Vertebrae coccygeae* sind rudimentär. Sie ste-hen durch Synchondrosen untereinander in Verbindung. Nach der Synostosierung entsteht ein Knochen, das Os coccygis. Er läuft nach oben in die *Cornua coccygea* aus.

Taststellen: Dorsalseite bis Steißbeinspitze.

10.1.3 Thorax

Lernziele

Sternum • Costae

Thorax ist die Bezeichnung sowohl für den gesamten oberen Rumpfabschnitt als auch für den knorpelig-knöchernen Brustkorb. Der knöcherne Thorax umgibt schützend die Brusthöhle, *Cavitas thoracis*, in der die Brusteingeweide liegen.

Der knöcherne Thorax setzt sich zusammen aus (**Abb. 10.5**):

- **Sternum**, Brustbein
- **Costae**, 12 Rippenpaare
- **Vertebrae thoracicae**, der Brustwirbelsäule (s. oben)

Sternum, Brustbein

Das Brustbein (**Abb. 10.5**) ist ein platter Knochen. Es be-steht aus:

- Manubrium sterni, Brustbeinhandgriff
- Corpus sterni, Brustbeinkörper
- Processus xiphoideus, Schwertfortsatz

Manubrium sterni. Das Manubrium sterni ist der verbrei-terte oberste Teil des Sternums. Der obere Rand ist durch die *Incisura jugularis* eingebuchtet. Sie bildet die untere Begrenzung der *Fossa jugularis,* einer Grube un-mittelbar oberhalb des Brustbeins (Drosselgrube). Seitli-che Einkerbungen, die *Incisura clavicularis* und die *Inci-sura costalis I,* dienen der Verbindung mit dem Schlüsselbein und der 1. Rippe.

Manubrium sterni und Brustbeinkörper sind durch eine Knorpelhaft, *Synchondrosis manubriosternalis,* mit-einander verbunden. Sie wird auch *Symphysis manubrio-sternalis* genannt, da sie aus Faserknorpel besteht. Der Übergang ist abgewinkelt und vorne zu einer von außen tastbaren Querleiste verdickt, *Angulus sterni (Ludovici).*

Corpus sterni. Am Brustbeinkörper befinden sich seit-lich die *Incisurae costales* für die 3.–7. Rippe. Die Incisura costalis für die 2. Rippe liegt am Übergang des Manubri-ums zum Corpus sterni. Beide Knochen sind an ihr betei-ligt.

Processus xiphoideus. Die Synchondrosis xiphosterna-lis verbindet den Brustbeinkörper mit dem Schwertfort-satz. Er kann gegabelt oder perforiert sein.

Taststellen. Durch die Haut sind zu tasten: Vorderfläche des Sternums, Incisura jugularis, Angulus sterni. Er dient zur Orien-tierung am Patienten, denn seitlich von ihm setzt die 2. Rippe an. Von ihr aus kann man die Rippen abzählen und die Zwi-schenrippenräume bestimmen (s. „Herzuntersuchung", S. 525).

Klinischer Hinweis. Bei Sternalpunktion entnimmt man ro-tes Knochenmark für Untersuchungen auf Blutkrankheiten aus dem oberen Anteil des Corpus sterni.

Costae, Rippen

Die Rippen gehören zu den platten Knochen. 2.–11. Rip-pe weisen eine Flächenkrümmung (zur Bildung der Cavi-tas thoracis), eine Kantenkrümmung (Verlaufsrichtung schräg von oben nach unten) und eine Torsion um ihre Längsachse auf.

Jede Rippe (**Abb. 10.5**) besteht aus einem knöchernen Teil, *Os costale,* und einem knorpeligen, *Cartilago costa-lis.* Der knorpelige Teil ist kürzer als der knöcherne und bildet den vorderen Rippenabschnitt. In den Rippen-knorpeln werden etwa vom 30. Lebensjahr an Kalksalze eingelagert. Dadurch wird ihre viskoelastische Verform-barkeit herabgesetzt. Zwischen den aufeinanderfolgen-den Rippen liegt der Interkostalraum, *Spatium inter-costale.*

Es gibt 12 Rippenpaare. Man unterscheidet:

- Costae verae, 7 Paare, Rippen 1–7
- Costae spuriae, 5 Paare, Rippen 8–12

Costae verae. Die „echten" Rippen setzen mit ihrem knorpeligen Endteil direkt in den Incisurae costales ster-ni an (**Abb. 10.5**).

Costae spuriae. Die Costae spuriae haben keine direk-te Verbindung mit dem Brustbein. Die knorpeligen Ab-schnitte der 8.–10. Rippe gehen jeweils Verbindungen mit dem knorpeligen Abschnitt der darübergelegenen Rippe ein, *Costae affixae.* Dadurch entsteht der Rippen-bogen, *Arcus costalis.* Die Rippen 11 und 12 – gelegent-lich auch schon die 10. Rippe – haben diesen Anschluß

Abb. 10.5 Darstellung des knöchernen Thorax mit Interkostalmuskeln und Membrana intercostalis externa

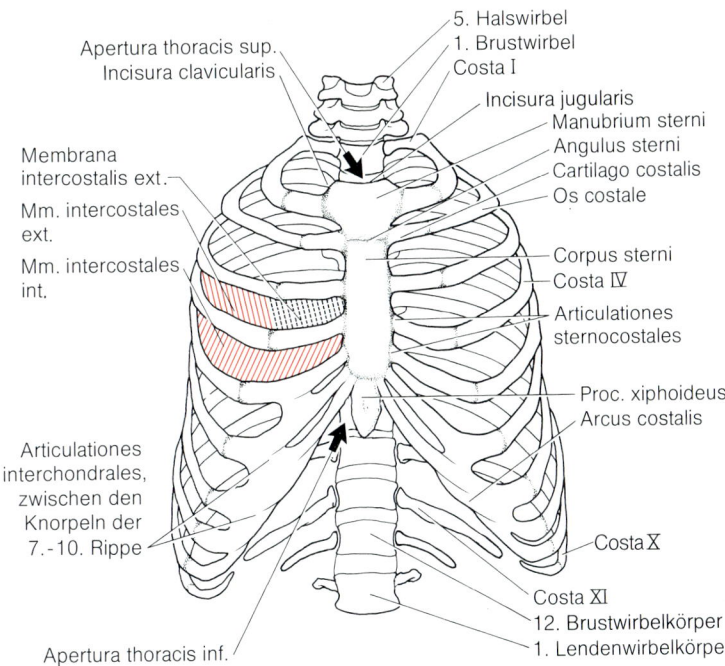

Apertura thoracis sup.
Incisura clavicularis

Membrana intercostalis ext.
Mm. intercostales ext.
Mm. intercostales int.

Articulationes interchondrales, zwischen den Knorpeln der 7.-10. Rippe

Apertura thoracis inf.

5. Halswirbel
1. Brustwirbel
Costa I
Incisura jugularis
Manubrium sterni
Angulus sterni
Cartilago costalis
Os costale
Corpus sterni
Costa IV
Articulationes sternocostales
Proc. xiphoideus
Arcus costalis
Costa X
Costa XI
12. Brustwirbelkörper
1. Lendenwirbelkörper

nicht; sie enden frei in der Bauchmuskulatur, *Costae fluitantes* (Costae fluctuantes).

Bau der Rippen. Der Rippenkopf, *Caput costae*, steht mit den Brustwirbelkörpern in gelenkiger Verbindung (S. 232). Ein kurzer Halsabschnitt, *Collum costae*, geht in der Gegend des Rippenhöckerchens, *Tuberculum costae*, in den Rippenkörper, *Corpus costae*, über. Die Gelenkfläche des Rippenkopfes, *Facies articularis capitis costae*, der 2.–9. Rippe ist durch eine kleine Leiste, *Crista capitis costae*, in 2 Flächen geteilt, die jeweils mit 2 benachbarten Wirbeln artikulieren. Die Oberkante des Rippenhalses bildet die *Crista colli costae*.

Am Tuberculum costae befindet sich eine Gelenkfläche, *Facies articularis tuberculi costae*, die mit dem Brustwirbelquerfortsatz die *Articulatio costotransversaria* bildet. Der dorsale leichte Knick der Rippe heißt *Angulus costae*.

An der Innenseite des unteren Randes der Rippen ist im hinteren Bereich eine Rinne, *Sulcus costae*, ausgebildet. In ihm verlaufen in der Reihenfolge von oben nach unten V. intercostalis, A. intercostalis und N. intercostalis (**Abb. 10.20**).

Der *Rippenknorpel* (hyaliner Knorpel) ist gebogen oder abgewinkelt (**Abb. 10.5**). Die 2.–7. Rippe steht mit dem Sternum in gelenkiger Verbindung.
Folgende Besonderheiten sind noch zu unterscheiden:

- **1. Rippe**. Sie ist kurz, von allen Rippen am stärksten über die Kante gekrümmt und steht fast horizontal. Der Kopf der 1. Rippe artikuliert nur mit dem 1. Thorakalwirbel. Die Cartilago costalis ist kurz. Am *Tuber-*

culum musculi scaleni anterioris setzt der M. scalenus anterior an. Vor dem Tuberculum läuft im *Sulcus venae subclaviae* die V. subclavia, dorsolateral von ihr im *Sulcus arteriae subclaviae* die A. subclavia. Die 3 genannten Furchen liegen an der Oberseite der 1. Rippe.

- **2. Rippe**. An der *Tuberositas musculi serrati anterioris* – an der Rippenoberseite gelegen – inseriert der gleichnamige Muskel.

- **7. Rippe**. Sie ist die längste.

- **11. und 12. Rippe**. Ein Tuberculum costae fehlt. Die Cartilago costalis ist bis auf einen Rest reduziert.

Taststellen. Durch die Haut zu tasten sind: Corpus costae seitlich zwischen Ansatz des Erector spinae; Rippenknorpel. Die 1. Rippe ist nur schwer zu tasten, da ihr sternales Ende unter dem Schlüsselbein verborgen liegt.

Varianten. Die Anzahl der Rippen ist variabel; so kann z. B. die 12. Rippe fehlen (thorakolumbaler Übergangswirbel). Überzählige Rippen können an Halswirbeln, insbesondere dem 7., vorkommen (*Halsrippe*). Eine *Lendenrippe* entsteht, wenn die Verschmelzung einer Rippenanlage mit dem Querfortsatz des entsprechenden Lendenwirbels zum Processus costalis unterbleibt.

10.1.4 Verbindungen zwischen den Skelettelementen des Rumpfes

Lernziele

Bewegungen des Rumpfes • Kopfgelenke • Disci intervertebrales • Intervertebralgelenke • Bänder der Wirbelsäule • Wirbelsäule als Ganzes: Eigenform, Bewegungsmöglichkeiten • Canalis vertebralis • Wirbel-Rippengelenke • Rippen- Brustbeinverbindungen • Thorax als Ganzes: Form, Altersabhängigkeit, Aperturen, Rippenbogen, Bewegungsmöglichkeiten

Die Skeletteile werden durch gelenkige und nichtgelenkige Verbindungen zum Brustkorb zusammengefügt. Von der Gestalt der Gelenkflächen mit ihren Hilfseinrichtungen, von der Anordnung der Bänder und von der Muskulatur wird der Bewegungsumfang der beweglichen Teile sowie des Schädels bestimmt.

Zur Definition der Bewegungen sind besondere Bezeichnungen eingeführt. Man nennt das Neigen des Rumpfes oder Halses aus dem aufrechten Stand nach vorne Beugen, *Flexion*, das Seitwärtsneigen, *Lateralflexion*, das Rückwärtsneigen, *Dorsalflexion* (auch Strecken, *Dorsalextension)*. Sinngemäß wird für das Vorwärtsneigen auch die Bezeichnung *Ventralflexion* benützt. Die Drehung des Rumpfes um die Körperlängsachse nennt man *Rotation* oder Torsion.

Kopfgelenke sind die Articulatio atlantooccipitalis und die Articulatio atlantoaxialis

Es handelt sich um 6 Gelenke, die zusammen die funktionelle Einheit der Kopfgelenke bilden. Verbunden werden einerseits Wirbelsäule und Schädel, andererseits Atlas und Axis (**Abb. 10.6**).

Articulatio atlantooccipitalis. Rechter und linker Condylus occipitalis bilden mit der entsprechenden Fovea articularis superior des Atlas auf beiden Seiten je ein Atlantookzipitalgelenk mit eigener Gelenkkapsel. Bei den Atlantookzipitalgelenken handelt es sich um Ellipsoidgelenke mit 2 Hauptachsen (**Abb. 10.6**). Die Gelenkkapsel ist schlaff. Sie wird durch das *Lig. atlantooccipitale laterale* in ihrer seitlichen Wand verstärkt. Das Atlantookzipitalgelenk läßt relativ ausgedehnte Bewegungen des Kopfes zu:

• *um eine transversale Achse* (durch die Kondylen): Beugung (20°) und Streckung (30°) (*Nicken*)
• um eine *sagittale* Achse Seitwärtsneigung (10°–15°).

Der *Bandapparat* der Articulatio atlantooccipitalis (**Abb. 10.6**) besteht aus:

• Membrana atlantooccipitalis anterior
• Membrana atlantooccipitalis posterior
• Bändern

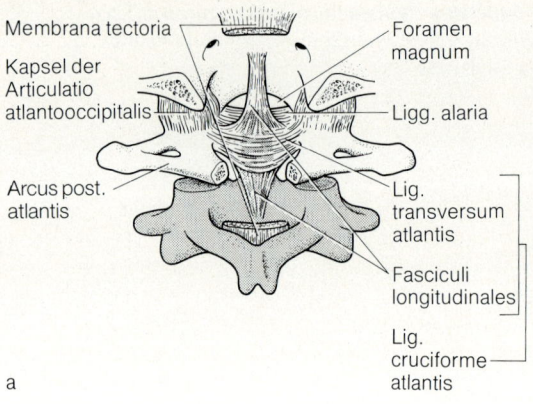

a

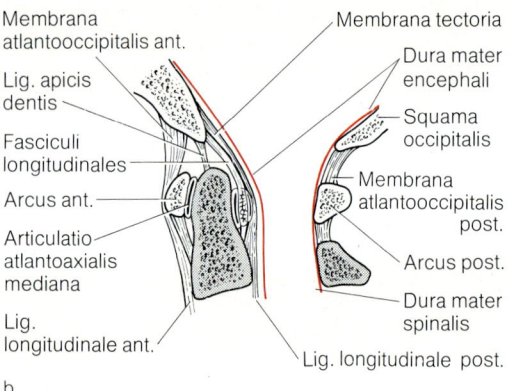

b

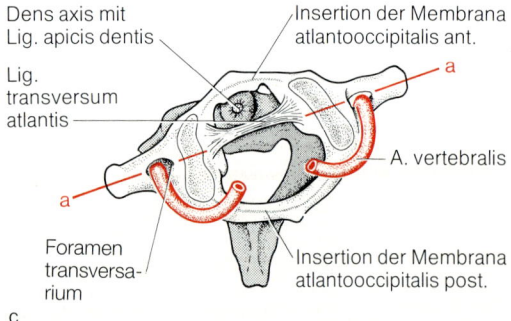

c

Abb. 10.6 a, b Bandapparat der Articulatio atlantooccipitalis und **c** Articulatio atlantoaxialis mediana. **a** Ansicht von dorsal. Der Arcus posterior des Atlas ist teilweise abgetragen, das Rückenmark entfernt und die Membrana tectoria unterbrochen. Dadurch liegt das Lig. cruciforme atlantis frei. In der Tiefe sind die Ligg. alaria sichtbar.   **b** Ansicht von lateral (Median-Sagittalschnitt).   **c** Aufsicht auf den Atlas, in der Tiefe der Axis. Der Dens axis wird durch das Lig. transversum atlantis in der Lage gehalten. a-a Achse für Beuge- und Streckbewegungen im Atlantookzipitalgelenk. Die A. vertebralis verläßt das Foramen transversarium des Atlas und legt sich in den Sulcus a. vertebralis

Membrana atlantooccipitalis anterior. Sie entspringt vor dem Foramen magnum an der Pars basilaris des Os occipitale. Sie setzt am vorderen Atlasbogen an und verhindert eine übermäßige Dorsalflexion.

Membrana atlantooccipitalis posterior. Die Membrana atlantooccipitalis erstreckt sich vom dorsalen Rand des Foramen magnum zum dorsalen Atlasbogen. Sie wird von der A. vertebralis mit ihren Begleitvenen und dem 1. Spinalnerv durchbrochen.

Bänder. Auf den Bewegungsumfang der Atlantookzipitalgelenke wirken Bänder im Sinne einer Begrenzung und Hemmung extremer Bewegungen ein. Sie dienen damit dem Schutz von Rückenmark und Medulla oblongata. Es handelt sich um:

- **Ligg. alaria**. Sie sind paarig, entspringen seitlich am Dens, weichen nach oben auseinander und inserieren seitlich vorne am Foramen magnum. Sie verhindern eine extreme Dorsalflexion, Rotation und Lateralflexion in den Kopfgelenken.
- **Lig. cruciforme atlantis** (**Abb. 10.6 a**). Es besteht aus *Fasciculi longitudinales* und *Lig. transversum atlantis*. Die Fasciculi longitudinales ziehen vom 2. Halswirbelkörper zum Vorderrand des Foramen magnum. Sie hemmen die Überstreckung im Atlantookzipitalgelenk und schützen dadurch die Medulla oblongata vor Läsionen durch den Dens. Das sehr kräftige Lig. transversum atlantis spannt sich zwischen rechter und linker Massa lateralis aus und hält den Dens in seiner Lage. Es ist an der Bildung der Articulatio atlantoaxialis mediana (s. unten) beteiligt.

Hinweis. Der Tod beim Erhängen tritt u. a. dadurch ein, daß durch das Körpergewicht das Lig. transversum atlantis ausreißt und der Dens axis sich in die Medulla oblongata eingräbt.

- **Lig. apicis dentis**. Es gehört zu den Resten der Chorda dorsalis (s. oben) und ist nur zierlich entwickelt. Das Lig. apicis dentis zieht von der Spitze des Dens (axis) zum Vorderrand des Foramen magnum.

Articulatio atlantoaxialis mediana. Es handelt sich um eine *Articulatio trochoidea* (S. 141), bei der die Gelenkachse longitudinal durch den Dens verläuft. Vorn artikuliert der Dens mit seiner Facies articularis anterior mit der Fovea dentis am vorderen Atlasbogen, hinten mit seiner Facies articularis posterior mit einer Auflagerung aus Faserknorpel am Lig. transversum atlantis.

Articulatio atlantoaxialis lateralis. Dieses Gelenk ist funktionell mit der Articulatio atlantoaxialis mediana gekoppelt. Die Gelenkflächen der Articulatio atlantoaxialis lateralis werden auf beiden Seiten von der Facies articularis inferior atlantis und Facies articularis superior des Axis gebildet. Von der weiten Gelenkkapsel ragen meniskusartige Falten eine Strecke weit in den Gelenkspalt. Sie gleichen zusammen mit dem Gelenkknorpel Inkongruenzen der Gelenkfläche aus.

In den Atlantoaxialgelenken ist aus der Mittelstellung heraus eine Rotation von 25–30° nach jeder Seite möglich.

Die **Membrana tectoria** (**Abb. 10.6 a, b**), ein derbfaseriger Sehnenstreifen, entspringt an der dorsalen Fläche des 2. Halswirbelkörpers und zieht zum Vorderrand des Foramen magnum. Sie setzt sich nach unten in das hintere Längsband fort (s. unten). Die Membrana tectoria liegt also „innen", d. h. auf der dem Wirbelkanal zugewandten Seite. Sie dient der Sicherung der Medulla oblongata vor Verletzungen durch den Dens bei zunehmenden Gelenkexkursionen. Ihr aufgelagert ist die harte Hirnhaut, Dura mater.

Die Wirbel C 3 bis L 5 sind durch Zwischenwirbelscheiben, durch Gelenke und Bänder zu einer funktionellen Einheit verbunden

---

Disci intervertebrales. Die Zwischenwirbelscheiben, *Bandscheiben*, verbinden die Wirbelkörper miteinander. Umfang und Höhe der Zwischenwirbelscheiben nehmen in kraniokaudaler Richtung zu. Im Bereich der Hals- und Lendenwirbelsäule sind sie vorne höher und im Bereich der Brustwirbelsäule vorne niedriger als hinten. Dadurch tragen sie wesentlich zu den Krümmungen der Wirbelsäule bei.

Die Zwischenwirbelscheibe besteht aus einer kollagenfasrigen Außenschicht, *Anulus fibrosus*, und einer Innenzone aus Faserknorpel mit einem Gallertkern (vorwiegend Proteoglykane), *Nucleus pulposus*. Dieser liegt nicht in der Mitte der Bandscheibe, sondern etwas nach dorsal verschoben (**Abb. 10.7**). Er wird als ein Rest der Chorda dorsalis und ihres umgebenden Mesenchyms aufgefaßt.

Jede Zwischenwirbelscheibe ist mit der Grund- und Deckplatte zweier benachbarter Wirbelkörper mittels einer dünnen hyalinknorpeligen Schicht fest verwachsen, *Symphysis intervertebralis*.

Die Disci zeichnen sich durch viskoelastische Verformbarkeit aus: der inkompressible Gallertkern wirkt wie ein Wasserkissen und verteilt den Druck auf Deck- und Grundplatte. Hierbei wird ein Teil der Druckkräfte in Zugspannungen umgewandelt, die von den straffen Kollagenfasern des Anulus fibrosus aufgefangen werden. Infolgedessen dämpfen die Disci die Stöße, die beim Laufen oder Springen entstehen. Zugspannungen, wie sie z. B. beim Rumpfkreisen an wechselnden Stellen der Disci auftreten, werden durch die in verschiedenen Richtungen laufenden und sich überkreuzenden Kollagenfaserzüge (**Abb. 10.7**) des Anulus fibrosus kompensiert.

Klinischer Hinweis. Der Nucleus pulposus kann als Diskusprolaps (Bandscheibenvorfall) an irgendeiner Stelle austreten. Wenn er sich in ein Foramen intervertebrale vorschiebt, kann das Rückenmark mit ein- und austretenden Nerven komprimiert werden, so daß es je nach Lokalisation zu Sensibilitätsstörungen, Schmerzen oder sogar Lähmungen kommt. Die meisten Bandscheibenschäden treten im unteren Lumbal- und im Halsbereich auf (gehäuft L4/L5 und L5/S1.)

Articulationes zygapophysiales (früher Articulationes intervertebrales). Die Bewegungen zwischen den Wirbeln, die durch die Verformbarkeit der Disci nach allen Richtungen möglich sind, erhalten durch die Articulationes intervertebrales eine definierte Richtung. Diese sog. kleinen Wirbelgelenke verbinden die Wirbelbögen, weshalb man auch von Wirbelbogengelenken spricht.

Gebildet werden die Intervertebralgelenke von jeweils einem oberen und einem unteren Gelenkfortsatz (Processus articulares, s. oben) mit ihren einander zugekehrten Gelenkflächen. Die Gelenkkapseln sind an den Knorpelknochengrenzen befestigt. In der Hals- und mittleren Lendenwirbelsäule ragt ein Saum meniskusartiger Falten in den Gelenkspalt. Form und Stellung der Gelenkflächen sind in den einzelnen Abschnitten verschieden (s. Wirbel, S. 224f), was zu regional unterschiedlichen Beweglichkeiten der Wirbelsäule führt (**Tabelle 10.2**). Bei den Articulationes zygapophysiales im Zervikal- und Thorakalbereich handelt es sich um ebene Gelenke (S. 141). Der Flächenschluß wird bei den Bewegungen zeitweilig aufgehoben.

Unkovertebralverbindungen. Die Bandscheiben der Halswirbel schieben sich nach oben in den Raum zwischen Uncus vertebrae und dem Körper des nächst höher gelegenen Wirbels.

Hinweis. Im Laufe des Lebens, gelegentlich schon bei Kindern, entstehen hier fast regelmäßig Spalten innerhalb des Diskus. Bisweilen wird diese Spaltbildung als Hemiarthrose bezeichnet. Sie kann sich pathologisch verändern und zu einer merklichen Bewegungseinschränkung führen.

Articulatio lumbosacralis ist die gelenkige Verbindung zwischen dem letzten Lendenwirbel und dem Os sacrum.

Junctura sacrococcygea. Zwischen Kreuz- und Steißbein kann eine kleine Bandscheibe liegen (Synchondro-se) oder ein echtes Gelenk (Articulatio sacrococcygea) vorhanden sein. Gelegentlich entsteht eine Synostose.

Bänder der Wirbelsäule (Abb. 10.7). Sie verlaufen:

- zwischen den Wirbelkörpern
- zwischen den Wirbelbögen
- zwischen Quer- und Dornfortsätzen

Lig. longitudinale posterius. Das hintere Längsband ist mit der dorsalen oberen und unteren Kante der Wirbelkörper, hauptsächlich aber mit den Bandscheiben fest verwachsen. Es liegt also an der vorderen Wand des Wirbelkanals. Das Band beginnt am Clivus und endet im Canalis sacralis (Fortsetzung Lig. sacrococcygeum dorsale profundum). In seiner Gesamtheit hemmt das Band eine übermäßige Beugung und sichert die Zwischenwirbelscheiben.

Lig. longitudinale anterius. Das wesentlich stärkere vordere Längsband verbindet die Vorderfläche der Wirbelkörper miteinander. Es beginnt an der Pars basilaris des Os occipitale, befestigt sich am Tuberculum anterius des Atlas, dann an den Wirbelkörpern, setzt sich auf die Facies pelvica des Os sacrum fort und endet als *Lig. sacrococcygeum anterius* vorn am Steißbein. Der kräftige Bandzug, der von oben nach unten noch an Breite zunimmt, verhindert eine übermäßige Dorsalflexion. Die beiden Longitudinalbänder sind auch für die Erhaltung der Eigenform der Wirbelsäule wichtig, indem sie mit dem Quellungsdruck der Bandscheiben im Gleichgewicht stehen.

Zwischen den Wirbelbögen spannen sich die

- **Ligg. flava** aus. Sie bestehen hauptsächlich aus elastischen (gelben) Fasernetzen. Da sie hinter der Flexions-Extensionsachse liegen, sind sie in jeder Stellung der Wirbelsäule gespannt, insbesondere bei der Beugung nach vorn. Ihre elastische Rückstellkraft wirkt streckend und damit der nach vorne beugenden Schwerkraft des Rumpfes entgegen.

Zwischen Quer- und Dornfortsätzen befinden sich:

- **Ligg. intertransversaria** zwischen Querfortsätzen
- **Ligg. interspinalia** zwischen den Dornfortsätzen
- **Lig. supraspinale,** das mit den Spitzen der Dornfortsätze verwachsen ist und über die Ligg. interspinalia hinweg verläuft. Beide Bandzüge zwischen den Dorn-

Tabelle 10.2. Beweglichkeit der Wirbelsäule (+ gering, ++ mittelmäßig, +++ ausgiebig)

Abschnitt	Ventralflexion	Dorsalflexion	Lateralflexion	Rotation
Atlantookzipitalgelenk	++	++	+	–
Atlantoaxialgelenke	–	–	–	+++
Halswirbelsäule	+++	+++	+	++
Brustwirbelsäule	+	+	+	++
Lendenwirbelsäule	+	++	+	(+)

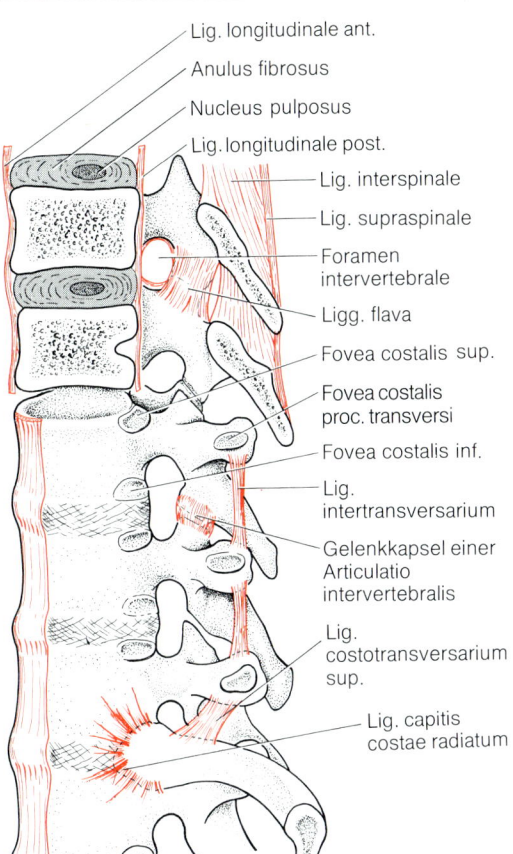

Lig. longitudinale ant.
Anulus fibrosus
Nucleus pulposus
Lig. longitudinale post.
Lig. interspinale
Lig. supraspinale
Foramen intervertebrale
Ligg. flava
Fovea costalis sup.
Fovea costalis proc. transversi
Fovea costalis inf.
Lig. intertransversarium
Gelenkkapsel einer Articulatio intervertebralis
Lig. costotransversarium sup.
Lig. capitis costae radiatum

Abb. 10.7 Bänder der Brustwirbelsäule. Die beiden oberen Wirbel der Zeichnung sind median-sagittal geschnitten. Eingetragen sind die Bänder zwischen Wirbelbögen und Dornfortsätzen. Die unteren Wirbel der Zeichnung sind in Oberflächenansicht von lateral gezeichnet. In einem Fall ist eine Rippe und deren Bandapparat zur Befestigung an der Wirbelsäule dargestellt

fortsätzen wirken einer übermäßigen Ventralflexion in der Wirbelsäule entgegen.

- **Lig. nuchae** (früher Septum nuchae), Nackenband, verbindet das Hinterhaupt (Protuberantia occipitalis externa) mit dem Lig. supraspinale der Halswirbel. Es steht sagittal und setzt sich aus Kollagenfasern und elastischen Fasern zusammen. Mit ihm sind Muskeln des Nackens verwachsen.

Zwischen Kreuz- und Steißbein wird die Verbindung hergestellt durch:

- **Lig. sacrococcygeum posterius superficiale,** das paarig ist (**Abb. 10.60**)
- **Lig. sacrococcygeum posterius profundum,** das unter dem oberflächlichen Band liegt und als Fortsetzung des Lig. longitudinale posterius aufzufassen ist (**Abb. 10.60**)

- **Lig. sacrococcygeum anterius** als Fortsetzung des Lig. longitudinale anterius
- **Ligg. sacrococcygea lateralia** zu beiden Seiten der Knochen

> **Die Eigenform der Wirbelsäule wird von der Form der Wirbelkörper, der Zwischenwirbelscheiben und von den Bändern bestimmt**

Die Wirbelsäule hat doppelte S-Form. Dies beruht auf charakteristischen Krümmungen (**Abb. 10.8**):

- **Lordosen** im Hals- und Lendenbereich; die Wirbelsäule ist nach ventral konvex gebogen
- **Kyphosen** im Brust- und Sakralbereich; die Wirbelsäule ist nach ventral konkav gebogen.

Die Krümmungen führen zusammen mit der viskoelastischen Verformbarkeit der Disci intervertebrales dazu, daß die Wirbelsäule bei Erschütterungen wie ein gebogener Federstab eine federnd-dämpfende Wirkung hat. Hinsichtlich der Bewegungen der Wirbelsäule sind die Exkursionen in den einzelnen Gelenken gering, jedoch läßt die Summation der kleinen Ausschläge einen sehr beträchtlichen Bewegungsumfang zu.

Hinweis. Die Krümmungen der Wirbelsäule können innerhalb der Norm verstärkt oder verringert sein. Im Alter tritt allgemein eine Verstärkung nach ventral ein.

Halswirbelsäule. Bei einer Verstärkung der Lordose spricht man von Hyperlordose, bei einer Verringerung von Steilstellung der HWS, die öfters bei Frauen als bei Männern beobachtet wird. Insgesamt ist die Beweglichkeit der Halswirbelsäule groß. Möglich sind Drehung (Rotation), Beugung (Flexion), Streckung (Dorsalextension), Seitwärtsneigung (Lateralflexion) und alle Kombinationen (**Tabelle 10.2**).

Brustwirbelsäule. Sie ist kyphotisch gekrümmt. Der Bewegungsumfang ist gering, da das Spangensystem der Rippen und die Stellung der Dornfortsätze, die einander dachziegelartig überdecken, die Beweglichkeit wesentlich einschränken. Jedoch beruht die Drehung des Rumpfes fast ausschließlich auf Rotation zwischen den unteren Brustwirbeln.

Lendenwirbelsäule. Ventralflexion, Lateral- und Dorsalflexion sind in diesem Abschnitt gut möglich. Hingegen ist die Rotation durch die Stellung der Gelenkflächen in Abhängigkeit vom Ausmaß der Ventralflexion auf nur wenige Grad eingeschränkt.

Hinweise. Der Umfang der Beweglichkeit in den verschiedenen Abschnitten der Wirbelsäule, wie er in **Tabelle 10.2** aufgezeigt ist, hängt in einem hohen Ausmaß vom Alter, von der Konstitution und vom Training ab.
Der Ermittlung der Beweglichkeit der Wirbelsäule dient insbesondere die Methode nach Schober: Die Beweglichkeit ist regelhaft, wenn sich der Abstand des Dornfortsatzes von S1 und

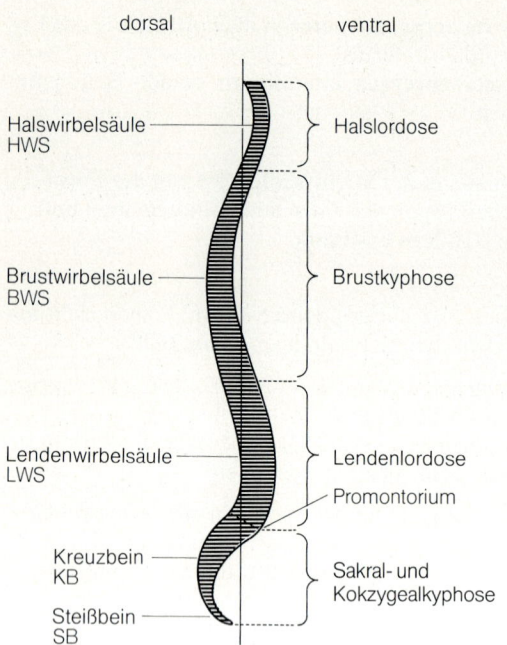

dorsal   ventral

Halswirbelsäule — Halslordose
HWS

Brustwirbelsäule — Brustkyphose
BWS

Lendenwirbelsäule — Lendenlordose
LWS

— Promontorium

Kreuzbein — Sakral- und
KB Kokzygealkyphose

Steißbein
SB

Abb. 10.8 Darstellung der Abschnitte und Krümmungen der Wirbelsäule mit in der Klinik üblichen Abkürzungen

eines 10 cm oberhalb davon gelegenen Punktes bei maximaler Beugung nach vorne um 5 (–10) cm verschiebt (Markierung der Punkte mit Fettstift auf der Haut beim Stehen). – Eine weitere Methode zur Bestimmung der Beweglichkeit der Wirbelsäule ist das Messen des Fingerspitzen-Bodenabstandes beim Beugen nach vorne bei gestreckten Knien.

Kreuzbein- bzw. Sakralkyphose. Hierunter versteht man die Konkavität des Os sacrum. Bei der Frau ist dieser Abschnitt ein Teil der Wand des Geburtskanals. Die Sakralkyphose setzt sich in die *Steißkyphose* fort.

Die **Länge der Wirbelsäule** beträgt ungefähr $^2/_3$ der Körperlänge; $^1/_4$ der Gesamtlänge der Wirbelsäule machen die Bandscheiben aus. Im Laufe des Tages verringert sich durch Wasserverlust und durch Druck (mechanische viskoelastische Eigenschaften der Bandscheiben) die Höhe der einzelnen Bandscheiben etwas. Dadurch kann die Körpergröße um 2–3 cm abnehmen.

Skoliosen. Hiermit bezeichnet man seitliche Verbiegungen der Wirbelsäule, wie sie in einem geringen Ausmaß bei fast allen Menschen zu beobachten sind. Starke Skoliosen in einem pathologischen Ausmaß treten bei *Haltungsschäden* auf.

Klinischer Hinweis. Infolge Zerstörung eines Wirbelkörpers kann es zu einem ausgeprägten Knick in der Wirbelsäule kommen (Buckel), den man als *Gibbus* bezeichnet.

Canalis vertebralis, Wirbelkanal. Die Foramina vertebralia bilden zusammen mit den dorsalen Flächen der Disci

intervertebrales, dem Lig. longitudinale posterius und den Ligg. flava die Wand des Wirbelkanals. Er beginnt am Foramen magnum der Schädelbasis und endet mit dem Hiatus sacralis. Im Wirbelkanal liegen das Rückenmark mit seinen Hüllen, die Wurzeln der Spinalnerven und Venenplexus eingebettet in Fettgewebe. Entsprechend den Verdickungen des Rückenmarks (S. 781) ist der Kanal unterschiedlich weit.

Klinischer Hinweis. Die Stellung der Processus spinosi der Lendenwirbel ermöglicht es, bei der Lumbalpunktion (vgl. hierzu S. 828) die Punktionsnadel in den subarachnoidalen Liquorraum einzuführen, besonders, wenn der Rumpf nach ventral gebeugt ist.

Röntgenanatomie der Wirbelsäule. Im posterioren-anterioren Strahlengang sind vor allem die Wirbelkörper, die seitlichen Fortsätze und die Spitzen der Dornfortsätze zu erkennen. Ferner lassen sich in diesem Strahlengang die Uncovertebralverbindungen sowie Veränderungen der Intervertebralspalten beurteilen, die z. B. bei Abbau bzw. Zerstörung der Disci intervertebrales entstanden sind. Die Foramina intervertebralia sind dagegen nur im halbschrägen Strahlengang zu erfassen. Axis, Atlas und die Kopfgelenke sind nur an Spezialaufnahmen zu beurteilen.

Die Verbindungen zwischen Rippen und Wirbeln werden durch Articulationes costovertebrales hergestellt

Jede Rippen-Wirbelverbindung besteht aus 2 Gelenken:

- Articulatio capitis costae
- Articulatio costotransversaria

Articulatio capitis costae (Abb. 10.9). Das Caput costae der 2.–10. Rippe bildet mit der Fovea costalis superior, dem Discus intervertebralis und der Fovea costalis inferior des nächst höheren Wirbelkörpers das Rippenkopfgelenk, Articulatio capitis costae.
Bänder der Articulatio capitis costae sind:

- **Lig. capitis costae radiatum,** das strahlenförmig zur Bandscheibe und zu den Wirbelkörpern zieht. Es verstärkt die Gelenkkapsel (**Abb. 10.7**).
- **Lig. capitis costae intraarticulare**, das die Crista capitis costae mit der Bandscheibe verbindet und das Gelenk in 2 Kammern teilt.

Die Verbindung der 1., 11. und 12. Rippe unterscheiden sich von den übrigen Articulationes capitis costae dadurch, daß nur 1 Gelenkpfanne für den Rippenkopf seitlich am Wirbelkörper vorhanden ist; diese Gelenke sind einkammerig.

Articulatio costotransversaria (Abb. 10.9). Die Articulatio costotransversaria ist die gelenkige Verbindung zwi-

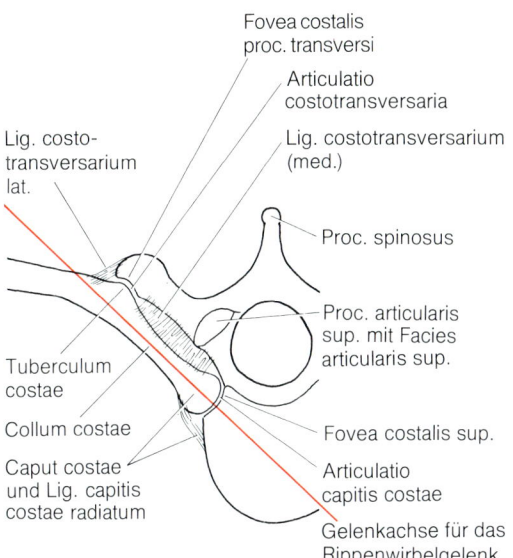

Fovea costalis
proc. transversi

Articulatio
costotransversaria

Lig. costo-
transversarium
lat.

Lig. costotransversarium
(med.)

Proc. spinosus

Proc. articularis
sup. mit Facies
articularis sup.

Tuberculum
costae

Collum costae

Caput costae
und Lig. capitis
costae radiatum

Fovea costalis sup.

Articulatio
capitis costae

Gelenkachse für das
Rippenwirbelgelenk

Abb. 10.9 Rippen-Wirbelgelenke (Articulationes costovertebrales). Sie setzen sich zusammen aus der Articulatio costotransversaria und Articulatio capitis costae. In den Rippen-Wirbelgelenken finden Drehbewegungen der meisten Rippen um die eingezeichnete Achse statt

schen Tuberculum costae der 1.–10. Rippe und dem Querfortsatz des zugehörigen Brustwirbels. Folgende Bänder befestigen jedes dieser Gelenke:

- **Lig. costotransversarium (mediale).** Es spannt sich in dem Raum zwischen Rippenhals und Querfortsatz (Foramen costotransversarium) aus.
- **Lig. costotransversarium superius.** Dieses Band verbindet das Collum costae mit dem Querfortsatz des nächst höher gelegenen Wirbels (**Abb. 10.7**).
- **Lig. costotransversarium laterale.** Es zieht vom Tuberculum costae zum Ende des Querfortsatzes des gleichen Segments.
- **Lig. lumbocostale** nennt man den bandähnlichen Streifen der Fascia thoracolumbalis, der sich an der 12. Rippe anheftet.

Die Bewegungen in den Kostovertebralgelenken. Die oberen Kostovertebralgelenke sind Drehgelenke. Sie lassen Bewegungen im Sinne einer Zapfendrehung zu. Die Achse verläuft durch den Rippenhals (**Abb. 10.9**). Um diese Achse werden (bei der 2.–5. (6.) Rippe) Bewegungen ausgeführt, die zur Hebung oder Senkung des ventralen Abschnitts des Rippenringes führen; Ring deshalb, weil durch die Sternokostalgelenke mit dem Sternum die Kontinuität geschlossen ist. Die übrigen Gelenke (6.–9. Rippe) sind Schiebegelenke, weil sie eine dorso-kraniale Verschiebung zulassen.

Die 1 Rippe ist in der Incisura costalis I mit dem Manubrium sterni durch eine Knorpelhaft, **Synchondrosis sternocostalis**, verbunden. Der Ansatz liegt etwa in Höhe des 3. Brustwirbels.

Articulatio sternocostalis. Die 2.–7. Rippe sind durch straffe Gelenke mit dem Sternum verbunden. Der Gelenkspalt ist schmal. Es kommen *Ligg. sternocostalia intraarticularia* vor. Wichtig sind die *Ligg. sternocostalia radiata*, die fächerförmig von den Rippen auf das Brustbein übergreifen; sie verstärken die Kapsel und bilden auf der Vorderfläche des Sternums die *Membrana sterni*. Von der 6. und 7. Rippe zum Schwertfortsatz ziehen die *Ligg. costoxiphoidea*.

Articulatio interchondralis. Zwischen der Cartilago costalis der 6. und 7. (gelegentlich auch zwischen 7. und 8.) Rippe kommt es oft zur Ausbildung eines Gelenkes mit einem schmalen Gelenkspalt und dünner Kapsel.

Gelenkbewegungen. Die Achse der Articulationes sternocostales verläuft sagittal, doch ist bei der Stellungsänderung der Rippen eine Verwindung des hyalinen Knorpels von größerer Bedeutung als die Exkursionen im Gelenk.

Der Thorax als Ganzes verfügt sowohl über eine beträchtliche Festigkeit als auch über eine hohe Bewegungsviskoelastizität

Form des Thorax. Rippen, Sternum und Brustwirbelsäule werden durch die knorpeligen und gelenkigen Verbindungen mit ihren Bändern zum Thorax zusammengefügt. Er hat annähernd die Form eines Kegels und begrenzt die querovale *Cavitas thoracis*. Im Alter flacht sich der Thorax ab, weil die Rippen steil abwärts stehen (vgl. S. 222, Thorax des Kindes)

Apertura thoracis superior. Sie ist die kleinere obere Öffnung des Thorax zum Hals. Die Kontur der Öffnung ist ungefähr nierenförmig. Sie wird von der Incisura jugularis sterni, den beiden 1. Rippen und dem 1. Brustwirbel begrenzt. Die Eingangsebene liegt schräg.

Apertura thoracis inferior. Sie ist sehr viel weiter und quer oval. Sie wird durch das Zwerchfell abgeschlossen. Die untere Thoraxapertur wird vorn in der Mitte vom *Processus xiphoideus*, seitlich davon von den *Arcus costales* (Rippenbögen), den freien Enden der 11. und 12. Rippen (**Abb. 10.5**) und hinten vom 12. Brustwirbel begrenzt.

Sulcus pulmonis. Bei Ausbildung des aufrechten Ganges wurde die Wirbelsäule aus Gründen einer besseren Statik in den Thorax hineinverlagert. Dadurch ist in der Cavitas thoracis hinten zu beiden Seiten der Wirbelsäule eine Rinne, *Sulcus pulmonis,* entstanden. Medial von ihr kommt es korrespondierend auf der Außenseite des Thorax zu einer Rinne, in der der mediale Strang des Erector spinae (s. unten) Aufnahme findet (**Abb. 10.13**, transversospinales System).

Angulus infrasternalis. An der Ventralseite des Thorax stoßen die Arcus costales am Processus xiphoideus zusammen und bilden den *Angulus infrasternalis.* Dieser wird im klinischen Sprachgebrauch als *epigastrischer Winkel* bezeichnet.

Spatia intercostalia (Abkürzung **ICR**), Interkostalräume. Sie werden von den Interkostalmuskeln und membranösen Bildungen ausgefüllt (**Abb. 10.5**).

Beweglichkeit. Die Beweglichkeit des Thorax geht auf seinen Aufbau aus biegbaren Knorpel-Knochenspangen, seine gelenkigen Verbindungen und seine Bänder zurück und ist für den Atemmechanismus von Bedeutung (Atemmechanismus, Brust- und Bauchatmung S. 504). Grundsätzlich kommt es bei der Inspiration (Einatmung) durch Schwenkung der Rippen nach oben und Erweiterung der unteren Thoraxapertur sowie durch Senken der Zwerchfellkuppel (**Abb. 13.9**) zu einer Erweiterung des Thoraxraums. Ein entgegengesetzter Bewegungsablauf kennzeichnet die Exspiration (Ausatmung).

Variabilität. Größe, Form und Elastizität des Brustkorbs hängen vom Geschlecht, von der Konstitution und vom Alter ab. Frauen haben meist einen schmäleren Thorax als Männer. Der Thorax des Pyknikers ist faßförmig, der des Leptosomen flach und schmal ("schmalbrüstig"). Thorax des Neugeborenen, S. 222. Im Alter nimmt durch Kalkeinlagerungen in den Knorpel die Viskoelastizität ab.

> **Klinischer Hinweis.** Beim Emphysematiker (Emphysem: krankhafte Verminderung der respiratorischen Oberfläche der Lunge) stehen die Rippen in einer permanenten Inspirationsstellung. Dadurch wird der Thorax (wieder) faßförmig, die Brustkyphose nimmt zu. – Die Trichterbrust ist eine angeborene Anomalie unbekannter Ursache, bei der Corpus sterni und Rippenknorpel muldenförmig nach innen eingesunken sind. Bei der Kielbrust springt das Brustbein kielartig vor.

Röntgenanatomie des Thorax. Im posterior-anterioren (p-a) Strahlengang sind nur die dorsalen Rippenabschnitte eindeutig zu beurteilen. Vorn scheinen die Rippen frei zu enden, da die Rippenknorpel auf den üblichen Aufnahmen sich nicht darstellen, jedoch werden sie im Laufe des Lebens auf Grund von Kalkeinlagerungen zunehmend deutlich sichtbar. Das Sternum wird vom Schatten des Mediastinums (s. dort) überlagert. Es kann nur durch Spezialaufnahmen abgebildet werden. Mit der Computertomographie können auch die Weichteile erfaßt werden.

10.1.5 Muskulatur des Rumpfes

Der aktive Bewegungsapparat des Rumpfes wird in der folgenden Darstellung unter Berücksichtigung genetischer, topographischer und funktioneller Gesichtspunkte abgehandelt. Topographisch sind zu unterscheiden:

- Rückenmuskulatur, Mm. dorsi
- Thoraxmuskulatur, Mm. thoracis
- Bauchwandmuskulatur, Mm. abdominis

> **Die Rückenmuskulatur besteht aus primären (autochthonen, genuinen) und sekundären (eingewanderten) Rückenmuskeln**

> **Lernziele**
>
> Systemgliederung • Nackenmuskulatur • Fascia thoracolumbalis • Fascia nuchae • Bewegungs- und Haltungsfunktionen für Kopf und Rumpf

Die *primären Rückenmuskeln* entwickeln sich von Anfang an am Rücken. Sie werden von Rr. posteriores der Spinalnerven innerviert (vgl. **Abb. 8.6**). Dagegen sind die *sekundären Rückenmuskeln* aus der ventralen Rumpfmuskulatur und aus Extremitätenblastemen auf den Rücken vorgedrungen. Ihre Innervation erfolgt durch Rr. anteriores der Spinalnerven. Aus der Branchialbogenregion wandern außerdem Branchialmuskeln ein, die hauptsächlich von einem Branchialnerven (XI. Hirnnerv, N. accessorius) versorgt werden. Die primären Rückenmuskeln liegen in der Tiefe, die sekundären, da sie sich darüberschoben, oberflächlich.

Autochthone, primäre Rückenmuskulatur. Da die primäre, autochthone Rückenmuskulatur die Wirbelsäule gestreckt hält, ist für sie in ihrer Gesamtheit die Bezeichnung **M. erector spinae** üblich. Die Muskelmasse entspringt an der Facies dorsalis des Os sacrum mit den dort befestigten Bändern und an der Crista iliaca des Hüftbeins und erstreckt sich bis zum Hinterhaupt. Sie bildet auf jeder Seite einen *medialen* und einen *lateralen* Muskelstrang oder Muskeltrakt. Auch hier ist eine Zuordnung zum Nervensystem festzustellen: Der mediale Trakt wird von den medialen Ästen der Rr. posteriores versorgt, der laterale Trakt von lateralen Ästen. Der mediale Trakt fügt sich in die Rinne zwischen den Processus spinosi und den Querfortsätzen (Sulcus dorsalis) ein, der laterale liegt mehr oberflächlich vorwiegend seitlich der Querfortsätze im Sulcus costovertebralis.

Entsprechend Verlaufsrichtung, Ursprung und Ansatz wird die primäre Rückenmuskulatur unter Berücksichtigung morphologischer und funktioneller Gesichtspunkte in 2 Traktus bzw. 5 Systeme unterteilt (**Abb. 10.10**):

Abb. 10.10 Systeme der autochthonen Rücken-muskulatur. *Rot,* lateraler Trakt (Longissimus-gruppe, Iliokostalisgruppe und M. splenius); *schwarz,* medialer Trakt. Die Zeichnung stellt nur das Prinzip der einzelnen Systeme dar, jedoch nicht alle Muskeln

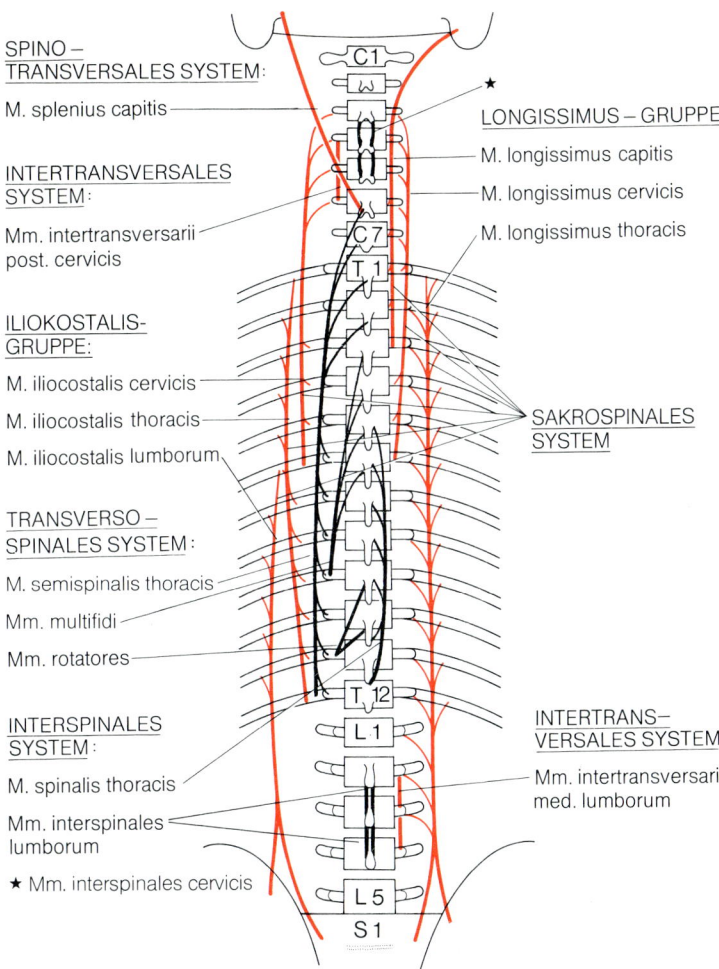

SPINO-TRANSVERSALES SYSTEM:

M. splenius capitis

INTERTRANSVERSALES SYSTEM:

Mm. intertransversarii post. cervicis

ILIOKOSTALIS-GRUPPE:

M. iliocostalis cervicis

M. iliocostalis thoracis

M. iliocostalis lumborum

TRANSVERSO-SPINALES SYSTEM:

M. semispinalis thoracis

Mm. multifidi

Mm. rotatores

INTERSPINALES SYSTEM:

M. spinalis thoracis

Mm. interspinales lumborum

★ Mm. interspinales cervicis

LONGISSIMUS-GRUPPE:

M. longissimus capitis

M. longissimus cervicis

M. longissimus thoracis

SAKROSPINALES SYSTEM

INTERTRANS-VERSALES SYSTEM:

Mm. intertransversarii med. lumborum

• medialer Trakt
 – transversospinales System (**Tabelle 10.3**)
 – interspinales und spinales System (**Tabelle 10.4**)
• lateraler Trakt
 – intertransversales System (**Tabelle 10.5**)
 – spinotransversales System (**Tabelle 10.6**)
 – sakrospinales System (**Tabelle 10.7**).

Hinweis. Diese Einteilung berücksichtigt auch die Unterteilung in kurze und lange, d. h. mehrere Segmente überspringende Muskeln. Nur bei den kurzen ist die ursprünglich segmentale Gliederung noch erhalten. Zu berücksichtigen ist außerdem, daß einige Muskeln, die der Innervation nach zum lateralen Trakt gerechnet werden müssen, nach medial wanderten (z. B. Mm. intertransversarii posteriores).

Faszien und Aponeurosen. Die autochthone Rücken-muskulatur liegt im Lumbal- und Thorakalbereich in einer Loge, die von der kräftigen **Fascia thoracolumbalis** gebildet wird. Sie ist mit ihrem tiefen Blatt an der 12. Rippe, an den Processus costales der Lendenwirbel und an der Crista iliaca befestigt, mit ihrem oberflächlichen

Blatt an den Dornfortsätzen (**Abb. 10.13**). Beide Blätter vereinigen sich lateral vom M. iliocostalis. Das oberflächliche Blatt dient außerdem als Ursprungsaponeurose für den M. latissimus dorsi und für den M. serratus posterior inferior. Am tiefen Blatt (**Abb. 10.12 b**) entspringen der M. transversus abdominis (S. 244) und der M. obliquus internus abdominis (S. 243). Die Festigkeit der Fascia thoracolumbalis nimmt von unten nach oben ab; im Brustbereich ist sie nur noch sehr dünn.

Im Halsbereich trennt die **Fascia nuchae** die autochthonen von den oberflächlich gelegenen, sekundär eingewanderten Muskeln (M. rhomboideus, M. trapezius) und umscheidet sie. Sie ist medial mit dem Lig. nuchae verwachsen.

Transversospinales System

Die Muskeln ziehen, wie der Name besagt, von den Querfortsätzen schräg nach oben medial zu den Dornfortsätzen bzw. zum Hinterhaupt (**Tabelle 10.3**, **Abb. 10.10**). Bei

Tabelle 10.3. Autochthone Rückenmuskeln, transversospinales System

Muskel	Ursprung	Ansatz	Funktion	Innervation
M. semispinalis thoracis (seine Fasern überspringen 4–7 Wirbel)	Querfortsätze des 6.–12. Brustwirbels	Dornfortsätze des 6. Hals- bis 3. Brustwirbels	*Einseitig:* Drehung der Wirbelsäule zur Gegenseite *doppelseitig:* Streckung	Rr. posteriores der Spinalnerven
M. semispinalis cervicis (seine Fasern überspringen 4–6 Wirbel)	Querfortsätze des 1.–6. Brustwirbels	Dornfortsätze des 2.–7. Halswirbels	Ähnlich wie der M. semispinalis thoracis	Rr. posteriores der Spinalnerven
M. semispinalis capitis (seine Fasern überspringen 4–6 Wirbel)	Querfortsätze des 3. Hals- bis 6. Brustwirbels	Zwischen Linea nuchalis superior und Linea nuchalis inferior am Hinterhaupt	*Einseitig:* Drehung des Kopfes zur Gegenseite, Neigung des Kopfes zur gleichen Seite *doppelseitig:* Streckung im Atlantookzipitalgelenk und der HWS	Rr. posteriores der Spinalnerven
Mm. multifidi (ihre Fasern überspringen 2–3 Wirbel)	Facies dorsalis des Os sacrum, Processus mamillares der Lendenwirbel, Querfortsätze der Brustwirbel, Processus articulares der 4 unteren Halswirbel	Dornfortsätze der Lenden- und Brustwirbel sowie des 2.–7. Halswirbels	*Einseitig:* Drehung der Wirbelsäule zur Gegenseite (nicht in der LWS) *doppelseitig:* Streckung	Rr. posteriores der Spinalnerven
Mm. rotatores lumborum (ziehen zum nächsthöheren Wirbel)	Processus mamillares der Lendenwirbel	Basis der Dornfortsätze, Wirbelbögen	Streckung in der LWS; sehr geringe Wirkung. (In der LWS sind kaum Drehungen möglich)	Rr. posteriores der lumbalen Spinalnerven
Mm. rotatores thoracis (ziehen zum nächst- oder übernächsthöheren Wirbel)	Querfortsätze der Brustwirbel	Basis der Dornfortsätze, Wirbelbögen	Streckung und Rotation der BWS; sehr geringe Wirkung	Rr. posteriores der thorakalen Spinalnerven
Mm. rotatores cervicis (ziehen zum nächsthöheren Wirbel)	Quer- und Gelenkfortsätze der Halswirbel	Basis der Dornfortsätze, Wirbelbögen	Streckung und Rotation der HWS; sehr geringe Wirkung	Rr. posteriores der zervikalen Spinalnerven

beidseitiger Kontraktion bewirken sie eine Dorsalflexion, bei einseitiger eine Drehung der Wirbelsäule. Zu diesem System gehören:

- **Mm. semispinales**. Sie bilden die oberflächlichste Schicht und überspringen 4–7 Segmente. Der **M. semispinalis thoracis** erstreckt sich über den gesamten Thorax und den unteren Zervikalbereich. Er liegt zwischen M. spinalis thoracis und M. longissimus thoracis, weitgehend von beiden bedeckt. Von ihm oft nicht zu trennen ist der **M. semispinalis cervicis**. Der **M. semispinalis capitis** liegt zwischen M. semispinalis cervicis und dem M. splenius capitis. Eine Intersectio tendinea ist für ihn charakteristisch. Der sehr kräftige Muskel zieht über die Kopfgelenke hinweg zum Hinterhaupt.

- **Mm. multifidi**. Sie liegen unter den Mm. semispinales, bilden also die mittlere Muskelschicht. Sie überspringen 2–3 Segmente. Sie sind besonders im Bereich der Lendenlordose kräftig entwickelt, aber auch in der Halslordose deutlich ausgebildet.

- **Mm. rotatores** bilden die tiefste Schicht. Man findet sie bevorzugt im Brustbereich als *Mm. rotatores thoracis*. Die **Mm. rotatores breves** ziehen zum nächst höher gelegenen Wirbel, die **Mm. rotatores longi** überspringen ein Segment und inserieren dann am Dornfortsatz des übernächsten Wirbels. *Mm. rotatores cervicis* und *Mm. rotatores lumborum* sind, wenn überhaupt ausgebildet, nur schwach entwickelt. Die wesentliche Aufgabe dieser Muskelgruppe ist die Verspannung der Wirbel.

Sie haben also Haltefunktion; die rotierende Wirkung ist sehr gering.

Interspinales und spinales System

Die Muskeln spannen sich zwischen den Dornfortsätzen aus; die obersten ziehen zum Hinterhaupt (**Tabelle 10.4, Abb. 10.10**)

- **Mm. interspinales**. Die rein segmentalen Muskeln sind nur im Lendenbereich als *Mm. interspinales lumborum* und im Halsbereich als *Mm. interspinales cervicis* ausgebildet – hier entsprechend den gespaltenen Dornfortsätzen paarig. Mm. interspinales thoracis fehlen meist. Die interspinalen Muskeln ziehen von Dornfortsatz zu Dornfortsatz.

- **M. spinalis**. Er hat einen bogenförmigen Verlauf und verspannt mehrere Segmente, zumindest 1 Wirbel. Besonders ausgeprägt ist der **M. spinalis thoracis**. Mit ihm oft untrennbar verwachsen ist der schwächer ausgebildete **M. spinalis cervicis**; der M. spinalis capitis fehlt meistens.

Zum interspinalen System gehören auch der *M. rectus capitis posterior major* und der medial von ihm gelegene *M. rectus capitis posterior minor* (s. unten). Alle Teile des interspinalen Systems haben Haltefunktion und wirken streckend auf die Wirbelsäule.

Intertransversales System

Die Muskeln dieses Systems spannen sich zwischen den Querfortsätzen und ihren Homologa zweier Segmente

Tabelle 10.4. Autochthone Rückenmuskeln, interspinales und spinales System

Muskel	Ursprung	Ansatz	Funktion	Innervation
Mm. interspinales lumborum	Dornfortsätze der Lendenwirbel	Dornfortsätze der Lendenwirbel	Streckung der LWS, äußerst geringe Wirkung	Rr. posteriores der lumbalen Spinalnerven
Mm. interspinales thoracis (fehlen oft)	Dornfortsätze der Brustwirbel	Dornfortsätze der Brustwirbel	Streckung der BWS, äußerst geringe Wirkung	Rr. posteriores der thorakalen Spinalnerven
Mm. interspinales cervicis	Dornfortsätze der Halswirbel, doppelt	Dornfortsätze der Halswirbel, doppelt	Streckung der HWS	Rr. posteriores der zervikalen Spinalnerven
M. spinalis thoracis	Dornfortsätze der unteren Brustwirbel, 1. u. 2. Lendenwirbel	Dornfortsätze der oberen Brustwirbel	Streckung der BWS	Rr. posteriores der thorakalen Spinalnerven
M. spinalis cervicis	Dornfortsätze des 4.–7. Halswirbels	Dornfortsätze des 2. und 3. Halswirbels	Streckung der HWS	Rr. posteriores der zervikalen Spinalnerven
M. spinalis capitis (fehlt meistens)	Dornfortsätze der unteren Hals- und oberen Brustwirbelsäule	Zwischen Linea nuchalis superior et inferior zusammen mit dem M. semispinalis capitis	*Einseitig:* Drehung des Kopfes zur Gegenseite *Doppelseitig:* Dorsalflexion im Atlantookzipitalgelenk und in der HWS	Rr. posteriores der zervikalen Spinalnerven
M. rectus capitis posterior major	Processus spinosus des Axis	Mittleres Drittel der Linea nuchalis inferior	*Einseitig:* Drehung und Neigung des Kopfes zur selben Seite *doppelseitig:* Dorsalflexion im Atlantookzipitalgelenk	Äste aus dem N. suboccipitalis
M. rectus capitis posterior minor	Tuberculum posterius des Arcus posterior des Atlas	Medial unterhalb der Linea nuchalis inferior	*Einseitig:* Neigung des Kopfes zur selben Seite *doppelseitig:* Dorsalflexion im Atlantookzipitalgelenk	Äste aus dem N. suboccipitalis

Tabelle 10.5. Autochthone Rückenmuskeln, intertransversales System

Muskel	Ursprung	Ansatz	Funktion	Innervation
Mm. intertransversarii mediales lumborum	Processus mamillares und Processus accessorii der Lendenwirbel	Processus mamillares und Processus accessorii der Lendenwirbel	Lateralflexion der LWS	Rr. posteriores der lumbalen Spinalnerven
Mm. intertransversarii thoracis (inkonstant)	Processus transversus der Brustwirbel	Processus transversus der Brustwirbel	Lateralflexion der BWS	Rr. posteriores der thorakalen Spinalnerven
Mm. intertransversarii posteriores cervicis	Tubercula posteriora der Querfortsätze der Halswirbel	Tubercula posteriora der Querfortsätze der Halswirbel	Lateralflexion der HWS	Rr. posteriores der zervikalen Spinalnerven
M. obliquus capitis superior	Processus transversus des Atlas	Seitlich an der Linea nuchalis inferior	Dorsalflexion und Lateralflexion des Kopfes im Atlantookzipitalgelenk, Drehung des Kopfes zur Gegenseite	N. suboccipitalis

aus (**Tabelle 10.5**, **Abb. 10.10**). Der oberste zieht vom Querfortsatz des Atlas zum Hinterhaupt. Die intertransversalen Muskeln gehören wie die Muskeln der folgenden Systeme zum lateralen Muskelstrang und werden jeweils von einem lateralen Zweig der Rr. posteriores innerviert.

- **Mm. intertransversarii mediales lumborum** spannen sich zwischen den Processus mamillares und Processus accessorii der Lendenwirbelsäule aus (die Mm. intertransversarii laterales lumborum sind rudimentäre Interkostalmuskeln).
- **Mm. intertransversarii thoracis** sind entweder schwach ausgebildet oder fehlen ganz. Hingegen findet man im Halsbereich *Mm. intertransversarii posteriores cervicis* (die Mm. intertransversarii anteriores sind modifizierte Interkostalmuskeln). Der oberste intertransversale Muskel zieht als *M. obliquus capitis superior* vom Querfortsatz des Atlas zum Hinterhaupt. Topographisch gehört er zu den kurzen (tiefen) Nackenmuskeln (S. 240).

Hinweis. Von manchen Autoren werden die Mm. intertransversarii wegen ihrer Lage zum medialen Trakt gerechnet.

Spinotransversales System

Die Muskeln dieses Systems entspringen an Dornfortsätzen und inserieren an Querfortsätzen bzw. seitlich am Hinterhaupt. Ihre Verlaufsrichtung ist schräg von medial unten nach lateral oben. Bei einseitiger Kontraktion drehen sie zur selben Seite, bei beiderseitiger strecken sie die Wirbelsäule (**Tabelle 10.6**, **Abb. 10.10**).
Zu unterscheiden sind:

- **M. splenius**, der sich sich in 2 Anteile gliedert:
  - **M. splenius cervicis**. Dieser Muskel liegt unter dem M. trapezius, den Mm. rhomboidei und dem M. serratus posterior superior. Er zieht schräg über den M. semispinalis capitis und den M. longissimus capitis und umhüllt diese Muskeln wie eine Binde.
  - **M. splenius capitis**, der weitgehend vom M. trapezius bedeckt ist.
- **M. obliquus capitis inferior**. Er gehört zu den kurzen Nackenmuskeln in der Tiefe der Regio nuchalis. Sein Name ist irreführend. Er inseriert nicht am Kopf, sondern am Querfortsatz des Atlas.

Sakrospinales System

Die Muskeln dieses Systems entspringen zum Teil mit einer gemeinsamen kräftigen Sehnenplatte am Os sacrum, an den Processus spinosi der Lendenwirbel, am Labium externum des Darmbeinkammes und an der Fascia thoracolumbalis. Sie inserieren an der Wirbelsäule und an den Rippen. Von den Rippen gehen zusätzliche Ursprünge aus (**Tabelle 10.7**, **Abb. 10.10**).

Das sakrospinale System setzt sich zusammen aus der Iliokostalis- und Longissimusgruppe. Die einzelnen Muskeln sind überlappend neben- und übereinander angeordnet und an vielen Stellen flächenartig miteinander verwachsen. Bei der Präparation müssen sie z. T. künstlich isoliert werden.

- **M. iliocostalis** mit 3 Anteilen:
  - **M. iliocostalis lumborum**, der von allen autochthonen Rückenmuskeln am weitesten lateral liegt
  - **M. iliocostalis thoracis** mit Ursprungszacken, die von der Seite her von den Ansatzzacken des M. iliocostalis lumborum dachziegelartig überlagert werden
  - **M. iliocostalis cervicis**, seitlich von den Mm. longissimus cervicis et capitis gelegen. Er beginnt am Angulus der 3.–6. Rippe.

Tabelle 10.6. Autochthone Rückenmuskeln, spinotransversales System

Muskel	Ursprung	Ansatz	Funktion	Innervation
M. splenius cervicis	Processus spinosus des 3.–6. Brustwirbels und Lig. supraspinale	Tuberculum posterius des 1.–3. Halswirbels	*Einseitig:* Drehung der HWS zur selben Seite *doppelseitig:* Dorsalflexion in der HWS	Rr. posteriores der Spinalnerven
M. splenius capitis	Processus spinosus des 3. Hals- bis 3. Brustwirbels	Laterale Hälfte der Linea nuchalis superior bis zum Processus mastoideus	*Einseitig:* Drehung und Neigung zur selben Seite im Atlantookzipitalgelenk und der HWS *doppelseitig:* Dorsalflexion im Atlantookzipitalgelenk und der HWS	Rr. posteriores der Spinalnerven
M. obliquus capitis inferior	Processus spinosus des Axis	Processus transversus des Atlas	Drehung in der Articulatio atlantoaxialis mediana et lateralis	Äste aus dem N. suboccipitalis

- **M. longissimus.** Er wird unterteilt in:
  - **M. longissius thoracis.** Dieser beginnt an der Dorsalfläche des Kreuzbeins und setzt sich im Halsbereich in den
  - **M. longissimus cervicis** fort, dessen Ursprungszacken medial von den oberen zackenförmigen Ansätzen des M. longissimus thoracis liegen. Das System setzt sich im
  - **M. longissimus capitis** auf den Kopf fort; Ansatz am Processus mastoideus.
- **Mm. levatores costarum breves et longi (Tabelle 10.7).**

Hinweis. Da die Innervation der Mm. levatores costarum durch Rr. posteriores erfolgt und nur zusätzlich durch feine Zweige von Interkostalnerven (S. 254), werden sie hier unter den autochthonen Rückenmuskeln aufgezählt. Offensichtlich sind sie von den Querfortsätzen aus auf die Rippen überwandert. Von anderen Autoren werden sie deshalb unter den sekundär eingewanderten ventrolateralen Muskeln aufgeführt. Sie liegen unter dem M. erector spinae.

Sekundär eingewanderte Rückenmuskeln. Topographisch gehören sie zu den Rückenmuskeln, genetisch stammen sie von Blastemen der seitlichen Leibeswand ab und funktionell wirken sie unmittelbar und mittelbar, d.h. über den Schultergürtel, auf die obere Extremität. Sie werden hier z. T. nur aufgezählt und dann im funktionellen Zusammenhang mit der Muskulatur der oberen Extremitäten besprochen. Auf Grund von Ursprung und Ansatz lassen sie sich gliedern in:

- spinokostale Gruppe
- modifizierte Interkostalmuskulatur
- spinoskapulare und spinohumorale Gruppe

Spinokostale Gruppe

- **M. serratus posterior superior (Tabelle 10.8).** Er entspringt mit seiner dünnen Aponeurose von den Processus spinosi. Seine 3–4 *absteigend* verlaufenden Muskelzacken inserieren an den Rippen lateral des Angulus costae.
- **M. serratus posterior inferior.** Dieser Muskel ist ähnlich wie der M. serratus posterior superior gebaut, jedoch ziehen die Zacken des M. serratus posterior inferior aufwärts.

Die Wirkung beider Muskeln, die auf Grund ihres Verlaufs zur Achse des Rippenwirbelgelenkes ein günstiges Drehmoment haben, ist inspiratorisch. Dies ist beim M. scrratus posterior superior, der ähnlich wie die Mm. levatores costarum verläuft, leicht einzusehen. Beim M. serratus posterior inferior ist die Wirkung eher indirekt. Er hält bei der Inspiration die unteren Rippen und vermag sie sogar nach unten und außen zu ziehen. Dadurch wirkt er einer Verengerung der unteren Thoraxapertur entgegen, die infolge der Kontraktion der Pars costalis des Zwerchfells eintreten würde.

Modifizierte Interkostalmuskulatur

- **Mm. intertransversarii anteriores cervicis** zwischen den Tubercula anteriora in der HWS
- **Mm. intertransversarii laterales lumborum** zwischen den Processus costales in der LWS (**Tabelle 10.8**)
- **M. rectus capitis lateralis** zwischen dem vorderen Anteil des Querfortsatzes des Atlas und der Schädelbasis seitlich vom Condylus occipitalis

Tabelle 10.7. Autochthone Rückenmuskeln, sakrospinales System und Mm. levatores costarum

Muskel	Ursprung	Ansatz	Funktion	Innervation
M. iliocostalis lumborum	Labium externum der Crista iliaca, Facies dorsalis des Os sacrum u. Fascia thoracolumbalis	Angulus costae der 5. oder 6.–12. Rippe	Streckung und Seitwärtsneigung der BWS und LWS; Exspiration	Rr. posteriores der Spinalnerven
M. iliocostalis thoracis	Angulus costae der 6 kaudalen Rippen	Angulus costae der 6 kranialen Rippen	Streckung und Seitwärtsneigung der BWS; Exspiration	Rr. posteriores der thorakalen Spinalnerven
M. iliocostalis cervicis	Angulus costae der 3.–6. Rippe	Tuberculum posterius des 3.–6. Halswirbels	Dorsalflexion und Lateralflexion der HWS; Inspiration	Rr. posteriores der Spinalnerven
M. longissimus thoracis	Facies dorsalis des Os sacrum, Dornfortsätze der Lendenwirbel, Querfortsätze der unteren BWS	Querfortsätze der Brust- und Lendenwirbel an der 2.–12. Rippe zwischen Angulus costae und Tuberculum costae	Streckung und Seitwärtsneigung in der BWS und LWS; Exspiration	Rr. posteriores der Spinalnerven
M. longissimus cervicis	Querfortsätze des 1.–6. Brustwirbels	Tubercula posteriora des 2.–7. Halswirbels	Streckung und Seitwärtsneigung in der HWS und oberen BWS	Rr. posteriores der Spinalnerven
M. longissimus capitis	Querfortsätze des 3. Hals- bis 3. Brustwirbels	Processus mastoideus	Streckung, Seitwärtsneigung und Drehung des Kopfes und der HWS	Rr. posteriores der Spinalnerven
Mm. levatores costarum breves et longi	Querfortsätze des 7. Hals- bis 11. Brustwirbels	„breves" nächst tiefere Rippe; „longi" übernächst tiefere Rippe	Streckung und Seitwärtsneigung der Wirbelsäule, geringfügige Drehwirkung in der unteren BWS	Rr. posteriores der Spinalnerven

Spinoskapulare und spinohumerale Gruppe

Hierunter werden Muskeln, die von der Wirbelsäule zum Schultergürtel ziehen, zusammengefaßt (S. 267):

- **M. trapezius**
- **M. rhomboideus major und minor**
- **M. latissimus dorsi** (S. 284)
- **M. levator scapulae**

Die Besprechung der Muskeln erfolgt auf S. 267f.

Kurze Nackenmuskeln

Durch den aufrechten Gang und durch die enorme Massenentwicklung des Gehirns entstand am Übergang von der Wirbelsäule zum Schädel eine gegenüber den Quadrupeden veränderte Situation. In Anpassung hieran wurden Wirbel modifiziert (Atlas und Axis) und Wirbelmaterial in den Schädel eingebaut. Außerdem werden kurze, segmentale Muskeln unterschiedlicher Herkunft zur Regulation der Feineinstellung in den Kopfgelenken herangezogen, und zwar (**Abb. 10.11**)

- **M. rectus capitis posterior minor** (**Tabelle 10.4**)
- **M. rectus capitis posterior major** (**Tabelle 10.4**)
- **M. obliquus capitis superior** (**Tabelle 10.5**)
- **M. obliquus capitis inferior** (**Tabelle 10.6**).

Diese 4 Muskeln bilden eine Funktionsgruppe. Da sie hinter der Beuge-Streck-Achse der Kopfgelenke liegen, bewirken sie gemeinsam eine Dorsalflexion. Je weiter sie von der Rotationsachse, die durch den Dens axis läuft, entfernt liegen, um so mehr vermögen sie den Kopf zu drehen. Unter Mitwirkung von Synergisten können sie auch bei der Seitneigung des Schädels im Atlantookzipitalgelenk wirksam werden.

In diesem topographischen Zusammenhang finden sich 2 bereits oben aufgeführte kurze Muskeln wieder: M. rectus capitis lateralis und M. rectus capitis anterior (**Tabelle 11.14**), die gleichfalls im Dienste der Feinregulation der Kopfgelenke stehen.

Tabelle 10.8. Sekundäre, eingewanderte Rückenmuskeln

Muskel	Ursprung	Ansatz	Funktion	Innervation
M. serratus posterior superior	Dornfortsätze der beiden untersten Hals- und beiden obersten Brustwirbel	2. oder 3.–5. Rippe jeweils lateral vom Angulus costae	Mitwirkung bei der Inspiration	Rr. anteriores der Spinalnerven
M. serratus posterior inferior	Dornfortsätze der unteren Brust- und oberen Lendenwirbel; mit der Fascia thoracolumbalis verwachsen	Untere Ränder der 9.–12. Rippe	Mitwirkung bei der Inspiration (vgl. S. 505)	Rr. anteriores der Spinalnerven
M. intertransversarii laterales lumborum	Processus costales der Lendenwirbel	Processus costales der Lendenwirbel	Sehr geringe Seitwärtsneigung der LWS	Rr. anteriores der lumbalen Spinalnerven
M. transversus nuchae (inkonstant)	Protuberantia occipitalis externa, liegt auf oder unter dem M. trapezius	Processus mastoideus oder in seiner Umgebung	Spannt die Nackenhaut (entspricht dem Platysma)	Ast aus dem N. auricularis posterior des N. facialis (VII. Hirnnerv)

> **Auch die Brustmuskeln lassen primäre, autochthone und sekundäre, eingewanderte Thoraxmuskeln unterscheiden**

> **Lernziele**
>
> Interkostalmuskular • Äußere und innere Faszie • Atemfunktion

Primäre, autochthone Thoraxmuskeln (Tabelle 10.9). Sie entwickeln sich ortsständig aus dem ventralen Teil der Myotome (Hypomer). Die Muskeln lassen ihre metamere Gliederung unverändert erkennen. Ihre Ursprünge und Ansätze bleiben auf den Thorax beschränkt. Sie werden von Rr. anteriores der thorakalen Spinalnerven (*Nn. intercostales*) versorgt.

- **Mm. intercostales externi (Abb. 10.5).** Sie verspannen die Zwischenrippenräume im Bereich zwischen Tuberculum costae und Knorpel-Knochengrenze. Von hier bis zum Brustbein werden sie durch eine dünne Bindegewebsschicht, *Membrana intercostalis externa*, ersetzt. Die Mm. intercostales externi haben eine schräge Verlaufsrichtung, ähnlich der des äußeren schrägen Bauchmuskels. Auf Grund ihrer Lage zur Achse der Kostovertebralgelenke wirken sie inspiratorisch, indem sie vor allem bei tiefer Atmung die Rippen heben.
- **Mm. intercostales interni (Abb. 10.5).** Sie erstrecken sich vom seitlichen Rand des Brustbeines bis zum Angulus costae. Von hier aus bis zum Rippenkopf setzen sie sich als *Membrana intercostalis interna* fort. Ihre Faserverlaufsrichtung entspricht dem M. obliquus internus abdominis. Im Bereich der Rippenknorpel werden sie auch Mm. intercartilaginei genannt.

- **Mm. intercostales intimi.** Es handelt sich um eine Abspaltung der Mm. intercostales interni (**Abb. 10.20**) durch Bildung des Gefäß-Nervenkanals.
- **Mm. subcostales** (inkonstant). Sie finden sich innen an den unteren Rippen zwischen Angulus costae und Tuberculum costae an Stellen, wo die Mm. intercostales interni fehlen. Im Gegensatz zu diesen überspringen sie eine oder mehrere Rippen.
- **M. transversus thoracis.** Der quere Brustmuskel kann als Fortsetzung des M. transversus abdominis aufgefaßt werden. Er beginnt innen am Sternum und strahlt fächerförmig nach oben aus.

Sekundäre Thoraxmuskeln. Sie stammen vom Extremitätenblastem ab. Im Verlauf der Evolution wanderten sie in den Thoraxbereich ein. Dabei behalten sie ihre Verbindung zum Schultergürtel oder Oberarmknochen, auf die sie auch wirken (Innervation: Äste des Plexus brachialis). Sie werden deshalb im Zusammenhang der Schulter- bzw. Schultergürtelmuskulatur besprochen.

- **M. pectoralis major**, S. 284, **Tabelle 10.20**
- **M. pectoralis minor**, S. 284, **Tabelle 10.20**
- **M. serratus anterior**, S. 268, **Tabelle 10.17**
- **M. subclavius**, S. 268, **Tabelle 10.17**

Hinweis. Ein inkonstanter Thoraxmuskel ist der *M. sternalis*, der vorne oberflächlich auf dem Thorax longitudinal verläuft. Es handelt sich um einen atavistischen Rest der Hautmuskulatur, wie sie bei Säugetieren vorkommt.

Funktion. Aufgabe der autochthonen Thoraxmuskeln ist die Verspannung und Bewegung der Rippen. Sie beteiligen sich damit an der Atemmotorik (S. 504). Hier sei vorweggenommen, daß die Mm. intercostales externi nach Einleitung der Inspiration (durch die Mm. scaleni) die Rippen „heben". Sie bilden auf beiden Seiten ein breites Muskelband mit den eingelagerten Rippen, das von dor-

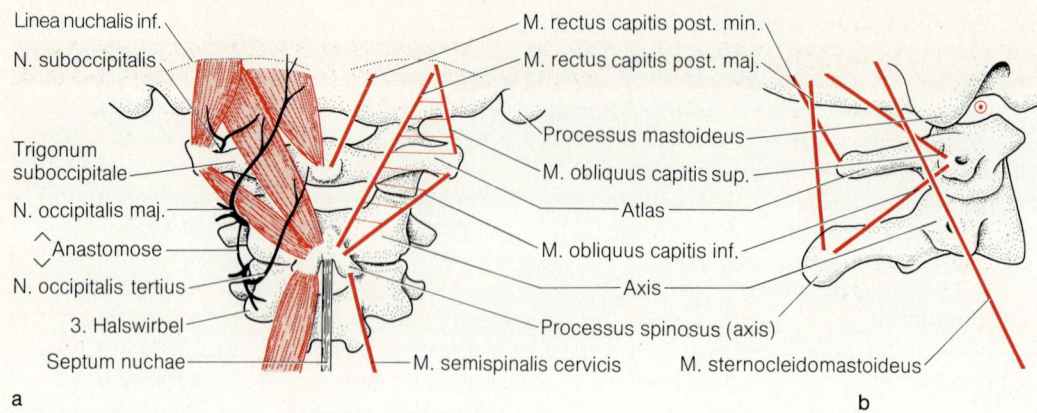

Linea nuchalis inf.
N. suboccipitalis
Trigonum suboccipitale
N. occipitalis maj.
Anastomose
N. occipitalis tertius
3. Halswirbel
Septum nuchae

M. rectus capitis post. min.
M. rectus capitis post. maj.
Processus mastoideus
M. obliquus capitis sup.
Atlas
M. obliquus capitis inf.
Axis
Processus spinosus (axis)
M. semispinalis cervicis
M. sternocleidomastoideus

a   b

Abb. 10.11a,b Kurze Nackenmuskeln und Nerven des Nackens. **a** Ansicht von dorsal. Das Trigonum suboccipitale ist *im rechten Teil* der Zeichnung **a** durch eine *dünne Schraffur* ge- kennzeichnet. **b** Ansicht von lateral. Transversale Achse für das Atlantookzipitalgelenk

sal-kranial nach ventral-kaudal zieht. Kranial ist infolgedessen der virtuelle Hebelarm der auf die Rippen-Wirbelgelenke wirkenden Muskelkraft kleiner als weiter kaudal. Da also das Drehmoment von Rippe zu Rippe von kranial nach kaudal zunimmt, werden bei Kontraktion der Mm. intercostales externi die jeweils kaudal gelegenen Rippen immer stärker gedreht, d. h. „nach oben gezogen", als die jeweils kranial gelegenen. Insgesamt erweitern die Muskeln – vor allem bei tiefer Inspiration – den Thoraxraum. Die Mm. intercostales interni haben einen entgegengesetzten Verlauf und deshalb exspiratorische Wirkung. Die Mm. subcostales und der M. transversus thoracis wirken gleichsinnig. Die sekundär eingewanderten Muskeln, die am Schultergürtel entspringen, werden nur als Atemhilfsmuskeln (S. 505) bei erschwerter Atmung und sogut wie ausschießlich inspiratorisch eingesetzt.

Brustwandfaszien. Innen wird der Thorax von einer festen Bindegewebsschicht ausgekleidet, **Fascia endothoracica.** Der Name ist irreführend, denn es handelt sich streng genommen nur in Teilbereichen um eine Faszie (vgl. S. 145). In der Pleurakuppel ist sie besonders straff, **Membrana suprapleuralis**; über dem Zwerchfell heißt sie **Fascia phrenicopleuralis.** Auf dieser die gesamte Cavitas pleuralis auskleidenden Bindegewebslage liegt (mit Ausnahme des Bereichs des Herzbeutels), die Pleura parietalis.

Die vorderen und seitlichen Thoraxmuskeln werden von der oberflächlichen äußeren Brustwandfaszie bedeckt, die über dem M. pectoralis major, mit dem sie fest verbunden ist, als **Fascia pectoralis** bezeichnet wird. Sie setzt sich auf die Clavicula als **Fascia clavipectoralis** fort, geht in die Lamina superficialis der Fascia cervicalis und seitlich in die **Fascia axillaris** über. Die Fascia clavipectoralis umscheidet den M. pectoralis minor und den M. subclavius. Auf der äußeren Brustwandfaszie ist die Haut durch die Subkutis befestigt.

Die Bauchwand weist einen Dreischichtenbau auf

Lernziele

Vordere, seitliche und hintere Bauchmuskeln • Rektusscheide • Linea alba • Fascia abdominalis superficialis • Fascia transversalis • Leistenband • Funktionen bei Bewegungen, Haltung, Bauchpresse, Atmung

Die 3 Schichten der Bachwand sind:

- Haut mit Unterhautbindegewebe und oberflächlicher Bauchfaszie
- Bauchmuskulatur mit ausgedehnten Sehnenfeldern
- innere Bauchfaszie mit Bauchfell

Oberflächliche Bauchfaszie. Als oberflächliche Bauchfaszie, **Fascia abdominalis superficialis**, bezeichnet man den über den Bauchmuskeln mit ihren Aponeurosen gelegenen Abschnitt der Körperfaszie. Nach oben setzt sie sich in die Fascia pectoralis, nach unten unterhalb des Leistenbandes, mit dem sie fest verbunden ist, in die Oberschenkelfaszie fort. Sie bildet auch die *Fibrae intercrurales* (s. unten), das *Lig. fundiforme penis*, das gemeinsam mit Faserzügen aus der Linea alba den Penis seitlich und unten an der Wurzel umfaßt, und den äußeren Überzug des Samenstranges, *Fascia spermatica externa* (**Tabelle 10.12**).

Mm. abdominis, Bauchmuskeln. Die Bauchmuskulatur besteht aus 3 schichtenförmig übereinander angeordneten platten Muskeln mit ihren Aponeurosen. Sie sind an den Rippen, an der Lendenwirbelsäule und am Becken befestigt. Die Muskeln gehen nur aus dem ventralen Anteil der Myotome, Hypomer (S. 123), hervor. Dementsprechend erfolgt die Innervation durch Rr. an-

Tabelle 10.9. Autochthone Thoraxmuskeln

Muskel	Ursprung	Ansatz	Funktion	Innervation
Mm. intercostales externi	Unten am äußeren Rand des Sulcus costae (Crista costae)	Oberer Rand der nächst tieferen Rippe	Verspannen die Interkostalräume, verhindern Einziehungen der Interkostalräume; Inspiration	Rr. anteriores (Nn. intercostales) der Nn. thoracici (thorakale Spinalnerven)
Mm. intercostales interni	Oberer Rand der Rippen	Unterer Rand der nächsthöheren Rippe (im Sulcus costae)	Verspannen die Interkostalräume; Exspiration	Rr. anteriores (Nn. intercostales) der thorakalen Spinalnerven
Mm. intercostales intimi	Oberer Rand der Rippen	Unten am inneren Rand der nächsthöheren Rippe (hinterer Rand des Sulcus costae)	Verspannen die Interkostalräume	Rr. anteriores (Nn. intercostales) der thorakalen Spinalnerven
Mm. subcostales	Sehnig am oberen Rand der kaudalen Rippen zwischen Tuberculum und Angulus costae	Dorsale Fläche der übernächsten oder höher Rippen	Verspannen die Thoraxwand, exspiratorische Wirkung	Rr. anteriores (Nn. intercostales) der thorakalen Spinalnerven
M. transversus thoracis	Dorsal am Processus xiphoideus und unteren Bereich des Corpus sterni	Mit 5 Zacken am unteren Rand des 2.–6. Rippenknorpels	Verspannt die Thoraxwand, exspiratorische Wirkung	Rr. anteriores (Nn. intercostales) der thorakalen Spinalnerven

teriores der Spinalnerven. Jedoch hat sich die ursprüngliche metamere Gliederung weitgehend zurückgebildet. Funktionell stellen die Bauchmuskeln den mechanisch wirksamen Anteil der Bauchwand dar. Hinsichtlich ihrer Lage unterscheidet man:

- vordere Bauchmuskeln
- seitliche Bauchmuskeln
- hintere Bauchmuskeln (S. 246)

Vordere und seitliche Bauchmuskeln sind (**Abb. 10.12, Tabelle 10.10**):

- **M. rectus abdominis.** Der gerade Bauchmuskel liegt in einer derben Bindegewebshülle, der Rektusscheide (s. unten). 3–4 Zwischensehnen, *Intersectiones tendineae*, unterteilen ihn, jedoch meist unvollständig. Sie sind medial mit der Linea alba und mit dem vorderen Blatt der Rektusscheide verwachsen, weshalb sich bei athletischen Menschen die einzelnen Muskelbäuche im Oberflächenrelief abbilden. Meist befindet sich die 3. Intersectio in Höhe des Nabels.
- **M. pyramidalis.** Der inkonstante, dreieckige Muskel liegt vor dem M. rectus abdominis in einem eigenen Raum innerhalb des vorderen Blattes der Rektusscheide. Er ist medial mit der Linea alba verwachsen.
- **M. obliquus externus abdominis.** Der äußere schräge Bauchmuskel zieht von lateral-oben nach medial-unten (**Abb. 10.12 a**). Seine Verlaufsrichtung entspricht den Mm. intercostales externi. Die Ursprungszacken

des Muskels an den Rippen alternieren mit den Ursprüngen des M. serratus anterior und M. latissimus dorsi (Linea serrata). Medial geht der Muskel in die breitflächige Externusaponeurose über, die vor dem M. rectus abdominis einen Teil der Rektusscheide (s. unten) bildet. Ihr unterer, verstärkter, etwa 1–2 cm breiter Randstreifen beteiligt sich am Aufbau des Leistenbandes, **Lig. inguinale**, das sich zwischen Spina iliaca anterior superior und Tuberculum pubicum ausspannt.

Oberhalb des Leistenbandes spaltet sich die Externusaponeurose (**Abb. 10.14**) in ein **Crus mediale** und ein **Crus laterale**. Zwischen den beiden Crura entsteht eine dreieckige Lücke. Unterschiedlich stark ausgeprägte Faserzüge, **Fibrae intercrurales**, überbrücken den Spalt und begrenzen ihn so, daß nur im unteren Bereich eine Öffnung bleibt, der oberflächliche (äußere) Leistenring, **Anulus inguinalis superficialis**. Der äußere Leistenring ist die äußere Öffnung des Leistenkanals (S. 261).

- **M. obliquus internus abdominis.** Seine Fasern verlaufen fächerförmig: die dorsalen mit Ursprung an der Crista iliaca steil aufwärts bis zu den 4 unteren Rippen. Ihre Verlaufsrichtung setzen die Mm. intercostales interni fort. Die Fasern, die von der Spina iliaca anterior superior ausgehen, ziehen fast horizontal und die am Leistenband entspringen, schräg nach unten. Die unteren Partien sind vom M. transversus abdominis nicht

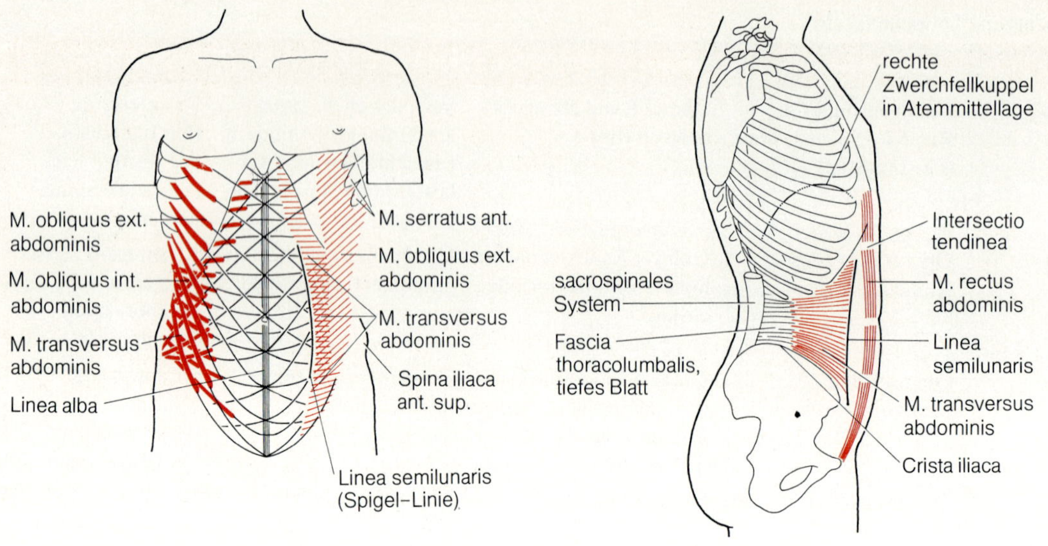

Abb. 10.12 a, b
Bauchmuskeln in der Ansicht (**a**) von vorne und (**b**) von der Seite (Nach Lippert 1975)

Labels (linke Abbildung a):
M. obliquus ext. abdominis
M. obliquus int. abdominis
M. transversus abdominis
Linea alba
M. serratus ant.
M. obliquus ext. abdominis
M. transversus abdominis
Spina iliaca ant. sup.
Linea semilunaris (Spigel–Linie)

Labels (rechte Abbildung b):
rechte Zwerchfellkuppel in Atemmittellage
sacrospinales System
Fascia thoracolumbalis, tiefes Blatt
Intersectio tendinea
M. rectus abdominis
Linea semilunaris
M. transversus abdominis
Crista iliaca

zu trennen. Nach medial gehen die Muskelfasern in die Internusaponeurose über, die sich ebenfalls am Aufbau der Rektusscheide beteiligt, indem sie sich in 2 Blätter spaltet (s. unten).

Die Sehnenfasern der Externus- und Internusaponeurose kreuzen und durchflechten sich in der Mittellinie mit den Fasern der Gegenseite, wodurch die **Linea alba** entsteht.

- **M. transversus abdominis**. Seine Muskelfasern verlaufen annähernd horizontal. In einer bogenförmigen Linie, **Linea semilunaris**, geht das Muskelgewebe in die Aponeurose über, die sich wie die beiden anderen am Aufbau der Rektusscheide beteiligt. Innen auf dem Muskel liegt die Fascia transversalis (s. unten). Die Fortsetzung des M. transversus abdominis im Thorax ist der M. transversus thoracis.

- **M. cremaster**. Er spaltet sich vom unteren Rand der Mm. obliquus internus et transversus abdominis ab. Die Muskelfasern bilden eine oberflächliche Schicht des Samenstrangs. Ihre Ausläufer umgreifen den Hoden. Beim Bestreichen der Innenseite des Oberschenkels wird der Hoden reflektorisch vom M. cremaster gehoben (Kremasterreflex, **Tabelle 17.11**). Bei der Frau begleiten einige Kremasterfasern das Lig. teres uteri.

Rektusscheide, Vagina m. recti abdominis (**Abb. 10.13**). Sie wird von den Aponeurosen der 3 seitlichen platten Bauchmuskeln (Mm. obliqui externi et interni abdominis, M. transversus abdominis) und der Fascia transversalis gebildet. Die Rektusscheide besteht aus einem vorderen Blatt, **Lamina anterior**, und einem hinteren Blatt, **Lamina posterior**. Zwischen beiden verläuft der M. rectus abdominis.

Der mediale Teil der Externusaponeurose befindet sich in seiner gesamten Ausdehnung vor dem M. rectus abdominis. Die Internusaponeurose spaltet sich in 2 Anteile. Der vordere verläuft gleichfalls in seiner gesamten Ausdehnung vor dem M. rectus und verbindet sich mit der Externusaponeurose. Das hintere Blatt liegt dorsal des Muskels und endet mit einer bogenförmigen Kontur, **Linea arcuata**. Sie befindet sich etwa in der Mitte zwischen Nabel und Symphyse. Die Transversusaponeurose bedeckt oberhalb von der Linea arcuata die Rückseite des Muskels, unterhalb von der Linie wechselt sie auf die Vorderseite und verbindet sich mit den anderen Aponeurosen. Das bedeutet, daß das vordere Blatt der Rektusscheide in seiner ganzen Länge sehnig ist, das hintere Blatt jedoch nur bis zur Linea arcuata. Unterhalb von ihr bleibt als Bedeckung allein die die Bauchwand auskleidende innerste Schicht, die Fascia transversalis mit dem innen aufgelagerten Peritoneum.

Linea semilunaris: Der bogenförmige Übergang des Muskelfleisches des M. transversus abdominis in seine Aponeurose (Spieghel-Linie **Abb. 10.12 b**).

Linea alba (**Abb. 10.12, 10.13**). Rechte und linke Rektusscheide sind durch einen ca. 1 cm breiten Streifen straffen Bindegewebes fest verbunden. Er reicht vom Processus xiphoideus bis zum Oberrand der Symphyse. Der weiße Streifen kommt dadurch zustande, daß die Sehnenfasern der Aponeurosen einer Seite auf die gegenüberliegende kreuzen und sich durchflechten. Die Anheftungsstelle der Linea alba an der Symphyse wird auf ihrer Dorsalseite durch das dreieckige *Adminiculum lineae albae* verstärkt. Die kaudale Fortsetzung der Linea alba ist das **Lig. suspensorium penis** (bzw. **clitoridis**), das an der Symphyse entspringt.

Anulus umbilicalis und Nabel. Der Nabel, *Umbilicus*, liegt ungefähr in der Mitte zwischen Schwertfortsatz und Symphyse. Hier befindet sich eine Aussparung in der Linea alba, deren Rand als Nabelring (*Anulus umbilicalis*)

Tabelle 10.10. Bauchmuskeln

Muskel	Ursprung	Ansatz	Funktion	Innervation
M. rectus abdominis	Vorderfläche des 5.–7. Rippenknorpels, Processus xiphoideus, Ligg. costoxiphoidea	Symphysis pubica, Ramus superior ossis pubis bis zum Tuberculum pubicum	Vorwärtsbeugung des Rumpfes, Hebung des vorderen Beckenrandes (bei fixiertem Oberkörper)	Spinalnerven Th 7–Th 12 (Th 5, Th 6, L 1)
M. pyramidalis (inkonstant)	Ramus superior ossis pubis, Symphysis pubica, liegt vor dem M. rectus abdominis	Linea alba	Spannt die Linea alba	Spinalnerven Th 12 (L 1, L 2)
M. obliquus externus abdominis	Außenfläche der 5. oder 6.–12. Rippe	Vorderes Blatt der Rektusscheide und Linea alba, Labium externum der Crista iliaca, im Lig. inguinale an der Spina iliaca anterior superior und dem Tuberculum pubicum	*Einseitig:* Drehung des Rumpfes zur Gegenseite (obere Fasern); nähert Thorax und Becken einander auf der selben Seite (seitliche Fasern); *doppelseitig:* Beugung der BWS und LWS, Exspiration, Bauchpresse	Spinalnerven Th 5–Th 12 (L 1)
M. obliquus internus abdominis	Laterale Hälfte des Lig. inguinale, Spina iliaca anterior superior, Linea intermedia der Crista iliaca, tiefes Blatt der Fascia thoracolumbalis	Unterer Rand der 9.–12. Rippe, vorderes und hinteres Blatt der Rektusscheide, Linea alba (unterhalb der Linea arcuata liegen beide Blätter vor dem M. rectus abdominis)	*Einseitig:* dreht den Rumpf zur selben Seite, die dorsalen Muskelfasern nähern Thorax und Becken einander, Seitwärtsneigung der Wirbelsäule; *doppelseitig:* beugt in der BWS und LWS, Exspiration, Bauchpresse	Spinalnerven Th 8–L 1 (L 2), N. iliohypogastricus, N. ilioinguinalis, N. genitofemoralis
M. transversus abdominis	Innenfläche der 6 kaudalen Rippenknorpel, am tiefen Blatt der Fascia thoracolumbalis und den Processus costarii, Labium internum der Crista iliaca, Spina iliaca anterior superior, laterale Hälfte des Lig. inguinale	Hinteres Blatt der Rektusscheide, unterhalb der Linea arcuata vorderes Blatt der Rektusscheide, Linea alba	„Einziehen" des Bauches, Steigerung des intraabdominalen Druckes, Bauchpresse	Spinalnerven Th 5–Th 12, N. iliohypogastricus, N. ilioinguinalis (N. genitofemoralis)
M. cremaster	Abspaltung aus dem M. obliquus internus abdominis und M. transversus abdominis	Umgreift den Hoden, bei Frauen schließen sich die Fasern dem Lig. teres uteri an	Hebt den Hoden, bildet eine der Hüllen des Samenstrangs und Hodens	R. genitalis des N. genitofemoralis
M. quadratus lumborum	Labium internum der Crista iliaca	12. Rippe, Processus costales des 1.–4. Lendenwirbels	Seitwärtsneigen der LWS	N. subcostalis Th 12, Plexus lumbalis L 1–L 3

zu tasten ist. Durch den Nabelring verlaufen intrauterin die Nabelschnurgefäße. Sie veröden nach der Geburt und Bindegewebe füllt den Raum aus; es bildet sich die *Papilla umbilicalis.* Durch kleine Venen (*Vv. parumbilicales),* die zeitlebens das Bindegewebe begleiten, kann es bei einer Stauung im Pfortaderkreislauf (portale Hypertension) zur Anastomosenbildung mit den Venen der vorderen Bauchwand kommen (S. 253). Da sich im Bereich des Nabels nur wenig subkutanes Fettgewebe bildet, resultiert hier die mehr oder weniger tiefe Einziehung der Bauchhaut.

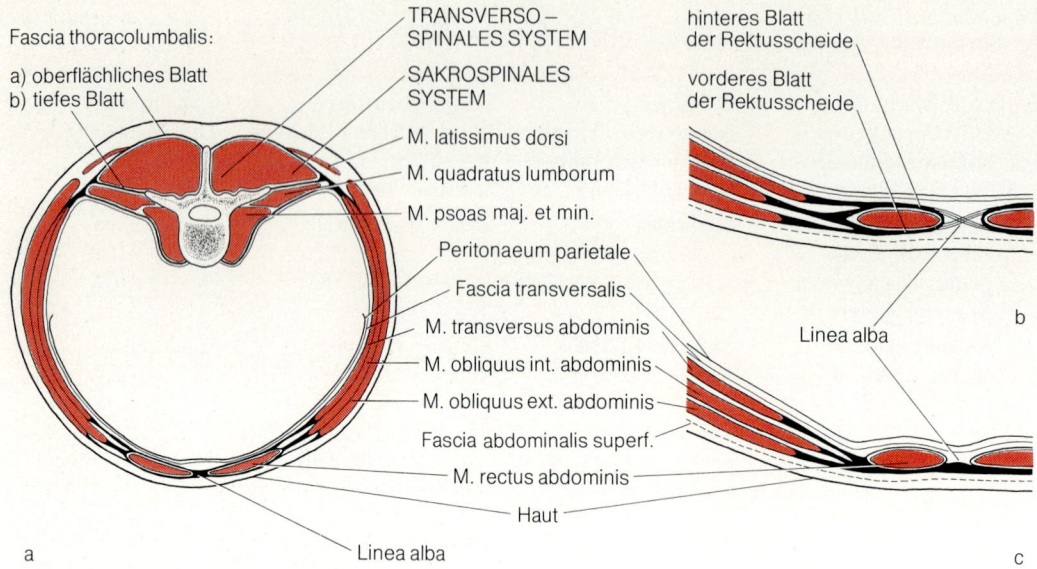

Abb. 10.13a–c Aufbau der Bauchwand. **a** Querschnitt durch den Stamm etwa in Höhe des 1. Lendenwirbels. Der M. rectus abdominis liegt in der Rektusscheide. **b, c** Ausschnitte aus der vorderen Bauchwand: **b** oberhalb, **c** unterhalb der Linea arcuata (Nach Lippert 1975)

Hinweis. Bezieht man bei horizontaler Projektion den Nabel auf die Wirbelsäule, liegt er beim stehenden Menschen etwa am Oberrand des 4. Lendenwirbels.

Hintere Bauchmuskeln sind:

- **M. quadratus lumborum (Tabelle 10.10)**. Er ist der einzige dorsal gelegene Bauchmuskel. Von der Rückenmuskulatur (**Abb. 10.13**) wird er durch das tiefe Blatt der Fascia thoracolumbalis getrennt. Seine Vorderseite überzieht die Fascia transversalis.
  Die Muskelmasse besteht aus 2 Anteilen, einem ventralen, der bevorzugt vertikal verläuft und die Crista iliaca mit der 12. Rippe verbindet (**Abb. 10.75**), und einem dorsal davon gelegenen mit bogenförmigem Verlauf, der zu den Processus costales zieht (**Abb. 10.78**). Der Muskel dient der Verspannung der hinteren Bauchwand und kann bei der Seitneigung des Rumpfes eingesetzt werden.
- **M. psoas major**. Er liegt vor dem M. quadratus lumborum, gehört aber zu den Hüftmuskeln und wird dort besprochen (S. 344).

Funktionelle Anatomie der Bauchmuskeln. Die breiten Bauchmuskeln beider Seiten bilden ein in sich zusammenhängendes Muskel-Sehnensystem (**Abb. 10.12 a**). Die Mm. transversi abdominis wirken im Sinne einer Quergurtung, die Mm. obliqui abdominis im Sinne einer Schräggurtung; der M. rectus abdominis und der M. quadratus lumborum dienen der Längsverspannung. Die Spannung der Bauchdecken wird reflektorisch gesteuert, z. B. bei der Atmung (S. 505) oder bei unterschiedlichem Füllungszustand der Baucheingeweide. Das Einziehen des Bauches zur Erhöhung des intraabdominalen Drucks (Bauchpresse, S. 248) sind eine Funktion des M. transversus abdominis zu der auch noch die Resultante aus der Funktion der schrägen Bauchmuskeln kommt. Sie treten jedoch besonders bei Rumpfbewegungen wie Seitneigung und Drehung in Tätigkeit.

Innere Bauchfaszie, Fascia transversalis. Sie überzieht nicht nur, wie der Name vermuten läßt, die innere Oberfläche des M. transversus abdominis, sondern die gesamte Wand des Bauchraumes, so auch die abdominale Oberfläche des Zwerchfells sowie die Wand des Beckens als *Fascia pelvis parietalis* und *Fascia diaphragmatis pelvis superior*. Außerdem überkleidet sie den M. quadratus lumborum und den M. iliopsoas als *Fascia iliaca* (früher Fascia iliopsoica). Vorne bedeckt sie das hintere Blatt der Rektusscheide und unterhalb der Linea arcuata den geraden Bauchmuskel. Weiter kaudal ist sie mit dem Leistenband verwachsen. Durch den Descensus testis (S. 260, **Abb. 15.34**) wird sie im Bereich des inneren Leistenringes zur *Fascia spermatica interna* ausgezogen. Hinter dem Leistenkanal (S. 261), zwischen den beiden Fossae inguinales verdichtet sie sich zum *Lig. interfoveolare* und am unteren seitlichen Rand der Sehne des M. rectus abdominis bildet sie die *Falx inguinalis*. Auf der Innenseite der Fascia transversalis liegt das mit ihr fest verbundene Peritoneum parietale (wandständiges Bauchfell, S. 545).

Leistenband, **Lig. inguinale**. Das Lig. inguinale (Pouparti, **Abb. 10.14**), entspricht der unteren Begrenzung

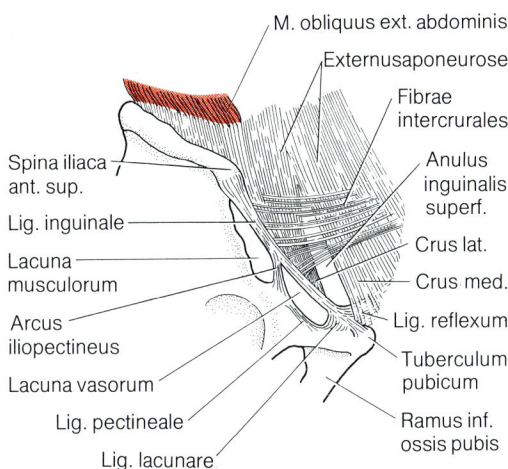

M. obliquus ext. abdominis

Externusaponeurose

Fibrae intercrurales

Anulus inguinalis superf.

Spina iliaca ant. sup.

Lig. inguinale

Lacuna musculorum

Crus lat.

Crus med.

Arcus iliopectineus

Lig. reflexum

Lacuna vasorum

Tuberculum pubicum

Lig. pectineale

Ramus inf. ossis pubis

Lig. lacunare

Abb. 10.14 Bänder und Aponeurosen der Regio inguinalis

der vorderen Bauchwand (S. 257). Äußerlich ist der Verlauf des Leistenbandes als Leistenfurche zu erkennen. Als eigener Bindegewebsstrang, der sich zwischen Spina iliaca anterior superior und Tuberculum pubicum ausspannt, kann das Leistenband nur präparatorisch dargestellt werden. Tatsächlich handelt es sich beim Leistenband jedoch um einen Bindegewebszug, der durch Zusammentreffen und Vereinigung der Aponeurose (Crura) des M. obliquus externus abdominis mit der Fascia transversalis entsteht und in den von lateral die Fascia iliaca (Fascie des M. iliopsoas) einstrahlt. Mit diesem Bindegewebsstreifen verbindet sich außerdem die oberflächliche Bauchfaszie, die sich unterhalb des Leistenbandes in die Fascia lata fortsetzt.

Das Leistenband ist wesentlich am Aufbau des Leistenkanals (S. 261) und des Schenkelkanals (S. 379) beteiligt. Für die Gebilde, die durch den Leistenkanal hindurchtreten, ist wichtig, daß der Oberrand des Leistenbandes rinnenförmig ist. Diese Auflagefläche für den Samenstrang wird durch das **Lig. reflexum** (Collesi) noch vergrößert, das am Tuberculum pubicum unten medial um den Samenstrang herumläuft und sich seitlich an der Rektusscheide anheftet. In das Leistenband strahlen bogenförmig verlaufende Bindegewebsfasern, *Falx inguinalis* (Tendo conjunctivus), ein, die als eine Verbindung des lateralen Randes der Rektusscheide mit der Fascia transversalis aufzufassen ist.

Mit dem **Unterrand des Leistenbandes** – nicht am Aufbau des Leistenkanales beteiligt – steht der **Arcus iliopectineus** in Verbindung (**Abb. 10.14**), der sich an der Eminentia iliopubica (iliopectinea) anheftet. Er begrenzt die **Lacuna musculorum** nach medial und trennt sie von der **Lacuna vasorum**. Die Lacuna vasorum wird im Bereich des Tuberculum pubicum durch das bogenförmige **Lig. lacunare** (Gimbernati) begrenzt. Es setzt sich nach lateral in das **Lig. pectineale** auf dem Pecten ossis pubis

fort. Die Besprechung der durch die Lakunen hindurchtretenden Gebilde, die zum Bein ziehen, erfolgt auf S. 378 ff.

Klinische Hinweise. Hernien (Brüche). Unter diesem Begriff versteht man abnorme sackförmige Ausstülpungen des parietalen Peritoneums, in die Eingeweide eintreten können, z.B. Teile des Omentum majus, eine oder mehrere Dünndarmschlingen, die Appendix vermiformis u. anderes. Hernien entstehen an besonderen Prädilektionsstellen, d.h. an schwachen Stellen, wo keine Muskulatur und nur Bindegewebe vorhanden ist und dieses oft auch infolge einer angeborenen „Bindegewebsschwäche" nachgibt. Man nennt eine solche Stelle auch einen *Locus minoris resistentiae*. Bei einer Druckerhöhung im Bauchraum (Bauchpresse) können sich dann Eingeweide durch die Bruchpforte in den sich erweiternden Bruchsack vorschieben. Je nachdem wo der Bruchsack liegt, unterscheidet man **innere** (z.B. Bruchsack, der das Zwerchfell durchsetzt) oder **äußere Hernien** (z.B. Leistenhernien, S. 262).

Stehen die medialen Ränder der Mm. recti abdominis weit voneinander entfernt, dann spricht man von einer **Rektusdiastase**. Sie ist beim Neugeborenen normal. Zwischen den Bindegewebsfasern der Linea alba können sich Lücken bilden, die sich zu einer **epigastischen Hernie** erweitern. In ihrem Bruchsack findet sich oft ein Zipfel des großen Netzes. Im Bereich des Nabels gelegene Brüche werden als **Nabelhernien** bezeichnet. Während der Embryonalentwicklung tritt kurzzeitig eine physiologische Nabelhernie auf, indem die Dünndarmschlingen sich in einen Rest des extraembryonalen Zöloms (Nabelzölom) in der Nabelschnur vorschieben (S. 549). Unterbleibt die Rückverlagerung (10.–12. Woche), dann bleibt eine **Omphalozele** (Hernia funiculi umbilicalis).

10.1.6 Rumpf und Hals in Ruhe und Bewegung

Lernziele

Rumpfbewegungen • Bauchpresse • Brustatmung • Bauchatmung • Kopfbewegungen

Im Stehen und Gehen befindet sich der menschliche Körper im labilen Gleichgewicht. Stets ist die gesamte Rumpf- und Halsmuskulatur in Tätigkeit, um diesen Zustand aufrecht zu erhalten. Hierzu dient das durch das extrapyramidalmotorische System gesteuerte Verspannungssystem der langen und kurzen Rumpfmuskeln speziell des Rückens (**Abb. 10.10**). Zwar ist die Statik unseres Körpers durch die Verlagerung der Wirbelsäule in den Thorax hinein weitgehend optimiert, doch nicht vollständig, denn der Schwerpunkt unseres Körpers liegt nicht innerhalb der Tragachse der Wirbelsäule, sondern *vor* dem Promontorium. Setzt die *Haltefunktion* der Rückenmuskulatur aus, stürzt der Körper vornüber.

Rumpfbewegungen. Sie setzen sich aus einer koordinierten synergistisch-antagonistischen Wirkung von Rücken- und Bauchmuskeln zusammen. Entscheidend für das Verständnis aller Bewegungen ist nicht so sehr der Effekt von Einzelmuskeln als vielmehr von Muskelgruppen und der Resultante ihrer Einzelwirkungen. Bestimmend für den Bewegungsumfang ist die Gelenkführung in den einzelnen Wirbelgelenken (**Tabelle 10.2**) und die Summation der an sich kleinen Bewegungsausschläge.

Die **Ventralflexion** aus dem Stand erfolgt bevorzugt in der Lendenwirbelsäule. Der M. erector spinae gibt bremsend nach, während die Schwerkraft den Rumpf nach vorne zieht. Die Aufrichtung aus der Ventralflexion erfolgt gegen die Schwerkraft durch die Verkürzung des Erektor spinae. Der M. rectus abdominis und der M. obliquus abdominis externus beider Seiten werden gemeinsam mit dem M. iliopsoas erst dann eingesetzt, wenn wir den Rumpf gegen Widerstand beugen oder aus der Rückenlage den Rumpf aufrichten bzw. das Becken heben. Das vergleichsweise geringe Ausmaß der Flektierbarkeit der LWS (**Tabelle 10.2**) beim Rumpfbeugen wird durch eine Drehung im Hüftgelenk noch entscheidend verstärkt.

Auch die **Dorsalflexion** des Rumpfes aus der aufrechten Körperhaltung erfolgt am ausgiebigsten in der Lendenwirbelsäule. Durch die beidseitige Kontraktion des M. erector spinae wird die Bewegung eingeleitet, während die Mm. recti abdominis zügelnd nachgeben; die Lendenlordose wird verstärkt (z. B. „Brücke" in der Leichtathletik).

Für die **Lateralflexion** des Rumpfes steht gleichfalls die Beweglichkeit der Lendenwirbelsäule zur Verfügung. Einseitige Kontraktion des M. erector spinae, vor allem wegen des günstigen Hebelarmes, des M. iliocostalis unter Mitwirkung des M. quadratus lumborum und der schrägen Bauchmuskeln der gleichen Seite führen zur Seitwärtsneigung des Rumpfes, wobei auch wieder den kontralateralen Muskeln eine bremsende Wirkung zufällt.

Die **Rotation** im Bereich des Rumpfes ist fast ausschließlich auf die untere Brustwirbelsäule beschränkt. Die schrägen Bauchmuskeln wirken hierbei synergistisch, d. h. bei einer Drehung des Rumpfes nach rechts wirken die absteigenden Fasern des M. obliquus externus abdominis sinister und die aufsteigenden Fasern des M. obliquus internus abdominis dexter zusammen (**Abb. 10.15**). Ihre Wirkung setzt sich auf den Rücken in die spinotransversalen und transversospinalen Muskelsysteme fort, so daß sich eine Wirkkette von Einzelfunktionen ergibt. Sie kann noch weitergeführt werden, wenn durch den M. splenius auch noch in der Halswirbelsäule rotiert wird, um den Kopf zur Seite zu drehen. Verallgemeinernd kann man sagen, daß autochthone Rückenmuskeln, die an den Fortsätzen der Wirbel ansetzen, den Rumpf zu Gegenseite drehen (**Abb. 10.15**).

Bauch. Die *Bauchmuskeln* haben noch andere Aufgaben als bei Rumpfbewegungen mitzuwirken. Sie bilden nämlich samt ihrem Sehnenfeld auf Grund der Muskelfaseranordnung in verschiedenen Richtungen ein außerordentlich anpassungsfähiges *Verspannungssystem*, das sich dem wechselnden Füllungszustand des Verdauungsapparates anpaßt, dem intraabdominellen Druck und dem Gewicht der Organe Widerstand leistet. Bei einem drohenden Schlag auf den Bauch, wird die Bauchmuskulatur angespannt und der Anprall in seiner Wirkung verringert.

Die **Bauchpresse** ist bei der Darm- und Blasenentleerung, bei der Geburt oder beim Husten notwendig. Hierbei kontrahieren sich querer und schräge Bauchmuskel und schnüren den Bauch ein. Zuvor tritt durch die tiefe Inspiration das Zwerchfell tiefer, wird angespannt und die Stimmritze bleibt geschlossen, so daß die Luft aus der Lunge nicht entweichen kann. Das Zwerchfell und die luftgefüllten Lungen wirken dann als Widerlager. Der durch die Muskelkontraktion erhöhte intraabdominelle Druck wird auf die Baucheingeweide übertragen. Nach Öffnung der Verschlußmechanismen wird ihr Inhalt ausgepreßt. Durch Ventralflexion in der Lendenwirbelsäule und durch Druck von außen, z. B. durch die Arme, kann die Wirkung der muskulären Bauchpresse erhöht werden.

Atmung. Von Bedeutung ist das Wechselspiel zwischen thorakaler und abdominaler Muskulatur bei der

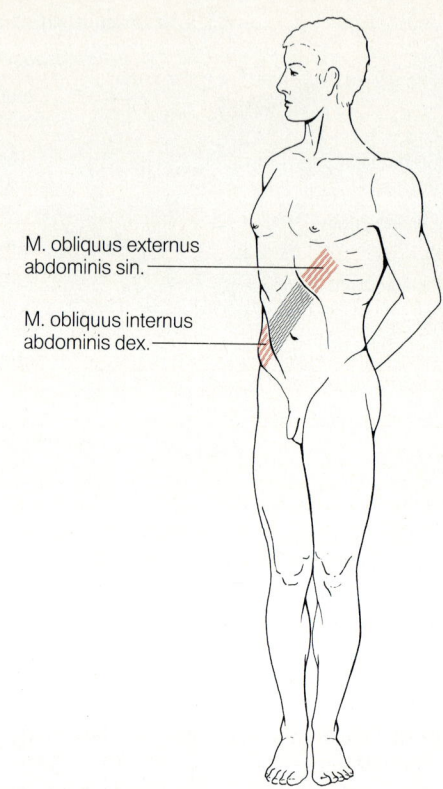

M. obliquus externus abdominis sin.

M. obliquus internus abdominis dex.

Abb. 10.15   Wirkungsweise der schrägen Bauchmuskeln bei Drehung des Rumpfes (In Anlehnung an Benninghoff 1985)

Atmung. Wenn auch im einzelnen auf die Atemmechanik erst auf S. 503 eingegangen wird, so sei doch hier auf die Zusammenstellung der Atemmuskeln und Hilfsatemmuskeln in **Tabelle 10.11** hingewiesen. Die beiden bereits äußerlich erkennbaren Formen der Atmung nennt man Brustatmung und Bauchatmung.

Brustatmung, thorakale Atmung. Bei der Einatmung (Inspiration) äußert sie sich in einer Hebung der Rippenringe bei gleichzeitiger Erweiterung der unteren Thoraxapertur; gleichzeitig senken sich die Zwerchfellkuppeln infolge Kontraktion des Diaphragmas ab (**Abb. 13.9**). Durch diese Bewegungen werden die Pleuraräume erweitert und die Lunge füllt sich mit Luft (vgl. S. 504). Die Umkehrung der muskelmechanischen Vorgänge findet bei der Ausatmung (Exspiration) statt. Zu berücksichtigen ist, daß der Knorpel-Knochen-Bänderthorax beim Nachlassen der Muskelwirkung die Tendenz hat, in seine Mittelstellung zurückzufedern.

Bauchatmung, abdominale Atmung. Durch eine reflektorisch gesteuerte Anspannung oder Erschlaffung der Bauchmuskeln wird beim Absenken der Zwerchfellkuppel den Eingeweiden die Möglichkeit gegeben, auszuweichen. So sind Brust- und Bauchatmung miteinander im Wechselspiel kombiniert. Die wichtigsten Atemmuskeln (**Tabelle 10.11**) sind das Zwerchfell, die Mm. scaleni und die Mm. intercostales. Die übrigen in der Tabelle genannten Muskeln sind Hilfsatemmuskeln, die bei verstärkter Atemtätigkeit eingesetzt werden.

Kopfbewegungen. Eine besondere Bedeutung kommt den Kopfbewegungen zu. Sie spielen bei Ausdrucksbewegungen (Nicken, Gruß, Verneigung) oder bei der orientierenden Einstellung der Sinnesorgane (beim Schauen oder Hören) eine wichtige Rolle. Teils sind es Bewegungen in den Kopfgelenken in Kombination mit Bewegungen in der Halswirbelsäule, teils sind es Kombinationen mit Rumpfbewegungen (s. oben). Bei den Bewegungen addiert sich der in der **Tabelle 10.2** für die einzelnen Gelenke angegebene Bewegungsumfang. An Kopfbewegungen sind in hohem Umfang Rotation, Dorsal- und Ventralflexion, in geringerem Umfang Lateralflexion möglich.

Bereits in Ruhe ist für die Balance des Schädels die Wirkung der beiden Mm. sternocleidomastoidei notwendig. Beim „Einnicken" fällt der Kopf nach vorne, weil sein Schwerpunkt beim Erwachsenen vor der Bewegungsachse durch die Kondylen liegt. Insgesamt werden ausgedehnte Kopfbewegungen von langen Muskeln ausgeführt, die Feineinstellung übernehmen die kurzen.

- *Ventralflexion.* Hierzu werden die prävertebralen Muskeln und auch die unteren Zungenbeinmuskeln eingesetzt, vor allem dann, wenn gegen einen Widerstand gebeugt wird.
- *Dorsalflexion*: Mm. sternocleidomastoidei, M. erector spinae insbesondere Mm. semispinales capitis und Mm. splenii capitis, kurze Nackenmuskeln, M. trapezius.
- *Lateralflexion*: einseitige Kontraktion des M. semispinalis capitis mit den synergistisch wirkenden kurzen Nackenmuskeln (M. rectus capitis lateralis).
- *Rotation*: einseitige Innervation des M. sternocleidomastoideus dreht den Kopf zur Gegenseite und führt zu einer Hebung des Kinnes. Synergistisch wirken bei der Rotation der M. semispinalis capitis, und der M. longissimus capitis, der M. splenius capitis, der M. rectus capitis posterior major und alle Muskeln die rotierend auf die Halswirbelsäule wirken (z. B. M. obliquus capitis inferior).

10.1.7 Leitungsbahnen des Stammes

Lernziele

Aa. intercostales posteriores und ihre Äste • Rr. intercostales anteriores • Aa. lumbales • A. thoracica interna • A. epigastrica superior • A. epigastrica inferior • A. epigastrica superficialis • A. circumflexa iliaca profunda • Venen • Lymphgefäße • Regionale Lymphknoten • Rami dorsales der Spinalnerven • N. suboccipitalis • N. occipitalis major • N. occipitalis tertius • Nn. intercostales • N. subcostalis • N. iliohypogastricus • N. iliolumbalis

Blutgefäße und Nerven sind hier prinzipiell nach einem gleichartigen Muster angeordnet, das sich aus der Entwicklung des Rumpfes aus metameren Bauteilen ergibt (S. 123) Die segmentalen Blutgefäße und die segmentalen Spinalnerven versorgen gemeinsam die Rumpfmus-

Tabelle 10.11. Atem- und Hilfsatemmuskeln

Inspiratorisch wirkende Muskeln	Exspiratorisch wirkende Muskeln
Zwerchfell	Mm. subcostales
Mm. scaleni	Mm. intercostales interni
Mm. intercostales externi	M. transversus thoracis
M. serratus posterior superior	Bauchmuskeln (M. latissimus dorsi)
M. serratus posterior inferior	
M. serratus anterior bei festgestellter Scapula	
M. sternocleidomastoideus	
M. pectoralis major et minor bei aufgestütztem Arm	

kulatur und die darüber gelegene Haut. In der Nackenregion und dort, wo Verlagerungen von Muskeln statt-
fanden, kommt es zu Abweichungen von diesem Grundschema.

> **Die arterielle Versorgung des Rumpfes erfolgt
> weitgehend durch Aa. intercostales, Aa. lumbales
> und ventral zusätzlich durch längsverlaufende
> Gefäße**

Interkostalgefäße (Abb.10.16). Die Interkostalgefäße
sind segmental angeordnet. Es handelt sich um:

- Aa. intercostales posteriores
- Rr. intercostales anteriores

Aa. intercostales posteriores. Die *Aa. intercostales posteriores I et II* entspringen aus der A. intercostalis suprema (aus dem Truncus costocervicalis, S.464), die *Aa. intercostales posteriores III-XI* und die *A. subcostalis* aus
der dorsalen Wand der Brustaorta. Die A. subcostalis
wird so bezeichnet, weil sie am Unterrand der 12. Rippen
verläuft.

Kurz nach ihrem Abgang aus der Aorta gibt jede A. intercostalis posterior einen

- **R. dorsalis** zur Versorgung des Rückens ab (s. unten).

Verlauf. Jede A. intercostalis posterior der rechten Seite zieht
über die vordere und seitliche Fläche des zugehörigen Wirbelkörpers hinweg und unterkreuzt in ihrem Verlauf den Ductus
thoracicus, Ösophagus, die V. azygos und den rechten Grenzstrang, jede der linken Seite verläuft unter der V. hemiazygos
bzw. V. azygos accessoria und dem linken Grenzstrang (s. Topographie des Mediastinums S.538). Im weiteren Verlauf schließt

sich jede A. intercostalis posterior der Unterseite der nächst
höher gelegenen Rippe an und liegt dort (mit N. und V.) im Sulcus costae (**Abb.10.20**). Zwischen den Interkostalmuskeln, die
durch die Gefäß-Nervenbahn in den M. intercostalis intimus
und internus gespalten werden, zieht sie bogenförmig nach ventral und anastomosiert mit dem entsprechenden R. intercostalis
anterior (**Abb.10.16**, **Abb.10.17**).

Am Angulus costae gibt jede A. intercostalis posterior einen

- **R. collateralis** (früher R. supracostalis) ab. Dieser dünne, lange Seitenzweig verläuft dann schräg im Interkostalraum zum Oberrand der nächst tieferen Rippe
  und bildet Anastomosen mit einem R. intercostalis anterior sowie/oder der A. thoracica interna.

Rr. intercostales anteriores. Sie gehen ventral aus der
paarig angelegten A. thoracica interna (s. unten) sowie
aus der aus der A. thoracica interna entspringenden A.
musculophrenica (s. unten) hervor, meist 2 pro Interkostalraum. Die Rr. intercostales anteriores verlaufen jeweils am Oberrand und Unterrand der Rippen. Der
wichtigste Ast ist der

- **Ramus cutaneus lateralis** (s. unten).

Aa. lumbales. Aus der Pars abdominalis aortae entstehen
die 4 paarig-segmentalen Aa. lumbales (S.252); das
5. Paar geht von der A. sacralis mediana ab.

Die **arterielle Versorgung des Rückens** erfolgt durch
(**Abb.10.16**):

- Rami dorsales der Aa. intercostales posteriores
- Rami dorsales der A. subcostalis
- Rami dorsales der Aa. lumbales

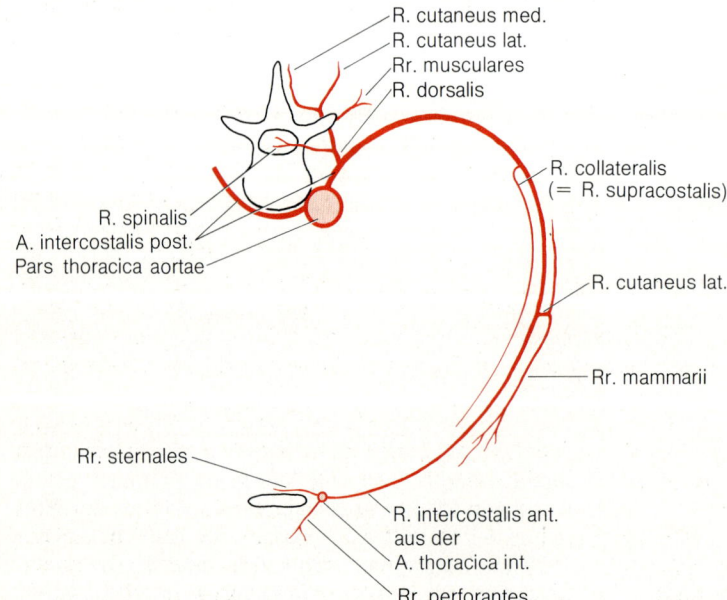

R. cutaneus med.
R. cutaneus lat.
Rr. musculares
R. dorsalis

R. collateralis
(= R. supracostalis)

R. spinalis
A. intercostalis post.
Pars thoracica aortae

R. cutaneus lat.

Rr. mammarii

Rr. sternales

R. intercostalis ant.
aus der
A. thoracica int.

Rr. perforantes

Abb. 10.16   A. intercostalis mit Verzweigungen
in Höhe der Brustdrüse

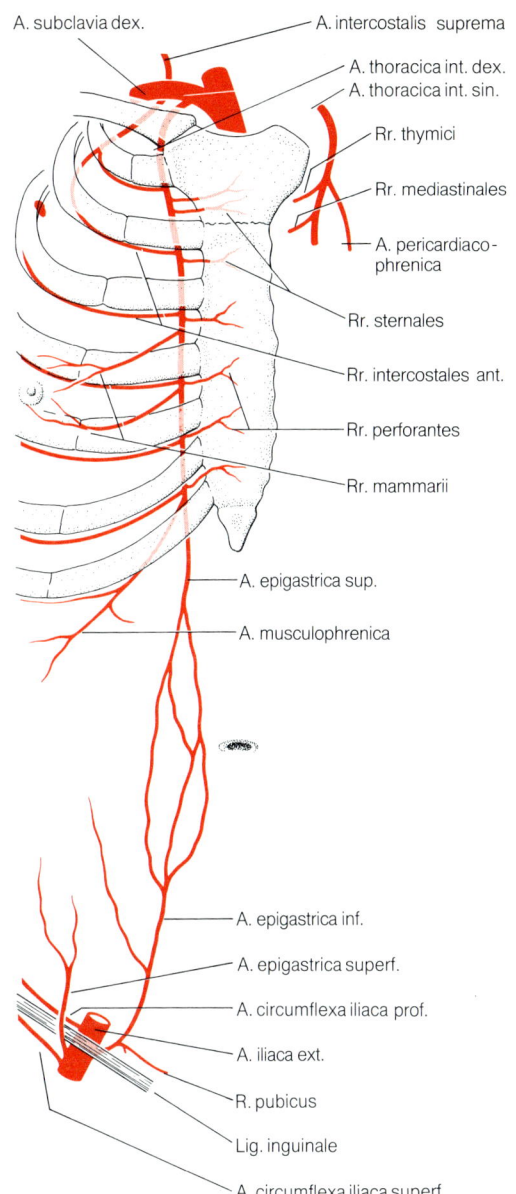

A. subclavia dex.
A. intercostalis suprema
A. thoracica int. dex.
A. thoracica int. sin.
Rr. thymici
Rr. mediastinales
A. pericardiaco-
phrenica
Rr. sternales
Rr. intercostales ant.
Rr. perforantes
Rr. mammarii
A. epigastrica sup.
A. musculophrenica
A. epigastrica inf.
A. epigastrica superf.
A. circumflexa iliaca prof.
A. iliaca ext.
R. pubicus
Lig. inguinale
A. circumflexa iliaca superf.

Abb. 10.17 Arterielle Versorgung der vorderen Brust- und Bauchwand

Die Gefäße für den Rücken verlaufen im Wesentlichen segmental und nach gleichem Muster. Alle **Rami dorsales** entsenden einen *R. spinalis* rückläufig durch das Foramen intervertebrale zum Inhalt des Wirbelkanals. Der Stamm des R. dorsalis verzweigt sich jedoch innerhalb der autochthonen Rückenmuskulatur, versorgt sie durch *Rr. musculares* und endet mit einem *R. cutaneus medialis* und einem *R. cutaneus lateralis* in der Rückenhaut, um sie

zu ernähren. Der R. cutaneus medialis tritt neben den Dornfortsätzen, der R. cutaneus lateralis seitlich vom M. erector spinae in die Subkutis ein.

Hinweis. In der Nacken-Halsregion ist die typische Gefäßanordnung verwischt. Zu den segmentalen Arterien aus der A. vertebralis (S. 463) und aus der A. cervicalis profunda kommen noch Äste aus der A. occipitalis, der A. cervicalis ascendens, und der A. transversa cervicis für die Muskulatur und für die darüber liegende Haut (Beteiligung auch der A. thoracodorsalis und A. suprascapularis) hinzu.

Die **arterielle Versorgung der Brustwand** erfolgt
• seitlich durch Interkostalgefäße,
• vorne durch die A. thoracica interna und ihre Äste.

Seitlicher Bereich. Die Versorgung des seitlichen Gebietes der Thoraxwand fällt in das Übergangsgebiet zwischen den Aa. intercostales posteriores und Rr. intercostales anteriores. Der wichtigste Ast ist der *R. cutaneus lateralis*. Er durchbricht seitlich die Brustwand und teilt sich in einen nach vorn und einen nach hinten gerichteten Zweig. Seine *Rr. mammarii* sind lange vordere Zweige, die zur Brustdrüse ziehen.

A. thoracica interna (früher und in der Herzchirurgie auch heute noch üblich: A. mammaria interna = IMA, internal mammary artery; **Abb. 10.17**). Es ist das wichtigste Stammgefäß für die arterielle Versorgung des vorderen Bereichs der Brustwand und gleichzeitig für die längsverlaufenden Gefäße der vorderen Bauchwand. Die A. thoracica interna entspringt an der konkaven Seite der A. subclavia. Sie läuft zunächst hinter der V. subclavia und der Clavicula, dann auf der dorsalen Fläche der Rippenknorpel und Interkostalmuskeln 1–2 cm seitlich vom Brustbeinrand. Innen liegen im Bereich der 1.–2. oder 3. Rippe die Pleura costalis und Fascia endothoracica auf der A. thoracica interna, unterhalb der 3. Rippe bedeckt der M. transversus thoracis die Arterie. Sie gibt folgende Gefäße ab:

• *Rr. mediastinales* zum vorderen Mediastinum
• *Rr. thymici* zum Thymus bzw. Thymusrestkörper
• *Rr. bronchiales* zu den Bronchien. Sie bilden Anastomosen mit den Rr. bronchiales aus der Aorta.
• *A. pericardiacophrenica*, ein dünner Ast, der den N. phrenicus seitlich auf dem Herzbeutel unter der Pleura mediastinalis bis zum Zwerchfell begleitet und Zweige zum Perikard, zur Pleura und zum Zwerchfell abgibt
• *Rr. sternales* zu einem arteriellen Netz auf der dorsalen Fläche des Brustbeines und des M. transversus thoracis
• *Rr. perforantes*. Sie durchbrechen die Muskulatur der Thoraxwand am Rand des Brustbeins und versorgen die Haut (Rr. cutanei).
• *Rr. mammarii mediales* sind stärkere Rr. perforantes im II.-IV. Interkostalraum. Sie ziehen zur Brustdrüse.
• *Rr. intercostales anteriores (I-VI)*. Sie anastomosieren mit den Aa. intercostales posteriores.

Im 6. Interkostalraum teilt sich die A. thoracica interna in ihre beiden Endäste:

- *A. musculophrenica*, der seitliche Endast, der das Zwerchfell und die Bauchmuskeln mit versorgt und die *Rr. intercostales anteriores VII-IX* zu den unteren Zwischenrippenräumen abgibt
- *A. epigastrica superior*, die Fortsetzung der A. thoracica interna zur Versorgung der vorderen Bauchwand. Sie verläßt den Brustraum in Höhe des 6. und 7. Rippenknorpels durch eine Lücke in der Pars costalis des Zwerchfells in der Nähe des Trigonum sternocostale. Bedeckt vom M. transversus thoracis dringt sie in die Rektusscheide ein und verläuft auf der Rückseite des M. rectus abdominis, wo sie mit der A. epigastrica inferior (s. unten) anastomosiert.

Die **arterielle Versorgung der Bauchwand** erfolgt

- auf der Ventralseite aus Gefäßen, die vorwiegend längs verlaufen (1. Gruppe),
- seitlich aus segmentalen dorsalen Gefäßen, die aus der Aorta (Pars thoracica) hervorgehen (2. Gruppe).

Die Endäste beider Systeme stehen durch Anastomosen miteinander in Verbindung.
Zur *1. Gruppe* gehören:

- **A. epigastrica superior**. Sie ist die Fortsetzung der A. thoracica interna und anastomosiert in Nabelhöhe mit der A. epigastrica inferior.
- **A. epigastrica inferior** (**Abb. 10.17**). Sie entspringt aus der A. iliaca externa (S. 618), verläuft auf dem Lig. interfoveolare, durchbricht die Rektusscheide und zieht auf der Rückseite des M. rectus abdominis nach oben. Ihr *R. pubicus* zieht zum Os pubis und gibt den *R. obturatorius* ab. Dieser *anastomosiert* mit dem R. pubicus aus der A. obturatoria. Wenn die anastomosierenden Gefäße kräftig ausgebildet sind, oder die A. obturatoria einen abnormen Ursprung besitzt, so sprechen wir von der *Corona mortis* (**Abb. 10.22**).

Aus der A. epigastrica inferior zweigt außerdem die *A. cremasterica* zum Samenstrang ab. Bei der Frau entspricht ihr die *A. ligamenti teretis uteri*.
- **A. circumflexa iliaca profunda**. Sie kommt aus der A. iliaca externa, läuft an der inneren Bauchwand hinter dem Leistenband, dann dem Beckenkamm entlang

und gibt Äste für die Bauchmuskeln ab. Ihr *R. ascendens* anastomosiert mit dem R. iliacus aus der A. iliolumbalis.
- **A. epigastrica superficialis**. Sie entspringt aus der A. femoralis, überquert das Leistenband und verzweigt sich im subkutanen Gewebe der vorderen Bauchwand zur Versorgung der Haut. Es kommen Anastomosen mit der A. epigastrica superior vor.
- **A. circumflexa iliaca superficialis**. Sie kommt aus der A. femoralis, läuft subkutan entlang dem Leistenband zum Beckenkamm und versorgt die Haut in der Leistengegend.

Zur *2. Gruppe* gehören:

- **Aa. intercostales posteriores VII-XI** und **A. subcostalis**. Sie stammen aus der Pars thoracica aortae (**Abb. 13.31d**). Ihre Endstrecken ziehen schräg nach unten, wo sie zwischen M. obliquus internus und M. transversus abdominis verlaufen. Die Endzweige gelangen seitlich in die Rektusscheide und anastomosieren mit der A. epigastrica superior et inferior.
- **Aa. lumbales**. Es handelt sich um 4 parietale Äste, die unterhalb des Abganges der Interkostalarterien beiderseits aus der Aorta abdominalis abzweigen (ihre dorsalen Äste verhalten sich wie die der Interkostalarterien). Der jeweilige vordere Ast tritt zwischen M. quadratus lumborum und M. iliopsoas in die seitliche Bauchmuskulatur ein und versorgt diese. – Die Aa. lumbales haben Anastomosen mit Ästen der A. epigastrica inferior, A. subcostalis, A. iliolumbalis und A. circumflexa iliaca profunda.

Hautversorgung. Die Aa. intercostales posteriores geben wie im Brustbereich auf ihrem Weg den *R. cutaneus lateralis* ab, der sich in einen vorderen und hinteren Ast teilt. Beide Endäste dienen der Blutversorgung der seitlichen Bauchhaut. Die Versorgung der vorderen Bauchhaut erfolgt vor allem aus der *A. epigastrica superficialis* und aus den *Rr. perforantes* der A. epigastrica superior und *A. circumflexa iliaca superficialis*.

Die Venen folgen als meist gleichnamige Begleitvenen den Arterien

Der Abfluß des venösen Blutes aus dem Stamm erfolgt

- aus dem dorsalen Rumpfabschnitt über das „Azygossystem" (**Abb. 13.32**) in die V. cava superior;
- aus dem ventralen oberen Rumpfabschnitt zunächst zu den Vv. thoracicae internae, die das Blut sammeln und es der V. brachiocephalica zuführen, die in die V. cava superior münden;
- aus dem unteren Rumpfabschnitt in die Vv. epigastricae inferiores und von dort in die V. iliaca externa und dann in die V. cava inferior.

Hinweis. Die Bedeutung der 2 unterschiedlichen Abflußwege in die beiden großen Hohlvenen ist für die Ausbildung von portokavalen Anastomosen (**Abb 14.62**) wichtig.

Dorsale Rumpfwand. Das venöse Blut aus der Haut und der Muskulatur der dorsalen Rumpfwand fließt durch Rr. dorsales in die Interkostalvenen. Die *Vv. intercostales posteriores* münden rechts in die V. azygos, links in die V. hemiazygos bzw. V. hemiazygos accessoria und die untersten auf beiden Seiten in die V. lumbalis ascendens (**Abb. 13.32**). Aus der 2.–3. oder 4. Interkostalvene fließt das Blut über die *V. intercostalis superior dextra* in die V. azygos. Die entsprechende *V. intercostalis superior sinistra* mündet in die linke V. brachiocephalica. Rechte und linke V. intercostalis I (V. intercostalis suprema) münden in die V. brachiocephalica oder in die Vertebralvenen.

Eine besondere Situation ergibt sich bei der **Gefäßversorgung der Wirbelsäule**. Das sauerstoffreiche Blut gelangt durch Foramina nutricia in das mit aktivem Knochenmark ausgefüllte Spongiosawerk der Wirbelkörper. Venen, besonders die weitlumigen **Vv. basivertebrales**, die an der Rückseite des Wirbelkörpers austreten, führen das Blut zu dem im Wirbelkanal befindlichen *Plexus venosus vertebralis internus* und zu dem an der Vorderseite des Wirbelkörpers gelegenen *Plexus venosus vertebralis externus anterior*. Zahlreiche Anastomosen bestehen zwischen diesem und dem *Plexus venosus vertebralis externus posterior*, der an der Rückseite des Arcus vertebrae liegt.

Das **Blut aus der Nackenregion** fließt auf beiden Seiten aus oberflächlichen Gefäßen in die V. jugularis externa, und in der Tiefe in die V. vertebralis und V. cervicalis profunda, die in die V. brachiocephalica münden. Die V. vertebralis erhält außerdem aus dem Wirbelkanal segmentale Zuflüsse.

Brustwand. Die Vv. intercostales anteriores sammeln das Blut aus der vorderen Brustwand. Sie münden in die *Vv. thoracicae internae*. Je 2 dieser Venen flankieren als Vv. comitantes die A. thoracica interna. Vom 3. Rippenknorpel an liegen sie zu einem Gefäß vereinigt medial von der Arterie. Sie münden dann in die V. brachiocephalica. Zuflüsse der Vv. thoracicae internae sind:

- Vv. epigastricae superiores
- Vv. subcutaneae abdominis
- Vv. musculophrenicae
- Vv. intercostales anteriores
- Vv. thoracoepigastricae. Sie verlaufen an der seitlichen Rumpfwand, anastomosieren mit den Unterhautvenen der Bauchwand, Vv. epigastricae superficiales, und münden in die V. axillaris.

Bauchwand. In der Bauchwand bestehen zwischen oberflächlichen und tiefen Venen ausgedehnte Anastomosen und ebenfalls zwischen der *V. epigastrica superior* (Abfluß zur V. cava superior) und der *V. epigastrica inferior* (Abfluß zur V. cava inferior). Alle diese Gefäße spielen bei der Ausbildung von Kava-Kava-Anastomosen eine wichtige Rolle (S. 608).

Das Blut aus den ausgedehnten Venenplexus der Bauchhaut gelangt im oberen Anteil in die V. thoracica interna und von ihr durch die V. brachiocephalica in die obere Hohlvene. Im unteren Bereich fließt das Blut durch die *V. epigastrica superficialis* und *V. circumflexa iliaca* über die V. femoralis zur unteren Hohlvene. Als Grenze kann man eine Linie quer durch den Nabel annehmen.

Die in der Nabelregion gelegenen Hautvenen können sich bei der Ausbildung von portokavalen Anastomosen (bei Pfortaderstauung) durch zunehmende Kanalisierung der Vv. parumbilicales in Zusammenhang mit der Ausbildung des Kollateralkreislaufs erweitern und schlängeln (*Caput medusae*, S. 609).

> **Die peripheren Lymphgefäße laufen gemeinsam mit den Venen**

Dorsale Rumpfwand. Aus der Nackenregion ziehen die Lymphgefäße zu den Nodi lymphatici occipitales und Nodi lymphatici cervicales superficiales (**Abb. 11.58**), aus der kranialen dorsalen Rumpfwand zu den axillären, aus der kaudalen zu den Leistenlymphknoten.

Ventrale Rumpfwand. Die oberflächlichen Schichten (Haut und Subkutis) haben zwei scharf voneinander getrennte Einzugsgebiete:

- **Oberhalb des Nabels** wird die Lymphe zu den *Nodi lymphatici axillares superficiales* und von diesen über die *Nodi lymphatici axillares profundi* in den *Truncus subclavius sinister* oder *dexter* geleitet (vgl. S. 186 und Mamma S. 259).
- **Unterhalb des Nabels** führen die Lymphgefäße die Lymphe in die *Nodi lymphatici inguinales superficiales* (auch Zuflüsse aus der unteren Extremität und dem Genitale) dann über die *Nodi lymphatici inguinales profundi* und *Nodi lymphatici iliaci externi* in den *Truncus lumbaris sinister* oder *dexter*.

Tiefe Schichten der Leibeswand. Die tiefen Lymphgefäße und -knoten begleiten meistens die Blutgefäße. Mit den Vasa epigastrica superiora et thoracica interna gelangen Lymphbahnen in die *Nodi lymphatici parasternales*; Abfluß in den Truncus subclavius. Aus der seitlichen und hinteren Bauchwand fließt Lymphe in die *Nodi lymphatici lumbales*. Sie liegen neben den Vasa lumbalia. In Begleitung der Vasa epigastrica inferiora und den Vasa circumflexa iliaca profunda gelangen Lymphbahnen in die *Nodi lymphatici iliaci communes*. Aus beiden Lymphknotengruppen fließt die Lymphe in den Truncus lumbalis ab. Lymphabfluß der Mamma S. 259.

Bevor Sie sich mit dem folgenden Abschnitt beschäftigen, lesen Sie die Ausführungen über den Bau des peripheren Nervensystems auf S. 193.

Innervation der dorsalen Rumpfwand. Sie erfolgt durch **Rami posteriores der Spinalnerven**. Jeder R. posterior teilt sich beim Eintritt in die Rückenmuskulatur in 2 Äste:

- *R. medialis* für den medialen Trakt der autochthonen Rückenmuskulatur
- *R. lateralis* für den lateralen Trakt der autochthonen Rückenmuskulatur

Kleine, von ihnen abgehende Seitenzweige, *Rr. musculares*, ziehen zu den einzelnen Muskeln.

Hinweis. Anders als die autochthonen Rückenmuskeln werden die sekundär eingewanderten Rückenmuskeln entweder von Rr. anteriores der Spinalnerven (**Tabelle 10.8**) innerviert oder, sofern es sich um Muskeln handelt, die zum Schultergürtel gehören, durch Äste des Plexus brachialis (**Tabelle 10.17**). An der Innervation der aus dem Branchialbereich eingewanderten sekundären Rückenmuskeln beteiligt sich der N. accessorius (**Tabelle 10.17**).

Innervation der Nackenregion. Die *3 ersten zervikalen Spinalnerven* verhalten sich etwas abweichend von dem Grundschema. Ihre **Rami posteriores** haben besondere Namen (**Abb. 10.11 a**).

- 1. *Zervikalnerv*. Sein R. posterior heißt **N. suboccipitalis**. Er ist rein motorisch. Von ihm werden die kurzen Nackenmuskeln, der M. longissimus capitis und der M. semispinalis capitis innerviert.
- 2. *Zervikalnerv*. Sein R. posterior, der **N. occipitalis major**, ist überwiegend sensibel. Er versorgt die Haut am Hinterkopf bis hinauf zum Scheitel (**Abb. 11.39**).
- 3. *Zervikalnerv*. Sein R. posterior setzt sich in einen Hautast fort, **N. occipitalis tertius**, der sich unter Anastomosenbildung mit dem N. occipitalis major ebenfalls an der Versorgung der Haut im Bereich des Hinterhauptes beteiligt.

Der Verlauf der Rami posteriores des 1.-3. Zervikalnerven wird auf S. 482 besprochen.

Die **Rami anteriores** der ersten 3 Zervikalnerven beteiligen sich an der Bildung des Plexus cervicalis.

Die *übrigen 5 Nn. cervicales* verhalten sich ähnlich wie im Grundschema angegeben, nur fehlen die Rr. cutanei laterales.

Die **sensible Versorgung der Haut am Rücken** erfolgt

- in der Nacken- und Schulterregion durch Rr. posteriores der Zervikalnerven (C_2-C_4)

- in der Thorax- und Lendenregion durch Rr. posteriores der Thorakalnerven (C_4-L_2)
- in der Sakralregion durch Rr. posteriores der Sakralnerven (Nn. clunei medii).

Hinweis. Die Hautnerven des Rückens sind Endverzweigungen der Rr. medialis und lateralis, die jeweils einen R. cutaneus medialis und einen R. cutaneus lateralis bilden. Der mediale Hautast erreicht das Integument seitlich der Dornfortsätze, der laterale tritt seitlich vom M. longissimus dorsi in die Subkutis ein.

Innervation der vorderen Rumpfwand. Die vordere Rumpfwand wird in ihrer Gesamtheit von segmentalen Spinalnerven versorgt, obgleich im Bauchbereich die metamere Gliederung der Muskulatur nicht mehr sichtbar ist. An der Innervation sind beteiligt:

- die Rr. anteriores der 12 Nn. thoracici, die wegen ihrer Lage als *Nn. intercostales* bezeichnet werden; der 12. Thorakalnerv, der am Unterrand der 12. Rippe verläuft, heißt *N. subcostalis*
- Äste der Rr. anteriores des 1. Lumbalnerven: *N. iliohypogastricus* und *N. ilioinguinalis* (beide aus L1, Plexus lumbalis, **Abb. 10.93, 14.64**)

Nn. intercostales I-VI. Sie innervieren den Brustbereich und befinden sich zunächst direkt unter der Pleura parietalis in der Fascia endothoracica. Sie verlaufen gemeinsam mit der A. und V. intercostalis. Dabei liegt der Nerv unterhalb der Gefäße (**Abb. 10.20**, S. 258). Am Angulus costae dringt das Gefäßnervenbündel zwischen die Interkostalmuskeln ein.

Auf ihrem bogenförmigen Verlauf in Richtung Sternum geben die Nn. intercostales folgende Äste ab:

- *Rr. musculares* für alle Mm. intercostales, M. transversus thoracis, Mm. levatores costarum, M. serratus posterior superior et inferior.
- *R. cutaneus lateralis*. Er durchbricht seitlich zwischen den Ursprungszacken des M. serratus anterior die Thoraxwand und spaltet sich in einen vorderen und in einen hinteren Ast auf, die beide sensibel die Haut versorgen. Ihre nach ventral ziehenden langen Äste, *Rr. mammarii laterales*, erreichen die Brustdrüse.
- *Nn. intercostobrachiales* sind die Rr. cutanei laterales der beiden ersten Interkostalnerven (aus Th_2 und Th_3). Sie ziehen durch die Achselhöhle und verbinden sich mit sensiblen Armnerven (meist mit dem N. cutaneus brachii medialis).
- Endast ist der *R. cutaneus anterior*. Auch er spaltet sich in einen medialen und in einen lateralen Zweig. Die medialen Zweige zur Brustdrüse heißen *Rr. mammarii mediales*.

Die Haut über dem Schlüsselbein wird von den Rr. cutanei der Nn. supraclaviculares mediales et intermedii (aus dem Plexus cervicalis) versorgt.

Nn. intercostales VII-XI und **N. subcostalis**. Sie versorgen große Teile der Bauchwand. Die Nerven gelangen hinter den Rippenknorpel in den Bindegewebsraum zwischen M. transversus abdominis und M. obliquus internus abdominis, ziehen dann nach ventral und durchbrechen die Rektusscheide. *Rr. musculares*, die auf diesem Weg abgegeben werden, versorgen die seitlichen und vorderen Bauchmuskeln. Sensible Äste, der *R. cutaneus lateralis*, der zwischen den Zacken des M. serratus lateralis in das subkutane Bindegewebe eintritt und der *R. cutaneus anterior*, der Endast des Nerven, innervieren die Bauchhaut. Die lateralen Äste teilen sich in der vorderen Axillarlinie in ihre beiden Endäste, die vorderen verbreiten sich im Hautgebiet zu beiden Seiten der Medianlinie. - Über die topographischen Beziehungen des N. subcostalis zur Niere S. 594.

N. iliohypogastricus. Er verläuft duch den M. psoas major, dann auf der Vorderfläche des M. quadratus lumborum (hinter der Niere) und zieht anschließend zwischen M. transversus abdominis und M. obliquus internus abdominis nach ventral. Auf seinem Weg gibt er *Rami musculares* ab. Den M. obliquus internus abdominis durchbohrt er medial der Spina iliaca anterior superior und erreicht schließlich zwischen M. obliquus internus abdominis und Aponeurose des M. obliquus externus abdominis, etwa 1 cm oberhalb des Leistenbandes gelegen, die Haut um den äußeren Leistenring, die er versorgt (R.cutaneus anterior). Ein *R. cutaneus lateralis* verläßt den N. iliohypogastricus bereits über der Crista iliaca und versorgt die Haut distal des Darmbeinkammes.

N. ilioinguinalis. Der N. ilioinguinalis verläuft im wesentlichen parallel zum N. iliohypogastricus, jedoch etwas weiter kaudal. In der Gegend der Spina iliaca anterior superior dringt er zwischen den M. obliquus internus und M. obliquus externus abdominis ein, verläuft dann ventralwärts und gibt Äste zu den Muskeln ab. Ein Ast zieht von medial an den Funiculus spermaticus und erreicht durch den Anulus inguinalis superficialis die Subcutis. Er versorgt die Haut in der Umgebung des Leistenrings und durch periphere Zweige – Nn. scrotales anteriores bzw. Nn. labiales anteriores – die entsprechenden Hautgebiete.

Hautsensibilität und Segmentzuordnung. Die Hautinnervation des Thorax und Abdomens erfolgt aus C_4-L_1, segmental, gürtelförmig (**Abb. 17.42**), im Gegensatz zu den Extremitäten, wo schräg- und längsverlaufende Streifen zu beobachten sind. Die Mamillen liegen im Segment Th4. Da gemäß dem Sherrington-Gesetz alle Hautbezirke mit Ausnahme der Autonomiegebiete auch von benachbarten Segmenten innerviert werden, entstehen vollständige Anästhesien nur, wenn das nächsthöhere und nächstniedrigere Rückenmarksegment oder die zugeordneten Wurzeln auch ausgefallen sind (**Abb. 8.7**), vgl. auch Head-Zonen (S.203).

Bauchdeckenreflexe. Beim Bestreichen der Bauchhaut mit einem spitzen Gegenstand entstehen Muskelkontraktionen (**Tabelle 17.11**).

10.1.8 Topographie und angewandte Anatomie

> **Lernziele**
>
> Oberflächenanatomie • Taststellen • Regio cervicalis posterior • Foramina intervertebralia • Foramen transversarium • Trigonum lumbale • Interkostalräume • Mamma • McBurney-Punkt • Lanz-Punkt • Innenrelief der Bauchwand • Regio inguinalis: Entwicklung, Canalis inguinalis, Hernien

Dorsale Rumpfwand

Begrenzungen. Der Rücken ist die Dorsalseite des Rumpfes Er reicht bis zur Steißbeinspitze und von hier nach lateral bis zu einer bogenförmigen unteren Begrenzungslinie, die durch den Darmbeinkamm markiert wird. Die seitliche Begrenzung des Rückens ist nicht exakt festgelegt. Sie stimmt aber ungefähr mit der Axillarlinie überein. Aus praktischen Gründen wird oft – so auch in diesem Buch – die Dorsalseite des Halses mit zum Rücken gerechnet (vgl. Stamm).

Oberflächenrelief. Zu beiden Seiten der Rückenrinne wölben sich die Wülste des *M. erector spinae* vor. Zwischen ihnen liegt über den Dornfortsätzen die Rückenfurche. Im Sakralbereich verbreitert sich die Rinne zum *Sakraldreieck*. Bei der Frau entsteht hier eine *rautenförmige Figur* (Michaelis-Raute, **Abb. 10.18**, S. 679). Bei athletischen Menschen bildet sich auch der Sehnenspiegel und der laterale Rand des M. trapezius und der des M. latissimus dorsi an der Oberfläche ab.

Taststellen. Protuberantia occipitalis externa, Processus spinosus des 7. Halswirbels (Abweichungen, S.224) und Processus spinosi von Brust- und Lendenwirbeln, Crista sacralis mediana bis Os coccygis. Margo medialis scapulae, Spina scapulae bis Akromion, Angulus inferior scapulae. Crista iliaca mit Spina iliaca posterior superior.

Regionale Einteilung. Die *Regio vertebralis* liegt über der Wirbelsäule. Sie setzt sich nach unten in die *Regio sacralis*, nach oben in die *Regio cervicalis posterior* (früher Regio nuchae) fort. Unter der *Regio scapularis* liegt die *Regio infrascapularis* und unterhalb von ihr die *Regio lumbalis*.

Hilfslinien. Die Linea paravertebralis verläuft parallel zur *Linea mediana posterior* an der seitlichen Begrenzung der Wirbelsäule. Die *Linea interspinalis* verbindet die beiden Spinae scapulae. Die *Linea scapularis* ist eine senkrechte Orientierungslinie durch den Angulus inferior scapulae bei herabhängendem Arm.

Regio cervicalis posterior. Die Haut der Nackenregion ist mit der Fascia nuchae fest verwachsen. Nach Wegnahme beider und nach Wegnahme des M. semispinalis capi-

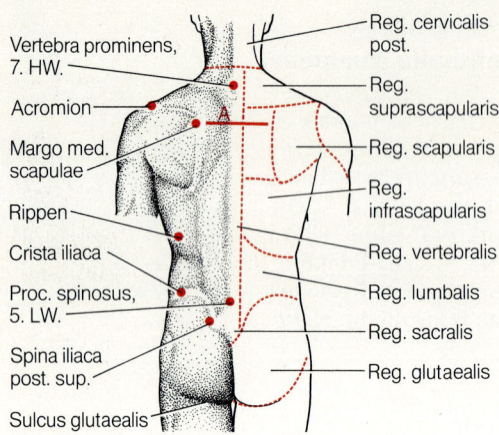

Vertebra prominens, 7. HW.
Acromion
Margo med. scapulae
Rippen
Crista iliaca
Proc. spinosus, 5. LW.
Spina iliaca post. sup.
Sulcus gluteaealis

Reg. cervicalis post.
Reg. suprascapularis
Reg. scapularis
Reg. infrascapularis
Reg. vertebralis
Reg. lumbalis
Reg. sacralis
Reg. gluteaealis

Abb. 10.18 Körperoberfläche von dorsal. *Links* Oberflächenrelief und tastbare Knochenpunkte. *Rechts* Regionengliederung. *A,* Linea interspinalis

tis werden die tiefen Nackenmuskeln sichtbar. Sie bestimmen durch ihre Anordnung die Topographie der tiefen Nackenregion (**Abb. 10.11**). Durch den Verlauf des M. rectus capitis posterior major, des M. obliquus capitis superior und des M. obliquus capitis inferior wird das *Trigonum suboccipitale* begrenzt. Seinen Boden bilden die Membrana atlantooccipitalis posterior und der hintere Atlasbogen. Im Trigonum suboccipitale liegen die A. vertebralis, die Vv. vertebrales, der N. suboccipitalis und ein Teil des Plexus venosus suboccipitalis, der mit den Vv. vertebrales und mit dem Plexus venosus vertebralis externus in Verbindung steht. Ein besonderes topographisches Verhalten legen die 3 ersten Spinalnerven hier an den Tag (vgl. S. 254).

Der *1. Zervikalnerv* verläßt zwischen Hinterhaupt und Arcus posterior des Atlas den Wirbelkanal. Er verläuft dann gemeinsam mit der A. vertebralis und ihren Begleitvenen im Sulcus a. vertebralis. Am hinteren Rand des Wirbelbogens teilt er sich in einen R. anterior und R. posterior. Der R. anterior beteiligt sich an der Bildung des Plexus cervicalis. Der R. posterior wird *N. suboccipitalis* genannt. Er versorgt motorisch die kurzen Nackenmuskeln und gibt Äste an den M. semispinalis capitis und an den M. longissimus capitis ab.

Der *R. posterior des 2. Zervikalnervs* ist der *N. occipitalis major*. Er schlingt sich unten um den M. obliquus capitis inferior. Dann durchbohrt er den M. semispinalis capitis, den er innerviert, und anschließend durchbohrt er den M. trapezius. Seine Endverzweigungen versorgen sensibel die Haut der Nacken- und Hinterhauptsgegend.

Der *R. posterior des 3. Zervikalnerven* heißt *N. occipitalis tertius*. Er durchbricht den M. semispinalis capitis und den M. trapezius. Anschließend versorgt er einen kleinen Teil der Nackenhaut nahe der Mittellinie. Mit dem N. occipitalis bildet er Anastomosen.

Hinweis. Um Liquor cerebrospinalis aus der Hinterhauptszisterne zu gewinnen wird eine *Subokzipitalpunktion* durchgeführt. Hierzu wird die Punktionsnadel bei vorgeneigtem Kopf zwischen Hinterhaupt und Atlas in der Medianebene eingeführt und dabei durch Haut und Ligamentum nuchae, dann durch die Membrana atlantooccipitalis posterior und schließlich durch die Dura und Archnoidea bis in die Cisterna cerebellomedullaris vorgeschoben.

Foramina intervertebralia. Die Begrenzung der Foramina intervertebralia sind: Incisura vertebralis superior et inferior, Bandscheibe, Processus articularis superior et inferior, Gelenkkapseln der kleinen Wirbelgelenke und Ligg. flava. In den Foramina intervertebralia liegen der N. spinalis bzw. seine Wurzelfasern, das Ganglion spinale, Fett- und Bindegewebe, Lymphgefäße, ein arterieller R. spinalis und Venengeflechte für das Rückenmark mit seinen Hüllen sowie der R. meningeus mit sensiblen und vegetativen Fasern für die Rückenmarkhüllen. Im Halsbereich sind die Foramina besonders eng, im Lendenbereich besonders weit.

Klinischer Hinweis. Durch Abbau der Disci intervertebrales oder durch Knochenwucherungen (Exostosen) kann es zu einer Einengung der Foramina und dadurch zu einer Beeinträchtigung der Spinalnerven mit Schmerzen kommen.

Foramen transversarium. In den Foramina des 6. bis 1. Halswirbels verläuft auf beiden Seiten die A. vertebralis, die dann auf der Oberseite des Atlas (**Abb. 10.6 c**) bogenförmig im Sulcus arteriae vertebralis zum Foramen magnum zieht und die Membrana atlantooccipitalis durchbricht. Die Arterie wird von 2 Vv. intervertebrales begleitet, die um sie herum Plexus bilden. Die beiden Venen ziehen nach unten und verlasssen erst nach dem 7. Halswirbel die Reihe der Foramina in den Processus transversi. Außerdem wird die Arteria vertebralis von einem Geflecht sympathischer Nervenfasern (Plexus vertebralis) umsponnen.

Trigonum lumbale. Es liegt im Bereich der hinteren Bauchwand zwischen den Rändern des M. obliquus externus abdominis, M. latissimus dorsi und dem Darmbeinkamm. Das Trigonum lumbale (Petit) ist ein muskelschwaches Feld unterschiedlicher Ausdehnung, in dem der muskulöse Anteil der Leibeswand nur aus M. obliquus internus und M. transversus abdominis besteht.

Klinischer Hinweis. Selten kann es in Gebieten des Trigonum lumbale zur Bildung von Hernien (Petit-Hernien) kommen oder es können Abszesse nach außen durchbrechen. Lumbalpunktion und Epiduralanästhesie S. 828.

Vordere Rumpfwand

Begrenzungen. Die Brustregion reicht nach oben bis zu einer Linie, die von den beiden Claviculae und der Incisura jugularis gebildet wird. Die Grenze zur Bauchregion ist eine Linie, die sich aus der Projektion des Zwerchfells als Abschluß der unteren Thoraxapertur auf die vordere Rumpfwand ergibt, d. h. sie läuft quer über den Thorax. Sein Knorpelteil, unter dem die Oberbaucheingeweide liegen, gehört bereits zur Bauchregion: das Hypochondrium. Untere Begrenzung des Bauches: Oberrand der Symphysis pubis – Leistenfurche – Spina iliaca anterior superior – Crista iliaca. Seitliche Begrenzung s. Rücken.

Oberflächenrelief. Die Deutlichkeit des Oberflächenreliefs (**Abb. 10.19**) hängt weitgehend von der Ausbildung des subkutanen Fettpolsters ab. Im Brustbereich ist die Kontur des M. pectoralis major, insbesondere die vordere Axillarfalte, zu sehen, außerdem die Zackenlinie des M. serratus anterior. Unterhalb der Clavicula liegt eine Einsenkung, die *Fossa infraclavicularis.* Sie wird hervorgerufen durch das *Trigonum clavipectorale* (Trigonum deltoideopectorale, Mohrenheim-Grube), an dessen Begrenzung sich der M. pectoralis major, der M. deltoideus und die Clavicula beteiligen. Beim weiblichen Geschlecht bestimmt die Brustdrüse das Relief der Brustwand.

Im Bauchbereich bilden sich beim trainierten Körper die Intersectiones tendineae des M. rectus abdominis ab und eventuell die sog. Muskelecke des M. obliquus externus abdominis (Übergang des Muskelfleisches in die Aponeurose). Stets deutlich tritt die Leistenfurche hervor, die dadurch zustandekommt, daß hier die Haut durch straffe Bindegewebszüge am Lig. inguinale befestigt ist. Seitlich bildet sich der Weichenwulst. Er entsteht dadurch, daß sich der M. obliquus externus über seinen Ansatz am Darmbeinkamm wölbt. Ungefähr in der Mitte zwischen Processus xiphoideus und Symphyse liegt der Nabel.

Taststellen. *Brustbereich* (**Abb. 10.19**): Vorder- und Oberkante der Clavicula, Extermitas acromialis und Akromion; Vorderfläche des Sternums mit Incisura jugularis, Angulus sterni mit Ansatz der 2. Rippe, Processus xiphoideus, Rippen mit Ausnahme der 1. Rippe, Arcus costalis, (bei abduziertem Arm) Processus coracoideus.

Bauchbereich: Spina iliaca anterior superior und Crista iliaca; Oberkante des Schambeins mit Tuberculum pubicum und Symphysis pubis als Grenzpunkte.

Regionale Einteilung. Brustwand. Vor dem Sternum liegt die *Regio praesternalis*, vor dem M. pectoralis major die *Regio pectoralis*, die nach oben an die *Regio clavicularis* und nach unten an die *Regio inframammaria* grenzt; seitlich davon die *Regio axillaris* mit der Fossa axillaris. Die *Regio mammaria* ist der Bezirk des Ansatzes der Brustdrüse. Als untere Begrenzung der Brustregion kann die untere Grenzlinie der *Regio inframammaria* gelten.

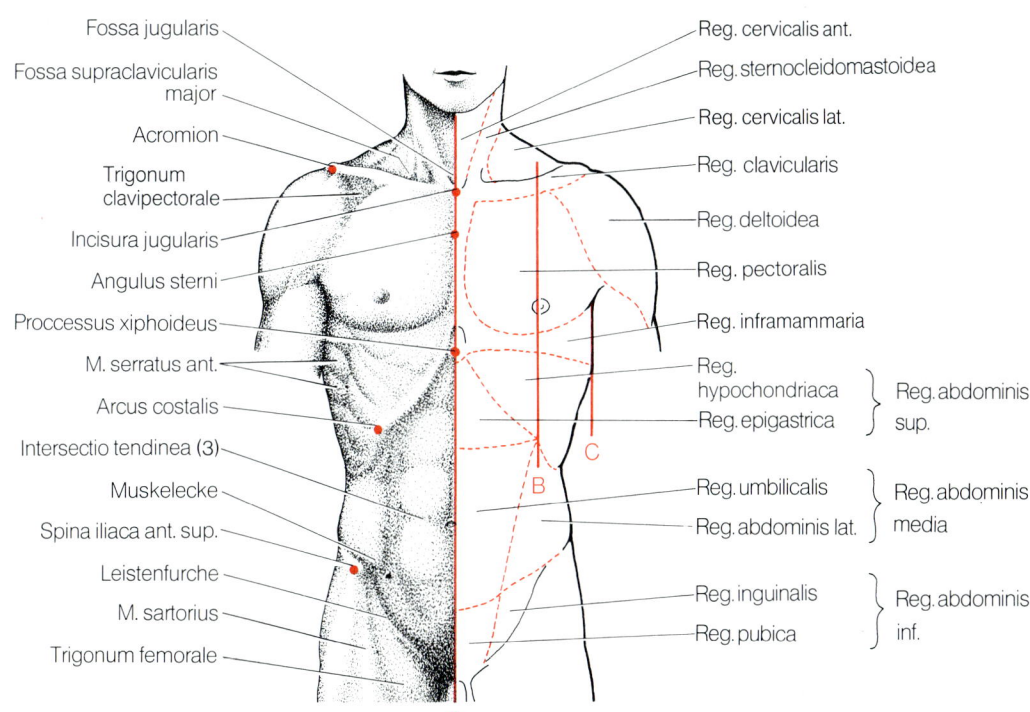

Abb. 10.19 Körperoberfläche von ventral. *Links* Projektionen von Muskeln, Knochenpunkten u. a. auf die Oberfläche. *Rechts* Regionengliederung. *A*, Medianlinie; *B*, Medioklavikularlinie; *C*, vordere Axillarlinie

Bauchwand. Eine Querlinie durch den Nabel unterteilt die Bauchwand in Ober- und Unterbauch. Genauer ist die Einteilung, bei der eine quere Verbindungslinie durch den tiefsten Punkt des rechten und linken Rippenbogens und eine 2. Verbindungslinie zwischen rechtem und linkem Darmbeinkamm gezogen wird. Hierdurch lassen sich die Gebiete Oberbauch *(Epigastrium)* Mittelbauch *(Mesogastrium)* und Unterbauch *(Hypogastrium)* unterscheiden. Zieht man die Medioklavikularlinie (s. unten) bis zur Leistenfurche weiter, dann ergibt sich folgende Einteilung in Regionen: In der Mitte von oben nach unten *Regio epigastrica, Regio umbilicalis, Regio pubica* und beiderseits davon *Regio hypochondriaca* (früher Hypochondrium), *Regio lateralis* (abdominis), *Regio inguinalis.* Die Regio epigastrica ist wegen der engen Lagebeziehung zum Magen und zur Leber von hoher klinischer Bedeutung.

Hilfslinien (Abb. 10.19). Eine wichtige Bezugslinie ist die vertikal durch die Mitte der Clavicula gelegte *Linea medioclavicularis.* Sie ist beim Mann ungefähr mit der Mamillarlinie identisch, einer Linie senkrecht durch die Mamille. Die *Linea sternalis* verläuft parallel mit dem Sternalrand. Die *Linea axillaris media* läuft zur tiefsten Stelle der Axilla; die *vordere* und *hintere Axillarlinie* sind zu den entsprechenden Falten der Achselhöhle gedachte parallele Linien.

Interkostalräume. Die Spatia intercostalia werden durch die Mm. intercostales ausgefüllt und verspannt (**Abb. 10.20**). Über die Wirkung der Interkostalmuskeln beim Atemmechanismus S. 503. Die interkostalen Leitungsbahnen, die eine Strecke weit innerhalb des M. intercostalis internus verlaufen, trennen von ihm einen eigens benannten Muskelanteil ab, den M. intercostalis intimus. Er beginnt am Angulus costae und bildet mit dem M. intercostalis internus einen Kanal mit Leitungsbahnen (**Abb. 10.20**). Sie sind im Sulcus costae in der Reihenfolge von oben nach unten angeordnet: V. intercostalis, A. intercostalis und N. intercostalis. Die Leitungsbahnen liegen im Bereich der dorsalen Leibeswand kurz bevor sie in den Muskelkanal eintreten, innerhalb der Fascia endothoracica bedeckt von der Pleura parietalis. Im Kanal zweigt aus der A. intercostalis posterior der schwache R. collateralis ab, der sich dem Oberrand der nächst tiefer gelegenen Rippe anschließt. Die Anastomosen der A. intercostalis mit den ventralen Interkostalgefäßen ist auf S. 250 besprochen. Die Fascia endothoracica überzieht die Mm. intercostales interni und verbindet sich mit dem Periost der Rippen. Innen wird sie von der Pleura costalis überzogen. Außen werden Rippen und Mm. intercostales externi von der oberflächlichen Brustwandfaszie bedeckt.

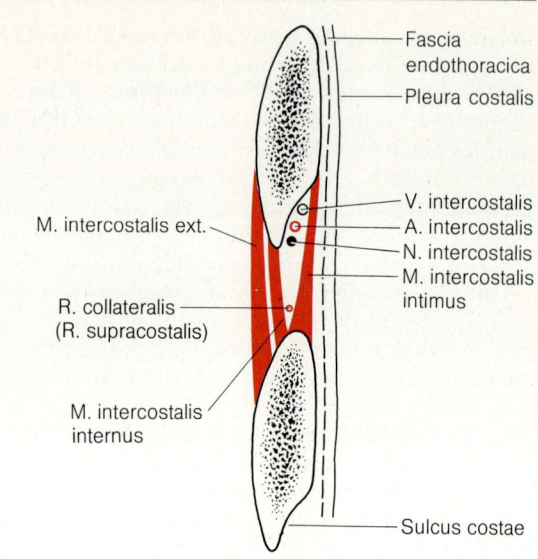

Abb. 10.20 Interkostalmuskeln; Topographische Anordnung der Leitungsbahnen im Interkostalraum

Klinischer Hinweis. Eine Flüssigkeitsvermehrung im Pleuraraum, die sich beim Patienten in Rückenlage im Sulcus pulmonis ansammelt, kann durch Punktion entfernt werden, bei der die Kanüle in der hinteren Axillarlinie im 7. oder 8. ICR knapp oberhalb des oberen Rippenrandes eingestochen wird. Dabei werden die im Sulcus costae gelegenen Leitungsbahnen nicht beschädigt.

Die weibliche Brust, Mamma, besteht aus einem Drüsenkörper, Bindegewebezügen und Fett

Wenn Sie sich über die mikroskopische Anatomie der Brustdrüse und der Brustwarze informieren wollen, lesen Sie S. 214.

Die Mamma ist auf der Fascia pectoralis verschieblich. Trotzdem bestehen zwischen dem Bindegewebe der Mamma, das der Brust eine gewisse Festigkeit verleiht, und der Fascia pectoralis Verbindungen durch Ligg. suspensoria.

Klinischer Hinweis. Bei fortgeschrittenem Mammakarzinom ist die Brust nicht mehr auf ihre Unterlage verschieblich (Spätsymptom).

Der Drüsenkörper der Glandula mammaria setzt sich mit einem *Processus lateralis* in Richtung Achselhöhle fort. Die Drüsenläppchen sind radiär angeordnet und ihr Ausführungsgang, *Ductus lactiferi*, mündet auf der *Papilla mammae*, die vom Brustwarzenhof, *Areola mammae*, umgeben ist.

Gefäßversorgung. Die **arterielle Versorgung**

- des *medialen Abschnitts* der Mamma erfolgt durch die *Rr. mammarii mediales* aus der 2.–4. Interkostalarterie, die stärkere Rr. perforantes der A. thoracica interna sind;
- des *lateralen Anteils* übernehmen die *Rr. mammarii laterales* aus der A. thoracica lateralis;
- der *fasziennahen Anteile des Corpus mammae* wird von kurzen *Rr. mammarii* als Äste des jeweiligen R. cutaneus lateralis der 2.–5. Interkostalarterie durchgeführt.

Der **venöse Abfluß** erfolgt in die *Vv. thoracicae internae* und *laterales*.

Lymphgefäße. Die Lymphgefäße der Mamma und ihre Abflußwege (**Abb. 10.21**) sind von besonderer Bedeutung (Mammakarzinom). Zu unterscheiden sind 2 Lymphgefäßnetze, nämlich ein oberflächliches in der Brustwarze, im Warzenhof und in der Haut und ein tiefes im Drüsenparenchym. Folgende Abflußbahnen sind wichtig:

- **axillare Abflußbahn**, vor allem für die laterale Hälfte der Drüse. Zu dieser Abflußbahn gehören:
  - **Nodi lymphatici paramammarii** am Seitenrand der Brustdrüse
  - **Nodi lymphatici pectorales** am Unterrand des M. pectoralis major in Höhe des 2. und 3. Interkostalraums auf den oberen Zacken des M. serratus anterior. Die Nodi lymphatici pectorales gehören zu den Nodi lymphatici axillares superficiales.
  - **Nodi lymphatici axillares profundi** (vgl. S. 307) mit den:
    Nodi lymphatici centrales auf der Unterfläche des M. subscapularis
    Nodi lymphatici apicales oberhalb vom M. pectoralis minor
  - **Nodi lymphatici supraclaviculares** der Nodi lymphatici cervicales profundi.

Schließlich gelangt die Lymphe in den Truncus subclavius, der rechts in den Ductus lymphaticus dexter und links in den Ductus thoracicus (S. 186) mündet.

- **interkostale Abflußbahn**. Sie leitet vor allem Lymphe aus der medialen Hälfte der Mamma ab. Die Lymphgefäße ziehen medial durch den M. pectoralis major und die Interkostalräume hindurch zu den
  - **Nodi lymphatici parasternales**, die im Thorax entlang der Vasa thoracica interna liegen. Diese stehen in Verbindung mit
  - **Nodi lymphatici intercostales**, die paravertebral vor den Rippenköpfchen liegen und mit den
  - **Nodi lymphatici axillares interpectorales**.

Weitere Lymphknoten, die Lymphe aus der Mamma aufnehmen, liegen zwischen den Brustmuskeln. Sie haben Verbindung mit den oberflächlichen und tiefen Lymphknoten der Axilla.

Der McBurney-Punkt und der Lanz-Punkt sind Druckpunkte auf der vorderen Bauchdecke

Klinischer Hinweis. Beide Druckpunkte spielen für die klinische Diagnostik bei Erkrankungen der Appendix vermiformis eine Rolle. Wegen der variablen Lage des Wurmfortsatzes geben die Druckpunkte allerdings nur einen groben Anhalt.

McBurney-Punkt. Wird die Verbindungslinie zwischen Spina iliaca anterior superior und Nabel dreigeteilt, dann liegt der McBurney-Punkt zwischen lateralem und mittlerem Drittel (**Abb. 14.5**); er gilt als die Projektionsstelle der Basis der Appendix vermiformis. Häufig bestehen Varianten.

Lanz-Punkt: rechter Drittelpunkt einer Verbindungslinie zwischen den beiden Spinae iliacae anteriores superiores. Druckpunkt der Spitze des Wurmfortsatzes beim absteigenden Typ (S. 574).

Die Innenseite der vorderen Bauchwand zeigt ein Relief aus Falten und Gruben

Plica umbilicalis mediana (**Abb. 10.22**). Sie verläuft vom Scheitel der Harnblase zum Nabel. Unter dieser Bauchfellfalte liegt das Lig. umbilicale medianum. Es ist der bindegewebige Rest des Urachus/Allantois (S. 118). Obliteriert er nicht vollständig, entsteht eine Urachuszyste oder Urachusfistel und Harn tritt aus der Harnblase in einer Öffnung am Nabel aus.

Plica umbilicalis medialis. Unter dieser paarigen Bauchfellfalte verbirgt sich beiderseits das *Lig. umbilicale mediale*, der strangartige Rest der Nabelarterien.

Plica umbilicalis lateralis. Diese Falte wird auf beiden Seiten durch die A. epigastrica inferior mit ihren Begleitvenen aufgeworfen. Die Gefäße liegen auf dem Lig. inter-

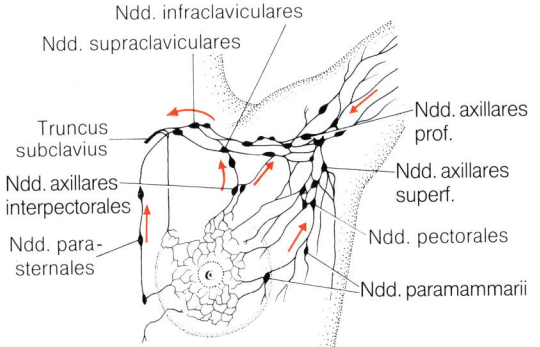

Abb. 10.21 Regionale Lymphknoten der Brustdrüse und des Armes. Strömungsrichtung durch *Pfeile* markiert. (Nach Töndury, 1970)

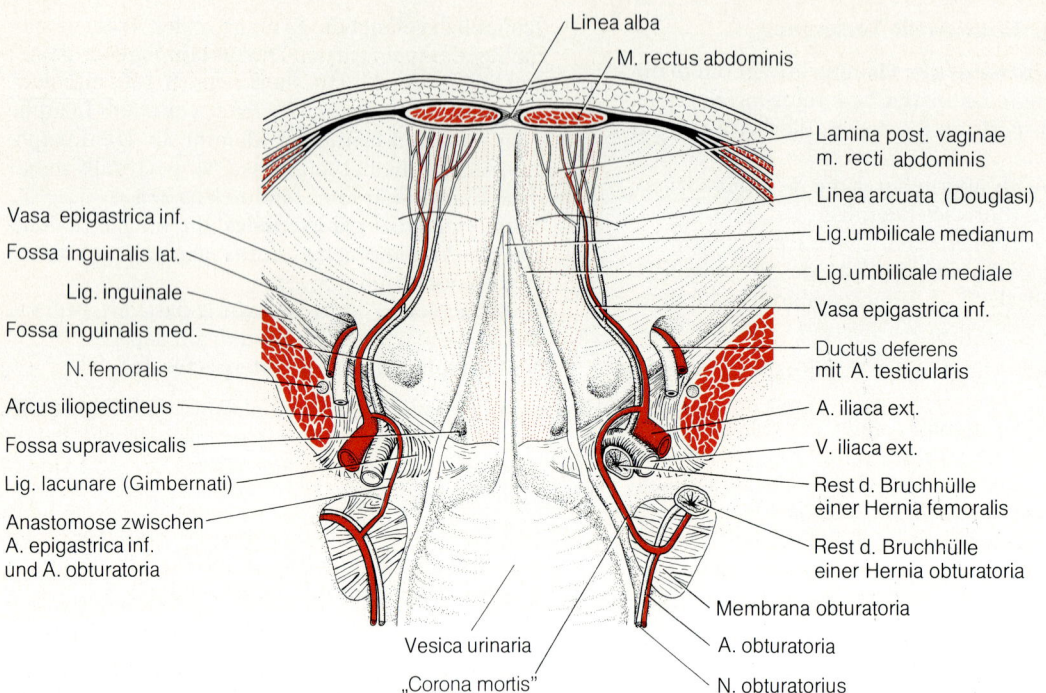

Linea alba
M. rectus abdominis
Lamina post. vaginae m. recti abdominis
Linea arcuata (Douglasi)
Lig. umbilicale medianum
Lig. umbilicale mediale
Vasa epigastrica inf.
Ductus deferens mit A. testicularis
A. iliaca ext.
V. iliaca ext.
Rest d. Bruchhülle einer Hernia femoralis
Rest d. Bruchhülle einer Hernia obturatoria
Membrana obturatoria
A. obturatoria
N. obturatorius

Vasa epigastrica inf.
Fossa inguinalis lat.
Lig. inguinale
Fossa inguinalis med.
N. femoralis
Arcus iliopectineus
Fossa supravesicalis
Lig. lacunare (Gimbernati)
Anastomose zwischen A. epigastrica inf. und A. obturatoria

Vesica urinaria
„Corona mortis"

Abb. 10.22 Vordere Bauchwand, Ansicht von innen; das Peritoneum ist nicht dargestellt

foveolare. Ihre Verlaufsrichtung ist annähernd parallel mit dem M. rectus abdominis. Die Falte scheidet die Fossa inguinalis medialis von der Fossa inguinalis lateralis.

Fossa supravesicalis. Sie liegt oberhalb der Harnblase zwischen Plica umbilicalis mediana und medialis (Ausgangstelle der seltenen Hernia supravesicalis).

Fossa inguinalis medialis. Die Fossa inguinalis medialis ist eine grubenförmige Vertiefung zwischen Plica umbilicalis medialis und lateralis, die sich auf den Anulus inguinalis superficialis projiziert. An dieser Stelle fehlt die Muskulatur. Infolgedessen besteht im Bereich der Fossa inguinalis medialis die Bauchwand nur aus der Fascia transversalis mit dem Peritoneum. Hier liegt deshalb ihre schwächste Stelle (s. mediale Leistenhernie, S. 263). Der mediale Rand der Grube wird durch die *Falx inguinalis* verstärkt. Ihre Fasern spalten sich von der Rektusscheide und von der Fascia transversalis ab (S. 244, 246).

Fossa inguinalis lateralis. Diese seichte Grube liegt seitlich von der Plica umbilicalis lateralis. Hier senkt sich das Peritoneum über dem inneren Leistenring, Anulus inguinalis profundus, etwas ein (s. laterale Leistenhernie, S. 262).

> **Die vordere Regio inguinalis ist eine schwache Stelle im Gefüge der Bauchwand und wird vom Leistenkanal durchsetzt**

Die Regio inguinalis liegt am Übergang vom Unterbauch zum Oberschenkel (**Abb. 10.19**). Sie wird in der Tiefe

oben vom Unterrand der platten Bauchmuskeln, medial von der Rektusscheide und unten vom Leistenband begrenzt. Die Leistengegend ist eine schwache Stelle, weil hier die Durchtrittspforte für den Samenleiter (Ductus deferens) und für die Gefäße zum und vom Hoden liegen, die alle in der Fetalperiode nach außen verlagert wurden. Zum Verständnis der Situation beim Erwachsenen wird die Entwicklung dieser Region beim männlichen Keim vorangestellt.

Entwicklung. Die Hoden werden in der Lendenregion an der dorsalen Leibeswand in der von Peritoneum überzogenen Genitalleiste (S. 627) angelegt. Vom Beginn des 3. Monats an wandern sie hinter dem Peritoneum in 2 Schritten kaudalwärts, geführt von einem Leitband, *Gubernaculum testis*. Diese Verlagerung, **Descensus testis**, beruht vor allem auf dem zu dieser Zeit einsetzenden schnellen Wachstum der unteren Körperhälfte und wird hormonal kontrolliert (Schritt 1 transabdominal durch das Anti-Müller-Hormon, S. 632, Schritt 2 inguinoskrotal durch Androgene). Das Gubernaculum testis durchsetzt die vordere Bauchwand und endet in den Skrotalanlagen (Tubera labioscrotalia). Um dieses gallertartige Band formieren sich Bindegewebszellen und bilden die begrenzenden Wände des Leistenkanals. Am Gubernaculum testis entlang schiebt sich (Anfang 3. Monat) durch den primitiven Leistenkanal eine handschuhfingerförmige Ausstülpung des Peritoneum parietale, der **Processus vaginalis peritonei**, bis in die Skrotalwülste hinein. Im 7. Entwicklungsmonat beginnen dann die Hoden die Wanderung im Gubernaculum

Tabelle 10.12. Homologe Schichten der Bauchwand, des Funiculus spermaticus und des Skrotums

Bauchwand	Funiculus spermaticus und Skrotum
Cutis (Bauchhaut)	Cutis (Skrotalhaut)
Tela subcutanea	Tunica dartos
Fascia abdominalis superficialis (und Aponeurose des M. obliquus externus abdominis)	Fascia spermatica externa
M. obliquus internus abdominis und M. transversus abdominis mit Faszien	M. cremaster und Fascia cremasterica
Fascia transversalis	Fascia spermatica interna (Tunica vaginalis communis)
Peritoneum parietale	Tunica vaginalis testis (Cavum serosum testis, Rest des Processus vaginalis peritonei) – Lamina parietalis (Periorchium) – Lamina visceralis (Epiorchium)

testis durch den Leistenkanal, *außerhalb* des Processus vaginalis; kurz vor der Geburt sind sie im Skrotum angekommen. Beim Deszensus nehmen sie Samenleiter, Blutgefäße, Nerven, Muskulatur und Faszien mit, die dann die Hodenhüllen und Anteile des Samenstrangs bilden (**Tabelle 10.14**). Nach Abschluß der Vorgänge verödet im Bereich des Samenstranges der Processus vaginalis. Später bleibt nur die Tunica vaginalis testis und von der Bauchhöhle im Skrotum eine Exklave. Das viszerale Blatt des Processus vaginalis peritonei, das sich fest mit der Oberfläche des Hodens verbindet, wird zur Lamina visceralis (früher Epiorchium), das parietale Blatt zur Lamina parietalis (früher Periorchium).

Die mitheruntergezogenen Gebilde lagern sich zum Samenstrang, **Funiculus spermaticus** (**Tabelle 10.12**) zusammen. Er und das ihn umgebende Bindegewebe füllen vollständig den Leistenkanal aus.

Bei der Frau unterbleibt die Bildung des Processus vaginalis. Der sehr enge Kanal enthält ein homologes Gebilde, das aus dem unteren Keimdrüsenligament hervorging, das *Lig. teres uteri*.

Klinischer Hinweis. Wenn der Descensus testis nicht vollständig abläuft, dann wird der Hoden an einer atypischen Stelle retiniert. Man spricht vom *Kryptorchismus*; je nach Lage von *Bauchhoden* oder Leistenhoden. Auch völlig atypische Lagen (Dysplasien) resultieren z. B. im subkutanen Bindegewebe des Oberschenkels oder des Dammes. Vergrößert sich das Cavum serosum durch vermehrte Flüssigkeitsproduktion, dann ensteht eine *Hydrozele*.

Canalis inguinalis, Leistenkanal. Von einem Kanal kann eigentlich nur gesprochen werden, wenn sein Inhalt entfernt ist.

Der 4–6 cm lange Leistenkanal durchsetzt oberhalb des Lig. inguinale die vordere Bauchwand schräg von dorsal-lateral-kranial nach ventral-medial-kaudal. Über seiner inneren Öffnung, **Anulus inguinalis profundus** (innerer Leistenring), die ungefähr 1,5 cm oberhalb der Mitte des Leistenbandes liegt, senkt sich das Peritoneum zur *Fossa inguinalis lateralis* ein (**Abb. 10.23**).

Die äußere Öffnung des Leistenkanals, **Anulus inguinalis superficialis** (äußerer Leistenring), liegt lateral vom Tuberculum pubicum. Sie wird von den beiden Crura der Externusaponeurose, dem Lig. inguinale und den Fibrae intercrurales gebildet (**Abb. 10.14**). Der Samenstrang tritt durch den inneren Leistenring in den Canalis inguinalis ein. Er verläßt ihn durch den äußeren Leisten-

Tabelle 10.13. Wände des Leistenkanals

Wände	Die wichtigsten Begrenzungen
Dach	Untere Ränder des *M. obliquus internus abdominis* und *M. transversus abdominis*
Boden	Nach innen umgebogener kaudaler Teil des *Lig. inguinale*, Lig. reflexum (nur medial)
Vordere Wand (breit)	*Aponeurose des M. obliquus externus abdominis*, Fibrae intercrurales
Hintere Wand (breit)	*Peritoneum parietale, Fascia transversalis*, Lig. reflexum (nur medial), Lig. interfoveolare, Plica umbilicalis lateralis mit Inhalt

ring, wo er bedeckt von der Fascia abdominalis superficialis unter der Haut zu tasten ist, und senkt sich dann in das Skrotum ein. Der Anulus inguinalis superficialis ist zu tasten, indem man mit dem kleinen Finger die Haut neben dem Funiculus spermaticus etwas einstülpt. Vor dem Leistenkanal auf der Externusaponeurose verlaufen nach oben A. et V. epigastrica superficialis, hinter dem Leistenkanal zwischen Fossa inguinalis medialis et lateralis die Vasa epigastrica inferiora (**Abb. 10.22**, S. 253). Die Wände des Leistenkanals gehen aus der **Tabelle 10.13**, sein Inhalt aus **Tabelle 10.14** hervor.

Klinische Hinweise. Leistenhernien (Abb. 10.23). Die Definition einer Hernie ist auf S. 247 gegeben. Grundsätzlich sind zu unterscheiden: angeborene (kongenitale) und erworbene Leistenhernien; außerdem entsprechend ihrer Lage und ihrem Verlauf: laterale (indirekte, schräge) und mediale (direkte, gerade) Leistenhernien. Die Bezeichnung lateral/medial bezieht sich auf die Lage zu den Vasa epigastrica inferiora. Bei allen schrägen Leistenhernien folgt der Bruchsack dem schrägen Verlauf des Leistenkanals
Die einzelnen Formen sind:

- *angeborene laterale Leistenhernie.* Ihre Ursache ist ein offen gebliebener Processus vaginalis peritonei. Er stellt den Bruchsack dar. Eingeweide, die sich in ihn hineinschieben, folgen ihm durch den Leistenkanal. Die Eintrittspforte liegt lateral von der A. epigastrica inferior.

Tabelle 10.14. Funiculus spermaticus, Samenstrang

Ductus deferens (Samenleiter)	Setzt den Ductus epididymidis fort, mündet als Ductus ejaculatorius in die Pars prostatica der Urethra; 60 cm lang. Tastbefund: Der Ductus deferens ist so dick wie eine Kugelschreibermine und sehr hart (Muskulatur)
A. ductus deferentis, R. ascendens	Kommt aus der A. iliaca interna, einer der Aa. vesicales oder der A. umbilicalis; der R. ascendens begleitet den Ductus deferens im Leistenkanal, der R. descendens zieht zur Vesicula seminalis
V. ductus deferentis	Entspricht der gleichnamigen Arterie
M. cremaster *Fascia cremasterica*	Abspaltung aus dem M. obliquus internus abdominis und M. transversus abdominis; der Muskel wird innerviert vom R. genitalis des N. genitofemoralis
A. cremasterica (bei Frauen *A. ligamenti teretis uteri*)	Stammt aus der A. epigastrica inferior
V. cremasterica	Entspricht der gleichnamigen Arterie
A. testicularis	Kommt aus der Pars abdominalis aortae; Anastomosen mit der A. cremasterica und A. ductus deferentis
Plexus pampiniformis, **V. testicularis**	Venengeflecht im Samenstrang und Hoden; Abfluß durch die V. testicularis rechts in die V. cava inferior, links in die V. renalis, Anastomosen mit der V. ductus deferentis und V. cremasterica
Vasa lymphatica	Abfluß in die Nodi lymphatici iliaci interni
Vestigium processus vaginalis (inkonstant)	Reste eines im Bereiche des Funiculus spermaticus unvollständig verödeten Processus vaginalis peritonei
Plexus deferentialis	Nervengeflecht des autonomen Nervensystems um den Ductus deferens
Plexus testicularis	Autonome Fasern um die A. testicularis aus dem Plexus aorticus abdominalis für Hoden und Nebenhoden
Fascia spermatica externa	Fortsetzung der oberflächlichen Bauchfascie und der Aponeurose der M. obliquus externus abdominis
Fascia spermatica interna	Entsteht aus der Fascia transversalis
N. ilioinguinalis	Legt sich im Leistenkanal an den Samenstrang; am äußeren Leistenring liegt er antero-lateral am Funiculus spermaticus; seine Äste (Nn. scrotales anteriores bzw. Nn. labiales anteriores) versorgen die vordere Skrotalhaut bzw. die Labia majora, den Mons pubis und einen Teil der Oberschenkelhaut
R. genitalis des N. genitofemoralis	Zieht durch den Anulus inguinalis profundus, liegt medial am Samenstrang, läuft durch den Anulus inguinalis superficialis und innerviert motorisch den M. cremaster, sensibel die Skrotalhaut bzw. Labia majora

Abb. 10.23 Schematische Darstellung der Leistengegend und Leistenbrüche. Auf der *linken Seite* ist ein offener Processus vaginalis peritonei abgebildet. Er obliteriert meistens. *Rechts* sind eine mediale (direkte, *A*) und laterale (indirekte, *B*) Leistenhernie gezeichnet (Nach Waldeyer u. Mayet 1974)

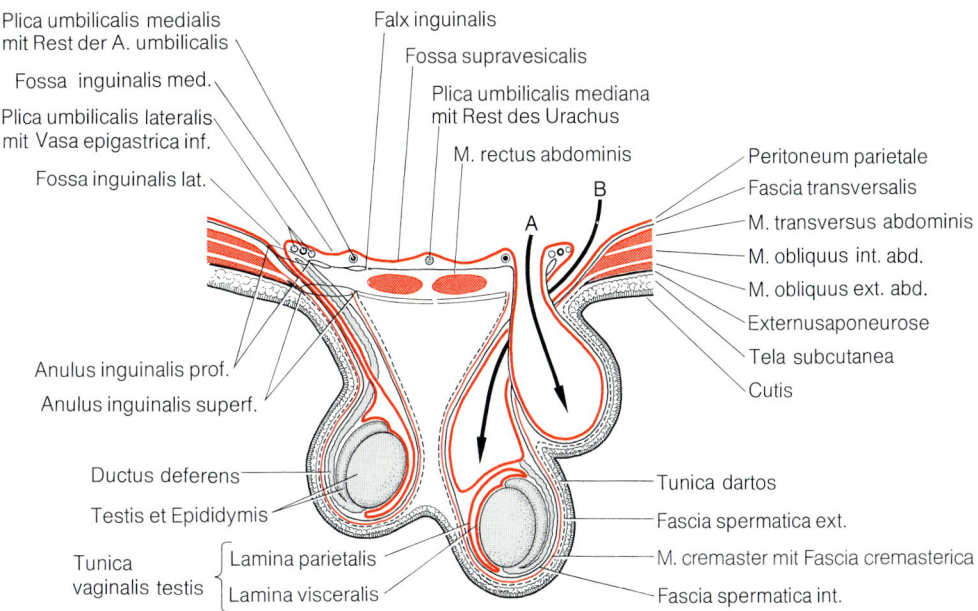

Labels in figure:
Plica umbilicalis medialis mit Rest der A. umbilicalis
Fossa inguinalis med.
Plica umbilicalis lateralis mit Vasa epigastrica inf.
Fossa inguinalis lat.
Anulus inguinalis prof.
Anulus inguinalis superf.
Ductus deferens
Testis et Epididymis
Tunica vaginalis testis { Lamina parietalis / Lamina visceralis }
Falx inguinalis
Fossa supravesicalis
Plica umbilicalis mediana mit Rest des Urachus
M. rectus abdominis
A   B
Peritoneum parietale
Fascia transversalis
M. transversus abdominis
M. obliquus int. abd.
M. obliquus ext. abd.
Externusaponeurose
Tela subcutanea
Cutis
Tunica dartos
Fascia spermatica ext.
M. cremaster mit Fascia cremasterica
Fascia spermatica int.

- *erworbene laterale Leistenhernie* (angeborene „Bindegewebsschwäche"). Zunächst vertieft sich die Fossa inguinalis lateralis. Das Peritoneum kann dann in Form einer Peritonealvorwölbung in den Leistenkanal vordringen (*Hernia interstitialis*), schließlich am äußeren Leistenring erscheinen (*Hernia completa*) und eventuell in den Hodensack gelangen (*Hernia scrotalis*, Hodenbruch). Der Anulus inguinalis profundus bildet die innere Bruchpforte. Die Gewebeschichten einer Hernie nennt man Bruchhüllen; sie gehen aus **Tabelle 10.15** und **Abb. 10.23** hervor.
- *mediale Leistenhernie.* Sie ist stets erworben. Sie beginnt mit einer zunehmend sich vergrößernden Ausbuchtung des Peritoneums und der Fascia transversalis im Bereich der Fossa inguinalis medialis (Tabelle **10.15**). Dieses Gebiet ist ein Locus minoris resistentiae in der vorderen Bauchwand. Hier durchbricht die mediale Leistenhernie, indem sie Peritoneum und Fascia transversalis vor sich herschiebt, direkt und gerade (im Gegensatz zur lateralen, schrägen Hernie) die Bauchwand. Sie erscheint dann gleich der lateralen im Anulus inguinalis superficialis und breitet sich vor dem äußeren Leistenring aus. Meist senkt sie sich nicht in den Hodensack ein.
- *Schenkelhernien* S. 379.

10.2 Schultergürtel und obere Extremität

10.2.1 Entwicklung

Lernziele
Entwicklung der Knochen, der Muskulatur und der Innervation • Ossifikation • Mißbildungen

Zur Zeit der Anlage der oberen Extremität ist der Embryo etwa 4 mm lang. Die Anlagen erscheinen als fal-

ten-, dann paddelförmige Knospen an der seitlichen Rumpfwand. Sie bestehen zunächst aus einem mesenchymalen Kern, der im wesentlichen aus der Somatopleura (parietales Mesoderm) hervorgeht, und einer ektodermalen Oberfläche. Am distalen Rand der Knospe verdickt sich das Ektoderm zur *Randleiste.* Durch Wechselwirkungen zwischen der Randleiste und dem Mesenchym wird das Längenwachstum der Extremitätenknospen gesteuert.

Die beiden oberen Extremitätenanlagen gliedern sich in einen

- proximalen Abschnitt, aus dem der Schultergürtel hervorgeht, mit einem
  - ventralen Anteil, von dem beim Menschen nur der *Processus coracoideus* erhalten bleibt, und einem
  - dorsalen Anteil, aus dem die *Scapula* entsteht, sowie einem
- distalen Abschnitt, der zur freien Extremität wird.

Die Anlagen der beiden oberen Extremitäten wachsen schnell in die Länge, wobei sich Anfang der 6. Woche eine

- Handplatte bildet. Ende der 6. Woche entwickeln sich innerhalb der Platte die
  - Finger als Mesenchymverdichtungen (Fingerstrahlen). Sie separieren sich durch Untergang des dazwischenliegenden Gewebes.

Mit dem Längenwachstum erfolgt eine Abduktion der Armanlagen. Dabei werden sie in der Ellenbogengegend abgewinkelt. Außerdem drehen sie sich aus ihrer ursprünglichen Stellung (Daumen nach oben) in Pronationsstellung.

Tabelle 10.15. Leistenhernien und typische Schenkelhernien

Kennzeichen	Hernia inguinalis lateralis congenita	Hernia inguinalis lateralis acquisita	Hernia inguinalis medialis (directa)	Hernia femoralis medialis (typica)
Ausgangsstelle der Hernie	Fossa inguinalis lateralis	Fossa inguinalis lateralis	Fossa inguinalis medialis	Innen medial von der V. femoralis
Bruchkanal	Leistenkanal (schräg)	Leistenkanal (schräg)	Bauchwand (gerade)	Schenkelkanal (gerade)
Bruchpforte	Anulus inguinalis profundus	Anulus inguinalis profundus	Fossa inguinalis medialis	Anulus femoralis (Schenkelring)
Austrittsstelle	Anulus inguinalis superficialis oberhalb des Leistenbandes	Anulus inguinalis superficialis oberhalb des Leistenbandes	Anulus inguinalis superficialis oberhalb des Leistenbandes	Unterhalb des Leistenbandes
Bruchsack	Offener Processus vaginalis peritonei	Es bildet sich eine Peritonealausstülpung	Es bildet sich eine Peritonealausstülpung	Es bildet sich eine Peritonealausstülpung
Beziehung zu Leitungsbahnen	Beginnt lateral von den Vasa epigastrica inferiora	Beginnt lateral von den Vasa epigastrica inferiora	Medial von den Vasa epigastrica inferiora	Medial von der V. femoralis, lateral vom Lig. lacunare
Lage des Bruchsackes im Endstadium	Innerhalb des Processus vaginalis peritonei im Skrotum	Innerhalb der Fascia spermatica interna im Skrotum	Außerhalb des Fascia spermatica interna, meistens vor dem äußeren Leistenring	Vor dem Hiatus saphenus im subkutanen Gewebe

Die Bildung des Knorpelmodells der einzelnen Extremitätenknochen aus Chondroblasten beginnt jeweils proximal und schreitet distalwärts fort. Ende der 8. Embryonalwoche ist die Ausbildung des hyalinknorpeligen Skeletts im wesentlichen abgeschlossen; lediglich die Endphalangen sind noch nicht präformiert.

Über den Verlauf der Ossifikation der Knochen des Schultergürtels und der oberen Extremität gibt **Tabelle 10.16** Auskunft. Hervorzuheben ist, daß der 1. Knochen, bei dem in der 6.–7. Embryonalwoche die Ossifikation beginnt, die Clavicula ist. Für einen Röhrenknochen ist es ganz ungewöhnlich, daß das Corpus claviculae desmal ohne vorherige Ausbildung einer Knorpelmatrize entsteht. Das sternale und akromiale Ende wird wie alle übrigen Skeletteile des Schultergürtels und der Extremität chondral angelegt.

Die myogenen Zellen für die obere Extremität entstammen den Dermatomen der Halssomiten

Die Entwicklung der Muskulatur beginnt in der 7. Woche. Die myogenen Zellen ordnen sich auf der Beuge- und Streckseite zu noch undifferenzierten Vormuskelmassen an, aus denen später die einzelnen Muskelblasteme hervorgehen. An den Schultergürtel gewinnen außerdem Muskelblasteme aus dem Branchialbereich Anschluß.

Hinweis. Die bei den Extremitäten üblichen Bezeichnungen ventral und dorsal werden aus der Embryologie verständlich: die zum Bauch hin gelegene Seite der Extremitätenanlage ist die ventrale Seite, die entgegengesetzte die dorsale Seite.

Die Nerven für die obere Extremität wachsen von den Rückenmarkssegmenten C5 - Th1 aus

Die Nerven der oberen Extremität gehören zu den Rami anteriores der Spinalnerven. An der Basis der Armanlage verflechten sich die Nervenfasern aus verschiedenen Segmenten und bilden den Plexus brachialis (Armgeflecht). Bei der sensiblen Innervation der Haut bleibt der Segmentcharakter in Form von Dermatomen (**Abb. 17.42**) erhalten, wenn sich auch die Innervationsgebiete infolge des Längenwachstums auseinanderziehen.

Hinweis. Der Begriff Dermatom wird also doppelt verwendet, nämlich einmal für den dorsalen Anteil der Somiten (S. 123) und zum anderen für Hautgebiete, die von Nervenfasern aus einem bestimmten Rückenmarkssegment (S. 782) versorgt werden.

Mißbildungen

Die schwerste Form der angeborenen Mißbildungen der Extremitäten ist das völlige Fehlen, *Amelie*. Als *Meromelie* bezeichnet man eine Mißbildungsform, bei der

Tabelle 10.16. Ossifikationstermine der oberen Extremität

	Beginn der Ossifikation		Schluß der Epiphysenfugen
Clavicula	Diaphyse 6.–7. Embr. Wo.	Epiphyse 16.–18. Leb. Jahr	20.–24. Leb. Jahr
Scapula	Collum-Knochenkern	8. Embr. Wo.	19.–21. Leb. Jahr
	Proc. coracoideuskern	1. Leb. Jahr	
	akzessorische Knochenkerne	12.–18. Leb. Jahr	
Humerus	Diaphyse 7.–8. Embr. Wo.	Epiphysen 2. Leb. Wo.	20.–25. Leb. Jahr
		–12. Leb. Jahr	15.–18. Leb. Jahr
Radius	Diaphyse 7.–8. Embr. Wo.	Epiphysen 1.–2. Leb. Jahr	15.–20. Leb. Jahr
		Processus styloideus	
		12. Leb. Jahr	20.–25. Leb. Jahr
Ulna	Diaphyse 7.–8. Embr. Wo.	Epiphysen 8.–12. Leb. Jahr	14.–18. Leb. Jahr
		5.– 7. Leb. Jahr	20.–24. Leb. Jahr
Ossa carpi	Knochenkerne zwischen 1.–12. Leb. Jahr		
Ossa metacarpi	Diaphyse 9.–10. Embr. Wo.	Epiphysen 2.–3. Leb. Jahr	15.–20. Leb. Jahr
Grundphalanx	Diaphyse 9. Embr. Wo.	Epiphysen	
Mittelphalanx	Diaphyse 11.–12. Embr. Wo.	2.–3. Leb. Jahr	20.–24. Leb. Jahr
Endphalanx	Diaphyse 7.–8. Embr. Wo.		

In den Epiphysen-Verknöcherungsterminen bedeuten die 1. Zahlenangaben die Verknöcherung der proximalen und die 2. Zahlenangaben die Termine für die distale Epiphyse.

Skeletteile fehlen. Eine Sonderform der Meromelie ist die *Phokomelie*, bei der die Hand direkt am Rumpf oder an einem kurzen Extremitätenstummel sitzt. Eine unvollständige Trennung der Fingerstrahlen führt zu einer *Syndaktylie*. Beim Vorkommen überzähliger Finger spricht man von *Polydaktylie*. Bei der Hummerscherenhand (*Spalthand*) besteht eine Spalte zwischen den Metakarpalknochen, wobei die Hand zweigeteilt ist. *Dysostosis cleidocranialis*: infolge einer Verknöcherungsstörung fehlt das Corpus claviculae (meist verbunden mit Schädeldefekten).

10.2.2 Schultergürtel

> **Lernziele**
>
> Clavicula • Scapula • Articulatio sternoclavicularis • Articulatio acromioclavicularis • Dorsale und ventrale Schultergürtelmuskulatur • Bewegungen des Schultergürtels

Im Gegensatz zum Beckengürtel ist der Schultergürtel, Cingulum membri superioris, nicht Anteil eines in sich geschlossenen festen Knochenrings. Er besteht aus 2 beweglich miteinander verbundenen Skeletteilen, die über das Brustbein-Schlüsselbeingelenk am Brustkorb befestigt sind. Der Schluß des Schultergürtels im dorsalen

Abschnitt erfolgt nur durch Muskeln. Sie verbinden das Schulterblatt verschieblich mit dem Thorax. Erst durch diese Verschiebekonstruktion wird der hohe Bewegungsumfang der mit dem Schultergürtel verbundenen oberen Extremität möglich.

> **Der Schultergürtel besteht aus Clavicula und Scapula**

Clavicula, *Schlüsselbein*. An dem leicht S-förmig gebogenen Knochen unterscheidet man ein sternales und ein abgeplattetes akromiales Ende, *Extremitas sternalis* und *Extremitas acromialis*, mit je einer Gelenkfläche, *Facies articularis sternalis* und *Facies articularis acromialis*. Die Extremitas acromialis ist in situ nach dorso-lateral gerichtet. An der Unterseite des Knochens dienen die *Linea trapezoidea*, medial von ihr das *Tuberculum conoideum* und nahe dem sternalen Ende die *Impressio lig. costoclavicularis* der Befestigung gleichnamiger Bänder. An der Unterseite liegt außerdem im Bereich des Mittelstücks, *Corpus claviculae*, eine Rinne, *Sulcus m. subclavii*.

Taststellen. Vorderer Rand und obere Fläche des Corpus claviculae, Extremitas sternalis, Extremitas acromialis. Die Konvexität des Schlüsselbeins liegt medial.

Scapula, *Schulterblatt*. Die Scapula (**Abb. 10.24**) ist ein dreieckiger platter Knochen, an dessen Flächen und rah-

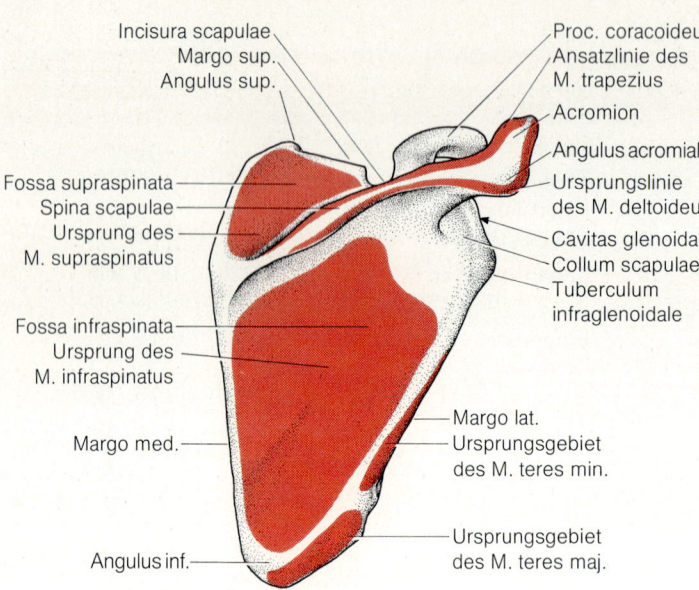

Incisura scapulae
Margo sup.
Angulus sup.
Proc. coracoideus
Ansatzlinie des
M. trapezius
Acromion
Angulus acromialis
Fossa supraspinata
Spina scapulae
Ursprung des
M. supraspinatus
Ursprungslinie
des M. deltoideus
Cavitas glenoidalis
Collum scapulae
Tuberculum
infraglenoidale
Fossa infraspinata
Ursprung des
M. infraspinatus
Margo med.
Margo lat.
Ursprungsgebiet
des M. teres min.
Angulus inf.
Ursprungsgebiet
des M. teres maj.

Abb. 10.24 Rechtes Schulterblatt in der Ansicht von dorsal. *Rot* wichtige Muskelursprünge und -ansätze

menartig verdickten Kanten Muskeln entspringen bzw. ansetzen. Zur Stabilisierung der Rahmenkonstruktion dient die auf der dorsalen Seite nach dem Prinzip eines T-Trägers aufgesetzte Spina scapulae.
Im einzelnen sind an der Scapula benannt:

- 3 Kanten, *Margo medialis*, *lateralis*, *superior*
- 3 Ecken, *Angulus inferior*, *superior*, *lateralis*

Der *Angulus lateralis* verbreitert sich nach einem Übergangsbereich, *Collum scapulae*, zu der ovalen Schultergelenkspfanne, *Cavitas glenoidalis*. Das oberhalb der Pfanne gelegene *Tuberculum supraglenoidale* ist die Ursprungsstelle für den langen Bizepskopf, das *Tuberculum infraglenoidale* für den langen Trizepskopf.
   Die *ventrale Fläche* der Scapula, *Facies costalis*, ist zu der seichten *Fossa subscapularis* vertieft, die dem M. subscapularis als Ursprungsfläche dient. Er hinterläßt hier die Lineae musculares.
   An der *dorsalen Seite*, *Facies posterior*, trennt die Schulterblattgräte, *Spina scapulae*, die kranial von ihr gelegene kleinere *Fossa supraspinata* von der größeren *Fossa infraspinata*. In diesen Gruben entspringen gleichnamige Muskeln. Die Spina scapulae endet in der Schulterhöhe, *Acromion*, die über den Oberarmkopf hinausragt und die *Facies articularis acromii* trägt. Die Kante am dorsalen Rand des Akromions ist der *Angulus acromialis*.
   Der *Oberrand der Scapula*, *Margo superior*, setzt sich nach ventrolateral in den *Rabenschnabelfortsatz, Processus coracoideus*, fort, eine Muskelapophyse für den M. coracobrachialis, den kurzen Kopf des M. biceps brachii und für den M. pectoralis minor. Unmittelbar medial davon ist der Margo superior zur *Incisura scapulae* eingezogen, die vom *Lig. transversum scapulae* überbrückt wird. Unter dem Band in der Incisur verläuft der N. suprasca-

pularis, über dem Band die A. und V. suprascapularis; bisweilen verknöchert das Band.

Taststellen. Akromion mit Angulus acromialis, Margo medialis, Angulus inferior und Spina scapulae. Der Processus coracoideus ist bei abduziertem Arm in der Tiefe des Trigonum clavipectorale zu tasten.

> **Die Clavicula ist durch das mediale Schlüsselbeingelenk mit dem Thorax und durch das laterale Schlüsselbeingelenk mit dem Schulterblatt verbunden**

Articulatio sternoclavicularis, *mediales Schlüsselbeingelenk*. Das sternale Ende des Schlüsselbeins bildet den Gelenkkopf, die *Incisura clavicularis* des Manubrium sterni (und ein kleiner Teil des 1. Rippenknorpels) die Gelenkpfanne. Die annähernd sattelförmigen Gelenkflächen sind mit Faserknorpel überzogen. Ein *Discus articularis* teilt die Gelenkhöhle und gleicht die Inkongruenzen der artikulierenden Gelenkflächen aus. *Lig. sternoclaviculare anterius* und *Lig. sternoclaviculare posterius* verstärken die schlaffe Gelenkkapsel. Sie verhindern eine Distraktion des Gelenks bei seitlichem Zug und begrenzen die Vor- und Rückwärtsbewegung des Schlüsselbeins. Das *Lig. interclaviculare* verbindet die sternalen Enden beider Schlüsselbeine und hemmt die Absenkung des distalen Schlüsselbeinendes. Das *Lig. costoclaviculare* verbindet den Knorpelteil der 1. Rippe mit dem Schlüsselbein. Es wird bei Vorwärtsbewegung und Hebung der Clavicula angespannt.
   Gelenkmechanik. Das Sternoklavikulargelenk verhält sich funktionell wie ein *Kugelgelenk* mit eingeschränkter Drehbewegung. Es erlaubt eine Vor- und Rückwärtsführung des distalen Klavikulaendes um je 30°, eine Sen-

kung um 5° und eine Hebung um 55°. Kreiselbewegungen um die longitudinale Achse der Clavicula, die für die Schwenkung des Schulterblatts genutzt werden, sind um etwa 35° möglich. Bei der Zirkumduktion bewegt sich das Schlüsselbein auf einem Kegelmantel. Sein akromiales Ende beschreibt eine Ellipse.

Articulatio acromioclavicularis, *laterales Schlüsselbeingelenk.* Akromion und Schlüsselbein bilden das Akromioklavikulargelenk (Schultereckgelenk). Bisweilen teilt ein Diskus aus Faserknorpel die Gelenkhöhle unvollständig in 2 miteinander kommunizierende Kammern. Die ovalen Gelenkflächen sind annähernd plan und mit Faserknorpel überzogen. Die Gelenkkapsel wird durch das *Lig. acromioclaviculare* verstärkt.

Gelenkmechanik. Auf Grund der Viskoelastizität des Gelenkknorpels und des Discus articularis verhält sich das Akromioklavikulargelenk funktionell wie ein *Kugelgelenk mit eingeschränkter Drehbewegung.*

Sehr wesentlich für den Zusammenhalt zwischen Schulterblatt und Schlüsselbein ist das *Lig. coracoclaviculare.* Es besteht aus einem lateralen vorderen Teil, *Lig. trapezoideum,* vom Processus coracoideus zur Linea trapezoidea des Schlüsselbeins, und einem medialen-hinteren Teil, *Lig. conoideum,* vom Processus coracoideus zum Tuberculum conoideum des Schlüsselbeins. Durch diese Bänder wird der Bewegungsumfang des lateralen Schlüsselbeingelenks auf das notwendige Ausmaß beschränkt und einer Luxation der Articulatio acromioclavicularis entgegengewirkt.

Bei Bewegungen des Schultergürtels dient die Clavicula als „Führungsstange"

Die Articulatio sternoclavicularis ist die einzige Gelenkverbindung zwischen Schultergürtel und Rumpfskelett. Im übrigen ist das Schulterblatt in Muskelschlingen aufgehängt. Sie bilden den aktiven Halte- und Bewegungsapparat, der die Stellungsänderungen und Verschiebungen der Scapula auf ihrer Unterlage bewirkt.

Folgende Bewegungen können passiv ausgeführt werden:

- **Verschiebungen im lockeren Bindegewebe**, das sich zwischen M. subscapularis und M. serratus anterior ausbreitet. Diese Bewegungen äußern sich im *Heben und Senken* oder im *Vor- und Zurücknehmen* des Schulterblatts.
- **Drehung um Achsen**, die senkrecht zur Schulterblattfläche verlaufen. Bei diesen Drehbewegungen wandert der untere Winkel des Schulterblatts nach medial oder lateral (**Abb. 10.26**). Sie führen zu einer *Stellungsänderung der Cavitas glenoidalis* (s. „Elevation").
- **Abhebung**. Sie ist nur in geringem Ausmaß möglich. Hierbei wird der Margo medialis vom Thorax abgehoben oder ihm genähert (sog. *„Flügelbewegungen"*).

Im Stehen bei herabhängendem Arm bildet die Fläche des Schulterblatts mit der Medianebene einen Winkel von 60°. Die Clavicula steht in dieser Haltung annähernd horizontal. Wird der Arm maximal nach oben-seitlich eleviert, so dreht sich das Schulterblatt auf dem Thorax um 60°.

Die Muskulatur des Schultergürtels gliedert sich topographisch in eine dorsale und eine ventrale Gruppe

---

Hinweis. Eine andere Gliederung der Schultermuskulatur berücksichtigt phylogenetische Gesichtspunkte. Im Laufe der stammesgeschichtlichen Entwicklung der oberen Extremität kam es im Bereich des Schultergürtels zu ausgedehnten Muskelverlagerungen. Dabei gelangten einerseits Muskeln aus dem Branchialbogengebiet, andererseits Muskeln aus der ventrolateralen Leibeswand in den Schultergürtelbereich. Aus dem Branchialbogengebiet stammt der M. trapezius. Zu den Muskeln, die sich von der ventrolateralen Leibeswand ableiten und deshalb von Rr. anteriores (Plexus brachialis, S. 307) versorgt werden, und die sich sekundär am Schultergürtel anhefteten, gehören M. rhomboideus, M. levator scapulae, M. serratus anterior, M. subclavius und M. pectoralis minor. Einige dieser Muskeln wurden bereits unter der Bezeichnung „sekundär eingewanderte Muskeln" beim Rücken erwähnt (S. 239).

Dorsale Rumpf-Schultergürtelmuskulatur. Zu dieser Gruppe gehören (**Tabelle 10.17**):

- **M. trapezius** (**Abb. 10.25 a**). Der Muskel ist platt und breitet sich großflächig unter der Haut des Nackens und des Rückens aus. Die Muskelmasse wird entsprechend der Verlaufsrichtung ihrer Fasern in 3 nicht scharf voneinander abgrenzbare Partien unterteilt:

  - Pars descendens
  - Pars transversa
  - Pars ascendens

Die *Pars descendens* entspringt am Hinterhaupt und an der Halswirbelsäule. Sie inseriert am lateralen Drittel der Clavicula und am akromialen Ende der Spina scapulae (**Abb. 10.24**).

Die *Pars transversa* nimmt ihren Ursprung von einem oft rautenförmigen Sehnenspiegel um den 7. Halswirbel. Ihre Muskelfasern verlaufen fast horizontal und erreichen das mittlere Drittel der Spina scapulae.

Pars ascendens. Sie bildet die unteren Partien des M. trapezius mit von der unteren Wirbelsäule aufsteigenden Fasern. Diese befestigen sich am weitesten medial an der Spina scapulae. Sie bilden ein auf der Spitze stehendes Dreieck.

Die oberen und die unteren Partien des M. trapezius, die entgegengesetzt verlaufen, wirken bei der Drehung der Scapula synergistisch, d.h. sie drehen bei Kontraktion die Scapula so, daß der Angulus inferior nach lateral wandert (**Abb. 10.45**).

Tabelle 10.17. Schultergürtelmuskulatur

Muskel	Ursprung	Ansatz	Funktion	Innervation
M. trapezius	Protuberantia occipitalis externa zwischen Linea nuchae superior und suprema; durch das Lig. nuchalis an den Processus spinosi der HWS; an allen Processus spinosi der BWS und ihren Ligg. supraspinalia	Laterales Drittel der Clavicula, Acromion, Spina scapulae (gegenüber dem Ursprung des M. deltoideus)	Die Fasern der Pars descendens ziehen das Schulterblatt nach oben-medial, die der Pars transversa nach medial und die der Pars ascendens nach unten-medial; im Zusammenwirken mit anderen Muskeln dreht er das Schulterblatt oder hält es fest; Drehung des Kopfes und der Wirbelsäule; Dorsalflexion des Kopfes und der HWS	Hauptsächlich N. accessorius, außerdem Zweige aus den Rr. anteriores der zervikalen Spinalnerven (Plexus cervicalis)
M. levator scapulae	Tubercula posteriora der 4 oberen Halswirbelquerfortsätze	Angulus superior des Schulterblatts und oben am Margo medialis	Zieht das Schulterblatt nach medial-oben	N. dorsalis scapulae (Plexus brachialis), zusätzlich Plexus cervicalis
M. rhomboideus minor	Processus spinosi des 6. und 7. Halswirbels	Margo medialis des Schulterblatts oberhalb der Spina scapulae	Zieht das Schulterblatt nach medial-kranial, hält das Schulterblatt am Rumpf fest	N. dorsalis scapulae (Plexus brachialis)
M. rhomboideus major	Processus spinosi der 4 oberen Brustwirbel	Margo medialis des Schulterblatts unterhalb der Spina scapulae	Zieht das Schulterblatt nach medial-kranial, hält das Schulterblatt am Rumpf fest	N. dorsalis scapulae (Plexus brachialis)
M. serratus anterior	Seitlich mit Ursprungszacken von der 1.–9. Rippe	Margo medialis, Angulus superior, Angulus inferior scapulae	Sein unterer Teil dreht die Scapula beim Erheben des Arms über die Horizontale, hält die Scapula am Thorax; seine unteren Teile wirken als Hilfsatemmuskeln	N. thoracicus longus (Plexus brachialis)
M. subclavius	Vordere Fläche der 1. Rippe an der Knorpelknochengrenze	Untere Fläche der Extremitas acromialis der Clavicula	Hält die Calvicula im Sternoklavikulargelenk, polstert die Vasa subclavia	N. subclavius (Plexus brachialis)

- **M. rhomboideus** (**Abb. 10.25 a**). Die rautenförmige, genetisch einheitliche Muskelplatte wird durch den R. profundus der A. transversa cervicis mit dem begleitenden Bindegewebe geteilt in:
  - *M. rhomboideus minor*, kleiner und kranial gelegen
  - *M. rhomboideus major*, größer und kaudal gelegen
- **M. levator scapulae** (**Abb. 10.25 a**). Der Muskel entspringt zwischen den Mm. scaleni von den Tubercula posteriora der oberen Halswirbel. Er dient gleich den Mm. rhomboidei und der Pars descendens des M. trapezius der Aufhängung und Bewegung des Schultergürtels.
- **M. serratus anterior** (**Abb. 10.25 b**). Der großflächige Muskel liegt an der ventrolateralen Thoraxwand, bedeckt vom M. pectoralis major und oben teilweise bedeckt vom M. latissimus dorsi. Seine Ursprungszacken, die ihm den Namen verliehen, alternieren mit denen des M. obliquus externus abdominis. Mit seinen Antagonisten (vor allem M. rhomboideus) kann er das Schulterblatt feststellen. Der kräftige untere Anteil des Muskels dreht die Scapula, so daß sich der Angulus inferior nach lateral bewegt. Der obere Anteil ist bei der Rückstellung der Scapula beteiligt. Beim Werfen oder Schieben hält der M. serratus anterior die Scapula am Körper. Außerdem fixiert er sie auch beim Aufstützen des Arms auf einer Unterlage. Dann können die unteren Muskelpartien auch als Hilfsatemmuskeln inspiratorisch wirken.

Klinischer Hinweis. Bei schlaffer Lähmung des M. serratus anterior steht die Scapula flügelartig ab: *Scapula alata*.

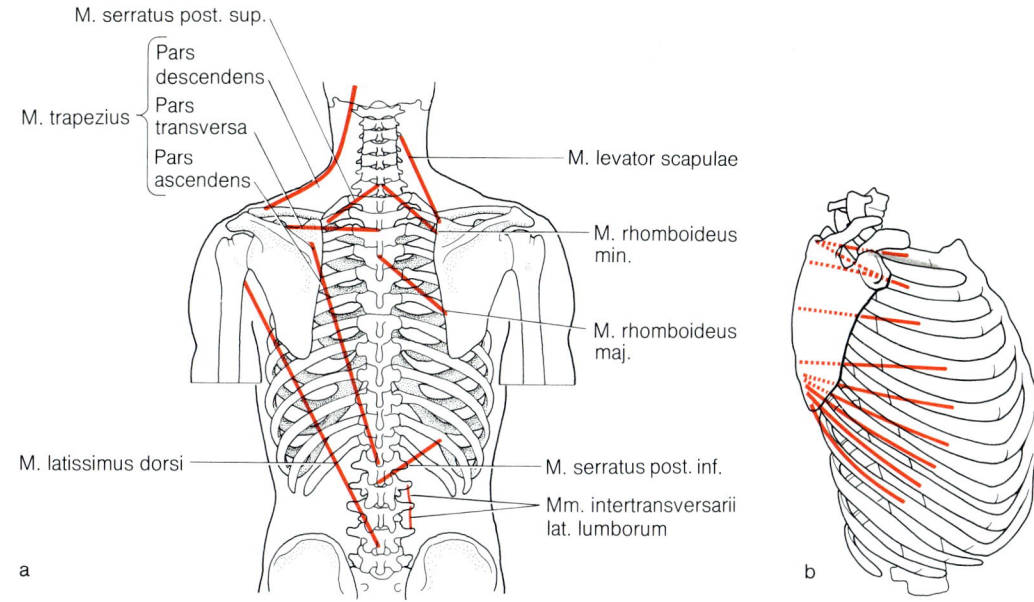

Abb. 10.25 a, b
Sekundäre Rückenmuskeln und ihre Beziehungen zur Scapula, **b** M. serratus anterior. (**b** Nach Platzer 1984)

M. serratus post. sup.

M. trapezius
- Pars descendens
- Pars transversa
- Pars ascendens

M. levator scapulae

M. rhomboideus min.

M. rhomboideus maj.

M. latissimus dorsi

M. serratus post. inf.

Mm. intertransversarii lat. lumborum

a

b

Ventrale Rumpf-Schultergürtelmuskeln sind:

- **M. subclavius (Tabelle 10.17)**. Er liegt zwischen 1. Rippe und der Clavicula, umscheidet von der Fascia clavipectoralis. Der Muskel verläuft im Sulcus m. subclavii parallel mit der Clavicula.
- **M. pectoralis minor (Tabelle 10.20)**. Er ist entwicklungsgeschichtlich eine Abspaltung vom M. pectoralis major, die sich am Processus coracoideus der Scapula anheftete (Besprechung S. 284).

> **Die Schultergürtelmuskulatur wirkt als Haltemuskulatur und dient der beweglichen Befestigung der Scapula an der dorsalen Rumpfwand**

Der Schultergürtel stellt die Verbindung von oberer Extremität und Rumpf her.

Haltemuskulatur. Als solche wird sie bei Belastung durch das Eigengewicht der Extremität und bei zusätzlicher Belastung beim Tragen von Lasten auf der Schulter oder in der Hand eingesetzt. Hierbei wirken vor allem der M. levator scapulae und die Pars descendens des M. trapezius.

Bewegung der Scapula. Es handelt sich um Stellungsänderungen der Scapula für Armbewegungen (zur passiven Verschiebbarkeit der Scapula S. 267). Für das Verständnis der Vorgänge ist außerdem der Bewegungsumfang des Schultergelenks (S. 273) zu berücksichtigen. Aus der Kombination der beiden Teilaspekte ist der Vorgang der Elevation sowie die Ante- und Retroversion des Arms zu verstehen. In **Abb. 10.26** sind die an der Verstellung der Scapula beteiligten Muskeln zusammengefaßt.

Im Vordergrund steht für die Elevation die Drehung der Scapula durch die synergistische Tätigkeit der Pars descendens und der Pars ascendens des M. trapezius unter Mitwirkung des M. levator scapulae. Gleichfalls wichtig ist für diesen Vorgang die synergistische Tätigkeit von M. serratus anterior und M. rhomboideus major et minor (**Abb. 10.45**). Bei einer Kontraktion der oberen Abschnitte des M. rhomboideus (M. rhomboideus minor) und gleichzeitiger Kontraktion der unteren Abschnitte des M. serratus anterior wird die Scapula so gedreht, daß der Angulus inferior nach lateral schwenkt und die Cavitas glenoidalis nach oben gerichtet ist.

10.2.3 Obere Extremität

Die freie obere Extremität, Membrum superius, ist mit dem Schultergürtel durch das Schultergelenk verbunden. An der oberen Extremität sind folgende Gliedmaßenabschnitte zu unterscheiden:

- **Brachium**, Oberarm
- **Antebrachium**, Unterarm
- **Manus**, Hand. Die Hand setzt sich zusammen aus:
  - Carpus, Handwurzel
  - Metacarpus, Mittelhand
  - Digiti manus, Finger

Die Hohlhandfläche wird als *Palma manus* (früher Vola manus) und der Handrücken als *Dorsum manus* bezeichnet.

Die einzelnen Finger nennt man Daumen, *Pollex*, Zeigefinger, *Index*, Mittelfinger, *Medius*, Ringfinger, *Anula-*

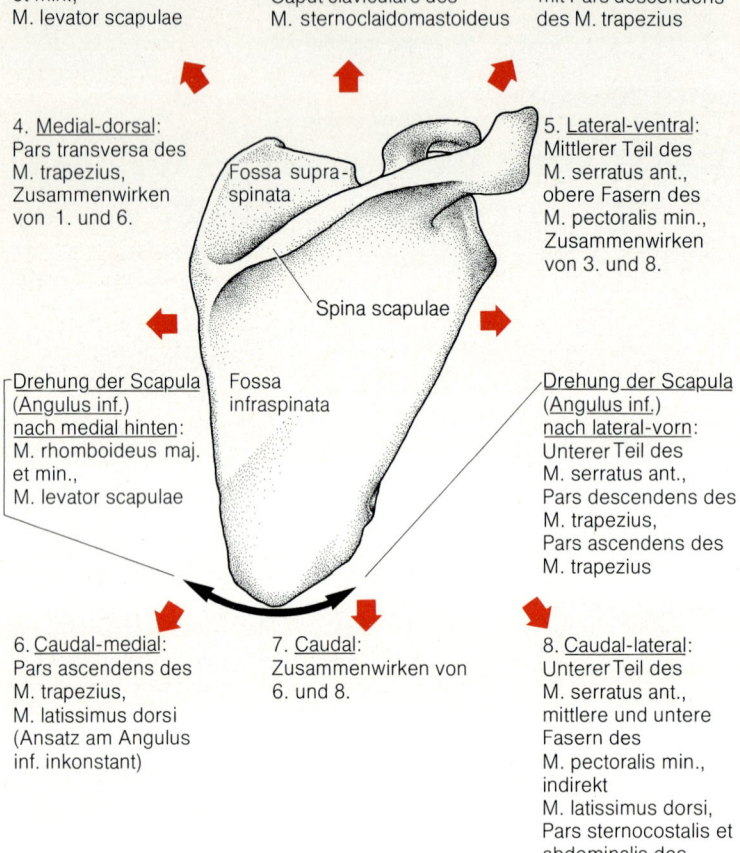

1. Cranial-medial:
Pars descendens des
M. trapezius,
M. rhomboideus maj.
et min.,
M. levator scapulae

2. Cranial:
M. levator scapulae,
Zusammenwirken von
1. und 3.,
Caput claviculare des
M. sternoclaidomastoideus

3. Cranial-lateral:
Oberer Teil des
M. serratus ant.
im Zusammenwirken
mit Pars descendens
des M. trapezius

Abb. 10.26 Wirkungen von Muskeln zur Bewegung der Skapula

4. Medial-dorsal:
Pars transversa des
M. trapezius,
Zusammenwirken
von 1. und 6.

Fossa supra-
spinata

Spina scapulae

5. Lateral-ventral:
Mittlerer Teil des
M. serratus ant.,
obere Fasern des
M. pectoralis min.,
Zusammenwirken
von 3. und 8.

Drehung der Scapula
(Angulus inf.)
nach medial hinten:
M. rhomboideus maj.
et min.,
M. levator scapulae

Fossa
infraspinata

Drehung der Scapula
(Angulus inf.)
nach lateral-vorn:
Unterer Teil des
M. serratus ant.,
Pars descendens des
M. trapezius,
Pars ascendens des
M. trapezius

6. Caudal-medial:
Pars ascendens des
M. trapezius,
M. latissimus dorsi
(Ansatz am Angulus
inf. inkonstant)

7. Caudal:
Zusammenwirken von
6. und 8.

8. Caudal-lateral:
Unterer Teil des
M. serratus ant.,
mittlere und untere
Fasern des
M. pectoralis min.,
indirekt
M. latissimus dorsi,
Pars sternocostalis et
abdominalis des
M. pectoralis maj.

rius, und Kleinfinger, *Digitus minimus.* Die Zählung der Finger erfolgt vom Daumen aus mit den Ziffern 1 bis 5.

In der Normalstellung ist die nach vorne gekehrte Seite der oberen Extremität die *Beugeseite,* auch *Ventralseite* genannt (vgl. **Abb.1.1**). Nach hinten sieht die *Streck-* oder *Dorsalseite.*

Lernziele Skelettelemente von Ober- und Unterarm: Humerus, Ulna, Radius • Ossa carpi • Ossa metacarpi • Ossa digitorum

Humerus, Oberarmknochen

Der **Humerus** (**Abb. 10.27**) besteht aus dem Corpus humeri und der Extremitas proximalis et distalis.

An dem halbkugelförmigen Oberarmgelenkkopf, **Caput humeri,** schließt sich das *Collum anatomicum* an. Das

unterhalb von ihm liegende *Tuberculum majus* ist nach lateral, das *Tuberculum minus* nach ventral gerichtet. Beide Tubercula setzen sich distalwärts in Leisten, *Crista tuberculi majoris* und *Crista tuberculi minoris,* fort. Zwischen beiden liegt eine Rinne, *Sulcus intertubercularis,* in dem die Sehne des langen Bizepskopfes gleitet. Knapp unterhalb von Tuberculum majus et minus liegt eine besonders bruchgefährdete Stelle, das *Collum chirurgicum.*

An der Diaphyse, **Corpus humeri** (Humerusschaft), unterscheidet die Nomenklatur eine *Facies anterior medialis* und *lateralis* und eine *Facies posterior,* sowie einen *Margo medialis* und *lateralis.* Die Seitenfläche des Humerusschaftes ist in Höhe des Endes der Crista tuberculi majoris zur *Tuberositas deltoidea* aufgerauht, wo der Deltamuskel (S. 282) ansetzt. An der Facies posterior des Schaftes verläuft spiralig eine flache, oft nur andeutungsweise erkennbare Rinne, *Sulcus n. radialis,* der sich der gleichnamige Nerv mit der A. und V. profunda brachii anlagert.

Abb. 10.27 a, b Rechter Humerus. **a** Ansicht von ventral und **b** von dorsal. *Rot* Ursprünge und Ansätze von Muskeln

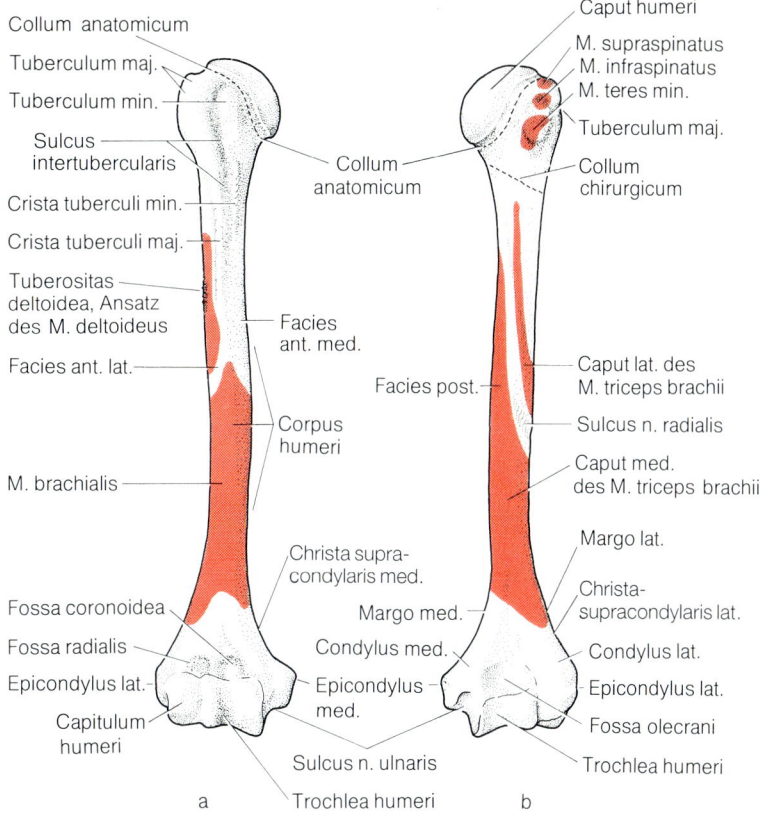

Collum anatomicum
Tuberculum maj.
Tuberculum min.
Sulcus intertubercularis
Crista tuberculi min.
Crista tuberculi maj.
Tuberositas deltoidea, Ansatz des M. deltoideus
Facies ant. lat.
M. brachialis
Fossa coronoidea
Fossa radialis
Epicondylus lat.
Capitulum humeri
Collum anatomicum
Facies ant. med.
Corpus humeri
Christa supra-condylaris med.
Epicondylus med.
Sulcus n. ulnaris
Trochlea humeri

Caput humeri
M. supraspinatus
M. infraspinatus
M. teres min.
Tuberculum maj.
Collum chirurgicum
Caput lat. des M. triceps brachii
Sulcus n. radialis
Caput med. des M. triceps brachii
Margo lat.
Christa-supracondylaris lat.
Condylus lat.
Epicondylus lat.
Fossa olecrani
Trochlea humeri
Margo med.
Condylus med.

a b

Der **distale Abschnitt** des Humerus ist dorsoventral abgeplattet und die Margines des Schaftes gehen hier in die *Cristae supracondylares* über. Das distale Ende des Condylus humeri bilden die *Trochlea humeri* (Gelenkfläche für die Ulna) und lateral von ihr das *Capitulum humeri* (Gelenkfläche für den Radius). Die Vertiefung auf der Vorderseite oberhalb des Capitulum ist die *Fossa radialis*, oberhalb der Trochlea die *Fossa coronoidea*. Ihr entspricht auf der Rückseite die *Fossa olecrani*. Die *Crista supracondylaris lateralis* läuft distalwärts unter Verbreiterung des Schaftendes in den *Epicondylus lateralis* aus und die *Crista supracondylaris medialis* in den weiter vorspringenden *Epicondylus medialis*. An seiner Unterseite liegt der *Sulcus n. ulnaris* für den gleichlautenden Nerven.

Der Winkel zwischen der Schaftachse und der Mittelachse durch das Caput humeri beträgt ungefähr 130°. Vergleicht man die Kopf-Schaftachse mit einer transversalen Linie, die man durch die beiden Epikondylen legt, dann zeigt sich, daß der Knochen eine Torsion von ungefähr 20° aufweist.

Taststellen: Tuberculum majus und gegebenenfalls bei Rotationsbewegungen Tuberculum minus, Caput von der Achselhöhle aus bei abduziertem Arm, Seitenfläche des Humerusschaftes, Margo und Crista supracondylaris medialis et lateralis, Epicondylus medialis et lateralis, Sulcus nervi ulnaris

Ossa antebrachii

Das Unterarmskelett besteht aus:

- Ulna, Elle,
- Radius, Speiche

Wird die Hand in der Weise gedreht, daß der Daumen lateral steht (**Supinationsstellung**), dann liegen die beiden Unterarmknochen parallel: die Elle medial auf der Kleinfingerseite, die Speiche lateral auf der Daumenseite. Steht die Hand jedoch so, daß der Daumen medial liegt und die Hohlhand bei gebeugtem Unterarm nach unten zeigt, überkreuzt die Speiche die Elle (**Pronationsstellung**).

Hinweis. Die Elle verbreitert sich an ihrem proximalen Ende und bildet die für die Gelenkführung notwendige Verbindung mit dem Humerus. Die Speiche verbreitert sich dagegen distal zur Gelenkverbindung mit den Handwurzelknochen.

Ulna, Elle (**Abb. 10.28**). *Proximal* umfaßt die Ulna mit der *Incisura trochlearis* die Trochlea humeri wie eine Zange. Die Spitze der vorderen Zangenbacke bildet der *Processus coronoideus*, an dem Muskeln entspringen, die hintere verdickt sich zu dem nach dorsal vorspringenden

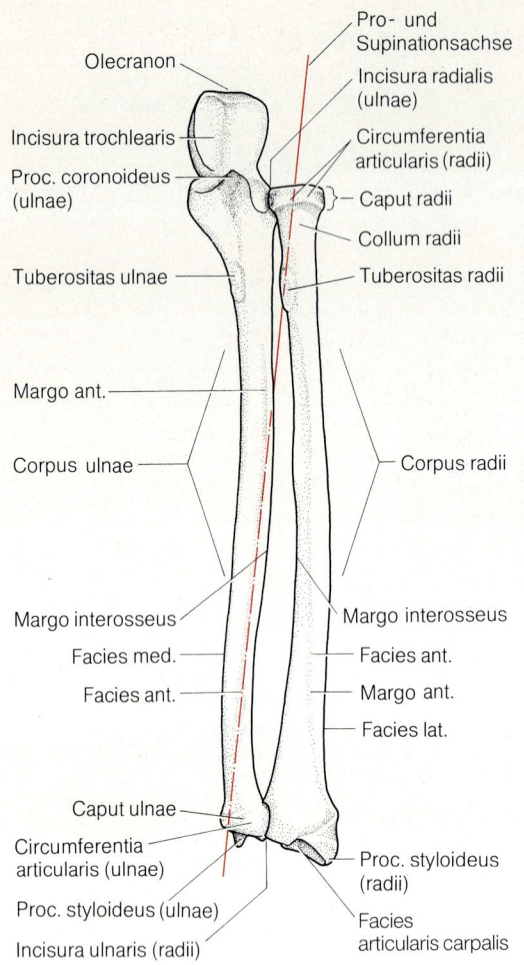

Olecranon

Incisura trochlearis

Proc. coronoideus
(ulnae)

Tuberositas ulnae

Margo ant.

Corpus ulnae

Margo interosseus

Facies med.

Facies ant.

Caput ulnae

Circumferentia
articularis (ulnae)

Proc. styloideus (ulnae)

Incisura ulnaris (radii)

Pro- und
Supinationsachse

Incisura radialis
(ulnae)

Circumferentia
articularis (radii)

Caput radii

Collum radii

Tuberositas radii

Corpus radii

Margo interosseus

Facies ant.

Margo ant.

Facies lat.

Proc. styloideus
(radii)

Facies
articularis carpalis

Abb. 10.28   Ulna und Radius des linken Arms, Ansicht von ventral

Olecranon, einem apophysären Hebelarm für den M. triceps brachii. Seitlich des Processus coronoideus senkt sich die *Incisura radialis* als Gelenkfläche für die Zirkumferenz des Speichenkopfs in die Ulna ein (proximales Radioulnargelenk). An der *Tuberositas ulnae* setzt der M. brachialis an. Die in Verlängerung der Incisura radialis gelegene *Crista m. supinatoris* ist eine der Ursprungsstellen für den gleichnamigen Muskel.

Corpus ulnae. Der Schaft der Ulna hat einen dreieckigen Querschnitt und dementsprechend 3 Flächen, Facies anterior, medialis und posterior und 3 Kanten, Margo anterior, posterior und interosseus.

An das distale Ende des Schaftes schließt sich das *Caput ulnae* an. Seine *Circumferentia articularis* bildet mit der *Incisura ulnaris (radii)* das distale Radioulnargelenk. Der kegelförmige Knochenfortsatz an der Dorsalseite des Ellenkopfes wird Griffelfortsatz, *Processus styloideus*, genannt.

Taststellen. Von dorsal: Olecranon, Margo posterior bis Processus styloideus (ulnae) – also die Elle über ihre ganze Länge–, ein Teil des Caput ulnae.

Radius, Speiche (**Abb. 10.28**). Die proximale walzenförmige Verbreiterung des Knochens nennt man *Caput radii*, das mit einer seichten Vertiefung an seiner Oberseite, *Fovea articularis*, mit dem Capitulum humeri artikuliert und mit der *Circumferentia articularis radii* sich in der Incisura radialis (ulnae) dreht.

An den Speichenkopf schließt sich das Collum radii an, das sich im Bereich der Tuberositas radii (Ansatzstelle für die Sehne des M. biceps brachii) in den Speichenschaft, Corpus radii, fortsetzt. Auch das Corpus des Radius ist auf dem Querschnitt dreieckig. An ihm werden bezeichnet: eine Facies anterior, posterior und lateralis. Sie werden voneinander durch den Margo anterior, posterior und interosseus abgegrenzt. In Supinationsstellung stehen die scharfkantigen Margines interossei der beiden Unterarmknochen einander gegenüber (**Abb. 10.28**).

Distal verbreitert sich der Radius zum Kontakt mit dem Handwurzelskelett durch die knorpelüberzogene *Facies articularis carpalis*. Ihre laterale Begrenzung bildet der *Processus styloideus*. An ihrer medialen Begrenzung senkt sich die *Incisura ulnaris (radii)* als Gelenkfläche für die Circumferentia articularis ulnae ein (distales Radioulnargelenk). Auf der Dorsalseite des Knochens erhebt sich am distalen Ende das *Tuberculum dorsale*, eine Knochenleiste, die die Sehnen des M. extensor pollicis longus und des M. extensor carpi radialis longus et brevis trennt.

Taststellen. Caput radii (von dorsal), Processus styloideus (radii) und von ihm aus nach proximal die Facies lateralis und ein Teil der Facies anterior.

Ossa carpi, Handwurzelknochen

Die Handwurzelknochen, Carpalia, bilden eine proximale und eine distale Reihe. Jede setzt sich aus 4 Knochen zusammen (**Abb. 10.31**).

Die **proximale Reihe** der Handwurzelknochen besteht aus:

- **Os scaphoideum** (früher Os naviculare, Kahnbein). Es liegt am weitesten lateral in Verlängerung des Radius. Auf seiner palmaren Seite erhebt sich das *Tuberculum ossis scaphoidei*.
- **Os lunatum**, Mondbein
- **Os triquetrum**, Dreiecksbein. Seine Gestalt ist etwa pyramidenförmig.
- **Os pisiforme**, Erbsenbein. Das Os pisiforme ist ein Sesambein, das in die Sehne des M. flexor carpi ulnaris eingelagert und mit der palmaren Fläche des Os triquetrum gelenkig verbunden ist. Es beteiligt sich also nicht am proximalen Handgelenk.

Die **distale Reihe** umfaßt:

- **Os trapezium**, großes Vieleckbein. Dieser vieleckige trapezförmige Knochen besitzt ein nach palmar gerichtetes *Tuberculum ossis trapezii* und distal eine sattelförmige Gelenkfläche für die Basis des Os metacarpale I.
- **Os trapezoideum**, kleines Vieleckbein
- **Os capitatum**, Kopfbein. Es bildet das Zentrum der Handwurzel, ist der größte Handwurzelknochen und grenzt distal an das Os metacarpale III.
- **Os hamatum**, Hakenbein. Kennzeichnend ist der hakenförmige palmar gelegene Fortsatz, *Hamulus ossis hamati.*

Die Knochen sind so angeordnet, daß die proximale Reihe eine ovoide (ellipsoide) Gelenkfläche bildet, die mit der Facies articularis carpi des Radius korrespondiert, während die Grenzfläche zwischen ihr und der distalen Reihe wellenförmig verläuft (**Abb. 10.31**). Auch liegen die Knochen nicht in einer Ebene, sondern bilden eine nach palmar konkave Wölbung. Sie wird durch die *Eminentia carpalis radialis* und *Eminentia carpalis ulnaris* zu einer tiefen Rinne, *Sulcus carpi* ergänzt. Die Eminentia carpalis radialis wird vom Tuberculum ossis scaphoidei und Tuberculum ossis trapezii gebildet, die Eminentia carpalis ulnaris vom Os pisiforme und vom Hamulus ossis hamati.

Taststellen. Tuberculum ossis scaphoidei palmar, dorso-laterale Fläche des Os scaphoideum in der Tiefe der Foveola radialis (anatomische Tabatière), Eminentia carpalis ulnaris, Os pisiforme.

Ossa metacarpi, Mittelhandknochen

Die 5 Mittelhandknochen, Metacarpalia (**Abb. 10.31**), sind Röhrenknochen, von denen der 1. der kürzeste und der 2. der längste ist. An ihnen unterscheidet man *Basis metacarpalis, Corpus* und *Caput metacarpale.* Die Basis ist unterschiedlich geformt. Die Basis des Os metacarpale I ist sattelförmig und korrespondiert mit der proximalen Gelenkfläche des Os trapezium. Am Os metacarpale III springt von der Basis nach dorsal der *Processus styloideus* vor. Seitlich am Caput liegt eine seichte Grube, in der Kollateralbänder befestigt sind.

    Sesambeine, Ossa sesamoidea. Auf der palmaren Seite der Hand liegen mehrere Sesambeine, die in Sehnen oder Bänder eingelassen sind. Das größte von ihnen ist das *Os pisiforme.* Am Kopf des 1. Mittelhandknochens liegen regelmäßig ein *radiales* und ein *ulnares Sesambein.* Zwischen beiden verläuft die Sehne des langen Daumenbeugers. Weitere inkonstante Sesambeine befinden sich über dem Metakarpophalangealgelenk II und über dem Metakarpophalangealgelenk V (Bedeutung von Sesambeinen S. 148).

Ossa digitorum (manus), Fingerknochen

Man nennt sie auch **Phalanges**. Der Daumen, *Pollex*, besitzt 2, jeder der übrigen Finger 3 Phalanges. Dementsprechend unterscheidet man am *Daumen eine Phalanx proximalis* und *eine Phalanx distalis,* an den *übrigen Fingern* eine *Phalanx proximalis, media* und *distalis.* Die Phalanx distalis wird auch Nagelphalanx genannt. An den einzelnen Fingerknochen werden *Basis phalangis, Corpus phalangis* und *Caput phalangis* unterschieden. Auf der palmaren Seite der Endphalanx liegt die *Tuberositas phalangis distalis.* Hier sind straffe Bindegewebsfaserstränge der Haut befestigt. Sie verhindern eine zu starke Verschiebung der Haut der Fingerbeere beim Tasten und Greifen.

Taststellen. Von den Metakarpal- und Phalangealknochen sind die Dorsalflächen über die ganze Länge tastbar, von der Palmarseite nur die Köpfe und Basen der Ossa metacarpi und bei den Phalangen auch noch die Ränder.

Die Gelenke der oberen Extremität sind das Schultergelenk, das Ellenbogengelenk, die Handgelenke, die Fingergelenke

Die vielfältigen Gelenkverbindungen verleihen dem passiven Bewegungsapparat der oberen Extremität ein hohes Maß an Beweglichkeit.

    Im **Schultergelenk** lassen sich mit der oberen Extremität als Ganzes folgende Bewegungen ausführen:

- *Abduktion*, Abspreizen vom Körper
- *Adduktion*, Heranführen an den Körper
- *Innenrotation*, Innendrehung des Oberarms um die Schaftachse (Rotationsachse)
- *Außenrotation*, Außendrehung des Oberarms um die Schaftachse
- *Anteversion*, Vorheben des Arms
- *Retroversion*, Rückwärtsheben des Arms
- *Elevation*, Erheben des Arms über die Horizontale
- *Zirkumduktion*, kreisförmige Bewegung, eine Kombination aller genannten Bewegungen. Hierbei beschreibt die freie Extremität einen Kegelmantel und die Fingerspitze annähernd eine Kreisfigur. Deshalb wird die Bewegung auch „Armkreisen" genannt (nicht zu verwechseln mit Armkreiseln; identisch mit der Rotation).

Im **Ellenbogengelenk** sind möglich:

- *Flexion*, Beugung
- *Extension*, Streckung
- *Rotation* des Radius. Dies ermöglicht Umwendebewegungen des Unterarmes mit der Hand und zwar
  - *Pronation*, die Handfläche wird nach unten bzw. nach hinten gedreht, und
  - *Supination*, die Handfläche wird nach oben gedreht bzw. nach vorne.

In den **Handgelenken** (Gelenke zwischen den distalen Gelenkflächen der Unterarmknochen, den Handwurzel- und Mittelhandknochen) sind folgende Bewegungen ausführbar:

- *Palmarflexion*, Beugung
- *Dorsalextension*, Streckung

Beugung und Streckung gehen von der Mittellage der Hand aus, bei der sich die Finger gestreckt in Verlängerung des Unterarms befinden.

- *Ulnarabduktion*, eine Bewegung, die zur Abwinklung der Hand zur Kleinfingerseite führt (sie wird auch Ulnardeviation genannt)
- *Radialabduktion*, Abwinklung der Hand zur Daumenseite (sie wird auch Radialdeviation genannt)

Bewegungen der Finger. Mit Ausnahme von Daumengrund- und -endgelenk lassen die Fingergelenke zu:

- *Flexion*, Beugung
- *Extension*, Streckung
- *Rotation* (nur passiv)

In den Fingergrundgelenken sind außerdem möglich:

- *Abduktion*, Spreizen
- *Adduktion*, Heranführen

Der **Daumen** nimmt eine Sonderstellung ein, weil im Gelenk zwischen Os trapezium und dem 1. Mittelhandknochen möglich sind:

- *Opposition*: hierbei wird der Daumen den anderen Fingern gegenübergestellt, z. B. beim Greifen
- *Reposition*, Rückführung des Daumens in die Ausgangsposition

Die aufgeführten Bewegungen verleihen auch den hieran beteiligten Muskeln oder Muskelgruppen entsprechende zusätzliche Funktionsnamen, z. B. Adduktoren, Pronatoren, Extensoren usw.

> **Das Schultergelenk ist das Kugelgelenk mit dem größten Bewegungsumfang aller Gelenke des Menschen**

> **Lernziele**
> Gelenkkörper • Gelenkkapsel • Bänder • Bursae • Bewegungsachsen • Mitwirkung des Schultergürtels bei Drehbewegungen

Gelenkkörper. Im Schultergelenk, **Articulatio humeri** (**Abb. 10.29**), artikulieren Humerus und Scapula. Den *Gelenkkopf* bildet das Caput humeri mit einem Krümmungsradius von 2,5 cm, die *Gelenkpfanne* die Cavitas glenoidalis. Die Gelenkfläche des Kopfes verhält sich zur Gelenkfläche der Pfanne wie 4:1.

Zur Sicherung seiner Funktion bedarf das Schultergelenk besonderer Hilfseinrichtungen. Am Rand der Cavitas glenoidalis ist eine ringsum laufende aus Faserknorpel aufgebaute Gelenklippe, Labrum glenoidale, befestigt, wodurch die Kontaktfläche vergrößert wird.

Gelenkkapsel. Die Gelenkkapsel ist am Collum scapulae und am Labrum glenoidale befestigt und distal am Collum anatomicum humeri. Tuberculum majus und Tuberculum minus bleiben extrakapsulär. Hingegen liegt die Epiphysenfuge intrakapsulär. Die Gelenkkapsel ist weit, um einen möglichst großen Bewegungsumfang (z. B. für die Zirkumduktion) zu ermöglichen. Bei adduziertem Arm bildet sie unterhalb des Labrum glenoidale eine Reservefalte, Recessus axillaris, die bei der Abduktion verschwindet.

Durch den Verlauf der *Sehne des langen Bizepskopfes* wird der Bau der Kapsel weiter kompliziert. Die Sehne entspringt am Tuberculum supraglenoidale und am Labrum glenoidale. Sie zieht dann frei durch die Gelenkhöhle über das Caput humeri hinweg und verläßt sie, indem sie im Bereich des Sulcus intertubercularis durch die Kapsel hindurchtritt. Damit auch hier nicht die Beweglichkeit beeinträchtigt wird, bildet sich eine röhrenförmige Verschiebeeinrichtung, *Vagina tendinis intertubercularis* (früher Vagina synovialis intertubercularis). Sie setzt außerdem die Reibung, die in der Knochenfurche entstehen würde, herab und verhindert das Austreten von Synovialflüssigkeit in das interstitielle Bindegewebe.

Gelenkbänder und Muskelführung. Die Führung des Schultergelenks bewirken Muskeln und in die Gelenkkapsel einstrahlende Sehnen benachbarter Muskeln, wodurch die Kapsel verstärkt wird. Die Sicherung des Schultergelenks durch Bänder ist gering.

Zum Bandapparat des Schultergelenks gehören:

- **Lig. coracoacromiale**. Es spannt sich zwischen Processus coracoideus und Acromion aus und bildet mit diesen beiden knöchernen Fortsätzen der Scapula über dem Schultergelenk ein Dach. Das Band steht jedoch mit der Gelenkkapsel nicht in unmittelbarer Verbindung.
- **Lig. coracohumerale**, das von der Basis des Processus coracoideus zur Oberkante des Tuberculum majus et minus zieht. Es ist der faserverstärkte vordere Teil der Gelenkkapsel, der dem Herausgleiten des Humeruskopfes nach unten und einer übermäßigen Außenrotation entgegenwirkt.
- **Ligg. glenohumeralia**. Es handelt sich um Verstärkungszüge in der vorderen Kapselwand. Sie werden bei der Außenrotation gespannt und bremsen sie.

Sehnen. In die Gelenkkapsel strahlen zur Verstärkung Sehnen benachbarter Muskeln ein:

- kranial und dorsal die Endsehnen des M. supraspinatus, des M. infraspinatus und des M. teres minor
- ventral die Endsehne des M. subscapularis

Abb. 10.29   Frontalschnitt durch das rechte Schultergelenk, Ansicht der dorsalen Hälfte von vorn

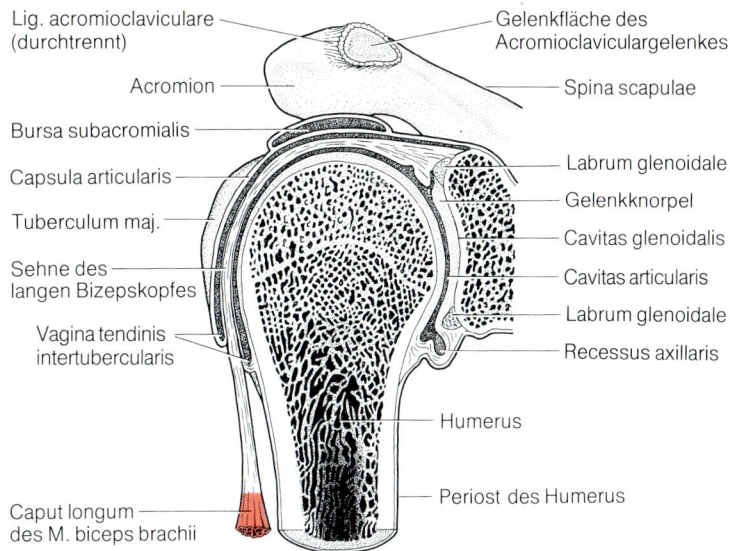

Lig. acromioclaviculare (durchtrennt)

Acromion

Bursa subacromialis

Capsula articularis

Tuberculum maj.

Sehne des langen Bizepskopfes

Vagina tendinis intertubercularis

Caput longum des M. biceps brachii

Gelenkfläche des Acromioclaviculargelenkes

Spina scapulae

Labrum glenoidale

Gelenkknorpel

Cavitas glenoidalis

Cavitas articularis

Labrum glenoidale

Recessus axillaris

Humerus

Periost des Humerus

Die Muskeln selbst wirken durch ihre Verkürzung als *Kapselspanner*, damit die weite Gelenkkapsel bei den Bewegungen nicht eingeklemmt wird. Außerdem verhindern sie eine Dislokation der Gelenkflächen, wie sie schon allein durch das Gewicht des Armes aber ganz besonders beim Tragen schwerer Lasten mit der Hand eintreten würde.

Gelenksicherung. Für die Sicherung der Gelenkführung im Schultergelenk sind die bisher besprochenen Bänder von untergeordneter Bedeutung. Ausschlaggebend ist der Muskelmantel und die Sehne des langen Bizepskopfes. Das Schultergelenk ist ein *Gelenk mit Muskelführung*. Die Muskulatur wird auf S. 281 besprochen.

Hinweis. Trotz der Verstärkung der Gelenkkapsel verbleiben „*schwache Stellen*". Sie befinden sich insbesondere zwischen Lig. coracohumerale und Oberrand des M. subscapularis und am unteren muskelfreien Teil der Gelenkkapsel.

Bursen des Schultergelenks sind:

- **Bursa subacromialis.** Sie befindet sich zwischen Lig. coracoacromiale und Acromion einerseits und der Sehne des M. supraspinatus, die der Kapsel des Schultergelenks direkt aufliegt, andererseits (**Abb. 10.29**).
- **Bursa subdeltoidea** zwischen M. deltoideus und Gelenkkapsel. Diese Bursa steht im allgemeinen mit der Bursa subacromialis in Verbindung. Beide Bursen zusammen werden auch als *subakromiales Nebengelenk* bezeichnet, da sie bei allen Bewegungen im Schultergelenk als Verschiebeeinrichtung beansprucht werden.
- **Bursa subtendinea musculi subscapularis.** Sie schiebt sich zwischen Ansatzsehne des Muskels und Gelenkkapsel ein. Meist kommuniziert sie mit der Gelenkhöhle.

- **Bursa subtendinea musculi infraspinati.** Sie liegt zwischen der Sehne des M. infraspinatus und der Schultergelenkkapsel.
- **Bursa subcutanea acromialis.** Sie befindet sich zwischen Haut und Akromion und setzt bei Belastung der Schulter die Scherkräfte zwischen Haut und Knochen herab.

Gelenkmechanik. Das Schultergelenk ist ein typisches Kugelgelenk mit 3 Freiheitsgraden. In der Grundstellung bei herabhängendem Arm lassen sich 3 senkrecht aufeinander stehende Hauptbewegungsachsen definieren. Vereinfachend wird angenommen, daß der Drehpunkt für alle Bewegungen im Zentrum der Kugel liegt. Die 3 Hauptbewegungsachsen sind:

- **Rotationsachse.** Sie verläuft vertikal durch das Zentrum des Humeruskopfes parallel mit der Schaftachse (Longitudinalachse). Innen- und Außenrotation erfolgen um diese Achse.
- **Abduktions- und Adduktionsachse.** Sie verläuft sagittal durch das Zentrum des Humeruskopfes für das Abspreizen und Heranführen des Armes.
- **Anteversions- und Retroversionsachse.** Eine transversal durch den Mittelpunkt des Humeruskopfes gelegte Achse, um die Vor- und Rückführungsbewegungen des Armes ausgeführt werden.

Aus der Grundstellung ist im Schultergelenk, wie Untersuchungen an Bänderpräparaten zeigten, eine Abduktion des Humerus um ungefähr 90° möglich. Dann stößt der Humerus am Dach des Schultergelenks (Acromion, Lig. coracoacromiale und Processus coracoideus) an. Ein weiteres *Anheben des Humerus über die Horizontale* für die Elevation des Arms ist nur durch eine Stellungsänderung der Cavitas glenoidalis durch Drehen der Scapula möglich (S. 269). Gleiches gilt für die Anterversion. Bei der Zirkumduktion beschreibt der Humerus eine elliptische Bahn.

Folgende Bewegungswinkel lassen sich für das Schultergelenk ermitteln (Neutral-Null-Methode, S. 142):

- bei festgehaltener Scapula
  - Abduktion-Adduktion: 90°–0°–90°
  - Anteversion-Retroversion: 90°–0°–90°
  - Außenrotation-Innenrotation: 70°–0°–70°
- bei beweglicher Scapula (Gesamtbewegung von Schultergelenk und beiden Schlüsselbeingelenken, Articulatio sternoclavicularis, Articulatio acromioclavicularis)
  - Abduktion-Adduktion: 180°–0°–40°
  - Anteversion-Retroversion: 180°–0°–40°
  - Außenrotation-Innenrotation: 90°–0°–90°

> **Klinischer Hinweis.** Auf Grund des Baus des Schultergelenks ist eine Auskugelung, *Luxation*, relativ häufig. Bei einer *Luxatio praeglenoidalis* liegt der Kopf vor, bei einer *Luxatio infraglenoidalis* unterhalb der Pfanne. Bevorzugte Orte für Luxationen sind die „schwachen Stellen" in der Gelenkkapsel (s. oben). Bei Luxation kann es zum Abriß des Tuberculum majus und Schädigung des N. axillaris (vgl. S. 311) kommen.

> **Das Ellenbogengelenk setzt sich aus 3 Einzelgelenken zusammen**

Lernziele
Articulatio humeroulnaris • Articulatio humeroradialis • Gelenkkapsel • Bänder • Bursae • Scharnierbewegungen • Drehbewegungen

Im Ellenbogengelenk, Articulatio cubiti (**Abb. 10.30**), sind das distale Humerusende und die proximalen Enden der Elle und Speiche beweglich verbunden. Die Einzelgelenke sind:

- Articulatio humeroulnaris, Humeroulnargelenk
- Articulatio humeroradialis, Humeroradialgelenk
- Articulatio radioulnaris proximalis, *proximales Radioulnargelenk*

Articulatio humeroulnaris. Die Incisura trochlearis (ulnae) bildet mit der Trochlea humeri ein *Scharniergelenk* mit Knochenführung, indem die Führungsleiste der ulnaren Gelenkfläche (**Abb. 10.28**) in der entsprechenden Hohlkehlung der Trochlea humeri (**Abb. 10.27**) gleitet.

Articulatio humeroradialis. Das Capitulum humeri bildet den Gelenkkopf und die Fovea articularis (radii) die Gelenkpfanne. Der Form nach handelt es sich um ein Kugelgelenk. Da aber der Radius mit dem Ringband und einer straffen Bindegewebsmembran, *Membrana interossea antebrachii*, an der Elle befestigt ist und zwangsläu-

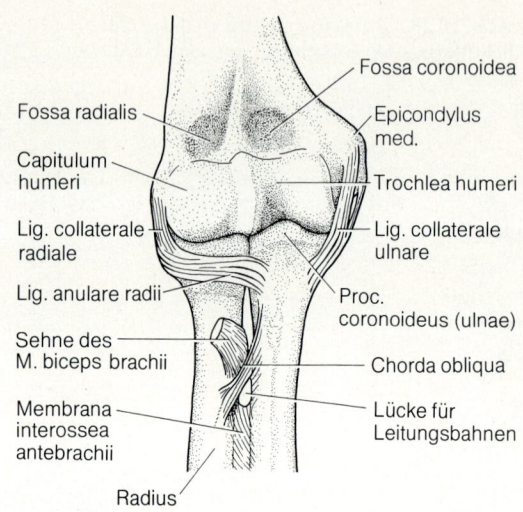

Fossa radialis • Fossa coronoidea • Epicondylus med. • Capitulum humeri • Trochlea humeri • Lig. collaterale radiale • Lig. collaterale ulnare • Lig. anulare radii • Proc. coronoideus (ulnae) • Sehne des M. biceps brachii • Chorda obliqua • Membrana interossea antebrachii • Lücke für Leitungsbahnen • Radius

Abb. 10.30 Rechtes Ellenbogengelenk in der Ansicht von vorne, ohne Gelenkkapsel

fig von ihr mitgeführt wird, geht ein Freiheitsgrad verloren (Abduktion/Adduktion). Infolgedessen sind in diesem Gelenk nur *Beugung* und *Streckung* sowie *Rotation* möglich.

Articulatio radioulnaris proximalis. Die Circumferentia articularis des Speichenkopfs bildet mit der Incisura radialis der Elle ein Drehgelenk. Der Zusammenhalt erfolgt durch das *Lig. anulare radii* (s. unten). Dieses Gelenk ist an den *Umwendebewegungen des Unterarms* beteiligt.

Gelenkkapsel. Die 3 Teilgelenke besitzen eine gemeinsame Gelenkhöhle mit einer gemeinsamen Gelenkkapsel. Sie entspringt am Humerus vorne oberhalb der Fossa coronoidea und der Fossa radialis, hinten im obersten Bereich der Fossa olecrani. Epicondylus medialis und lateralis liegen als Ursprungsfelder für Unterarmmuskeln extrakapsulär. An der Elle heftet sich die Kapsel am Rand der Incisura trochlearis und an der Speiche am Collum radii an. Unterhalb des Lig. anulare radii (s. unten) wird die Kapsel dünn und weitet sich zum *Recessus sacciformis (proximalis)* aus. Durch diese Konstruktion sind bei einer zuverlässigen Abdichtung der Gelenkhöhle ausgiebige Drehbewegungen der Speiche möglich.

Bänder. In die weite und relativ dünne Gelenkkapsel sind zur Verstärkung kräftige Bänder eingebaut:

- **Lig. collaterale ulnare (Abb. 10.30)**. Es entspringt am Epicondylus medialis (humeri). Nach distal verbreitert es sich fächerförmig und strahlt in die Elle ein. In jeder Stellung der Skeletteile zueinander sind Abschnitte dieses Bandes zur Führungssicherung gespannt. Durch quer verlaufende Faserzüge (Pars transversa) wird das Band an seiner Befestigungsstelle an der Ulna zu einer fast deltaförmigen Figur ergänzt.

- **Lig. collaterale radiale**. Es kommt vom Epicondylus lateralis (humeri) und strahlt in das Lig. anulare radii ein, weshalb die Drehbewegung des Radius ungehindert stattfinden kann.
- **Lig. anulare radii (Abb. 10.30)**. Es entspringt vorne an der Ulna, umfaßt die Circumferentia articularis des Caput radii ringförmig und heftet sich hinten an der Ulna an. Es ist in die Gelenkkapsel eingebaut und bildet einen innen mit Knorpel versehenen osteofibrösen Ring, in dem sich der Radiuskopf dreht.

Gelenksicherung. Die relativ weite Gelenkkapsel wird bei der Beugung im Ellenbogengelenk auf ihrer Vorderseite gestaucht. Einstrahlende, sich kontrahierende Muskelfaserzüge des M. brachialis bewahren sie vor Einklemmung in den Gelenkspalt. In gleicher Weise wirken bei der Streckung Kapselspanner auf der Rückseite (M. articularis cubiti), die vom M. triceps brachii abzweigen.

Bursen des Ellenbogengelenks sind:

- **Bursa subcutanea olecrani** zwischen Haut und Olecranon
- **Bursa subtendinea m. tricipitis brachii** zwischen Trizepssehne und Olecranon
- **Bursa bicipitoradialis**, die bei den Bewegungen auftretende Scherspannungen zwischen Bizepssehne und Speiche herabsetzt

---

Das Ellenbogengelenk ist ein Drehscharniergelenk (Trochoginglymus)

Im Ellenbogengelenk können ausgeführt werden:

- Scharnierbewegungen, d.h. Beugung und Streckung, zwischen Humerus und Unterarmknochen
- Drehbewegungen für Pronation und Supination der Hand zwischen Elle und Speiche

Scharnierbewegungen. Die Achse für die Beugung und Streckung läuft quer durch das Capitulum humeri und durch die Trochlea humeri. Die Bewegung erfolgt nicht genau in einer Ebene; die Bahnkurve der Unterarmknochen weicht geringfügig zur Seite ab (Schraubung). Im Ellenbogengelenk kann aus der Neutral-0-Stellung heraus (Ober- und Unterarm entsprechen einer Gerade = 0°) auf 150° gebeugt werden (0°–0°–150°). Frauen und Kinder können oft um 5°–10° überstrecken (10°–0°–150°). Bei weiterer Streckung drückt die Spitze des Olecranons in die Fossa olecrani. Dabei werden die in die Kapsel eingewebten Kollagenfaserzüge bremsend angespannt. Einer zu ausgedehnten Beugung im Ellenbogengelenk wirkt die Weichteilhemmung entgegen bis bei weiterer gewaltsamer Beugung der Processus coronoideus in die Fossa coronoidea hineingedrückt und abgesprengt werden kann.

Drehbewegungen. Im Unterarm schwenkt bei Umwendebewegungen der Hand der Radius um die Ulna.

Die Ulna dagegen ist mit dem Humerus durch ein Scharniergelenk stabil verbunden.

Die Drehbewegungen wirken sich auf die Stellung der Hand aus. Liegen Ulna und Radius nebeneinander, befindet sich die Hand in *Supinationsstellung*. Bei *Pronationsstellung* der Hand überkreuzt der Radius die Ulna (**Abb. 10.38**).

Armaußenwinkel. Im gestreckten Zustand steht die Längsachse der Unterarmknochen nicht in gerader Fortsetzung der Humerusschaftachse, sondern bildet mit ihr einen nach außen offenen Winkel von ungefähr 170°.

Klinischer Hinweis. Bei Kleinkindern ist der Speichenkopf klein. Er kann durch ruckartiges Hochziehen des Arms, z. B. beim Stolpern des Kindes, aus dem Lig. anulare radii herausrutschen (radioanuläre Luxation). Bei einem Gelenkerguß hält der Patient das Ellenbogengelenk in der Entspannungsstellung (d. h. leicht gebeugt). Die Bursen können sich bei chronischen Entzündungen mit einer gallertigen Flüssigkeit füllen.

Speiche und Elle artikulieren im proximalen und distalen Radioulnargelenk. Ihre Bewegungen bewirken Pronation und Supination der Hand

---

Lernziele

Articulationes radioulnares • Membrana interossea • Pronation • Supination

---

Articulatio radioulnaris proximalis (s. oben bei Ellenbogengelenk).

Articulatio radioulnaris distalis. In der Articulatio radioulnaris distalis (**Abb. 10.28**) artikuliert die Circumferentia articularis des Caput ulnae mit der Incisura ulnaris des Radius. Die Gelenkkapsel, die an der Knorpelknochengrenze befestigt ist, erweitert sich auch hier zu einem *Recessus sacciformis (distalis)*. Diese Aussackung ist gleichfalls eine Reserveeinrichtung, durch die der notwendige Bewegungsspielraum für die Drehbewegungen geschaffen wird.

Zwischen Processus styloideus (ulnae) und der ulnaren Seite des Radius liegt der dreieckige faserknorpelige *Discus articularis*. Er dient als Verbindung zwischen Radius und Ulna und außerdem als Gelenkscheibe. In dieser Funktion füllt er den Spalt aus zwischen Caput ulnae und dem Os triquetrum und einem Teil des Os lunatum. Das Ausmaß der Kontaktfläche ist von der Stellung des proximalen Handgelenks abhängig.

Membrana interossea antebrachii. Zwischen Ulna und Radius spannt sich die derbe Membrana interossea antebrachii aus. Sie ist am Margo interosseus beider Knochen befestigt. Ihre Fasern verlaufen vorwiegend vom Radius schräg nach distal medial zur Ulna. Sie sind gespannt, wenn die beiden Unterarmknochen parallel stehen. Die

Membrana interossea antebrachii verhindert vor allem Längsverschiebungen der beiden Unterarmknochen gegeneinander. Außerdem dient sie Unterarmmuskeln als Ursprungsfläche.

Ein strangförmiges Band, *Chorda obliqua*, entspringt an der Tuberositas ulnae (**Abb. 10.30**) und zieht schräg nach distal zum Radius. Es nimmt also einen Verlauf, der der Hauptfaserrichtung der Membrana interossea entgegengesetz ist. Das Band wirkt als Bremse einer übermäßigen Supination entgegen und begrenzt den physiologischen Bewegungsspielraum. Durch eine Aussparung zwischen Membrana interossea und Chorda obliqua ziehen Leitungsbahnen (S. 305).

Gelenkmechanik. Durch die Pronations- und Supinationsbewegung wird die Hand, die durch das Radiokarpalgelenk mit dem Radius verbunden ist, in die gewünschte Position gebracht. Der Bewegungsumfang beträgt aus einer Mittelstellung (Neutral-0-Stellung), bei der die Hand sagittal steht und der Daumen nach oben zeigt, 90° für die Supination und 85° für die Pronation, also insgesamt annähernd 180° (90°–0°–90°) .

Die beiden an diesen Bewegungen beteiligten, mechanisch miteinander gekoppelten Radioulnargelenke gehören zum Typ der Articulatio trochoidea mit 1 Freiheitsgrad. Die Achse, um die die Pro- und Supinationsbewegung ausgeführt wird, verläuft schräg vom Mittelpunkt des Caput radii (**Abb. 10.28**) zum Caput ulnae in die Gegend der Basis des Processus styloideus. Bei der Bewegung dreht sich das Caput radii in seiner Ringführung, während sich der distale Abschnitt des Radius mit der Incisura ulnaris um die Circumferentia articularis des Ellenkopfes herumbewegt. Die Ulna führt hierbei nur unwesentliche Mitbewegungen aus. In Ruhe, z. B. bei herabhängendem Arm, stellt sich eine Mittelstellung ein. In extremer Supinationsstellung sehen die Handflächen nach oben oder bei herabhängendem Arm nach vorne (Grundstellung); die beiden Unterarmknochen stehen parallel. In extremer Pronationsstellung sieht die Handfläche nach unten oder nach hinten; die beiden Unterarmknochen sind gekreuzt. Der Radius überkreuzt die Ulna (Diagonalstellung, **Abb. 10.38**).

Klinischer Hinweis. Die klinische Überprüfung der Pronation/Supinationsbewegung erfolgt bei rechtwinklig gebeugtem Unterarm, da hiermit eine zusätzliche Rotation des Humerus, die einen größeren Bewegungsausschlag vortäuschen könnte, ausgeschaltet wird.

Die Handgelenke bestehen aus den Handwurzelgelenken und den Gelenken der Mittelhand

Lernziele

Articulatio radiocarpalis • Discus articularis • Articulatio mediocarpalis • Articulationes intercarpales • Articulationes carpometacarpales • Bänder • Beuge- und Streckbewegung • Ulnar- und Radialabduktionen • Zirkumduktionsbewegungen der Hand • Articulatio carpometacarpalis des Daumens • Bewegungen des Daumens

Als Handgelenke, Articulationes manus, werden bezeichnet:

- Articulatio radiocarpalis, proximales Handgelenk
- Articulatio mediocarpalis, distales Handgelenk
- Articulationes intercarpales
- Articulationes carpometacarpales
- Articulationes intermetacarpales

Hinweis. Articulatio mediocarpalis und Articulationes intercarpales heißen auch *Articulationes carpi*.

Articulatio radiocarpalis, proximales Handgelenk. Die Facies articularis carpalis des Radius und der dem Ulnakopf aufliegende *Discus articularis* bilden die Gelenkpfanne, die proximale Reihe der Handwurzelknochen (Os scaphoideum, lunatum, triquetrum, ausgenommen das Os pisiforme) bildet den Gelenkkopf.

Der Form nach handelt es sich um ein *Ellipsoidgelenk* mit 2 Freiheitsgraden. In der Normal- oder Mittelstellung steht die Längsachse des 3. Mittelhandknochens parallel mit Ulna und Radius. In dieser Stellung fügt sich in die Facies articularis carpalis das Os scaphoideum. Der Discus articularis steht mit dem Os lunatum und Os triquetrum in Kontakt.

Die Gelenkkapsel ist an der Knorpelgrenze der beteiligten Knochen befestigt und mit dem Diskus verwachsen. Sie wird durch straffe Bänder an der palmaren, dorsalen, ulnaren und radialen Seite verstärkt (**Tabelle 10.18**, **Abb. 10.31**).

Articulatio mediocarpalis, distales Handgelenk. Dieses Gelenk liegt *zwischen der proximalen und der distalen Reihe der Handwurzelknochen.* Der Gelenkspalt verläuft (**Abb 10.31**) wellenförmig und steht mit dem der Interkarpalgelenke in Verbindung. Den „Wellenberg" bilden das Os capitatum und Os hamatum. Die Gelenkkapsel ist an der Knorpelknochengrenze befestigt und auf der Palmarseite straff, auf der Dorsalseite jedoch weit. Man kann ein solches Gelenk auch als verzahntes Scharniergelenk bezeichnen. Seine Bewegungsachse verläuft quer durch das Zentrum des Os capitatum. Um

Tabelle 10.18. Bänder der Handwurzelknochen

Gruppe	Band	Ursprung	Ansatz
Von den Ossa antebrachii zu den Ossa carpi	Lig. collaterale carpi radiale	Processus styloideus (radii)	Os scaphoideum
	Lig. collaterale carpi ulnare	Processus styloideus (ulnae)	Os triquetrum und Os pisiforme
	Lig. radiocarpale palmare	Radius	Os lunatum und Os capitatum
	Lig. radiocarpale dorsale	Radius	Os lunatum und Os triquetrum
	Lig. ulnocarpale palmare	Ulna	Os capitatum
Zwischen den Ossa carpi	Ligg. intercarpalia dorsalia	Verbinden auf der Streckseite benachbarte Ossa carpi (Lig. arcuatum)	
	Ligg. intercarpalia palmaria	Verbinden palmar benachbarte Ossa carpi	
	Ligg. intercarpalia interossea	Verbinden einander zugewandte Flächen der Ossa carpi der selben Reihe	
	Lig. carpi radiatum	Palmar am Caput ossis capitati	Strahlenförmig an den benachbarten Ossa carpi
	Lig. pisohamatum	Os pisiforme	Hamulus ossis hamati
Zwischen Ossa carpi und Ossa metacarpi	Ligg. carpometacarpalia palmaria	Ossa carpi der distralen Reihe	Palmar an den Basen der Ossa metacarpi
	Ligg. carpometacarpalia dorsalia	Ossa carpi der distalen Reihe	Dorsal an den Basen der Ossa metacarpi
	Lig. pisometacarpale	Os pisiforme	Palmar an der Basis ossis metacarpi V
Zwischen den Basen der Ossa metacarpi	Ligg. metacarpalia palmaria	Verbinden palmar die Basen der Ossa metacarpi II–V	
	Ligg. metacarpalia dorsalia	Verbinden dorsal die Basen der Ossa metacarpi II–V	
	Ligg. metacarpalia interossea	Verbinden die einander zugewandten Flächen der Basen II–V	

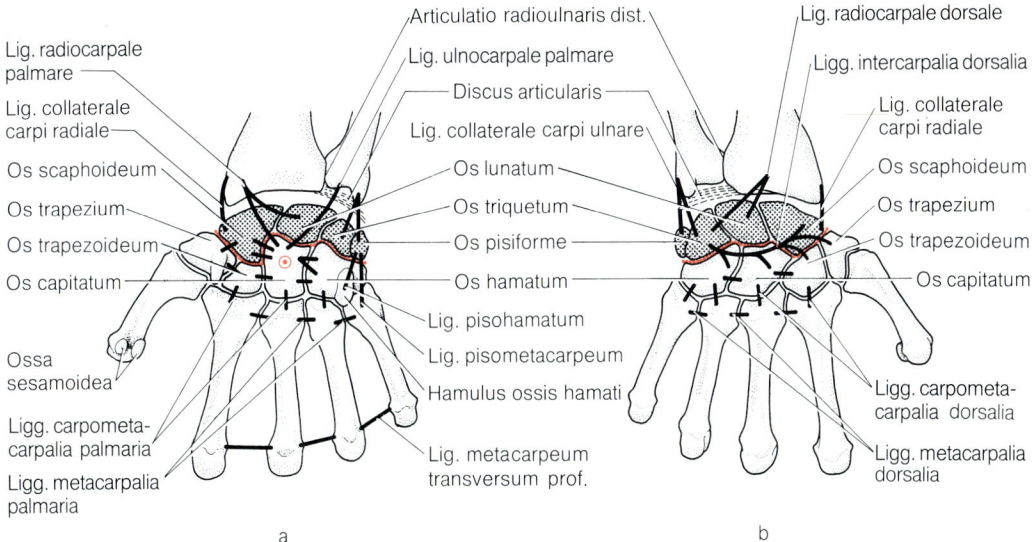

Abb. 10.31 a, b Bänder der Handwurzelknochen und Umgebung. **a** Palmare Seite, **b** dorsale Seite; vgl. **Tabelle 10.18.** Die *rote Linie* entspricht dem Verlauf des distalen Handgelenks, das an der Beugung und Streckung der Handgelenke beteiligt ist. Der *rote Punkt* in **a** kennzeichnet die dorso-palmare Achse für Radial- und Ulnarabduktion

diese Achse werden als Bewegungen Dorsalextension und Palmarflexion ausgeführt.

Articulationes intercarpales. Diese Bezeichnung führen die Gelenke zwischen den 4 Handwurzelknochen der proximalen Reihe (mit Ausnahme des Os pisiforme) und zwischen den 4 Handwurzelknochen der distalen Reihe.

Ligg. intercarpalia interossea verbinden die Knochen innerhalb jeder der beiden Reihen miteinander. Besonders straff sind die Verbindungen der *distalen Reihe (Amphiarthrosen)*, weniger straff die der proximalen Reihe, weshalb sich die Knochen etwas gegeneinander verschieben können. Die Gelenkspalten kommunizieren miteinander. Ein eigenes Gelenk bildet nur die *Articulatio ossis pisiformis* zwischen Os triquetrum und Os pisiforme.

Articulationes carpometacarpales. Die Reihe der distalen Handwurzelknochen 2–5 bildet mit den Basen der Ossa metacarpi II–V *Amphiarthrosen,* deren Gelenkhöhlen untereinander und mit denen der benachbarten Interkarpalgelenke kommunizieren. Die Gelenkkapsel, die an der Knorpelknochengrenze der beteiligten Skeletteile angeheftet ist, wird durch Bänder verstärkt

Die **Articulatio carpometacarpalis pollicis.** Es handelt sich um ein eigenes Gelenk. In ihm artikulieren das Os trapezium mit der Basis des Os metacarpale I. Dem Bau nach handelt es sich um ein Sattelgelenk. Die Geometrie der Gelenkflächen in Verbindung mit dem wenig straffen Bandapparat lassen noch zusätzlich eine Drehung der Skeletteile um ihre Längsachse in geringem Umfang zu. In diesem Gelenk sind im Gegensatz zu den Karpometakarpalgelenken 2–4 ausgedehnte Bewegungen möglich:

- *Abduktion* und *Adduktion.* Diese Bewegung erfolgt um eine Achse durch die Basis des Os metacarpale I. Die Achse steht in einem Winkel von etwa 45° zur Ebene der gestreckten Hand. Sie läuft von radial-dorsal nach palmar-ulnar (**Abb. 10.41**).
- *Flexion* und *Extension.* Die Achse für diese Bewegung verläuft durch das Os trapezium von radial-palmar nach ulnar-dorsal. Projiziert man diese Achse auf die Abduktions-Adduktionsachse, dann stehen beide in einem Winkel von 90° aufeinander (**Abb. 10.41**).
- *Rotation.* Sie ist nur möglich bei Aufhebung des Gelenkflächenkontaktes. Die Rotation ist zwangsläufig mit den anderen Bewegungen gekoppelt.
- *Opposition* und *Reposition.* Bei der Oppositionsbewegung wird der Daumen und mit ihm der 1. Mittelhandknochen den anderen Fingern gegenübergestellt. Die Rückbewegung ist die Reposition. Beide Bewegungen sind als Kombination der vorher genannten zu verstehen.
- *Zirkumduktion.* Sie ist möglich durch die Kombination von Adduktion-Opposition und Abduktion-Reposition. Hierbei beschreiben 1. Mittelhandknochen und Daumen einen Kegelmantel, dessen Spitze im Sattelgelenk liegt.

Articulationes intermetacarpales sind die Gelenke zwischen den Mittelhandknochen (**Abb. 10.31**). Die Basen der einander zugekehrten Gelenkflächen des (2.) 3.–5. Mittelhandknochens bilden *Amphiarthrosen.* Ihre Gelenkspalten kommunizieren mit dem der Karpometakarpalgelenke. Die straffen Verbindungen erfolgen durch Bänder.

Bänder der Hand (Tabelle 10.18, Abb. 10.31 a, b). Die einzelnen Bänder der Hand sind z. T. nur durch gezielte Präparation zu isolieren. Es lassen sich 4 Hauptgruppen unterscheiden:

- von den Ossa antebrachii zu den Ossa carpi
- zwischen den Ossa carpi
- zwischen Ossa carpi und Ossa metacarpi
- zwischen den Ossa metacarpi.

Die Gruppierung der für die Gelenkfunktion wichtigen Bänder erfolgt als *beidseitige Kollateralbänder* und als palmare und dorsale die Gelenkkapsel *verstärkende Bandzüge,* von denen die palmaren stärker sind als die dorsalen. Hinzu kommen die derben Faserzüge, die den Sulcus carpi zum **Canalis carpi** (S. 287) ergänzen.

> **Die Handgelenke lassen Beugung und Streckung, Radial- und Ulnarabduktion sowie eine Zirkumduktion zu**

Beugung und Streckung. Die Beugung der Hand aus der Mittelstellung (Neutral-0-Stellung) nennt man Palmarflexion (*Flexion*), die Streckung Dorsalextension (*Extension*). An der Palmarflexion ist vorwiegend das proximale, an der Dorsalextension das distale Handgelenk beteiligt. Da die Bewegungen in den beiden Gelenken erfolgen, kann man vereinfachend eine kombinierte Achse (Summationsachse) annehmen, die transversal durch das Zentrum des Os capitatum verläuft. Bei Beteiligung beider Gelenke beträgt die Dorsalextension 70°, die Palmarflexion ungefähr 80° (70°–0°–80°).

Radial- und Ulnarabduktion (Radial- und Ulnardeviation) nennt man die Bewegung der Hand aus der Mittelstellung zu der entsprechenden Seite des Unterarms. Sie erfolgt um eine dorsopalmare Achse, die gleichfalls durch das Zentrum des Os capitatum verläuft (**Abb. 10.31 a**). Die Radial-Ulnarbewegung erfolgt überwiegend in der Articulatio radiocarpalis. Aus der Mittelstellung (Unterarmachse und Längsachse des Mittelfingers bilden eine Gerade) beträgt der Umfang der Ulnarabduktion 40°, der Umfang der Radialabduktion nur 15° (40°–0°–15°).

Zirkumduktion. Durch die Kombination der 4 Bewegungen ist die Zirkumduktion der Hand möglich.

Hinweis. Die geschilderten „reinen" Bewegungsvorgänge, die sich auf Achsen beziehen lassen, gehen von der Annahme einer starren Knochenkette aus. Röntgenaufnahmen zeigen jedoch, daß die Bewegungen durch Zusammendrängen der einzelnen

Knochen und durch Kippbewegungen vor sich gehen. Bei der Ulnar-Radialabduktion finden Verschiebungen der Ossa carpi gegeneinander in einem nicht geringen Ausmaß statt, die auch eine Seitbiegung der Hand in sich zulassen. Die Dorsalextension geht mit einer Kippbewegung der proximalen Reihe der Handwurzelknochen nach palmar einher. Dadurch wird die Tuberositas ossis scaphoidei deutlich tastbar.

> **Fingergelenke sind die Articulationes metacarpophalangeales und die Articulationes interphalangeales manus**

> **Lernziele**
>
> Grund-, Mittel- und Endgelenke der Finger • Ligg. collateralia • Bewegungen der Finger

Articulationes metacarpophalangeales, Fingergrundgelenke (**Abb. 10.40, 10.42**). An den Articulationes metacarpophalangeales II–V sind die Köpfe der Mittelhandknochen und die Basen der Phalangen beteiligt. Es sind *Kugelgelenke* (der Form nach Ellipsoidgelenke), deren Bewegungsumfang durch die *Ligg. collateralia* begrenzt wird. Die relativ weiten Gelenkkapseln sind an der Knorpelknochengrenze befestigt. Auf der Palmarseite werden sie durch Platten derber Faserzüge, *Ligg. palmaria*, verstärkt. Die Köpfe der einzelnen Knochen verbinden das *Lig. metacarpale transversum profundum*.

Gelenkmechanik. In den Metakarpophalangealgelenken ist eine *Beugung* der Finger um 80°–90° und eine *Streckung* um 10°–30° möglich. Das Spreizen der Finger, wie man die *Abduktion* nennt, erfolgt wie die *Adduktion* um eine dorsopalmare Achse. Bezogen wird der Vorgang auf den Mittelfinger, d. h. man adduziert zum Mittelfinger hin und spreizt vom Mittelfinger weg. Spreizen ist nur bei gestreckten Fingern möglich. Die Zirkumduktion ist mit dem Zeigefinger besonders gut ausführbar. Die *Rotation* kann aktiv in den Fingergrundgelenken nicht ausgeführt werden. In gestrecktem Zustand besteht jedoch die Möglichkeit, die Finger passiv in einem geringen Umfang nach beiden Seiten um ihre Längsachse zu drehen. Dies mißlingt aber am gebeugten Finger. Der Mechanismus ist so zu erklären, daß die Ligg. collateralia dorsal von der transversal verlaufenden Bewegungsachse liegen. Sie sind deshalb, und weil sich außerdem der Krümmungsradius des Kopfes nach palmar vergrößert, in Beugestellung gespannt und verhindern dadurch weitgehend die Rotation.

Articulatio metacarpophalangealis pollicis. Das Daumengrundgelenk ist im Gegensatz zu den 4 anderen Fingergrundgelenken ein *reines Scharniergelenk* mit kräftigen Kollateralbändern. In die Gelenkkapsel ist medial und lateral je ein *Sesambein* eingelagert (**Abb. 10.41**), an dem Thenarmuskeln inserieren. Das *Lig. palmare* ist eine verstärkende Faserplatte der Membrana fibrosa der Gelenkkapsel.

Articulationes interphalangeales manus, Mittel- und Endgelenke der Finger (**Abb. 10.40**). Das Caput phalangis bildet den Gelenkkopf. Er besitzt die Form einer Rolle mit einer in der Mitte gelegenen Führungsnut. Die Basis phalangis bildet die Gelenkpfanne. Sie ist in der Mitte zu einer Knorpelleiste verdickt, die sich in der Führungsnut des Kopfes bewegt. Infolge dieser Konstruktion handelt es sich um *reine Scharniergelenke*. Ihre Achse verläuft quer (**Abb. 10.42**) durch den Gelenkkopf.

In die Gelenkkapsel sind auch hier auf der Palmarseite *Ligg. palmaria* eingebaut. Die *Ligg. collateralia* verlaufen z. T. dorsal, z. T. palmar von der Bewegungsachse. Infolgedessen sind bei Beugung (bis 90°) die dorsalen Anteile und bei Streckung der Fingerglieder die palmaren gespannt, wodurch die Fingergelenke in jeder Stellung eine beträchtliche Bewegungssicherheit bekommen.

Die **Sesambeine** sind an den Kontaktflächen mit Knorpel überzogen. Es handelt sich somit um echte Gelenke, *Articulationes sesamoideae*.

> **Die Muskulatur des Schultergürtels gliedert sich in eine dorsal gelegene und eine ventral gelegene Gruppe**

> **Lernziele**
>
> Dorsale Gruppe • Ventrale Gruppe • Beziehungen der Muskeln zu den Bewegungsachsen des Schultergelenks • Verstärkung der Schultergelenkskapsel • „Rotatorenmanschette" • Achsellücke

Hinweis. Auf das Schultergelenk nehmen eingelenkige und mehrgelenkige Schulter-, Rücken-, Brust- und Oberarmmuskeln Einfluß.

Die Schultermuskulatur entspringt am Schultergürtel und setzt am Humerus an. Es ist notwendig, sich ihre Lage zu den Hauptbewegungsachsen klar zu machen. Nur dadurch sind die unterschiedlichen, scheinbar oft widersprüchlichen Funktionen zu verstehen. Auch die Ausgangsstellung der zu bewegenden Knochen ist zu berücksichtigen, z. B. ob der Humerus im außenrotierten oder im innenrotierten Zustand bewegt wird.

Dorsale Schultermuskeln sind (**Abb. 10.32, Tabelle 10.19**):

- **M. supraspinatus.** Ursprungsfeld **Abb. 10.24**. Hinzu kommt die derbe Fascia supraspinata, die die Fossa supraspinata zu einer osteofibrösen Loge ergänzt. Der Muskel zieht über die Gelenkkapsel hinweg. Er ist mit ihr durch Kollagenfaserzüge verwachsen und spannt sie deshalb bei seiner Kontraktion. Der Muskelbauch verläuft oberhalb der sagittalen und je nach Stellung des Humerus hinter der longitudinalen Bewegungsachse des Schultergelenks. Bei adduziertem und retro-

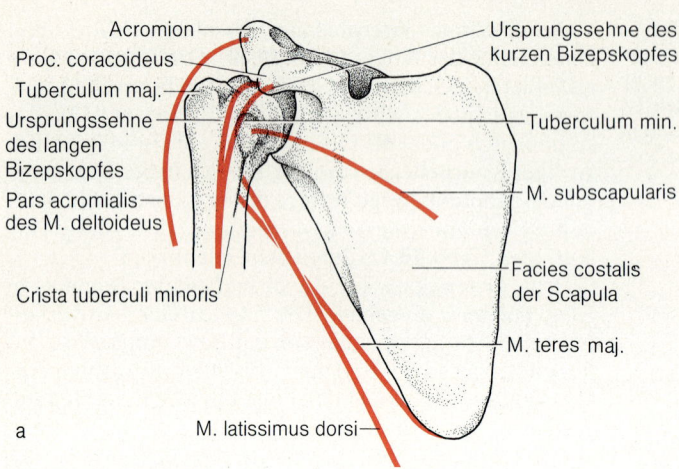

a

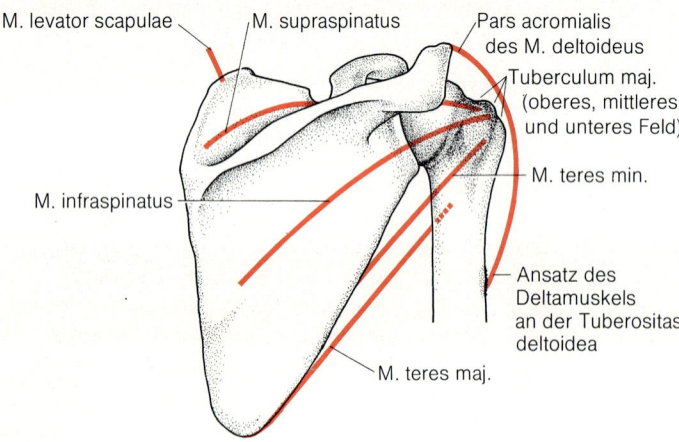

b

Abb. 10.32 a, b Darstellung der am Schulterblatt entspringenden bzw. ansetzenden Muskeln. **a** Ansicht von ventral; **b** Ansicht von dorsal

vertiertem Arm vermag er auch nach außen zu rotieren.

- **M. infraspinatus.** Ursprungsfeld **Abb. 10.24**. Er strahlt mit seiner Sehne in die Gelenkkapsel ein und wirkt deshalb gleichfalls als Kapselspanner. Lage des Muskels zu den Bewegungsachsen: unterhalb der sagittalen und dorsal von der longitudinalen Achse.

- **M. teres minor.** Ursprungsfeld **Abb. 10.24**. An seinem Ursprung ist er mit dem M. infraspinatus verwachsen. Verlaufsrichtung: unterhalb der Sagittal- und dorsal von der Longitudinalachse.

Hinweis. M. supraspinatus, M. infraspinatus, M. teres minor und M. subscapularis zusammen bilden um das Schultergelenk die trichterförmige *Rotatorenmanschette* der Orthopäden. Sie verstärkt die Gelenkkapsel.

- **M. teres major.** Ursprungsfeld **Abb. 10.24**. Der Muskel entsteht entwicklungsgeschichtlich zusammen mit dem M. latissimus dorsi und wird wie dieser vom N. thoracodorsalis versorgt. Beide Muskeln setzen an der Crista tuberculi minoris an. Zwischen der Ursprungssehne und zwischen der Endsehne und dem Humerusschaft befinden sich Bursen, *Bursa subtendinea m. teretis majoris* und *Bursa subtendinea m. latissimi dorsi*. Der Muskelansatz liegt vor der Longitudinal- und unterhalb der Sagittalachse des Schultergelenks.

- **M. subscapularis.** Ursprungsfeld **Abb. 10.34**. Der Muskel ist wesentlich an der Führung des Schultergelenks beteiligt. Seine Sehne, die mit der Gelenkkapsel verwachsen ist, verstärkt und spannt sie. Die Endstrecke des Muskels liegt vor der Rotationsachse.

- **M. deltoideus.** Der Muskel verfügt über ein ausgedehntes Ursprungsfeld (**Abb. 10.24**) am Schultergürtel. Nach den 3 Ursprungsportionen, die dem Ansatz des M. trapezius gegenüberliegen, werden unterschieden:

  - Pars acromialis

  - Pars clavicularis

  - Pars spinalis

Die Fasern des komplex gefiederten Muskels konvergieren in Richtung Ansatz an der Tuberositas deltoidea (humeri).

Tabelle 10.19. Schultermuskeln, dorsale Gruppe

Muskel	Ursprung	Ansatz	Funktion	Innervation
M. supra-spinatus	Fossa supraspinata, Fascia supraspinata	Obere Facette des Tuberculum majus, Gelenkkapsel	Abduktion (Außenrotation)	N. suprascapularis aus dem Plexus brachialis (Pars supraclavicularis)
M. infra-spinatus	Fossa infraspinata Fascia infraspinata	Mittlere Facette des Tuberculum majus, Gelenkkapsel	Wichtigster Außenrotator	N. suprascapularis
M. teres minor	Margo lateralis der Skapula	Untere Facette des Tuberculum majus	Außenrotation, Adduktion	N. axillaris aus dem Fasciculus posterior
M. teres major	Angulus inferior der Skapula	Crista tuberculi minoris	Innenrotation, Adduktion, Retroversion nach medial	N. thoracodorsalis (oder ein Ast des N. subscapularis)
M. sub-scapularis	Fossa subscapularis	Tuberculum minus, Gelenkkapsel	Innenrotation	N. subscapularis (meistens 2)
M. deltoideus	Laterales Drittel der Klavikula	Tuberositas deltoidea	Innenrotation, Adduktion, Anteversion (Abduktion bei über 60° Stellung)	N. axillaris aus dem Fasciculus posterior
	Acromion Spina scapulae	Tuberositas deltoidea Tuberositas deltoidea	Abduktion, Anteversion Außenrotation, Adduktion, Retroversion, (Abduktion bei über 60° Stellung)	
M. latissimus dorsi	Processus spinosi der 6 unteren Brustwirbel und aller Lendenwirbel, Facies dorsalis des Os sacrum, Labium externum der Crista iliaca, 9.–12. Rippe und meistens auch vom Angulus inferior der Skapula. Ursprungsaponeurose: Oberflächliches Blatt der Fascia thoracolumbalis	An der Crista tuberculi minoris vor dem Ansatz des M. teres major	Innenrotation, Adduktion und Retroversion des Arms, zieht den erhobenen Arm herab, spannt sich beim Aufschwung am Reck und bei Klimmzügen, wirkt exspiratorisch („Hustenmuskel")	N. thoracodorsalis (Plexus brachialis)

Die *Pars acromialis* abduziert, weil sie über die sagittale Achse des Schultergelenks hinwegzieht (wichtigster Abduktor).

Die *Pars clavicularis* dreht den Humerus nach innen und antevertiert ihn, da sie sich vor der Rotationsachse und vor der transversalen Achse befindet.

Die *Pars spinalis* läuft hinter der Rotationsachse und hinter der Transversalachse. Sie rotiert deshalb nach außen und retrovertiert den Arm. Bis zur Abduktionsstellung von 60° im Schultergelenk adduzieren Pars clavicularis und Pars spinalis den Arm. Übersteigt die Abduktionsstellung diesen Wert, dann abduzieren sie mit geringerer Kraft. Bestimmte Anteile des Muskels sind somit an allen Bewegungen des Schultergelenks beteiligt.

Klinischer Hinweis. Bei Lähmung des M. deltoideus (N. axillaris) kann der Arm nicht mehr vollständig oder gegen einen größeren Widerstand abduziert werden. Die Wirkung des M. supraspinatus und des Caput longum des M. biceps brachii reichen nur aus, den Arm gegen die Schwerkraft und in einem geringen Umfang abzuspreizen. Außerdem hat das Caput humeri die Tendenz zur Subluxation ganz besonders dann, wenn auch noch der M. supraspinatus gelähmt ist (N. suprascapularis).

Achsellücken. Zwischen den Muskelbauch des M. teres minor und des M. teres major schiebt sich der lange Kopf des M. triceps brachii (S. 286). Er verläuft vor dem M. teres minor und hinter dem M. teres major. Dadurch wird der Raum zwischen diesen beiden Muskeln unterteilt in die *dreieckige mediale* und in die mehr *viereckige laterale Achsellücke*. Die laterale Achsellücke wird medial vom Caput longum m. tricipitis, unten vom M. teres major, oben vom M. teres minor und lateral vom Collum chirurgicum des Humerus.

> Wenn Sie jetzt erfahren wollen, welche Leitungsbahnen durch die Achsellücken verlaufen, lesen Sie S. 315

- **M. latissimus dorsi**. Er wanderte sekundär auf die dorsale Rumpfwand und wird deshalb auch unter der Rückenmuskulatur aufgeführt (S. 240). Der außerordentlich breite (daher sein Name), platte Muskel bedeckt einen Großteil der dorsalen Rumpfwand. Bisweilen besteht eine muskulöse, brückenförmige Verbindung zum M. pectoralis major (Langer-Achselbogen). Die platte Endsehne ist, bevor sie am Humerus ansetzt, um 180° verdreht.

Der M. latissimus dorsi ist auch als Hilfsatemmuskel von Bedeutung. Seine exspiratorische Leistung ist so groß, daß er bei chronischem Husten hypertrophiert. Seine Lagen zu den Bewegungsachsen des Schultergelenks sind aus **Abb. 10.25** ersichtlich. Die größte Wirkung entfaltet der M. latissimus dorsi bei eleviertem Arm (Ausholen zu einem Hieb).

Ventrale Schultermuskeln (Brustmuskeln, **Abb. 10.33, Tabelle 10.20**) sind:

- **M. pectoralis major**. Der große Brustmuskel untergliedert sich in eine *Pars clavicularis*, eine *Pars sternocostalis* und eine *Pars abdominalis*. Der M. pectoralis major zieht von der vorderen Rumpfwand zum Humerus. Vor dem Ansatz überkreuzen die kranial entspringenden Fasern die kaudal von unten aufsteigenden, so daß sich eine nach unten offene Tasche bildet. Die Oberfläche des M. pectoralis major wird von der *Fascia pectoralis* (S. 242) bedeckt.
- **M. pectoralis minor**. Er liegt unter dem M. pectoralis major, von dem er sich in der Evolution abspaltete. Er setzt am Schultergürtel an und wirkt somit sekundär auf die Armbewegungen im Schultergelenk.

Fascia clavipectoralis. Hiermit bezeichnet man die gemeinsame Bindegewebshülle um den M. pectoralis minor und um den M. subclavius. Oben ist sie mit dem Periost der Clavicula und lateral mit dem Processus coracoideus verwachsen. Sie geht in das perivaskuläre Bindegewebe der sie durchsetzenden V. subclavia über.

Zusammenfassung. Eine synoptische Darstellung der Muskelwirkung auf das Schultergelenk wird in **Tabelle 10.21** gegeben. In sie sind alle Muskeln einbezogen, auch jene, die zusätzlich auf dieses Gelenk wirken.

> ### Oberarmmuskeln gliedern sich in Flexoren und Extensoren

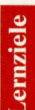

Lernziele

Flexoren • Extensoren

Die Oberarmmuskulatur ist autochthon. Die *Flexorengruppe* liegt ventral auf der Vorderfläche des Humerus und wird vom N. musculocutaneus innerviert, die *Extensorengruppe*, dorsal auf der Rückseite des Humerus. Die Innervation erfolgt durch den N. radialis.

Faszien. Die gesamte Oberarmmuskulatur wird von einer gemeinsamen **Fascia brachii**, Oberarmfaszie, umhüllt. Von ihr zieht zur medialen und lateralen Kante des Humerus das **Septum intermusculare brachii mediale** und **laterale**. Hierdurch werden die Flexoren von den Extensoren getrennt. Im Bindegewebe am medialen Septum verlaufen periphere Leitungsbahnen (s. „Topographie"). An der Verbindungsstelle der Septen mit der Oberarmfaszie entstehen medial und lateral längsverlaufende, auch am Oberflächenrelief erkennbare Rinnen, *Sulcus bicipitalis medialis* und *lateralis* (**Abb. 10.56**).

Flexoren, ventrale Muskelgruppe (**Abb. 10.34, Tabelle 10.22**) sind:

- **M. biceps brachii** (zweiköpfiger Oberarmmuskel). Mit seinem langen Kopf, *Caput longum*, entspringt er vom Tuberculum supraglenoidale und vom Labrum glenoidale, mit dem *Caput breve* vom Processus coracoideus. Die Sehne des Caput longum läuft durch die Gelenkhöhle des Schultergelenks über das Caput humeri, das die Sehne wie ein Hypomochlion ablenkt und dann in der *Vagina tendinis intertubercularis* im Sulcus intertubercularis. Beide Köpfe vereinigen sich im proximalen Drittel des Oberarms zu einem einheitlichen Muskelbauch.

Der M. biceps brachii inseriert mit einer durch die Haut gut tastbaren Sehne an der *Tuberositas radii* und mit der *Aponeurosis m. bicipitis brachii* an der Fascia antebrachii. Zwischen der Endstrecke der Ansatzsehne und dem Radius liegt die *Bursa bicipitoradialis*, durch die hier auftretende Scherkräfte herabgesetzt und Schäden an der Bizepssehne und am Radius verhindert werden.

Da der M. biceps brachii über Schultergelenk und Ellenbogengelenk hinwegzieht, wirkt er auf beide Gelenke. Er ist ein 2gelenkiger Muskel. Im Schultergelenk kann er entsprechend seiner Lage zu den 3 Bewegungsachsen antevertieren, abduzieren (Caput longum), adduzieren und innenrotieren (Caput breve). Im Ellenbogengelenk wirkt er beugend und supinierend. Er ist der wichtigste Beuger. Bei gebeugtem Unterarm ist er sogar der stärkste Supinator.

Tabelle 10.20. Brustmuskeln

Muskel	Ursprung	Ansatz	Funktion	Innervation
M. pectoralis major				
• **Pars clavicularis**	Mediale Hälfte der Klavikula	Crista tuberculi majoris humeri	Innenrotation, Adduktion, Anteversion, Inspiration bei aufgestützten Armen (Atemhilfsmuskel)	N. pectoralis medialis und N. pectoralis lateralis
• **Pars sternocostalis**	Manubrium sterni, Corpus sterni, 2.–7. Rippenknorpel			
• **Pars abdominalis**	Vorderes Blatt der Rektusscheide		Senkung der Schulter	
M. pectoralis minor	2. oder 3.–5. Rippe 1–2 cm seitlich der Knorpel-Knochen-Grenze	Processus coracoideus scapulae	Zieht das Schulterblatt nach vorn unten, bei aufgestützten Armen wirkt er inspiratorisch	N. pectoralis medialis und N. pectoralis lateralis

- **M. coracobrachialis.** Sein Ansatz liegt im mittleren Drittel des Humerus in Verlängerung der Crista tuberculi minoris gegenüber der Tuberositas deltoidea. Sein Muskelbauch wird vom N. musculocutaneus durchbohrt. Bei abduziertem Arm ist der längsverlaufende Muskel in der Axilla zu tasten.
- **M. brachialis** (**Abb. 10.27a, 10.34**; zu beachten ist die ausgedehnte Ursprungsfläche). In die rinnenförmig vertiefte Vorderfläche des M. brachialis fügt sich der Bauch des M. biceps brachii ein, der bei den Unterarm-

bewegungen auf ihm gleitet. Muskelfasern spalten sich ab und strahlen in die Gelenkkapsel ein, um bei der Beugung das Einklemmen der Kapsel zu verhindern.

Der eingelenkige Muskel ist ausschließlich Beuger im Ellenbogengelenk. Er leitet die Beugebewegung durch seine Kontraktion ein. Dadurch erhält der M. biceps brachii ein günstigeres Drehmoment, indem der wirksame Hebelarm (s. **Abb 5.14**) größer wird. Infolgedessen arbeiten die Flexoren wirkungsvoller, wenn der Arm bereits leicht gebeugt ist.

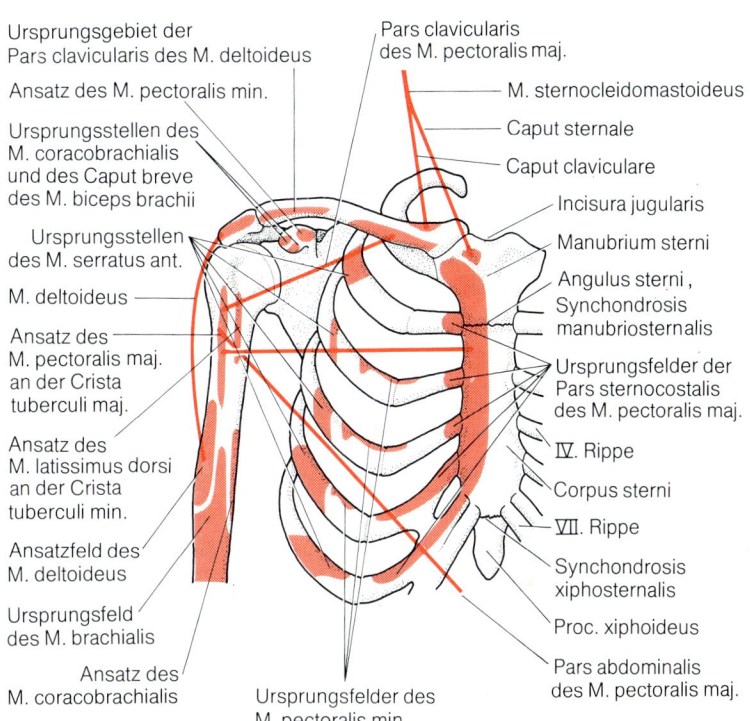

Abb. 10.33 Muskeln in der Gegend des rechten Schultergelenks

Tabelle 10.21. Bewegungen im Schultergelenk

Bewegung	Muskel oder Teil eines Muskels
Abduktion	Pars acromialis des M. deltoideus M. supraspinatus Caput longum des M. biceps brachii Pars clavicularis und Pars spinalis des M. deltoideus, wenn die Abduktions- stellung größer als 60° ist
Adduktion	M. pectoralis major M. coracobrachialis M. latissimus dorsi M. teres major Pars clavicularis und Pars spinalis des M. deltoideus, wenn Abduktionsstellung kleiner als 60° M. teres minor Caput longum des M. triceps brachii
Anteversion	Pars clavicularis des M. deltoideus Pars clavicularis des M. pectoralis major M. coracobrachialis M. biceps brachii
Retroversion	Pars spinalis des M. deltoideus M. latissimus dorsi M. teres major
Innenrotation	Pars clavicularis des M. deltoideus M. pectoralis major M. subscapularis M. latissimus dorsi M. teres major M. coracobrachialis
Außenrotation	Pars spinalis des M. deltoideus M. supraspinatus M. infraspinatus M. teres minor

Extensoren, dorsale Muskelgruppe (**Tabelle 10.23**) sind:

- **M. triceps brachii**. Er entspringt, wie sein Name besagt, mit 3 Köpfen (Ursprungsfelder, **Abb. 10.27 b**): Caput longum, Caput laterale, Caput mediale. Die vereinigte Muskelmasse bestimmt das Relief der Rückseite des Oberarmes.
  - **Caput longum**. Es entspringt vom Tuberculum infraglenoidale und am anschließenden Abschnitt des Margo lateralis scapulae. Dieser 2gelenkige Anteil des Muskels wirkt auf das Schultergelenk adduzierend und auf das Ellenbogengelenk gleich den anderen beiden Anteilen streckend. Zwischen den Ursprungsfeldern der beiden anderen Köpfe verläuft der *Sulcus n. radialis* (**Abb. 10.27**).
  - **Caput laterale**. Der Ursprung befindet sich lateral vom Caput longum, das ihn teilweise bedeckt.

- **Caput mediale**. Dieser Teil liegt in der Tiefe der Muskelmasse und nimmt seinen Ursprung medial vom Sulcus n. radialis am Humerus, am Septum intermusculare mediale und distal an einer kleineren Fläche des Septum intermusculare brachii laterale. Am Muskelansatz am Olecranon, der durch eine breite kräftige Sehnenplatte erfolgt, spalten sich vom medialen Anteil Muskelfasern ab, die in die Gelenkkapsel einstrahlen und sie vor Einklemmung schützen, *M. articularis cubiti*. Einzelne Sehnenfasern spalten sich aus der Endsehne ab, laufen am Olecranon vorbei und strahlen in die Unterarmfaszie ein. Sie bilden ähnlich wie die Retinacula patellae einen Reservestreckapparat.

- **M. anconaeus**. Er bildet die laterale Fortsetzung des Caput mediale des M. triceps brachii. Der M. anconaeus entspringt dorsal vom Epicondylus lateralis humeri und breitet sich fächerförmig auf der Streckseite des Ellenbogengelenks aus. In die Gelenkkapsel einstrahlende Fasern verhindern ihre Einklemmung.

> **Flexion und Extension im Ellenbogengelenk erfolgen im Humeroulnargelenk**

Hinweis. Bei Beuge- und Streckbewegungen im Ellenbogenlenk wird das Humeroradialgelenk lediglich mitgeführt.

Tabelle 10.24 gibt eine Übersicht über die an Beugung und Streckung beteiligten Muskeln.

Für die Bewegungen im Ellenbogengelenk gilt, daß alle Muskeln, die vor der transversal verlaufenden Bewegungsachse liegen, Flexoren sind; alle die hinter der Achse liegen, sind Extensoren.

Die physiologischen Querschnitte der Flexoren zu den Extensoren verhalten sich wie 3:2. Dies macht verständlich, daß in Ruhe die Wirkung der Flexoren etwas überwiegt und der Arm leicht gebeugt ist.

> **Auch die Unterarmmuskulatur besteht aus Flexoren und Extensoren**

> **Lernziele**
>
> Flexoren: oberflächliche Schicht, tiefe Schicht • Retinaculum flexorum • Canalis carpi • Extensoren: oberflächliche Schicht, tiefe Schicht, radiale Muskelgruppe • Retinaculum extensorum • Sehnenfächer • Pronatoren • Supinatoren

Die Grenze zwischen Beugern und Streckern des Unterarms sind die *Ossa antebrachii* und die *Membrana interossea antebrachii* (**Abb. 10.57**).

Tabelle 10.22. Ventrale Gruppe der Oberarmmuskeln (Flexoren)

Muskel	Ursprung	Ansatz	Funktion	Innervation
M. biceps brachii, • **Caput longum**	Tuberculum supra-glenoidale		*Schultergelenk:* Abduktion, Anteversion *Ellenbogengelenk:* Beugung und Supination	N. musculocutaneus aus dem Fasciculus lateralis des Plexus brachialis (Der M. biceps brachii kann zusätzliche Äste aus dem N. medianus erhalten)
		Tuberositas radii; mit der Aponeurosis m. bicipitis brachii an der Fascia antebrachii		
• **Caput breve**	Processus coracoideus		*Schultergelenk:* Adduktion, Anteversion, Innenrotation *Ellenbogengelenk:* Beugung und Supination	
M. coraco-brachialis	Processus coracoideus	Anteromedial am mittleren Humerusdrittel	Anteversion, Adduktion, Innenrotation, Haltefunktion	N. musculocutaneus
M. brachialis	Distale Hälfte bis distale $2/3$ der Vorderfläche des Humerus; Septum intermusculare brachii mediale et laterale	Tuberositas ulnae, mit wenigen Fasern an der Gelenkkapsel	Beugt im Ellenbogengelenk, spannt die Gelenkkapsel	N. musculocutaneus

Funktioneller Hinweis. Da alle Muskeln des Unterarms mehrgelenkig sind, ist eine Einteilung in Muskeln möglich in solche, die

- auf die Karpalgelenke,
- auf die Fingergelenke,
- auf die Pro- und Supinationsgelenke,
- im Ellenbogengelenk zusätzlich beugend wirken.

Innervation. Das aus der Embryonalentwicklung abzuleitende Innervationsschema (S. 4) wird unbeschadet der sekundären Funktion beibehalten.

- Die Flexoren werden vom N. medianus und vom N. ulnaris innerviert.
- Die Extensoren und die von ihnen abzuleitende radiale Gruppe wird vom N. radialis innerviert.

Faszien. Umhüllt wird die Unterarmmuskulatur insgesamt von der *Fascia antebrachii*, Unterarmfaszie, die den oberflächlich gelegenen Beugern und Streckern als zusätzlicher Ursprung dient. Proximal ist sie an den Epicondylen des Humerus und am Olecranon befestigt, weiter distal am Margo posterior der Ulna. Im Bereich des proximalen Handgelenks bildet sie auf der Dorsalseite durch verstärkende Faserzüge das *Retinaculum extensorum*, durch das die Sehnen der Strecker in 6 Fächern geführt und gehalten werden. Das *Retinaculum flexorum* ist eine bandartige Verbindung zwischen der Eminentia carpalis ulnaris und radialis, durch die der Sulcus carpi zum *Canalis carpi*, *Karpaltunnel*, vervollständigt wird. Durch diesen Kanal verlaufen die Sehnen der langen Fin-

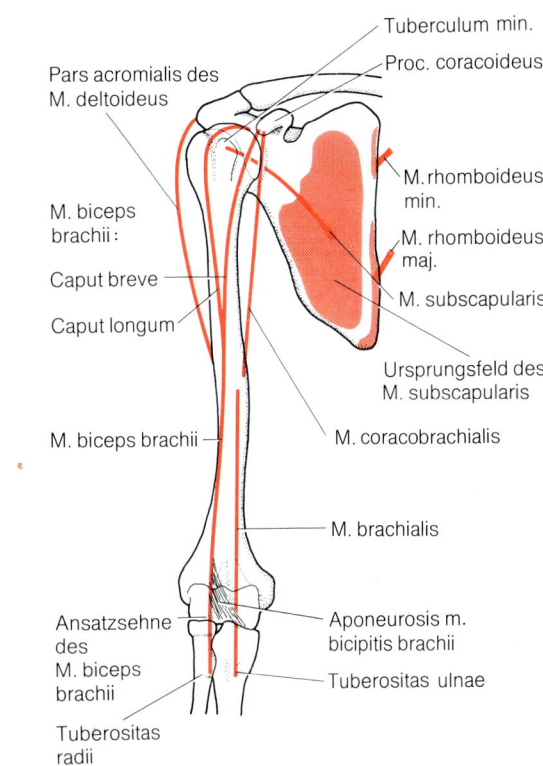

Abb. 10.34 Muskeln an der Schulter und am Oberarm der rechten Seite in der Ansicht von vorn

Tabelle 10.23. Dorsale Gruppe der Oberarmmuskeln (Extensoren)

Muskel	Ursprung	Ansatz	Funktion	Innervation
M. triceps brachii				
• **Caput longum**	Tuberculum infraglenoidale	Olecranon	*Schultergelenk:* Adduktion, Retroversion *Ellenbogengelenk:* Streckung	N. radialis
• **Caput laterale**	Dorsale Fläche des Humerus proximal und lateral des Sulcus n. radialis, proximale $2/3$ des Septum intermusculare brachii laterale	Olecranon	Streckung im Ellenbogengelenk	N. radialis
• **Caput mediale**	Dorsale Fläche des Humerus distal und medial vom Sulcus n. radialis, ganze Länge des Septum intermusculare brachii mediale, distales $1/3$ des Septum intermusculare brachii laterale	Olecranon	Streckung im Ellenbogengelenk	N. radialis
• **M. articularis humeri**	Dorsale Fläche des Humerus	Dorsal an der Gelenkkapsel der Articulatio humeri	Kapselspanner	N. radialis
M. anconeus	Dorsal vom Epicondylus lateralis	Olecranon, Facies posterior der Elle	Streckung im Ellenbogengelenk	N. radialis

gerbeuger (und der N. medianus). Von der Fascia antebrachii ziehen im proximalen Bereich des Unterarms Bindegewebssepten zwischen die einzelnen Muskelgruppen und bilden *Gruppenfaszien* für die Beuger und Strecker.

Die **Flexoren des Unterarms** gliedern sich in eine

- oberflächliche Schicht und eine
- tiefe Schicht.

Oberflächliche Schicht. Die Muskeln dieser Schicht entspringen zum Großteil am Epicondylus medialis (s. humeri (**Abb. 10.35 a**, **Tabelle 10.25**).

- **M. pronator teres**. Mit dem *Caput humerale*, das den Hauptanteil bildet, entspringt er am Epicondylus medialis und am Septum intermusculare brachii mediale, mit dem schwächeren *Caput ulnare* vom Processus coronoideus. Zwischen beiden senkt sich der N. medianus ein. Der Muskelbauch überquert dann schräg die Längsachse des Vorderarmes und setzt an der Facies lateralis radii im mittleren Drittel distal vom M. supinator an. In seinem Verlauf kreuzt er die Pro- und Supinationsachse (**Abb. 10.38 a**).
- **M. flexor carpi radialis**. Sein Muskelbauch überquert gleichfalls die Pro- und Supinationsachse. Die Endsehne ist bei leicht gebeugter Hand im distalen Bereich

des Unterarms am weitesten lateral zu tasten. Sie läuft dann unter dem Retinaculum flexorum im Karpaltunnel in einem eigenen Kanal und inseriert am Os metacarpale II. Der M. flexor carpi radialis ist mehrgelenkig. Er wirkt auf Ellenbogengelenk, Radioulnargelenke und Handgelenke.

- **M. palmaris longus**. In 20 % der Fälle fehlt er auf einer Seite; gelegentlich auch beidseitig. Seine lange Sehne,

Tabelle 10.24. Beugung und Streckung im Ellenbogengelenk (Auswahl)

Beugung	Streckung
M. biceps brachii	M. triceps brachii
M. brachialis	M. anconeus
M. brachioradialis	
in geringem Umfang:	
M. flexor carpi radialis	
M. palmaris longus	
M. pronator teres, Caput humerale	
aus der Flexionsstellung:	
M. extensor carpi radialis longus	
unerheblich:	
M. extensor carpi radialis brevis	

Abb. 10.35 a, b
Oberflächliche (**a**) und tiefe (**b**) Flexoren am Unterarm. Ansicht der palmaren (volaren) Fläche des rechten Unterarms

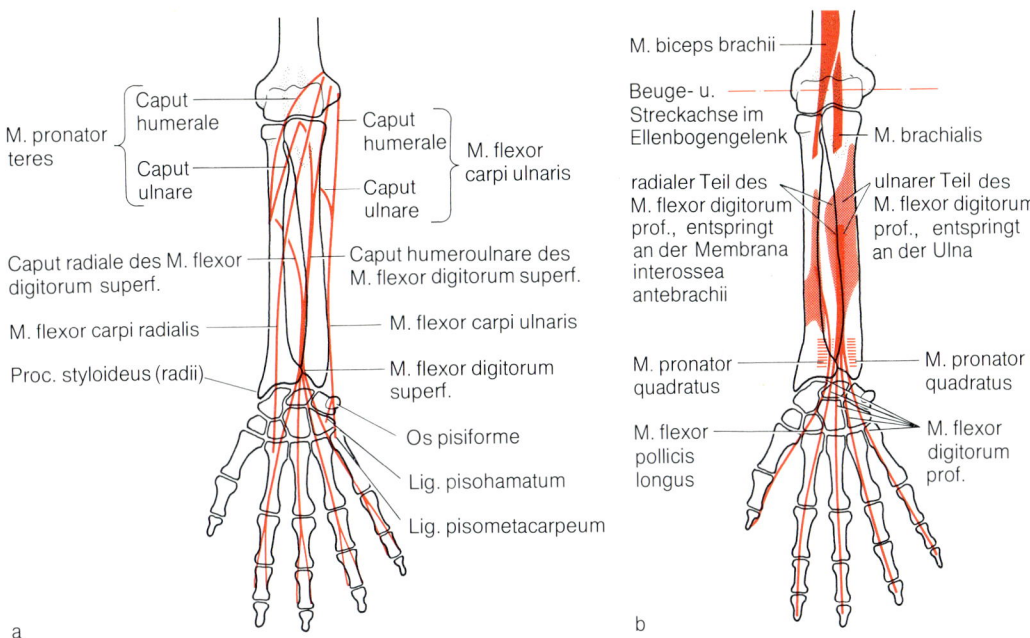

die unter der Haut gut tastbar ist, verläuft in der Längsachse des Unterarms, zieht dann über das Retinaculum flexorum hinweg und verbreitert sich in der Hohlhand fächerförmig zur Aponeurosis palmaris. Selbst wenn der Muskel fehlt, ist die Palmaraponeurose als ein wesentlicher Bestandteil der Hohlhandkonstruktion vorhanden. Über die Aponeurosis palmaris wird auf S. 295 berichtet.

- **M. flexor carpi ulnaris.** Zwischen Caput ulnare und Caput humerale spannt sich ein Sehnenbogen aus, unter dem der N. ulnaris in die Tiefe tritt. Der Muskel liegt am weitesten medial von allen Beugern. Seine Endsehne ist proximal vom Os pisiforme durch die Haut gut tastbar, insbesondere wenn die Hand gegen Widerstand gebeugt wird. Die Sehne, die sich in das Lig. pisohamatum und Lig. pisometacarpale fortsetzt, inseriert über diese beiden Züge am Hamulus ossis hamati und am Os metacarpale V. Der mehrgelenkige Muskel wirkt auf das Ellenbogengelenk (nicht das Caput ulnare) und auf die Karpalgelenke.

- **M. flexor digitorum superficialis.** Er liegt z. T. unter den bisher genannten Muskeln. Sein *Caput humero-ulnare* und sein *Caput radiale* verbindet ein arkadenförmiger Sehnenstreifen, unter dem der N. medianus und die A. ulnaris mit ihren Begleitvenen in die Tiefe treten. Die 4 Endsehnen ziehen durch den Karpalkanal und inserieren, nachdem sich ihre Enden gespalten haben, an der Mittelphalanx. Es handelt sich um einen vielgelenkigen Muskel, der durchwegs ventral der Beugeachsen der einzelnen Gelenke verläuft.

Tiefe Schicht. Die Ursprünge der tiefen Schicht der Unterarmmuskeln finden offensichtlich nicht mehr am Epicondylus medialis Platz. Deshalb verlagern sie sich nach distal auf die Vorderseite der Ulna und auf die Membrana interossea antebrachii. Die Muskeln haben infolgedessen keinen Einfluß auf das Ellenbogengelenk (**Abb. 10.35 b**, **Tabelle 10.26**).

- **M. flexor digitorum profundus.** Sein *radialer* (interossärer) *Anteil* entspringt von der Membrana interossea antebrachii, sein *ulnarer* von der Vorderfläche der Ulna, außerdem an der Fascia antebrachii. Die Endsehnen verlaufen im Canalis carpi in einer gemeinsamen Sehnenscheide mit den 4 Endsehnen des oberflächlichen Fingerbeugers, divergieren dann in der Hohlhand, durchbohren im Bereich der Grundphalanx die gespaltene Sehne des oberflächlichen Beugers und inserieren an der Basis der Endphalanx des 2.–5. Fingers. Sie sind hier in Sehnenscheiden eingelagert und durch osteofibröse Kanäle an den Phalangealknochen befestigt. Auch bei diesem Muskel handelt es sich um einen vielgelenkigen Muskel, der auf die von ihm übersprungenen Gelenke als Flexor wirkt.

- **M. flexor pollicis longus.** Sein Ursprungsfeld (**Abb. 10.35 b**) an der Facies anterior radii und an der Membrana interossea antebrachii liegt lateral vom M. flexor digitorum profundus, von dem er sich in der Stammesgeschichte abspaltete. Die Ansatzsehne biegt nach Verlassen des Canalis carpi nach lateral und läuft im Bereich des 1. Mittelhandknochens zwischen oberflächlichem und tiefem Kopf des M. flexor pollicis brevis in einem eigenen osteofibrösen Kanal zur Basis der

Tabelle 10.25. Unterarmmuskeln: Oberflächliche Schicht der Flexoren

Muskel	Ursprung	Ansatz	Funktion	Innervation
M. pronator teres				
• **Caput humerale**	Epicondylus medialis (humeri)	Laterale und dorsale Fläche des mittleren Radiusdrittels	Beugung im Ellenbogengelenk, Pronation	N. medianus
• **Caput ulnare**	Processus coronoideus der Ulna	Laterale und dorsale Fläche des mittleren Radiusdrittels	Pronation	N. medianus
M. flexor carpi radialis	Epicondylus medialis (humeri) mit Unterarmfaszie	Palmar an der Basis des Os metacarpale II	Beugung in den Handgelenken, Pronation aus extremer Supination, Radialabduktion	N. medianus
M. palmaris longus	Epicondylus medialis, (humeri)	Aponeurosis palmaris, Corium der Hohlhand	Beugt im Handgelenk, spannt die Palmaraponeurose	N. medianus
M. flexor carpi ulnaris,		Os pisiforme, von ihm aus über das Lig. pisohamatum am Hamulus ossis hamati und über das Lig. pisometacarpale an der Basis des Os metacarpale V	Beugung in den Handgelenken; Ulnarabduktion zusammen mit dem M. extensor carpi ulnaris	N. ulnaris
• **Caput humerale**	Epicondylus medialis, Olecranon und proximale $^2/_3$ der Ulna, Unterarmfaszie			
• **Caput ulnare**				
M. flexor digitorum superficialis		Seitlich an den Mittelphalangen des 2.–5. Fingers	Beugung in den Handgelenken sowie den Grund- und Mittelgelenken des 2.–5. Fingers. *Humeraler Anteil:* geringfügige Beugung im Ellenbogengelenk	N. medianus
• **Caput humeroulnare**	Epicondylus medialis (humeri), Processus coronoideus ulnae			
• **Caput radiale**	Vorderfläche des Radius			

Endphalanx des Daumens. Der lange Daumenbeuger ist ein vielgelenkiger Muskel, der nicht nur beugend in den Daumengelenken wirkt, sondern auch an der Oppositionsbewegung beteiligt ist.

• **M. pronator quadratus.** Er verbindet im distalen Abschnitt des Unterarms auf der Facies anterior Elle und Speiche miteinander (**Abb. 10.35**).

Extensoren, Strecker. Die Muskeln dieser Guppe, die im wesentlichen dorsal liegen, bilden 3 Schichten:

• oberflächliche Schicht
• tiefe Schicht
• radiale Gruppe (Schicht)

Gemeinsam entspringen die Extensoren des Unterarms am Epicondylus lateralis (humeri) und seiner Umgebung. Sie liegen dorsal von der Flexions-Extensionsachse.

Die Sehnen der Extensoren 2–5 enden gemeinsam mit den Sehnen der kurzen Fingermuskeln der Hohlhand in einer an der Dorsalseite der Phalangen gelegenen, bis zur Endphalanx reichenden Sehnenplatte (**Abb. 10.42**), der *Dorsalaponeurose.* Sie fehlt am Daumen.

Oberflächliche Schicht (**Tabelle 10.27**, **Abb. 10.36**):

• **M. extensor digitorum** (früher M. extensor digitorum communis). Der Fingerstrecker entspringt zwischen M. extensor carpi ulnaris und M. extensor carpi radialis brevis. Seine Sehnen ziehen durch das 4. Sehnenfach unter dem Retinaculum extensorum und divergieren dann im Bereich des Handrückens. Hier treten die 4 Sehnen besonders bei Überstreckung der Finger deutlich hervor. Sie werden durch sehnige Querzüge, *Connexus intertendinei,* untereinander verbunden, wodurch die unabhängige Beweglichkeit der einzelnen Finger eingeschränkt wird. Die Sehnen, die zum 2., 4.

Tabelle 10.26. Unterarmmuskeln: Tiefe Schicht der Flexoren

Muskel	Ursprung	Ansatz	Funktion	Innervation
M. flexor digitorum profundus				
• **ulnarer Teil**	Vorderfläche der Elle	Palmar an der Basis der Endphalangen des 2.–5. Fingers	Beugung in den Hand-gelenken und allen Fin-gergelenken des	N. ulnaris
• **radialer Teil**	Membrana interossea antebrachii		2.–5. Fingers; der ulna-re Teil ist an der Ulnar-abduktion beteiligt	N. medianus
M. flexor pollicis longus	Vorderfläche des Radius, Membrana interossea antebrachii	Palmar an Basis der Endphalanx des Daumens	Beugung in den Hand- und Daumengelenken, Beugung u. Adduktion im Sattelgelenk, geringe Radialabduktion im proximalen Handgelenk	N. medianus
M. pronator quadratus	Distal an der Vorder-fläche der Ulna	Distal an der Vorder-kante des Radius	Pronation	N. interosseus (an-tebrachii) anterior aus dem N. medianus

und 5. Finger ziehen, können auf Grund ihres divergierenden Verlaufes die Finger geringfügig spreizen. Alle Sehnen gehen in die Dorsalaponeurose über.

Hinweis. Die Faust kann mit Gewalt geöffnet werden, wenn man die Handgelenke in eine maximale Beugestellung drückt, da in dieser Stellung die Sehnen des Fingerstreckers zu „kurz" sind *(passive Insuffizienz).* Sie verhindern deshalb einen wirkungsvollen Faustschluß, indem sie die Finger etwas strecken. Andererseits ist in Dorsalextension der Hand ein kräftiger Faustschluß möglich, weil die in Dorsalextension bestehende Vordehnung der langen Fingerbeuger ihre aktive Insuffizienz verhindert.

- **M. extensor digiti minimi (proprius).** Seine Sehne zieht durch das 5. Fach des Retinaculum extensorum und strahlt dann gemeinsam mit der 4. Sehne des M. extensor digitorum in die Dorsalaponeurose des kleinen Fingers ein.
- **M. extensor carpi ulnaris.** Er liegt von den Muskeln der oberflächlichen Schicht am weitesten medial und entspringt mit einem *Caput humerale* und einem *Caput ulnare.* Die Ansatzsehne zieht durch das 6. Fach des Retinaculum extensorum und inseriert dorsal an der Basis ossis metacarpalis V. Der mehrgelenkige Muskel wirkt nur in geringem Ausmaß auf das Ellenbogengelenk. Seine Hauptfunktion besteht in der Dorsalextension und Ulnarabduktion der Hand.

Tiefe Schicht (Abb. 10.37, Tabelle 10.28):

- **M. supinator.** Er liegt versteckt in der Tiefe der Muskelmasse auf der Gelenkkapsel. Mit einer *oberflächlichen Portion* entspringt er am Epicondylus lateralis humeri, am Lig. collaterale radiale und am Lig. anulare

radii, mit einer *tiefen* an der Crista m. supinatoris (ulnae). Der abgeplattete Muskelbauch windet sich dann von lateral dorsal um den Radius und setzt mittels einer kurzen Endsehne an der Vorder- und Seitenfläche des Radius zwischen Tuberositas radii und dem Ansatz des M. pronator teres an. Zwischen der oberflächlichen und tiefen Portion durchsetzt der R. profundus des N. radialis den Muskel *(Supinatorenschlitz).* Bei der Pronation wird der Muskel um den Schaft des Radius gewickelt. Kontrahiert er sich, dann rollt er sich wieder ab und dreht dabei den Radius in seine Ausgangsstellung zurück.

- **M. abductor pollicis longus**
- **M. extensor pollicis brevis**
  Oft sind M. abductor pollicis longus und M. extensor pollicis brevis miteinander verwachsen. Der Extensor entspringt distal vom Abduktor an der dorsalen Fläche des Radius und der Membrana interossea antebrachii. Die Sehnen beider Muskeln überkreuzen die Sehnen des M. extensor carpi radialis brevis et longus sowie die A. radialis mit ihren Begleitvenen und ziehen durch das 1. Fach unter dem Retinaculum extensorum. Bei Abduktion des Daumens, die sie mitbewirken, sind beide Sehnen im ventralen Bereich der Unterarmkante distal vom Processus styloideus (radii) zu tasten. Sie verlaufen ventral von der Flexions-Extensionsachse der Handgelenke.
- **M. extensor pollicis longus.** Der Muskel verläuft von der ulnaren Seite des Unterarms auf die radiale. Seine Ansatzsehne zieht durch das 3. Fach, überkreuzt dann die Sehnen der Mm. extensor carpi radialis brevis et longus und zieht zur Endphalanx I. Sie springt bei ma-

Tabelle 10.27. Unterarmmuskeln: Oberflächliche Schicht der Extensoren

Muskel	Ursprung	Ansatz	Funktion	Innervation
M. extensor digitorum (communis)	Epicondylus lateralis (humeri) und Fascia antebrachii	Dorsalaponeurose des 2.–5. Fingers	Streckung in den Hand- gelenken und den Finger- gelenken des 2.–5. Fingers, Spreizung des 2., 4. und 5. Fingers	R. profundus des N. radialis
M. extensor digiti minimi (proprius)	Epicondylus lateralis (humeri) und Fascia antebrachii	Dorsalaponeurose des 5. Fingers	Streckung in den Hand- gelenken und den Gelenken des 5. Fingers, Ulnarabduk- tion, Abspreizen des 5. Fingers	R. profundus des N. radialis
M. extensor carpi ulnaris		Dorsal an der Basis des Os metacarpale V	Streckung und Ulnarabduk- tion im Handgelenk	R. profundus des N. radialis
• **Caput humerale**	Epicondylus lateralis (humeri)			
• **Caput ulnare**	Olecranon sowie pro- ximal an der Facies posterior und dem Margo posterior der Ulna			

ximaler Streckung des Daumens deutlich durch die Haut vor.

• **M. extensor indicis**. Sein Ursprungsfeld liegt von den Muskeln dieser Gruppe am weitesten distal an der Fa- cies posterior ulnae. Die Sehne läuft durch das 4. Fach unter dem Retinaculum extensorum und dann ge- meinsam mit der 1. Sehne des M. extensor digitorum zur Dorsalaponeurose des Zeigefingers.

Radiale Muskelgruppe. Sie spaltete sich während der Entwicklung von der oberflächlichen Schicht der dorsa- len Unterarmmuskeln ab und schob sich z. T. mit ihren Ursprüngen nach oben bis auf die laterale Kante des Hu- merus vor. Die Muskeln ziehen direkt vor der Flexions- Extensionsachse nach distal und wurden somit zu Flexo- ren im Ellenbogengelenk. Zur radialen Muskelgruppe gehören (**Tabelle 10.29**, **Abb. 10.36 c**):

• **M. brachioradialis (Abb. 10.36)**. Sein Ursprung liegt am Humerus von der ganzen Gruppe am weitesten proximal am Margo lateralis, an der Crista supra- condylaris lateralis und am Septum intermusculare brachii laterale. Der eingelenkige Muskel verläuft dann an der seitlichen Fläche des Radius bis zur Basis des Processus styloideus (radii). Er gilt als Leitmuskel für die unter ihm gelegene Gefäß-Nervenstraße. Seine wichtigste Aufgabe ist die Flexion im Ellenbogen- gelenk. Dabei entwickelt er seine größte Beugekraft in Supinationsstellung. Bei gebeugtem Arm vermag er aus der Supinationsstellung zu pronieren.

• **M. extensor carpi radialis longus**. Seine Endsehne zieht unter dem Retinaculum extensorum im 2. Seh- nenfach und inseriert dorsal an der Basis ossis meta- carpalis II.

• **M. extensor carpi radialis brevis**. Der Muskelursprung liegt am Epicondylus lateralis und am Lig. anulare radii. Seine Sehne zieht mit der des M. extensor carpi

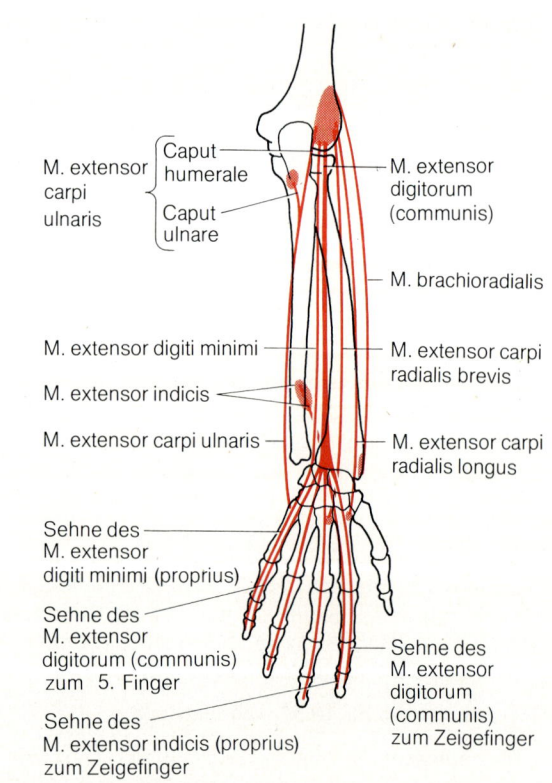

Abb. 10.36 Unterarmmuskeln: Streckergruppe, oberflächliche Schicht. Ansicht von dorsal, rechter Arm

Tabelle 10.28. Unterarmmuskeln: Tiefe Schicht der Extensoren

Muskel	Ursprung	Ansatz	Funktion	Innervation
M. supinator	Epicondylus lateralis (humeri), Lig. collaterale radiale, Lig. anulare radii, Crista m. supinatoris	Proximal an der Vorder- und Seitenfläche des Radius	Supination	R. profundus des N. radialis
M. abductor pollicis longus	Membrana interossea antebrachii, dorsale Fläche von Ulna und Radius	Radial an der Basis des Os metacarpale I und Os trapezium	Abspreizung des 1. Mittelhandknochens, Radialabduktion im proximalen Handgelenk	R. profundus des N. radialis
M. extensor pollicis brevis	Dorsale Fläche des Radius distal des vorigen, Membrana interossea antebrachii	Dorsal an der Basis der Grundphalanx des Daumens	Streckung im Daumengrundgelenk, Radialabduktion im proximalen Handgelenk und 1. Karpometakarpalgelenk	R. profundus des N. radialis
M. extensor pollicis longus	Facies posterior der Ulna, Membrana interossea antebrachii	Dorsal an der Basis der Endphalanx des Daumens	Streckung im Grund- und Endgelenk des Daumens Adduktion und Reposition im Sattelgelenk, Streckung in den Handgelenken	R. profundus des N. radialis
M. extensor indicis	Distal an der dorsalen Fläche der Ulna und der Membrana interossea antebrachii	Dorsalaponeurose des 2. Fingers	Streckung in den Zeigefingergelenken, Adduktionsbewegung des Zeigefingers an den Mittelfinger, Streckung in den Handgelenken	R. profundus des N. radialis

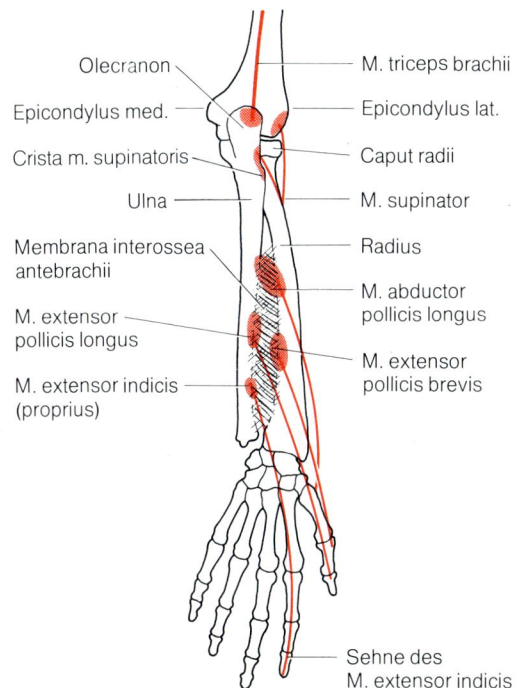

Abb. 10.37 Unterarmmuskeln: Tiefe Schicht der Streckergruppe. Rechter Arm von dorsal

radialis longus im 2. Fach zur Basis und zum Processus styloideus des 3. Mittelhandknochens. Beide Muskeln wirken entsprechend ihrem Verlauf insbesondere auf die Handgelenke.

> **Pronation und Supinationsbewegungen der Hand bewirken Unterarmmuskeln, die in ihrem Verlauf die Pro- und Supinationsachse kreuzen**

Beteiligt sind an der Ausführung von Pronation und Supinationsbewegungen der Hand sowohl Muskeln aus der Gruppe der Flexoren als auch der Extensoren des Unterarms (**Abb. 10.38**, **Tabelle 10.30**). Wesentlich wirkt bei der Bewegung außer den Mm. pronatores teres et quadratus der M. biceps brachii mit, dessen Endsehne bei der Pronation um den Hals des Radius gewickelt wird. Sie beginnt sich dann bei Kontraktion des Muskels wieder abzuwickeln und dreht dabei den Knochen zurück. Bei rechtwinklig gebeugtem Ellenbogengelenk ist der M. biceps brachii der stärkste Supinator. Auf gleichem Prinzip beruht die Wirkung des M. supinator, der gleichfalls bei der Pronation um den Schaft des Radius gewickelt, sich bei Kontraktion wieder abwickelt und dabei den Radius in die Supinationsstellung dreht.

Tabelle 10.29. Unterarmmuskeln: Radiale Muskelgruppe

Muskel	Ursprung	Ansatz	Funktion	Innervation
M. brachioradialis	Crista supracondylaris lateralis und am Margo lateralis des Humerus, Septum intermusculare brachii laterale	Distal an der seitlichen Fläche des Radius, proximal von der Basis des Processus styloideus	Beugung im Ellenbogengelenk, je nach Stellung Pro- oder Supination	N. radialis
M. extensor carpi radialis longus	Crista supracondylaris lateralis am Übergang zum Epicondylus lateralis	Dorsal an der Basis des Os metacarpale II	Beugung im Ellenbogengelenk, Streckung in den Handgelenken, zusammen mit dem M. flexor carpi radialis Radialabduktion, Pronation aus extremer Supination	N. radialis
M. extensor carpi radialis brevis	Epicondylus lateralis (humeri)	Dorsal an der Basis des Os metacarpale III	Streckung in den Handgelenken	R. profundus des N. radialis

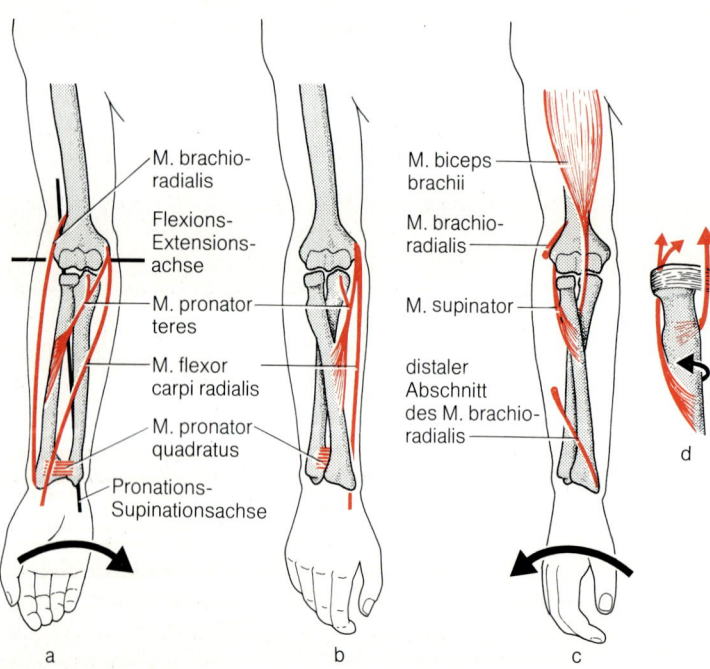

M. brachio-
radialis

Flexions-
Extensions-
achse

M. pronator
teres

M. flexor
carpi radialis

M. pronator
quadratus

Pronations-
Supinationsachse

M. biceps
brachii

M. brachio-
radialis

M. supinator

distaler
Abschnitt
des M. brachio-
radialis

a   b   c   d

Abb. 10.38 a–d Supination und Pronation des Unterarms. **a** Supinationsstellung des Unterarms: Ulna und Radius liegen nebeneinander. Eingezeichnet sind die quere Achse durch das Humeroulnar- und Humeroradialgelenk, um die die Flexion und Extension im Ellenbogengelenk erfolgen, und die Pronations-Supinationsachse, die durch das Caput radii zum Caput ulnae verläuft, sowie die der Pronation dienenden Beuger der Unterarmmuskeln. **b** Pronationsstellung. Der Radius überkreuzt die Ulna. **c** Supinationsbewegung *(Pfeilrichtung)*. Eingezeichnet sind bei der Supination aus der Pronationsstellung mitwirkende Muskeln. **d** Der *Pfeil* gibt die Richtung an, in der sich der Radius beim Wechsel von der Pronationsstellung in die Supinationsstellung dreht. Dabei wirken mit der M. supinator *(links)* und M. biceps brachii *(rechts)*

Die Bewegungen der Hand werden im Radiokarpalgelenk und in den Mediokarpalgelenken ausgeführt

Die Handbewegungen bestehen aus der Palmarflexion-Dorsalextension und aus der Radial-Ulnarabduktion (**Abb. 10.39**). Die wichtigen hieran beteiligten Muskeln sind am Carpus und an den Ossa metacarpi befestigt.

Bei der Palmarflexion wirken gleichsinnig der M. flexor carpi ulnaris und radialis, der M. palmaris longus, der M. flexor digitorum superficialis et profundus und der M. flexor pollicis longus. An der Dorsalextension sind synergistisch beteiligt der M. extensor carpi ulnaris und die Mm. extensores carpi radialis longus et brevis, der M. extensor digitorum mit dem M. extensor digiti minimi und der M. extensor indicis.

Über das Zusammenspiel der Muskel bei der Ulnar-Radialabduktion der Hand gibt **Abb. 10.39** und das Diagramm Auskunft. Im entspannten Zustand steht die Hand leicht ulnar abduziert.

Tabelle 10.30. Muskeln mit pro- und supinatorischer Wirkung

Supination aus extremer Pronation	Pronation aus extremer Supination
M. biceps brachii	M. pronator teres
M. supinator	M. pronator quadratus
M. brachioradialis	M. brachioradialis
M. extensor indicis	M. flexor carpi radialis
M. extensor pollicis longus	M. palmaris longus
M. extensor pollicis brevis	M. extensor carpi radialis longus
M. abductor pollicis longus	

Bemerkung: Der M. brachioradialis kann je nach Stellung entweder pronieren oder supinieren

---

Die Muskeln der Hand bilden 3 Gruppen: Muskeln des Daumenballens, tiefe Hohlhandmuskeln, Muskeln des Kleinfingerballens

Lernziele — Muskeln des Daumenballens • Muskeln des Kleinfingerballens • Tiefe Hohlhandmuskeln • Bindegewebsapparat der Hand • Sehnenscheiden

Muskeln. Die kurzen Hand- und Fingermuskeln werden in 3 Gruppen eingeteilt:

- Muskeln des Daumenballens, Thenargruppe, mit Wirkung auf den Daumen
- Mittlere Muskelgruppe, tiefe Hohlhandmuskeln, mit Wirkung auf die Finger 2–5
- Muskeln des Kleinfingerballens, Hypothenargruppe, mit Wirkung auf den kleinen Finger

Hinweis. Alle kurzen Handmuskeln stammen von ventralen Muskeln der oberen Extremität ab, auch wenn sie an der Streckung beteiligt sind. Sie werden infolgedessen sämtlich vom N. medianus und vom N. ulnaris versorgt.

Bindegewebsapparat der Hand. Wesentlich für die Funktion und die Muskelgliederung der Hand ist der Bindegewebsapparat. Er besteht aus:

- Faszie und Aponeurose
- Bindegewebssepten
- Sehnenscheiden (S. 298)

Faszie und Aponeurose. Über dem Dorsum manus ist die Faszie (Fascia dorsalis manus) dünn. Auf der Palmarseite überzieht sie gesondert die Muskulatur von Thenar und Hypothenar. Zwischen beiden wird sie zu der annähernd dreieckigen *Aponeurosis palmaris* verstärkt. Die Verstärkung erfolgt durch straffe längsverlaufende Faserzüge, Fasciculi longitudinalis, die proximal am Retinaculum flexorum befestigt sind, dann distal fächerförmig divergieren und sich an den osteofibrösen Führungs-

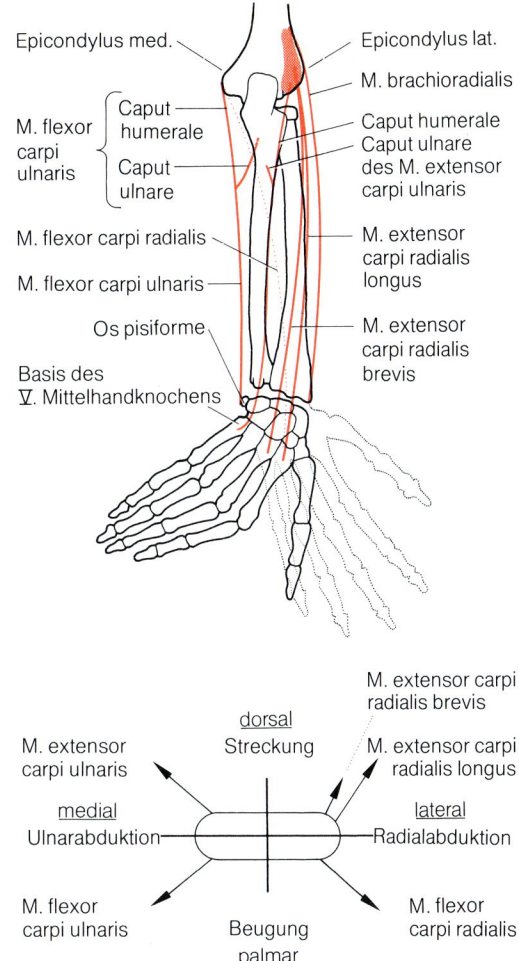

Abb. 10.39 Unterarmmuskeln mit Ansätzen an den Handwurzel- und Mittelhandknochen

röhren für die Sehnen und an den Köpfen der Ossa metacarpalia II bis V anheften. Quer verlaufende Faserzüge, *Fasciculi transversi*, verspannen die Palmaraponeurose zur Seite hin. Weiter distal liegt das Lig. metacarpale transversum superficiale, das die bindegewebige Grundlage der interdigitalen Hautfalten („Schwimmhäute") bildet. Am medialen Rand der Palmaraponeurose ist der M. palmaris brevis befestigt, der in die Subkutis des Kleinfingerballens einstrahlt und zur Spannung der Palmaraponeurose beiträgt. Hingegen scheint der M. palmaris longus, dessen Endsehne in die Palmaraponeurose übergeht, nur sehr bedingt mit ihrer Spannung im Zusammenhang zu stehen. Die Haut der Hohlhandfläche ist durch straffe Bindegewebszüge (Retinacula cutis) mit ihr nahezu unverschieblich verbunden. Außerdem strahlen Bündel kollagener Fasern in die Faszien der kurzen

Tabelle 10.31. Handmuskeln: Thenargruppe

Muskel	Ursprung	Ansatz	Funktion	Innervation
M. abductor pollicis brevis	Retinaculum flexorum, Tuberculum ossis scaphoidei	Grundphalanx des Daumens, laterales Sesambein	Abduktion, Innenkreiselung während der Oppositionsbewegung	N. medianus
M. flexor pollicis brevis				
• Caput superficiale	Retinaculum flexorum	Grundphalanx des Daumens, laterales Sesambein	Abduktion, Innenkreiselung während der Oppositionsbewegung	N. medianus
• Caput profundum	Os trapezium, Os trapezoideum Os capitatum	Grundphalanx des Daumens, laterales Sesambein	Beugung im Grundgelenk, Adduktion, Opposition	N. ulnaris (R. profundus)
M. opponens pollicis	Retinaculum flexorum, Tuberculum ossis trapezii	Vorderfläche und radiale Kante des Os metacarpale I	Beugung, Opposition und Einwärtskreiselung im Sattelgelenk	N. medianus
M. adductor pollicis				
• Caput obliquum	Basis des Os metacarpale II, Os capitatum, Os hamatum	Mediales Sesambein, Grundphalanx des Daumens	Adduktion, Opposition Beugung im Daumengrundgelenk	N. ulnaris (R. profundus)
• Caput transversum	Palmare Fläche des Os metacarpale III	Mediales Sesambein, Grundphalanx des Daumens	Adduktion, Opposition	N. ulnaris (R. profundus)

Handmuskeln ein. Die Palmaraponeurose schützt die unter ihr in der Hohlhand gelegenen Gefäße, Nerven und Sehnen. Sie könnten bei einem kraftvollen Faustschluß sonst leicht gequetscht werden.

Bindegewebssepten. In der Hohlhand werden durch Bindegewebssepten, die von der Faszie ausgehen, drei, den 3 Muskelgruppen entsprechende Kammern voneinander abgegrenzt:

- Thenarloge für die Daumenballenmuskeln
- Hypothenarloge für die Kleinfingerballenmuskeln
- mittlere Loge für die Sehnen der langen Fingerbeuger und für die tiefen Hohlhandmuskeln

Klinischer Hinweis. Eine Schrumpfung der Palmaraponeurose führt zur *Dupuytren-Beugekontraktur* der Finger.

Thenargruppe, Muskeln des Daumenballens. Die Muskeln dieser Gruppe stehen im Dienste einer abgestuftfeinen Oppositionsbewegung des 1. Mittelhandknochens mit dem Daumen (**Tabelle 10.31, Abb. 10.40, 10.41**). Die Bewegung findet im 1. Karpometakarpalgelenk statt.

- **M. abductor pollicis brevis**. Er ist der oberflächlich gelegene Daumenballenmuskel. Am Ansatz bildet er mit dem M. flexor pollicis brevis eine gemeinsame Endsehne.

- **M. flexor pollicis brevis**. Zwischen seinem oberflächlichen und seinem tiefen Kopf verläuft die Sehne des M. flexor pollicis longus. Die beiden Köpfe sind verschiedener Herkunft; sie weisen unterschiedliche Innervationen auf.
- **M. opponens pollicis**. Er liegt in der Tiefe des Daumenballens unter dem M. abductor pollicis brevis.
- **M. adductor pollicis**. Er entspringt unter der Palmaraponeurose mit einem Caput transversum und einem Caput obliquum.

Hinweis. An der Oppositionsbewegung des Daumens beteiligt sich außer den Thenarmuskeln auch noch der M. flexor pollicis longus. Die Reposition wird durch den Mm. extensor pollicis longus et brevis und durch den M. abductor pollicis longus herbeigeführt.

Tiefe Hohlhandmuskeln, mittlere Muskelgruppe: (Tabelle 10.32):

- **Mm. lumbricales.** Durch ihren Ursprung an der lateralen Seite der Sehnen des M. flexor digitorum profundus haben die 4 im Querschnitt runden Muskeln keine starren Ursprünge. Ihre Sehnen verlaufen palmar von der Flexions-Extensionsachse der Metakarpophalangealgelenke (**Abb. 10.42**) und strahlen dann von der Seite her in die Dorsalaponeurose des 2.–5. Fingers ein. Dieser Verlauf erklärt, weshalb sie im Grundgelenk beugen und mittels

Abb. 10.40 Skelett der rechten Hand von palmar. Eingetragen sind die Handmuskeln. Die Ansatzsehnen der 3 Mm. interossei palmares laufen vor dem Lig. metacarpeum transversum profundum

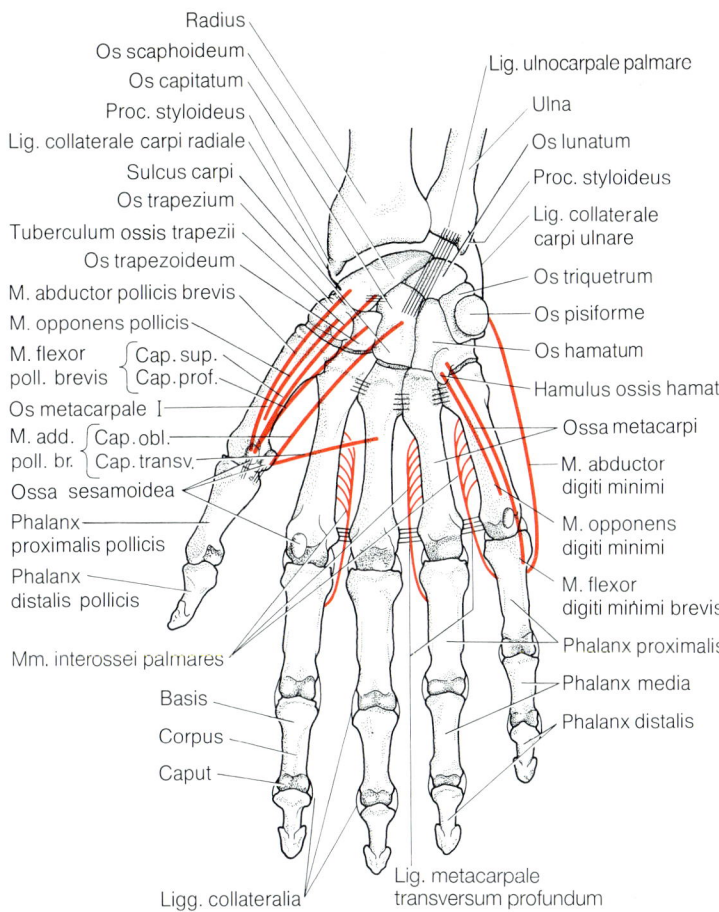

der Dorsalaponeurose im Mittel- und Endgelenk strecken können. Die große Zahl von Muskelspindeln läßt den Schluß zu, daß die Mm. lumbricales mit der Feineinstellung bei der Fingerbewegung betraut sind.

- **Mm. interossei palmares (Abb. 10.40).** Die Sehnen der 3 Muskeln verlaufen zunächst palmar von der Beugeachse und strahlen dann in die Dorsalaponeurose des selben Fingers ein. Damit ergibt sich eine gleichartige Wirkung wie bei den Mm. lumbricales. Sie können außerdem gespreizte Finger adduzieren.
- **Mm. interossei dorsales (Abb. 10.43).** Die Sehnen der 4 zweiköpfigen Muskeln inserieren an der Dorsalaponeurose des 2., 3. und 4. Fingers. Entsprechend ihrer Lage vermögen sie den 2. und 4. Finger abzuspreizen. Für den kleinen Finger ist hierfür der M. abductor digiti minimi verantwortlich.

Klinischer Hinweis. Bei einer als Geburtsschaden vorkommenden Lähmung des unteren Anteils des Plexus brachialis (Klumpke-Lähmung) sind die Muskeln des Daumens und die kurzen Handmuskeln betroffen, weil die Muskeln des Daumens und die kurzen Handmuskeln aus den Segmenten C 8 und Th 1 versorgt werden.

Hypothenargruppe, Muskeln des Kleinfingerballens (**Abb. 10.40, Tabelle 10.33**):

- **M. abductor digiti minimi.** Er liegt oberflächlich im palmar-ulnaren Bereich des Kleinfingerballens.
- **M. flexor digiti minimi brevis.** Er ist an seinem Ursprung mit dem M. abductor digiti minimi verwachsen.
- **M. opponens digiti minimi.** Er liegt am weitesten in der Tiefe des Kleinfingerballens.
- **M. palmaris brevis.** Einzelne Muskelbündel strahlen seitlich am Kleinfingerballen in das Corium der Haut ein und rufen dort bei Ulnarabduktion der Hand eine deutliche Runzelung hervor.

Tabelle 10.32. Handmuskeln: Mittlere Gruppe

Muskel	Ursprung	Ansatz	Funktion	Innervation
Mm. lumbricales I–IV (*Nr. I und II einköpfig Nr. III u. IV zweiköpfig*)	Radial an den Sehnen des M. flexor digitorum profundus	Dorsalaponeurose des 2.–5. Fingers	*Beugen* in den Grundgelenken, *Strecken* in den Mittel- und Endgelenken der Langfinger	I und II vom *N. medianus,* III und IV vom *N. ulnaris* (R. profundus)
Mm. interossei palmares I–III (*einköpfig*)	Ulnare Seite des Os metacarpale II, sowie radiale Seite der Ossa metacarpalia IV et V	Dorsalaponeurose des 2., 4. und 5. Fingers	*Beugen* in den Grundgelenken, *Strecken* in den Mittel- und Endgelenken der entsprechenden Finger, *Adduzieren* in Richtung auf den Mittelfinger	N. ulnaris (R. profundus)
Mm. interossei dorsales I–IV (*zweiköpfig*)	Einander zugekehrten Flächen der Ossa metacarpalia I–V	Dorsalaponeurose des 2., 3. und 4. Fingers	*Beugen* in den Grundgelenken, *Strecken* in den Mittel- und Endgelenken des 2., 3. und 4. Fingers; *Abduzieren* des Zeigefingers nach radial, des Ringfingers nach ulnar; des Mittelfingers nach radial und ulnar	N. ulnaris (R. profundus)

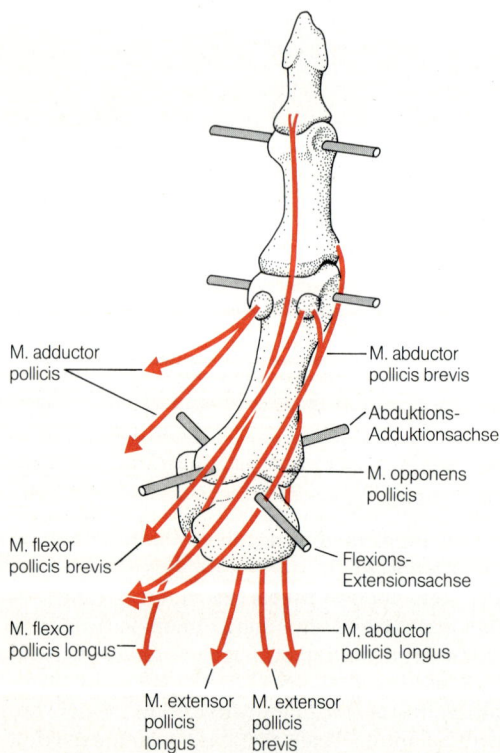

M. adductor pollicis

M. abductor pollicis brevis

Abduktions-Adduktionsachse

M. opponens pollicis

M. flexor pollicis brevis

Flexions-Extensionsachse

M. flexor pollicis longus

M. abductor pollicis longus

M. extensor pollicis longus   M. extensor pollicis brevis

Abb. 10.41 Daumengelenke und ihre Achsen der rechten Hand. Verlauf der Thenarmuskeln zu den Achsen. Ursprünge der Extensoren nicht sichtbar; sie liegen auf der Dorsalseite (In Anlehnung an Benninghoff 1985)

Sehnenscheiden ermöglichen eine reibungsfreie Verschiebung der Sehnen bei Fingerbewegungen

Die Sehnen der langen Fingermuskeln werden durch die Retinacula wie mit einer Binde im Bereich des proximalen Handgelenks verschieblich an den Skeletteilen fixiert, andernfalls würden die Sehnen bei der Flexion oder Extension die Tendenz haben, sich entsprechend einer Bogensehne zu verhalten. Vergleichbare Befestigungen sind für die Sehnen der Fingerbeuger in der digitalen Verlaufsstrecke notwendig. Hier sind es die an den Phalangen befestigten Führungsröhren, *Vaginae fibrosae digitorum manus.* Man nennt sie auch osteofibröse Kanäle, da sie am Knochen befestigt sind. Über den Gelenken sind ihre Kollagenfasern kreuzförmig, *Pars cruciformis,* über die Diaphyse halbringförmig angeordnet, *Pars anularis.* Damit sich die Sehnen bei den Fingerbewegungen ohne Reibung verschieben können, werden sie im Bereich der Retinacula und der osteofibrösen Kanäle in Sehnenscheiden, *Vaginae synoviales,* geführt. Eine palmare und eine digitale Verlaufsstrecke wird unterschieden (**Abb. 10.44**). Innerhalb der Sehnenscheide sind die Sehnen durch Aufhängevorrichtungen, *Vincula tendinum,* in denen auch die zuführenden Gefäße verlaufen, am Periost befestigt.

Palmarseite. Auf der Palmarseite der Hand liegen folgende Sehnenscheiden:

- **Vagina synovialis communis mm. flexorum.** Eine gemeinsame Sehnenscheide für die Sehnen des tiefen

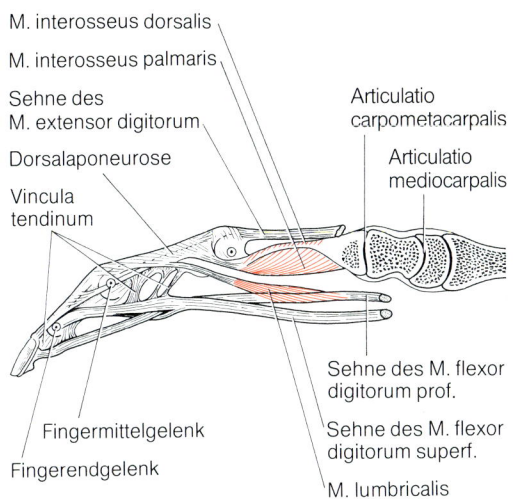

Abb. 10.42 Mm. lumbricales, Mm. interossei dorsales und Mm. interossei palmares. Die Achsen der Fingergelenke stehen senkrecht auf der Papierebene. Sie sind durch einen *Punkt mit Kreis* gekennzeichnet (Nach Lippert 1975)

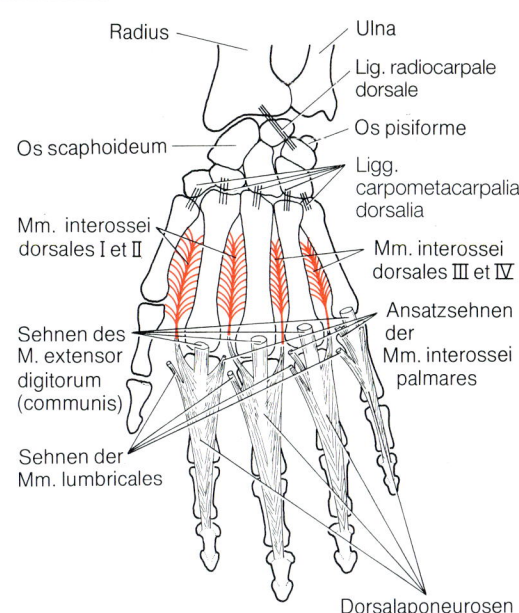

Abb. 10.43 Linke Hand von dorsal. Eingetragen sind die Mm. interossei dorsales und die Dorsalaponeurosen. Die Mm. interossei dorsales sind zweiköpfig und entspringen an den einander zugewandten Flächen der Mittelhandknochen

und des oberflächlichen Fingerbeugers. Die Sehnenscheide umhüllt nur eine Strecke weit die Sehnen für den 2., 3. und 4. Finger, jedoch vollständig die Sehne für den 5. Finger.

- **Vagina tendinis musculi flexoris pollicis longi**. Sie umhüllt die Sehne des langen Daumenbeugers und verläuft ohne Unterbrechung durch den Karpalkanal bis zur Anheftungsstelle der Sehne an der Basis des Daumenendgliedes.
- **Vagina tendinum digitorum manus**. Die Sehnen für den 2., 3. und 4. Finger besitzen im Bereich der digitalen Verlaufsstrecke jeweils eigene Sehnenscheiden.
- **Vagina tendinis musculi flexoris carpi radialis**. Eine kurze Sehnenscheide für den Endabschnitt der Sehne des M. flexor carpi radialis.

Dorsalseite. Das Retinaculum extensorum ist eine bandähnliche Verstärkung am Übergang von der Fascia antebrachii zur Fascia dorsalis manus. Durch senkrecht verlaufende Faserzüge heftet sie sich am Radius, an der Ulna und an den Ossa metacarpi der proximalen Reihe an. Durch diese Faserzüge werden *6 Sehnenfächer* abgegrenzt. In ihnen liegen in Sehnenscheiden eingelagert die Sehnen folgender Muskeln:

- *1. Fach*: M. abductor pollicis longus, M. extensor pollicis brevis in einer gemeinsamen Vagina tendinum
- *2. Fach*: M. extensor carpi radialis longus, M. extensor carpi radialis brevis in der Vagina tendinum mm. extensorum carpi radialium
- *3. Fach*: M. extensor pollicis longus in der Vagina tendinis m. extensoris pollicis longi

- *4. Fach*: M. extensor digitorum (4 Sehnen) und M. extensor indicis in der gemeinsamen Vagina tendinum m. extensoris digitorum et extensoris indicis
- *5. Fach*: M. extensor digiti minimi in der Vagina tendinis m. extensoris digiti minimi
- *6. Fach*: M. extensor carpi ulnaris in der Vagina tendinis m. extensoris carpi ulnaris

Klinischer Hinweis. Bei einer Sehnenscheidenentzündung der Strecksehnen kann man über dem Retinaculum extensorum ein „Knirschen und Reiben" wahrnehmen. In den palmaren Sehnenscheiden des 1. und 5. Fingers können sich Entzündungen über die gesamte Länge des Fingers ausbreiten. Kommt es zu einer Durchwanderung der dünnen Trennwand im karpalen Abschnitt, dann tritt das Bild der *V-Phlegmone* auf (vgl. Topographie, S. 318).

10.2.4 Die obere Extremität in Ruhe und Bewegung

Lernziele

Bewegungen im Schultergelenk, im Ellenbogengelenk, der Hand

Durch den aufrechten Gang wird die vordere Extremität in der stammesgeschichtlichen Entwicklung des Men-

Tabelle 10.33. Handmuskeln: Hypothenargruppe

Muskel	Ursprung	Ansatz	Funktion	Innervation
M. abductor digiti minimi	Retinaculum flexorum, Os pisiforme	Ulnarer Rand der Basis der Grund-phalanx des 5. Fingers	Abduktion im Grund-gelenk des 5. Fingers	R. profundus des N. ulnaris
M. flexor digiti minimi brevis	Retinaculum flexorum, Hamulus ossis hamati	Basis der Grundpha-lanx des 5. Fingers	Beugt im Grundgelenk des Kleinfingers	R. profundus des N. ulnaris
M. opponens digiti minimi	Retinaculum flexorum, Hamulus ossis hamati	Ulnarer Rand des Os metacarpale V	Zieht den 5. Mittelhandkno-chen nach vorn (palmar)	R. profundus des N. ulnaris
M. palmaris brevis	Palmaraponeurose	Haut über dem Klein-fingerballen	Schützt die ulnaren Leitungs-bahnen, spannt die Haut	R. superficialis des N. ulnaris

schen zur oberen Extremität und damit zum Träger des sich zunehmend spezialisierenden Greiforgans Hand. Für diese Aufgabe erhält sie eine außerordentliche Ver-größerung ihres Bewegungsumfanges mit der Fähigkeit, schwerste oder subtilste Arbeit im Raum auszuführen. Dies beruht auf einer Auflösung des starren Schultergür-telringes, der Ausbildung der Clavicula und der Schaf-fung einer Kette vielfältiger Gelenkskombinationen: Schlüsselbeingelenke (3 Freiheitsgrade), Schultergelenk (3 Freiheitsgrade), Ellenbogengelenk (2 Freiheitsgrade), distales Radioulnargelenk (1 Freiheitsgrad), Radiokar-palgelenk (2 Freiheitsgrade), Medio- und Interkarpalge-lenke dazu Metakarpophalangealgelenke (2 Freiheits-grade, beim Daumen 1 Freiheitsgrad) und Fingergelenke (je 1 Freiheitsgrad). Diese variable Kombinierbarkeit ei-ner Gelenkgliederkette wird noch erweitert durch die Verschiebbarkeit der Scapula, die mit einer Stellungsän-

derung der Gelenkpfanne einhergeht. Man bedenke, daß die Scapula nur über 2 sehr kleinflächige Articulationen der Clavicula am Thorax abgestützt ist und im wesentli-chen in synergistisch wirkenden Muskelzügen hängt. Die Muskulatur spielt überhaupt für das Funktionieren der oberen Extremität eine eminente Rolle und steht mit der Entwicklung ihres großen Bewegungsumfanges in kau-salem Zusammenhang.

Das Funktionieren des **Schultergelenks** beruht so gut wie ausschließlich auf der *Muskelführung* durch die man-telförmig angeordnete Muskulatur. Zur Sicherung der Funktion wanderten über die autochthone Schultermus-kulatur Muskeln aus der ventrolateralen Leibeswand und hefteten sich z. T. dorsal (M. rhomboideus, M. serra-tus anterior, M. levator scapulae, M. latissimus dorsi) oder ventral (M. subclavius) am Schultergürtel und/oder Humerus an. Die Muskulatur ist nicht nur für die Auf-

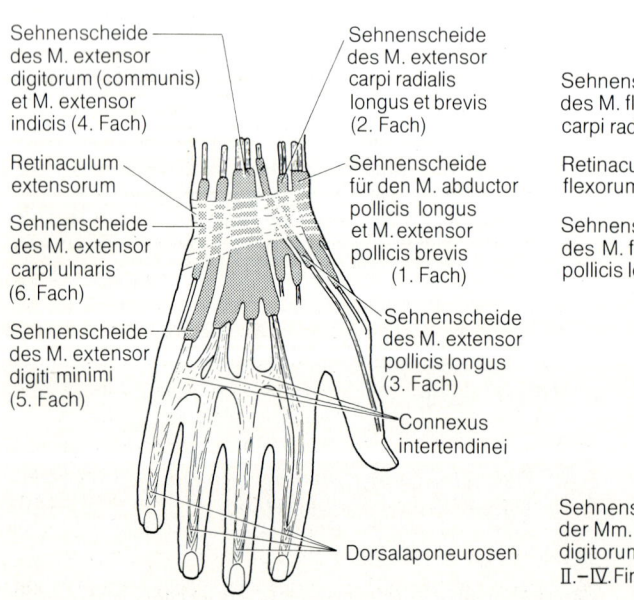

Sehnenscheide des M. extensor digitorum (communis) et M. extensor indicis (4. Fach)

Retinaculum extensorum

Sehnenscheide des M. extensor carpi ulnaris (6. Fach)

Sehnenscheide des M. extensor digiti minimi (5. Fach)

Sehnenscheide des M. extensor carpi radialis longus et brevis (2. Fach)

Sehnenscheide für den M. abductor pollicis longus et M. extensor pollicis brevis (1. Fach)

Sehnenscheide des M. extensor pollicis longus (3. Fach)

Connexus intertendinei

Dorsalaponeurosen

a

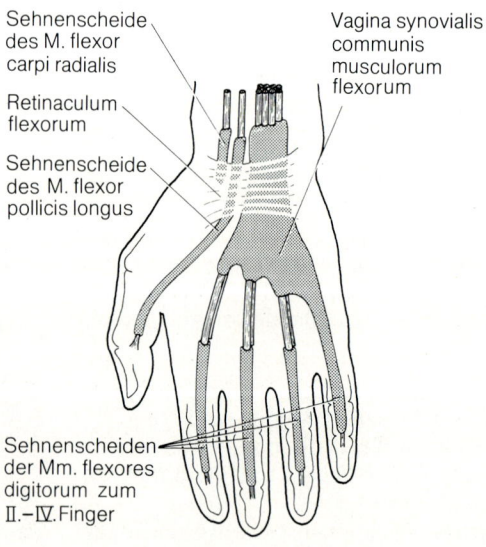

Sehnenscheide des M. flexor carpi radialis

Retinaculum flexorum

Sehnenscheide des M. flexor pollicis longus

Vagina synovialis communis musculorum flexorum

Sehnenscheiden der Mm. flexores digitorum zum II.–IV. Finger

b

Abb. 10.44 a,b a Sehnenschei-den der Streck- und **b** Beugesei-te der Hand

hängung des Schultergürtels im aufrechten Stand notwendig, sondern sie bewirkt auch eine Verschiebung der Scapula auf ihrer Unterlage im Sinne einer Hebung oder Senkung bzw. einer Vor- oder Zurücknahme der Schulter. (Das Vorschieben der Schulter bewirken die Mm. pectorales und der M. serratus anterior; das Rückführen die Pars transversa des M. trapezius, die Mm. rhomboidei und der M. latissimus dorsi.) Damit kombiniert werden die auf die Articulatio humeri wirkenden Muskeln (**Tabelle 10.21**). Sie führen in diesem Gelenk zur Abduktion-Adduktion, Innen- und Außenrotation, Anteversion-Retroversion und als Kombination zur Zirkumduktion. Zu bedenken ist, daß bei der Rückführung des Armes in die Ausgangslage auch die Schwerkraft eine Rolle spielt.

Die *Elevation des Arms* zur Seite ist die Kombination von Abduktion und Schulterblattdrehung, wobei die Drehung schon bei 60° einsetzt, also noch bevor der am Bänderpräparat ermittelte theoretische Grenzwert von 90° für die Abduktionsmöglichkeit im Schultergelenk erreicht ist. Durch die Drehung der Scapula infolge der synergistischen Wirkung der Pars descendens und der Pars ascendens des M. trapezius und der Wirkung der Rhomboideus-Serratusschlinge wird eine Elevation von ungefähr 120° möglich (**Abb. 10.45**). Auch die Anteversion und Retroversion des Arms sind bereits im physiologischen Ausmaß mit einer Stellungsänderung des Schulterblatts verbunden. Man überzeuge sich davon, indem man den Angulus inferior der Scapula mit den Fingern der anderen Extremität berührt und den Arm bewegt.

Bei der *Zirkumduktion* beschreiben die Fingerspitzen annähernd eine Kreisbahn, der Arm einen Kegelmantel, durch den der Verkehrsraum begrenzt wird. Er stimmt ungefähr mit dem Sehfeld überein. Eine genaue Beobachtung der Zirkumduktionsbewegung zeigt, daß hierbei automatisch der Arm um seine Längsachse etwas rotiert wird (sog. *Zwangsrotation*). Durch drehen und neigen des Rumpfes kann der Aktionsradius des Arms noch beträchtlich erweitert werden. Einige Muskeln (M. latissimus dorsi, M. pectoralis major) setzen in einem größeren Abstand vom Drehpunkt des Humerus an. Dadurch wird ein günstigeres Drehmoment erreicht. Dies ist bei einer kraftvollen Rückholbewegungen nach „Ausholen" (z.B. beim Axthieb, Steinwurf) von Bedeutung.

Das Ellenbogengelenk erlaubt durch seine Beweglichkeit eine weitere Präzisierung der Handführung. Dadurch wird es möglich, innerhalb des großen Verkehrsraums einen jeden Punkt zu erreichen. Im Sichtbereich spielt hierfür das stereoskopische Sehen eine wichtige Rolle und ganz allgemein das Raumgefühl, das uns durch unwillkürlich-motorische Systeme (S. 808) vermittelt wird. Die Pro- und Supinationsbewegung erlangte in diesem Zusammenhang Bedeutung für die *Umwendebewegungen der Hand*, durch die Gegenstände oder Nahrung von oben her (in Pronation) ergriffen oder mit der Hohlhand (in Supination) aufgefangen werden können. Sie spielt darüber hinaus beim Werkzeuggebrauch (z.B.

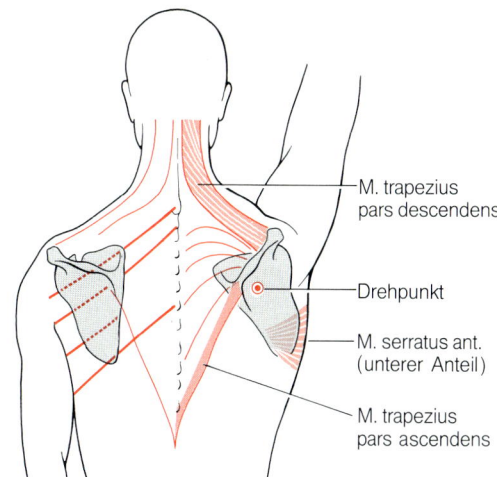

Abb. 10.45   Elevation des Arms (*rechte Seite*) und Serratus-Rhomboideus-Schlinge (*linke Seite*) (Nach Benninghoff 1985)

Schraubenzieher) eine zentrale Rolle. Durch zusätzliche Rotation des Humerus kann die Umwendebewegung in ihrem Umfang bis auf 360° erweitert werden. Die Kombination von Beugung und Pronation ermöglicht, Gegenstände zur Prüfung zum Auge oder bei der Nahrungsaufnahme zum Mund zu führen. Durch die Mitbewegung des Schultergürtels kann man den Umfang noch so erweitern, daß jede Stelle der Körperoberfläche mit der Hand erreichbar ist (Körperhygiene). Die Gelenkkette des Unterarms ermöglicht, Bewegungen mit der Hand auszuführen, als ob sie mit dem Unterarm durch ein Gelenk mit 3 Freiheitsgraden verbunden sei. Die Verkehrsfläche der Handgelenke, die bei der Zirkumduktionsbewegung bei festgestelltem Radius erfaßt wird, hat einen längsovalen Umriß. Wie beim Schultergelenk tritt auch bei den Handgelenken bei der Zirkumduktion das Phänomen der Zwangskreiselung auf.

Die Gestalt der **Hand** ist typisch für den Menschen. Sie wurde zu einem *akzessorischen „Sinnesorgan"*, mit dem wir tasten und unsere Umwelt „begreifen". Mit der Gestik (Drohgebärden, Abwehrhaltung) wird sie in Ausdrucksbewegungen des menschlichen Verhaltens einbezogen. Um die Finger *zum Greifen* so schlank wie möglich zu halten, sind die Muskelbäuche zum Großteil auf den Unterarm verlagert. Sie erreichen ihren Ansatz über lange Sehnen, die streckenweise in Sehnenscheiden geführt und von Retinacula gehalten werden. Kraftvolle Bewegungen übernehmen die langen, Feinbewegungen die kurzen Muskeln. Die Ausbildung eines differenzierten Fingerspitzengefühls ging mit einer außerordentlichen Ausdehnung des sensiblen Rindenfeldes wie auch die Entwicklung unserer Fingerfertigkeit mit einer entsprechenden Ausbildung der motorischen Felder in der Gehirnentwicklung einher; dies betrifft ganz besonders den Daumen. Er nimmt eine Sonderstellung ein. Durch das Herauslösen aus der straffen Verbindung der Karpometakarpalgelenke unter Ausbildung eines Sattelgelenks wird er zur *Oppositionsbewegung* befähigt. Sie, kombiniert mit der Beugung des gegenüberstehenden Fingers, erlaubt, feinste Arbeiten auszuführen (z. B. Einfädeln einer Nadel, Schreiben). Wesentlich für den Gebrauch der Hand wurde der Faustschluß, an dem allerdings der Daumen nicht zwingend beteiligt ist, zur Benützung von Geräten (z. B. Faustkeil, Beil).

Die obere Extremität erhält durch den aufrechten Gang noch eine besondere Funktion: Sie wird beim Gehen im Sinne einer *Gleichgewichtssteuerung* pendelnd mitbewegt. Außerdem dient sie auch zum Abfangen des aus dem Gleichgewicht geratenen Organismus. Beim Klettern, Hangeln oder Turnen wird die Arm-Schulter-Rumpfmuskulatur in Umkehrung der üblichen Vorstellung von der Wirkungskette Ursprung – Ansatz am bewegten Skeletteil dazu eingesetzt, den Körper zu bewegen: d. h. das „punctum fixum" liegt jetzt in der Extremität.

In der **Ruhehaltung** hängt der Arm nach unten; der Oberarm ist leicht innenrotiert und das Ellenbogengelenk infolge des Überwiegens der Flexoren leicht gebeugt; der Unterarm befindet sich in einer Mittelstellung zwischen Pro- und Supination; die Finger sind ebenfalls leicht gebeugt und die Hand geringfügig ulnarabduziert.

10.2.5 Leitungsbahnen im Schulter-Armbereich

> **Arteriell werden Schulter und Arm von der A. subclavia, A. axillaris, A. brachialis, A. radialis, A. ulnaris und ihren Ästen versorgt**

Lernziele

Ursprung, Verlauf, Lage, Äste und Versorgungsgebiete der A. subclavia, A. axillaris, A. brachialis, A. radialis, A. ulnaris • Arterielle Anastomosen im Schulterbereich • Rete articulare cubiti • Rete carpi dorsale • Arcus palmaris superficialis • Arcus palmaris profundus

A. subclavia. Die A. subclavia ist an der arteriellen Versorgung von Brustwand, Schultergürtel, Nackenmuskulatur, Hals und okzipitalen Teilen des Gehirns sowie des cervikalen und thorakalen Rückenmarks beteiligt. Einen Überblick über die Äste der A. subclavia gibt **Abb. 10.46**.

Wenn Sie sich jetzt mit der A. subclavia, ihren Ästen und Versorgungsgebieten näher beschäftigen wollen, lesen Sie S. 463.

A. axillaris. Die Fortsetzung der A. subclavia wird vom Unterrand der Clavicula bis zum Unterrand des M. pectoralis major als A. axillaris bezeichnet (**Abb. 10.46**). Die A. axillaris verläuft entlang dem M. coracobrachialis unter den Mm. pectorales vorn in der Achselhöhle. Dabei fügt sie sich zwischen die beiden Zinken der Medianusgabel (**Abb. 10.50**) ein.
Äste der A. axillaris:

- **Rr. subscapulares**. Sie versorgen den M. subscapularis.
- **A. thoracica superior**, ein variables Gefäß zu Muskeln der vorderen Thoraxwand
- **A. thoracoacromialis**. Sie entspringt unter dem M. pectoralis minor und verzweigt sich im Trigonum clavipectorale unter Abgabe folgender Äste:
  - *R. acromialis* zum Rete acromiale, einem arteriellen Gefäßnetz am Acromion
  - *R. clavicularis* zum Schlüsselbein und zum M. subclavius
  - *R. deltoideus* zum M. deltoideus
  - *Rr. pectorales* für den M. pectoralis major et minor und zur Haut
- **A. thoracica lateralis**. Sie läuft am Seitenrand des M. pectoralis minor im Bereich der vorderen Achsellinie auf dem M. serratus anterior, den sie versorgt, nach unten. Ihre *Rr. mammarii laterales* ziehen zur Brustdrüse.
- **A. subscapularis**. Das kurze, starke Gefäß läuft hinter der V. axillaris und spaltet sich in die
  - *A. thoracodorsalis*, die die Richtung der A. subscapularis fortsetzt und sich zur Versorgung des M. latissimus dorsi, M. teres major und M. serratus anterior verzweigt. Die A. thoracodorsalis liegt dorsal vom N. thoracicus longus. Ihre distalen Zweige können den Nerv begleiten.
  - *A. circumflexa scapulae*, die durch die mediale Achsellücke zusammen mit begleitenden Venen zur Fossa infraspinata zieht. Sie bildet eine wichtige Anastomose mit der A. suprascapularis.
- **A. circumflexa anterior humeri**, ein dünnes Gefäß, das vorn um das Collum chirurgicum zum Schultergelenk und zum M. deltoideus zieht.
- **A. circumflexa posterior humeri**. Gemeinsam mit den begleitenden Vv. circumflexae posteriores humeri und dem N. axillaris läuft sie durch die laterale Achsellücke. Sie entsendet Zweige an den M. deltoideus, zum Caput longum des M. triceps brachii und zur Gelenkkapsel.

Anastomosen im Bereich der Schulter bestehen über das Rete acromiale zwischen A. suprascapularis und R. profundus der A. transversa cervicis, zwischen der A. circumflexa scapulae und A. suprascapularis, zwischen A. thoracoacromialis und A. suprascapularis sowie zwischen A. circumflexa anterior humeri und zwischen A. circumflexa posterior humeri.

Abb. 10.46 A. subclavia dextra und A. axillaris mit ihren Ästen. Nicht bezeichnet A. thoracica superior (entspringt hinter der Clavicula)

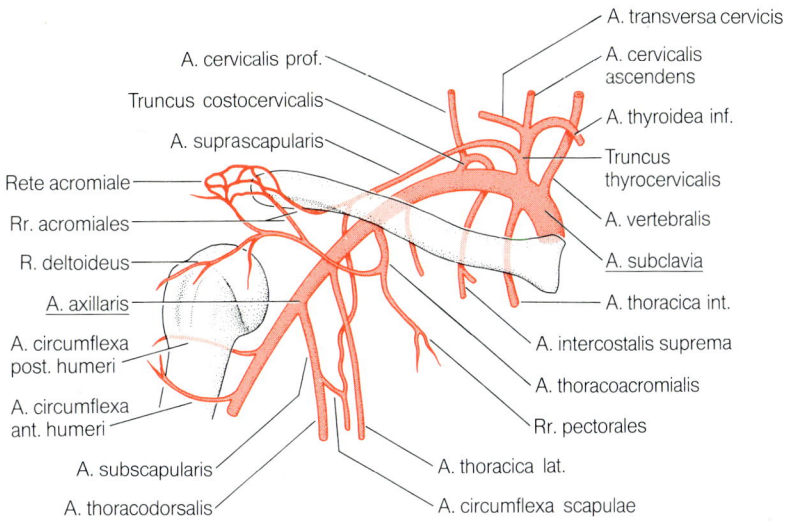

A. cervicalis prof.
Truncus costocervicalis
A. suprascapularis
Rete acromiale
Rr. acromiales
R. deltoideus
A. axillaris
A. circumflexa post. humeri
A. circumflexa ant. humeri
A. subscapularis
A. thoracodorsalis

A. transversa cervicis
A. cervicalis ascendens
A. thyroidea inf.
Truncus thyrocervicalis
A. vertebralis
A. subclavia
A. thoracica int.
A. intercostalis suprema
A. thoracoacromialis
Rr. pectorales
A. thoracica lat.
A. circumflexa scapulae

Klinischer Hinweis. Gefäßunterbindungen der A. axillaris sollten, wenn sie sich nicht vermeiden lassen, proximal der Abzweigung der A. subscapularis vorgenommen werden, da dann das Blut auf dem Weg über die A. suprascapularis →A. circumflexa scapulae →A. subscapularis in die A. axillaris und weiter in die A. brachialis fließt. Distal der Abzweigung der A. subscapularis bis vor die Abzweigung der A. profunda brachii (s. unten) dürfen A. axillaris und A. brachialis wegen der Unmöglichkeit, ausreichende Anastomosen zu bilden, nicht ligiert werden. Kurzfristig kann der Blutstrom in der A. brachialis durch Anpressen an den Humerus im Sulcus bicipitalis medialis unterbrochen werden.

A. brachialis. Als A. brachialis (**Abb. 10.47**) wird die Gefäßstrecke vom unteren Rand des M. pectoralis major bis zur Aufzweigung in A. radialis und A. ulnaris in der Ellenbeuge bezeichnet. Die A. brachialis läuft im Sulcus bicipitalis medialis von Haut und Oberarmfaszie bedeckt, begleitet vom N. medianus, von den Vv. brachiales und von Lymphgefäßen. Knapp oberhalb der Ellenbeuge liegt sie oberflächlich direkt unter der Oberarmfaszie.

Varianten. In der Achselhöhle und am Oberarm gibt es zahlreiche Varianten der Arterien. Zwei davon sind besonders wichtig:

- In der Embryonalperiode wird eine oberflächliche und eine tiefe A. brachialis angelegt. Die oberflächliche bildet sich normalerweise zurück. Bleibt sie erhalten, so spricht man von einer *persistierenden A. brachialis superficialis.* Dieses Gefäß liegt vor der Medianusgabel, am Oberarm ventral vom N. medianus und geht meistens in die A. radialis über. Da die Arterie in der Ellenbeuge oberflächlich liegt, kann sie bei einer Venenpunktion versehentlich getroffen werden.
- Bei der *hohen Teilung der A. brachialis* handelt es sich um einen Sonderfall der erstgenannten Variante. Dabei befindet sich der Abgang der A. radialis bereits am Oberarm. Entwicklungsgeschichtlich ist dabei der distale Abschnitt der A. brachialis superficialis erhalten geblieben.

Äste der A. brachialis:

- **A. profunda brachii.** Sie läuft gemeinsam mit dem N. radialis und Begleitvenen zwischen Caput mediale et laterale des M. triceps brachii dorsal um den Humerusschaft (**Abb. 10.47**) am Sulcus n. radialis und verzweigt sich in folgende Äste:
  - *Aa. nutriciae humeri* zum Humerus und zum Knochemark
  - *R. deltoideus* zum Deltamuskel
  - *A. collateralis media* zum Rete articulare cubiti, einem arteriellen Gefäßnetz am Olecranon
  - *A. collateralis radialis.* Sie ist der Endast der A. profunda brachii. Er teilt sich in einen R. anterior und R. posterior. Der *R. anterior* durchbricht das Septum intermusculare brachii laterale und verbindet sich mit der A. recurrens radialis. Der *R. posterior* anastomosiert mit der A. interossea recurrens.
- **A. collateralis ulnaris superior.** Sie entspringt distal vom Abgang der A. profunda brachii aus der A. brachialis, begleitet den N. ulnaris, anastomosiert mit dem R. posterior der A. recurrens ulnaris und steht mit dem Rete articulare cubiti in Verbindung.
- **A. collateralis ulnaris inferior.** Sie bildet eine *Anastomose* mit dem R. anterior der A. recurrens ulnaris (**Abb. 10.47**). Ein *dorsaler Ast* durchbricht das Septum intermusculare brachii mediale und nimmt Verbindung mit dem Rete articulare cubiti auf.

A. radialis. Die A. brachialis teilt sich in der Ellenbeuge unter der Aponeurosis m. bicipitis in die A. radialis und A. ulnaris. Die A. radialis setzt die Verlaufsrichtung der A. brachialis fort (**Abb. 10.47, 10.48**). Sie zieht zunächst über den M. pronator teres hinweg und gelangt dann in den Raum zwischen M. flexor carpi radialis und M. brachioradialis (radiale Gefäß-Nervenstraße). Zwischen den Endsehnen der beiden Muskeln unmittelbar ober-

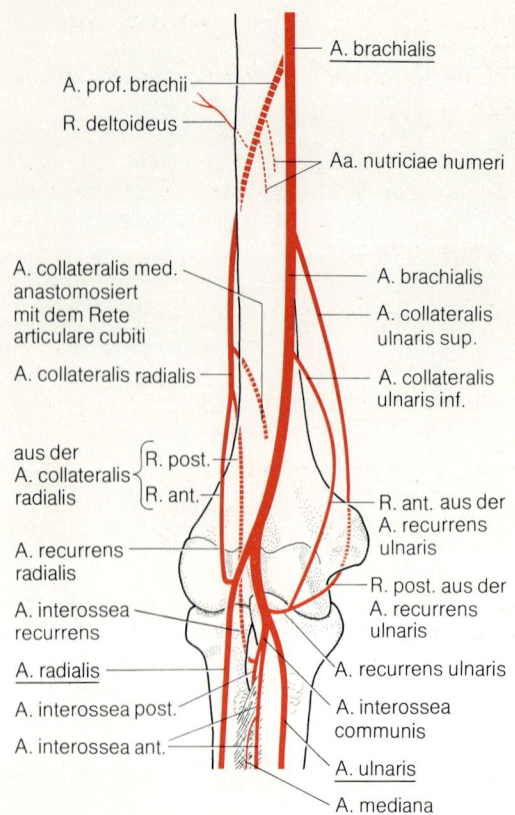

Abb. 10.47   Arterien am Oberarm und Anastomosen in der Ellenbogengegend

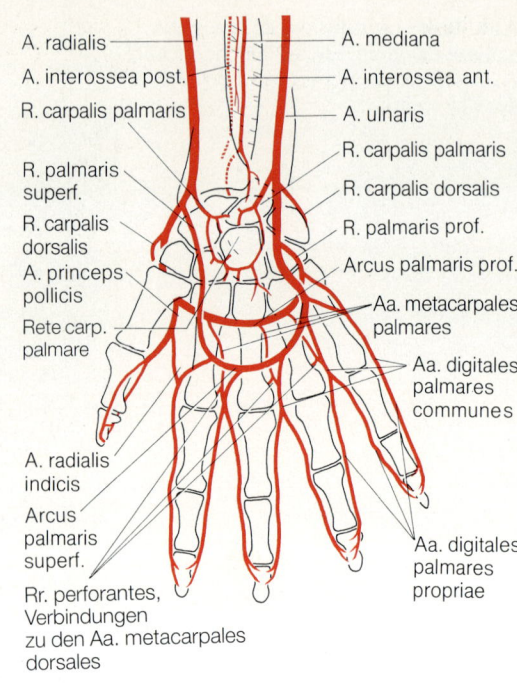

Abb. 10.48   Arterien der Hand, palmare Seite

halb des Radiokarpalgelenks liegt sie dann so oberflächlich, daß hier der Puls getastet werden kann. Dann biegt sie von der radialen Seite der Handwurzel nach dorsal in die „Tabatière" und gelangt unter der Sehne des M. extensor pollicis longus zwischen 1. und 2. Mittelhandknochen wieder auf die Palmarseite der Hand, wo sie in den tiefen Hohlhandbogen übergeht.

Versorgungsgebiet der A. radialis: Radiale Muskelgruppe des Unterarms, die radial gelegenen Flexoren, Daumenballen, Handrücken und über die Hohlhandbögen die Finger.

Äste der A. radialis:

- **A. recurrens radialis**. Das rückläufige Gefäß bildet eine Anastomose mit dem R. anterior der A. collateralis radialis und gibt Muskeläste und Äste zum Rete articulare cubiti ab.
- **R. carpalis palmaris** zum *Rete carpale palmare*, einem Gefäßnetz vorn auf den Handwurzelknochen
- **R. palmaris superficialis** zum oberflächlichen Hohlhandbogen, indem der Ast durch die Thenarmuskulatur hindurchzieht

- **R. carpalis dorsalis** zum *Rete carpale dorsale*, einem Gefäßnetz dorsal auf der Handwurzel unter den Extensorsehnen gelegen
- **Aa. metacarpales dorsales**. Nr. I zweigt dorsal aus der A. radialis ab, Nr. II–V aus dem Rete carpale dorsale.
- **Aa. digitales dorsales**. Sie gehen aus den Aa. metacarpales hervor, am Daumen aus der A. radialis.
- **A. princeps pollicis**. Sie kommt als kurzer Ast aus der A. radialis zwischen M. interosseus dorsalis I und M. adductor pollicis und spaltet sich in die beiden *Aa. digitales palmares* für die mediale und laterale Seite des Daumens.
- **A. radialis indicis**. Sie stammt aus der A. princeps pollicis oder aus dem tiefen Hohlhandbogen und geht zur Speichenseite des Zeigefingers.
- **Arcus palmaris profundus**, *tiefer Hohlhandbogen*. Er entsteht aus der Fortsetzung der A. radialis die ihn überwiegend speist, und der Anastomose mit dem schwächeren R. palmaris profundus aus der A. ulnaris. Der tiefe Hohlhandbogen liegt in Begleitung des tiefen Astes des N. ulnaris unter den langen Flexorsehnen auf den Basen der Ossa metacarpalia. Von ihm gehen ab die

  - *Aa. metacarpales palmares*, 3–4 dünne Gefäße aus dem tiefen Hohlhandbogen zur Muskulatur zwischen den Mittelhandknochen
  - *Rr. perforantes*, Verbindung der Aa. metacarpales palmares mit den Aa. metacarpales dorsales.

A. ulnaris. Leitmuskel der A. ulnaris (**Abb. 10.47**, **10.48**) ist der M. flexor carpi ulnaris, unter dem sie gemeinsam mit Begleitvenen und dem N. ulnaris verläuft. Sie überquert dann das Retinaculum flexorum. Unter der Palmaraponeurose geht sie in den oberflächlichen Hohlhandbogen über, der durch eine Anastomose mit dem R. palmaris superficialis der A. radialis entsteht.

Versorgungsgebiet der A. ulnaris: Ulnare Seite der oberflächlichen Beuger, tiefe Beuger und über die A. interossea posterior die Strecker; Kleinfingerballen und über den Hohlhandbogen die Finger.

Äste der A. ulnaris:

- **A. recurrens ulnaris.** Sie spaltet sich unter dem M. pronator teres in einen vorderen und in einen hinteren Zweig:
  - *R. anterior.* Er bildet eine Anastomose mit der A. collateralis ulnaris inferior.
  - *R. posterior.* Dieser Ast gewinnt Anschluß an das Rete articulare cubiti und die A. collateralis ulnaris superior.
- **A. interossea communis.** Das kurze Gefäß teilt sich in die A. interossea anterior et posterior.
  - *A. interossea anterior.* Sie läuft auf der Membrana interossea antebrachii zwischen M. flexor digitorum profundus und M. flexor pollicis longus nach distal und versorgt den M. pronator quadratus. Ihr *Endast* zieht zum Rete carpale palmare, ein anderer *distaler Ast* läuft durch die Membrana interossea antebrachii zum Rete carpale dorsale. Ein längerer *dünner Seitenast* begleitet den N. medianus (*A. comitans n. mediani*).
  - *A. interossea posterior.* Dies Gefäß läuft durch eine proximale Lücke zwischen der Membrana interossea antebrachii und der Chorda obliqua, dann zwischen oberflächlicher und tiefer Streckerschicht, die sie auch mit Blut versorgt, bis zum Rete carpale dorsale. Ein rückläufiger Seitenast, die *A. interossea recurrens*, zieht unter dem M. anconaeus nach oben zum Rete articulare cubiti. Die
- **R. carpalis palmaris** ist ein Ast der A. ulnaris zum Rete carpale palmare, einem Gefäßnetz auf den Handwurzelknochen.
- **R. carpalis dorsalis.** Er führt zum Rete carpale dorsale auf dem Handrücken. Der
- **R. palmaris profundus** setzt sich in den tiefen Hohlhandbogen (Arcus palmaris profundus) fort.
- **Arcus palmaris superficialis.** Der oberflächliche Hohlhandbogen wird überwiegend von der A. ulnaris gespeist, aus der er hervorgeht. Er bildet eine (inkonstante) Anastomose mit dem R. palmaris superficialis aus der A. radialis. Der unterschiedlich ausgebildete oberflächliche Hohlhandbogen liegt zwischen Palmaraponeurose und den langen Flexorsehnen auf den Nn. digitales palmare communes etwas weiter distal als der

tiefe Bogen. Der Arcus palmaris superficialis gibt folgende Äste ab:
  - *A. digitalis propria* für die ulnar-palmare Kante des 5. Fingers
  - *3 Aa. digitales palmares communes*
- **Aa. digitales palmares propriae.** Sie gabeln sich und laufen zu radialen und ulnaren Kanten der palmaren Fingerflächen. Jeder Finger wird dadurch von 4 Aa. digitales palmares propriae versorgt.

Rete articulare cubiti. Es handelt sich um ein arterielles Gefäßnetz an der Dorsalseite des Ellenbogengelenks. Hier besteht die Möglichkeit der Ausbildung von Kollateralkreisläufen, die nach einer Notfallunterbindung der A. brachialis distal vom Abgang der A. profunda brachii wichtig werden. Das Netz wird gebildet von:

- *Absteigenden Ästen:* A. collateralis radialis, A. collateralis media, A. collateralis ulnaris superior und inferior
- *Rückläufig aufsteigenden Ästen:* A. recurrens radialis, A. recurrens ulnaris und A. interossea recurrens

Rete carpale dorsale. Es liegt auf der Dorsalseite des Carpus. Kollateralkreisläufe sind möglich durch die Zuflüsse aus der A. interossea anterior und posterior, aus dem R. carpalis dorsalis (aus der A. radialis) und dem R. carpalis dorsalis (aus der A. ulnaris). Die Unterbindung einer der beiden Unterarmarterien bleibt deshalb meist ohne Folgen.

Der venöse Blutabfluß aus dem Arm erfolgt getrennt nach Dränagegebiet durch oberflächliche und durch tiefe Venen

---

Lernziele

Dränagegebiete • Verlauf, Lage und Äste der oberflächlichen und tiefen Venen

---

Die *oberflächlichen Venen* (Hautvenen) liegen vorwiegend epifaszial, d. h. über den Armfaszien im subkutanen Bindegewebe. Sie bilden Netze, verlaufen unabhängig von den Arterien und stehen mit den tiefen Venen durch zahlreiche Anastomosen in Verbindung. Im Gegensatz zu den oberflächlichen Venen laufen die *tiefen* zusammen mit den Arterien (Vv. comitantes, Begleitvenen). Größere Arterien werden von 2 Venen flankiert. Die beiden Begleitvenen stehen untereinander durch quere oder schräge Anastomosen in Verbindung. Der Zufluß erfolgt aus Muskeln, Bindegewebe und aus Skeletteilen.

Oberflächliche Venen (Abb. 10.49):

- **Rete venosum dorsale manus,** venöses Netz auf der Streckseite des Handrückens mit zahlreichen Verbindungen zu tiefen und anderen oberflächlichen Armvenen, insbesondere zur V. cephalica und V. basilica. In

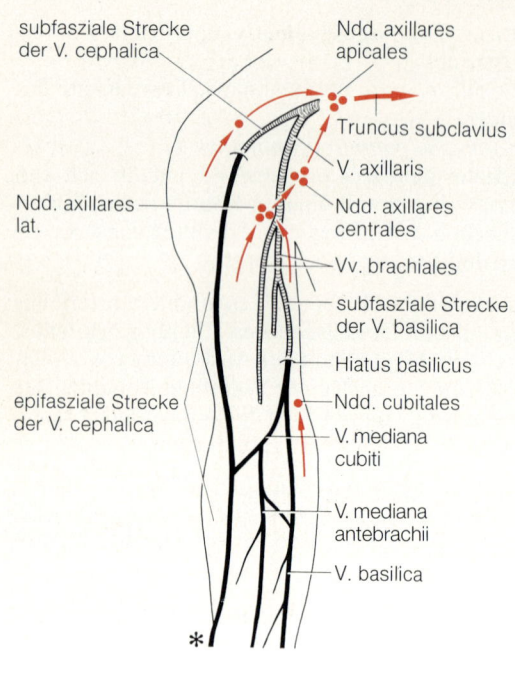

subfasziale Strecke
der V. cephalica

Ndd. axillares
apicales

Truncus subclavius

V. axillaris

Ndd. axillares
lat.

Ndd. axillares
centrales

Vv. brachiales

subfasziale Strecke
der V. basilica

Hiatus basilicus

epifasziale Strecke
der V. cephalica

Ndd. cubitales

V. mediana
cubiti

V. mediana
antebrachii

V. basilica

*

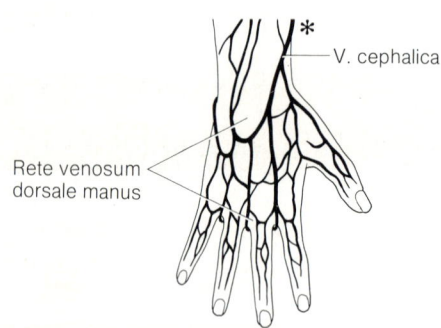

*

V. cephalica

Rete venosum
dorsale manus

Abb. 10.49   Oberflächliche Venen am Handrücken und an der
Vorderseite von Unter- und Oberarm. Die *schraffierten* Verlaufsstrecken liegen subfaszial. *Sterne*, Anschlußstellen der V.
cephalica. Am Oberarm sind die wichtigsten Lymphknotengruppen dargestellt

einem Arcus venosus palmaris superficialis wird das
Blut aus der Hohlhand gesammelt.
* **V. cephalica**. Sie beginnt an der Dorsalfläche des Daumens, gelangt dann auf die radiale Seite des Unterarms, durchläuft die Ellenbeuge auf der lateralen Seite, zieht im Sulcus bicipitalis lateralis und anschließend
im Sulcus deltoideopectoralis zum Trigonum clavipectorale, wo sie in die V. axillaris mündet. Die V. cephalica steht mit tiefen Armvenen sowie mit anderen oberflächlichen Venen und venösen Netzen an vielen
Stellen in Verbindung. Eine inkonstante V. cephalica
accessoria kann vom Rete venosum über die Streckseı-

te des Unterarms proximal Anschluß an die V. cephalica gewinnen.
* **V. basilica**. Sie beginnt in der ulnaren Gegend des
Handrückens, läuft auf der medialen Beugeseite des
Unterarms zur Ellenbeuge, durchbricht am Hiatus basilicus die Fascia brachii etwa am Übergang vom distalen zum mittleren Oberarmdrittel und mündet in die
mediale V. brachialis.
* **V. mediana cubiti**. Sie verbindet die V. cephalica mit
der V. basilica in der Ellenbeuge.
* **V. mediana antebrachii**, eine inkonstante Vene am Unterarm zwischen V. cephalica und V. basilica
* **V. mediana basilica**, inkonstante Vene in der Ellenbeuge
* **V. mediana cephalica**, inkonstanter Zufluß zur V. cephalica

Hinweis. Im übrigen verlaufen die oberflächlichen Venen in der
Ellenbeuge sehr variabel.

Tiefe Venen (Begleitvenen). Ihr Verlauf und ihre Bezeichnungen entsprechen den Arterien. Dem oberflächlichen und tiefen arteriellen Hohlhandbogen entspricht
ein **Arcus venosus palmaris superficialis et profundus**.

Die **Vv. radiales** und die **Vv. ulnares** sind im Vergleich
zu den Arterien auffallend dünne Gefäße. Sie münden in
die **Vv. brachiales**, die sich weiter proximal in unterschiedlicher Höhe zur **V. axillaris** vereinigen.

In die **V. axillaris** mündet außer den Begleitvenen die
V. thoracoepigastrica. Sie steht netzartig mit den epiga-
strischen Venen in Verbindung. Hierdurch bestehen
Anastomosen zwischen oberer und unterer Hohlvene.
Bei portaler Hypertension können sie sich zu einem Um-
gehungskreislauf ausbilden (**Abb. 14.62**).

Die **V. subclavia** läuft als Fortsetzung der V. axillaris
unter der Clavicula und dem M. subclavius auf der 1. Rippe vor dem M. scalenus anterior. Hier ist sie mit der Fascia clavipectoralis fest verbunden. Etwa hinter den Ster-
noklavikulargelenken vereinigen sich auf beiden Seiten
V. jugularis interna und V. subclavia zur V. brachiocephalica (rechter und linker Venenwinkel). Rechte und linke
V. brachiocephalica münden in die V. cava superior
(**Abb. 6.8**).

Klinischer Hinweis. Die oberflächlichen Armvenen eignen
sich zur *Venenpunktion* und *Venae sectio*. Da die oberflächlichen Venen hinsichtlich Stärke, Verlauf und Anordnung
sehr variabel sind, muß die Venenpunktion für Blutabnah-
men und Injektionen mit großer Sorgfalt nach Maßgabe der
individuellen Situation vorgenommen werden. Bei Injektionen in der Ellenbogengegend ist an den „hohen Abgang" der
A. brachialis und eine oberflächliche Lage der A. brachialis
superficialis bzw. A. radialis an atypischer Stelle auf der
Aponeurosis m. bicipitis brachii zu achten. Bei einer Verletzung der V. subclavia besteht Gefahr der Luftembollie.

Lymphbahnen und Lymphknoten lassen ähnlich wie
die Venen ein oberflächliches und ein tiefes System
unterscheiden

Lernziele
Lymphgefäße • Nodi lymphatici cubitales •
Nodi lymphatici axillares • Truncus
subclavius

Lymphgefäße. Die Lymphgefäße laufen vorwiegend in
Begleitung der oberflächlichen Venen (V. cephalica und
V. basilica) und tiefen Gefäßstraßen. Sie bilden Bahnen
und Netze, auch zwischen oberflächlichen und tiefen Anteilen.

Regionäre Lymphknoten sind (**Abb. 10.49**):

- **Nodi lymphatici cubitales.** 1 bis 2 Lymphknoten liegen
  entlang der V. basilica im Sulcus bicipitalis medialis distal vom Hiatus basilicus. Einzugsgebiet: ulnare Seite
  des Arms.
- **Nodi lymphatici axillares.** Im Fett- und Bindegewebe
  der Achselhöhle liegen 20–30 Lymphknoten. Sie bilden zusammen mit den Lymphgefäßen den *Plexus
  lymphaticus axillaris*. Einige Lymphknoten bilden
  Gruppen, die hintereinander in den Lymphstrom eingeschaltet sind. – Man unterscheidet *oberflächliche*
  und *tief gelegene* Lymphknoten:
  – **Nodi lymphatici axillares superficiales**, die in der
    Faszie oder direkt unter ihr liegen, verfügen über
    Nodi lymphatici axillares laterales. Sie sind seitlich
    entlang der V. axillaris angeordnet. Zuflußgebiet:
    Arm.
    Nodi lymphatici pectorales. Eine Reihe von Lymph-
    knoten, die am unteren Rand des M. pectoralis mi-
    nor und entlang den Vasa thoracica lateralia liegen.
    Zufluß: Seitliche und vordere Thoraxwand ein-
    schließlich Mamma (S. 259) und aus dem Gebiet der
    vorderen Bauchwand oberhalb des Nabels. Zwi-
    schen den beiden Gruppen bestehen Verbindungen.
    Nodi lymphatici subscapulares entlang den Vasa
    subscapularia angeordnet. Zuflußgebiet: dorsale
    Thoraxwand, Schulter und Nacken.
  – **Nodi lymphatici axillares profundi**. Sie bilden die
    2. Filterstation und gruppieren sich zu:
    Nodi lymphatici brachiales entlang der A. brachia-
    lis. Zufluß aus dem Arm
    Nodi lymphatici centrales an der Rückfläche des M.
    pectoralis minor. Zufluß: aus anderen oberflächli-
    chen Lymphknoten
    Nodi lymphatici apicales. Sie liegen oberhalb des
    Ansatzes des M. pectoralis minor und hinter der
    Clavicula. Sie haben Verbindung zu den supraklavi-
    kulären Lymphknoten. Zufluß: aus dem Arm ent-
    lang der V. cephalica und aus der Mamma.
    Subskapulare Lymphknoten an der A. et V. subsca-
    pularis. Zufluß: hintere Thoraxwand.

Die Lymphe aus den Achsellymphknoten fließt in den
Truncus subclavius, dessen Einstromgebiet allgemein
aus der Arm- Achsel- und Schulterregion stammt. Vor
der Einmündung in den Ductus lymphaticus dexter und
in den Ductus thoracicus auf der linken Seite vereinigt er
sich mit dem Truncus jugularis und Truncus bronchomediastinalis (S. 537).

Schulter und Arm werden vom Plexus brachialis
innerviert

Lernziele
Ursprung, Lage, Verlauf, Äste,
Innervationsgebiete des Plexus brachialis: Pars
supraclavicularis, Pars infraclavicularis •
Fasciculus lateralis • Fasciculus medialis •
Fasciculus posterior • Sensible
Autonomgebiete • Lähmungssyndrome

Der **Plexus brachialis**, Armgeflecht (**Abb. 10.50**) wird
von den Rr. anteriores der Spinalnerven aus den Segmenten C_5 bis Th_1, mit kleineren Bündeln aus C_4 und Th_2
gebildet.

Zunächst formieren sich die Rr. anteriores der Spinalnerven zu den 3 Trunci:

- Der **Truncus superior** entsteht aus C_5 und C_6 mit kleinen Bündeln aus C_4.
- Der **Truncus medius** entsteht aus C_7.
- Der **Truncus inferior** entsteht aus C_8 und Th_1 mit kleinen Bündeln aus Th_2.

Die Trunci gelangen durch die Skalenuslücke (S. 313)
oberhalb der A. subclavia in den Bereich der Clavicula.
Hier schließen sie sich zu 3 Fasciculi zusammen:

- Der **Fasciculus lateralis** entsteht aus dem Truncus superior und Truncus medius.
- Der **Fasciculus medialis** entsteht aus dem Truncus inferior.
- Der **Fasciculus posterior** entsteht aus den dorsalen Anteilen (Divisiones posteriores) aller 3 Trunci.

Nach **topographischen Gesichtspunkten,** denen wir in
unserer Darstellung folgen werden, läßt sich der Plexus
brachialis in einen *supraklavikulären* und einen *infraklavikulären Teil* gliedern. Aus beiden Abschnitten gehen
Nerven für Schulter und Arm hervor.

- Die Pars supraclavicularis erstreckt sich von der Wirbelsäule bis zur unteren Fläche der Clavicula,
- die Pars infraclavicularis von hier bis in die Achselhöhle (S. 315).

Pars supraclavicularis. Aus der Pars supraclavicularis
zweigen folgende Nerven ab:

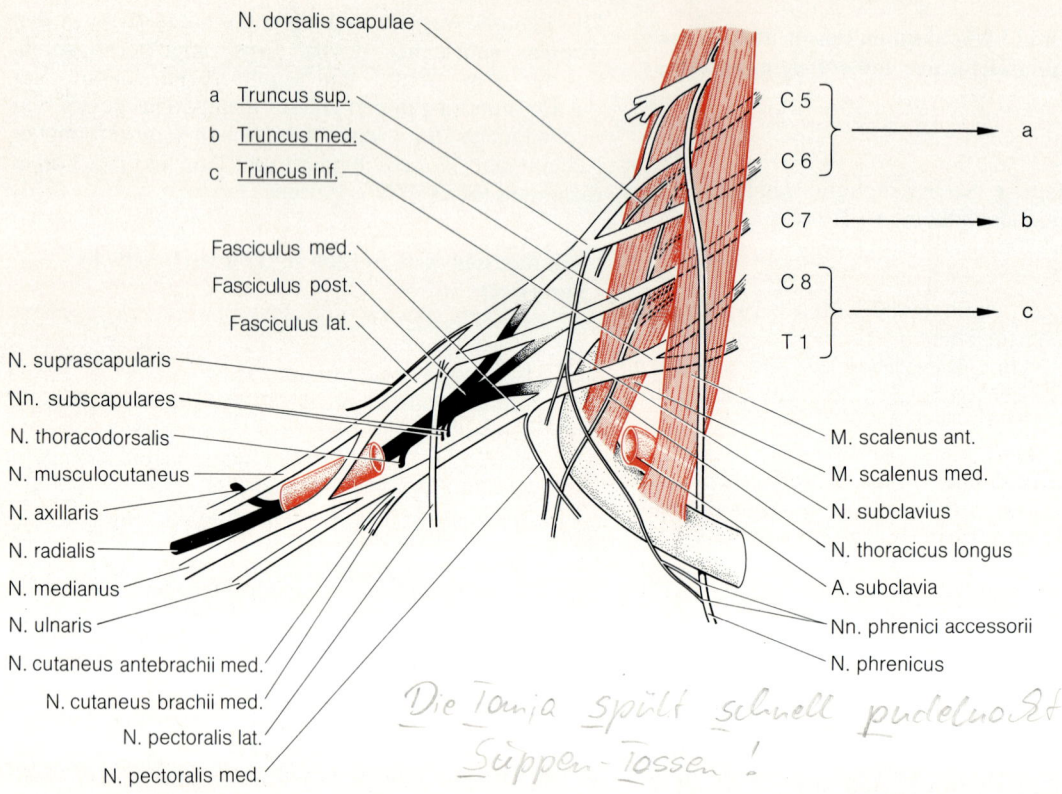

Abb. 10.50 Der Plexus brachialis bildet sich aus den vorderen Ästen von C$_5$-Th$_1$. Aus dem Truncus superior und medius entsteht der Fasciculus lateralis aus dem Truncus inferior der Fasciculus medialis. Der Fasciculus posterior erhält Zuflüsse aus allen 3 Trunci (In Anlehnung an Feneis 1982)

- **N. dorsalis scapulae**. Er durchbohrt den M. scalenus medius, versorgt den *M. levator scapulae, M. rhomboideus major* und *M. rhomboideus minor*.
- **N. thoracicus longus**. Er durchsetzt den M. scalenus medius unterhalb vom N. dorsalis scapulae, läuft dann in der mittleren Achsellinie auf dem *M. serratus anterior*, den er auch innerviert, nach distal.
- **N. subclavius**. Er zieht zum *M. subclavius*. Gelegentlich gibt er einen Ast an den N. phrenicus ab (Nebenphrenicus).
- **N. suprascapularis**. Er läuft durch die Incisura scapulae unterhalb des Lig. transversum scapulae zum *M. supraspinatus* und *M. infraspinatus*.
- **N. pectoralis medialis** und **N. pectoralis lateralis**. Sie laufen ventralwärts und versorgen den *M. pectoralis major et minor*.
- **N. subscapularis**. Er besteht meistens aus mehreren Ästen und versorgt den *M. subscapularis*, gelegentlich auch den *M. teres major*.
- **N. thoracodorsalis**. Er geht bisweilen auch aus dem Fasciculus posterior hervor. In seinem weiteren Verlauf zieht er am seitlichen Rand der Scapula entlang und versorgt den *M. latissimus dorsi* und den *M. teres*

major (der M. teres major wird gelegentlich auch vom N. subscapularis innerviert).

Pars infraclavicularis. Die Pars infraclavicularis beginnt mit 3 starken Faszikeln für den Arm und einem Teil der Schulter. Hinsichtlich der Innervation der Armmuskulatur gilt, daß der *Fasciculus posterior* Fasern für die Strecker, die *Fasciculi medialis et lateralis* Fasern für die Beuger führen.

Übersicht. Die Fasciculi geben folgende Hauptäste ab:

Fasciculus lateralis:

- N. musculocutaneus
- Radix lateralis des N. medianus

Fasciculus medialis:

- N. cutaneus brachii medialis
- N. cutaneus antebrachii medialis
- N. ulnaris
- Radix medialis des N. medianus

Fasciculus posterior:

- N. axillaris
- N. radialis

Fasciculus lateralis

- **N. musculocutaneus** (aus C$_5$ und C$_7$). Er durchbohrt den M. coracobrachialis. Mit seinen
  - *Rr. musculares* innerviert er *alle Flexoren des Oberarms*. Sein Endast
  - *N. cutaneus antebrachii lateralis*, läuft zwischen M. biceps brachii und M. brachialis nach distal-lateral, erscheint dann oberhalb des Ellenbogengelenks an den seitlichen Rändern beider Muskeln und versorgt die *radiale Unterarmgegend sensibel* (**Abb. 10.54**).

> **Lähmungen.** Nach Ausfall des N. musculocutaneus ist die Beugefähigkeit im Ellenbogengelenk merklich eingeschränkt, aber nicht vollständig aufgehoben, da der M. brachialis auch vom N. radialis kleine Zuflüsse erhält und eine Reihe von Unterarmmuskeln im Ellenbogengelenk beugen können.

- **N. medianus** (aus C$_6$-Th$_1$, **Abb. 10.50, 10.51**). Er entsteht mit einer lateralen Wurzel, *Radix lateralis*, aus dem Fasciculus lateralis, und einer medialen Wurzel, *Radix medialis*, aus dem Fasciculus medialis. Die beiden Wurzeln oder *Medianuszinken* liegen lateral und medial an der A. axillaris und vereinigen sich vor ihr zum N. medianus. Man spricht daher auch von *Medianusschlinge* oder **Medianusgabel**. Die laterale Medianuszinke kann dünn sein, ein Teil der Medianusfasern läuft dann zunächst mit dem N. musculocutaneus, spaltet sich später von ihm ab und schließt sich in Oberarmmitte dem N. medianus an. Im anderen Fall können für den N. musculocutaneus bestimmte Fasern zunächst in der Radix lateralis und dann im N. medianus laufen. Sie spalten sich erst am Oberarm vom N. medianus ab und erreichen nun den N. musculocutaneus. Auch kann eine der Medianuszinken gespalten sein, so daß eine doppelte Gabelung auftritt. Die Variationsbreite des Plexus brachialis ist also erheblich.

Gemeinsam mit der A. brachialis läuft dann der N. medianus im lockeren Bindegewebe am Septum intermusculare brachii mediale entlang (mediale Gefäßnervenstraße, **Abb. 10.56**) in die Ellenbeuge, dann unter der Aponeurosis m. bicipitis brachii zum Unterarm. Hier durchbohrt er den M. pronator teres, läuft zwischen oberflächlichen und tiefen Flexoren medial der Sehne des M. flexor carpi radialis, dann unter dem Retinaculum flexorum durch den Canalis carpi zur Hohlhand.

Er gibt auf diesem Weg folgende Äste ab:

- *Rr. musculares*. Sie innervieren die Muskeln der *Beugergruppen am Unterarm* mit *Ausnahme des M. flexor carpi ulnaris und des ulnaren Teils des M. flexor digitorum profundus.*
- *N. interosseus (antebrachii) anterior.* Er läuft auf der Membrana interossea antebrachii und versorgt den

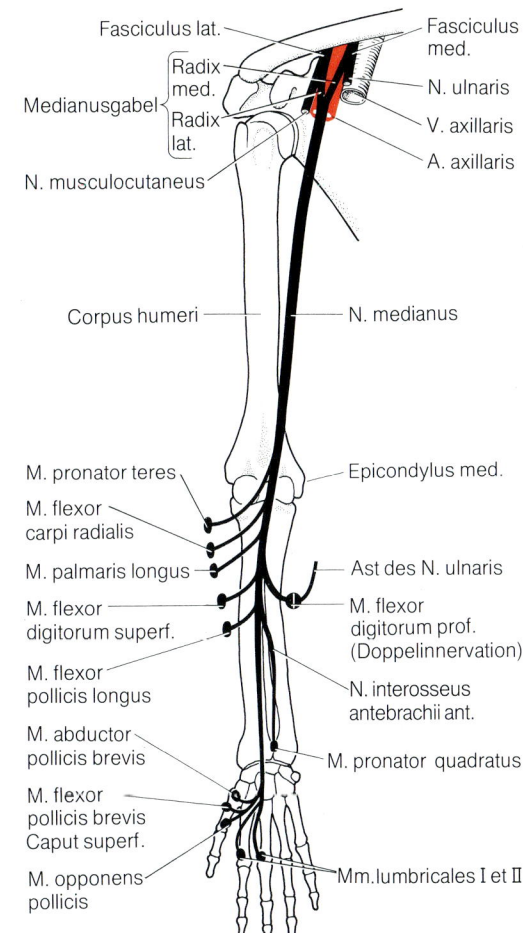

Abb. 10.51 N. medianus und sein motorisches Innervationsgebiet

M. pronator quadratus; Äste zur tiefen Schicht der Beuger, sensible Äste zum Periost und zu den Handgelenken.

- *R. palmaris nervi mediani*, kleiner sensibler Ast aus dem unteren Drittel des N. medianus zur *Haut über der Handwurzel und dem Daumenballen* (**Abb. 10.54**)
- *R. communicans cum nervi ulnari.* Er verbindet den N. medianus oder seine Zweige mit dem R. superficialis des N. ulnaris auf den langen Beugesehnen in der Hohlhand.
- *Nn. digitales palmares communes I–III.* Aus dem N. medianus oder dem ersten (radialen) N. digitalis palmaris communis zweigen motorische Äste ab für die Mm. lumbricales I und II und für die Daumenballenmuskulatur (ausgenommen den M. adductor pollicis und Caput profundum des M. flexor pollicis brevis). Die Nn. digitales palmares communes spalten sich in die sensiblen Fingernerven auf:

Nn. digitales palmares proprii. Sie versorgen *palmar die Haut der radialen 3 1/2* Finger und *dorsal die Haut der E*ndglieder dieser Finger (**Abb. 10.54**).

Zusammenfassung. Am Unterarm versorgt der N. medianus alle Flexoren mit Ausnahme des M. flexor carpi ulnaris und des ulnaren Teils des M. flexor digitorum profundus, an der Hand die Mm. lumbricales I et II sowie von den Thenarmuskeln den M. abductor pollicis brevis, M. opponens pollicis und den oberflächlichen Kopf des M. flexor pollicis brevis (**Abb. 10.51**).

Sensible Autonomgebiete des N. medianus an der Hand sind die Endglieder des Zeige- und Mittelfingers (**Abb. 10.54 a, b**).

> **Lähmungen.** *Schädigungen des N. medianus* unterschiedlichen Grades kommen u. a. nach suprakondylären Humerusfrakturen, Schnittverletzungen oberhalb des Handgelenks und durch Kompression im Canalis carpi (vgl. Karpaltunnelsyndrom, S. 317) vor.
> **Symptome.** Infolge des Ausfalls der oben aufgeführten Muskeln, ist der *Faustschluß unvollständig*; Zeigefinger und zum Teil auch der Mittelfinger können im Mittel- und Endgelenk nicht mehr gebeugt werden; die Beugefähigkeit des Daumens im Grund- und Endgelenk ist aufgehoben (*„Schwurhand“*). Hingegen besteht noch die Möglichkeit Ring- und Kleinfinger zu beugen, da die Sehnen dieser Finger aus dem ulnaren Teil des M. flexor digitorum profundus hervorgehen, der vom N. ulnaris versorgt wird. Der *Daumen steht in Adduktionsstellung (*„Affenhand“*)*, da der M. adductor pollicis vom N. ulnaris motorisch innerviert wird. Die Daumengelenke sind überstreckt, weil die Extensoren vom N. radialis versorgt werden und die Beuger, inbesondere der M. flexor pollicis longus, gelähmt sind. Da der M. opponens pollicis ausfällt, können Daumen- und Kleinfingerkuppe nicht zur Berührung gebracht werden (*Daumen-Kleinfingerprobe nicht möglich)*. Die Thenarmuskeln atrophieren.
> **Sensible Ausfälle (Abb. 10.54).** Die Sensibilität ist in den sensiblen Autonomgebieten herabgesetzt oder aufgehoben.

Fasciculus medialis:

- **N. cutaneus brachii medialis (Abb. 10.50).** Er zieht mit den Vv. brachiales nach distal, durchbricht die Oberarmfaszie und versorgt sensibel die *Haut an der medialen Seite des Oberarms* (**Abb. 10.54**). Er bildet Anastomosen mit den N. intercostobrachialis aus dem 2. und 3. Interkostalnerven.
- **N. cutaneus antebrachii medialis.** Er schließt sich der V. basilica an und teilt sich am Hiatus basilicus in 2 Äste. Der *R. anterior* versorgt *sensibel die mediale Hälfte der Beugeseite des Unterarms*, der *R. ulnaris* die *ventral-ulnare Hautzone des Unterarms* (**Abb. 10.54**).
- **N. ulnaris** (aus C8 und Th1, **Abb. 10.50, 10.52**). Er läuft auf der medialen Seite des Oberarms hinter dem Septum intermusculare brachii mediale zum Sulcus n. ulnaris an der Unterseite des Epicondylus medialis, wo er dicht unter der Haut liegt (sog. Musikantenknochen). Im Oberarm gibt der N. ulnaris keine Äste ab. Anschließend dringt er zwischen Caput humerale und

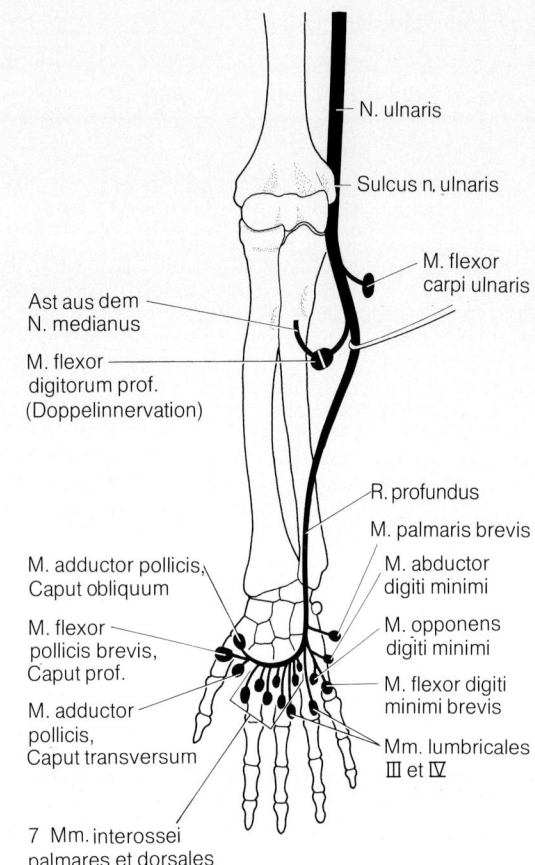

Abb. 10.52 N. ulnaris und sein motorisches Innervationsgebiet

Caput ulnare des M. flexor carpi ulnaris zur Beugeseite des Unterarms vor und zieht unter diesem Muskel mit der A. ulnaris (ulnare Gefäßnervenstraße) über das Retinaculum flexorum hinweg zur Hand. Im Unterarm gibt der N. ulnaris folgende Äste ab:

- *Rr. musculares* für den *M. flexor carpi ulnaris* und den *ulnaren Teil des M. flexor digitorum profundus*
- *R. dorsalis nervi ulnaris*. Er zweigt etwa am Übergang vom mittleren zum distalen Unterarmdrittel ab, läuft unter dem M. flexor carpi ulnaris zum Handrücken, anastomosiert mit dem R. superficialis des N. radialis und gibt die *Nn. digitales dorsales zur sensiblen Innervation der ulnaren 2 1/2 Finger* im Bereich des jeweiligen Grund- und Mittelgliedes ab; die Endglieder werden von palmar aus versorgt (**Abb. 10.54**).
- *R. palmaris nervi ulnaris*. Er zweigt am Unterarm ab und versorgt die *Haut an der ulnaren Seite der Hohlhand* (Kleinfingerballen).
- *R. superficialis*. Er liegt unter der Palmaraponeurose, anastomosiert mit dem N. medianus, gibt einen

Ast für den *M. palmaris brevis* ab und spaltet sich in die folgenden Nerven:
Nn. digitales palmares communes, aus dem N. ulnaris, meistens nur in der Einzahl, und
Nn. digitales palmares proprii für die Haut der *ulnaren 1 ½* Finger einschließlich der der Dorsalseite der Endglieder.
– *R. profundus*. Er ist der motorische Ast für *alle Hypothenarmuskeln* (M. flexor digiti minimi brevis, M. abductor digiti minimi, M. opponens digiti minimi), für *alle Mm. interossei palmares et dorsales*, die *Mm. lumbricales III et IV* sowie für den *M. adductor pollicis* und das *Caput profundum des M. flexor pollicis brevis*.

- **Radix medialis des N. medianus** (s. oben)

Zusammenfassung. Der N. ulnaris versorgt motorisch den M. flexor carpi ulnaris und den ulnaren Teil des M. flexor digitorum profundus, der R. profundus alle Hypothenarmuskeln, einen Teil der Thenarmuskeln, alle Mm. interossei und die Mm. lumbricales III et IV (**Abb. 10.52**), sensibel palmar 1 ½, dorsal 2 ½ Finger (**Abb. 10.54 a, b**).

Das **Autonomgebiet** des N. ulnaris liegt am Endglied des Kleinfingers.

Lähmungen des N. ulnaris entstehen z. B. durch Druckschädigung am Sulcus n. ulnaris (z. B. unzureichende Polsterung des Arms, wenn der Patient in Narkose auf dem Operationstisch liegt) sowie bei Schnittverletzungen und Brüchen des Epicondylus medialis.
Symptome. Kennzeichnend ist die „*Krallenhand*". Sie läßt sich wie folgt erklären: Die Mm. lumbricales und Mm. interossei beugen in der Grundphalanx und strecken in der Mittel- und Endphalanx des 2.–5. Fingers. Da sie mit Ausnahme der Mm. lumbricales I et II (N. medianus) vom N. ulnaris innerviert werden, beobachtet man beim Ausfall des N. ulnaris (R. profundus) das folgende Bild: *Überstreckung in den Fingergrundgelenken bei gleichzeitiger Beugung in den Mittel- und Endgelenken*, insbesondere des 4. und 5. Fingers.
Die Fähigkeit, die Finger in den Grundgelenken zu abduzieren und zu adduzieren, ist weitgehend aufgehoben. Die Muskulatur des *Daumen- und Kleinfingerballens atrophiert* und die *Zwischenräume zwischen den Ossa metacarpalia sinken ein*. Die Ulnarabduktion der Hand ist eingeschränkt; der Faustschluß unvollständig. 4. und 5. Finger können kaum gebeugt werden durch Ausfall des ulnaren Teils des M. flexor digitorum profundus. Da auch das Caput transversum des M. adductor pollicis ausfällt, kann der Daumen nicht mehr adduziert werden. Damit ist auch die *Daumen-Kleinfingerprobe negativ*, bei der versucht wird, mit dem Daumen das Endglied des kleinen Fingers zu erreichen.

Fasciculus posterior (Abb. 10.50):

- **N. axillaris**. Er läuft durch die laterale Achsellücke, dann unter dem M. deltoideus um das Collum chirurgicum des Humerus begleitet von der A. circumflexa humeri posterior und 2 gleichnamigen Venen. Seine Äste sind:

– *Rr. musculares* für den *M. deltoideus* und *M. teres minor*
– *N. cutaneus brachii lateralis superior*. Dieser Endast erscheint am hinteren Rand des Deltamuskels, versorgt *sensibel die oberen seitlichen und dorsalen Hautgebiete des Oberarms*.

Lähmungen des N. axillaris. Ursache für motorische Lähmungen des N. axillaris s. Topographie S. 315.
Symptome. Die Abduktionsfähigkeit im Schultergelenk ist herabgesetzt. Wenn auch der sensible Ast des N. axillaris betroffen ist, dann entstehen *Sensibilitätsstörungen seitlich über dem Deltamuskel*.

- **N. radialis** (aus C$_5$-Th$_1$, **Abb. 10.53**). Er läuft dorsal am Humerus in einer steilen Schraubentour im Sulcus n. radialis mit der A. profunda brachii zwischen Caput mediale et laterale des M. triceps brachii nach unten. Zwischen Nerv und Knochen befindet sich nur eine 1–3 mm dicke Bindegewebsschicht. Distal durch-

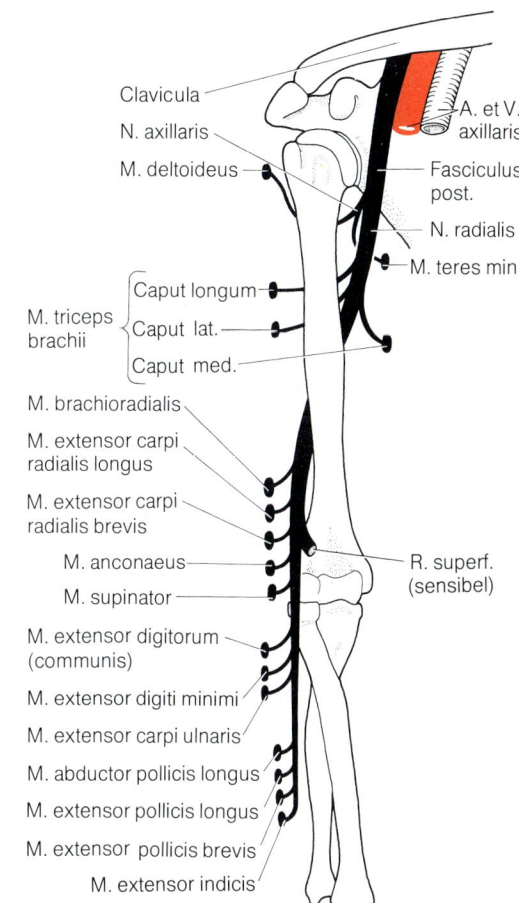

Abb. 10.53 N. radialis und sein motorisches Innervationsgebiet

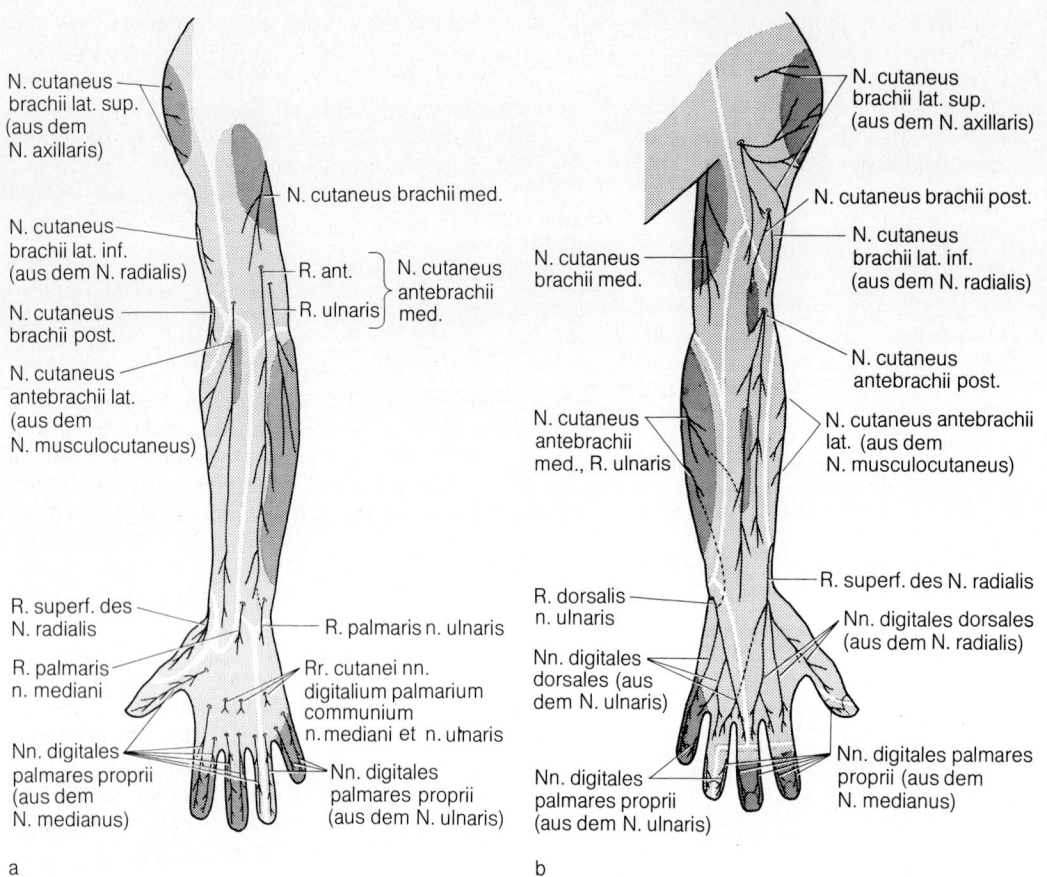

Abb. 10.54a, b   Sensible Innervation des Arms. **a** Beugeseite, **b** Streckseite. Sensible Autonomgebiete *dunkel* (Nach Lanz u. Wachsmuth 1959)

bricht er das Septum intermusculare brachii laterale und gelangt in der Tiefe zwischen M. brachioradialis und M. brachialis in die Ellenbeuge. Hier spaltet er sich vor dem Speichenkopf in einen oberflächlichen und einen tiefen Ast. Vom N. radialis gehen folgende Äste ab:

- *N. cutaneus brachii posterior* zur *Haut der Dorsalseite des Oberarms* (**Abb. 10.54a, b**)
- *N. cutaneus brachii lateralis inferior* für den *unteren seitlichen Hautbezirk am Oberarm* (**Abb. 10.54**)
- *N. cutaneus antebrachii posterior* zur *Haut der Unterarmstreckseite*
- *Rr. musculares* zum *M. triceps brachii, M. anconaeus, M. articularis cubiti, M. brachioradialis* und zum *M. extensor carpi radialis longus*
- *R. profundus.* Er durchbohrt den M. supinator, läuft dann zwischen oberflächlicher und tiefer Schicht der Streckergruppe und versorgt die *Streckergruppe des Unterarms.*
- *N. interosseus antebrachii posterior.* Als Endast des R. profundus erreicht er auf der Membrana interos-

sea antebrachii die *Handgelenke, die er sensibel versorgt.*
- *R. superficialis.* Er begleitet die A. radialis (radiale Gefäß-Nervenstraße), läuft am Übergang des mittleren zum unteren Radiusdrittel unter dem M. brachioradialis zur Streckseite und zum *Handrücken* und innerviert dort die *Haut* (**Abb. 10.54**).
- *R. communicans cum nervi ulnari.* Er verbindet den R. superficialis mit dem R. dorsalis n. ulnaris.
- *N. digitales dorsales* sind *sensible Endäste* des R. superficialis für die *Grund- und Mittelglieder der radialen* 2$\frac{1}{2}$ Finger im dorsalen Bereich (**Abb. 10.54a, b**). Die Endglieder werden von palmar aus erreicht.

Zusammenfassung. Der N. radialis versorgt motorisch die Streckergruppe des Ober- und Unterarms, sensibel die Haut über der Streckseite des Ober- und Unterarms sowie dorsal die Haut der Grund- und Mittelglieder der radialen 2$\frac{1}{2}$ Finger. An der Hand besitzt der N. radialis kein Autonomgebiet.

Lähmungen des N. radialis können auftreten bei Nervenunterbrechung im Bereich der Axilla (Krückenlähmung), bei Oberarmschaftbrüchen, Frakturen und Luxationen des proximalen Speichenendes, auch nach Bleivergiftungen.

Symptome. Wenn die Streckergruppe des Unterarms ausfällt, kann die Dorsalextension im Handgelenk nicht mehr aktiv ausgeführt werden. Es entsteht eine *„Fallhand"* durch das Überwiegen der Flexoren. Dadurch ist ein Faustschluß nicht mehr in voller Stärke möglich, da die volle Kraft hierfür nur bei gestreckter oder dorsalflektierter Hand entfaltet werden kann.

Beim Ausfall des M. triceps brachii ist der Patient nicht mehr in der Lage, im Ellenbogengelenk aktiv zu strecken. *Bei gestrecktem Arm* kann infolge der Lähmung des M. supinator *nicht mehr supiniert* werden (der M. biceps brachii kann nur bei gebeugtem Ellenbogengelenk supinieren).

Schließlich sind auch der Triceps-brachii-Reflex und der Brachioradialis-Reflex abgeschwächt.

Segmentzuordnung. Über die Zuordnung der Dermatome S. 782.

10.2.6 Topographie und angewandte Anatomie

> **Lernziele**
>
> Oberflächenanatomie • Taststellen • Skalenuslücke • Trigonum clavipectorale • Spatium subdeltoideum • Fossa axillaris: Begrenzungen, Fascia axillaris, Lymphknoten, Achsellücken • Septa intermuscularia • Gefäß-Nervenstraßen: Oberarm, Fossa cubiti, Unterarm • Regio carpalis anterior et posterior: Sehnen, Gefäße, Nerven, Canalis carpi, Foveola radialis • Planum manus: Palmaraponeurose, Leitungsbahnen • Finger

Hinweis. Die Gliederung der oberen Extremität in verschiedene Abschnitte (S. 269) impliziert auch die regional-topographische Einteilung in Regio axillaris mit Fossa axillaris, Fossa infraclavicularis (Trigonum clavipectorale) und Regio deltoidea, Regio brachialis anterior und posterior, Regio cubitalis anterior und posterior, Regio antebrachialis anterior und posterior, Regio carpalis anterior und posterior, Dorsum und Palma manus mit Thenar (Daumenballen) und Hypothenar, Digiti I–V mit Facies digitales ventrales und dorsales .

Oberflächenrelief. Die Incisura jugularis und die beiderseits vorspringenden Extremitas sternalis claviculae begrenzen die Drosselgrube, *Fossa jugularis.* Unterhalb der Clavicula zwischen M. deltoideus und M. pectoralis major senkt sich das Relief zum *Trigonum clavipectorale* ein (**Abb. 10.19**). Bei muskelkräftigen, athletischen Menschen markieren sich an der Oberfläche der M. deltoideus und auf der Beugeseite der M. biceps brachii. An seiner medialen Begrenzung sinkt die Haut als *Sulcus bicipitalis medialis* ein. Weniger deutlich ist der *Sulcus bicipitalis lateralis.* Auf der Beugeseite liegt die *Fossa cubi-*

talis. Weiter distal sind die Sehnen des M. flexor carpi radialis und des M. palmaris longus (kann fehlen) tastbar. Die Haut über der Hohlhandfläche ist nur in sehr geringem Ausmaß verschieblich. Furchenbildungen bestimmen hier das Relief (Handlinien: Linea restricta, Rascetta, Linea vitalis). Zu beiden Seiten wölben sich auffällig das *Thenar* und das *Hypothenar* vor.

Taststellen (**Abb. 10.55**). Vorder- und Oberseite der Clavicula, Acromion und Spina scapulae, Processus coracoideus, Margo medialis scapulae; Margo medialis und lateralis des Humerusschaftes, Epicondylus medialis und lateralis; Margo posterior, laterale Zirkumferenz des Caput ulnae mit Processus styloideus (ulnae); Caput radii, Processus styloideus (radii) und distal laterale Fläche, Margo anterior und posterior des Radius. Os pisiforme, Hamulus ossis hamati, Tuberculum ossis scaphoidei und Tuberculum ossis trapezii; von dorsal Os hamatum, Os trapezium und capitatum. Von den Metakarpal- und Phalangealknochen: Die Dorsalseite mit Ausnahme der distalen Enden der distalen Fingerknochen; von palmar die Köpfe der Ossa metacarpalia, Basen, Köpfe und seitliche Ränder der Phalangen.

Skalenuslücke. M. scalenus medius, M. scalenus anterior und 1. Rippe begrenzen die dreieckige Skalenuslücke, durch die oben der *Plexus brachialis* und unten die *A. subclavia* (im Sulcus a. subclaviae der 1. Rippe) hindurchziehen. Die V. subclavia verläuft vor dem M. scalenus anterior und hinter dem M. sternocleidomastoideus in einem Raum, den man früher im Gegensatz zur „hinteren" als „vordere Skalenuslücke" bezeichnete.

> **Klinischer Hinweis.** Beim Durchtritt durch die Skalenuslücke kann durch Muskelwirkung oder Bindegewebsstränge Druck auf den Plexus brachialis ausgeübt werden, was zu Schmerzen im Arm führt: *Skalenussyndrom.* Ähnliche Beschwerden können auch von einer Halsrippe ausgelöst werden. Bei dieser Fehlbildung läuft der Plexus brachialis durchwegs über die unterschiedlich lange akzessorische Rippe hinweg. Beim Tragen von Lasten wird der Plexus auf die Halsrippe gedrückt.

Trigonum clavipectorale. Das Trigonum clavipectorale wird vom M. deltoideus, M. pectoralis major und von der Clavicula begrenzt. Oberflächlich besteht eine kleine Grube, Fossa infraclavicularis (Mohrenheim-Grube). Unter der Haut liegt die V. cephalica, die hier die Fascia clavipectoralis durchbricht und in die Tiefe zieht. Unter ihr in einer mittleren Schicht liegen die A. und V. thoracoacromialis mit ihren Ästen und die Nn. pectorales, die aus der Tiefe kommend hier die Faszie durchbrechen und die Mm. pectorales innervieren. In der tiefsten Schicht (4–5 cm) findet man von medial nach lateral die V. axillaris, die A. axillaris und den Plexus brachialis. Die Leitungsbahnen werden bei ihrem Verlauf unter der Clavicula hindurch vom M. subclavius so gut gepolstert, daß sie bei Schlüsselbeinbrüchen nur sehr selten verletzt werden. Die V. cephalica ist an der unteren Spitze des Drei-

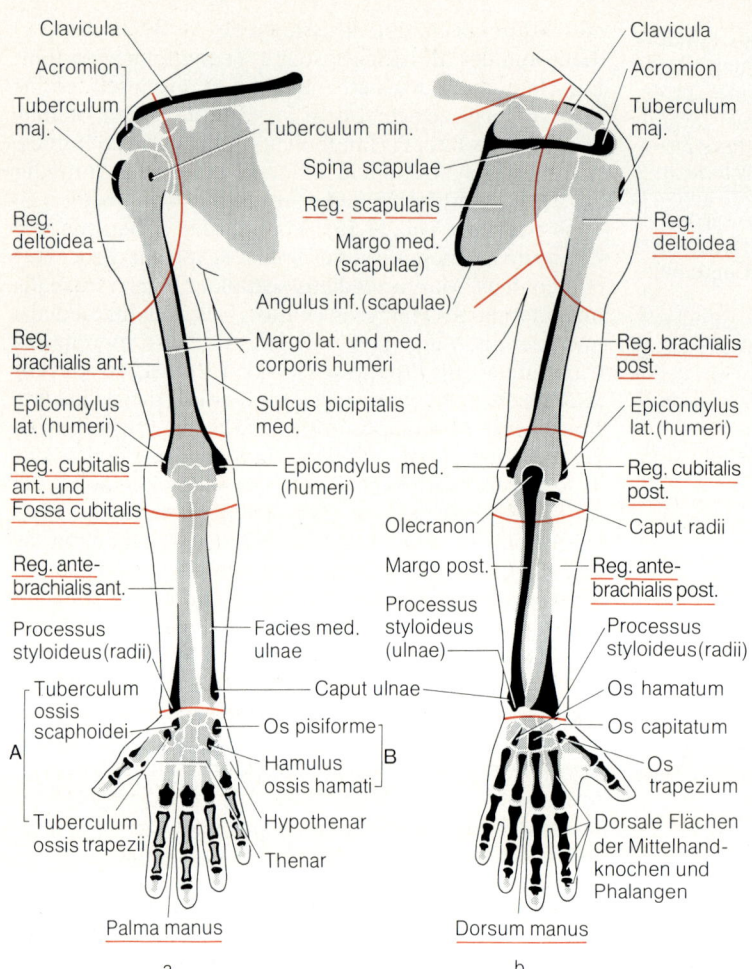

Clavicula
Acromion
Tuberculum maj.
Reg. deltoidea
Reg. brachialis ant.
Epicondylus lat. (humeri)
Reg. cubitalis ant. und Fossa cubitalis
Reg. antebrachialis ant.
Processus styloideus (radii)
Tuberculum ossis scaphoidei
A
Tuberculum ossis trapezii
Palma manus
a

Tuberculum min.
Spina scapulae
Reg. scapularis
Margo med. (scapulae)
Angulus inf. (scapulae)
Margo lat. und med. corporis humeri
Sulcus bicipitalis med.
Epicondylus med. (humeri)
Olecranon
Margo post.
Processus styloideus (ulnae)
Facies med. ulnae
Caput ulnae
Os pisiforme
Hamulus ossis hamati
Hypothenar
Thenar

Clavicula
Acromion
Tuberculum maj.
Reg. deltoidea
Reg. brachialis post.
Epicondylus lat. (humeri)
Reg. cubitalis post.
Caput radii
Reg. antebrachialis post.
Processus styloideus (radii)
Os hamatum
Os capitatum
Os trapezium
B
Dorsale Flächen der Mittelhandknochen und Phalangen
Dorsum manus
b

Abb. 10.55 a,b Schultergürtel und obere Extremität; **a** von ventral, **b** von dorsal. In die Umrisse sind die oberflächlich gelegenen Regionen sowie die Knochen eingezeichnet. Die *dunkel gehaltenen* Skelettabschnitte sind unter der Haut tastbar; zusätzlich ist bei herabhängendem Arm der Proc. coracoideus tastbar. *A*, Eminentia carpalis radialis; *B*, Eminentia carpalis ulnaris (Nach Lanz u. Wachsmuth 1959)

ecks, das sich in den Sulcus deltoideopectoralis fortsetzt, leicht aufzufinden.

Punktionswege zur V. subclavia. Etwa hinter dem Sternoklavikulargelenk vereinigt sich die V. subclavia mit der V. jugularis zur V. brachiocephalica. Die V. subclavia ist in diesem Abschnitt am Periost der Clavicula befestigt und in die Fascia clavipectoralis so eingebaut, daß sie nicht kollabieren und der Blutrückfluß ungehindert stattfinden kann. Bei Verletzungen droht deshalb die Gefahr der Luftembolie (Saugwirkung des Herzens reicht bis hierher). Andererseits nützt man die Situation dazu aus, daß man im Notfall in dieses Gefäß auch im Kollaps injizieren oder auch einen Gefäßkatheter zur Infusionstherapie einführen kann. Man geht hierzu an der Grenze vom medialen zum mittleren Drittel an der Unterseite der Clavicula ein.

Spatium subdeltoideum. Unter dem Akromion, dem Lig. coracoacromiale und dem Processus coracoideus liegt die Bursa subacromialis. Unter ihr verläuft die Sehne des M. supraspinatus, die mit der Kapsel verbunden ist. Oft kommuniziert die Bursa subacromialis mit der Bursa subdeltoidea. Diese ausgedehnte Verschiebeeinrichtung, die bei allen Bewegungen im Schultergelenk beansprucht wird, bezeichnet man auch als subakromiales Nebengelenk. Das seitlich von den Bursen gelegene lockere Bindegewebe des Spatium subdeltoideum steht mit den Bindegewebsräumen der Axilla und entlang den Sehnen der Muskeln mit der Fossa supraspinata und Fossa infraspinata in Verbindung. Im Bindegewebe des Spatium subdeltoideum liegen die A. circumflexa posterior humeri und der N. axillaris.

Klinischer Hinweis. Das Spatium subdeltoideum spielt klinisch vor allem bei Schleimbeutelentzündungen, die zu massiven Bewegunsbehinderungen führen können, eine Rolle.

Fossa axillaris, Axilla, Achselhöhle. Die Achselhöhle wird durch die Achselfalten, *Plicae axillares*, begrenzt. In der vorderen Achselfalte verläuft der M. pectoralis major, in der hinteren der M. latissimus dorsi. Die Fossa axillaris ist der Verkehrsraum für die peripheren Leitungsbahnen zwischen dem seitlichen Halsdreieck und dem Gefäßnervenstrang des Oberarms. Der Einbau der Leitungsbahnen muß dergestalt sein, daß sie bei den ausgiebigen Bewegungen des Arms weder komprimiert noch gezerrt werden. Sie sind in einen plastisch verformbaren visko-elastischen Bindegewebs-Fettkörper (Baufett) gelagert und durch ihn an den Wänden befestigt. Die Haut mit Reservefalten ist behaart und enthält an der Grenze zur Subkutis kleine und große Schweißdrüsen.

Begrenzung der Fossa axillaris: Vorne M. pectoralis major, hinten M. latissimus dorsi und M. teres major, oben Schultergelenk, medial M. serratus anterior, lateral Humerus und M. coracobrachialis mit Caput breve m. bicipitis, unten Fascia axillaris mit Haut.

Fascia axillaris. Sie spannt sich zwischen den Rändern des M. pectoralis major und des M. latissimus dorsi aus. Vorne geht sie in die Fascia pectoralis, hinten in die Rückenfaszie und unten lateral in die Fascia brachii über. Medial oben steht sie in der Tiefe mit der Fascia clavipectoralis in Verbindung. Die Fascia axillaris ist mit zahlreichen kleinen Öffnungen für den Durchtritt von Lymph- und Blutgefäßen und Nerven durchsetzt. Bogenförmige Bindegewebszüge verstärken sie (sog. Achselbögen). Bei Abduktion des Arms ist sie gespannt, bei Adduktion entspannt. Sie bietet dann dem Untersucher die Möglichkeit, palpatorisch den Inhalt der Axillarhöhle (Lymphknoten, s. unten) zu untersuchen.

Bindegewebsfettkörper. Entsprechend den Begrenzungen der Fossa axillaris gleicht der Bindegewebsfettkörper einer Pyramide, deren Basis von der Fascia axillaris gebildet wird. Das Bindegewebe setzt sich fort: nach oben entlang der Venen und des Plexus brachialis bis in den Hals, nach unten medial in das gefäßbegleitende Bindegewebe im Sulcus bicipitalis medialis und in das der vorderen und seitlichen Brustwand. Durch die seitliche Achsellücke besteht eine Verbindung zum Spatium subdeltoideum und durch die mediale Achsellücke zum Bindegewebsraum unter der Scapula. Auf diesen Wegen können sich Blutungen und eitrige Entzündungen ausbreiten.

Der axilläre Bindegewebskörper birgt folgende Gebilde:

- **Gefäßnervenstrang**. Er setzt sich zusammen aus der A. axillaris, V. axillaris, den medial von ihr gelegenen großen Lymphgefäßen und dem infraklavikulären Abschnitt des Plexus brachialis mit den abzweigenden großen Nerven. Leitmuskel zum Aufsuchen des Strangs ist der M. coracobrachialis. Der Strang liegt in der Nähe der vorderen Wand der Fossa axillaris. Die einzelnen Anteile erfahren während des Verlaufs eine Umordnung. Ventromedial kommt die V. axillaris zu liegen, in die beiden Vv. brachiales einmünden. Auch diese venöse Gefäßstrecke wird durch verspannende Bindegewebsfasern offengehalten. Die A. axil-

laris, die am weitesten lateral im Gefäßnervenstrang liegt, gibt auf dieser Verlaufsstrecke folgende Äste ab (vgl. S. 302): A. thoracica superior, A. thoracoacromialis, A. thoracica lateralis, A. subscapularis, A. circumflexa anterior humeri und A. circumflexa posterior humeri.

Der infraklavikuläre Anteil des Plexus brachialis (vgl. S. 308) formiert sich unterhalb der Clavicula zu den 3 Faszikeln, die sich dann der Arterie von 3 Seiten anlagern und die weiter distal die Medianusgabel bilden. In der Fossa axillaris erfolgt die Bildung der Armnerven, wobei bereits eine Zuordnung zu den ventralen und dorsalen Muskelgruppen erfolgt. Äste: Nn. pectorales, N. subscapularis, N. thoracodorsalis, N. musculocutaneus, N. cutaneus brachii medialis und N. cutaneus antebrachii medialis. Die Faszikel lassen sich am leichtesten aufsuchen, wenn man den Anteilen der Medianusgabel folgt (**Abb. 10.50**) oder dem N. musculocutaneus, der den M. coracobrachialis durchbohrt. Geht man diesem Nerven entlang nach oben, so gelangt man zum Fasciculus lateralis.

- **Nodi lymphatici axillares superficiales et profundi** (S. 307, 315) und ihre zuführenden Gefäße aus dem Arm, aus der vorderen Brustwand (Mamma) und aus der seitlichen und hinteren Rumpfwand.

Klinischer Hinweis. *Zu jeder gründlichen klinischen Untersuchung gehört eine Tastkontrolle der Achselhöhle, insbesondere der Lymphknoten.*

Achsellücken. Durch das Caput longum des M. triceps brachii, das zwischen M. teres minor und M. teres major hindurchzieht, wird nach lateral durch den Humerus die annähernd *viereckige laterale Achsellücke* begrenzt. Durch sie verlaufen der N. axillaris, die A. und die Vv. circumflexae posteriores humeri. Die mehr dreieckige *mediale Achsellücke* dient der A. und den Vv. circumflexae scapulae als Durchtrittsstelle.

Klinischer Hinweis. Von klinischem Interesse ist die *Beziehung des Schultergelenks zur A. circumflexa posterior humeri* und *zum N. axillaris*, der sich nach Verlassen der Achsellücke um das Collum chirurgicum des Humerus schlingt. Bei Frakturen mit Verschiebungen der Knochenbruchstücke oder bei Luxationen im Schultergelenk kann es zur Schädigung der Gefäße und/oder des Nerven kommen, die beide hinter und etwas unterhalb der Gelenkkapsel liegen. Anhaltspunkte über eine Schädigung des Nerven gibt die Prüfung seines Autonomgebiets mit Sensibilitätsausfall seines Hautastes (N. cutaneus brachii lateralis superior) über dem M. deltoideus (**Abb. 10.54**).

Regio brachialis anterior et posterior. Von der Fascia brachii ziehen die beiden Septa intermuscularia zu den seitlichen Rändern des Humerus und zu den Cristae supraepicondylares. Durch sie wird die Flexoren- von der Extensorenlogen getrennt (**Abb. 10.56**).

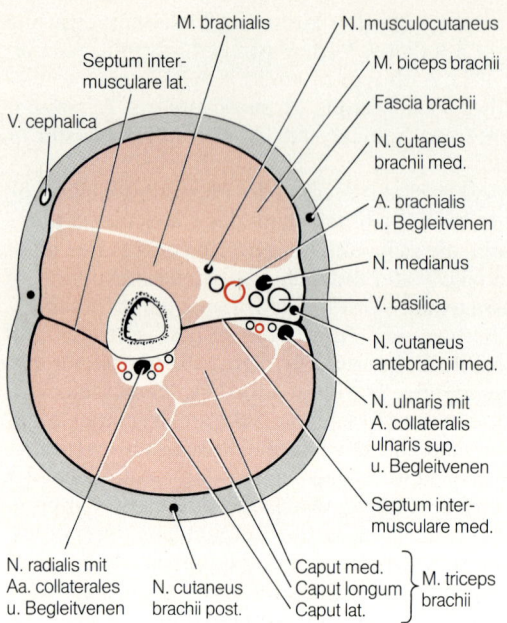

M. brachialis
Septum inter-
musculare lat.
V. cephalica
N. musculocutaneus
M. biceps brachii
Fascia brachii
N. cutaneus
brachii med.
A. brachialis
u. Begleitvenen
N. medianus
V. basilica
N. cutaneus
antebrachii med.
N. ulnaris mit
A. collateralis
ulnaris sup.
u. Begleitvenen
Septum inter-
musculare med.
N. radialis mit
Aa. collaterales
u. Begleitvenen
N. cutaneus
brachii post.
Caput med.
Caput longum
Caput lat.
} M. triceps
brachii

Abb. 10.56 Querschnitt durch den rechten Oberarm im mittleren Drittel, Ansicht von distal. *Oben* Flexorenloge, *unten* Extensorenloge. Beachte die Gefäß-Nervenstraßen

Vor dem Septum intermusculare brachii mediale liegt in Fett- und lockeres Bindegewebe eingebettet eine wichtige *Gefäß-Nerven-Straße*. Der gemeinsame Strang besteht aus der A. brachialis mit den Vv. brachiales (medialis und lateralis), aus dem N. medianus, dem proximalen Abschnitt des N. musculocutaneus und aus dem N. cutaneus antebrachii medialis. Während des Verlaufs kommt es zu einer Umlagerung: Im oberen Abschnitt der Gefäßnervenstraße liegt der N. medianus vor der Arterie, überkreuzt sie und liegt dann weiter distal an ihrer ulnaren Seite. Oberflächlich liegt die V. basilica.

Dorsal vom Septum intermusculare brachii mediale verlaufen der N. ulnaris und die A. collateralis ulnaris superior mit Begleitvenen. Leitmuskel ist das Caput mediale des M. triceps brachii.

An der Dorsalseite des Humerus zwischen Caput mediale und laterale des M. triceps brachii am Sulcus N. radialis verläuft schraubig der N. radialis mit der A. profunda brachii begleitet von der A. collateralis radialis und ihrem R. anterior; dazu Begleitvenen.

Epifaszial am Oberarm liegen lateral die V. cephalica und Hautäste von Nerven (N. cutaneus brachii medialis, N. cutaneus brachii posterior, N. cutaneus brachii lateralis superior und N. cutaneus brachii lateralis inferior).

Klinischer Hinweis. Bei Humerusschaftbrüchen kann es wegen der engen Lagebeziehung von N. radialis und Knochen zu Verletzungen des Nerven und auch der Gefäße kommen.

Regio cubitalis anterior et posterior. Die im Oberflächenrelief Y-förmige Fossa cubitalis wird proximal begrenzt vom M. biceps brachii, lateral vom M. brachioradialis und medial vom M. pronator teres. Den Boden bilden der M. brachialis und weiter distal der M. supinator. Bedeckt wird die Grube von der Fascia brachii-antebrachii, die durch die Aponeurosis m. bicipitis verstärkt wird. Dieser derbe Sehnenstreifen ist durch die Haut palpabel und kann u. U. mit einer Vene verwechselt werden. Epifaszial liegen die Hautvenen (**Abb. 10.49**), der R. anterior und der R. ulnaris des N. cutaneus antebrachii medialis sowie der N. cutaneus antebrachii lateralis gemeinsam Lymphgefäßen.

In der **Fossa cubitalis** ordnen sich die peripheren Leitungsbahnen aus der Oberarmgefäß-Nervenstraße *zu den 5 Strängen des Unterarms* um. Sie sind so zwischen Muskel und in Bindegewebe eingelagert, daß sie bei normalen Bewegungen im Ellenbogengelenk keinen Schaden erleiden und dennoch führt eine maximale Flexion zum Verschwinden des Radialispulses, da die A. radialis zusammengedrückt wird. Die A. brachialis zieht nach Eintritt in die Fossa cubitalis schräg zur Mitte dieser Grube und teilt sich unter der Aponeurosis m. bicipitis in die A. radialis und A. ulnaris. Die dicht unter der Faszie A. radialis gibt die A. recurrens radialis ab, zieht dann über den M. pronator teres hinweg und gelangt in die radiale Gefäßnervenstraße unter dem M. brachioradialis. Die A. ulnaris gibt die A. recurrens ulnaris ab und zieht unter dem M. pronator teres in die ulnare Gefäßnervenstraße. Die gleichnamigen Begleitvenen vereinigen sich in der Grube zu den Vv. brachiales. Der N. medianus, zunächst medial von A. brachialis und A. ulnaris gelegen, senkte sich dann meist zwischen humeralen und ulnaren Kopf des M. pronator teres in die Tiefe und erreicht dann am Unterarm die mittlere Gefäßnervenstraße. Der N. radialis ist in der Regio cubitalis aufzufinden, wenn man in die Bindegewebsschicht zwischen M. brachioradialis und M. brachialis vordringt. Man trifft dann auf den Stamm des N. radialis und etwas weiter distal auf seine Teilung in R. superficialis und R. profundus.

Klinische Bezugspunkte an der Regio cubitalis (Hueter-Dreieck). Wird der Arm im Ellenbogengelenk rechtwinklig gebeugt, dann bilden die Verbindungslinien zwischen den beiden Epikondylen und dem Olecranon ein gleichschenkliges Dreieck. Wird der Arm gestreckt, dann liegen die 3 Punkte auf einer Linie. Bei Frakturen mit Dislokation der Frakturteile kommt es zur Abweichung von dieser Dreipunktanordnung. – An der Unterseite des Epicondylus medialis (humeri) liegt im Sulcus n. ulnaris der Nerv so oberflächlich, daß bei Krafteinwirkungen (Anstoßen) unangenehme Schmerzempfindungen entstehen können (sog. Musikantenknochen).

Regio antebrachialis anterior et posterior (**Abb. 10.57**). Epifaszial verlaufen (in der Reihenfolge von radial nach

Abb. 10.57 Querschnitt durch den rechten Unterarm, mittleres Drittel, Ansicht von distal. Anordnung der Flexoren, Extensoren und der radialen Muskelgruppe mit den 5 Gefäß-Nervenstraßen (vgl. hierzu **Tabelle 10.34**)

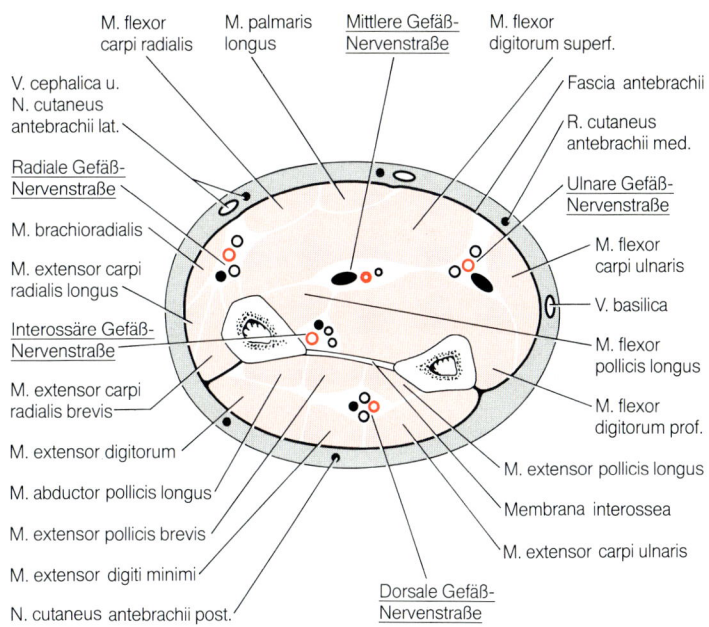

M. flexor carpi radialis

M. palmaris longus

Mittlere Gefäß-Nervenstraße

M. flexor digitorum superf.

V. cephalica u. N. cutaneus antebrachii lat.

Fascia antebrachii

R. cutaneus antebrachii med.

Radiale Gefäß-Nervenstraße

Ulnare Gefäß-Nervenstraße

M. brachioradialis

M. flexor carpi ulnaris

M. extensor carpi radialis longus

V. basilica

Interossäre Gefäß-Nervenstraße

M. flexor pollicis longus

M. extensor carpi radialis brevis

M. flexor digitorum prof.

M. extensor digitorum

M. abductor pollicis longus

M. extensor pollicis longus

Membrana interossea

M. extensor pollicis brevis

M. extensor carpi ulnaris

M. extensor digiti minimi

N. cutaneus antebrachii post.

Dorsale Gefäß-Nervenstraße

ulnar) V. cephalica, V. mediana antebrachii und V. basilica (antebrachii); Hautnerven N. cutaneus antebrachii lateralis, R. superficialis des N. radialis, N. cutaneus antebrachii medialis und Lymphbahnen.

Jede Muskelgruppe (Beuger und Strecker mit radialer Gruppe) liegt im proximalen Abschnitt des Unterarmes in einer eigenen Muskelloge. Die Logen werden von Septen begrenzt, die sich von der Fascia antebrachii abspalten und mit der Membrana interossea antebrachii oder dem Periost der Unterarmknochen in Verbindung stehen. Weiter distal fehlt eine solche bindegewebige Trennung. Gefäße und Nerven haben nach Verlassen der Fossa cubitalis eine Gruppierung in Gefäß-Nervenstraßen erfahren (**Tabelle 10.34**).

> **Klinischer Hinweis.** Im distalen Bereich der Regio antebrachialis anterior ist an der lateralen Seite der Endsehne des M. flexor carpi radialis auf der Vorderfläche des Radius das Pulsieren der A. radialis zu tasten. – Zwischen der Sehne des M. flexor carpi radialis und der Sehne des M. palmaris longus liegt knapp oberhalb des Handgelenks in nur geringer Tiefe der N. medianus, der hier bei Schnittverletzungen leicht getroffen werden kann.

Regio carpalis anterior. Hier treten vom Unterarm Nerven, Gefäße und Sehnen der Flexoren in die Hand über. Sie müssen auf engstem Raum so gelagert und angeordnet sein, daß sie auch bei ausgedehnten Bewegungen der Hand nicht geschädigt werden. Dies trifft ganz besonders für den Canalis carpi zu, der durch das Retinaculum flexorum überbrückt wird. Seinen Boden bilden die Handwurzelknochen, die seitlichen Wände die Eminen-

tia carpi ulnaris (medialis) und die Eminentia carpi radialis (lateralis).

Im Canalis carpi, *Karpaltunnel,* liegen der N. medianus, in einer gemeinsamen Sehnenscheide die Sehnen der Mm. flexores digitorum superficiales et profundi und in einer eigenen Sehnenscheide die Sehne des M. flexor pollicis longus. Im Karpaltunnel läuft in einer eigenen Sehnenscheide innerhalb eines eigenen osteofibrösen Kanals die Sehne des M. flexor carpi radialis.

Über das Retinaculum flexorum hinweg, jedoch unter einer eigenen Bindegewebsbrücke, ziehen der N. ulnaris und die A. ulnaris mit ihren Begleitvenen (sog. Ulnariskanal, Guyon-Loge). Außerdem liegen über dem Retinaculum die Sehne des M. palmaris longus, der R. palmaris des N. medianus und der R. palmaris des N. ulnaris.

> **Klinischer Hinweis.** Durch rheumatisch bedingte Sehnenscheidenschwellungen, nach Frakturen oder durch Bindegewebsveränderungen, kann es zu einer Einengung des Canalis carpi kommen und dadurch zu Druckschädigungen des N. medianus (*Karpaltunnelsyndrom*).

Regio carpalis posterior, Foveola radialis. Wenn man den Daumen maximal streckt, dann entsteht zwischen der auffällig vorspringenden Sehne des M. extensor pollicis longus und der lateral von ihr gelegenen Sehne des M. extensor pollicis brevis ein Grübchen, *Foveola radialis* (anatomische Tabatière), das proximal vom Retinaculum extensorum begrenzt wird. In der Foveola radialis verläuft die A. radialis mit ihren Begleitvenen. Hier zweigt der R. carpalis dorsalis von der Arterie ab. Ihre

Tabelle 10.34. Gefäß-Nervenstraßen des Unterarms

Gefäß-Nervenstraßen	Leitmuskeln	Leitungsbahnen
Radiale Gefäß-Nervenstraße	M. brachioradialis	R. superficialis des N. radialis (proximale $^2/_3$ des Unterarms) A. radialis Vv. radiales
Ulnare Gefäß-Nervenstraße	M. flexor carpi ulnaris	N. ulnaris A. ulnaris Vv. ulnares
Mittlere Gefäß-Nervenstraße	Zwischen oberflächlicher und tiefer Beugerschicht; am distalen Unterarm-ende zwischen den Sehnen des M. flexor carpi radialis und M. palmaris longus bzw. M. flexor digitorum superficialis	N. medianus A. comitans n. mediani und Begleit-vene
Interossäre Gefäß-Nervenstraße	Auf der Membrana interossea ante-brachii zwischen M. flexor digitorum profundus und M. flexor pollicis longus	N. interosseus antebrachii anterior A. interossea antebrachii anterior Vv. interosseae antebrachii anteriores
Dorsale Gefäß-Nervenstraße	Zwischen oberflächlicher und tiefer Schicht der Streckergruppe; distal auf der Membrana interossea antebrachii	R. profundus des N. radialis, distaler Endast; N. interosseus antebrachii posterior A. interossea antebrachii posterior Vv. interosseae antebrachii posteriores

oberflächliche Lage ermöglicht es, auch an dieser Stelle den Radialispuls zu tasten. Die Endverzweigung des R. superficialis des N. radialis überqueren hier die beiden das Grübchen flankierenden Sehnen.

Klinischer Hinweis. Den Boden der Foveola radialis bildet das Os scaphoideum und Os trapezium. Bei einer Fraktur des Os scaphoideum (früher Os naviculare) läßt sich an dieser Stelle gezielt ein Druckschmerz auslösen.

Palma manus. Die straff gespannte Palmaraponeurose dient dem Schutz der darunterliegenden Leitungsbahnen. Der Arcus palmaris superficialis, die ihn speisende A. ulnaris und der R. palmaris superficialis der A. radialis liegen auf den Sehnen der langen Fingerbeuger. Lateral von der A. ulnaris verläuft der R. superficialis n. ulnaris mit seinen Aufzweigungen und direkt unter dem Arcus superficialis der N. medianus mit den Nn. digitales palmares communes. Tiefer, und unmittelbar unter den kurzen Fingermuskeln und mehr proximal, liegt der Arcus palmaris profundus (gespeist aus A. radialis und R. palmaris profundus der A. ulnaris). Muskeln und Leitungsbahnen sind in die mittlere Loge eingelagert.

Klinischer Hinweis. Bei einer Entzündung der Hand bildet sich das Ödem oft auf dem Handrücken, da die Haut der Hohlhand mit der Palmaraponeurose fest verbunden ist und deshalb kein Anschwellen möglich ist. – Die dünne Trennwand zwischen den Sehnenscheiden für die Flexoren und für den M. flexor pollicis longus kann bei einer Eiterung durch-wandert und zerstört werden. Dies führt zu einer V-Phlegmone, bei der die Eiteransammlung beim kleinen Finger und beim Daumen bis zum Endglied reicht.

Gefäß-Nervenstränge an den Fingern. An jedem Finger liegen 4 Gefäßnervenstränge. Jeder Strang besteht aus je einer Arterie, einem Nerv und einer Vene. Die beiden palmar zu beiden Seiten der Finger verlaufenden Stränge reichen bis zur Nagelphalanx und versorgen auch deren Dorsalseite, da die beiden dorsalen Gefäßnervenbündel bereits an der Mittelphalanx enden.

Klinischer Hinweis. Bei einer Anästhesie der Finger injiziert man das Anästhetikum im Bereich der Grundphalanx, so daß sowohl der palmare wie der dorsale Strang umflossen werden.

Röntgenanatomie des Schultergürtels und der oberen Extremitäten. Einen Anhalt für die Deutung gibt die **Abb. 10.55**, in der entsprechend Röntgenbildern die Skeletteile eingetragen sind. Zur Beurteilung von fraglichen Frakturspalten ist die Kenntnis der Verknöcherung und vor allem der Schluß von Epiphysenfugen (**Tabelle 10.16**) wichtig. Knorpel ist strahlendurchlässig und kann eventuell Frakturspalten (beim Kind) vortäuschen. Im Bereich des Carpus können überzählige Handwurzelknochen (Os centrale) und atypische Sesambeine die Beurteilung erschweren.

10.3 Becken und untere Extremität

10.3.1 Entwicklung

Die untere Extremität wird gegen Ende der 4. Entwicklungswoche angelegt, etwa 1–2 Tage später als die obere (S. 263). Zuerst entstehen an der kaudalen seitlichen Rumpfwand falten-, dann paddelförmige **Extremitätenknospen**. Ihr Mesenchymkern, der aus der Somatopleura hervorgeht, ist mit Oberflächenektoderm bedeckt, das sich an der distalen Kante der Anlage zur Randleiste verdickt. Diese wirkt auf das darunterliegende Mesenchym induzierend und steuert das Längenwachstum der Knospe.

- *Aus dem proximalen Abschnitt* des mesenchymalen Blastems entsteht der *Beckengürtel,*
- *aus dem distalen freien Abschnitt* die *untere Extremität.*

Die beiden unteren Extremitätenknospen nehmen schnell an Länge zu. An ihrem distalen Ende entsteht Mitte der 6. Woche die spitz zulaufende *Fußplatte.* Bald darauf erfolgt – äußerlich durch Bildung des *Knies* erkennbar – die Unterteilung in *Ober-* und *Unterschenkel.* Die Fußplatte, in der sich unterdessen durch Mesenchymverdichtungen die *Zehen* ausbilden, bleibt in Supinationsstellung (Fußsohlen einander zugekehrt im Gegensatz zur Hand, die sich in Pronationsstellung gedreht hat).

In der 6. Entwicklungswoche differenziert sich aus der mesenchymalen Anlage das Knorpelskelett. Hierbei bleibt im Bereich des Beckengürtels der ventrale Abschnitt gegenüber dem dorsalen etwas zurück, so daß das Foramen obturatum zunächst ventral noch offen ist.

Verknöcherung der knorpeligen Anlage (Tabelle 10.35). Die Verknöcherung des Beckengürtels erfolgt enchondral. Knochenkerne treten im 2.–3. Entwicklungsmonat im Os ilii, im 4. im Os ischii und im 5.–6. im Os pubis auf. Von diesen 3 Zentren aus schreitet die Ossifikation fort, macht jedoch im Bereich der Hüftgelenkspfanne unter Bildung einer breiten *Y-förmigen Knorpelfuge* halt. In ihr treten im 10.–13. Lebensjahr und zu gleicher Zeit auch in der knorpeligen Crista iliaca sowie in den Apophysen (14.–16. Lebensjahr) Nebenkerne auf. Erst kurz vor oder zum Zeitpunkt der Pubertät vereinigen sich Os ilii, Os pubis und Os ischii zu einem einheitlichen Knochen.

Verknöcherung von Femur, Tibia, Fibula und Patella. Die Verknöcherung der 3 Röhrenknochen erfolgt nach dem auf S. 68 geschilderten Mechanismus. Die perichondrale Knochenmanschette bildet sich in der 7.–8. Embryonalwoche. Über das Auftreten der epiphysären Knochenkerne informiert **Tabelle 10.35**. Bemerkenswert ist, daß zur Zeit der Geburt je 1 *Knochenkern in der distalen Femurepiphyse* und (meist) in der *proximalen Tibiaepiphyse* vorhanden ist. Das Auftreten der Knochenkerne ist so konstant, daß sie als *Reifezeichen* (S. 129) gewertet werden. Akzessorische Knochenkerne bilden sich im Trochanter major (3. Lebensjahr) und im Trochanter minor (10.–12. Lebensjahr) des Oberschenkelknochens. Das Collum ossis femoris verfügt über kein eigenes Knochenbildungszentrum. Es verknöchert als Anteil der Diaphyse vom Schaft aus.

Die Ossifikation der Patella beginnt mit der Bildung eines zentralen Knochenkerns erst im 3.–4. Lebensjahr.

Verknöcherung der Ossa tarsi. Im Calcaneus und im Talus treten die ersten Knochenkerne im 5.–7. Fetalmonat auf. Die übrigen bilden sich zu verschiedenen Zeiten, die in **Tabelle 10.35** angegeben sind.

Verknöcherung der Ossa metatarsi und der Zehenknochen. Für die Ossa metatarsi und Phalanges digitorum pedis gilt hinsichtlich der Reihenfolge des Auftretens und der Anzahl der Knochenkerne das gleiche wie für die Hand. Jedoch findet der Verknöcherungsprozeß später statt. Die perichondrale Knochenmanschette bildet sich im 2.–3. Fetalmonat. Die Epiphysenkerne erscheinen im 3.–4. Lebensjahr. In den Phalangen sind Knochenkerne ab dem 1.–5. Lebensjahr nachweisbar.

Entwicklung der Muskulatur, Segmentbezug der Innervation. Die Muskulatur der unteren Extremität geht aus Myoblasten der Somiten hervor, die mit den Rr. anteriores von Spinalnerven der Segmente L2 bis S3 in Beziehung treten. Auch hier kommt es zur Plexusbildung. Doch fehlen ausgedehnte Überwanderungen von Muskelblastemen. Frühzeitig ordnen sich in der Beinanlage die Muskelblasteme in Flexoren, Adduktoren und Extensoren. Am Oberschenkel spaltet sich von den Streckern die Glutaealmuskulatur und am Unterschenkel die Peronaeusgruppe ab.

Hinweis. Aus den Somiten wandern die prospektiven Myoblasten in undifferenziertem Zustand aus, vermehren sich und wandeln sich, nachdem sie sich um die Knorpelanlage gruppierten, zu Myoblasten und diese dann durch Konflux zu Muskelfasern um.

An der unteren Extremität ist primär wie an der oberen die Beugeseite der Leibeswand zugekehrt. Sie ist somit die Ventralseite der Anlage. Dementsprechend ist die Streckseite mit den Extensoren nach dorsal gerichtet. Dadurch, daß sich die unteren Extremitäten während der Entwicklung unterschiedlich drehen, kommt es zu verwirrenden Bezeichnungen. Bei der unteren Extremität führt die Drehung nämlich dazu, daß die Streckseite (ursprüngliche Dorsalseite) nach vorne sieht. Sie wird in der folgenden Darstellung nach der üblichen topographischen Orientierung als „Vorderseite" und die gegenüberliegende als „Rückseite" bezeichnet.

Tabelle 10.35. Ossifikationstermine der unteren Extremität

	Beginn der Ossifikation		Schluß der Epiphysenfugen
Os coxae	Os ilii 2.–3. Entw. Mo. Os ischii 4. Entw. Mo. Os pubis 5.–6. Entw. Mo.	Nebenkerne 10.–13. Leb. Jahr	14.–18. Leb. Jahr Nebenkerne 20.–24.
Femur	Diaphyse 7.–8. Entw. Wo.	Epiphysen 1. Leb. Jahr 10. Entw. Mo.	17.–19. Leb. Jahr 19.–20. Leb. Jahr
Tibia	Diaphyse 7.–8. Entw. Wo.	Epiphysen 10. Entw. Mo. 2. Leb. Jahr	19.–21. Leb. Jahr 17.–20. Leb. Jahr
Fibula	Diaphyse 8. Entw. Wo.	Epiphysen 4.–5. Leb. Jahr 2. Leb. Jahr	17.–20. Leb. Jahr
Ossa tarsi	Knochenkerne im Talus, Calcaneus, Os cuboideum 5.–7. Entw. Mo. Naviculare und Cuneiformia 2.–3. Leb. Jahr		
Ossa metatarsi	Diaphyse 2.–3. Entw. Mo.	Epiphysen 3.–4. Leb. Jahr	15.–20. Leb. Jahr
Grundphalanx **Mittelphalanx** **Endphalanx**	Diaphyse 5. Entw. Mo. Diaphyse 8. Entw. Mo. Diaphyse 9. Entw. Mo.	Epiphysen 1.–5. Leb. Jahr	15.–20. Leb. Jahr

Entw. Wo. und *Entw. Mo.*, Entwicklungswoche oder -monat; *Leb. Jahr*, Lebensjahr; *Leb. Wo.*, Lebenswoche nach der Geburt. Bei den Terminangaben zum Schluß der Epiphysenfugen beziehen sich die ersten beiden Zahlenwerte auf die proximale, die folgenden auf die distale Epiphyse.

Die unteren Extremitäten beim Kind

Bei Neugeborenen sind die Füße noch supiniert. Erst allmählich dreht sich der Fuß in die Normalstellung. Erst beim Laufenlernen kommt dieser Vorgang zum Abschluß. Der Reklinationswinkel der Tibia ist beim Kleinkind noch so groß, daß es die Kniegelenke nicht durchdrücken kann. Auch ist die Torsion von Femur und Tibia (s. Torsionswinkel) noch nicht erfolgt, weshalb die Füße gerade nach vorne gerichtet sind. Erst allmählich stellt sich eine Auswärtsrichtung der Fußspitzen ein.
Über den Schluß der Epiphysenfugen s. **Tabelle 10.35.**

Mißbildungen

Bei der *Sympodie* (Sirenenbildung) sind infolge einer Blastemstörung am kaudalen Ende des Embryo (sog. Rumpfschwanzknospe) die unteren Extremitäten miteinander verwachsen.

Eine Verschmelzung mehrerer Zehen wird als *Syndaktylie* bezeichnet.

Beim *Spaltfuß* besteht eine Spaltbildung zwischen den Metatarsalknochen, wodurch der Fuß zweigeteilt ist.

Auch überzählige Zehen, *Polydaktylie*, werden beobachtet.

Die (angeborene) *Hüftgelenksluxation* entwickelt sich in den ersten Lebensmonaten, indem sich der dysplastische (zu klein angelegte) Femurkopf auf der zu flach angelegten und zu steil stehenden Hüftgelenkspfanne nach oben verschiebt. Unbehandelt tritt er dann beim Stehen- und Laufenlernen des Kindes vollends aus der Pfanne heraus. Diese Mißbildung kommt 6mal häufiger beim weiblichen als beim männlichen Geschlecht vor.

Der sog. angeborene *Klumpfuß, Pes equinovarus*, ist auf eine Deformation der Tarsalknochen zurückzuführen, die eine normale Pronation des Fußes verhindern. Das Kind läuft auf der lateralen Fußkante. Von dieser Mißbildung ist bevorzugt das männliche Geschlecht betroffen.

Amelie, das völlige Fehlen, und *Meromelie*, das Fehlen bestimmter Abschnitte der freien Gliedmaße, ist im Gefolge von chemischen Schädigungen (Thalidomid-Embryopathie) gehäuft beobachtet worden.

10.3.2 Becken und Beckengürtel

Lernziele
Os Coxae: Os ilii, Os ischii, Os pubis • Symphysis pubica • Articulatio sacroiliaca • Bänder zwischen Os sacrum und Os ischii • Geschlechtsunterschiede • Beckenneigung

Das Becken verbindet die bewegliche Wirbelsäule mit den beiden unteren Extremitäten, auf die es das Gewicht des Körpers überträgt. Dementsprechend ist das Becken sehr stabil und in sich kaum beweglich. Becken und untere Extremität sind durch das Hüftgelenk verbunden, an dessen Aufbau das Becken beteiligt ist. Außerdem dient das Becken der Befestigung von Teilen der Rumpf- und Oberschenkelmuskulatur; schließlich entspringt am Becken die Beckenbodenmuskulatur (S. 614).

> **Das knöcherne Becken, Pelvis, besteht aus den beiden Ossa coxae und dem Os sacrum, dem sich kaudal das Os coccygis anschließt**

Gemeinsam bilden die beiden Ossa coxae, Hüftbeine, mit dem Os sacrum, Kreuzbein, das ein Teil der Wirbelsäule ist (S. 222), einen Knochenring, Beckengürtel, Cingulum membri inferioris.

Os coxae, Hüftbein (Abb. 10.58). Das Hüftbein besteht aus 3 Anteilen, die sich getrennt entwickelt haben:

- Os ilii, Darmbein
- Os ischii, Sitzbein
- Os pubis, Schambein

Die 3 Knochen treffen sich im Acetabulum, Hüftgelenkspfanne, das gleichzeitig der Knotenpunkt der in Form einer räumlich komplizierten 8 angeordneten Verstärkung mechanisch besonders beanspruchter Gebiete des Hüftbeins ist.

Das **Acetabulum (Abb. 10.58 b)** wird an seinem äußeren Umfang durch einen fast ringförmigen Knochenwulst, *Limbus acetabuli,* verstärkt. In der Tiefe der Pfanne liegt die *Fossa acetabularis,* die sich nach unten-vorn in der *Incisura acetabularis* öffnet. Die Fossa acetabuli wird sichelförmig von der mit hyalinen Knorpel bedeckten Facies lunata umfaßt, die dem Femur als Gelenkfläche dient. Hier werden die Druckkräfte des Oberschenkelknochens auf die Knochenmasse des kranial gelegenen Corpus ossis ilii übertragen. Der Boden der Fossa acetabuli dagegen ist dünnwandig und wird von Fettgewebe ausgefüllt.

Das Gebiet der geringsten Druckbeanspruchung des Hüftbeins liegt im Bereich des **Foramen obturatum,** das von Anteilen des Os pubis und Os ischii umgeben wird. Es ist mit einer bindegewebigen Membran, *Membrana obturatoria,* verschlossen, deren Faserzüge eine Fortsetzung des Periosts der umgebenden Knochen sind und sich durchflechten. Ventro-kranial besitzt die Membrana obturatoria eine von Bindegewebe bedeckte Öffnung, *Canalis obturatorius* (Durchtritte: Vasa obturatoria, N. obturatorius, Lymphgefäße). An der Außenseite der Membrana obturatoria sind der M. obturator externus, an der Innenseite der M. obturator internus befestigt.

Os ilii (früher Os ilium). Das *Corpus ossis ilii* verbreitert sich nach oben zur Darmbeinschaufel, *Ala ossis ilii.* Ihre Innenfläche, *Fossa iliaca,* wird durch die wulstartige *Linea arcuata* vom Corpus abgegrenzt. Dorsal am Os ilii liegt die *Facies sacropelvina,* die oben für die Befestigung von Bändern zur *Tuberositas iliaca* aufgerauht ist. Unterhalb von ihr liegt die *Facies auricularis* zur Gelenkverbindung mit der gleichnamigen Gelenkfläche des Os sacrum. Dicht darunter ist die Knochenkontur zur *Incisura ischiadica major* eingezogen. An der Ventralseite des Os ilii beginnt oberhalb der *Spina iliaca anterior inferior* der Darmbeinkamm, *Crista iliaca,* mit der *Spina iliaca anterior superior* (Befestigungsstelle von Lig. inguinale, M. sartorius, M. tensor fasciae latae). Die Crista iliaca endet dorsal mit der Spina iliaca posterior superior. Wenig unterhalb von ihr springt die *Spina iliaca posterior inferior* vor. Die Crista iliaca läßt leistenförmige Erhebungen erkennen, an denen die 3 seitlichen Bauchmuskeln befestigt sind: das *Labium externum,* die *Linea intermedia* und das *Labium internum.* Auf der Außenseite der Darmbeinschaufel, *Facies glutaealis,* verlaufen linienförmige Erhebungen, *Lineae glutaeales anterior, posterior et inferior,* durch die Ursprungsflächen der verschiedenen Glutäalmuskeln voneinander abgegrenzt werden.

Os ischii. Das *Corpus ossis ischii* ist am Aufbau der Hüftgelenkpfanne beteiligt (s. oben). Im bogenförmigen Verlauf setzt es sich nach unten in den Schambeinast, *Ramus ossis ischii,* fort. Noch am Corpus springt nach dorsal die *Spina ischiadica* vor. Oberhalb von ihr liegt als tiefe Einziehung (bis zur Spina iliaca posterior inferior), die *Incisura ischiadica major,* unterhalb von ihr die wesentlich seichtere *Incisura ischiadica minor.* Sie grenzt an den Sitzbeinhöcker, *Tuber ischiadicum,* von dem die ischiokruralen Muskeln entspringen.

Os pubis. Der *Ramus inferior ossis pubis* verbindet sich mit dem Ramus ossis ischii. Am Übergang zum *Ramus superior ossis pubis* bildet sich vorne medial die *Facies symphysialis.* Etwas lateral von ihr liegt auf der Oberseite das *Tuberculum pubicum,* von dem eine scharfe Kante, *Pecten ossis pubis,* zur *Eminentia iliopubica* und nach der anderen Seite die *Crista pubica* zur *Facies symphysialis* hinführt. Zum Acetabulum verläuft vom Tuberculum pubicum außen die *Crista obturatoria,* unter der der *Sulcus obturatorius* liegt. Vorne am Sulcus obturatorius befindet sich das *Tuberculum obturatorium anterius.* Das Corpus ossis pubis trifft sich mit den Corpora der anderen beteiligten Knochen im Acetabulum. Es bildet seinen ventralen Abschnitt.

Taststellen: Crista iliaca, Spina iliaca anterior superior und Spina iliaca posterior superior, Tuberculum pubicum, Tuber ischiadicum, Spina ischiadica (nur vaginal oder rektal zu tasten)

Os sacrum (Abb. 10.4, 10.58) und **Os coccygis.** Die Besprechung erfolgt im Zusammenhang der Wirbelsäule (S. 225).

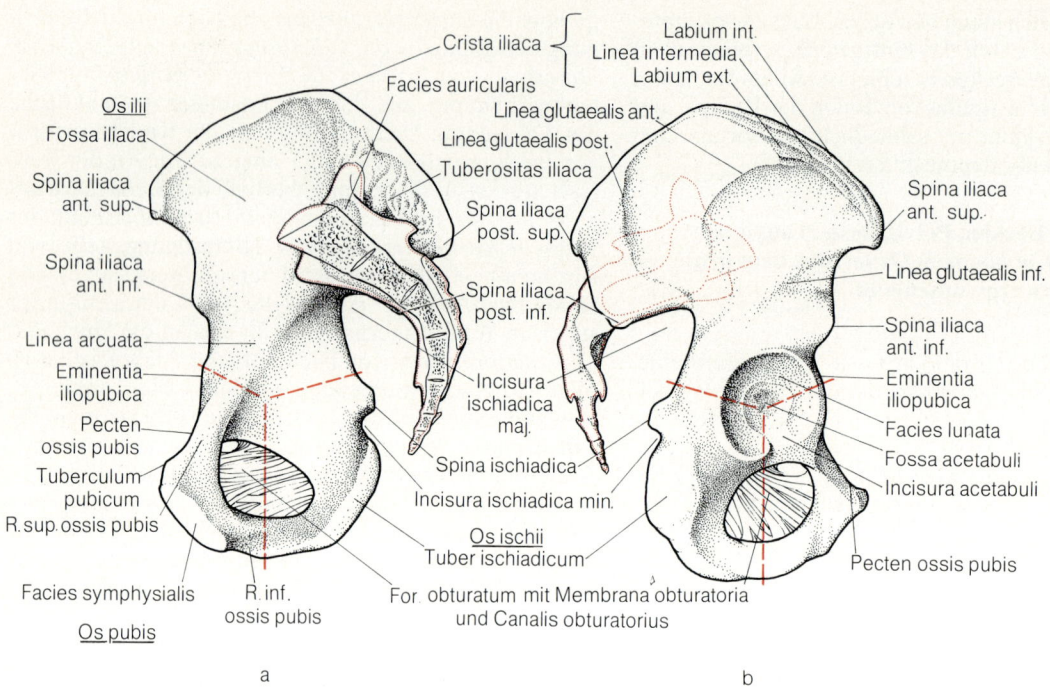

a   b

Abb. 10.58 a, b   Rechtes Hüftbein von innen (**a**) und außen (**b**). Das Kreuzbein ist median geschnitten. Die *gestrichelten roten* *Linien*, die sich in der Fossa acetabuli treffen, deuten die Verlaufslinien an, wo sich Os ilii, Os pubis und Os ischii treffen

---

Die beiden Ossa coxae sind ventral durch die Symphysis pubica fest miteinander verbunden

Die Schambeinfuge (**Abb. 10.75**) ist durch eine Faserknorpelplatte, *Discus interpubicus*, verschlossen, die zwischen den mit hyalinem Knorpel überzogenen Gelenkflächen, *Facies symphysiales*, der beiden Hüftbeine liegt. Beim Erwachsenen tritt im Inneren des Discus konstant ein mit Synovia ausgefüllter Spaltraum auf. Zu einer Synarthrose wird die Symphyse dadurch, daß Fasern des Bindegewebsknorpels in den hyalinen Knorpel der Gelenkflächen einstrahlen. Am oberen Rand der Symphyse ist das *Lig. pubicum superius* fest mit dem Discus interpubicus verwachsen und erstreckt sich weit nach der Seite bis zum Tuberculum pubicum. Das am unteren Rande gelegene *Lig. arcuatum pubis* besteht aus derben sehnigen Faserzügen, die auf den Ramus inferior ossis pubis übergehen und damit den *Angulus* bzw. *Arcus pubis* (s. unten) überspannen. Auf der Vorderseite verstärken mehrere Faserzüge den Discus interpubicus.

   Auf die Symphyse wirken beim Stehen und Gehen abwechselnd Zug- und Schubkräfte. Diese unterschiedlichen Beanspruchungen werden durch das Faserknorpelmaterial, aus dem der Discus interpubicus besteht, kompensiert.

Klinischer Hinweis. Die Bedeutung der Symphysis ossis pubis für die Beckenmechanik, insbesondere für das Gehen, zeigt sich nach Lockerung oder Sprengung der Symphyse, z. B. nach einem Verkehrsunfall.

Durch die straffen Articulationes sacroiliacae entsteht die Ringkonstruktion des Beckens

Die *Articulatio sacroiliaca*,   Kreuz-Darmbeingelenk (**Abb. 10.59**), ist eine *Amphiarthrose*. Sie wird von der Facies auricularis ossis sacri und der Facies auricularis ossis ilii gebildet. Die geringe Beweglichkeit (Federung) des Gelenks beruht auf der keilförmigen Verzahnung von Os sacrum mit den Ossa illi, vor allem aber auf dem Vorkommen äußerst kräftiger extra- und intraartikulärer Bänder, die die straffe Gelenkkapsel verstärken (**Abb. 10.60**):

- **Ligg. sacroiliaca anteriora (ventralia)** an der Vorderseite
- **Ligg. sacroiliaca interossea**, die sich zwischen den beiden Knochen, zwischen Tuberositas sacralis und Tuberositas iliaca, ausspannen
- **Ligg. sacroiliaca posteriora (dorsalia)**. Sie liegen am oberflächlichsten auf der Rückseite des Beckens und reichen von der Seitenfläche des Os sacrum zur Spina iliaca posterior superior und inferior.

Abb. 10.59 a, b Der Bandapparat des Sakroiliakalgelenks. **a** Absicherung gegen Drehbewegungen; **b** Absicherung des Beckenrings gegen die Körperlast

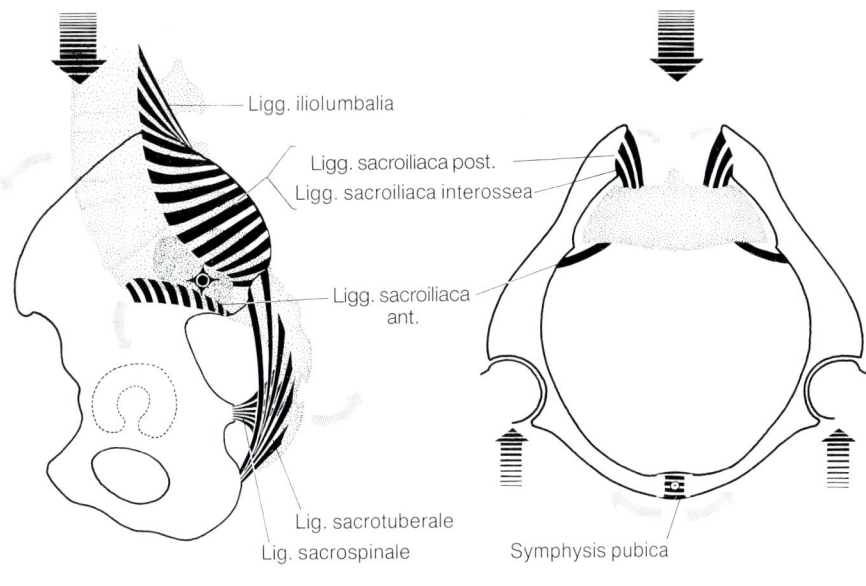

Ligg. iliolumbalia

Ligg. sacroiliaca post.
Ligg. sacroiliaca interossea

Ligg. sacroiliaca ant.

Lig. sacrotuberale
Lig. sacrospinale

Symphysis pubica

a   b

- **Ligg. iliolumbalia**, die vom 4. und 5. Lendenwirbel zum Os ilium ziehen

Besondere Bedeutung kommt den Ligg. sacroiliaca posteriora et interossea insofern zu, als durch sie das Kreuzbein in den Oberrand des Beckenrings eingehängt und verankert ist (**Abb. 10.59**). Bei Druck auf den kranialen Teil des Kreuzbeins ziehen sie die beiden Hüftbeine auf das Os sacrum zu. Damit wird das Os sacrum zwischen den beiden Hüftbeinen wie zwischen die Branchen eines Nußknackers geklemmt, dessen Scharnier in der Symphyse liegt. Das Gelenk der Symphyse wird belastet und seine Bandzüge unter Spannung gesetzt.

Weitere Bänder des Beckengürtels. Zwischen dem Seitenrand des Os sacrum und dem Beckengürtel spannen sich 2 straffe Kollagenfaserzüge aus (**Abb. 10.59 a, 10.60**), die Drehbewegungen in der Articulatio sacroiliaca und vor allem ein Ventralkippen des Os sacrum verhindern:

- **Lig. sacrospinale**, eine fast dreieckige Faserplatte, die seitlich vom Os sacrum und Os coccygis zur Spina ischiadica zieht
- **Lig. sacrotuberale**. Es spannt sich zwischen Os sacrum und Tuber ischiadicum aus. Das Lig. sacrotuberale überdeckt von außen teilweise das Lig. sacrospinale und ist mit diesem verwoben.

Beide Bänder gemeinsam ergänzen die Incisura ischiadica major zum *Foramen ischiadicum majus* und die Incisura ischiadica minor zum *Foramen ischiadicum minus*.

Wenn Sie sich jetzt über die für die Geburtshilfe wichtigen Beckenmaße, Beckenräume und Beckenebenen sowie über die Öffnungen in der Beckenwand und im Beckenboden informieren wollen, lesen Sie S. 613 f, S. 677 f.

Das knöcherne Becken zeigt Geschlechtsunterschiede

Männliches und weibliches Becken unterscheiden sich vor allem in folgenden Merkmalen:

- Die beiden *Rami inferiores ossis pubis* treffen sich beim weiblichen Geschlecht in Form eines Bogens, *Arcus pubis*, beim männlichen Geschlecht in Form eines Winkels, *Angulus pubis*.
- Der *Beckeneingang* ist beim weiblichen Geschlecht queroval, beim männlichen kartenherzförmig, da das Promontorium weiter nach ventral vorspringt.
- Der *Abstand zwischen den beiden Tubera ischiadica* ist bei der Frau größer als beim Mann.
- *Foramen obturatum.* Die längere Achse der fast ovalen Öffnung ist beim männlichen Becken vertikal, beim weiblichen quer eingestellt.
- Die *Darmbeinschaufeln* laden beim weiblichen Geschlecht weiter aus als beim männlichen.
- Der *Beckenneigungswinkel* (s. unten) ist in der Regel bei Frauen größer als bei Männern.

Die Beckenneigung ändert sich vom Stehen zum Sitzen

Stehen. Der Beckenring ist gegen die Horizontale stark *nach vorn geneigt*. Das Tuberculum pubicum und die Spinae iliacae anteriores superiores als Markierungspunkte des Oberrandes des großen Beckens sind beim Stehen annähernd in einer Frontalebene angeordnet, die

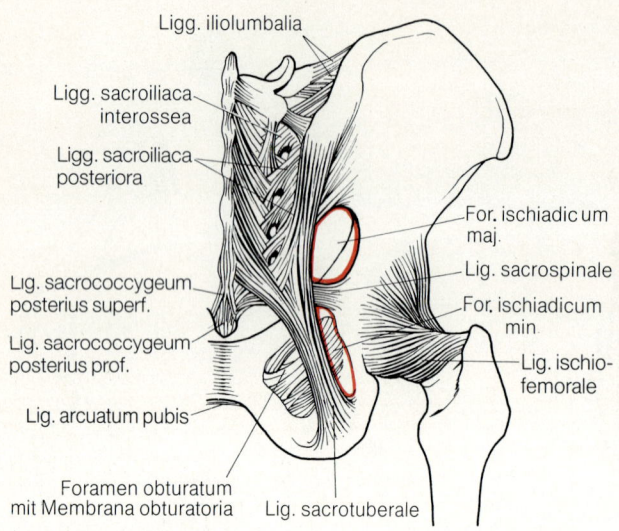

Ligg. iliolumbalia

Ligg. sacroiliaca interossea

Ligg. sacroiliaca posteriora

Lig. sacrococcygeum posterius superf.

Lig. sacrococcygeum posterius prof.

Lig. arcuatum pubis

Foramen obturatum mit Membrana obturatoria

For. ischiadicum maj.

Lig. sacrospinale

For. ischiadicum min.

Lig. ischiofemorale

Lig. sacrotuberale

Abb. 10.60 Bandapparat des rechten Sakroiliakalgelenks von dorsal. *Rot umrandet,* Foramen ischiadicum majus und Foramen ischiadicum minus.

Incisura acetabuli ist nach vorne unten gerichtet. Der **Beckenneigungswinkel** zur Horizontalen beträgt für die *Beckeneingangsebene* etwa 50°–60°. Die *Beckenausgangsebene* bildet einen Winkel von 15° zur Horizontalen (Definition beider Ebenen S. 677). Der Beckenneigungswinkel ist geschlechtsdifferent (s. oben) und außerdem abhängig von der Körperhaltung. In allen Fällen ist beim Stehen oder Gehen das Widerlager des Beckens das Hüftgelenk. Dabei ruht die Hauptlast des Körpers auf der Facies lunata des Acetabulum (s. oben).

Sitzen. Im Gegensatz dazu ist das Becken beim Sitzen *nach vorne gekippt.* Dadurch wird unter diesen Umständen die Körperlast im wesentlichen vom Tuber ischiadicum aufgefangen und von hier über Knochenpfeiler zum Acetabulum und weiter zur Facies auricularis abgeleitet. Der geringere Druck wird über den unteren Schambeinast zur Symphyse weitergegeben.

10.3.3 Untere Extremität

Die freie untere Extremität, Membrum inferius, hat folgende Abschnitte:

- **Femur,** Oberschenkel
- **Genu,** Knie
- **Crus,** Unterschenkel
- **Pes,** Fuß
  - **Tarsus,** Fußwurzel
  - **Metatarsus,** Mittelfuß
  - **Digiti pedis,** Zehen

Die Rückseite des Unterschenkels bildet die Wade, **Sura.** Die Ferse wird als *Calx,* die Fußsohle als *Planta pedis,* der Fußrücken als *Dorsum pedis* bezeichnet. Die große Zehe nennt man *Halux,* die 2., 3. und 4. Zehe *Digiti secundus, tertius* et *quartus* und die Kleinzehe *Digitus minimus.*

Femur, Oberschenkelknochen

Das Femur (**Abb. 10.61**) besteht aus *Caput,* Kopf, *Collum,* Hals, *Corpus,* Schaft, und *Condyli,* Gelenkknorren.

Hinweis. Die Bezeichnung „Femur" wird sowohl für den Oberschenkel als auch für den Oberschenkelknochen benutzt.

Caput. In das kugelförmige Caput ossis femoris senkt sich die *Fovea capitis femoris* ein, in der das Lig. capitis femoris befestigt ist. An den Kopf schließt sich das *Collum femoris* an. Am Übergang vom Caput zum Collum liegt die proximale Epiphysenfuge. Infolgedessen ist der Schenkelhals ein Anteil der Diaphyse.

Corpus femoris, Schaft. Am *Trochanter major,* großer Rollhügel, setzen Hüftmuskeln und in der medial gelegenen *Fossa trochanterica* die Mm. obturatorii und gemelli an. Am *Trochanter minor,* kleiner Rollhügel, inseriert der M. iliopsoas. Die beiden Trochanteren verbindet auf der Vorderseite eine flache Knochenleiste, *Linea intertrochanterica,* und auf der Rückseite ein kräftiger Knochenkamm, *Crista intertrochanterica.* Vom Trochanter minor zieht nach dorsal-distal die *Linea pectinea,* an der der gleichnamige Muskel befestigt ist.

Das Corpus femoris ist nach vorne leicht konvex gebogen. Es wird an seiner *Rückseite* durch eine Knochenleiste, *Linea aspera,* verstärkt. Sie erhöht nicht nur die Tragfähigkeit des Knochens, sondern dient auch Muskeln als Ansatz. An der Leiste werden ein *Labium mediale* und ein *Labium laterale* unterschieden. Das Labium laterale verbreitert sich proximal zur *Tuberositas glutaealis* (gelegentlich bildet sich hier ein *Trochanter tertius*) an der der große Gesäßmuskel inseriert. Distal weichen Labium mediale und laterale auseinander. Zwischen ihnen liegt die dreieckige *Facies poplitea.*

Condyli. Die Femurkondylen sind nur auf den artikulierenden Flächen mit Gelenkknorpel überzogen. Zwischen dem etwas größeren Condylus lateralis und dem kleineren Condylus medialis befindet sich auf der Rückseite die knorpelfreie *Fossa intercondylaris,* die durch die *Linea intercondylaris* nach oben begrenzt wird. Ihr gegenüber auf der Vorderseite liegt die knorpelüberzogene

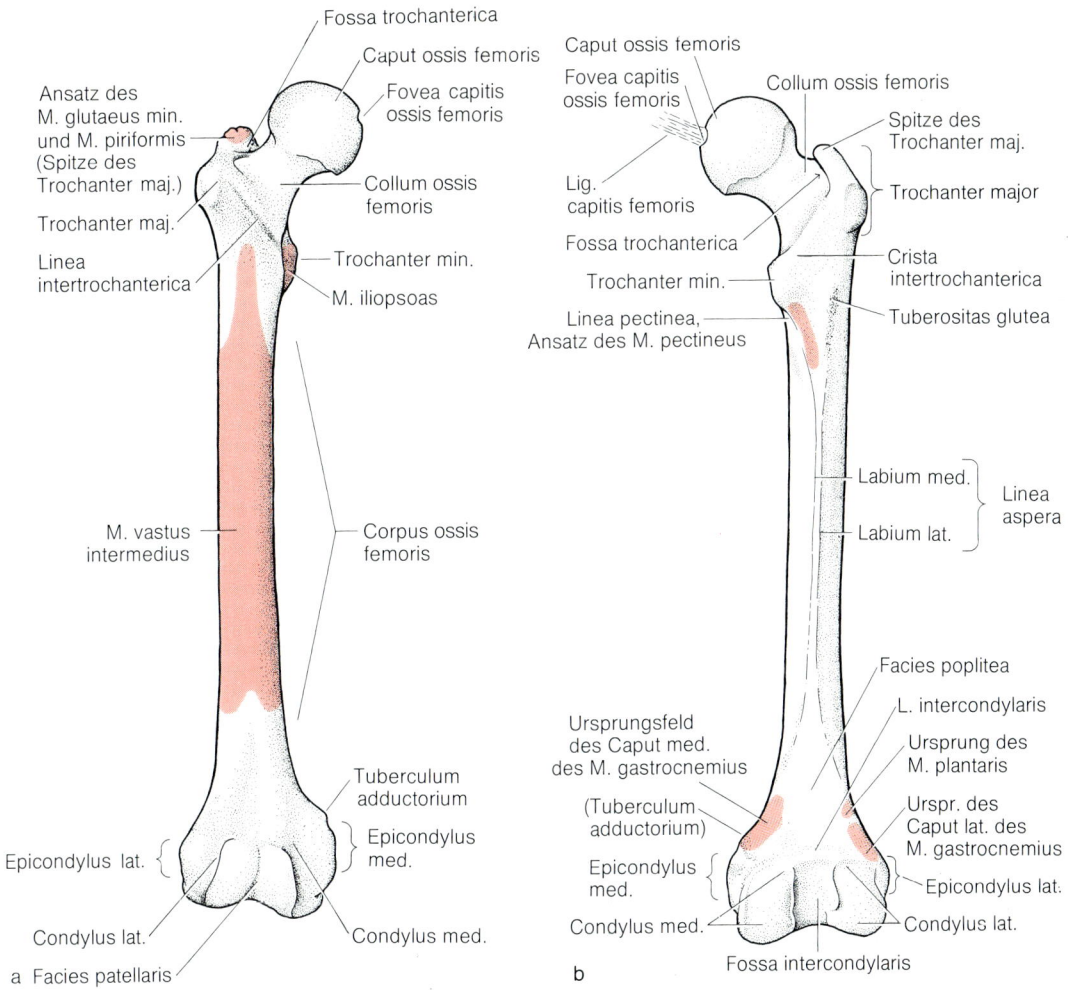

Abb. 10.61 a, b Rechtes Femur Ansicht von vorne (**a**) und Ansicht von hinten (**b**). *Rot,* Muskelursprünge und Ansätze

Gleitfläche für die Kniescheibe, *Facies patellaris.* Die Gelenkflächen beider Kondylen sind hinten stärker gekrümmt als vorne. *Epicondylus medialis et lateralis* sind die auf beiden Seiten am weitesten vorspringenden Erhebungen der Kondylen. Oberhalb des Epicondylus medialis kann als Variante ein Tuberculum adductorium ausgebildet sein. Vasa nutricia versorgen Kompakta, Spongiosa und Knochenmark. Sie verlaufen durch *Canales nutricii* (Foramina nutricia).

Kollodiaphysenwinkel. Die Achse des Schenkelhalses und die Achse des Schaftes bilden den Kollodiaphysenwinkel, besser *Kollum-Korpuswinkel* (CCD, **Abb. 10.62**). Er beträgt beim Erwachsenen durchschnittlich 127° (Abweichungen s. unten). Ist der Kollodiaphysenwinkel wesentlich größer als dieser Wert, dann besteht eine **Coxa valga** (**Abb. 10.62 b**) mit der Tendenz zur O-Beinstellung, ist er wesentlich kleiner, dann kommt es

zur **Coxa vara** mit der Tendenz zur X-Beinstellung. Das Femur ist in sich um ungefähr 14° torquiert, d. h. die Kollumachse ist zur Querachse, die durch die Kondylen verläuft, um diesen Betrag nach vorne gedreht (Antetorsionswinkel).

Klinischer Hinweis. Wichtig für den Orthopäden ist die Schwankungsbreite des Kollodiaphysenwinkels beim Erwachsenen. Als Grenzen der Norm können gelten 115°–140°. Beim Neugeborenen beträgt der Winkel im Mittel 150°, beim Kleinkind 140°, beim Jugendlichen 133°. Der Antetorsionswinkel beim Neugeborenen liegt bei 31°.

Stellung des Femurs. Das Femur steht im Körper nicht so, wie es als Einzelknochen (**Abb. 10.61**) durchwegs abgebildet wird, sondern schräg. Stellt man den Knochen mit seinen beiden Kondylen auf eine Ebene, dann stimmt die Stellung des Schaftes mit der innerhalb des Weich-

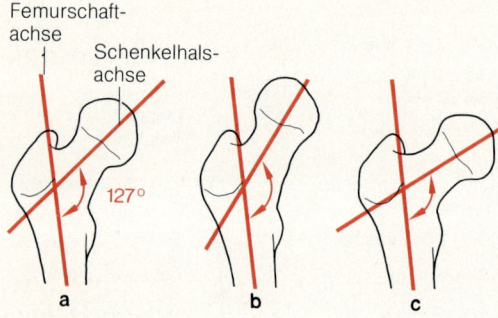

Femurschaft-
achse

Schenkelhals-
achse

127°

a   b   c

Abb. 10.62 a–c   Kollodiaphysenwinkel. **a** Normal; **b** Coxa valga; **c** Coxa vara

teilmantels überein. Die Traglinie (**Abb. 10.70**; mechanische Achse, Rotationsachse) verbindet bei dieser Einstellung den Mittelpunkt des Caput femoris mit der Eminentia intercondylaris und mit der Mitte der Sprungbeinrolle. Im Unterschenkel verläuft also die Traglinie parallel mit der Schienbeinschaftachse.

Das Femur ist der längste Knochen des Körpers. Die individuelle Körpergröße wird weitgehend von seiner Länge bestimmt.

Taststellen. Trochanter major, Epicondylus medialis und lateralis, Knochenkanten medial und lateral am Kniegelenkspalt

Klinischer Hinweis. Beim älteren Menschen kann es aufgrund eines altersbedingten Abbaus der Spongiosa spontan oder nach Stürzen zu einem *Schenkelhalsbruch* kommen.

Patella, Kniescheibe

Die Patella ist das größte Sesambein des Körpers. Der dreiseitige Knochen ist in die Quadrizepssehne so eingefügt, daß die *Basis patellae* nach oben, der *Apex patellae* nach unten gerichtet ist. Die dorsale Seite, *Facies articularis*, ist mit hyalinem Knorpel überzogen. Sie zeigt entsprechend den beiden Femurkondylen, auf denen sie gleitet, 2 durch einen vertikal verlaufenden First geteilte Flächen, eine kleinere mediale und eine größere laterale.

Taststellen. Sind die Oberschenkelmuskeln entspannt, dann läßt sich die Kniescheibe unschwer nach medial und lateral verschieben. Vorderfläche, seitliche Ränder und z. T. die Basis patellae sind gut tastbar.

Ossa cruris,   Unterschenkelknochen

Die Knochen des Unterschenkels sind:

- Tibia, Schienbein
- Fibula, Wadenbein

Nur die Tibia artikuliert mit dem Femur. Hingegen werden distal zur Bildung der Gelenkgabel für die Aufnahme der Sprungbeinrolle beide Unterschenkelknochen herangezogen.

Tibia, Schienbein (**Abb. 10.63**).Die Tibia besteht aus dem *Corpus tibiae*, Schaft, der sich am proximalen Ende zum *Caput tibiae*, Tibiakopf, und am distalen Ende zum *Malleolus medialis*, medialen Knöchel, verbreitert.

Caput tibiae. Es wird von den beiden Gelenkknorren, *Condylus medialis* und *Condylus lateralis*, gebildet. Ihre an der Oberseite des Tibiakopfes gelegene Gelenkflächen bilden die zweigeteilte *Facies articularis superior*. Zwischen beiden Teilflächen erhebt sich die nicht überknorpelte *Eminentia intercondylaris* mit einem *Tuberculum intercondylare mediale et laterale*. Vor den Tubercula liegt die *Area intercondylaris anterior*, hinter ihnen die *Area intercondylaris posterior*. Lateral-dorsal am Tibiakopf befindet sich die *Facies articularis fibularis*.

Das *Corpus tibiae* ist auf dem Querschnitt dreieckig. Dementsprechend unterscheidet man den *Margo anterior*, die *Facies lateralis*, den *Margo interosseus* für die *Membrana interossea*, die *Facies posterior*, den *Margo medialis* und die *Facies medialis*. Die vordere Schienbeinkante, Margo anterior, verbreitert sich proximal zu der dicht unter dem Tibiakopf etwas lateral von der Mitte gelegenen *Tuberositas tibiae*, an der das Lig. patellae befestigt ist. An der Facies posterior liegt die *Linea m. solei*, wo der gleichnamige Muskel entspringt.

Der *Malleolus medialis* läßt an seiner Innenseite die *Facies articularis malleoli* und der Schaft an der Unterseite die *Facies articularis inferior* erkennen. Beide Gelenkflächen, die sich an der Bildung des oberen Sprunggelenks beteiligen, gehen kontinuierlich ineinander über. Die distal seitlich am Schienbein gelegene rinnenförmige *Incisura fibularis* dient der Anlagerung der Fibula. *Sulcus malleolaris* ist eine an der Dorsalseite des Knöchels gelegene Furche zur Führung der Sehne des M. tibialis posterior und M. flexor digitorum longus.

Retroversion und Torsion. Die Gelenkfläche des Schienbeinkopfes ist etwas nach dorsal verschoben und nach hinten geneigt. Man spricht deshalb von einer *Retroversio tibiae*. Der Neigungswinkel der Gelenkfläche beträgt beim Erwachsenen 3–7°, beim Neugeborenen zwischen 24° und 35°. Die Tibia weist außerdem eine *Torsion* auf: Die Achse der Malleolengabel ist um etwa 15–20° gegen die Transversalachse des Kniegelenks nach außen gedreht.

Taststellen. Margo anterior bis zur Tuberositas tibiae; Facies medialis und Malleolus medialis; Seitenflächen der Condyli lateralis et medialis.

Fibula, Wadenbein (**Abb. 10.70**).Das Wadenbein besteht aus *Kopf*, *Hals*, *Schaft* und *Außenknöchel*.

Caput fibulae. Der kleine Fortsatz an seiner Oberseite wird als *Apex capitis fibulae* bezeichnet, an dem das seitliche Kollateralband des Kniegelenks befestigt ist. An der

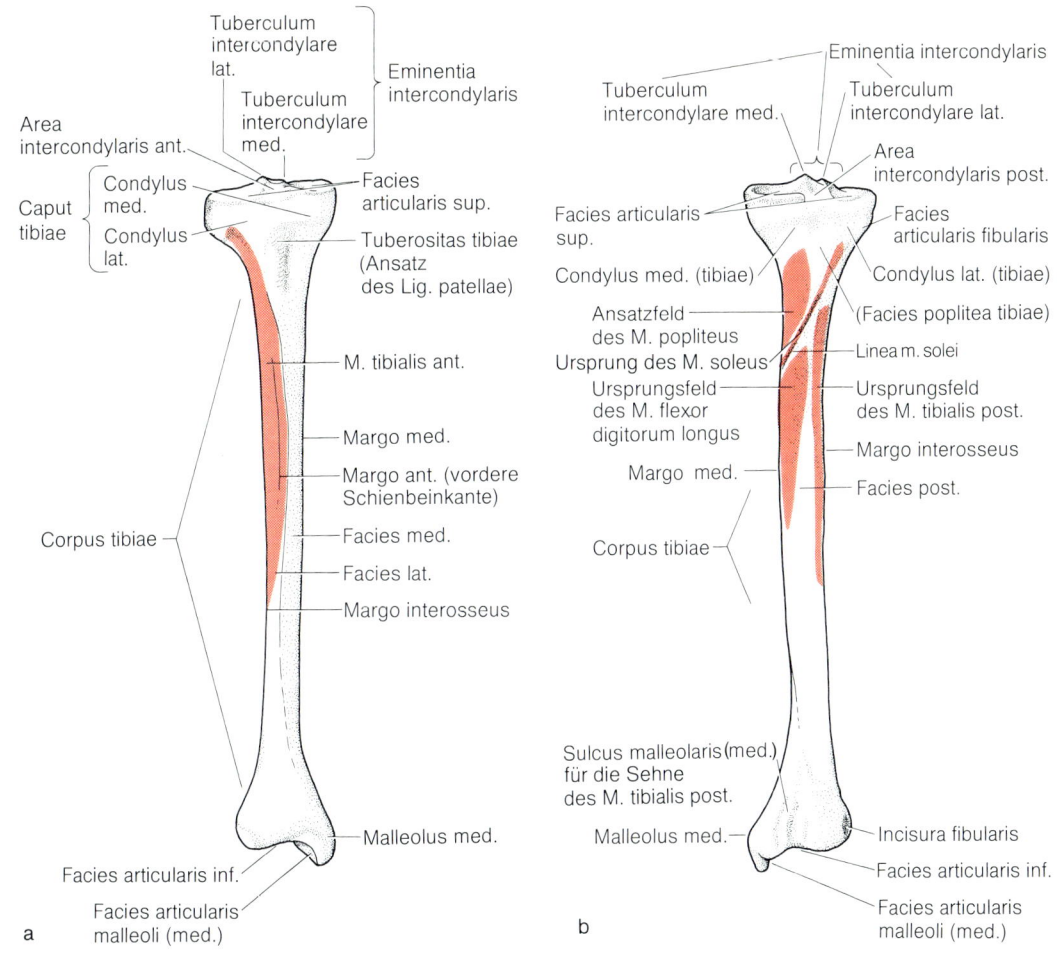

Abb. 10.63 a, b   Rechte Tibia Ansicht von vorne (**a**) und Ansicht von hinten (**b**). *Rot,* Muskelursprünge und Ansätze

medialen Seite des Fibulakopfes liegt die *Facies articularis capitis fibulae* und unterhalb des Kopfes das *Collum fibulae.*

Corpus fibulae. Am 4kantigen, etwas biegbaren Corpus fibulae unterscheidet man eine *Facies lateralis, medialis et posterior.* Die 3 Flächen werden durch 4 Kanten unterteilt: *Margo anterior, posterior, Margo interosseus* und zwischen Facies posterior und medialis die *Crista medialis.*

Malleolus lateralis. Das distale Ende der Fibula verbreitert sich zum Außenknöchel. An seiner Unterseite liegt der *Sulcus malleolaris,* in dem die Sehnen der Peronäus-Muskeln gleiten. In die medial gelegene *Facies articularis malleoli* fügt sich die Sprungbeinrolle ein und an der dorsalen liegt eine Vertiefung, *Fossa maleoli lateralis.* Hier ist das Lig. talofibulare posterius befestigt.

Taststellen. Caput fibulae und Malleolus lateralis. Das Corpus fibulae ist unter der Muskulatur der Wade verborgen.

Ossa tarsi (Tarsalia), Fußwurzelknochen

Fußwurzelknochen sind (**Abb. 10.64**):

- Talus, Sprungbein
- Calcaneus, Fersenbein
- Os naviculare, Kahnbein
- Ossa cuneiformia, 3 Keilbeine
- Os cuboideum, Würfelbein

Die Fußwurzelknochen lassen eine **proximale Gruppe** (*Talus* und *Calcaneus*) und eine **distale Gruppe** (*Os naviculare, Ossa cuneiformia* und *Os cuboideum*) unterscheiden. Im Gegensatz zur Hand übernimmt aber nur ein Knochen, der Talus, die gelenkige Verbindung mit den proximalen Skeletteilen.

Talus, Sprungbein. Die wichtigsten Abschnitte des Sprungbeins sind Corpus tali mit der Trochlea tali (**Abb. 10.64, 10.73**), *Collum tali* und *Caput tali.*

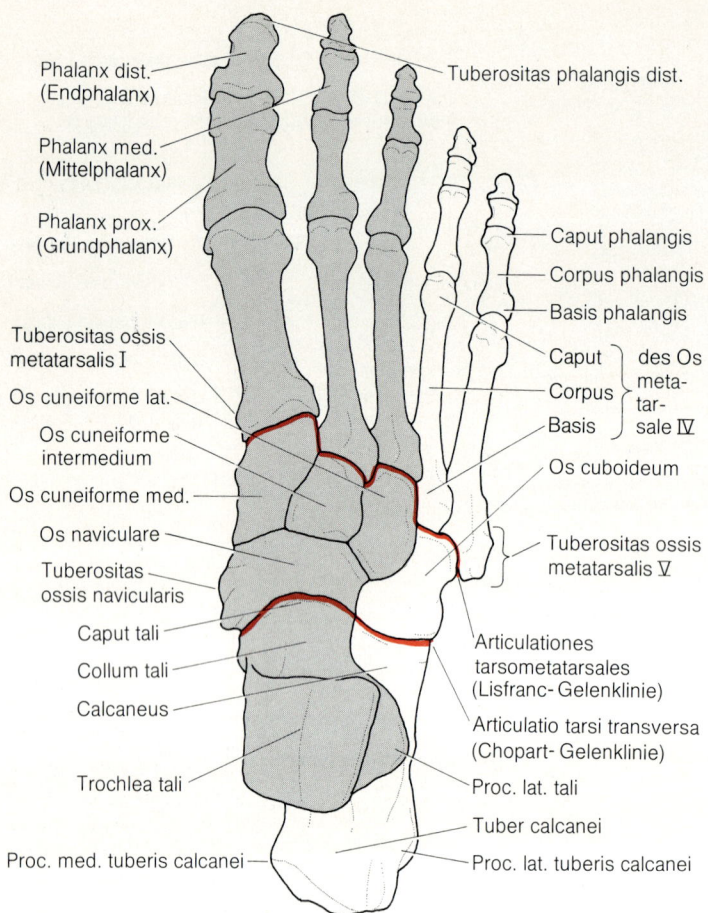

Phalanx dist. (Endphalanx)

Phalanx med. (Mittelphalanx)

Phalanx prox. (Grundphalanx)

Tuberositas ossis metatarsalis I

Os cuneiforme lat.

Os cuneiforme intermedium

Os cuneiforme med.

Os naviculare

Tuberositas ossis navicularis

Caput tali

Collum tali

Calcaneus

Trochlea tali

Proc. med. tuberis calcanei

Tuberositas phalangis dist.

Caput phalangis

Corpus phalangis

Basis phalangis

Caput ⎫
Corpus ⎬ des Os meta-tar-sale IV
Basis ⎭

Os cuboideum

Tuberositas ossis metatarsalis V

Articulationes tarsometatarsales (Lisfranc- Gelenklinie)

Articulatio tarsi transversa (Chopart- Gelenklinie)

Proc. lat. tali

Tuber calcanei

Proc. lat. tuberis calcanei

Abb. 10.64   Fußskelett (rechter Fuß), Ansicht von dorsal. Die tibiale Hauptstrebe ist durch *hellgrauen Raster* hervorgehoben

Die *Trochlea tali* ist hinten schmäler als vorne und fast vollständig mit hyalinem Knorpel überzogen. Ihre *Facies superior* ist der unteren Gelenkfläche des Schienbeins zugewandt, die *Facies malleolaris medialis et lateralis* den entsprechenden Gelenkflächen des Innen- und Außenknöchels.

Das *Corpus tali* bildet einen *Processus lateralis tali* unterhalb der Facies malleolaris lateralis und einen *Processus posterior tali* mit einer Rinne, *Sulcus tendinis m. flexoris hallucis longi*, für die Sehne des langen Großzehen-Beugers. Sie wird vom *Tuberculum mediale et laterale* begrenzt. An der Unterseite des Talus liegen außerdem 3 dem Calcaneus zugewandte Gelenkflächen, *Facies articularis calcanea anterior, media* und *posterior*. Hintere und mittlere sind durch den *Sulcus tali* getrennt. Dieser bildet zusammen mit dem Sulcus calcanei den schräg zwischen Sprung- und Fersenbein verlaufenden *Canalis tarsi*. Seine seitliche trichterförmige Öffnung nennt man *Sinus tarsi*.

Durch das *Collum tali* wird das Corpus vom Caput tali abgegrenzt.

Das *Caput tali* ist vorn überknorpelt und dient vor allem als Facies articularis navicularis dem Gelenkkontakt zwischen Os naviculare und dem Lig. calcaneonaviculare plantare.

Taststellen: Ränder des Sinus tarsi, bei Plantarflexion Teile des Caput tali, Collum tali und Trochlea tali

Calcaneus, Fersenbein. Das Fersenbein besitzt 4 mit Knorpel überzogene *Gelenkflächen*:

• *Facies articularis cuboidea*, die dem Würfelbein zugewandt ist, und die
• *Facies articularis talaris posterior, media* und *anterior*, den Gelenkverbindungen zwischen Fersenbein und Sprungbein (**Abb. 10.73**). Sie beteiligen sich an der Bildung der vorderen Kammer des unteren Sprunggelenks. *Sulcus calcanei* wird die Rinne zwischen hinterer und medialer Gelenkfläche genannt (s. oben).

Tuber calcanei. Der nach hinten gerichtete *Fersenbeinhöcker*, dient der Achillessehne als Ansatz und Hebelarm. Am Tuber calcanei unterscheidet man an der Stelle, an der er dem Boden aufsitzt, einen *Processus medialis et lateralis tuberis calcanei*. Am Tuberculum calcanei an der Unterseite des Knochens befestigt sich das Lig. calcaneocuboideum.

Mediale Seite. Unter einem breiten Knochenvorsprung, dem Sustentaculum tali an der Medialseite des Knochens befindet sich der *Sulcus tendinis m. flexoris hallucis longi*.

Laterale Seite. Ein kleiner Vorsprung an der lateralen Fläche des Fersenbeins, *Trochlea peronaealis*, dient der Sehne des M. peronaeus longus als Hypomochlion. Unter der Trochlea peronaealis liegt der *Sulcus tendinis m. peronaei longi*.

Taststellen: Tuber calcanei, medialer Rand des Sustentaculum tali, Trochlea peronaealis

Os naviculare, Kahnbein (**Abb. 10.64**). An der deutlich vorspringenden *Tuberositas ossis navicularis* und ihrer Umgebung setzt der M. tibialis posterior an. Proximal senkt sich die Gelenkpfanne für den Taluskopf ein und distal liegen die 3 Gelenkflächen für die Ossa cuneiformia.

Taststellen: Tuberositas ossis navicularis

Os cuneiforme mediale, mediales Keilbein. Das mediale Keilbein steht durch Gelenkflächen in Verbindung mit dem Kahnbein, mit der Basis des 1. Mittelfußknochens, mit der medialen Fläche der Basis des 2. Mittelfußknochens und mit dem mittleren Keilbein.

Os cuneiforme intermedium, mittleres Keilbein. Das mittlere Keilbein besitzt überknorpelte Gelenkflächen für die benachbarten Fußwurzelknochen (Os naviculare, Ossa cuneiformia laterale et mediale, Os metatarsale II).

Os cuneiforme laterale, seitliches Keilbein. Das seitliche Keilbein steht in Gelenkverbindung mit dem Kahnbein, mit dem 3. Mittelfußknochen und mit dem Würfelbein.

Os cuboideum, Würfelbein. Im Sulcus tendinis musculi peronaei longi läuft an der Unterseite des Knochens die Sehne des M. peronaeus longus. Gelenkverbindungen bestehen zu benachbarten Fußwurzel- und Mittelfußknochen. Die Tuberositas ossis cuboidei ist ein Knochenwulst an der Unterseite.

Ossa metatarsi I-V (Metatarsalia), Mittelfußknochen

An jedem Mittelfußknochen sind zu unterscheiden *Basis metatarsalis*, *Corpus* und *Caput metatarsale* (**Abb. 10.64**).

An der *Tuberositas ossis metatarsalis I*, die auf der Unterseite des Knochens liegt, ist die Sehne des M. peronaeus longus befestigt. An der *Tuberositas ossis metatarsalis V* inseriert der M. peronaeus brevis.

Taststellen: Teilbereiche aller Mittelfußknochen, insbesondere die Tuberositas ossis metatarsalis V, Dorsalflächen und Caput ossis metatarsalis I

Ossa digitorum (pedis), Zehenknochen

Die Zehenknochen werden eingeteilt in Grund-, Mittel- und Endgliedknochen, **Phalanx proximalis**, **media** et **distalis** (**Abb. 10.64**).

An jedem Zehenknochen unterscheidet man *Basis phalangis*, *Corpus phalangis* und *Caput phalangis*, an der Endphalanx die *Tuberositas phalangis distalis*.

Die **Großzehe**, **Hallux**, besitzt nur einen Grund- und Endgliedknochen. An der *Tuberositas phalangis distalis* fixieren Bindegewebszüge, *Retinacula cutis*, das Corium der Haut. Ein mediales und ein laterales *Sesambein* sind am Großzehengrundgelenk in die Gelenkkapsel und in die Sehnen von Muskeln des Großzehenballens (mediale Gruppe S. 356) eingebaut.

Taststellen: Dorsal- und Seitenfläche der Phalangen

Die Gelenke der unteren Extremität sind das Hüftgelenk, das Kniegelenk, das obere und untere Sprunggelenk und die Zehengelenke

Zur Definition der Bewegungen, die in den Gelenken der unteren Extremität ausgeführt werden können, werden ähnliche Bezeichnungen wie bei der oberen Extremität benützt: *Flexion*, Beugung, *Extension*, Streckung,; Innen- und Außen*rotation*; *Adduktion*, Heranführen zur Medianebene und *Abduktion*, Abspreizen. Alle diese Bewegungen erfolgen aus der Neutral-0-Stellung (S. 142).

Einer besonderen Erläuterung bedürfen folgende Begriffe, die sich auf das Spielbein beziehen:

* Im **Hüftgelenk** wird bei der
  - *Flexion* der Oberschenkel, z.B. aus dem Stand, dem Bauch genähert. Hierfür ist auch die Bezeichnung *Anteversion* gebräuchlich.
  - *Extension* der Oberschenkel nach hinten geführt. Diese Bewegung des Spielbeines wird auch als *Retroversion* bezeichnet.
* Im **Kniegelenk** bedeutet
  - *Flexion*, daß der Unterschenkel gegen den Oberschenkel aus der Streckstellung abgewinkelt wird.
* Im **oberen Sprunggelenk** bedeutet
  - *Flexion*, auch als *Plantarflexion* bezeichnet, das Senken der Fußspitze, und
  - *Extension*, auch als *Dorsalextension* bezeichnet, das Heben der Fußspitze.
* Im **unteren Sprunggelenk** können Pro- und Supinationsbewegungen ausgeführt werden.
  - *Supination* nennt man das Heben des medialen Fußrandes,
  - *Pronation* das Heben des lateralen Fußrandes. Die Supination ist kombiniert mit einer
  - *Adduktion*. Dies bedeutet, daß die Fußspitze zur Medianebene hin gedreht wird.

– *Abduktion ist mit der Pronation verbunden*. Dabei wird die Fußspitze von der Medianebene weggedreht.
• **Die Zehengelenke** lassen zu:
– *Flexion* (Krümmen der Zehen) und *Extension*
– *geringe Abduktion* (Spreizen um den 3. Zeh als Achse) und *Adduktion* (Heranführen)

> **Das Hüftgelenk ist ein Kugelgelenk mit 3 Freiheitsgraden**

> **Lernziele**
>
> Gelenkkörper • Gelenkkapsel • Gelenkbänder • Hauptachsen • Bewegungen • Bursen

Das Hüftgelenk, Articulatio coxae, vermittelt die Bewegungen zwischen freier unterer Extremität und Rumpf. Im Stehen und Gehen ruht die Körperlast auf dem Hüftgelenk des *Standbeins* (S. 364). Bewegt wird das *Spielbein*.

Gelenkkörper (**Abb. 10.65**). Das Caput femoris bildet den Gelenkkopf, die Gelenkpfanne das Acetabulum mit der Facies lunata und dem Lig. transversum acetabuli, durch das die Incisura acetabularis ausgefüllt wird.

Allein die knorpelüberzogene Facies lunata artikuliert mit dem Caput femoris und stellt die kraftübertragende Fläche dar. Eine ringförmige Gelenklippe aus Faserknorpel, *Labrum acetabulare*, ist am Rand des Acetabulum und am Lig. transversum acetabuli befestigt. Mehr als die Hälfte des Oberschenkelkopfes liegt innerhalb der knöchern-bindegewebigen Pfanne. Diese Sonderform eines Kugelgelenks nennt man *Nußgelenk*, *Articulatio cotylica*. Das **Lig. capitis femoris**, das von der Incisura acetabuli zur Fovea capitis ossis femoris zieht und sich dort anheftet, ist in Fettgewebe eingelagert, das die Fossa acetabuli ausfüllt. Das Band hat keine mechanischen Aufgaben, sondern leitet – zumindest in der Jugend – Blutgefäße (R. acetabularis aus der A. circumflexa femoris medialis und A. obturatoria), die zur Ernährung des Oberschenkelkopfes beitragen können. Später obliterieren die Gefäße häufig.

Gelenkkapsel und Gelenkbänder (**Abb. 10.66**, **Tabelle 10.36**). Die Gelenkkapsel entspringt am Pfannenrand, ohne eine feste Verbindung mit dem Labrum acetabulare einzugehen. Am Femur ist sie vorne an der Linea intertrochanterica, hinten etwa 1,5 cm proximal von der Crista intertrochanterica am Schenkelhals befestigt (**Abb. 10.60**). Die Epiphysenfuge liegt stets intrakapsulär.

Das Hüftgelenk besitzt die widerstandsfähigsten Bänder des Körpers:

• **Lig. iliofemorale**
• **Lig. ischiofemorale**
• **Lig. pubofemorale**

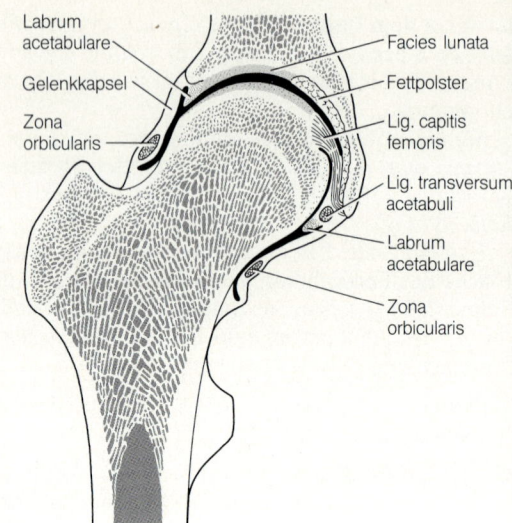

Abb. 10.65   Frontalschnitt durch das rechte Hüftgelenk

Sie entspringen an den durch die Namen bereits bezeichneten Anteilen des Os coxae und heften sich an der Linea intertrochanterica an. Die Bänder sind in die Gelenkkapsel eingewebt. Sie umfassen den Femurkopf und -hals (**Abb. 10.60**, **Abb. 10.66**) in einer mehr oder weniger ausgeprägten Schraubentur. Alle 3 Bänder werden durch die ringförmig um den Schenkelhals gelegte **Zona orbicularis** zusammengehalten. Mit ihr sind sie fest verwachsen. Einzelheiten über die Bänder vermittelt die **Tabelle 10.36**.

Schwache Stellen der Gelenkkapsel liegen zwischen dem Lig. pubofemorale und Lig. ischiofemorale, außerdem unter der Bursa iliopectinea.

Die Gelenkkapsel ist entspannt, wenn der Oberschenkel leicht gebeugt, geringfügig abduziert und etwas außenrotiert ist.

> **Klinische Hinweise**. Ein Patient mit krankhaft *vermehrter Flüssigkeitsansammlung* im Hüftgelenk nimmt automatisch die im letzten Absatz geschilderte Beinhaltung ein. Zugleich verstärkt sich reflektorisch die Lendenlordose, ganz besonders im Liegen zu einem Hohlkreuz führt.
>
> *Schenkelhalsbrüche* liegen aufgrund des Verlaufs des Kapselansatzes vorne intra- und hinten eventuell extrakapsulär.
>
> *Hüftgelenksluxationen* im Säuglingsalter beruhen auf einer Dysplasie der Gelenkkörper. In der abgeflachten Pfanne verschiebt sich der dysplastische Gelenkkopf nach dorsokranial.
>
> *Traumatische Luxationen* treten nach massiver Gewalteinwirkung (Verkehrsunfällen) mit gleichzeitigem Ausbruch eines Knochenstücks aus der dorsalen Begrenzung des Acetabulums auf.

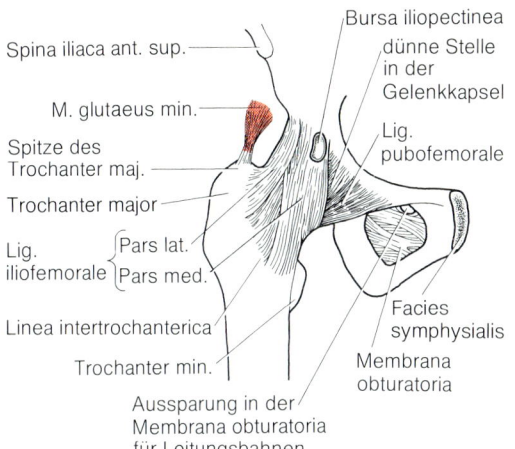

Spina iliaca ant. sup.

M. glutaeus min.

Spitze des
Trochanter maj.

Trochanter major

Lig.
iliofemorale { Pars lat.
Pars med.

Linea intertrochanterica

Trochanter min.

Aussparung in der
Membrana obturatoria
für Leitungsbahnen

Bursa iliopectinea

dünne Stelle
in der
Gelenkkapsel

Lig.
pubofemorale

Facies
symphysialis

Membrana
obturatoria

Abb. 10.66 Bandapparat des rechten Hüftgelenks; Ansicht von vorne (Ansicht von hinten, **Abb. 10.60**)

Bewegungsmöglichkeiten. Als typisches Kugelgelenk besitzt das Hüftgelenk unendlich viele Achsen, von denen 3 als Hauptachsen für die Bewegungen festgelegt sind. Sie schneiden sich im Mittelpunkt des Caput femoris. Das Gelenk besitzt 3 Freiheitsgrade.

Hauptachsen (**Abb. 10.70**):

- Transversalachse, quere Hüftgelenkachse. Sie läuft quer durch den Mittelpunkt beider Femurköpfe. Um diese Achse werden Beugung (Anteversion) und Streckung (Retroversion) ausgeführt. Im Stand erfolgt um die Transversalachse aber auch das Beugen des Rumpfes nach vorne oder hinten.
- Sagittalachse. Um die Sagittalachse erfolgt die *Abduktions- und Adduktionsbewegung* des Beins, außerdem in einem geringen Umfang auf der Seite des Standbeins eine *Seitneigung* des Rumpfes.
- Vertikalachse. Sie geht senkrecht durch den Mittelpunkt des Femurkopfes und durch die Eminentia intercondylaris des Schienbeinkopfes. Sie ist identisch mit der Traglinie des Beins (**Abb. 10.70**). Um diese Achse erfolgen *Innen- und Außenrotation* des Beins.

Bewegungsumfang. Der normale Bewegungsumfang im Hüftgelenk beträgt aus der Normalstellung (Neutral-0-Stellung) für die

- Retroversion (Extension, Strecken) 10°–15°
- Anteversion (Flexion, Beugen) 130°

Neutral-0-Methode: Strecken-Beugen 10°–0°–130°

- Abduktion 40°
- Adduktion 30°

Neutral-0-Methode: Abduktion-Adduktion 40°–0°–30°

- Außenrotation 50°
- Innenrotation 40°

Neutral-0-Methode: Außenrotation-Innenrotation 50°–0°–40°

Durch Flexion im Hüftgelenk, d.h. durch Kippen des Beckens nach vorne, kann infolge der Entspannung des Lig. iliofemorale der Bewegungsumfang für die Rotation und Abduktion vergrößert werden (Abduktion bis 90°). Folgende Bewegungen werden im Hüftgelenk unterschieden:

- **Retroversion**. Bei der Retroversion des Beins werden alle 3 Bänder gespannt. Sie verhindern damit eine Überstreckung im Hüftgelenk. Andererseits wird durch sie vermieden, daß im Stehen das Becken nach hinten kippt. Je ausgedehnter das Bein retrovertiert wird, desto mehr tritt die „*Bänderschraube*" in Funktion und preßt den Oberschenkelkopf in das Acetabulum.
- **Innenrotation**. Bei der Innenrotation des Beins werden das Lig. ischiofemorale und der mediale Anteil des Lig. iliofemorale gespannt.
- **Außenrotation**. Bei der Außenrotation begrenzen der laterale Anteil des Lig. iliofemorale und das Lig. pubofemorale die Bewegung.
- **Abduktion und Adduktion**. Die Abduktion wird vor allem durch das Lig. pubofemorale begrenzt, die Adduktion z.B. beim Überkreuzen der Beine durch den lateralen Anteil des Lig. iliofemorale und durch das Lig. ischiofemorale.
- **Anteversion**. Bei der Anteversion wirken bremsend die Weichteilhemmung (bei gebeugtem Knie) oder die passive Insuffizienz der dorsal gelegenen Muskeln (bei gestrecktem Knie).

Bursen. Die *Bursa iliopectinea* steht gelegentlich mit der Gelenkhöhle in Verbindung. Sie liegt zwischen M. iliopsoas und der Gelenkkapsel. Mehrere andere kleine Schleimbeutel sind ohne nennenswerte Bedeutung.

> **Im Kniegelenk artikulieren die beiden Femurkondylen mit den Gelenkflächen des Tibiakopfes**

> **Lernziele** Teilgelenke • Menisci • Gelenkkapsel • Recessus • Außenbänder • Binnenbänder • Roll-Gleitmechanismus • Knieaußenwinkel • Beugung • Streckung • Rotation • Genu valgum • Genu varum • Bursen

Zwischen den beiden Femurkondylen und den Gelenkflächen des Tibiakopfes befinden sich *Menisci* (Gelenkringe). Sie unterteilen, wenn auch unvollständig, die Gelenkhöhle. Vorne ist außerdem am Kniegelenk die *Patella* beteiligt. Sie gleitet mit ihrer Facies articularis auf der Facies patellaris femoris.

Tabelle 10.36. Bänder des Hüftgelenkes

Band	Ursprung	Verlauf	Ansatz	Funktion
Lig. iliofemorale	Spina iliaca anterior inferior	Fächerförmig mit verstärkten Flanken; Pars medialis et lateralis (umgekehrtes „V"), schraubenförmiger Verlauf	Linea intertrochanterica, Trochanter major	Verhindert die Überstreckung bzw. das Zurückkippen des Beckens über 10–15 Grad hinaus; der starke laterale Teil hemmt die Außenrotation und Adduktion, der mediale Teil die übermäßige Innenrotation
Lig. ischiofemorale	Corpus ossis ischii	Schraubenförmig dorsal und Kranial um das Caput et Collum femoris	Seitlich oben an der Linea intertrochanterica, Fossa trochanterica, Zona orbicularis	Verstärkt die dorsale Kapselwand, hemmt die Innenrotation und Streckung sowie geringfügig die Adduktion
Lig. pubofemorale	Ramus superior ossis pubis	Ventral-medial	Zona orbicularis, unten medial an der Linea intertrochanterica und dem Trochanter minor	Verstärkt die mediale Kapselwand, hemmt eine zu ausgedehnte Abduktion und Außenrotation
Zona orbicularis	Bindegewebsfasern, die aus den 3 erstgenannten Bändern abzweigen	Zirkulär die Gelenkkapsel verstärkend um den Schenkelhals und -kopf	In sich geschlossener Faserring	Hält den Kopf in der Pfanne; ist mit der Gelenkkapsel verwachsen
Lig. capitis femoris	Rand der Incisura acetabuli, Lig. transversum acetabuli	Läuft intraartikulär, Anfangsteil eingebettet in das Fett- u. Bindegewebe der Fossa acetabuli	Fovea capitis femoris	Enthält den R. acetabularis aus der A. obturatoria. Angespannt nur bei extremer Adduktion und Außenrotation
Lig. transversum acetabuli	Rand der Incisura acetabuli	In der Incisura acetabularis	Rand der Incisura acetabuli	Verschließt die Incisura acetabuli bis auf Lücken für Gefäße; Mitbeteiligung an der Gelenkfläche
Labrum acetabulare	Rand des Acetabulums und Lig. transversum acetabuli	Kreisförmig, mit der Gelenkkapsel größtenteils nicht verwachsen		Vergrößert die Gelenkfläche

Aus didaktischen Gründen kann man das Kniegelenk untergliedern:

- Gelenkflächenkontakt zwischen Femur und Patella
- Gelenkflächenkontakt zwischen Femur und Tibia
  - Kontakt zwischen Femur und Meniskus
  - Kontakt zwischen Meniskus und Tibia

Alle Anteile werden von einer gemeinsamen Kapsel mit Ausbuchtungen, *Recessus*, umschlossen und durch außerordentlich kräftige Bänder gesichert.

Menisci (**Abb. 10.67**). Die Menisci vergrößern die druckübertragende Kontaktfläche zwischen den stark gekrümmten Femurkondylen und der flachen Gelenkpfanne des Tibiakopfes. Im Querschnitt sind die Menisci keilförmig. Sie bestehen aus Faserknorpel und besitzen eine obere und untere Gelenkfläche. Der *Meniscus medialis* sieht in der Flächenansicht C-förmig aus. Er ist *mit der Gelenkkapsel und dem medialen Kollateralband verwachsen.* Dagegen ist der dreiviertelringförmige *Meniscus lateralis* nur mit der Kapsel, nicht aber mit dem lateralen Kollateralband verbunden. Außerdem sind die Befestigungsstellen an der Area intercondylaris anterior und posterior beim medialen Meniskus weiter voneinander entfernt als beim lateralen. Bei den Bewegungen im Kniegelenk verformen und verschieben sich die Menisken auf dem Tibiakopf. Dabei ist der laterale aufgrund der andersartigen Befestigung in einem höheren Ausmaß verschieblich als der mediale. Er kann infolgedessen

Tabelle 10.37. Gruppe der inneren Hüftmuskeln (s. S. 344)

Muskel	Ursprung	Ansatz	Funktion	Innervation
M. psoas major	*Ventrale Schicht:* 12. Brust- und 1.–4. LWK sowie den zugehörigen Zwischenwirbelscheiben *dorsale Schicht:* Processus costales aller Lendenwirbel	Trochanter minor	Lateralflexion der LWS, Beugung im Hüftgelenk, Innenrotation aus Normalstellung, sonst Außenrotation	Plexus lumbalis (N. femoralis)
M. psoas minor (inkonstant)	12. BWK und 1. LWK	Fascia iliaca Arcus iliopectineus	Lateralflexion der Wirbelsäule	Plexus lumbalis
M. iliacus	Fossa iliaca	Trochanter minor	Beugung und Rotation im Hüftgelenk, Innenrotation aus Normalstellung, sonst Außenrotation, Abduktion,	Plexus lumbalis (N. femoralis)
M. piriformis	Facies pelvica des Os sacrum	Spitze des Trochanter major	Abduktion, Außenrotation	Plexus sacralis (N. piriformis)
M. obturator internus	Membrana obturatoria, knöcherner Rand des Foramen obturatum	Fossa trochanterica	Außenrotation	Plexus sacralis

besser ausweichen. Wegen ihrer funktionsabhängigen Verschieblichkeit nennt man die Menisci auch „transportable Gelenkflächen".

Klinischer Hinweis. Bei Verletzungen des Kniegelenks reißt wegen der geringeren Verschieblichkeit häufiger der mediale Meniskus als der laterale. Nach Entfernung der Menisken treten vorzeitig Gelenkveränderungen mit Knorpeldestruktion auf.

Gelenkkapsel. Die Gelenkkapsel entspringt vorne am Femur 1–2 cm oberhalb der Knorpelknochengrenze hinten an der Linea intercondylaris und am Knorpelrand der Kondylen. Die Epikondylen bleiben extrakapsulär. Vorne ist in die Gelenkkapsel die Kniescheibe eingelassen. Distal liegt der Kapselansatz an der Knorpelknochengrenze am Tibiakopf.

Die beiden Schichten der Kapsel (S. 139), *Membrana fibrosa* und *Membrana synovialis,* spalten sich stellenweise. Sie umschließen die plastisch verformbaren Fettkörper und die Kreuzbänder (s. unten). Zwischen den beiden Membranen liegt unterhalb der Patella das *Corpus adiposum infrapatellare.* Dieser Fettkörper füllt den Raum zwischen Lig. patellae und Gelenkhöhle aus. Er setzt sich fort in faltenartige Anhänge, in die gleichfalls von der Synovialmembran überzogenen *Plicae alares.* Sie ragen von vorne frei in den Raum zwischen den beiden Kondylen hinein. Vom infrapatellaren Fettkörper geht

außerdem in der Medianebene die dünne *Plica synovialis infrapatellaris* aus, die sich bis in die Fossa intercondylaris ausdehnt. Alle diese Oberflächenvergrößerungen dienen dazu, die Stoffaustauschfläche in der Gelenkhöhle zu vergrößern und bei den Bewegungen als verformbare Füllmasse die unterschiedlich weiten Gelenkräume auszufüllen.

Recessus. Die Gelenkhöhle setzt sich in Aussackungen fort. Der

- *Recessus superior* (Recessus suprapatellaris) liegt oberhalb der Kniescheibe. Er entsteht kurz nach der Geburt durch eine Kommunikation der Gelenkhöhle mit der Bursa suprapatellaris (s. unten). Beim Erwachsenen reicht der Recessus in Streckstellung zwischen Quadrizepssehne und Femur meist 5–6 cm über die Basis der Patella hinaus. Der
- *Recessus subpopliteus,* wesentlich kleiner als der Recessus superior und an der Rückseite gelegen, entsteht durch eine Verbindung mit der Bursa m. poplitei. Er kann auch mit dem Gelenk zwischen Schien- und Wadenbein kommunizieren.

Gelenkbänder (**Abb. 10.68**). Die Bänder des Kniegelenks, die für die Sicherung der Gelenkfunktion von größter Bedeutung sind, sind

- Außenbänder und
- Binnenbänder.

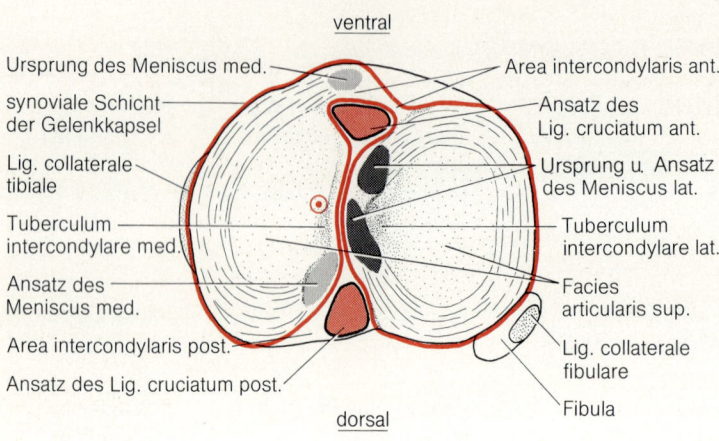

ventral

Ursprung des Meniscus med.

synoviale Schicht
der Gelenkkapsel

Lig. collaterale
tibiale

Tuberculum
intercondylare med.

Ansatz des
Meniscus med.

Area intercondylaris post.

Ansatz des Lig. cruciatum post.

dorsal

Area intercondylaris ant.

Ansatz des
Lig. cruciatum ant.

Ursprung u. Ansatz
des Meniscus lat.

Tuberculum
intercondylare lat.

Facies
articularis sup.

Lig. collaterale
fibulare

Fibula

Abb. 10.67   Aufsicht auf die Kniegelenksfläche der rechten Tibia. Menisci angedeutet. *Rot und schwarz umrandet,* Befestigungsstellen der Kreuzbänder; *Punkt* inmitten des Kreises markiert die Rotationsachse

Außenbänder. Sie liegen außerhalb der Gelenkkapsel:

- **Lig. collaterale tibiale**. Das mediale Seitenband verbindet den Epicondylus medialis (femoris) mit dem Condylus medialis (tibiae). Am Femur liegt seine Befestigungsstelle oberhalb und hinter dem Krümmungsmittelpunkt. Es läuft dann schräg nach unten vorne. Das breite Band ist mit der Gelenkkapsel verwachsen und verstärkt sie. Über ihr Stratum fibrosum und durch zusätzliche Faserzüge ist es *mit dem Meniscus medialis fest verbunden*. In Streckstellung und bei Außenrotation sind alle Anteile des Bandes angespannt. Hierdurch wird eine Abduktion im Kniegelenk verhindert (die rote Farbgebung des tibialen und fibularen Seitenbandes auf **Abb. 10.69** soll kennzeichnen, daß beide Bänder in Streckstellung gespannt sind).

- **Lig. collaterale fibulare**. Das laterale Seitenband besitzt einen runden Querschnitt. Es ist *nicht mit der Gelenkkapsel verwachsen*. Das Band verbindet Epicondylus lateralis und Caput fibulae. Seine Verlaufsrichtung ist der des Innenbandes entgegengesetzt . In Streck- und Außenrotationsstellung (s. unten) ist es gespannt.

Beide Kollateralbänder dienen bei gestrecktem Knie der Stabilisierung des Gelenks, bei gebeugtem begrenzen sie die Außenrotation.

- **Retinaculum patellae mediale** und **Retinaculum patellae laterale**. Diese Faserzüge liegen zu beiden Seiten der Patella und strahlen in das Periost des Tibiakopfes ein. Beide Retinacula patellae verstärken vorne seitlich die Kniegelenkkapsel. Sie enthalten längs (oberflächlich) und quer (tief) verlaufende Faserzüge. Außerdem strahlen in das Retinaculum patellae laterale Fasern des Tractus iliotibialis ein.

Klinischer Hinweis. Wenn die Kniescheibe quer gebrochen ist und die Retinacula unversehrt bleiben, kann der Verletzte – sofern die Schmerzen dies zulassen - im Gelenk noch etwas strecken. Daher nennt man die *Retinacula auch Reservestreckapparat*. Sind die Kollateralbänder (häufiger das mediale als das laterale) durchrissen (Sportverletzungen), dann läßt sich bei gestrecktem Kniegelenk der Unterschenkel gegen den Oberschenkel zur unverletzten Seite hin ad- oder abduzieren. Bei einem unbehandelten Kollateralbandschaden kommt es zum „*Wackelknie*".

- **Lig. patellae**. Das Kniescheibenband zieht von der Patella zur Tuberositas tibiae (vgl. Quadrizepssehne, S. 347 f).

- **Lig. popliteum obliquum**. Das Band, eine rückläufige Abspaltung der Sehne des M. semimembranosus verstärkt die Kapselwand auf der Rückseite. Seine Verlaufsrichtung ist ähnlich wie die des Lig. cruciatum anterius.

- **Lig. popliteum arcuatum**. Das Band überbrückt bogenförmig den M. popliteus. Es verstärkt ebenfalls die rückseitige Kapselwand.

Binnenbänder (**Abb. 10.68**, **10.69**). Zwischen den beiden Schichten der Gelenkkapsel liegen die **Kreuzbänder**, **Ligg. cruciata genus**. Sie befinden sich also *innerhalb* der Gelenkkapsel, vorne und seitlich überzogen vom Stratum synoviale zwischen den Femurkondylen. Die beiden Bänder haben unterschiedlichen Verlauf.

- **Lig. cruciatum anterius**. Das vordere Kreuzband zieht von der medialen Fläche des Condylus lateralis (**Abb. 10.68**) zur Area intercondylaris anterior der Tibia (Verlaufsrichtung gleich den Mm. intercostales externi). Der vordere mediale Teil des Bandes spannt sich bei Streckung und Innenrotation, der hintere laterale bei der Beugung im Kniegelenk. Auf **Abb. 10.69 a** ist der in Streckstellung angespannte vordere mediale Teil des Bandes rot markiert, auf **Abb. 10.69 b** der in Beugestellung unter Spannung stehende hintere laterale Teil des Bandes.

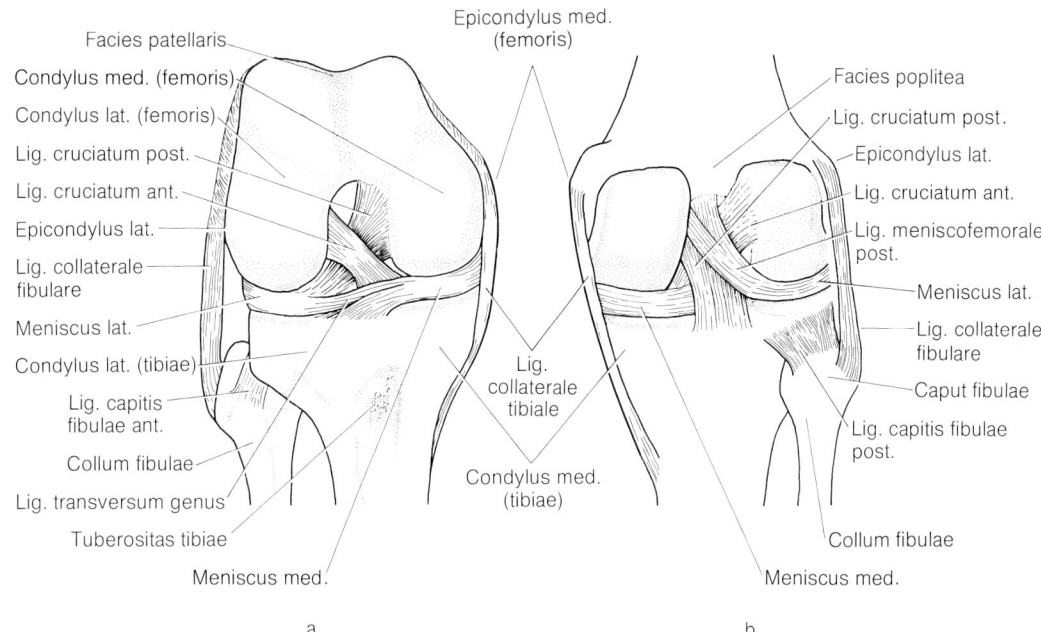

Facies patellaris

Condylus med. (femoris)

Condylus lat. (femoris)

Lig. cruciatum post.

Lig. cruciatum ant.

Epicondylus lat.

Lig. collaterale fibulare

Meniscus lat.

Condylus lat. (tibiae)

Lig. capitis fibulae ant.

Collum fibulae

Lig. transversum genus

Tuberositas tibiae

Meniscus med.

Epicondylus med. (femoris)

Lig. collaterale tibiale

Condylus med. (tibiae)

Facies poplitea

Lig. cruciatum post.

Epicondylus lat.

Lig. cruciatum ant.

Lig. meniscofemorale post.

Meniscus lat.

Lig. collaterale fibulare

Caput fibulae

Lig. capitis fibulae post.

Collum fibulae

Meniscus med.

a

b

Abb. 10.68 a, b Bänder des Kniegelenks. **a** Ansicht von vorne; **b** Ansicht von hinten

- **Lig. cruciatum posterius**. Das hintere Kreuzband nimmt einen entgegengesetzten Verlauf, nämlich von der lateralen Fläche des Condylus medialis zur Area intercondylaris posterior. Der hintere mediale Teil des Bandes spannt sich bei maximaler Beugung und extremer Streckung. Beide Teile des hinteren Kreuzbandes stehen bei Innenrotation unter Spannung.

Die Kreuzbänder verhindern das Abgleiten der Oberschenkelkondylen von den flachen Gelenkpfannen des Schienbeinkopfes und dienen dem Zusammenhalt der Gelenkkörper. Bei *Außenrotation* haben sie die Tendenz, sich voneinander *abzuwickeln*. Bei *Innenrotation wickeln sie sich umeinander* und begrenzen dadurch diese Bewegung.

Klinischer Hinweis. Kreuzbandverletzungen führen zum sog. *Schubladenphänomen*, d. h. der Unterschenkel kann bei rechtwinklig gebeugtem Knie gegen den Oberschenkel in dorsoventraler Richtung hin und her verschoben werden.

- **Lig. transversum genus**. Das Band verbindet vorne den medialen mit dem lateralen Meniskus.
- **Lig. meniscofemorale anterius**. Dieses inkonstante Band zieht von der Rückseite des Meniscus lateralis zum vorderen Kreuzband.
- **Lig. meniscofemorale posterius**. Es läuft vom Meniscus lateralis dorsal vom hinteren Kreuzband zur Innenfläche des Condylus medialis (femoris).

Gelenktyp und Achsen. Es handelt sich beim Kniegelenk um ein sog. Bikondylengelenk, bei stark vereinfachter Betrachtungsweise um ein Drehscharniergelenk (Trochoginglymus) mit 2 Freiheitsgraden (Beugung und Streckung, Rotation). Alle Bewegungen sind mit einem Gleiten der Femurkondylen auf dem Tibiakopf bei gleichzeitiger Verschiebung der Menisci verbunden.

Von lateral betrachtet haben die Femurkondylen die Form einer logarithmischen Spirale, d. h. sie sind vorne nur leicht und hinten zunehmend stärker gekrümmt; der Krümmungsradius ist also hinten kleiner als vorne.

In Streckstellung ist infolgedessen die Kontaktfläche zwischen Gelenkpfanne und Kondylenfläche am größten. Außerdem sind die Lig. collateralia in dieser Stellung maximal gespannt, da der Krümmungsradius vorne größer ist und dadurch die Befestigungsstellen der Kollateralbänder am weitesten voneinander entfernt werden. Bei Beugung nähern sich die beiden Befestigungsstellen immer mehr; die Bänder werden zunehmend entspannt. Außerdem wird die Kontaktfläche kleiner. Die Stabilität des Gelenks nimmt damit ab und die Voraussetzung für die Rotation ist gegeben.

Bewegungsanalysen haben gezeigt, daß die Femurkondylen auf der tibialen Gelenkfläche eine *Roll-Gleitbewegung* ausführen. Deshalb sind beim Lebenden *keine starren Achsen* festzulegen. Das Drehzentrum und die Achse wandern während der Bewegung auf Bahnkurven. Außerdem verschieben sich während der Beugebewegung die Femurkondylen samt den Menisci auf dem Tibiakopf nach hinten und bei Streckung nach vorne (**Abb. 10.69 c, d**). Vereinfachend nimmt man jedoch für eine elementare Betrachtung eine feste Achse an, die un-

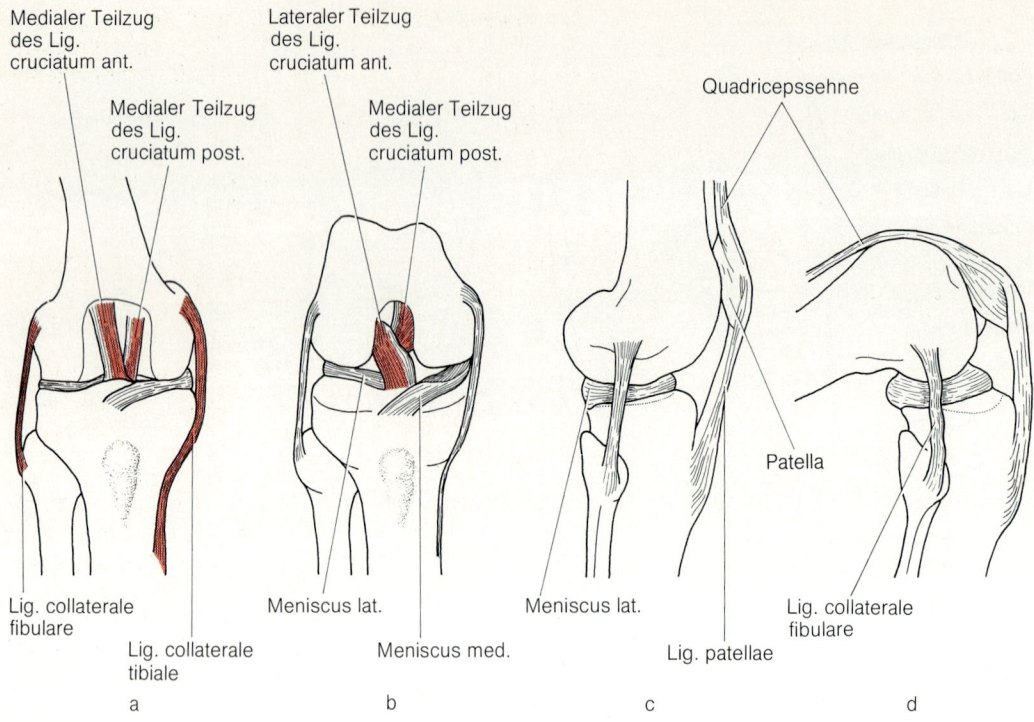

Medialer Teilzug
des Lig.
cruciatum ant.

Medialer Teilzug
des Lig.
cruciatum post.

Lateraler Teilzug
des Lig.
cruciatum ant.

Medialer Teilzug
des Lig.
cruciatum post.

Quadricepssehne

Patella

Lig. collaterale
fibulare

Lig. collaterale
tibiale

Meniscus lat.

Meniscus med.

Meniscus lat.

Lig. patellae

Lig. collaterale
fibulare

a   b   c   d

Abb. 10.69 a–d Bänder des rechten Kniegelenks bei Streckung und Beugung. **a, b** Ansicht von vorne. *Rot* gezeichnet sind die in der jeweiligen Stellung gespannten Bänder bzw. Bandanteile. **c, d** Ansicht von lateral. Vera_ıschaulicht werden die Gleitbewegungen der Patella auf den Femurkondylen und die Verschiebung des Meniscus lateralis bei Beugung des Kniegelenks (Nach v. Lanz u. Wachsmuth 1972)

gefähr der statistischen mittleren Lage der tatsächlichen wandernden Achsen entspricht. Eine solche „Kompromißachse" ist die hier weiterhin als transversale Beuge-Streckachse bezeichnende Linie. Sie läuft quer durch die Femurkondylen.

Die Rotationsachse steht senkrecht auf der medialen Gelenkfläche des Schienbeinkopfes am Abhang des Tuberculum intercondylare mediale (**Abb. 10.67**). Im Stehen ist die Rotationsachse mit der Tragachse identisch (**Abb. 10.70**).

Knieaußenwinkel. Die Längsachse des Femurschaftes bildet mit der Längsachse des Tibiaschaftes infolge der Schrägstellung des Femurs im Kniegelenk einen Winkel (**Abb. 10.70**). Er beträgt bei normal zueinander stehenden Skeletteilen, *Genu rectum*, ungefähr 174°.

Bewegungsmöglichkeiten. Die geometrische Form der Gelenkkörper und der Bandapparat lassen im Kniegelenk folgende Bewegungen zu:

- Streckung und Beugung
- Innen- und Außenrotation, die jedoch *nur in Beugestellung* ausgeführt werden können.

Streckung. Das Kniegelenk kann bis 180° gestreckt werden (0° in der Neutral-0-Methode). Die letzten 10° der Streckung – von 170° auf 180° – sind nur bei gleichzeitiger und zwangsläufiger Außenrotation des Unterschenkels um einen Betrag von 5° möglich. Dieser als **Schlußrotation** bezeichnete Mechanismus wird dadurch hervorgerufen, daß das vordere Kreuzband bereits angespannt ist, noch bevor alle Seitenbänder ihre maximale Spannung erreicht haben. Durch Abwicklung der Kreuzbänder (s. oben) wird der Vorgang beendet, wenn alle Bänder maximal angespannt sind. Die Form der Gelenkflächen und die Verlaufsrichtung der aus dem Tractus iliotibialis einstrahlenden Fasern wirken hierbei mit.

Eine *Überstreckung im Kniegelenk* verhindern die Bänder der hinteren Kapselwand, die Ligg. collateralia und das hintere Kreuzband.

Hinweis. Wenn das Kniegelenk mehr als 10° überstreckbar ist, spricht man von *Genu recurvatum.*

Beugung. Aktiv kann man (bei gestrecktem Hüftgelenk) das Kniegelenk bis ungefähr 130° beugen. Dann werden die Beugemuskeln (aktiv) insuffizient. Unter Zuhilfenahme der Hände gelingt es dann, passiv das Kniegelenk um noch weitere 30° zu beugen bis zum Anschlag der Ferse am Gesäß. Die ersten 20° bei der Beugebewegung aus der Neutral-0-Stellung heraus beruhen auf einem

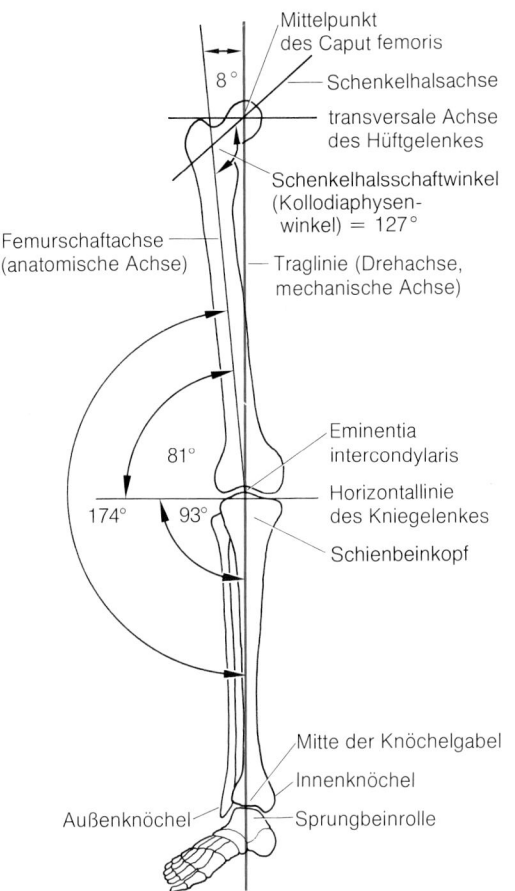

Mittelpunkt
des Caput femoris

8°

Schenkelhalsachse

transversale Achse
des Hüftgelenkes

Schenkelhalsschaftwinkel
(Kollodiaphysen-
winkel) = 127°

Femurschaftachse
(anatomische Achse)

Traglinie (Drehachse,
mechanische Achse)

Eminentia
intercondylaris

81°

Horizontallinie
des Kniegelenkes

174°   93°

Schienbeinkopf

Mitte der Knöchelgabel

Innenknöchel

Außenknöchel   Sprungbeinrolle

Abb. 10.70 Beinachsen. *Schwarz,* Oberschenkelschaftachse; *rot,* Traglinie (Rotationsachse)

Abrollvorgang zwischen Kondylen und Tibiakopf. Anschließend folgt die Gleitbewegung. Dabei werden die Menisci passiv nach hinten mitverschoben (**Abb. 10.69 d**). Es wirken mit das Lig. meniscofemorale posterius Sehnenzüge, die sich vom M. semimembranosus und vom M. popliteus abspalten. Die Patella gleitet auf der Facies patellaris (femoris).

Rotation. Bei rechtwinklig gebeugtem Kniegelenk läßt der Bandapparat eine Außenrotation bis etwa zu 30° und eine Innenrotation von 10° zu. Sie erfolgt vorwiegend durch Verschiebung der Menisci auf dem Tibiakopf. Die Innenrotation wird vor allem durch die Kreuzbänder, die Außenrotation durch die Kollateralbänder begrenzt.

Hinweis. Nach der Neutral-0-Methode ergibt sich für das Kniegelenk:

- Strecken-Beugen: 0°–0°–150°
- Außenrotation-Innenrotation: 30°–0°–10°

Die **Stabilität des Kniegelenks** in Streckstellung gewährleisten Bänder, Endsehnen von Oberschenkelmuskeln und in einem nur geringen Ausmaß direkt anliegende Muskeln. Folgende Einrichtungen sind wichtig:

- *vorne:* Quadrizepsgruppe mit Patella und Lig. patellae
- *hinten:* Lig. popliteum obliquum et arcuatum, Caput mediale und laterale des M. gastrocnemius, M. popliteus
- *medial:* Lig. collaterale tibiale, Retinaculum patellae mediale, Sehnen des M. semitendinosus, M. gracilis und M. sartorius (Pes anserinus, S. 350) und Sehne des M. semimembranosus
- *lateral:* Tractus iliotibialis, Lig. collaterale fibulare, Retinaculum patellae laterale, Sehne des M. biceps femoris
- *innen:* Ligg. cruciata

Da die Stabilität des Kniegelenks in Beugestellung geringer ist als in Streckstellung, besteht die erhöhte Gefahr von Meniskus- und Bandschädigungen (Sportverletzungen).

Stellungsanomalien. Vom normalen Verlauf der Tragachse bei normaler Stellung der Skeletteile zueinander (**Abb. 10.71 a**), *Genu rectum,* gibt es Abweichungen unterschiedlichen Ausmaßes:

- **Genu valgum** nennt man eine Stellung, bei der die Achse nach lateral verschoben ist. Sie geht mit der X-Beinstellung einher (**Abb. 10.71 b**). Der Knieaußenwinkel ist kleiner als 175°. Dadurch werden die lateralen Kondylen stärker belastet.
- **Genu varum** nennt man eine Stellungsanomalie, bei der die Tragachse nach medial verschoben ist. Sie führt zur O-Beinstellung (**Abb. 10.71 c**). Der Knieaußenwinkel ist größer als 175°. Die medialen Kondylen werden stärker belastet als die lateralen.

Bursae. In der Umgebung des Kniegelenks werden bis zu 30 Bursen gezählt. Einige von ihnen sind von klinisch-praktischem Interesse. Zu ihnen gehören:

- *Bursa suprapatellaris.* Sie ist von besonderer Bedeutung, da sie mit dem Kniegelenk kommuniziert (s. oben „Recessus superior").
- *Bursa subcutanea praepatellaris.* Sie liegt vor der Patella im subkutanen Bindegewebe.
- *Bursa subfascialis praepatellaris.* Diese inkonstante Bursa befindet sich vor der Patella zwischen einer subkutanen faszienartigen Bindegewebsverdichtung und einer darunter gelegenen festen Bindegewebsfaserplatte.
- *Bursa subtendinea praepatellaris* (ebenfalls inkonstant). Sie liegt zwischen dieser Faserplatte und dem Periost der Kniescheibe. Alle 3 präpatellären Bursen können kommunizieren.
- *Bursa infrapatellaris profunda.* Sie liegt zwischen Schienbeinkopf und Lig. patellae.

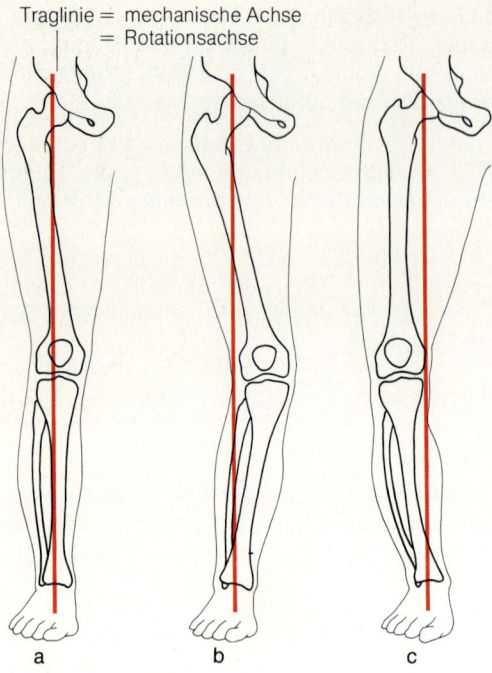

Traglinie = mechanische Achse
        = Rotationsachse

a   b   c

Abb. 10.71 a–c   Traglinie des Beins. **a** Normal, **b** bei Genu valgum, **c** bei Genu varum. Die Traglinie ist mit der mechanischen Achse=Rotationsachse des Beins identisch. Um die Rotationsachse erfolgt die Drehung des Beins im Hüftgelenk (Nach Frick et al. 1980)

- *Bursa subcutanea infrapatellaris*, an gleicher Stelle gelegen jedoch unter der Haut.
- *Bursa subcutanea tuberositatis tibiae*. Sie liegt ebenfalls unter der Haut, jedoch direkt vor der Tuberositas tibiae.
- *Bursae m. poplitei*. Unter dem gleichnamigen Muskel gelegen, steht sie oft mit der Gelenkhöhle in Verbindung und bildet den Recessus subpopliteus.
- *Bursae subtendineae m. gastrocnemii medialis et lateralis*. Schleimbeutel zwischen Gelenkkapsel und den beiden Köpfen des M. gastrocnemius.

> **Schienbein und Wadenbein sind proximal durch eine Amphiarthrose, im Schaftbereich durch die Membrana interossea cruris und distal durch eine Syndesmose verbunden**

> **Lernziele** Articulatio tibiofibularis • Membrana interossea • Syndesmosis tibiofibularis • Malleolengabel

Articulatio tibiofibularis. Sie liegt proximal zwischen Condylus lateralis tibiae und Caput fibulae. In ihre Ge-

lenkkapsel eingebaute Bänder, *Lig. capitis fibulae anterius et posterius*, lassen keine nennenswerten Bewegungen zu. Daher ist sie eine Amphiarthrose.

Membrana interossea cruris. Die Membran spannt sich zwischen den Margines interosseae der Tibia und der Fibula aus. Sie dient vor allem der straffen Verbindung der beiden Unterschenkelknochen. Außerdem bietet sie Unterschenkelmuskeln zusätzliche Ursprungsflächen. Durch eine proximale und eine kleinere distale Lücke in der Membran ziehen Blutgefäße.

Syndesmosis tibiofibularis. Die distalen Enden des Schien- und Wadenbeins werden durch die Syndesmosis tibiofibularis verbunden. Den festen Zusammenhalt der beiden Knochen sichern zusätzlich die Membrana interossea cruris und an der Vorder- und Rückseite der Verbindungsstelle gelegene Bänder:

- Lig. tibiofibulare anterius
- Lig. tibiofibulare posterius

Malleolengabel. Ihre Gelenkfläche, die den proximalen Anteil des oberen Sprunggelenks bildet, setzt sich zusammen aus der *Facies articularis medialis malleoli*, der *Facies articularis inferior tibiae* und der *Facies articularis malleoli fibulae*. Die beiden Zinken der Gabel sind nicht gleich lang. Der laterale Zinken, der Malleolus fibularis, reicht etwas weiter nach distal als der mediale.

> **Die Fußgelenke setzen sich aus dem oberen und dem unteren Sprunggelenk und mehreren Amphiarthrosen zusammen**

> **Lernziele** Oberes Sprunggelenk: Gelenkkapsel, Bänder, Dorsalextension, Plantarflexion • Unteres Sprunggelenk: hintere Kammer, Lig. talocalcaneare, vordere Kammer, Lig. calcaneo-naviculare plantare, Pronation, Supination • Zirkumduktion • Weitere intertarsale Verbindungen

Durch die Fußgelenke, *Articulationes pedis*, werden die einzelnen Fußwurzelknochen untereinander und mit den Mittelfußknochen zu einer fast starren Einheit (*subtalare Fußplatte*) zusammengeschlossen. Das obere Sprunggelenk stellt die Verbindung zum Unterschenkel her.

Im Bereich der Fußwurzelknochen sind zu unterscheiden:

- oberes Sprunggelenk, Articulatio talocruralis
- unteres Sprunggelenk. Es setzt sich aus 2 Teilgelenken zusammen:
  - Articulatio subtalaris (hintere Kammer des unteren Sprunggelenks)
  - Articulatio talocalcaneonavicularis (vordere Kammer des unteren Sprunggelenks)

- Articulatio calcaneocuboidea
- Articulatio cuneonavicularis
- Articulatio cuneocuboidea
- Articulationes intercuneiformes

Articulatio talocruralis, oberes Sprunggelenk. Im oberen Sprunggelenk artikulieren die Rolle des Talus und die Gelenkflächen der Malleolengabel. Sie umfaßt von beiden Seiten und von oben die Trochlea tali und bildet die Gelenkpfanne.

Gelenkkapsel und Bänder (**Abb. 10.72**). Die Gelenkkapsel ist an der Knorpelknochengrenze der beiden Unterschenkelknochen und des Talus befestigt. Nur am Collum tali reicht sie etwas weiter nach distal. Vorder- und Rückseite sind dünn und weit. Seitlich ist die Kapsel durch Kollateralbänder verstärkt. Außen- und Innenknöchel liegen, abgesehen von ihren Gelenkflächen, extrakapsulär. Eine sichere Gelenkführung wird durch mehrere Bänder erreicht:

Auf der **medialen** Seite:

- **Lig. mediale** (*deltoideum*). Es ist etwa dreieckig. Vom Innenknöchel aus strahlt es mit seinen 4 Anteilen fächerförmig in Fußwurzelknochen ein (**Abb. 10.74**):
  - *Pars tibionavicularis*
  - *Pars tibiotalaris anterior*
  - *Pars tibiotalaris posterior*
  - *Pars tibiocalcanea* zum Sustentaculum tali

Auf der **lateralen** Seite liegen 3 einzelne Bänder:

- **Lig. talofibulare anterius**
- **Lig. talofibulare posterius**
- **Lig. calcaneofibulare**

Die starken Bänder sichern das obere Sprunggelenk, indem sie u.a. den Rückschub der Tibia gegen den Talus bei der Fortbewegung verhindern. Außerdem verhüten sie ein seitliches Verkanten des Fußes.

Gelenktyp und -achsen. Im oberen Sprunggelenk erfolgt das *Heben und Senken der Fußspitze* (Dorsalextension und Plantarflexion). Das obere Sprunggelenk ist ein Scharniergelenk mit 1 Freiheitsgrad. Seine Achse läuft quer durch Malleolengabel und Sprungbeinrolle (s. **Abb. 10.82, 10.84**). Auf der Innenseite des Fußes liegt die Achse unmittelbar vor und unterhalb des Malleolus medialis, auf der Außenseite zieht sie durch die Spitze des Malleolus lateralis.

Bewegungsmöglichkeiten. Das Bewegungsausmaß im oberen Sprunggelenk beträgt nach der Neutral-0-Methode 30°–0°–50°, d.h. für die Dorsalextension (20°–)30° und für die Plantarflexion (30°–)50°. Ausgegangen wird jeweils vom rechtwinklig zum Unterschenkel stehenden Fuß (0° nach der Neutral-0-Methode). Da die Trochlea tali vorne breiter als hinten ist, ist der Gelenkschluß bei maximaler Dorsalextension besonders fest. Hierbei weichen Tibia und Fibula in ihrer amphiarthrotischen Verbindung 2–3 mm auseinander.

Klinischer Hinweis. Beim Umknicken des Fußes im Knöchel kann es zu einem Zerreißen von Bändern kommen; nicht selten erfolgt beim Umknicken nach außen durch die Hebelwirkung ein Bruch der Fibula.

Unteres Sprunggelenk (Abb. 10.73). Das untere Sprunggelenk besteht aus 2 in sich geschlossenen Kammern, die durch das *Lig. talocalcaneum interosseum* (s. unten) getrennt werden. Funktionell sind beide Anteile miteinander gekoppelt. Sie werden im folgenden als einzelne Gelenke besprochen. Es handelt sich um:

- Articulatio subtalaris, hintere Kammer des unteren Sprunggelenks
- Articulatio talocalcaneonavicularis, vordere Kammer des unteren Sprunggelenks

Articulatio subtalaris. Die konvexe Gelenkfläche ist die Facies articularis talaris posterior des Calcaneus, die konkave Gelenkfläche die Facies articularis calcanea posterior des Talus.

Gelenkkapsel und Bänder. Die Gelenkkapsel ist an den Rändern der Gelenkflächen befestigt. In sie sind folgende Verstärkungsbänder eingewebt, die sich zwischen Talus und Calcaneus ausspannen:

- **Lig. talocalcaneum mediale**
- **Lig. talocalcaneum laterale**
- **Lig. talocalcaneum interosseum.** Dieses kräftige, schräg eingestellte Band befindet sich im Sinus und Canalis tarsi, verbindet die beiden Knochen und trennt die beiden Kammern des unteren Sprunggelenks.
- **Lig. calcaneofibulare**
- **Pars tibiocalcanea** des **Lig. mediale** (deltoideum). Sie überspringt den Talus und befestigt sich am Calcaneus. Sie sichert damit das obere wie auch das untere Sprunggelenk (**Abb. 10.74**).

Articulatio talocalcaneonavicularis. (**Abb. 10.73**). Der Talus einerseits und das Os naviculare mit Calcaneus andererseits bilden den vorderen Anteil des unteren Sprunggelenks. Die Lücke zwischen Os naviculare und Calcaneus füllt das *Pfannenband* (s. unten) aus. Dadurch wird die Konstruktion zu einer geschlossenen Gelenkpfanne vervollständigt. Den Gelenkkopf bildet das Caput tali. An ihm lassen sich 4 Kontaktflächen (Facetten) entsprechend den Bauteilen der Pfanne unterscheiden. Es artikulieren

- *die untere Facette* des Taluskopfes mit dem Faserknorpelüberzug des Pfannenbandes
- *die vordere Facette*, Facies articularis navicularis (tali) mit der Facies articularis talaris des Os naviculare
- *die seitlichen Facetten* Facies articularis calcanea anterior et media (tali) mit der Facies articularis talaris anterior et media des Calcaneus.

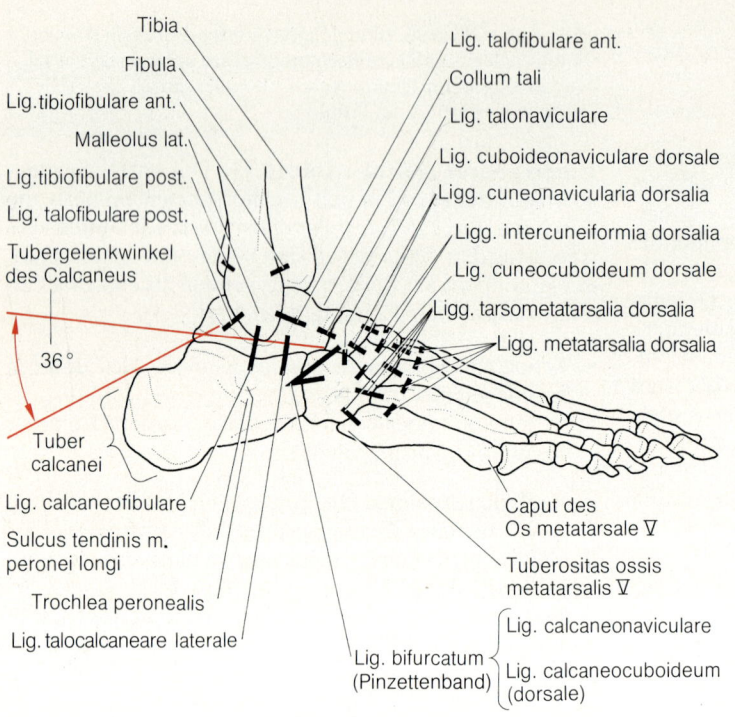

Abb. 10.72   Bänder der Fußgelenke, Ansicht von lateral

Gelenkkapsel und Bänder. Die Befestigungsstellen der Gelenkkapsel liegen an den Knorpel-Knochengrenzen. Sie wird durch Bänder verstärkt und die Gesamtkonstruktion durch kräftige Bänder gehalten. Hierzu gehören:

- **Lig. calcaneonaviculare plantare (Abb. 10.74)**. Es ist das wichtigste Band des Fußes. Es zieht vom Sustentaculum tali des Calcaneus und dem Corpus tali zur plantaren und medialen Fläche des Kahnbeins. Da das Band einen Teil der Gelenkpfanne für den Taluskopf bildet, nennt man es auch *Pfannenband*. Der am Gelenk beteiligte mediale Teil des Bandes besteht aus Faserknorpel, *Fibrocartilago calcaneonavicularis*. Das Lig. calcaneonaviculare plantare trägt zusammen mit dem Sustentaculum tali den Kopf-Hals-Anteil des Talus. Es verhindert, daß der Talus nach medial-unten abgleitet. Gemeinsam mit den Sehnen der tiefen Flexorengruppe bildet es eine wichtige Stütze des Fußlängsbogens. Die Sehne des M. tibialis posterior unterfängt das Band. Sie ist deshalb maßgeblich an der Dauerbelastbarkeit der Konstruktion beteiligt. Im Stehen und beim Abrollen des Fußes während des Gehens wird das etwa 7 mm dicke Pfannenband sowohl auf Zug als auch auf Druck von oben durch den Taluskopf beansprucht.
- **Lig. talonaviculare**. Das Band ist eine Verstärkung der fibrösen Schicht der Gelenkkapsel. Es läuft dorsal vom Taluskopf zum Os naviculare.

Bewegungsmöglichkeiten. Im unteren Sprunggelenk kann der Fuß proniert und supiniert werden. Die **Pronation** (Heben des lateralen Fußrandes) ist mit einer Abduktion des Fußes, die **Supination** (Heben des medialen Fußrandes) mit einer Adduktion verbunden. An diesen Bewegungen sind in unterschiedlichem Ausmaß auch die übrigen Fußgelenke (s. unten) beteiligt. Der Bewegungsumfang ist somit ein Summationseffekt (Gesamtpronation, Gesamtsupination). Er beträgt in Abhängigkeit von Alter und Übung für die Pronation bis zu 30°, für die Supination 50°–60° (Neutral-0-Methode: Gesamtbewegungsumfang Pronation-Supination 30°–0°–60°).

Hinweis. Der Gesamtbewegungsumfang kann aufgegliedert werden in

- Pronation-Supination des unteren Sprunggelenkes selbst: 10°–0°–40° (zur Ermittlung wird bei festgehaltenem Unterschenkel das Fersenbein hin-und herbewegt)
- Pronation-Supination der Nebengelenke des Fußes: 20°–0°–40° (zu ermitteln durch Festhalten des Fersenbeins und Rotieren des Vorfußes).

Die gemeinsame *Achse* für den hinteren und vorderen Anteil des unteren Sprunggelenks verändert sich während der Bewegungen. Vereinfachend hat man sich auf eine mittlere Pro- und Supinationsachse geeinigt. Sie läuft schräg von medial-vorn-oben nach lateral-hinten-unten; sie tritt an der medial-oberen Kante des Caput tali ein und unten-hinten an der seitlichen Fläche des Tuber calcanei aus (**Abb. 10.73**, **Abb. 10.84**).

Abb. 10.73 Fußwurzelknochen. Darstellung der Gelenkfläche und der Bewegungsachse des unteren Sprunggelenks (Nach v. Lanz u. Wachsmuth 1972)

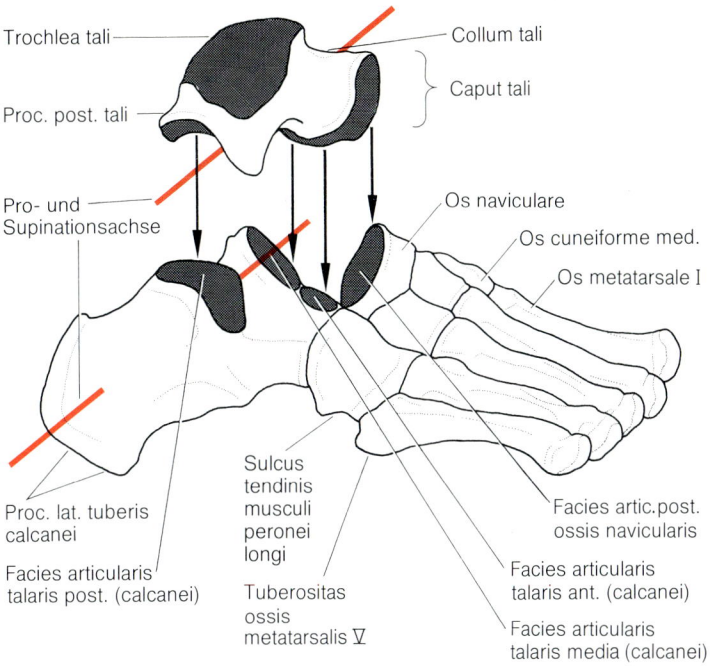

Trochlea tali — Collum tali

Proc. post. tali — Caput tali

Pro- und Supinationsachse — Os naviculare

Os cuneiforme med.

Os metatarsale I

Proc. lat. tuberis calcanei

Facies articularis talaris post. (calcanei)

Sulcus tendinis musculi peronei longi

Tuberositas ossis metatarsalis V

Facies artic.post. ossis navicularis

Facies articularis talaris ant. (calcanei)

Facies articularis talaris media (calcanei)

Das untere Sprunggelenk faßt man als ein atypisches einachsiges Drehgelenk auf. Bisweilen wird es auch ein Kegelgelenk genannt.

Kombinierte Bewegung des oberen und unteren Sprunggelenks. Aus der Kombination der Bewegungsmöglichkeit im oberen und unteren Sprunggelenk resultiert die Zirkumduktionsbewegung des Fußes. Dabei beschreibt die Fußspitze eine kreis- bis ellipsenförmige Bahn (*Fußkreisen*).

Articulatio calcaneocuboidea, Fersenbein-Würfelbeingelenk. Das Gelenk liegt zwischen Fersenbein und Würfelbein. Es handelt sich um eine Amphiarthrose mit einer eigenen an der Knorpelknochengrenze befestigten Gelenkkapsel. Wenn auch der Bewegungsumfang gering ist, so spielt er doch für die Pro- und Supinationsbewegung (s. Summation) eine Rolle. Die Amphiarthrose wird verstärkt durch folgende Bänder:

- **Lig. bifurcatum** (Pinzettenband, **Abb. 10.72**). Das V-förmige Band besteht aus dem
  - *Lig. calcaneonaviculare* (*dorsale*) und dem
  - *Lig. calcaneocuboideum.*

Das Lig. bifurcatum entspringt auf der dorso-lateralen Seite des Fußes versteckt in der Tiefe des Sinus tarsi am Calcaneus. Seine beiden Teilbänder heften sich an der Dorsalfläche von Kahn- und Würfelbein an.

Auf der Plantarseite wird die Gelenkkapsel verstärkt durch:

- **Lig. calcaneocuboideum plantare**
- **Lig. plantare longum** (**Abb. 10.74**). Es zieht von der plantaren Fläche des Calcaneus zur Tuberositas ossis cuboidei und zu den Basen der Ossa metatarsi II–V. Die Mehrzahl der Fasern des Bandes überbrückt den Sulcus tendinis m. peronaei longi. Das Band ist für die Verspannung des Fußlängsbogens (s. dort) von größter Bedeutung.

Articulatio tarsi transversa. Unter dieser Bezeichnung oder *Chopart-Gelenklinie* versteht man den flach-S-förmig geschwungenen, quer zur Fußlängsachse verlaufenden Spalt zwischen Talus und Os naviculare einerseits und Calcaneus und Os cuboideum (**Abb. 10.64**) andererseits. Die Articulatio tarsi transversa besitzt keine einheitliche Gelenkhöhle.

Articulatio cuneonavicularis. Die Gelenkflächen der 3 Keilbeine artikulieren mit dem Kahnbein. Es handelt sich um eine sehr straffe Amphiarthrose. Sie wird verstärkt (**Abb. 10.72**) durch:

- **Ligg. cuneonavicularia dorsalia**
- **Ligg. cuneonavicularia plantaria**

Articulatio cuneocuboidea. Die Verbindung liegt zwischen Os cuneiforme laterale und Würfelbein. Sie ist als *Syndesmose* ausgebildet und wird verstärkt durch:

- **Lig. cuneocuboideum dorsalia**
- **Lig. cuneocuboideum interoseum**
- **Lig. cuneocuboideum plantare**

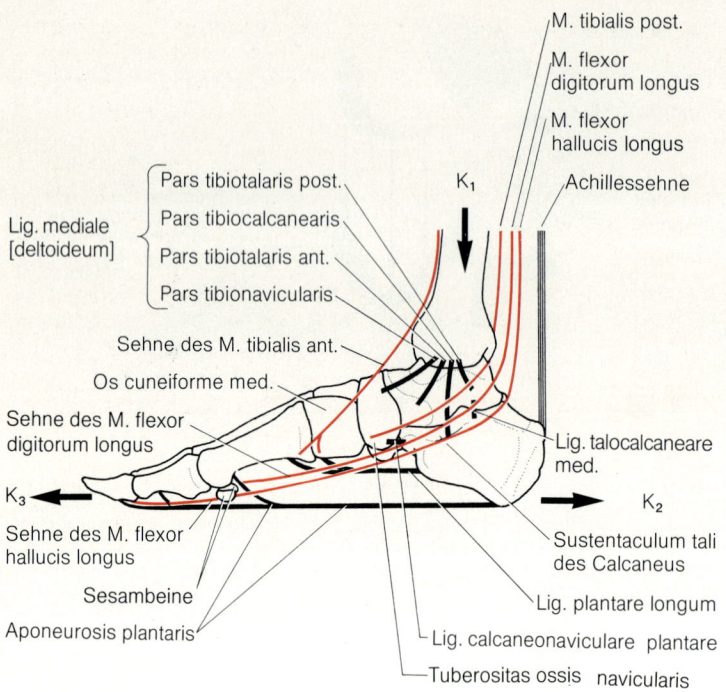

M. tibialis post.

M. flexor
digitorum longus

M. flexor
hallucis longus

Achillessehne

K₁

Lig. mediale
[deltoideum]
- Pars tibiotalaris post.
- Pars tibiocalcanearis
- Pars tibiotalaris ant.
- Pars tibionavicularis

Sehne des M. tibialis ant.

Os cuneiforme med.

Sehne des M. flexor
digitorum longus

K₃

Sehne des M. flexor
hallucis longus

Sesambeine

Aponeurosis plantaris

Lig. talocalcaneare
med.

K₂

Sustentaculum tali
des Calcaneus

Lig. plantare longum

Lig. calcaneonaviculare plantare

Tuberositas ossis navicularis

Abb. 10.74 Ansicht des rechten Fußes von medial mit Bändern und Muskeln (Endsehnen) als Verspannungseinrichtung für den Fußlängsbogen

Articulationes intercuneiformes. Die Articulationes intercuneiformes sind *straffe Verbindungen* zwischen den Ossa cuneiformia verstärkt durch

- **Ligg. intercuneiformia dorsalia**
- **Ligg. intercuneiformia interossea**
- **Ligg. intercuneiformia plantaria**

> **Der Mittelfuß ist durch straffe Gelenke in den Fuß eingebunden**

Articulationes tarsometatarsales •
Articulationes intermetatarsales • Haupt- und Nebenstrebe • Längs- und Querwölbung des Fußes

Straffe Gelenke zwischen den Knochen der Fußwurzel und Mittelfuß sowie zwischen den einzelnen Mittelfußknochen sind:

- Articulationes tarsometatarsales
- Articulationes intermetatarsales

Articulationes tarsometatarsales, Fußwurzel-Mittelfußgelenke. Diese *straffen Gelenke* verbinden Fußwurzel- und Mittelfußknochen. Über eine geringfügige Beweglichkeit verfügen nur die beiden lateralen Tarsometatarsalgelenke. Die Gelenkhöhlen stehen stellenweise untereinander und mit den Höhlen der Articulationes

intermetatarsales (s. unten) in Verbindung. Die Amphiarthrosen werden verstärkt (**Abb. 10.72**) durch:

- **Ligg. tarsometatarsalia dorsalia**
- **Ligg. tarsometatarsalia interossea**
- **Ligg. tarsometatarsalia plantaria**

> **Klinischer Hinweis.** Die Reihe der Gelenkspalten der Tarsometatarsalgelenke bildet die *Lisfranc-Gelenklinie*. Zum Aufsuchen dieser Linie orientiert man sich an der Tuberositas ossis metatarsalis V und der Tuberositas ossis navicularis.

Articulationes intermetatarsales, Zwischenmittelfußgelenke. Sie liegen zwischen den Basen der 2.–5. Mittelfußknochen und stehen mit den benachbarten Gelenken in Verbindung. Es handelt sich ebenfalls um Amphiarthrosen. Durch Bänder werden die Basen der Ossa metatarsalia fest verbunden:

- **Ligg. metatarsalia dorsalia**
- **Ligg. metatarsalia interossea**
- **Ligg. metatarsalia plantaria**

Die Köpfe der Mittelfußknochen werden verbunden durch das

- **Lig. metatarsale transversum profundum**.

Tibiale Hauptstrebe und fibulare Nebenstrebe. Entsprechend der besonderen mechanischen Beanspruchung bei der Fortbewegung ist der mediale Teil des Fußskeletts besonders kräftig und zur tibialen Hauptstrebe (Ossa metatarsalia I–III, Ossa cuneiformia und Os naviculare) entwickelt. Sie setzt sich direkt in den Talus fort, während die fibulare Nebenstrebe (fibularer Strahl) an den daruntergeschobenen Calcaneus angrenzt (**Abb. 10.64**). Beim normalen Fuß setzt sich die Vertikalachse des Calcaneus in die Tragachse des Beins direkt fort: *Pes rectus*.

Fußgewölbe. Tarsus und Metatarsus bilden eine Gewölbeähnliche Konstruktion. Sie besteht aus einem Längsbogen (*Längswölbung*) und einem Querbogen (*Querwölbung*). Diese Einrichtung, die mit der dämpfenden Federwirkung beim Gehen im Zusammenhang steht, liegt an 3 Punkten der Standfläche auf: am Tuber calcanei, am Kopf des Os metatarsale I und am Kopf des Os metatarsale V. Nicht nur die straffen Bänder, wie das Lig. plantare longum und die Plantaraponeurose (S. 358) garantieren den Bestand der Gewölbekonstruktion, sondern auch die Endsehnen langer Unterschenkelmuskeln (**Abb. 10.74**).

> Wenn Sie sich jetzt über pathologische Veränderungen des Fußgewölbes informieren wollen, lesen Sie S. 382.

> **Die Zehen weisen Zehengrundgelenke sowie Mittel- und Endgelenke auf**

> **Lernziele**
> Zehengrundgelenke • Mittel- und Endgelenke der Zehen • Beuge- und Streckbewegungen • Ab- und Adduktionsbewegungen

Gelenkverbindungen (Diarthrosen) zwischen Mittelfuß und Zehen sind die

- Articulationes metatarsophalangeales, Zehengrundgelenke.

Gelenkverbindungen (Diarthrosen) zwischen den einzelnen Zehengliedern heißen:

- Articulationes interphalangeales pedis (Mittel- und Endgelenke der Zehen)

Articulationes metatarsophalangeales. Die Zehengrundgelenke sind *Kugelgelenke*, deren Bewegungsspielraum durch Bänder auf 2 Freiheitsgrade *eingeschränkt* ist. In den Zehengrundgelenken sind Plantarflexion und vor allem Dorsalextension, Abduktions- und Adduktionsbewegungen jedoch nur in geringem Ausmaß durchführbar. Die Möglichkeit, passiv die Zehen zu rotieren, wird mit zunehmender Plantarflexion aufgrund der Hemmwirkung der exzentrisch angeordneten *Ligg. collateralia* verringert und schließlich unmöglich. Unten verstärken die *Ligg. plantaria* die Gelenkkapsel. Sie bilden zusammen mit den *Vaginae synoviales digitorum pedis* rinnenförmige Gleitlager für die Sehnen des M.

flexor hallucis longus und M. flexor digitorum longus. Am Großzehen-Grundgelenk sind in das Lig. plantare medial und lateral je 1 *Sesambein* eingebaut, die mit dem Kopf des 1. Mittelfußknochens eigene Gelenke bilden.

> **Klinischer Hinweis.** Wenn sich der Kopf des 1. Mittelfußknochens und die Basis der Grundphalanx nach medial verlagern, sprechen wir von *Hallux valgus*. Durch den Zug der Sehnen zur Großzehe wird das Krankheitsbild verstärkt.

Articulationes interphalangeales, Mittel- und Endgelenke der Zehen. Um ihre transversale Achse sind Beugung und Streckung möglich (Scharniergelenke). Die *Ligg. collateralia* sind exzentrisch angeordnet. Diese Anordnung führt zu einer Festigung der Gelenke bei Plantarflexion. *Ligg. plantaria* verstärken die Gelenkkapsel.

> **Klinischer Hinweis.** Bei der *Hammerzehe*, einer erworbenen Deformität, ist das Zehengrundgelenk überstreckt, Mittel- und Endgelenk befinden sich in fixierter Beugestellung.

> **Die Hüftmuskulatur gliedert sich in innere und äußere Hüftmuskeln**

> **Lernziele**
> Innere Hüftmuskeln • Äußere Hüftmuskeln • Halte- und Bewegungsfunktion bei Spiel- und Standbein

Auf das Hüftgelenk wirken Muskeln, die am Becken einschließlich der Wirbelsäule entspringen und mit wenigen Ausnahmen am proximalen Ende des Femur ansetzen. Die gesamte Hüftmuskulatur legt sich medial, dorsal und lateral wie ein dicker Mantel um das Gelenk. Die Muskelmasse ist von zentraler Bedeutung für Statik und Dynamik im Zusammenhang mit dem aufrechten Gang. **Topographisch** werden unterschieden:

- innere Hüftmuskeln. Ursprung an der inneren Beckenwand
- äußere Hüftmuskeln. Ursprung an der äußeren Beckenwand

Beide Gruppen sind autochthone Extremitätenmuskeln. Sie werden deshalb von Rr. anteriores über den Plexus lumbosacralis (S. 371) innerviert.

Die **Funktion** der einzelnen Muskeln läßt sich aus ihrer Lage zu den 3 Hauptbewegungsachsen des Hüftgelenks ableiten:

- Vor der Transversalachse gelegene Muskeln beugen im Hüftgelenk (antevertieren das Bein).
- Dorsal von der Transversalachse gelegene Muskeln strecken (retrovertieren) das Bein.
- Lateral von der Sagittalachse gelegene Muskeln abduzieren.

- Medial von der Sagittalachse gelegene adduzieren das Bein.
- Vor der Rotationsachse gelegene Muskeln drehen das Bein nach innen.
- Hinter der Rotationsachse gelegene Muskeln drehen nach außen.

Die Vielfalt der einzelnen Funktionen in Abhängigkeit von der Ausgangsstellung, aber auch die Vielfalt der Teilfunktionen ein und desselben Muskels können sogar zu antagonistischen Funktionen führen.

Die eben geschilderten Bewegungen beziehen sich auf das *Spielbein*, d. h. auf das Bein, das bewegt wird. Auf der Seite des *Standbeins* und ganz besonders, wenn beide Beine als Träger der Körperlast benützt werden, dienen die Muskeln zur Stabilisierung des Beckens. Sie bewirken außerdem über das Hüftgelenk Stellungsänderungen des Beckens und damit Haltungsänderungen des Rumpfes. **Innere Hüftmuskeln (Tabelle 10.37**, S. 333) sind:

- **M. iliopsoas (Abb. 10.75**). Er besteht aus dem M. iliacus und dem M. psoas, die sich erst oberhalb des Leistenbandes zu einem Muskel vereinigen.
  - **M. psoas major**. Der langgestreckte Muskel entspringt mit einer ventralen und einer dorsalen, tiefen Portion an der Wirbelsäule (**Abb. 10.13**). Zwischen beiden verläuft der Plexus lumbalis.
  - **M. psoas minor**. Der inkonstante, kleine Muskel liegt auf der Vorderseite des Psoas major und strahlt

mit einer schmalen, langen Endsehne in die Fascia iliaca und in den Arcus iliopectineus ein.
  - **M. iliacus**. Dieser platte Muskel entspringt großflächig an der Innenseite der Darmbeinschaufel.

Der *M. iliopsoas* zieht unter dem Leistenband durch die *Lacuna musculorum* (**Abb. 10.99**, S. 378). Danach liegt er vor dem Hüftgelenk vor der Transversalachse. Infolgedessen beugt er das Bein. Er ist (mit dem M. rectus femoris) der effizienteste *Beuger*, da die langfaserige Psoaskomponente mit großer Hubhöhe gemeinsam mit der breitflächigen Iliakuskomponente mit ihrem großen physiologischen Querschnitt einen optimalen Wirkungsgrad ermöglicht. Ist das Bein so eingestellt, daß die Fußspitze nach vorne gerichtet ist (die Füße also parallel stehen) dann verläuft die wirksame Endstrecke zu dem dorsal gelegenen Trochanter minor, dreht bei Kontraktion diesen nach vorne und *rotiert* damit das Bein *nach außen*. In Normalstellung läuft die wirksame Endstrecke lateral von der Rotationsachse. Infolgedessen kann aus dieser Ausgangsstellung das Bein *nach innen rotiert* werden. Da der M. psoas an der Wirbelsäule entspringt, wirkt er auf der Seite des Standbeins auf die Lendenwirbelsäule im Sinne einer Lateral-Ventralflexion. Die *Bursa iliopectinea* (s. dort) ermöglicht ein reibungsloses Gleiten des Muskels auf dem Lig. iliofemorale und über dem knöchernen Beckenrand.

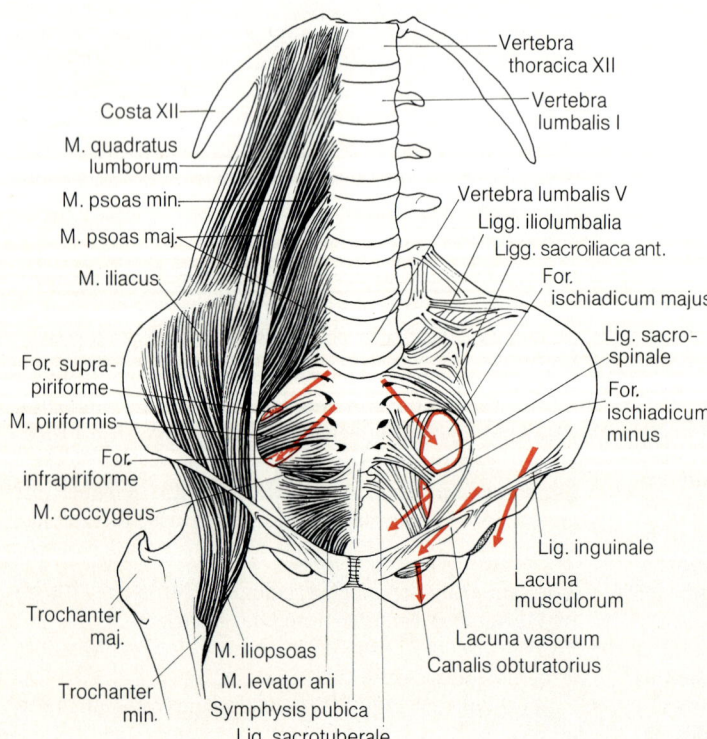

Costa XII
M. quadratus lumborum
M. psoas min.
M. psoas maj.
M. iliacus
For. supra-piriforme
M. piriformis
For. infrapiriforme
M. coccygeus
Trochanter maj.
Trochanter min.
M. iliopsoas
M. levator ani
Symphysis pubica
Lig. sacrotuberale

Vertebra thoracica XII
Vertebra lumbalis I
Vertebra lumbalis V
Ligg. iliolumbalia
Ligg. sacroiliaca ant.
For. ischiadicum majus
Lig. sacro-spinale
For. ischiadicum minus
Lig. inguinale
Lacuna musculorum
Lacuna vasorum
Canalis obturatorius

Abb. 10.75   Die Öffnungen der Beckenwand (Einsicht in das Becken von vorne). In der rechten Beckenhälfte sind der M. quadratus lumborum, die parietalen Beckenmuskeln und das Diaphragma pelvis eingezeichnet, in der linken Beckenhälfte sind die durch Bandzüge begrenzten Öffnungen dargestellt. Die *Pfeile* geben die Verlaufsrichtung der durchtretenden Strukturen an

Faszien des M. iliopsoas. M. psoas major und M. iliacus sind von der gemeinsamen *Fascia iliopsoica* bedeckt. Über dem M. psoas ist sie im distalen Abschnitt besonders derb. Der Faszienabschnitt über dem M. iliacus, *Fascia iliaca*, ist hingegen dünn. Die Fascia iliopsoica bildet den gemeinsamen Faszienschlauch, der sich auch am Aufbau des Arcus ileopectineus zur Abgrenzung der Lacuna musculorum beteiligt (s. Topographie).

Klinische Hinweise. Bei *Lähmungen des M. iliopsoas* kann der Körper nicht mehr aus der Rückenlage aufgerichtet werden. Im Stehen ist jedoch durch andere Muskeln noch eine Anteversion des Beins möglich. *Entzündliche Reizung* des Muskels führt zu einer Entlastungsstellung, bei der das Bein im Hüftgelenk leicht gebeugt und außenrotiert ist.

- **M. piriformis** (**Abb. 10.79**). Er verläßt das kleine Becken durch das Foramen ischiadicum majus und unterteilt es in das Foramen suprapiriforme und infrapiriforme. Gemeinsam mit dem M. glutaeus minimus inseriert er an der Innenseite der Spitze des Trochanter major (**Abb. 10.61 a**).
- **M. obturator internus** (früher M. obturatorius internus, **Abb. 10.79**). Er verläßt das kleine Becken durch das Foramen ischiadicum minus, biegt dann am Sitzbeinkörper, der ihm als Hypomochlion dient, scharf um und setzt gemeinsam mit dem M. obturator externus in der Fossa trochanterica an. Im Bereich des Hypomochlions liegt zur Herabsetzung der Reibung die Bursa ischiadica m. obturatorii interni. Innerhalb des

kleinen Beckens wird der Muskel von der Fascia obturatoria bedeckt.

Äußere Hüftmuskeln (**Tabelle 10.38**). Zu dieser Gruppe werden die *Glutäalmuskeln* und *kleine Muskeln* an der dorsalen Außenseite des Beckens gerechnet. Die Muskulatur gruppiert sich insgesamt fächerartig in Schichten hinten und seitlich um das Hüftgelenk. Sie inseriert am Trochanter major und seiner Umgebung.

- **M. glutaeus maximus** (**Abb. 10.76**). Der große und außerordentlich kräftige Muskel bestimmt die Kontur des Gesäßes beim Menschen. Der untere Muskelrand verläuft im *Stehen* schräg nach lateral unten und bedeckt das Tuber ischiadicum. Im *Sitzen* rutscht der Rand nach oben und der Sitzbeinhöcker liegt nur von subkutanem Fettgewebe gepolstert direkt unter der Haut. Die groben Muskelfasern werden durch Bindegewebssepten unterteilt, die aus der Muskelfaszie abzweigen.

Zwischen dem Muskelfleisch und dem Tuber ischiadicum liegt die *Bursa ischiadica m. glutaei maximi* und zwischen seiner Endsehne und dem Trochanter major die *Bursa trochanterica m. glutaei maximi*. Die *Bursa subcutanea trochanterica* befindet sich zwischen der Sehne und der Haut über dem Trochanter major.

Der M. glutaeus maximus ist der *kräftigste Strecker im Hüftgelenk*. Er entfaltet seinen höchsten Wirkungsgrad, wenn das Hüftgelenk etwas gebeugt ist (z. B. beim Aufstehen aus dem Sitzen). Vorwiegend hat er *Haltefunk-*

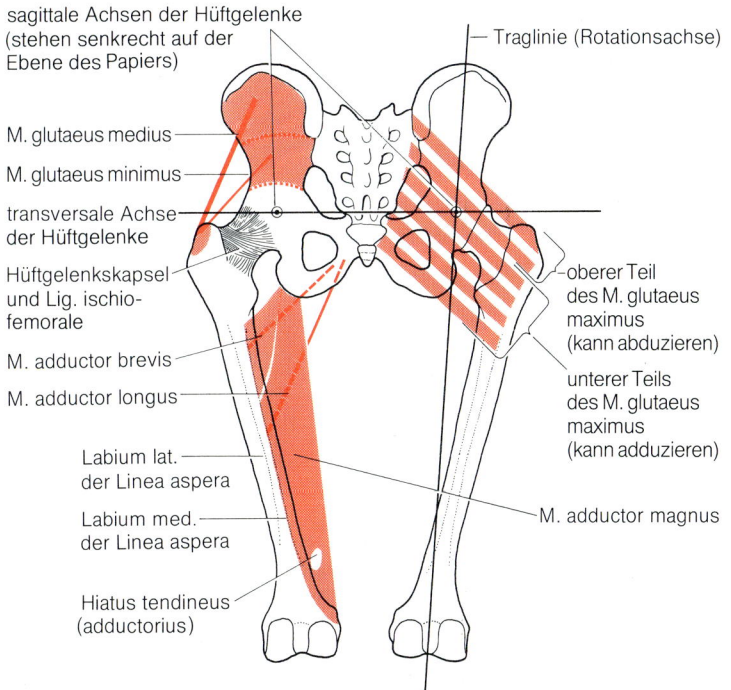

Abb. 10.76 Adduktoren und Mm. glutaei

tion, indem er das Vornüberkippen des Beckens im Stehen verhindert.

- **M. glutaeus medius** (Ursprungsfeld **Abb. 10.76**). Der fächerförmige Muskel wird in seinem dorsalen Abschnitt vom M. glutaeus maximus bedeckt.
- **M. glutaeus minimus** (**Abb. 10.76**). Er liegt fast vollständig verdeckt unter dem M. glutaeus medius. Beide Muskeln sind an ihrem ventralen Rand miteinander verschmolzen.

Mm. glutaeus medius et minimus verhindern das Absinken des Beckens zur Seite des Spielbeins beim Gehen. Auf der Spielbeinseite ergeben sich, je nachdem welche Anteile der Muskeln innerviert werden, entsprechend ihrer Lage zu den Bewegungsachsen unterschiedliche Funktionen (**Tabelle 10.38**): Die dorsal gelegenen Partien strecken und rotieren nach außen, die ventralen beugen und rotieren nach innen; die mittleren abduzieren das Spielbein.

- **M. gemellus superior**. Er ist mit dem Oberrand der Ansatzsehne des M. obturator internus verbunden und der
- **M. gemellus inferior** mit dessen Unterrand. Beide Mm. gemelli und der M. obturator internus sind eine genetische Einheit.
- **M. quadratus femoris**
- **M. obturator externus**. Der Muskel entspringt an der Außenseite der Membrana obturatoria (**Abb. 10.99**)

Tabelle 10.38. Gruppe der äußeren Hüftmuskeln

Muskel	Ursprung	Ansatz	Funktion	Innervation
M. glutaeus maximus	Dorsale Fläche des Kreuzbeins; an einem kleinen Bezirk des Darmbeins dorsal von der Linea glutaealis posterior; Fascia thoracolumbalis, Lig. sacrotuberale	Tuberositas glutaea, Fascia lata, Septum intermusculare femoris laterale, Tractus iliotibialis	Streckung, Außenrotation; der obere Teil abduziert, der untere adduziert	N. glutaeus inferior
M. glutaeus medius	Dreieckiges Feld zwischen Labium externum der Crista iliaca, Linea glutaealis anterior und Linea glutaealis posterior	Lateraler Umfang des Trochanter major	Abduktion, Innenrotation, Außenrotation, Beugung und Streckung	N. glutaeus superior
M. glutaeus minimus	Zwischen Linea glutaealis anterior et inferior	Innen an der Spitze des Trochanter major	Wie M. glutaeus medius	N. glutaeus superior
M. tensor fasciae latae	Spina iliaca anterior superior	Tractus iliotibialis	Beugung und Innenrotation im Hüftgelenk, spannt die Fascia lata	N. glutaeus superior
M. gemellus superior	Spina ischiadica	Sehne des M. obturator internus	Außenrotation	Plexus sacralis
M. gemellus inferior	Tuber ischiadicum	Sehne des M. obturator internus	Außenrotation	Plexus sacralis
M. quadratus femoris	Tuber ischiadicum	Crista intertrochanterica	Außenrotation, Adduktion	N. m. quadrati femoris oder N. ischiadicus
M. obturator externus	Außen am knöchernen Rahmen des Foramen obturatum und an der Membrana obturatoria	Fossa trochanterica	Außenrotation, Adduktion	N. obturatorius

nur durch sie getrennt vom Ursprung des M. obturator internus. Er verläuft dann dorsal um den Schenkelhals und erreicht die Fossa trochanterica, wo er neben dem M. obturator internus ansetzt. Der Muskel liegt versteckt unter dem M. quadratus femoris und dem M. gemellus inferior.

Die Oberschenkelmuskulatur gliedert sich in eine vordere, mediale und hintere Muskelgruppe

---

Lernziele

Extensoren: M. sartorius, M. quadriceps • Adduktoren • Flexoren: ischiokrurale Gruppe • Fascia lata, Hiatus saphenus • Adduktorenkanal

---

Die Oberschenkelmuskeln besitzen Ursprungsfelder am Beckengürtel und am Femur. Sie setzen am Femur oder an den Ossa cruris an. Nach topographisch-funktionellen Gesichtspunkten werden sie in folgende Gruppen unterteilt:

- Vordere Muskelgruppe, Extensoren
- Mediale Muskelgruppe, Adduktoren
- Hintere Muskelgruppe, Flexoren

Die **Nervenversorgung** erfolgt nach folgendem Schema:

- *Extensoren* vom *N. femoralis*
- *Adduktoren* vom *N. obturatorius* (einige Muskeln weisen eine Doppelinnervation auf)
- *Flexoren* (ausgenommen Caput breve des M. biceps femoris) vom *N. tibialis*

Fascia lata. Die Oberschenkelmuskulatur ist von einer derben Hülle, *Fascia lata,* umgeben, die oben am Leistenband und am Labium externum der Crista iliaca befestigt ist. Distal heftet sie sich am Condylus lateralis femoris an der Patella und am Caput fibulae an und setzt sich in die Fascia cruris fort. Über der medialen Muskelgruppe ist die Faszie vergleichsweise dünn, ebenso oberhalb der Patella (besonders medial).

Von der Fascia lata ziehen das **Septum intermusculare femoris laterale**, **mediale** und **posterius** in die Tiefe. Sie heften sich entlang der Linea aspera an. Dadurch werden Gruppenfaszien gebildet und die 3 Muskelgruppen, die in den einzelnen Logen liegen, voneinander geschieden. Die Scheidewände dienen außerdem einigen Muskeln als zusätzliche Ursprungsorte. Das Septum intermusculare femoris mediale, das die vordere Muskelgruppe von der medialen trennt, begrenzt zugleich die *Bindegewebsstraße für die Vasa femoralia und für den N. saphenus.* (**Abb. 10.100**).

Über eine **eigene Faszienloge** verfügen der M. sartorius, M. gracilis und der M. tensor fasciae latae.

Tractus iliotibialis. Hierbei handelt es sich um einen aponeurotischen Sehnenstreifen aus längsverlaufenden Fasern. Er stellt eine seitliche Verstärkung der Fascia lata dar. Oben strahlen in ihn Sehnenfasern des M. gluteus maximus und des M. tensor fasciae latae ein. Distal befestigt er sich am Condylus lateralis tibiae. Mit einigen Faserzügen setzt er sich in das Retinaculum patellae laterale fort.

Der Tractus iliotibialis sichert das Kniegelenk und erhöht die Belastbarkeit des Femur, indem er im Sinne einer Zuggurtung auf der Seite des Standbeins wirkt (S. 136). Dadurch werden bei Belastung lateral am Femurschaft infolge der Verbiegung auftretende Zugspannungen herabgesetzt.

Hiatus saphenus. In der Fascia lata liegt knapp unterhalb des Leistenbandes eine große ovale Öffnung. Sie dient als Durchtrittsstelle für die V. saphena magna, für Lymphgefäße und kleine Nerven. Der laterale Rand des Hiatus ist der durch Kollagenfaserzüge scharf begrenzte *Margo falciformis*. Am oberen und unteren Umfang der Öffnung setzt sich der Margo in ein bogenförmiges Cornu superius und inferius fort. An der Oberfläche wird der Hiatus saphenus durch eine dünne Bindegewebsplatte, *Fascia cribrosa* (früher Lamina cribrosa) verschlossen.

- **M. tensor fasciae latae**. Er ist in eine eigene Loge in der Fascia lata eingelassen. Seine Endsehne strahlt in den Tractus iliotibialis ein und spannt ihn. Da der Muskel bei Leichtathleten oft hypertrophiert, wird er auch als „Sprintermuskel" bezeichnet. In der Evolution hat sich von den kleinen Glutäalmuskeln abgespalten (**Tabelle 10.38**).

Vordere Muskelgruppe, Extensoren, (**Tabelle 10.39**, **Abb. 10.77**). Die auf der Vorderseite des Oberschenkels gelegene Muskelgruppe besteht aus 5 einzelnen Muskeln:

- M. sartorius
- M. quadriceps femoris, der sich zusammensetzt aus
  - M. rectus femoris
  - M. vastus lateralis
  - M. vastus intermedius
  - M. vastus medialis

M. sartorius. Er läuft in einer eigenen Loge der Fascia lata diagonal über die Oberschenkelmuskeln hinweg. Der zweigelenkige Muskel überquert Hüft- und Kniegelenk und wirkt infolgedessen auf beide ein. Er wirkt als einziger der Gruppe beugend im Kniegelenk.

M. rectus femoris. Der in der **Tabelle 10.39** aufgeführte Ursprung an der Spina iliaca anterior inferior wird auch als *Caput rectum* und der am Acetabulum entspringende als *Caput reflexum* bezeichnet. Der M. rectus femoris ist der einzige zweigelenkige Muskel der Quadrizepsgruppe und wirkt deshalb auf das Hüft- und auf das Kniegelenk.

M. vastus lateralis und **medialis**. Sie bilden die von außen sichtbare Hauptmuskelmasse am Oberschenkel. Unter ihnen liegt bedeckt vom M. rectus femoris der

Tabelle 10.39. Vordere Oberschenkelmuskeln; Extensorengruppe

Muskel	Ursprung	Ansatz	Funktion	Innervation
M. sartorius	Spina iliaca anterior superior	Pes anserinus, Condylus medialis der Tibia, proximaler Teil der medialen Tibiafläche	*Hüftgelenk:* Beugung, Außenrotation und Abduktion *Kniegelenk:* Je nach Stellung, Beugung und Innenrotation	N. femoralis
M. rectus femoris	Spina iliaca anterior inferior und oben am Acetabulum	Patella, Lig. patellae, Tuberositas tibiae	Beugt im Hüftgelenk, streckt im Kniegelenk	N. femoralis
M. vastus lateralis	Basis des Trochanter major, Labium laterale der Linea aspera	Patella, Lig. patellae, Tuberositas tibiae	Streckt im Kniegelenk	N. femoralis
M. vastus intermedius	Femurschaft Vorderseite	Patella, Lig. patellae, Tuberositas tibiae	Streckt im Kniegelenk	N. femoralis
M. vastus medialis	Labium mediale der Linea aspera	Patella, Lig. patellae, Tuberositas tibiae	Streckt im Kniegelenk	N. femoralis
M. articularis genus	Distal an der Vorderfläche des Femur	Kniegelenkskapsel	Spannt die Kniegelenkskapsel	N. femoralis

M. vastus intermedius (Ursprungsfeld **Abb. 10.61**). Die Mm. vasti umhüllen fast vollständig den Femurschaft. Sie lassen auf seiner Rückseite nur die Linea aspera frei.

M. articularis genus. Dieser kleine Muskel spaltet sich von der Quadrizepsgruppe ab, strahlt in die Gelenkkapsel ein und schützt sie vor Einklemmung bei den Streckbewegungen des Kniegelenks.

Endsehne. In die *gemeinsame Endsehne des M. quadriceps* ist als Sesambein die *Patella* eingefügt. Vom Unterrand des Apex patellae bis zur Befestigungsstelle an der Tuberositas tibiae heißt die Fortsetzung der Quadrizepssehne **Lig. patellae**. Über diese Endstrecke, die vor der Transversalachse liegt, wird die Muskelkraft auf die Tibia übertragen. Faserzüge aus der Quadrizepssehne, vor allem vom distalen Ende der Mm. vasti medialis et lateralis, laufen an den Rändern der Patella vorbei. Man bezeichnet sie als **Retinaculum patellae mediale** und **laterale**. Sie strahlen distal in das Lig. patellae und in das Periost der Tibiaepikondylen ein. Das Retinaculum patellae laterale erhält außerdem Kollagenfaserbündel aus dem Tractus iliotibialis (Reservestreckapparat S. 334). Die Aufgabe der Patella besteht darin, daß durch sie der virtuelle Hebelarm und damit das Drehmoment des M. quadriceps vergrößert wird.

Hinweis. Infolge der derben Fascia lata sind von den vorderen Oberschenkelmuskeln von außen nur distal der M. vastus medialis und der M. vastus lateralis zu sehen und zu tasten. Von den epifaszialen Strukturen sind die inguinalen Lymphknoten der direkten Untersuchung zugänglich.

Mediale Muskelgruppe, Adduktoren (**Tabelle 10.40**, **Abb. 10.76**, **10.78**). Diese am weitesten medial am Ober-

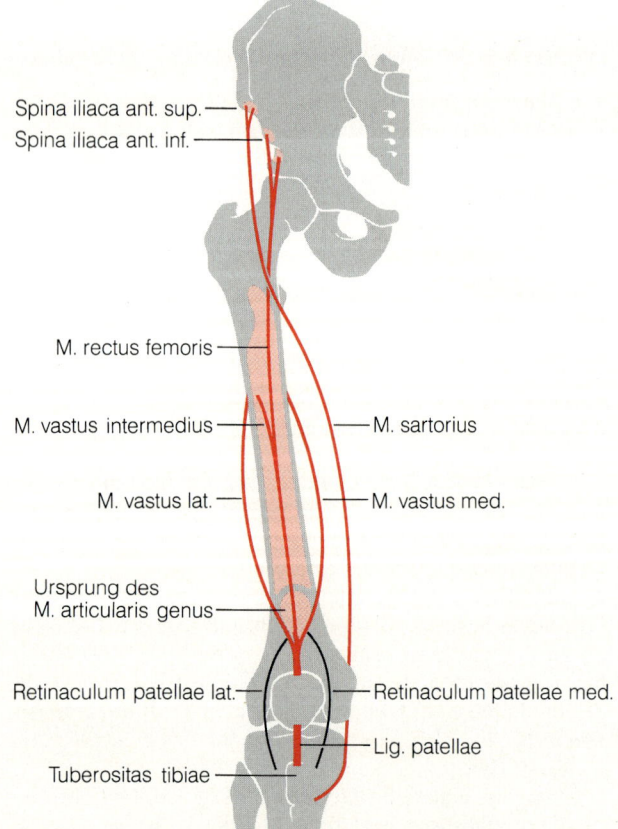

Spina iliaca ant. sup.
Spina iliaca ant. inf.
M. rectus femoris
M. vastus intermedius — M. sartorius
M. vastus lat. — M. vastus med.
Ursprung des M. articularis genus
Retinaculum patellae lat. — Retinaculum patellae med.
Lig. patellae
Tuberositas tibiae

Abb. 10.77   Oberschenkelmuskulatur (Vorderseite)

Tabelle 10.40. Mediale Oberschenkelmuskeln: Adduktorengruppe

Muskel	Ursprung	Ansatz	Funktion	Innervation
M. pectineus	Pecten ossis pubis	Linea pectinea	Beugung, Außenrotation, Adduktion	N. femoralis und N. obturatorius (Doppelinnervation)
M. adductor longus	Corpus ossis pubis, Symphysis pubica	Labium mediale der Linea aspera des mittleren Femurdrittels	Adduktion, Außenrotation und je nach Ausgangsstellung Beugung und Innenrotation	N. obturatorius
M. gracilis	Ramus inferior ossis pubis	Mittels Pes anserinus am Condylus medialis der Tibia	*Hüftgelenk:* Adduktion *Kniegelenk:* Beugung und Innenrotation	N. obturatorius
M. adductor brevis	Ramus inferior ossis pubis	Labium mediale der Linea aspera des oberen Femurdrittels	Adduktion, Außenrotation	N. obturatorius
M. adductor magnus	Ramus ossis ischii, Ramus inferior ossis pubis, Tuber ischiadicum	Labium mediale der Linea aspera des oberen und mittleren Femurdrittels, Epicondylus medialis des Femurs und Membrana vastoadductoria	Adduktion, Außenrotation, Innenrotation des nach außen rotierten Beines (über Membrana vastoadductoria, Epicondylus medialis), Streckung	N. obturatoris und N. tibialis oder N. tibialis-Anteil des N. ischiadicus (Doppelinnervation)

schenkel gelegene Muskelgruppe entspringt in der Reihenfolge der Aufzählung an dem Knochenrahmen, der das Foramen obturatum begrenzt (Ursprungsfelder **Abb. 10.99**):

- **M. pectineus**
- **M. adductor longus**
- **M. gracilis**
- **M. adductor brevis**
- **M. adductor magnus**

Die Adduktorengruppe wirkt auf das Hüftgelenk. Nur der M. gracilis (**Abb. 10.79**) beeinflußt als zweigelenkiger Muskel auch das Kniegelenk.

M. pectineus, M. adductor longus und M. gracilis liegen oberflächlich. Sie bilden die Hinterwand des *Trigonum femorale* (s. Topographie), eines dreieckigen Feldes, das oben vom Lig. inguinale, lateral vom M. sartorius und medial vom M. gracilis begrenzt wird. Tiefer liegt der M. adductor brevis. Er wird erst nach Abtragen der ober-

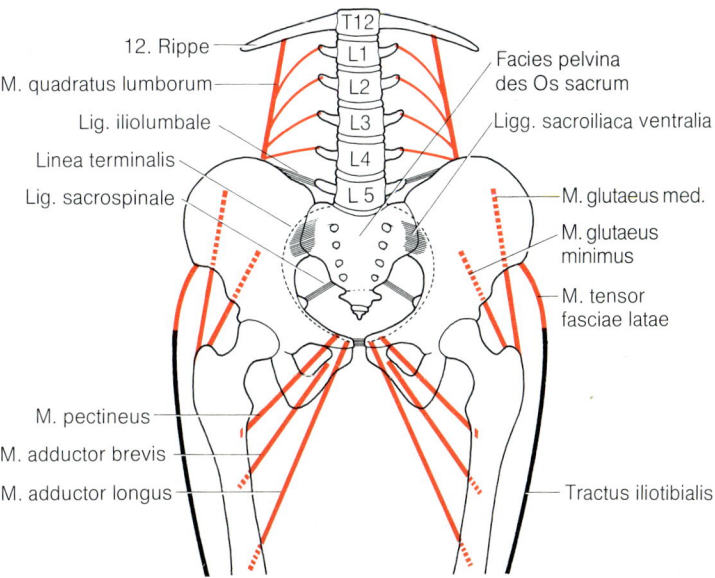

Abb. 10.78 Darstellung einiger Muskeln, die am Becken entspringen

flächlichen Muskelschicht sichtbar. Am weitesten hinten liegt der M. adductor magnus (**Abb. 10.76**). Er setzt am Labium mediale der Linea aspera und mit einer kräftigen Endsehne am Epicondylus medialis an. An dieser Stelle läßt er eine schlitz- bis bogenförmige Öffnung, *Hiatus tendineus (adductorius)*, für den Durchtritt von Leitungsbahnen frei.

Die *Bedeutung der Adduktorengruppe* liegt in der Fähigkeit, die Beine zusammenzuhalten, z. B. zu verhindern, daß das Spielbein beim Aufsetzen auf den Boden nach außen wegrutscht. Da die einzelnen Muskeln z. T. vor oder hinter der Longitudinal- und Transversalachse liegen, haben sie noch zusätzliche Funktionen im Hüftgelenk, z. B. Flexion, Extension und Rotation des Beines, je nachdem, welcher Muskel in einen Bewegungsablauf eingeschaltet wird (vgl. hierzu **Tabelle 10.40**). Nicht minder wichtig ist ihre Wirkung auf der Seite des Standbeins zur Einstellung des Beckens im Zusammenhang mit der Aufrechterhaltung des Körpergleichgewichts. Außerdem wirken sie einer Verbiegung des Femurschaftes nach außen entgegen.

Canalis adductorius, Adduktorenkanal. M. adductor longus, M. adductor magnus und M. vastus medialis begrenzen den Canalis adductorius, in dem Leitungsbahnen verlaufen (S. 378). Die vordere Wand des Kanals wird gebildet von einer bindegewebigen Membran, die sich zwischen M. vastus medialis und M. adductor magnus ausspannt, *Membrana vastoadductoria*. Die distale Öffnung des Canalis adductorius wird begrenzt vom *Hiatus tendineus adductorius* des M. adductor magnus und lateral vom Os femoris.

Hinweis. Von der Adduktorengruppe ist bei starkem Spreizen der Beine die Ursprungssehne des M. adductor longus von medial her tastbar.

Hintere Muskelgruppe, Flexoren (**Tabelle 10.41, Abb. 10.79**). Der Ursprungsort der an der Rückseite des Oberschenkels gelegenen Muskelgruppe ist mit Ausnahme des Caput breve des M. bicipitis femoris das Tuber ischiadicum. Alle Muskeln inserieren an den Ossa cruris. Man faßt diese Gruppe deshalb auch unter der Bezeichnung *ischiokrurale Muskelgruppe* zusammen. Zu ihr gehören:

- M. biceps femoris, Caput longum
- M. semitendinosus
- M. semimembranosus

M. biceps femoris (Abb. 10.79). Der am weitesten lateral gelegene Muskel der Gruppe entspringt mit einem Caput longum und einem Caput breve. Distal begrenzen er und seine Ansatzsehne den seitlichen Rand der Kniekehle. Zwischen Caput longum und der Ursprungssehne des M. semimembranosus liegt die *Bursa m. bicipitis femoris superior*. Die *Bursa subtendinea m. bicipitis femoris inferior* befindet sich zwischen seiner Ansatzsehne und dem Lig. collaterale fibulare.

M. semitendinosus (**Abb. 10.79**). Der oberflächlich medial gelegene Muskel verfügt über eine sehr lange Endsehne, die in den Pes anserinus einstrahlt.

Hinweis. *Pes anserinus*, Gänsefuß, wird eine flächenhafte, fächerförmig divergierende *Sehnenplatte* am Condylus medialis tibiae verstanden. In ihr vereinigen sich die Endsehnen des M. sartorius, M. semitendinosus und M. gracilis, bevor sie in die Tibia einstrahlen. Zwischen Pes anserinus und Lig. collaterale tibiale liegt die *Bursa anserina*. Sie und die Bursa subtendinea m. sartorii setzen Scherkräfte und Reibung herab, die zwischen Sehne und Stützskelett auftreten.

M. semimembranosus (**Abb. 10.79**). Er liegt unter dem M. semitendinosus und bildet für ihn ein Gleitlager. Die

Tabelle 10.41. Hintere Oberschenkelmuskeln: Flexorengruppe

Muskel	Ursprung	Ansatz	Funktion	Innervation
M. biceps femoris Caput longum (zweigelenkig)	Tuber ischiadicum	Caput fibulae	*Hüftgelenk:* Streckung, Außenrotation, Adduktion *Kniegelenk:* Beugung, Außenrotation	N. tibialis oder N. tibialis-Anteil des N. ischiadicus
Caput breve (eingelenkig)	Labium laterale der Linea aspera des mittleren Femurdrittels	Caput fibulae	*Kniegelenk:* Beugung, Außenrotation	N. fibularis communis oder N. peroneus-Anteil des N. ischiadicus
M. semitendinosus	Tuber ischiadicum	Mittels Pes anserinus am Condylus medialis der Tibia	*Hüftgelenk:* Streckung, Adduktion, *Kniegelenk:* Beugung, Innenrotation	N. tibialis
M. semimembranosus	Tuber ischiadicum	Condylus medialis der Tibia, Lig. popliteum obliquum, Faszie des M. popliteus	*Hüftgelenk:* Streckung, Adduktion *Kniegelenk:* Beugung, Innenrotation	N. tibialis

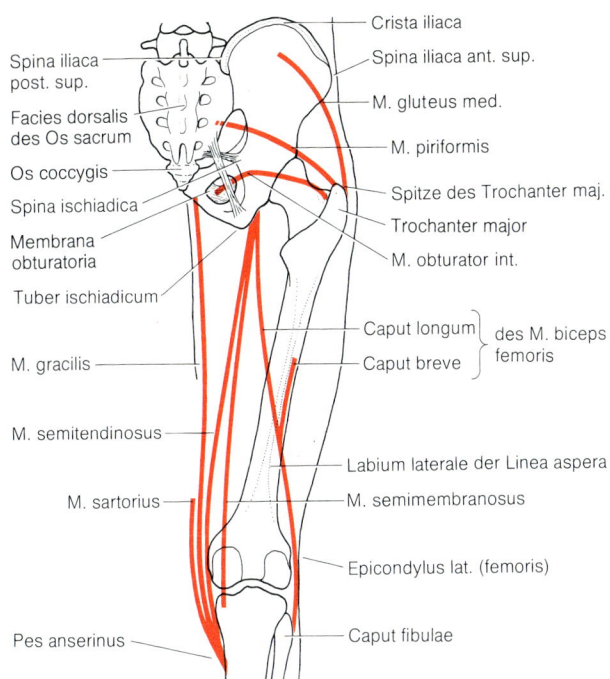

Abb. 10.79 Muskeln der Rückseite von Hüfte und Oberschenkel

lange flache Ursprungssehne verlieh ihm den Namen. Seine Ansatzsehne gabelt sich in 3 Zinken, von denen eine am Condylus medialis tibiae, eine am Lig. popliteum obliquum (seine Fortsetzung) und eine an der Faszie des M. popliteus befestigt ist. Zwischen den Endsehnen und dem Condylus medialis tibiae liegt die *Bursa m. semimembranosi*. M. semimembranosus und M. semitendinosus begrenzen auf der medialen Seite die Kniekehle.

Funktion. Die zweigelenkigen Muskeln der ischiokruralen Gruppe liegen hinter der Transversalachse des Hüft- und Kniegelenks. Infolgedessen können sie *im Hüftgelenk strecken* und *im Kniegelenk beugen*. Muskeln dieser Gruppe, die mit ihren Sehnen medial an der Tibia ansetzen, können bei gebeugtem Knie nach innen, die lateral ansetzen, nach außen *rotieren* (**Tabelle 10.43**). Weitere Einzelfunktionen s. **Tabelle 10.41**.

> Wenn Sie sich zusammenfassend über die synergistische Wirkung der Hüft-Oberschenkel- und Unterschenkelmuskulatur auf Hüft- und Kniegelenk informieren wollen, verwenden Sie **Tabelle 10.42** und **Tabelle 10.43**.

> **Die Unterschenkelmuskulatur gliedert sich in eine vordere, hintere und seitliche Gruppe**

> **Lernziele**
> Extensoren • Oberflächliche Flexoren • Tiefe Flexoren • Peronaeusgruppe • Retinacula • Osteofibrose Fächer

Die Muskulatur des Unterschenkels wirkt auf die Sprunggelenke. Die Art der Wirkung hängt von ihrer Lage ab. Zu unterscheiden sind Extensoren und Flexoren (mit einer oberflächlichen und einer tiefen Schicht) und die Peronaeusgruppe. Die Extensoren liegen auf der Vorderseite des Unterschenkels, die Flexoren auf der Rückseite und die Peronaeusgruppe auf der lateralen Seite.

Genetisch gehört die Peronaeusgruppe zu den Extensoren, wie auch noch die gemeinsame *Innervation* durch den N. fibularis (früher N. peronaeus) erkennen läßt. Im einzelnen werden die Extensoren vom N. fibularis profundus und die Muskeln der Peronaeusgruppe vom N. fibularis superficialis innerviert. Die Flexoren versorgt der N. tibialis.

Faszien und Muskellogen (**Abb. 10.101**). Die Unterschenkelmuskulatur wird von der gemeinsamen **Fascia cruris** umhüllt. Von ihr gehen Septen aus, die am Periost befestigt sind. Das **Septum intermusculare cruris anterius** liegt zwischen Extensoren und Peronaeusgruppe. Das **Septum intermusculare cruris posterius** trennt die Peronaeusgruppe von den Flexoren. Zwischen oberflächlichen und tiefen Flexoren schiebt sich eine weitere Abspaltung der Fascia cruris ein, sog. **tiefes Blatt der Fascia cruris**. Die durch die Septierung gebildeten osteofibrösen Kammern nennt man auch Muskellogen (Extensorloge, oberflächliche Flexorenloge, tiefe Flexorenloge, Peronaeusloge).

> **Klinischer Hinweis.** In den Faszienlogen können sich Entzündungen, Blutungen oder ödematöse Schwellungen bis in den Fuß ausbreiten. Durch den erhöhten Druck in der Loge kann die Blutversorgung der Muskulatur unterbrochen werden. Verbindungen bestehen auch zum Bindegewebsfettkörper der Kniekehle.

Am Übergang vom Unterschenkel zum Fuß ist die Fascia cruris durch den Einbau von Faserzügen verstärkt (**Abb. 10.83**): *Retinaculum mm. flexorum*, *Retinaculum mm. extensorum superius* und *inferius*, *Retinaculum mm. peronaeorum superius* und *inferius* für die entsprechenden Muskelgruppen. Das Retinaculum mm. extensorum inferius ist X- oder Y-förmig und dehnt sich mit seinem unteren Schenkel bereits auf den Fußrücken aus. Die Retinacula verhindern eine Dislokation der Sehnen und erzwingen damit eine funktionsgerechte Führung der Sehne. Im Bereich der Retinacula sind die Sehnen durch *Sehnenscheiden* geschützt.

Tabelle 10.42. Wirkung von Muskeln auf das Hüftgelenk aus der Normalstellung. Muskeln mit hohem Drehmoment stehen jeweils am Anfang. (Nach v. Lanz u. Wachsmuth, 1972)

Anteversion (Flexion) (120 Grad)	Retroversion (Extension) (12 Grad)
M. rectus femoris	M. glutaeus maximus
M. iliopsoas	M. adductor magnus
M. tensor fasciae latae	M. semimembranosus
M. sartorius	M. glutaeus medius, dorsaler Teil
M. glutaeus medius, vorderer Teil	M. semitendinosus
M. glutaeus minimus, vorderer Teil	M. biceps femoris, Caput longum
M. pectineus	M. quadratus femoris
M. adductor longus	M. glutaeus minimus, dorsaler Teil

Abduktion (40–50 Grad)	Adduktion (– 15 Grad)
M. glutaeus medius	M. adductor magnus
M. tensor fasciae latae	M. glutaeus maximus, unterer Teil
M. glutaeus maximus, oberer Teil	M. adductor longus
M. rectus femoris	M. adductor brevis
M. glutaeus minimus	M. semimembranosus
M. piriformis	M. iliopsoas
M. sartorius	M. biceps femoris, Caput longum
	M. semitendinosus
	M. pectineus
	M. obturatorius externus
	M. gracilis

Innenrotation (35 Grad)	Außenrotation (15 Grad)
M. tensor fasciae latae	M. glutaeus maximus
M. glutaeus minimus, vorderer Teil	M. glutaeus medius, dorsaler Teil
M. glutaeus medius, vorderer Teil	M. obturator internus gemeinsam mit Mm. gemelli
M. adductor magnus, am Epicondylus medialis und an der Membrana vastoadductoria ansetzender Teil	M. iliopsoas (siehe Text)*
M. iliopsoas (s. Text)	M. glutaeus minimus, dosaler Teil
	M. piriformis
	M. rectus femoris
	M. obturator externus
	M. adductor brevis
	M. pectineus
	M. biceps femoris, Caput longum
	M. quadratus femoris
	M. adductor longus, M. adductor magnus
	M. sartorius

* Funktion stellungsabhängig.

Extensoren (vordere Muskelgruppe, **Tabelle 10.44**, S. 354, **Abb. 10.80**) sind:

- M. tibialis anterior
- M. extensor hallucis longus
- M. extensor digitorum longus
- M. peronaeus tertius

M. tibialis anterior (Ursprungsfeld **Abb. 10.63 a**). Der Bauch des Muskels liegt lateral von der vorderen Schien-beinkante und ist dort zu tasten. Seine Endsehne läuft durch das 1. Fach des Retinaculum mm. extensorum. Der Muskel bewirkt im oberen Sprunggelenk, da er vor der Bewegungsachse liegt, eine Dorsalextension des Fußes. Im unteren Sprunggelenk vermag er, da er die Pro- und Supinationsachse überquert, aus der Mittelstellung und aus geringer Supinationsstellung heraus zu supinieren, aus der Pronationsstellung heraus etwas zu pronieren (Ansatzstellen **Abb. 10.84**, **10.85**).

Tabelle 10.43. Wirkung von Muskeln auf das Kniegelenk, geordnet nach Bewegungsrichtung und Stärke (Größe ihres Drehmomentes). Nach v. Lanz u. Wachsmuth, 1972

Bewegung	Muskel
Streckung (Extension)	M. quadriceps femoris (Quadrizepsgruppe)
	M. tensor fasciae latae
Beugung (Flexion)	M. semimembranosus
	M. semitendinosus
	M. biceps femoris
	Caput longum
	Caput breve
	M. gracilis
	M. sartorius
	M. gastrocnemius
	M. popliteus
	M. plantaris
Innenrotation (nur bei gebeugtem Kniegelenk möglich)	M. semimembranosus
	M. semitendinosus
	M. popliteus
	M. sartorius
	M. gastrocnemius
	Caput laterale
	M. gracilis
Außenrotation (nur bei gebeugtem Kniegelenk möglich)	M. biceps femoris
	Caput longum
	Caput breve
	M. gastrocnemius
	Caput mediale
	M. tensor fasciae latae

M. extensor hallucis longus. Sein Ursprung liegt in der Tiefe zwischen M. tibialis anterior und M. extensor digitorum longus. Seine Endsehne geht durch das 2. (mittlere) Fach des Retinaculum mm. extensorum. Er setzt an der Phalanx distalis an. Eine Dorsalaponeurose fehlt der großen Zehe.

M. extensor digitorum longus. Die zunächst einheitliche Sehne läuft hinter dem Retinaculum musculorum extensorum superius und dann unter dem Retinaculum musculorum extensorum inferius (durch das 3., laterale Fach) zum Fußrücken. Sie spaltet sich in vier Einzelsehnen auf, die jeweils in die Dorsalaponeurose der 2. bis 5. Zehe einstrahlen.

Die Sehnen der Zehenstrecker liegen vor der Achse des oberen Sprunggelenks und seitlich-oberhalb der Achse des unteren Sprunggelenks. Deshalb bewirken sie im oberen Sprunggelenk eine Dorsalextension. Im unteren Sprunggelenk wirken sie im Sinne einer Pronation. Weitere Funktionen s. **Tabelle 10.44.**

M. peronaeus tertius. Er ist eine variable seitliche Abspaltung aus dem M. extensorum digitorum longus.

Hinweis. Von den Extensoren sind auf der Vorderseite des Unterschenkels der M. tibialis anterior sowie im Bereich des oberen Sprunggelenkes die Sehnen des M. tibialis anterior, des M. extensor hallucis longus und des M. extensor digitorum bei Dorsalflexion des Fußes tastbar.

Flexoren (hintere Muskelgruppe). Die *oberflächliche Schicht* (**Tabelle 10.45,** S. 355, **Abb. 10.81**) besteht aus:

- M. triceps surae mit seinen beiden Anteilen:
  - M. gastrocnemius
  - M. soleus
- M. plantaris

Triceps surae heißt die auf der Rückseite des Unterschenkels gelegene Muskelgruppe, weil der M. gastrocnemius zweiköpfig entspringt. Den 3. Kopf bildet der M. soleus. Ursprungsfelder der Muskelköpfe **Abb. 10.81.** Sie liegen hinter der Transversalachse des Kniegelenks.

Der **M. gastrocnemius** bestimmt das Relief der Wade durch seinen kräftigen Muskelbauch. Unter ihm liegt der flache **M. soleus** (Schollenmuskel). Er bildet zwischen seinen beiden Ursprüngen an Tibia und Fibula einen bogenförmigen Sehnenstreifen, **Arcus tendineus,** durch den eine Durchtrittsstelle für Leitungsbahnen begrenzt wird. Die Endsehne aller 3 Muskeln vereinigt sich zur **Achillessehne, Tendo calcaneus.** Sie ist am Tuber calcanei befestigt. Ihr Verlauf ist auch von außen deutlich sichtbar.

Der M. triceps surae wirkt auf das obere Sprunggelenk, da er hinter der Bewegungsachse verläuft, als Plantarflektor, auf das untere Sprunggelenk, da die Achillessehne medial von der Pro- und Supinationsachse ansetzt (**Abb. 10.84**), als Supinator. Auf der Seite des Standbeins verhindert er das Einknicken im oberen Sprunggelenk beim Gehen (s. dort).

M. plantaris. Ursprungsfeld **Abb. 10.61.** Der kleine, inkonstante Muskel liegt versteckt unter dem Caput laterale m. gastrocnemii. Seine lange, dünne Endsehne verläuft zwischen den beiden Muskeln des Triceps surae und schließt sich distal der Achillessehne an.

Klinischer Hinweis. Plötzliche maximale Anspannung des M. triceps surae kann zu einem Durchreißen der Achillessehne oberhalb ihrer Befestigung am Tuber calcanei führen. Degenerative Vorschädigungen der Sehne wurden dabei häufig beobachtet. Ausrisse der Sehne mit einem Knochenstück aus dem Tuber calcanei sind seltener.

Tiefe Schicht der Flexoren (**Tabelle 10.46,** S. 357, **Abb. 10.82**). Diese Muskelgruppe besteht aus den folgenden 4 Muskeln:

- M. flexor digitorum longus
- M. tibialis posterior
- M. flexor hallucis longus
- M. popliteus

Tabelle 10.44. Unterschenkelmuskeln: Extensorengruppe

Muskel	Ursprung	Ansatz	Funktion	Innervation
M. tibialis anterior	Condylus lateralis und Facies lateralis der Tibia, Membrana interossea cruris, Fascia cruris	Mediale und plantare Fläche des Os cuneiforme mediale und Basis des Os metatarsale I	Dorsalextension; Supination, hebt den medialen Fußrand; aus pronierter Stellung geringe Pronationswirkung	N. fibularis profundus
M. extensor hallucis longus	Facies medialis der Fibula, Membrana interossea cruris	Dorsal an der Basis der Phalanx distalis hallucis	Dorsalextension im oberen Sprunggelenk sowie dem Grund- und Endgelenk der Großzehe, geringe Pronationswirkung	N. fibularis profundus
M. extensor digitorum longus	Condylus lateralis der Tibia, Margo anterior der Fibula, Membrana interossea cruris, Fascia cruris	Dorsalaponeurose der 2.–5. Zehe	Dorsalextension im oberen Sprunggelenk sowie in den Gelenken der 2.–5. Zehe; Pronation	N. fibularis profundus
M. peroneus tertius	Margo anterior der Fibula	Basis und seitliche Fläche des Os metatarsale V	Dorsalextension im oberen Sprunggelenk; Pronation, hebt den seitlichen Fußrand	N. fibularis profundus

M. flexor digitorum longus. Ursprungsfeld **Abb. 10.63**. Der lange Zehenbeuger bildet an seinem Ursprung eine kleine *Sehnenarkade* (unter der der N. tibialis posterior verläuft). Seine Sehne überkreuzt (Ansicht von dorsal) am Unterschenkel die des M. tibialis posterior im **Chiasma crurale** (**Abb. 10.82**) und läuft dann in einer *eigenen Sehnenscheide* durch das 2. Fach des Retinaculum mm. flexorum. Auf der plantaren Seite des Fußes zieht sie (von plantar aus gesehen) über die Sehne des M. flexor hallucis longus hinweg. Diese Überkreuzung bezeichnet man als **Chiasma plantare** (**Abb. 10.85**). Kurz danach teilt sie sich in die 4 Endsehnen. Diese *durchdringen* die Mm. flexores digitorum breves in den Schlitzen ihrer Ansatzsehnen.

M. tibialis posterior. Ursprungsfeld **Abb. 10.63**. Der Muskel liegt im proximalen und mittleren Drittel des Unterschenkels zwischen dem M. flexor digitorum longus und dem M. flexor hallucis longus. Seine Sehne durchzieht das 1. Fach des Retinaculum mm. flexorum. Sie wendet sich dann um den medialen Knöchel im Sulcus malleoli auf die Planta pedis. Hier unterfängt sie das Lig. calcaneonaviculare plantare und trägt dadurch bei, den *Fußlängsbogen zu stabilisieren*. Die Endsehne teilt sich in einen medialen starken Sehnenstrang zur Tuberositas ossis navicularis und einen lateralen Strang zu den Ossa cuneiformia.

M. flexor hallucis longus. Von den 3 langen Muskeln der tiefen Flexorengruppe liegt der M. flexor hallucis longus am weitesten lateral, gelangt im weiteren Verlauf aber ganz nach medial. An der Dorsalseite des Talus läuft seine Sehne unter dem Retinaculum mm. flexorum im Sulcus tendinis m. flexoris hallucis longi, dann im gleichnamigen Sulcus unterm Sustentaculum tali, gelangt auf die Plantarseite und setzt an der Endphalanx der Großzehe an. Aus seiner Sehne zweigen Faserbündel ab, die sich den Sehnen des M. flexor digitorum longus zur 2. und 3. Zehe anschließen. Der Muskel trägt zur Aufrechterhaltung des *Fußlängsbogens* bei und ist maßgeblich am *Abrollvorgang* beim Gehen und Laufen (S. 364) beteiligt.

M. popliteus. Der Kniekehlenmuskel entspringt am Epicondylus lateralis (femoris) (**Abb. 10.82**) und an der Kniegelenkskapsel. Ein zusätzlicher Ursprung befindet sich am Hinterhorn des Meniscus lateralis, das er beim Beugen, wenn die mittlere Beugestellung überschritten ist, etwas nach medial zieht. Unter dem Winkel liegt der Recessus popliteus, über ihn hinweg zieht das Lig. popliteum arcuatum.

Hinweis. Die Sehnen der tiefen Beugemuskeln am Unterschenkel, ausgenommen der M. popliteus, liegen hinter der Bewegungsachse des oberen Sprunggelenks und medial der Pronations-Supinationsachse des unteren Sprunggelenks (**Abb. 10.84**). Hieraus sind die in **Tabelle 10.46** genannten Funktionen zu erklären. Bedeutungsvoll ist außerdem die Verspannung des Fußlängsbogens (s. unten).

Peronaeusgruppe (seitliche Muskelgruppe, **Tabelle 10.47**, S. 358, **Abb. 10.81**). Die seitlich an der Wade (Perone) gelegene Muskelgruppe wird auch Fibularis- oder laterale Muskelgruppe genannt. Sie entspringt im wesentlichen am Wadenbein und besteht nur aus 2 Muskeln:

- M. peronaeus longus
- M. peronaeus brevis

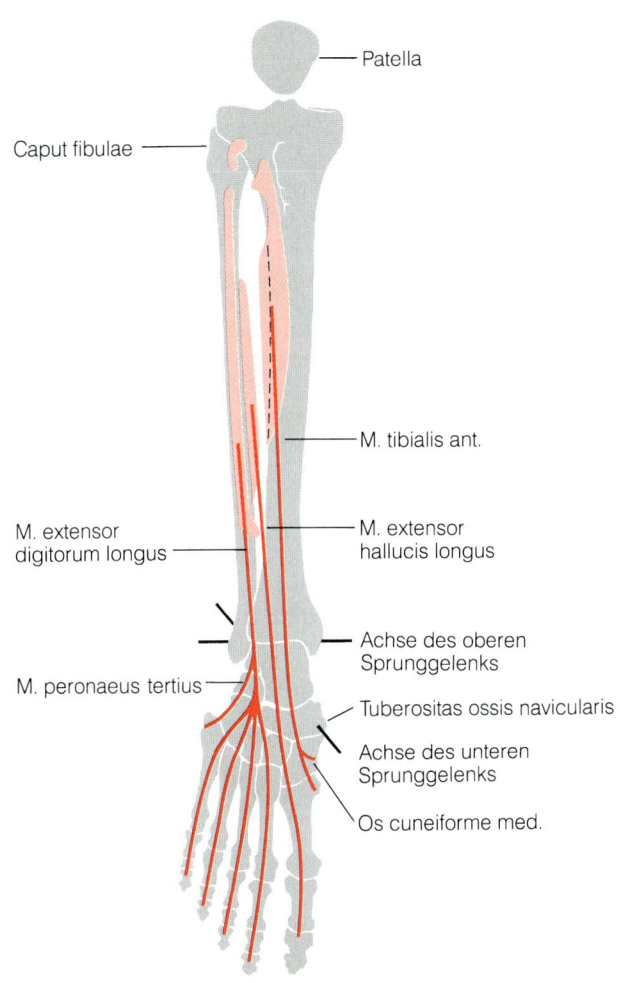

Patella

Caput fibulae

M. tibialis ant.

M. extensor
digitorum longus

M. extensor
hallucis longus

Achse des oberen
Sprunggelenks

M. peronaeus tertius

Tuberositas ossis navicularis

Achse des unteren
Sprunggelenks

Os cuneiforme med.

Abb. 10.80 Unterschenkelmuskulatur, Extensoren

M. peronaeus longus. Der lange Wadenbeinmuskel liegt über dem kurzen und verdeckt diesen fast völlig. Die Sehnen beider Muskeln laufen zunächst in einer gemeinsamen Sehnenscheide in einer Rinne dorsal am distalen Ende des Malleolus lateralis, in der sie durch die Retinacula mm. peroneorum superius et inferius gehalten werden. An der Seitenfläche der Calcaneus trennen sie sich. Der Sehne des M. peroneus longus dient die kleine Trochlea peronaealis als Hypomochlion. Die Sehne biegt dann distal vom Retinaculum mm. peronaeorum um den seitlichen Fußrand nach medial (**Abb. 10.84**) und läuft in einer Knochenrinne des Würfelbeins (Sulcus tendinis m. peronaei longi) schräg durch die Tiefe der Fußsohle zum medialen Fußrand. Hier inseriert sie an der Basis des Os metatarsale I und dem Os cuneiforme mediale (**Abb. 10.85**). Im Bereich des Os cuboideum ist die Sehne durch Faserknorpel verstärkt. Auch die synoviale Sehnenscheide wird in der Planta pedis durch eine fibröse Umhüllung verstärkt, die mit dem überbrückenden Lig. plantare longum in Verbindung steht. Die Einrichtung ist mit dem Os cuboideum durch weitere Sehnenfaserzüge verbunden, damit sie bei den Bewegungen sicher in der Knochenrinne geführt wird.

M. peronaeus brevis. Er setzt am 5. Mittelfußknochen an der weit vorspringenden Tuberositas ossis metatarsi V an. Hierdurch verfügt er über ein günstiges Drehmoment.

Funktion der Peronaeusgruppe. Die Mm. peronaei liegen hinter der transversalen Achse des oberen Sprunggelenks (**Abb. 10.84**). Sie wirken deshalb *plantarflektierend*. Die Pro- und Supinationsachse des unteren Sprunggelenks schneiden sie und wirken deshalb auch *pronierend*. Der M. peronaeus longus trägt außerdem ganz wesentlich zur *Verspannung des Fußquerbogens* (Querwölbung) bei.

Tabelle 10.45. Unterschenkelmuskeln: Oberflächliche Flexorengruppe

Muskel	Ursprung	Ansatz	Funktion	Innervation
M. gastrocnemius, • **Caput mediale**	Oben medial am Condylus medialis (femoris)	Mit der Achillessehne am Tuber calcanei	Beugung im Kniegelenk, Plantarflexion im oberen Sprunggelenk, Supination im unteren Sprunggelenk	N. tibialis
• **Caput laterale**	Seitlich am Condylus lateralis (femoris)	Mit der Achillessehne am Tuber calcanei	Beugung im Kniegelenk, Plantarflexion im oberen Sprunggelenk, Supination im unteren Sprunggelenk	N. tibialis
M. soleus	Caput et Collum fibulae, Linea m. solei tibiae	Mit der Achillessehne am Tuber calcanei	Plantarflexion im oberen Sprunggelenk, Supination im unteren Sprunggelenk	N. tibialis
M. plantaris	Proximaler Bereich des Condylus lateralis (femoris)	Medial am Tuber calcanei meistens zusammen mit der Achillessehne	Innenrotation und Beugung im Kniegelenk, Plantarflexion im oberen Sprunggelenk, Supination im unteren Sprunggelenk	N. tibialis

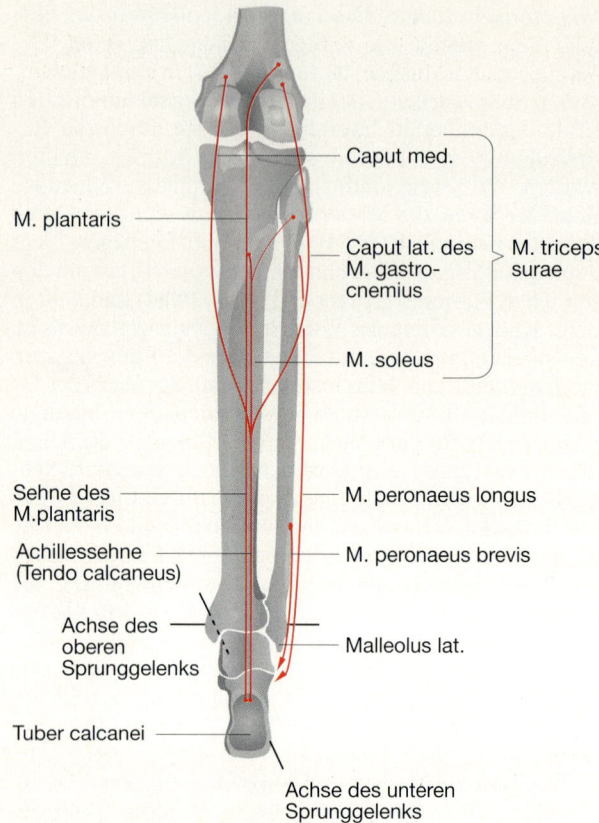

M. plantaris

Caput med.

Caput lat. des M. gastro-cnemius

M. triceps surae

M. soleus

Sehne des M. plantaris

M. peronaeus longus

Achillessehne (Tendo calcaneus)

M. peronaeus brevis

Achse des oberen Sprunggelenks

Malleolus lat.

Tuber calcanei

Achse des unteren Sprunggelenks

Abb. 10.81 Unterschenkelmuskulatur, oberflächliche Schicht der Flexoren

Klinischer Hinweis. Bei einer Lähmung der Mm. peronaei überwiegen die Supinatoren, außerdem fällt die unterstützende Wirkung für das Fußgewölbe weg (vgl. hierzu Symptome der Fibularis-Lähmung).

Retinacula und Sehnenscheiden der Extensoren (**Abb. 10.83 a**). *Retinaculum mm. extensorum superius* und *inferius* spannen sich an der Vorderseite über den Fußrücken und über den Unterschenkel aus. Sie halten auch Leitungsbahnen wie z.B. den Übergang der A. tibialis anterior in die A. dorsalis pedis in ihrer Lage. Von den Retinacula strahlen Bindegewebssepten in die Tiefe, die sich am Periost anheften und einzelne Fächer voneinander abgrenzen. In diese osteofibrösen Fächer sind *Vaginae synoviales* eingebaut. Es enthält das

- *1. Fach* die Sehne des *M. tibialis anterior*
- *2. Fach* die Sehne des *M. extensor hallucis longus*
- *3. Fach* die Sehne des *M. extensor digitorum longus*

Retinacula und Sehnenscheiden der Flexoren (**Abb. 10.83 b**). Vom Innenknöchel zum Fersenbein zieht das *Retinaculum mm. flexorum*. Seine Führungskanäle

enthalten die *Vaginae synoviales* für die tiefen Flexoren in der Reihenfolge von vorne-medial nach dorsal:

- *1. Fach* die Sehne des *M. tibialis posterior*
- *2. Fach* die Sehne des *M. flexor digitorum longus*
- *3. Fach* die Sehne des *M. flexor hallucis longus*

Retinacula und Sehnenscheiden der Peronaeusgruppe (**Abb. 10.83 a**). Das *Retinaculum mm. peronaeorum superius* und *inferius* halten die Sehnen der Mm. peronaei am Calcaneus fest. Die Vagina synoviales der beiden Muskeln kommunizieren miteinander.

Wirkung der Unterschenkelmuskeln auf die Sprunggelenke. Die bisher systematisch in Gruppen besprochenen Muskeln haben z.T. synergistische Funktionen bei der Bewegung der Sprunggelenke (**Tabelle 10.48**, S. 359; vgl. hierzu **Abb. 10.84**). Verallgemeinernd kann man feststellen, daß die Muskeln der oberflächlichen und tiefen Beugergruppe des Unterschenkels supinieren, die Muskeln der Extensoren- und Peronäusgruppe pronieren. Der M. tibialis anterior nimmt eine Sonderstellung ein. In Abhängigkeit von der Stellung der unteren Sprunggelenke kann er supinieren oder pronieren. Seine Supinationswirkung überwiegt. Insgesamt ist die Wirkung der Supinatoren größer als die der Pronatoren.

> **Die Fußmuskeln gliedern sich in Muskeln des Fußrückens und der Fußsohle**

> **Lernziele**
> Muskeln des Fußrückens • Muskeln der Fußsohle • Chiasma plantare • Sehnenscheiden auf der Planta pedis • Faszien des Fußes • Plantaraponeurose • Bursen

Muskeln des Fußrückens (Extensoren, S. 360, 361, **Abb. 10.84, Tabelle 10.49**):

- M. extensor hallucis brevis
- M. extensor digitorum brevis

Muskeln der Fußsohle. Die kurzen Muskeln der Fußsohle haben vorwiegend Haltefunktion. Gemeinsam mit Bändern und den Sehnen der Flexoren verspannen sie den Fußlängs- und Querbogen. Sie werden in eine mediale, eine mittlere und eine laterale Gruppe unterteilt.

Mediale Gruppe (Muskeln der Großzehe, **Tabelle 10.50**, S. 361):

- M. abductor hallucis
- M. flexor hallucis brevis, der sich nach gemeinsamen Ursprung spaltet in:
  - Caput mediale
  - Caput laterale
- M. adductor hallucis. Er hat 2 Ursprünge:
  - Caput obliquum
  - Caput transversum

Tabelle 10.46. Unterschenkelmuskeln: Tiefe Flexorengruppe

Muskel	Ursprung	Ansatz	Funktion	Innervation
M. flexor digitorum longus	Facies posterior der Tibia und mit einem Sehnenbogen von der Fibula	Basis der Endphalangen II–V	Plantarflexion im oberen Sprunggelenk, Supination im unteren Sprunggelenk, Verspannung des Fußlängsbogens, Beugung in den Zehengelenken 2–5	N. tibialis
M. tibialis posterior	Tibia, Fibula, Membrana interossea cruris	Tuberositas ossis navicularis, zusätzlich plantar an den Ossa cuneiformia und den Ossa metatarsalia II–III	Plantarflexion im oberen Sprunggelenk, Supination im unteren Sprunggelenk, Verspannung des Fußlängs- und Querbogens, Antivalguswirkung	N. tibialis
M. flexor hallucis longus	Distale zwei Drittel der Facies posterior der Fibula, Membrana interossea cruris	Endphalanx der Großzehe, über abzweigende Faserbündel zu Sehnen des M. flexor digitorum longus an den Endphalangen der 2. und 3. Zehe	Plantarflexion im oberen Sprunggelenk, Supination im unteren Sprunggelenk, Verspannung des Fußlängsbogens, Beugung in den Großzehengelenken, zusätzlich Beugung der 2. und 3. Zehe	N. tibialis
M. popliteus	Am Übergang des Condylus lateralis zum Epicondylus lateralis und Hinterhorn und Außenmeniscus sowie der Gelenkkapsel	An der Tibia oberhalb der Linea m. solei	Beugung und Innenrotation im Kniegelenk, verhindert die Einklemmung der Kniegelenkkapsel bei Beugung, zieht das Hinterhorn des Meniscus lateralis bei der Beugung im Kniegelenk nach hinten	N. tibialis

Mittlere Gruppe (Tabelle 10.51, S. 362):

- M. flexor digitorum brevis (M. perforatus). Er wird von der Sehne des langen Beugers durchbohrt.
- M. quadratus plantae. Er korrigiert die Verlaufsrichtung der Sehne des langen Zehenbeugers.
- Mm. lumbricales (4 Muskeln)
- Mm. interossei plantares (3 Muskeln)
- Mm. interossei dorsales (4 Muskeln, **Abb. 10.84**)

Laterale Gruppe (Muskeln der Kleinzehe, **Tabelle 10.52,** S. 363**)**

- M. abductor digiti minimi
- M. flexor digiti minimi brevis
- M. opponens digiti minimi (inkonstant)

Innervation. Die kurzen Muskeln des Fußrückens innerviert der N. fibularis profundus, die Muskeln der Fußsohle der N. plantaris medialis et lateralis aus dem N. tibialis. Dem N. plantaris medialis entspricht an der Hand der N. medianus und dem N. plantaris lateralis der N. ulnaris.

Chiasma plantare (Abb. 10.85). Im Chiasma plantare überkreuzt (in der Aufsicht auf die Fußsohle) die Sehne des M. flexor digitorum longus die Sehne des M. flexor hallucis longus.

Sehnenscheiden auf der Planta pedis. Die langen Sehnen des M. flexor hallucis longus und M. flexor digitorum longus sind im Bereich des Chiasma plantare und distal im Bereich der digitalen Verlaufsstrecke innerhalb der Vaginae fibrosae in Sehnenscheiden eingelagert. Jede der 4 Endsehnen des M. flexor digitorum longus läuft gemeinsam mit einer der 4 Endsehnen des M. flexor digitorum brevis in einer gemeinsamen Vagina synovialis. Eine eigene Sehnenscheide umhüllt die Endsehne des M. peronaeus longus.

Faszien des Fußes. Die Faszien des Fußes sind die Fortsetzung der Unterschenkelfaszie. Sie bestehen aus einem dorsalen, über dem Fußrücken gelegenen Blatt, *Fascia dorsalis pedis*, und einem plantaren, auf der Fußsohle gelegenen Blatt. Im dorsalen ist der distale Anteil des *Retinaculum mm. extensorum* eingefügt. Das plantare Blatt wird zur *Aponeurosis plantaris* verstärkt. Quer zwischen den Zehen verlaufende Faserzüge wer-

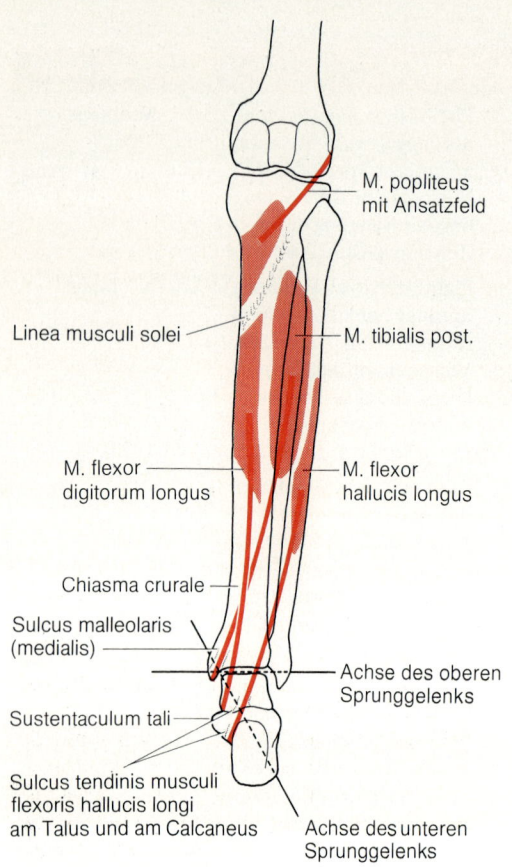

M. popliteus
mit Ansatzfeld

Linea musculi solei

M. tibialis post.

M. flexor
digitorum longus

M. flexor
hallucis longus

Chiasma crurale

Sulcus malleolaris
(medialis)

Achse des oberen
Sprunggelenks

Sustentaculum tali

Sulcus tendinis musculi
flexoris hallucis longi
am Talus und am Calcaneus

Achse des unteren
Sprunggelenks

Abb. 10.82 Unterschenkelmuskulatur, tiefe Schicht der Flexoren

den als Ligg. metatarsalia transversa superficialia bezeichnet.

Aponeurosis plantaris, Plantaraponeurose (Abb. 10.74). Unter der Cutis und Subcutis liegt zur Verstärkung der Fascia pedis plantaris eine derbe Bindegewebsplatte,

Aponeurosis plantaris. Sie ist am Calcaneus befestigt und distal mit 5 Zipfeln an den Kapseln der Zehengrundgelenke 1–5, an den Ligg. plantaria und an den Vaginae fibrosae digitorum pedis angeheftet. Die Aponeurose besteht aus den längsverlaufenden Fasciculi longitudinales und den quer dazu verlaufenden Fasciculi transversi.

Von der Plantaraponeurose strahlen *Retinacula cutis* in das Corium ein. Sie verhindern Verschiebungen zwischen Haut und Aponeurose beim Gehen. Zwischen den Retinacula liegt Fettgewebe, das als viskoelastisches Druckpolster beim Abrollen des Fußes wirkt. Von der anderen Seite der Bindegewebsplatte senken sich Bindegewebssepten bis zu den Skeletteilen ein, heften sich dort an und grenzen getrennte Räume für die 3 Muskelgruppen (s. oben) ab.

Die wesentliche Bedeutung der Plantaraponeurose liegt in der Verspannung des Längs- und Querbogens des Fußgewölbes. Außerdem schützt sie die unter ihr gelegenen Muskeln und Leitungsbahnen und dient dem kurzen Zehenbeuger als Ursprung.

Bursen in der Fersengegend:

- *Bursa subcutanea calcanea.* Sie liegt zwischen Haut und dorsaler Oberfläche des Tuber calcanei.
- *Bursa tendinis calcanei.* Sie befindet sich zwischen Achillessehne und oberem Teil des Fersenbeinhöckers.

10.3.4 Das Bein in Ruhe und Bewegung

Lernziele
Statik der unteren Extremität • Statik des Fußskeletts • Sprunggelenke • Kniegelenk • Hüftgelenk • Stehen: Normalstellung, entspannte Haltung, straffe Haltung • Gehen: Schwungphase, Standphase, schnelles Laufen, Treppensteigen

Durch den Erwerb des aufrechten Ganges wird in der stammesgeschichtlichen Entwicklung des Menschen die

Tabelle 10.47. Unterschenkelmuskeln: Peronaeusgruppe

Muskel	Ursprung	Ansatz	Funktion	Innervation
M. peronaeus longus	Oberes (und mittleres) Drittel der Seitenfläche der Fibula, Caput fibulae, Septum intermusculare anterius et posterius cruris, Fascia cruris	Os cuneiforme mediale, Basis des Os metatarsale I	Plantarflexion, Pronation, Verspannung des Fußlängs- und Querbogens	N. fibularis superficialis
M. peronaeus brevis	Mittleres und unteres Drittel (untere Hälfte) der seitlichen Fläche des Wadenbeins, Septum intermusculare anterius et posterius cruris	Tuberositas ossis metatarsalis V	Plantarflexion, Pronation	N. fibularis superficialis

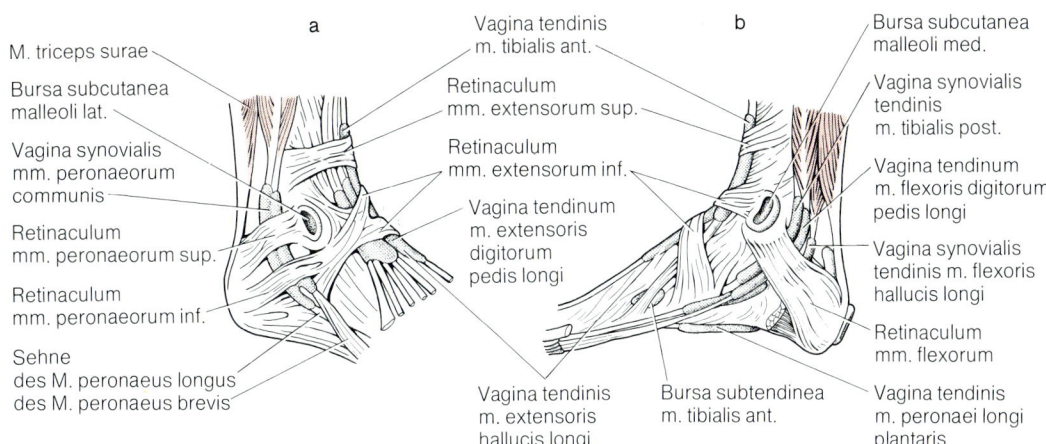

Abb. 10.83 a, b Retinacula und Sehnenscheiden im Bereich der Sprunggelenke. **a** Ansicht von lateral; **b** Ansicht von medial (nach Feneis 1993)

Tabelle 10.48 Wirkung der wichtigsten Muskeln auf die Sprunggelenke

Bewegung	Muskel
Oberes Sprung-gelenk: *Plantarflexion*	M. gastrocnemius
	M. soleus
	M. flexor hallucis longus
	M. tibialis posterior
	M. flexor digitorum longus
	M. peronaeus longus
	M. peronaeus brevis
Oberes Sprung-gelenk: *Dorsalextension*	M. tibialis anterior
	M. extensor digitorum longus
	M. extensor hallucis longus
	M. peronaeus tertius
Untere Sprung-gelenke: *Supination*	M. gastrocnemius
	M. soleus
	M. tibialis posterior
	M. tibialis anterior
	M. flexor digitorum longus
	M. flexor hallucis longus
Untere Sprung-gelenke: *Pronation*	M. peronaeus longus
	M. peronaeus brevis
	M. extensor digitorum longus
	M. peronaeus tertius
	M. tibialis anterior*
	M. extensor hallucis longus

* Der M. tibialis anterior kann in Abhängigkeit von der Stellung supinieren und pronieren. Seine Supinationswirkung überwiegt.

hintere Extremität zur unteren und damit zum Träger des Körpers. Sie wird alleiniges Fortbewegungsorgan des sich im labilen Gleichgewicht befindlichen Organismus. Die Verbindung zwischen unterer Extremität und Stamm mußte so konstruiert und gesichert werden, daß Statik und Dynamik bei der bestehenden Labilität optimiert sind. Dies wird durch die Bildung des relativ starren Beckengürtels bewerkstelligt, der im Gegensatz zum Schultergürtel mit der Wirbelsäule in Form einer Ringkonstruktion fest verbunden ist. Der Schwerpunkt des Organismus liegt im Stehen unterhalb vom Promontorium vor dem 2./3. Sakralwirbel. Als Gegensteuerung gegen das „aus-dem-Gleichgewicht-geraten" wurde die unwillkürliche Motorik (S. 808) besonders ausgebaut. Von zentraler Bedeutung war außerdem in der Evolution die Umgestaltung des Greiffußes zum Gehfuß und damit im Zusammenhang die Ausbildung von kraftvoll wirkenden Halte- und Bewegungsmuskeln besonders auf der Streckseite (Mm. glutaei, M. quadriceps femoris, M. triceps surae). Bei dieser Entwicklung des aktiven Bewegungsapparates der unteren Extremität kam der Körper mit den autochthonen Muskeln aus.

Statik der unteren Extremität. Im Stehen wirkt das Körpergewicht als statische Kraft. Dynamische Kräfte entstehen bei der Fortbewegung, beim Laufen, Gehen, Springen. Sie sind entsprechend dem 2. Newtonschen Axiom (Kraftvektor=Masse×Beschleunigungsvektor) von der Masse und von der Geschwindigkeitsänderung abhängig. Das Skelett von Ober- und Unterschenkel wird bei diesen Belastungen auf Druck und Biegung beansprucht. Am Femur ist die Verwirklichung des Maximum-Minimumprinzips, durch das der Knochen bei möglichst geringem Gewicht den hohen Anforderungen gerecht wird, besonders deutlich. Es spiegelt sich in der trajektoriellen Anordnung der Knochenbälkchen im Schenkelhals wieder (**Abb. 10.65**). Die Biegungskräfte, die auf den Femurschaft einwirken, werden durch die Adduktoren und durch den Tractus iliotibialis gemindert. Das bedeutet, daß für die Beanspruchbarkeit des Knochens auch der Weichteilmantel von Bedeutung ist.

Tabelle 10.49. Muskeln des Fußrückens

Muskeln	Ursprung	Ansatz	Funktion	Innervation
M. extensor hallucis brevis	Dorsale Fläche des Calcaneus, Lig. talocalcaneum interosseum	Grundphalanx der Großzehe	Dorsalextension im Großzehengrundgelenk	N. fibularis profundus
M. extensor digitorum brevis	Dorsale Fläche des Calcaneus	Dorsalaponeurose der 2.–4. Zehe	Dorsalextension der 2.–4. Zehe	N. fibularis profundus

Statik des Fußskeletts. Die Ossa tarsi und Ossa metatarsi bilden zusammen mit ihren Bändern und Knorpelüberzügen eine federnd-dämpfende Bogenkonstruktion. Sie besteht aus einem Längs- und einem Querbogen. Da sie in sich verdreht sind, spricht man auch von einer Verwindungskonstruktion. Bei der Gestaltung des Fußlängsbogens spielt die Entwicklung des hinteren Abschnitts des Calcaneus zum Hebelarm für die Muskulatur, aber auch zur Bildung eines natürlichen „Absatzes" eine wichtige Rolle, indem sich die tibiale Hauptstrebe über die laterale Nebenstrebe schob. In der Hauptstrebe bildete sich dabei für das Abrollen des Fußes beim Gehen die große Zehe als kräftiges Widerlager aus. Mittelfuß- und Fußwurzelknochen sind im Gesamtplan dieser Konstruktion durch Amphiarthrosen mit geringer Nachgiebigkeit untereinander verbunden. Die Last des Körpers wirkt über den Unterschenkel auf das Fußgewölbe. Es hat deshalb die Neigung sich abzuflachen.

Folgende Einrichtungen *wirken der Abflachung des Längsbogens* (**Abb. 10.74**) entgegen:

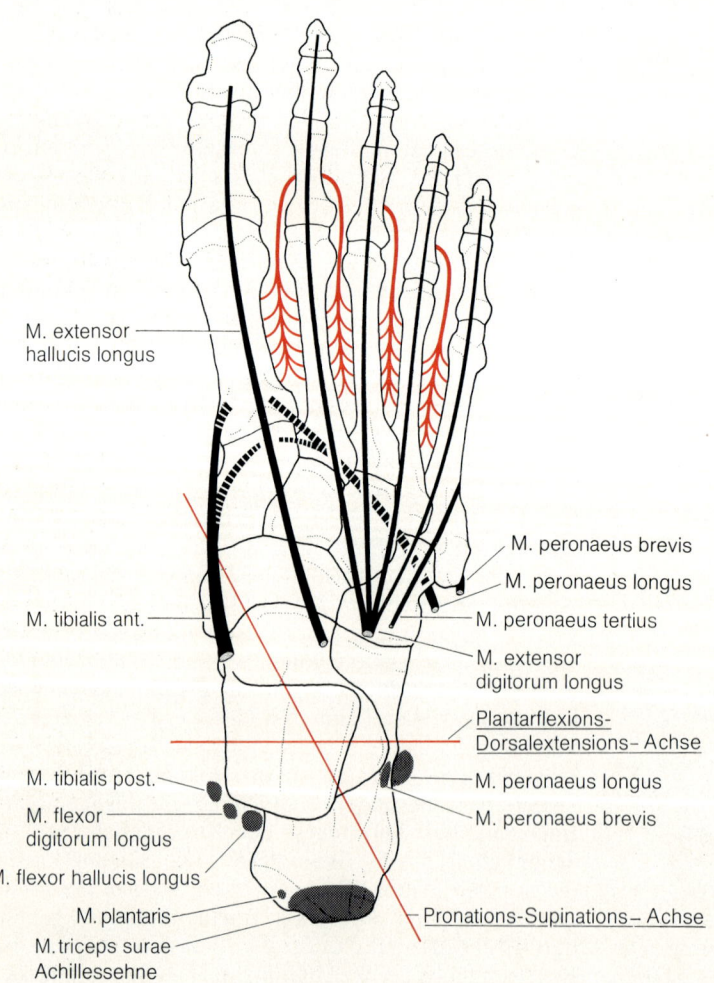

M. extensor hallucis longus

M. tibialis ant.

M. tibialis post.

M. flexor digitorum longus

M. flexor hallucis longus

M. plantaris

M. triceps surae Achillessehne

M. peronaeus brevis

M. peronaeus longus

M. peronaeus tertius

M. extensor digitorum longus

Plantarflexions-Dorsalextensions- Achse

M. peronaeus longus

M. peronaeus brevis

Pronations-Supinations- Achse

Abb. 10.84 Ansicht des Fußes von dorsal mit Sehnen (Nach v. Lanz und Wachsmuth 1972). Eingezeichnet sind außerdem die Mm. interossei dorsales

Tabelle 10.50. Muskeln der Fußsohle: Mediale Gruppe

Muskel	Ursprung	Ansatz	Funktion	Innervation
M. abductor hallucis	Processus medialis tuberis calcanei, Aponeurosis plantaris	Mediales Sesambein, Gelenkkapsel des Großzehengrundgelenkes, Grundphalanx I	Plantarflexion und Abduktion im Großzehengrundgelenk Verspannung des medialen Fußlängsbogens	N. plantaris medialis
M. flexor hallucis brevis,				
• **Caput mediale**	Ossa cuneiformia, Lig. calcaneocuboideum plantare	Über das mediale Sesambein an der Grundphalanx der Großzehe	Beugt im Großzehengrundgelenk	N. plantaris medialis
• **Caput laterale**	Ossa cuneiformia, Lig. calcaneocuboideum plantare	Über das laterale Sesambein an der Grundphalanx der Großzehe	Beugt im Großzehengrundgelenk	N. plantaris lateralis
M. adductor hallucis,				
• **Caput obliquum**	Os cuneiforme laterale, Os cuboideum, plantare Bänder	Laterales Sesambein, Großzehengrundphalanx	Adduktion und Beugung im Großzehengrundgelenk, verspannt den Fußlängsbogen	N. plantaris lateralis
• **Caput transversum**	Gelenkkapseln des 2.–5. Zehengrundgelenkes, Lig. metatarsale transversum profundum	Laterales Sesambein und Großzehengrundphalanx	Adduktion im Großzehengrundgelenk, verspannt den Fußquerbogen	N. plantaris lateralis

- **Aktive Verspannung durch Sehnen des/der**
  - M. flexor hallucis longus
  - M. flexor digitorum longus
  - M. tibialis posterior
  - kurzen Muskeln der Fußsohle
  - M. abductor hallucis
- **Passive Verspannung durch Bänder:**
  - Lig. plantare longum
  - Lig. calcaneonaviculare plantare (Pfannenband)
  - Lig. calcaneocuboideum plantare
  - Interossäre Bänder
  - Aponeurosis plantaris

Der *Fußquerbogen wird verspannt* durch die Sehne des M. peroneus longus, M. tibialis anterior (**Abb. 10.86**) und durch kurze Muskeln der Fußsohle (M. adductor hallucis, Mm. interossei), außerdem durch das Lig. metatarsale transversum profundum und durch andere plantare Bänder.

Die *Verspannung beider Bögen* erfolgt also durch Bänder und durch die langen Fußmuskeln. Die Muskeln bilden das aktive Verspannungssystem. Ohne sie würde die Bandkonstruktion alleine nicht dauerhaft halten, wie der allmählich sich einstellende Plattfuß nach einer Lähmung des M. peronaeus longus beweist (S. 343, 356). Bänder geben nämlich bei Dauerbelastung nach. Die schräg verlaufenden Sehnen und Bänder dienen entsprechend dem Gesetz der vektoriellen Zerlegung von Kräften der Verspannung beider Bögen (z. B. Sehne des M. peronaeus longus).

Das *Fußgewölbe liegt an 3 Punkten der Standfläche auf:* Tuber calcanei, Kopf des 1. und des 5. Os metatarsi. Besonders wird das Tuber calcanei belastet, weshalb hier ein dickes Druckpolster aus Baufett unterlagert ist. Im Fußabdruck auf der Standfläche wird der mediale Abschnitt der Fußsohle zur Sohlennische ausgespart.

Gelenkkette der unteren Gliedmaße. Sie ist weniger komplex als die der oberen, denn im Vordergrund stehen Gelenkfunktionen, die der Vorwärtsbewegung dienen.

Sprunggelenke. Das obere Sprunggelenk läßt eine Dorsalextension und Plantarflexion (1 Freiheitsgrad) zu, das untere, dessen Bewegungsumfang einem Ausschnitt aus einem Kegelmantel entspricht, die Pro- und Supination (1 Freiheitsgrad). Diese Bewegung ist also etwas völlig anderes als die gleichnamige Bewegung, die mit der Hand ausgeführt werden kann. Die Verkehrsfläche, die mit der Fußspitze bei der Zirkumduktion unter Inanspruchnahme beider Gelenke beschrieben wird, ist eine Ellipse. Das obere Sprunggelenk alleine dient vorwiegend dem Abrollvorgang des Fußes beim Gehen. Oberes und unteres Sprunggelenk zusammen sind wichtig für die Einstellung des Fußes beim Gehen in unwegsamem Gelände oder auf abschüssigem Untergrund, außerdem für das Ausbalancieren des Körpers, wenn die subtalare Fußplatte (die durch Amphiarthrosen miteinander verbundene Skeletteile von Tarsus und Metatarsus) auf dem Boden aufgesetzt ist.

Kniegelenk (2 Freiheitsgrade). Es ist das komplizierteste und auch das anfälligste Gelenk unseres Körpers.

Tabelle 10.51. Muskeln der Fußsohle: Mittlere Gruppe

Muskel	Ursprung	Ansatz	Funktion	Innervation
M. flexor digitorum brevis	Tuber calcanei, proximal an der Aponeurosis plantaris	Plantare Basis der Mittelphalanx der 2.–5. Zehe	Plantarflexion in den Grund- und Mittelgelenken der 2.–5. Zehe, Verspannung des Fußlängsbogens	N. plantaris medialis
M. quadratus plantae	Calcaneus, Lig. plantare longum	Seitlich an der Sehne des M. flexor digitorum longus	Unterstützt die Wirkung des M. flexor digitorum longus, zieht dessen Sehne etwas nach lateral	N. plantaris lateralis
Mm. lumbricales (4 Muskeln)	Sehnen des M. flexor digitorum longus. M. lumbricalis I einköpfig, II–IV zweiköpfig	Ziehen von medial her zur medialen Fläche der Grundphalangen 2–5 bzw. zur Dorsalaponeurose der 2.–5. Zehe	Beugung im Grundgelenk der 2.–5. Zehe bzw. Streckung im Mittel- und Endgelenk der 2.–5. Zehe, Medialadduktion der 2.–5. Zehe	Nr. 1 u. 2 vom N. plant. medialis, Nr. 3 u. 4 vom N. plantaris lateralis
Mm. interossei plantares (3 Muskeln, einköpfig)	Medial-plantare Fläche des 3.–5. Mittelfußknochens, Lig. plantare longum	Mediale Fläche der Grundphalangen 3–5 bzw. Dorsalaponeurose 3–5	Beugung im Grundgelenk der 3.–5. Zehe bzw. Streckung im Mittel- und Endgelenk der 3.–5. Zehe, Medialadduktion im Grundgelenk der 3.–5. Zehe	N. plantaris lateralis
Mm. interossei dorsales (4 Muskeln, zweiköpfig)	Einander zugekehrte Flächen der Ossa metatarsalia I–V	Nr. 1 inseriert medial an der Grundphalanx bzw. Dorsalaponeurose der 2. Zehe, Nr. 2, 3 und 4 lat. an der Grundphalanx bzw. Dorsalaponeurose der 2., 3. und 4. Zehe	Beugung im Grundgelenk sowie Streckung im Mittel- und Endgelenk der 2.–4. Zehe, je nach Verlauf Lateralabduktion (Nr. 2, 3 u. 4) oder Medialadduktion (Nr. 1)	N. plantaris lateralis

Beugung und Streckung für die Fortbewegung stehen im Vordergrund. Dementsprechend sind auch die Muskeln in 2 Gruppen angeordnet. Die Streckmuskeln überwiegen. Ihr Drehmoment ist etwa 3mal größer als das der Beuger. Durch sie (Quadrizepsgruppe) wird das Einknicken im Kniegelenk beim Gehen (s. unten) verhindert. Die Rotationsbewegung begleitet die Beugung. Sie ist nur in Flexionsstellung möglich, z.B. dann, wenn der Fuß beim Klettern festen Tritt sucht. Der Vorgang ist verbunden mit einer Adduktions- bzw. Abduktionsbewegung im unteren Sprunggelenk.

Hüftgelenk (3 Freiheitsgrade). Die Übertragung der Druckkräfte erfolgt im Hüftgelenk auf das Femur. Die Kontaktfläche am Hüftbein ist allein die Facies semilunaris. Für die Statik unseres Körpers ist von Bedeutung, daß im Stehen und Gehen das Hintenüberkippen des Rumpfes im Hüftgelenk durch äußerst kräftige Bandzüge auf der Vorderseite (S. 330), das Vornüberkippen durch die beim Menschen besonders ausgebildete Gesäßmuskulatur (vor allem M. glutaeus maximus, **Abb. 10.87**) verhindert wird. Sie entspringt breitflächig

an der für den Menschen typisch weit ausladenden Beckenschaufel. Die Muskelmasse wiegt ungefähr 2 kg und ist damit doppelt so groß wie die der Schultermuskeln.

Die Verkehrsfläche, die mit dem Oberschenkel bei der Zirkumduktion beschrieben werden kann, ist eine Ellipse. Durch Training läßt sich der physiologische Bewegungsumfang noch beträchtlich erweitern (Artisten).

Bei der Funktionsanalyse des Hüftgelenks wird im allgemeinen die Situation im Stehen und im Hinblick auf die Bewegung des Spielbeins dargestellt (z.B. **Tabelle 10.42**). Nicht zu übersehen ist aber andererseits, daß das Hüftgelenk auch beim Beugen des Rumpfes nach vorne in Anspruch genommen wird. Die relativ geringe Fähigkeit zur Ventralflexion in der Lendenwirbelsäule (**Tabelle 10.2**) wird durch die Drehung im Hüftgelenk beträchtlich erweitert (wenn wir z.B. etwas vom Boden aufheben). Im Liegen ändert sich die Situation insofern, als jetzt entweder die untere Extremität oder der Rumpf aus der Horizontalen angehoben werden kann. Zum Aufrichten

Tabelle 10.52. Muskeln der Fußsohle: Laterale Gruppe

Muskeln	Ursprung	Ansatz	Funktion	Innervation
M. abductor digiti minimi	Processus lateralis tuberis calcanei, Plantaraponeurose	Tuberositas ossis metatarsalis V, Grundphalanx der Kleinzehe	Beugung und Abduktion im Grundgelenk der Kleinzehe, Verspannung des Fußlängsbogens	N. plantaris lateralis
M. flexor digiti minimi brevis	Basis des Os metatarsale V, Lig. plantare longum	Plantare Basis der Grundphalanx der Kleinzehe	Beugung im Grundgelenk der Kleinzehe, Verspannung des Fußlängsbogens	N. plantaris lateralis
M. opponens digiti minimi (inkonstant)	Lig. plantare longum, am Ursprung mit dem vorigen verwachsen	Plantare und seitliche Fläche des Os metatarsale V	Verspannung des Fußlängsbogens	N. plantaris lateralis

des Rumpfes werden die beiden geraden Bauchmuskeln und der kräftig entwickelte M. iliopsoas eingesetzt.

Stehen. Beim Stehen auf beiden Beinen mit „durchgedrückten" Knien fällt dem aktiven Bewegungsapparat eine nur untergeordnete Rolle zu. Er ist entlastet („amuskulärer Stand"). Die Füße bilden einen Winkel von ungefähr 45°, wodurch die Standfläche gegenüber der bei parallel gestellten Füßen vergrößert wird. Jeder der beiden Füße ruht auf 3 Punkten (s. oben). Man unterscheidet verschiedene Arten des Stehens:

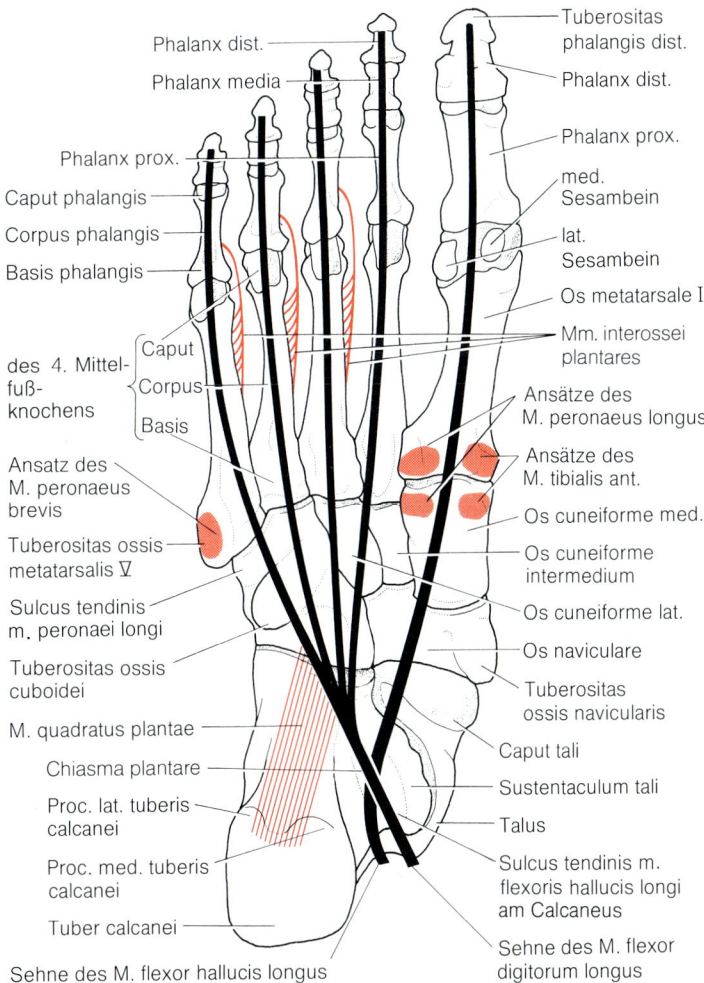

Abb. 10.85 Ansicht des Fußes von plantar mit Sehnen *(schwarz)* und Insertionsstellen *(rot);* Chiasma plantare

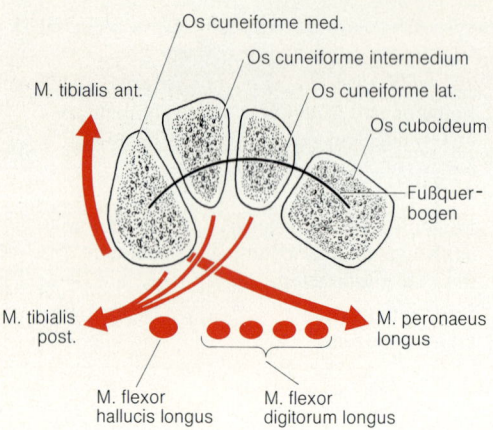

Abb. 10.86 Querschnitt durch das Fußskelett im Bereich der distalen Fußwurzelknochen. Eingetragen ist der Verlauf und die Wirkungsrichtung von Muskeln (Nach v. Lanz u. Wachsmuth 1972)

Normalstellung. Beide Beine sind gleichmäßig belastet. Das Lot durch den Schwerpunkt des Körpers schneidet die Mitte der transversalen Achsen des Hüft-, Knie- und oberen Sprunggelenks. Der Körper befindet sich im labilen Gleichgewicht. Die Muskulatur ist nur mäßig gespannt, aber bereit, bei der geringsten Änderung der Gleichgewichtslage regulierend einzuspringen, vor allem der M. glutaeus maximus (**Abb. 10.87**).

Entspannte Haltung. Der Körperschwerpunkt hat sich nach hinten verlagert. Das Lot durch den Körperschwerpunkt verläuft jetzt hinter der Transversalachse des Hüftgelenks. Der gesamte Beckengürtel ist etwas nach hinten gekippt. Die Muskulatur, insbesondere der M. glutaeus maximus, ist fast völlig entspannt („amuskulärer Stand"). Hingegen sind die Bänder (Lig. iliofemorale, Kollateral- und Kreuzbänder) angespannt. In entspannter Stellung nimmt der Körper eine lässige, bequeme Haltung ein; seine Muskeln ermüden weniger als in anderen Körperhaltungen und dennoch verfügt er über eine hohe Standfestigkeit.

Straffe Haltung. Der Körperschwerpunkt wird jetzt nach vorne verlagert. Das Lot durch den Schwerpunkt verläuft vor der Transversalachse von Hüft- und Kniegelenk. Der M. glutaeus maximus und die anderen im Hüftgelenk streckenden Muskeln, die oberflächlichen und die tiefen Flexoren des Unterschenkels sowie die Rückenmuskeln sind angespannt („stramme Haltung"), um ein Vornüberfallen des Körpers zu verhindern.

Kontrapoststellung. Bei der Wahl eines Beins als Standbein und beim Wechsel des Standbeins zum entlasteten Spielbein droht der Körper im Hüftgelenk zur Spielbeinseite abzukippen. Durch Kontraktion der seitlichen Hüftmuskeln (M. glutaeus medius et minimus und M. tensor fasciae latae) wird dies automatisch verhindert. Auf der Seite des Standbeins ist das Kniegelenk maximal

gestreckt; die Bänder sind angespannt; das Gelenk hält sich selbst.

Gehen. Beim Gehen wird abwechselnd jedes der beiden Beine einmal zum *Standbein,* dann zum Spiel- oder *Schwungbein.* Ein Schrittzyklus setzt sich aus *2 Standphasen* (des einen dann des anderen Beins) und aus *2 Schwungphasen* zusammen.

In der **Schwungphase** wird das Bein nach vorne bewegt (M. rectus femoris); die Fußspitze ist leicht angehoben (M. tibialis anterior) und das Kniegelenk etwas gebeugt (M. semitendinosus, M. semimembranosus, Caput longum des M. bicipitis), damit der Boden nicht gestreift wird. Das Schwungbein sucht jetzt neuen Stand, setzt mit der Ferse auf und wird zum Standbein, während der Schwerpunkt des Körpers nach vorne verlagert wird. Das Kniegelenk wird gestreckt (M. quadriceps femoris). Der Fuß rollt dann über den seitlichen Fußrand und über die große Zehe ab. Er löst sich als letzter vom Boden; das Bein ist wieder zum Schwungbein geworden.

In der **Standphase** wird das Körpergewicht vollständig auf das *Standbein* verlagert, während das Knie gestreckt ist. In diesem Moment muß durch die kleinen Gluäalmuskeln und durch den M. tensor fasciae latae verhindert werden, daß das Becken zur Seite des Schwungbeins absinkt. Zur Wahrung des Gleichgewichts wird durch sie sogar der Rumpf geringfügig über dem Standbein zur Seite geneigt. Im Übergang von der Spiel- zur Standbeinphase setzen auch die Adduktoren ein und verhindern, daß das Bein beim Aufsetzen zur Seite wegrutscht. Menschen mit einer Lähmung der Adduktoren gehen deshalb sehr unsicher. Ist die Körperlast auf das Standbein verlagert, verhindert die kräftige Quadrizepsgruppe das Einknicken im Kniegelenk. Das Einknicken im oberen Sprunggelenk beim Abrollen des Fußes wird durch den M. triceps surae verhindert, der mittels der Achillessehne an dem relativ langen Hebelarm des Calcaneus ansetzt. Wenn sich der Fuß im letzten Abschnitt der Standphase über die große Zehe vom Boden abwickelt, leistet der kräftig ausgebildete M. flexor hallucis longus Widerstand und verhindert ein passives Überstrecken. Mit der Beugung der großen Zehe hat er also nur wenig zu tun. Ermüdung des M. tibialis anterior (z. B. nach langdauernden Märschen) führt zu häufigem Stolpern, da die Fußspitze nicht mehr ausreichend angehoben wird.

Beim **schnellen Laufen,** *Rennen,* verändert sich der Bewegungsablauf insofern, als jetzt Phasen ohne Bodenberührung zwischengeschaltet sind. Beim **Treppensteigen** oder beim **Aufstehen** aus dem Sitzen werden fast ausschließlich der M. quadriceps und der M. glutaeus maximus eingesetzt, um die Körperlast in die Höhe zu stemmen. Menschen mit einer Lähmung dieser Muskeln sind ohne Zuhilfenahme der oberen Extremität nicht mehr dazu in der Lage.

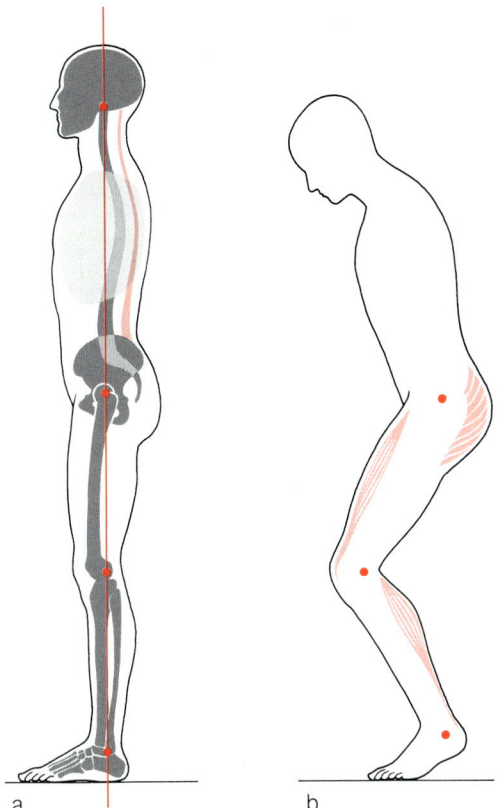

a b

Abb. 10.87 a, b. Bedeutung der Muskulatur für die Statik und Dynamik der unteren Extremität. **a** Normalstellung; **b** Muskelgruppen, die das Vornüberkippen (M. glutaeus maximus), das Einknicken im Kniegelenk (Quadricepsgruppe) und das Einknicken im oberen Sprunggelenk (M. triceps surae) verhindern

Hinweis. Die Art des Gangs, wozu auch die pendelnde Mitbewegung der Arme gehört, ist individuell auffallend verschieden. Viele Menschen sind an ihrem charakteristischen Gang erkennbar. Gang und Haltung sind in einem nicht geringen Umfang Ausdruck der Persönlichkeit. Welch hoher Grad an Spezialisierung andererseits durch Übung erreicht werden kann, beweisen Tänzer und Akrobaten.

10.3.5 Leitungsbahnen der unteren Extremität

> **Arteriell wird das Bein von der A. femoralis, A. poplitea, A. tibialis anterior, A. tibialis posterior, A. fibularis sowie deren Ästen versorgt**

> **Lernziele**
>
> Ursprung, Verlauf, Lage, Äste und Versorgungsgebiete der A. femoralis, der A. poplitea, A. tibialis anterior, A. dorsalis pedis, A. tibialis posterior, A. fibularis, A. plantaris medialis, A. plantaris lateralis • Arcus plantaris

A. femoralis (**Abb. 10.88**). Die Fortsetzung der A. iliaca externa, die den Oberschenkel durch die *Lacuna vasorum* unter dem Leistenband in der Mitte einer Verbindungslinie zwischen Spina iliaca anterior superior und Tuberculum pubicum erreicht, ist die A. femoralis (**Abb 10.99**). Anschließend läuft sie medial am Hüftgelenk vorbei in die *Fossa iliopectinea* bedeckt von der Fascia lata und der Oberhaut. Hinter dem M. sartorius tritt sie in den *Adduktorenkanal* ein und gelangt durch den *Hiatus tendineus* in die *Fossa poplitea*, wo sie dann als A. poplitea bezeichnet wird.

Versorgungsgebiete der A. femoralis sind Bein, Hüft- und Genitalregion sowie tiefe Schichten der Gesäßregion.

Die **A. femoralis** gibt folgende Äste ab:

- **A. epigastrica superficialis**. Diese zieht über das Leistenband hinweg zur Haut des Unterbauchs (S. 252).
- **A. circumflexa iliaca superficialis**. Das Gefäß verläuft parallel zum Leistenband in die Gegend der Spina iliaca anterior superior und anastomosiert hier mit der A. circumflexa iliaca profunda (S. 252).
- **Aa. pudendae externae**. Sie ziehen nach medial zur Haut und geben ab:
  - Rr. scrotales anteriores zum Scrotum bzw. Rr. labiales anteriores zu den Labia majora
  - Rr. inguinales zur Haut der Leistengegend
- **A. profunda femoris**. Die tiefe Oberschenkelschlagader verläßt 3–6 cm unterhalb des Leistenbandes nach lateral-dorsal die A. femoralis. Sie ist ihr stärkster Ast. Ihr Versorgungsgebiet ist die Oberschenkelmuskulatur. Abgang und Verzweigungen sind variabel. Sie entsendet folgende Äste:
  - **A. circumflexa femoris lateralis**. Das Gefäß wendet sich nach seinem Abgang aus der A. profunda femoris nach lateral und durchdringt den M. vastus lateralis. Sie teilt sich dann in einen *R. ascendens* zum M. tensor fasciae latae und zum Hüftgelenk, einen *R. transversus* zum Trochanter major und einen *R. descendens* zur Quadrizepsgruppe.

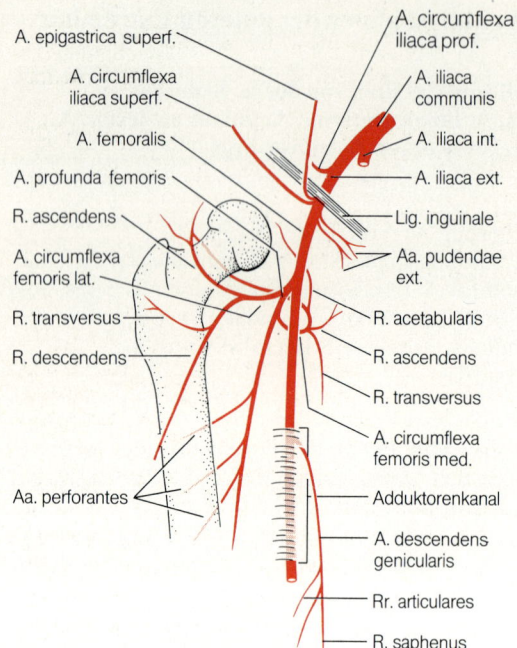

A. epigastrica superf.
A. circumflexa iliaca superf.
A. femoralis
A. profunda femoris
R. ascendens
A. circumflexa femoris lat.
R. transversus
R. descendens
Aa. perforantes

A. circumflexa iliaca prof.
A. iliaca communis
A. iliaca int.
A. iliaca ext.
Lig. inguinale
Aa. pudendae ext.
R. acetabularis
R. ascendens
R. transversus
A. circumflexa femoris med.
Adduktorenkanal
A. descendens genicularis
Rr. articulares
R. saphenus

Abb. 10.88   A. femoralis mit Verzweigungen. Der R. profundus der A. circumflexa femoris medialis, die in ihrer Fortsetzung hinter dem Schenkelhals verläuft, ist in der Abbildung nicht bezeichnet

– **A. circumflexa femoris medialis**. Sie wendet sich zunächst nach medial, dann nach dorsal. Von ihr zweigen 4 Äste ab:
Der *R. profundus* dringt in die Tiefe zur Adduktorengruppe und zur ischiokruralen Muskulatur und anastomosiert mit der A. glutaealis superior et inferior. Ein Endast gelangt an die Rückseite des Schenkelhalses und anastomosiert in der Fossa trochanterica mit der A. circumflexa femoris lateralis.
Der *R. ascendens* läuft nach oben zur Adduktorengruppe und bildet Anastomosen mit Ästen der A. obturatoria.
Der *R. transversus* geht zur ischiokruralen Muskulatur und hat Verbindung zur A. perforans I.
Der *R. acetabularis* durchsetzt das Lig. transversum acetabuli, läuft im Lig. capitis femoris zur proximalen Femurepiphyse und bildet Anastomosen mit dem gleichnamigen Ast der A. obturatoria.
– **Aa. perforantes**. Aus dem Stamm der A. profunda femoris zweigen 3–5 Aa. perforantes ab. Sie durchbohren die Adduktoren in Nähe ihrer Ansätze und versorgen die dorsalen Muskeln einschließlich der Adduktorengruppe. Aus den Aa. perforantes gehen die *Aa. nutriciae femoris* hervor. Der Endast der A. profunda femoris kann als letzte A. perforans aufgefaßt werden.

• **A. descendens genicularis**. Das Gefäß zweigt im Adduktorenkanal aus der A. femoralis ab, durchbricht dann gemeinsam mit der zugehörigen Vene und dem N. saphenus die Membrana vastoadductoria und teilt sich anschließend in einen *R. saphenus*, der gemeinsam mit dem N. saphenus zur medialen Seite der Tibia zieht und in *Rr. articulares* zum Rete articulare genus.

Blutversorgung von Collum und Caput femoris. Femurkopf und Hüftgelenk erhalten ihre Blutgefäße aus:

• **A. circumflexa femoris medialis**. Ihr R. profundus läuft an der Rückseite des Schenkelhalses und entsendet kleine Äste in das Periost.
• **A. circumflexa femoris lateralis**. Ihr R. ascendens läuft an der Vorderseite des Schenkelhalses und gibt kleine Äste ans Periost ab. Anastomosenbildung mit dem Endast aus der A. circumflexa femoris medialis.
• **R. acetabularis** aus dem *R. posterior der A. obturatoria*
• **R. acetabularis** aus der *A. circumflexa femoris medialis*. Beide Rr. acetabulares gehen Anastomosen miteinander ein. Beim Erwachsenen sind die Gefäße oft obliteriert.

Klinischer Hinweis. Nach intraartikulären Schenkelhalsfrakturen, bei denen die im Periost verlaufenden Gefäße durchrissen sind, oder nach Epiphysenlösung des coxalen Femurendes im Kindesalter kann es infolge mangelhafter Blutversorgung zu einer Nekrose des Femurkopfes kommen.

A. poplitea (Abb. 10.89). Sie ist die Fortsetzung der A. femoralis in der Kniekehle und wird so bezeichnet, nachdem sie den Adduktorenkanal im Hiatus tendineus verließ. Sie reicht bis zum unteren Rand des M. popliteus bzw. zum Oberrand des M. soleus. Sie liegt in der Tiefe der Fossa poplitea (Topographie S. 380) in unmittelbarer Nähe der Gelenkkapsel.
Die A. poplitea gibt folgende Äste ab:

• **Rr. musculares** zu den umliegenden Muskeln
• **A. superior lateralis genus**. Sie zieht oberhalb des Condylus lateralis femoris unter der Sehne des M. biceps femoris nach vorne zum Rete articulare genus.
• **A. superior medialis genus**. Sie zieht oberhalb des Condylus medialis femoris nach vorne zum Rete articulare genus.
• **A. media genus**. Sie entspringt in Höhe der Fossa intercondylaris und läuft zum Kniegelenk zur Versorgung von Kapsel und Kreuzbändern.
• **Aa. surales** zur Versorgung der Wadenmuskulatur
• **A. inferior lateralis genus**. Sie läuft unter dem seitlichen Ursprungskopf des M. gastrocnemius und oberhalb des Fibulakopfes nach vorne zum Rete articulare genus.
• **A. inferior medialis genus**. Sie gelangt unter dem medialen Ursprungskopf des M. gastrocnemius um den

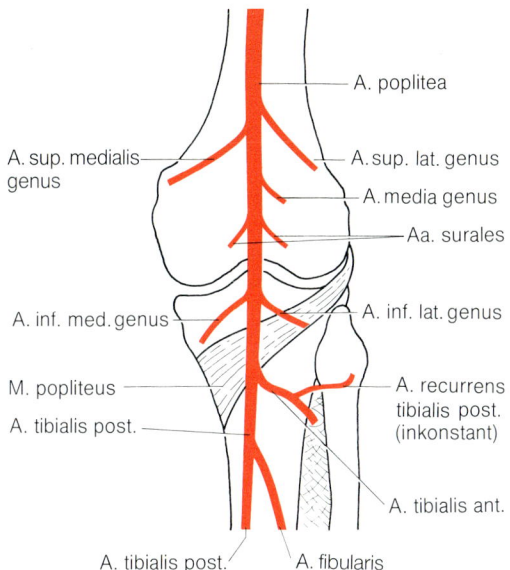

A. poplitea

A. sup. medialis genus

A. sup. lat. genus

A. media genus

Aa. surales

A. inf. med. genus

A. inf. lat. genus

M. popliteus

A. recurrens tibialis post. (inkonstant)

A. tibialis post.

A. tibialis ant.

A. tibialis post.

A. fibularis

Abb. 10.89 A. poplitea mit Verzweigungen. (Nach Lippert 1975)

Condylus medialis (tibiae) nach vorne zum Rete articulare genus.

- **Rete articulare genus.** Es ist ein feines arterielles Gefäßnetz auf der Vorderseite des Kniegelenks mit vielen kleinen Zu- und Abflüssen. Sie reichen jedoch meist nicht aus, um einen Verschluß der A. poplitea zu überbrücken. Vom Rete articulare genus zweigen Äste zur Haut und zur Kniegelenkskapsel ab. *Rete patellare* ist ein arterielles Netz auf der Vorderfläche der Kniescheibe.

Am Unterrand des M. popliteus, meist oberhalb des Arcus tendineus m. solei, setzt sich die A. poplitea durch Aufteilung fort in die

- A. tibialis anterior und die
- A. tibialis posterior, die etwas weiter distal die
- A. fibularis, das 3. große Gefäß am Unterschenkel, abgibt.

A. tibialis anterior (Abb. 10.90 a). Sie läuft gemeinsam mit ihren beiden Begleitvenen durch die proximal gelegene Öffnung in der Membrana interossea cruris in die Extensorenloge, wo sie streckenweise vom M. peronaeus profundus begleitet wird. Distal wird sie von der Sehne des M. extensor hallucis longus überkreuzt. In ihrem weiteren Verlauf erhält sie am Fuß den Namen A. dorsalis pedis (s. unten).

Die A. tibialis anterior gibt außer *Rr. musculares* zu den Extensoren am Unterschenkel folgende Gefäße an die Umgebung ab:

- **A. recurrens tibialis posterior**, ein kleines inkonstantes Gefäß, das unter dem M. popliteus zur Kniekehle zieht

- **A. recurrens tibialis anterior.** Sie verläßt die A. tibialis anterior kurz nachdem diese die Membrana interossea cruris durchquert hat und mündet in das Rete articulare genus.
- **A. malleolaris anterior lateralis.** Sie zieht unter der Sehne des M. extensor digitorum longus auf den Außenknöchel zum Rete malleolare laterale.
- **A. malleolaris anterior medialis.** Sie läuft unter der Sehne des M. tibialis anterior und mündet in das Rete malleolare mediale.

Hinweis. *Rete malleolare laterale* und *mediale* sind arterielle Gefäßnetze auf den Knöcheln, die von den Aa. malleolares anteriores medialis et lateralis und von Rr. malleolares gespeist werden. Werden sie, z. B. bei Knöchelfrakturen, Distorsionen oder Bänderrissen verletzt, entstehen Schwellungen und Blutergüsse (Hämatome).

A. dorsalis pedis (Abb. 10.91 a). Sie ist die Fortsetzung der A. tibialis anterior auf dem Fußrücken. Die Grenze liegt am Übergang des Unterschenkels zum Fuß in Höhe des Gelenkspaltes des oberen Sprunggelenks. Das Gefäß liegt oberflächlich. Es ist *zwischen der Sehne des M. extensor hallucis longus und M. extensor digitorum longus proximal zu tasten* (Arterienpuls). Abweichende Verläufe sind nicht selten. Von der A. dorsalis pedis zweigen ab:

- **A. tarsalis lateralis.** Sie zieht unter den Sehnen der langen und kurzen Extensoren in die Gegend des Os cuboideum und anastomosiert mit der A. arcuata.
- **Aa. tarsales mediales**, 2–3 kleine Äste, die zum medialen Fußrand ziehen
- **A. arcuata.** Sie zieht bogenförmig auf den Basen des 2.–5. Mittelfußknochens unter den Sehnen des M. extensor digitorum longus et brevis zum lateralen Fußrand, wo sie mit der A. tarsalis lateralis anastomosiert. Aus der A. arcuata gehen hervor:
  - **A. metatarsalis dorsalis I.** Dieses Gefäß ist die direkte Fortsetzung der A. dorsalis pedis. Es entsendet einen starken Ast, die **A. plantaris profunda** (auch als R. plantaris profundus bezeichnet) durch den 1. Metatarsalraum. Dieser starke Ast anastomosiert in der Fußsohle mit dem Arcus plantaris.
  - **Aa. metatarsalis dorsalis II–IV.** Sie verlaufen auf den Mm. interossei dorsales II–IV. Sie geben proximal und distal **Rr. perforantes** ab, die die Mm. interossei durchdringen und mit den entsprechenden Aa. metatarsalis plantares in Verbindung stehen.
  - **A. metatarsales dorsales V.** Sie verläuft seitlich am 5. Mittelfußknochen.
  - **Aa. digitales dorsales.** Sie sind Endäste der Aa. metatarsales dorsales. Im Einzelnen: Die A. metatarsalis I spaltet sich distal in die beiden Aa. digitales dorsales (propriae). Sie versorgen die einander zugekehrten Seiten der 1. und 2. Zehe. Die Aa. metatarsales II–IV spalten ebenfalls je 2 Aa. digitales dorsales (propriae) ab. Sie versorgen von dorsal aus die Seitenflächen der übrigen einander gegenüber-

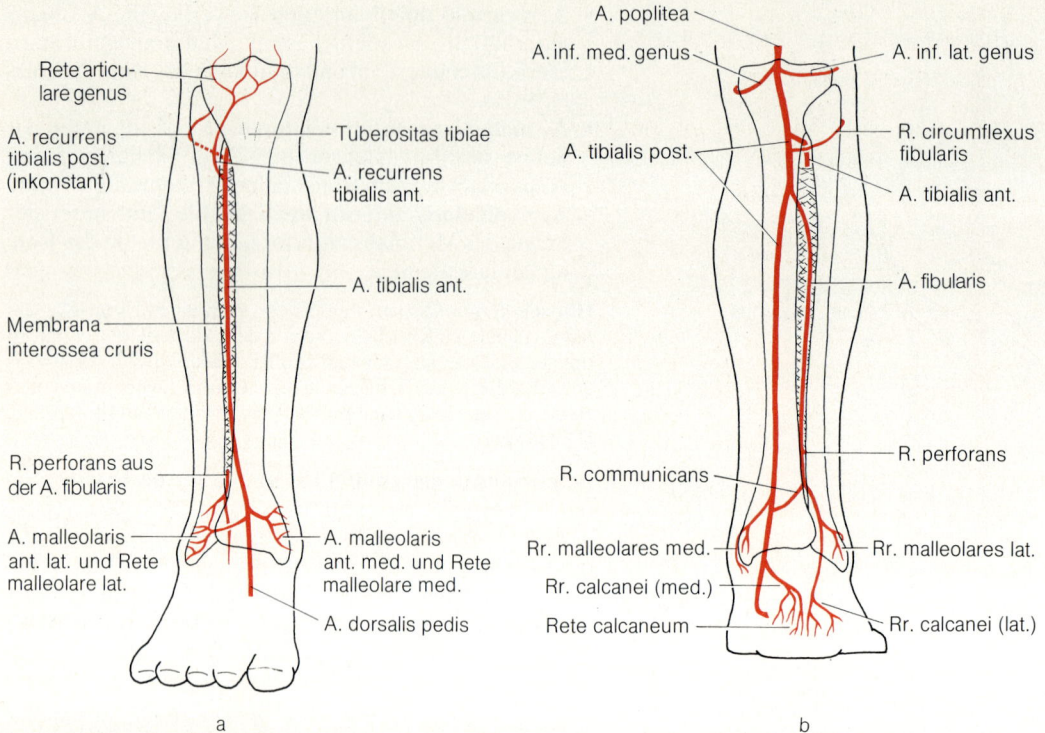

Abb. 10.90 a, b   **a** Verlauf der A. tibialis anterior; **b** Verlauf der A. tibialis posterior (Nach Lippert 1975)

liegender Zehen. Die A. digitalis dorsalis V geht aus der A. tarsalis lateralis hervor.

A. tibialis posterior (**Abb. 10.90 b**). Sie läuft in direkter Fortsetzung der A. poplitea durch den Arcus tendineus m. solei zusammen mit den beiden Begleitvenen und dem N. tibialis in die tiefe Flexorenloge. Sie gibt außer Rr. musculares zu den Flexoren folgende Äste ab:

- **R. circumflexus fibularis**, einen kleinen Ast um das Caput fibulae herum zum Rete articulare genus
- **A. fibularis** (s. unten)
- **Rr. malleolares mediales**, die von hinten her zum Rete malleolare mediale ziehen
- **Rr. calcanei** zum Rete calcaneum, einem Gefäßnetz über dem Tuber calcanei
- **A. nutricia tibiae**

A. fibularis (**Abb. 10.90 b**). Die A. fibularis (früher A. peronaea) zweigt dicht unterhalb des Arcus tendineus m. solei aus der A. tibialis posterior ab und läuft an der medialen Kante der Fibula auf der Rückseite der Membrana interossea cruris in Nachbarschaft zum M. flexor hallucis longus abwärts zum lateralen Knöchel. Sie versorgt durch Rr. musculares die tiefen Flexoren und die Mm. peronaei. Sie entsendet außerdem folgende Äste:

- **R. perforans**, der oberhalb vom oberen Sprunggelenk durch eine Öffnung in der Membrana interossea cruris

zum Rete malleolare laterale und zum Fußrücken gelangt. Als Variante kann die A. dorsalis pedis aus ihr stammen.
- **R. communicans**, distaler Verbindungsast zwischen A. tibialis posterior und A. fibularis
- **Rr. malleolares laterales**, zum Rete malleolare laterale
- **Rr. calcanei** (laterales), zur seitlichen Fläche des Calcaneus und zum Rete calcaneum
- **Rete calcaneum**, arterielles Gefäßnetz am Tuber calcanei

Plantare Aufteilung der A. tibialis posterior. Auf der Fußsohle oder schon unterhalb des Innenknöchels teilt sich die A. tibialis posterior in die *A. plantaris medialis* und in die *A. plantaris lateralis* (**Abb. 10.91 b**).

A. plantaris medialis. Sie ist das schwächere der beiden großen Plantargefäße und läuft zwischen M. abductor hallucis und M. flexor digitorum brevis zum medialen Fußrand. Dort teilt sie sich in den *R. profundus*, der meist distal mit dem Arcus plantaris anastomosiert, und den *R. superficialis*, der oberflächlich verläuft und sich distal mit der A. metatarsalis plantaris verbindet.

A. plantaris lateralis. Sie läuft zwischen M. flexor digitorum brevis und M. quadratus plantae in die Tiefe der seitlichen Fußregion und bildet den

- **Arcus plantaris profundus**, indem sie bogenförmig von lateral zwischen dem Caput obliquum des M. adductor

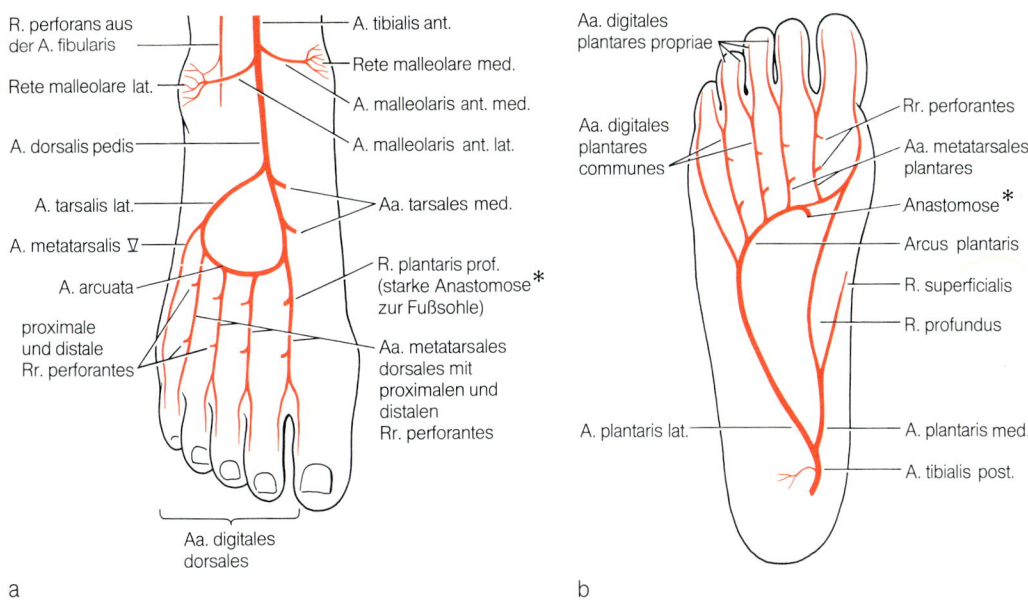

Abb. 10.91 a,b   a A. tibialis anterior und A. arcuata (Nach Lippert 1975)   b Arterien der Planta pedis

hallucis und den Mm. interossei nach medial zieht. Vom Arcus plantaris profundus zweigen ab:

- **Aa. metatarsales plantares I–IV.** Sie entsenden die *Rr. perforantes*, die mit den entsprechenden Rr. perforantes aus den dorsalen Metatarsalarterien anastomosieren.
- **Aa. digitales plantares communes**, Bezeichnung für die Gefäßabschnitte distal vom Abgang der Rr. perforantes aus den Aa. metatarseae plantares bis zur Aufzweigung in die Aa. digitales plantares propriae.
- **Aa. digitales plantares propriae.** Sie laufen medial und lateral im plantaren Bereich der Zehen, ihre Versorgungsgebiete entsprechen den Aa. digitales palmares propriae an der Hand.

> **Der venöse Abfluß aus dem Bein erfolgt durch ein oberflächliches Venensystem und durch tiefe Beinvenen**

> **Lernziele**
>
> Dränagegebiete, Verlauf, Lage und Äste der oberflächlichen und tiefen Beinvenen

Die *oberflächlichen Beinvenen* laufen unabhängig von Arterien im subkutanen Fettgewebe außerhalb der Muskelfaszie, d. h. epifaszial. Sie bestehen aus einigen großen Stämmen und flächenhaft ausgebreiteten venösen Netzen. Ihr Zuflußgebiet ist die Haut.

Die *tiefen Beinvenen* laufen gemeinsam mit den Arterien als Begleitvenen, *Vv. comitantes*, zwischen der Mus-

kulatur. Nur der A. femoralis und A. poplitea sind je 1 Begleitvene zugeordnet. Alle anderen werden von 2 Vv. comitantes begleitet, die oft durch Querbrücken strickleiterartig verbunden oder geflechtartig um die Arterie angeordnet sind. Beide Gefäße werden von einer gemeinsamen Bindegewebshülle umgeben. Zuflußgebiet der tiefen Beinvenen sind Muskulatur, Knochen und Gelenke.

Oberflächliche und tiefe Beinvenen stehen durch zahlreiche Anastomosen untereinander in Verbindung.
Oberflächliches Venensystem (Abb. 10.92):

- **V. saphena magna.** Sie beginnt am medialen Rand des Fußrückens, wo sie aus dem *Rete venosum dorsale* und aus dem *Arcus venosus dorsalis pedis* ihre Zuflüsse erhält. Die V. saphena magna läuft dann vor dem Innenknöchel zur medialen Seite des Unterschenkels. Hier steht sie durch Seitenäste, die die Fascia cruris durchbrechen, mit den tiefen Beinvenen in Verbindung. Sie zieht dann mit dem N. saphenus hinter dem medialen Kondylus zur Vorderseitenfläche des Oberschenkels. Weiter proximal tritt sie durch den Hiatus saphenus in ihre kurze subfasziale Verlaufsstrecke ein und mündet in der Fossa iliopectinea in die V. femoralis.
- **Venenstern.** In der *Gegend des Hiatus saphenus* (s. Topographie, S. 380) münden Hautvenen aus verschiedenen Regionen in die V. saphena magna oder auch direkt in die V. femoralis. Sie bilden einen „Venenstern". Es sind dies:
- **Vv. pudendae externae** aus dem Genitalbereich (*V. dorsalis penis* bzw. *clitoridis*, *Vv. scrotales* bzw. *labiales anteriores*; s. unten)

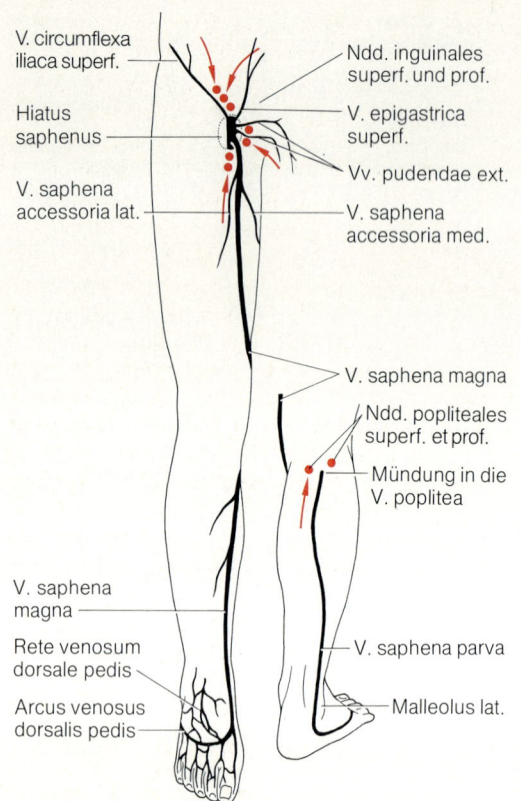

V. circumflexa
iliaca superf.

Ndd. inguinales
superf. und prof.

Hiatus
saphenus

V. epigastrica
superf.

Vv. pudendae ext.

V. saphena
accessoria lat.

V. saphena
accessoria med.

V. saphena magna

Ndd. popliteales
superf. et prof.

Mündung in die
V. poplitea

V. saphena
magna

Rete venosum
dorsale pedis

Arcus venosus
dorsalis pedis

V. saphena parva

Malleolus lat.

Abb. 10.92   Oberflächliche Venen und oberflächliche Lymphknoten der unteren Extremität

- **V. circumflexa iliaca superficialis** (Zuflußgebiet aus der Haut unterhalb der Spina iliaca anterior superior)
- **V. epigastrica superficialis** (Zuflußgebiet Haut ventral oberhalb des Leistenbandes)
- **V. saphena accessoria**. Ein inkonstanter Seitenast der V. saphena magna an der Vorderseitenfläche des Oberschenkels, der gelegentlich mit der V. saphena parva anastomosiert.
- **V. saphena parva**. Die Vene steht am seitlichen Fußrand mit dem Arcus venosus dorsalis pedis und dem Rete venosum dorsale pedis in Verbindung. Sie läuft hinter dem Außenknöchel zur Beugeseite des Unterschenkels, durchbricht in der Kniekehle die Faszie und mündet zwischen den beiden Ursprungsköpfen des M. gastrocnemius in die V. poplitea. Die V. saphena parva steht am Unterschenkel mit tiefen Beinvenen in Verbindung. Sie bildet oberflächliche netzartige Anastomosen mit der V. saphena magna.

Klinischer Hinweis. Die oberflächlichen Beinvenen, insbesondere die V. saphena magna et parva, können erweitert und geschlängelt sein (*Varizen*). Ihre Klappen schließen dann nicht mehr; es kommt zum Rückstau des Blutes. Gelegentlich bilden sich Thrombosen (wandständige Blutgerinnsel). Bei einer operativen Entfernung der oberflächlichen Beinvenen (Stripping-Operation) muß der Chirurg auf die zahlreichen Anastomosen achten, deren wichtigsten die Vv. perforantes zwischen V. saphena magna und V. tibialis posterior und zwischen V. saphena acessoria und V. femoralis sind.

Tiefe Beinvenen. Das venöse Blut aus dem Gebiet des Fußes und des Unterschenkels wird in den

- **Vv. tibiales anteriores**, **Vv. tibiales posteriores** und **Vv. fibulares**, die alle die gleichnamigen Arterien begleiten, gesammelt und zur
- **V. poplitea** in der Tiefe der Kniekehle geleitet. Sie nimmt außerdem die V. saphena parva (s. oben) und *Vv. geniculares* aus dem Bereich des Kniegelenks auf. Die V. poplitea setzt sich im Hiatus tendineus des Adduktorenkanals fort in die
- **V. femoralis**. Dieses große Gefäß ist die Begleitvene der gleichnamigen Arterie. Im Hiatus saphenus mündet in sie die V. saphena magna (s. oben) und knapp unterhalb die
  - **V. profunda femoris**. Sie nimmt zuvor die *Vv. circumflexae mediales* und *laterales femorales* und die *Vv. perforantes* auf, die Blut aus der ischiokruralen Muskulatur führen.

In der *Lacuna vasorum*, wo die V. femoralis medial von der Arterie liegt, setzt sie sich in die *V. iliaca externa* fort.

Klinischer Hinweis. In den tiefen Beinvenen können Thrombosen entstehen, besonders wenn strenge Bettruhe eingehalten werden muß. Dabei können sich Thromben lösen und zu Lungenembolien führen.

Lymphbahnen und Lymphknoten lassen ähnlich wie die Venen ein oberflächliches und ein tiefes System unterscheiden

Lernziele

Lymphbahnen • Nodi lymphatici popliteales • Nodi lymphatici inguinales

Oberflächliches und tiefes Lymphgefäßsystem stehen miteinander in Verbindung. Die *oberflächlichen Lymphbahnen* verlaufen im subkutanen Fettgewebe, insbesondere in Begleitung der V. saphena magna et parva, die *tiefen Bahnen* gemeinsam mit den tiefen Beinvenen. In die Lymphbahnen sind die regionären Lymphknoten eingeschaltet (**Abb. 10.92**).

- **Nodi lymphatici popliteales**. Im Fettgewebe der Fossa poplitea liegen bis zu 6 Lymphknoten. Die *Nodi lymphatici popliteales superficiales* erhalten ihre Zuflüsse aus den oberflächlichen Lymphbahnen entlang der V. saphena parva und aus den tiefen Bahnen in Begleitung der Vv. tibiales anteriores, posteriores und der Vv. fibulares. Ihr Abfluß erfolgt in die *Nodi lymphatici popliteales profundi* (neben der A. poplitea) und von hier aus weiter in die tiefen Leistenlymphknoten.

- **Nodus lymphaticus tibialis anterior**. Ein inkonstanter Lymphknoten vorne auf der Membrana interossea cruris an der Durchtrittsstelle der Vasa tibialia anteriora.

- **Nodi lymphatici inguinales** (*Leistenlymphknoten*). Sie setzen sich aus einer oberflächlich und einer tiefer gelegenen Gruppe zusammen:
  - **Nodi lymphatici inguinales superficiales**. Sie liegen epifaszial. Die längsangeordneten Lymphknoten werden entlang der V. saphena magna wird als *Nodi lymphatici inguinales superficiales inferiores* bezeichnet. Oberhalb von ihnen liegt entlang dem Leistenband eine mediale Gruppe, *Nodi lymphatici inguinales superficialis superomediales*, und eine lateral gelegene Gruppe, *Nodi lymphatici inguinales superficiales superolaterales*. Einzugsgebiet der oberflächlichen Leistenlymphknoten ist die vordere Bauchwand, der Damm, das äußere Genitale und die Oberfläche des Beins. Der Abfluß erfolgt in die *Nodi lymphatici iliaci externi*.
  - **Nodi lymphatici inguinales profundi**. Sie breiten sich entlang der V. femoralis im Hiatus saphenus der Fascia lata aus. Zu ihnen wird auch der *Rosenmüller-Lymphknoten* (*Nodus lymphaticus anuli femoralis*) im Canalis femoralis gerechnet. Bisweilen fehlt er. Einzugsgebiet: tiefe Lymphbahnen der unteren Extremität. Abfluß in die *Nodi lymphatici iliaci externi*.

Klinischer Hinweis. Bei entzündlichen Prozessen am Bein oder Genitale kann es zur *Lymphangitis* (rötlicher Streifen) und Schwellung der regionalen Lymphknoten kommen.

Die untere Extremität wird vom Plexus lumbosacralis innerviert

---

Lernziele Ursprung, Lage, Verlauf, Äste, Innervationsgebiete des Plexus lumbalis, des Plexus sacralis, des N. ischiadicus, des Plexus coccygeus • Hautsensibilität der unteren Extremität • Segmentale Zuordnung

---

Die Bildung von Nerven und Nervengeflechten erfolgt im Lumbosakralbereich nach den gleichen Gesetzmäßigkeiten wie im Hals-Armbereich.

Nn. lumbales. Die 5 lumbalen Spinalnerven aus den Segmenten L$_1$–L$_5$ teilen sich in einen R. posterior und in einen R. anterior. Die *Rr. posteriores* spalten sich in einen motorischen *R. medialis* für die autochthone Rückenmuskulatur (S. 234) und in einen überwiegend sensiblen *R. lateralis* für die Rückenhaut. Einige Rr. laterales (aus L$_1$ bis L$_3$) ziehen als sensible *Rr. clunium superiores* über die Crista iliaca hinweg zur Gesäßhaut (**Abb. 10.96 b**). Die Rr. anteriores beteiligen sich an der Bildung des Plexus lumbosacralis.

Nn. sacrales. Sie teilen sich gleich den Nn. lumbales in *Rr. posteriores* mit je einem *R. medialis* und *R. lateralis* und in die Rr. anteriores. Einige Rr. laterales (aus den Segmenten S$_1$ bis S$_3$) durchdringen den M. glutaeus maximus und versorgen sensibel als *Rr. clunium mediales* die Haut der medialen Gesäßgegend (**Abb. 10.96 b**).

Nn. coccygei. Sie sind vorwiegend sensibel und geben Zweige an den Plexus coccygeus ab.

Plexus lumbosacralis (**Abb. 10.93**).Wie im Armbereich bildet sich auch für die untere Extremität aus *Rr. anteriores* ein Plexus. Seine Äste versorgen das Bein. Das Lumbosakralgeflecht unterteilt man künstlich in den kranial gelegenen *Plexus lumbalis* und in die weiter kaudal gelegenen *Plexus sacralis*.

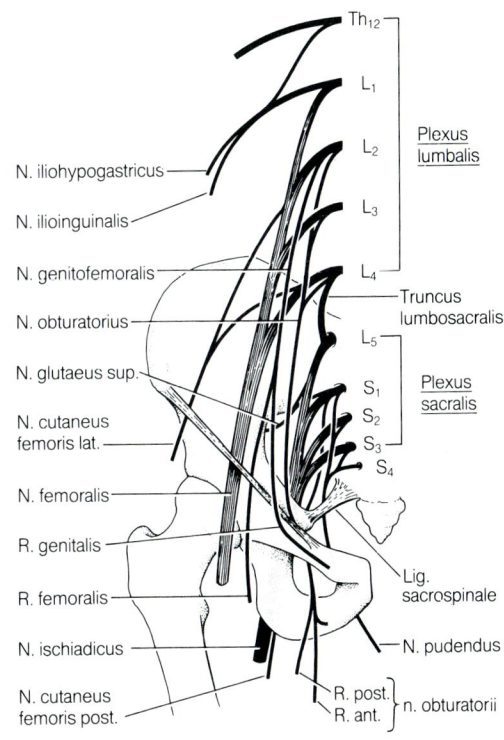

Abb. 10.93 Plexus lumbosacralis. Nicht eingezeichnet Rr. musculares und der N. glutaeus inferior (in Anlehnung an Lanz und Wachsmuth 1972), vgl. **Abb. 10.98**

Plexus lumbalis, Lendengeflecht. Rr. anteriores aus L$_1$ bis L$_3$ mit kleinen Bündeln aus Th$_{12}$ und L$_4$ bilden den Plexus lumbalis. Er liegt vorwiegend zwischen der ventralen und dorsalen Ursprungsschicht des M. psoas major. Von L$_4$ und L$_5$ zieht ein kräftiger Stamm, *Truncus lumbosacralis*, zu S1 und stellt die Verbindung zwischen den beiden Plexus her. Aus dem Plexus lumbalis gehen folgende Nerven hervor:

- **Rr. musculares** (sie können auch direkt aus den Rr. anteriores abzweigen) zur Versorgung des *M. quadratus lumborum, M. psoas major et minor*
- **N. iliohypogastricus** (S. 255)
- **N. ilioinguinalis** (S. 255)
- **N. genitofemoralis.** Er durchbohrt den M. psoas major, läuft auf seiner Vorderfläche nach unten und spaltet sich in 2 Äste. Der Stamm oder die Äste unterkreuzen den Ureter (Schmerzausstrahlungen bei Uretersteinkoliken). Der eine Ast
  - **R. genitalis,** läuft im Funiculus spermaticus durch den Leistenkanal, versorgt motorisch den *M. cremaster*, die *Tunica dartos* und sensibel die *Haut des Scrotums* bzw. der *Labia majora*. Der andere Ast
  - **R. femoralis,** zieht lateral von der A. femoralis durch die Lacuna vasorum (**Abb. 10.99**) und versorgt die *Oberschenkelhaut in der Umgebung des Hiatus saphenus*.
- **N. cutaneus femoris lateralis** (**Abb. 10.96 a, 10.99**). Er liegt in der Fossa iliaca auf dem M. iliacus, zieht dann etwa 1 cm medial von der Spina iliaca anterior superior durch die *Lacuna musculorum* zur *Haut seitlich am Oberschenkel.*
- **N. obturatorius** (aus L$_2$–L$_4$, **Abb. 10.94**). Er verläuft am medialen Rand des M. psoas major seitlich vom Ureter nach unten, unterkreuzt die Vasa iliaca communia und gelangt dann durch den Canalis obturatorius *zur medialen Gruppe der Oberschenkelmuskeln.* Oberhalb des M. adductor brevis teilt er sich in einen R. anterior und R. posterior.
  - **R. anterior.** Er versorgt den *M. adductor brevis, M. adductor longus, M. gracilis* und gemeinsam mit Muskelästen aus dem N. femoralis den *M. pectineus* (*Doppelinnervation*). Sein Endast, der **R. cutaneus,** gelangt zur *Haut der Innenfläche des Oberschenkels und Kniegelenks* (Schmerzausstrahlungen bei Prozessen am Ovar und bei Obturatoriushernien) (**Abb. 10.96**).
  - **R. posterior.** Dieser Ast versorgt den *M. obturator externus* und den *M. adductor magnus* gemeinsam mit dem N. tibialis (*Doppelinnervation*). Er gibt einen Ast an die Kniegelenkskapsel ab.

Autonomgebiet: medial oberhalb des Kniegelenks.

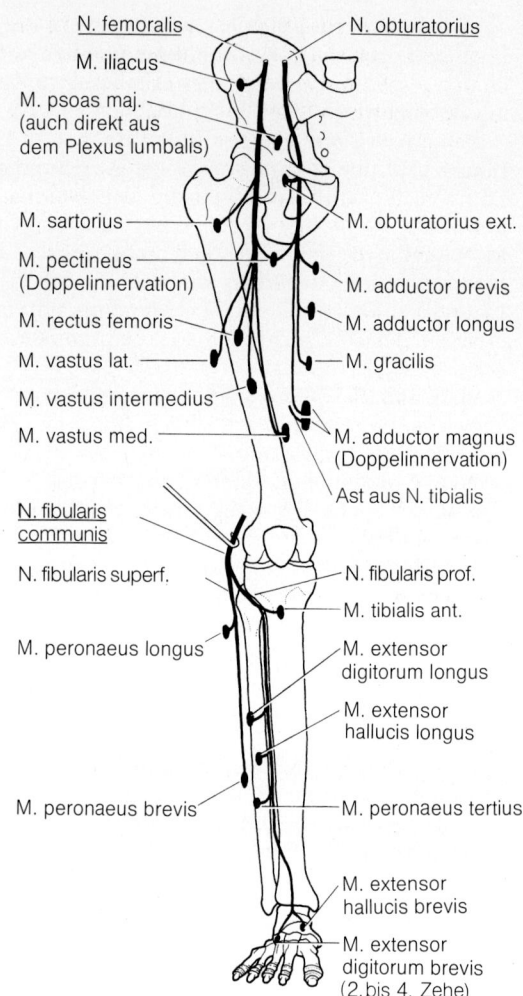

Abb. 10.94 Motorische Innervationsgebiete des N. femoralis, N. obturatorius und N. fibularis communis

Lähmungen. Bei einer Schädigung des N. obturatorius fallen die *Adduktoren* aus. Das betroffene Bein kann nicht über das andere geschlagen werden. Auf der medialen Seite des Oberschenkels und medial am Knie treten Sensibilitätsstörungen auf.

- **N. femoralis** (aus L$_1$–L$_4$, **Abb. 10.94**). Er ist der stärkste Nerv, der aus dem Plexus lumbalis hervorgeht. Man findet ihn in seiner retroperitonealen Verlaufsstrecke zwischen M. psoas major und M. iliacus. Dann gelangt er durch die *Lacuna musculorum* (**Abb. 10.99**) lateral der Vasa femoralia in die *Fossa iliopectinea*. Hier oder schon etwas höher spaltet er sich fächerförmig auf in:
  - **Rr. musculares.** Die oberen Rr. musculares ziehen retroperitoneal zum *M. psoas major* und *M. iliacus* (evtl. auch direkt aus dem Plexus lumbalis). Unter-

halb des Leistenbandes laufen die unteren Rr. musculares zum *M. quadriceps femoris* und *M. sartorius*. Den *M. pectineus* versorgen sie gemeinsam mit dem N. obturatorius *(Doppelinnervation)*.

- **Rr. cutanei anteriores** (**Abb. 10.96 a**). Sie durchbrechen die Fascia lata, versorgen die *Haut des Oberschenkels vorne medial* und die *Haut des Knies*.
- **N. saphenus.** Der einzige Unterschenkelast ist *rein sensibel*. Vor der A. femoralis gelegen, zieht er mit den Femoralgefäßen in den *Adduktorenkanal*, verläßt ihn durch die Membrana vastoadductoria und gelangt dann zwischen M. sartorius und M. vastus medialis zur medialen Gegend des Kniegelenks. In Begleitung der V. saphena magna erreicht er den medialen Rand des Fußes. Der **R. infrapatellaris** des N. saphenus durchsetzt den M. sartorius, läuft dann bogenförmig unterhalb der Kniescheibe (**Abb. 10.96 a**) und versorgt hier die Haut. Weitere Äste des N. saphenus sind die **Rr. cutanei cruris mediales** zur medialen Fläche des Unterschenkels und Fußes.

Lähmungen. Infolge Schädigungen des N. femoralis entstehen auf der Beugeseite des Oberschenkels und Innenseite des Unterschenkels *Sensibilitätsstörungen*. Im Kniegelenk kann nicht mehr aktiv gestreckt werden, da die *Extensoren* ausfallen. Der *Patellarsehnenreflex fehlt.*

Plexus sacralis. Die Rr. anteriores aus den Segmenten L_5–S_3 mit Zuflüssen aus L_4 (über den Truncus lumbosacralis) und S_4 bilden den Plexus sacralis. Er liegt bedeckt von der Fascia pelvis auf dem M. piriformis im kleinen Becken.

Die Äste, die vom Plexus sacralis abgehen, wenden sich konvergierend zum Foramen ischiadicum majus und seine beiden durch den M. piriformis unterteilten Durchtrittsöffnungen, Foramen suprapiriforme und Foramen infrapiriforme. Es handelt sich um folgende Nerven:

- **N. glutaeus superior.** Er zieht durch das *Foramen suprapiriforme* zwischen *M. glutaeus medius* et *minimus* zum *M. tensor fasciae latae* und innerviert diese 3 Muskeln.
- **N. glutaeus inferior.** Durch das *Foramen infrapiriforme* gelangt er zum *M. glutaeus maximus*, den er motorisch versorgt.
- **N. cutaneus femoris posterior** (**Abb. 10.97 b, 10.98**). Gemeinsam mit dem N. ischiadicus und anderen Leitungsbahnen läuft er durch das *Foramen infrapiriforme*. Am Unterrand des M. glutaeus maximus tritt er wieder zutage. Der Stamm des N. cutaneus femoris posterior läuft weiter unter der Fascia lata. Seine Äste durchbrechen sie dann und versorgen die *Haut auf der Rückseite des Oberschenkels* und in der *Kniekehle*. Weitere Äste des cutaneus femoris posterior sind:

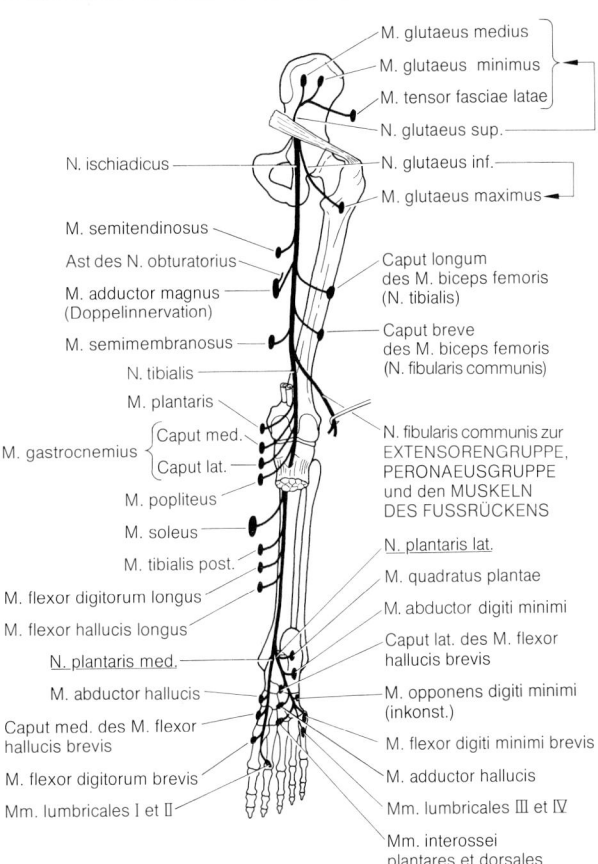

Abb. 10.95 Motorische Innervationsgebiete des N. ischiadicus und N. tibialis

- **Rr. clunium inferiores** (**Abb. 10.96 b**), die um den kaudalen Rand des M. glutaeus maximus zur *Gesäßhaut* ziehen, und
- **Rr. perineales**, die die *Haut der Dammgegend* innervieren.

Hinweis. Von einigen Autoren wird vom Plexus sacralis der *Plexus pudendus* (aus S_2–S_4) und der *Plexus coccygeus* (aus S_4-Co) abgetrennt.

N. ischiadicus (**Abb. 10.95**). Der stärkste Nerv des Organismus (aus L_4–S_3) verläßt das kleine Becken durch das *Foramen infrapiriforme* und läuft anschließend bedeckt vom M. glutaeus maximus über den M. obturatorius internus, über die Mm. gemelli und über den M. quadratus femoris hinweg. Zwischen den tibialen und den fibularen Flexoren des Oberschenkels unter dem langen Kopf des M. biceps femoris zieht er distalwärts. Am Übergang vom mittleren zum distalen Drittel des Oberschenkels spaltet er sich in den *N. tibialis* und in den *N. fibularis communis*. Die Höhe der Teilungsstelle unterliegt großen Schwankungen (bei einer Teilung im kleinen Becken verläßt nur der N. tibialis das Foramen infrapiriforme, während der N. fibularis communis den M. piriformis durchsetzt).

- **N. fibularis communis (Abb. 10.94).** Am Oberschenkel liegt er lateral vom N. tibialis unter dem M. biceps femoris. In der Kniekehle befindet er sich an der medialen Seite der Bizepssehne. Nachdem er das Caput laterale des M. gastrocnemius überkreuzt hat, wendet er sich um das Wadenbein knapp unterhalb oder in Höhe des Caput fibulae nach vorne und tritt in die Peronaeusloge ein. Hier teilt er sich in den *N. fibularis super-* *ficialis* und in den *N. fibularis profundus*. Der N. fibularis communis gibt in seinem Verlauf folgende Äste ab:

  - **R. muscularis** zum *Caput breve des M. biceps femoris*
  - **N. cutaneus surae lateralis (Abb. 10.96 b).** Er versorgt *sensibel* die proximalen $^2/_3$ der Haut der dorsolateralen Seite am Unterschenkel.
  - **R. communicans fibularis.** Er spaltet sich vom vorigen oder vom Stamm des N. fibularis communis ab. Der variable Ast verbindet sich mit dem N. cutaneus surae medialis aus dem N. tibialis zum **N. suralis.** Fehlt der R. communicans fibularis, dann bezeichnet man den N. cutaneus surae medialis vom distalen Unterschenkeldrittel an als N. suralis.

- **N. fibularis superficialis.** Der Stamm des Nerven liegt in der Peronaeusloge. Distal durchbricht er die Fascia cruris. Seine Äste sind:

  - **Rr. musculares.** Sie versorgen den *M. peronaeus longus et brevis.*

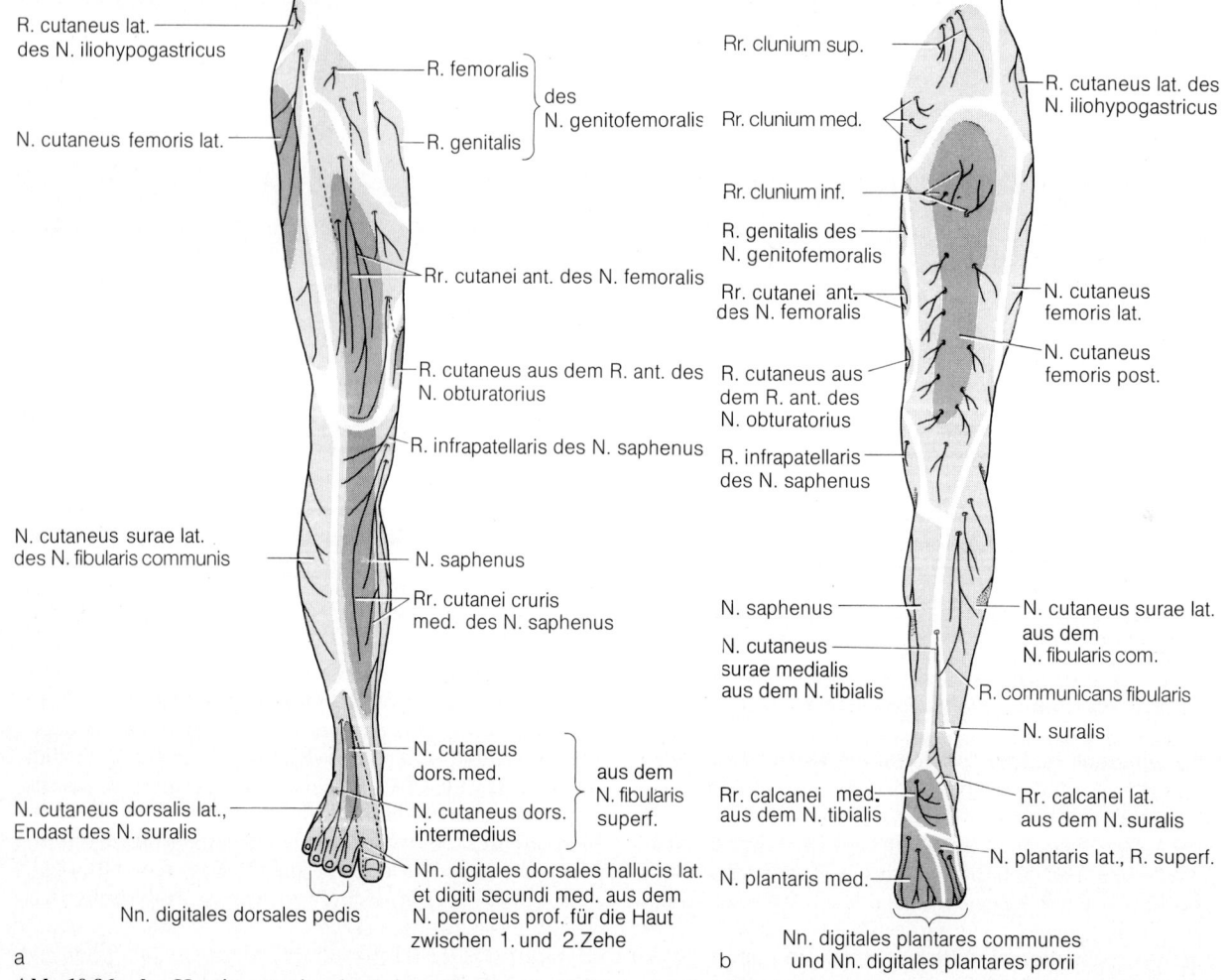

a   b

Abb. 10.96 a, b   Hautinnervation des Beins. **a** Vorderseite. **b** Rückseite. Sensible Autonomgebiete *dunkel* (Nach v. Lanz u. Wachsmuth 1972)

– **N. cutaneus dorsalis medialis.** Er durchbricht die Fascia cruris meistens gemeinsam mit dem N. cutaneus dorsalis intermedius als einheitlicher Stamm. Distal versorgt er die Haut des *Fußrückens* einschließlich des medialen Fußrandes und durch seine Endäste, **Nn. digitales dorsales**, die *mediale Seite der Großzehe* und die *einander zugekehrten Seiten der 2. und 3. Zehe* (**Abb. 10.96 a**).

– **N. cutaneus dorsalis intermedius.** Dieser sensible Endast geht zum *Fußrücken* und versorgt lateral vom vorigen die Haut. Seine Endverzweigungen, **Nn. digitales dorsales**, versorgen sensibel die Haut der *einander zugekehrten Seiten der 3. und 4.* sowie der *4. und 5. Zehe* (**Abb. 10.96 a**).

• **N. fibularis profundus.** Dieser Ast des N. fibularis communis durchbricht das Septum intermusculare cruris anterius und gelangt in die Extensorenloge, wo er dann unmittelbar lateral vom M. tibialis anterior zu finden ist. Er gibt folgende Äste ab:

– **Rr. musculares.** Sie versorgen die *Extensorengruppe* (M. tibialis anterior, Mm. extensores hallucis et digitorum longus, M. peronaeus tertius) und die *Muskeln des Fußrückens* (Mm. extensores hallucis brevis et digitorum brevis).

– **Nn. digitales dorsales, hallucis lateralis et digiti secundi medialis.** Sie versorgen die *einander zugekehrten Seiten der 1. und 2. Zehe.*

Lähmungen. Der N. fibularis communis ist besonders *im Bereich des Caput und Collum fibulae gefährdet*, denn hier liegt er tastbar dicht unter der Haut. Frakturen oder unsachgemäß angelegte Gipsverbände können die Ursache einer Schädigung sein. Im klinischen Sprachgebrauch wird von Peronäuslähmung gesprochen.

Symptome: Bei einem *vollständigen Ausfall des N. fibularis communis* ist die Dorsalextension des Fußes unmöglich; die Fußspitze kann also nicht mehr gehoben werden. Außerdem ist der Patient nicht mehr in der Lage, die Zehen zu strecken. Der Fuß gerät in Plantarflexion und Supinationsstellung. Es entwickelt sich ein Spitzfuß in Varusstellung (*Pes equinovarus*). Beim Gehen schleift die Fußspitze am Boden, was der Patient durch übermäßiges Anheben des Fußes beim Gehen auszugleichen sucht (*Steppergang*). Die Haut des Unterschenkels und des Fußrückens, ausgenommen äußerer Fußrand (versorgt vom N. suralis) und der medialen Seite des Unterschenkels (N. saphenus), sind unempfindlich.

Ist *nur der N. fibularis superficialis* betroffen, dann fallen M. peronaeus longus und M. peronaeus brevis aus. Der Fuß steht in *Supinationsstellung*. Die Extensoren sind noch funktionsfähig, da sie vom N. fibularis profundus versorgt werden.

Eine isolierte *Schädigung des N. fibularis profundus* hat den Ausfall der *Extensoren* zur Folge. In der Haut der einander *zugekehrten Seiten der 1. und 2. Zehe treten Sensibilitätsausfälle* auf. Sie sind ein zuverlässiges Unterscheidungsmerkmal zur Diagnostik, ob der N. fibularis profundus oder der N. fibularis superficialis (Haut zwischen 2. und 3. sowie zwischen 4. und 5. Zehe) betroffen ist.

• **N. tibialis** (**Abb. 10.95**). Er ist die Fortsetzung des N. ischiadicus. Aus der Kniekehle gelangt er unter dem Arcus m. solei zwischen die oberflächliche und tiefe Flexorengruppe des Unterschenkels. Dann zieht er hinter dem Malleolus medialis und unter dem Retinaculum Mm. flexorum im Malleolarkanal (S. 381) auf die Fußsohle. Hier oder etwas oberhalb teilt er sich in den *N. plantaris medialis* und in den *N. plantaris lateralis*. Äste der N. tibialis sind:

– **Rr. musculares.** M. gemellus superior et inferior, M. quadratus femoris und M. obturator internus werden von Ästen aus dem Plexus sacralis oder aus dem Tibialisteil des N. ischiadicus versorgt. Am *Oberschenkel* innerviert der N. tibialis die *hintere Muskelgruppe mit Ausnahme des Caput breve des M. biceps femoris* (N. fibularis communis). Der *M. adductor magnus* wird vom N. obturatorius und nur zusätzlich vom N. tibialis versorgt (*Doppelinnervation*).

– **N. interosseus cruris.** Sensibler Ast für das Periost der Ossa cruris, für die Syndesmosis tibiofibularis und für das obere Sprunggelenk. Er läuft streckenweise innerhalb der Membrana interossea cruris oder auf ihrer Rückseite.

– **N. cutaneus surae medialis**, der vom N. tibialis in der Kniekehle abzweigt. Nach der Vereinigung mit dem R. communicans fibularis heißt er N. suralis.

– **N. suralis.** Er verläuft distal lateral der V. saphena parva und gibt an die seitliche Fersenhaut die *Rr. calcanei laterales* ab. Dann setzt er sich als *N. cutaneus dorsalis lateralis* auf die seitliche Gegend des Fußrückens und auf die Außenkante des Fußes fort.

– **Rr. calcanei mediales** zur medialen Fersengegend

– **Rr. musculares** am Unterschenkel zu den *M. gastrocnemius, M. plantaris, M. soleus, M. popliteus, M. tibialis posterior, M. flexor digitorum longus, M. flexor hallucis longus*

• **N. plantaris medialis** (**Abb. 10.95**). Hiermit bezeichnet man den medialen Endast des N. tibialis auf der Fußsohle. Er hat die beiden folgenden Endäste:

– **Rr. musculares**, die den *M. abductor hallucis*, das *Caput mediale des M. flexor hallucis brevis*, den *M. flexor digitorum brevis* und die *Mm. lumbricales I et II* innervieren.

– **Nn. digitales plantares communes et plantares proprii**. Sensible Äste für die *medialen 3 1/2 Zehen* (entsprechend dem N. medianus an der Hand). Sie versorgen die plantaren Flächen dieser Zehen und die Dorsalseite ihre Endglieder.

• **N. plantaris lateralis** (**Abb. 10.95**). Diese Bezeichnung trägt der schwächere fibulare Endast des N. tibialis. Er entspricht an der Hand dem N. ulnaris. Folgende Endverzweigungen bilden sich:

– **R. superficialis.** Dieser Ast spaltet sich in die *Nn. digitales plantares communes* und dann in die *Nn. digitales plantares proprii* für die sensible Versorgung der *lateralen 1 1/2 Zehen* (kleine Zehe und laterale Seite der 4. Zehe).

- **R. profundus**. Er innerviert die *Mm. interossei, Mm. lumbricales III und IV* und den *M. adductor hallucis*.

Lähmungen. Bei einer Schädigung des N. tibialis fallen die Wadenmuskeln und Zehenbeuger aus.
  Symptome: Der Zehenstand ist nicht mehr möglich. Es entwickelt sich ein *Krallen-* und *Hackenfuß*, d. h. der Fuß ist stark dorsal extendiert. Die Sensibilität fehlt auf der Innenseite des Unterschenkels und an der Fußsohle.

- **N. pudendus** (aus S_2–S_4). Er zieht in Begleitung der Vasa pudenda interna durch das Foramen infrapiriforme, dann bogenförmig um die Spina ischiadica und das Lig. sacrospinale durch das Foramen ischiadicum minus hindurch in die *Fossa ischioanalis*. Hier liegt das Gefäß-Nervenbündel in einer Duplikatur der Fascia obturatoria auf dem M. obturator internus. Die Faszienduplikatur begrenzt den *Canalis pudendalis* oder Alcock-Kanal. Äste des N. pudendus sind:
  - **Nn. rectales inferiores**. Sie versorgen sensibel die *Haut um den Anus* und motorisch den quergestreiften *M. sphincter ani externus*.
  - **Nn. perineales**. Sie versorgen *Haut und Muskulatur des Damms* (nicht M. levator ani). Von ihnen zweigen ab:
    Nn. scrotales posteriores zur sensiblen Innervation der *Skrotalhaut* von dorsal
    Nn. labiales posteriores zur Innervation der *Labia majora* von dorsal
  - **N. dorsalis penis** ist der Endast des N. pudendus, nachdem er den M. transversus perinei profundus dicht unter der Symphyse durchbohrte. Der Nerv versorgt die dorsalen Abschnitte der Haut des *Penis*.
  - **N. dorsalis clitoridis**, der entsprechende Hautnerv für die *Clitoris*.

Klinischer Hinweis. Eine Leitungsanästhesie des N. pudendus läßt sich im Foramen ischiadicum minus legen.

Plexus coccygeus. Er entsteht aus den *Rr. ventrales von S4 und S5* sowie aus den vorderen Ästen einer variablen Anzahl von Kokzygealnerven (meist nur 1 Kokzygealsegment).

- **Nn. anococcygei**. Diese dünnen Nerven durchbrechen das Lig. anococcygeum und versorgen die Haut über dem Steißbein bis zum Anus.

Zum Studium der Hautsensibilität der unteren Extremität benutzen Sie **Abb. 10.96 a, b**. Auskunft über die segmentale Zuordnung der sensiblen Hautgebiete (Dermatome) gibt die **Abb. 17.42**.

10.3.6 Topographie und angewandte Anatomie

Lernziele

Oberflächenanatomie • Taststellen • Regio glutaealis • Canalis obturatorius • Regio subinguinalis: Lacuna musculorum, Lacuna vasorum, Anulus femoralis • Canalis femoralis • Trigonum femorale • Fossa iliopectinea • Hiatus saphenus • Canalis adductorius • Gefäßnervenstraßen • Regio genus anterior • Fossa poplitea • Regio cruralis anterior • Regio cruralis posterior • Regio malleolaris medialis • Regio malleolaris lateralis • Dorsum pedis • Planta pedis • Fußdeformitäten und Fehlstellungen

Hinweis. Beckengegend und untere Extremität werden in folgende Regionen eingeteilt (**Abb. 10.97**): *Regio glutaealis* über den Gesäßbacken; *Regio femoralis anterior* und *posterior*; auf der Vorderseite des Oberschenkels das *Trigonum femorale* (s. unten); *Regio genus anterior* und *posterior*, letztere ist durch die *Fossa poplitea* im Oberflächenrelief gekennzeichnet; *Regio cruralis anterior* und *Regio cruralis posterior*; *Regio malleolaris medialis* und *lateralis* sind die seitlichen Bereiche der *Regio talocruralis*. Am Fuß werden *Regio calcanea, Dorsum* und *Planta pedis, Margo medialis* und *lateralis pedis* unterschieden; außerdem die *Digiti pedis*.

Oberflächenrelief. Das Gesäß, *Nates*, wird nach unten durch die Gesäßfalte, *Sulcus glutaealis*, vom Oberschenkel abgegrenzt. Die Falte ist jedoch nicht mit dem unteren Rand des M. glutaeus maximus identisch, sondern überquert ihn. Auf der Vorderseite des Oberschenkels sind als obere Grenze des Trigonum femorale und zugleich als Grenze zum Unterbauch der *Sulcus inguinalis*, und als laterale Begrenzung des Trigonum femorale der *M. sartorius* sicht- und tastbar. Deutlich heben sich die *Patella*, das *Lig. patellae* und die *Tuberositas tibiae* ab. Oberhalb der Patella wölbt sich im Stehen bei entspannter Muskulatur der *M. vastus medialis*, weniger deutlich der *M. vastus lateralis* vor.

Die *Fossa poplitea*, Kniekehle, entsteht durch die grubenförmige Einsenkung der Haut. Die Sehnen der sie begrenzenden Muskeln (s. Fossa poplitea, S. 380) sind besonders bei gebeugtem Knie durch die Haut gut tastbar.

Unterhalb von der Kniekehle liegt die Wade, *Sura*. Sie wird durch den mächtig entwickelten *M. gastrocnemius* aufgeworfen, der in die *Achillessehne* ausläuft. Das Relief des Unterschenkels wird vorne durch die *Schienbeinkante* und von dem seitlich von ihr liegenden Muskelbauch des *M. tibialis anterior* bestimmt. Unter der Haut verlaufen *Hautvenen*, die sich mehr oder weniger deutlich abzeichnen. Die Sehne des *M. peroneus longus* ist am hinteren Rand des *Malleolus lateralis* und der Sehne des *M. tibialis anterior* an der *Vorderseite* des Fußes sicht- und tastbar, weiter die *Sehnen der Zehenstrecker* und vor allem die *Endsehne des M. extensor hallucis longus*.

Abb. 10.97a, b   Rechtes Hüftbein und untere Extremität (**a**) von vorne (**b**) von hinten. In die Umrisse sind die oberflächlich gelegenen Regionen sowie die Knochen eingezeichnet. Die *dunkel gehaltenen* Skeletteile sind unter der Haut tastbar.* Die Spina ischiadica ist nur vaginal tastbar (Nach v. Lanz u. Wachsmuth 1972)

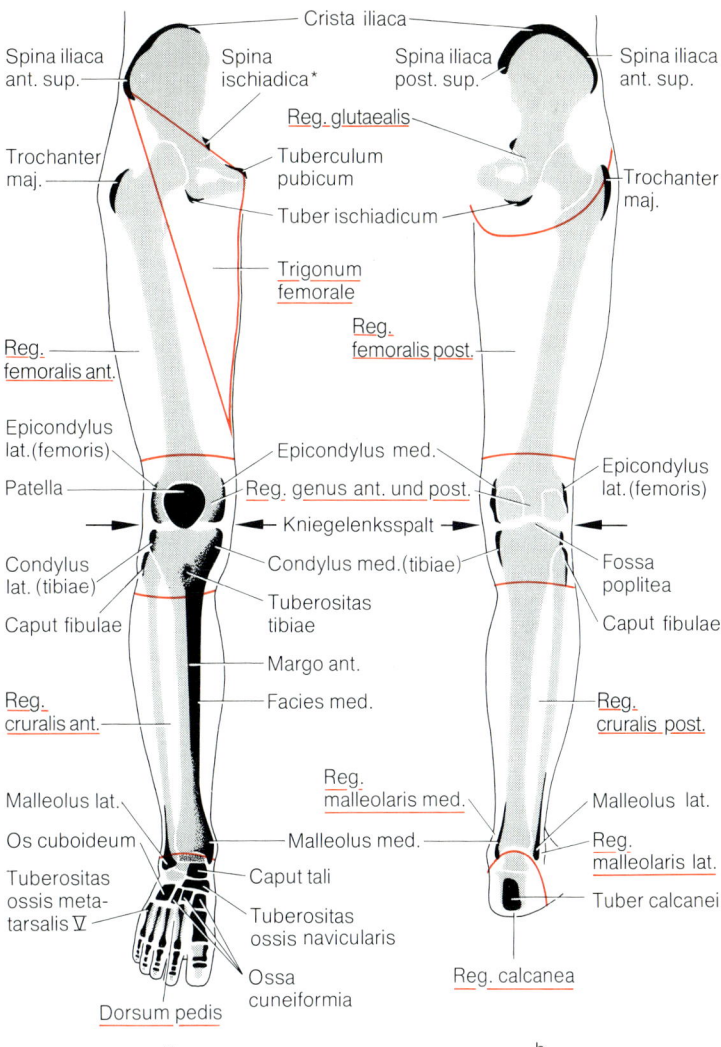

Tastbare Knochenpunkte (Abb. 10.97):

- *Becken*: Crista iliaca mit Spina iliaca anterior superior und posterior superior, Tuberculum pubicum, Tuber ischiadicum von dorsal (besonders im Sitzen), Spina ischiadica (vaginal)
- *Oberschenkel und Knie*: seitlich der Trochanter major; im Bereich der Regio genus Vorderfläche, Seiten- und Oberkante der Patella; Epicondylus medialis und lateralis von Tibia und Femur; medial und lateral die Grenzen des Gelenkspaltes
- *Unterschenkel*: am Tibiakopf Tuberositas tibiae, Facies medialis und Margo anterior tibiae bis zum Malleolus medialis; Caput fibulae und Malleolus lateralis
- *Fuß*: Tuber calcanei; auf der Dorsalseite des Fußes Caput tali; Dorsalseiten der Ossa metatarsi; Tuberositas ossis navicularis; Dorsalseiten der Phalangen

Regio glutaealis. Subkutan liegen die Rr. clunium superiores, mediales et inferiores und die Rr. cutanei des N. iliohypogastricus, subfascial der M. glutaeus maximus. In der Tiefe liegt das

- **Foramen ischiadicum majus (Abb. 10.98)**. Es wird vom hindurchtretenden *M. piriformis* unterteilt in:
  - **Foramen suprapiriforme**, durch das *A.* und *V. glutaealis superior* und *N. glutaeus superior* aus dem Becken zur Glutaealmuskulatur gelangen
  - **Foramen infrapiriforme** für *N. ischiadicus* mit *A. comitans n. ischiadici*, *A.* und *V. glutaealis inferior*, *N. glutaeus inferior*, *N. cutaneus femoris posterior*, *Rr. musculares* aus dem *Plexus sacralis* sowie der *N. pudendus* und die *A.* und *V. pudenda interna*
- **Foramen ischiadicum minus**, durch das, auf einem Schleimbeutel gleitend, der *M. obturator internus* hin-

durchtritt. Durch den freibleibenden Spalt zwischen Lig. sacrospinale und Lig. sacrotuberale ziehen *A.* und *V. pudenda interna* mit dem *N. pudendus* wieder ins Becken (Fossa ischiorectalis) hinein. Sie schlingen sich dabei um das Lig. sacrospinale.

• **Canalis obturatorius** (s. unten)

Durch eine topographische Linienführung lassen sich an der Körperoberfläche die in der Tiefe gelegenen Durchtrittsstellen angeben: Auf dem medialen Drittelpunkt einer Verbindungslinie zwischen Spina iliaca posterior superior und der Spitze des Trochanter major projiziert sich das Foramen suprapiriforme. Der Mittelpunkt einer Verbindungslinie zwischen Spina iliaca posterior superior und Tuber ischiadicum entspricht der Lage des Foramen infrapiriforme.

Eine weitere klinisch interessante Linie, *Roser-Néla-ton-Linie,* verbindet bei leichter Beugung des Oberschenkels im Hüftgelenk Spina iliaca anterior superior, Trochanter major und Tuber ischiadicum. Bei Frakturen kann es zu Abweichungen von dieser Hilfslinie kommen.

Klinischer Hinweis. *Intramuskuläre Injektionen* in die Gesäßmuskulatur erfolgen am sichersten in den M. glutaeus medius. Sie werden aber auch in den oberen äußeren Quadranten des M. glutaeus maximus im lateralen Drittelpunkt einer Linie zwischen Spina iliaca anterior superior und Os coccygis vorgenommen (Gefahr: N. glutaeus superior kann geschädigt werden. Bei unsachgemäßem Vorgehen oder bei Varianten kann sogar der N. ischiadicus in Mitleidenschaft gezogen werden).

Canalis obturatorius und **mediale Gefäß-Nervenstraße**. Der nur 2–3 cm lange Kanal liegt im Sulcus obturatorius und reicht bis zu der ovalen *Öffnung in der Membrana obturatoria* (**Abb. 10.58**). Er stellt die Verbindung zwischen dem Spatium subperitoneale des kleinen Beckens und den Bindegewebsräumen zwischen der medialen Oberschenkelmuskulatur her. Durch den Kanal laufen die *A. obturatoria,* die *Vv. obturatoriae* mit *Lymphgefäßen* und der *N. obturatorius.* Im Canalis obturatorius teilt sich die A. obturatoria in einen R. anterior, der zu den Mm. adductorii und zur Haut in der Genitalregion zieht und in einen R. posterior (s. Versorgung Hüftgelenk).

Klinische Hinweise. Bei einer *Obturatoriushernie* schiebt sich der Bruchsack neben den Vasa obturatoria im Canalis obturatorius vor. Durch Druck auf den N. obturatorius können Sensibilitätsstörungen und Schmerzen medial am Oberschenkel und am Knie auftreten (sensibles Endgebiet des N. obturatorius).
Reithosenanaesthesie. Druck auf den Conus medullaris des Rückenmarks oder raumfordernde Prozesse im Bereich von S4, S5 und Co1 können zu Sensibilitätsausfällen der zugehörigen Dermatome am Oberschenkel führen.

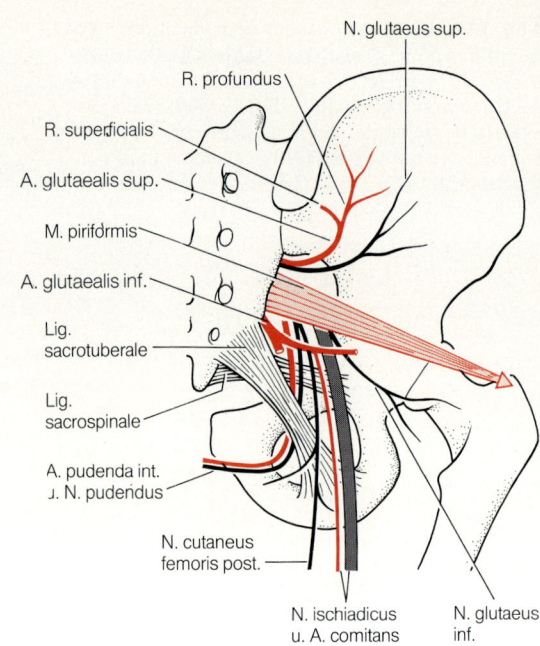

Abb. 10.98   Regio glutaealis, tiefe Schicht, in der die Leitungsbahnen das Foramen suprapiriforme und das Foramen infrapiriforme verlassen

Regio subinguinalis. In ihr liegen der M. iliopsoas und Leitungsbahnen, die an dieser Stelle aus der Tiefe des Rumpfes an die Oberfläche gelangen und in das Bein übertreten. Sie benützen hierzu Öffnungen unterhalb des Leistenbandes, die

• Lacuna musculorum, lateral, und die
• Lacuna vasorum, medial.

Lacuna musculorum. Ihre *Begrenzungen* sind das Leistenband, der Arcus ileopectineus und der Oberrand des Beckens (**Abb. 10.99**). *Durch die Lacuna musculorum ziehen* am weitesten lateral neben der Spina iliaca anterior superior der N. cutaneus femoris lateralis und getrennt durch Bindegewebe weiter medial der M. iliopsoas mit dem N. femoralis. Gelegentlich durchsetzt der N. cutaneus femoris lateralis auch direkt das Leistenband.

Lacuna vasorum und Anulus femoralis. Die Begrenzungen der Lacuna vasorum sind das Leistenband, das Lig. lacunare, der Pecten ossis pubis mit dem Lig. pectineale und der Arcus iliopectineus. Das Lig. lacunare (Gimbernati) begrenzt bogenförmig den medialen Winkel der Lacuna vasorum zwischen Leistenband und oberem Schambeinast, wo es in das Lig. pectineale einstrahlt (**Abb. 10.99**).

Die Lacuna vasorum verlassen die A. femoralis und medial von ihr die V. femoralis. Beide Gefäße sind von einer gemeinsamen bindegewebigen Gefäßscheide umhüllt. Zwischen A. femoralis und Arcus iliopectineus

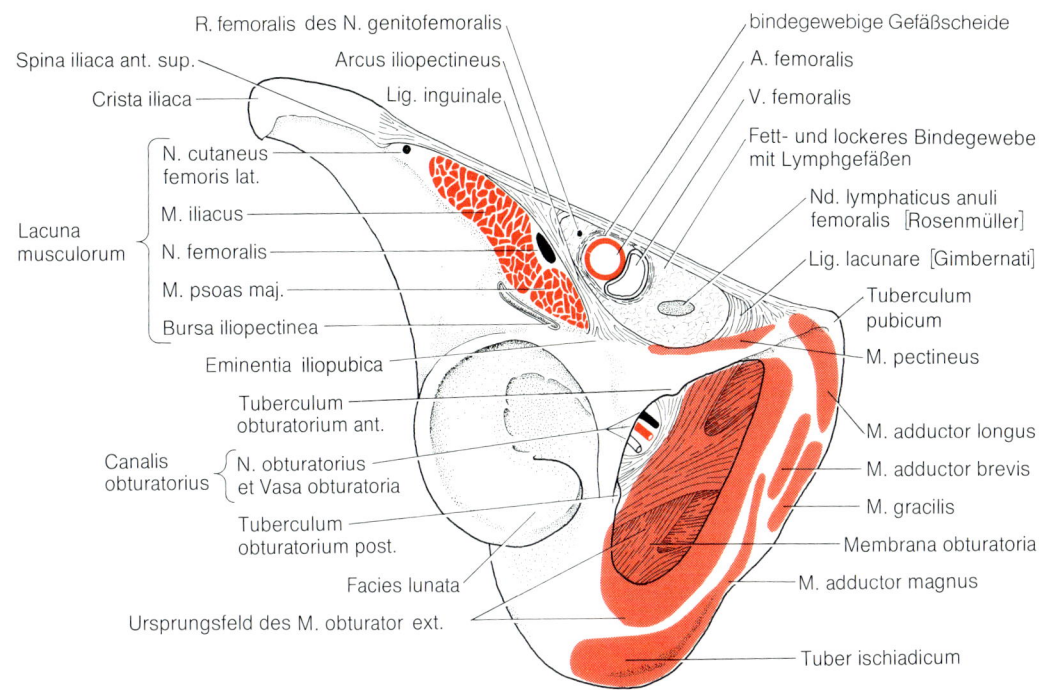

Abb. 10.99 Teilansicht des rechten Hüftbeins mit Bändern von vorn-seitlich. *Rot*, Muskelquerschnitte und Muskelursprünge

zieht der R. femoralis des N. genitofemoralis durch die Lacuna vasorum zum Oberschenkel und versorgt, nachdem er den Hiatus saphenus durchsetzte, die Haut am Oberschenkel. Zwischen V. femoralis und dem Lig. lacunare befindet sich ein Bereich der Lakune, der mit Fettgewebe ausgefüllt und an der Vorderseite durch das bindegewebige Septum femorale (Cloqueti) verschlossen ist. Durch das Septum ziehen Lymphbahnen zum Rosenmüller-Lympknoten (Nodus lymphaticus anuli femoralis), der in das Fettgewebe eingelagert ist. Dieser Abschnitt der Lacuna vasorum ist von geringer Widerstandsfähigkeit. Er entspricht nach dem Auftreten einer Schenkelhernie (s. unten) dem *Anulus femoralis*, Schenkelring. Seine Begrenzungen sind infolgedessen medial das Lig. lacunare, lateral die V. femoralis, oben das Leistenband und unten der Ramus superior ossis pubis.

Klinische Hinweise. A. und V. femoralis werden in der Leistenbeuge gelegentlich punktiert. Zur Orientierung dient der Femoralispuls. Er fehlt bei Gefäßverschluß, z. B. infolge einer arteriellen Embolie oder arteriellen Verschlußkrankheit.

Bei lebensbedrohlichen Blutungen aus der A. femoralis muß man mit dem Daumen oder der Faust mit großer Kraft die A. femoralis gegen den oberen Schambeinast drücken.

Canalis femoralis, Schenkelkanal.Ein Kanal im engeren Sinne des Wortes bildet sich erst bei einer Schenkelhernie, indem der Bruchsack Fett- und Bindegewebe in der Lacuna vasorum beiseite drängte. Er erstreckt sich je nach Ausmaß der Hernie von der Innenfläche der vorderen Bauchwand unterhalb des Leistenbandes bis in die Fossa iliopectinea (s. unten).

Klinische Hinweise. Die typische *Schenkelhernie* (*Hernia femoralis*) bahnt sich ihren Weg, indem eine Bauchfellausstülpung mit großem Netz oder Darmschlingen als Bruchinhalt in den Schenkelkanal vordringt. Der (innere) Bruchring ist der Anulus femoralis (s. oben). Je nachdem, welches Ausmaß die Hernienbildung annimmt, erscheint zunächst die Hernie unterhalb des Leistenbandes, dann in der Fossa iliopectinea. Schließlich kann sie durch den Hiatus saphenus in das subkutane Gewebe des Oberschenkels vordringen und eine sichtbare Vorwölbung hervorrufen. Zwischen dem Rand des Lig. lacunare und der V. femoralis liegt der kritische Engpaß. Hier besteht die Gefahr der Brucheinklemmung. Schenkelhernien sind im Gegensatz zu Leistenbrüchen bei Frauen häufiger als bei Männern.

Senkungsabszesse. Unter der derben Fascia iliaca (S. 246) können Abszesse (meist bei Wirbelsäulentuberkulose) nach unten wandern und in der Lacuna musculorum als sog. Senkungsabszesse zutagetreten.

Trigonum femorale (**Abb. 10.97**). Das Lig. inguinale und die einander zugewandten Ränder des M. sartorius und des M. gracilis begrenzen das Trigonum femorale. Direkt unterhalb des Leistenbandes liegt im proximalen Abschnitt des Trigonum femorale die *Fossa iliopectinea*.

Fossa iliopectinea (Fossa subinguinalis) und ventrale Gefäß-Nervenstraße. M. iliopsoas und M. pectineus bilden die Hinterwand der Grube, der M. adductor longus die mediale Begrenzung. Bedeckt wird sie von der Fascia lata. In der Fossa iliopectinea liegen in Fett- und Bindegewebe eingebettet in der Reihenfolge von medial nach lateral: V. femoralis, A. femoralis und der sich hier fächerartig aufzweigende N. femoralis; außerdem Lymphknoten und Lymphgefäße.

Hiatus saphenus. Die ovale dünne Stelle in der Fascia lata (S. 347) liegt über der Fossa iliopectinea. Durch die zahlreichen kleinen Öffnungen in der dünnen *Lamina cribrosa* laufen Lymphgefäße und Hautnerven. Durch den Hiatus saphenus tritt die V. saphena magna aus ihrer epifaszialen Verlaufsstrecke in die Tiefe, wo sie in die V. femoralis einmündet.

Canalis adductorius, Adduktorenkanal. Zwischen M. vastus medialis (lateral), M. adductor magnus (medial) und M. adductor longus (dorsal) spannt sich die *Membrana vastoadductoria* aus. Sie begrenzt vorne gemeinsam mit den 3 genannten Muskeln den etwa 7 cm langen Adduktorenkanal. Sein distales Ende ist der *Hiatus tendineus (adductorius)*.

Durch den Adduktorenkanal gelangen A. und V. femoralis aus der Fossa iliopectinea von der Vorderseite des Oberschenkels auf seine Rückseite in die Kniekehle. Im oberen Drittel begleitet der N. saphenus die beiden Gefäße, durchbricht jedoch bald gemeinsam mit der A. und V. descendens genicularis die Membrana vastoadductoria und verläßt damit den Kanal.

> Wenn Sie sich jetzt zusammenhängend über die Gefäßnervenstraßen am Oberschenkel informieren wollen, benutzen Sie **Tabelle 10.53 und Abb. 10.100**.

Regio genus anterior. Von hieraus kann das Kniegelenk untersucht werden.

> **Klinischer Hinweis.** Bei Vermehrung der Flüssigkeit im Kniegelenk, z. B. durch eine Entzündung, verstreichen die äußeren Gelenkkonturen. Außerdem „tanzt" die Patella auf der Flüssigkeit, wenn man den Recessus superior komprimiert und ein Ausweichen der Flüssigkeit nach distal verhindert. Der Gelenkerguß kann durch Punktieren entfernt werden.
>
> Bei einer Patellarfraktur ist der Hauptstreckapparat, die Sehne des M. quadriceps femoris, in ihrer Kontinuität unterbrochen. Wenn aber der Reservestreckapparat (Nebenstreckapparat), die Retinacula patellae noch intakt sind, ist der Patient in der Lage, noch in einem geringen Umfang im Kniegelenk zu strecken.

Regio genus posterior, Fossa poplitea. Als *Fossa poplitea* wird ein rhombenförmiges Feld der Regio genus posterior (Kniekehle) bezeichnet, das oben medial durch den M. semimembranosus und M. semitendinosus und lateral durch den M. biceps femoris, unten medial durch das Caput mediale und lateral durch das Caput laterale des M. gastrocnemius begrenzt wird. Bedeckung der Fossa ist die Fascia poplitea, wie der Abschnitt zwischen Fascia lata und Fascia cruris heißt. Alle wichtigen Leitungsbahnen, die vom Oberschenkel zum Unterschenkel ziehen, durchlaufen diesen Raum. Sie sind hier in einen verformbaren Bindegewebsfettkörper in typischer Reihenfolge eingebaut.

A. und V. femoralis gelangen aus dem Canalis adductorius in die Fossa poplitea, wo sie als A. und V. poplitea bezeichnet werden. Der N. tibialis zieht entlang seinem Leitmuskel, Caput longum m. bicipitis femoris, in die Kniekehle. Er verläßt sie gemeinsam mit der A. und V.

Tabelle 10.53. Gefäß-Nervenstraße des Oberschenkels (Auswahl)

Gefäß-Nervenstraße	Leitmuskeln	Leitungsbahnen
A. femoralis	M. iliopsoas M. pectineus *Vordere Muskelgruppe* *Mediale Muskelgruppe*	A. femoralis V. femoralis N. saphenus R. muscularis des N. femoralis zum M. vastus medialis Tiefe Lymphgefäße
A. profunda femoris	*Hintere Muskelgruppe* *Mediale Muskelgruppe*	A. profunda femoris V. profunda femoris Lymphgefäße
A. obturatoria	*Mediale Muskelgruppe*	A. obturatoria V. obturatoria N. obturatorius Lymphgefäße
N. ischiadicus	Caput longum m. bicipitis femoris M. adductor magnus	N. ischiadicus A. comitans n. ischiadici Lymphgefäße

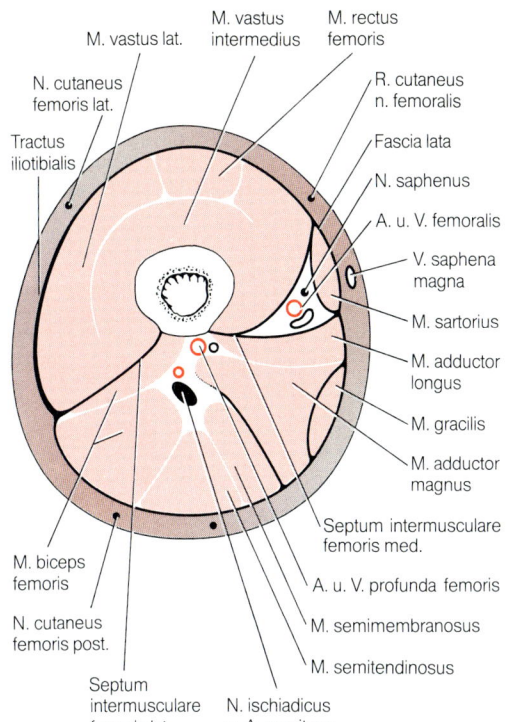

M. vastus lat.

M. vastus intermedius

M. rectus femoris

N. cutaneus femoris lat.

Tractus iliotibialis

R. cutaneus n. femoralis

Fascia lata

N. saphenus

A. u. V. femoralis

V. saphena magna

M. sartorius

M. adductor longus

M. gracilis

M. adductor magnus

Septum intermusculare femoris med.

A. u. V. profunda femoris

M. semimembranosus

M. semitendinosus

M. biceps femoris

N. cutaneus femoris post.

Septum intermusculare femoris lat.

N. ischiadicus u. A. comitans

Abb. 10.100 Querschnitt durch den rechten Oberschenkel, Ansicht von distal. Durch die Septa intermuscularia femoris werden die Extensorenloge *(oben)*, die Flexorenloge *(unten)* und die Adduktorenloge *(rechts unten* im Bild) abgegrenzt. Zu beachten sind die Gefäß-Nervenstraßen

poplitea zwischen Caput mediale und laterale des M. gastrocnemius und gelangt mit ihnen unter dem Arcus tendineus m. solei in die Beugerloge. Der N. fibularis communis tritt am posteromedialen Rand des Caput longum m. bicipitis femoris in die Kniekehle ein, verläßt sie am Caput fibulae und senkt sich dann in die Peronaeusloge ein.

In der Fossa poplitea haben *Nerven und Gefäße folgende Lagebeziehungen* zueinander: Der N. fibularis communis läuft am dorso-medialen Rand des M. biceps femoris und seiner Endsehne. Es folgen nach medial und etwas tiefer gelegen der N. tibialis, dann die V. poplitea und schließlich am tiefsten und am weitesten medial in unmittelbarer Nachbarschaft der Kniegelenkskapsel die A. poplitea. Sie ist in der Tiefe der Kniekehle zu tasten. Zwischen den beiden Ursprungsköpfen des M. gastrocnemius mündet außerdem die V. saphena parva in die V. poplitea.

Klinischer Hinweis. Entlang den Leitungsbahnen können sich entzündliche Prozesse aus der Kniekehle in den Ober- oder Unterschenkel ausbreiten. Bei Frakturen des distalen Femurendes ist die A. poplitea besonders gefährdet.

Regio cruralis anterior (Abb. 10.97 a). Leitmuskel für die Gefäße ist der M. tibialis anterior. Im proximalen Drittel des Unterschenkels liegt die A. tibialis anterior mit ihren Begleitvenen zwischen M. tibialis anterior und M. extensor digitorum longus auf der Membrana interossea cruris. Im distalen Drittel gelangen die Gefäße und der Endast des N. fibularis profundus allmählich in die oberflächliche Schicht. Zur Darstellung des Gefäß-Nerven-Stranges geht man zwischen M. tibialis anterior und M. extensor hallucis longus ein (**Tabelle 10.54**).

Regio cruralis posterior (Abb. 10.97 a). Epifaszial liegen die V. saphena parva und der N. cutaneus surae medialis et lateralis. Der subfasziale Bereich wird nach den in 2 Muskellogen verlaufenden Flexoren in eine oberflächliche und eine tiefe Schicht unterteilt. A. tibialis posterior mit Begleitvenen, N. tibialis und die Vasa lymphatica tibialia posteriora bilden das starke Gefäß-Nervenbündel des Unterschenkels (**Tabelle 10.54, Abb. 10.101**). Es liegt in einer Rinne zwischen den tiefen Flexoren unter dem tiefen Blatt der Unterschenkelfaszie bedeckt vom M. triceps surae. Distal läuft das Gefäß-Nervenbündel hinter und unterhalb des Innenknöchels zur Fußsohle. Die A. fibularis zieht in der tiefen Flexorenloge zwischen M. tibialis posterior und M. flexor hallucis longus distalwärts.

Regio malleolaris medialis. Vorn am Innenknöchel liegen subkutan die Endverzweigungen des N. saphenus und die V. saphena magna. Hinter dem Knöchel sind Leitungsbahnen und Sehnen in einer bestimmten Schichten- und Reihenfolge angeordnet: Das Retinaculum mm. flexorum überbrückt in einem oberflächlich gelegenen Fach die A. tibialis posterior flankiert von ihren beiden Begleitvenen und dorsal davon den N. tibialis. Unter der tiefen Schicht des Retinaculum (früher Lig. laciniatum) liegen in einem gemeinsamen Raum (früher *Canalis malleolaris, Malleolarkanal*) in je einer eigenen Sehnenscheide die Sehne des M. tibialis posterior (vorne), dann die Sehne des M. flexor digitorum longus und am weitesten dorsal die Sehne des M. flexor hallucis longus. Der Puls der A. tibialis posterior ist etwa 2 cm dorsokaudal des Malleolus medialis zu tasten. Hier teilt sich die Arterie in die A. plantaris medialis et lateralis.

Regio malleolaris lateralis. Hinter dem Außenknöchel läuft bogenförmig auf der Faszie die V. saphena parva in Begleitung des N. cutaneus dorsalis lateralis (Endstrecke des N. suralis). Unter dem Retinaculum mm. peronaeorum superius et inferius liegen in einer gemeinsamen Sehnenscheide die Sehnen beider Mm. peronaei.

Dorsum pedis, Fußrücken. Epifaszial liegen das Rete venosum dorsale pedis und der Arcus venosus dorsalis pedis, die durch die Haut durchschimmern. Unter dem

Tabelle 10.54. Gefäß-Nervenstraßen des Unterschenkels

Gefäß-Nervenstraße	Topographie	Leitungsbahnen
A. tibialis posterior	Zwischen *oberflächlicher* und *tiefer Flexorengruppe* innerhalb der Fascia cruris profunda	A. tibialis posterior Vv. tibiales posteriores N. tibialis
A. tibialis anterior	In der *Extensorenloge*	A. tibialis anterior Vv. tibiales anteriores N. fibularis profundus N. interosseus cruris
A. fibularis	Zwischen den Muskeln der *tiefen Flexorengruppe* der distalen $^2/_3$ des Unterschenkels	A. fibularis Vv. fibulares
N. fibularis superficialis	In der *Peronaeusgruppe*	N. fibularis superficialis
V. saphena magna	Epifaszial (außerhalb der Muskellogen)	V. saphena magna N. saphenus
V. saphena parva	Hinten und lateral epifaszial (außerhalb der Muskellogen)	V. saphena parva N. cutaneus surae medialis bzw. N. suralis

Venengeflecht breiten sich die Endverzweigungen des N. cutaneus dorsalis medialis, intermedius und lateralis aus. In der nächst tieferen Schicht folgen die Sehnen der Extensoren des Unterschenkels und die Muskeln des Fußrückens, die das Oberflächenrelief mitbestimmen. Die A. dorsalis pedis liegt lateral von der Sehne des M. extensor hallucis longus. Ihr Puls ist hier zu tasten. Gleichfalls getastet werden kann der Puls der A. metatarsalis dorsalis I zwischen dem 1. und 2. Mittelfußknochen.

Klinischer Hinweis. Bei arteriellen Verschlußkrankheiten der A. femoralis fehlt der Arterienpuls an den genannten Stellen.

Planta pedis, Fußsohle. Die unter der Aponeurosis plantaris gelegenen Gefäße und Nerven teilen sich in einen medialen und in einen lateralen Strang. Über die beiden Gefäß-Nervenstraßen gibt **Tabelle 10.55** Auskunft.

Hinweis. Für klinische Bedürfnisse eignet sich die Gliederung des Fußes in:

- *Fußwurzel*. Hierzu gehören die Fußwurzelknochen mit umgebenden Weichteilen. Die Fußwurzel erstreckt sich vom Gelenkspalt des oberen Sprunggelenkes bis zu den Gelenkspalten der Articulationes tarsometatarsales (Lisfranc-Gelenklinie).
- *Rückfuß*. Er besteht aus Talus und Calcaneus einschließlich der umgebenden Weichteile.
- *Mittelfuß*. Er beinhaltet die Mittelfußknochen und die zugehörigen Weichteile.
- *Zehen*. Sie setzen sich aus dem Ossa digitorum pedis und den Weichteilen zusammen.
- *Vorfuß*. Mittelfuß und Zehen werden zusammen als Vorfuß bezeichnet.

Fußdeformitäten und Fehlstellungen. Aufgrund erhöhter Belastungen, infolge von Lähmungen oder aus anderen Gründen kann die normale Konstruktion des Fußskeletts und ihr Verspannungssystem verändert sein. Es entstehen dann verschiedene Fehlstellungen des Fußes.

Pes calcaneus, **Hackenfuß**. Wenn die oberflächliche und tiefe Flexorengruppe des Unterschenkels ausfällt, dann überwiegen die Extensoren. Die Ferse ist nach unten, die Fußspitze nach oben gerichtet. Der Zehenstand ist nicht möglich.

Pes valgus, **Knickfuß**. Der Talus verschiebt sich gegen den Calcaneus nach medial und das Fersenbein steht in Valgusstellung. Beim Kind, das Laufen lernt, ist der Valgusstellung physiologisch.

Pes equinus, **Spitzfuß**. Der Fuß steht in Plantarflexion und kann nicht in die Mittelstellung bewegt werden. Ursache ist oft eine Lähmung des N. fibularis profundus (s. dort).

Pes planus, **Plattfuß**. Der Fußlängsbogen flacht ab, weil die Bänder nachgaben oder der M. tibialis posterior gelähmt ist.

Pes plano-valgus, **Knick-Plattfuß**. Er ist die Folge einer Kombination des Pes valgus mit einer Abflachung des Fußlängsbogens unter Belastung. Os naviculare und Taluskopf treten nach medial und plantar vor. Die Ferse ist nach außen geknickt.

Pes varus, **Klumpfuß**. Der Fuß befindet sich in Varusstellung, d.h. die seitliche Fußkante sieht nach unten, die mediale nach oben (Pes equinovarus excavatus et adductus). Ein Klumpfuß kann angeboren oder erworben sein.

Pes transversus, **Spreizfuß**. Der Querbogen des Fußgewölbes flacht sich ab. Dadurch vergrößern sich die Abstände zwischen den Mittelfußköpfen. Oft ist er mit einem Hallux valgus kombiniert.

Pes excavatus, **Hohlfuß**. Eine Form, bei der der Fußlängsbogen verstärkt ist.

Abb. 10.101 Querschnitt durch den rechten Unterschenkel, Ansicht von distal. Durch die Septa intermuscularia cruris werden die Extensorenloge *(oben)*, die Peronaeusloge *(links* von der Fibula) und die tiefe und oberflächliche Flexorenloge abgegrenzt. Zu beachten sind die Gefäß-Nervenstraßen (hierzu **Tabelle 10.54**)

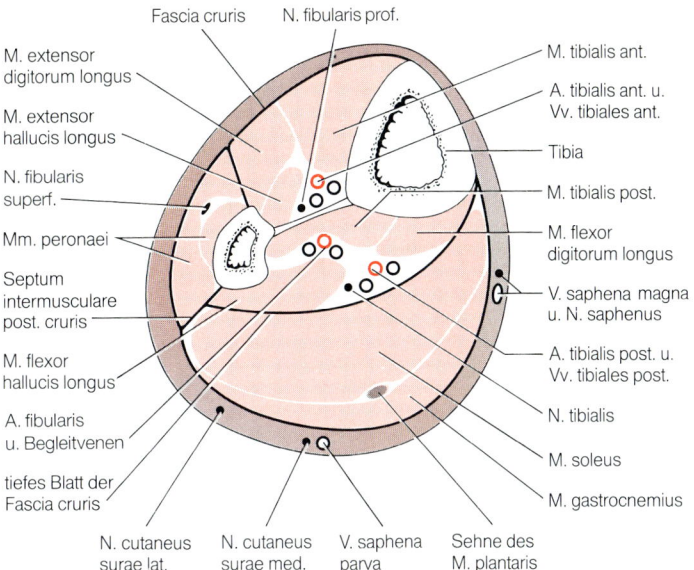

Fascia cruris
N. fibularis prof.
M. extensor digitorum longus
M. extensor hallucis longus
N. fibularis superf.
Mm. peronaei
Septum intermusculare post. cruris
M. flexor hallucis longus
A. fibularis u. Begleitvenen
tiefes Blatt der Fascia cruris
M. tibialis ant.
A. tibialis ant. u. Vv. tibiales ant.
Tibia
M. tibialis post.
M. flexor digitorum longus
V. saphena magna u. N. saphenus
A. tibialis post. u. Vv. tibiales post.
N. tibialis
M. soleus
M. gastrocnemius
N. cutaneus surae lat.
N. cutaneus surae med.
V. saphena parva
Sehne des M. plantaris

Röntgenanatomie der unteren Extremität. Einen Anhaltspunkt für die Deutung von Röntgenbildern im a.-p.-Strahlengang vermittelt **Abb. 10.97**, in der entsprechend Röntgenaufnahmen die Skeletteile in den Weichteilmantel eingetragen sind. Für die Beurteilung von Frakturlinien ist vor allem beim Jugendlichen die Kenntnis der Verknöcherungstermine und des Zeitpunktes des Schlusses der Epiphysenfugen (**Tabelle 10.35**) wichtig. Gelegentlich ist lateral vom Trochanter minor ein Trochanter tertius zu sehen. Eine angeborene Patella bipartita kann mit einer Fraktur verwechselt werden. Im Caput laterale des

M. gastrocnemius liegt bisweilen ein Sesambein (Fabella). Die Beurteilung der Ossa tarsalia ist wegen der Überlagerung nur auf Aufnahmen in 2 Ebenen möglich. Inkonstante Fußknochen sind anatomische Varianten, die nicht als Fraktur fehlgedeutet werden dürfen. Hierzu gehören z. B. das Os trigonum tali, eine Verselbständigung des Tuberculum laterale des Processus posterior tali oder das Os tibiale externum, ein isolierter Knochen an der Medialseite des Os naviculare im Einstrahlungsgebiet der Sehne des M. tibialis posterior (s. Lehrbücher der Orthopädie).

Tabelle 10.55. Gefäß-Nervenstraßen am Fuß

Gefäß-Nervenstraße	Leitungsbahnen	Lage, Verlauf
Dorsale Gefäß-Nervenstraße	A. dorsalis pedis Vv. dorsales pedis N. fibularis profundus Lymphgefäße	Die A. dorsalis pedis liegt am Fußrücken meistens unmittelbar seitlich neben der Sehne des M. extensor hallucis longus, sie läuft subfaszial
Plantare mediale Gefäß-Nervenstraße	A. plantaris medialis Vv. plantares mediales N. plantaris medialis Lymphgefäße	Anfangs zwischen M. abductor hallucis brevis und M. flexor digitorum brevis, später trennt sich der Nerv von den Gefäßen
Plantare laterale Gefäß-Nervenstraße	A. plantaris lateralis Vv. plantares laterales N. plantaris lateralis Lymphgefäße	Das Gefäß-Nervenbündel läuft anfangs zwischen M. flexor digitorum brevis und M. quadratus plantae, später begleitet der R. prof. des Nerven den Arcus plantaris, beide liegen zwischen dem Caput obliquum des M. adductor hallucis und den Mm. interossei

11 Kopf und Hals

Funktionell und vor allem entwicklungsgeschichtlich müssen Kopf und Hals als Einheit gesehen werden. So wird z.B. Material der Branchialbögen (S. 389) sowohl für die Ausbildung von Teilen des Schädels als auch für die des Halses (z.B. Kehlkopfskelett) verwendet; oder Gewebe, das sonst der Wirbelentwicklung dient (Mesenchym der oberen Sklerotome, S.123), wird in die Anlage von Teilen der Schädelbasis (Pars basilaris ossis occipitalis) einbezogen. Für die Muskulatur gilt, daß sie im Kopfbereich nur teilweise aus Somiten entstanden ist (z.B. Zungenmuskulatur, S.394), im übrigen aber auf Branchialbögen zurückgeht (z.B. Kaumuskulatur **Tab.11.2**, Gesichtsmuskulatur **Tab.11.2**). Andererseits ist die Muskulatur des Halses nicht nur ortsständiger Herkunft, sondern stammt teilweise aus dem Rumpfbereich. Und dann wieder haben Teile der Rumpfmuskulatur branchiogenen Ursprung (M. trapezius, S.267).

Betrachtet man jedoch Kopf und Hals topographisch, so ist es sehr wohl möglich, diese gegeneinander abzugrenzen. Ein weiterer Teilaspekt ist, daß der Hals das Verbindungsstück zwischen Kopf und Rumpf ist.

Unter Berücksichtigung der verschiedenen Gesichtspunkte werden im folgenden die Entwicklung von Kopf und Hals gemeinsam, dann aber Kopf und Hals getrennt als topographische Einheiten besprochen. Abschließend folgt ein Kapitel über die Systematik der Leitungsbahnen (einschließlich der Hirnnerven) von Kopf und Hals gemeinsam.

Hinweis. Am Kopf werden teilweise eigene Richtungsbezeichnungen verwendet, S. 2.

11.1 Entwicklung und Wachstum

Um Zugang zu den komplizierten, ineinander verschachtelten Entwicklungsvorgängen im Kopf- und Halsbereich zu bekommen, wird mit der Besprechung der Entwicklung des Schädels, das ist der knöcherne Anteil des Kopfes, begonnen.

11.1.1 Schädel

Lernziele Herkunft des Ausgangsmaterials: Modi der Entwicklung • Neurokranium • Viszerokranium • Entwicklung der Hirnhäute • Chondrokranium: parachordales Gebiet, praechordales Gebiet • Kapseln für Sinnesorgane • Desmokranium: Calvaria, Suturae, Fontanellen • Mißbildungen

Für das Verständnis der Schädelentwicklungen sind folgende Aussagen grundlegend:

- Das Material, aus dem sich die Schädelknochen entwickeln, stammt teilweise aus dem
  - Kopfmesenchym (Mesektoderm der Neuralleiste und Mesentoderm der Prächordalplatte), teilweise
  - aus den kranialen Somiten und teilweise aus den
  - Branchialbögen 1 und 2.
- Die Schädelknochen entstehen aus einer blastematösmesenchymalen Anlage (**Tabelle 11.1**) teilweise
  - auf knorpeliger Grundlage, chondrale Ossifikation (S. 68). Die knorpelig präformierten Knochen erfahren später eine enchondrale Ossifikation. Die so entstandenen Knochen werden als *Ersatzknochen* bezeichnet; teilweise
  - auf bindegewebiger Grundlage, desmale Ossifikation (S. 68). Diese Knochen nennt man *Deckknochen*.
    Sie bilden das *Desmokranium*; teilweise
  - gemischt, *Mischknochen*, d. h. teilweise auf knorpeliger Grundlage, teilweise desmal.

Die Entwicklung der Schädelkapsel steht in enger Beziehung zur Anlage der Hirnhäute. In der 5. und 6. Woche wird im Kopfbereich als Umhüllung der Gehirnanlage eine Mesenchymverdichtung, *Meninx primitiva*, erkennbar. Sie unterteilt sich dann in eine innere Schicht, *Endomeninx*, und eine äußere, *Ektomeninx*. Die Endomeninx differenziert sich zur *Pia mater encephali* und *Arachnoidea*, die Ektomeninx zur *Dura mater encephali* (S. 828).

Im äußeren Bereich der Menix primitiva entstehen aus den Mesenchymzellen

- an der Hirnbasis Vorknorpelzellen,
- überall, wo sich Deckknochen bilden wird, Osteoblasten.

Die Schädelbasis verknöchert überwiegend enchondral, das Schädeldach desmal

---

Am Schädel lassen sich 2 Anteile unterscheiden, das

- Neurokranium, Hirnschädel, der das Gehirn und das Labyrinthsystem umfaßt – das Neurokranium besteht aus der Schädelbasis und dem Schädeldach – und das
- Viszerokranium mit den Eingängen zum Verdauungs- und Atmungstrakt. Außerdem dient das Viszerokranium einem Teil des Gesichtes als knöcherne Grundlage.

Schädelbasis, Chondrokranium. Zentren der Knorpelbildung befinden sich

- parachordal, in enger Beziehung zum Kopfanteil der Chorda dorsalis

Tabelle 11.1 Entstehungsweisen der Schädelknochen

Auf knorpeliger Grundlage entstehen:	
Im Bereich des Neurokraniums: Os ethmoidale, Siebbein	*Im Bereich des Viscerocraniums:* Malleus, Hammer Incus, Amboß Stapes, Steigbügel Os hyoideum, Zungenbein Concha nasalis inferior, untere Nasenmuschel
Auf bindegewebiger Grundlage entstehen:	
Im Bereich des Neurokraniums: Os parietale, Scheitelbein Os frontale, Stirnbein	*Im Bereich des Viscerocraniums:* Maxilla, Oberkiefer Os nasale, Nasenbein Os lacrimale, Tränenbein Os zygomaticum, Jochbein Os palatinum, Gaumenbein Vomer, Pflugscharbein Mandibula, Unterkiefer
Gemischter Herkunft sind:	
Im Bereich des Neurocraniums: Os occipitale, Hinterhauptbein Os temporale, Schläfenbein Os sphenoidale, Keilbein	

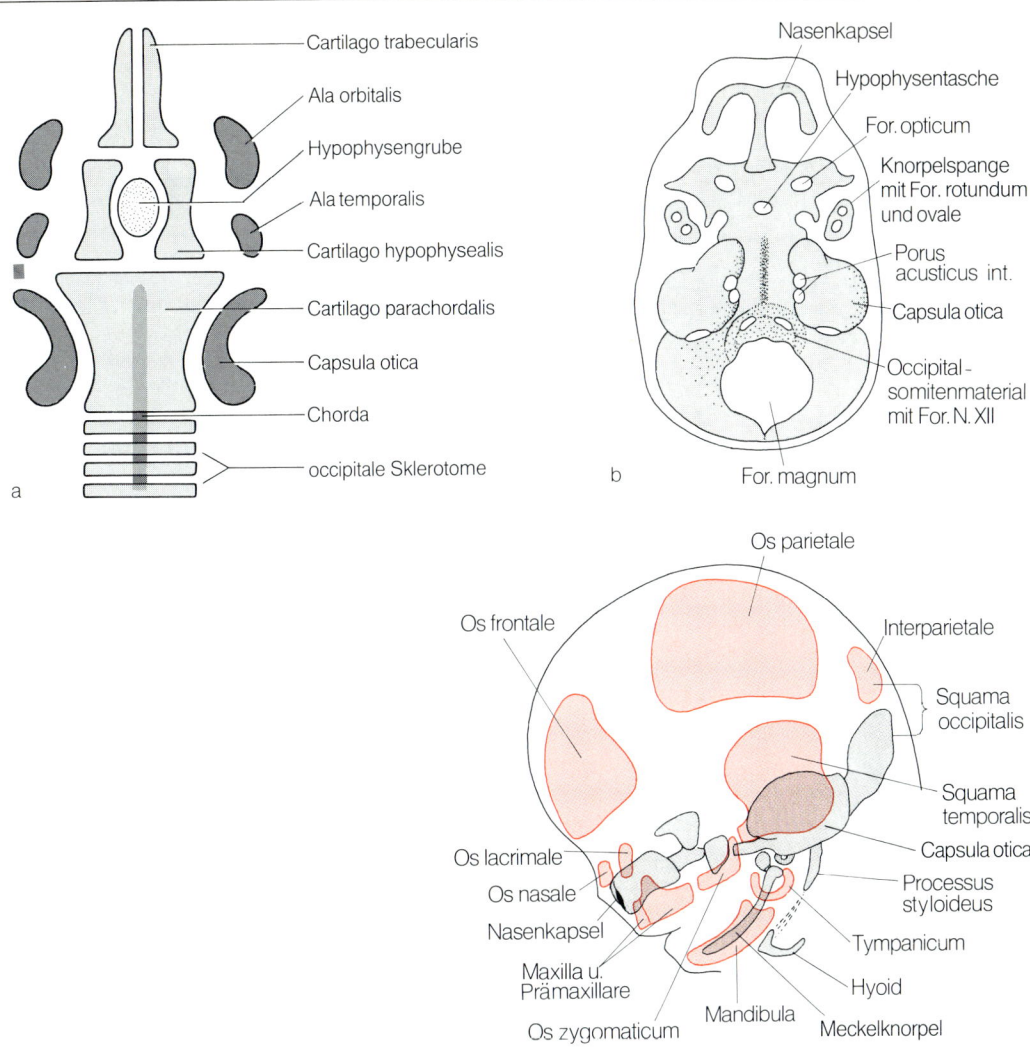

Abb. 11.1. a, b, c Chondrocranium. **a** Anfang des 2. Embryonalmonats. Blick auf die Schädelbasis von oben. **b** Mitte des 2. Embryonalmonats. Blick auf die Schädelbasis von oben. **c** Chondrocranium mit Deckknochen. Gleiches Stadium wie **b**. Blick auf die linke Kopfseite. *Roter Raster,* desmale Ossifikation; *grauer Raster,* Ersatzknochenbildung; *Mischraster,* Knochengebiete gemischter Herkunft. (**a** Nach Langman 1985)

- prächordal in einer trabekulären Region vor der Chorda dorsalis
- lateral und rostral als knorpelige Sinnesorgankapseln, für Hörorgan, Geruchsorgan und möglicherweise Sehorgan.

Parachordales Gebiet (Abb. 11.1 a). Um den kranialen Abschnitt der Chorda dorsalis – zunächst zwischen Chorda dorsalis und Hirnstamm – entsteht in der Ektomeninx ein unpaarer plattenartiger Knorpel, *Cartilago parachordalis* oder Basalplatte. Unmittelbar kaudal von diesem Gebiet befinden sich die 4 am weitesten kranial gelegenen okzipitalen Somiten. Von diesen verschwindet der oberste, die restlichen bleiben erhalten, verlieren jedoch ihre Segmentierung. Ihr Sklerotomanteil verschmilzt mit den parachordalen Zentren und verknorpelt, so daß ein einheitliches Knorpelgebiet entsteht, das von der Spitze der Chorda dorsalis bis an das spätere Foramen magnum reicht. Es ist dies die Anlage der *Pars basilaris ossis occipitalis.* Zur *Entstehung des Foramen magnum* kommt es dadurch, daß die Basalplatte 2 Fortsätze ausbildet, die das obere Ende der Rückenmarksanlage umwachsen. Durch die Knorpelbildung werden die kranialen Spinalnerven zum Nervus hypoglossus vereinigt, der, jetzt in die Schädelkapsel einbezogen, zu einem Hirnnerven wird. Er verläßt den Schädel durch den Canalis hypoglossalis des Os occipitale (S. 404).

Prächordales Gebiet (Abb. 11.1 a). Vor dem vorderen Ende der Chorda dorsalis entstehen 2 Paare von später ossifizierenden Zentren: die *Cartilagines hypophyseales* und davor die *Cartilagines trabeculares* (trabeculae cranii). Diese 4 Anlagen verschmelzen miteinander und bilden die Körper von Keilbein und Siebbein. Jedoch verbleibt median ein breiter Spalt, die spätere *Hypophysengrube*. Dort befindet sich die Hypophysentasche (Rathke-Tasche, aus deren Epithel der Hypophysenvorderlappen hervorgeht, S. 754). Die Knorpel der prächordalen Region verschmelzen mit der parachordalen Region, wobei die Spitze der Chorda dorsalis etwa dem Hinterrand der Hypophysengrube entspricht.

Klinischer Hinweis. Selten können im Bereich der ehemaligen Spitze der Chorda dorsalis Tumoren entstehen, die auf nicht vollständig zurückgebildete Anteile der Chorda dorsalis zurückgehen, *Chordome.*

Insgesamt entsteht auf die geschilderte Weise eine längliche, bizzar geformte Knorpelplatte, die von der Vorderseite des Schädels bis zum vorderen Rand des Foramen magnum reicht. Auf dieser Knorpelplatte ruht das sich entwickelnde Gehirn wie in einer Mulde.

In der Folgezeit treten in der Ektomeninx an jeder Seite des vorderen Teils der Gehirnanlage 2 Knorpel in Erscheinung, Ala orbitalis und Ala temporalis (**Abb. 11.1 a**); sie verschmelzen bald mit der basalen Knorpelplatte. Die *Ala orbitalis* umgreift dabei den Nervus opticus und es entsteht das *Foramen opticum* (**Abb. 11.1 b**). Aus der Ala orbitalis wird letztlich der *kleine Keilbeinflügel*. Das Material für die *Ala temporalis* stammt vermutlich aus dem 1. Branchialbogen. Dies mag erklären, warum der Boden der mittleren Schädelgrube, dessen Hauptanteil der aus der Ala temporalis hervorgegangene *große Keilbeinflügel* ist, tiefer liegt als der der vorderen. Bei der späteren Verknöcherung bleibt zwischen großem und kleinem Keilbeinflügel die *Fissura orbitalis superior* für Gefäße und Nerven frei, wie auch die Anlage des großen Keilbeinflügels mehrere Gehirnnerven umwächst und dadurch Öffnungen aufweist (z. B. *Foramen rotundum, Foramen ovale,* **Abb. 11.1 b**).

Kapseln für Sinnesorgane. Beiderseits der Basalplatte entstehen als eigenständige Gebilde die knorpeligen *Ohrkapseln,* eine rechte und linke Capsula otica (**Abb. 11.1 b**), die später mit dem lateralen Rand der Basalplatte verschmilzt. Diese Verschmelzung ist jedoch unvollständig; dadurch kommt es zur Entstehung des *Foramen jugulare.* Aber auch die Ohrkapsel selbst weist Öffnungen für Hirnnerven auf (Porus acusticus internus für N. VII, VIII, **Abb. 11.1 b**). – Ferner bildet sich eine Knorpelkapsel um jede Riechgrube, *Capsula nasalis* (**Abb. 11.1 b**). Auch hier verschmelzen die Knorpelkapseln miteinander und später mit den Trabeculae cranii.

Die Umwandlung der knorpeligen Anlage der Schädelbasis in Knochen ist ein komplizierter Vorgang

(**Abb. 11.1 c**). Zum einen treten an zahlreichen Stellen der Knorpelplatte Knochenkerne auf – hierdurch entsteht Ersatzknochen –, zum anderen entwickeln sich seitlich Hartsubstanzen durch desmale Ossifikation. Dabei verschmelzen teilweise Gebiete, die auf chondraler Grundlage entstanden sind, mit solchen, die desmal verknöchern.

Hinweis. Der Processus mastoideus entwickelt sich erst nach der Geburt, so daß der N. facialis zunächst ungeschützt an der Schädeloberfläche liegt und leicht verletzt werden kann (z. B. bei einer Zangengeburt). Später wird die äußere Öffnung des Facialiskanals nach laterokaudal verlagert, wodurch sich das Foramen stylomastoideum bildet (S. 402).

Schädeldach. Die Knochen des Schädeldachs, *Calvaria,* entstehen rein desmal (**Abb. 11.1 b**). An den Stellen, an denen 2 benachbarte Knochenanlagen aneinanderstoßen, bildet das Bindegewebe Knochennähte, *Suturae* (Sutura sagittalis, Sutura coronalis, Sutura lambdoidea, **Abb. 11.2**, S. 409), und an den Stellen, an denen mehrere Knochen zusammentreffen, größere, von bindegewebigen Membranen bedeckte Lücken, die als Fontanellen, *Fonticuli cranii,* auch beim Kleinkind noch eine Zeitlang offen bleiben.

Es gibt 4 größere **Fontanellen:**

- *Fonticulus anterior* (**Abb. 11.2 a**), die große viereckige Fontanelle. Sie befindet sich zwischen den beiden Ossa frontalia und den beiden Ossa parietalia und schließt sich im 2. Lebens*jahr.*
- *Fonticulus posterior* (**Abb. 11.2 b**), die kleine dreieckige Fontanelle. Sie liegt zwischen den Ossa parietalia und dem unpaaren Os occipitale. Der Verschluß erfolgt im 3. Lebens*monat.*
- *Fonticulus sphenoidalis* (**Abb. 11.2 a**), zwischen Stirnbein, Scheitelbein, Schläfenbein und Keilbein und
- *Fonticulus mastoideus* (**Abb. 11.2 a**), zwischen Scheitelbein, Hinterhauptsbein und Schläfenbein. Es handelt sich um paarig ausgebildete, seitlich gelegene Lücken.

Hinweis. Bei der Geburt können sich die Schädelknochen in Nähten und Fontanellen zusammenschieben, so daß sich der Kopf bis zu einem gewissen Grade den Raumverhältnissen des Geburtskanals anpassen kann.

Ferner ist die Selbständigkeit der einzelnen Knochen mit ihren randständigen Proliferationszonen die Voraussetzung dafür, daß der kindliche Schädel mit dem schnellen Wachstum des Gehirns nach der Geburt Schritt halten kann. Die Synostosierung der Suturen erfolgt erst im Erwachsenenalter.

Mißbildungen. Die ausgedehnteste Mißbildung während der Schädelentwicklung ist das Fehlen der Schädelkalotte, *Akranie.* Verbunden ist hiermit in der Regel eine schwere Mißbildung des Gehirns, *Anencephalie.* Oftmals fehlen bei diesen Mißbildungen auch Teile der Schädelbasisknochen. – Weitere Fehlentwicklungen kommen

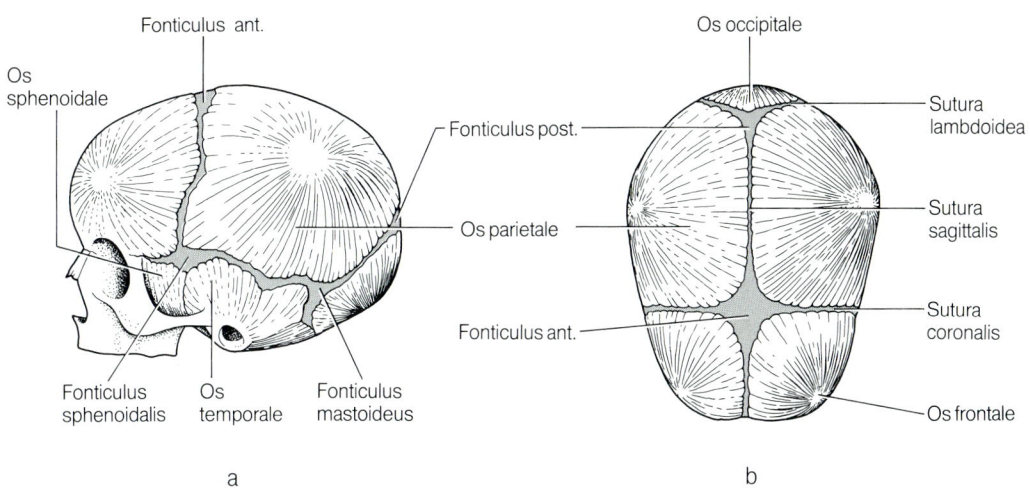

Abb. 11.2 a, b Fontanellen des kindlichen Schädels. **a** Kindlicher Schädel von der linken Seite; **b** Ansicht der kindlichen Kalvaria von oben

dann zustande, wenn sich Schädelnähte vorzeitig schließen *Kraniosynostosen.*

Viszerokranium, Gehörknöchelchen, Zungenbein und Kehlkopfskelett leiten sich von den Branchialbögen ab

---

Bei den **Branchialbögen** (**Abb. 11.3**) handelt es sich um 6 Wulstbildungen im späteren Kopf-Halsbereich, die durch regionale Mesenchymverdichtungen entstehen. Sie werden außen von Ektoderm und innen von Entoderm überzogen. Zwischen den Wülsten befinden sich von außen und von innen Einbuchtungen (*Kiemenfurchen* bzw. *Schlundtaschen*, s. unten).

Im Mesenchym der Branchialbögen bilden sich Knorpel – wohl teilweise aus Neuralleistenmaterial –, die auf jeder Seite halbbogenförmig von vorne nach hinten verlaufen, sowie Muskulatur (**Tabelle 11.2**). Außerdem wachsen Nerven (*Branchialnerven*, **Tabelle 11.2**) und Gefäße (*Branchialgefäße, Kiemenbogenarterien, Aortenbögen*, S. 514) ein.

Das Material, das für die Entwicklung des Viszerokraniums verwendet wird, stammt im wesentlichen aus dem 1. und nur zum sehr kleinen Teil aus dem 2. Branchialbogen. Die Gehörknöchelchen bauen sich teilweise aus Material des 1., teilweise des 2. Branchialbogens auf. 2. und 3. Branchialbogen liefern das Material für das Zungenbein und 4.–6. Branchialbogen für die Knorpel des Kehlkopfskeletts.

Nomenklatorischer Hinweis. Synonym werden gebraucht: Branchialbogen (in diesem Buch), Viszeralbogen, Kiemenbogen, Schlundbogen, Arcus pharyngealis.

1. Branchialbogen. Der 1. Branchialbogen wird häufig auch als *Mandibularbogen* bezeichnet, obgleich sich in seinem Bereich sowohl Unterkiefer, Mandibula, als auch Oberkiefer, Maxilla, entwickeln.

Hinweis. Der Oberkieferwulst (s. unten) ist infolgedessen als Teil des 1. Branchialbogens aufzufassen.

Der knorpelige Anteil des 1. Branchialbogens besteht aus 2 Abschnitten, nämlich einem hinteren – wichtig für die Entwicklung der Maxilla, phylogenetisch dem Palato-quadratum niederer Tiere vergleichbar – und einem vorderen Anteil, *Meckel-Knorpel* (**Abb. 11.1c, 11.4**). Der hintere Anteil bildet einen nach vorne offenen spitzen Bogen, der mit dem vorderen Anteil derselben Seite gelenkig verbunden ist. Bei dieser Gelenkanlage handelt es sich um das *primäre Kiefergelenk* (über das auch heute noch die Amphibien verfügen). Es befindet sich im Bereich der späteren Paukenhöhle (S. 707). Der Gelenkbereich erfährt im Laufe der Entwicklung vielfältige Umgestaltung, bis schließlich aus dem Ende des Quadratum der *Amboß, Incus*, aus dem des Meckel-Knorpels der *Hammer, Malleus*, als Gehörknöchelchen hervorgehen (**Abb. 11.4**). Der lange Fortsatz des Hammers, *Processus anterior mallei*, bleibt noch längere Zeit mit dem Meckel-Knorpel in Verbindung. Das spätere *Hammer-Amboß-Gelenk entspricht also dem primären Kiefergelenk.*

Die Umgestaltungsvorgänge, die sich bei fortschreitender Entwicklung abspielen, führen dazu, daß das Palato-quadratum vollständig ersetzt wird. Durch desmale Ossifikation entstehen hier u. anderem *Oberkiefer, Gaumenbein, Jochbein und Schläfenbeinschuppe*. An der Außenseite des Meckel-Knorpels bilden sich auf desmaler Grundlage die Anlagen des *Os mandibulare* (**Abb. 11.4, 11.8c**). Dabei kommt es zur Entstehung des *sekundären Kiefergelenks* als Verbindung zwischen Man-

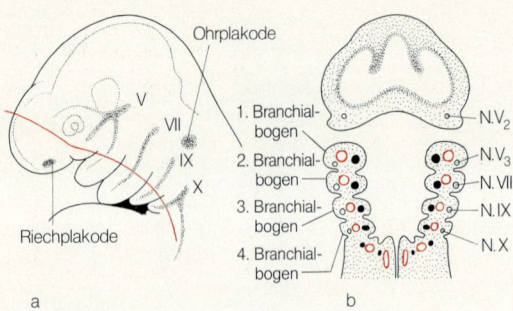

Abb. 11.3 a, b Branchialbögen eines ca. 5 mm langen menschlichen Embryos. **a** Blick von der Seite. Die *römischen Zahlen* geben die Branchialbogennerven an. Die *gebogene Linie* zeigt die Schnittführung, deren Frontalansicht in **b** dargestellt ist

dibula und Os temporale. Vom Meckel-Knorpel, der sich weitgehend zurückbildet, verbleibt als Rest vor allem das *Ligamentum sphenomandibulare* (S. 420).

Hinweis. Maxilla und Mandibula sind desmal entstandene Knochen. Die paarig angelegten Seitenteile der Mandibula werden im Bereich des Kinns zunächst durch eine Synchondrose verbunden, die schließlich synostosiert.

2. Branchialbogen. Der Knorpel, der im Mesenchym des 2. Branchialbogens, *Hyoidbogen*, erscheint, ist der *Reichert-Knorpel*. An der Bildung von Knochen im Schädelbereich ist er insofern beteiligt, als sein dorsaler knorpeliger Anteil die Anlage des 3. Gehörknöchelchens, des *Steigbügels*, *Stapes* (**Abb. 11.4**), sowie den Knorpelring der Fenestra vestibuli liefert (**Abb. 11.4**). Der ventrale knorpelige Anteil des Hyoidbogens wird im wesentlichen zum *Processus styloideus*, der nach Verknöcherung des Os temporale mit diesem verschmilzt, ferner zum *Lig. stylohyoideum* und *Cornu minus ossis hyoidei*.

3. bis 6. Branchialbogen (**Abb. 11.4**). Vom *3. Branchialbogen*, *Pharyngobranchialbogen*, bleibt nur der vordere Abschnitt erhalten und liefert das Cornu majus ossis hyoidei. Die Verschmelzungsbrücke zwischen 2. und 3. Branchialbogen wird zum *Corpus ossis hyoidei*.

Der *4. und 5. Branchialbogen*, die beim Menschen nicht mehr als Knorpelspangen angelegt werden, liefern Material für die *Cartilago thyroidea*, *Schildknorpel*.

Aus dem *6. Branchialbogen* entsteht wahrscheinlich die *Cartilago cricoidea*, *Ringknorpel*.

11.1.2 Gesicht, Nasenhöhle, Mundhöhle, Gaumen

> **Lernziele**
> Stirnfortsatz • Oberkieferwülste • Unterkieferwülste • Nasenwülste • Entwicklung von Lippen und Wangen • Nasenentwicklung • Riechgruben • Primärer und sekundärer Gaumen • Entwicklung der Nasenhöhle • Primäre und definitive Mundhöhle • Mißbildungen: Lippenspalten, Lippen- Kieferspalten, Lippen- Kiefer-Gaumenspalte

Die Entwicklung von Gesicht, Nasenhöhle, Mundhöhle und Gaumen hängen eng miteinander zusammen. Eingeleitet werden die Vorgänge im 10-Somitenstadium (Anfang des 2. Monats nach der Befruchtung) durch Ausbildung des *Stomatodeum*, Mundbucht (vgl. S. 125). Hierbei handelt es sich um eine Einsenkung des Ektoderms zwischen den Vorwölbungen der kranialen Anteile der Hirnanlage, der Herzanlage und dem 1. der sich seitlich entwickelnden Branchialbögen.

Das Stomatodeum wird von verschiedenen Mesenchymverdichtungen begrenzt (**Abb. 4.17 b**), nämlich vom

Tabelle 11.2 Entwicklung der Branchialbögen

Branchialbögen	Skeletanteil	Muskulatur	Nerv (efferent)
1. Branchialbogen Mandibularbogen	Meckel-Knorpel, Malleus, Incus	Kaumuskulatur, M. tensor tympani, M. tensor veli palatini, Venter ant. m. digastrici	N. mandibularis (N. V$_3$)
2. Branchialbogen Hyoidbogen	Stapes, Anulus stapedialis foraminis ovalis, Proc. stylo-ideus, Cornu minus ossis hyoidei, Lig. stylohyoideum	Gesichtsmuskulatur, M. stapedius, M. stylohoideus, Venter posterior m. digastrici	N. facialis (N. VII)
3. Branchialbogen Pharyngobranchial-bogen	Corpus ossis hyoidei, Cornu majus ossis hyoidei	Pharynxmuskulatur	N. glossopharyngeus (N. IX)
4.–6. Branchialbogen	Cartilagines laryngeales	Larynxmuskulatur	N. vagus (N. X)

Abb. 11.4 Entwicklung der Branchialbögen. Die Abkömmlinge des 1. Branchialbogens sind *rot*, die des 2. Branchialbogens *transparent*, die des 3. Branchialbogens *rot punktiert*, die des 4. und 5. Branchialbogens *rot schraffiert*, die des 6. Branchialbogens *transparent*. (Nach Tuchmann-Duplessis et al. 1972)

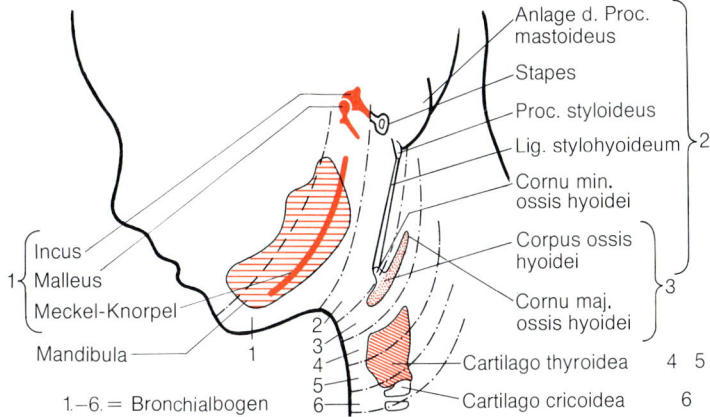

Anlage d. Proc. mastoideus
Stapes
Proc. styloideus
Lig. stylohyoideum 2
Cornu min. ossis hyoidei
Corpus ossis hyoidei
Cornu maj. ossis hyoidei 3
Cartilago thyroidea 4 5
Cartilago cricoidea 6

Incus
1 Malleus
Meckel-Knorpel
Mandibula 1

1.–6. = Bronchialbogen

- *Stirnfortsatz* (eher eine Konkavität) kranial, von den
- *paarigen Oberkieferwülsten* lateral und von den
- *paarigen Unterkieferwülsten* kaudal.

In der Tiefe des Stomatodeums befindet sich die *Bucco-pharyngealmembran* (Oropharyngealmembran, S. 125).

Weiter spielen für die Entwicklung dieser Region die Ausbildung der *Riechplakoden* an beiden Seiten des Stirnfortsatzes eine wichtige Rolle. Bei den Riechplakoden handelt es sich um Epithelverdickungen, aus denen in der Folgezeit in jeder Nasenhöhle die Regio olfactoria (S. 425) hervorgeht. Die Riechplakoden werden von Mesenchymverdickungen umschlossen, die schnell proliferieren. Aus ihnen entstehen die

- *medialen Nasenwülste* und die
- *lateralen Nasenwülste*.

Die Wulstbildungen in der Umgebung der Riechplakoden und unterschiedliche Wachstumsvorgänge führen dazu, daß die Riechplakoden im Laufe der Entwicklung von der Oberfläche abgesenkt werden und Riechgruben entstehen.

Die Gesichtsentwicklung geht auf die Umgestaltung der verschiedenen Gesichtswülste zurück

Ferner nimmt das außerordentlich schnelle Wachstum der Hirnanlage, insbesondere des Endhirns, Einfluß auf die Gesichtsentwicklung.

Lippen und Wangen. Der Eingang ins Stomatodeum wird unten vom Unterkieferwulst und oben seitlich von Oberkieferwülsten begrenzt. Mit fortschreitender Entwicklung kommen unter Zusammenrücken der Riechgruben die medialen Nasenwülste zwischen die beiden Oberkieferwülste zu liegen. Später stoßen die medialen Nasenwülste aneinander und bilden, nachdem die Einsenkung zwischen ihn durch Mesenchymproliferation ausgeglichen wurde, das *Philtrum*. Die seitlichen Nasen-

wülste sind dagegen nicht unmittelbar an der Begrenzung des Eingangs ins Stomatodeum beteiligt; sie setzen sich jedoch vom Oberrand des Oberkieferwulstes durch eine Furche, *Tränennasenfurche*, ab (**Abb. 11.5a**).

Bewegung kommt in die Gesichtsentwicklung durch weiteres starkes Proliferieren des Mesenchyms; dadurch werden vorhandene Furchen nivelliert und die Grenzen zwischen den Wülsten verwischt. Es verbleibt aber das für das Verständnis von Hemmungsmißbildungen wichtige Faktum, daß die Oberlippe aus Anteilen der Oberkiefer- und mittleren Nasenwülste entstanden ist. Zur seitlichen Einengung des Stomatodeums kommt es durch eine beiderseits nach medial fortschreitende Verschmelzung von Oberkiefer- und Unterkieferwulst (**Abb. 11.5b**).

Lippen und Wangen entstehen schließlich dadurch, daß vor den sich ausbildenden Alveolarfortsätzen (s. unten) Epithelleisten in das daruntergelegene Mesenchym einwachsen und durch Auseinanderweichen der Zellen einen Spaltraum, das *Vestibulum oris* (S. 427), bilden.

Wichtig ist noch, daß das Mesenchym von Lippen und Wangen aus dem 2. Branchialbogen stammt. Dies erklärt die Innervation der sich in diesem Gebiet bildenden (Gesichts)Muskulatur durch den N. facialis, den 2. Branchialnerven (**Tabelle 11.2**).

Nase. Die Ausbildung der Nase, die eng mit der Entstehung der Nasenhöhle (s. unten) verknüpft ist, nimmt längere Zeit in Anspruch. Folgende Vorgänge sind dabei wichtig:

- Die Orte der durch unterschiedliche Wachstumsvorgänge in die Tiefe verlagerten Riechplakoden entsprechen den äußeren Nasenöffnungen. Sie rücken im Laufe der Entwicklung aus einer mehr seitlichen Position zur Mitte hin zusammen (s. oben).
- Die Nasenwülste sind so angeordnet, daß sie zwar gemeinsam die Riechplakode umgeben, daß aber der *mediale Nasenwulst* weiter nach unten reicht. An ihn tritt von der Seite her der *laterale Nasenwulst* heran. Am Unterrand des Riechgrube verkleben die Epithelzellen des lateralen und medialen Nasenwulstes und

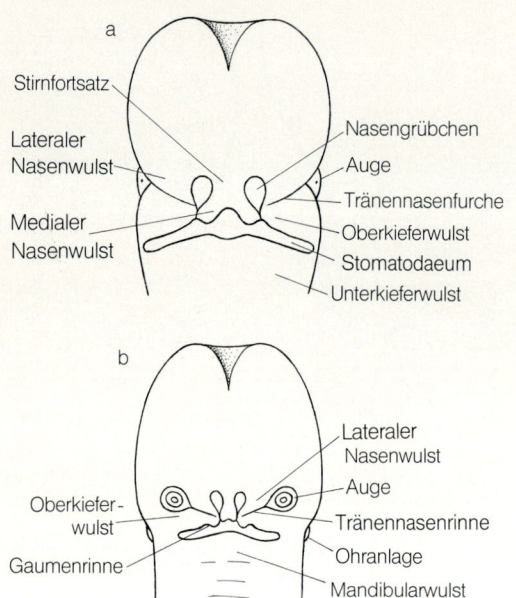

a

Stirnfortsatz

Lateraler
Nasenwulst

Medialer
Nasenwulst

Nasengrübchen

Auge

Tränennasenfurche

Oberkieferwulst

Stomatodaeum

Unterkieferwulst

b

Oberkiefer-
wulst

Gaumenrinne

Lateraler
Nasenwulst

Auge

Tränennasenrinne

Ohranlage

Mandibularwulst

Abb. 11.5 a, b Gesichtsentwicklung. **a** Ventralansicht am Ende der 5. Embryonalwoche. Die Augenanlagen liegen lateral. Die Öffnung der primären Mundhöhle ist weit. **b** Ventralansicht am Ende der 6. Embryonalwoche. Oberkiefer- und Nasenwülste sind zur Mittelachse vorgewachsen, die Mundöffnung wird eingeengt

bilden eine Epithelmauer, die sich vom Boden der Riechgrübchen bis zum Dach des Stomatodaeum erstreckt. Die Epithelmauer wird später durch Bindegewebe ersetzt. Im Mesenchym der Nasenwülste bilden sich Knochen und Knorpel und gestalten die äußere Nase.

- Die Furche zwischen dem seitlichen Nasenwulst und dem Oberkieferwulst vertieft sich. Dabei löst sich das Epithel der Furchentiefe von der Oberfläche ab, kanaliert und wird zum *Ductus nasolacrimalis.*

Augen, **Ohren**. Die Entwicklung dieser Organe wird im Kapitel Sinnesorgane ausführlich besprochen. Sie spielt aber auch für die Gestaltung des Gesichts eine große Rolle. Die beiden Organanlagen werden im Laufe der Zeit erheblich verlagert: die Augenanlage mehr nach medial, die des äußeren Gehörganges, der im Bereich der 1. Kiemenfurche entsteht (s. unten), nach lateral oben.

> **Die Nasenhöhle entwickelt sich aus den Riechgruben, die Mundhöhle aus der Mundbucht und die Gaumen aus den Gaumenfortsätzen**

Die beiden **Riechgruben** beginnen sich in der 7. Woche unabhängig voneinander in die Tiefe abzusenken. Sie erreichen dabei das Dach der primären Mundhöhle, von

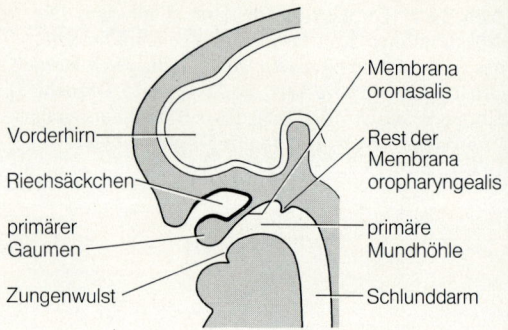

Vorderhirn

Riechsäckchen

primärer
Gaumen

Zungenwulst

Membrana
oronasalis

Rest der
Membrana
oropharyngealis

primäre
Mundhöhle

Schlunddarm

Abb. 11.6 Paramedianschnitt durch die sich entwickelnde Mund- und Nasenhöhle in der 5. Embryonalwoche. Die Membrana oronasalis reißt okzipital unter Bildung der primitiven Choanen ein

der sie jedoch zunächst durch die *Membrana oronasalis* (bucconasalis) getrennt bleiben (**Abb. 11.6**).

Zwischen den beiden Riechgruben befinden sich die *medialen Nasenwülste*, die sich in der Tiefe in einen mesenchymalen Gewebssockel fortsetzen. Er liefert den *Bereich des Oberkiefers, der die 4 Schneidezähne enthält*, und einen unmittelbar anschließenden dreieckigen Gaumenabschnitt, den **primären Gaumen**. Es handelt sich um das *Zwischenkiefersegment* (**Abb. 11.7**).

Die Riechgruben, jetzt zu Riechsäckchen (**Abb. 11.6**) geworden, weiten sich rachenwärts aus. Sie bleiben jedoch durch die Ausbildung der Nasenscheidewand (ventral aus den mittleren Nasenwülsten) getrennt. Anders verhält es sich mit der Membrana oronasalis. Hier kommt es zu einer Verdrängung des Mesenchyms und anschließend zur Auflösung der Membran. Dadurch entsteht, beginnend hinter dem primären Gaumen, eine Verbindung zwischen primärer Mundhöhle und den aus den Riechgruben hervorgegangenen primären Nasengängen. Die Verbindungen werden als **primäre Choanen** und die so entstandene gemeinsame Höhle als Mund-Nasenhöhle bezeichnet.

Die Umgestaltung der primären Mundhöhle in die **definitive Mundhöhle** und die beiden **bleibenden Nasenhöhlen** setzt nach dem Durchreißen der Membrana oronasalis ein. Es folgt die Gaumenbildung (**Abb. 11.7**). Sie beginnt mit dem Vorwachsen der Gaumenfortsätze von der Innenseite der Oberkieferwülste nach unten, wobei beiderseits der Zungenwulst umfaßt wird (**Abb. 11.8**). Mit der Ausweitung der Mundhöhle und einem Absenken der Zungenanlage (s. unten) erfolgt eine Umlagerung der Gaumenfortsätze in die Horizontale. Die beiden Gaumenfortsätze (Gaumenplatte) verschmelzen dann miteinander sowie kranial mit dem sich nach dorsal-unten verlängernden Nasenseptum und rostral mit dem dreieckigen primären Gaumen. An dieser Stelle entsteht das Foramen incisivum (S. 405). Damit ist der **sekundäre Gaumen** entstanden.

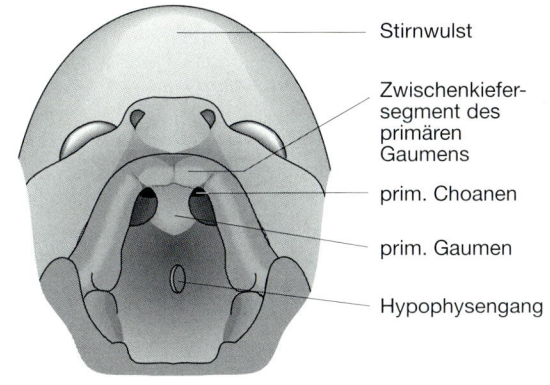

Stirnwulst

Zwischenkiefer-
segment des
primären
Gaumens

prim. Choanen

prim. Gaumen

Hypophysengang

a

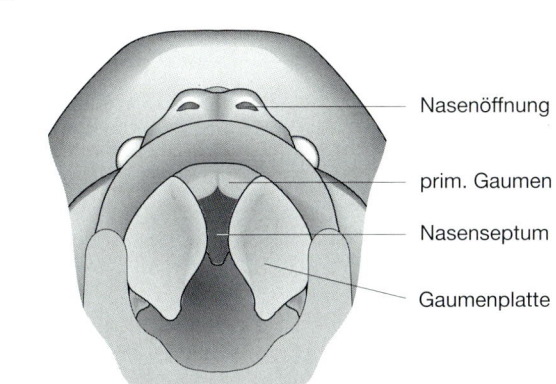

Nasenöffnung

prim. Gaumen

Nasenseptum

Gaumenplatte

b

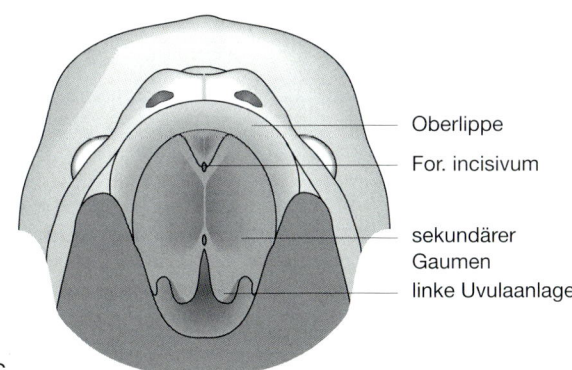

Oberlippe

For. incisivum

sekundärer
Gaumen

linke Uvulaanlage

c

Abb. 11.7 a–c Bildung des Gaumens. **a** In der 7. Embryonalwoche besteht eine breite Verbindung zwischen Mundhöhle und Nasenhöhle; **b** Ende der 8. Woche wachsen die Gaumenleisten zu Gaumenplatten aus, die sich in der Medianebene einander nähern und vorne mit dem primären Gaumen verwachsen. **c** In der 10. Woche ist die Gaumenbildung weitgehend abgeschlossen. Die Gaumenfortsätze sind miteinander und mit dem primären Gaumen verwachsen. Am Y-förmigen Treffpunkt entsteht das Foramen incisivum. Nur die Uvula ist noch gespalten. In der Nasenhöhle verwächst die Gaumenplatte an der Berührungsstelle mit dem Nasenseptum (**Abb. 11.8**)

Die nach Umlagerung horizontal stehenden Gaumenfortsätze lassen an der späteren Grenze zwischen hartem und weichem Gaumen eine Abknickung in der Sagittalebene erkennen. Diese Abknickung ist entscheidend für die Bildung der **definitiven Choanen**. Die definitiven Choanen öffnen sich in den hinteren Teil der Mund-Nasenhöhle, der durch die Entwicklung der Gaumenbögen, Isthmus faucium, zum Epipharynx, Pars nasalis pharyngis, wird.

Nasennebenhöhlen. Sie entstehen erst am Ende der Fetalzeit und nach der Geburt als Schleimhautdivertikel der lateralen Nasenwand, die sich zunehmend ausweiten (S. 426).

> **Zahlreiche Mißbildungen im Gesichts- und Gaumenbereich führen zur Entstehung von Spalten**

Nicht selten ist die Entwicklung im Lippen-Kiefer-Gaumenbereich unvollständig oder gestört. Unterbleibt nämlich – infolge endogener oder exogener Faktoren – die Mesenchymeinwanderung im Bereich der Epithelmauer zwischen den Wülsten oder erfolgt gar ein Gewebeabbau, so entstehen Spalten. Ausdehnung und Tiefe der Spalten können sehr unterschiedlich sein.
Die häufigsten Spaltbildungen sind (**Abb. 11.9**)

- **laterale Lippenspalte, Cheiloschisis, Hasenscharte** (**Abb. 11.9 a**). Sie liegt oberflächlich zwischen medialen Nasenwülsten und Oberkieferwulst. In der Regel tritt sie einseitig auf, kann aber auch beidseitig vorliegen. Im Extremfall reicht sie bis in die Nasenöffnung.
- **Lippen-Kieferspalte, Cheilo-gnathoschisis** (**Abb. 11.9 b**). Die Spaltbildung verläuft im Oberkieferbereich zwischen der Anlage des primären und sekundären Gaumens, d. h. zwischen lateralem Schneidezahn und Eckzahn. Ist sie sehr tief, erreicht sie das Foramen incisivum am Hinterrand des primären Gaumens.

Anderer Art ist eine Mißbildung, die dadurch entsteht, daß die Vereinigung der beiden Gaumenfortsätze unterbleibt. Es resultiert die

- **Gaumenspalte, Palatoschisis** (**Abb. 11.9 c**). Sie kann bis zur Uvula fortgeführt sein, die dann gespalten ist.

Durch Kombination beider in ihrem Mechanismus unterschiedlicher Arten von Spalten kann es zur Ausbildung einer

- **Lippen-Kiefer-Gaumenspalte, Cheilo-gnathopalatoschisis, Wolfsrachen** (**Abb. 11.9 d**) kommen.

Seltenere Mißbildungen sind die

- **mediane Oberlippenspalte**, durch unvollständige Vereinigung der beiden medialen Nasenwülste in der Mittellinie oder ungenügende Mesenchymunterfütterung

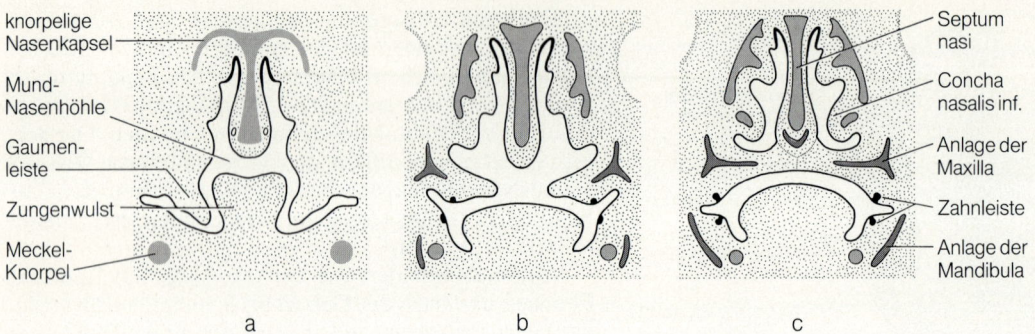

knorpelige
Nasenkapsel

Mund-
Nasenhöhle

Gaumen-
leiste

Zungenwulst

Meckel-
Knorpel

a   b   c

Septum
nasi

Concha
nasalis inf.

Anlage der
Maxilla

Zahnleiste

Anlage der
Mandibula

Abb. 11.8 a–c Schema über die Entwicklung des Gaumens; Frontalschnitte. **a** Die Gaumenfortsätze ziehen schräg nach abwärts. **b** Bei Entfaltung der Mundhöhle erfolgt eine Umlagerung der Gaumenfortsätze (-platten) in die Horizontale. **c** Nach Verwachsung der Gaumenplatten mit dem Nasenseptum sind Mund- und Nasenhöhle vollständig voneinander getrennt

- **schräge Gesichtsspalte** durch ungenügende Vereinigung des Oberkieferwulstes mit dem lateralen Nasenwulst oder Störung bei der Bildung des Ductus nasolacrinalis
- **Makro-** bzw. **Mikrostomie** infolge ungenügender oder zu weit fortgeschrittener Vereinigung von Oberkiefer- und Unterkieferwulst.

11.1.3 Zunge und Schilddrüse

Lernziele

Zunge: Corpus linguae, Zungenwülste, Radix linguae, Copula, Sulcus terminalis, Foramen caecum • Epiglottis • Schilddrüse: Ductus thyroglossus, Lobus pyramidalis • Mißbildungen: Thyroglossuszysten,-fisteln

Die Entwicklung von Zunge und Schilddrüse hängen eng miteinander zusammen, da die Anlage der Schilddrüse ein Derivat des Zungenepithels ist.

Zunge (**Abb. 11.10**). An der Entwicklung der Zunge sind der ventrale Anteil des 1.–4. Branchialbogen beteiligt (**Abb. 11.10 a**). Dabei liefert der 1. Branchialbogen das Material für die vorderen $^2/_3$ der Zunge, Corpus linguae. Die Zungenmuskulatur leitet sich von Myoblasten her, die aus den okzipitalen Somiten auswandern und ihren zugehörigen Nerv, den N. hypoglossus, „mitziehen".

Corpus linguae. In der 4. Embryonalwoche bilden sich aus dem Mesenchym des Mandibularbogens ein *unpaarer Zungenwulst, Tuberculum impar*, und *2 seitliche Zungenwülste*. Diese 3 Zungenwülste verschmelzen während der weiteren Entwicklung und bilden den einheitlichen Zungenkörper. Bedeckt wird das Corpus linguae bis in die Gegend des Sulcus terminalis (s. unten) von Epithelzellen der ektodermalen Mundbucht. Auf die Herkunft des Corpus linguae aus dem 1. Branchialbogen weist seine afferente (sensible) Innervation durch den N. lingualis aus dem Nervus mandibularis (N. V_3, 1. Branchialbogennerv) hin. Die Innervation der Geschmacksknospen des Corpus linguae erfolgt jedoch durch die Chorda tympa-

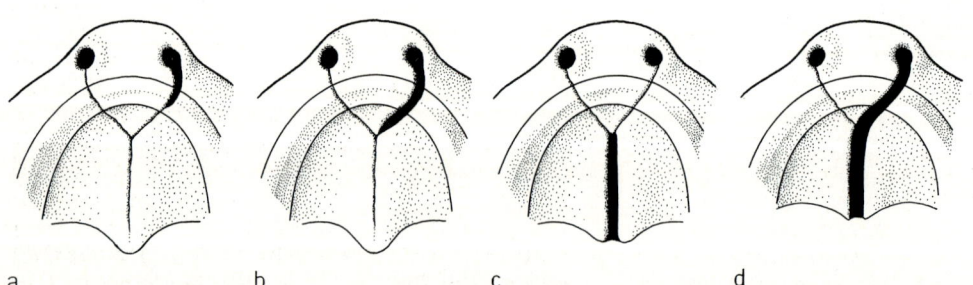

a   b   c   d

Abb. 11.9 a–d Die häufigsten genetisch bedingten Mißbildungen im Gesichts- und Gaumenbereich. **a** Cheiloschisis = Lippenspalte (Hasenscharte), kann einseitig oder doppelseitig auftreten. **b** Cheilo-gnathoschisis = Lippen-Kieferspalte. Diese ein- oder doppelseitige Spalte reicht bis zum Foramen incisivum. **c** Palatoschisis=Gaumenspalte, tritt auf, wenn die beiden Gaumenfortsätze nicht miteinander verschmelzen. **d** Cheilo-gnatho-palatoschisis = Lippen-Kiefer-Gaumenspalte. Doppelseitig wird diese Mißbildung Wolfsrachen genannt

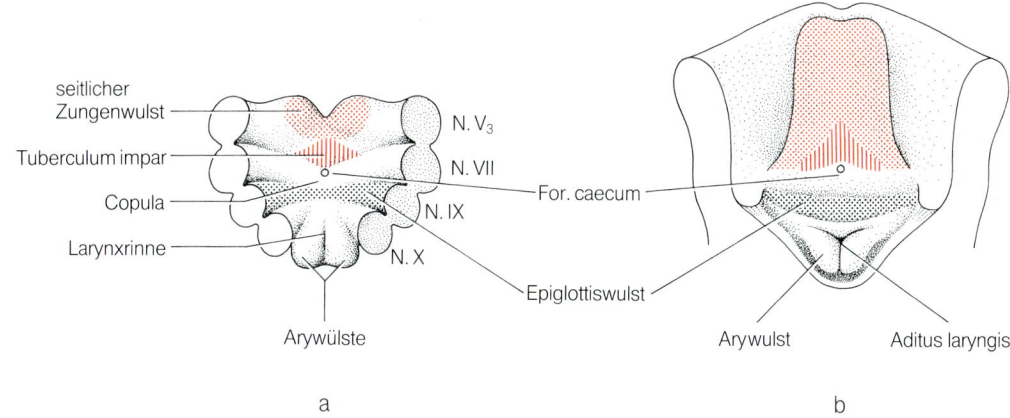

seitlicher
Zungenwulst

Tuberculum impar

Copula

Larynxrinne

N. V₃

N. VII

N. IX

N. X

For. caecum

Arywülste

a

Epiglottiswulst

Arywulst

Aditus laryngis

b

Abb. 11.10a, b Zungenentwicklung. **a** Boden der primitiven Mundhöhle und des Kiemendarms mit den Branchialbogen 1–4. **b** Zunge, frühes Stadium

ni, die zur Fazialisgruppe (2. Branchialbogennerv) gehört. Die Chorda tympani erreicht jedoch die Zunge zusammen mit dem N. lingualis.

Radix linguae. Der Zungengrund erhält sein Material aus dem 2. und 3. sowie teilweise aus dem 4. Branchialbogen. Da das aus dem 2. Branchialbogen zur Verfügung gestellte Mesenchym von dem des 3. überwachsen wird, kommt im Grenzbereich zwischen Corpus und Radix linguae das Mesenchym des 3. Branchialbogens mit dem des 1. Branchialbogens in Berührung. Der 3. Branchialbogen liefert auch das Material für einen hinteren Medianwulst, *Copula* oder *Hypobranchialhöcker*. Überdeckt wird die Radix linguae von Epithelzellen entodermaler Herkunft.

Später verschmelzen die verschiedenen Zungenanteile zu einem einheitlichen Organ (**Abb. 10.10b**). Dabei kommt es im Rahmen der Schädelentwicklung zu einem relativen Absenken der Zunge. Die Verschmelzungsgrenze zwischen Zungenkörper und Zungengrund ist an dem V-förmigen *Sulcus terminalis* zu erkennen, an dessen nach dorsal gekehrten Spitze das *Foramen caecum* liegt. Die afferente Innervation der Radix linguae erfolgt durch Äste des N. glossopharyngeus und N. vagus, den Nerven des 3. bzw. 4. Branchialbogens. Die Grenze zwischen den Innervationsgebieten ist jedoch nicht scharf.

Epiglottis. Der 4. Schlundbogen liefert auch noch Material für einen 3. medialen Wulst, dessen Material zur Anlage der Epiglottis verwendet wird (**Abb. 10.10b**).

Schilddrüse. Die Anlage der Schilddrüse geht auf eine Epithelknospe zwischen Tuberculum impar und Copula zurück. Der Anlageort entspricht dem auch später zu erkennenden *Foramen caecum.* Von hier aus wächst ein Epithelstrang in das daruntergelegene Mesenchymlager ein. Bald wird aus dem Strang ein Schlauch, der *Ductus thyroglossus.* Das solide Ende des Ductus wächst weiter kaudalwärts und bildet 2 Lappen, die durch einen Isthmus verbunden sind. Wenn schließlich in der 7. Embryo-

nalwoche die Schilddrüsenanlage ihre endgültige Position vor dem 3. Luftröhrenknorpel erreicht hat, bildet sich der Ductus thyroglossus zurück. Allerdings kann gelegentlich auch noch beim Erwachsenen ein *Lobus pyramidalis* als Rest des *Ductus thyroglossus* erhalten sein.

Mißbildungen. Reste des Ductus thyroglossus können Zysten oder Fisteln bilden, *Thyroglossuszysten, Thyroglossusfisteln*, die immer in der Mittellinie des Halses auftreten. – Gelegentlich können auch Reste von Schilddrüsengewebe am Zungengrund vorkommen.

11.1.4 Schlundtaschen und Kiemen(Schlund)furchen

Derivate der Schlundtaschen und Kiemenbögen • Mißbildungen

Durch die Mesenchymproliferation im Gebiet der Branchialbögen entstehen auf jeder Seite zwischen den Bögen sowohl innen – entodermale Seite, Gebiet des Schlunddarms – als auch außen – ektodermale Seite – 5 Rinnen. Die der Innenseite vertiefen sich und werden zu Schlundtaschen, **Sacci pharyngeales.** Dabei wird die 5. Schlundtasche zum Anhang der 4. Schlundtasche. In der Tiefe der Sacci kommt das Entoderm mit dem gegenüberliegenden Ektoderm in Kontakt. Beide Epithelien verkleben und bilden jeweils eine *Membrana branchialis.* Durch Vertiefung der Rinne auch auf der ektodermalen Seite entstehen dort Kiemenfurchen, **Sulci branchiales.** Dadurch, daß die 5. Schlundtasche rudimentär als Anhängsel der 4. Schlundtasche entsteht, stehen den 5 entodermalen Schlundtaschen 4 ektodermale Schlundfurchen gegenüber.

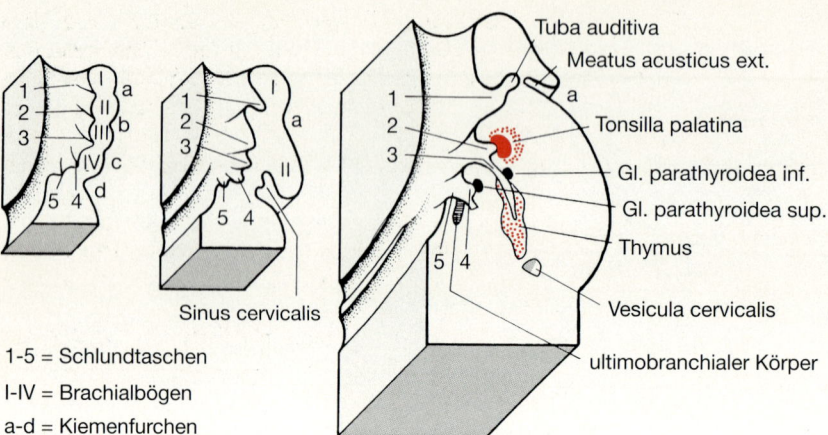

1-5 = Schlundtaschen

I-IV = Brachialbögen

a-d = Kiemenfurchen

Sinus cervicalis

Tuba auditiva

Meatus acusticus ext.

a

Tonsilla palatina

Gl. parathyroidea inf.

Gl. parathyroidea sup.

Thymus

Vesicula cervicalis

ultimobranchialer Körper

Abb. 11.11   Schema über die Entwicklung der Schlundtaschen und Kiemenfurchen. Aus der *1. Kiemenfurche (a)* entsteht der Meatus acusticus externus. Die folgenden *Kiemenfurchen (b–d)* vereinigen sich zum Sinus cervicalis, der normalerweise nur temporär besteht und sich vollständig zurückbildet. Die *1. Schlundtasche* vertieft sich zur Tuba auditiva. An der Bildung der *übrigen Schlundtaschenabkömmlinge* ist vor allem das Epithel der entsprechenden Tasche beteiligt. (Nach Tuchmann-Duplessis et al. 1972)

Entodermale Schlundtaschen

Die **1. Schlundtasche** (zwischen 1. und 2. Branchialbogen, **Abb. 11.11**) bewahrt den Charakter einer Tasche, *Recessus tubotympanicus*. Sie bildet sich zur *Tuba auditiva* (Eustachi-Röhre) um. Ihr lateraler Endabschnitt erweitert sich zur *Cavitas tympanica einschließlich des Antrum mastoideum*. Die Membrana branchialis wird zum Trommelfell, *Membrana tympani*.

Die **2. Schlundtasche** wird zum größeren Teil zurückgebildet. Der verbleibende Rest wird zur *Fossa supratonsillaris*. Ein Teil des Entoderms proliferiert jedoch und liefert Oberflächen- und Krypten*epithel der Tonsilla palatina*. Das tonsilläre Lymphgewebe entsteht durch Differenzierung des umgebenden Mesenchyms und durch einwandernde Lymphozyten.

Das Epithel der **3.–5. Schlundtasche** bildet den Mutterboden für die *branchiogenen Organe*.

Die **3. Schlundtasche** läßt eine ventrale und eine dorsale Ausstülpung erkennen. Aus dem Entoderm der ventralen Anlage entsteht durch Zellproliferation der epitheliale Anteil des Thymus (S. 527), aus dem der dorsalen Anlage die Gl. parathyroidea inferior. Beide Anlagen wandern in mediokaudaler Richtung abwärts und verlieren dabei ihre Verbindung zum Mutterboden.

Die *Gll. parathyroideae inferiores* finden ihren endgültigen Platz an der Hinterfläche der Gl. thyroidea, nahe dem unteren Pol der beiden Schilddrüsenlappen.

Die *Thymusanlage* zieht sich jedoch lang aus. Die Schwanzanteile bilden sich in der Regel zurück. – Reste können in der Gl. thyroidea persistieren. Der übrige Teil verschmilzt mit dem der Gegenseite zu einem einheitlichen Organ, das im oberen Mediastinum seine endgültige Lage findet (S. 538).

Die **4. Schlundtasche** läßt auch eine ventrale und eine dorsale Ausstülpung erkennen. Aus dem Epithel der dorsalen Ausstülpung geht die *Gl. parathyroidea superi-*or hervor. Sie wandert zum dorsalen oberen Pol der Schilddrüsenlappen ab. Offen ist, ob sich die ventrale Vorwölbung auch an der Bildung des *Thymus* beteiligt.

5. Schlundtasche. Ihr Epithel liefert den *ultimobranchialen Körper*. Dieser wandert in die Gl. thyroidea ein und bildet vermutlich die parafollikulären C-Zellen.

Mißbildungen. Bei angeborenem Fehlen der Schilddrüse (*Athyreose*) kann der ultimobranchiale Körper als kompaktes Organ bestehen bleiben.

Ektodermale Kiemenfurchen

Die **1.** der 4 **Kiemenfurchen** wird zum *Meatus acusticus externus* (**Abb. 11.11**).

Die **übrigen Kiemenfurchen** bilden sich im Laufe der Entwicklung zurück. Zunächst kommt es jedoch durch Proliferation des Mesenchyms des 2. Kiemenbogens und durch die beengten räumlichen Verhältnisse infolge der Nackenkrümmung zur Ausbildung einer Halsbucht, *Sinus cervicalis*, in die hinein sich die 2.–4. Schlundfurche öffnen. In der weiteren Entwicklung schiebt sich der untere Rand des 2. Branchialbogens wie ein *Operculum* über den Sinus cervicalis und engt den Eingang zum *Ductus cervicalis* ein. Der Ductus wird schließlich verschlossen und es entsteht ein von ektodermalem Epithel ausgekleidetes Halsbläschen, *Vesicula cervicalis*. Auch die Vesicula cervicalis wird im Laufe der Entwicklung vollständig abgebaut.

Mißbildungen. Reste des Sinus cervicalis können als *seitliche branchiogene Halsfistel* bestehen bleiben. Verbleibt eine Vesicula cervicalis, so ist diese häufig zystisch erweitert, *laterale, branchiogene Halszyste*. Sie kann sich bis zur Aufteilungsstelle der A. carotis communis erstrecken.

11.2. Kopf

11.2.1 Ossa cranii, Schädelknochen

Lernziele

Grundkenntnisse über die einzelnen
Schädelknochen

Der Schädel setzt sich aus *18 Knochen* zusammen.
Zum **Neurocranium** gehören:

- Os frontale, Stirnbein
- Os sphenoidale, Keilbein, Wespenbein
- Os temporale, Schläfenbein
- Os parietale, Scheitelbein
- Os occipitale, Hinterhauptbein
- Os ethmoidale, Siebbein

Zum **Viscerocranium** gehören:

- Maxilla, Oberkiefer
- Os palatinum, Gaumenbein
- Os zygomaticum, Jochbein
- Os lacrimale, Tränenbein
- Os nasale, Nasenbein
- Concha nasalis inferior, untere Nasenmuschel
- Vomer, Pflugscharbein
- Mandibula, Unterkiefer
- Os hyoideum, Zungenbein (S. 446)
- 3 Ossicula auditiva, Gehörknöchelchen (S. 708):
  - Malleus, Hammer
  - Incus, Ambos
  - Stapes, Steigbügel

Os frontale

Das Os frontale, Stirnbein (**Abb. 11.12**), bildet mit seiner

- Pars orbitalis das Dach der Augenhöhle, mit seiner
- Pars nasalis einen Teil der Begrenzung der Nasenhöhle und grenzt mit der
- Squama frontalis die vordere Schädelgrube ab.

Das Os frontale ist aus einem paarigen Deckknochen hervorgegangen. Die ursprünglich zwischen den beiden Knochenanlagen gelegene *Sutura frontalis* verknöchert jedoch im 2. Lebensjahr zu einer Synostose.

> **Mißbildung und klinischer Hinweis.** Bleibt die Sutura frontalis bestehen, so spricht man von *Metopismus*. Dieser entsteht regelmäßig bei einem frühzeitigen bzw. angeborenen Hydrozephalus (äußerer oder innerer Wasserkopf).

Pars orbitalis (**Abb. 11.20**). Die paarige Pars orbitalis bildet das Dach der Augenhöhle. Sie ist durch eine mit

Schleimhaut ausgekleidete Nebenhöhle der Nase, dem Sinus frontalis (S. 418), pneumatisiert. Am medialen Rand der Pars obitalis liegt die *Incisura ethmoidalis*, in die das Os ethmoidale mit seiner Lamina cribrosa eingefügt ist.

Lateral läßt sich an der Pars orbitalis des Os frontale eine seichte Mulde erkennen, die *Fossa glandulae lacrimalis*, in der die Tränendrüse liegt.

Vorne medial findet sich die kleine *Fovea trochlearis*, in der die Sehne des M. obliquus bulbi superior gleitet (S. 689).

Dort, wo die Pars orbitalis ossis frontalis mit dem Os ethmoidale eine Sutur bildet, liegen 2 kleine Foramina, nämlich:

- *Foramen ethmoidale anterius* für den N. ethmoidalis anterior (aus dem N. nasociliaris, einem Ast des N. ophthalmicus, N. V_1), und die A. und V. ethmoidalis anterior (aus der A. bzw. V. ophthalmica)
- *Foramen ethmoidale posterius* für den N. ethmoidalis posterior (ebenfalls aus dem N. nasociliaris) und die Vasa ethmoidalia posteriora

Pars nasalis. Die Pars nasalis verbindet die beiden Partes orbitales miteinander. Sie steht in syndesmalem Kontakt mit dem Os nasale und dem Processus frontalis maxillae. Ein unpaarer Mittelsteg ist die *Spina nasalis ossis frontalis*.

Squama frontalis. *Facies externa*. Die Außenfläche der Squama frontalis läßt beiderseits je einen Stirnbeinhöcker, *Tuber frontale*, und unterhalb davon einen *Arcus superciliaris*, Augenbrauenbogen, erkennen. Zwischen den beiden Augenbrauenbögen liegt die *Glabella*, Stirnglatze, ein abgeflachtes Knochenfeld. Die Grenze zur Pars orbitalis bildet der obere Augenhöhlenrand, *Margo supraorbitalis*. In der medialen Hälfte dieses Randes finden sich 2 Einschnitte (Incisurae) bzw. Löcher (Foramina):

- *Foramen supraorbitale/Incisura supraorbitalis* – mehr lateral und kleiner – für den R. lateralis n. supraorbitalis und die gleichnamigen Gefäße
- *Incisura frontalis/Foramen frontale* – mehr medial und größer – für den Durchtritt des R. medialis n. supraorbitalis sowie des R. medialis a. supraorbitalis (beide Nervenäste stammen aus dem N. frontalis, einem Ast des N. ophthalmicus=N. V_1; die Arterien sind Äste der A. ophthalmica)

Facies temporalis. Der Arcus superciliaris geht nach lateral in den *Processus zygomaticus ossis frontalis* über. Dieser steht in syndesmalem Kontakt mit dem Os zygomaticum (*Sutura frontozygomatica*). Die Facies temporalis trägt die *Linea temporalis*, die sich in die Linea temporalis inferior des Os parietale fortsetzt.

Facies interna. Die Innenfläche der Squama frontalis läßt im oberen Teil in der Gegend der Sutura frontalis den *Sulcus sinus sagittalis superior* erkennen. Dieser Sulcus verstreicht nach kaudal und geht in eine Leiste, *Crista*

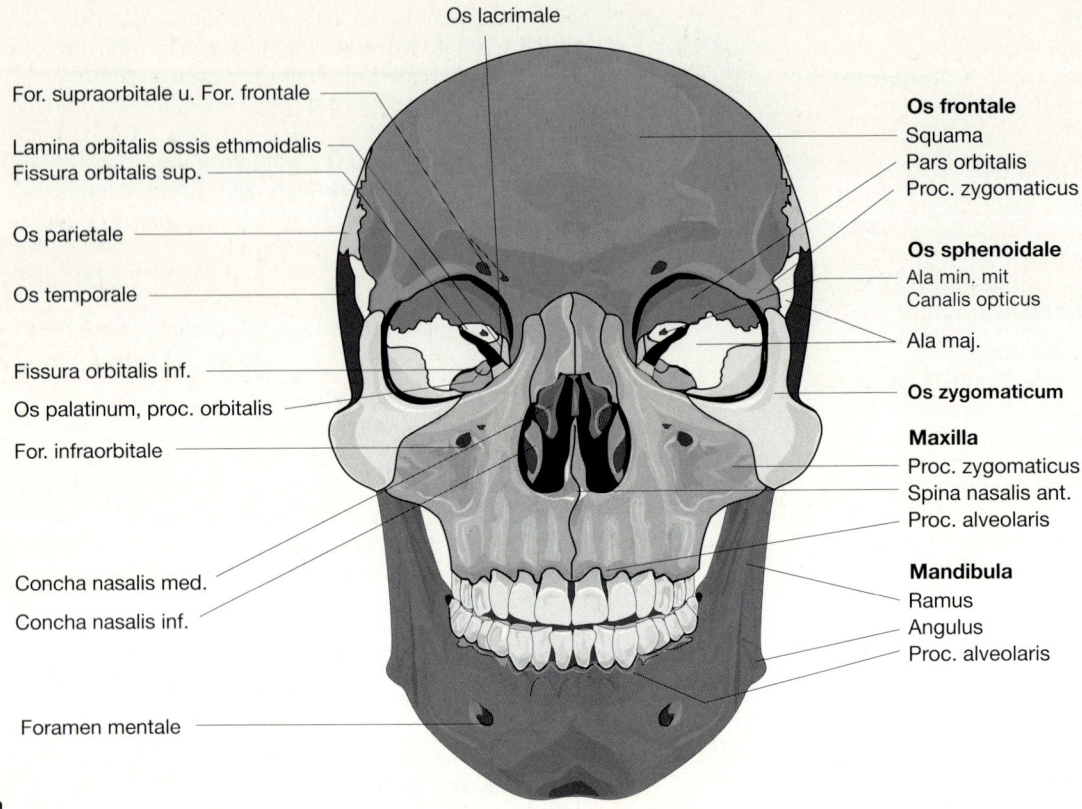

Os lacrimale

For. supraorbitale u. For. frontale

Lamina orbitalis ossis ethmoidalis
Fissura orbitalis sup.

Os parietale

Os temporale

Fissura orbitalis inf.

Os palatinum, proc. orbitalis

For. infraorbitale

Concha nasalis med.

Concha nasalis inf.

Foramen mentale

Os frontale
Squama
Pars orbitalis
Proc. zygomaticus

Os sphenoidale
Ala min. mit
Canalis opticus

Ala maj.

Os zygomaticum

Maxilla
Proc. zygomaticus
Spina nasalis ant.
Proc. alveolaris

Mandibula
Ramus
Angulus
Proc. alveolaris

a

frontalis, über, an der die Hirnsichel, Falx cerebri, befestigt ist. Am unteren Ende der Crista frontalis liegt das *Foramen caecum*, das ebenfalls der Verzapfung der Falx cerebri dient.

Os sphenoidale

Das Os sphenoidale, Keilbein (**Abb. 11.13**), ist zwischen Os frontale, Os occipitale und Os temporale verkeilt. Das Os sphenoidale ist entscheidend am Aufbau der *mittleren Schädelgrube* beteiligt.

Früher wurde das Os sphenoidale auch *Wespenbein* genannt. Der Vergleich mit diesem Insekt dient dem Verständnis des Aufbaues beim isolierten Knochen. Der Körper der Wespe bildet das

- Corpus ossis sphenoidalis. Von diesem ragen nach oben 2 „Flügelpaare", die
- Alae minores, kleine Keilbeinflügel, die am Aufbau der vorderen Schädelgrube, und die
- Alae majores, große Keilbeinflügel, die am Aufbau der mittleren Schädelgrube beteiligt sind.

Zwischen beiden Flügelpaaren bleibt eine Spalte, die *Fissura orbitalis superior* (s. unten).

Vom Rumpf der Wespe hängen nach unten die beiden paarigen „Beine", die

- Processus pterygoidei, jeweils mit einer
  - Lamina medialis und einer
  - Lamina lateralis.

Corpus ossis sphenoidalis. Das Corpus ossis sphenoidalis ist würfelförmig und enthält einen mit Schleimhaut ausgekleideten Hohlraum sehr variabler Ausdehnung. Der Hohlraum wird durch ein *Septum sinuum sphenoidalium* in 2 *Sinus sphenoidales* unterteilt. Es handelt sich um 2 Nasennebenhöhlen, deren Öffnungen, *Aperturae sinus sphenoidales*, in eine Aussackung des oberen Nasenganges, den *Recessus sphenoethmoidalis*, münden.

Die dem Schädelinneren zugewandte Seite des Corpus zeigt den sog. Türkensattel, *Sella turcica*, der eine tiefe Grube, *Fossa hypophysialis*, zur Aufnahme der Hirnanhangsdrüse (Hypophyse) aufweist. Die Fossa hypophysialis wird vorne durch das *Tuberculum sellae*, hinten durch das *Dorsum sellae* begrenzt.

Klinischer Hinweis. Der Umfang der Fossa hypophysialis ist für die röntgen-diagnostische Erkennung verschiedener Tumoren der Hypophyse von großer Bedeutung.

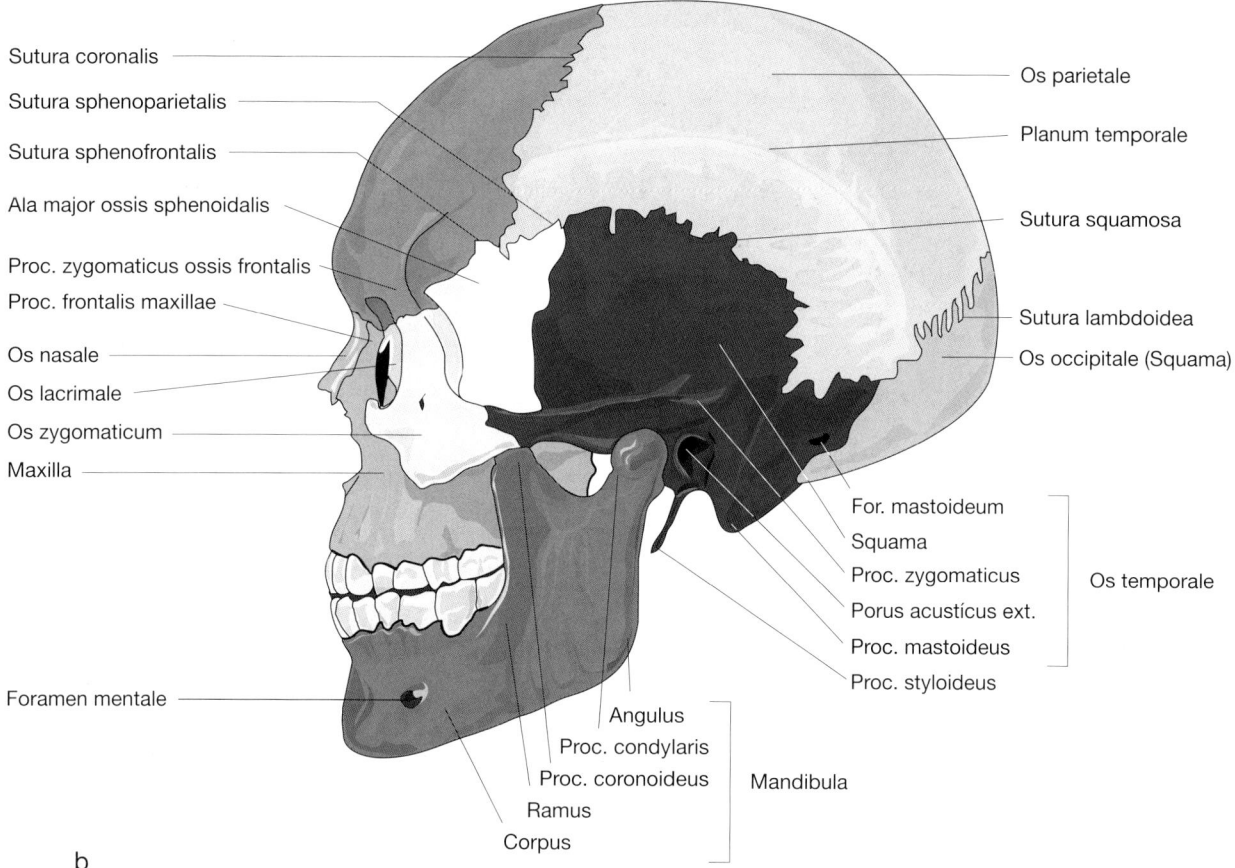

Sutura coronalis

Sutura sphenoparietalis

Sutura sphenofrontalis

Ala major ossis sphenoidalis

Proc. zygomaticus ossis frontalis

Proc. frontalis maxillae

Os nasale

Os lacrimale

Os zygomaticum

Maxilla

Foramen mentale

Os parietale

Planum temporale

Sutura squamosa

Sutura lambdoidea

Os occipitale (Squama)

For. mastoideum

Squama

Proc. zygomaticus

Porus acustícus ext.

Proc. mastoideus

Proc. styloideus

Os temporale

Angulus

Proc. condylaris

Proc. coronoideus

Ramus

Corpus

Mandibula

b

◄ **Abb. 11.12 a,b**   Knöcherner Schädel. **a** von vorne und **b** von der Seite

Vor dem Tuberculum sellae befindet sich ein schwacher *Sulcus praechiasmaticus*, der zum *Canalis opticus* (s. unten) führt.

Das Dorsum sellae läuft auf jeder Seite seitlich in einen *Processus clinoideus posterior* aus. Am Dorsum sellae befestigt sich das Diaphragma sellae; die Processus clinoidei dienen dem Ansatz des Kleinhirnzeltes, Tentorium cerebelli (S. 829).

Seitlich am Türkensattel liegt der durch die A. carotis interna hervorgerufene *Sulcus caroticus*. Unten seitlich befindet sich ein spitzer Knochenfortsatz, *Lingula sphenoidalis*.

Alae minores (**Abb. 11.12**, **11.13**). Die paarigen Alae minores des Os sphenoidale sind an der Bildung der vorderen Schädelgrube beteiligt und im Bereich der *Sutura sphenofrontalis* mit der Pars orbitalis des Os frontale syndesmotisch verwachsen. Die Alae minores des Os sphenoidale stellen gleichzeitig die Grenze der vorderen zur mittleren Schädelgrube dar. Ihren medialen Rand bilden die *Processus clinoidei anteriores* aus, an denen die Dura mater, das Tentorium cerebelli und das Dia-

phragma sellae befestigt sind. Die Wurzel jedes kleinen Keilbeinflügels wird vom *Canalis opticus* durchbrochen, der die Schädelgrube mit der Orbita verbindet. Durch ihn ziehen der Sehnerv, N. opticus (II. Hirnnerv), und die A. ophthalmica (ein Ast der A. carotis interna).

Ala minor und Ala major des Os sphenoidale sind stufenartig gegeneinander abgesetzt. Dadurch entsteht eine breite, nach lateral ausgezipfelte Spalte, die *Fissura orbitalis superior* (**Abb. 11.13**). Sie verbindet mittlere Schädelgrube und Orbita. Durch die Fissur ziehen die Hirnnerven III, IV, V_1, VI sowie die V. ophthalmica superior und inkonstant die V. ophthalmica inferior.

Alae majores (**Abb. 11.12**, **11.13**). Die Alae majores des Os sphenoidale sind gleich den kleinen Keilbeinflügeln paarig. Sie bilden zum Schädelinneren konkave Knochenplatten. Man unterscheidet an jeder Ala major folgende Flächen:

- *Facies cerebralis*, Innenfläche
- *Facies temporalis*, laterale Außenfläche. An dieser ist außen die *Crista infratemporalis* zu erkennen, an der

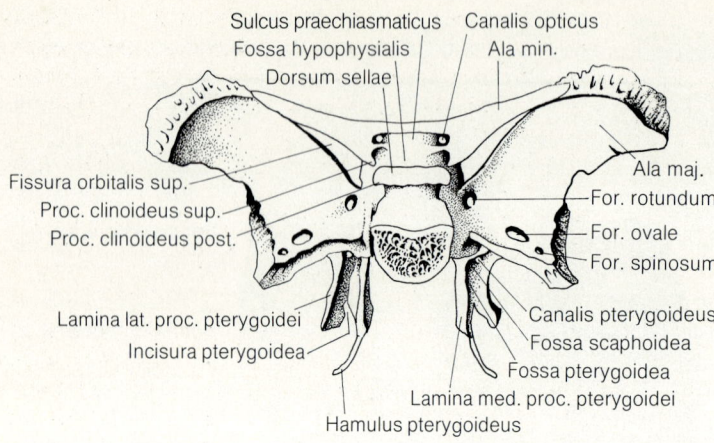

Sulcus praechiasmaticus
Fossa hypophysialis
Dorsum sellae
Canalis opticus
Ala min.

Fissura orbitalis sup.
Proc. clinoideus sup.
Proc. clinoideus post.

Ala maj.
For. rotundum
For. ovale
For. spinosum

Lamina lat. proc. pterygoidei
Incisura pterygoidea

Canalis pterygoideus
Fossa scaphoidea
Fossa pterygoidea
Lamina med. proc. pterygoidei

Hamulus pterygoideus

Abb. 11.13   Os sphenoidale.
Blick von dorsokranial auf den isolierten Knochen

die vertikale Facies temporalis in die weiter basal gelegene, annähernd horizontale *Facies infratemporalis* übergeht.

- *Facies maxillaris*, nach vorne unten dem Oberkiefer zugekehrte Fläche. Sie begrenzt dorsal die Flügelgaumengrube, *Fossa pterygopalatina* (S. 414).
- *Facies orbitalis*, nach vorne oben der Augenhöhle zugekehrte Fläche; sie bildet einen Teil der lateralen Wand der Orbita. Zusammen mit der Facies orbitalis maxillae begrenzt sie die *Fissura orbitalis inferior*, eine Spalte, durch die die A. und V. infraorbitalis, V. ophthalmica inferior, der N. zygomaticus, N. infraorbitalis (beides Zweige des 2. Trigeminusastes, N. maxillaris), sowie die Rr. orbitales (aus dem Ganglion pterygopalatinum) ziehen.

In der Ala major des Os sphenoidale finden sich folgende Foramina:

- *Foramen rotundum*. Es verbindet die mittlere Schädelgrube mit der Flügelgaumengrube, Fossa pterygopalatina. Hindurch treten der N. maxillaris (2. Trigeminusast=N. V$_2$) sowie kleinere Blutgefäße.
- *Foramen ovale*. Das Foramen ovale befindet sich im laterodorsalen Abschnitt des großen Flügels und dient dem Durchtritt des N. mandibularis (3. Trigeminusast, N. V$_3$).
- *Foramen spinosum*, laterodorsal vom Foramen ovale gelegen. Es dient dem Durchtritt der A. meningea media (aus der A. maxillaris) und der V. meningea media. Das Foramen spinosum befindet sich an der Basis der *Spina ossis sphenoidalis*.

An der hinteren Kante der Ala major des Os sphenoidale, am *Margo squamosus*, bleibt eine Spalte zwischen dem großen Flügel und der Pars petrosa des Os temporale bestehen, das *Foramen lacerum*. Es ist unvollständig mit Faserknorpel gefüllt und wird vom N. petrosus major und N. petrosus profundus durchzogen.

Processus pterygoideus. Von der Unterfläche des Corpus ossis sphenoidalis geht auf jeder Seite nach unten ein Processus pterygoideus aus (**Abb. 11.13**). Jeder Fortsatz wird an seiner Wurzel von einem horizontal verlaufenden Kanal, *Canalis pterygoideus* (Canalis Vidii), durchbohrt. Durch ihn laufen der N. petrosus major (S. 477) und der N. petrosus profundus (S. 484) zur Flügelgaumengrube (S. 414). Jeder Processus pterygoideus läßt 2 spitzwinkelig abstehende Knochenplatten, *Lamina lateralis* und *Lamina medialis*, erkennen. Zwischen beiden Laminae liegt die *Fossa pterygoidea* (Ursprung des M. pterygoideus medialis).

Die *Lamina lateralis* ist Ursprungsstelle eines Teiles des M. pterygoideus lateralis.

Die *Lamina medialis* weist an der Wurzel die längliche *Fossa scaphoidea* auf, in der der M. tensor veli palatini entspringt. Die Sehne dieses Muskels läuft um einen kleinen, hakenförmigen Fortsatz der Lamina medialis, *Hamulus pterygoideus*, herum (**Abb. 11.13**, S. 433).

Os temporale

Das Schläfenbein (**Abb. 11.14**) liegt zwischen Os occipitale, Os sphenoidale und Os parietale. Es gliedert sich in 3 große Abschnitte, die sich um den knöchernen Teil des äußeren Gehörganges, *Meatus acusticus externus*, gruppieren:

- Pars squamosa, die am Aufbau der mittleren Schädelgrube und der Schädelseitenwand beteiligt ist
- Pars petrosa, die vor allem dem Schädelinnenraum zugewandt ist und Mittel- und Innenohr enthält
- Pars tympanica, die den vorderen unteren Teil des äußeren Gehörganges bildet

Pars squamosa, Schläfenbeinschuppe(**Abb. 11.12, 11.14**). Die *äußere Oberfläche* des oberen Teils der Pars squamosa, *Facies temporalis*, ist mehr oder weniger glatt. Dort befestigt sich teilweise der M. temporalis. Als seichte Knochenrinne kann der *Sulcus arteriae temporalis mediae* zu erkennen sein.

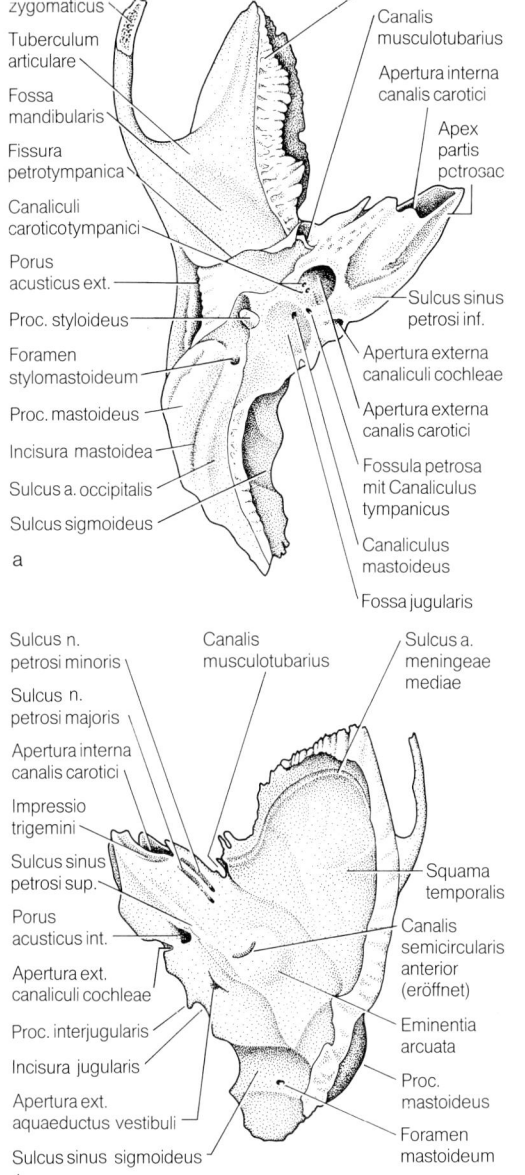

Proc. zygomaticus
Tuberculum articulare
Fossa mandibularis
Fissura petrotympanica
Canaliculi caroticotympanici
Porus acusticus ext.
Proc. styloideus
Foramen stylomastoideum
Proc. mastoideus
Incisura mastoidea
Sulcus a. occipitalis
Sulcus sigmoideus
a

Pars squamosa
Canalis musculotubarius
Apertura interna canalis carotici
Apex partis pctrosac
Sulcus sinus petrosi inf.
Apertura externa canaliculi cochleae
Apertura externa canalis carotici
Fossula petrosa mit Canaliculus tympanicus
Canaliculus mastoideus
Fossa jugularis

Sulcus n. petrosi minoris
Sulcus n. petrosi majoris
Apertura interna canalis carotici
Impressio trigemini
Sulcus sinus petrosi sup.
Porus acusticus int.
Apertura ext. canaliculi cochleae
Proc. interjugularis
Incisura jugularis
Apertura ext. aquaeductus vestibuli
Sulcus sinus sigmoideus
b

Canalis musculotubarius
Sulcus a. meningeae mediae
Squama temporalis
Canalis semicircularis anterior (eröffnet)
Eminentia arcuata
Proc. mastoideus
Foramen mastoideum

Abb. 11.14a, b Os temporale. **a** Blick von kaudal auf den isolierten rechten Knochen; **b** Blick auf die Innenseite des isolierten rechten Knochens

Die *Innenseite* der Schläfenbeinschuppe, *Facies cerebralis* (**Abb. 11.14b**), zeigt tiefe, durch Äste der A. meningea media hervorgerufene Sulci.

Der untere Teil der Pars squamosa (**Abb. 10.14a**) trägt den *Processus zygomaticus*, der sich mit dem Jochbein, Os zygomaticum, verbindet und damit an der Bildung des Jochbogens, *Arcus zygomaticus*, beteiligt ist. Auf der

Unterseite des Processus zygomaticus liegt die *Fossa mandibularis*, eine Grube, die die *Facies articularis*, die Gelenkfläche für das Kiefergelenk, bildet (S. 419). Die Fossa mandibularis wird nach vorne durch das *Tuberculum articulare* begrenzt.

In der Fossa mandibularis verbindet sich die Pars squamosa mit der Pars petrosa ossis temporalis. An dieser Stelle entstehen die *Fissura petrosquamosa* und *Fissura petrotympanica* (Glaser-Spalte, s. unten). Durch letztere tritt die Chorda tympani aus dem Schädel aus (S. 712).

Pars petrosa, Felsenbein (**Abb. 11.14b**). Die Pars petrosa ist zwischen Körper des Keilbeins und großem Keilbeinflügel einerseits und Os occipitale andererseits in die Schädelbasis eingefügt (S. 409). Sie spielt für deren formale Gliederung eine wichtige Rolle. Die Pars petrosa ragt nämlich pyramidenförmig in das Schädelinnere vor und bildet mit einer oberen Kante, die dem Knochenverlauf von lateral hinten nach medial vorne folgt, die Grenze zwischen mittlerer und hinterer Schädelgrube (**Abb. 11.17**). Ein Teil der Pars petrosa, der *Processus mastoideus*, ist an der Außenseite des Schädels sichtbar. Im einzelnen lassen sich an der Pars petrosa unterscheiden:

- Apex partis petrosae
- Facies posterior partis petrosae
- Facies anterior partis petrosae
- Facies inferior partis petrosae
- Processus mastoideus

Apex partis petrosae. Die Spitze der Pars petrosa berührt das Corpus ossis sphenoidalis. Dabei liegt zwischen der Pars petrosa und der Ala major ossis sphenoidalis das mit Faserknorpel ausgekleidete *Foramen lacerum* (s. oben), das sich lateralwärts in die *Fissura sphenopetrosa* fortsetzt. Ferner mündet an der Apex partis petrosae der *Canalis caroticus* (s. unten).

Facies posterior partis petrosae. In der Mitte der hinteren Pyramidenfläche liegt der *Porus acusticus internus*, der Eingang in den *Meatus acusticus internus*. In ihm verlaufen Abschnitte des N. facialis (VII. Hirnnerv) und N. vestibulocochlearis (VIII. Hirnnerv) sowie die A. und V. labyrinthi.

Lateral oben vom Porus acusticus internus liegt unter der Pyramidenoberkante eine kleine, evtl. undeutliche *Fossa subarcuata* sowie lateral von ihm, unter einem kleinen Knochenvorsprung, die *Apertura externa aquaeductus vestibuli*, die Öffnung für den *Aquaeductus vestibuli*. Der Aquaeductus vestibuli enthält den Ductus endolymphaticus, der mit dem Saccus endolymphaticus unter der Dura mater encephali endet (**Abb. 16.29**, S. 716).

Am Hinterrand der Facies posterior befindet sich der *Sulcus sinus petrosi inferioris*. An der Verbindung zwischen Pars petrosa und Os occipitale bleibt eine unregelmäßige Spalte offen: das *Foramen jugulare* (Einzelheiten s. unten).

Facies anterior partis petrosae. Sie läßt eine kleine Vorwölbung erkennen, die *Eminentia arcuata*, die durch den oberen Bogengang hervorgerufen wird. Seitlich der Eminentia arcuata befindet sich das Dach der Paukenhöhle, *Tegmen tympani.*

> **Klinischer Hinweis.** Das Tegmen tympani besteht aus einer sehr dünnen Knochenlamelle, die von eitrigen Prozessen der Paukenhöhle relativ leicht überwunden werden kann. Dadurch besteht an dieser Stelle Gefahr des Übergreifens entzündlicher Vorgänge auf die Hirnhäute (*Meningitis*).

Im vorderen Teil der Facies anterior partis petrosae öffnen sich 2 kleine Knochenkanäle zu 2 parallel auf das Foramen lacerum zulaufende seichte Furchen:

- *Hiatus canalis n. petrosi majoris* mit Fortsetzung in den *Sulcus n. petrosi majoris* (weiter oben gelegen). Hier liegt der N. petrosus major, der präganglionäre sekretorische Fasern aus dem N. intermedius zum Ganglion pterygopalatinum führt.
- *Hiatus canalis n. petrosi minoris* mit Fortsetzung in den *Sulcus n. petrosi minoris* (weiter unten gelegen). Er beinhaltet sekretorische Fasern aus dem Plexus tympanicus (N. IX), die zum Ganglion oticum ziehen.

Schließlich befindet sich nahe der Apex partis petrosae die *Impressio trigeminalis*, eine kleine Vertiefung, die durch das *Cavitas trigeminale* (Meckeli) und das darin gelegene *Ganglion trigeminiale* (früher: Ganglion semilunare Gasseri) hervorgerufen wird.

Die Oberkante der Pars petrosa bildet der *Margo superior partis petrosae*. In diesem Bereich liegt der *Sulcus sinus petrosi superioris*, der einen gleichnamigen venösen Blutleiter enthält.

Facies inferior partis petrosae. Die untere Fläche der Pars petrosa ist sehr unregelmäßig gestaltet. Sie kann an der Schädelbasis von unten her untersucht werden. Am lateralen Rand ragt nach kaudal der *Processus styloideus.* Dieser ist ein Relikt des 2. Branchialbogens (S. 390) und sekundär mit dem Os temporale verwachsen. Vom Processus styloideus entspringen:

- Lig. stylomandibulare (zum Angulus mandibulae)
- Lig. stylohyoideum (zum Cornu minus ossis hyoidei)
- M. stylohyoideus (**Tabelle 11.11,** S. 430)
- M. styloglossus (**Tabelle 11.12,** S.437)
- M. stylopharyngeus (**Tabelle 11.15,** S.450)

Unmittelbar dorsal des Processus styloideus, bzw. zwischen dem Processus styloideus und dem Processus mastoideus (s. unten), liegt das *Foramen stylomastoideum,* aus dem der N. facialis (VII. Hirnnerv) und die Vasa stylomastoidea aus- bzw. eintreten.

Ventromedial des Processus styloideus befindet sich die *Fossa jugularis*, eine große Grube, die den Bulbus superior v. jugularis internae beherbergt. Am Boden dieser Grube liegt der kleine *Canaliculus mastoideus*, durch den der sensible R. auricularis des N. vagus (X. Hirnnerv) zum äußeren Gehörgang zieht.

Die Fossa jugularis setzt sich nach ventral in das *Foramen jugulare* fort (zwischen Pars petrosa ossis temporalis und Pars lateralis ossis occipitalis, s. oben). Das Foramen jugulare wird durch 2 *Processus intrajugulares*, die von den beiden das Foramen begrenzenden Knochen gebildet werden, in 2 unterschiedlich große Abschnitte unterteilt, den

- *vorderen kleineren Abschnitt* für den Durchtritt des Sinus petrosus inferior und N. glossopharyngeus (IX. Hirnnerv), und den
- *hinteren größeren Abschnitt* für die V. jugularis interna, N. vagus (X. Hirnnerv) und N. accessorius (XI. Hirnnerv).

Ventromedial der Fossa jugularis findet sich der Eingang in den gebogenen *Canalis caroticus* für die A. carotis interna und den begleitenden sympathischen Plexus caroticus. Der Canalis caroticus zieht in einem Bogen nach medial aufwärts und öffnet sich nahe der Spitze der Pars petrosa in die mittlere Schädelgrube (s. oben).

Innerhalb des Canalis caroticus gehen 2 kleine Kanäle nach hinten ab, die *Canaliculi caroticotympanici*, die sich in die Paukenhöhle hinein öffnen. Sie führen Nn. caroticotympanici vom sympathischen Plexus caroticus zum Plexus tympanicus.

Zwischen der Fossa jugularis und der äußeren Öffnung des Canalis caroticus befindet sich eine kleine Knochenleiste, die sich jeweils etwa in der Mitte und am medialen Rand zu einer kleinen Grube verbreitert.

- Die *laterale Grube* ist die *Fossula petrosa.* In ihr liegt das Ganglion inferius des N. glossopharyngeus (IX. Hirnnerv). Am Grunde dieser Fossula petrosa zieht der vom Ganglion inferius n. glossopharyngei ausgehende N. tympanicus in den *Canaliculus tympanicus.* Der Canaliculus tympanicus öffnet sich in die Paukenhöhle. Durch den Kanal zieht der N. tympanicus aus dem N. glossopharyngeus (N. IX). Der N. tympanicus bildet zusammen mit den Nn. caroticotympanici den Plexus tympanicus auf dem Promontorium der Paukenhöhle (**Abb. 11.65**).
- In der *medialen Grube* liegt die *Apertura externa canaliculi cochleae.* Hier endet der Ductus perilymphaticus aus dem Innenohr.

Lateral vom Canalis caroticus, von diesem nur durch eine schmale Knochenlamelle getrennt, liegt der *Canalis musculotubarius.* Dieser Kanal verbindet den Pharynx mit dem vorderen Teil der Paukenhöhle. Der Kanal wird durch ein Septum unvollständig in 2 Abschnitte unterteilt, in den kranial gelegenen *Semicanalis m. tensoris tympani*, und in den darunter gelegenen Abschnitt, den *Semicanalis tubae auditivae* (S. 707).

Processus mastoideus, Warzenfortsatz (**Abb. 11.12 b, 11.14 a**). Der Processus mastoideus ist ein Teil der Pars petrosa. Er liegt hinter dem äußeren Gehörgang und ist von außen hinter der Ohrmuschel tastbar. Seine Außenfläche dient als Ansatz für den M. sternocleidomastoideus, M. splenius capitis und M. longissimus capitis. Nach medial setzt sich der Processus mastoideus von der Pars squamosa durch eine tiefe Rinne, die *Incisura mastoidea*, ab, an der der M. digastricus entspringt. Noch weiter medial liegt dicht an der Naht zum Os occipitale der *Sulcus a. occipitalis*.

Dorsal vom Warzenfortsatz befindet sich das *Foramen mastoideum*, ein venöses Emissarium, das den Sinus sigmoideus (S. 832) mit äußeren Kopfvenen verbindet.

Auf der cerebralen (Innen-)Seite des Processus mastoideus verläuft der tiefe *Sulcus sinus sigmoidei*, in dem der Sinus sigmoideus liegt.

Das Innere des Processus mastoideus ist beim Erwachsenen pneumatisiert. Es enthält zahlreiche mit Schleimhaut ausgekleidete *Cellulae mastoideae* (**Abb. 11.65**), die über einen größeren Hohlraum, *Antrum mastoideum*, mit der Paukenhöhle, *Cavitas (Cavum) tympanica*, verbunden sind (S. 707).

> **Klinische Hinweise.** Mittelohrentzündungen können sich in die Cellulae mastoideae ausbreiten (*Mastoiditis*) und dann leicht auf den Sinus sigmoideus übergreifen. Die Cellulae mastoideae sind nämlich nur durch eine dünne Knochenlamelle vom Sulcus sinus sigmoideus getrennt.
>
> Ein operativer Zugang zum Cavum tympani besteht über den Processus mastoideus. Bei diesem Vorgehen muß auf die enge Nachbarschaft der Cellulae mastoideae zum Sinus sigmoideus, lateralen Bogengang und N. facialis geachtet werden.

Inhalt der Pars petrosa. Im lateralen Teil der Pars petrosa befindet sich der mit Schleimhaut ausgekleidete Mittelohrraum, *Tympanon, Paukenhöhle*, mit dem Trommelfell, den Gehörknöchelchen, dem M. stapedius und dem M. tensor tympani und dem Beginn der Tuba auditiva. Weiter innen ist in der Pars petrosa das Gehör- und Gleichgewichtsorgan untergebracht. Die Pars petrosa bildet dabei das knöcherne Labyrinth aus, dessen Wand mit Schleimhaut ausgekleidet ist.

Pars tympanica. Die Pars tympanica ist von unten und vorne her an der knöchernen Umfassung des äußeren Gehörganges, *Meatus acusticus externus*, und seiner äußeren Öffnung, *Porus acusticus externus*, beteiligt. Ferner umgreift sie mit der *Vagina processus styloidei* die Basis des Processus styloideus (s. oben). Wichtig sind schließlich noch Fissuren, mit denen die Pars tympanica von der Umgebung abgesetzt ist. Die *Fissura petrosquamosa* und *Fissura petrotympanica* kommen dadurch zustande, daß das Tegmen tympani einen abwärts gerichteten Fortsatz besitzt, der sich zwischen Pars squamosa und Pars tympanica schiebt. Die Fissura petrotympanica dient dem Durchtritt der Chorda tympani (S. 477). Die Fissura tympanosquamosa ist die seitliche Fortsetzung der genannten Fissuren nach ihrer Vereinigung. Die *Fissura tympanomastoidea* grenzt die Pars tympanica vom Processus mastoideus ab.

Hinweis. Die im Schädelinneren gelegenen Teile der Pars petrosa zusammen mit der Pars tympanica und dem Processus styloideus werden auch als *Schläfenbeinpyramide* bezeichnet.

Os parietale

Das Scheitelbein (**Abb. 11.12**) ist eine viereckige, außen konvexe Knochenplatte, die 4 Ränder aufweist. Der

- Margo sagittalis bildet mit dem Os parietale der Gegenseite die *Sutura sagittalis* aus
- Margo frontalis verbindet sich mit der Squama ossis frontalis zur *Sutura coronalis*
- Margo occipitalis steht mit der Squama occipitalis über die *Sutura lambdoidea* in Verbindung
- Margo squamosus steht über die *Sutura squamosa* mit der Squama ossis temporalis in Verbindung (Schädelnähte S. 409).

Ähnlich den 4 Rändern bestehen 4 Winkel: Angulus frontalis, Angulus sphenoidalis, Angulus occipitalis und Angulus mastoideus.

Außenfläche. An der Außenfläche, *Facies externa*, ruft der Ansatz der Fascia temporalis eine gebogene Linie, *Linea temporalis superior*, und der Ursprung des M. temporalis die *Linea temporalis inferior* hervor. Das *Foramen parietale* (für die V. emissaria parietalis, **Tabelle 11.20**, S. 468) befindet sich in der Nähe der Margo sagittalis. Schließlich weist etwa die Mitte der äußeren Oberfläche noch eine Vorbuchtung, *Tuber parietale*, auf.

Innenfläche. An der Innenfläche, Facies interna, des Os parietale entsteht durch den venösen Sinus sagittalis superior nahe der Margo sagittalis ein *Sulcus sinus sagittalis superioris*. Seitlich dieses Sulcus befinden sich zahlreiche, unterschiedlich große, bis in die Diploë (S. 134) ragende Gruben, *Foveolae granulares*, in denen Ausstülpungen der weichen Hirnhaut, *Granulationes arachnoideales* (S. 831), verankert sind. In der Nähe des Angulus mastoideus verläuft der *Sulcus sinus sigmoidei*.

Os occipitale

Das Hinterhauptbein (**Abb. 11.12, 11.15**) besteht aus:

- Pars basilaris
- Partes laterales, die paarig sind
- Squama occipitalis

Alle Teile gemeinsam umgreifen das *Foramen magnum*.

Pars basilaris. Die Pars basilaris vereinigt sich mit dem Corpus des Os sphenoidale zum *Clivus*. Seitlich besteht eine Verbindung der Pars basilaris mit der Pars petrosa ossis temporalis. An der Außenfläche der Pars basilaris findet sich ein kleiner Höcker, das *Tuberculum pharyngeum*, das dem Ansatz der Raphe pharyngis für die Schlundmuskulatur dient.

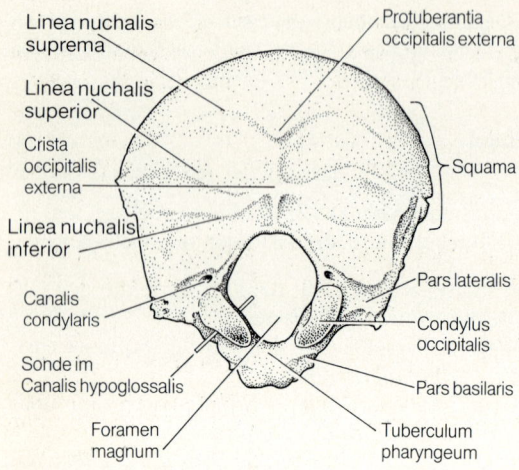

Linea nuchalis suprema
Linea nuchalis superior
Crista occipitalis externa
Linea nuchalis inferior
Canalis condylaris
Sonde im Canalis hypoglossalis
Foramen magnum
Protuberantia occipitalis externa
Squama
Pars lateralis
Condylus occipitalis
Pars basilaris
Tuberculum pharyngeum

Abb. 11.15 Os occipitale von unten

Partes laterales.Die Partes laterales des Os occipitale begrenzen lateral das Foramen magnum. Sie bilden auf der Außenseite die kräftigen *Condyli occipitales* aus. Diese Kondylen stellen den Gelenkkopf für das Atlantookzipitalgelenk dar (S. 228), das den Nickbewegungen des Kopfes dient. Hinter den Kondylen liegt die *Fossa condylaris*, in die inkonstant ein Emissarium, *Canalis condylaris*, mündet (**Tabelle 11.20**).

In Höhe der Condylen wird die Pars lateralis vom *Canalis hypoglossalis* (für den XII. Hirnnerv) durchbohrt. Darüber liegt auf der Innenseite das *Tuberculum jugulare*.

Die Verbindung der Pars lateralis ossis occipitalis mit der Pars petrosa des Os temporale ist in etwa der Mitte der Berührungsstellen unvollständig. In dieser Aussparung entsteht das *Foramen jugulare* (S. 409), das gelegentlich durch einen *Processus intrajugularis* in einen vorderen und hinteren Teil untergliedert ist (s. oben).

Squama occipitalis.Die Squama occipitalis ist über die *Sutura lambdoidea* mit dem Os parietale und mit dem Processus mastoideus syndesmotisch verbunden.

Varietät. Gelegentlich kommt an der Spitze der Squama eine querverlaufende Knochennaht vor, die das *Inkabein, Os interparietale*, abgliedert.

An der *Außenseite* der Squama wölbt sich die beim Lebenden tastbare *Protuberantia occipitalis externa* vor.

Vom oberen Rand der Protuberantia occipitalis externa zieht nach beiden Seiten die *Linea nuchalis suprema* über die Außenfläche der Squama occipitalis. Sie dient dem Ansatz des M. trapezius. Parallel zu dieser Linie zieht etwas tiefer die *Linea nuchalis superior* ebenfalls zur Protuberantia occipitalis externa. Es handelt sich um die Ansatzstelle des M. semispinalis capitis. Die unterste Querleiste, die *Linea nuchalis inferior*, liegt zwischen Linea nuchalis superior und Foramen magnum und dient dem Ansatz der tiefen Nackenmuskeln.

Die *Innenseite* zeigt die *Protuberantia occipitalis interna*, die dem äußeren Höcker gegenüberliegt. An der Protuberantia occipitalis interna treffen von jeder Seite her ein *Sulcus sinus transversi* und der *Sulcus sinus sagittalis superioris* senkrecht aufeinander. Die Sulci enthalten die entsprechenden venösen Blutleiter. Im Bereich des Sulcus sinus transversi befestigen sich das Tentorium cerebelli und in der Gegend des Sulcus sinus sagittalis superioris die Falx cerebri am Knochen. Zwischen Protuberantia occipitalis interna und Foramen magnum verläuft die *Crista occipitalis interna*, an der die Falx cerebelli angeheftet ist.

Formal entspricht der Verlauf des Sulcus sinus transversi der hinteren Grenze zwischen Schädelbasis und Schädelkalotte. In den Gruben beiderseits der Crista occipitalis interna liegen Teile des Kleinhirns, in den Gruben beiderseits des Sulcus sinus sagittalis superioris die Hinterhauptslappen des Großhirns.

Maxilla

Das Oberkieferbein (**Abb. 11.12**) gehört mit allen folgenden Knochen zu den Gesichtsknochen. Die Maxilla ist pneumatisiert (*Sinus maxillaris, Kieferhöhle*), trägt die Oberkieferzähne und ist an der Begrenzung von Nasenhöhle, Augenhöhle und Mundhöhle beteiligt.
Die Maxilla besteht aus dem

- Corpus maxillae und 4 Fortsätzen:
- Processus frontalis
- Processus zygomaticus
- Processus alveolaris
- Processus palatinus

Corpus maxillae.Das Corpus maxillae ist der zentrale Teil der Maxilla. Es enthält die größte Nebenhöhle der Nase, den *Sinus maxillaris* (S. 418). Im einzelnen lassen sich an der Oberfläche des Corpus maxillae 4 Flächen unterscheiden: Facies nasalis, Facies orbitalis, Facies anterior, Facies infratemporalis.

Facies nasalis. Sie bildet einen Teil der lateralen Nasenwand. In ihrem mittleren Abschnitt liegt die Öffnung der Kieferhöhle, *Hiatus maxillaris*. Davor liegt der *Sulcus lacrimalis*, eine Rinne für den Tränennasengang, und noch weiter vorne die etwa horizontal verlaufende, nach vorne etwas abfallende *Crista conchalis*, an der sich die untere Nasenmuschel befestigt.

Facies orbitalis. Diese Fläche nimmt den größeren Teil des Bodens der Augenhöhle ein. Der mediale Rand verbindet sich mit dem Processus orbitalis des Os palatinum sowie mit der Lamina orbitalis des Os ethmoidale und dem Os lacrimale. Am lateralen Rand bleibt eine freie Kante, die mit der Ala major des Os sphenoidale die *Fissura orbitalis inferior* begrenzt. Von dort verläuft der *Sulcus infraorbitalis* nach vorne, der sich in den Canalis infraorbitalis – in einer dünnen Knochenlamelle zwischen Orbita und Sinus maxillaris gelegen – fortsetzt. Fissura orbitalis inferior und Canalis infraorbitalis beinhalten N., A. und V. infraorbitalis (der N. infraorbitalis stammt aus dem N. maxillaris,=N. V_2; die A. infraorbitalis ist Endast der A. maxillaris). Der Canalis infraorbitalis öffnet sich an der Facies anterior mit dem *Foramen infraorbitale* (s. unten).

Klinischer Hinweis. Entzündung der Kieferhöhle (*Sinusitis*) können oft zu einer schmerzhaften Reizung des N. infraorbitalis führen (Druckempfindlichkeit am Foramen infraorbitale).

Facies anterior. Etwa 0,5 cm unter dem unteren Rand der Orbita liegt das *Foramen infraorbitale.* Ferner lassen sich auf der Vorderseite der Maxilla die *Fossa canina*, eine unterhalb des Foramen infraorbitale gelegene Grube, mit dem Ursprungsfeld des M. levator anguli oris erkennen. Der Rand der knöchernen Nasenöffnung wird von der *Incisura nasalis* gebildet, die unten vorne in die *Spina nasalis anterior* ausläuft. In der Mittellinie unter der Nasenöffnung findet sich die Naht zur Verbindung der Maxilla der Gegenseite.

Facies infratemporalis. Es handelt sich um die unter dem Processus zygomaticus gelegene Fläche des Corpus maxillae. Hier befindet sich als dünnwandige Auftreibung der hinteren Wand des Sinus maxillaris das *Tuber maxillare*. Es läßt 2–3 *Foramina alveolaria* erkennen. Dies sind Öffnungen in die *Canales alveolares*, durch die die hinteren Oberkiefernerven (Rr. alveolares superiores posteriores aus dem N. maxillaris=N. V_2) zu den Molaren und Prämolaren des Oberkiefers ziehen.

Der *mediale freie Rand* der Facies infratemporalis bildet zusammen mit der Lamina lateralis des Processus pterygoideus die *Fissura pterygomaxillaris*, die ein Zugang zur Fossa pterygopalatina darstellt.

Oberhalb der Fissur zeigt die Hinterkante des Oberkiefers eine Rinne, *Sulcus palatinus major*, die sich nach unten durch das sich anlagernde Os palatinum zum *Canalis palatinus major* ergänzt. In dem Kanal verlaufen der N. palatinus major (Ast der Nn. pterygopalatini mit sensiblen und sensorischen Fasern, S. 471) und die A. palatina descendens.

Processus frontalis. Der Processus frontalis verbindet sich vorne mit dem Nasenbein, hinten mit dem Tränenbein und oben mit der Pars nasalis des Os frontale.

Am lateralen Rand des Processus frontalis liegt der *Sulcus lacrimalis*, der nach vorn durch die *Crista lacrimalis anterior* (Teil des Augenhöhlenrandes, Margo orbitalis) begrenzt wird. Der Sulcus lacrimalis wird durch das Os lacrimale zum *Canalis nasolacrimalis* ergänzt (für die tränenableitenden Wege: Saccus lacrimalis und Ductus nasolacrimalis S. 688).

Auf der medialen Seite dient die *Crista ethmoidalis* der Befestigung der mittleren Nasenmuschel.

Processus zygomaticus. Der Processus zygomaticus maxillae bildet zusammen mit dem Os zygomaticum und dem Processus zygomaticus ossis temporalis den Jochbogen.

Processus alveolaris (maxillae). Der Processus alveolaris maxillae verläuft bogenförmig, *Arcus alveolaris*, und trägt 8 *Alveoli dentales* für die Zähne des Oberkiefers. Die einzelnen Alveoli werden durch *Septa interalveolaria* und die einzelnen Wurzeln mehrwurzeliger Zähne durch *Septa interradicularia* getrennt. Die Zahnwurzeln rufen kleine Aufwulstungen auf der Außenseite des Kiefers, *Juga alveolaria*, hervor.

Processus palatinus. Die Processus palatini beider Seiten stehen horizontal. Sie sind miteinander durch die *Sutura palatina mediana* und dorsal mit dem Os palatinum durch die *Sutura palatina transversa* syndesmotisch verbunden. Die Processus palatini bilden den größeren Teil des knöchernen Gaumens. Zwischen Processus palatinus maxillae und Lamina horizontalis ossis palatini (s. unten) befindet sich auf jeder Seite lateral ein *Foramen palatinum majus* (s. unten). Von hier aus ziehen *Sulci palatini* mit Nerven und Gefäßen nach vorne.

An der Stelle, an der das unpaare *Os incisivum* (Zwischenkiefersegment, S. 392) mit dem Processus palatinus maxillae verwachsen ist, liegt das *Foramen incisivum*, die äußere Öffnung des paarigen *Canalis incisivus*. Der Kanal dient dem Durchtritt des N. nasopalatinus (aus dem N. maxillaris=N. V_2). Beim Erwachsenen sind die Kanäle oft rudimentär und verschlossen. Bei einigen Wirbeltieren ist das Foramen incisivum der Eingang zum Organon vomeronasale (Jacobson-Organ), einem Spezialorgan im Dienste des Geruchsinns.

Auf der der Nasenhöhle zugewandten Seite liegt die *Crista nasalis*, an der sich die Nasenscheidewand befestigt. Die Crista nasalis setzt sich nach vorne in die *Spina nasalis anterior* fort.

Os palatinum

Das Gaumenbein (**Abb. 11.16**) ist ein paariger Deckknochen in Form eines Winkeleisens. Zu unterscheiden sind:

- Lamina horizontalis
- Lamina perpendicularis

Lamina horizontalis. Die horizontale Platte beider Ossa palatina bilden das hintere Drittel des knöchernen Gaumens. An der Naht, an der die Processus horizontales syndesmotisch verwachsen sind, bildet sich nasenwärts (*Facies nasalis*) die *Crista nasalis* (Fortsetzung der Crista nasalis des Processus palatinus der Maxillae) aus. Sie endet hinten mit der *Spina nasalis posterior*. In der Leiste ist der Vomer verzapft. Mundhöhlenwärts (*Facies palatina*) verläuft häufig eine quere *Crista palatina*. An der Übergangsstelle zwischen Lamina horizontalis und Lamina

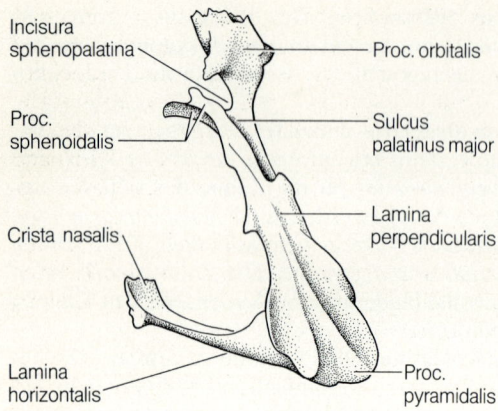

Incisura
sphenopalatina

Proc.
sphenoidalis

Crista nasalis

Lamina
horizontalis

Proc. orbitalis

Sulcus
palatinus major

Lamina
perpendicularis

Proc.
pyramidalis

Abb. 11.16   Rechtes Os palatinum, Blick von dorsal

perpendicularis liegt das *Foramen palatinum minus*. Dieses ist die Öffnung des *Canalis palatinus minor*, durch den sekretorische Fasern aus dem Ganglion pterygopalatinum und sensible Fasern aus dem N. maxillaris zum Gaumen ziehen.

Lamina perpendicularis. Sie steht senkrecht und beteiligt sich mit der Facies nasalis an der Bildung des hinteren Abschnitts der mittleren Nasenwand. Die *Facies nasalis* weist die *Crista conchalis* zur Befestigung der unteren Nasenmuschel und die *Crista ethmoidalis* zur Befestigung der mittleren Nasenmuschel auf. An ihrem oberen Ende spaltet sich die Lamina perpendicularis in 2 Fortsätze, den vorderen *Processus orbitalis*, der sich am Aufbau der knöchernen Orbita beteiligt, und den hinteren *Processus sphenoidalis*. Die Incisur zwischen beiden Fortsätzen, *Incisura sphenopalatina*, wird vom Corpus des Os sphenoidale überbrückt, so daß das *Foramen sphenopalatinum* entsteht, das die Fossa pterygopalatina mit der Nasenhöhle verbindet. Durch das Foramen sphenopalatinum ziehen die Nn. nasales superiores posteriores (die sekretorische Fasern aus dem Ganglion pterygopalatinum und sensible Fasern des N. maxillaris, = N. V_2, enthalten) und die gleichnamigen Arterien (aus der A. maxillaris).

Die Außenfläche, *Facies maxillaris*, der Lamina perpendicularis beteiligt sich an der Begrenzung der Fossa pterygopalatina, die sie nach unten mit dem *Processus pyramidalis* begrenzt. Ferner ist die Lamina perpendicularis über den *Sulcus palatinus major* gemeinsam mit der Maxilla an der Begrenzung des *Canalis palatinus major* beteiligt. Durch diesen Kanal ziehen der N. palatinus major, sowie die A. und V. palatina descendens. Der N. palatinus major führt sensible Fasern aus dem N. maxillaris (N. V_2) und sekretorische Fasern aus dem Ganglion pterygopalatinum. Die A. palatina descendens ist eine der Endäste der A. maxillaris.

Os zygomaticum

Das Os zygomaticum, Jochbein (**Abb. 11.12**),ergänzt den Processus zygomaticus maxillae und Processus zygomaticus ossis temporalis zum *Jochbogen*. Mit seiner *Facies orbitalis* bildet das Os zygomaticum einen Teil der unteren und lateralen Augenhöhlenwandung. Die *Facies temporalis* begrenzt die Fossa temporalis nach vorne. Der *Processus frontalis* verbindet sich mit dem Processus zygomaticus ossis frontalis und mit der Ala major des Os sphenoidale.

Das Corpus des Os zygomaticum wird von feinen Knochenkanälchen durchzogen. Diese öffnen sich mit dem

- *Foramen zygomaticoorbitale*, auf der Facies orbitalis, mit dem
- *Foramen zygomaticotemporale* auf der Facies temporalis und mit dem
- *Foramen zygomaticofaciale* auf der Facies lateralis des Jochbeins.

Durch die Foramina und die Kanälchen verlaufen Äste des N. zygomaticus (Ast des N. maxillaris=N. V_2), nämlich Ramus zygomaticotemporalis und Ramus zygomaticofacialis für die Innervation der Haut in der Schläfengegend.

Os lacrimale

Das kleine viereckige Tränenbein (**Abb. 11.12, 11.20**) liegt an der medialen Wand der Augenhöhle und beteiligt sich auch an der Bildung der lateralen Nasenwand.

Das Os lacrimale verbindet sich oben mit der Pars orbitalis des Os frontale, vorne mit dem Processus frontalis der Maxilla, hinten mit der Lamina orbitalis des Os ethmoidale, unten mit der Facies orbitalis der Maxilla und medial mit den vorderen Cellulae ethmoidales.

Mit dem Processus frontalis der Maxilla ist das Tränenbein an der Bildung der *Fossa sacci lacrimalis* beteiligt, in der der Saccus lacrimalis liegt, den er von lateral und vorn mit dem *Hamulus lacrimalis* umfaßt. Die Fossa wird dorsal durch die *Crista lacrimalis posterior* abgegrenzt. Ferner vervollständigt das Os lacrimale mit dem Corpus der Maxilla und der Concha nasalis inferior (Processus lacrimalis) den *Canalis nasolacrimalis*, in dem der Ductus nasolacrimalis bis zum Meatus nasi inferior verläuft.

Os nasale

Das Nasenbein (**Abb. 11.12**) bildet das Dach der Nasenhöhle und verbindet sich mit dem Processus frontalis maxillae und der Pars nasalis des Os frontale.

Os ethmoidale

Das Siebbein (**Abb. 11.17**) ist unpaar. Es beteiligt sich an der Begrenzung der Nasenhöhle, Augenhöhle und vorderen Schädelgrube. Im einzelnen gliedert sich der Knochen in:

- Lamina et Foramina cribrosa, eine horizontalstehende, durchlöcherte Platte
- Lamina perpendicularis, eine mittelständige, senkrecht verlaufende Knochenlamelle
- Labyrinthus ethmoidalis zwischen Augen- und Nasenhöhle

Lamina cribrosa (**Abb. 11.17**). Die Lamina cribrosa bildet einen Teil des Nasendachs und steht mit der Pars orbitalis des Os frontale in Verbindung. Von der Mitte der Lamina cribrosa ragt die *Crista galli*, Hahnenkamm, in die vordere Schädelgrube hinein. Sie dient der Befestigung der Falx cerebri. Die Lamina cribrosa wird von den Nn. olfactorii (S. 798) durchzogen.

Lamina perpendicularis. Es handelt sich um eine dünne Knochenlamelle, die am Aufbau des knöchernen Nasenseptums beteiligt ist.

Labyrinthus ethmoidalis. Dieser Teil des Siebbeins ist pneumatisiert und enthält zahlreiche mit Schleimhaut ausgekleidete Hohlräume, *Cellulae ethmoidales*, *Siebbeinzellen*, die mit der Nasenhöhle in Verbindung stehen. Unterschieden werden *Cellulae ethmoidales anteriores*, *mediae* et *posteriores*. Die größte dieser Zellen ist die *Bulla ethmoidalis*, die sich in den mittleren Nasenga (S. 416) vorbuchtet.

Die mediale Seite dieses Knochenteils ist ein wichtiger Bestandteil der lateralen Wand der Nasenhöhle. Er trägt 2 der vorhandenen 3 Nasenmuscheln, nämlich die *Conchae nasales superior et media*. Unter den Muscheln verlaufen jeweils Nasengänge: *Meatus nasi superior* unter der oberen Muschel, *Meatus nasi medius* unter der mittleren Muschel. Unter der mittleren Nasenmuschel befindet sich ferner der *Hiatus semilunaris*, die Öffnung einer schmalen, länglichen Grube, *Infundibulum ethmoidale*, in den Stirn- und Kieferhöhle sowie vordere Siebbeinzellen einmünden. Die Einengung des Infundibulum ethmoidale erfolgt durch die Bulla ethmoidalis und den *Processus uncinatus*, einen hakenförmigen, nach unten gerichteten Fortsatz des Os ethmoidale.

Die der Augenhöhle zugewandte Labyrinthwand ist die *Lamina orbitalis*. Sie ist papierdünn und wird von einem *Foramen ethmoidale anterius* und *Foramen ethmoidale posterius* für gleichnamige Nerven (aus dem N. nasociliaris, Äste von N. V₁) durchbrochen.

Concha nasalis inferior

Die untere Nasenmuschel (**Abb. 11.21**) hat sich bereits zu einem frühen Zeitpunkt der Embryonalentwicklung vom Os ethmoidale abgespalten und stellt einen selbständigen Knochen dar. Diese untere Nasenmuschel besitzt 3 Fortsätze: *Processus lacrimalis*, *Processus maxillaris* und *Processus ethmoidalis*. Der Processus ethmoidalis verbindet sich mit dem Processus uncinatus des Os ethmoidale. Der Processus lacrimalis verbindet sich nach oben mit dem Tränenbein. Der Processus maxillaris engt die Öffnung der Kieferhöhle ein.

Die untere Nasenmuschel umfaßt den *Meatus nasi inferior*. In dessen vorderen Abschnitt mündet der Tränennasenkanal, *Canalis nasolacrimalis*, ein, der den Ductus nasolacrimalis enthält (S. 688).

Vomer

Das Pflugscharbein (**Abb. 11.18**) ist eine dünne unpaare Knochenlamelle, die am oberen Rand in die *Alae vomeris* gespalten ist. Seitlich weist der Vomer den *Sulcus vomeris* für den N. nasopalatinus auf.

Der Vomer bildet mit der Lamina perpendicularis des Os ethmoidale und der Crista nasalis der Maxilla sowie der Crista nasalis des Os palatinum das *Septum nasi osseum*. Der hintere freie Rand begrenzt medial die hintere Nasenöffnung, die *Choanen*.

Mandibula

Der Unterkiefer (**Abb. 11.12**) gliedert sich in:

- Corpus mandibulae
- Ramus mandibulae

Corpus und Ramus sind durch den *Angulus mandibulae* gegeneinander abgeknickt. Dieser Winkel beträgt beim Erwachsenen etwa 120°; beim Neugeborenen ist er größer (150°) und nähert sich diesem Wert wieder im Greisenalter.

Angelegt wird der Unterkiefer als paariger Belegknochen. Er liegt den Resten des 1. Branchialbogens, dem Meckel-Knorpel, lateral auf (S. 389). Die beiden Unterkieferkörper verschmelzen im Kinnbereich und bilden eine Symphyse aus. Diese synostiert am Ende des 1. Lebensjahres. Die Verschmelzungsstelle, Symphysis mentalis, bildet den Kinnvorsprung, die *Protuberantia mentalis*. Hierbei handelt es sich um ein dreieckiges Feld, dessen untere Ecken jederseits ein *Tuberculum mentale* bilden.

Klinischer Hinweis. Eine Vergrößerung des Unterkiefers mit Vortreten des Kinnes (*Progenie*) ist ein Kardinalsymptom der Akromegalie. Bei dieser Erkrankung wird trotz Abschluß der Wachstumsperiode vermehrt Wachstumshormon gebildet, z. B. bei einem Hypophysenvorderlappentumor.

Corpus mandibulae. Das Corpus mandibulae besteht aus der *Basis mandibulae* und der *Pars alveolaris*. Die Alveolen, Zahnfächer, sind wie in der Maxilla bogenförmig angeordnet, *Arcus alveolares*, und zeigen auch sonst dieselben Strukturen wie beim Oberkiefer (S. 405). Im Alter werden die Septa interalveolaria abgebaut, wodurch sich die Alveoli dentales abflachen und sich die Zähne lockern.

An der *Außenfläche* öffnet sich unter den Alveoli dentales des 1. oder 2. Prämolaren das *Foramen mentale*. Aus diesem Foramen treten der N. mentalis (Endast des N. alveolaris inferior, aus dem N. V₃) und die A. mentalis (Ast der A. alveolaris inferior aus der A. maxillaris) aus. Vom Corpus zieht die *Linea obliqua* zum Ramus mandibulae.

An der *Innenfläche* des Corpus mandibulae befinden sich median 2 kleine Knochenvorsprünge, *Spinae mentales*; die obere Spina dient der Befestigung des M. genioglossus, an der unteren entspringt der M. geniohyoideus.

Seitlich der Spina liegt die *Fossa digastrica*, die Ursprungsstelle des Venter anterior des M. digastricus.

Seitlich verläuft schräg aufsteigend die *Linea mylohyoidea*, an der der M. mylohyoideus entspringt. Oberhalb der Linea mylohyoidea befindet sich vorn die *Fovea sublingualis* für die Gl. sublingualis und unterhalb der Linea weiter hinten die *Fovea submandibularis* für die Gl. submandibularis.

Ramus mandibulae. Der Ramus mandibulae weist außen an seinem *Angulus* eine Rauhigkeit, die *Tuberositas masseterica* für den Ansatz des M. masseter auf. Der Tuberositas masseterica entspricht auf der Innenseite des Angulus die *Tuberositas pterygoidea* für den Ansatz des M. pterygoideus medialis.

In der Mitte des Ramus mandibulae findet sich auf der Innenseite das *Foramen mandibulae* (Eingang in den Canalis mandibulae) mit der *Lingula mandibulae*. In diesen Kanal treten der N. alveolaris inferior (aus dem N. mandibularis, = N. V₃) und die Vasa alveolaria inferiora ein.

Der *Canalis mandibulae* zieht von medial nach lateral durch Ramus und Corpus mandibulae. Er nimmt die sensiblen Nerven aus den Pulpahöhlen aller Unterkieferzähne auf und außerdem die der Unterkieferhaut, die durch das Foramen mentale in den Canalis mandibulae eintreten. Die A. alveolaris inferior stammt aus der A. maxillaris.

Klinischer Hinweis. Da der N. alveolaris inferior für eine Leitungsanästhesie bei Eingriffen an den Unterkieferzähnen aufgesucht werden muß, ist es wichtig, die Lage des Foramen mandibulae genau zu kennen. *Das Foramen mandibulae liegt ca. 2 cm hinter und 1 cm oberhalb der Krone des 3. Dens molaris.*

An der Innenseite des Ramus mandibulae, vom Canalis mandibulae bis in das Corpus mandibulae, erstreckt sich eine gebogene Rinne, der *Sulcus mylohyoideus*, in dem

der N. mylohyoideus liegt (aus der Radix motorica des N. trigeminus stammend innerviert er den M. mylohyoideus und den Venter anterior des M. digastricus).

Der Ramus läßt am kranialen Ende 2 Fortsätze erkennen, den *Processus coronoideus* und den *Processus condylaris*. Beide Fortsätze sind durch die *Incisura mandibulae* voneinander getrennt.

Der *Processus coronoideus*, der vordere Fortsatz, dient dem Ansatz des M. temporalis.

Der *Processus condylaris* ist der Gelenkfortsatz, der auf einem schlanken Hals, *Collum mandibulae*, den walzenförmigen Gelenkkopf, *Caput mandibulae*, trägt. Die laterale Kante des Caput mandibulae liegt weiter vorne als die mittlere Kante, so daß das Caput mandibulae etwas schräg steht.

Am Collum mandibulae ist medial eine kleine Grube ausgebildet, die *Fovea pterygoidea*, in der zum Teil der M. pterygoideus lateralis inseriert.

11.2.2 Schädel als Ganzes

Lernziele

Calvaria: Schichtenbau, Nähte, Innenrelief, Emissarien • Basis cranii: Innenrelief, Schädelgruben, Außenrelief, Durchtrittsstellen der Hirnnerven und großen Gefäße • Viszerokranium: Außenrelief, Fossa temporalis, Fossa infratemporalis, Fossa pterygopalatina mit Ein- und Ausgängen, Orbita, Cavitas nasi, Nasennebenhöhlen • Verstrebungen • Schwache Stellen • Frakturlinien

Die Knochen des Schädels sind platte Knochen (z. B. Os occipitale, Os parietale) oder pneumatisierte Knochen (z. B. Os frontale, Os temporale, Os sphenoidale, Maxilla). Wie jeder andere Knochen besitzt auch jeder Schädelknochen außen und innen eine Kompacta und dazwischen Spongiosa mit rotem Knochenmark zur Blutbildung. Die äußere Kompacta wird *Lamina externa* genannt, die innere Kompacta *Lamina interna* und die Spongiosa *Diploë*. Die Lamina externa ist von Periost, *Pericranium*, bedeckt. An der Lamina interna übernimmt die harte Hirnhaut (Dura mater encephali, S. 828) Periostfunktion.

An der Innenseite des Schädels hinterlassen die Gefäße der Dura mater seichte Rinnen, *Sulci*, z. B. beim Os parietale die Gefäßverzweigungen der A. meningea media. Deutlicher sind die Einkerbungen der weiten Hirnblutleiter, Sinus durae matris, z. B. im Bereich der Sutura sagittalis der *Sulcus sinus sagittalis superioris* (S. 832). Im Bereich der Sulci finden sich Foramina, die als *Emissarien* bezeichnet alle 3 Schichten der Schädelknochen durchbrechen. Sie enthalten Venen, die die Sinus durae matris mit Venen der Kopfschwarte verbinden (S. 468).

Das Schädeldach wird als Calvaria bezeichnet

Eine scharfe oder festgelegte Grenze zwischen Schädeldach und Schädelbasis besteht nicht. Dennoch werden beide Anteile unterschieden. Die Trennlinie entspricht etwa einem Sägeschnitt durch die Squama ossis frontalis, Squama ossis occipitalis und dem unteren Teil des Os parietale. Dementsprechend sind die genannten Knochen (*Os occipitale*, die beiden *Ossa parietalia* sowie die beiden *Ossa frontalia*) an der Bildung der Schädelkalotte beteiligt.

Zwischen den Knochen der Calvaria sind beim Erwachsenen folgende Nähte zu erkennen:

- **Sutura coronalis**, Kranznaht. Sie liegt zwischen dem einheitlichen Os frontale und den beiden Ossa parietalia.
- **Sutura sagittalis**, Pfeilnaht. Die Pfeilnaht liegt median zwischen den beiden Ossa parietalia. Sie kann sich bei ausgebliebener Synostose des Os frontale bis in das Nasenbein erstrecken (*Sutura frontalis* oder *Sutura metopica*).
- **Sutura lambdoidea**, Lambdanaht. Diese Naht bildet sich zwischen dem einheitlichen Os occipitale und den beiden Ossa parietalia aus.

Wenn Sie sich über die Schädelnähte beim Kind und die Fontanellen informieren wollen, lesen Sie S.388 (**Abb.11.2**).

Die Basis cranii interna läßt eine vordere, mittlere und hintere Schädelgrube unterscheiden

Die Schilderungen der verschiedenen Schädelflächen dienen dem Überblick. Wenn Sie sich über osteologische Einzelheiten informieren wollen, lesen Sie bei der Beschreibung der jeweiligen Schädelknochen nach.

Die 3 Schädelgruben (**Abb.11.17**) sind von vorn nach hinten stufenförmig gegeneinander abgesetzt.

Fossa cranii anterior. An der Bildung der vorderen Schädelgrube sind beteiligt:

- Partes orbitales ossis frontalis
- Lamina cribrosa ossis ethmoidalis
- Corpus ossis sphenoidalis, Keilbeinkörper

Die Grenze zur mittleren Schädelgrube wird durch die kleinen Keilbeinflügel gebildet.

Der Schädelbasis liegt im Bereich der vorderen Schädelgrube der Lobus frontalis des Großhirns auf. Seine Gyri orbitales modellieren am Knochen Einsenkungen, *Impressiones gyrorum*, die durch Leisten, *Juga cerebralia*, getrennt sind. In der Mitte der Lamina cribrosa steht eine solide Leiste, die *Crista galli*, an der sich die Durasichel, Falx cerebri, befestigt.

Die Crista galli des Os ethmoidale setzt sich als *Crista frontalis* auf das Os frontale fort. Am Übergang der Crista galli zur Crista frontalis liegt das kleine *Foramen caecum*. Beim Kind ist es ein venöses Emissarium (S.468), beim Erwachsenen dagegen blind verschlossen.
Öffnung der vorderen Schädelgrube (**Tabelle 11.3**):

- *Lamina cribrosa*

Fossa cranii media. An der Bildung der mittleren Schädelgrube sind beteiligt:

- Os sphenoidale
- Os temporale

Die mittlere Schädelgrube ist paarig. Auf jeder Seite bildet eine *Ala minor* des Keilbeins die Grenze zur vorderen Schädelgrube und die obere Kante der *Pars petrosa* des Schläfenbeins zur hinteren Schädelgrube. Getrennt werden die beiden Schädelgruben durch das Corpus ossis sphenoidalis mit dem Türkensattel, *Sella turcica*, in dessen Vertiefung, *Fossa hypophysialis*, die Hirnanhangsdrüse, Hypophyse, liegt. Den Boden der mittleren Schädelgrube bilden die *Ala major ossis sphenoidalis* und die Schläfenbeinschuppe, *Pars squamosa ossis temporalis*.

Öffnungen der mittleren Schädelgrube (**Tabelle 11.3**):

- *Canalis opticus*
- *Fissura orbitalis superior*
- *Foramen rotundum*
- *Foramen ovale*
- *Foramen lacerum*
- *Foramen spinosum*

Fossa cranii posterior. An der Bildung der hinteren Schädelgrube sind beteiligt:

- Pars petrosa ossis temporalis
- Corpus ossis sphenoidalis
- Os occipitale

Der dorsale Teil des Keilbeinkörpers, *Dorsum sellae turcicae*, verbindet sich mit der *Pars basalis des Os occipitale* zum *Clivus*.
Öffnungen der hinteren Schädelgrube (**Tabelle 11.3**, S.411):

- *Porus acusticus internus*
- *Apertura externa aquaeductus vestibuli*
- *Foramen jugulare*
- *Foramen mastoideum* (ein Emissarium, **Tabelle 11.20**, S.403)
- *Foramen magnum*
- *Canalis hypoglossalis*
- *Canalis condylaris* (ein Emissarium, **Tabelle 11.20**)

Foramina

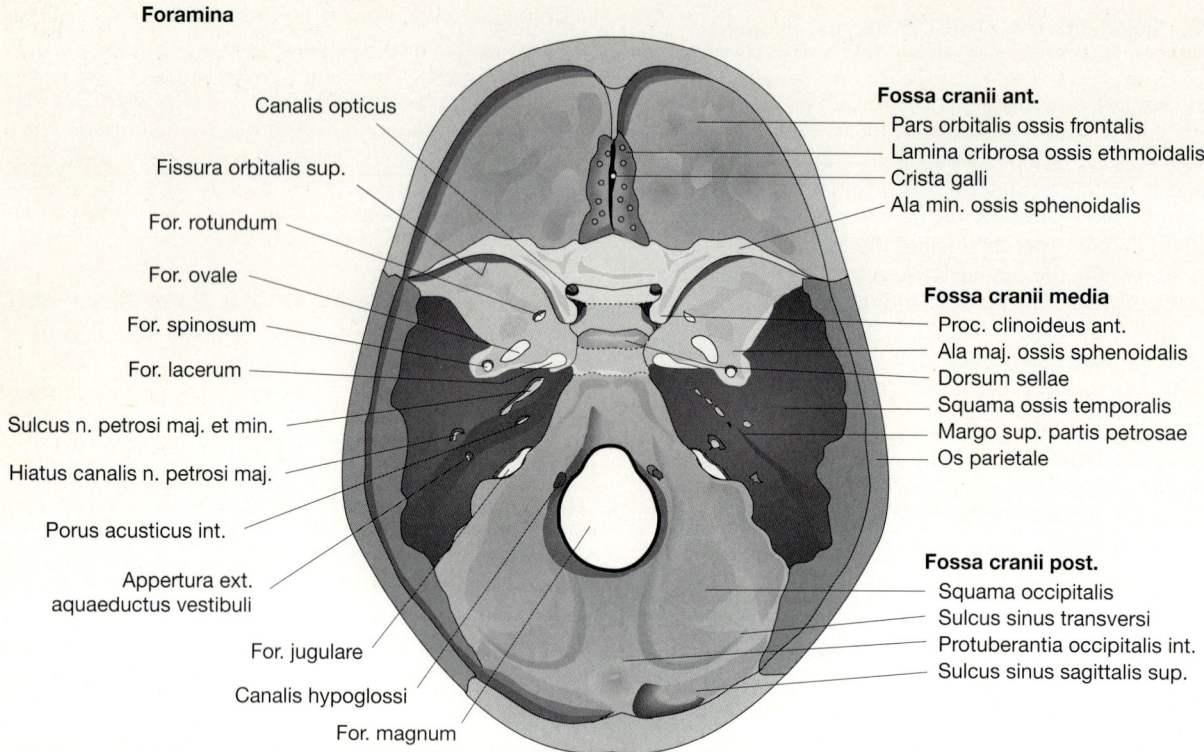

Canalis opticus

Fissura orbitalis sup.

For. rotundum

For. ovale

For. spinosum

For. lacerum

Sulcus n. petrosi maj. et min.

Hiatus canalis n. petrosi maj.

Porus acusticus int.

Appertura ext.
aquaeductus vestibuli

For. jugulare

Canalis hypoglossi

For. magnum

Fossa cranii ant.
Pars orbitalis ossis frontalis
Lamina cribrosa ossis ethmoidalis
Crista galli
Ala min. ossis sphenoidalis

Fossa cranii media
Proc. clinoideus ant.
Ala maj. ossis sphenoidalis
Dorsum sellae
Squama ossis temporalis
Margo sup. partis petrosae
Os parietale

Fossa cranii post.
Squama occipitalis
Sulcus sinus transversi
Protuberantia occipitalis int.
Sulcus sinus sagittalis sup.

Abb. 11.17 Schädelbasis, Ansicht von innen

Die Basis cranii externa gliedert sich in einen vorderen, mittleren und hinteren Abschnitt

Vorderer Abschnitt. Der vordere Abschnitt der Außenfläche der Schädelbasis (**Abb. 11.18**, S. 414) wird vom knöchernen Teil des Gaumens gebildet. Beteiligt sind hieran:

- Processus palatinus maxillae, zu etwa $^3/_4$
- Lamina horizontalis ossis palatini, zu etwa $^1/_4$

Während der Entwicklung des Gaumens spielt noch das Zwischenkiefersegment, *Os incisivum*, eine Rolle, das im Säuglingsalter mit dem Processus palatinus maxillae durch eine Synostose verwächst.
Öffnungen im harten Gaumen (**Tabelle 11.3**):
- *Fossa incisiva*, in die sich der Canalis incisivus mit mehreren Foramina incisiva öffnet
- *Foramen palatinum majus*
- 2 kleine *Foramina palatina minora* (inkonstant)

Mittlerer Abschnitt. Der mittlere Abschnitt umfaßt:

- Teile des Keilbeins (Corpus, Processus pterygoideus und Ala major)
- große Teile des Os temporale (basaler Teil der Pars petrosa, Processus mastoideus, Pars squamosa, Pars tympanica)

Der *Processus pterygoideus* des Os sphenoidale spaltet sich bereits kurz nach seinem Ursprung in 2 dünne Lamellen: *Lamina medialis* und *Lamina lateralis*. Zwischen beiden Laminae befindet sich die *Fossa pterygoidea*.

Von den Nähten, Fissurae, die die Knochen untereinander verbinden, dient die *Fissura petrotympanica* (Glaser-Spalte, **Abb. 11.14a**) der *Chorda tympani* (S.477) als Durchtritt. Diese Fuge liegt hinter der Fossa articularis des Kiefergelenkes.

Öffnungen im mittleren Abschnitt der äußeren Schädelbasis (**Tabelle 11.3**):

- *Choanae*, hintere Öffnungen der Nasenhöhlen
- *Canalis pterygoideus*
- *Foramen ovale*
- *Foramen spinosum*
- *Foramen lacerum*
- *Canalis caroticus*
- *Canaliculi caroticotympanici*
- *Canalis musculotubarius*
- *Foramen jugulare*
- *Canaliculus mastoideus*
- *Canaliculus tympanicus*
- *Apertura externa canaliculi cochleae*
- *Foramen stylomastoideum*

Hinterer Abschnitt (**Abb. 11.18**). Den hinteren Abschnitt der äußeren Schädelbasis bildet das *Os occipitale* mit seiner *Pars basilaris*, den *Partes laterales* und der *Squama occipitalis*.

Öffnungen des hinteren Abschnitts der äußeren Schädelbasis (**Tabelle 11.3**):

- *Foramen magnum*
- *Canalis hypoglossalis*
- *Canalis condylaris* (ein Emissarium, **Tabelle 11.20**)

> **Die auffälligste Struktur des Schädels von der Seite sind der Arcus zygomaticus, die Fossa temporalis, die Fossa infratemporalis und die Fossa pterygopalatina**

Bei Betrachtung der Schädelbasis von der Seite sind vor allem Teile des Os frontale und Os zygomaticum, der Ala major des Os sphenoidale, des Os temporale und Os parietale sowie der Squama ossis occipitalis zu erkennen.

Tabelle 11.3 Foramina des Schädels

Foramen	Lokalisation	Verbindung zwischen	Hindurchtretende Strukturen
Lamina cribrosa	Os ethmoidale	Vordere Schädelgrube – Nasenhöhle	Nn. olfactorii (N. I), A. u. N. ethmoidalis ant.
Canalis opticus	Os sphenoidale	Mittlere Schädelgrube – Orbita	N. opticus (N. II), A. ophthalmica (aus A. carotis int.)
Fissura orbitalis superior	Zwischen Ala major und Ala minor ossis sphenoidalis	Mittlere Schädelgrube – Orbita	N. oculomotorius (N. III), N. trochlearis (N. IV), N. ophthalmicus (N. V$_1$), N. abducens (N. VI), V. ophthalmica superior
For. rotundum	Ala major ossis sphenoidalis	Mittlere Schädelgrube – Fossa pterygopalatina	N. maxillaris (N. V$_2$)
For. ovale	Ala major ossis sphenoidalis	Mittlere Schädelgrube – Fossa infratemporalis	N. mandibularis (N. V$_3$), Plexus venosus foraminis ovalis
For. spinosum	Ala major ossis sphenoidalis	Mittlere Schädelgrube – Fossa infratemporalis	A. meningea media (aus A. maxillaris), R. meningeus n. mandibularis (N. V$_3$)
For. lacerum	Spalte zwischen Ala major ossis sphenoidalis und Spitze der Pars petrosa ossis temporalis	Das mit Faserknorpel verschlossene Foramen in der mittleren Schädelgrube gewährt den Zugang zum Canalis pterygoideus	N. petrosus major und N. petrosus prof. durchziehen den Faserknorpel und gelangen in den Canalis pterygoideus
Canalis caroticus	Gebogener Kanal durch die Pars petrosa ossis temporalis	Apertura externa vor der Fossa jugularis – Apertura interna an der Spitze der Pars petrosa	A. carotis interna, Plexus caroticus
Canaliculi caroticotympanici	Pars petrosa ossis temporalis	Vom Genu des Canalis caroticus zum Cavum tympani	Sympathische Nn. caroticotympanici
Porus acusticus internus – Meatus acusticus internus	Facies posterior partis petrosae ossis temporalis	Hintere Schädelgrube – Innenohr bzw. For. stylomastoideum	N. intermediofacialis (N. VII) N. vestibulocochlearis (N. VIII) A + V. labyrinthi
Apertura externa aquaeductus vestibuli	Lateral des Porus acusticus internus unter einem knöchernen Dach	Hintere Schädelgrube – Innenohr	Unter dem Dach liegt der Saccus endolymphaticus, das subdurale Ende des Ductus endolymphaticus

Tabelle 11.3 *(Fortsetzung)*

Foramen	Lokalisation	Verbindung zwischen	Hindurchtretende Strukturen
For. jugulare	Spalte zwischen Pars petrosa ossis temporalis und der Pars lateralis ossis occipitalis	Hintere Schädelgrube – Fossa jugularis	Im vorderen, kleineren Abschnitt: Sinus petrosus inf. und N. glossopharyngeus (N. IX); im hinteren, größeren Abschnitt: V. jugularis interna, N. vagus (N. X) und N. accessorius (N. XI), A. pharyngea ascendens
Canaliculus mastoideus	Am Boden der Fossa jugularis in der Pars petrosa ossis temporalis	Fossa jugularis – Meatus acusticus externus	R. auricularis n. vagi (sensibler Ast des N. X)
Canaliculus tympanicus	Beginnt in der Fossula petrosa am lateralen Rand der Knochenleiste zwischen Fossa jugularis und Apertura externa canalis carotici	Äußere Schädelbasis – Cavum tympani	N. tympanicus (sekretorischer Ast des N. glossopharyngeus, s. Jacobson-Anastomose **Abb. 11.37,** S.478)
Apertura externa canaliculi cochleae	Am medialen Rand der Knochenleiste zwischen Fossa jugularis und äußerer Öffnung des Canalis caroticus	Äußere Schädelbasis – Innenohr	Ductus perilymphaticus
Canalis musculotubarius	Horizontal verlaufender Kanal, dessen knöcherner Anteil vor der Apertura externa canalis carotici beginnt	Pharynx – Cavitas tympanica	M. tensor tympani im kranial gelegenen Semicanalis m. tensoris tympani, Tuba auditiva im kaudal gelegenen Semicanalis tubae auditivae
Canalis hypoglossalis	Durchzieht die Basis der Condylen	Hintere Schädelgrube – äußere Schädelbasis	N. hypoglossus (N. XII)
For. magnum	Os occipitale	Hintere Schädelgrube – Rückenmarkskanal	Medulla oblongata, Radix spinalis n. accessorii (N. XI), Aa. vertebrales, A. spinalis ant., Aa. spinales post., R. meningeus der A. vertebralis
For. (Canalis) incisivum	Zw. Os incisivum und Proc. palatinus maxillae	Nasenhöhle – Gaumen	Nn. nasopalatini (aus N. maxillaris = N. V_2)
For. palatinum majus (et minus)	Zw. Proc. palatinus maxillae und Lamina horizontalis ossis palatini	Flügelgaumengrube – Gaumen	N. palatinus major et minor (aus N. maxillaris = N. V_2) und gleichnamige Gefäße
Canalis pterygoideus	Zieht horizontal durch die Wurzel des Proc. pterygoideus	Foramen lacerum – Fossa pterygopalatina	N. petrosus major (sekret. Nerv des N. intermediofac.), N. petrosus profundus (sympathische Fasern aus dem Plexus caroticus)
For. stylomastoideum	Os temporale zw. Proc. mastoideus und Proc. styloideus	Äußere Öffnung des Canalis n. facialis, der am Porus acusticus internus beginnt	N. facialis (N. VII), A. stylomastoidea
For. sphenopalatinum	Zwischen Lamina perpendicularis ossis palatini und Os sphenoidale	Fossa pterygopalatina – Nasenhöhle	Aa. nasales, post. (aus A. maxillaris), Rr. nasales post. sup. et inf. (aus N. V_2)

Tabelle 11.3 *(Fortsetzung)*

Foramen	Lokalisation	Verbindung zwischen	Hindurchtretende Strukturen
Fissura orbitalis inf.	Zwischen Ala major ossis sphenoidalis und Pars orbitalis maxillae	Fossa pterygopalatina – Orbita	A. + V. infraorbitalis (aus A. maxillaris), V. ophthalmica inf., N. infraorbitalis, N. zygomaticus (beide aus N. V$_2$)
For. (Canalis) infraorbitale	Corpus maxillae	Orbita – Haut der Maxilla	A. + V. infraorbitalis, N. infraorbitalis
Sulcus lacrimalis (Canalis nasolacrimalis)	Os lacrimale	Orbita – Meatus nasi inferior	Tränenkanal
Fissura sphenopetrosa	Am hintren Rand des For. lacerum, mediale Fortsetzung der Fissura petrosquamosa	Mittlere Schädelgrube – Fossa infratemporalis	N. petrosus minor (sekretorischer Ast des N. glossopharyngeus, s. Jacobson-Anastomose **Abb. 11.37**, S. 478)
Fissura petrotympanica	Am Hinterrand der Fossa mandibularis	Cavum tympani – Regio infratemporalis	Chorda tympani (sekretorischer Ast des N. intermediofacialis) zur Innervation der Gll. submandibularis et sublingualis, Geschmacksfasern der vorderen $^2/_3$ Zunge
For. ethmoidale ant.	Zwischen Facies orbitalis ossis frontalis u. Lamina orbitalis ossis ethmoidalis	Orbita – vordere Schädelgrube	N. ethmoidalis ant. (aus N. V$_1$) zieht extradural durch vordere Schädelgrube und durch Lamina cribrosa zur Nasenhöhle
For. ethmoidale post.	Zwischen Facies orbitalis ossis frontalis und Lamina orbitalis ossis ethmoidalis	Orbita – hintere Siebbeinzellen u. Sinus sphenoidalis	N. ethmoidalis post. (aus N. V$_1$) zieht zu hinteren Siebbeinzellen und Sinus sphenoidalis
For. zygomaticofaciale	Os zygomaticum	Laterale Orbitalwand – äußere Gesichtsregion	R. zygomaticofacialis des N. zygomaticus (aus N. V$_2$)
For. zygomaticotemporale	Os zygomaticum	Laterale Orbitalwand – Schläfengegend	R. zygomaticotemporalis des N. zygomaticus (aus N. V$_2$)
Forr. (Canales) alvolaria	Facies infratemporalis maxillae	Fossa infratemporalis – hintere Oberkieferzähne	Rr. alveolares sup. post. aus N. infraorbitalis (Ast des N. V$_2$), Vasa alveolaria sup. post.
For. (Canalis) mandibulae **For. mentale**	Unterkiefer	Von Mitte des Ramus mandibulae bis zu den Schneidezähnen verlaufender Kanal mit Öffnung außen an der Mandibula	N. alveolaris inf. (aus N. V$_3$), für Unterkieferzähne u. Haut des Unterkiefers; Vasa alveolaria inf.
Fissura pterygomaxillaris	Zwischen Proc. pterygoideus ossis sphenoidalis und Tuber maxillare	Fossa infratemporalis – Fossa pterygopalatina	A. maxillaris; Nn. alveolares sup. post. treten aus der Fissur in die Canales alveolares maxillae ein
Hiatus semilunaris	Meatus nasi med.	Sinus maxillaris – Meatus nasi medius	Verbindung der Kieferhöhle mit der Nasenhöhle

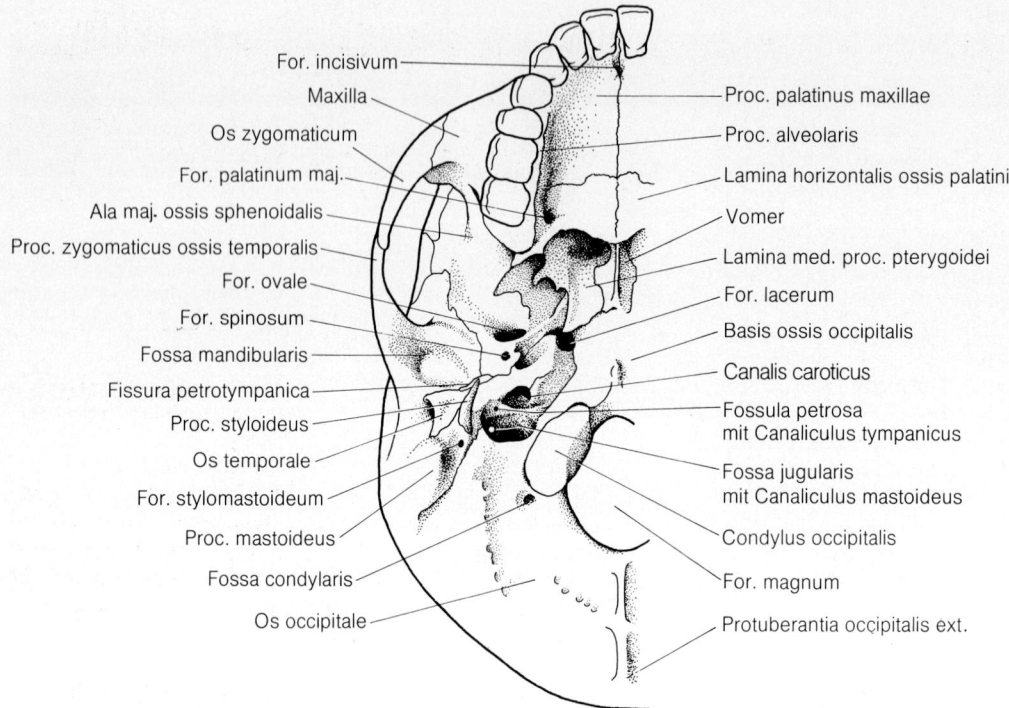

Für. incisivum

Maxilla

Os zygomaticum

For. palatinum maj.

Ala maj. ossis sphenoidalis

Proc. zygomaticus ossis temporalis

For. ovale

For. spinosum

Fossa mandibularis

Fissura petrotympanica

Proc. styloideus

Os temporale

For. stylomastoideum

Proc. mastoideus

Fossa condylaris

Os occipitale

Proc. palatinus maxillae

Proc. alveolaris

Lamina horizontalis ossis palatini

Vomer

Lamina med. proc. pterygoidei

For. lacerum

Basis ossis occipitalis

Canalis caroticus

Fossula petrosa
mit Canaliculus tympanicus

Fossa jugularis
mit Canaliculus mastoideus

Condylus occipitalis

For. magnum

Protuberantia occipitalis ext.

Abb. 11.18   Schädelbasis, Ansicht von außen. Die linke Schädelhälfte ist weggelassen, die Suturen sind nicht bezeichnet

Der **Arcus zygomaticus**, Jochbogen, setzt sich aus den Processus zygomatici von Os temporale, Os frontale und der Maxilla sowie den Processus temporalis und frontalis des Os zygomaticum zusammen.
Medial des Jochbogens befinden sich:

- Fossa temporalis
- Fossa infratemporali
- Fossa pterygopalatina

Fossa temporalis. Die Fossa temporalis erstreckt sich zwischen Linea temporalis oben und Crista infratemporalis unten. Die eingehende Beschreibung finden Sie auf S. 441.

Fossa infratemporalis. Die Fossa infratemporalis ist die Fortsetzung der Fossa temporalis nach unten. Die Grenze bildet die *Crista infratemporalis*. Sie liegt zwischen Ramus mandibulare und Processus pterygoideus. Die Einzelheiten finden Sie auf S. 442.

Fossa pterygopalatina. Die knöchernen Wände der Flügelgaumengrube (**Abb. 11.19**) sind:

- *Dach*: Corpus ossis sphenoidalis
- *Mediale Wand*: Lamina perpendicularis des Os palatinum
- *Hintere Wand*: Processus pterygoideus des Os sphenoidale, die Facies maxillaris alae majoris ossis sphenoidalis

- *Vordere Wand*: Processus orbitalis ossis palatini, Corpus maxillae
- *Nach lateral* steht die Flügelgaumengrube über die Fissura pterygomaxillaris in offener Verbindung mit der Fossa infratemporalis

Inhalt: Ganglion pterygopalatinum, sowie Endäste der A. und V. maxillaris.

Das **Ganglion pterygopalatinum** ist ein parasympathisches Ganglion (Umschaltung sekretorischer Fasern von prä- auf postganglionär) des N. intermedius (S. 477). Vom Ganglion pterygopalatinum aus ziehen Nerven in die Nasenschleimhaut, zur Gaumenschleimhaut sowie zur Tränendrüse.
Öffnungen der Fossa pterygopalatina:

- **Foramen rotundum** (in der Ala major des Os sphenoidale). Es ist Durchtrittsstelle für den *N. maxillaris* (2. Ast des N. trigeminus = N. V₂, S. 471). Der Nerv legt sich dem Ganglion pterygopalatinum von dorsal an.
- **Canalis pterygoideus** (**Abb. 11.13**), ein von dorsal durch die Wurzel des Processus pterygoideus ziehender Kanal für den *N. petrosus major* und *N. petrosus profundus*. Der N. petrosus major stammt aus dem N. intermedius und führt sekretorische Fasern in das Ganglion pterygopalatinum. Der N. petrosus profun-

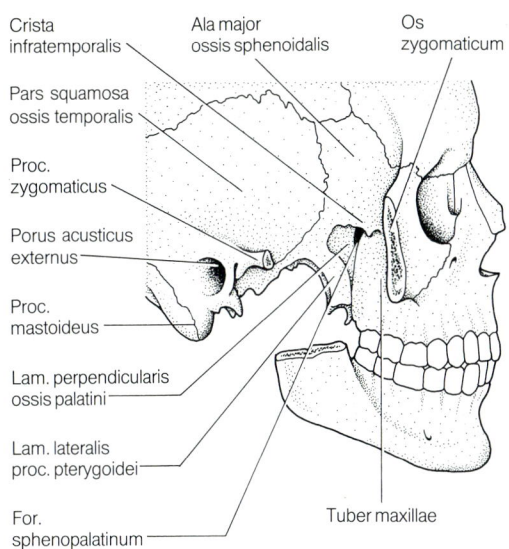

Crista infratemporalis
Ala major ossis sphenoidalis
Os zygomaticum
Pars squamosa ossis temporalis
Proc. zygomaticus
Porus acusticus externus
Proc. mastoideus
Lam. perpendicularis ossis palatini
Lam. lateralis proc. pterygoidei
For. sphenopalatinum
Tuber maxillae

Abb. 11.19   Fossa pterygopalatina der rechten Seite

dus führt sympathische Fasern aus dem Plexus caroticus internus zum Ganglion pterygopalatinum (keine Umschaltung der sympathischen Fasern im Ganglion pterygopalatinum).

- **Foramen sphenopalatinum**. Diese Lücke zwischen der Lamina perpendicularis des Os palatinum und dem Os sphenoidale verbindet die Fossa pterygopalatina mit der Nasenhöhle. Hindurch ziehen die *Aa. nasales posteriores* (Äste der A. maxillaris, S. 466), ferner *Rr. nasales posteriores superiores* (mediales et laterales, S. 474) und *Rr. nasales posteriores inferiores* (S. 474). Die Nerven enthalten sensible Fasern aus dem N. maxillaris, sekretorische postganglionäre Fasern aus dem Ganglion pterygopalatinum und sympathische Fasern aus dem N. petrosus profundus.

- **Canalis palatinus major**. Er ist ein nach abwärts führender Kanal, der sich am Foramen palatinum majus öffnet. Er enthält die *A. palatina descendens* und die *Nn. palatini* (letztere leiten sekretorische, sympathische und sensible Fasern zur Gaumenschleimhaut).

- **Fissura orbitalis inferior**, eine Spalte zwischen der Ala major des Os sphenoidale und der Pars orbitalis der Maxilla. Hindurch zieht der *N. infraorbitalis*, ein sensibler Nerv des 2. Trigeminusastes (N. maxillaris), der *N. zygomaticus*, der neben sensiblen Fasern (aus N. V₂) auch parasympathische Fasern aus dem Ganglion pterygopalatinum für die Tränendrüse enthält, und die *A. infraorbitalis*, ein Endast der A. maxillaris.

- **Fissura pterygomaxillaris**, eine breite Spalte zwischen Tuber maxillae und Lamina lateralis des Processus pterygoideus. Durch die Spalte tritt die *A. maxillaris* aus der Fossa infratemporalis in die Flügelgaumengrube ein.

Klinischer Hinweis. Die Fissura pterygomaxillaris wird als Eingang für eine Lokalanästhesie des N. maxillaris benutzt.

> **Die Vorderfläche des Schädels markieren die Zugänge zur Orbita und zur Cavitas nasi**

Am Aufbau der Vorderfläche des Gesichtsschädels beteiligen sich das Os frontale, Os nasale, Os zygomaticum sowie Maxilla und Mandibula. Ferner zeigt die Oberfläche den

- Aditus orbitae, Öffnungen der Augenhöhlen, und die
- Apertura piriformis (nasalis anterior), vordere Öffnung der Nasenhöhle.

Orbita. Die Augenhöhle (**Abb. 11.20**) ähnelt einer ungleichmäßigen Pyramide, deren Basis nach vorn und deren Spitze nach hinten medial gerichtet ist. Entsprechend verläuft die Achse; sie passiert den Canalis opticus und schneidet sich mit der der Gegenseite hinter dem Dorsum sellae.

Den vorderen Zugang zur Orbita bildet der *Aditus orbitae*. Diese Öffnung wird am Oberrand durch eine scharfe Kante, *Margo supraorbitalis*, am Unterrand durch einen weniger ausgeprägten Rand, *Margo infraorbitalis*, markiert. Den Margo supraorbitalis bildet das Stirnbein, den Margo infraorbitalis bilden Maxilla und Os zygomaticum.

Folgende Knochen beteiligen sich am Aufbau der Orbitawände:

- Os frontale: Dach der Orbita
- Os zygomaticum: laterale Wand
- Os zygomaticum und Os maxillare: Boden der Orbita
- Os lacrimale und Os ethmoidale: mediale Wand
- Os palatinum und Os sphenoidale (mit großem und kleinem Keilbeinflügel): die stumpfe Spitze der Orbitapyramide

Öffnungen der Orbita (S. 685). Sie sind in **Tabelle 11.3** mit aufgeführt: Canalis opticus, Fissura orbitalis superior, Fissura orbitalis inferior, Foramen (canalis) infraorbitale, Foramen ethmoidale anterius et posterius, Foramen zygomatico-orbitale, Canalis nasolacrimalis.

Klinischer Hinweis. Die mediale Wand der Orbita ist besonders dünn – deswegen als Lamina papyracea (orbitalis) bezeichnet –, so daß hier Knochenbrüche – meist Impressionsfrakturen – und von Siebbeinzellen ausgehende, auf die Orbita übergreifende Entzündungen nicht selten sind.

Cavitas nasi. Die Nasenhöhlen (**Tabelle 11.4, Abb. 11.21**) sind paarig. Gemeinsam ist der Zugang von vorne durch die *Apertura piriformis* (nasalis anterior), die die beiden Maxillae und Ossa nasalia begrenzen. Die hinteren Öff-

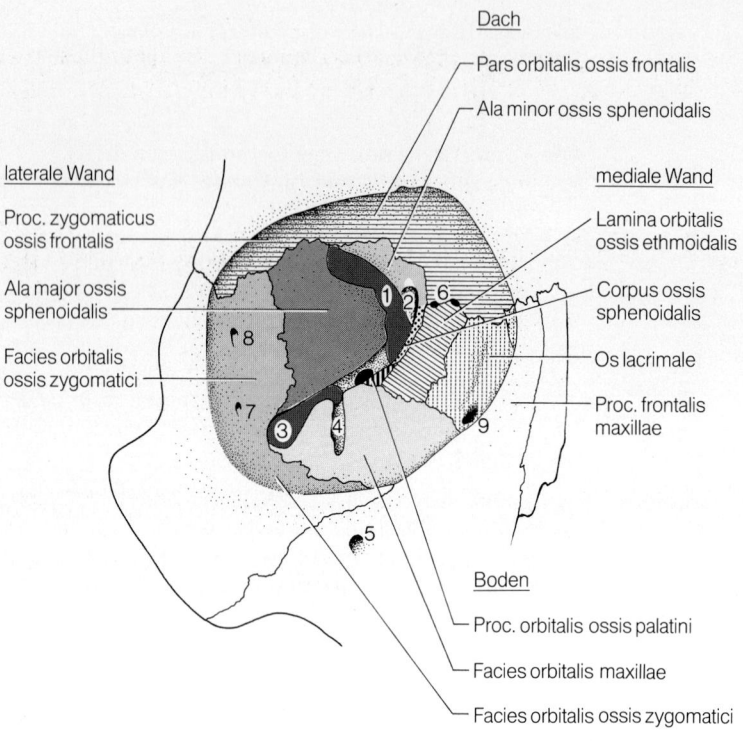

Dach
— Pars orbitalis ossis frontalis
— Ala minor ossis sphenoidalis

laterale Wand
Proc. zygomaticus
ossis frontalis

Ala major ossis
sphenoidalis

Facies orbitalis
ossis zygomatici

mediale Wand
Lamina orbitalis
ossis ethmoidalis

Corpus ossis
sphenoidalis

Os lacrimale

Proc. frontalis
maxillae

Boden
— Proc. orbitalis ossis palatini
— Facies orbitalis maxillae
— Facies orbitalis ossis zygomatici

Abb. 11.20   Rechte Orbita, Blick von vorne. Foramina: *1*, Fissura orbitalis superior; *2*, Canalis opticus; *3*, Fissura orbitalis inferior; *4*, Canalis infraorbitalis; *5*, Foramen infraorbitale; *6*, Foramen ethmoidale ant. et post.; *7*, Foramen zygomaticoorbitale; *8*, Foramen zygomaticotemporale; *9*, Eingang zum Canalis nasolacrimalis

nungen, *Choanae*, zwischen Nasenhöhle und Rachen-raum, sind dagegen getrennt.

Nasenscheidewand. Zwischen den beiden Nasen-höhlen liegt das *Septum nasi*, Nasenscheidewand. Das Septum nasi setzt sich aus dem *Vomer* (S. 407), der *Lamina perpendicularis ossis ethmoidalis* (S. 407) und der *Cartilago septi nasi* zusammen. Der Vomer ist am Boden der Nasenhöhle mit der Crista nasalis des Processus palatinus der Maxilla und der Lamina horizontalis des Os palatinum verbunden.

> **Klinischer Hinweis.** Bei über 70 % der Menschen steht das Nasenseptum nicht in der Medianebene, sondern ist häufiger nach links als nach rechts verbogen. Diese *Septumdeviation* kann Ursache einer chronischen Entzündung der Nasenhöhle oder der Nebenhöhlen sein.

Dach. Das Dach der Nasenhöhle wird von der *Lamina cribrosa* des Siebbeins, sowie vorne von der *Pars nasalis* des Stirnbeins und des Nasenbeins und hinten durch die abfallende Vorderfläche des *Corpus ossis sphenoidalis* gebildet.

Boden. Der Boden der Nasenhöhle besteht vorne aus den *Processus palatini* der Maxillae, hinten aus den *Laminae horizontales* der Gaumenbeine. Vorne durch-bricht der *Canalis incisivus* den Boden der Nasenhöhle.

Seitenwand. Die knöcherne Seitenwand jeder Nasen-höhle wird von der *medialen Wand des Labyrinthus ethmoidalis* mit der *oberen und mittleren Nasenmuschel* auf-

gebaut. Außerdem beteiligen sich die *Facies nasalis der Maxilla* und die *Lamina perpendicularis des Os palatinum* sowie das *Tränenbein* und als eigener Knochen die *untere Nasenmuschel* daran. Oberhalb der oberen Nasenmuschel befindet sich der spaltförmige

* *Recessus spheno-ethmoidalis.*

Unter jeder Nasenmuschel liegt ein Meatus nasi, Nasengang:

* *Meatus nasi superior*, *oberer Nasengang*, unter der oberen Nasenmuschel
* *Meatus nasi medius*, mittlerer Nasengang, unter der mittleren Muschel
* *Meatus nasi inferior*, unterer Nasengang, unter der unteren Nasenmuschel

Das Gebiet vom Hinterrand der Nasenmuschel bis zu den Choanen wird als *Meatus nasopharyngeus* bezeichnet. In seinem oberen Bereich, hinter der mittleren Nasenmuschel, liegt das *Foramen sphenopalatinum*, eine Öffnung zwischen Nasenhöhle und Flügelgaumengrube (Durchtritt der A. sphenopalatina sowie der Rr. nasales posteriores superiores, vom N. maxillaris).

Kompliziert sind die Verhältnisse unter der mittleren Nasenmuschel, dort, wo durch den *Hiatus semilunaris* die Verbindung zum Sinus frontalis, Sinus maxillaris und zu den Cellulae ethmoidales anteriores hergestellt wird. Der Hiatus semilunaris wird durch den Processus uncina-

Tabelle 11.4 Knöcherne Nasenwände

Dach:		Boden (= Gaumen):	
Lamina cribrosa ossis ethmoidalis Os nasale Pars nasalis ossis frontalis Teil des Corpus ossis sphenoidalis		Proc. palatinus maxillae Lamina horizontalis ossis palatini	
Laterale Wand:		**Mediale Wand (= Nasenseptum):**	
Processus frontalis maxillae Os lacrimale Labyrinth des Os ethmoidale Lamina perpendicularis ossis palatini Concha nasalis inf.		Lamina perpendicularis ossis ethmoidalis Vomer Crista nasalis des Proc. palatinus maxillae Crista nasalis der Lamina horizontalis ossis palatini	

tus des Os ethmoidale, der mit dem Processus ethmoidalis der unteren Nasenmuschel verbunden ist, sowie durch die Knochenwand der Bulla ethmoidalis eingeengt (s. unten). Unter dem Processus uncinatus befindet sich die Verbindung von Os lacrimale, Maxilla und Processus lacrimalis ossis conchae nasalis inferioris zum *Tränennasengang*, der unter der unteren Nasenmuschel mündet.

Hinweis. Der Tränennasengang dient der Ableitung der kontinuierlich gebildeten Tränenflüssigkeit. Bei übermäßiger Sekretion von Tränenflüssigkeit reicht er jedoch nicht aus (weinen).

> Wenn sie sich jetzt über die Histologie der Nasenschleimhaut sowie die Gefäß- und Nervenversorgung der Nasenhöhle informieren wollen, lesen Sie S. 425f.

Sinus paranasales. Die Nasennebenhöhlen (**Abb. 11.22**) sind:

- Sinus maxillaris, Kieferhöhle
- Sinus sphenoidalis, Keilbeinhöhle
- Sinus frontalis, Stirnhöhle
- Sinus ethmoidales
  - anteriores, vordere Siebbeinzellen
  - medii, mittlere Siebbeinzellen
  - posteriores, hintere Siebbeinzellen

Alle Nasennebenhöhlen sind paarig und stehen mit der Nasenhöhle in Verbindung. Die Ausdehnung der Nebenhöhlen unterliegt starken individuellen Schwankungen und ist oft seitenungleich.

Entwicklung. Die Entwicklung der am Ende der Fetalzeit angelegten Nebenhöhlen vollzieht sich durch Ausstülpung des Nasenepithels nach der Geburt. Ein stärke-

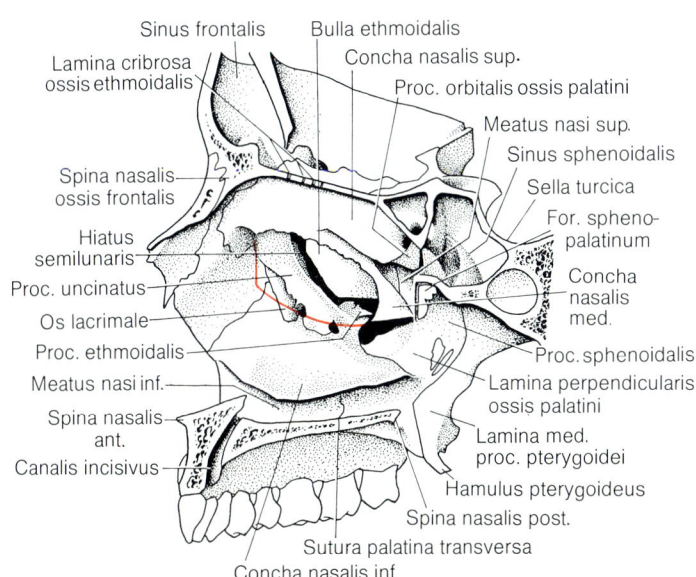

Sinus frontalis · Bulla ethmoidalis · Concha nasalis sup. · Lamina cribrosa ossis ethmoidalis · Proc. orbitalis ossis palatini · Meatus nasi sup. · Sinus sphenoidalis · Sella turcica · For. sphenopalatinum · Concha nasalis med. · Spina nasalis ossis frontalis · Hiatus semilunaris · Proc. uncinatus · Os lacrimale · Proc. ethmoidalis · Meatus nasi inf. · Proc. sphenoidalis · Lamina perpendicularis ossis palatini · Spina nasalis ant. · Canalis incisivus · Lamina med. proc. pterygoidei · Hamulus pterygoideus · Spina nasalis post. · Sutura palatina transversa · Concha nasalis inf.

Abb. 11.21 Die knöcherne laterale Nasenwand, Concha nasalis media, ist z. T. abgetragen, ihre natürliche Grenze mit einer *roten Linie* markiert. (Nach Braus u. Elze 1956)

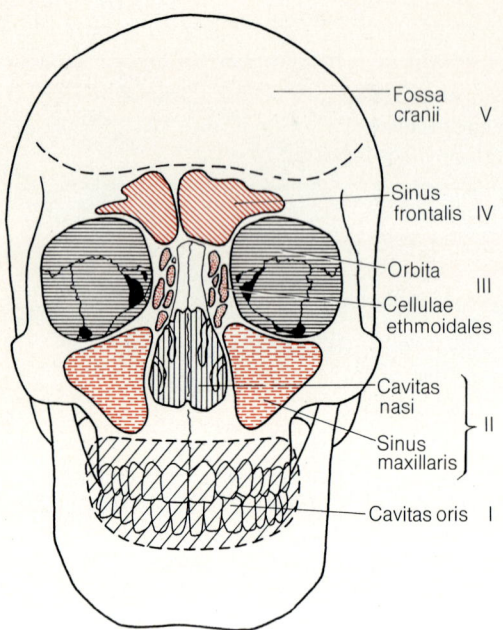

Fossa
cranii   V

Sinus
frontalis   IV

Orbita
             III
Cellulae
ethmoidales

Cavitas
nasi
             II
Sinus
maxillaris

Cavitas oris   I

Abb. 11.22 Nasennebenhöhlen und Etagengliederung des Schädels (I–V). Das Dach der Mundhöhle ist Boden der Kieferhöhle, das Dach der Kieferhöhle ist Boden der Orbita, das Dach der Orbita ist Boden der Stirnbeinhöhle, das Dach der Stirnbeinhöhle ist z. T. Boden der vorderen Schädelgrube

res Wachstum setzt im Anschluß an das Durchbrechen der bleibenden Zähne ein. Die endgültige Ausdehnung erreichen die Nebenhöhlen jedoch erst nach der Pubertät.

Sinus maxillaris. Die Kieferhöhle ist die geräumigste Nebenhöhle der Nase. Sie grenzt, nur durch eine dünne Knochenlamelle getrennt, oben an die Orbita, medial an die Nasenhöhle, unten an die Oberkieferzähne bzw. an den harten Gaumen und dorsal an die Fossa pterygopalatina. Der tiefste Punkt der Kieferhöhle liegt über dem 2. Prämolaren und 1. Molaren jedoch unter dem Niveau des Nasenbodens. Die Öffnung der Kieferhöhle zur Nasenhöhle liegt nahe ihrem Dach und befindet sich im mittleren Nasengang im sichelförmigen Hiatus semilunaris (s. oben).

Sinus ethmoidales. Die Siebbeinzellen grenzen medial an die Nasenhöhle, lateral an die Augenhöhle, kaudal an die Kieferhöhle, kranial an die vordere Schädelgrube bzw. die Stirnbeinhöhle. Im einzelnen handelt es sich bei den Siebbeinzellen um ein differenziertes System unvollständig getrennter Kammern, die sich nach ihrer Lage in vordere, mittlere und hintere Sinus untergliedern. Die größte Siebbeinzelle ist die *Bulla ethmoidalis*. Ihre Wand bildet den hinteren Abschluß des Hiatus semilunaris. Die vorderen und mittleren Siebbeinzellen münden in den Hiatus semilunaris des mittleren Nasengangs, die hinteren Siebbeinzellen in den Meatus nasi superior.

Sinus frontalis. Die Stirnbeinhöhle ruft den individuell unterschiedlich stark ausgeprägten Augenwulst, *Arcus superciliaris*, hervor. Der Boden des Sinus frontalis ist nur durch eine dünne Knochenlamelle von der Orbita getrennt, sein Dach bildet einen großen Teil des Bodens der vorderen Schädelgrube. Die Trennwand zwischen beiden Sinus, das *Septum sinuum frontalium*, steht in der Regel paramedian, so daß sich der Sinus frontalis einer Seite weit auf die Gegenseite ausdehnen kann. Der Sinus frontalis mündet im Bereich des Hiatus semilunaris in den mittleren Nasengang.

Sinus sphenoidalis. Die Keilbeinhöhle liegt im Corpus ossis sphenoidalis. Das *Septum sinuum sphenoidalium* trennt paramedian 2 ungleich große Höhlen voneinander. Der knöcherne Boden der Keilbeinhöhle bildet das Dach des *Meatus nasopharyngeus*. Das Dach der Keilbeinhöhle erscheint durch Ausbildung der *Fossa hypophysialis* konvex. Die Seitenwand hat topographische Beziehung zum Sinus cavernosus und der A. carotis interna, die Vorderwand zu den hinteren Siebbeinzellen sowie dem hinteren Abschnitt der medialen Orbitalwand und zum N. opticus. Die Keilbeinhöhle öffnet sich in den *Recessus sphenoethmoidalis*.

Wenn Sie sich jetzt mit der Schleimhaut der Nasennebenhöhlen und deren Gefäß- und Nervenversorgung beschäftigen wollen, lesen Sie S. 426.

Der Schädel ist durch Verstrebungen mechanisch stabilisiert

Der Schädel weist, obgleich er aus platten, teilweise pneumatisierten Knochen aufgebaut ist, eine bemerkenswerte Stabilität auf. Erreicht wird dies durch Verstrebungen, die sich mit der Spaltlinienmethode nachweisen lassen. Hinzu kommt ein inneres Verspannungssystems durch die Falx cerebri und das Tentorium cerebelli (S. 829).

Gesichtsschädel. Im Bereich des Gesichtsschädels bestehen 3 Pfeiler:

- Stirnnasenpfeiler für die Ableitung des Kaudrucks von den Schneide- und Eckzähnen über den Processus frontalis maxillae zur Glabella des Os frontale
- senkrechter Jochpfeiler für die Ableitung des Kaudrucks der Prämolaren über den Processus zygomaticus des Os frontale in die seitliche Stirnregion
- horizontaler Jochpfeiler für die Ableitung des Kaudrucks aus den Molaren über das Corpus maxillae und den Processus zygomaticus maxillae

Schädelbasis. Im Bereich der Schädelbasis lassen sich Längs- und Querverstrebungen erkennen.

- Die Längsverstrebung der Schädelbasis beginnt an der Wurzel der Ala minor ossis sphenoidalis, zieht durch das Corpus ossis sphenoidalis und den Clivus um das Foramen magnum herum.

- Die Querverstrebungen befinden sich an den Begrenzungen der Schädelgruben: im Bereich der Ala minor ossis sphenoidalis und der Pars petrosa ossis temporalis.

Schwache Stellen des Schädels bilden die Squamae (Squama occipitalis, Pars squamosa ossis temporalis), sowie die Lamina orbitalis ossis frontalis.

> **Klinische Hinweise.** Typische Schädelbrüche sind Berstungsbrüche und Impressionsfrakturen.
>
> *Berstungsbrüche* kommen durch breitflächige Gewalteinflüsse auf den Schädel (Sturz auf den Kopf) zustande und betreffen in der Regel die Schädelbasis: je nach Richtung der Einwirkung die Schädelgruben einzeln oder in Mehrzahl. Bei Brüchen im Bereich der *vorderen Schädelgrube* kommt es zu Liquor- und Blutaustritt aus der Nasenhöhle, sowie Blutungen in die Orbita (Brillenhämatom). Die *mittlere Schädelgrube* wird besonders bei stärkeren Gewalteinwirkungen betroffen, wobei die Verstrebepfeiler der Ala minor ossis sphenoidalis zum Bersten gebracht werden. Meist sind dann auch die Foramina der mittleren Schädelgrube in Bruchlinien einbezogen. Dabei kommt es zu Verletzungen der durchtretenden Nerven. Bei Frakturen in der *hinteren Schädelgrube* kommt es oft zu subkutanen Blutungen im Bereich des Processus mastoideus.
>
> *Impressionsfrakturen* entstehen durch umschriebene Gewalteinwirkung. Sie entstehen häufig an der Schädelkalotte. Dabei kann es unter Umständen nur zu Frakturen der Tabula interna kommen, die leicht übersehen werden, jedoch zu Epiduralblutungen mit Hirnsymptomen führen können.

11.2.3 Kauapparat

> **Lernziele**
>
> Kiefergelenk: Aufbau, Bewegungen • Beziehungen zwischen Gebiß und Kiefergelenk • Kaumuskulatur

Zum Kauapparat gehören:

- Kiefergelenk, Articulatio temporomandibularis
- Kaumuskulatur, Mm. masticatorii

> **Das Kiefergelenk besteht aus einer oberen und einer unteren Kammer**

Im Kiefergelenk (**Abb. 11.23**) artikulieren das Caput mandibulae des Processus condylaris (S. 408) mit der Facies articularis der Fossa mandibularis und dem Tuberculum articulare (S. 401) des Os temporale. Außerdem weist das Gelenk einen *Discus articularis* auf, der ringsum mit der Gelenkkapsel verwachsen ist. Dadurch wird das Kiefergelenk in 2 getrennte Kammern unterteilt:

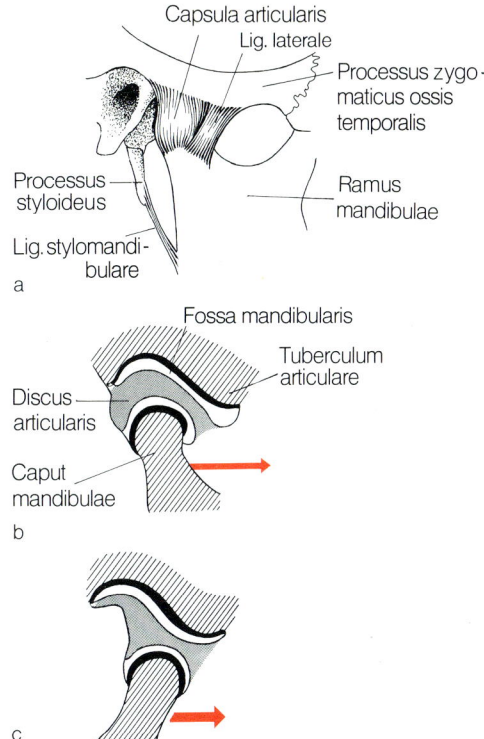

Abb. 11.23 a–c Rechtes Kiefergelenk. **a** Kapsel und Bandapparat. **b** Bei Kieferschluß liegen Caput mandibulae und der Discus articularis in der Fossa mandibularis. **c** Die Kieferöffnung wird eingeleitet durch eine Kontraktion des M. pterygoideus lateralis in Pfeilrichtung. Die Kontraktion des Muskels führt zu einer Verschiebung des Discus articularis und des Caput mandibulae auf das Tuberculum articulare, wodurch die Kieferöffnung ermöglicht wird

- obere diskotemporale Kammer
- untere discomandibulare Kammer

Die obere Kammer kann isoliert als Schiebegelenk oder gemeinsam mit der unteren benutzt werden, die als Scharniergelenk wirkt.

Caput mandibulae. Es hat die Form einer länglichen Walze (ca. 7×20 mm). Die zugehörige Achse verläuft schräg von lateral nach medial und schneidet sich mit der der Gegenseite am vorderen Rand des Foramen magnum. Dort entsteht ein nach ventral offener stumpfer Winkel.

Fossa mandibularis (11×21 mm). Sie ist außergewöhnlich geräumig, in antero-posteriorer Richtung mehr als in der Frontalebene. Zum Kiefergelenk gehört aber nur der vordere Teil der Grube. Er trägt Gelenkknorpel, der sich auf das Tuberculum articulare fortsetzt. Hinten ist die Fossa mandibularis von straffem Bindegewebe bedeckt.

Discus articularis. Ein funktionell wesentlicher Teil des Kiefergelenks ist der Discus articularis. Er ermöglicht, daß bei Bewegungen im Kiefergelenk das Corpus mandibulae ein- oder beidseitig aus der jeweiligen Fossa mandibularis auf das Tuberculum articulare vorverlagert wird (s. unten).

Discus articularis sowie die Gelenkknorpel der Fossa mandibularis, des Tuberculum articulare und des Caput mandibulae bestehen aus Faserknorpel. Hierauf geht u. a. die ungewöhnliche Anpassungsfähigkeit des Kiefergelenks an veränderte Beanspruchung zurück.

Gelenkkapsel. Die Gelenkkapsel ist relativ weit und trichterförmig. Sie entspringt in der Fossa mandibularis vor der Fissura petrotympanica und schließt ventral das Tuberculum articulare ein. Sie setzt oberhalb der Fovea pterygoidea am Collum mandibulae an.

Folgende Bänder lassen sich am Kiefergelenk unterscheiden:

- **Lig. laterale (Abb. 11.23 a)**, vom Processus zygomaticus zum Collum mandibulae. Es hemmt die Verschiebung des Caput mandibulae nach dorsal und lateral. Teile des Bandes gehören zur Gelenkkapsel.
- **Lig. stylomandibulare**, vom Processus styloideus zum Angulus mandibulae. Dieses und die folgenden Bänder haben keine Verbindung zur Gelenkkapsel.
- **Lig. sphenomandibulare**, von der Spina ossis sphenoidalis (lateral des Foramen spinosum) zur Innenseite des Ramus mandibulae. Es liegt zwischen dem M. pterygoideus lateralis und M. pterygoideus medialis.
- **Raphe pterygomandibularis**. Sie zieht vom Hamulus des Processus pterygoideus zum Ramus mandibulae. An der Naht inseriert von lateral kommend der M. buccinator; die Naht ist gleichzeitig Ursprung des M. constrictor pharyngis superior. Beide Muskeln bilden mit der Raphe die ventrale Begrenzung des Spatium retro- und lateropharyngeum (**Abb. 11.54**, S. 462).

Im Kiefergelenk können Öffnungs- und Schließungsbewegungen sowie Schiebe- und Mahlbewegungen ausgeführt werden

---

Öffnungs- und Schließbewegung (Abb. 11.23 b, c). Beim Öffnen treten die beiden Gelenkköpfe mit dem Discus articularis nach ventrokaudal auf das Tuberculum articulare. Die Scharnierbewegung ist also mit einer Gleitbewegung kombiniert. Hieraus erklärt sich auch die Erweiterung des äußeren Gehörganges beim Öffnen des Mundes. Die Rotationsachse dieser kombinierten Bewegung verläuft durch die Foramina mandibulae.

Klinischer Hinweis. Bei übermäßigem Öffnen des Mundes (z. B. beim Gähnen, Singen oder beim Zahnarzt) kann das Caput mandibulae vor das Tuberculum articulare rücken und dort von der Kaumuskulatur in eine Grube hineingepreßt werden (*Maulsperre*).

Schiebebewegung nach vor- und rückwärts. Sie findet ausschließlich im oberen, diskotemporalen Gelenk statt und ist stets mit einer geringgradigen Senkung der Mandibula und einem Gleiten des Discus articularis verbunden: nach vorne auf das Tuberculum articulare, zurück in die Fossa mandibularis. Da die Zahnreihen eine Führungsrolle in dieser Bewegung besitzen, beeinflussen Form und Stellung der Zähne den Ablauf der Bewegung und die anatomische Konstruktion des Tuberculum articulare.

Mahlbewegung. Hierbei kommt es zu einer Seitwärtsverschiebung der Mandibula. Da die Capita mandibulae bei Mahlbewegungen nie zu gleicher Zeit in gleicher Höhe stehen, tritt bei der seitlichen Verschiebung eine Schräglagerung des Unterkiefers ein. Das Caput der Seite, nach der der Unterkiefer verschoben wird, dreht sich dabei um die vertikale Achse, während das Köpfchen der Gegenseite gleichzeitig eine Bewegung nach ventrokaudal erfährt und dabei auf das Tuberculum articulare rückt.

Zwischen Gebiß und Kiefergelenk bestehen enge funktionelle Beziehungen

---

Die Beschaffenheit des Gebisses sowie die Gebißform haben entscheidenden Einfluß auf die Ausbildung des Kiefergelenkes. Diese Beziehung zwischen Gebiß und Kiefergelenk wird besonders beim Jugendlichen und im Alter deutlich. Dem Neugeborenen fehlt noch ein Tuberculum articulare, dieses bildet sich erst mit dem Zahndurchbruch. Umgekehrt flacht bei länger bestehender Zahnlosigkeit das Tuberculum articulare ab.

Beziehungen bestehen auch zwischen den *Bißarten* und dem Kiefergelenk:

- Bei einem Gebiß, bei dem die Schneidekanten der Zähne senkrecht aufeinander stehen, findet sich eine flache Gelenkpfanne, der Kieferhals ist gerade nach oben gerichtet und das Tuberculum articulare weist einen flachen Neigungswinkel auf. Es werden vorwiegend Seitenbewegungen ausgeführt (*Gleitgelenk*).
- Bei deutlichem *Überbiß* ist das Kiefergelenk stark gekrümmt, das Tuberculum articulare besitzt einen steilen Neigungswinkel, die Seitenbewegungen sind eingeschränkt, Drehbewegungen herrschen vor.

Klinischer Hinweis. Auch bei lückenhaftem Gebiß oder bei kieferorthopädischen Maßnahmen kann es zu Umbauvorgängen am Kiefergelenk kommen.

> **Die Kaumuskulatur besteht aus dem M. temporalis, dem M. masseter, dem M. pterygoideus medialis und dem M. pterygoideus lateralis**

Eine Synopsis der Kaumuskulatur geben **Abb. 11.24** und **Tabelle 11.5**.

- **M. temporalis.** Der Muskel verläuft wie ein Fächer (*Temporalisfächer*). Er füllt die Schläfengrube und gestaltet damit die Oberfläche des Kopfes. Der M. temporalis ist der Kaumuskel mit der größten Kraftentfaltung. Beim festen Zubeißen wölbt sich der Muskelbauch kräftig vor. Seine hinteren Fasern dienen nur dem Zurückziehen des Unterkiefers.
- **M. masseter.** Er ist der auffälligste Kaumuskel. Er besteht aus *2 Portionen*, ein oberflächlich schrägen und einer tiefen, senkrecht absteigenden. Er wirkt stets mit M. temporalis und M. pterygoideus medialis zusammen.
- **M. pterygoideus medialis.** Er liegt dem Ramus mandibulae von innen an und bildet zusammen mit dem M. masseter (dem Ramus mandibulae von außen angelagert) eine *Muskelschlinge*, die den Kieferwinkel umgreift. Die Kontraktionskraft von M. temporalis, M. masseter und M. pterygoideus medialis zusammen ist gewaltig, so daß Kauleistungen mit einem Druck von mehreren Zentnern erbracht werden können.
- **M. pterygoideus lateralis.** Er befindet sich in der Fossa infratemporalis. Zwischen ihm und dem M. pterygoideus medialis verlaufen N. lingualis und N. alveolaris inferior, und zwischen den beiden Köpfen der N. buccalis. Der M. pterygoideus lateralis schafft dadurch, daß er den Unterkiefer nach vorne zieht, die Voraussetzung für das Öffnen des Mundes. Außerdem bewirkt er die Mahlbewegungen.

Außer den Kaumuskeln im engeren Sinne wirken weitere Muskeln beim Kauen mit, insbesondere die Muskeln von Zunge (S. 435), Lippen und Wangen (**Tab. 11.6**).

> **Der Kauakt beruht auf aktiven Bewegungen im Kiefergelenk**

Beim Kauakt (**Abb. 11.23**) kommt es zum (zur)

- *Heben des Unterkiefers* durch M. temporalis, M. masseter, M. pterygoideus medialis
- *Senken des Unterkiefers* durch die Mundbodenmuskulatur (M. digastricus, M. mylohyoideus, M. geniohyoideus) und (vor allem) durch das Nachlassen des Tonus der Kaumuskeln
- *Vorschieben des Unterkiefers* durch den M. pterygoideus lateralis und den vorderen Anteil des M. masseter.
- *Rückschieben des Unterkiefers* durch den M. temporalis, hinterer Anteil

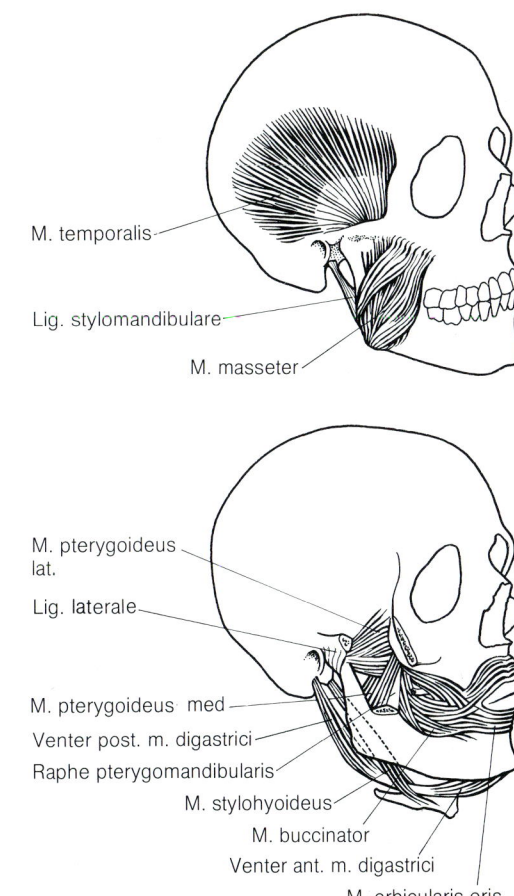

Abb. 11.24 Kaumuskulatur und Muskeln des Lippen-Wangen-ereiches. Darstellung von vorne rechts. *Im unteren Bild* ist der Arcus zygomaticus mit dem M. masseter und der Proc. coronoideus mit dem M. temporalis entfernt. (Nach Benninghoff 1980)

- *Seitwärtsverschiebung des Unterkiefers* vor allem durch den M. pterygoideus lateralis

11.2.4 Gesichtsmuskulatur

> **Lernziele**
>
> Mm. epicranii • Muskulatur der Lidspalte und des Mundes

Anders als alle übrige Skelettmuskulatur inseriert die Gesichtsmuskulatur direkt in der Haut. Dadurch kommt es bei ihrer Kontraktion zu Hautverschiebungen oder es entstehen Hautfalten. Hierauf beruht die menschliche

Tabelle 11.5 Kaumuskulatur. Alle Kausmuskeln bis auf den M. pterygoideus lat. sind Schließmuskeln. Die motorische Innervation aller Kaumuskeln erfolgt durch Äste der Radix motoria n. trigemini

Muskel	Ursprung	Ansatz	Funktion	Nerv (Radix motoria n. trigemini)
M. masseter	Arcus zygomaticus	Tuberositas masseterica am Angulus mandibulae	Kieferschluß	N. massetericus
M. temporalis	Linea temporalis der Squama ossis temporalis u. des Os parietale	Proc. coronoideus mandibulae	Kieferschluß, der dorsale Teil zieht vorgeschobenen Unterkiefer zurück	Nn. temporales prof.
M. pterygoideus med.	Fossa pterygoidea	Tuberositas pterygoidea am Angulus mandibulae	Kieferschluß	N. pterygoideus med.
M. pterygoideus lat. **Pars superior**	Crista infratemporalis ossis sphenoidalis	Discus articularis	Zieht Discus articularis nach vorn, leitet damit Kieferöffnung ein	N. pterygoideus lat.
Pars inferior	Lamina lat. des Proc. pterygoideus	Proc. condylaris mandibulae	*Einseitig:* Verschieben des Unterkiefers zur Gegenseite *doppelseitig:* Vorschieben des Unterkiefers	N. pterygoideus lat.

Mimik und deswegen wird diese Muskulatur als *mimische Muskulatur* bezeichnet.

Im einzelnen ist die Gesichtsmuskulatur um Mund, Nase, Orbita und um den äußeren Gehörgang angeordnet, da sie eigentlich aus Schließmuskeln besteht. Hinzu kommen die *Mm. epicranii*, die gemeinsam an der *Galea aponeurotica*, einem Sehnenspiegel über der Schädelkalotte, ansetzen.

Einzelheiten über die Gesichtsmuskulatur sind der **Tabelle 11.6** und der **Abb. 11.25** zu entnehmen. Da die mimische Gesichtsmuskulatur dem 2. Branchialbogen entstammt, wird sie einheitlich vom Nervus facialis (N. VII) innerviert.

11.2.5 Faszien des Kopfes

> **Lernziele**
>
> Fascia parotidea • Fascia masseterica • Fascia temporalis

In der vorderen Gesichtsregion gibt es keine Faszien, denn als Hautmuskeln sind die mimischen Muskeln faszienfrei. Anders verhält es sich lateral. Hier finden sich:

- Fascia parotidea
- Fascia masseterica
- Fascia temporalis

Alle 3 Fascien haben eine Lamina superficialis und eine Lamina profunda.

Fascia parotidea (**Abb. 11.54**, S. 462). Die Fascia parotidea bildet eine Faszienhülle um die Glandula parotidea. Das *oberflächliche Blatt* ist eine Fortsetzung der Lamina superficialis fasciae cervicalis (s. unten). Es ist unten an der Mandibula und oben am Arcus zygomaticus befestigt, ventral vereinigt es sich mit der Fascia masseterica. Dorsal heftet sich die Fascia parotidea an der ventralen Wand des Meatus acusticus externus an und geht hier, indem sie die *Fossa retromandibularis* auskleidet, in das tiefe Blatt über.

Das *tiefe Blatt* der Fascia parotidea überzieht ventral den Processus styloideus mit den hier entspringenden Muskeln (M. stylohyoideus, M. styloglossus, M. stylopharyngeus=„Bouquet de Riolan") und geht dann mit der derben, annähernd frontal gestellten *Aponeurosis stylopharyngea* in die *Fascia pharyngobasilaris* über. Die Fascia pharyngobasilaris befestigt sich an der Schädelbasis.

Fascia masseterica. Auch die Fascia masseterica läßt eine Lamina superficialis und eine Lamina profunda er-

Abb. 11.25 Gesichtsmuskulatur. Die Ohrmuschel ist zur besseren Darstellung des M. auricularis posterior nach vorne gezogen. (Nach Feneis 1982)

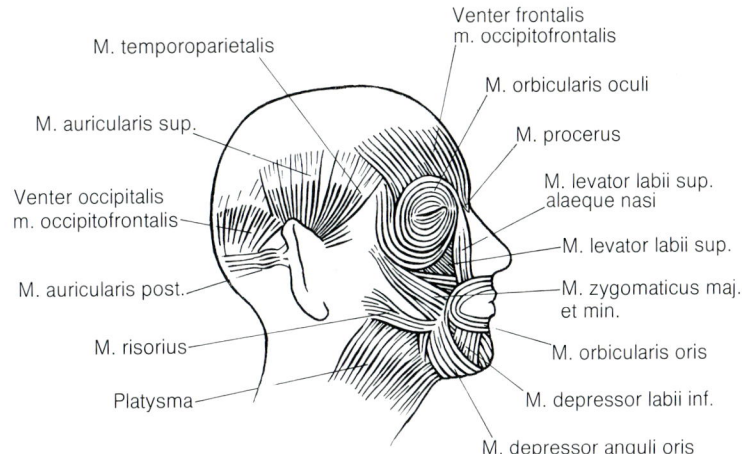

kennen. Die *Lamina superficialis* bedeckt den *M. masseter* bis zum Arcus zygomaticus und gelangt dorsal mit dem M. masseter unter die Gl. parotidea. Um den dorsalen Rand des Ramus mandibulae und um den unteren Rand des Angulus mandibulae geht die Lamina superficialis in die *Lamina profunda* über und bedeckt hier die mediale Fläche des *M. pterygoideus medialis*.

Die Lamina profunda fasciae massetericae befestigt sich kaudal am Übergang zur Lamina superficialis, zusammen mit der Fascia parotidea und der Lamina superficialis fasciae cervicales am Angulus mandibulae und reicht kranial bis an die Schädelbasis.

Fascia temporalis. Die Fascia temporalis bedeckt mit 2 Blättern den *M. temporalis*. Beide Blätter liegen an der oberen Anheftungsstelle, der *Linea temporalis superior*, dicht aneinander, weichen jedoch kaudal auseinander. Die *Lamina superficialis* befestigt sich an der Außenseite des Arcus zygomaticus, die *Lamina profunda* an der Innenseite des Jochbogens. Zwischen beiden Blättern findet sich lockeres Bindegewebe und Fettgewebe, ferner die A. und V. temporalis media.

11.2.6 Nase, Nasenhöhle und Nasennebenhöhlen

Lernziele

Äußere Nase • Nasenhöhle: Ein- und Ausgänge, Regio cutanea, Regio respiratoria, Regio olfactoria, Sinneszellen, Gefäßversorgung, Innervation • Nasennebenhöhlen: Schleimhaut, Gefäßversorgung, Innervation

Äußere Nase. An der äußeren Nase lassen sich Nasenwurzel, *Radix nasi*, Nasenrücken, *Dorsum nasi*, Nasenspitze, *Apex nasi*, und Nasenflügel, *Alae nasi*, unterschei-

den. Die Nasenwurzel (**Abb. 11.12**) wird von Knochen gebildet (Os nasale, Pars nasalis ossis frontalis, Processus frontalis maxillae), die übrigen Teile von einer Reihe kleiner hyaliner Knorpel, *Cartilagines nasi*, die verformbar und gegeneinander verschieblich sind.

Ein- und Ausgänge der Nasenhöhle. Der Zugang zu den paarigen Nasenhöhlen erfolgt von außen durch die Nasenlöcher, *Nares*, die hintere Öffnung in die Pars nasalis des Pharynx bilden die *Choanae*. Getrennt werden die beiden Nasenhöhlen durch die Nasenscheidewand, *Septum nasi* (S. 416), mit einem knöchernen, knorpeligen und ganz vorne einem häutigen Anteil.

Wenn Sie sich jetzt über die Osteologie der Nase und der Nasenhöhle, insbesondere deren Wandgestaltung, sowie über die Mündungen der Nasennebenhöhlen und des Ductus nasolacrimalis informieren wollen, lesen Sie S. 415, 417 und 418.

Schleimhaut der Nasenhöhle. Vom Aufbau der Schleimhaut her gliedert sich die Nasenhöhle in:

- Regio cutane
- Regio respiratoria
- Regio olfactoria

Regio cutanea. Sie umfaßt im wesentlichen den Nasenvorhof, *Vestibulum nasi*. Seitlich befindet sich eine Epithelleiste, *Limen nasi*, die etwa dem Übergang in die eigentliche Nasenhöhle entspricht. In der Pars cutanea finden sich besonders dicke Haare, *Vibrissen*, sowie zahlreiche, z. T. freie Talgdrüsen und apokrine Knäueldrüsen. Im hinteren Teil des Vestibulums verliert das Epithel der äußeren Haut seine Hornschicht und geht in respiratorisches Epithel über.

Regio respiratoria. Den größten Teil der Nasenhöhle nimmt die Regio respiratoria ein. Sie bedeckt vor allem die mittlere und untere Nasenmuschel und die entsprechenden Abschnitte der Nasenscheidewand. Das typische respiratorische Epithel (mehrreihiges Flimmer-

Tabelle 11.6 Gesichtsmuskulatur

Muskel	Ursprung	Ansatz	Funktion
Mm. epicranii, Muskeln des Schädeldaches			
Venter frontalis m. occipitofrontalis	Haut d. Augenbraue	Galea aponeurotica	Stirnrunzeln „Erstaunen", zieht Augenbraue aufwärts
Venter occipitalis m. occipitofrontalis	Linea nuchalis suprema	Galea aponeurotica	Zieht Galea aponeurotica nach dorsal
M. temporoparietalis	Kraniale Wurzel d. Ohrmuschel	Galea aponeurotica	Hochziehen d. Ohren (bedeutungslos)
M. corrugator supercilii	Pars nasalis d. Os frontale	Haut über d. Glabella	Senkrechte Stirnfalten (Zornesfalten)
M. orbicularis oculi, Muskeln der Lidspalte			
Pars palpebralis	Lig. palpebrale mediale	Lig. palpebrale laterale	Lidschlag u. Lidschluß
Pars orbitalis	Crista lacrimalis anterior	Konzentrisch um Orbitalrand	„Zukneifen" des Auges
Pars lacrimalis	Crista lacrimalis posterior, Saccus lacrimalis	Pars palpebralis	Erweiterung des Tränensackes
Muskeln der Nase			
M. procerus	Os nasale	Haut zwischen Augenbrauen	Querfalten des Nasenrückens „Nasenrümpfen"
M. nasalis			
Pars transversa	Haut über Eckzahn	Nasenrücken	Verengung d. Nasenloches
Pars alaris	Haut über Schneidezahn	Nasenflügelrand	Verengung d. Nasenloches
Muskeln des Mundes			
M. orbicularis oris **Pars marginalis** **Pars labialis**	Umschließt ringförmig die Mundöffnung		Schließen, Zuspitzen d. Mundes
M. levator labii superioris	Über For. infraorbitale	M. orbicularis oris	Heben des Mundwinkels
M. levator labii superioris alaeque nasi	Medial d. Orbitalwand	Nasenflügel u. Oberlippe	Heben d. Mundwinkels, Erweiterung d. Nasenöffnung, („Nasenflügelatmen" b. Pneumonie)
M. zygomaticus major **M. zygomaticus minor**	Außenseite d. Os zygomaticum	Mundwinkel	Heben v. Oberlippe u. Mundwinkel „Lachmuskeln"
M. levator anguli oris	Fossa canina corporis maxillae	Mundwinkel	Zieht Mundwinkel aufwärts
M. risorius	Fascia parotidea	Mundwinkel	Zieht Mundwinkel zur Seite „Lächeln"
M. buccinator	Raphe pterygomandibularis, Maxilla, Mandibula	M. orbicularis oris	„Backenblaser" „Trompetenmuskel" „Saugmuskel"

Tabelle 11.6 (Fortsetzung)

Muskel	Ursprung	Ansatz	Funktion
M. depressor anguli oris	Unterrand d. Mandibula	Mundwinkel	Zieht Mundwinkel nach abwärts „Trauermuskel"
M. depressor labii inferioris	Unterrand d. Mandibula, Platysma	Unterlippe	Zieht Unterlippe abwärts „Trinkmuskel"
M. mentalis	Alveolenwand d. Unterkieferschneidezähne	Haut d. Kinnes	Runzeln der Kinnhaut
Muskeln des äußeren Ohres	**(beim Menschen rudimentär)**		
M. auricularis anterior	Fascia temporalis	Spina helicis	Zieht Ohr nach vorne
M. auricularis superior	Galea aponeurotica	Ohrmuschelwurzel	Zieht Ohr nach aufwärts
M. auricularis posterior	Proc. mastoideus	Ohrmuschelwurzel	Zieht Ohr nach hinten

epithel mit Becherzellen) liegt einer breiten Basalmembran auf. Diese grenzt an eine Lamina propria, die vorwiegend aus lockerem Bindegewebe besteht. In die Lamina propria sind *mukoseröse Gll. nasales* eingelagert (vermehrte Sekretabsonderung bei Schnupfen). In der Lamina propria breitet sich ein weitlumiger Venenplexus aus (*Plexus cavernosus concharum*), der arteriovenöse Anastomosen besitzt und im Bereich des knorpeligen Nasenseptums besonders dicht ist. Hier (Locus Kiesselbachii) kann es zu starkem Nasenbluten kommen.

Regio olfactoria. Die Regio olfactoria (Riechzone) besteht aus 4 je pfenniggroßen Feldern, die im mittleren Teil der oberen Nasenmuschel und den gegenüberliegenden Abschnitten des Septum nasi liegen. Sie nimmt eine Fläche von 4–6 cm² ein und beherbergt das *Riechorgan*, Organum olfactum.

Hinweis. Andere Säuger – z B. der Hund – haben eine weit ausgedehntere Regio olfactoria mit entsprechend besserer Leistung.

Makroskopisch ist die Riechschleimhaut durch Einlagerung eines gelb-braunen Pigments gegen das respiratorische Epithel der Nasenschleimhaut abzugrenzen.

Mikroskopische Anatomie. Histologisch lassen sich – primäre – Sinneszellen, Stützzellen und undifferenzierte Basal- oder Ersatzzellen unterscheiden (**Abb. 11.26**).

Die Sinneszellen haben einen gedrungenen Zellleib, der einen langen, kolbenartig aufgetriebenen Fortsatz zur Oberfläche entsendet und in einem Kölbchen endet, von dem einige Sinneshaare (Zilien mit typischer Binnenstruktur) ihren Ursprung nehmen. Diese liegen in einer Schleimschicht, dem Produkt alveolärer Drüsen in der Lamina propria der Regio olfactoria (*Gll. olfactoriae*, Bowman-Drüsen). Wahrscheinlich sind erst die im Schleim gelösten Partikel der Atemluft der adäquate Reiz für die Sinnesepithelzellen. Eine weitere Funktion der Drüsen der Regio olfactoria dürfte die von Spüldrüsen sein.

Jede Sinneszelle hat ein zentripetales Axon, das durch die Lamina cribrosa des Siebbeins hindurch den Bulbus olfactorius, das primäre Riechzentrum, erreicht. Die Axone der Sinneszellen zusammen bilden die *Nn. olfactorii*. Im Bulbus olfactorius erfolgt die Umschaltung auf das 2. Neuron.

Wenn Sie sich über das olfaktorische System des Gehirns informieren wollen, lesen Sie S. 798.

Histophysiologischer Hinweis. In der Nasenhöhle kann eingeatmete Luft gereinigt, angefeuchtet, angewärmt und auf das Vorkommen von Riechstoffen geprüft werden. Die Reinigung erfolgt teilweise mechanisch durch die Vibrissen, teilweise durch Bindung von Partikel an den Oberflächenschleim. Die Zilien des respiratorischen Epithels schlagen pharynxwärts. Der Schwellungszustand der Nasenschleimhaut beeinflußt den Luftdurchlaß.

Arterien. An der arteriellen Versorgung der Nasenschleimhaut beteiligen sich 3 Arterien: *A. ethmoidalis anterior* und *A. ethmoidalis posterior*, beides Äste der A. ophthalmica, sowie die *A. nasalis posterior lateralis et septi*, aus der A. sphenopalatina, einem Ast der A. maxillaris (S. 467).

Venen. Die venösen Abflüsse erfolgen sowohl über die *Vv. ethmoidales* und *V. ophthalmica superior* in den Sinus cavernosus, als auch über den *Plexus pterygoideus* in die äußeren Gesichtsvenen. Beim Kind ist das Foramen caecum der vorderen Schädelhöhle noch offen und enthält ein venöses Emissarium, über das die Venen der Nase mit dem Sinus sagittalis superior (S. 832) verbunden sind.

Lymphbahnen. Die Lymphe der vorderen Nasenabschnitte wird in die *Nodi lymphatici submandibulares*, die der hinteren Nasenabschnitte in die *Nodi lymphatici retropharyngei* drainiert. Überregionale Lymphknoten von allen Nasenabschnitten sind die *Nodi lymphatici cervicales profundi*.

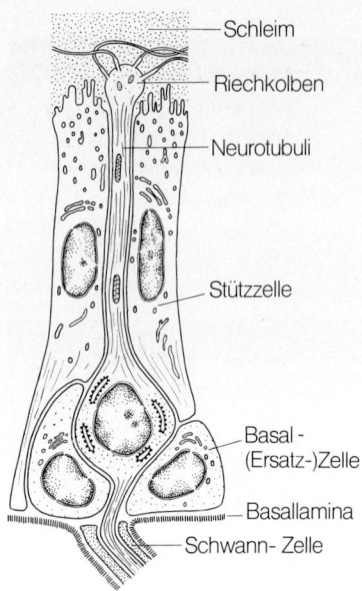

Abb. 11.26 Riechepithel. Eingelagert in iso- bis hochprismatische Stützzellen findet man die primären Sinnesepithelzellen. (Nach Leonhardt 1985)

Nerven. Die Innervation der Nasenschleimhaut ist der **Tabelle 11.7** zu entnehmen.

> Wenn Sie sich jetzt über die Osteologie und Topographie der Nasennebenhöhlen informieren wollen, lesen Sie S. 417.

Nasennebenhöhlen. Die Nasennebenhöhlen sind mit respiratorischem Epithel ausgekleidet. Sie vergrößern die Oberflächen der Nasenhöhle, in deren Funktion sie mit einbezogen sind.

Sinus maxillaris, Kieferhöhle. *Arterien.* An der arteriellen Versorgung der Kieferhöhlenschleimhaut beteiligen sich die *A. infraorbitalis*, *A. alveolaris superior posterior* und *A. nasalis posterior* (alles Äste der A. maxillaris).

Nerven. Die sensible und sekretorische Innervation der Schleimhaut erfolgt über den *Plexus dentalis superior* aus den Rr. alveolares superiores anteriores, aus Ästen der *Rr. alveolares superiores posteriores* und den *Rr. nasales posteriores inferiores* des N. palatinus major (aus N. maxillaris, N. V$_2$).

> **Klinische Hinweise.** Granulome an den Wurzeln des 2. Prämolaren und 1. Molaren können leicht zu einer Entzündung der Kieferhöhle, *Sinusitis*, führen. Ferner kann wegen der hochgelegenen Öffnung der Sekretabfluß aus der Kieferhöhle leicht behindert werden; dadurch kann es zur Sekretstauung mit folgender Infektion kommen. Schließlich kann sich wegen der engen topographischen Nachbarschaft eine Entzündung des Sinus maxillaris über die Cellulae ethmoidales bis zum Sinus frontalis ausbreiten (aufsteigende Infektion).

Sinus ethmoidales, Siebbeinzellen. *Arterien.* Die Gefäße der vorderen Siebbeinzellen stammen aus der *A. ethmoidalis anterior*, die der hinteren Siebbeinzellen aus der *A. ethmoidalis posterior* (beides Äste der A. ophthalmica).

Nerven. Die sekretorische und sensible Innervation erfolgt über die *Nn. nasales posteriores* und *Rr. orbitales*, beide aus dem Ganglion pterygopalatinum und über die *Nn. ethmoidales anteriores et posteriores* (Äste des N. nasociliaris, aus N. ophthalmicus, N. V$_1$).

> **Klinischer Hinweis.** Wegen der engen topographischen Beziehung zur Schädelhöhle und zur Orbita kann eine Entzündung der Siebbeinzellen auf die Nachbarhöhlen übergreifen (*Meningitis, retrobulbäre Abszesse*).

Sinus frontalis, Stirnbeinhöhle. *Arterien.* Die arterielle Versorgung der Schleimhaut der Stirnbeinhöhle übernehmen die *A. ethmoidalis anterior* (aus A. ophthalmica) und die *Aa. nasales posteriores laterales* (aus A. maxillaris).

Nerven. Die sensible Innervation der Schleimhaut erfolgt über den *N. ethmoidalis anterior* (Ast des N. nasociliaris, aus dem N. ophthalmicus, N. V$_1$).

> **Klinischer Hinweis.** Stirnhöhlenvereiterungen treten häufig bei Infektionen der Nasenschleimhaut, z. B. beim Schnupfen, auf und dauern oft über die Zeit der Erkrankung der Nasenhöhle hinaus an.

Sinus sphenoidalis, Keilbeinhöhle. *Arterien.* Die arterielle Versorgung der Keilbeinhöhle übernehmen die *A. ethmoidalis posterior* (aus A. ophthalmica) und kleinere Äste der *A. meningea media*.

Nerven. Die sensible und sekretorische Innervation erfolgt über den *N. ethmoidalis posterior* (aus dem N. nasociliaris des N. ophthalmicus, N. V$_1$) und *Rr. orbitales* aus dem Ganglion pterygopalatinum.

Lymphbahnen. Die Lymphe aus allen Sinus paranasales wird in die *Nodi lymphatici submandibulares, retropharyngei* und schließlich in die *Nodi lymphatici cervicales profundi* abgeleitet.

11.2.7 Mundhöhle, Cavitas oris

Die Mundhöhle ist der Eingang in den Apparatus digestorius. Sie beginnt an der *Rima oris*, Mundspalte, und endet am *Isthmus faucium*, Schlundenge. Die Mundhöhle gliedert sich in:

- Vestibulum oris, Vorhof der Mundhöhle
- Cavitas oris propria, eigentliche Mundhöhle

Die Zähne trennen Vestibulum oris und cavitas oris propria.

Tabelle 11.7 Innervation der Nasenschleimhaut

Bezeichnung	Herkunft	Stammnerv	Funktion
Rr. nasales interni laterales	N. ethmoidalis ant.	N. nasociliaris aus N. ophthalmicus (N. V_1)	Sensibel, vordere laterale Nasenwand
Rr. nasales anteriores laterales	N. infraorbitalis	N. maxillaris (N. V_2)	Sensibel + sekretorisch vordere lat. Nasenwand
Rr. nasales posteriores sup. lat.	Ggl. pterygopalatinum	N. maxillaris (N. V_2)	Sensibel + sekretorisch hintere lat. Nasenwand
Rr. nasales posteriores inf. lat.	N. palatinus major	N. maxillaris (N. V_2)	Sensibel + sekretorisch hintere lat. Nasenwand
Rr. nasales posteriores sup. med.	Ggl. pterygopalatinum	N. maxillaris (N. V_2)	Sensibel + sekretorisch hint. Anteil Nasenseptum
Rr. nasales mediales	N. ethmoidalis anterior	N. nasociliaris aus N. ophthalmicus (N. V_1)	Sensibel, vorderer Anteil Nasenseptum
Rr. nasales mediales	N. nasopalatinus	N. maxillaris (N. V_2)	Sensibel, hinterer Anteil Nasenseptum

Vestibulum oris

Lernziele

Wangen • Lippen • Lippenrot • Gingiva

Der Vorhof der Mundhöhle ist der Raum zwischen Lippen und Wangen einerseits und den Zahnbögen des Ober- und Unterkiefers andererseits. Muskuläre Grundlage der Lippen- und Wangenweichteile sind der *M. orbicularis oris* und der paarige *M. buccinator* (**Tabelle 11.6**). Diese Muskeln spielen beim Saugen und Schlucken eine wichtige Rolle und wirken beim Kauen dadurch mit, daß sie die Nahrung zwischen die Zähne pressen.

Die Wangenmuskulatur wird außen von Cutis und Subcutis, innen von der Mundschleimhaut – *mehrschichtiges unverhorntes Plattenepithel* – bedeckt. Die Mundschleimhaut ist unverschieblich mit ihrer Unterlage verbunden.

In Cutis bzw. Subcutis finden sich *Schweiß- und Talgdrüsen*, in der Schleimhaut gemischte Speicheldrüsen, *Gll. labiales* und *Gll. buccales*.

In das Vestibulum oris mündet in Höhe des 2. oberen Molaren auf einer kleinen Papille der *Ductus parotideus* (s. unten).

Das **Lippenrot** befindet sich an der Rima oris im Übergangsgebiet zwischen Oberhaut und Schleimhaut. Es kommt dadurch zustande, daß hier Pigmentzellen und Pigmenteinlagerungen fehlen und die Bindegewebspapillen der Cutis auffällig tief sowie sehr kapillarreich sind. Dadurch schimmert die Farbe des Blutes durch. Außerdem fehlen im Bereich des Lippenrots Haare und Schweißdrüsen und die Verhornung ist gering. Am Lippenrand kommen jedoch frei endende Talgdrüsen – Talgdrüsen ohne Bindung an Haarfollikel – vor.

Die Schleimhaut von Wange und Lippe geht über eine obere und untere Aussackung, **Fornix vestibuli**, auf die Alveolarfortsätze des Ober- und Unterkiefers über und wird hier *Gingiva, Zahnfleisch*, genannt. Zwischen Zahnfleisch und Ober- bzw. Unterlippe findet sich jeweils eine mediane Schleimhautfalte, *Frenulum labii superioris* bzw. *inferioris*.

Gingiva. Die Gingiva besteht aus mehrschichtigem Plattenepithel, das nur oral verhornt ist. Im Zahnbereich weist sie einen bis zu 0,5 mm tiefen, rinnenförmigen *Sulcus gingivalis* auf. Zwischen benachbarten Zähnen schiebt die Gingiva *Interdentalpapillen* vor. Begrenzt wird der Sulcus gingivalis von einem mehrschichtigen unverhornten Plattenepithel ohne Bindegewebepapillen. Das Sulkusepithel setzt sich in der Tiefe als Grenzepithel bis zum Oberrand des Zements fort und befestigt sich dort unmittelbar am Schmelz. Sulkusepithel und Grenzepithel zusammen bilden das *innere Saumepithel* (**Abb. 11.27**). Als *äußeres Saumepithel* wird das Epithel der Gingiva bezeichnet, das dem Gingivasaum nach außen folgt. Es weist tiefe, eng stehende Bindegewebspapillen und eine Lamina propria auf, die fest mit dem Periost des Kiefers verwachsen ist.

Klinischer Hinweis. Durch Schwund des marginalen Zahnhalteapparates, *Parodontose*, kann es am Zahnhals zur Taschenbildung und in den Taschen zur Ansammlung von Speiseresten und Bakterien mit folgender Entzündung kommen.

Dentes

Zahnabschnitte • Zahnentwicklung: Zahnleiste, Zahnknospe, Zahnglocke, Schmelzorgan, Zahnsäckchen, Schmelzbildung, Dentinbildung, Zementbildung, Bildung des Zahnhalteapparates • Zeiten des Zahndurchbruchs und des Zahnwechsels • Milchgebiß • Dauergebiß • Zahnformen • Zahnformel • Gefäßversorgung • Innervation

Das menschliche Gebiß ist *heterodont* (verschiedene Zahnformen) und *diphydont* (einmaliger Zahnwechsel). Dementsprechend unterscheiden sich Zähne nach Form und Aufgabe voneinander (s. unten) und es treten 2 Zahngenerationen auf. Die Zähne vor dem Zahnwechsel (ab 5. Lebensjahr) werden als Milchzähne, *Dentes decidui*, die späteren als bleibende Zähne, *Dentes permanentes*, bezeichnet.
Gemeinsam sind allen Zähnen 3 Abschnitte (**Abb. 11.27**)

- **Corona dentis**, *Zahnkrone* – das ist der sichtbare Teil des Zahns mit seiner Schneidekante bzw. Kaufläche
- **Collum dentis**, *Zahnhals*, das von innerem Saumepithel bedeckt ist und erst bei Parodontose sichtbar wird
- **Radix dentis**, *Zahnwurzel*, die in der Alveole liegt und durch den **Zahnhalteapparat** mit dem Kiefer verbunden ist

Jede Zahnkrone läßt mehrere Flächen erkennen:

- Facies occlusialis, Kaufläche
- Facies vestibularis (buccalis, labialis), Außenfläche
- Facies lingualis, Innenfläche
- Facies contactus, die dem Nachbarzahn zugekehrte Fläche, unterteilt in:
  - Facies mesialis, vordere vertikale Kontaktfläche
  - Facies distalis, hintere vertikale Kontaktfläche

Im Innern des Zahns befindet sich die *Cavitas dentis*, Pulpahöhle, die sich in den *Canalis radicis dentis*, Wurzelkanal, fortsetzt. Beide beinhalten Pulpa (s. unten). Der Wurzelkanal öffnet sich an der *Apex radicis dentis* mit dem *Foramen apicis dentis*, durch das Nerven und Gefäße ins Zahninnere gelangen.
Umschlossen wird die Pulpa von 3 mineralisierten Anteilen:
- **Schmelz**, Enamelum, nur im Bereich der Zahnkrone vorhanden
- **Dentin**, Dentinum
- **Zement**, Cementum, nur an der Zahnwurzel vorhanden

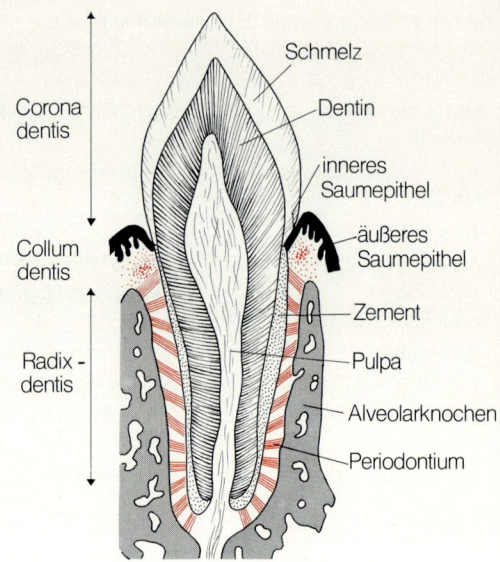

Abb. 11.27 Zahn und Zahnhalteapparat am Beispiel eines Eckzahns

Die Zahnentwicklung beginnt im 2. Embryonalmonat

An der Bildung des Zahns beteiligen sich das ektodermale Epithel der Mundbucht, das den *Schmelz, Enamelum*, liefert, und das Kopfmesenchym (S. 124), aus dem die übrigen Hartsubstanzen des Zahns, das *Zahnbein, Dentin*, und der *Zement, Cementum*, entstehen.

Vom mehrschichtigen unverhornten Plattenepithel der Mundbucht senken sich im 2. Embryonalmonat im Bereich des zukünftigen Ober- und Unterkiefers bogenförmige primäre **Zahnleisten** ins Korium ab. Wenig später entstehen an der labialen Fläche jeder Leiste 10 knotenförmige epitheliale Verdichtungen, **Zahnknospen** (**Abb. 11.28 a**). Es handelt sich um die Anlage der **Schmelzorgane**, die später Schmelz bilden und die Gestalt der Zahnkrone prägen werden. Durch schnelleres Wachstum der Ränder bekommen die Zahnknospen Kappenform, dann Glockenform (**Abb. 11.28 b**). Die Höhlung der **Zahnkappe** bzw. **Zahnglocke** enthält verdichtetes Mesenchym, das die **Zahnpapille**, den Vorläufer der **Zahnpulpa** (s. unten), ausmacht. Der Innenraum der Zahnglocke ist zunächst lippenwärts gerichtet, kippt aber mit Vergrößerung des Schmelzorgans mundbodenwärts um, so daß die Achse der Zahnanlage später parallel zur Zahnleiste verläuft. Die Verbindung zur Zahnleiste geht etwa Mitte des 4. Embryonalmonats verloren. In der Umgebung des Schmelzorgans verdichtet sich das Mesenchym zum **Zahnsäckchen** (**Abb. 11.28 b**). Die Zahnleiste bildet sich allmählich zurück. Nur ihr unterer Rand bleibt als **Ersatzleiste** erhalten, von der die Bildung

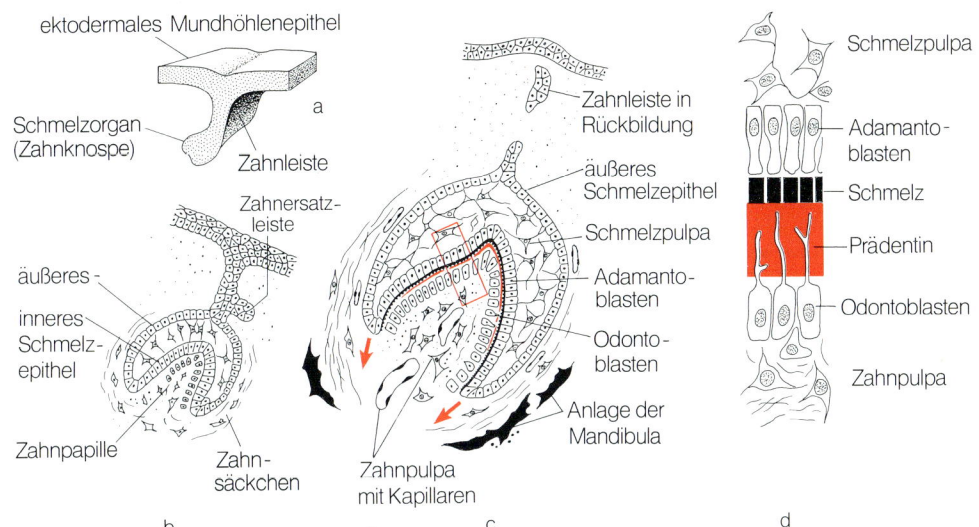

Abb. 11.28 a–d Zahnentwicklung. **a** Zahnleiste. Mitte des 2. Embryonalmonats. An der Zahnleiste bilden sich knospenartige Zahnanlagen. **b** Zahnglocke. 3. Embryonalmonat. Die basale Einstülpung der Zahnknospe durch die mesenchymale Zahnpapille läßt bereits die Zahnform erkennen. **c** Entwicklung im 4. Embryonalmonat. Es beginnt die Bildung der Hartsubstanzen des Zahnes. Das *Rechteck* gibt einen Ausschnitt an, der in **d** stärker vergrößert dargestellt ist. **d** Bildung der Hartsubstanzen des Zahnes. Das Prädentin (Dentin) wird von den mesenchymalen Odontoblasten, der Schmelz von den ektodermalen Adamantoblasten gebildet

der Dentes permanentes ausgeht. Reste der Zahnleiste werden gelegentlich als *Malassez-Epithelreste* beim Erwachsenen gefunden.

Hinweis. Bei der weiteren Entwicklung der Zahnanlage laufen zahlreiche Vorgänge parallel zueinander oder geringfügig zeitlich versetzt ab. Sie nehmen induktiven Einfluß aufeinander. Zunächst ist das Schmelzorgan führend.

Schmelzorgan. Das Schmelzorgan erfährt durch Ansammlung proteinreicher Interzellularflüssigkeit eine Gliederung in (**Abb. 11.28 c**):

• *äußeres Schmelzepithel*, das die Grenze zum Zahnsäckchen bildet
• *Schmelzpulpa*, in der die Zellen durch Ansammlung der Interzellularflüssigkeit sternförmig sind
• *inneres Schmelzepithel*, das der Zahnpapille zugewandt ist

An der Grenze zwischen innerem Schmelzepithel und Zahnpapille entsteht eine dicke Basalmembran mit retikulären Fasern, *Membrana praeformativa*.

Durch weitere Induktionsvorgänge wandeln sich die Zellen des inneren Schmelzepithels in *Präameloblasten* und die Zellen, die der Membrana praeformativa auf der Seite der Zahnpulpa anliegen, zu *Odontoblasten*, Dentinbildnern, um. Die Odontoblasten beginnen mit der Sekretion der Dentinmatrix und, etwas verzögert, werden aus den Präameloblasten *Ameloblasten*, Schmelzbildner, die anfangen Schmelzmatrix abzuscheiden.

Schmelzbildung (**Abb. 11.28 d**). Sie ist an die Tätigkeit der Ameloblasten gebunden. **Ameloblasten** sind schmale 60–70 μm hohe Zellen, die zunächst organische Schmelzmatrix und dann auch Kalzium und Phosphat sezernieren. Sehr bald bekommen die Ameloblasten lange apikale auch lichtmikroskopisch erkennbare Fortsätze, *Tomes-Fortsätze*, unter deren Mitwirkung sich **Schmelzprismen** (Apatitkristalle) bilden. Diese gewinnen im Laufe der Zeit eine charakteristische Anordnung.

Die Schmelzbildung beginnt im Bereich der späteren Kaufläche des Zahns – dort bereits entsprechend der späteren Gestalt – und schreitet langsam seitlich bis in das Gebiet des zukünftigen Zahnhalses fort. Das Schmelzorgan selbst wächst aber weiter und bildet eine Epithelscheide, *Vagina radicularis epithelialis*, die bis in den Bereich der späteren Zahnwurzel nach unten reicht.

Im Laufe der weiteren Entwicklung wird das Schmelzorgan nahezu vollständig zurückgebildet. Lediglich das innere Saumepithel im Bereich des Zahnhalses (s. oben) verbleibt als Rest.

Dentinbildung (**Abb. 11.28 d**). Die Dentinbildung beginnt am Ende des 4. Embryonalmonats. Verantwortlich sind die **Odontoblasten**, umgestaltete Mesenchymzellen der Zahnpapille. Odontoblasten können – im Gegensatz zu Adamantoblasten – während des ganzen Lebens *unverkalktes Prädentin* bilden.

Dentin geht durch Mineralisation aus Prädentin hervor. Eingeleitet wird die Dentinbildung durch Sekretion von Dentingrundsubstanz an dem dem inneren Schmelzepithel zugewandten apikalen Pol junger Odontoblasten. Charakteristisch für die weitere Entwicklung ist die Ausbildung eines langen apikalen, sich begrenzt verzweigenden *Odontoblastenfortsatzes, Tomes-Faser,* sowie eine fortschreitende Prädentinsekretion. Dabei bleibt aber der Zelleib der Odontoblasten stets *außerhalb* des Dentins; lediglich die Odontoblastenfortsätze werden von Dentin umgeben. Das zunächst gebildete, dem Schmelz anliegende Dentin wird als *Manteldentin* – es zeichnet sich durch das Vorkommen dicker Kollagenbündel, *v. Korff-Fasern,* aus –, die Hauptmasse als *zirkumpulpäres Dentin* bezeichnet.

Entwicklung von Zement, Periodontium und Alveolarknochen. Diese Strukturen zusammen bilden den *Zahnhalteapparat.* Sie befinden sich im Bereich der Zahnwurzel. Gemeinsam gehen sie aus dem Zahnsäckchen (s. oben) hervor. Beendet wird die Entwicklung erst nach Abschluß des Zahndurchbruchs.

Die Bildung von **Zement** erfolgt in der der Zahnanlage zugewandten Schicht des Zahnsäckchens nach Art der *desmalen Ossifikation.* Die zementbildenden Zellen sind die *Zementoblasten;* sie werden von Zement umschlossen und liegen daher *im* Zement. – Für die *Entstehung des* **Alveolarknochens** ist die äußere Schicht des Zahnsäckchens verantwortlich; die Ossifikation erfolgt desmal. – Der verbleibende intermediäre Teil des Zahnsäckchens schließlich wird zum **Periodontium** (Desmodont), das aus Kollagenfaserbündeln besteht.

> **Der Zahndurchbruch beginnt in der Regel in der 2. Hälfte des 1. Lebensjahres und der Zahnwechsel etwa ab 5. Lebensjahr**

Der **Durchbruch der Milchzähne** (Tabelle 11.8) beginnt etwa zwischen dem *6. und 8. Lebensmonat* mit den Schneidezähnen. Es folgen „1. Milchmolar", Eckzahn, „2. Milchmolar". Bei der 1. Dendition entsteht nie eine Wunde. Der Abschluß der Zahnoberfläche gegenüber der Umgebung wird dadurch gewährleistet, daß sich das Schmelzepithel zunächst nicht vollständig zurückbildet, sondern einerseits über eine innere Basalmembran mit der Schmelzoberfläche und andererseits mit dem Gingivaepithel verbunden ist. Beim Zahndurchbruch wirken zahlreiche Faktoren mit, u.a. die Entstehung der Zahnwurzel und ihres Halteapparates, Knochenwachstum.

Der **Zahnwechsel** (Tabelle 11.8) – ab 5. Lebensjahr in der *Reihenfolge:* 1. Molar, 1. Schneidezahn, 2. Schneidezahn, 1. Prämolar, Eckzahn, 2. Prämolar, 2.–3. Molar – wird dadurch eingeleitet, daß die Zahnwurzeln der Milchzähne weitgehend resorbiert werden, so daß die bleibenden Zähne die Kronen der Milchzähne mit evtl. Wurzelresten hinausschieben. Abgeschlossen ist die 2. Dendition in der Regel nicht vor dem 16. Lebensjahr.

Tabelle 11.8 Tabelle über den Zahndurchbruch und den Zahnwechsel

Zahn	Milchgebiß (Monate)	Definitives Gebiß (Jahre)
Dens incisivus 1	6– 8	7– 8
Dens incisivus 2	8–12	8– 9
Dens caninus	16–20	11–13
Dens praemolaris 1	12–16	9–11
Dens praemolaris 2	20–24	11–13
Dens molaris 1	–	6– 7
Dens molaris 2	–	12–14
Dens molaris 3	–	17–40

> **Die bleibenden Zähne bestehen aus Schmelz, Dentin, Zement und Pulpa dentis. Dazu gehört der Zahnhalteapparat**

Schmelz. Der Schmelz ist die härteste Substanz des menschlichen Körpers und enthält über 97 % anorganische Substanzen, vorwiegend Hydroxylapatit. Schmelz kann nur an nicht-entkalkten Zähnen durch Herstellung von Zahnschliffen untersucht werden.

Schmelz ist zellfrei und besteht aus *Schmelzprismen,* die durch interprismatische Kittsubstanz zusammengefügt sind. Ihr Verlauf ist kompliziert und ruft vor allem polarisationsmikroskopisch nachweisbare *Schräger-Hunter-Streifen* hervor. Quer hierzu lassen sich zirkulär das Dentin umgreifende Linien, *Retzius-Streifen,* erkennen, die auf rhythmisches Verkalken des Schmelzes während der Entwicklung zurückgehen.

Dentin. Dentin ist härter als Knochen, aber weniger hart als Schmelz; es besteht zu etwa 70 % aus anorganischen Bestandteilen, 20 % organischer Matrix, 10 % Wasser. Unter den anorganischen Bestandteilen überwiegen Hydroxylapatitkristalle.

Charakteristisch für den histologischen Aufbau des Dentins sind *Dentinkanälchen.* Sie verlaufen radiär und enthalten Odontoblastenfortsätze, *Tomes-Fasern.* Der Zelleib der Odontoblasten liegt außerhalb des Dentins an der Pulpa-Dentingrenze.

Umgeben werden die Dentinkanälchen von *peritubulärem Dentin,* das sehr dicht und fest ist (*Neumann-Scheide*). Dazwischen liegt weniger dichtes *intertubuläres Dentin* mit Kollagenfibrillen, die vorwiegend in Längsrichtung des Zahns verlaufen. Die dem Schmelz zugewandte Oberfläche des Dentins besteht aus *Manteldentin,* das relativ wenig dicht mineralisiert ist.

Zement. Zement gleicht Geflechtknochen. Wichtigste Bestandteile sind Zementozyten, die Osteozyten gleichen, Kollagenfibrillen und verkalkte Grundsubstanz.

Pulpa dentis. Die Pulpa dentis füllt das Cavum dentis einschließlich der Wurzelkanäle und besteht aus *lockerem Bindegewebe*, dessen Fibrozyten ein dreidimensionales Netzwerk bilden. Außerdem kommen undifferenzierte Mesenchymzellen und freie Bindegewebszellen vor. An der Dentingrenze liegen die palisadenförmig ineinander verschachtelten **Odontoblasten** (s. oben) mit ihrem langen apikalen Fortsatz, *Tomes-Faser*, der in einen der benachbarten Dentinkanälchen eindringt. Die Pulpa ist reich *vaskularisiert* und *innerviert*. Vereinzelt können marklose Nervenfasern in Dentinkanälchen eindringen.

Zahnhalteapparat. Zum Zahnhalteapparat (**Abb. 11.27**) gehören:

- Zement (s. oben)
- Periodontium
- Alveolarknochen

Periodontium. Hierbei handelt es sich um den Bindegewebsapparat, der die Zähne befestigt und den Kaudruck auffängt. Das Periodontium füllt den Raum zwischen der Oberfläche des Zements und den umgebenden Alveolarfortsätzen. Die Kollagenfasern, *Sharpey-Fasern*, verlaufen von der Alveolarwand zum Zement hin absteigend, im Bereich des Zahnhalses jedoch horizontal bzw. aufsteigend. Zwischen den Kollagenfaserbündeln liegen zahlreiche knäuelartige Gefäßschlingen und mit Flüssigkeit gefüllte Gewebespalten, die bei Belastung des Zahns eine Art hydraulische Pufferwirkung ausüben.

Alveolarknochen. Es handelt sich um die Processus alveolares maxillae bzw. mandibulae. Sie bestehen aus Lamellenknochen und dienen der Befestigung der Sharpey-Fasern.

Das Gebiß setzt sich aus Schneidezähnen, Eckzähnen, Backenzähnen und Mahlzähnen zusammen

---

Die Zähne sind sowohl von der Form als auch von ihrer Aufgabe her unterschiedlich, wobei jeder Zahntyp mehrfach auftritt.

Schneidezähne, *Dentes incisivi*, sind meißelförmig konstruiert und besitzen eine einfache konische Wurzel.

Eckzähne, *Dentes canini*, tragen eine abgewinkelte dreikantige Schneidekrone. Die Zahnwurzel ist länger als die aller übrigen Zähne.

Prämolaren, *Dentes praemolares*. Die Krone der Prämolaren weist 2 Höcker auf (Wangen- und Zungenhöcker). Die Wurzel der oberen Prämolaren ist gefurcht, die der unteren einwurzelig.

Molaren, *Dentes molares*. Die Krone der Molaren zeigt eine 4- bis 5höckrige Oberfläche. Die ersten beiden Molaren des Oberkiefers besitzen 3 divergierende Wurzeln, die des Unterkiefers haben nur 2 Wurzeln.

Gebiß. Das Gebiß des Kindes, *Milchgebiß*, besteht aus 20 Milchzähnen, das des Erwachsenen aus 32 *bleibenden Zähnen*. In beiden Fällen bilden die Zähne Zahnbögen, nämlich je einen in der Maxilla und einen in der Mandibula. Der Zahnbogen in der Maxilla verläuft beim Erwachsenen wie eine halbe Ellipse, der der Mandibula wie eine Parabel. Dadurch kommt es dazu, daß in der Regel bei Okklusion die Frontzähne des Oberkiefers etwas die des Unterkiefers überragen, *Überbiß*.

Hinweis. Ein überweites Vorspringen der Oberkieferzähne gegenüber den Unterkieferzähnen wird als *Prognathie* bezeichnet.

Die Oberkieferzähne sind gegen die Unterkieferzähne in der Regel um *eine halbe Zahnbreite* verschoben. Dadurch arbeiten beim Kauen stets 3 Zähne zusammen.

Milchgebiß. Im einzelnen besteht das *Milchgebiß* in jeder Kieferhälfte aus 2 Schneidezähnen, 1 Eckzahn und 2 Milchmolaren.
Die Formel für das Milchgebiß lautet:

$$\frac{212}{212} = \frac{5}{5} \times 2 = 20 \, \text{Zähne}$$

Dauergebiß. Das Dauergebiß besteht in jeder Kieferhälfte aus 2 Schneidezähnen, 1 Eckzahn, 2 Prämolaren und 3 Molaren.
Die Zahnformel lautet:

$$\frac{2123}{2123} = \frac{8}{8} \times 2 = 32 \, \text{Zähne}$$

Hinweis. Es gibt verschiedene Systeme zur Bezeichnung der Zähne; das gebräuchlichste war die Bezeichnung einzelner Zähne in einem Winkelzeichen unter Verwendung von römischen Zahlen (I–V) für die Milchzähne und von arabischen Zahlen (1–8) für die bleibenden Zähne. *Beispiele* für die Bezeichnung bleibender Zähne:
$\underline{1|}$ = rechter oberer Schneidezahn,
$\overline{|3}$ = linker unterer Eckzahn.

FDI- System. Von der FDI (Federation dentaire internationale) wurde ein neues, für den Computer lesbares System der Zahnbezeichnung eingeführt. Es beginnt mit der

rechten Oberkieferreihe:	11, 12, 13, 14, 15, 16, 17, 18
linke Oberkieferreihe:	21 – 28
linke Unterkieferreihe:	31 – 38
rechte Unterkieferreihe:	41 – 48

Gefäß- und Nervenversorgung der Zähne

Arterien. Die arterielle Versorgung der oberen Mahlzähne erfolgt über die *Rr. dentales* der A. alveolaris superior posterior; die entsprechenden Äste für die übrigen Oberkieferzähne stammen aus den *Aa. alveolares superiores anteriores*, die aus der A. infraorbitalis abzweigen. Beide Versorgungsäste haben als Stammgefäß die A. maxillaris (S. 466).

Tabelle 11.9 Muskeln des weichen Gaumens

Muskel	Ursprung	Ansatz	Funktion	Innervation
M. levator veli palatini	Knorpel der Tuba auditiva, Facies inferior partis petrosae	Die Sehnen der Muskeln beider Seiten durchflechten sich u. bilden Muskelschlingen zur Aponeurosis palatina	Hebt Gaumensegel und drückt es gegen hintere Pharynxwand, öffnet das Ostium pharyngeum tubae auditivae	Plexus pharyngealis (N. IX, N. X, möglicherweise auch N. VII und Truncus sympathicus)
M. tensor veli palatini	Fossa scaphoidea der Ala major ossis sphenoidalis u. Lamina membranacea tubae auditivae	Zieht um Hamulus pterygoideus herum zur Aponeurosis palatina	Spannt Gaumensegel, öffnet Tuba auditiva	N. tensoris veli palatini (aus N. V_3)
M. uvulae	Aponeurosis palatina	Spitze der Uvula	Abschluß des Isthmus faucium	Plexus pharyngealis
M. palatoglossus	Aponeurosis palatina	Seitenrand der Radix linguae	Verengung des Isthmus faucium	N. IX
M. palatopharyngeus	Aponeurosis palatina, Hamulus pterygoideus, Lam. med. proc. pterygoidei	Seitliche Pharynxwand u. Seitenfläche der Cartilago thyroidea	Verengung des Isthmus faucium	N. IX

Die Unterkieferzähne werden von den *Rr. dentales* der A. alveolaris inferior versorgt, die ebenfalls aus der A. maxillaris entspringt.

Lymphgefäße. Die Zahnpulpa enthält zarte Lymphgefäße. Die Lymphe der Unterkieferzähne soll über ein zentrales Gefäß im Canalis mandibulae direkt in die *Nodi lymphatici cervicales profundi* gelangen. Die dentalen Lymphgefäße des Oberkiefers laufen in den Canales alveolares superiores bzw. im Canalis infraorbitalis zu den *Nodi lymphatici submandibulares*.

Die Lymphe der palatinalen Gingiva wird teilweise in die *Nodi lymphatici lateropharyngeales* (parapharyngei), die der vestibulären Gingiva in die *Nodi lymphatici submandibulares et submentales* drainiert.

Überregionale Lymphknoten sind die *Nodi lymphatici cervicales profundi*.

Nerven, Oberkieferzähne. Sie werden über einen *Plexus dentalis* sensibel innerviert, der sich aus den *Nn. alveolares superiores, medii* und *anteriores* zusammensetzt. Die Nerven entstammen dem N. infraorbitalis (aus dem N. maxillaris, N. V_2, S. 474). Der vordere Teil des Plexus erhält auch Fasern aus den Nn. nasales laterales (Äste des N. ethmoidalis anterior aus dem N. nasociliaris des N. ophthalmicus, V_1, S. 471).

Unterkieferzähne. Die Rr. dentales inferiores der Unterkieferzähne entstammen dem *N. alveolaris inferior* (stärkster Ast des N. mandibularis, N. V_3).

Gingiva. An der Innervation der Gingiva beteiligen sich alle bei der Innervation der Zähne genannten Nerven. Außerdem wird die linguale Gingiva des Unterkiefers von Endästen des N. lingualis erreicht. Die palatine Schleimhaut der oberen Schneidezähne innervieren Endäste des N. nasopalatinus, diejenigen der oberen Prämolaren und Molaren solche des N. palatinus major.

Cavitas oris propria

Lernziele Gaumen • Isthmus faucium • Tonsilla palatina • Mundboden • Zunge mit Zungendrüsen und Zungengrund • Mundspeicheldrüsen: Glandulae labiales, Glandulae buccales, Glandulae palatinae, Glandula parotidea, Glandula submandibularis, Glandula sublingualis

---

Der Gaumen gliedert sich in Palatum durum und Palatum molle

Palatum durum (Abb. 11.43). Der harte Gaumen nimmt die vorderen $^2/_3$ des Gaumens ein. Die Bezeichnung geht auf seine knöcherne Grundlage durch den Processus palatinus (maxillae) und die Lamina horizontalis der Ossa palatina zurück (**Abb. 11.18**).

Palatum molle. Dies ist das hintere, bewegliche Drittel des Gaumens, das deswegen auch als *Velum palatinum*, Gaumensegel, bezeichnet wird. Die Grundlage ist die *Aponeurosis palatina*. Hierbei handelt es sich um eine derbe Bindegewebsplatte, die am hinteren Rand des Palatum durum ansetzt und sich seitlich bis zu den Hamuli pterygoidei ausspannt. Nach hinten läuft das Gaumensegel ins Zäpfchen, *Uvula*, aus.

In die Aponeurosis palatina strahlen Sehnen von 4 paarigen Muskeln und 1 unpaaren Muskel ein (**Abb. 11.29**, **Tabelle 11.9**):

- **M. levator veli palatini**, der beim Spannen des weichen Gaumens mitwirkt. Der distale Teil beider Muskeln spannt sich zwischen den Hamuli pterygoidei aus und zieht (hebt) dadurch den weichen Gaumen nach oben.
- **M. tensor veli palatini**. Er verläuft um den Hamulus pterygoideus herum, der als Hypomochlion wirkt. Dadurch strahlt der Muskel horizontal in die Aponeurose ein und spannt sie. M. levator veli palatini und M. tensor veli palatini wirken außerdem auf die Tuba auditiva (S. 712).
- **M. palatoglossus**
- **M. palatopharyngeus**
- **M. uvulae** (unpaar)

Mikroskopische Anatomie. Am harten Gaumen hat das mehrschichtige Epithel ein Stratum corneum. Die Schleimhaut ist unverschiebbar mit dem Periost verbunden. Velum palatinum und Uvula werden dagegen oral von mehrschichtigem unverhorntem Plattenepithel, pharyngeal von mehrreihigem Flimmerepithel (respiratorisches Epithel) bedeckt. Die Grenze zwischen den beiden Epithelien ist scharf. In der Schleimhaut des Gaumens einschließlich des Zäpfchens kommen zahlreiche muköse bzw. auf der pharyngealen Seite des Gaumensegels seromuköse *Gll. palatinae* vor.

Arterien. Die arterielle Versorgung des Gaumens erfolgt durch:

- *A. palatina ascendens* aus der A. facialis
- *A. palatina descendens* aus der A. maxillaris
- *A. pharyngea ascendens* aus der A. carotis externa

Venen. Das venöse Blut wird in den *Plexus pterygoideus* abgeleitet.

Lymphbahnen. Regionale Lymphknoten sind die *Nodi lymphatici submandibulares*.

Nerven. Die Innervation der Gaumenschleimhaut, sensibel und sekretorisch, erfolgt durch die *Nn. palatinus major et minor* (aus N. maxillaris, N. V$_2$) und Äste des *N. glossopharyngeus* (N. IX).

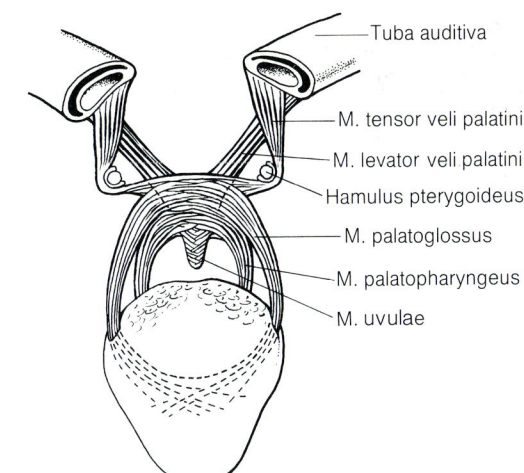

Abb. 11.29   Schema über die Muskeln des weichen Gaumens und ihre Beziehung zur Tuba auditiva. Sowohl der M. tensor veli palatini als auch der M. levator veli palatini wirken öffnend auf die Tuba auditiva – trotz unterschiedlicher Befestigung dort (s. **Tabelle 11.9**). Beide Muskeln spannen und heben den weichen Gaumen, der M. tensor veli palatini jedoch nur bis zur Höhe des Hamulus pterygoideus

---

Der Isthmus faucium bildet den Übergang von der Mundhöhle in den Rachen

Der Isthmus faucium, Schlund(gaumen)bogen, entsteht durch die Zunge und 3 die hintere Öffnung der Mundhöhle umrahmende Muskeln. Der M. uvulae ist die wichtigste Grundlage der Uvula. Der M. palatoglossus wirft am Isthmus faucium den *Arcus palatoglossus*, der weiter dorsal gelegene M. palatopharyngeus den *Arcus palatopharyngeus* auf. Zwischen den beiden Gaumenbögen liegt die *Tonsilla palatina*, Gaumenmandel (s. unten).

Schlundbogen und Uvula gemeinsam verschließen die Mundhöhle nach hinten, z. B. bei der Nasenatmung. Bei der Mundatmung und beim Schlucken öffnet sich das Isthmus faucium, wobei die Uvula verkürzt (Kontraktion des M. uvulae) und nach oben geschlagen wird und das Gaumensegel mit der vorgewölbten hinteren Pharynxwand (*Passavant-Wulst*, S. 450f) in Kontakt kommt.

Zu einer fast gewaltsamen Öffnung des Isthmus faucium kommt es beim *Würgen*. Verbunden ist dies mit einer seitlichen Erweiterung des Pharynx (Wirkung des M. palatopharyngeus und M. stylopharyngeus, **Tab. 11.15**).

Klinischer Hinweis. Die Entzündung der Schleimhaut des Schlundbogens führt in der Regel zu starken Schluckbeschwerden.

Die Tonsilla palatina ist ein Abwehrorgan

Die Gaumenmandel liegt in der *Fossa tonsillaris*, die ventral vom Arcus palatoglossus, dorsal vom Arcus palatopharyngeus begrenzt wird. Die muskuläre Grundlage der Fossa tonsillaris bilden Teile des M. constrictor pharyngis superior sowie der M. styloglossus und M. stylopharyngeus. Die Gaumenmandel füllt die Nische zwischen den Gaumenbögen nicht vollständig aus, es verbleibt oberhalb eine kleine *Fossa supratonsillaris*.

Entwicklung. Das Gewebe der Gaumenmandel ist teilweise entodermaler, teilweise mesodermaler Herkunft. Die entodermalen Anteile leiten sich vom Epithel der 2. Schlundtasche ab (S. 396). Sekundär wandern Lymphozyten in das aus dem Mesenchym hervorgegangene retikuläre Bindegewebe ein.

Mikroskopische Anatomie (Abb. 11.30). Die Tonsilla palatina setzt sich durch eine zarte Bindegewebskapsel vom Gewebe der Fossa palatina ab. Die dem Isthmus faucium zugewandte Oberfläche zeigt zahlreiche Öffnungen, *Fossulae tonsillae*, von denen tiefe, verzweigte, mit mehrschichtigem unverhorntem Plattenepithel ausgekleidete *Cryptae tonsillares* ausgehen. Unter dem Epithel und um die Krypten liegt lymphoretikuläres Bindegewebe mit zahlreichen *Folliculi lymphatici* mit Reaktionszentren (Primär- und Sekundärfollikel). Sekundärfollikel zeigen auf der dem Oberflächenepithel zugewandten Seite eine kappenartige Verstärkung des Lymphozytenwalls, *Lymphozytenkappen*.

Das Epithel ist in der Tiefe der Krypten durch Abbau der Desmosomen netzartig aufgelockert. In die Maschen des „entdifferenzierten" Epithelverbandes sind aus den Lymphozytenkappen *Lymphozyten* und *Makrophagen* eingewandert. Die Makrophagen gelangen im Bereich dieser *Durchdringungszone* mit Bakterienantigenen in Kontakt und geben ihre Antigeninformation an antigensensitive T- oder B-Lymphozyten weiter. Derart stimulierte Lymphozyten wandern in die Reaktionszentren der Lymphfollikel zurück, teilen sich und werden zu *immunologisch kompetenten Lymphozyten, Lymphozyten mit immunologischem Gedächtnis* bzw. *antikörperproduzierenden Plasmazellen*. Zur Differentialdiagnose der Tonsillen **Tabelle 11.10**.

> **Klinischer Hinweis.** Im Lumen der verzweigten Krypten findet man regelmäßig *Detritus* (Pfröpfe), die aus abgeschilferten Epithelzellen, Bakterien und Lymphozyten bestehen. Bei übermäßigem Keimbefall kann es von hier aus zur *Tonsillitis* kommen.

Arterien. Die arterielle Gefäßversorgung der Tonsilla palatina ist sehr variabel. Am konstantesten und stärksten ist der Blutzufluß durch den *R. tonsillaris*, einem Ast der *A. palatina ascendens*, der gelegentlich direkt aus der *A. facialis* hervorgehen kann. Das Gefäß tritt meist kau-

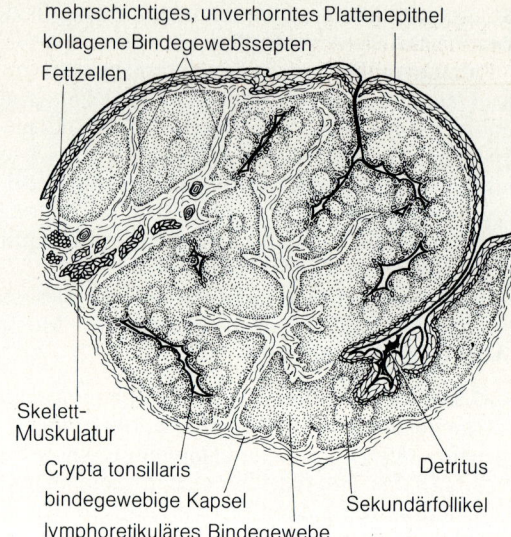

Abb. 11.30   Histologischer Schnitt durch die Tonsilla palatina

dal, seltener lateral an die Tonsille heran und kann sich schon vor der Kapsel in zahlreiche Äste aufspalten. Weitere kleinere an der Gefäßversorgung der Tonsille beteiligte Äste stammen aus der *A. lingualis* und der *A. pharyngea ascendens*.

Venen. Die Venen leiten ihr Blut in den Plexus pharyngeus.

Lymphbahnen. Die Lymphgefäße fließen zu den Nodi lymphatici submandibulares, von dort in die Nodi lymphatici cervicales profundi ab, von denen der oberste, *Nodus jugulodigastricus*, bei Entzündungen der Tonsille von außen getastet werden kann.

Der Mundboden wird vom M. mylohyoideus, M. geniohyoideus und M. digastricus gebildet

Der Boden der Mundhöhle ist muskulär (**Abb. 11.31, Tabelle 11.11**). Tragend ist der

- **M. mylohyoideus**, der zusammen mit dem der Gegenseite eine Muskelplatte bildet, die jeweils an der Linea mylohyoidea der Mandibula entspringt. Sie bildet das *Diaphragma oris*.

Ferner gehören zu den Mundbodenmuskeln:

- **M. geniohyoideus**, der mundhöhlenwärts vom M. mylohyoideus liegt
- **M. digastricus**, der durch die gespaltene Ansatzsehne des M. stylohyoideus verläuft und an dieser Stelle in enge Nachbarschaft zum Zungenbein kommt

Tabelle 11.10 Differentialdiagnose der Tonsillen

Charakteristika	Tonsilla lingualis	Tonsilla palatina	Tonsilla pharyngea
Epithel	Mehrschichtiges unverhorntes Plattenepithel	Mehrschichtiges unverhorntes Plattenepithel	Mehrreihiges Flimmerepithel mit Becherzellen
Epitheleinsenkungen	Flache Krypten	Tiefe verzweite Krypten	Rinnen und Buchten
Drüsen	Am Boden der Krypten münden die Ausführungsgänge rein muköser Drüsen	Keine	Am Boden der Buchten münden die Ausführungsgänge seromuköser Drüsen
Detritus	Keine	Regelmäßig	Selten
Bindegewebskapsel	Keine	Gut ausgeprägt	Schwach ausgeprägt

Innervation. An der Innervation der Mundbodenmuskulatur, bei der es sich um Derivate der beiden oberen Branchialbögen handelt, sind beteiligt:

- **N. mylohyoideus** aus dem N. mandibularis des N. trigeminus. Er innerviert die *Derivate des Mandibularbogens* (M. mylohyoideus, Venter anterior des M. digastricus).
- **N. facialis**. Mit seinen Ästen versorgt er *Abkömmlinge des Hyoid-(2.Branchial-)bogens* (Venter posterior des M. digastricus, M. stylohyoideus).
- **2. Zervikalnerv**. Seine Fasern lagern sich dem N. hypoglossus an, und innervieren den M. geniohyoideus (somatischer Muskel).

Die Zunge ist ein von Schleimhaut bedeckter Muskelkörper

Die Zunge gliedert sich in:

- **Radix linguae**, *Zungenwurzel*, oberhalb des Kehldeckels
- **Corpus linguae**, *Zungenkörper*
- **Apex linguae**, *Zungenspitze*

Am *Zungenrücken*, *Dorsum* linguae, ist die Grenze zwischen Wurzel und Körper durch den *Sulcus terminalis* gekennzeichnet, eine V-förmige Furche, deren Spitze nach hinten gerichtet ist. Dorsal an der Spitze des Sulcus terminalis liegt eine kleine Einsenkung, das *Foramen caecum*. Dieses kennzeichnet den Ort, an dem sich die Gl. thyroidea aus dem ektodermalen Mundboden abgesenkt hat (Abgangsstelle des Ductus thyroglossus).

Am *Zungenrand*, *Margo linguae*, geht der Zungenrücken in die Unterfläche der Zunge, *Facies inferior*, über. Die glatte Zungenunterseite läßt eine mediale Schleimhautfalte, das *Frenulum linguae*, erkennen.

Muskulatur. Die Zunge ist außerordentlich beweglich und verformbar. Sie besteht aus Skelettmuskulatur, die teilweise aus der Umgebung in die Zunge einstrahlt, *Außenmuskulatur*, und solche, die teilweise auf die Zunge beschränkt ist, *Binnenmuskulatur*. Überwiegend inseriert die Zungenmuskulatur an der **Aponeurosis lingualis**, einer derben Bindegewebsplatte unter der Schleimhaut des Zungenrückens. In der Medianebene trennt das **Septum linguale** die Zunge unvollständig in 2 Hälften.

Außenmuskulatur (**Tabelle 11.12, Abb. 11.31**):

- **M. genioglossus**. Sein fächerförmiger Aufbau (Ursprung an der Spina mentalis mandibulae) ist auf Sagittalschnitten deutlich zu erkennen. Die vorderen Fasern verlaufen nahezu senkrecht in die Zungenspitze, die hinteren nahezu horizontal zum Zungengrund.

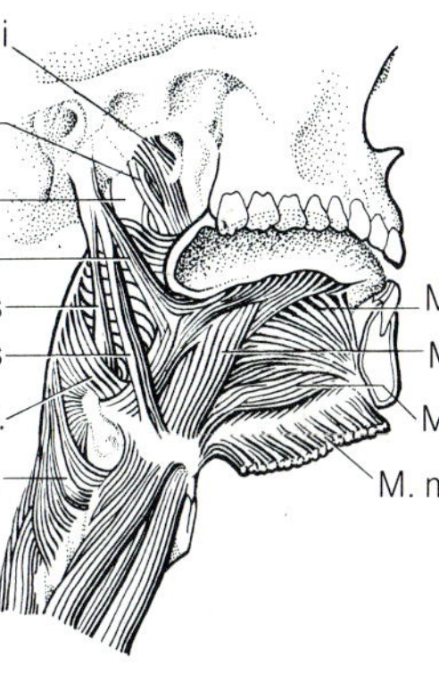

M. tensor veli palatini
M. levator veli palatini
Pharynxwand (muskelfrei)
M. styloglossus
M. stylopharyngeus
M. stylohyoideus
M. constrictor pharyngis med.
M. constrictor pharyngis inf.
M. genioglossus
M. hyoglossus
M. geniohyoideus
M. mylohyoideus

Abb. 11.31 Zungen- und Schlundmuskulatur. Darstellung von rechts unter Wegnahme der rechten Hälfte der Mandibula. Der M. mylohyoideus der rechten Seite ist nach unten geklappt. (Nach Benninghoff 1979)

Tabelle 11.11 Mundbodenmuskulatur (suprahyale Muskeln)

Muskel	Ursprung	Ansatz	Funktion	Nerv
M. mylohyoideus (bildet Diaphragma oris)	Linea mylohyoidea der Mandibula	Raphe mylohyoidea u. Os hyoideum	Kieferöffnung, Hebung des Zungenbeins beim Schluckakt	N. mylohyoideus (aus N. V_3)
M. geniohyoideus	Spina mentalis der Mandibula (oberhalb M. mylohyoideus)	Corpus ossis hyoidei	Zieht Zungenbein nach vorne	N. C_2
M. digastricus				
Venter posterior	Incisura mastoidea ossis temporalis		Hebung des Zungenbeins beim Schluckakt	N. VII
Venter anterior	Zwischensehne ist mit dem Cornu min. ossis hyoidei verbunden	Fossa digastrica	Kieferöffnung	N. mylohyoideus (aus N. V_3)
M. stylohyoideus	Proc. styloideus	Cornu min. ossis hyoidei (der gespaltene Muskelbauch umfaßt die Sehne des M. digastricus)	Hebung des Zungenbeins beim Schluckakt	N. VII

- **M. hyoglossus**. Er strahlt vor allem in den seitlichen hinteren Zungenrand ein..
- **M. styloglossus**. Er verläuft im wesentlichen am Zungenrand bis zur Zungenspitze

Binnenmuskulatur:

- **M. verticalis**
- **M. longitudinalis superior**
- **M. longitudinalis inferior**
- **M. transversus linguae**

Die Fasern der Binnenmuskeln stehen in den 3 Raumebenen senkrecht aufeinander und durchflechten sich. Sie bewirken die starke Verformung der Zunge beim Kauen, Saugen, Singen, Sprechen und Pfeifen. Lang und schmal wird die Zunge bei Kontraktion der transversalen und vertikalen Muskelbündel, kurz und dick der longitudinalen und transversalen, kurz, breit und niedrig der longitudinalen und vertikalen.

> **Klinischer Hinweis.** Außen- und Binnenmuskulatur der Zunge werden vom N. hypoglossus (N. XII) innerviert. Wird dieser Nerv einseitig gelähmt, weicht die Zunge beim Herausstrecken zur gelähmten Seite ab.

Schleimhaut. Die Schleimhaut des Dorsum linguae bzw. an der Margo linguae kennzeichnen die Zungenpapillen, *Papillae linguales*.
Zu unterscheiden sind 5 verschiedene Arten:

- **Papillae filiformes** (**Abb. 11.32**). Sie sind zahlenmäßig am häufigsten und bedecken den ganzen Zungenrücken. Grundlage der Papille ist eine Aufwerfung der Lamina propria zur *Primärpapille*, *Papillenstock*, die sich in *Sekundärpapillen* aufteilt. Das Papillenepithel zeigt lokalisierte Verhornungsprozesse, wobei die Spitzen der Papillen mit ihren Hornschuppen rachenwärts geneigt sind. Papillae filiformes haben mechanische und taktile Aufgaben. Ihr Nervenapparat vermittelt eine um den Faktor 1,6 vergrößerte Wahrnehmung ertasteter Gegenstände.
- **Papillae conicae**. Hierbei handelt es sich um eine größere und längere Sonderform der Papillae filiformes.

Hinweis. Bei manchen Tieren sind die Papillae filiformes stark verhornt. Beim Menschen rufen lange Hornschuppen, z.B. bei Aufnahme vorwiegend flüssiger Nahrung, das Bild der „belegten" Zunge hervor.

- **Papillae fungiformes** (**Abb. 11.32**) liegen ebenfalls am *Dorsum linguae*, vermehrt an *Zungenspitze und -rand*. Sie sind viel spärlicher als die Papillae filiformes und stellen wegen der nur sehr schwachen Verhornung rötliche Erhabenheiten dar. Die Papillae fungiformes sind pilzartig geformt, d.h. ihre Oberfläche ist breiter als ihre Basis. Der Bindegewebsstock der Papillae fungiformes trägt seitlich Sekundärpapillen (Differentialdiagnose zur Papilla vallata). Bei Kindern und Jugendlichen enthält das mehrschichtige Plattenepithel der Papillenoberfläche Geschmacksknospen (s. unten).

Tabelle 11.12 Außenmuskulatur der Zunge

Muskel	Ursprung	Ansatz	Funktion	Nerv
M. genioglossus	Spina mentalis mandibulae	Aponeurosis lingualis	Zieht Zunge nach vorne u. unten	N. XII
M. hyoglossus	Cornu majus et Corpus ossis hyoidei	Aponeurosis lingualis am Zungenrand	Zieht Zunge nach hinten u. unten, senkt Zunge zur gleichen Seite bei einseitiger Kontraktion	N. XII
M. styloglossus	Proc. styloideus	Am Zungenrand bis zur Spitze	Zieht Zunge nach hinten, oben und zur gleichen Seite bei einseitiger Kontraktion	N. XII

- **Papillae foliatae**. Beim Menschen sind sie nur undeutlich ausgebildet. Sie liegen am hinteren Abschnitt der Margo linguae (**Abb. 11.34**). In der seitlichen Wandung der Papillen sind zahlreiche Geschmacksknospen eingelagert. In den Graben, der benachbarte Papillae foliatae trennt, münden Ausführungsgänge seröser Spüldrüsen.
- **Papillae vallatae** (**Abb. 11.33**). Die 6–12 Papillae vallatae liegen unmittelbar vor dem Sulcus terminalis und sind mit 1–3 mm Durchmesser die größten Zungenpapillen. In den Boden der tiefen Gräben der Wallpapillen münden Ausführungsgänge seröser Spüldrüsen. In der seitlichen Papillenwand fehlen Sekundärpapillen. Im Epithel beiderseits des Papillengrabens sind zahlreiche Geschmacksknospen eingelagert.

Geschmacksorgan, Organum gustus. Das Organum gustus ist ein disseminiertes Organ in der Schleimhaut der Zunge. Seine Leistung wird bewerkstelligt durch

- **Geschmacksknospen**, Caliculi gustatorii, die gehäuft im Epithel der Papillae vallatae und foliatae im hinteren Drittel der Zunge vorkommen, und durch
- **freie Nervenendigungen** in der Zungenschleimhaut.

Die Prüfung des Geschmacksinnes weist auf eine topische Funktionsgliederung der Zungenoberfläche für unterschiedliche Gechmacksqualitäten hin (**Abb. 11.34**). An der Zungenspitze wird vornehmlich „süß", im 2. Viertel vornehmlich „salzig", im 3. Viertel vornehmlich „sauer" und am Zungengrund bevorzugt „bitter" geschmeckt. Man muß deshalb annehmen, daß die am Zungengrund gelegenen Geschmacksknospen nahezu selektiv der Bitter-Wahrnehmung dienen (Leitung über den N. glossopharyngeus), während die Wahrnehmung aller anderen Geschmacksqualitäten über freie Nervenendigungen in der Schleimhaut der vorderen $^2/_3$ der Zunge erfolgt (Leitung über die Chorda tympani).

Mikroskopische Anatomie. Die Geschmacksknospen (**Abb. 11.35**) liegen im Epithel der Zungenschleimhaut, sind etwa genauso hoch wie dieses und bestehen aus *Stütz- und Geschmackszellen*, die wie die Lamellen einer Zwiebel aneinandergelagert sind. Zur Mundhöhle hin zeigt jede Geschmacksknospe ein Geschmacksgrübchen, *Porus gustatorius.* Die Geschmackszellen, sekundäre Sinnesepithelzellen, tragen je ein schmales *Geschmacksstiftchen*, das als Chemorezeptor in das Geschmacksgrübchen hineinragt. Die Geschmackszellen werden korbgeflechtartig von Nervenfasern eingehüllt.

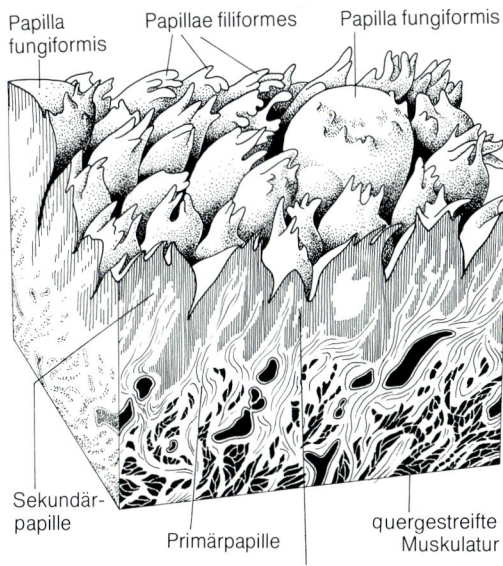

Papilla fungiformis · Papillae filiformes · Papilla fungiformis · Sekundärpapille · Primärpapille · quergestreifte Muskulatur · mehrschichtiges unverhorntes Plattenepithel

Abb. 11.32 Ausschnitt des Zungenrückens in Lupenbetrachtung. Das Präparat wurde so entnommen, daß die Zungenspitze *links,* der Zungengrund *rechts* gelegen wäre. (Nach Braus u. Elze 1956)

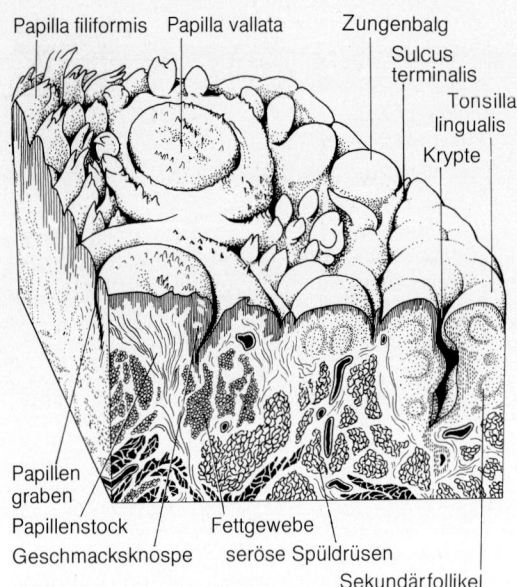

Papilla filiformis Papilla vallata Zungenbalg

Sulcus terminalis

Tonsilla lingualis

Krypte

Papillen graben

Papillenstock Fettgewebe

Geschmacksknospe seröse Spüldrüsen

Sekundärfollikel

Abb. 11.33 Zungenoberfläche an der Grenze zwischen Zungenrücken (*links*) und Zungengrund (*rechts*). (Nach Braus u. Elze 1956)

Die Lebensdauer der Geschmackszellen ist sehr kurz (4–22 h). Es ist bekannt, daß sie sich aus den Epithelzellen der Mundschleimhaut durch Induktion von Nervenfasern, die an sie herantreten, differenzieren können. Geschmacksknospen sind bei Kleinkindern besonders zahlreich und nehmen mit dem Alter ab.

Wenn Sie sich über das gustatorische System des Gehirns informieren wollen, lesen Sie S. 807

Zungengrund, Tonsilla lingualis (Abb. 11.33). Der Zungengrund zeigt eine höckrige Oberfläche mit zahlreichen, flachen, weit auseinanderliegenden *Krypten*. Die epithelialen Einbuchtungen werden von einem lymphoretikulären Bindegewebe mit vielen *Folliculi lymphatici* umgeben. In die Krypten münden Ausführungsgänge von rein mukösen *Gll. linguales*. In ihrer Gesamtheit bilden Krypten und lymphoretikuläres Bindegewebe die *Tonsilla lingualis*, einen Teil des *Waldeyer-Rachenrings* (Differentialdiagnose der Tonsillen **Tabelle 11.10**).

Zungendrüsen. Die Zunge besitzt zahlreiche seröse und muköse Drüsen:

- **Glandula lingualis anterior**, Nuhn-Drüse. Sie ist gemischt, (teils serös, teils mukös) und liegt zwischen der Zungenmuskulatur in der Apex linguae. Ihre Ausführungsgänge münden im Bereich des Frenulum.

- **Glandulae gustatoriae**, von Ebner-Spüldrüsen. Es handelt sich um seröse Drüsen, die mit ihren Ausführungsgängen in die Gräben der Papillae vallatae und foliatae münden.

- **Glandula radicis linguae** sind rein muköse Drüsen, die teilweise in die Krypten der Zungentonsillen münden und teilweise am Zungenrand liegen.

Gefäße der Zunge:

- **Arterien.** Die arterielle Versorgung der Zunge erfolgt durch die *A. lingualis*, dem 2. Ast der A. carotis externa.

- **Venen.** Dem Blutabfluß dient die *V. lingualis*, die dem M. hyoglossus außen aufliegt und das Blut der Zunge in die V. jugularis interna leitet.

Klinischer Hinweis. Unter der Zunge befindet sich ein oberflächennah gelegenes Venennetz. Daher werden sublingual verabreichte Medikamente schnell resorbiert.

- **Lymphbahnen.** Regionale Lymphknoten der Zunge sind die *Nodi lymphatici submandibulares*, überregionale Lymphknoten die *Nodi lymphatici cervicales profundi*.

Innervation der Zunge:

- **Motorische Innervation.** Sie erfolgt einheitlich durch den *N. hypoglossus* (N. XII)

- **Sensible Innervation.** Die Schleimhaut im vorderen Bereich der Zunge wird sensibel vom *N. lingualis* (Ast des N. mandibularis = N. V$_3$), beiderseits des Sulcus terminalis vom *N. glossopharyngeus* (N. IX) und am Zungengrund vom *N. vagus* (N. X) innerviert.

- **Sensorische Innervation** durch Geschmacksfasern (**Abb. 11.34**):
  - Papillae fungiformes. Von ihren Geschmacksknospen gelangen die Signale über die *Chorda tympani* und den N. intermedius (afferenter Teil des N. facialis, N. VII) zum oberen Teil des Tractus solitarius; die Perikarya dieser Nerven liegen im Ganglion geniculi.
  - Papillae vallatae et foliatae. Die Signale verlaufen über den *N. glossopharyngeus* (N. IX) zum unteren Teil des Tractus solitarius; die Perikarya dieser Nerven befinden sich im Ganglion inferius des N. glossopharyngeus (**Abb. 11.61**).
  - Zungengrund und Pharynx. Die Geschmacksleitung erfolgt in den Fasern des *N. vagus* (N. X) zum unteren Abschnitt des Tractus solitarius; die Perikarya dieser Nervenbahnen liegen im Ganglion inferius des N. vagus (**Abb. 11.62**).

Physiologischer Hinweis. Durch Berühren des Zungengrundes, aber auch der Gaumenbögen und der Rachenhinterwand werden Schluck- bzw. Würgereflexe ausgelöst, an dem die Muskulatur der Zunge, des Rachens, Kehlkopfs und des Ösophagus beteiligt sind.

Abb. 11.34 Übersicht über die Geschmacksrezeptoren der Zunge und deren Innervation.
(Nach Weibel)

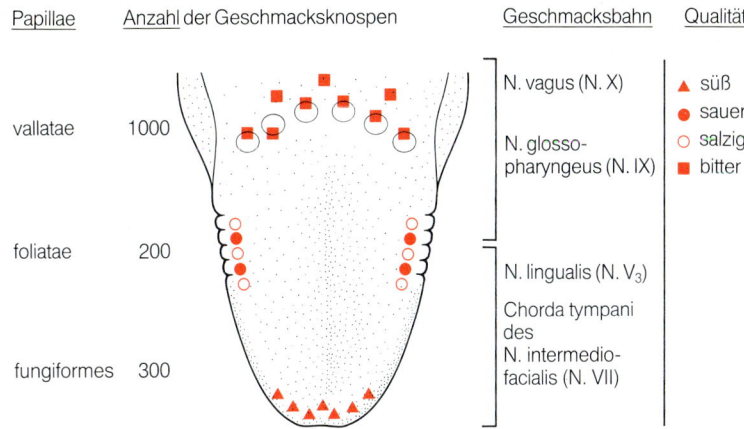

Papillae	Anzahl der Geschmacksknospen	Geschmacksbahn	Qualität
vallatae	1000	N. vagus (N. X) N. glosso- pharyngeus (N. IX)	▲ süß ● sauer ○ salzig ■ bitter
foliatae	200	N. lingualis (N. V₃) Chorda tympani des N. intermedio- facialis (N. VII)	
fungiformes	300		

**In der Umgebung der Mundhöhle befinden sich
zahlreiche Speicheldrüsen**

Zu unterscheiden sind:

- **Glandulae salivariae minores**, kleine Mundspei-
  cheldrüsen, die in der Mundschleimhaut liegen:
  - Glandulae labiales in der Schleimhaut der Lippen,
    seromukös
  - Glandulae buccales in der Wangenschleimhaut,
    seromukös
  - Glandulae palatinae in der Schleimhaut des Gau-
    mens (S. 433), vorwiegend mukös
  - Glandulae linguales (s. oben)
- **Glandulae salivariae majores**, große Speicheldrüsen:
  - Glandula parotidea
  - Glandula sublingualis
  - Glandula submandibularis

Große Mundspeicheldrüsen. Jede der großen Mundspeicheldrüsen wird von einer Bindegewebskapsel umgeben,
von der Bindegewebssepten ins Innere ziehen und das
Drüsenparenchym in Lappen und Läppchen untergliedern. Gemeinsam ist den großen Mundspeicheldrüsen
ferner ihr Aufbau aus Endstücken mit sezernierenden
Drüsenzellen, in denen Primärspeichel gebildet wird,
und ableitenden Drüsengängen: intralobulär gelegenen
Schaltstücken und Streifenstücken, sowie interlobulär
Ductus interlobulares und interlobares, die sich schließlich in einen Ductus excretorius fortsetzen (s. allgemei-
ner Bau der großen Speicheldrüsen S. 47). Im einzelnen
bestehen zwischen den großen Speicheldrüsen bemerkenswerte Unterschiede (s. unten). Während des Transportes durch die Ausführungsgänge wird der in den Endstücken gebildete Primärspeichel verändert, insbesondere im Streifenstück in seiner Elektrolytzusammensetzung.

Glandula parotidea, **Ohrspeicheldrüse**. Die Drüse
(früher: Glandula parotis) breitet sich auf dem M. masse-

ter aus, reicht kranial fast bis an den Arcus zygomaticus
und dorsal bis an den Meatus acusticus externus. Kaudal
überschreitet sie mit dem Lobus colli den Unterkieferrand und setzt sich mit ihrem größten Teil, einem faszien-
losen Fortsatz, *Pars profunda*, tief in die Fossa retromandibularis fort; dort bildet sie die laterale Begrenzung des
Spatium lateropharyngeum.

Klinischer Hinweis. Abszesse der Parotis können im Bereich
der Pars profunda ins Spatium lateropharyngeum einbre-
chen (S. 462, **Abb. 11.54**).

Der größte Teil der Drüse wird jedoch kapselartig von
der derben, undehnbaren *Fascia parotidea* umhüllt, einer
Fortsetzung der Lamina superficialis fasciae cervicalis.
Auf der Unterseite der Drüse sind Fascia parotidea und
Fascia masseterica identisch. Im Drüsenkörper verzweigt sich der N. facialis (N. VII) zum *Plexus parotideus*.
Außerdem durchziehen die Gl. parotidea die *V. retromandibularis* und im oberen Drüsenteil (oberhalb des
Lig. stylomandibulare) die *A. carotis externa* mit dem Beginn ihrer Endäste (*A. maxillaris*, *A. temporalis superficialis*) sowie der *N. auriculotemporalis*. Nirgends kommt
dagegen die A. carotis interna und V. jugularis interna
mit der Drüse in Kontakt.

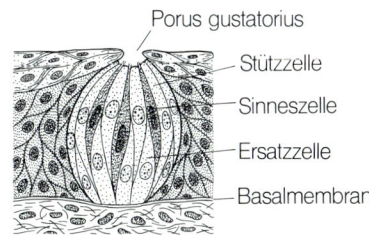

Abb. 11.35 Geschmacksknospe. Im mehrschichtig unverhornten Plattenepithel des hinteren Zungendrittels eingelagert findet man diese charakteristisch zwiebelschalenartig gebauten
Gebilde

Der Ausführungsgang der Gl. parotidea ist der *Ductus parotideus*. Er überquert den M. masseter, durchbohrt den M. buccinator und mündet in der Papilla parotidea seitlich des 2. oberen Molaren in das Vestibulum oris.

Mikroskopische Anatomie (Abb. 11.36, Tabelle 11.13) und Histophysiologie. Die Glandula parotidea ist eine rein seröse, azinöse Drüse. Dementsprechend ist der Feinbau der Drüsenzellen (S. 45). Das Ausführungsgangsystem zeigt alle oben aufgeführten Abschnitte. Der Speichel der Gl. parotidea ist dünnflüssig, protein- und enzymreich. Außerdem enthält er *Immunglobuline*, die von Plasmazellen im interstitiellen Bindegewebe gebildet und als Immunglobulin-Sekretkomplexe von den Drüsenzellen sezerniert werden; sie dienen der immunologischen Abwehr von Keimen in der Mundhöhle.

Arterien. Die arterielle Versorgung erfolgt durch die *A. transversa faciei* und anderen Ästen der A. temporalis superficialis.

Venen. Dem venösen Abfluß dient die *V. retromandibularis*.

Lymphbahnen. Die Lymphe gelangt über die *Nodi lymphatici parotidei superficialis et profundi* in die Nodi lymphatici cervicales superficiales.

Parasympathische Innervation (Abb. 11.37). Die präganglionären Fasern nehmen ihren Ursprung im Nucleus salivarius inferior (S. 766) und gelangen über den N. glossopharyngeus (N. IX), N. tympanicus, Plexus tympanicus, N. petrosus minor zum *Ganglion oticum*. Hier beginnen die postganglionären Fasern, die sich dem *N. auriculotemporalis* anschließen und zur Glandula parotidea ziehen.

Sympathische Fasern. Sie stammen aus dem Ganglion cervicale superius, verlaufen im Plexus der A. carotis externa und der A. maxillaris und verbinden sich mit den parasympathischen Fasern dort, wo der N. auriculotemporalis die A. meningea beiderseits umgreift.

Klinischer Hinweis. Bei Mumps, *Parotitis epidemica*, kommt es zur Schwellung der Drüse, die zu heftigen Schmerzen durch Spannung der undehnbaren Bindegewebskapsel der Gl. parotidea und dadurch Reizung des N. auriculotemporalis führt.

Glandula submandibularis, Unterkieferdrüse. Die Gl. submandibularis liegt in einer Loge zwischen Innenseite der Mandibula (oben lateral), M. mylohyoideus, dem sie von unten anliegt, M. hyoglossus (oben medial) und Lamina superficialis fasciae cervicalis (unten lateral) in enger Nachbarschaft zur A. und V. facialis und V. lingualis sowie zum N. hypoglossus. Mit einem hakenförmigen Fortsatz umgreift die Gl. submandibularis den hinteren Rand des M. mylohyoideus und setzt sich oberhalb des Muskels in den Ductus submandibularis fort. Dieser vereinigt sich auf dem M. hyoglossus mit dem Ductus sublingualis major (s. unten) und mündet auf der *Caruncula sublingualis* unmittelbar neben dem Frenulum linguae in das Cavum oris.

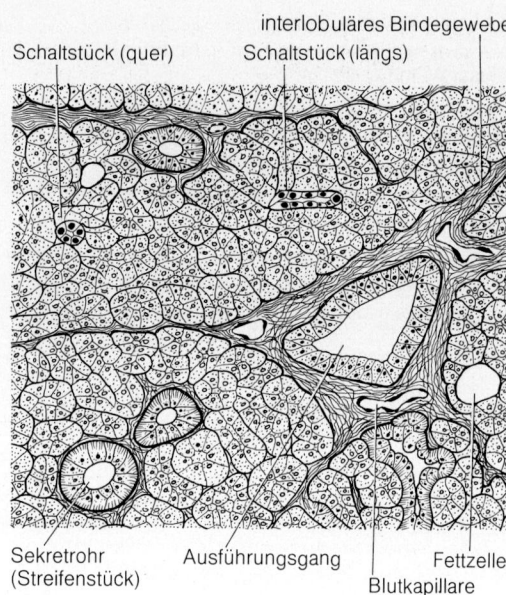

Schaltstück (quer) interlobuläres Bindegewebe Schaltstück (längs)

Sekretrohr (Streifenstück) Ausführungsgang Fettzelle Blutkapillare

Abb. 11.36 Histologischer Schnitt durch die Gl. parotidea

*Mikroskopische Anatomie (**Abb. 11.38**, S. 443, **Tabelle 11.13**).* Die Glandula submandibularis ist eine gemischte, mukoseröse Drüse, mit überwiegend serösen Endstücken. Sofern muköse Tubuli vorliegen, sitzen diesen halbmondförmige, seröse Endstücke, von Ebner-Halbmonde, auf.

Glandula sublingualis, Unterzungendrüse. Die Drüse liegt lateral vom M. genioglossus auf dem M. mylohyoideus. Sie ist nicht selten in zahlreiche kleinere Drüsen aufgeteilt. Der Drüsenkörper wölbt die Schleimhaut des Mundbodens als *Plica sublingualis* vor, auf der mehrere *Ductus sublingualis minores* eigene Öffnungen besitzen. Der Hauptausführungsgang ist der *Ductus sublingualis major*, der gemeinsam mit dem Ductus submandibularis auf der *Caruncula sublingualis* mündet (s. oben).

*Mikroskopische Anatomie (**Tabelle 11.13**).* Die Gl. sublingualis ist eine gemischte, tubuloazinöse Drüse. Es überwiegen tubulöse Endstücke mit mukösen Zellen (Gleitspeichel). Seröse Zellen kommen fast nur als seröse Halbmonde vor. Schalt- und Streifenstücke fehlen fast vollständig.

Gefäße und Nerven der Glandula submandibularis und Glandula sublingualis:

- **Arterien.** Die arterielle Versorgung beider Drüsen übernehmen die *A. facialis* und *A. submentalis*, die beide durch das Drüsengewebe der Gl. submandibularis ziehen.
- **Venen.** Das venöse Blut fließt über die *V. sublingualis* und *V. submentalis* in die V. facialis oder direkt in die V. jugularis interna ab.

Tabelle 11.13 Differentialdiagnose der Speicheldrüsen

Drüse	Endstück	Schaltstück	Sekretrohr
Gl. parotidea	Rein serös (azinös)	+++	+++
Gl. submandibularis	Überwiegend serös (tubuloazinös)	++	+
Gl. sublingualis	Überwiegend mukös (tubuloazinös)	(+)	(+) – ∅

- **Lymphbahnen**. Regionale Lymphknoten sind die *Nodi lymphatici submentales et submandibulares.*
- **Innervation** (**Abb. 11.37**). Beide Drüsen werden gleichartig innerviert:
  - Die **parasympathische Bahn** zieht vom Nucleus salivarius superior über den N. intermedius (parasympathischer Anteil des N. facialis, N. VII), *Chorda tympani, N. lingualis* (Ast des N. mandibularis, N. V$_3$) zum *Ganglion submandibulare*, wo die Umschaltung auf die nur kurze postganglionäre Strecke erfolgt.
  - Die **sympathischen Fasern** stammen aus dem *Plexus der A. facialis* bzw. der *A. lingualis.*

11.2.8 Topographie des Kopfes

Lernziele
Sensible Innervation der Gesichts- und Kopfhaut • Fossa temporalis • Fossa infratemporalis • Parotisloge

Die Innervation der Gesichtshaut und eines Teils der Kopfhaut erfolgt durch Äste des Nervus trigeminus

Der N. trigeminus (N. V) ist der typische sensible Gesichtsnerv. Dabei versorgen die einzelnen Trigeminusäste jeweils scharf begrenzte Hautgebiete (**Abb. 11.39**). Ergänzt wird die Gesichtsinnervation durch Endäste des *N. auricularis magnus* für die Haut über dem Kieferwinkel. Die Haut der Regio retroauricularis wird vom *N. occipitalis minor* (S. 480) und die der Regio occipitalis vom *N. occipitalis major* (S. 482) versorgt.
An der **Gesichtsinnervation** sind beteiligt:

- vom **Nervus ophthalmicus** (N. V$_1$):
  - **N. supraorbitalis** (aus dem N. frontalis), der mit einem *R. lateralis* und *R. medialis* die Haut der Stirn und etwa die Hälfte des Schädeldaches versorgt
  - **N. supratrochlearis** und **N. infratrochlearis** für den inneren Augenwinkel
  - **R. nasalis externus** des N. ethmoidalis anterior für den Nasenrücken

  - **N. lacrimalis** für den lateralen Augenwinkel und das Oberlid
- vom **N. maxillaris** (N. V$_2$):
  - **N. infraorbitalis** für das Unterlid, die Außenseite der Nasenflügel (*Rr. nasales externi*) und die Oberlippe (*Rr. labiales superiores*)
  - **R. zygomaticofacialis** und **R. zygomaticotemporalis** aus dem N. zygomaticus
- vom **N. mandibularis** (N. V$_3$):
  - **N. auriculotemporalis** für die Haut vor dem Ohr und die Schläfe (Rr. temporales superficiales)
  - **N. buccalis** für die Haut über der Wange
  - **N. mentalis** für die Haut am Kinn und an der Unterlippe
- **N. auricularis magnus** aus dem Plexus cervicalis am Kieferwinkel

Regiones capitis

Zu den Regiones capitis zählen die *Regio frontalis, Regio parietalis, Regio occipitalis, Regio temporalis* (Feld über dem M. temporalis) und die *Regio infratemporalis* (Feld über der Fossa infratemporalis).

Besprochen werden hier die in der Tiefe der Regio temporalis gelegene *Fossa temporalis* und die in der Tiefe der Regio infratemporalis gelegene *Fossa infratemporalis.*

Fossa temporalis. *Wände:*

- *lateral:* Fascia temporalis mit Lamina superficialis und Lamina profunda
- *medial:* Pars squamosa ossis temporalis, Ala major ossis sphenoidalis, Os parietale, Os frontale
- *unten:* Übergang in die Fossa infratemporalis
- *vorne:* Processus zygomaticus ossis frontalis, Processus frontalis ossis zygomatici
- *oben und hinten:* Ansatz der Fascia temporalis an dem Periost der Schädelkalotte in Höhe der Linea temporalis superior

Die Fossa temporalis enthält den M. temporalis mit seinen Faszien, seiner Gefäß- und Nervenversorgung sowie Fettgewebe. Subkutan, über der Fascia temporalis superficialis, verläuft die A. temporalis superficialis (Endast

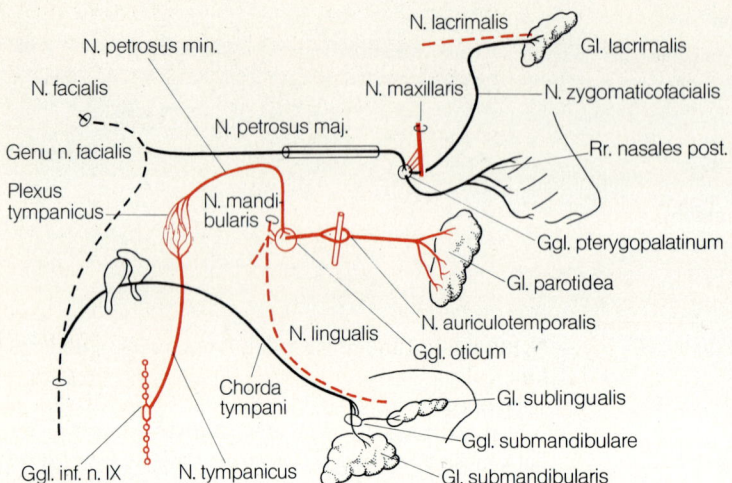

N. lacrimalis

N. petrosus min.

Gl. lacrimalis

N. facialis

N. maxillaris

N. zygomaticofacialis

N. petrosus maj.

Genu n. facialis

Rr. nasales post.

Plexus
tympanicus

N. mandi-
bularis

Ggl. pterygopalatinum

Gl. parotidea

N. auriculotemporalis

N. lingualis

Ggl. oticum

Chorda
tympani

Gl. sublingualis

Ggl. submandibulare

Ggl. inf. n. IX

N. tympanicus

Gl. submandibularis

Abb. 11.37　Schema über die sekretorische Innervation der Kopfdrüsen. *Innervation der Gl. lacrimalis:* Nucl. salivatorius sup. – Pars intermedia n. facialis – N. petrosus major – Ggl. pterygopalatinum – N. zygomaticofacialis – N. lacrimalis – Gl. lacrimalis. *Innervation der Gl. parotidea (Parotis):* Nucl. salivatorius inf. – N. glossopharyngeus – N. tympanicus – Plexus tympanicus – N. petrosus minor – Ggl. oticum – N. auriculotemporalis – Gl. parotidea. *Innervation der Gl. submandibularis und Gl. sublingualis:* Nucl. salivatoris sup. – N. intermedius n. facialis – Chorda tympani – N. lingualis – Ggl. submandibulare – Gl. submandibularis und Gl. sublingualis

der A. carotis externa; Äste: A. temporalis media zum M. temporalis, R. frontalis, R. parietalis für die Kopfschwarte), V. temporalis superficialis und N. auriculotemporalis. Die V. temporalis media verläuft zwischen den beiden Blätter der Fascia temporalis (S. 423) und kreuzt hier den N. zygomaticotemporalis.

> **Klinischer Hinweis.** Die Fossa temporalis stellt eine osteofibröse Kammer dar, die sich lediglich in die Fossa infratemporalis hinein öffnet. Eiterungen in dieser Kammer dehnen sich ausschließlich in die Fossa infratemporalis aus und kommen erst am Vorderrand des M. masseter in die Subcutis. Eiterungen der Kopfschwarte können dagegen nicht in die Fossa temporalis eindringen.

Fossa infratemporalis (Abb. 11.40). Die Fossa infratemporalis dehnt sich kaudal bis an die mediale Seite des Ramus mandibulae aus und kommt damit in der Tiefe der Regio parotideomasseterica zu liegen; dadurch stellt sie den Hauptraum der tiefen lateralen Gesichtsregion dar. *Wände:*

• *lateral:* Arcus zygomaticus und Ramus mandibulae
• *medial:* Lamina lateralis processus pterygoidei, Eingang in die Fossa pterygopalatina
• *unten:* Ansatz des M. pterygoideus medialis und tiefes Blatt der Fascia masseterica
• *oben:* Planum infratemporale der Ala major ossis sphenoidalis, Öffnung in die Fossa temporalis
• *vorne:* Corpus maxillae
• *hinten:* Übergang in die Fossa retromandibularis

Zugänge. Die Fossa infratemporalis besitzt Zugang zu allen übrigen Räumen der tiefen lateralen Gesichtsregion:

• *nach oben* in die *Fossa temporalis*
• *nach medial* in die *Fossa pterygopalatina* (über diese in die Orbita, Nasenhöhle, mittlere Schädelgrube)
• *nach hinten* in die *Fossa retromandibularis*

• *nach ventrolateral* stößt sie am vorderen Rand des M. masseter bis in die Subkutis der *Regio buccalis* vor.

Inhalt. Der Raum wird im wesentlichen vom *M. pterygoideus lateralis* ausgefüllt. Außerdem beherbergt er den *M. pterygoideus medialis* und das *Corpus adiposum buccae* (Bichat Fettpfropf, in der Tasche zwischen M. buccinator und Ramus mandibulae). Von der Fossa retromandibularis her tritt die *A. maxillaris* in den Hauptraum der Fossa infratemporalis ein und durchzieht sie (**Abb. 11.40**). Sie verläuft zwischen M. pterygoideus lateralis und M. pterygoideus medialis. Nicht selten tritt die A. maxillaris zwischen beiden Köpfen des M. pterygoideus lateralis hindurch. Über die Fossa infratemporalis, wo sie zahlreiche Äste abgibt, gelangt die A. maxillaris in die Fossa pterygopalatina, wo sie sich in ihre 3 Endäste aufzweigt (S. 466).

Medial und lateral des M. pterygoideus lateralis dehnt sich der *Plexus pterygoideus* aus, ein Venengeflecht, das nach vorne und unten Verbindungen mit der V. facialis, nach dorsal einen Abfluß zur V. maxillaris und V. retromandibularis, von oben einen Zufluß aus der V. meningea media und V. ophthalmica inferior hat.

In der Fossa infratemporalis verzweigt sich auch der *N. mandibularis* (*N. V₃*; **Abb. 11.40**). Von den Ästen des N. mandibularis verlaufen der *N. buccalis*, *N. lingualis* und *N. alveolaris inferior* in dieser Reihenfolge von ventral nach dorsal auf dem M. pterygoideus medialis abwärts. Die Nerven werden in der Regel lateral von der A. maxillaris überkreuzt.

Medial hinter dem N. alveolaris inferior zieht die *Chorda tympani*, von der Fissura petrotympanica her, zum N. lingualis, mit dem sie in einer gemeinsamen Bindegewebsscheide in die Regio sublingualis gelangt.

Von der Fossa infratemporalis aus tritt der *N. auriculotemporalis* (aus N. V₃) dorsal in die Fossa retromandibularis ein und umschlingt dabei mit seinen beiden Ursprungsarmen die A. meningea media.

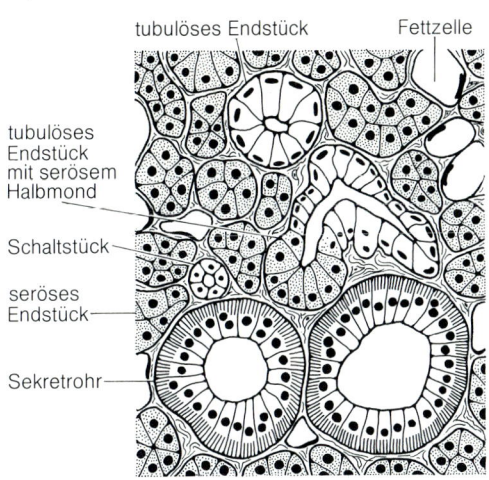

tubulöses Endstück · Fettzelle

tubulöses Endstück mit serösem Halbmond

Schaltstück

seröses Endstück

Sekretrohr

Abb. 11.38 Histologischer Schnitt durch die Gl. submandibularis

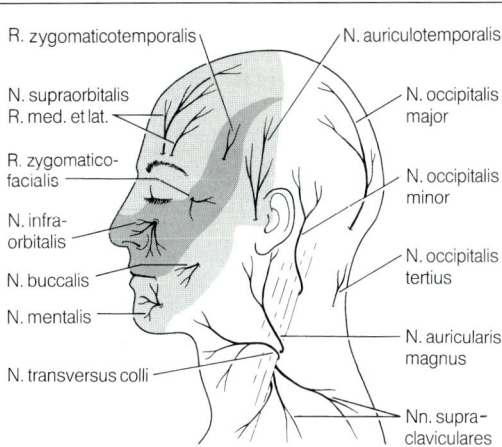

R. zygomaticotemporalis · N. auriculotemporalis

N. supraorbitalis R. med. et lat. · R. zygomaticofacialis · N. infraorbitalis · N. buccalis · N. mentalis · N. transversus colli

N. occipitalis major · N. occipitalis minor · N. occipitalis tertius · N. auricularis magnus · Nn. supraclaviculares

Abb. 11.39 Innervationsfelder der Kopf- und Gesichtshaut (grau unterlegt). Versorgungsgebiet des N. trigeminus (*von oben nach unten* 1., 2., 3. Ast)

Über die Crista infratemporalis der Ala major ossis sphenoidalis ziehen die beiden *Nn. temporales profundi* und die *Aa. und Vv. temporales profundae* zum M. temporalis.

Der *N. massetericus* gelangt durch die Incisura mandibulae aus der Fossa infratemporalis in den M. masseter.

Das *Ganglion oticum* (S. 482) liegt in der Fossa infratemporalis medial des Hauptstammes des N. mandibularis, unmittelbar unter dem Foramen ovale.

> **Klinischer Hinweis.** Bei der *Trigeminusneuralgie* des 3. Trigeminusastes kann man den Stamm des N. mandibularis anästhesieren, indem die Injektionskanüle über der Incisura mandibulae schräg nach dorsal bis zum Austritt des Nerven aus dem Foramen ovale geführt wird. Auch der Zugang zum Stamm des N. maxillaris in der Fossa pterygopalatina erfolgt über die Incisura mandibulae durch die Fossa infratemporalis hindurch.

Regiones faciales

Zu den Regiones faciales gehören die *Regio orbitalis*, *Regio nasalis*, *Regio oralis*, *Regio mentalis*, *Regio infraorbitalis* und *Regio zygomatica*. Von den in der Tiefe gelegenen Gebieten hat, abgesehen von der Nasenhöhle (S. 423), Mundhöhle (S. 426), Orbita (S. 685), die Parotisloge besondere klinische Bedeutung.

Parotisloge. Diese Loge besteht aus einem Fasziensack, der, bis auf einen Zugang zum Spatium lateropharyngeum, allseitig geschlossen ist.
Begrenzungen (**Abb. 11.54**):

- *lateral* durch die *Lamina superficialis fasciae parotideae*, die sie von der Subcutis trennt. Die Fascia par-

otidea verbindet sich ventral spitzwinkelig mit der Fascia masseterica, dorsal geht sie unter Auskleidung der Fossa retromandibularis in die Lamina profunda fasciae parotideae über.

- *vorne* durch die *Lamina profunda fasciae massetericae*, die sich um den Ramus mandibulae herum auf die Innenfläche des M. pterygoideus medialis fortsetzt
- *oben* durch die Anheftung der Fascia parotidea am Arcus zygomaticus
- *unten* durch die Befestigung der Fascia parotidea am Angulus mandibulae
- *medial;* zum Spatium lateropharyngeum hin fehlt eine begrenzende Faszie (S. 462)

Inhalt. Die Parotisloge enthält neben der *Gl. parotidea* den *Plexus parotideus* des N. facialis (N. VII), Äste des *N. auriculotemporalis* (aus N. V₃), die *V. retromandibularis*, *A. carotis externa* und die *Nodi lymphatici parotidei*.

Von der A. carotis interna und der V. jugularis interna ist die Parotisloge durch das tiefe Blatt der *Fascia parotidea* und die *Aponeurosis stylopharyngea* getrennt.

11.3 Collum, Hals

Grenzen • Oberfläche • Gliederung

Der Hals verbindet Kopf und Rumpf. Als *obere Grenze* gilt eine Linie, die vom Unterkieferwinkel zur Spitze des Processus mastoideus, dann entlang der Linea nuchalis superior zur Protuberantia occipitalis externa verläuft. Die *untere Halsgrenze* folgt der Clavicula zum Acromion

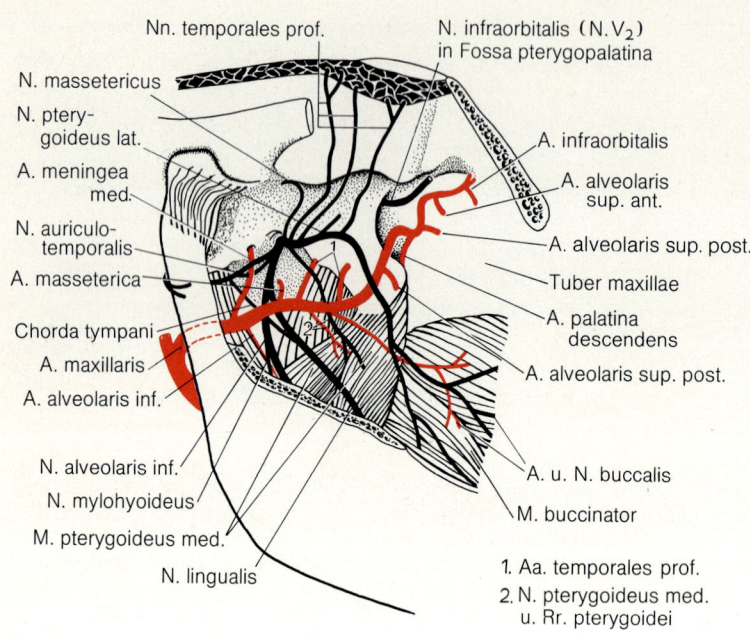

Nn. temporales prof.

N. infraorbitalis (N. V₂) in Fossa pterygopalatina

N. massetericus

N. pterygoideus lat.

A. meningea med.

N. auriculotemporalis

A. masseterica

Chorda tympani

A. maxillaris

A. alveolaris inf.

N. alveolaris inf.

N. mylohyoideus

M. pterygoideus med.

N. lingualis

A. infraorbitalis

A. alveolaris sup. ant.

A. alveolaris sup. post.

Tuber maxillae

A. palatina descendens

A. alveolaris sup. post.

A. u. N. buccalis

M. buccinator

1. Aa. temporales prof.
2. N. pterygoideus med. u. Rr. pterygoidei

Abb. 11.40 Topographie der Fossa infratemporalis (Regio faciei lateralis profunda). Dargestellt sind die Verhältnisse auf der rechten Seite. Der M. temporalis und Arcus zygomaticus sind z. T., der Proc. coronoideus und der M. pterygoideus lat. sind vollständig abgetragen. In der tiefen Gesichtsregion verzweigt sich der N. mandibularis unmittelbar nach seinem Durchtritt durch das Foramen ovale. (Nach Grant 1962)

und der Spina scapulae zum Processus spinosus des 7. Halswirbels.

Die **Oberfläche** des Halses wird durch den schräg von lateral oben nach medial unten verlaufenden M. sternocleidomastoideus, der bei mageren Personen und bei Drehungen des Kopfes mehr oder weniger deutlich hervortritt, in eine unpaare *Regio cervicalis anterior*, mittleres Halsdreieck, und eine *Regio cervicalis lateralis*, seitliches Halsdreieck, unterteilt. Das Gebiet im Bereich des Muskels ist die *Regio sternocleidomastoidea*.

Im mittleren Halsdreieck treten beim Mann die *Prominentia laryngea, Adamsapfel,* deutlicher hervor als bei der Frau. Die Schilddrüse, unterhalb des Kehlkopfs gelegen, wölbt sich nur bei Vergrößerungen, Struma, vor. Oberhalb des Sternums liegt die Drosselgrube, *Fossa jugularis,* mit eingesunkener Haut.

Hinweis. Am Vorderrand des M. sternocleidomastoideus läßt sich der Puls der A. carotis communis tasten.

Auf **Querschnitten** zeigt der Hals einen Schichtenbau (**Abb. 11.42**). Führend ist dabei die *Halswirbelsäule.* Alles, was dorsal davon liegt, gehört zum *Nacken* und ist bei der Rumpfwand besprochen. Der vordere Teil ist der *Hals im engeren Sinne.*

Prävertebral befindet sich in der Mitte der *Eingeweideraum* mit Pharynx, Larynx, Glandula thyroidea und Glandulae parathyroideae. Dorsolateral verläuft der Gefäßnervenstrang mit den großen Leitungsbahnen zwischen Kopf und Rumpf (A. carotis communis, V. jugularis interna, N. vagus, Nodi lymphatici cervicales profundi). Umgeben wird der Eingeweideraum von *Muskulatur und Faszien,* die in mehreren Schichten an

geordnet sind: Oberflächlich liegen die beiden Mm. sternocleidomastoidei (s. oben). Seitlich davon befinden sich in der gleichen Höhe die Vorderränder der Mm. trapezii. In der folgenden Schicht verlaufen vorne und teilweise seitlich die infrahyalen Muskeln. Hinten, in Verbindung mit der Wirbelsäule, befinden sich die langen prävertebralen Kopf- und Halsmuskeln, sowie seitlich die Mm. scaleni. Zwischen M. longus capitis und M. scalenus medius, dann weiter unten zwischen M. scalenus medius und M. scalenus anterior treten die Fasern des Plexus cervicalis in das seitliche Halsgebiet ein.

Der **Verbindung** aller Strukturen des Halses untereinander sowie der Beweglichkeit des Halses als Ganzes und den Bewegungen der Eingeweideteile beim Schluckakt gegeneinander – ohne die Leitungsbahnen zu beeinflussen – dient der Bindegewebsapparat des Halses. Zwischen seinen Verdichtungen, Laminae der Halsfaszie, läßt er „Räume", d. h. Gebiete lockeren Bindegewebes, frei.

Hinweis. Die Bewegungsmöglichkeiten des Halses sind auf S. 249 behandelt.

Tabelle 11.14 Muskeln des Halses

Muskel	Ursprung	Ansatz	Funktion	Nerv
Oberflächliche Halsmuskeln				
Platysma	Basis mandibulae, Fascia parotidea	Fascia pectoralis	Spannt die Haut des Halses	R. colli n. facialis (N. VII)
M. sternocleidomastoideus	Caput med.: Manubrium sterni, Caput lat.: Clavicula	Proc. mastoideus, Linea nuchae sup.	*Einseitig:* Beugung der HWS zur gleichen Seite, Drehung des Gesichtes zur Gegenseite, Hebung des Gesichtes *Doppelseitig:* Beugung der HWS nach vorne, Hebung des Gesichtes, Atemhilfsmuskel	N. accessorius (N. XI), Plexus cervicalis
Infrahyale Muskulatur				
M. sternohyoideus	Manubrium sterni	Corpus ossis hyoidei	Senkung des Zungenbeins	Ansa cervicalis (Nervenschlinge C_1–C_3)
M. sternothyroideus	Manubrium sterni, 1. Rippe	Linea obliqua der Cartilago thyroidea	Senkung des Kehlkopfs	Ansa cervicalis
M. thyrohyoideus	Linea obliqua der Cartilago thyroidea	Corpus ossis hyoidei	Senkung des Zungenbeins, Hebung des Kehlkopfs	C_2
M. omohyoideus	Venter sup.: Corpus ossis hyoidei, Venter inf.: Lig. transversum scapulae	Über eine Zwischensehne sind beide Bäuche vereinigt, diese ist über die mittlere Halsfaszie mit der Vagina carotica verbunden	Senkung des Zungenbeins, Anspannen der Lamina praetrachealis	Ansa cervicalis
Skalenusgruppe				
M. scalenus ant.	Proc. transversus 3.–6. HW	Tuberculum m. scaleni der 1. Rippe	Hebung der 1. bzw. 2. Rippe (Atemhilfsmuskel) Neigung der HWS nach lateral	Rr. ventrales nn. cervicales
M. scalenus med.	Proc. transversus 1.–7. HW	1. Rippe		
M. scalenus post.	Proc. transversus 5.–6. HW	2. Rippe		
Prävertebrale Muskulatur				
M. longus colli	Körper der unteren Hals- u. oberen Brustwirbel, Tuberculum ant. Proc. transversi der oberen Halswirbel	Körper der oberen Halswirbel, Tuberculum ant. atlantis, Querfortsätze der unteren Halswirbel	Beugen der Halswirbelsäule bzw. des Kopfes nach ventral; einseitig: neigen und drehen des Kopfes zur gleichen Seite	Rr. ventrales nn. cervicales
M. longus capitis	Tuberculum ant. Proc. transversus des 3.–6. Halswirbels	Pars basilaris ossis occipitalis		
M. rectus capitis ant.	Proc. transversus atlantis			

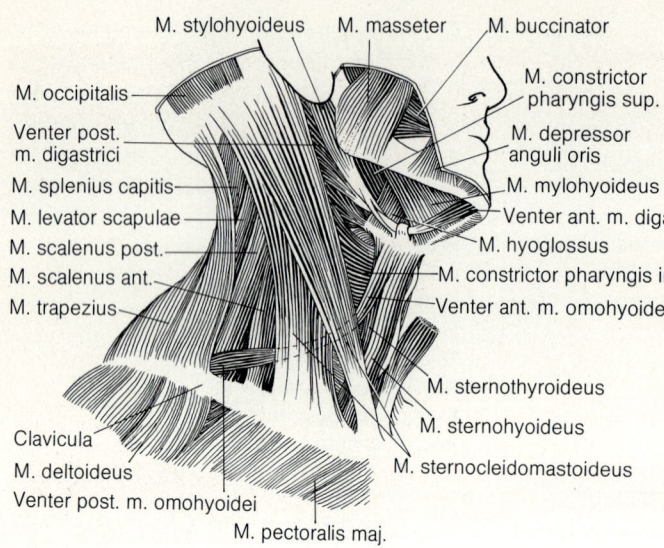

M. stylohyoideus   M. masseter   M. buccinator

M. occipitalis

Venter post.
m. digastrici

M. splenius capitis

M. levator scapulae

M. scalenus post.

M. scalenus ant.

M. trapezius

Clavicula

M. deltoideus

Venter post. m. omohyoidei

M. pectoralis maj.

M. constrictor
pharyngis sup.

M. depressor
anguli oris

M. mylohyoideus

Venter ant. m. digastrici

M. hyoglossus

M. constrictor pharyngis inf.

Venter ant. m. omohyoidei

M. sternothyroideus

M. sternohyoideus

M. sternocleidomastoideus

Abb. 11.41   Halsmuskulatur. Blick auf die rechte Halsseite. Das Platysma ist entfernt. Der M. omohyoideus ist unter dem M. sternocleidomastoideus *gestrichelt* eingezeichnet. (Nach Testut, 1949)

11.3.1 Zungenbein, Zungenbeinmuskulatur, weitere Halsmuskeln

> **Lernziele**
>
> Os hyoideum • Suprahyale Muskulatur • Lig. stylohyoideum • Infrahyale Muskulatur • Membrana thyroidea • Platysma • M. sternocleidomastoideus • Skalenusgruppe • Praevertebrale Muskulatur

Os hyoideum. Das Zungenbein ist der einzige Knochen im ventralen Bereich des Halses. Es ist hufeisenförmig und besteht aus einem vorderen unpaaren Abschnitt, *Corpus*, und auf jeder Seite einem nach hinten gerichteten großen Zungenbeinhorn, *Cornu majus*. Zwischen Corpus und großem Zungenbeinhorn ragt auf jeder Seite ein kleines Zungenbeinhorn, *Cornu minus*, nach hinten oben.

Zungenbeinmuskulatur. Das Zungenbein hat keinerlei gelenkige Verbindungen. An ihm befestigen sich aber zahlreiche Muskeln und Bindegewebsstrukturen, durch die es gehalten wird:

• *nach oben* die **suprahyale Muskulatur** (Mundbodenmuskulatur **Tabelle 11.11**, **Abb. 11.41**) und das *Lig. stylohyoideum* (S. 402)

> **Klinischer Hinweis.** Da Lig. stylohyoideum, Processus styloideus und Cornu minus ossis hyoidei aus dem Mesenchym des 2. Branchialbogens entstehen, kann das Ligament teilweise oder ganz verknöchern. Ein teilweise verknöchertes Lig. stylohyoideum kann bei bestimmten Bewegungen des Kopfes die A. carotis interna einengen und dadurch die Durchblutung des Gehirns beeinträchtigen.

• *nach unten* die **infrahyale Muskulatur** (Tabelle 11.14) sowie die *Membrana thyrohyoidea* (S. 454).

Die infrahyalen Muskeln nehmen direkt (M. sternohyoideus, M. omohyoideus) oder unter Einschaltung des Kehlkopfs indirekt (M. sternothyroideus, M. thyrohyoideus) Einfluß auf das Zungenbein. Sie wirken mit der oberen Zungenbeinmuskulatur zusammen.
Weitere Halsmuskeln (**Abb. 11.41**, **Tabelle 11.14**) sind:

• **oberflächliche Halsmuskeln**:
  – Platysma
  – M. sternocleidomastoideus

Platysma. Das Platysma ist ein platter, dünner Hautmuskel. Er liegt der oberflächlichen Halsfaszie auf und bedeckt die V. jugularis externa (S. 468). Im Bereich des Kinns durchflechten sich Platysma und mimische Muskulatur. Nach unten breitet sich das Platysma bis zu den oberen Rippen aus.

M. sternocleidomastoideus. Der Muskel bestimmt das Halsprofil (s. oben). Er wird von der Lamina superficialis fasciae cervicalis umhüllt und nimmt Einfluß auf die Kopfhaltung. Zwischen seinen beiden Ursprüngen liegt die kleine *Fossa supraclavicularis minor*.

• **Muskeln der Skalenusgruppe** (**Tabelle 11.14**)
• **prävertebrale Muskeln** (**Tabelle 11.14**)

11.3.2 Fascia cervicalis, Spatien

> **Lernziele**
>
> Lamina superficialis • Lamina praetrachealis • Lamina praevertebralis • Spatien

Fascia cervicalis. Unter der Bezeichnung Fascia cervicalis, Halsfaszie, werden die Verdichtungen des Bindegewebsapparates des Halses zusammengefaßt (**Abb. 11.42**). Es lassen sich unterscheiden:

- **Lamina superficialis.** Sie liegt unter dem Platysma, hüllt den M. sternocleidomastoideus ein und bedeckt als *Fascia nuchae* die dorsale Oberfläche des M. trapezius. Die Lamina superficialis (auch unkorrekt: oberflächliche Halsfaszie) ist an der Unterkante der Mandibula befestigt und setzt sich in die Fascia masseterica des Kopfes fort (S. 422). Kaudal verbindet sie sich mit der Clavicula und geht in die Fascia pectoralis über. Ferner befestigt sie sich am Zungenbein und bildet eine Faszientasche für die Gl. submandibularis und Gl. parotidea.

- **Lamina praetrachealis** (unkorrekt: mittlere Halsfaszie). Dieses Blatt spannt sich zwischen den kranialen Bäuchen der beiden Mm. omohyoidei aus und hat dadurch die Form eines Dreiecks, dessen Spitze sich am Corpus ossis hyoidei und dessen Basis sich an der Clavicula und Innenseite des Sternums befindet. Sie umschließt die infrahyale Muskulatur und ist außerdem mit der *Vagina carotica*, einem Bindegewebsstrumpf um den Gefäßnervenstrang des Halses, verbunden. Kontraktion der Mm. omohyoidei führt zu einer Anspannung der „mittleren Halsfaszie" und damit zu einem Zug an den Vaginae caroticae. Hierdurch wird beidseits das Lumen der V. jugularis interna offengehalten, in der als herznahe Vene ein Unterdruck herrscht.

- **Lamina praevertebralis** (unkorrekt: tiefe Halsfaszie). Dieses Blatt überlagert die Mm. scaleni, den M. longus capitis und M. longus colli. Sie ist an der Halswirbelsäule fixiert. Die tiefe Halsfaszie erstreckt sich von der Schädelbasis bis in den Brustkorb, wo sie in die *Fascia endothoracica* übergeht. Sie bedeckt den Truncus sympathicus, den Plexus brachialis und die A. subclavia.

Spatien. Zwischen den Blättern der Halsfaszie verbleiben Gebiete lockeren Bindegewebes, *Spatia*, die teilweise mit vergleichbaren Bindegewebsräumen des Kopfes bzw. des Thorax in Verbindung stehen. Besonders benannt sind

- **Spatium peripharyngeum**
- **Spatium retropharyngeum**
- **Spatium lateropharyngeum**

Hinzu kommt ein abgeschlossenes, mit Fettgewebe gefülltes Gebiet über dem Sternum zwischen Laminae superficialis und praetrachealis (früher: Spatium suprasternale).

> **Klinischer Hinweis.** Entlang den Faszien können sich Entzündungsherde als *Senkungsabszesse* bis ins Mediastinum oder entlang den Mm. scaleni bis in die Achselhöhlen ausbreiten.

> Wenn Sie jetzt die topographischen Beziehungen der Bindegewebsräume bearbeiten wollen, lesen Sie S. 462.

11.3.3 Organe des Halses

Besprochen werden im folgenden:

- Pharynx, Rachen
- Larynx, Kehlkopf
- Glandula thyroidea, Schilddrüse
- Glandulae parathyroideae, Nebenschilddrüsen
- Glomus caroticum (S. 464)

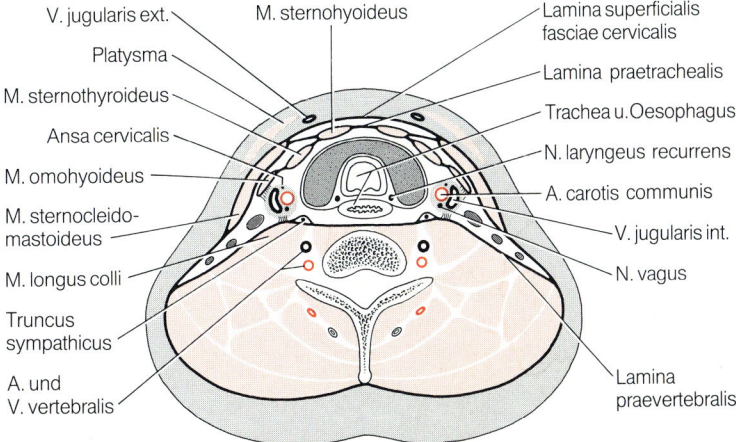

Abb. 11.42 Schematische Darstellung der Faszien des Halses. (In Anlehnung an Töndury 1970)

V. jugularis ext.
Platysma
M. sternothyroideus
Ansa cervicalis
M. omohyoideus
M. sternocleidomastoideus
M. longus colli
Truncus sympathicus
A. und V. vertebralis

M. sternohyoideus
Lamina superficialis fasciae cervicalis
Lamina praetrachealis
Trachea u. Oesophagus
N. laryngeus recurrens
A. carotis communis
V. jugularis int.
N. vagus
Lamina praevertebralis

Der Pharynx ist der Zugang zu den oberen Luft- und Speisewegen

Lernziele

Pars nasalis: Ein- und Ausgänge, Tonsilla pharyngea, Tonsilla tubaria • Pars oralis • Pars laryngea • Schleimhautrelief • Schlundschnürer • Schlundheber • Gefäßversorgung • Innervation • Schluckakt

Der Rachen, Schlund (**Abb. 11.43**), ist ein 12–15 cm langer fibro-muskulärer Schlauch, der sich von der Schädelbasis bis zu Beginn des Ösophagus in Höhe des Ringknorpels (6. Halswirbel) erstreckt. Er verbindet gleichzeitig Mundhöhle und Ösophagus – Weg für Speise – sowie Nasenhöhle und Kehlkopf – Weg für die Atemluft. Gemeinsam wird der Pharynxteil zwischen Isthmus faucium und Larynxeingang für Speise und Atemluft benutzt (**Abb. 11.43**). Dort erfolgt auch die Weichenstellung, z. B. beim Schlucken. Bei Mundatmung kann Luft auch aus dem Mund in den Pharynx gelangen.

Während seitliche und hintere Pharynxwand geschlossen sind, hat die Vorderwand 3 große Öffnungen. Entsprechend gliedert sich der Pharynx in:

- Pars nasalis pharyngis, Epipharynx, durch die Choanen in Verbindung mit der Nasenhöhle
- Pars oralis pharyngis, Mesopharynx, über den Isthmus faucium in Kommunikation mit der Cavitas oris

- Pars laryngea pharyngis, Hypopharynx, die ventral den Eingang in den Kehlkopf aufweist und sich nach kaudal zum Ösophagusmund (S. 528) verschmälert.

Pars nasalis pharyngis. Der Epipharyngs weist kranial den *Fornix pharyngis*, Dach des Pharynx, auf. Hier liegt die *unpaare Tonsilla pharyngea*. Sie ist bei Kindern und Jugendlichen groß und kann bei Hypertrophie die Atmung behindern. Nach der Pubertät verkleinert sie sich.

Tonsilla pharyngea, mikroskopische Anatomie. Es handelt sich um ein lymphoepitheliales Organ mit zahlreichen Lymphfollikeln und flachen Buchten, in die gemischte Drüsen einmünden. Die Oberfläche der gesamten Pars nasalis pharyngis, einschließlich der der Tonsilla pharyngea, wird von mehrreihigem respiratorischem Epithel bedeckt (**Tabelle 11.10**, S. 435).

Laterale Wand. An der lateralen Kante der pharyngealen Vorderwand findet sich etwa in der Verlängerung der unteren Nasenmuschel das *Ostium pharyngeum tubae auditivae*, die Öffnung der Ohrtrompete, die den Pharynx mit dem Cavitas tympanica verbindet (S. 707). Der obere und hintere Rand des Ostium ist durch den freien Rand des Tubenknorpels zum *Torus tubarius*, Tubenwulst, aufgeworfen. Von hier setzt sich die Plica salpingopharyngea, die über dem M. salpingopharyngeus liegt, nach unten fort. Hinter dem Torus tubarius liegt eine als Recessus pharyngeus bezeichnete Nische. Als *Torus levatorius*, Levatorwulst, wird der durch den M. levator veli palatini hervorgerufene Schleimhautwulst am unteren Rand des Ostium pharyngeum bezeichnet.

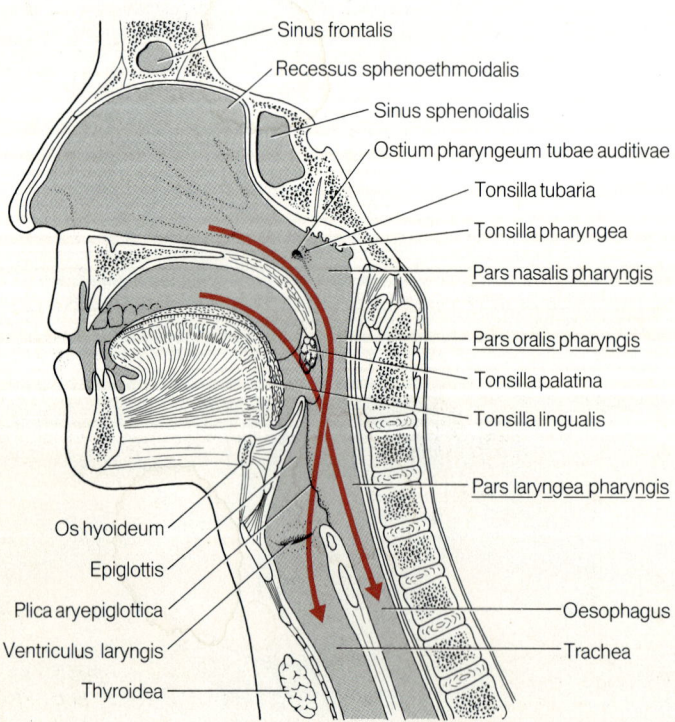

Sinus frontalis
Recessus sphenoethmoidalis
Sinus sphenoidalis
Ostium pharyngeum tubae auditivae
Tonsilla tubaria
Tonsilla pharyngea
Pars nasalis pharyngis
Pars oralis pharyngis
Tonsilla palatina
Tonsilla lingualis
Pars laryngea pharyngis

Os hyoideum
Epiglottis
Plica aryepiglottica
Ventriculus laryngis
Thyroidea

Oesophagus
Trachea

Abb. 11.43   Der Pharynx und seine topographischen Beziehungen. Rechte, ventrale Kopf-Halsregion, Blick auf einen medianen Sagittalschnitt. Die *roten Pfeile* markieren die Kreuzung von Luft- und Speisewegen. (In Anlehnung an Pernkopf)

Die Schleimhaut um die Tubenöffnung enthält lymphoretikuläres Bindegewebe, *Tonsilla tubaria*, das sich nach unten fortsetzt, „Seitenstrang".

Klinischer Hinweis. Bei Entzündung der Tonsilla tubaria und Schleimhautschwellung kann die Tubenöffnung verschlossen werden, so daß die Ventilation des Cavum tympani blockiert ist.

Pars oralis pharyngis. Die Pars oralis umfaßt den Teil des Pharynx, der den Isthmus faucium und den Zungengrund umgibt. Scharfe Grenzen gegenüber den beiden benachbarten Pharynxteilen bestehen nicht. Zwischen Oberrand des Kehldeckels und Unterrand des Zungengrundes liegt eine Grube, *Vallecula epiglottica*, die durch die *Plica glosso-epiglottica mediana* unterteilt und seitlich von der *Plica glosso-epiglottica lateralis* begrenzt wird.

Mikroskopische Anatomie. Die Schleimhaut der Pars oralis und Pars laryngea bedeckt mehrschichtiges unverhorntes Plattenepithel. Die Lamina propria weist reichlich lymphoretikuläres Gewebe auf, das zusammen mit den zu Tonsillen verdichteten Abschnitten den sogenannten *Waldeyer-Rachenring* bildet. In der Schleimhaut kommen zahlreiche muköse *Glandulae pharyngeales* vor.

Pars laryngea pharyngis. Die Pars laryngea pharyngis weist den *Aditus laryngis* auf, der vom oberen Rand des Kehldeckels, *Epiglottis*, von den *Plicae aryepigloticae* und der *Incisura interarytaenoidea* umfaßt wird. Kehlkopfeingang und Rückseite des Kehlkopfs wölben sich ins Pharynxlumen vor. Dadurch entstehen im Hypopharynx seitlich Schleimhauttaschen, *Recessus piriformes* (**Abb. 11.45**). Die ventrale Wand des Recessus piriformis läßt eine kleine Falte, die *Plica n. laryngei*, erkennen, die durch den R. internus des N. laryngeus superior (aus dem N. vagus, N. X) hervorgerufen wird.

Klinischer Hinweis. Fremdkörper, die in den Recessus piriformis geraten, können den sensiblen N. laryngeus superior reizen und damit heftige Würgereflexe auslösen.

Muskeln und Faszien. Die hintere Pharynxwand wird oben von der *Fascia pharyngobasilaris*, einem muskelfreien Abschnitt, im übrigen von Muskeln gebildet. Befestigt ist der Pharynx an der Schädelbasis. Auffällig ist an der Hinterwand des Pharynx die *Raphe pharyngis*, eine Bindegewebsnaht, an der die Schlundschnürer ansetzen und die sich ihrerseits am Tuberculum pharyngeum des Os occipitale befestigt.

Die Muskulatur des Pharynx (**Abb. 11.44**, **Tabelle 11.15**) besteht aus Skelettmuskulatur. Sie gliedert sich in:

- Schlundschnürer
  - M. constrictor pharyngis superior
  - M. constrictor pharyngis medius
  - M. constrictor pharyngis inferior
- Schlundheber
  - M. palatopharyngeus
  - M. stylopharyngeus

Schlundschnürer. Bei Kontraktion verengern die Muskeln dieser Gruppe den Schlund, heben und verkürzen ihn aber auch. Erklärlich wird dies dadurch, daß die Schlundschnürer als Ganzes halbringartig von vorne nach hinten verlaufen, jeder einzelne Konstriktor jedoch von vorne (Ursprung) nach hinten (Ansatz an der Raphe pharyngis) fächerförmig angeordnet ist und dadurch verschiedene Verlaufsrichtungen hat. Dadurch überlagern sich die Schlundschnürer dachziegelförmig. Die zur Raphe pharyngis aufwärtsstrebenden Fasern der unteren Schlundschnürer führen bei Kontraktion zu einer Verkürzung des Pharynx und beteiligen sich am Heben von Zungenbein und Kehlkopf.

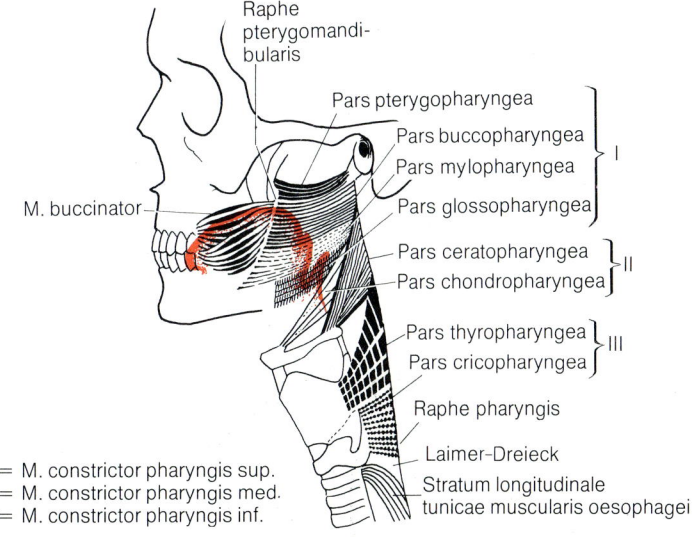

Raphe pterygomandibularis

Pars pterygopharyngea
Pars buccopharyngea   } I
Pars mylopharyngea
M. buccinator — Pars glossopharyngea

Pars ceratopharyngea } II
Pars chondropharyngea

Pars thyropharyngea } III
Pars cricopharyngea

Raphe pharyngis
Laimer-Dreieck
Stratum longitudinale tunicae muscularis oesophagei

I = M. constrictor pharyngis sup.
II = M. constrictor pharyngis med.
III = M. constrictor pharyngis inf.

Abb. 11.44 Schema der Schlundmuskulatur

Tabelle 11.15 Muskulatur des Pharynx

Muskel	Ursprung	Ansatz	Funktion	Nerv
Schlundschnürer				
M. constrictor pharyngis sup.				
Pars pterygopharyngea	Lamina med. proc. pterygoidei u. Hamulus pterygoideus	Raphe pharyngis	Verengung des Pharynx beim Schluckakt	N. IX
Pars buccopharyngea	Raphe pterygomandibularis	Raphe pharyngis		
Pars mylopharyngea	Linea mylohyoidea mandibulae	Raphe pharyngis		
Pars glossopharyngea	Radix linguae	Raphe pharyngis		
M. constrictor pharyngis med.				
Pars chondropharyngea	Cornu min. ossis hyoidei	Raphe phayngis	Verengung des Pharynx beim Schluckakt	Plexus pharyngealis (N. IX + X, Truncus sympathicus)
Pars ceratopharyngea	Cornu maj. ossis hyoidei	Raphe pharyngis		
M. constrictor pharyngis inf.				
Pars thyropharyngea	Seitenfläche der Cartilago thyroidea	Durchflechten sich gegenseitig	Verengung des Pharynx beim Schluckakt	N. X
Pars cricopharyngea	Cartilago cricoidea	Durchflechten sich gegenseitig		
Schlundheber				
M. palatopharyngeus	Aponeurosis palatina, Hamulus pterygoideus	Cartilago thyroidea, Raphe pharyngis	Heben des Pharynx	N. IX
M. stylopharyngeus	Proc. styloideus	Cartilago thyroidea, Tunica submucosa pharyngis	Heben des Pharynx	N. IX

Besondere Bedeutung kommt dem oberen Konstriktor beim Schlucken zu. Er wölbt bei Kontraktion die Schleimhaut gegen das Rachenlumen vor, so daß ein Ringwulst, *Passavant-Wulst*, entsteht, der dem Gaumensegel zum Verschluß des Nasenrachenraums als Widerlager dient.

Schlundheber. Diese Muskeln sind ausschließlich Verkürzer und Heber des Schlundes. Der M. palatopharyngeus ruft eine Schleimhautfalte, *Plica palatopharyngea*, hervor. Beide Schlundheber befestigen sich am Kehlkopf und wirken deswegen auch als Kehlkopfheber.

Gefäße und Nerven des Pharynx:

- **Arterien**. Die arterielle Versorgung des Pharynx erfolgt durch die *A. pharyngea ascendens*, dem einzigen medialen Ast der A. carotis externa, sowie durch *Rr. pharyngei* der Aa. thyroidea superior et inferior und der A. lingualis.
- **Venen**. Das venöse Blut fließt in den dorsal der Mm. constrictores pharyngis gelegenen *Plexus pharyngeus* ab.
- **Lymphbahnen**. Zwischen dem venösen Plexus pharyngeus liegen die regionalen Lymphknoten des Pharynx,

Nodi lymphatici retropharyngei, die die Lymphe in die *Nodi lymphatici cervicales profundi* weiterleiten.

- **Nerven.** Die Innervation erfolgt durch einen nervösen *Plexus pharyngeus*, der von Ästen des N. glossopharyngeus (N. IX), N. vagus (N. X), Truncus sympathicus und möglicherweise auch des N. facialis (N. VII) gebildet wird. Der Plexus enthält motorische, sensible, sekretorische und sympathische Fasern.

> **Beim Schluckakt wird der Luftweg im Pharynx kurzfristig verschlossen**

Im Pharynx überkreuzen sich Luft- und Speisewege (**Abb. 11.43**). Der Luftweg ist in der Regel offen, der Eingang in den Ösophagus dagegen verschlossen. Dies ändert sich beim Schluckakt.

Der Schluckakt vollzieht sich als ein kontinuierlicher Vorgang, der in zahlreiche Einzelteile zerlegt werden kann:

- **Heben des Gaumensegels**, dabei *Öffnen der Tuba auditiva*
- **Kontraktion der Pars pterygopharyngea des M. constrictor pharyngis superior**; hierdurch entsteht der *Passavant-Ringwulst*.
  - Beide Vorgänge zusammen führen dazu, daß das hintere Gaumensegel fest an den Passavant-Wulst gepreßt und dadurch die Pars nasalis pharyngis von den übrigen Pharynxabschnitten abgeschlossen wird.
- **Kontraktion der Mundbodenmuskulatur.** Dadurch wird der *Larynx angehoben* und nach vorne gezogen, so daß sich die Epiglottis über den Aditus laryngis, Kehlkopfeingang, legt. Damit ist der Kehlkopfeingang und der Zugang zu den unteren Luftwegen verschlossen.
- **Kontraktion der Mm. styloglossi und Mm. hyoglossi.** Dies führt die Zunge nach hinten und drückt die Speise von der Mundhöhle über die Pars oralis pharyngis in den Ösophagus.
- **Kontraktion der hinteren Pharynxmuskulatur.** Nun verstärkt sich der Druck auf die zu transportierende Speise, wobei sich durch Kontraktion des M. constrictor pharyngis inferior die Rachenwand verkürzt und über die Speise kranialwärts hinweggezogen wird. Hinter dem Isthmus faucium unterliegt der Weitertransport der Speise einer reflektorischen, nicht mehr dem Willen unterworfenen *Peristaltik*.

Hinweis. Verschlucken bedeutet, daß feste oder flüssige Bestandteile in den Larynx gelangt sind. Dies geschieht z.B. beim gleichzeitigen Atmen und Schlucken, besonders wenn gleichzeitig gelacht wird. In der Folge kommt es zum Husten oder Würgen.

> **Der Larynx dient der Stimmbildung und beteiligt sich am Verschluß der unteren Atemwege**

Lernziele

Entwicklung • Aufbau • Topographie • Binnenräume • Kehlkopfskelett • Gelenke • Bänder und Membranen • Muskulatur • Stellapparat • Spannapparat • Phonation • Gefäßversorgung • Innervation

Entwicklungsgeschichtlich entsteht der Kehlkopf aus 2 Anteilen, nämlich aus

- entodermal-epithelialen Anteilen, aus denen die Schleimhaut hervorgeht; dieser Anteil leitet sich aus der Anlage des Lungendivertikels ab, der sich an der Vorderseite des Kiemendarms bildet, und aus
- mesenchymalen Anteilen für Skelett, Muskeln, Gefäßen und Nerven des Kehlkopfs; sie stammen aus dem 4. und den folgenden Branchialbögen (S. 390, **Abb. 11.4**).

Makroskopisch besteht der Kehlkopf aus einem *Kehlkopfskelett*, dessen Einzelteile durch *Gelenke* miteinander verbunden sind und durch *Muskeln* gegeneinander bewegt werden können, sowie aus Bindegewebsstrukturen, die u.a. Grundlagen für die der Tonerzeugung dienenden Stimmlippen sind.

Topographie. Der Kehlkopf als Ganzes projiziert sich beim Erwachsenen bei üblicher Kopfhaltung mit dem Oberrand des Schildknorpels auf den *Oberrand des 5. Halswirbels*. Seine untere Grenze liegt vor dem *unteren Rand des 6. Halswirbels*. Beim Schlucken, Sprechen usw., aber auch bei Bewegungen der Halswirbelsäule verschiebt sich der Kehlkopf nach oben bzw. unten, maximal in jede Richtung bis zu 2 cm.

Hinweis. Beim Neugeborenen steht der Kehlkopf höher (Oberrand 2., Unterrand 4. Halswirbel), im Alter tiefer als in mittleren Lebensjahren.

Binnenraum des Kehlkopfs. Der Kehlkopf weist einen Binnenraum auf, der an 2 Stellen durch Schleimhautfalten, *Plicae vestibulares* und *Plicae vocales*, eingeengt ist. Dadurch ergibt sich eine Gliederung des Hohlraums des Kehlkopfs (**Abb. 11.45**) in:

- **Vestibulum laryngis**, das vom Kehlkopfeingang, *Aditus laryngis*, bis zu den paarigen *Plicae vestibulares*, Taschenbändern, „falschen Stimmbändern", reicht (Abstand 4–5 cm); die Plicae vestibulares werden von den Ligg. vestibulares getragen und fassen die *Rima vestibularis* zwischen sich.
- **Glottis**, die sich von den Taschenbändern bis zu den „wahren" Stimmbändern, *Plicae vocales*, erstreckt (**Abb. 11.46**), d.h. von der Rima vestibuli bis zur *Rima glottidis*, Stimmritze (Abstand 0,5 cm–1 cm). Die Glottis besitzt auf jeder Seite eine tiefe Bucht, *Ventriculus*

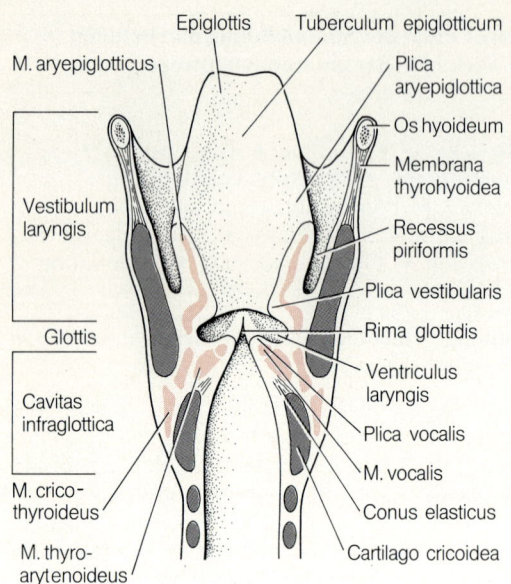

Abb. 11.45   Frontalschnitt durch den Kehlkopf. Blick von dorsal. (Nach Benninghoff 1954)

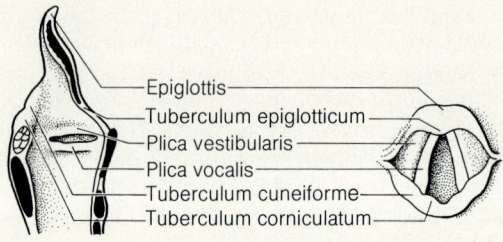

Abb. 11.46   Medianer Sagittalschnitt durch den Kehlkopf (*links*) zur Erläuterung des Bildes bei Einführen eines Kehlkopfspiegels (*rechts*)

---

laryngis, Morgagni-Tasche, von der aus sich ein Blindsack, *Sacculus laryngis*, hinter die Plica vestibularis nach aufwärts erstrecken kann (phylogenetisches Relikt der seitlichen Kehlsäcke mancher Primaten).

- **Cavitas infraglottica**, die sich unter der Rima glottidis bis zum Exitus laryngis ausdehnt.

Klinischer Hinweis. Eine ödematöse Schwellung der gefäßreichen Plica vestibularis bringt durch Ausbildung eines lebensbedrohlichen *Glottisödems* Erstickungsgefahr mit sich.

Mikroskopische Anatomie. Ausgekleidet sind die Binnenräume des Kehlkopfs mit mehrreihigem respiratorischem Flimmerepithel, das zu einer auf der Unterlage verschieblichen Schleimhaut mit überwiegend gemischten *Glandulae laryngeales* gehört.

Besonderheiten bestehen im Bereich des Kehldeckels und der Stimmfalten, Plicae vocales.

Der *Kehldeckel*, Epiglottis, ist lingual von mehrschichtigem, unverhorntem Plattenepithel bedeckt, das durch tiefe Zapfen im papillären Bindegewebe verankert ist. Laryngeal liegt dagegen ein mehrschichtiges Flimmerepithel vor, das in mehrreihiges respiratorisches Epithel übergeht. Im Bereich der *Stimmbänder*, Plicae vocales, ist die Schleimhaut unverschieblich mit der Unterlage verwachsen und zeigt ein mehrschichtges, stellenweise verhorntes Plattenepithel.

Das Kehlkopfskelett besteht aus Cartilago thyroidea, Cartilago cricoidea, Cartilagines arytenoideae und Cartilago epiglottica

Die größeren Kehlkopfknorpel (Cartilago thyroidea, Cartilago cricoidea, Cartilagines arytenoideae) bestehen aus hyalinem Knorpel. Im Alter haben diese die Tendenz Kalk einzulagern. Die Epiglottis und die kleinen Knorpel (Cartilaga cuneiformis, Cartilago corniculata) sind dagegen aus *elastischem Knorpel* aufgebaut.

Cartilago thyroidea (**Abb. 11.47**). Der Schildknorpel setzt sich aus 2 großen Platten zusammen, die winkelig in der Medianebene verbunden sind. Zwischen beiden Platten besteht kranial ein tiefer Einschnitt, *Incisura thyroidea superior*, der bis zu dem am weitesten vorspringenden Teil des Kehlkopfs, der *Prominentia laryngis*, Adamsapfel, reicht. Unten besteht nur eine kleine Einkerbung, *Incisura thyroidea inferior*. Der dorsale Rand beider Platten läßt je ein oberes und ein unteres Horn, *Cornu superius* zur Befestigung des Lig. thyrohyoideum laterale und *Cornu inferius*, erkennen.

Cartilago cricoidea. Der Ringknorpel hat Siegelringform. Die dorsale „Siegelplatte“, *Lamina cartilaginis cricoideae*, liegt in der dorsalen Öffnung des Schildknorpels. Der Bogen, *Arcus cartilaginis cricoideae*, befindet sich unter der Schildplatte der Cartilago thyroidea. Am Übergang von Lamina in Arcus cartilaginis cricoideae liegt beiderseits eine Gelenkpfanne, *Facies articularis thyroidea*, für die Artikulation mit dem Cornu inferius des Schildknorpels aus. Am seitlichen Rand der Lamina cartilaginis cricoideae findet sich ebenfalls auf beiden Seiten eine Gelenkfläche für die Artikulation mit der Basis der beiden Stellknorpel, *Facies articulares arytenoideae*.

Cartilagines arytenoideae. Die beiden Stell- oder Giesbeckenknorpel reiten und bewegen sich auf dem Oberrand des Ringknorpels, Lamina cartilaginis cricoideae. Ihre Form ähnelt einer dreikantigen Pyramide. Die mediane, plane Fläche steht sagittal. Die vordere Fläche zeigt 2 kleine Gruben, die obere *Fovea triangularis* und die untere *Fovea oblonga* (Ansatz des M. thyro-

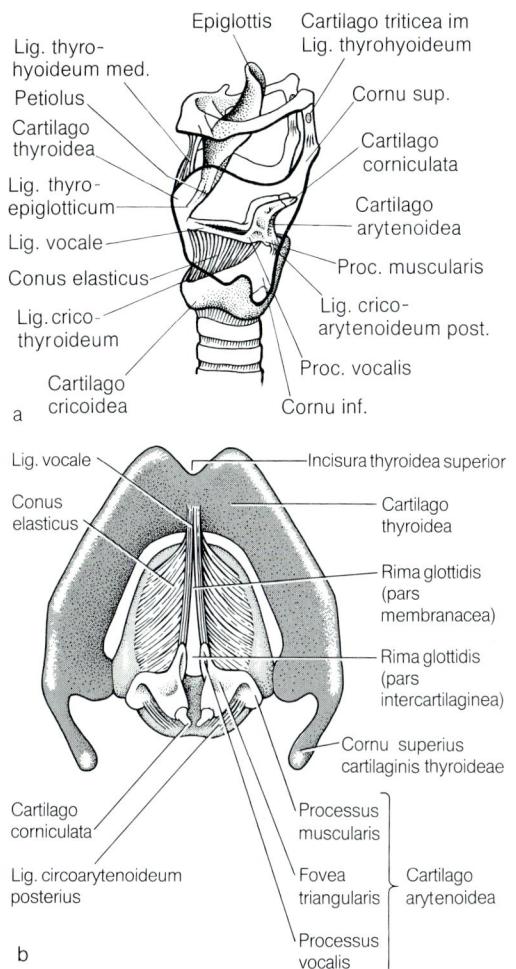

Abb. 11.47 a, b Kehlkopfskelett mit Zungenbein und Bandapparat. **a** Die Cartilago thyroidea ist *transparent* gezeichnet. (Nach Benninghoff, 1979) **b** Ligamentum vocale und Conus elasticus von oben. (Nach Sinelnikor 1979)

arytenoideus). Die mediane Fläche bildet mit ihrer unteren Kante den *Processus vocalis*, an dem das Ligamentum vocale, Stimmband, ansetzt. Nach lateral ragt von der Basis der *Processus muscularis* vor (Ansatz des M. cricoarytenoideus lateralis und M. cricoarytenoideus posterior). Die am weitesten kranial gelegene Spitze, *Apex cartilaginis arytenoideae*, ist leicht nach dorsal umgebogen. Hier sitzt die *Cartilago corniculata* auf.

Epiglottis. Der Kehldeckel besteht aus elatischem Knorpel und hat die Form eines Tischtennisschlägers, dessen „Stiel", *Petiolus*, nach unten gerichtet ist. Die Epiglottis hat keine gelenkigen Verbindungen, der Petiolus ist aber durch das *Lig. thyroepiglotticum* am Schildknorpel befestigt. An der rückwärtigen Schleimhaut des Kehldeckels ist beim Spiegeln des Kehlkopfes über dem

Petiolus ein Höckerchen, *Tuberculum epiglotticum*, sichtbar.

Kleinere Knorpel. Weitere sehr kleine Knorpel sind die *Cartilagines cuneiformia* (in den Plicae aryepiglottica, inkonstant) und die *Cartilagines triticeae*, beiderseits im Lig. thyrohyoideum.

Der Kehlkopf besitzt 2 einachsige Gelenke

Es handelt sich um :

- Articulatio cricothyroidea
- Articulatio cricoarytenoidea

Die Achsen dieser beiden Gelenke stehen senkrecht aufeinander.

Articulatio cricothyroidea. Dieses Gelenk befindet sich zwischen der Innenseite jedes *Cornu inferius* der Cartilago thyroidea und der jeweilig korrespondierenden *Facies articularis thyroidea* der Cartilago cricoidea. Die durch beide Gelenkflächen ziehende Achse steht horizontal transversal (frontal). In dem Gelenk kann die Cartilago thyroidea gegen die Einheit der Cartilago cricoidea und Cartilagines arytenoideae gekippt werden.

Die Betätigung des Gelenkes führt zu einer *Anspannung bzw. Erschlaffung des Lig. vocale*.

Articulatio cricoarytenoidea. Sie besteht zwischen der *Facies articularis cricoidea* beider Aryknorpel und den beiden *Facies articulares arytenoideae* der Lamina cartilaginis cricoideae.

Es handelt sich um ein *Drehgelenk*, dessen Achse vertikal durch die Gelenkfläche zieht. An dem Gelenk sind auch *Schiebebewegungen* möglich, bei denen sich die beiden Aryknorpel aufeinander zu bewegen oder voneinander wegrücken.

Die Betätigung des Gelenkes ermöglicht eine *Erweiterung bzw. Verengerung der Stimmritze*.

Der Bindegewebeapparat des Kehlkopfs läßt innere Kehlkopfbänder und äußere Kehlkopfbänder unterscheiden

Innere Kehlkopfbänder und Membranen. Die Tela submucosa der Kehlkopfschleimhaut (s. unten) enthält zahlreiche elastische Fasern, die in ihrer Gesamtheit die *Membrana fibroelastica laryngis* bilden. Eine Untergliederung ist möglich in

- **Conus elasticus** (Abb. 11.47), der an der Innenseite des Ringknorpels beginnt, sich dann als
  - **Lig. cricothyroideum** zwischen Arcus cartilaginis cricoideae und unterer Kante des Schildknorpels ausspannt und sich dann nach oben konisch derart verengt, daß ein sagittal stehender Schlitz übrigbleibt. Die freien Ränder des Schlitzes bilden die

- **Ligg. vocalia** (**Abb. 11.47 b**), die sich zwischen den Processus vocales der Aryknorpel und der Innenfläche der Cartilago thyroidea ausspannen. Die Ligg. vocalia begrenzen zusammen mit dem M. vocalis und der bedeckenden Schleimhaut die Stimmritze und beteiligen sich an der Tonerzeugung.
- **Membrana quadrangularis**, den oberen Teil der Membrana fibroelastica laryngis (im Bereich des Vestibulum laryngis). Die Verstärkung der Membran am unteren Rand bildet das
  - **Lig. vestibulare**, Taschenband, in der Plica vestibularis.

Äußere Kehlkopfbänder. Die äußeren Kehlkopfbänder dienen der Befestigung des Kehlkopfs am Zungenbein bzw. am oberen Trachealknorpel.

- **Membrana thyrohyoidea**. Es handelt sich um ein flächenhaftes Band, das den oberen Rand der Cartilago thyroidea in seiner ganzen Ausdehnung mit dem Zungenbein verbindet. Es zeigt Verstärkungen in der Mitte, *Lig. thyrohyoideum mediale*, und an den freien lateralen Rändern, *Ligg. thyrohyoidea lateralia*. Oft ist in der seitlichen Verstärkung die Cartilago triticea eingelagert (s. oben).
  Mit der Membrana thyrohyoidea ist der Kehlkopf am Zungenbein aufgehängt. Sie überträgt alle Verschiebungen des Zungenbeins auf den Larynx, z. B. beim Schlucken (S. 451).
  Die Membrana thyrohyoidea besitzt auf jeder Seite eine Öffnung für die A. und V. laryngea superior und den R. internus des N. laryngeus superior (aus dem N. vagus, N. X).
- **Lig. cricopharyngeum**. Es handelt sich um Faserzüge auf der Rückseite der Cartilago cricoidea, die bis zur Cartilago corniculata aufsteigt.

Muskulatur des Kehlkopfs

Die Muskeln des Kehlkopfs bestehen aus Skelettmuskulatur.
Zu unterscheiden sind:

- **Muskeln, die den Kehlkopf als Ganzes bewegen**; sie befestigen sich am Kehlkopf (infrahyale Muskeln, S. 446, M. constrictor pharyngis inferior, S. 449) oder wirken unter Vermittlung des Zungenbeins (suprahyale Muskeln, **Tabelle 11.11**, S. 436)
- **Kehlkopfmuskeln im engeren Sinne**:
  - äußerer Kehlkopfmuskel (M. cricothyroideus)
  - innere Kehlkopfmuskeln

Die Kehlkopfmuskeln im engeren Sinne dienen den Bewegungen der Kehlkopfknorpel gegeneinander und beeinflussen Spannung und Stellung der Stimmbänder. Einzelheiten **Tabelle 11.16**.

Funktionell lassen sich die Bestandteile des Kehlkopfs in Stellapparat und Spannapparat gliedern

Funktionell kommt es beim Kehlkopf auf das Öffnen und Schließen der Stimmritze sowie das Einstellen der Stimmlippenspannung an (**Abb. 11.48**).
Stellapparat. Der Stellapparat umfaßt:

- passive Anteile: *Conus elasticus* einschließlich *Ligg. vocalia* als verstärkter oberer Rand, beidseitig *Lig. cricoarytenoideum*
- aktive Anteile:
  - *M. cricoarytenoideus posterior*, „*Posticus*" der Kliniker, dem einzigen Öffner der Stimmritze; er bewirkt Respirationsbewegungen

Klinischer Hinweis. Zur ein- oder beidseitigen, vollständigen oder teilweisen, *Rekurrensparese*, Lähmung des M. cricoarytenoideus posterior, kommt es bei Schädigung des N. laryngeus inferior, z. B. Druckschädigung bei Kropf oder als Operationsfolge. Dadurch werden Atmung und Stimmbildung beeinträchtigt (Heiserkeit).

  - *M. cricoarytenoideus lateralis, M. thyroarytenoideus, M. arytenoideus transversus* und *obliquus* als Schließer, die beiden letzten auch für die Pars intercartilaginea (s. unten). Die Muskeln insgesamt bewirken Phonationsbewegungen.

Spannapparat. Wichtigste Bestandteile sind:

- *M. cricothyroideus*, der den Ringknorpel gegen den durch die vorderen Halsmuskeln festgestellten Schildknorpel bewegt
- *M. vocalis*, der die Dicke der Stimmlippe und deren Spannung bestimmt, die für die jeweilige Tonerzeugung erforderlich ist

Weiter ist unter funktionellem Gesichtspunkt zu berücksichtigen, daß sich die *Rima glottidis* gliedert in

- *Pars intermembranacea*, vorderer Anteil der Stimmritze zwischen Ligg. vocalia, auch als Rima phonetica bezeichnet, und
- *Pars intercartilaginea*, hinterer Anteil zwischen beiden Processus vocales der Aryknorpel, *Rima respiratoria*.

Phonation. Bei der Tonerzeugung (nicht Bildung von Sprachlauten) kommt es zu Schwingungen der Stimmlippen als Ganzes. Eingeleitet wird die Phonation dadurch, daß nach vorangehender Inspiration die Stimmritze verschlossen und dann der Verschluß durch Exspiration gesprengt wird. Die Tonerzeugung selbst beginnt, sobald die Stimmlippen in Schwingung geraten. Ändert sich die Spannung des Stimmbandes – und zwar dadurch, daß sich die Innervation der Mm. vocales und Mm. cricothyroidei ändert – ändert sich auch die Schwingungszahl (Tonhöhe).

Tabelle 11.16. Muskeln der Larynx. Die *Innervation* des äußeren Kehlkopfmuskels erfolgt durch den Ramus externus n. laryngei sup. (aus N. X). Die aller inneren Kehlkopfmuskeln durch den N. larnygeus inf. (aus N. X)

Muskel	Ursprung (U) Ansatz (A)	Funktion	Wirkung auf Stimmritze	Wirkung auf Stimmbänder
Äußere Kehlkopfmuskeln				
M. cricothyro-ideus	*U:* Arcus cartilaginis cricoideae *A:* Lamina cartilaginis thyroideae	Kippt Lamina cartilaginis cricoideae nach hinten	–	Anspannung
M. thyrohyo-ideus	*U:* Linea obliqua der Cartilago thyroidea *A:* Corpus ossis hyoidei	Gegenspieler des M. cricothyroideus. Innerv. C2	–	Entspannung
Innere Kehlkopfmuskeln				
M. cricoaryteno-ideus post. („Posticus")	*U:* Lamina cartilaginis cricoideae *A:* Proc. muscularis cartilaginis arytenoideae	Zieht Proc. muscularis nach dorsal und damit Proc. vocalis nach lateral	Erweiterung	Anspannung
M. cricoaryteno-ideus lat.	*U:* Arcus cartilaginis cricoideae *A:* Proc. muscularis cartilaginis arytenoideae	Zieht Proc. muscularis nach ventral und kaudal	Verschluß der Pars intermembranacea, Erweiterung der Pars intercartilaginea = Phonationsmuskel	Entspannung
M. thyroaryte-noideus	*U:* Innenfläche der Cartilago thyroidea *A:* Fovea oblonga der Cartilago arytenoidea	Gegenspieler des „Posticus"	Verschluß der Pars intermembranacea	Anspannung
M. vocalis	*U:* Innenfläche der Cartilago thyroidea *A:* Proc. vocalis der Cartilago arytenoidea	Nähert Cart. thyroidea dem Proc. vocalis des Aryknorpels	Vollständiger Verschluß	Feinregulation der Spannung, isometrische Kontraktion
M. arytenoideus transversus	*U:* Proc. muscularis der Cartilago arytenoidea einer Seite *A:* Proc. muscularis der Cartilago arytenoidea der anderen Seite	Bringt beide Aryknorpel aneinander	Verschluß der Pars intercartilaginea	Anspannung
M. arytenoideus obliquus	*U:* Proc. muscularis der Cartilago arytenoidea einer Seite *A:* Apex der Cartilago arytenoidea der anderen Seite	Kippt Aryknorpel, so daß sie auf die abfallende Kante der Lamina cricoidea gelangen	Verschluß der Pars intercartilaginea	Anspannung
M. aryepiglotti-cus	*U:* Apex der Cartilago arytenoidea *A:* Seitenrand der Epiglottis	Verengt Aditus laryngis und zieht Epiglottis nach dorsal	–	–
M. thyroepiglot-ticus	*U:* Innenseite der Cartilago thyroidea *A:* Seitenrand der Epiglottis	Erweitert den Aditus laryngis und zieht Epiglottis nach ventral	–	–

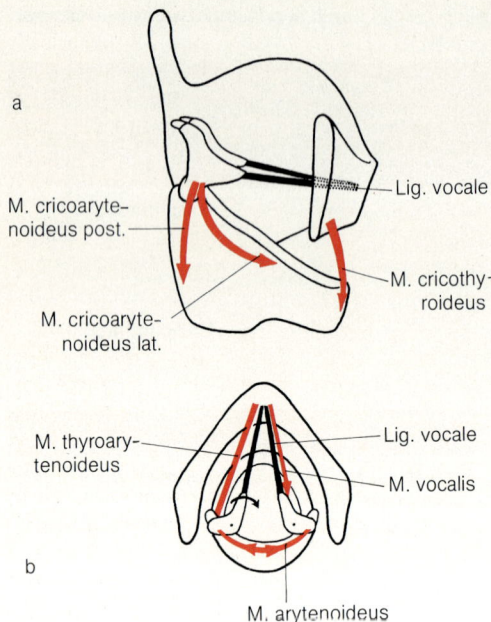

a

M. cricoaryte-
noideus post.

Lig. vocale

M. cricothy-
roideus

M. cricoaryte-
noideus lat.

M. thyroary-
tenoideus

Lig. vocale

M. vocalis

b

M. arytenoideus

Abb. 11.48 a, b   Schema über die Wirkungsrichtung *(Pfeile)* der Kehlkopfmuskeln. **a** Blick von rechts, die Cartilago thyroidea ist teilweise entfernt. **b** Blick von oben auf das Kehlkopf-skelett

Atmung. Bei ruhiger Atmung ist nur die Pars intercartilaginea geöffnet; bei Forcierung der Atmung öffnen sich auch die vorderen Teile. Beim Husten erfolgt die Öffnung explosionsartig.

Schutz der Atmungsorgane. Beim Eindringen reizender Gase, kleiner Partikel, Flüssigkeiten oder fester Bestandteile in den Kehlkopf kommt es zu einem reflektorischen Glottisverschluß. Es folgt häufig reflektorisches Husten.

Arterien. Die arterielle Versorgung des Larynx erfolgt durch die *A. laryngea superior* (aus der A. thyroidea superior) und der *A. laryngea inferior* (aus der A. thyroidea inferior). Die obere Arterie durchbohrt in Begleitung des R. internus des N. laryngeus superior die Membrana thyrohyoidea. Die A. thyroidea inferior zieht dorsal der Trachea aufwärts und erreicht den Larynx, nachdem sie den M. constrictor pharyngis inferior durchbrochen hat. Beide Arterien anastomosieren untereinander.

Venen. Die *V. laryngea superior* leitet das Blut des kranialen Larynxanteiles in die V. thyroidea superior ab. Das Blut der *V. laryngea inferior* ergießt sich in den Plexus thyroideus impar.

Lymphgefäße. Die Lymphe der oberen Larynxabschnitte wird in die *Nodi lymphatici cervicales profundi*, die der unteren Abschnitte in die *Nodi lymphatici tracheales* drainiert.

Motorische Innervation. Der einzige „äußere" Kehlkopfmuskel, M. cricothyroideus, wird vom *R. externus* des *N. laryngealis superior*, alle übrigen, „innere" Kehlkopfmuskeln, werden vom *N. laryngealis inferior* aus dem N. laryngealis recurrens innerviert. Beide Nn. laryngeales sind Äste des N. vagus (N. X) und führen neben motorischen auch sensible und sekretorische Fasern.

Sensible Innervation. Sensibel wird der Larynx bis zur Stimmritze vom *N. laryngealis superior*, unterhalb der Stimmritze vom *N. laryngealis inferior* innerviert. Die sekretorischen Fasern ziehen zu den Glandulae laryngeales.

Die Glandula thyroidea ist eine vor der Trachea gelegene endokrine Drüse

Gliederung • Kapseln • Nachbarschaftsbeziehungen • Schilddrüsenfollikel • C–Zellen • Histophysiologie • Gefäßversorgung • Innervation

Die Gl. thyroidea, Schilddrüse, produziert die Hormone *Thyroxin*, *Trijodthyronin* und *Kalzitonin*. Thyroxin und Trijodthyronin wirken bei der Regulierung von Stoffwechselprozessen mit; u. a. steigern sie bei stoffwechselaktiven Organen O_2-Aufnahme und O_2-Verbrauch – meßbar am Grundumsatz – und die Erregbarkeit des vegetativen Nervensystems. Kalzitonin hemmt die Kalziumfreisetzung aus Knochen und senkt dadurch die Kalziumkonzentration des Blutplasmas.

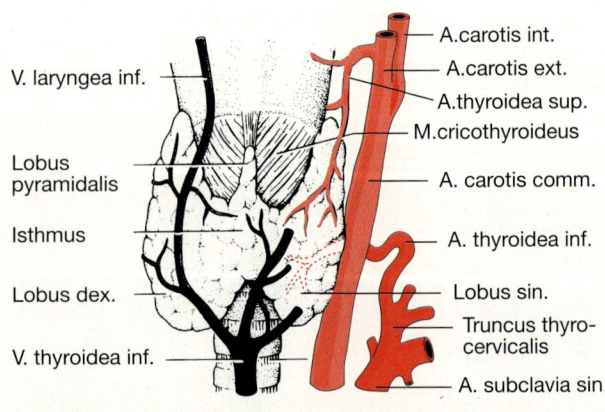

V. laryngea inf.

Lobus
pyramidalis

Isthmus

Lobus dex.

V. thyroidea inf.

A. carotis int.

A. carotis ext.

A. thyroidea sup.

M. cricothyroideus

A. carotis comm.

A. thyroidea inf.

Lobus sin.

Truncus thyrocervicalis

A. subclavia sin.

Abb. 11.49   Schilddrüse mit Blutgefäßen von vorne: *rechts* Arterien, *links* Venen

Wenn Sie sich jetzt über die Entwicklung der Schilddrüse informieren wollen, lesen Sie S. 395.

Makroskopie. Die Glandula thyroidea hat U-Form (**Abb. 11.49**). Sie besteht aus *Lobus dexter* und *sinister* sowie einem verbindenden *Isthmus*. Nicht selten ist ein *Lobus pyramidalis* vorhanden (S. 395). Ihr Isthmus bedeckt den 2.–4. Trachealknorpel. Die beiden Seitenlappen legen sich der Cartilago cricoidea und Cartilago thyroidea an. Die Schilddrüse wiegt 25–30 g. Umgeben wird die Schilddrüse von 2 *Bindegewebskapseln*:

- Die **innere Kapsel** ist äußerst zart und eng mit dem Bindegewebe im Drüseninneren verbunden; dadurch ist diese Kapsel fest mit der Drüse verwachsen.
- Die **äußere Kapsel** liegt der Lamina praetrachealis fasciae cervicalis an und steht vorn mit infrahyalen Muskeln und deren Faszien, dorsolateral mit der Gefäß-Nervenscheide und hinten mit der Trachea in Verbindung. Dadurch grenzt die A. carotis communis eng an die Schilddrüse. Außerdem steht der hintere mediale, kaudale Anteil der Drüse in Beziehung zum *N. laryngealis recurrens*.
- **Zwischen den Kapseln** befindet sich lockeres Bindegewebe und Verzweigungen zu- und abführender Blutgefäße sowie dorsal die Epithelkörperchen (s. unten).

Klinische Hinweise. Bei Vergrößerung der Schilddrüse, *Kropf, Struma,* dehnt sich das Drüsenparenchym wegen der engen Faszienräume vorwiegend nach kaudal aus, *Senkkropf,* und kann die Trachea einengen, *Säbelscheidentrachea.* Eine Struma kann ferner den N. laryngealis recurrens schädigen, so daß es zur Heiserkeit kommt, im Extremfall zur *Stimmbandlähmung.*

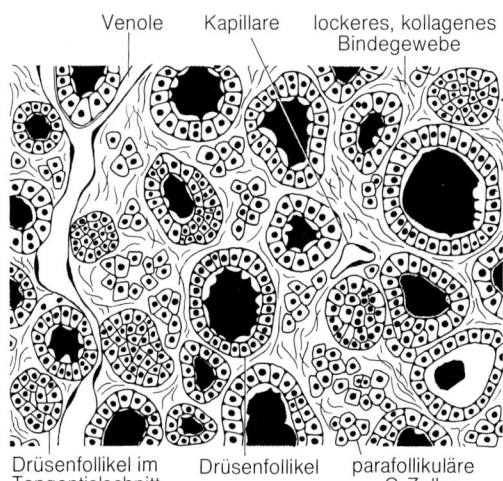

Venole   Kapillare   lockeres, kollagenes
                       Bindegewebe

Drüsenfollikel im   Drüsenfollikel   parafollikuläre
Tangentialschnitt   C-Zellen

Abb. 11.50 Histologischer Schnitt durch die Gl. thyroidea des Hundes. Beim Menschen liegen die C-Zellen auch innerhalb des Follikelepithels, erreichen jedoch nicht das Follikellumen

Mikroskopische Anatomie (**Abb. 11.50, 11.51**). Charakteristisch für den Feinbau der Schilddrüse sind rundliche oder langgestreckte **Schilddrüsenfollikel**, die erhebliche Größenunterschiede aufweisen (Durchmesser bis zu 0,9 mm). Sie werden von einem einschichtigen, in Abhängigkeit von der Funktion unterschiedlich hohem Epithel begrenzt (s. unten) und enthalten ein homogenes, bald eosinophiles, bald basophiles Kolloid.

Follikelepithelzellen. Sie zeigen elektronenmikroskopisch alle Charakteristika von Zellen, die synthetisieren, reabsorbieren und Protein abbauen können. Es wird angenommen, daß bei der den Bedarf des Körpers deckenden Hormonproduktion das Epithel niedrig ist; bei Steigerung der Schilddrüsenaktivität wird das Epithel höher.

Kolloid. Es besteht chemisch hauptsächlich aus hochmolekularem Glykoprotein, *Thyroglobulin,* an das die Hormone *Thyroxin* und *Trijodthyronin* in inaktiver Form gebunden sind. Die Schilddrüse kann dadurch in großer Menge Hormon extrazellulär speichern (Stapel- oder Speicherdrüse).

C-Zellen. Zwischen den Follikelepithelzellen und interfollikulär kommen vereinzelt oder Haufen von hellen parafollikulären *C-Zellen,* „clear cells", vor. Diese Zellen produzieren *Kalzitonin.* Selektiv können sie durch Silberimprägnation dargestellt werden. Die C-Zellen gehören zu den APUD-Zellen (S. 49) und sind aus dem Ultimobranchialkörper in die Schilddrüse eingewandert.

Das Bindegewebe der Schilddrüse ist sehr gefäßreich und führt Nerven. Die Kapillaren haben ein gefenstertes Endothel.

Histophysiologie der Schilddrüsenfollikel. Synthese, Hormonspeicherung und Hormonbildung spielen sich vermutlich wie folgt ab:

- **Sekretionsphase** (**Abb. 11.51**). In den prismatischen Follikelepithelzellen wird auf dem für die Glyko-Proteinsynthese üblichen Weg Thyroglobulin im RER und Golgi-Apparat synthetisiert und durch Sekretgranula ins Follikellumen abgegeben.
- **Jodierung.** Parallel wird von den Follikelepithelzellen aus dem Blut Jodid aufgenommen und durch eine Peroxidase zu J_2 oxidiert. J_2 wird zur extrazellulären Jodierung von Tyrosinresten des Thyroglobulin verwendet, vermutlich an der apikalen Zellmembran der Follikelepithelzellen. Durch weitere Umsetzungen kommt es auch zur Bildung von Thyroxin und Trijodthyronin, die an Thyroglobulin gebunden in der Follikelhöhle gespeichert werden.
- **Speicherphase.** Das Epithel flacht in der Regel ab. Durch Wasserresorption findet eine Eindickung des Sekrets statt.
- **Resorptionsphase** (**Abb. 11.51**). Durch Endozytose erfolgt – offenbar gesteuert durch das Hypophysenvorderlappenhormon Thyrotropin – Reabsorption des Hormon-Thyroglobulinkomplexes durch die Follikel-

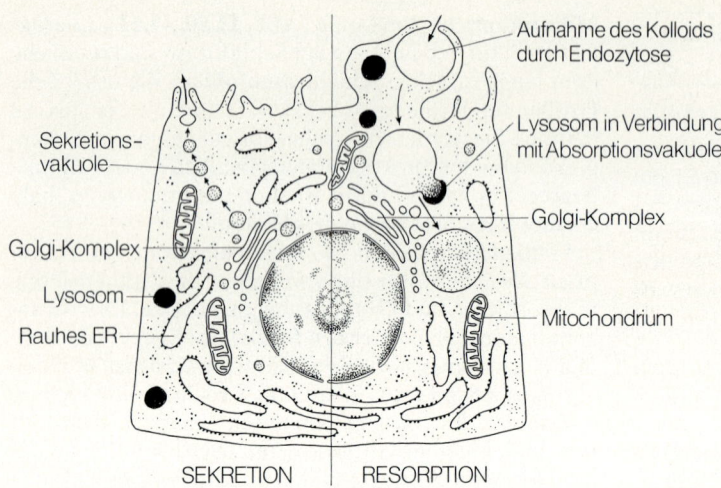

Aufnahme des Kolloids
durch Endozytose

Lysosom in Verbindung
mit Absorptionsvakuole

Sekretions-
vakuole

Golgi-Komplex

Golgi-Komplex

Lysosom

Mitochondrium

Rauhes ER

SEKRETION   RESORPTION

Abb. 11.51   Drüsenzelle der Gl. thyroidea. *Links* Sekretionsphase. *Rechts* Resorptionsphase. *Sekretion*: Das im rauhen ER gebildete Hormon erfährt im Golgi-Komplex seine Endsynthese und Kopplung an Globulin. Mittels Sekretvakuolen wird der Hormonkomplex ins Follikellumen ausgeschleust. *Resorption*: Unter TSH-Stimulation erfolgt die Wiederaufnahme des Kolloids über Pinozytose. Lysosomale Enzyme sind an der Verarbeitung für die Ausschleusung des Hormons in die Blutbahn beteiligt. (Nach Bloom u. Fawcett 1975)

epithelzellen. Nach Fusion der endozytotischen Bläschen mit Lysosomen werden Thyroxin und Trijodthyronin proteolytisch vom Thyroglobulin abgespalten, durch die basale Plasmamembran ausgeschieden und in postkapilläre Venolen abgegeben.

Regulation. Sie erfolgt durch enges Zusammenwirken von Schilddrüse, Hypothalamus und Adenohypophyse (**Tabelle 17.4**). In diesem Regelkreis wirken die Schilddrüsenhormone hemmend auf die zentralen Steuerorgane, deren Hormone dagegen die Schilddrüsentätigkeit fördern. Ferner wirken die Geschlechtshormone über das Hypothalamus-Hypophysensystem auf die Schilddrüse ein und nervöse Reize können die Schilddrüsenfunktion direkt beeinflussen.

Klinische Hinweise. Eine **Überfunktion** der Gl. thyroidea findet man beim Morbus Basedow, der durch die *Merseburger Trias* (Struma, Exophthalmus, Tachykardie) gekennzeichnet ist. – Eine *angeborene* **Unterfunktion** der Schilddrüse kann den Kretin (*hypothyreoter Zwergwuchs*) bedingen. – Die teigige Schwellung der Haut (*Myxödem*) bei geistiger und körperlicher Trägheit ist für die Unterfunktion der Gl. thyroidea im *Erwachsenenalter* charakteristisch.

Arterien (**Abb. 11.49**). Die reiche Blutversorgung der Gl. thyroidea erfolgt durch die *A. thyroidea superior*, aus der *A. carotis externa*, und die *A. thyroidea inferior*, aus dem *Truncus thyrocervicalis*. Zu 10 % besteht eine unpaare *A. thyroidea ima*, die entweder direkt aus der Aorta, oder aus dem *Truncus brachiocephalicus* entspringt.

Venen. Das venöse Blut fließt über die *V. thyroidea superior* und *Vv. thyroideae mediae* in die *V. jugularis interna* sowie über den *Plexus thyroideus impar* und die *V. thyroidea inferior* in die *V. brachiocephalica sinistra* ab.

Lymphbahnen. *Regionale* Lymphknoten sind die *Nodi lymphatici thyroideae*, *überregionale* die *Nodi lymphatici cervicales profundi*.

Nerven. Die Innervation erfolgt *parasympathisch und sensibel* über Zweige des *N. laryngealis superior* und *N. laryngealis inferior* (Äste des N. vagus, N. X), *sympathisch* über den Plexus der eintretenden Gefäße.

> **Die Glandulae parathyroideae sind endokrine Drüsen an der Rückseite der Schilddrüse**

> **Lernziele**   Lage • Größe • Anzahl • Gefäßversorgung • Hauptzellen • Oxyphile Zellen • Histophysiologie

Die Glandulae parathyroideae (Nebenschilddrüsen, Epithelkörperchen) bilden das Hormon *Parathyrin* (Parathormon), das bei der Kontrolle des Kalzium- und Phosphatspiegels mitwirkt.

In der Regel handelt es sich bei den beiden Nebenschilddrüsen um 4 etwa linsengroße Organe zwischen den Bindegewebskapseln auf der dorsalen Seite der Schilddrüse.Ihre Lage ist variabel, jedoch liegen häufig die

- Gll. parathyroideae superiores in Höhe des Unterrandes der Cartilago cricoidea, die
- Gll. parathyroideae inferiores in Höhe des 3.–4. Trachealknorpels.

Die **Gefäßversorgung** der Nebenschilddrüsen erfolgt in der Regel durch Äste der A. thyroidea inferior.

Entwicklungsgeschichtlich entstammt das Epithel der oberen Epithelkörperchen der dorsalen 4. Schlundtaschenwand, das der unteren der dorsalen Wand der 3. Schlundtasche (S. 396). Da auch der Thymus aus dem Epithel der gleichen Schlundtasche entsteht, finden sich nicht selten versprengte Nebenschilddrüsen im Thymus.

Mikroskopische Anatomie. Die von einer lockeren Bindegewebskapsel umgebenen Drüsenkörper bestehen aus Epithelsträngen, die durch anastomosierende Kapillarschlingen getrennt sind.

Unterscheiden lassen sich 2 Zelltypen:

- Hauptzellen
- oxyphile Zellen

Hauptzellen. Die Hauptzellen enthalten basophile Granula, die häufig in der Zellperipherie angereichert sind. Die Hauptzellen gelten als *Bildner des Parathyrins*. Je nach Funktionszustand erscheinen die Hauptzellen im histologischen Präparat dunkel (aktiv) oder hell (glykogenreich, weniger aktiv).

Oxyphile Zellen. Die oxyphilen Zellen sind weniger zahlreich als die granulierten Hauptzellen. Sie enthalten nur wenig Glykogen, sind aber oft mit Mitochondrien prall gefüllt (daher hohe Aktivität oxydativer Enzyme). Ihre Funktion ist bisher unbekannt. – Im Alter nimmt die Zahl der oxyphilen Zellen zu. Degenerierende oxyphile Zellen gehören zu den *Onkozyten*.

Hinweis. Onkozyten sind etwas aufgeschwollene eosinophile Zellen unbekannter Funktion in exokrinen und endokrinen Drüsen.

Selten kommen in der Glandula parathyroidea *kolloidhaltige Follikel* vor. Beginnend im mittleren Lebensalter treten im Drüsengewebe vermehrt Fettzellen auf.

Histophysiologie. Parathyrin aktiviert die Osteoblasten und mobilisiert dadurch Kalzium und Phosphat aus dem Knochen, steigert die Kalziumresorption im Dünndarm in Gegenwart von Vitamin D und die Kalziumreabsorption in der Niere. Insgesamt wird durch Parathyrin der Kalziumspiegel im Blutplasma erhöht, die Phosphat-Ionenkonzentration durch Stimulierung der Phosphatausscheidung in der Niere erniedrigt.

Antagonist des Parathyrins ist hinsichtlich des Blutkalziumspiegels das Calcitonin der Schilddrüse (s. oben).

Klinische Hinweise. Eine **Hypofunktion** der Epithelkörperchen führt durch Absinken des Kalziumspiegels im Blut zu einer Übererregbarkeit des Nervensystems bis zur *Tetanie*. – Bei **Hyperfunktion** finden sich *Knochenerweichungsherde* durch vermehrte Mobilisation des Kalziums aus dem Knochen sowie *Kalkabscheidungen im Nierenparenchym*.

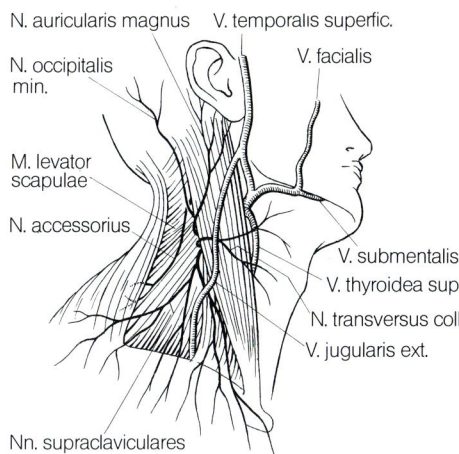

Abb. 11.52 Oberflächliche Halsnerven und oberflächliche Halsvenen. Die sensiblen Halsnerven treten am Punctum nervosum (Erb-Punkt) in der Mitte des Hinterrandes des M. sternocleidomastoideus aus der tiefen Muskelschicht hervor. Die oberflächlichen Halsvenen liegen auf der Lamina superficialis fasciae cervicalis

11.3.4 Topographie des Halses

Lernziele

Subkutane Halsvenen • Hautnerven • Trigonum submandibulare • Trigonum submentale • Trigonum caroticum • Regio sternocleidomastoidea • Regio cervicalis anterior • Trigonum omoclaviculare • Regio cervicalis lateralis • Regio cervicalis posterior • Spatium retropharyngeum • Spatium lateropharyngeum

Subkutan verlaufen am Hals die V. jugularis externa, die V. jugularis interna und verschiedene Hautnerven

Venen (Abb. 11.52). Die oberflächlichen Halsvenen liegen gemeinsam auf der Lamina superficialis fasciae cervicalis und werden weitgehend vom Platysma bedeckt. Es sind Sammelvenen, die durch Vereinigung kleinerer Venen entstehen. Gemeinsam ist ihnen ferner, daß sie durch die Halsfaszie in die Tiefe treten. Dadurch kann die Faszie Einfluß auf die Wandspannung der Venen nehmen, sie z. B. entgegen einem relativen Unterdruck offenhalten.

Oberfläche Halsvenen sind:

- **V. jugularis externa**. Sie ist die größte äußere Halsvene und entsteht durch Vereinigung der V. auricularis posterior und V. retromandibularis sowie anderer (sehr variabel) Venen. Die V. retromandibularis überquert den M. sternocleidomastoideus und gelangt an dessen Hinterrand in das Trigonum colli laterale. Dann durchbohrt sie die Lamina superficialis fasciae cervicalis und mündet in die V. subclavia oder seltener in die V. jugularis interna.

- **V. jugularis anterior**. Sie verläuft in der Regel am Vorderrand des M. sternocleidomastoideus, nachdem sie durch Vereinigung kleiner Kopfvenen, evtl. mit der V. facialis, entstanden ist. Distal steht sie mit der der Gegenseite in Verbindung, *Arcus venosus jugularis*, tritt durch die Halsfaszie und mündet in die V. jugularis externa oder V. subclavia. Die V. jugularis anterior kann auch unpaar in der Mittellinie verlaufen.

Nerven. Die Hautnerven des Halses (**Abb. 11.52**) stammen aus dem Plexus cervicalis und erscheinen am Hinterrand des M. sternocleidomastoideus, **Punctum nervosum** (S. 480):

- *Nach vorne* verläuft der **N. transversus colli**, der sich in einen *R. superior* und *R. inferior* teilt. Der R. superior tritt mit dem R. colli n. facialis in Verbindung.
- *Nach oben* zieht der **N. auricularis magnus** mit einem *R. posterior* und *R. anterior* zur Haut des Ohres.
- *Nach hinten* – am Hinterrand des M. sternocleidomastoideus entlang – verläuft der zarte **N. occipitalis minor** zur Haut des Hinterhaupts.
- *Nach unten* strahlen die **Nn. supraclaviculares** fächerförmig zur Haut im oberen Brustbereich aus.

Regiones colli

Es werden am Hals 8 Regiones colli unterschieden, von denen das Trigonum submandibulare und das Trigonum submentale gleichzeitig Regionen des Mundboden sind.

Trigonum submandibulare. Das Trigonum submandibulare hat folgende Grenzen:

- *kranial:* Mandibula
- *kaudal:* Os hyoideum
- *ventral:* Venter anterior m. digastrici
- *dorsal* M. stylohyoideus und Venter posterior m. digastrici
- *medial*, M. mylohyoideus (Diaphragma oris)

Der M. mylohyoideus stellt gleichzeitig die Grenze zur Regio sublingualis dar. Am dorsalen Ende des M. mylohyoideus findet sich der Eingang in die Regio sublingualis.

Das Trigonum submandibulare enthält die *Gl. submandibularis*, deren Ausführungsgang zwischen Diaphragma oris und M. hyoglossus in die Regio sublingualis zieht. Durch das Trigonum submandibulare verlaufen die *A. und V. facialis* (teilweise durch den Drüsenkörper

der Gl. submandibularis) und der *N. mylohyoideus* (motorischer Ast aus N. V3). Auch der *N. hypoglossus* verläuft unter dem M. stylohyoideus und Venter posterior m. digastrici eine kurze Strecke durch das Trigonum submandibulare, um dann kaudal des Ductus submandibularis in die Regio sublingualis einzutreten (s. unten).

Trigonum submentale. Das Trigonum submentale entspricht der Ausdehnung der Mm. mylohyoidei. Zwischen M. mylohyoideus und M. hypoglossus befindet sich ein schmaler Raum (Regio sublingualis) der nach kranial durch die Mundbodenschleimhaut, nach kaudal durch den M. mylohyoideus begrenzt wird.

Im oberen Teil dieser Muskelloge liegt die *Gl. sublingualis*, die sich entlang dem *Ductus submandibularis* ausdehnt. Oberhalb der Gl. sublingualis findet sich der Bogen des *N. lingualis* (aus N. V3) und das dem Nerven anhängende parasympathische *Ganglion submandibulare*. Der N. lingualis unterkreuzt in seinem Verlauf den Ductus submandibularis.

Der *N. hypoglossus* (N. XII) tritt am Hinterrand des M. mylohyoideus in die Regio sublingualis ein. Er liegt hier kaudal der Gl. sublingualis und spaltet sich in seine Endäste auf. – Durch die Regio sublingualis zieht ferner, überkreuzt vom N. hypoglossus, die *V. lingualis* sowie *A. u. V. sublingualis*. Die A. lingualis läuft dagegen nicht durch die Regio sublingualis, sondern dringt medial des M. hyoglossus in die Zungenmuskulatur ein.

Trigonum caroticum. Das Trigonum caroticum wird *kranial* vom Venter posterior m. digastrici, *dorsolateral* vom M. sternocleidomastoideus, *ventromedial* vom Venter superior m. omohyoidei begrenzt.

Das Trigonum caroticum enthält die Aufteilungsstelle der *A. carotis communis* in die ventromedial gelegene *A. carotis externa* und die *A. carotis interna*. Noch innerhalb des Trigonum caroticum gehen aus der A. carotis externa folgende Äste hervor: *A. thyroidea superior*, *A. pharyngea ascendens*, *A. lingualis* und *A. facialis*.

Hinweis. Die A. carotis externa kann im Trigonum caroticum getastet werden.

Am dorsalen Rand grenzt die *V. jugularis interna*, größtenteils vom M. sternocleidomastoideus bedeckt, an das Trigonum caroticum. Sie nimmt in diesem Bereich meist die *V. thyroidea superior*, oft auch die *V. facialis* auf. Entlang der V. jugularis interna finden sich die *Nodi lymphatici cervicales profundi*.

Die *Radix superior ansae cervicalis* läuft zwischen A. carotis interna und A. carotis externa durch das Trigonum caroticum.

Regio sternocleidomastoidea. Die Regio sternocleidomastoidea entspricht der Ausdehnung dieses Muskels. Der Muskel bedeckt zudem den *Gefäß-Nervenstrang* des Halses. Im Gefäß-Nervenstrang liegt die *A. carotis com-*

munis medial, die *V. jugularis interna* lateral – wendet sich jedoch kaudal etwas vor die A. carotis communis – und zwischen beiden Gefäßen, eher dorsolateral der Arterien, der *N.vagus* (N. X). Die A. carotis communis liegt meist dorsolateral der Gl. thyroidea. Außer diesen 3 Gebilden zieht auch die *Radix superior ansae cervicalis* durch die *Vagina carotica* und legt sich der A. carotis communis ventral auf.

Regio cervicalis anterior. Unter der Regio cervicalis anterior versteht man ein unpaares Feld,

- dessen *laterale Begrenzung* durch die sternalen Ansätze der Mm. sternocleidomastoidei und die oberen Bäuche der Mm. omohyoidei gebildet wird,
- dessen *kaudal gerichtete Spitze* auf das Manubrium sterni zieht und
- das *kranial* am Os hyoideum endet.

Die Region enthält den *Larynx* (Regio laryngis), die *Gl. thyroidea* und die *Gll. parathyroideae*.

Der *Larynx,* dessen vordere Kontur sich in der Regio colli anterior individuell unterschiedlich stark abzeichnet, *Prominentia laryngis,* ist gegen Haut und Subkutis durch die Lamina superficialis und Lamina praetrachealis fasciae cervicalis verschieblich. Beide Faszienblätter liegen in der Medianebene bis auf einen kleinen Verschiebespalt dicht aufeinander, lateral entfernen sie sich mehr voneinander. Seitlich lagern sich dem Larynx die infrahyalen Muskeln und die beiden Schenkel des Platysma an.

Klinische Hinweise. Bei mechanischer Atembehinderung, bei Entzündungen und Tumoren des Larynx, bei Allergien und zur künstlichen Dauerbeatmung kann es notwendig werden, die Luftwege unterhalb der Rima glottidis zu eröffnen. Die zahlreichen Methoden leiten sich in ihrer Praktikabilität von den topographisch-anatomischen Gegebenheiten ab. Eine relativ leichte und rasch durchführbare „Nottracheotomie" ist die *Koniotomie.* Hierbei wird das Lig. cricothyroideum (früher: Lig. conicum) durchtrennt. Größere Gefäße können bei diesem Eingriff nicht verletzt werden.

Trigonum omoclaviculare (Abb. 11.53). Begrenzt wird das Trigonum omoclaviculare (Fossa supraclavicularis major, ein Teil der Regio cervicalis lateralis)

- *laterokranial* vom Venter inferior m. omohyoidei,
- *kaudal* von der Clavicula,
- *medial* vom hinteren Rand des M. sternocleidomastoideus.

Durch die *Fascia omoclavicularis* wird das Trigonum in 2 Etagen gegliedert:

- Die *oberflächliche Etage* zwischen Lamina superficialis fasciae cervicalis und Fascia omoclavicularis (Spatium interaponeuroticum supraclaviculare) enthält neben Fett- und Bindegewebe vordere Äste der *Nn. supraclaviculares* und am medialen Rand die *V. jugularis externa.*

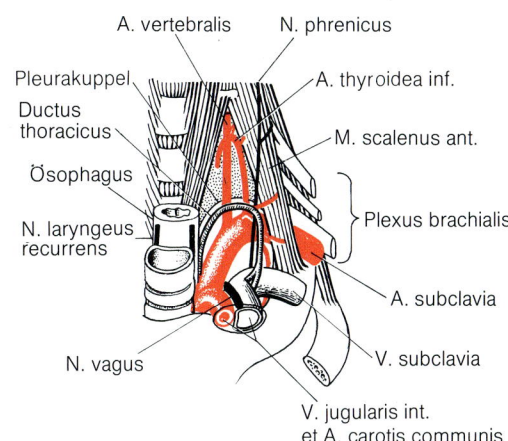

Abb. 11.53 Topographie des Trigonum omoclaviculare (Fossa supraclavicularis major). Die Pleurakuppel überragt die 1. Rippe. Zur besseren Übersicht ist die Vagina carotica mit A. carotis communis, V. jugularis int. und N. vagus über die 1. Rippe nach vorne gezogen. (Nach Grant 1962)

- In der *tiefen Etage,* zwischen Fascia omoclavicularis und Lamina praevertebralis fasciae cervicalis, liegen die *A. subclavia,* die *A. und V. cervicalis superficialis,* der *Truncus subclavius,* der *N. phrenicus* und am laterodorsalen Rand Teile des *Plexus brachialis.*

Die *V. subclavia* bleibt hinter der Clavicula verborgen.

Die *A. subclavia* ist in ihrem Abschnitt nach Durchtritt durch die Scalenuslücke sichtbar und gibt im Trigonum omoclaviculare die *A. transversa cervicis* (früher: A. transversa colli) ab, die durch den Plexus brachialis zieht. Der *N. phrenicus* liegt auf dem M. scalenus anterior. An Lymphgefäßen verläuft der *Truncus subclavius* kurz vor der Vereinigung mit dem *Truncus jugularis* und dem *Truncus bronchomediastinalis* (bzw. auf der linken Seite vor der Vereinigung mit dem *Ductus thoracicus*) über den M. scalenus anterior.

Der *Ductus thoracicus* steigt aus dem Mediastinum links der Trachea in das Trigonum omoclaviculare auf. Er zieht dann von dorsomedial bogenförmig um die A. subclavia und den N. vagus (N. X) herum, um am Zusammenfluß der V. jugularis interna mit der V. subclavia *(linker Venenwinkel)* deltaförmig in das Venensystem einzumünden. Kurz vor der Einmündung nimmt der Ductus thoracicus den *Truncus subclavius sinister, Truncus jugularis sinister* und *Truncus bronchomediastinalis sinister* auf.

In der Fossa supraclavicularis major liegen auch die *Nodi lymphatici supraclaviculares* (**Tabelle 11.21**). Linksseitig besitzen sie als Virchow-Drüsen klinische Bedeutung.

Regio cervicalis lateralis. Die Regio cervicalis lateralis (ausgenommen Trigonum omoclaviculare) ist

- *ventral und kranial* durch den hinteren Rand des M. sternocleidomastoideus,
- *dorsal* durch den M. trapezius und
- *kaudal* durch den Venter inferior m. omohyoidei begrenzt.

Es handelt sich um eine mit Binde- und Fettgewebe ausgefüllte Loge zwischen der Lamina superficialis und Lamina praevertebralis fasciae cervicalis. In dieser Region findet sich am Hinterrand des M. sternocleidomastoideus das *Punctum nervosum*, Erb-Punkt. Nur die *Nn. supraclaviculares* ziehen durch die Faszienloge und dringen erst kurz vor ihrem Versorgungsgebiet durch die oberflächliche Faszie. Auf der tiefen Halsfaszie, über dem M. levator scapulae, durchläuft der *N. accessorius* (N. XI), zum M. trapezius ziehend, schräg die Regio colli lateralis. Auch die *A. und V. cervicalis superficialis* verzweigen sich in dieser Region.

Regio cervicalis posterior. Die Regio cervicalis posterior umfaßt die *Nackengegend*. Der M. trapezius wird von der *Fascia nuchae* (Fortsetzung der Lamina superficialis fasciae cervicalis) bedeckt und bleibt vom M. splenius capitis, M. levator scapulae und dem M. erector spinae durch die Lamina praevertebralis fasciae cervicalis getrennt.

Der sensible Teil des *N. occipitalis major* durchzieht, aus C$_2$ unterhalb des tiefen Nackendreiecks kommend, den M. semispinalis capitis und die Ursprungssehne des M. trapezius, um sich erst in der Subcutis in seine Endäste aufzuteilen. Unmittelbar lateral des Nerven liegen die *A. und V. occipitalis*. Die Arterie zieht als Ast der A. carotis externa von ventral unter dem M. splenius capitis in ihr Versorgungsgebiet. Der *N. suboccipitalis* (aus C$_1$) tritt aus dem tiefen Nackendreieck in die Nackenmuskulatur ein, die er innerviert (S. 240).

Der große bindegewebige Verschiebespalt des Halses ist das Spatium peripharyngeum

Das **Spatium peripharyngeum** liegt zwischen der *Lamina praevertebralis fasciae cervicalis* und der *Fascia buccopharyngea* (**Abb. 11.54**). Es setzt sich kaudal ins hintere Mediastinum fort und dehnt sich kranial bis an die Schädelbasis aus. Im oberen Bereich wird das Spatium rechts und links durch ein derbes *Septum sagittale* unterteilt in:

- 1 Spatium retropharyngeum
- 2 Spatia lateropharyngea

Spatium retropharyngeum. Das *unpaare* Spatium retropharyngeum hat als *ventrale* Begrenzung die Fascia buccopharyngea, als *dorsale* Wand die Lamina praevertebralis fasciae cervicalis und ist *lateral* durch das Septum sagittale begrenzt.

Spatium lateropharyngeum (früher: Spatium parapharyngeum). Es ist paarig, d. h. rechts und links vorhanden, und klinisch von besonderer Bedeutung. *Ventral* endet das Spatium lateropharyngeum etwa in Höhe der *Raphe pterygomandibularis* (Ansatzsehne für den M. constrictor pharyngis superior und den M. buccinator) in Form eines spitzen Winkels. Im vorderen Bereich dieser ventralen Ausstülpung des Spatiums ist die Fascia peripharyngea mit dem tiefen Blatt der Fascia masseterica, die den M. pterygoideus medialis oralwärts bedeckt, verwachsen.

Das tiefe Blatt der Fascia masseterica bildet einen Teil der *lateralen Wand* des Spatium lateropharyngeum. Hinter dem Ramus mandibulae steht das Spatium lateropharyngeum in offener Kommunikation mit der Parotisloge.

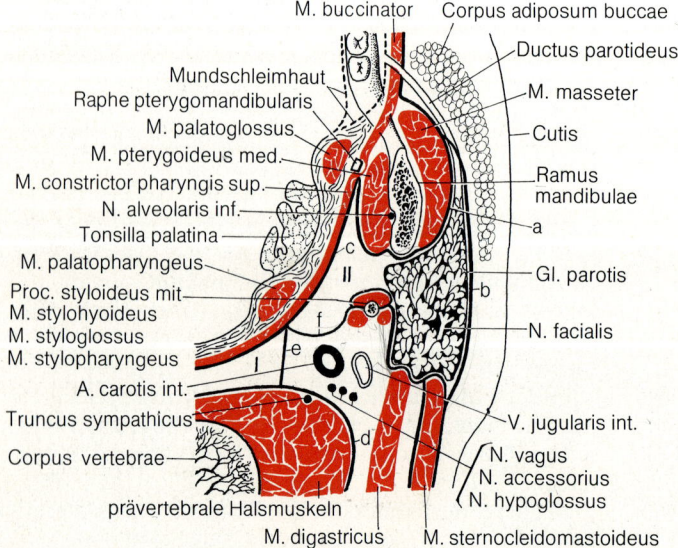

M. buccinator — Corpus adiposum buccae — Ductus parotideus — Mundschleimhaut — M. masseter — Raphe pterygomandibularis — Cutis — M. palatoglossus — Ramus mandibulae — M. pterygoideus med. — M. constrictor pharyngis sup. — a — N. alveolaris inf. — Tonsilla palatina — c — M. palatopharyngeus — II — Gl. parotis — Proc. styloideus mit — b — M. stylohyoideus — f — N. facialis — M. styloglossus — M. stylopharyngeus — e — A. carotis int. — I — Truncus sympathicus — V. jugularis int. — Corpus vertebrae — d — N. vagus — N. accessorius — N. hypoglossus — prävertebrale Halsmuskeln — M. digastricus — M. sternocleidomastoideus

Abb. 11.54 Schema über die Ausbreitung des Spatium retro- und lateropharyngeum. Horizontalschnitt durch die rechte Kopfhälfte in Höhe des Axis. *Spatien: I,* Spatium retropharyngeum; *II,* Spatium lateropharyngeum. *Faszien: a,* Fascia masseterica; *b,* Fascia parotidea; *c,* Fascia buccopharyngea; *d,* Lamina praevertebralis fasciae cervicalis; *e,* Septum sagittale; *f,* Aponeurosis stylopharyngea

Die *dorsale Wand* des Spatiums wird gleichfalls von der Lamina praevertebralis fasciae cervicalis gebildet, in welcher der *Truncus sympathicus* auf den prävertebralen Halsmuskeln verläuft.

Die am Hinterrand der Gl. parotidea in die Tiefe ziehende *Lamina profunda fasciae parotidei* ist am Processus styloideus befestigt und hüllt dabei die Muskelgruppe um den Processus styloideus ein (*Bouquet de Riolan*). Die Lamina profunda fasciae parotidei setzt sich medial des Processus styloideus als *Aponeurosis stylopharyngea* fort. Die Aponeurose setzt an der Fascia buccopharyngea an.

Das Spatium lateropharyngeum wird durch die aufgezeigte Trennwand (Lamina profunda fasciae parotidei, Aponeurosis stylopharyngea) in einen *dorsalen* und einen *ventralen Abschnitt* unterteilt:

- Der dorsale Abschnitt (Pars retrostyloidea spatii parapharyngei) enthält die *A. carotis interna*, *V. jugularis interna*, *N. glossopharyngeus* (N. IX), *N. vagus* (N. X), *N. accessorius* (N. XI) und *N. hypoglossus* (N. XII).
- In den ventralen Abschnitt (Pars praestyloidea spatii lateropharyngei) stülpt sich der *Processus pharyngeus* (Pars profunda) der *Gl. parotidea* vor. Die Pars praestyloidea wird im kranialen Bereich von *N. lingualis*, *N. alveolaris inferior*, *N. auriculotemporalis* (alle aus N. V₃) und der *Chorda tympani* durchzogen. Auch das *Ganglion oticum* liegt in diesem Bereich.

11.4 Leitungsbahnen am Kopf und Hals, systematische Darstellung

Lernziele

Ursprung, Lage, Verlauf, Äste und Versorgungsgebiete: A. subclavia, A. carotis communis, A. carotis externa, A. carotis interna • Sinus caroticus • Glomus caroticum

11.4.1 Arterien

Die **A. subclavia** ist an der arteriellen Versorgung von Brustwand, Schultergürtel, Nackenmuskulatur, Hals und okzipitalen Teilen des Gehirns sowie des zervikalen und thorakalen Rückenmarks beteiligt

Die **A. subclavia** (**Abb. 11.55**) entspringt auf der *linken* Körperseite, A. subclavia sinistra, aus dem *Arcus aortae*. Die A. subclavia dextra geht hinter dem Sternoclaviculargelenk aus dem *Truncus brachiocephalicus* hervor. Auf beiden Seiten zieht sie bogenförmig über die Pleurakuppel. Sie tritt zwischen M. scalenus anterior und M.

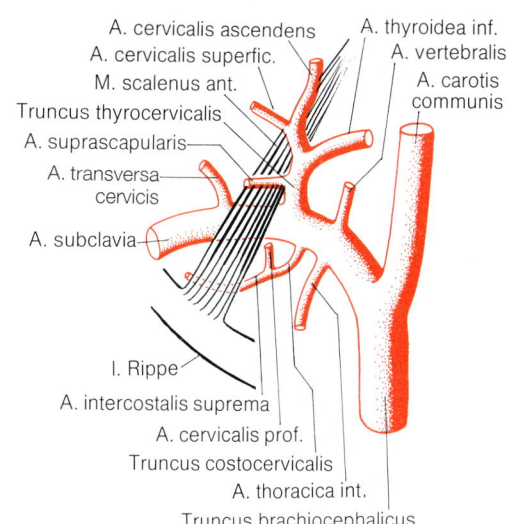

Abb. 11.55 Schema der Äste der A. subclavia. Rechte A. subclavia im Blick von vorne. Entspringt die A. transversa cervicis aus dem Truncus thyrocervicalis (**Abb. 10.46**), dann versorgt an Stelle der A. cervicalis superficialis der R. superficialis der A. transversa cervicis das entsprechende Gebiet

scalenus medius("hintere" **Skalenuslücke**) in den Bereich des Halses ein. Hier liegt die A. subclavia ventrokaudal der Wurzel des Plexus brachialis. Die Arterie zieht bogenförmig zwischen Clavicula und 1. Rippe in die Tiefe des *Trigonum deltoideopectorale* weiter. Sie hinterläßt an der 1. Rippe eine flache Rinne, *Sulcus a. subclaviae*. Jenseits des Sulcus setzt sich die A. subclavia in die *A. axillaris* fort.

Klinischer Hinweis. Durch kräftigen Zug am Arm nach hinten unten kann die A. subclavia zwischen 1. Rippe und Klavikula bei lebensbedrohlichen Blutungen komprimiert werden.

Äste der A. subclavia (**Abb. 11.55**, **Tabelle 11.17**):

- **A. thoracica interna**. Die A. thoracica interna entspringt an der konkaven Seite des Subklaviabogens und zieht ca. 1 cm vom Sternalrand entfernt auf den Rippenknorpeln durch das vordere Mediastinum (S. 251). Ihr Endast, die A. epigastrica superior (S. 252), beginnt oberhalb des Zwerchfells.
- **A. vertebralis**. Die A. vertebralis ist der 1. Ast der konvexen Seite. Ihr 1. Abschnitt ist die *Pars praevertebralis*. Dann tritt sie in das Foramen processus transversi des 6. Halswirbels ein und zieht durch die gleichnamigen Foramina der übrigen kranialen Halswirbel (*Pars transversaria*). Hinter der Massa lateralis des Atlas beschreibt sie einen Bogen (*Pars atlantis*, **Abb. 10.6 b**), dringt durch die Membrana atlantooccipitalis posterior in das Cavum subarachnoidale ein und gelangt

Tabelle 11.17. Äste der A. subclavia

Hauptast und Verästelung

1. A. thoracica interna:
    Rr. mediastinalis
    Rr. thymici
    A. pericardiacophrenica
    Rr. mammarii
    Rr. intercostales anteriores
    A. musculophrenica
    A. epigastrica superior

2. A. vertebralis:
    Rr. spinales
    R. meningeus
    Aa. spinales posteriores
    A. spinalis anterior
    A. inferior posterior cerebelli
    A. basilaris
        – A. inferior anterior cerebelli
        – Rr. ad pontem
        – A. superior cerebelli
        – A. cerebri posterior

3. Truncus thyrocervicalis:
    A. thyroidea inferior
    A. cervicalis ascendens
    A. cervicalis superficialis
    A. suprascapularis

4. Truncus costocervicalis:
    A. cervicalis profunda
    A. intercostalis suprema

5. A. transversa cervicis:
    R. superficialis
    R. profundus (A. scapularis descendens)

durch das Foramen magnum in die hintere Schädelgrube (*Pars intracranialis*). Auf dem Klivus, in Höhe des unteren Randes der Pons, vereinigen sich die Aa. vertebrales beider Seiten zur *A. basilaris* (**Abb. 17.17a**, S.745).

- **Truncus thyrocervicalis** (**Abb. 11.55**). Der Truncus thyrocervicalis entspringt am medialen Rand des M. scalenus anterior und teilt sich in 4 Äste auf.
  - **A. suprascapularis**. Direkt hinter der Klavikula entsendet sie einen R. acromialis zum Rete acromiale. Sie zieht dann über dem Lig. transversum scapulae in die Fossa supraspinata und bildet am seitlichen Rand der Spina scapulae eine Anastomose mit der A. circumflexa scapulae aus der A. subscapularis. Die A. suprascapularis kann auch direkt aus der A. subclavia entspringen.
  - **R. superficialis** (A. cervicalis superficialis), der auf dem M. scalenus anterior und dann über den Plexus brachialis hinweg durch das seitliche Halsdreieck zieht und Rr. musculares zu M. trapezius und zur tiefen Nackenmuskulatur abgibt. Das Gefäß kann auch aus der A. transversa cervicis abgehen.

- **A. cervicalis ascendens** zieht medial vom N. phrenicus auf dem M. scalenus anterior kranialwärts und versorgt mit *Rr. musculares* die Mm. scaleni sowie die tiefe Nackenmuskulatur, mit *Rr. spinales* Teile des Rückenmarks (Eintritt in den Wirbelkanal durch Foramina intervertebralia),
- **A. thyroidea inferior** kreuzt unter der Lamina praetracheali fasciae cervicalis die Gefäß-Nervenstraße des Halses und durchbohrt die Schilddrüsenkapsel an deren unterem Pol; sie versorgt auch noch Teile des Pharynx, des Ösophagus und der Trachea mit gleichnamigen Ästen und gibt die *A. laryngea inferior* zum Kehlkopf ab.
- **Truncus costocervicalis**. Der Truncus costocervicalis entspringt hinter dem M. scalenus anterior aus der dorsalen Wand der A. subclavia und teilt sich in 2 Äste auf:
  - **A. cervicalis profunda**. Sie läuft zwischen den Querfortsätzen des 7. Halswirbels und des 1. Brustwirbels zur tiefen Nackenmuskulatur; sie gibt *Rr. spinales* zu den Rückenmarkshäuten ab.
  - **A. intercostalis suprema**. Das Gefäß teilt sich auf in die beiden 1. Interkostalarterien, *A. intercostalis posterior I und II*.
- **A. transversa cervicis**. Die A. transversa cervicis entspringt am weitesten lateral aus der A. subclavia, nicht selten ist sie ein Ast des Truncus thyrocervicalis. Sie zieht zwischen den Wurzeln des Plexus brachialis und teilt sich in einen *R. superficialis* (*A. cervicalis superficialis*), der vor dem Plexus brachialis in den M. trapezius zieht, und *R. profundus* (*A. scapularis descendens*), für die Versorgung der Mm. rhomboidei und des M. latissimus dorsi. Sie entsendet Äste zum Rete scapulae.

> **Die A. carotis communis ist der Gefäßstamm für die A. carotis externa und die A. carotis interna**

Die A. carotis communis (**Abb. 11.56**) entspringt *rechts* aus dem *Truncus brachiocephalicus*, *links* aus dem *Aortenbogen*.

Sie läuft in der Gefäß-Nervenstraße des Halses medial der V. jugularis interna und des N. vagus, bedeckt vom M. sternocleidomastoideus. Sie tritt dann in das Trigonum caroticum ein (S.460), wo sie tastbar ist. Innerhalb des Trigonum caroticum, in Höhe des oberen Randes der Cartilago thyroidea (Oberrand des 5. Halswirbels), teilt sie sich in die *A. carotis externa* und *A. carotis interna* auf.

Sinus caroticus, **Glomus caroticum**. An der Teilungsstelle ist die A. carotis zum **Sinus caroticus** erweitert. In der Wand des Sinus caroticus liegen *Pressorezeptoren*. In der dorsalen Wand der Aufteilungsstelle findet sich ferner das **Glomus caroticum**, ein Chemorezeptor, der durch Verminderung des O_2-Gehaltes des Blutes erregt wird. Die pressorezeptiven und chemorezeptiven Reize werden über die *Rr. sinus carotici des N. glossopharynge-*

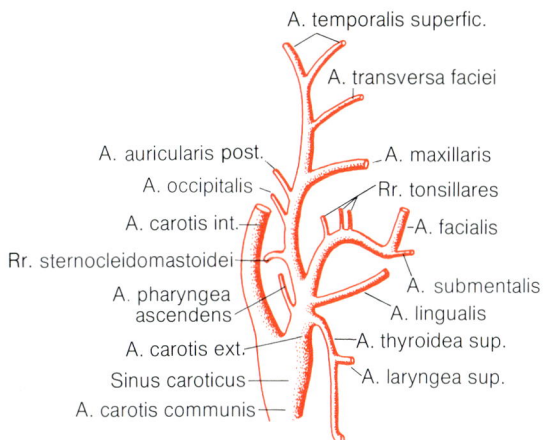

A. temporalis superfic.
A. transversa faciei
A. auricularis post.
A. occipitalis
A. carotis int.
Rr. sternocleidomastoidei
A. pharyngea ascendens
A. carotis ext.
Sinus caroticus
A. carotis communis
A. maxillaris
Rr. tonsillares
A. facialis
A. submentalis
A. lingualis
A. thyroidea sup.
A. laryngea sup.

Abb. 11.56 Schema der Äste der A. carotis externa. Rechte Carotisaufzweigung im Blick von vorne rechts

us (N. IX), *N. laryngeus superior* und *Truncus sympathicus* dem Kreislauf- und Atemzentrum der Formatio reticularis myelencephali zugeleitet.

> **Die A. carotis externa versorgt den größten Teil des Schädels, der Kopfweichteile, sowie der Dura mater**

Die A. carotis externa (**Abb. 11.56, Tabelle 11.18**) liegt in ihrem Anfangsteil im oberen Abschnitt des Trigonum caroticum ventral der A. carotis interna. Auf dem M. stylopharyngeus, unter dem Venter posterior des M. digastricus und dem M. stylohyoideus, zieht die A. carotis externa dann in die Fossa retromandibularis. Sie wird vom N. hypoglossus überkreuzt, vom N. laryngeus superior und N. glossopharyngeus unterkreuzt. Sie läuft durch das Drüsengewebe der Gl. parotidea, wo der Plexus parotideus des N. facialis (N. VII) über sie hinwegzieht. In Höhe des Collum mandibulae teilt sich die A. carotis externa in ihre beiden Endäste, *A. maxillaris* und *A. temporalis superficialis*.

Die A. carotis externa hat 8 Äste (1–8). Diese bilden eine *vordere*, eine *mediale* und eine *hintere Gruppe* sowie die *Endäste*.

Vordere Gruppe:

- **1.** Die **A. thyroidea superior** entspringt im Trigonum caroticum. Sie besitzt 2 Äste, von denen die
  - **A. laryngea superior** gemeinsam mit dem R. internus des N. laryngealis superior durch die Membrana thyrohyoidea tritt. Sie versorgt den *Larynx bis zur Rima glottidis*.
  - **R. sternocleidomastoideus** zur Innenfläche des M. sternocleidomastoideus, nachdem er den Arcus n. hypoglossi überkreuzt hat.
  - **R. cricothyroideus.** Er zieht zum *M. cricothyroideus*.

- **2.** Die **A. lingualis** entspringt im Trigonum caroticum, zieht kranial-medial zwischen M. hyoglossus und M. genioglossus bis zur Zungenspitze. Wegen des Ausgleichs bei Zungenbewegungen hat sie zwischen beiden Muskeln einen stark geschlängelten Verlauf. Ihre Äste sind die
  - **A. sublingualis,** vor Eintritt in die *Zungenmuskulatur*,
  - **Rr. dorsales linguae** und
  - **A. profunda linguae** als Endast.
- **3.** Die **A. facialis** entspringt auch noch im Bereich des Trigonum caroticum. Bedeckt vom M. stylohyoideus und vom Venter posterior des M. digastricus sowie der Gl. submandibularis erreicht sie den Unterkiefer an der Insertionsstelle des M. masseter. Im Bereich des Gesichtes ist sie vom Platysma sowie dem M. zygomaticus major bedeckt, zieht dicht am Mundwinkel und Nasenflügel vorbei und reicht mit ihrem Endast, *A. angularis*, in die Gegend des medialen Augenwinkels. – Die A. facialis hat 6 Äste:
  - **A. palatina ascendens,** die an der Seitenwand des Pharynx nach kranial zieht; ihr Leitmuskel ist der M. stylopharyngeus. Es besteht eine Anastomose dieser Arterie mit der A. palatina descendens aus der A. maxillaris.
  - **Rr. tonsillares** zur *Gaumenmandel*
  - **A. submentalis** zur *Gl. submandibularis* und den *suprahyalen Muskeln*. Sie verläuft an der Außenfläche des M. mylohyoideus und wird von der V. submentalis und dem N. mylohyoideus begleitet.
  - **A. labialis inferior** und **A. labialis superior** zur Versorgung von *Unter- und Oberlippe*. Beide Arterien anastomosieren im M. orbicularis oris mit Endästen der A. lingualis bzw. A. maxillaris, sowie mit den gleichnamigen Ästen der Gegenseite.
  - **A. angularis** als Endast der A. facialis. Sie *anastomosiert mit der A. dorsalis nasi*, einem Endast der A. ophthalmica (aus der A. carotis interna).

Mediale Gruppe

- **4.** Die **A. pharyngea ascendens** liegt zunächst zwischen der A. carotis externa und interna, verläuft dann an der Seitenwand des Pharynx im Spatium lateropharyngeum und gibt ab:
  - **Rr. pharyngeales** in die *Pharynxmuskulatur*
  - **A. tympanica inferior** durch den Canaliculus tympanicus in die *Paukenhöhle*
  - **einen Endast,** der durch das Foramen jugulare in die hintere Schädelgrube zieht und dort die **A. meningea posterior** bildet; sie versorgt die Dura mater der hinteren Schädelgrube.

Hintere Gruppe:

- **5.** Die **A. occipitalis** verläuft hinter dem Venter posterior des M. digastricus über die V. jugularis interna, dann in einem Sulcus a. occipitalis des Os temporale,

Tabelle 11.18. Äste der A. carotis externa

Hauptast und Verästelung

1. A. thyroidea superior:
    A. laryngea superior
    R. cricothyroideus
    R. sternocleidomastoideus

2. A. lingualis:
    A. sublingualis
    Rr. dorsales linguae
    A. profunda linguae

3. A. facialis:
    A. palatina ascendens
    Rr. tonsillares
    A. submentalis
    A. labialis inferior et superior
    A. angularis

4. A. pharyngea ascendens:
    Rr. pharyngei
    A. meningea posterior
    A. tympanica inferio
    Rr. sternocleidomastoidei

5. A. occipitalis

6. A. auricularis posterior:
    A. stylomastoidea
    A. tympanica posterior
    R. auricularis
    Rr. occipitales

7. A. maxillaris:
    A. auricularis profunda
    A. tympanica anterior
    A. alveolaris inferior
      – R. mylohyoideus
      – A. mentalis
    A. meningea media
    A. masseterica
    Rr. pterygoidei
    Aa. temporales profundae
    A. buccalis
    A. alveolaris superior posterior
    A. palatina descendens
    A. canalis pterygoidei
    A. sphenopalatina
    A. infraorbitalis
      – Aa. alveolares superiores medii et anteriores

8. A. temporalis superficialis:
    A. transversa faciei
    Rr. parotidei
    A. zygomaticoorbitalis
    A. temporalis media
    Rr. auriculares anteriores
    R. frontalis
    R. parietalis

bedeckt vom M. sternocleidomastoideus, nach dorsal. Sie durchbohrt den Ursprung des M. trapezius lateral von der Protuberantia occipitalis externa und erstreckt sich mit ihren Endästen, begleitet von der gleichnamigen Vene und dem N. occipitalis major, bis in die Gegend der Sutura coronalis.

- **6.** Die **A. auricularis posterior** zieht über den M. stylohyoideus und splittert sich vor dem Processus mastoideus in die *Rr. auriculares* für die Ohrmuschel und die A. stylomastoidea zum Mittel- und Innenohr, die *Rr. occipitales* auf. Letztere ziehen in das Arteriennetz der Kopfschwarte ein. Paukenhöhle (*A. tympanica posterior*), Cellulae mastoideae und M. stapedius gehören ebenfalls zum Versorgungsgebiet dieser Arterie.

Endäste:

- **7.** Die **A. maxillaris** versorgt als stärkerer Endast der A. carotis externa die tiefe Gesichtsregion (**Abb. 11.57**). Sie entsteht innerhalb der Gl. parotidea, läuft zwischen dem Collum mandibulae und dem Lig. sphenomandibulare und dann zwischen den beiden Köpfen des M. pterygoideus lateralis zur Fossa pterygopalatina. Die *13 Äste* der A. maxillaris teilt man zweckmäßigerweise in *4 Gruppen* ein:

Die *1. Gruppe* versorgt die *Dura mater der mittleren Schädelgrube* und den *Unterkiefer*.

Die *2. Gruppe* sendet Äste in *sämtliche Kaumuskeln*.

Die *3. Gruppe* versorgt *Wange und Oberkiefer*.

Die *4. Gruppe* versorgt *Gaumen und Nasenhöhle*.

Die Äste im einzelnen sind:

- **A. auricularis profunda** zum *Kiefergelenk*, *äußeren Gehörgang* und *Cavum tympani*
- **A. tympanica anterior**, die gleichfalls einen Ast an das Kiefergelenk abgibt und durch die Fissura petrotympanica in die *Paukenhöhle* gelangt, wo sie mit der A. tympanica posterior anastomosiert
- **A. alveolaris inferior** zu *Zähnen* und *Zahnfleisch des Unterkiefers*. Sie läuft gemeinsam mit dem N. alveolaris inferior durch den Canalis mandibulae. Vor dem Eintritt in den Canalis mandibulae gibt sie einen *R. mylohyoideus* zum gleichnamigen Muskel ab. Ihr Endast ist die *A. mentalis*, die durch das Foramen mentale zu *Kinn* und *Unterlippe* zieht.
- **A. meningea media**. Sie gelangt, begleitet vom R. meningeus des N. mandibularis, durch das *Foramen spinosum* in die mittlere Schädelgrube und versorgt mit einem vorderen und einem hinteren Ast die Dura mater dieser Schädelgrube. Im Os parietale hinterläßt sie tiefe Sulci arteriosi.

In ihrem Anfangsteil wird die Arterie von den beiden Wurzeln des N. auriculotemporalis umschlungen. Ein kleines Ästchen, das durch den *Porus acusticus internus* zieht, versorgt den *M. tensor tympani*.

Abb. 11.57   Schema der A. maxillaris und ihrer Äste. Die A. maxillaris verzweigt sich in der Fossa infratemporalis. Ihr Hauptstamm verläuft meist zwischen M. pterygoideus lateralis und medialis

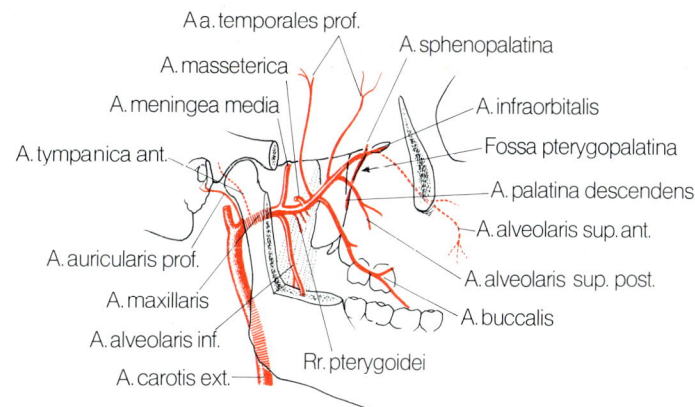

- **A. masseterica**, die durch die Incisura mandibulae zum *M. masseter* zieht
- **Aa. temporales profundae**, die auf dem Planum temporale zum *M. temporalis* gelangen
- **Rr. pterygoidei** zu den beiden *Mm. pterygoidei*
- **A. buccalis**, die mit dem N. buccalis auf dem M. buccinator verläuft und Muskeln, Schleimhaut und äußere Haut der *Wange* versorgt. Sie anastomosiert mit Ästen der A. facialis.
- **A. alveolaris superior posterior**, die vor Eintritt in den Canalis infraorbitalis abzweigt und zu den *Molaren* und *Prämolaren*, zur *Gingiva des Oberkiefers* und zur *Schleimhaut der Kieferhöhlen* zieht
- **A. palatina descendens**. Dies Gefäß tritt von der Fossa pterygopalatina aus in den Canalis palatinus major ein und teilt sich hier in eine *A. palatina major*, die durch das Foramen palatinum majus zum harten Gaumen zieht, und die *Aa. palatinae minores*, die die Foramina palatina minora zum weichen Gaumen hin verlassen. Die Arterie bildet Anastomosen mit der A. palatina ascendens und der A. pharyngea ascendens.
- **A. canalis pterygoidei** nach Verlauf im Canalis pterygoideus zu den kranialen Abschnitten des *Pharynx*
- **A. sphenopalatina**, die durch das Foramen sphenopalatinum in den hinteren Teil der *Nasenhöhle* gelangt und sich dort in Gefäße für die Schleimhaut der Nasenhöhle und Nasennebenhöhlen verzweigt: *Aa. nasales posteriores mediales et laterales*
- **A. infraorbitalis**. Sie geht in der Fossa pterygopalatina aus der A. maxillaris hervor, verläuft durch die Fissura orbitalis inferior in den Canalis infraorbitalis und gelangt durch das Foramen infraorbitale in die Weichteile der Oberkieferregion. – Innerhalb des Canalis infraorbitalis gibt die A. infraorbitalis die *Aa. alveolares superiores medii et anteriores* ab, die die *vorderen Zähne* und die *Gingiva des Oberkiefers* versorgen.

- **8.** Die **A. temporalis superficialis** ist der schwächere Endast der A. carotis externa. Sie zieht zwischen Unterkieferköpfchen und äußerem Gehörgang über die Fascia temporalis in die Regio temporalis, wo sie sich aufteilt in:
  - **Rr. auriculares anteriores** zur Versorgung der *Ohrmuschel* und des *äußeren Gehörgangs*
  - **A. transversa faciei**, einen relativ starken Ast. Er zieht durch die Gl. parotis quer über den M. masseter und versorgt einen großen Teil der *mimischen Gesichtsmuskulatur*.
  - **A. zygomaticoorbitalis** zum *lateralen Augenwinkel*
  - **A. temporalis media** zum *M. temporalis*
  - **Rr. parotidei** zur *Ohrspeicheldrüse*
  - **R. frontalis** und **R. parietalis**, die sich an der Bildung des Arteriennetzes der Kopfschwarte beteiligen

> **Die A. carotis interna versorgt den größten Teil des Gehirns, der Orbita, der Schleimhaut der Siebbeinzellen, der Stirnhöhle und z. T. der Nasenhöhle**

Die A. carotis interna ist an der Bildung des Circulus arteriosus cerebri (Willisi) beteiligt (S. 745). Mit der A. vertebralis übernimmt sie die Versorgung des Gehirns und der Orbita. Sie entspringt im Trigonum caroticum aus der A. carotis communis und gliedert sich in:

- Pars cervicalis,
- Pars petrosa
- Pars cavernosa

Pars cervicalis. Im Anfang liegt die A. carotis interna dorsal der A. carotis externa, gelangt dann nach medial und zieht auf der Lamina praevertebralis fasciae cervicalis zur Schädelbasis. Sie wird kranial von der A. carotis externa durch den M. styloglossus, M. stylopharyngeus und den N. glossopharyngeus getrennt.

Pars petrosa. In den Schädel tritt die A. carotis interna durch den Canalis caroticus der Pars petrosa ossis temporalis ein. Im Kanal beschreibt sie einen nach frontomedial gerichteten Bogen. Innerhalb dieses Bogens gibt sie die *Rr. caroticotympanici* zur Paukenhöhle ab.

Pars cavernosa. Über die Fibrocartilago des Foramen lacerum hinweg gelangt die A. carotis interna in den Sulcus caroticus an der Seitenfläche des Corpus ossis sphenoidalis und zieht hier durch den Sinus cavernosus hindurch (S. 832).

11.4.2 Venen

Vv. diploicae, deren Verlauf starken Schwankungen unterworfen ist, sind dünnwandige Venen in der Spongiosa des Schädeldaches. Sie stehen durch *Vv. emissariae* mit dem Sinus durae matris und mit den Venen der Schädelweichteile in Verbindung (**Tabelle 11.19**).

Die Vv. emissariae verhindern einen Überdruck in den Sinus durae matris und können das Blut aus den Sinus in die äußeren Kopfvenen und in die Diploëvenen ableiten (**Tabelle 11.20**).

Venen der Schädelweichteile und des Halses. Das venöse Blut der äußeren Schädelweichteile sammelt sich in der V. facialis, V. retromandibularis und V. jugularis externa. Es wird entweder in die V. jugularis interna oder direkt in die V. subclavia abgeleitet.

- **V. facialis**. Die V. facialis beginnt am medialen Augenwinkel als
  - *V. angularis*. Diese hat eine Anastomose zur V. ophthalmica superior und über die V. supraorbitalis zur V. diploica frontalis.

> **Klinischer Hinweis.** Beide Anastomosen können Entzündungen der äußeren Haut in die Sinus durae matris (*Sinus-cavernosus-Thrombose*) und in die Meningen (*Meningitis*) fortleiten. Voraussetzung ist, daß es zu einer Umkehr der Blutströmung (üblich zur V. facialis, dann zentripetal) kommt.

  - Die V. facialis zieht unter der mimischen Gesichtsmuskulatur schräg über die Wange zur Mitte der Unterkante des Corpus mandibulae (**Abb. 11.52**).

Auf diesem Weg nimmt sie die Venen des Augenwinkels, *Vv. palpebrales superiores et inferiores*, der Nasenflügel, *Vv. nasales externae*, der Lippen, *Vv. labiales superiores et inferiores*, der Gl. parotidea, *Rr. parotidei* und aus der Tonsilla palatina, *V. palatina externa*, auf.
  - In sie münden ferner die *V. faciei profunda*, die aus dem Plexus pterygoideus entsteht und die
  - *V. submentalis* (**Abb. 11.52**).
- **V. retromandibularis**. Sie entsteht durch Zusammenfluß der *Vv. temporales superficiales*, *V. temporalis media* und *V. transversa faciei*. Sie verläuft gemeinsam mit der A. carotis externa vor dem Meatus acusticus externus durch die Gl. parotidea und mündet entweder über einen gemeinsamen Stamm mit der *V. facialis* oder direkt in die *V. jugularis interna*.
- **Plexus pterygoideus**. Er breitet sich als Venengeflecht in der Fossa infratemporalis, vorwiegend unter dem M. pterygoideus lateralis, aus. Er hat **Zuflüsse** aus den *Vv. meningeae mediae*, den Venen des Gehörorgans, *Vv. auriculares anteriores*, und der Paukenhöhle, *Vv. tympanicae*, den Venen der Gl. parotidea, *Vv. parotideae*, und des Kiefergelenkes, *Vv. articulares temporomandibulares*. Der Plexus hat **Abflüsse** zur *V. facialis*, *V. retromandibularis*, sowie Verbindungen zum Sinu cavernosus.
- **V. jugularis externa**. Sie entsteht durch Zusammenfluß der *V. occipitalis* und *V. auricularis posterior*. Sie verläuft auf der Lamina superficialis fasciae cervicalis und mündet gemeinsam mit der *V. transversa cervicis* (Begleitvene der gleichnamigen Arterie) und *V. jugularis anterior*, die das Blut der Haut des unteren Halsabschnittes und der unteren Zungenbeinmuskeln sammelt, in die *V. subclavia*. Zwischen rechter und linker V. jugularis anterior kann es durch den *Arcus venosus jugularis* (im Spatium suprasternale gelegen) zu einer Verbindung kommen.
- **V. jugularis interna**. Sie geht aus dem *Sinus sigmoideus*, nach dessen Durchtritt durch das Foramen jugulare, hervor. Ihr Beginn ist durch eine Auftreibung, *Bulbus superior v. jugularis*, gekennzeichnet, der die Fossa jugularis des Os temporale ausfüllt. Der Bulbus soll strömungsmechanisch eine Wirbelbildung des Blutes erzeugen und damit verhindern, daß die in ihrer Weite nicht veränderbaren Sinus durae matris leerlaufen. Im

Tabelle 11.19. Verbindungen der Diploëvenen zu intra- und extrakraniellen Abflüssen

V. diploica	Verbindung nach innen zum Sinus	Verbindung nach außen zur
V. diploica frontalis	S. sagittalis sup.	V. supraorbitalis
V. diploica temporalis ant.	S. sphenoparietalis	V. temporalis prof.
V. diploica temporalis post.	S. transversus	V. auricularis post.
V. diploica occipitalis	S. transversus	V. occipitalis

Tabelle 11.20. Verbindungen der Vv. emissariae zu intra- und extrakraniellen Abflüssen

V. emissaria	Innere Verbindung zum Sinus	Durchtrittstelle	Äußere Verbindung zur
V. emissaria parietalis	S. sagittalis sup.	For. parietale	V. temporalis superf.
V. emissaria mastoidea	S. sigmoideus	For. mastoideum	V. occipitalis
V. emissaria occipitalis	Confluens sinuum	Durch die Squama occipitalis	V. occipitalis
V. emissaria condylaris	S. sigmoideus	Canalis condylaris	Plexus venosi vertebrales ext.

Anfangsteil liegt die V. jugularis dorsal, dann lateral der A. carotis interna bzw. der A. carotis communis im Gefäß-Nervenstrang des Halses. Zwischen beiden Gefäßen verläuft der N. vagus (N. X).

Hinter der Articulatio sternoclavicularis vereinigt sich die *V. jugularis interna* im *Angulus venosus* mit der *V. subclavia* zur **V. brachiocephalica**. Kurz vor der Einmündung findet sich eine weitere Erweiterung, der **Bulbus inferior v. jugularis**, an dessen kranialem Ende die einzigen Klappen der V. jugularis interna gelegen sind. Die Adventitia der V. jugularis interna ist über die Vagina carotica mit der Lamina praevertebralis fasciae cervicalis verbunden (S. 447).

11.4.3 Lymphgefäßsystem

Lymphknoten des Kopfes (Abb. 11.58, Tabelle 11.21). In der vorderen Gesichtsregion und im Bereich der Kopfschwarte liegen keine Lymphknoten. In einer Horizontalen, dicht oberhalb des Ramus mandibulae finden sich 4 Gruppen von Lymphknoten, die die Lymphe aus folgenden Gebieten sammeln, nämlich:

- **Nodi lymphatici buccales** auf dem M. buccinator. Ihr Einzugsgebiet ist das Gesicht.
- **Nodi lymphatici parotidei** superficiales et profundi, größtenteils unter der derben Fascia parotidea gelegen. Eine Anschwellung dieser Lymphknoten ist daher sehr schmerzhaft (Druck auf den N. auriculotemporalis). Ihr Einzugsgebiet liegt im Bereich der Wange und der vorderen Kopfschwarte bis in die Gegend des Ohres.
- **Nodi lymphatici retroauriculares** auf dem Processus mastoideus. Ihr Einzugsgebiet ist der hintere Teil der Kopfschwarte und die Haut hinter dem Ohr.
- **Nodi lymphatici occipitales**, welche die Lymphe aus dem hinteren Bereich der Kopfschwarte sammeln.

Lymphknoten des Halses (Tabelle 11.21). Ein Drittel aller Lymphknoten des Körpers liegt im Halsbereich. Zum einen sind es die regionalen Lymphknoten aller im Hals- und Mundbodenbereich gelegenen Organe, zum anderen handelt es sich um die überregionalen Lymphknoten

von Kopf und Hals, die sich um die V. jugularis interna gruppieren, **Nodi lymphatici cervicales profundi**. Zu den Nodi lymphatici cervicales profundi zählen der *Nodus lymphaticus jugulodigastricus* und *Nodus lymphaticus juguloomohyoideus*. Beide sind entsprechend ihrer topographischen Lage benannt und stellen wichtige überregionale Lymphknoten der Zunge dar.

Die Lymphe aus den überregionalen Lymphknoten des Halsbereiches fließt in den Truncus jugularis, der sich vor Einmündung in den Venenwinkel auf der linken Seite mit dem Ductus thoracicus, auf der rechten Seite mit dem Ductus lymphaticus dexter vereint.

11.4.4 Nerven

> **Es gibt 12 Nn. craniales, Hirnnerven**

Die 12 Hirnnerven (**Tabelle 11.22**) sind:

- N. olfactorius (N. I)
- N. opticus (N. II)
- N. oculomotorius (N. III)
- N. trochlearis (N. IV)
- N. trigeminus (N. V)
- N. abducens (N. VI)
- N. facialis (N. intermediofacialis, N. VII)
- N. vestibulocochlearis (N. octavus, N. VIII)
- N. glossopharyngeus (N. IX)
- N. vagus (N. X)
- N. accessorius (N. XI)
- N. hypoglossus (N. XII)

Die Nerven *I und II* sind zentrale Fasersysteme. Ihre Besprechung erfolgt auf S. 425 und S. 702.

Die Nerven *V, VII, IX, X und XI* sind Branchialnerven, die phylogenetisch den Branchialbögen zugeordnet waren (**Tabelle 11.2**, S. 390).

Die Nerven *III, IV, VI* sind motorische Augenmuskelnerven, der *N. VIII* leitet die Afferenzen des Hör- und Gleichgewichtsorgans, und der *N. XII* innerviert die Zungenmuskulatur.

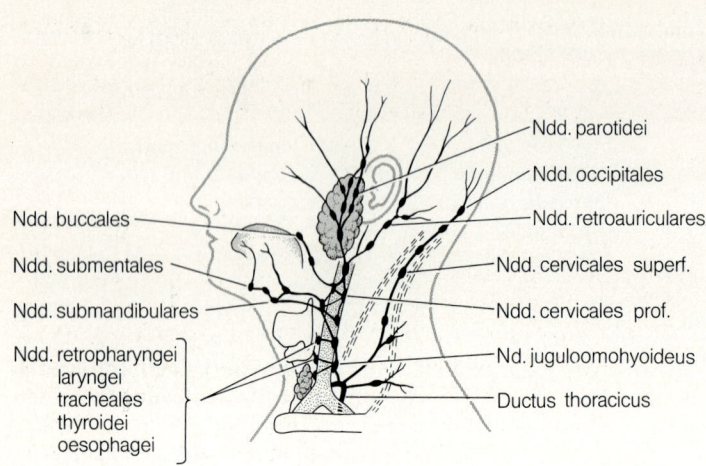

Ndd. parotidei
Ndd. occipitales
Ndd. retroauriculares
Ndd. cervicales superf.
Ndd. cervicales prof.
Nd. juguloomohyoideus
Ductus thoracicus

Ndd. buccales
Ndd. submentales
Ndd. submandibulares
Ndd. retropharyngei
laryngei
tracheales
thyroidei
oesophagei

Abb. 11.58   Schema über die Lymphgefäße und Lymphknoten des Kopfes. Dargestellt ist die linke Seite, auf der der Truncus jugularis in den Ductus thoracicus einmündet. Auf der rechten Seite vereinigt sich der Truncus jugularis mit dem Truncus subclavius und dem Truncus bronchomediastinalis zum Ductus lymphaticus dexter, um dann in den Angulus venosus einzumünden

Tabelle 11.21. Lymphknoten des Kopf-Halsbereiches

Nodi lymphatici (Ndd.)	Lokalisation	Zuflußregion	Abfluß
Ndd. occipitales (2–4)	In Höhe des Linea nuchalis inf.	Kopfschwarte	Ndd. cervicales prof.
Ndd. retroauriculares	Auf dem Proc. mastoideus	Kopfschwarte, Mandibularregion	Ndd. cervicales prof.
Ndd. parotidei superf. et prof.	Vor dem äußeren Gehörgang	Wange, Parotis, Augenlider	Ndd. submandibulares
Ndd. buccales	Auf dem M. buccinator	Regio faciei	Ndd. submandibulares
Ndd. mandibulares	Um die V. facialis	Wange	Ndd. cervicales prof.
Ndd. submentales	Unter dem Kinn	Kinn und Unterlippe, Gingiva	Ndd. cervicales prof.
Ndd. submandibulares	Im Bereich der Gl. submandibularis	Gesicht, Zunge, Tonsillen	Ndd. cervicales prof.
Ndd. cervicales superf.	Entlang der V. jugularis ant.	Oberfläche des Halses, Parotis	Ndd. cervicales prof.
Ndd. tracheales, oesophagei, retropharyngei, thyroidea, linguales	Regionale Ndd. der entsprechenden Organe		Ndd. cervicales prof.
Ndd. cervicales prof.	Entlang der V. jugularis int.		Die gesammelte Lymphe fließt über den Truncus jugularis in den Ductus lymphaticus dext, bzw. Ductus thoracicus und von dort in den Angulus venosus
Nd. jugulodigastricus	Unter dem M. digastricus	Überregionale Lymphknotenkette der regionalen Ndd.	
Nd. juguloomohyoideus	In der Kreuzung des M. omohyoideus und der V. jugularis int.		
Nd. supraclavicularis	In der Fossa supraclavicularis		

Im folgenden wird der Verlauf des III.–XII. Hirnnerven und ihrer Äste besprochen, nachdem sie die Schädelhöhle verlassen haben. Der intrakranielle Verlauf dieser Hirnnerven ist auf S. 767 beschrieben. Die Beschreibung der Kerngebiete der Hirnnerven finden Sie auf S. 765 f.

Nomenklatorischer Hinweis. Die Hirnnerven führen unterschiedliche Faserqualitäten. Informieren Sie sich daher zunächst auf S. 196 und auf S. 197 über die einschlägige Nomenklatur. Unter Berücksichtigung des klinischen Sprachgebrauches werden im folgenden (auch in **Tabelle 11.22**) verwendet:

somatomotorisch; parallel: motorisch, somatoefferent
somatoafferent; parallel: sensibel
parasympathisch; parallel: viszeroefferent, sekretorisch
präganglionär
sekretorisch postganglionär
sympathisch

N. oculomotorius (N. III). Der N. oculomotorius führt somatomotorische und parasympathische Fasern. Er verläßt die mittlere Schädelgrube durch die Fissura orbitalis superior. Nach dem Durchtritt durch den Anulus tendineus communis der äußeren Augenmuskeln teilt er sich in einen *R. superior* und einen *R. inferior*, der präganglionäre parasympathische Fasern zum Ganglion ciliare führt. Der N. oculomotorius innerviert die meisten Augenmuskeln (**Tabelle 16.1**, S. 690).

N. trochlearis (N. IV). Der N. trochlearis ist somatomotorisch. Er gelangt durch die Fissura orbitalis superior oberhalb des Anulus tendineus communis in die Orbita , wo er den M. obliquus superior innerviert (**Abb. 16.8**, S. 691).

N. trigeminus (N. V, Abb. 11.59). Der N. trigeminus hat somatoafferente (sensible) und relativ wenige somatomotorische (somatoefferente) Anteile. Die sensiblen Fasern, die intrakraniell im Ganglion trigeminale ihre Perikarya haben, verlaufen in allen 3 Ästen des N. trigeminus:

- N. ophthalmicus (N. V_1), der in die *Orbita* eintritt,
- N. maxillaris (N. V_2), der sich in der *Fossa pterygopalatina* aufzweigt und den
- N. mandibularis (N. V_3), der in die *Fossa infratemporalis* gelangt.

Der motorische Anteil schließt sich dem N. mandibularis an.

N. ophthalmicus (N. V_1, Abb. 11.59). Der rein somatoafferente sensible N. ophthalmicus gelangt durch die die Fissura orbitalis superior in die Orbita, wo er sich in 4 Äste aufspaltet (Einzelheiten S. 692). Von diesen Ästen versorgen:

- **N. lacrimalis** den lateralen Teil der Augenlider und die Bindehaut des Auges

- **N. frontalis** die Haut des medialen Augenwinkels und der Stirn
- **N. nasociliaris** die Haut des medialen Augenwinkels und der Nase sowie die Schleimhaut der Nasenhöhle, der Siebbeinzellen und der Keilbeinhöhle

N. maxillaris (N. V_2, Abb. 11.59). Auch der N. maxillaris ist ein rein somatoafferenter (sensibler) Nerv. Er tritt durch das Foramen rotundum aus der mittleren Schädelgrube in die Fossa pterygopalatina, wo er sich in seine Endäste aufteilt. In der Fossa pterygopalatina lagert sich das parasympathische Ganglion pterygopalatinum des N. facialis (s. unten) mediokaudal dem Nerv an. Die sekretorischen postganglionären Fasern ziehen in Begleitung der somatoafferenten (sensiblen) Äste des N. maxillaris zur Nasenschleimhaut, Mundschleimhaut und zur Tränendrüse.
Die Äste des N. maxillaris sind:

- **R. meningeus** *(medius)*, der vor dem Durchtritt durch das Foramen rotundum zur Dura mater der mittleren Schädelgrube abgegeben wird.
- **N. zygomaticus**; er tritt durch die Fissura orbitalis inferior in die Orbita ein. An der lateralen Wand der Orbita spaltet sich der Nerv in:
  - **R. zygomaticofacialis**, der durch das Foramen zygomaticofaciale des Os zygomaticum zur *Haut über dem Jochbogen* zieht. Ihm lagern sich *postganglionäre parasympathische Fasern aus dem Ganglion pterygopalatinum* an, die über eine Anastomose mit dem N. lacrimalis (aus N. V_1) zur Tränendrüse gelangen.
  - **R. zygomaticotemporalis**, der das Foramen zygomaticotemporale des Os temporale durchläuft und die *Haut der Schläfengegend* versorgt.
- **Nn. ganglionici**. Teile von ihnen passieren das Ganglion pterygopalatinum (ohne Umschaltung) und treten als
  - **Nn. palatini** in den Canalis palatinus major ein, ziehen abwärts und gelangen durch das Foramen palatinum majus, *N. palatinus major*, und Foramen palatinum minus, *Nn. palatini minores*, in den Bereich des Gaumens, wo sie sensibel die *Schleimhaut des Gaumens*, der *Gaumenbögen*, der *Tonsillen* und der *Uvula* innervieren. *Sekretorische postganglionäre Fasern für die Glandulae palatinae* lagern sich ihnen an. Die
  - **Rr. alveolares superiores posteriores** spalten sich vor Erreichen des Ganglion pterygopalatinum aus den Nn. ganglionores ab. Mit ihren *Rr. dentales superiores* und *Rr. gingivales superiores* versorgen sie die *oberen Mahlzähne* und die *zugehörige Gingiva* sensibel. Die genannten Äste sind über den *Plexus dentalis superior* miteinander verbunden.

Tabelle 11.22. Hirnnerven

Hirnnerv	Nr.	Verästelung	Faserqualität	Versorgungsgebiet
Nn. olfactorii	I		Geruchsnerven	S. 425
N. opticus	II		Sehnerv	S. 702
N. oculomotorius	III	R. superior	Motorisch	M. rectus superior M. levator palpebrae
		R. inferior	Motorisch	M. rectus inferior M. rectus medialis M. obliquus inferior
		Nn. ciliares breves	Parasympathisch; begleitet von sympathischen u. sensiblen Fasern	M. ciliaris M. sphincter pupillae
N. trochlearis	IV		Motorisch	M. obliquus superior
N. trigeminus	V	*N. ophthalmicus (V₁)*	Sensibel	
		– N. lacrimalis		Teil des Augenlides, Conjunctiva, Tränendrüse
		– N. frontalis		Stirnhaut, med. Augenwinkel
		– N. nasociliaris		Bulbus, Nasenhöhle, Schleimhaut der Siebbeinzellen und Keilbeinhöhle
		N. maxillaris (V₂)	Sensibel	
		– N. zygomaticus		Haut der Schläfengegend
		– Nn. pterygopalatini		Schleimhaut des Gaumens, Tonsillen, Oberkiefermolaren
		– Rr. nasales		Nasenschleimhaut
		– N. nasopalatinus		Vordere Gaumenschleimhaut, obere Schneidezähne
		– N. infraorbitalis		Prämolare, Eck- und Schneidezähne des Oberkiefers, Gesichtshaut seitlich der Nasenflügel
		N. mandibularis (V₃)	Sensibel (Radix sensoria)	
		– N. buccalis		Haut und Schleimhaut der Wange
		– N. auriculotemporalis		Gl. parotidea, äußerer Gehörgang, Haut der Schläfengegend
		– N. alveolaris inferior		Unterkieferzähne, Haut und Schleimhaut im Unterkieferbereich

Tabelle 11.22. (Fortsetzung)

Hirnnerv	Nr.	Verästelung	Faserqualität	Versorgungsgebiet
		– N. lingualis		Zunge, vordere 2/3, Mundbodenschleimhaut
			Motorisch (Radix motoria)	Kaumuskulatur, M. tensor tympani, M. tensor veli palatini, M. mylohyoideus, Venter anterior m. digastrici
N. abducens	VI		Motorisch	M. rectus lateralis
N. facialis	VII	N. stapedius	Motorisch	M. stapedius
		N. auricularis posterior		M. occipitalis, hintere Ohrmuskeln
		R. digastricus		Venter posterior m. digastrici
		R. stylohyoideus		M. stylohyoideus
		Plexis parotideus		Mimische Gesichtsmuskulatur
		– Rr. temporales		
		– Rr. zygomatici		
		– Rr. buccales		
		– R. marginalis mandibulae		
		– R. colli		
		N. intermedius	Sekretorisch	
		– N. petrosus major		Gll. lacrimalis, nasales, palatinae
		– Chorda tympani		Gll. submandibularis, sublingualis, linguales anteriores
		– (Chorda tympani)	Geschmacksfasern	Geschmacksknospen der vorderen 2/3 der Zunge
N. vestibulocochlearis	VIII			Hör- und Gleichgewichts-bahn, S. 804, 807
N. glossopharyngeus	IX	N. tympanicus	Sensibel Sekretorisch	Paukenhöhle, Gl. parotidea
		Rr. pharyngeales	Motorisch	M. constrictor pharyngis sup.
		(Plexus pharyngealis)	Sensibel Sekretorisch	Pharynxschleimhaut Gll. pharyngeales
		R. m. stylopharyngei	Motorisch	M. stylopharyngeus
		Rr. tonsillares	Sensibel	Tonsilla palatina
		R. sinus carotici	Sensibel	Glomus caroticum
		Rr. linguales	Sensibel, begleitet von Geschmacksfasern	Hinteres Zungendrittel Aus Papillae vallatae und foliatae

Tabelle 11.22. (Fortsetzung)

Hirnnerv	Nr.	Verästelung	Faserqualität	Versorgungsgebiet
N. vagus	X	R. auricularis	Sensibel	Äußerer Gehörgang
		Rr. pharyngeales	Motorisch	M. constrictor pharyngis inferior
		Plexus pharyngealis	Sekretorisch	Gll. pharyngeales
		R. lingualis	Geschmacksfasern	Von Geschmacksknospen der Radix linguae und Regio epiglottica
		N. laryngealis sup.		
		– R. externus	Motorisch	M. cricothyroideus
		– R. internus	Sensibel	Larynxschleimhaut (oberhalb Rima glottidis)
		N. laryngealis recurrens	Motorisch	Innere Kehlkopfmuskeln
			Sensibel	Larynxschleimhaut (unterhalb Rima glottidis)
		Rr. cardiaci	Parasympathisch-motorisch	Zu den im Namen genannten Organen und zum Intestinaltrakt bis zum Cannon-Böhm-Punkt
		Rr. tracheales	Sensibel u. parasympathisch-motorisch	
		Rr. bronchiales	Sensibel, parasympathisch	
		Rr. oeseophageales	Sekretorisch, parasympathisch	
		Rr. gastrici	Parasympathisch u. sensibel	
N. accessorius	XI		Motorisch	M. sternocleidomastoideus, Teile des M. trapezius
N. hypoglossus	XII		Motorisch	Zungenmuskulatur

- **Rr. nasales posteriores superiores mediales et laterales**; sie bringen *sensible* Fasern aus dem N. maxillaris und *sekretorische postganglionäre Fasern* aus dem Ganglion pterygopalatinum durch das Foramen sphenopalatinum zur *lateralen* und *septalen Nasenwand*.
- **Rr. nasales posteriores inferiores** versorgen den *mittleren* und *unteren Nasengang* sowie die *untere Nasenmuschel*.
- **N. nasopalatinus**; er zieht vom Ganglion pterygopalatinum kommend zwischen Periost und Schleimhaut des Nasenseptums in den Canalis incisivus. Er versorgt die *vordere Gaumenschleimhaut* und die *oberen Schneidezähne mit ihrer Gingiva*.
- **N. infraorbitalis**. Der Hauptstamm des N. maxillaris tritt als N. infraorbitalis mit den zugehörigen Gefäßen durch die Fissura orbitalis inferior, dann in den Canalis infraorbitalis ein und gelangt durch das *Foramen infraorbitale* zur *Gesichtshaut seitlich der Nasenflügel*. Innerhalb des Canalis infraorbitalis zweigen von dem Nerven ab:

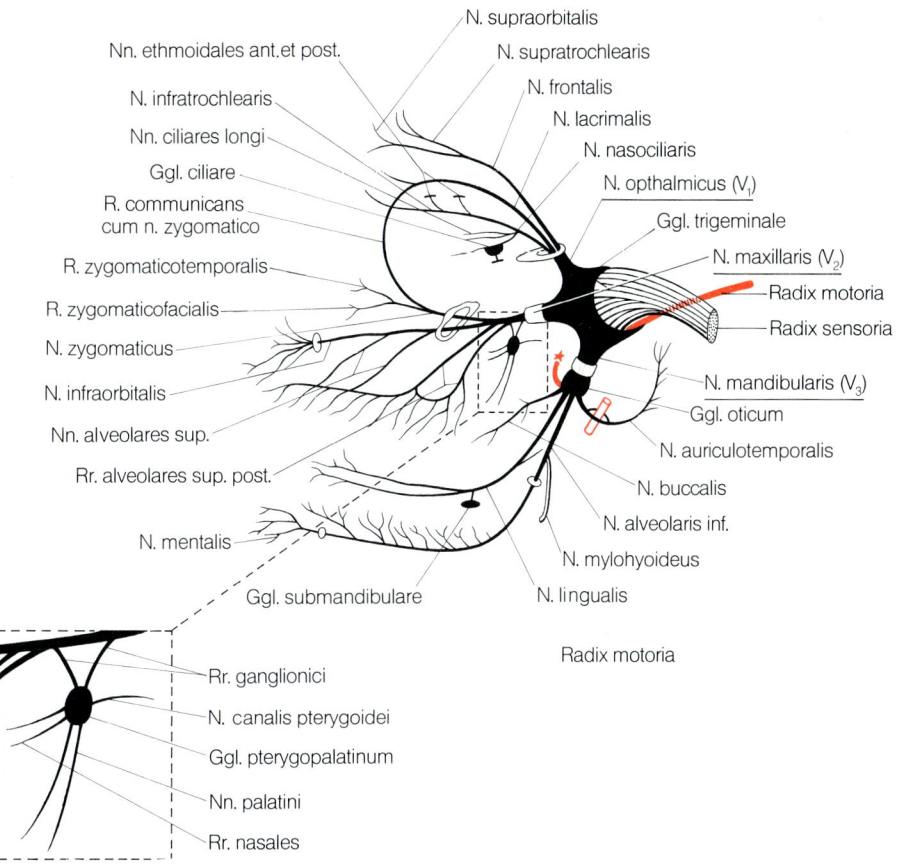

N. supraorbitalis
Nn. ethmoidales ant.et post.
N. supratrochlearis
N. infratrochlearis
N. frontalis
Nn. ciliares longi
N. lacrimalis
Ggl. ciliare
N. nasociliaris
R. communicans cum n. zygomatico
N. opthalmicus (V₁)
R. zygomaticotemporalis
Ggl. trigeminale
R. zygomaticofacialis
N. maxillaris (V₂)
N. zygomaticus
Radix motoria
N. infraorbitalis
Radix sensoria
Nn. alveolares sup.
N. mandibularis (V₃)
Rr. alveolares sup. post.
Ggl. oticum
N. auriculotemporalis
N. mentalis
N. buccalis
N. alveolaris inf.
Ggl. submandibulare
N. mylohyoideus
N. lingualis
Radix motoria

Rr. ganglionici
N. canalis pterygoidei
Ggl. pterygopalatinum
Nn. palatini
Rr. nasales

Abb. 11.59 Verästelung des N. trigeminus. Die motorischen Anteile des Nerven sind *rot* gezeichnet. Sie ziehen ohne Umschaltung am Ganglion oticum vorbei . Markiert sind die Durchtrittsforamina der 3 großen Nervenäste durch die Schädelbasis . Es ist ebenfalls eingezeichnet, an welcher Stelle der N. infraor-bitalis in den gleichnamigen Kanal eintritt und ihn verläßt, ebenso die Stelle, an der der N. alveolaris inf. in den Canalis mandibulae eintritt und ihn verläßt. Der N. auriculotemporalis umgibt mit einer Schlinge die *rot* gezeichnete A. meningea media (Nach Ferner 1970)

- **R. alveolaris superior medius**
- **Rr. alveolares superiores anteriores**. Die genannten Nerven werden als *Nn. alveolares superiores* zusammengefaßt und bilden gemeinsam den *Plexus dentalis superior*, von dem aus die *Gingiva* und die *Zähne* des Oberkiefers versorgt werden (S. 432).

> **Klinischer Hinweis.** Der Canalis infraorbitalis ist nur durch eine dünne Knochenlamelle von der Oberkieferhöhle getrennt. Eine Entzündung der Oberkieferhöhle kann daher zu einer schmerzhaften Reizung des N. infraorbitalis führen.

N. mandibularis (N. V₃, Abb. 11.59). Dem *somatoafferenten* (sensiblen) N. mandibularis schließt sich die *motorische Portio minor*, des N. trigeminus an. Beide verlassen die mittlere Schädelgrube durch das *Foramen ovale*.

Unmittelbar unter dem Foramen ovale legt sich dem Nerv das parasympathische Ganglion oticum des N. glossopharyngeus (S. 482) medial an.
Die somatoafferente (sensible) Portio major, *Radix sensoria*, hat 5 Äste:

- **R. meningeus**; er geht unmittelbar unter dem Foramen ovale aus dem Stamm des N. mandibularis hervor. Er zieht in Begleitung der A. meningea media durch das *Foramen spinosum* und innerviert sensibel die *Dura mater* der mittleren Schädelgrube, die Schleimhaut des *Sinus sphenoidalis* und der *Cellulae mastoideae*.
- **N. buccalis**; er zieht zwischen den beiden Köpfen des M. pterygoideus lateralis und dann auf der Außenfläche des M. buccinator zur äußeren *Wangenhaut*. Er gibt auch Äste zur *Wangenschleimhaut* und zur buccalen *Gingiva des Unterkiefers* ab.

- **N. auriculotemporalis**; er umschließt mit seinen beiden Wurzeln die A. meningea media, trifft hinter dem Collum mandibulae auf die A. temporalis superficialis, der er sich im weiteren Verlauf anlagert und die Haut in der *Schläfengegend* versorgt. Kleinere Äste des N. auriculotemporalis dienen der sensiblen Versorgung der *Gl. parotidea*, *Rr. parotidei*, ferner des äußeren Gehörganges, *N. meatus acustici externi*, sowie des Trommelfells, *Rr. membranae tympani*, und des Kiefergelenkes, *Rr. articulares*.
- **N. alveolaris inferior**; er verläuft zwischen den Mm. pterygoidei medialis et lateralis und tritt mit gleichnamigen Gefäßen durch das Foramen mandibulae in den Canalis mandibulae ein. Im Mandibularkanal zweigen aus dem Nerven *Rr. dentales inferiores* und *Rr. gingivales inferiores* für die Unterkieferzähne und die Gingiva des Unterkiefers ab. Die Äste für Zähne und Gingiva sind über den *Plexus dentalis inferior* miteinander verbunden. Die Endäste des N. alveolaris inferior gelangen als *N. mentalis* aus dem Foramen mentale zur Haut des Kinnes und der Unterlippe.

> **Klinischer Hinweis.** Bei operativen Eingriffen an den Unterkieferzähnen kann der N. alveolaris inferior kurz vor Eintritt in den Canalis mandibulae horizontal über und hinter den Unterkiefermolaren anästhesiert werden.

- **N. lingualis**; er zieht bogenförmig ventral vor dem N. alveolaris inferior, zwischen M. pterygoideus medialis und lateralis, nach kaudal. Am Mundboden liegt er oberhalb der Gl. submandibularis unmittelbar unter der Mundbodenschleimhaut, überkreuzt lateral den Ductus submandibularis und dringt unterhalb des Zungenseitenrandes in den Zungenkörper ein. In seinem Verlauf gibt der Nerv Äste zum weichen Gaumen, *Rr. isthmi faucii*, und zur Schleimhaut des Mundbodens, *N. sublingualis*, ab. Der N. lingualis versorgt sensibel die *vorderen* ²/₃ des Zungenrückens. Während seines Verlaufs zwischen M. pterygoideus medialis und M. pterygoideus lateralis lagert sich dem N. lingualis die Chorda tympani von dorsal kommend an, *R. communicans cum chorda tympani*. Sie enthält sekretorische Fasern und Geschmacksfasern (s. unten).

Die motorische Portio minor, *Radix motoria*, innerviert sämtliche *Kaumuskeln*. Die Äste der Portio minor sind:

- **N. massetericus**
- **Nn. temporales profundi**
- **N. pterygoideus lateralis**
- **N. pterygoideus medialis**. Der N. pterygoideus medialis versorgt mit entsprechenden Ästen auch den *M. tensor veli palatini* und den *M. tensor tympani*, da sich beide Muskeln aus dem M. pterygoideus medialis abgespalten haben.

- **N. mylohyoideus**. Er innerviert den *M. mylohyoideus* und den *Venter anterior des M. digastricus*. In seinem Verlauf lagert sich der Nerv streckenweise dem N. alveolaris inferior (s. oben) an. Vor dem Foramen mandibulae verläßt er diesen Leitnerven und liegt dann im Sulcus mylohyoideus mandibulae.

N. abducens (N. VI). Der N. abducens ist ein Augenmuskelnerv. Er gelangt durch die Fissura orbitalis superior in die Orbita, wo er den *M. rectus lateralis* innerviert (**Tabelle 16.1**).

> **Klinischer Hinweis.** Der N. abducens kann bei einer Commotio cerebri, Gehirnerschütterung, schon am Duraeintritt geschädigt werden. Dadurch kann es zum *Strabismus convergens*, Einwärtsschielen, kommen.

N. facialis (**N. intermediofacialis, N. VII, Abb. 11.60**). Der N. facialis ist ein *gemischter Nerv*; er führt *branchiomotorische*, *somatoafferente* (sensible), *viszeroefferente* (sekretorische) Fasern und *Geschmacksfasern*. Er tritt (mit dem N. vestibulocochlearis) durch den Porus und Meatus acusticus internus in das Os temporale ein. Der Verlauf des N. facialis im Os temporale ist auf S. 711 geschildert. Schließlich verläßt der VII. Hirnnerv das Os temporale am *Foramen stylomastoideum* und tritt dann bogenförmig in die Gl. parotidea ein. Innerhalb der Gl. parotidea bildet er den *Plexus parotideus*. Seine Äste strahlen vom vorderen Rand der Drüse fächerförmig in die mimische Gesichtsmuskulatur aus.
Motorischer Teil. Seine Äste sind:

- **N. stapedius**; er verläßt den N. facialis noch innerhalb des Canalis n. facialis und innerviert den *M. stapedius*.
- **N. auricularis posterior**; er zweigt kurz nach Austritt des N. facialis aus dem Foramen stylomastoideum ab und zieht zwischen Processus mastoideus und Ohrmuschel zu den *Muskeln der Ohrmuschel* und zum *Venter occipitalis* des M. occipitofrontalis.
- **R. digastricus** zum *hinteren Bauch des M. digastricus*
- **R. stylohyoideus** zum *M. stylohyoideus*
- **Plexus parotideus** mit Ästen zur mimischen Gesichtsmuskulatur: **Rr. temporales, Rr. zygomatici, Rr. buccales, R. marginalis mandibulae**
- **R. colli**; der am weitesten kaudal gelegene Ast bildet mit einem Ast des N. transversus colli aus dem Plexus cervicalis eine Anastomose, über die er das Platysma versorgt.

Somatoafferenter (sensibler) Teil. Bei den somato-afferenten Anteilen handelt es sich um 2 kleine *Rr. communicantes*, die sensible Afferenzen aus dem R. auricularis n. vagi (s. unten) und aus dem Plexus tympanicus des N. glossopharyngeus (s. unten) übernehmen. Durch diese Äste ist der N. facialis an der sensiblen Innervation der *Haut des äußeren Gehörgangs* und der *Schleimhaut des Tympanons* beteiligt. Schließlich scheint auch die *Zun-

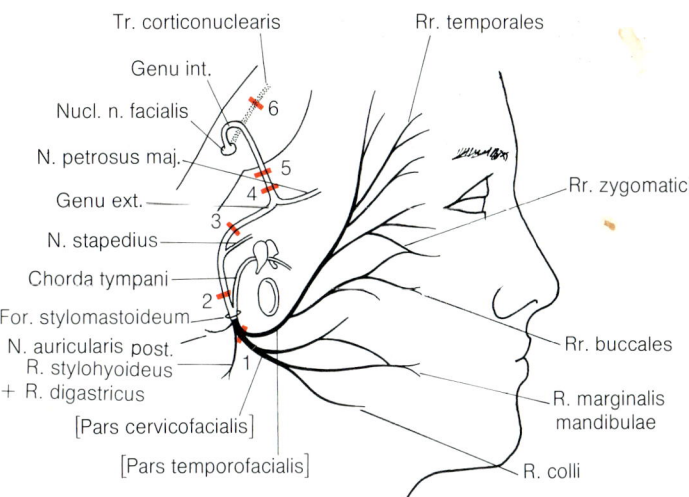

Tr. corticonuclearis
Genu int.
Nucl. n. facialis
N. petrosus maj.
Genu ext.
N. stapedius
Chorda tympani
For. stylomastoideum
N. auricularis post.
R. stylohyoideus
+ R. digastricus
[Pars cervicofacialis]
[Pars temporofacialis]

Rr. temporales
Rr. zygomatici
Rr. buccales
R. marginalis mandibulae
R. colli

Abb. 11.60 Verlauf und Aufzweigung des N. facialis. Intrakranialer Verlauf *transparent* gezeichnet. Die bei 1–6 lokalisierten Schädigungen des Nerven führen zu charakteristischen Symptomen: *1*, Periphere Fazialislähmung. Ausfall der gesamten mimischen Muskulatur der betroffenen Seite; *2*, einseitige Lähmung der mimischen Gesichtsmuskulatur sowie Geschmacks- und Speichelsekretionsstörung; *3*, zusätzlich zu den unter *(2)* genannten Störungen eine Hyperakusis; *4*, zusätzlich zu den unter *(3)* genannten Störungen eine Verminderung der Tränendrüsensekretion; *5*, Kleinhirnbrückenwinkelläsion, meist Akustikusneurinom, daher auch Störung des VIII. Hirnnerven; *6*, zentrale Fazialisschädigung (vgl. S. 810): Ausfall der Fibrae corticonucleares (Tractus corticobulbaris); in der Regel mit einer Hemiplegie verbunden. Der obere Fazialisast bleibt wegen der Versorgung seines Ursprungsgebietes aus beiden Hemisphären von der Lähmung verschont (Augenschluß, Stirnrunzeln intakt). (Nach Rohen 1969)

genspitze sensible Fasern des N. facialis zu enthalten. Die *Perikarya* dieser somato-afferenten Fasern liegen im *Ganglion geniculi*. Ungeklärt ist noch, ob der N. facialis auch propriozeptive Fasern besitzt.

N. intermedius. Der N. intermedius ist der nicht-motorische Teil des N. facialis. Er besteht aus *sekretorisch-parasympathischen* (viszeroefferenten) Ästen und *Geschmacksfasern*. Die Aufteilung in seine beiden Endäste erfolgt im Geniculum n. facialis.

- **N. petrosus major**. Er verläuft als präganglionärer parasympathischer Ast im Sulcus n. petrosi majoris an der Facies anterior partis petrosae. Dann tritt er in den Faserknorpel des Foramen lacerum ein. Vereinigt mit dem sympathischen N. petrosus profundus durchläuft der N. petrosus major den Canalis pterygoideus und endet in der Flügelgaumengrube im *Ganglion pterygopalatinum* (**Abb. 11.59**, **Abb. 11.64**), wo die Umschaltung auf das postganglionäre Neuron erfolgt. Die postganglionären Fasern ziehen dann in Begleitung des R. zygomaticofacialis und dessen Anastomose mit dem N. lacrimalis zur *Tränendrüse* (**Abb. 11.37**). Postganglionäre Neurone erreichen auch über die *Rr. nasales posteriores* die *Gll. nasales* und über die *Nn. palatini* die *Gll. palatinae*.
- **Chorda tympani**; sie enthält *parasympathische Fasern*, *Geschmacksfasern* und *somatoafferente* (sensible) *Fasern*. – Verlauf der Chorda tympani S. 712.

- **Parasympathische Fasern**. Hierbei handelt es sich um *präganglionäre Fasern*. Sie verlaufen am Ganglion geniculi vorbei, gelangen in die Chorda tympani und ziehen dann mit dem N. lingualis zum *Ganglion submandibulare*, das über kleine Nervenbrücken dem N. lingualis an seinem kaudalen Punkt anhängt. Die *postganglionären parasympathischen* Fasern erreichen die *Gl. submandibularis*, *Gl. sublingualis* und *Gll. linguales anteriores*.
- **Geschmacksfasern**. Sie sind afferent und leiten die Empfindungen aus den Geschmacksknospen der *vorderen $^2/_3$* des Zungenrückens über den N. lingualis der *Chorda tympani* zu. Sie besitzen im Bereich des Geniculum n. facialis ein Ganglion, *Ganglion geniculi*, das funktionell einem Spinalganglion vergleichbar ist. Zentral gelangen die Fasern zum Tractus solitarius.
- **Somatoafferente Fasern**. Sie stammen von der Schleimhaut der Paukenhöhle und gelangen (vermutlich) zum Ganglion geniculi.

N. vestibulocochlearis (N. VIII). Der N. vestibulocochlearis ist ein Sinnesnerv, der keine Schädelweichteile innerviert. Er setzt sich aus dem Gleichgewichtsnerven, *Radix superior (vestibularis)*, und dem Gehörnerv, *Radix inferior (cochlearis)*, zusammen. Die Perikarya der Nerven liegen im *Ganglion vestibulare* (S. 717) bzw. im *Ganglion spirale* (S. 716) in Nähe der Sinnesorgane. Beide Anteile verlassen gemeinsam als N. vestibulocochlearis den Meatus acusticus internus.

N. glossopharyngeus (**N. IX, Abb. 11.61, 11.65**). Der N. glossopharyngeus führt *motorische, viszeroefferente* (sekretorische), *somatoafferente* (sensible) Fasern und *Geschmacksfasern*. Am Hirnstamm tritt er gemeinsam mit dem N. vagus (N. X) und N. accessorius (N. XI) im *Sulcus posterolateralis* (Sulcus retroolivaris) aus (**Abb. 17.27**, S. 768). Die hintere Schädelgrube verläßt er durch den vorderen Teil des *Foramen jugulare*. Im Foramen jugulare bildet der N. glossopharyngeus das *Ganglion superius*, unmittelbar unter dem Foramen das *Ganglion inferius* (**Abb. 11.61**). Im Ganglion superius liegen die pseudounipolaren Perikaryen der sensiblen und Geschmacksneurone, im Ganglion inferius vorwiegend die Perikaryen der parasympathischen Neurone. Der Nerv verläuft zwischen A. carotis interna und V. jugularis interna und zieht zwischen M. stylopharyngeus und A. carotis interna weiter nach kaudal. Schließlich gelangt er zwischen M. stylopharyngeus und M. styloglossus zum Seitenrand der *Radix linguae* und zur *lateralen Pharynxwand*.

Seine Äste sind:

- **N. tympanicus** (**Abb. 11.65**) mit *somatoafferenten* (sensiblen) Fasern für die *Paukenhöhle* und mit *parasympathischen* Fasern für die *Gl. parotidea*. Er verläßt den Stamm des N. glossopharyngeus unmittelbar unter dem Ganglion inferius, gelangt über den Canaliculus tympanicus, der in der *Fossula petrosa*, an der basalen Fläche der Pars petrosa ossis temporalis, beginnt, in die Cavitas tympanica.
  - **Sensible Fasern**. Sie bilden auf dem Promontorium der Paukenhöhle dicht unter der Schleimhaut gemeinsam mit den sympathischen Nn. caroticotympanici den *Plexus tympanicus* (**Abb. 11.65**). Aus dem Plexus tympanicus zweigt ein *R. tubarius* ab, der sensibel und sekretorisch die Schleimhaut der Tuba auditiva proximal innerviert.
  - **Sekretorischen Fasern**. Diese Fasern ziehen nach Passieren des Plexus tympanicus als *N. petrosus minor* zum *Ganglion oticum* (Jacobson-Anastomose; **Abb. 11.37**). Der N. petrosus minor verläuft in der mittleren Schädelgrube unter der Dura mater im Sulcus n. petrosi minoris der Pars petrosa ossis temporalis. Er durchzieht den Faserknorpel des Foramen lacerum (bzw. die Fissura sphenopetrosa). Die präganglionären parasympathischen Nervenfasern werden im *Ganglion oticum* umgeschaltet, die postganglionären Axone schließen sich dem N. auriculotemporalis (aus N. V₃) an und gelangen zur *Gl. parotidea*.
- **Rr. pharyngei**. Sie innervieren *motorisch* den M. constrictor pharyngis superior und Teile der Muskulatur des weichen Gaumens (**Tabelle 11.9**). Sie versorgen ferner *sensibel* die Pharynxschleimhaut und *sekreto-*

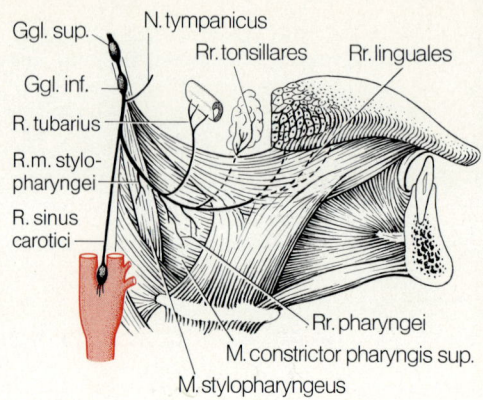

Abb. 11.61 Verlauf und Aufzweigung des N. glossopharyngeus. Sein Leitmuskel ist der M. stylopharyngeus

risch (mit Umschaltung von prä- auf postganglionäre Fasern im Ganglion inferius n. glossopharyngei) die Gll. pharyngei. – Die Rr. pharyngei bilden mit den gleichnamigen Ästen des N. vagus (N. X) und des Truncus sympathicus den *Plexus pharyngeus*, der den M. constrictor pharyngis medius innerviert.
- **R. m. stylopharyngei** (**Abb. 11.61**) innerviert den M. stylopharyngeus.
- **R. tubarius** versorgt sensibel die Tuba auditiva.
- **Rr. tonsillares** (**Abb. 11.61**) versorgen sensibel Tonsilla palatina und das Palatum molle.
- **Parasympathische** und **afferente** Fasern ziehen als *R. sinus carotici* (**Abb. 11.61**) mit sympathischen Fasern aus dem Plexus sympathicus der A. carotis interna und Fasern aus dem N. laryngeus superior (aus N. X) zum *Glomus caroticum* (Chemorezeptoren) und zum *Sinus caroticus* (Pressorezeptoren).
- **Rr. linguales** (**Abb. 11.61**) enthalten *sensible* und *Geschmacksfasern* des hinteren Zungendrittels. Die Neurone beider Faserqualitäten haben im Ganglion inferius bzw. superius n. glossopharyngei ihre Perikarya.

N. vagus (**N. X, Abb. 11.62**). Der N. vagus führt *somatoefferente* (motorische), *viszeroefferente* (sekretorische) und *somatoafferente* (sensible) Fasern sowie *Geschmacksfasern*. Er tritt durch den hinteren Abschnitt des *Foramen jugulare* aus der hinteren Schädelgrube aus. Im Foramen jugulare bildet er ein kleines, sensibles *Ganglion superius* (jugulare), unterhalb des Foramen ein spindelförmiges *Ganglion inferius* (nodosum). Der Nerv verläuft am Hals im Gefäß-Nervenstrang zwischen A. carotis interna und V. jugularis interna. Er besitzt *Rr. communicantes* zu allen großen Hirnnerven (N. VII, IX, XI, XII und Truncus sympathicus).

Auf der **linken Seite** verläuft er, nach Eintritt durch die obere Thoraxapertur, vor dem Arcus aortae und hinter dem Bronchus principalis sinister, um dann zur ventralen

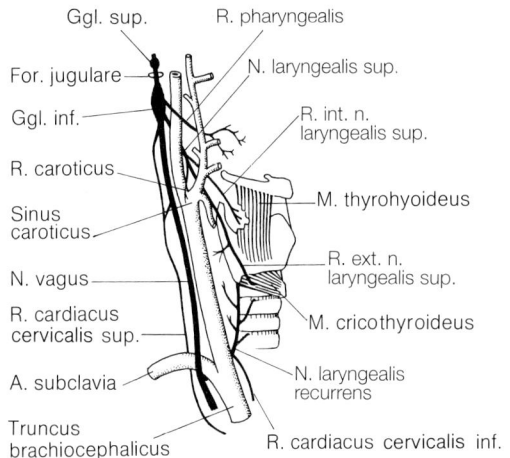

Ggl. sup.
R. pharyngealis
For. jugulare
N. laryngealis sup.
Ggl. inf.
R. int. n. laryngealis sup.
R. caroticus
Sinus caroticus
M. thyrohyoideus
N. vagus
R. ext. n. laryngealis sup.
R. cardiacus cervicalis sup.
M. cricothyroideus
A. subclavia
N. laryngealis recurrens
Truncus brachiocephalicus
R. cardiacus cervicalis inf.

Abb. 11.62 Verlauf der Äste des N. vagus dexter im Halsbereich. Der Nerv läuft mit der A. carotis communis und der V. jugularis interna (nicht dargestellt) in der Vagina carotica

Fläche des Ösophagus zu gelangen, auf dem er mit dem rechten N. vagus den *Plexus oesophagealis* bildet. Durch den Hiatus oesophageus des Zwerchfells gelangt er als *Truncus vagalis anterior* auf die Vorderfläche des Magens und gibt Äste in das linke *Ganglion coeliacum* ab.

Auf der **rechten Seite** zieht der N. vagus über die A. subclavia dextra durch die obere Thoraxapertur, dann zwischen V. brachiocephalica dextra und Truncus brachiocephalicus, dicht an der Trachea hinter dem Bronchus principalis dexter zur dorsalen Fläche des Ösophagus. Nach dem Durchtritt durch den Hiatus oesophageus des Zwerchfells gelangt er als *Truncus vagalis posterior* auf die dorsale Magenfläche und gibt Äste in das *Ganglion coeliacum dextrum* ab (zum Verlauf des N. vagus im Thorax vgl. S. 535).
Seine Äste sind:

- **R. meningeus**; er zieht durch das Foramen jugulare zurück und übernimmt die sensible Innervation der *Dura mater der hinteren Schädelgrube*.

- **R. auricularis**; er zweigt als sensibler Nerv vom Hauptstamm innerhalb des Ganglion superius ab. Er durchzieht den Canaliculus mastoideus, den er an der Fissura tympanomastoidea verläßt, um den *inneren Teil des äußeren Gehörganges* und einen *Teil des Trommelfells* zu innervieren.

Klinischer Hinweis. Berühren der Haut des Gehörganges kann durch Reizung des R. auricularis n. vagi Hustenreflexe auslösen. Das Spülen des äußeren Gehörganges mit kaltem Wasser kann zu einer vagotonen Reaktion führen.

- **Rr. pharyngeales.** Sie führen *sensible, sekretorische* und *motorische* Fasern. Mit gleichnamigen Ästen des

N. glossopharyngeus (N. IX), des Truncus sympathicus und möglicherweise des N. facialis (N. VII) bilden sie den *Plexus pharyngealis*. Über diesen Plexus werden motorisch der M. levator veli palatini, M. uvulae und M. constrictor pharyngis innerviert.

- **R. lingualis**; er enthält Geschmacksfasern aus der Radix linguae und der Regio epiglottica.

- **N. laryngealis superior**; er zweigt unmittelbar unterhalb des Ganglion inferius nervi vagi ab und verläuft medial der A. carotis interna und den Verästelungen der A. carotis externa. Schon bald danach teilt er sich in einen motorischen *R. externus* und einen sensiblen und sekretorischen *R. internus*.

  - **R. externus**; er zieht mediokaudal der A. thyroidea superior zum M. cricothyroideus, den er innerviert. Kleinere Äste gehen an den M. constrictor pharyngis inferior ab.

  - **R. internus**, er ist stärker und verläuft kraniomedial der A. thyroidea superior und durchbricht mit der A. laryngea superior die Membrana thyrohyoidea, um sensibel die Kehlkopfschleimhaut oberhalb der Rima glottidis zu versorgen. Am Boden des Recessus piriformis ruft der R. internus die *Plica n. laryngei* hervor.

- **Rr. cardiaci cervicales superiores**; sie sind parasympathisch und ziehen zum *Plexus cardiacus* auf dem Arcus aortae. Sie werden als *N. depressor* bezeichnet, weil sie eine negative (hemmende) chronotrope und inotrope Wirkung auf das Herz ausüben.

- **N. laryngealis recurrens.** Dieser umschlingt links den Aortenbogen lateral vom Lig. arteriosum, rechts die A. subclavia. Er zieht zwischen Trachea und Ösophagus, die er in seinem Verlauf innerviert, aufwärts und liegt dorsal der Schilddrüse. Mit seinem Endast, *N. laryngealis inferior*, innerviert er *motorisch die inneren Kehlkopfmuskeln*, *sensibel* und *sekretorisch die Kehlkopfschleimhaut unterhalb der Rima glottidis*.

- **Rr. cardiaci cervicales inferiores**, parasympatische Fasern zum *Plexus cardiacus*, die teilweise vom N. laryngealis recurrens abgehen.

- **Rr. tracheales**, **Rr. bronchiales** und **Rr. oesophageales** enthalten für die genannten Organe sensible, visceromotorische und sekretorische Fasern. Die Rr. tracheales und Rr. bronchiales bilden den *Plexus pulmonalis*.

- **Plexus oesophagealis.** Unterhalb der Bifurcatio tracheae löst sich der N. vagus beider Seiten in den Plexus oesophagealis auf. Im unteren Abschnitt des Ösophagus gruppiert sich der Plexus oesophagealis in einen stärkeren

  - **Truncus vagalis posterior** auf der Rückseite der Speiseröhre und einen schwächeren

  - **Truncus vagalis anterior** auf der Vorderseite des Ösophagus (s. oben). Die beiden letztgenannten Stämme führen sensible, viszero-motorische und sekretorische Fasern.

- **Rr. gastrici anteriores** werden vom Truncus vagalis anterior, die
- **Rr. gastrici posteriores** vom Truncus vagalis posterior gebildet. Über die Ganglia coeliaca und das Ganglion mesentericum superius reichen die Fasern des N. vagus im Eingeweidesystem bis zum *Cannon-Böhm-Punkt,* der an der Grenze zum linken Drittel des Colon transversum (an der primären Kolonflexur) zu suchen ist.

N. accessorius (N. XI). Der N. accessorius ist *somatomotorisch.* Er hat *Radices spinales* und *Radices craniales.* Diese verlassen die Medulla spinalis (**Abb. 17.27,** S. 768) bzw. Medulla oblongata im Sulcus posterolateralis. Die **Radices spinales** ziehen, in Höhe von C_6 beginnend, durch das Foramen magnum in die hintere Schädelgrube, um sich dort mit den **Radices craniales** zu vereinen. Der vereinigte Nerv verläßt die Schädelhöhle durch das Foramen jugulare, um dann im Halsbereich ein kurzes Stück gemeinsam mit dem N. vagus und dem N. hypoglossus zu verlaufen (**Abb. 11.54**). Anschließend tritt der N. hypoglossus in die mediale Fläche des oberen Drittels des *M. sternocleidomastoideus* ein, den er mit *Rr. musculares* versorgt. In seinem weiteren Verlauf durchzieht der N. accessorius auf dem M. levator scapulae das seitliche Halsdreieck und gelangt an die Innenfläche des *M. trapezius,* den er gemeinsam mit Ästen des Plexus cervicalis motorisch innerviert (**Tabelle 11.17**).

N. hypoglossus (N. XII). Der *somatomotorische* N. hypoglossus ist ein zerebralisierter Spinalnerv, dessen Radices posteriores (sensible Wurzeln) sich zurückgebildet haben. Er verläßt die Schädelhöhle durch den *Canalis hypoglossi,* verläuft lateral über die A. carotis interna und externa sowie über die V. jugularis interna, zieht bogenförmig unter den Venter posterior m. digastrici in eine Spalte zwischen M. mylohyoideus und M. hyoglossus zur Binnenmuskulatur der Zunge, die er innerviert. Von den äußeren Zungenmuskeln innerviert er über *Rr. linguales* die Mm. styloglossus, hyoglossus und genioglossus. Der N. hypoglossus dient streckenweise als Leitbahn für Fasern aus C_1 und C_2 (**Abb. 11.63**).

> **Der Hals wird zu großen Teilen von Ästen des Plexus cervicalis innerviert**

Der **Plexus cervicalis** (**Abb. 11.63**) entsteht aus den *Rr. ventrales der Nn. spinales* C_1–C_4. Die Nerven treten zwischem dem M. scalenus anterior und M. scalenus medius in das seitliche Halsdreieck ein. Der Plexus cervicalis hat eine

- Radix sensoria und eine
- Radix motoria.

Radix sensoria. Die Radix sensoria des Plexus cervicalis versorgt sensibel die *Haut hinter dem Ohr,* die Gegend des *Kieferwinkels,* ferner die *Haut des vorderen und seitlichen Halsdreiecks* bis unterhalb der Clavicula. Sie tritt an der Mitte des hinteren Randes des M. sternocleidomastoideus aus den tiefen Muskelschichten in die Subkutis. Von diesem **Punctum nervosum** (Erb-Punkt) aus streben die 4 sensiblen Hauptstämme fächerförmig in ihr Versorgungsgebiet (**Abb. 11.52**). Es handelt sich um:

- **N. occipitalis minor** ($C_{2,3}$); er steigt am hinteren Rand des M. sternocleidomastoideus auf dem M. splenius capitis aufwärts und versorgt die *Haut der seitlichen Hinterhauptsgegend.* Seine Endzweige stehen mit dem N. occipitalis major (dorsaler Ast aus $C_{2,3}$) und dem N. auricularis magnus in Verbindung.
- **N. auricularis magnus** (C_3); dies ist der stärkste Ast des Plexus cervicalis. Er steigt, anfangs vom Platysma bedeckt, auf dem M. sternocleidomastoideus aufwärts und überquert allmählich den Muskel. In Nähe des Kieferwinkels teilt er sich in einen *R. anterior* für die *Haut der unteren, lateralen Gesichtshälfte,* des *Ohrläppchens* und einen *Teil der Ohrmuschel* und einen *R. posterior* für den *hinteren Teil der Ohrmuschel.*
- **N. transversus colli** ($C_{2,3}$). Nach Überquerung des M. sternocleidomastoideus zieht er in die vordere Halsregion. Noch unter dem Platysma teilt er sich in seine zahlreichen Endäste auf. Sein Versorgungsgebiet reicht vom *Unterkieferrand bis zur Fossa jugularis.* Der R. colli n. facialis benutzt Aufsplitterungen des N. transversus colli, um in einer gemeinsamen Perineuralscheide mit diesen Ästen die unteren Abschnitte des Platysmas zu innervieren.
- **Nn. supraclaviculares** ($C_{3,4}$). Hierbei handelt es sich um zahlreiche kräftige Äste, die, bedeckt vom Platysma, abwärts in das seitliche Halsdreieck ziehen. Sie überkreuzen den Plexus brachialis und den M. omohyoideus. Die Endzweige überschreiten teilweise die Grenze des Halses und versorgen in 3 Gruppen, *Nn. supraclaviculares mediales, intermedii, laterales,* die *Haut über der Pars clavicularis des M. pectoralis,* die Gegend des *Schlüsselbeines und der Schulter.*

Radix motoria. Die Radix motoria des Plexus cervicalis innerviert die *prävertebrale Halsmuskulatur,* die *Mm. scaleni,* die *untere Zungenbeinmuskulatur,* das *Zwerchfell* und einen Teil des *M. trapezius* (zusätzlich N. accessorius), des *M. sternocleidomastoideus* (zusätzlich N. accessorius) und des *M. levator scapulae* (zusätzlich N. dorsalis scapulae). Sie verfügt über *kurze* und *lange Äste.*

Kurze Äste. Sie dienen der Innervation des *M. rectus capitis anterior* ($C_{1,2}$), *M. longus capitis* (C_{1-4}), *M. longus colli* ($C_{3,4}$), *Mm. scaleni* ($C_{3,4}$), und *M. levator scapulae* (C_3).

Lange Äste:

- **Ansa cervicalis** (**Abb. 11.63**). Mit dieser Nervenbrücke verbinden sich *Fasern aus* C_1, die sich *streckenweise dem N. hypoglossus* (XII. Hirnnerv) anlagern, mit *Fa-*

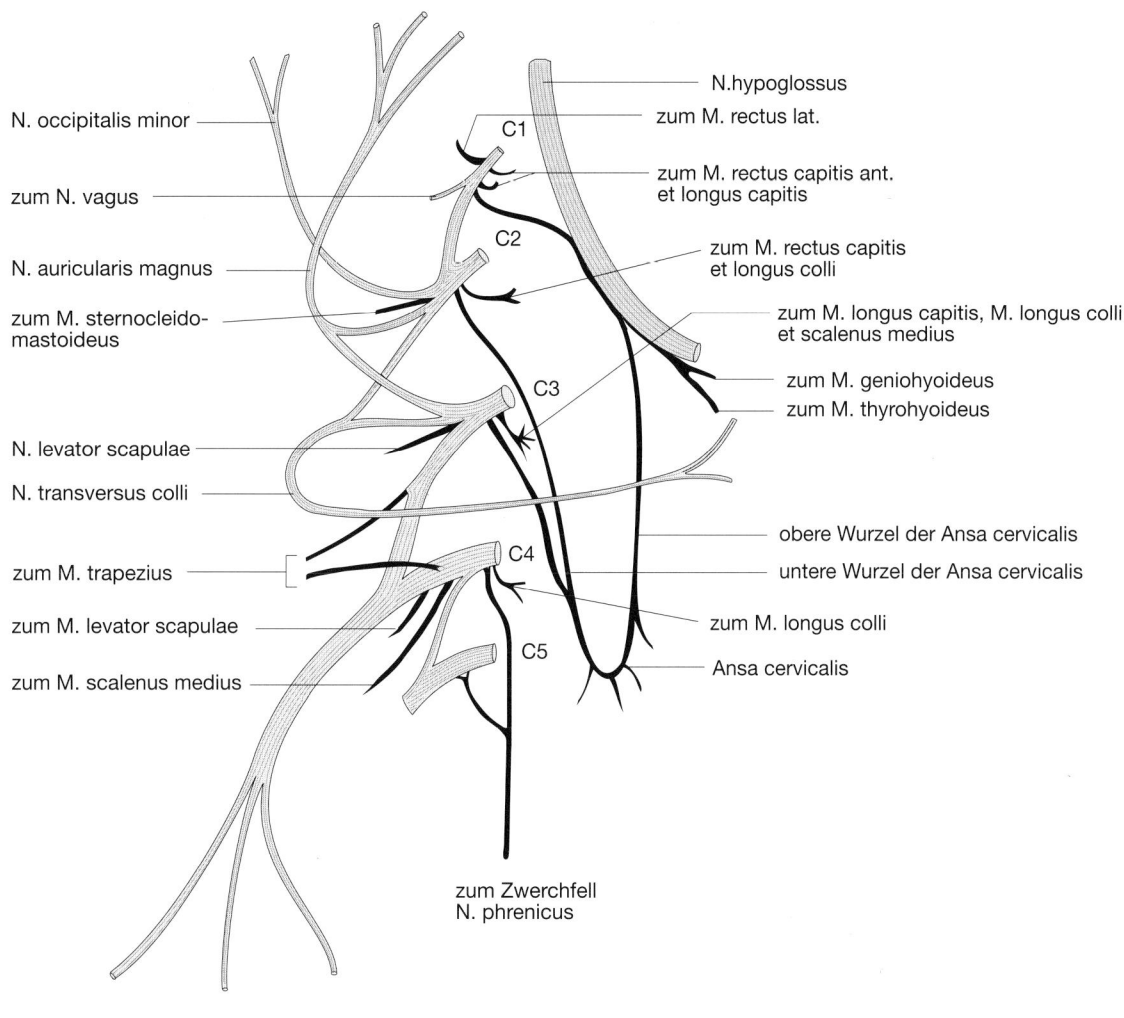

Abb. 11.63 Plexus cervicalis. Er wird von den Rami ventrales des 1.-4. Spinalnerven gebildet. *Schwarz*: motorische Nerven. *Transparent*: sensible Nerven

sern ausC_{2-4} zur Innervation der *unteren Zungenbeinmuskeln*. Die Ansa läuft streckenweise innerhalb der Vagina carotica (S. 447).

- **R. sternocleidomastoideus** ($C_{2,3}$)
- **R. trapezius** ($C_{3,4}$)
- **N. phrenicus** (C_4, außerdem als „Nebenphrenikus" Fasern aus C_5, die zunächst mit dem N. subclavius verlaufen). Dieser Nerv zieht auf dem M. scalenus anterior vor der Lamina praevertebralis fasciae cervicalis zwischen A. und V. subclavia ins Mediastinum. Im vorderen Mediastinum wird er von der *A. pericardiacophrenica* begleitet.
  - Der rechte N. phrenicus läuft lateral der V. brachiocephalica dextra und der V. cava superior, vor der Lungenwurzel, zwischen Pleura mediastinalis und

Perikard zum Zwerchfell und tritt nahe dem *Foramen v. cavae* in die Bauchhöhle.
  - Der linke N. phrenicus unterkreuzt die V. subclavia sinistra und die Einmündungsstelle des Ductus thoracicus in den linken Venenwinkel, überkreuzt den N. vagus und zieht in Nähe der Herzspitze durch das Zwerchfell.

Der N. phrenicus enthält etwa zur Hälfte *sensible* Fasern für Perikard, *Ramus pericardiacus*, Pleura mediastinalis, Pleura diaphragmatica, Peritoneum parietale (*Rami phrenico-abdominales*) und Plexus coeliacus. Der *motorische* Teil innerviert das *Zwerchfell*.

Klinischer Hinweis. Bei einer Lähmung des unteren Anteils des Plexus cervicalis und des oberen Anteils des Plexus brachialis (Erb-Lähmung, z. B. als Geburtsschaden) kann auch der N. phrenicus betroffen sein. Dadurch kann es zum *Zwerchfellhochstand* kommen.

Rr. dorsales. Die Rr. dorsales der Halsnerven sind *gemischte Nerven aus* C_1–C_8. Sie ziehen um die Processus articulares der Halswirbel nach dorsal und spalten sich in überwiegend *sensible Rr. mediales*, die die *Nackenhaut* und *Hinterhauptsregion* versorgen, und in die vorwiegend *motorischen Rr. laterales*, für die Innervation der *Nackenmuskulatur* (S. 240).

Drei Äste sind besonders benannt:

- **N. suboccipitalis** (C_1); er ist *überwiegend motorisch*. Er tritt unter der A. vertebralis zwischen Os occipitale und Atlas in das tiefe Nackendreieck (das vom M. rectus capitis posterior major und minor, vom M. obliquus capitis inferior und M. obliquus capitis superior gebildet wird) ein und innerviert einen großen Teil der *Nackenmuskulatur* (S. 240).
- **N. occipitalis major** (C_2); dies ist ein starker *sensibler* R. medialis. Er zieht kaudal vom M. obliquus inferior durch den M. semispinalis capitis und die Ursprungssehne des M. trapezius hindurch. Anschließend begleitet er die A. und V. occipitalis in die *Kopfhaut*.
- **N. occipitalis tertius** (C_3), ebenfalls ein *sensibler* R. medialis, der den M. semispinalis capitis und den M. trapezius durchzieht und die *Haut der Nackengegend* versorgt.

Vegetative Nerven von Kopf und Hals

Die vegetative Innervation ist prinzipiell bineural. Dies bedeutet, daß die präganglionären Fasern aus dem Nervensystem vor Erreichen des Erfolgsorganes in Ganglien außerhalb des ZNS auf postganglionäre Neurone umgeschaltet werden.

Wenn Sie sich über den Aufbau des vegetativen Nervensystems und die einschlägige Nomenklatur informieren wollen, lesen Sie S. 197

Parasympathische Kopfganglien. Alle parasympathischen Kopfganglien besitzen 3 Wurzeln, nämlich je 1 parasympathische, 1 sympathische und 1 sensible. Im Gegensatz zur parasympathischen Afferenz werden die Fasern der sympathischen und sensiblen Wurzeln im Ganglion nicht umgeschaltet. Dennoch kann die Funktion des postganglionären parasympathischen Neurons über Synapsen mit Kollateralen von Nervenfasern der sensiblen und sympathischen Wurzeln beeinflußt werden.

- **Ganglion ciliare**. Das Ganglion ciliare liegt im hinteren Teil der Orbita dem N. opticus lateral an. Die präganglionären, parasympathischen Fasern stammen aus dem *Nucleus oculomotorius accessorius* (Westphal-Edinger-Kern) und gelangen über den N. oculomotorius und die *Radix oculomotoria* (*Radix brevis*) zum Ganglion ciliare. Mit der *Radix nasociliaris* (*Radix longa*) durchlaufen sensible Fasern das Ganglion. Die *Radix sympathica* geht aus dem postganglionären, sympathischen Plexus ophthalmicus hervor. Die aus dem Ganglion heraustretenden *Nn. ciliares breves* führen neben postganglionären, parasympathischen Fasern auch sensible und sympathische Axone. Sie durchbrechen die Sklera in Nähe der Austrittsstelle des N. opticus. Die parasympathischen Fasern innervieren den M. ciliaris und M. sphincter pupillae, die sympathischen Fasern den M. dilatator pupillae.
- **Ganglion pterygopalatinum** (**Abb. 11.64**). Das Ganglion pterygopalatinum legt sich dem N. maxillaris (N. V_2) kurz nach seinem Durchtritt durch das Foramen rotundum an und liegt damit in der Fossa pterygopalatina (**Abb. 11.19**). Der N. maxillaris liefert auch die *sensible Wurzel* für das Ganglion, *Nn. ganglionares*. Die präganglionäre parasympathische Wurzel, N. petrosus major, ist ein Ast des *N. intermediofacialis* (N. VII). Der *N. petrosus major* zweigt am Ganglion geniculi aus dem N. facialis ab und zieht dann im Sulcus n. petrosi majoris des Os temporale auf das Foramen lacerum zu. In der Vorderwand des Foramen lacerum erreicht der Nerv den Canalis pterygoideus, den er durchzieht, um als *Radix facialis* im Ganglion pterygopalatinum zu enden. Durch den Canalis pterygoideus zieht auch der *N. petrosus profundus*, der postganglionäre *Sympathikusfasern* aus dem Plexus caroticus internus zum Ganglion pterygopalatinum führt. Die postganglionären parasympathischen Fasern dienen der Innervation der *Tränendrüse* (über N. zygomaticus, N. zygomaticofacialis, R. communicans cum n. lacrimali), der *Nasendrüsen* (über die Rr. nasales posteriores superiores laterales et mediales und die Rr. nasales posteriores inferiores), sowie der *Gaumendrüsen* (über N. nasopalatinus, N. palatinus major, Nn. palatini minores). Sympathische Fasern innervieren über *Rr. orbitales* den glatten M. orbitalis.
- **Ganglion oticum**. Das Ganglion oticum liegt unterhalb des Foramen ovale dem N. mandibularis (N. V_3) medial an. Der dritte Trigeminusast liefert dann auch die *sensible Wurzel* für das Ganglion. Die *parasympathische Wurzel* beschreibt den langen Weg der *Jacobson-Anastomose* (**Abb. 11.37**, S. 442): Vom *N. glossopharyngeus* (N. IX) zweigt der *N. tympanicus* ab. Er zieht durch den Canaliculus tympanicus und löst sich im *Plexus tympanicus* auf dem Promontorium ossis temporalis auf (**Abb. 11.65**). Ein Teil der präganglionären Fasern durchzieht den Plexus tympanicus und formiert sich zum *N. petrosus minor*, der im Sulcus pe-

Abb. 11.64 Fossa pterygopalatina. Blick von der rechten Fossa infratemporalis durch die Fissura pterygomaxillaris (Eintrittsstelle der A. maxillaris) in die Flügelgaumengrube. In der Fossa pterygopalatina ist das Ganglion pterygopalatinum mit seinen Verbindungen dargestellt. Die Gefäße sind weggelassen

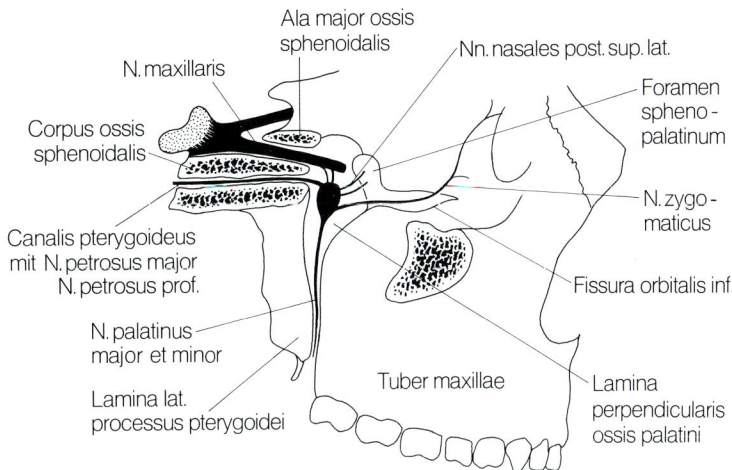

trosus minor der Pars petrosa ossis temporalis durch die mittlere Schädelgrube verläuft. Das Ganglion oticum erreicht er nach Durchtritt durch die Fissura sphenopetrosa. Die *sympathische Wurzel* für das Ganglion oticum entstammt dem postganglionären, *sympathischen Plexus der A. meningea media.* Die postganglionären, parasympathischen Fasern sind vor allem für die Gl. parotidea bestimmt. Sie erreichen diese über die Rr. parotidei des N. auriculotemporalis.

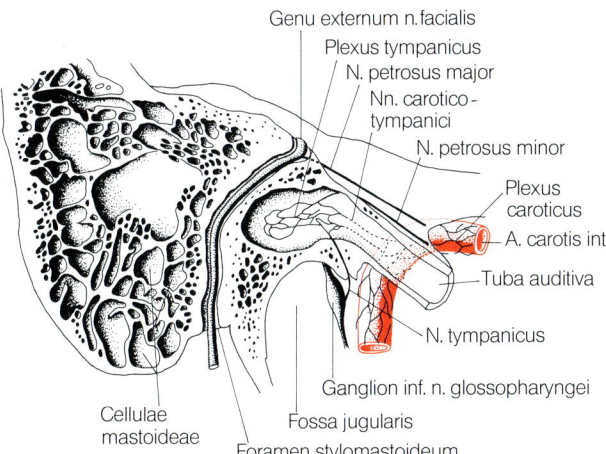

Abb. 11.65 Blick auf das Promontorium die Cavitas tympanica der rechten Seite. Auf dem Promontorium liegt der vegetative Plexus tympanicus. Der Plexus erhält sekretorische Fasern über den N. tympanicus aus dem N. glossopharyngeus und sympathische Fasern über die Nn. caroticotympanici aus dem Plexus caroticus. Präganglionäre, sekretorische Fasern durchlaufen den Plexus und ziehen als N. petrosus minor zum Ganglion oticum (Jacobson-Anastomose zur Innervation der Gl. parotidea)

• **Ganglion submandibulare** (et sublinguale). Das Ganglion submandibulare liegt am oberen Rand der Glandula submandibularis und ist über kleine *Rr. communicantes* mit dem *N. lingualis* (Ast des N. mandibularis, N. V₃) verbunden. Der N. lingualis liefert sowohl die *sensible Wurzel*, als auch die *parasympathische präganglionäre Wurzel* für das Ganglion. Die parasympathischen Fasern stammen aus dem *N. intermediofacialis* (N. VII). Sie verlassen als *Chorda tympani* den N. facialis im Canalis facialis, ziehen unter der Schleimhaut der Paukenhöhle durch die Fissura petrotympanica mediodorsal des Kiefergelenkes. Nach Austritt aus dieser Spalte lagert sich die Chorda tympani dem N. lingualis an. (Die Chorda tympani führt neben parasympathischen Fasern auch Geschmacksfasern, S. 438). Die *sympathische*, postganglionäre Wurzel entstammt dem sympathischen Plexus der A. facialis. Die postganglionären, parasympathischen Fasern erreichen über *Rr. glandulares* vorwiegend die Glandula submandibularis und Glandula sublingualis.

Parasympathische Halsganglien. Die parasympathische Innervation der Halsorgane erfolgt über den *N. glossopharyngeus* (N. IX) und den *N. vagus* (N. X). Die Umschaltung der präganglionären Neurone in die postganglionäre Strecke findet größtenteils im *Ganglion inferius* der beiden Nerven statt. Ein kleiner Teil der Fasern läuft an diesen Ganglien vorbei und wird im *Plexus pharyngealis* auf die postganglionäre Strecke umgeschaltet. An der Bildung des Plexus pharyngealis, der sich dorsal der Mm. constrictores pharyngis ausbreitet, sind der N. vagus, N. glossopharyngeus, Fasern aus dem Ganglion cervicale superius des Truncus sympathicus und möglicherweise der N. facialis beteiligt. Neben parasympathischen, sensiblen und sympathischen Fasern enthält der Plexus pharyngealis auch motorische Anteile (S. 451). Parasympathische postganglionäre Neurone ziehen zu allen Hals-

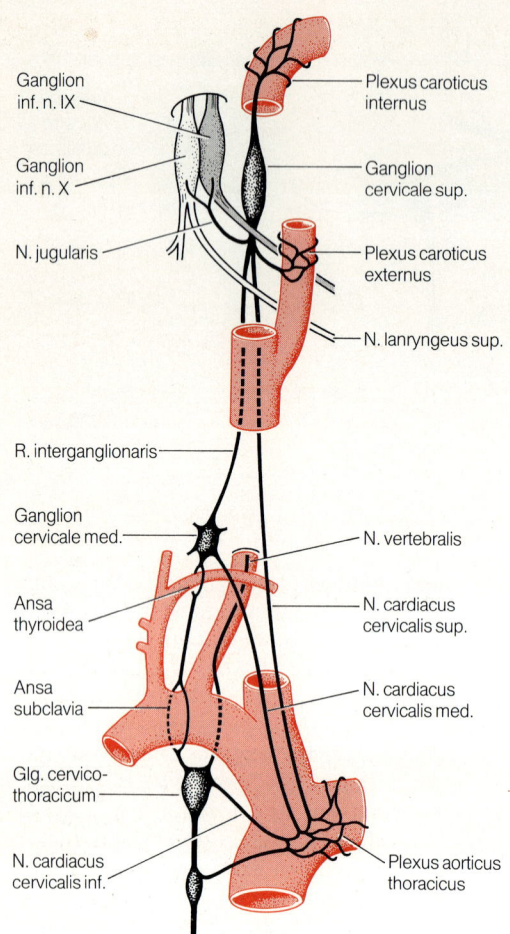

Ganglion
inf. n. IX

Ganglion
inf. n. X

N. jugularis

Plexus caroticus
internus

Ganglion
cervicale sup.

Plexus caroticus
externus

N. lanryngeus sup.

R. interganglionaris

Ganglion
cervicale med.

N. vertebralis

Ansa
thyroidea

N. cardiacus
cervicalis sup.

Ansa
subclavia

N. cardiacus
cervicalis med.

Glg. cervico-
thoracicum

N. cardiacus
cervicalis inf.

Plexus aorticus
thoracicus

Abb. 11.66 Truncus sympathicus dexter, pars cervicalis. (In Anlehnung an Faller)

organen, u.a. zu den Glandulae pharyngeales, Glandulae laryngeales.

Pars cervicalis des Truncus sympathicus (Abb. 11.66). Der Halssympathicus erstreckt sich von der Schädelbasis bis zum 1. Brustwirbel. Er liegt eingeschlossen zwischen den Bindegewebslamellen *in der Lamina praevertebralis fasciae cervicalis* vor den Processus transversi der Halswirbel. In der Regel bilden sich 3 Ganglien aus, *Ganglion cervicale superius*, *medium* und *inferius*. Nicht selten fehlt das Ganglion cervicale medium; oft ist das Ganglion cervicale inferius mit dem 1. Brustganglion zum *Ganglion cervicothoracicum* verschmolzen. Die *Rami interganglionares* zwischen den Ganglien sind oft kein einheitlicher

Strang, sondern Geflechte, die die A. thyroidea inferior in Form der *Ansa thyroidea* und die A. subclavia in Form der *Ansa subclavia* umgeben (**Abb. 11.66**).

- **Ganglion cervicale superius**; es liegt in Höhe des 2. und 3. Halswirbels und wird ventral von A. carotis interna und V. jugularis interna bedeckt. Ventrolateral verläuft der N. vagus (N. X). Vom Ganglion cervicale superius aus wird der gesamte Kopf mit postganglionären sympathischen Nervenfasern versorgt. Das Ganglion verlassen efferente Nervenfasern:
  - **N. jugularis**; er ist dem R. communicans griseus der thorakalen Ganglien vergleichbar. Er leitet postganglionäre Sympathicusfasern, die sich dem N. vagus und N. glossopharyngeus anschließen.
  - **N. caroticus internus**, dessen Fasern um die A. carotis interna den Plexus caroticus internus bilden, von dem aus u.a. das Auge, die Tränendrüse und die Nasenschleimhaut mit Sympathikusfasern versorgt werden. Die Fasern verlaufen, nachdem sie den Plexus caroticus internus verlassen haben, als N. petrosus profundus durch den Canalis pterygoideus (S. 400).
  - **Nn. carotici externi**, die absteigend einen Plexus caroticus internus um die A. carotis externa bilden. Von hieraus erreichen sympathische Fasern u.a. die großen Mundspeicheldrüsen und die Mundschleimhaut.
  - **Rr. laryngopharyngeales** zum Plexus pharyngeus
  - **N. cardiacus cervicalis superior**. Dieser Nerv enthält neben postganglionären auch präganglionäre Sympathikusfasern, die erst im Plexus cardiacus umgeschaltet werden.

- **Ganglion cervicale medium**. Dieses Ganglion kann entweder ganz fehlen oder in mehrere kleine Ganglienzellgruppen aufgeteilt sein. Es liegt in Höhe des 6. Halswirbels in unmittelbarer Nachbarschaft zur A. thyroidea inferior. Auch dieses Ganglion entläßt einen *R. cardiacus*.

- **Ganglion cervicale inferius**; es ist meist mit dem 1. thorakalen Ganglion zum *Ganglion cervicothoracicum (Ganglion stellatum)* verschmolzen. Das Ganglion liegt auf dem Köpfchen der 1. Rippe und hat Kontakt zur Pleurakuppel. Er liegt in der Nähe der Abzweigung der A. vertebralis aus der A. subclavia. Außer dem *N. cardiacus cervicalis inferior* geht aus diesem Ganglion auch der *N. vertebralis* hervor, der postganglionäre Sympathikusfasern zur A. vertebralis und über den *Plexus vertebralis* zu den Gefäßen der Hirnbasis bringt.

12 Serosa, seröse Höhlen, Mukosa

Bei allen höheren Lebewesen liegen Organe mit ausgedehnten Volumenveränderungen oder Lageverschiebungen in besonderen Räumen, die sie beim fertigen Organismus vollständig ausfüllen. Dadurch trifft die Bezeichnung Körper„höhlen" eigentlich erst dann zu, wenn die Organe entfernt sind. *In situ* verbleibt von der jeweiligen Höhle, **Cavitas,** nur ein kapillärer Spalt, der mit Flüssigkeit gefüllt ist. Die Spalten sind mit den hier wirksamen kapillären Kräften für das reibungslose Gleiten der Organe von größter Wichtigkeit.

Die Auskleidungen der Höhlen sind spiegelglatt. Sie werden von einer *Tunica serosa,* kurz **Serosa,** gebildet. Die Flüssigkeit wird **seröse Flüssigkeit** genannt.

Beim Embryo sind die serösen Höhlen noch weit (**Abb.1.3,** S.6). Auch die Lage der Organe ist noch übersichtlich. Deswegen wird zur Erläuterung der Grundbegriffe vom embryonalen Zustand ausgegangen.

12.1 Entwicklung der Körperhöhlen

> Zur Einführung und zum besseren Verständnis des folgenden lesen Sie zunächst die Ausführungen über die Differenzierung der Seitenplatten auf S.124.

Lernziele

Canales pericardioperitoneales • Hiatus pleuropericardialis • Abtrennung von Pleura-, Perikard- und Peritonealhöhle • Membrana pleuropericardialis • Entwicklung des Zwerchfells: Septum transversum, Plica pleuroperitonealis

Die Körperhöhlen entstehen aus dem intraembryonalen Zölom (**Abb.4.14.c,d,** S.124). Aus dem viszeralen Mesoderm, *Splanchnopleura,* geht das Stroma der Organe her-

vor und ihr seröser Überzug. Das parietale Mesoderm, *Somatopleura,* liefert Anteile der Rumpfwand mit ihrer serösen Bedeckung. Das Zölom reicht beim frühen Embryo als gemeinsame Leibeshöhle vom Rumpfende bis zum Kiemendarm. Die den Raum begrenzenden Mesenchymzellen platten sich ab und bilden das einschichtige Zölomepithel.

In frühen Embryonalstadien steht der Abschnitt des Zöloms, der die schnell wachsende Herzanlage umschließt mit dem im Darmbereich liegenden Abschnitt durch zwei schlauchförmige enge Gänge, *Canales pericardioperitoneales,* in Verbindung (**Abb.12.1a**). Aus ihnen gehen durch nachfolgende Aufweitung beiderseits der Pleuraabschnitt des Zöloms und schließlich die definitive Pleurahöhle hervor. Deshalb wird dieser Abschnitt auch als Pleuroperitonealkanal bezeichnet. Ferner stehen die primitive Perikardhöhle und die primitive Pleurahöhle zunächst durch eine weite Öffnung, *Hiatus pleuropericardialis,* in Verbindung (**Abb.12.1a**).

Im 2. Embryonalmonat wird das Zölom in die 3 definitiven Körperhöhlen unterteilt und zwar

- durch eine transversale Platte (*Zwerchfell = Diaphragma*) in Bauch- und Brusthöhle und
- die Brusthöhle durch eine frontale Platte, *Membrana pleuropericardialis,* in Perikard- und Pleurahöhle.
- Ein kleiner Abschnitt der Bauchhöhle wird beim Descensus testis sekundär als Cavitas scrotalis abgegliedert.

Entwicklung der Membrana pleuropericardialis. Erste Anlage sind zwei leistenförmige Bildungen, *Plicae pleuropericardiales,* an der lateralen Leibeswand, in denen die große Hauptvene (V. cardinalis communis) verläuft (**Abb.12.1a**). Die beiden Falten nähern sich der Medianebene und vereinigen sich mit dem prätrachealen Bindegewebe. Dadurch wird der Hiatus pleuropericardialis verschlossen. Die Unterteilung in Pleura- und Perikard-

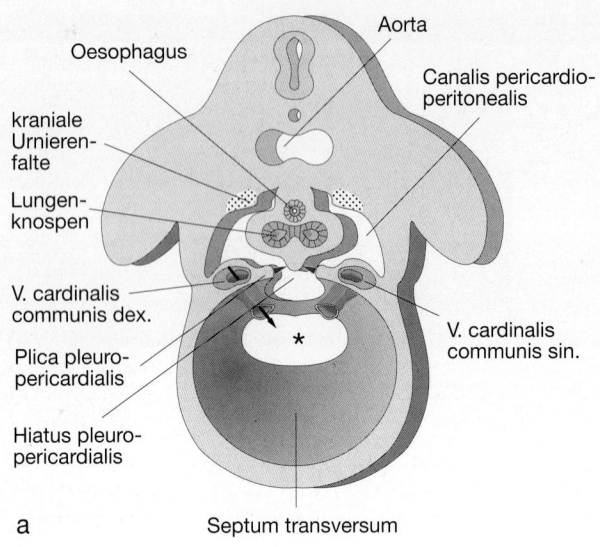

Oesophagus

Aorta

Canalis pericardio-
peritonealis

kraniale
Urnieren-
falte

Lungen-
knospen

V. cardinalis
communis dex.

Plica pleuro-
pericardialis

Hiatus pleuro-
pericardialis

V. cardinalis
communis sin.

a

Septum transversum

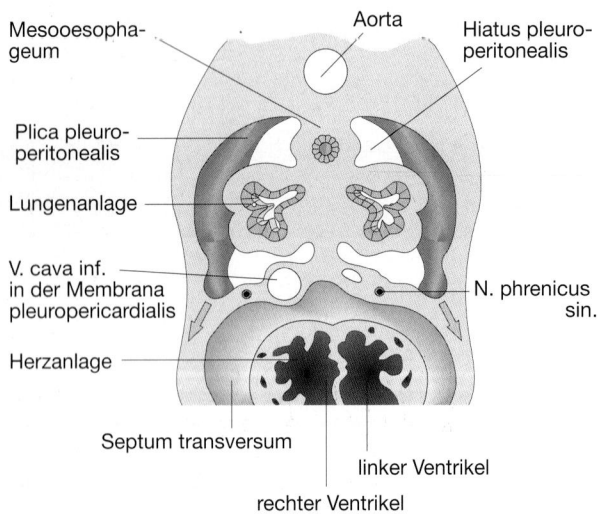

Mesooesopha-
geum

Aorta

Hiatus pleuro-
peritonealis

Plica pleuro-
peritonealis

Lungenanlage

V. cava inf.
in der Membrana
pleuropericardialis

N. phrenicus
sin.

Herzanlage

Septum transversum

linker Ventrikel

rechter Ventrikel

b

Abb. 12.1 Vorgänge bei der Unterteilung des Zöloms. **a** Hori-
zontalschnitt durch einen Embryo von 5 mm. Unterteilung des
Zöloms in Perikard- und Pleurahöhle durch Bildung der Mem-
brana pleuropericardialis. Herzanlage entfernt (*). *Schwarzer
Pfeil* in der rechten V. cardinalis communis (Flußrichtung). *Rote
Pfeilköpfe* zeigen die Wachstumsrichtung an. **b** Ein späteres
Entwicklungsstadium zeigt den Beginn der Unterteilung in
Pleura- und Bauchhöhle durch die Bildung der Pleuroperito-
nealmembran. Die Ausweitung der Pleurahöhle nach ventral ist
durch *Pfeile* gekennzeichnet

höhle ist damit vollzogen (**Abb. 12.1 b**). Inzwischen
wuchs der N. phrenicus für die Innervation der Zwerchfellmuskulatur in die Membran ein. Die Membrana
pleuropericardialis liefert den bindegewebigen und serösen Anteil des Herzbeutels. Durch die Ausdehnung der
Pleurahöhlen samt den im Wachstum noch zurückste-
henden Lungen nach lateral und vor allem nach ventral
wird der Herzbeutel zunehmend von der vorderen und
seitlichen Rumpfwand separiert (vgl. **Abb. 12.1 b** mit
Abb. 13.27).

Entwicklung des Zwerchfells. Das Material für diese
Bindegewebs-Muskelplatte stammt aus verschiedenen
Quellen:

- *Septum transversum,* eine Mesenchymplatte, die von
  der vorderen Rumpfwand bis etwa zur Mitte (bis zur
  Pleuroperikardialmembran) reicht (**Abb. 12.1 a**). Seitlich des Splanchnopleuramantels des Ösophagus bleiben zunächst als Reste des gemeinsamen Zöloms bis
  zur Differenzierung der Lungen die *Hiatus pleuroperitoneales.* Sie werden verschlossen indem die
- *Plicae pleuroperitoneales* (**Abb. 12.1 b**), 2 sichelförmige Falten, die an der hinteren Rumpfwand aus
  dem Mesenchym der Urnierenfalten hervorgehen
  (**Abb. 12.1 a**), vorne an das Septum transversum Anschluß finden und dorsal sich nähern, um mit der
- *Splanchnopleura des unteren Ösophagus* und seinem
  Mesenterium (Mesooesophageum) zu verwachsen.

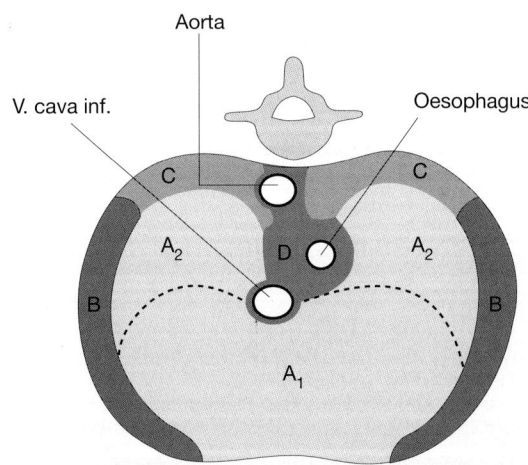

Aorta

V. cava inf.

Oesophagus

Abb. 12.2 Herkunft der verschiedenen Komponenten des
Zwerchfells. *Hell* Anteile, die aus dem Septum transversum und
der Pleuroperitonealmembran hervorgehen. Die Grenze liegt
nicht eindeutig fest. Von manchen Autoren wird die hier *punktierte Linie* vermutet; A1 der ventrale Teil, der aus dem Septum
transversum, A2 der Anteil, der aus der Pleuroperito-nealmem-
bran stammt. B und C Anteile, die aus der seitlichen (B) und
dorsalen (C) Rumpfwand hervorgehen. *Dunkler* Anteil in der
Mitte, der aus der Splanchnopleura des Ösophagus (und aus pe-
rivaskulärem Bindegewebe) stammt

Die Hiatus pleuroperitoneales sind damit verschlossen. Aus dem Bindegewebe der Membrana pleuroperitonealis entsteht Material für die lumbalen Abschnitte des Zwerchfells.

- Durch die Ausweitung der Pleurahöhlen wird noch *Material der seitlichen Rumpfwand* mit dem Zwerchfell als Pars costalis zugeschlagen.
- *Myogene Stammzellen* wandern offenbar schon sehr früh aus zervikalen Somiten in die Zwerchfellanlage ein und bilden die Muskulatur.

Die geschilderten Vorgänge sind mit einem Tiefertreten, *Descensus*, des Zwerchfells verbunden. Dabei werden die zugehörigen Rr. ventrales der Spinalnerven aus dem Segment C4, wo die Anlage der Zwerchfellmuskulatur entsteht, mit nach unten gezogen. Aus ihnen formiert sich dann der N. phrenicus (**Abb. 12.1 b**).

Hinweis. Abb. 12.2 gibt über die Verteilung der Materialien unterschiedlicher Herkunft beim definitiven Zwerchfell Auskunft. Wenn auch eine scharfe Grenzziehung zwischen den einzelnen Anteilen des Zwerchfells nicht möglich ist, so ist doch anzunehmen, daß der größte Teil aus dem Septum transversum hervorgeht.

Mißbildung. Ein nicht verschlossener Canalis pleuroperitonealis tritt meist links auf: angeborene Zwerchfellhernie.

12.2 Serosa

Lernziele

Mes- • Meso- • Ligamentum • Radix • Viszerales Blatt • Parietales Blatt • Pleura • Peritoneum • Epikard • Perikard • Situs • Innervation • Mikroskopische Anatomie • Transsudat

In den großen „Höhlen" (Brusthöhle, Bauchhöhle), werden die Wände und ihr Inhalt (Organe) von Serosa bedeckt (Definition s. oben). Die in der Bauchhöhle gelegenen Organe erhalten über eine Bindegewebsplatte, die von beiden Seiten mit Serosa überzogen ist, Gefäße und Nerven. Wegen des beidseitigen Serosaüberzugs spricht man von Duplikatur. Solche Bindegewebs-Serosaplatten werden mit der Vorsilbe „**Mes-**" oder „**Meso-**" und dem Namen des entsprechenden Abschnitts des Organsystems versehen (z. B. Mesenterium, Mesocolon, Mesovar). Seit alters ist auch noch die Bezeichnung „*Ligamentum*" für einige „Mesos" gebräuchlich (z. B. Lig. pulmonale, Lig. falciforme hepatis, Lig. hepatoduodenale), auch wenn die mechanische Bedeutung solcher Einrichtungen verglichen mit den Bändern des Bewegungsapparats gering ist. Selbst das Omentum (Netz) ist eine modifizierte Bauchfellduplikatur. Die Entwicklung des Bauchsitus verdeutlicht dies (S. 546).

Besondere Bezeichnungen (**Abb. 12.3**). **Radix** bezeichnet die Stelle der Befestigung der Duplikatur an der Rumpfwand. Das Adjektiv *viszeral* bezieht sich auf den dem Organ aufliegenden Abschnitt der Serosa, *parietal* auf den wandständigen. Oft wird hierfür auch der Terminus **viszerales** und **parietales Blatt** benützt. Umschlagstelle ist das Randgebiet, in dem der parietale in den viszeralen Abschnitt übergeht (**Abb. 14.1**, S. 547, **Abb. 14.11**, S. 557). Serosaauskleidung und Organüberzug der Brusthöhle heißen **Pleura** (parietalis/visceralis), der Bauchhöhle **Peritoneum** (parietale/ viszerale). Das Peritoneum, das die Duplikaturen bildet, wird zum viszeralen Blatt gerechnet. Die Bezeichnung der Serosa im Bereich der Herzbeutelhöhle ist nicht konsequent: der dem Herzen aufliegende (viszerale) Abschnitt wird **Lamina visceralis pericardii serosi** (*Epikard*), der parietale **Pericardium serosum** genannt. **Situs** ist der Fachausdruck für Lage und Lagebeziehung der Organe zueinander unter besonderer Berücksichtigung der Lage zur Serosa.

Innervation. Das parietale Blatt der Serosa ist sensibel gut versorgt und deshalb schmerzempfindlich, das viszerale hingegen frei von sensiblen Nervenendigungen.

Mikroskopische Anatomie. Die Tunica serosa läßt einen Zweischichtenbau erkennen. Zu unterscheiden sind:

- Lamina epithelialis
- Lamina propria

Lamina epithelialis. Sie besteht aus einem einschichtigen Plattenepithel. Die Zellen sind stark verzahnt und unterliegen einem Gestaltwechsel in Abhängigkeit von der Organfunktion (z. B. Lunge: inspiratorisch flach, exspiratorisch kubisch). Da das Epithel durch Differenzierung aus dem Mesenchym hervorgeht, nennt man es auch **Mesothel**. Das Zytoplasma der Zellen ist wenig spezialisiert. Einzelne Mikrovilli an ihrer Oberfläche und pinozytotische Einsenkungen stehen vermutlich mit Resorptions-

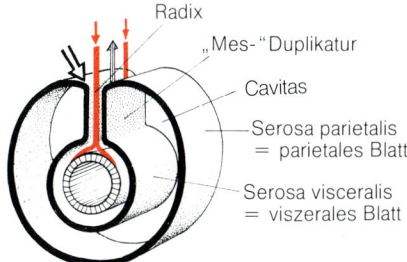

Abb. 12.3. Schema der Serosaverhältnisse. Bindegewebe herauspräpariert gedacht; erhalten das epitheliale Hohlorgan. *Rot,* arterielle Gefäßstrecke; *längsschraffiert,* venöse Gefäßstrecke. *Pfeil* bezeichnet die Umschlagstelle vom parietalen Blatt auf die Duplikatur

vorgängen im Zusammenhang. Zwischen den Epithel-zellen treten zeitweise Lücken, *Stomata*, auf, durch die Zellen hindurchwandern können.

Lamina propria. Die Lamina propria serosae, die sich an der Grenze zum Epithel zur Basalmembran verdich-tet, bildet die bindegewebige Unterlage mit Gefäßen und Nerven.

Tela subserosa. Das subseröse Bindegewebe ist die Unterlage für die Tunica serosa. Stellenweise sind beide fest miteinander verbunden, stellenweise nur locker, so daß sich die Serosa hier leicht abziehen läßt (daher die Bezeichnung „seröse Haut"). Eine locker gefügte Tela subserosa, die aus wenigen kollagenen Fasern und elasti-schen Netzen besteht, dient als Verschiebeschicht.

Seröse Flüssigkeit. Die seröse Flüssigkeit füllt die serösen Höhlen (Pleurahöhle, Perikardialhöhle, Peri-tonealhöhle). Sie ist ein *Transsudat*. Hierunter versteht man eine Flüssigkeit, die direkt aus den Blutgefäßen ab-filtriert wird. Sie ist somit kein Sekretionsprodukt etwa von serösen Drüsen. Durch den Filtrationsprozeß ent-hält sie weniger Proteine als das Blutplasma.

Funktioneller Hinweis. Von großer Bedeutung ist das Gleitver-mögen des Serosaüberzugs. Dies ermöglicht, daß das Herz im Herzbeutel sich ungehindert kontrahieren und dilatieren, die Lunge reibungslos den Stellungsänderungen des Thorax bei der Atmung folgen und der Darm zur Beförderung des Inhalts sich zusammenziehen und verkürzen kann.

Klinische Hinweise. Wird die Serosa verletzt, kommt es zu Verwachsungen (*Adhäsionen*), die eine Beeinträchtigung der Organfunktion zur Folge haben können. Die Gleitflüs-sigkeit wird von der Serosa erzeugt und wieder resorbiert. Sie kann aber auch Luft (z.B. beim *Pneumothorax*) oder Giftstoffe, z.B. Toxine von Erregern, resorbieren. Darin liegt die große Gefahr bei einer Bauchfellentzündung (*Peri-tonitis*). Eine Vermehrung der serösen Flüssigkeit nennt man *Erguß*, Vermehrung speziell der Peritonealflüssigkeit Bauchwassersucht (*Ascites*). Mesothelzellen können sich bei Entzündungen aus dem Verband lösen und mit Abwehrzel-len des Blutes in den Erguß übertreten.

12.3 Mukosa

Das deutsche Wort „Schleimhaut" besagt, daß es sich bei der Mukosa um eine „Haut" handelt. Ihre Oberfläche wird jedoch im Gegensatz zur äußeren Haut stets durch einen Schleimfilm feucht gehalten (Mucus=Schleim). Er ist das Sekret von Becherzellen und/oder mukösen oder seromukösen Drüsen. Das Epithel ist durchwegs unver-hornt. Der Bau einer Schleimhaut, *Tunica mucosa*, ab-gekürzt als Mukosa bezeichnet, ist organspezifisch; z.B. bestehen Unterschiede zwischen der Schleimhaut des Dünndarms (S. 568) und der Trachea (S. 486). Eine Son-derform ist die Auskleidung der Vagina (S. 664).

Mikroskopische Anatomie. Ungeachtet der Unter-schiede lassen sich histologisch

- eine Lamina epithelialis
- eine bindegewebige Lamina propria mucosae und
- im Verdauungsrohr eine Lamina muscularis mucosae **(Tabelle 13.8)** nachweisen.

Hinweis. Serosa und Schleimhäute bedecken die innere Ober-fläche des Organismus, nämlich die Körperhöhlen (mit Serosa versehen) und die in den Organismus hineinverlagerten Ober-flächen, z.B. des Darmrohrs oder der Atemwege (mit Schleim-haut versehen). Während die Körperhöhlen dem inneren Mi-lieu angehören, stehen die mit Schleimhaut ausgekleideten inneren Oberflächen mit dem äußeren Milieu in Verbindung.

13 Brusteingeweide

Die Brusteingeweide liegen in der Brusthöhle, **Cavitas thoracis.** Der Raum wird vom knöchern-muskulären Thorax und vom Zwerchfell begrenzt. Durch eine in der Medianebene stehende Bindegewebsplatte, **Mediastinum**, wird die Brusthöhle in eine linke und rechte Hälfte unterteilt. In ihnen liegen die Lungen, **Pulmones**.

13.1 Atmungsorgane

Die Atemwege werden nach **topographischen** Gesichtspunkten eingeteilt in:

- *obere Atemwege*: Nasenhöhle, Pharynx, Kehlkopf
- *untere Atemwege*: Luftröhre, Lungen

In diesem Kapitel werden nur die unteren Atemwege besprochen. Wenn Sie sich über die oberen Atemwege informieren wollen, lesen Sie S. 423

Nach **funktionellen** Gesichtspunkten unterscheidet man (**Abb. 13.1**):

- *luftleitende Abschnitte*: Nasenhöhle, Luftröhre, Bronchien, Bronchiolen
- *gasaustauschende, respiratorische Abschnitte*: Bronchioli respiratorii, Alveolen

Luftleitende Abschnitte. Die luftleitenden Abschitte des Atmungstraktes dienen der Kontrolle, Anfeuchtung, Anwärmung und Reinigung der Atemluft. Sie stellen für die Atmung „toten Raum" dar.

Mikroskopische Anatomie. Ausgekleidet sind die luftleitenden Abschnitte mit **respiratorischem Epithel.** Dieses ist mehrreihig und besteht aus hochprismatischen Flimmerepithelzellen mit Becherzellen. Im Bereich der Bronchien sind im Epithel neuroendokrine Zellen (S. 82) und Sinneszellen eingestreut. Außerdem kommen in den Bronchioli sekretorische Clara-Zellen mit apikalen Vorwölbungen vor. Ihr Sekret besteht aus Lipoproteinen, Glykoproteinen und Enzymen. Basal im Epithel liegen undifferenzierte, der Regeneration dienende Zellen. Auffällig ist eine dicke Basalmembran, durch die das respiratorische Epithel mit der Lamina propria verbunden ist.

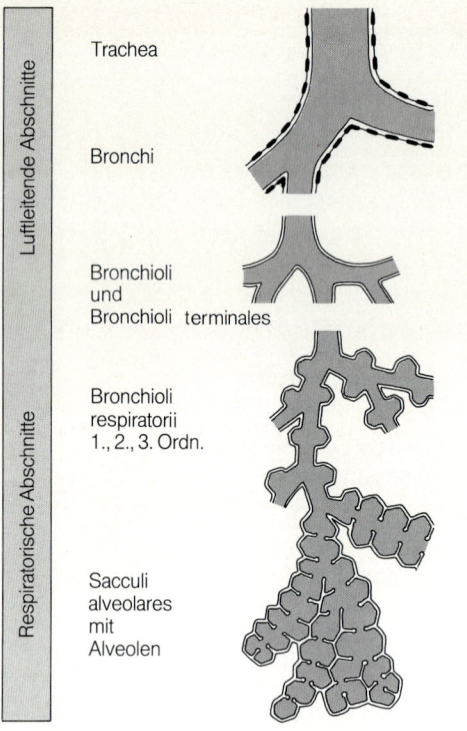

Luftleitende Abschnitte

Trachea

Bronchi

Bronchioli
und
Bronchioli terminales

Respiratorische Abschnitte

Bronchioli
respiratorii
1., 2., 3. Ordn.

Sacculi
alveolares
mit
Alveolen

Abb. 13.1 Schematische Übersicht über die einzelnen Abschnitte der unteren Atmungsorgane. Die natürlichen Proportionen sind nicht berücksichtigt

Hinweis. Der Ausdruck respiratorisches Epithel ist eigentlich irreführend; es hat nichts mit dem Gasaustausch zu tun.

Gasaustauschende Abschnitte. Der Gasaustausch, d. h. die Respiration, erfolgt in den respiratorischen Abschnitten der Lungen und findet zwischen Alveolarluft und Blut statt. Er dient letztlich der Zellatmung, denn jede der Milliarden Zellen des Organismus benötigt O_2 und gibt CO_2 ab.

13.1.1 Trachea, Luftröhre

> **Lernziele**
>
> Form • Länge • Lage • Aufbau • Bifurcatio tracheae • Nachbarbeziehungen • Mikroskopische Anatomie • Funktionelle Gesichtspunkte

> **Die Trachea ist ein 10–12 cm langes biegsames Rohr**

Die Trachea beginnt am Ringknorpel des Kehlkopfs und endet an der *Bifurcatio tracheae* (**Abb. 13.2**). Die Trachea gliedert sich in:

- Pars cervicalis
- Pars thoracica

Die **Pars cervicalis tracheae** reicht vom 6./7. Halswirbel bis zur Apertura thoracis superior.

Die **Pars thoracica** schließt sich an und erstreckt sich bis zur Bifurcatio tracheae. Sie liegt im oberen Mediastinum (S.538). An der Bifurcatio tracheae gabelt sich die Trachea in die beiden Hauptbronchien, *Bronchus principalis sinister et dexter*.

Wandbau. Die Wand der Trachea wird durch 16–20 hufeisenförmige Knorpelspangen, *Cartilagines tracheales*, versteift (**Abb. 13.2**). Die Rückseite des Rohres bildet eine Bindegewebs-Muskelplatte, *Paries membranaceus*, mit dem *M. trachealis*. An der Bifurcatio tracheae ragt ein knorpelunterlegter Sporn, *Carina tracheae*, in das Lumen vor.

Gefäßversorgung: Rr. tracheales aus der A. thyroidea inferior. Venöser Abfluß in den Plexus thyroideus impar. Lymphabflüsse in den Truncus bronchomediastinalis.

Innervation: Rr. tracheales aus dem N. laryngealis recurrens und Äste aus dem Brustgrenzstrang.

Topographie. Die Trachea entfernt sich nach Eintritt in den Thorax in ihrem Verlauf immer weiter von der vorderen Thoraxwand; ihre Längsachse ist also schräg nach hinten gerichtet. Links an ihr zieht der Aortenbogen vorbei (**Abb. 13.31 d**) und drängt sie etwas nach rechts. Die Pulsationen der Aorta sind im Bronchoskop an dieser Stelle sichtbar. Vorne wird die Trachea vom Truncus brachiocephalicus gekreuzt. In der Rinne zwischen Trachea und Ösophagus zieht auf beiden Seiten der N.laryngealis recurrens nach oben. Nodi lymphatici paratracheales liegen der Trachea seitlich an. Größere Lymphknotenpakete, Nodi lymphatici tracheobronchiales inferiores (**Abb. 13.31 c**), befinden sich im Bifurkationswinkel. Die Bifurcatio tracheae projiziert sich auf den 4. Brustwirbel (Interspinallinie) und vorne auf die Verbindungslinie zwischen linker und rechter 3. Rippe. Abweichungen wie z.B. Stand in Höhe des Angulus sterni sind in Abhängigkeit vom Zwerchfellstand und Thoraxform zu beobachten

> **Die Wand der Trachea besteht aus Tunica mucosa, Tunica fibromusculocartilaginea und Tunica adventitia**

Das Bauprinzip der Wand der Trachea (**Tabelle 13.1**) wird, wenn auch abgewandelt, bis zu den peripheren Verzweigungen der Bronchien und Bronchiolen beibehalten.

Die **Tunica mucosa** gliedert sich in die Lamina epithelialis und die Lamina propria.

Die *Lamina epithelialis* besteht aus respiratorischem Epithel (s. oben). Die Oberfläche ist mit Schleim bedeckt, der von Becherzellen und Glandulae tracheales abgegeben wird. Durch den Schlag der Kinozilien wird der Schleim auf der Oberfläche verteilt und mit anhaftenden Staubpartikelchen rachenwärts befördert (15 mm/min). – Die Carina tracheae ist von mehrschichtigem unverhorntem Plattenepithel bedeckt.

Die *Lamina propria* ist eine kollagenfaserige Bindegewebsschicht mit elastischen Fasernetzen und beherbergt die seromukösen *Glandulae tracheales*, die vorzugsweise im Bereich des Paries membranaceus liegen. Die elastischen Fasernetze schließen sich zu einer dichten Schicht, *Lamina fibrarum elasticarum*, zusammen. – Die Schleimhaut haftet fest und unverschieblich auf ihrer Unterlage, jedoch nicht im Bereich des Paries membranaceus.

Die **Tunica fibromusculocartilaginea** enthält als charakteristische Bestandteile der Trachealwand hufeisenförmige *Cartilagines tracheales* aus hyalinem Knorpel. Verbunden sind die Knorpelspangen durch Kollagenfasergeflechte, *Ligg. anularia*, und elastische Geflechte, die in das Perichondrium einstrahlen. Der *M. trachealis*, im Paries membranaceus gelegen, verbindet die freien Enden der hufeisenförmigen Trachealringe. Er besteht aus glatten Muskelzellen.

Die **Tunica adventitia** setzt sich aus lockerem Bindegewebe zusammen, das die Verbindung zum Mediastinum herstellt. Es ermöglicht die funktionsbedingten Verschiebungen der Trachea beim Schlucken oder Husten.

> **Durchmesser und Länge der Trachea ändern sich bei unterschiedlicher Beanspruchung**

Die Knorpelspangen der Trachea stehen intravital unter Spannung.

Eine **Querspannung** entsteht dadurch, daß ihre freien Enden durch den Tonus des M. trachealis einander genähert werden. Nach dem Tod läßt der Muskeltonus nach; das Lumen erweitert sich dann von 12 mm auf 16 mm (querer Durchmesser). Im Leben bildet die Tunica mucosa über dem Paries membranaceus längsorientierte Reservefalten. Beim Schlingen größerer Bissen werden die Falten ausgeglichen und der Paries membranaceus durch die sich entfaltende Speiseröhre ins Lumen vorgedrängt.

Die Trachea steht außerdem ständig unter **Längsspannung**, die die elastischen Fasernetze in den Ligg. anularia verursachen. Wird während des Schluckens der Kehlkopf gehoben (S. 450), so kehrt er anschließend infolge der Längsspannung der Trachea wieder in seine Ausgangslage zurück.

Veränderungen der Länge der Trachea. Das kaudale Ende der Trachea ist durch die *Membrana bronchopericardiaca* mit Perikard und Zwerchfell verbunden. Bei tiefer Inspiration wird durch diese Verbindung die Trachea um ungefähr 1,5 cm gedehnt. Eine Verlängerung der Trachea bis zu 2,5 cm erfolgt dann, wenn der Kopf zur Vor-

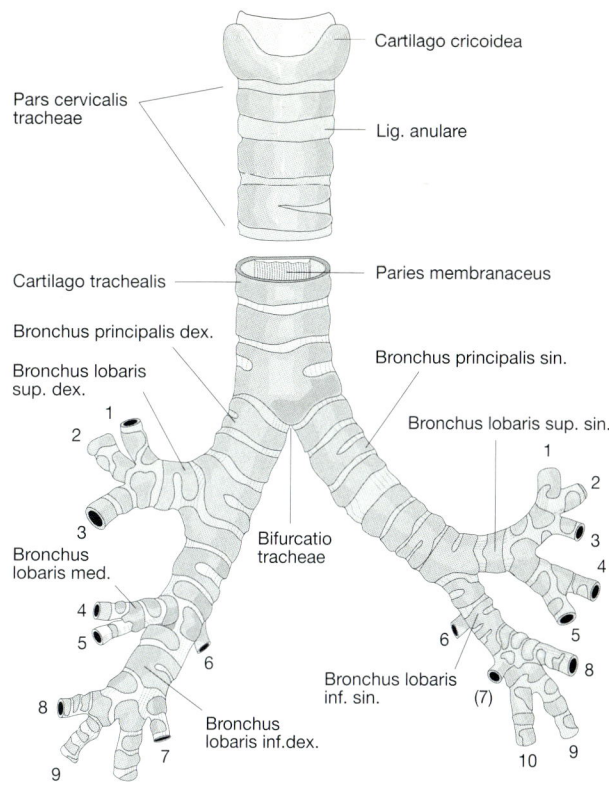

Abb. 13.2 Trachea, Haupt-, Lappen- und Segmentbronchien. Mittlerer Abschnitt der Trachea ist entfernt, um den Paries membranaceus darzustellen. Die arabischen Ziffern kennzeichnen entsprechend **Tabelle 13.2** die zugehörigen bronchopulmonalen Segmente

spannung der Hilfsatemmuskeln des Halses in den Nacken genommen wird.

Husten. Beim Hustenstoß wird die Trachea durch die tiefe Inspiration zuerst ausgiebig gedehnt. Bei der folgenden durch Hilfsatemmuskeln unterstützten Exspiration verkürzt sie sich. Durch die Dehnung wird der anhaftende Schleim gelockert und durch den ausgestoßenen Luftstrom glottiswärts befördert.

Tabelle 13.1 Gliederung der Trachea

Tunica mucosa (respiratoria)
• Lamina epithelialis
• Lamina propria mucosae
Tunica fibromusculocartilaginea
• Musculus trachealis bzw. M.bronchialis
• Tunica fibrocartilaginea
Tunica adventitia

13.1.2 Bronchus principalis dexter et sinister

Die beiden Hauptbronchien (**Abb. 13.2**) sind die Fortsetzungen der Trachea bis zum Eintritt in die Lungenpforte. Sie geben noch außerhalb der Lunge den Bronchus lobaris für den jeweiligen Oberlappen ab. Der *rechte Bronchus principalis* ist weitlumiger, steht steiler und setzt damit die Verlaufsrichtung der Trachea fort. Der *linke* ist englumiger, mit 4–5 cm fast doppelt so lang und verläuft mehr horizontal. Beide bilden einen Winkel von ungefähr 70°.

> **Klinische Hinweise.** Die Stellung der beiden Bronchien bringt es mit sich, daß Fremdkörper häufiger in den rechten Bronchus und damit in die rechte Lunge gelangen. Bronchopneumonien treten häufiger in der rechten Lunge auf.

Mikroskopische Anatomie. Der Wandbau der Bronchi principales gleicht weitgehend dem der Trachea (s. oben).

13.1.3 Pulmo, Lunge

Die Lungen sind durch Bindegewebe zu geschlossenen Einheiten zusammengefaßte baumartige Aufteilungen der Bronchien und ihren alveolären Endaufzweigungen mit einem parallel verlaufenden Gefäßsystem. Den volumenmäßig größten Anteil am Aufbau der Lunge haben die für den Gasaustausch notwendigen Endabschnitte. Sie sind jedoch nicht mehr mit bloßem Auge zu erkennen; in ihrer Gesamtheit bedingen sie aber die makroskopische Struktur. Zugang zum Verständnis des Aufbaus wird über die Entwicklung gefunden.

> **Die Lungen entwickeln sich aus einem entodermal-epithelialen und einem mesodermal-mesenchymalen Anteil**

> **Lernziele**
> Laryngotrachelrinne • Lungenknospen • Vor- und nachgeburtliche Bildung von Alveolen

Die Lunge entsteht *wie eine Drüse* aus dem Darmrohr.

Der **entodermal epitheliale Anteil** der Lungenanlage liefert das spätere Bronchial- und Alveolarepithel sowie die Drüsen der unteren Atemwege. Er geht aus einem ventralen Divertikel hervor, das beim 3 Wochen alten Embryo knapp hinter dem Kiemendarm entsteht. Hier bilden sich paarige Lungenknospen, die aussprossen. Mit dem weiteren Wachstum ist eine Abtrennung der Lungenanlage vom Vorderdarm verbunden. Dabei entsteht auf beiden Seiten zwischen den Anlagen des vorderen Darmabschnitts und des späteren Atmungstrakts von

außen her eine Rinne (Laryngotrachealrinne), die sich mehr und mehr vertieft; im distalen Abschnitt wird sie zur Ösophagotrachealrinne (**Abb. 13.3 a**). Das Epithel der in das Lumen von beiden Seiten vorspringenden Leiste, *Crista oesophagotrachealis*, verwächst dann an der Berührungsstelle, wodurch das *Septum oesophagotracheale* zustandekommt.

> **Klinischer Hinweis.** Bei unvollständiger Trennung von Ösophagus und Trachea entsteht eine *Ösophagotrachealfistel*, durch die das Neugeborene beim Trinken Milch aspiriert.

Die Lungenknospen machen bis zur Geburt 17–18 dichotome Teilungen (Zweiteilungen) durch. Dabei läßt die rechte Lungenknospe schon bald die Anlage von 3 Lappen, die linke von 2 erkennen (**Abb. 13.3 b**). Durch den folgenden Teilungsschritt werden die Segmentbronchien angelegt

Der mesodermal mesenchymale Anteil (**Abb. 13.3 c**) differenziert sich aus der Splanchnopleura des Vorderdarmabschnitts. Aus ihm geht das *Gefäßnetz der Lunge* und alle in der reifen Lunge vorhandenen *Binde- und Stützgewebe* sowie die *glatte Muskulatur* und die *Pleura* hervor.

Die ersten pulmonalen Gefäße differenzieren sich aus dem 6. Aortenbogen (**Abb. 13.13**), dessen Kapillarsprosse mit der epithelialen Anlage der Lunge Kontakt aufnimmt. Mit zunehmender Reifung entsteht dann im Mesenchym zwischen den Epithelknospen ein verzweigtes Gefäßnetz.

Viele Mesenchymzellen differenzieren sich zu Fibroblasten, die argyrophile und elastische Fasern hervorbringen. Diese Anteile der Lungenanlage werden dann jedoch im Laufe der weiteren Entwicklung durch sukzessives Sprossen des entodermal-epithelialen Anteils komprimiert, bis nur noch dünne Lamellen zwischen den Alveolarknospen übrigbleiben.

Im Bereich der Bronchien und Bronchiolen entstehen aus dem Mesenchym glatte Muskulatur und als Wandverstärkung der Bronchien Knorpel.

An der Oberfläche der Lungenanlagen geht aus dem Mesenchym die Pleura visceralis hervor.

Sekundär wandern in die Lungenanlagen Anteile des vegetativen Nervensystems ein.

Morphogenese. Im Anschluß an die frühembryonale Entwicklungsphase werden während der weiteren Morphogenese folgende 3 Stadien durchlaufen:

- *pseudoglanduläres Stadium* (bis zum 4. Monat). In diesem Stadium werden die Bronchi und Bronchioli terminales angelegt. Im histologischen Schnittpräparat gleicht die Lunge einer tubulo-azinösen Drüse.
- *kanalikuläres Stadium* (4.–6. Monat). Es ist durch die Aufweitung der Bronchioli respiratorii charakterisiert.

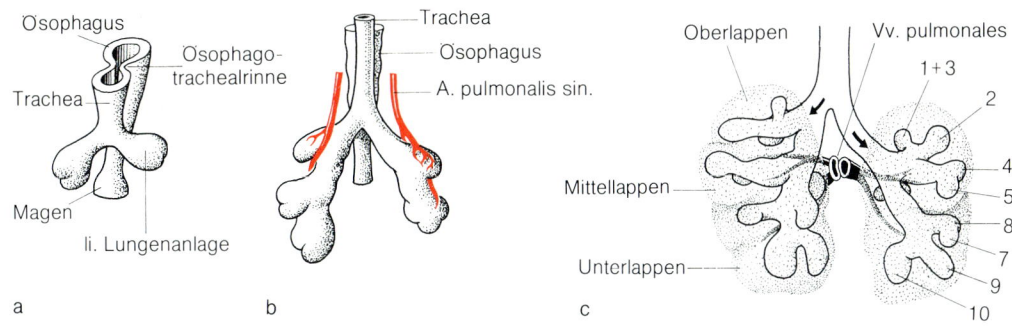

Abb. 13.3 a–c Rekonstruktion des epithelialen Anteils der Lungenanlage im Zustand der Abschnürung vom Verdauungsrohr. 5 mm SSL. **b** Die Abschnürung ist erfolgt; Trachea und Ösophagus sind getrennt. Rechts sind 3 Lungenknospen, links 2 entstanden. Sie beginnen sich bereits wieder zu teilen. 9 mm SSL. (Nach Heiss 1922) **c** Entodermaler und mesenchymaler Anteil (durchsichtig gedacht) der Lunge eines Embryos von 14 mm SSL; Lappenbildung bereits erkennbar; bronchopulmonale Segmente angelegt (*arabische Ziffern*) Segment 6 z. T. verdeckt. *Pfeile* bezeichnen die Stelle, an der der Splanchnopleuramantel vom Mediastinum abgetrennt wurde, also die Stelle des Umschlags vom viszeralen auf das parietale Blatt der Pleura. Aa. pulmonales nicht gezeichnet

- *alveoläres Stadium* (ab 6. Monat). In dieser Phase entstehen die Sacculi alveolares und unter Abflachung des Epithels die Alveolen. Ferner bilden sich um die Alveolaranlagen ausgedehnte Kapillarnetze (s. oben). Vom 7. Monat an sind bereits so viele funktionsbreite Alveolen vorhanden, daß eine Frühgeburt überleben kann. Abgeschlossen wird die Alveolenbildung allerdings erst *nach* der Geburt, wobei die terminalen Alveolen vermutlich noch 6–8 weitere Teilungsschritte durchlaufen.

Während der Geburt müssen sich die noch mit Fruchtwasser gefüllten Alveolen entfalten. Hierzu wird das Fruchtwasser z.T. durch Druck, der während der Geburt auf den Thorax einwirkt, abgepreßt, z.T. vom Alveolarepithel resorbiert. Für die Aufweitung der Alveolen bei den ersten Atemzügen spielt dann ein die Oberflächenspannung herabsetzender Stoff, *Surfactant,* eine wichtige Rolle. Die Sekretion des Surfactant beginnt in der 23.–24. Entwicklungswoche. Anschließend breitet sich der Surfactant als Film auf der Oberfläche des Alveolarepithels aus. Ferner wird unter der Geburt der Lungenkreislauf eingeschaltet (S. 154) und die Zwerchfellatmung beginnt.

Klinische Hinweise. Mangelhafte Ausbildung des Surfactants verhindert eine vollständige Entfaltung der Lunge (*Atelektase*) oder geht mit dem sogenannten Atemnotsyndrom Frühgeborener einher.

Rechtsmedizinisch ist wichtig, daß in einer einmal beatmeten Lunge stets Luft verbleibt (Minimalluft). Dadurch schwimmen auch Teile der Lunge eines Neugeborenen auf dem Wasser (*Schwimmprobe*), wogegen die Lunge eines Kindes, das noch nicht geatmet hat, untergeht – jedenfalls dann, wenn noch keine Fäulnis stattgefunden hat.

Lungen sind paarige Organe und gliedern sich in Lappen, Segmente, Läppchen und Azini

Lernziele
Oberflächen • Umschlagstellen der Pleura • Lobi pulmonales: linke Lunge, rechte Lunge • Segmenta bronchopulmonalia • Lobuli pulmonales

Beide Lungen, Pulmo dexter und Pulmo sinister, haben im Grundsätzlichen gleiche Gestalt und Gliederung, jedoch bestehen auch Unterschiede (**Abb. 13.4**). Jede Lunge liegt in einer eigenen Pleurahöhle.

Hinweis. Nur nach Fixation in situ gleichen die äußeren Formen der Lungen dem Negativ der Pleurahöhlen; andernfalls kollabieren sie aufgrund ihrer Eigenelastizität.

An den Lungen der Erwachsenen unterscheidet man die *Basis*, die mit der *Facies diaphragmatica* auf der Zwerchfellkuppel liegt. Die *Facies mediastinalis* weist zum Mittelfell, die *Facies costalis* zur Innenseite des mit Pleura parietalis ausgekleideten Brustkorbes. Die Facies mediastinalis trifft sich am *Margo anterior* mit der Facies costalis (**Abb. 13.27**). *Margo inferior* ist der scharfkantige, oft mehrmals eingekerbte Übergang von der Facies costalis in die Facies diaphragmatica. Die Lungenspitze, *Apex pulmonis*, setzt sich durch den *Sulcus arteriae subclaviae* ab. An der Facies mediastinalis treten im *Hilum pulmonis* Bronchien, Arterien und Nerven in das Organ ein, Venen und Lymphgefäße aus. Die Gesamtheit dieser Gebilde wird als *Radix pulmonis* bezeichnet. Hier findet auch der Überschlag der Pleura visceralis (pulmonalis), die die Oberfläche der Lunge überkleidet, auf das pa-

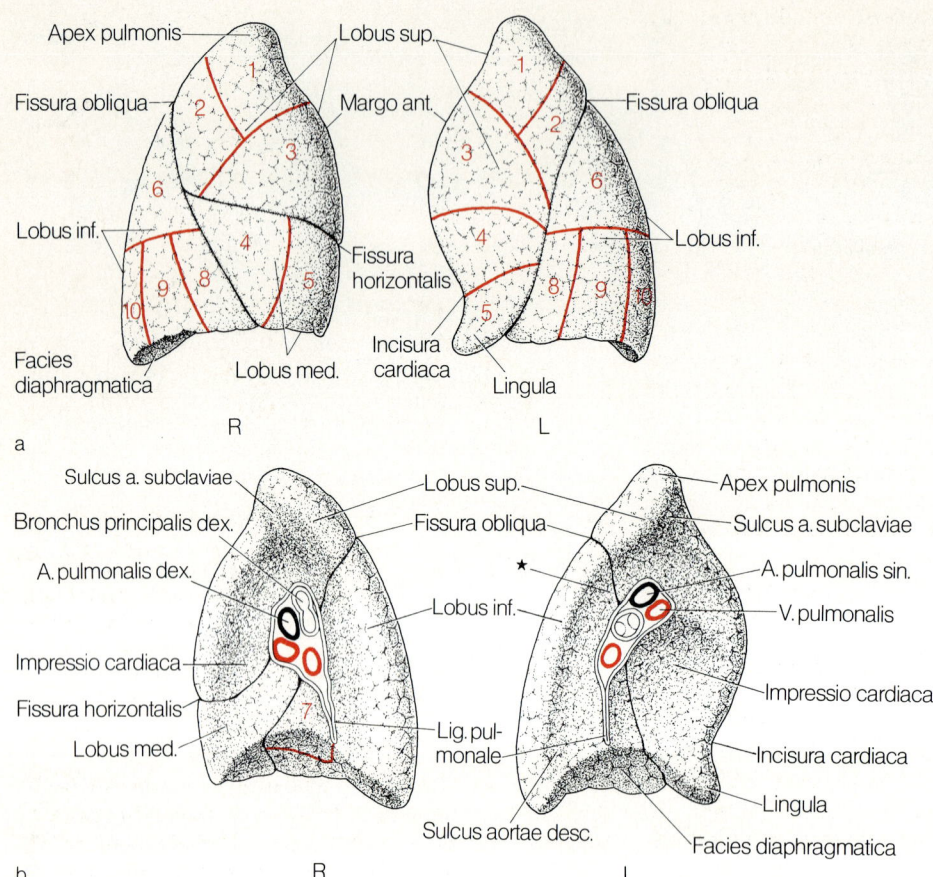

Abb. 13.4 a,b   a Rechte (*R*) und linke (*L*) Lunge von lateral. Ansicht der Facies costalis. Die Segmentgrenzen sind (*rot*) eingezeichnet und die Lungensegmente durch *Ziffern* gekennzeichnet (vgl. hierzu **Abb. 13.2**). Die Felderung der Lungenoberfläche entspricht Lungenlobuli. **b** Rechte (*R*) und linke (*L*) Lunge von medial. Dargestellt ist das Lungenhilum mit Arterien (*schwarz*), Venen (*rot*) und Bronchien (Bronchus principalis sinister nicht bezeichnet). Das Lungensegment 7 ist nur auf der mediastinalen Seite der rechten Lunge zu sehen. *Impression, die durch die Aorta hervorgerufen wird. (Nach Feneis 1993)

rietale Blatt, *Pleura parietalis*, statt (**Abb. 13.27**). Unten ist der Übergang zu einer Duplikatur ausgezogen, *Lig. pulmonale*.

Jede Lunge gliedert sich in:

- Lobi pulmonis
- Segmenta bronchopulmonalia
- Lobuli pulmonis
- Azini

Die Untergliederung der Lunge kommt durch die Anordnung der verschiedenen Abschnitte des Bronchialbaums und der Gefäße sowie teilweise durch Bindegewebssepten zustande. Makroskopisch deutlich zu erkennen sind allerdings nur die Lappen und die Läppchen.

Lobi pulmonis. Die Lungenlappen sind durch *Fissurae interlobares* voneinander getrennt, die fast bis zum Hi-

lum einschneiden. Bedeckt werden die Lappen von Pleura visceralis, die in der Tiefe der Fissuren auf den Nachbarlappen übergeht (**Abb. 13.27**). Die Anzahl der Lappen ist seitendifferent.

Linke Lunge. Sie besteht aus 2 Lappen, *Lobus superior* und *Lobus inferior*. Die Trennung erfolgt durch die *Fissura obliqua* . Als Ganzes ist die linke Lunge weniger voluminös als die rechte; ihr Volumen beträgt ungefähr 1400 cm³. Dies geht darauf zurück, daß das Herz die linke Lunge imprimiert, *Impressio cardiaca*. Außerdem ruft das Herz am Margo anterior im unteren Teil des *Lobus superior* die *Incisura cardiaca* hervor (**Abb. 13.4**). Unterhalb der Incisura cardiaca läuft der Lobus superior in einen Fortsatz, *Lingula pulmonis sinistri*, aus. An der Facies mediastinalis hinterlassen Ösophagus und Aorta entsprechende Impressionen. Außerdem befindet sich hier das zuständige *Hilum pulmonis*. Im Hilum der linken Lunge liegen vorne und unten die Vv. pulmonales, oben die A. pulmonalis und in der Mitte und hinten die Bronchi.

Rechte Lunge. Ihr Volumen beträgt etwa 1500 cm³. Sie wird in 3 Lappen unterteilt, nämlich *Lobus superior, Lobus inferior* und *Lobus medius*. Während bei Betrachtung von dorsal nur Lobus superior und inferior sichtbar sind, schiebt sich seitlich der Lobus medius zwischen Lobus superior und Lobus inferior. Die Trennung der Lappen erfolgt durch die *Fissura obliqua* und *Fissura horizontalis* (**Abb. 13.4**). Die Fissura obliqua liegt hinten zwischen Ober- und Unterlappen, seitlich und vorne zwischen Mittel- und Unterlappen, die Fissura horizontalis seitlich und vorne zwischen Ober- und Mittellappen. An der mediastinalen Fläche bilden die V. cava superior, die V. azygos und der Ösophagus Impressionen. Ferner befindet sich hier das Hilum. Im Hilum der rechten Lunge liegen vorne und unten die Vv. pulmonales, etwa in der Mitte die A. pulmonalis, hinten und oben die Bronchi; der Bronchus lobaris zum Oberlappen liegt „eparteriell".

> **Klinischer Hinweis.** Es kann vorkommen, daß durch Bakterien oder Viren hervorgerufene Lungenentzündungen nur einen Lappen befallen: *Lobärpneumonie*.

Segmenta bronchopulmonalia. An der äußeren Oberfläche sind die Segmente nicht zu erkennen. Sie entstehen dadurch, daß Bindegewebe – allerdings nur unvollständig – Einheiten in der Lunge begrenzt, die von einem größeren, zentral gelegenen Bronchus (Segmentbronchus) und seinen Ästen sowie einem begleitenden Ast der A. pulmonalis gebildet werden. Deswegen werden sie auch als bronchoarterielle Segmente bezeichnet. Die Venen verlaufen im septierenden Bindegewebe. Die anatomische Bezeichnung der 10 bzw. 9 Segmente und der zugehörigen Bronchien sind in **Tabelle 13.2** katalogisiert. In **Abb. 13.4** ist die Projektion der Segmentgrenzen auf die Lungenoberfläche eingezeichnet und durch Ziffern markiert. Die Gestalt eines Segmentes ist keil- bis pyramidenförmig, die Spitze hilumwärts gerichtet (**Abb. 13.5a**).

Lobuli pulmonis. Auch die Lungenläppchen sind durch lockeres Bindegewebe, *Septa interlobularia*, von einander abgegrenzt. Allerdings sind Lobuli nur in der Mantelzone der Lungenlappen zu erkennen, wo sie eine polygonale Felderung an der Oberfläche hervorrufen (**Abb. 13.4, 13.5**). Der Durchmesser der Felder beträgt 1–4 cm. Im Lappenkern fehlt die lobuläre Unterteilung.

> **Klinischer Hinweis.** Bei Aspiration von infektiösem Material kann es zur Entzündung nur einzelner Läppchen kommen, *lobuläre oder Bronchopneumonie*.

Die Bedeutung der Läppchen wird in einer besseren Verformbarkeit der Lunge bei den Atemexkursionen gese-

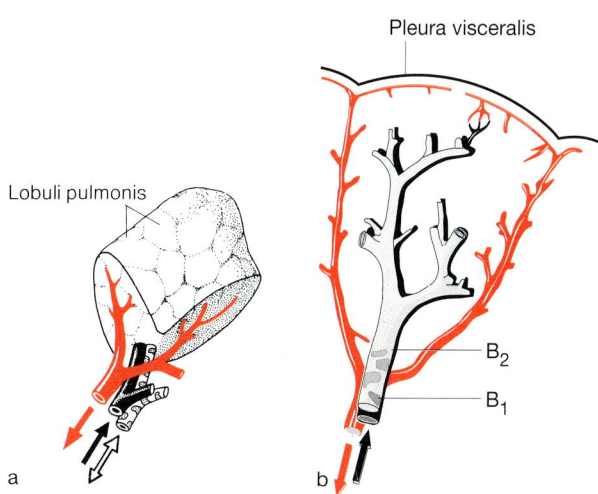

Abb. 13.5a,b **a** Bronchopulmonales Segment. An der Kante des keilförmigen Segments treten die Segmentarterie und der Bronchus segmentalis ein; intersegmental verläuft die Vene (*rot*). Durch Kohlenstaubeinlagerung sind die Lobuli scharf abgegrenzt **b** Schematische Darstellung eines Lobulus. Farbgebung wie in **a**. B1 kleiner Bronchus, B2 Bronchiolus

hen. Da die Bindegewebsfasern der Alveolarwände in die Septa interlobularia einstrahlen, kommt diesen für die Erweiterung der Alveolen während der Inspiration durch Übertragung der Dehnungskräfte eine gewisse Bedeutung zu.

Azini. Als Azinus wird die Gesamtheit der einem Bronchiolus terminalis zugeordneten Alveolen bezeichnet. Alveolen sind die kammerartigen Enden des Bronchialbaums, „Lungenbläschen". Eine bindegewebige Abgrenzung der einzelnen Azini fehlt.

> **Bronchi, Bronchioli und Bronchioli terminales sind luftleitende Abschnitte**

> **Lernziele**
>
> Bronchi lobares et segmentales •
> Bronchioli • Bronchioli terminales

Hinweis. Der funktionelle Bau der Lunge wird von dem Miteinander des luftleitenden Röhrensystems der Bronchien und den begleitenden Gefäßen der Lungenschlagader bestimmt. Erst im Endabschnitt treten der alveoläre Anteil mit den in Kapillaren aufgeteilten Blutgefäßen in engsten Kontakt. In unserer Besprechung wird zuerst der bronchial/alveoläre und dann der vaskuläre Aufbau der Lunge abgehandelt.

Tabelle 13.2 Lungensegmente und zugeordnete Bronchien

Rechte Lunge	
Lobus superior	**Bronchus lobaris superior dexter**
Segmentum apicale (1)	Bronchus segmentalis apicalis
Segmentum posterius (2)	Bronchus segmentalis posterior
Segmentum anterius (3)	Bronchus segmentalis anterior
Lobus medius	**Bronchus lobaris medius dexter**
Segmentum laterale (4)	Bronchus segmentalis lateralis
Segmentum mediale (5)	Bronchus segmentalis medialis
Lobus inferior	**Bronchus lobaris inferior dexter**
Segmentum superius (6)	Bronchus segmentalis superior
Segmentum basale mediale (7)	Bronchus segmentalis basalis medialis
Segmentum basale anterius (8)	Bronchus segmentalis basalis anterior
Segmentum basale laterale (9)	Bronchus segmentalis basalis lateralis
Segmentum basale posterius (10)	Bronchus segmentalis basalis posterior
Linke Lunge	
Lobus superior	**Bronchus lobaris superior sinister**
Segmentum apicoposterius (1+2)	Bronchus segmentalis apicoposterior
Segmentum anterius (3)	Bronchus segmentalis anterior
Segmentum lingulare superius (4)	Bronchus lingularis superior
Segmentum lingulare inferius (5)	Bronchus lingularis inferior
Lobus inferior	**Bronchus lobaris inferior sinister**
Segmentum superius (6)	Bronchus segmentalis superior
Segment fehlt meist	
Segment basale anterius (8)	Bronchus segmentalis basalis anterior
Segmentum basale laterale (9)	Bronchus segmentalis basalis lateralis
Segmentum basale posterius (10)	Bronchus segmentalis basalis posterior

Der Bronchialbaum (**Abb. 13.2, 13.6**) besteht aus:

- Bronchus principalis sinister et dexter (S. 488)
- Bronchi lobares
- Bronchi segmentales
- Bronchioli
- Bronchioli terminales

Bronchi lobares. Ihre Anzahl entspricht der der Lappen, also rechts 3, links 2. Der Bronchus für den jeweiligen Oberlappen verläßt bereits außerhalb der Lunge den Bronchus principalis, für den rechten Oberlappen etwa 1 cm hinter der Bifurcatio tracheae.

Bronchi segmentales. Nach der üblichen Zählweise entfallen auf jede der beiden Lungen 10 Segmentbronchien (**Tabelle 13.2**). Ihre Anzahl entspricht der der Lungensegmente. Da aber links das Segment 7 im Bereich der Impressio cardiaca meist fehlt, ist der zugehörige Bronchus nicht oder nur rudimentär ausgebildet.

Bronchioli. Bronchioli entstehen durch jeweils dichotome Teilung aus vorhergehenden. Insgesamt bestehen 6–12 Verzweigungen. Von Bronchioli wird gesprochen, solange ihr Durchmesser über 1 mm liegt.

Bronchioli terminales. Hierbei handelt es sich um Endaufzweigungen mit einem Durchmesser von 0,5–0,8 mm. Auch sie verzweigen sich weiterhin dichotom, wobei der eine Zweig seinen Aufbau beibehält, der andere zu einem Bronchiolus respiratorius wird.

Mikroskopische Anatomie (Tabelle 13.3, Abb. 13.7.)

Bronchi. Alle als Bronchi bezeichneten Abschnitte haben im Prinzip den gleichen Aufbau wie die Trachea. Jedoch bestehen insofern Unterschiede, als in den Wänden der Bronchi lobares und segmentales statt der hufeisenförmigen Knorpelspangen nur noch unregelmäßig geformte und im Verlauf immer kleinere Knorpelstückchen und -platten vorkommen. Kleinste bestehen aus elastischem Knorpel.

Ferner bildet die glatte Muskulatur eine geschlossene Tunica muscularis mit ringförmigem, in kleineren Bronchien mit schraubenförmigem Verlauf; nach distal hin lockert sich die Muskulatur weiter auf. In der Lamina propria liegen viele seromuköse *Glandulae bronchiales* sowie für die Abwehr wichtige *Folliculi lymphatici solitarii* und Venenplexus.

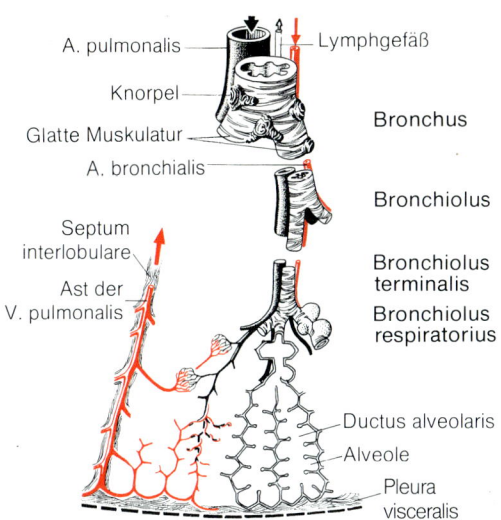

Abb. 13.6 Verlauf von Bronchus, Ästen der A. pulmonalis (*schwarz*), R. (A.) bronchialis (*rot*) und Lymphgefäß. Der Bronchiolus respiratorius endet in 2 Sacculi mit zentralem Ductus alveolaris. Peribronchiales Bindegewebe entfernt. *Links im Bild* das von der A. pulmonalis gespeiste Kapillarnetz mit Abfluß über einen Ast der V. pulmonalis (*rot*) im Septum interlobulare. Kapillarnetz in den Wänden von 2 Alveolen flächenhaft dargestellt

Die hier als peribronchiales Bindegewebe bezeichnete Tunica adventitia führt Nerven, Blut- und Lymphgefäße und stellt die Verbindung zur Umgebung her.

Bronchioli. In der Wand der Bronchioli fehlen sowohl Knorpel als auch Drüsen. Nach distal wird das Flimmerepithel niedriger, schließlich mehrreihig kubisch und die Anzahl der Becherzellen nimmt ab. Dagegen nimmt die in Spiraltouren angeordnete glatte Muskulatur zu.

Hinweis. In histologischen Schnitten zeichnen sich die Bronchioli durch sternförmiges Lumen aus. Dies kommt durch eine postmortale Kontraktion der Bronchialmuskulatur zustande.

Bronchioli terminales haben schließlich nur noch ein einschichtiges kubisches Flimmerepithel mit eingestreuten Clara-Zellen.

> **Bronchioli respiratorii, Ductus alveolares und Alveolen stehen im Dienst des Gasaustauschs**

> **Lernziele** Bronchioli respiratorii • Ductus alveolares • Alveolen • Blut-Luft-Schranke • Schutzeinrichtungen der Lunge

Bronchioli respiratorii. Sie gehen aus den sich dichotom teilenden Bronchioli terminales hervor und teilen sich ihrerseits bis zu 3mal dichotom (Bronchioli respiratorii 1.–3. Ordnung). Ihr Durchmesser beträgt etwa 0,4 mm. Charakteristisch sind seitliche Aussackungen, **Alveolen,** deren Wände mit dünnem Plattenepithel ausgekleidet sind und die dem Gasaustausch dienen. Zunächst treten Alveolen einzeln, dann immer zahlreicher auf. Im übrigen gleicht der Wandbau der Bronchioli respiratorii dem der Bronchioli terminales, wobei nach distal die Zilien an Anzahl abnehmen und schließlich völlig fehlen. Unter dem Epithel liegen längsverlaufende elastische Fasern und spiralförmig angeordnete Bündel glatter Muskelzellen.

> **Klinischer Hinweis.** Die anfallsweise Atemnot beim Asthma bronchiale beruht auf der krampfartigen Kontraktion der Muskulatur der Bronchiolen und einer vermehrten Sekretion zähen Schleims beim Überwiegen der Vagusfunktion.

Ductus alveolares. Ductus alveolares gehen aus den Bronchioli respiratorii dadurch hervor, daß sich diese

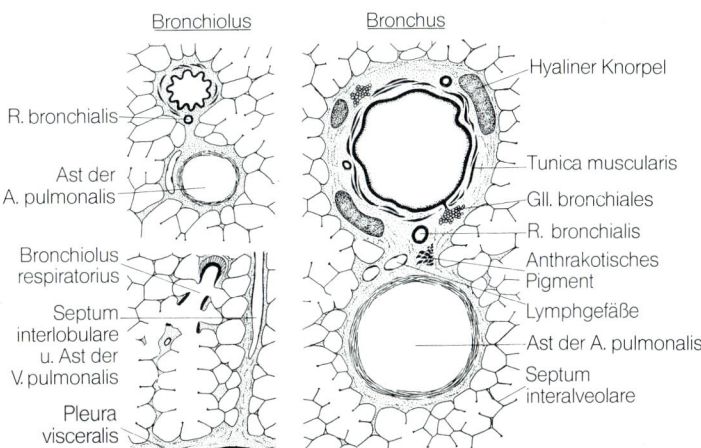

Abb. 13.7 Histologischer Feinbau der Lunge: Bronchus, Bronchiolus, Bronchiolus alveolaris, Ductus alveolares und Alveolen. Beachte die Lagebeziehungen von Bronchien und Gefäßen (A. pulmonalis, R. bronchialis, V. pulmonalis)

Tabelle 13.3 Differentialdiagnose des Feinbaues der verschiedenen Abschnitte des luftleitenden Rohrsystems

	Trachea und Hauptbronchien	Große Bronchien, Segmentbronchien	Bronchiolen und Bronchioli terminales	Bronchioli respiratorii
Epithel	Mehrreihiges Flimmerephitel, Becherzellen	Mehrreihiges Flimmerepithel, Becherzellen	Einschichtiges prismatisches Flimmerepithel, spärlich Becherzellen. Sie fehlen im Bronchiolus terminalis	Kubisches Epithel, distal ohne Zilien, Becherzellen fehlen
Knorpel	Hufeisenförmige Knorpelspangen	Einzelne Knorpelplättchen	Fehlt	Fehlt
Muskulatur	Nur im Paries membranaceus	Konzentrisch angeordnet	Schraubig, Scherengitterartig	Scherengitterartig
Drüsen	Glandulae tracheales u. bronchiales	Glandulae bronchiales in der Tunica fibrocartilaginea	Fehlen	Fehlen

2 bis 10fach teilen (**Abb. 13.1**). Ductus alveolares sind „Gänge", deren Wände dicht nebeneinander liegende Alveolen bzw. Eingänge, *Atria alveolaria*, in Alveolengruppen, *Sacculi alveolares*, aufweisen. Die wenigen verbleibenden Wandabschnitte der Ductus alveolares sind von einschichtigem kubischen Epithel bedeckt. Unter dem Epithel liegt ein Netzwerk aus Kollagenfasern, retikulären und zahlreichen elastischen Fasern sowie von glatten Muskelzellen, die als *Basalringe* die verdickten Eingänge in Alveolen bzw. Sacculi alveolares umrunden.

Alveolen. Die Alveolen sind die für den Gasaustausch entscheidenden Abschnitte der Lunge. Der Ausdruck „Alveole" vermittelt allerdings eine falsche Vorstellung. Es handelt sich nämlich beim Menschen nicht um ballonartige Bläschen, sondern um sechskantige Pyramidenstümpfe mit einem Durchmesser von 250–300 µm. Benachbarte Alveolen haben als gemeinsame Wand ein **Septum interalveolare** (**Abb. 13.7**), das von einzelnen **Poren** (Durchmesser 10–15 µm) durchsetzt wird. Jede Lunge enthält etwa 300 Millionen Alveoli. Sie rufen das typische histologische Schnittbild durch eine Lunge hervor (**Abb. 13.7**). Die Alveolen vergrößern die innere Oberfläche der Lunge bei mittlerer Atemtiefe auf etwa 120 m^2.

Ausgekleidet werden die Alveolen von Alveolarepithel, das 2 Zelltypen aufweist:

- Alveolarepithelzellen (Pneumozyten) Typ I
- Alveolarepithelzellen (Pneumozyten) Typ II

Alveolarepithelzellen Typ I (kleine Alveolarzellen). Sie überwiegen, sind flach ausgezogen, dünn (50–150 nm)

und bilden eine kontinuierliche Lage; sie werden deswegen auch als *Deckzellen* bezeichnet. Ihre Oberfläche zeigt zahlreiche Einsenkungen, die im Zusammenhang mit einer Transzytose (Mikropinozytose) stehen. Untereinander sind die Zellen durch Zonulae occludentes verbunden.

Alveolarepithelzellen Typ II. Sie sind sehr viel größer als die Alveolarepithelzellen Typ I und liegen häufig einzeln. Lediglich in den Ecken der Alveolarwände (Nischen) bilden sie kleine Gruppen. Sie werden auch als *große Alveolarzellen* oder *Nischenzellen* bezeichnet. Zytologisch handelt es sich um sezernierende Zellen mit zahlreichen Mitochondrien, RER, gut entwickeltem Golgi-Apparat und auffälligen multilamellären Körperchen (Sekretgranula). Ihr Sekret breitet sich nach Dispersion in einem Flüssigkeitsfilms über der gesamten Oberfläche der Alveole als monomolekularer Protein-Phospholipidfilm, **Surfactant**, aus. Er trägt wesentlich zur Herabsetzung der Oberflächenspannung der Lungenalveolen bei. Der Surfactant wird laufend von Alveolarepithelzellen Typ I und Makrophagen resorbiert und entsprechend von Alveolarepithelzellen Typ II neu gebildet. Typ II-Zellen zeigen rege mitotische Teilungen. Sie liefern den Nachschub für zugrundegegangene Typ I-Zellen.

Bindegewebe der Septa interalveolaria. Es besteht aus kollagenen und retikulären Bindegewebsfasern und einem dichten elastischen Fasernetz, das für die Elastizität des Lungengewebes verantwortlich ist (s. Atemmechanik, S. 499). Ein wesentlicher Bestandteil sind die Kapillarverzweigungen der A. pulmonalis. Außerdem enthalten die Septa interalveolaria Fibroblasten, Makrophagen, Mastzellen und Leukozyten. Beidseitig verdichtet sich das Bindegewebe an der Grenze zum Alveolarepithel zu einer Basalmembran.

Klinischer Hinweis. Eine ausgedehnte Zerstörung von Interalveolarsepten (beim Lungenemphysem) führt zu einer Verminderung der respiratorischen Oberfläche. Sie äußert sich in chronischer Atemnot, Kurzatmigkeit und Hypertrophie des rechten Herzens.

Blut-Luft-Schranke. Sie ist für den Gasaustauch zwischen Luft- und Blutraum (s. unten, Blutgefäßsystem der Lunge) entscheidend. Die Blut-Luft-Schranke befindet sich dort, wo die Kapillaren dem Alveolarepithel angelagert sind. An dieser Stelle verschmelzen die Basalmembranen des Alveolarepithels und der Kapillaren, so daß die Entfernung zwischen Alveolarlichtung und Kapillarlumen auf eine kurze Diffusionsstrecke (im Mittel 0,5 μm) schwindet. Im einzelnen besteht die Blut-Luft-Schranke (**Abb. 13.8**) aus:

- Zytoplasma der Endothelzellen
- miteinander verschmolzene Basalmembranen der Kapillarwand und des Alveolarepithels
- Zytoplasma der Alveolarepithelzellen Typ I
- Surfactant

Schutzeinrichtungen der Lunge. Sie dienen dazu, mit der Atemluft aufgenommene pathogene Keime, v. a. Staub, abzufangen. Bis zu 5 μm große Partikelchen (ca. 50 %) werden bereits in den oberen Atemwegen zurückgehalten. In den unteren Atemwegen fängt der **Schleimfilm** an der Oberfläche der Bronchi und Bronchioli weitere Partikel ab. Der Zilienschlag transportiert diese samt Schleim in Richtung Pharynx. Schwebeteilchen, die bis in die Alveolen gelangen, werden dort von **Alveolarmakrophagen** aufgenommen und gespeichert; sie werden deswegen auch als *Staubzellen* bezeichnet. Die Alveolarmakrophagen sind Blutmonozyten, die die Kapillaren verlassen haben und aus den Alveolarsepten durch das Alveolarepithel hindurch ins Alveolarlumen gelangten. Sie wandern dann ins Bronchialsystem und werden schließlich ausgehustet (Clearance-Funktion der Lunge). Ein weiterer Teil des eingeatmeten Staubs gelangt transzellulär in das Bindegewebe der Alveolarwände. Von hier erfolgt der Abtransport in das peribronchiale, subpleurale und vor allem interlobuläre Bindegewebe. Histiozyten phagozytieren ihn und lagern ihn ab. Dies ruft die graue Verfärbung der beim Neugeborenen noch rosig aussehenden Lunge hervor. Die Ablagerung von Kohlenstaub im interlobulären Bindegewebe läßt die Läppchengrenzen deutlicher hervortreten. Schließlich wird zumindest ein Teil des aufgenommenen Staubs über Lymphgefäße zu den regionären Lymphknoten transportiert, die sich dadurch im Laufe des Lebens schwarz färben. Die Rußpartikelchen werden hier in histiozytären Retikulumzellen gespeichert. Für die spezifische Abwehr sind die zahlreichen Lymphozyten verantwortlich.

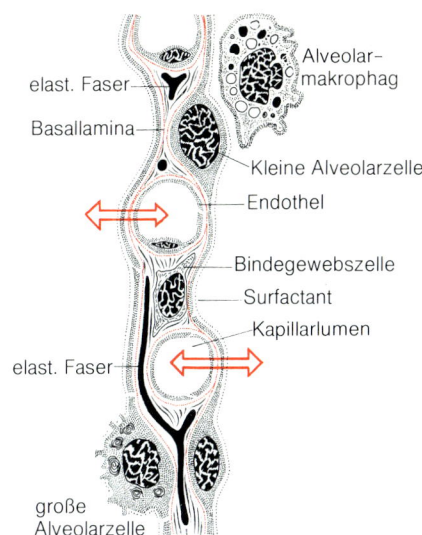

Abb. 13.8 Interalveolarseptum. Im Bindegewebe 3 Kapillarquerschnitte. Die Basallaminae (*rot*) von Kapillaren und Alveolarepithelzellen verschmelzen an der Kontaktstelle zu einer gemeinsamen Membran. Die *Pfeile* zeigen den Weg des Gasaustausches

Das Blutgefäßsystem der Lunge gliedert sich in Vasa publica und Vasa privata

Lernziele
Aa. pulmonales • Vv. pulmonales • Rr. bronchiales • Vv. bronchiales • Anastomosen

Vasa publica. Sie stehen im Dienst des Gasaustausches zwischen Luft und Blut. Die Vasa publica transportieren das CO_2-reiche Blut aus dem Körperkreislauf in die Lunge (Aa. pulmonales) und nach Oxigenierung zum Herzen zurück (Vv. pulmonales). Aa. und Vv. pulmonales bilden mit ihren Kapillaren den kleinen Kreislauf.

Funktioneller Hinweis. Der kleine Kreislauf ist ein Niederdrucksystem; der Druck beträgt ungefähr 20 mm Hg.

Aa. pulmonales. Die beiden weitlumigen Gefäße gehen aus dem gemeinsamen Stamm des Truncus pulmonalis hervor. Eine jede tritt in das Hilum pulmonis ein und schließt sich im weiteren Verlauf den Bronchien und Bronchiolen an. Mit ihnen sind sie durch das peribronchiale Bindegewebe verbunden (**Abb. 13.7**). Bis zur kapillären Austauschstrecke in der Wand der Alveolen geben sie keine Äste ab. Nach ihrem Verzweigungstyp sind die Äste der A. pulmonalis (funktionelle) *Endarterien*.

Klinischer Hinweis. Der Lungeninfarkt ist eine Folge dieser charakteristischen Verzweigung der A. pulmonalis. Verschließt ein verschleppter Blutpfropf (Embolus) das Gefäß, so wird das einem Segment oder Lobulus zugehörige Gebiet blockiert und geht zugrunde.

Mikroskopische Anatomie. Die Aa. pulmonales sind bis zu den kleinen Ästen Arterien des elastischen Typs. Erst die Endverzweigungen gehören zum muskulären Bautyp. Da die Pulmonalarterien Teile des Niederdrucksystem sind, ist ihre Wand dünner als bei entsprechenden Arterien des großen Kreislaufs. Die Diagnose „Arterie" oder „Vene" kann in der Lunge leicht auf Grund der Lagezugehörigkeit gestellt werden. Die Adventitia steht im Zusammenhang mit dem peribronchialen Bindegewebe.

Kapillaren. Die nicht fenestrierten Kapillaren bilden in den Interalveolarsepten ein dichtes Netz. Dadurch wird eine möglichst große Austauschoberfläche geschaffen.

Vv. pulmonales. Der Abfluß des mit O_2 angereicherten Blutes erfolgt über die venösen Wegstrecken der Kapillarnetze. Sie sammeln sich in Venen, die in den Septa interlobularia verlaufen (**Abb. 13.6**). Durch Vereinigung mehrerer interlobulärer Venenstämme entstehen größere Venen, die intersegmental liegen (**Abb. 13.5**). Sie ermöglichen erst das Aufsuchen der bronchopulmonalen Segmente vom Hilum aus. Dort haben sie sich meist in 2 großen Stämmen vereinigt, bevor sie in das Mediastinum übertreten (Vv. pulmonales, S.529; **Abb. 13.31 c**). Lungenvenen sind ohne Klappen.

Vasa privata. Sie dienen der Versorgung des überwiegenden Teils des Lungengewebes mit O_2. Zu ihnen gehören 1–2 *Rr. bronchiales*, die direkt aus der Pars thoracica aortae und für die rechte Lunge z. T. aus der 3. Interkostalarterie entspringen. Sie sind also Gefäße des großen Kreislaufs.

Die **Rr. bronchiales** und ihre Äste verlaufen im adventitiellen Bindegewebe der Bronchien und Bronchiolen (**Abb. 13.7**), die sie zusammen mit der Wand der großen Stämme der A. pulmonalis (als Vasa vasorum) mit Blut versorgen. Hingegen decken die Zellen der Septa interalveolaria ihren Sauerstoffbedarf direkt aus der Alveolarluft. Die relativ kleinkalibrigen Rr. bronchiales sind in ihrem gesamten Verlauf Arterien vom muskulären Typ.

Die **Vv. bronchiales** entstehen aus einem Venenplexus im peribronchialen Bindegewebe und erhalten z. T. auch Blut aus den Vv. pulmonales. Die Vv. bronchiales münden in die V. azygos und V. hemiazygos.

Anastomosen. Zwischen Ästen der A. pulmonalis und den Rr. bronchiales wie auch zwischen den Rr. bronchiales und den Vv. bronchiales bestehen Anastomosen. Durch Sperreinrichtungen können sie bei Bedarf geöffnet oder geschlossen werden.

Funktioneller Hinweis. Täglich fließen beim ruhenden Menschen ungefähr 7000 l Blut durch die Lungen. In Körperruhe sind die arterio-venösen Anastomosen zwischen Aa. pulmonales und Vv. pulmonales geöffnet; es werden nicht alle Lungenkapillaren durchblutet. Bei erhöhter Körperbeanspruchung schließen sich die arteriovenösen Anastomosen und mit zunehmendem Herzminutenvolumen öffnen sich die „Reservekapillaren". Dadurch fließt mehr Blut durch das Organ, um den vermehrten Sauerstoffbedarf des Organismus zu decken; der Strömungswiderstand nimmt druckpassiv ab und ein Anstieg des Druckes in den Pulmonalarterien wird verhindert.

Lymphgefäße und Lymphknoten

Lernziele

Lymphabfluß • Regionäre Lymphknoten

Der Lymphabfluß beginnt mit 2 voneinander getrennten Strömungseinheiten:

- Die eine beginnt im subpleuralen Bindegewebe und führt durch das interlobuläre und intersegmentale Bindegewebe zum Hilum.
- Die andere beginnt im peribronchialen Bindegewebe und verläuft mit den Bronchien.

Eingeschaltet in diesen Lymphstrom sind die *Nodi lymphatici pulmonales* und weiter hilumwärts die *Nodi lymphatici bronchopulmonales* (**Abb. 13.31 c**).

Am Hilum vereinigen sich beide Einheiten und führen die Lymphe den *Nodi lymphatici tracheobronchiales superiores* an der Oberseite der beiden Hauptbronchien und den *Nodi lymphatici tracheobronchiales inferiores* im Bifurkationswinkel zu. Von diesen Stationen ziehen Lymphgefäße zu den *Nodi lymphatici paratracheales*. Sie, aber auch die *Nodi lymphatici mediastinales anteriores et posteriores* empfangen zusätzlich Lymphe direkt aus der Lunge. Letztlich wird die Lymphe beiderseits über den *Truncus bronchomediastinalis* abgeleitet (S.537)

Innervation

Efferente parasympathische Fasern aus dem N. vagus und sympathische aus dem Brustgrenzstrang (vgl. **Abb. 8.12**) bilden den *Plexus pulmonalis*, ein vor und hinter dem Lungenhilum gelegenes Nervengeflecht. Von ihm ziehen die Endäste im peribronchialen Bindegewebe zur Muskulatur, zu Blutgefäßen und Drüsen. Der Sympathikus erweitert, der Parasympathikus verengt die Bronchien. Die Äste des N. vagus enthalten auch afferente Fasern von Dehnungs- und Chemorezeptoren für den Lungendehnungsreflex (Hering-Breuer).

13.1.4 Pleura und Pleurahöhlen

Lernziele

Pleura parietalis • Pleura visceralis • Umschlagstellen • Mikroskopische Anatomie • Innervation • Pleurahöhlen • Recessus

Die Pleura gliedert sich in die Pleura parietalis und die Pleura visceralis.

Pleura parietalis. Die Pleura parietalis ist die Auskleidung der Pleurahöhle. Unter Berücksichtigung ihrer Beziehungen zur Umgebung wird sie über dem Zwerchfell als *Pars diaphragmatica*, über dem Mediastinum als *Pars mediastinalis*, über Rippen, Wirbelsäule und Sternum als *Pars costalis* bezeichnet (**Abb. 13.9, 13.27**). Die Stellen des Übergangs, Umschlagstellen, von der Pleura mediastinalis und Pleura diaphragmatica in die Pleura costalis sind die *Pleuragrenzen* (s. unten).

Pleura visceralis. Die Pleura visceralis (pulmonalis) überzieht die Lungen mit Ausnahme des Hilums. Sie dringt im Bereich der Lappengrenzen in den Interlobärspalten bis zur Radix pulmonis vor. Übergang von Pleura visceralis in Pleura parietalis S. 489.

Mikroskopische Anatomie. Für die Pleura trifft auch das auf S. 483 Gesagte zu. Hinzuzufügen sind folgende Charakteristika: In die *Lamina propria* sind reichlich elastische Fasern eingelagert; dadurch wird es der Pleura möglich, sich den Volumensänderungen der Pleurahöhle und der Lungen anzupassen. Die *Tela subserosa* besteht teils aus lockerem, teils aus straffem Bindegewebe. Lockeres Bindegewebe verbindet die Pleura visceralis (deshalb abziehbar) mit ihrer Unterlage. Straff ist das Bindegewebe im Bereich der Pleura costalis und des Zwerchfells. Im Rippenbereich wird es als *Fascia endothoracica* (S. 242), über der Zwerchfellmuskulatur als *Fascia phrenicopleuralis* bezeichnet. – Das subseröse Bindegewebe beider Pleurablätter enthält außerdem Blut- und Lymphgefäße, das des parietalen Blattes Nerven und Fettzellen.

Funktionelle Hinweise. Das subseröse Bindegewebe der Pleura visceralis (pulmonalis) steht mit dem interlobulären Bindegewebe der Lunge in kontinuierlicher Verbindung. Durch Flüssigkeitsverschiebungen, zu denen es infolge der periodischen Formveränderungen des Lungenparenchyms bei der Atmung kommt, werden Partikelchen (z. B. Kohlenstaub) in das interlobuläre und weiter in das subpleurale Bindegewebe transportiert und dort abgelagert (vgl. Läppchenzeichnung der Lunge). Durch den gleichen „Pumpmechanismus" wird die Lymphe in gegenläufiger Richtung, also hilumwärts, befördert. Allein die Stellung der Klappen in den Lymphgefäßen ist hierfür verantwortlich.

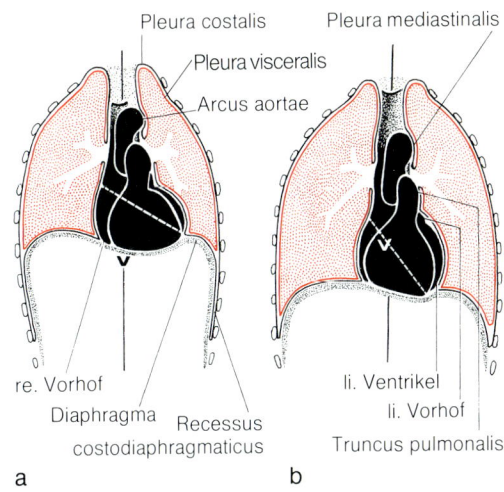

re. Vorhof
Diaphragma
Recessus costodiaphragmaticus
a

Pleura costalis
Pleura visceralis
Arcus aortae
Pleura mediastinalis

li. Ventrikel
li. Vorhof
Truncus pulmonalis
b

Abb. 13.9 a, b Zwerchfell, Lunge und Herz bei maximaler Exspiration (**a**) und maximaler Inspiration (**b**). Beachte die Volumensänderung der Lunge, die Verstellung der Herzachse (*gestrichelt*), die Änderung des Zwerchfellstandes, die Öffnung des Recessus costodiaphragmaticus bei der Inspiration und das Eindringen der Lunge in den freigegebenen Raum sowie die Streckung der Bronchien bei der Inspiration. Lunge mit Pleura visceralis (*rot*). *V,* Spitze des Processus xiphoideus. Um die Veränderung bei der Atmung zu erfassen, ist der Stand des Scheitels des Arcus aortae in **a** und **b** auf gleiche Höhe zu bringen. (Nach Hasselwander 1954)

Innervation. Nur die Pleura parietalis ist sensibel versorgt. Schmerzempfindungen (z. B. bei einer Entzündung) werden über die Nn. intercostales, Schmerzen aus dem Bereich der Pleura mediastinalis und diaphragmatica über den N. phrenicus geleitet.

Die Pleurahöhlen sind in sich geschlossene Räume ohne Verbindung zur Außenwelt

Jede Pleurahöhle, **Cavitas pleuralis**, besteht aus dem kapillären Spalt zwischen Pleura visceralis und Pleura parietalis und beinhaltet geringe Mengen seröser Flüssigkeit (ca. 5 ml pro Pleurahöhle), die vom Pleuraepithel gebildet und wieder resorbiert wird. Der Abtransport erfolgt über Blutgefäße.

Klinischer Hinweis. Lungenerkrankungen gehen oft mit einer Entzündung der Pleura einher (Pleuritis). Eine Begleiterscheinung kann die reaktive Vermehrung der serösen Flüssigkeit sein (feuchte Rippenfellentzündung im Gegensatz zur trockenen). Der Erguß wird, auch wenn er nicht durch Punktion abgezogen wurde, von der Pleura (parietalis) wieder resorbiert.

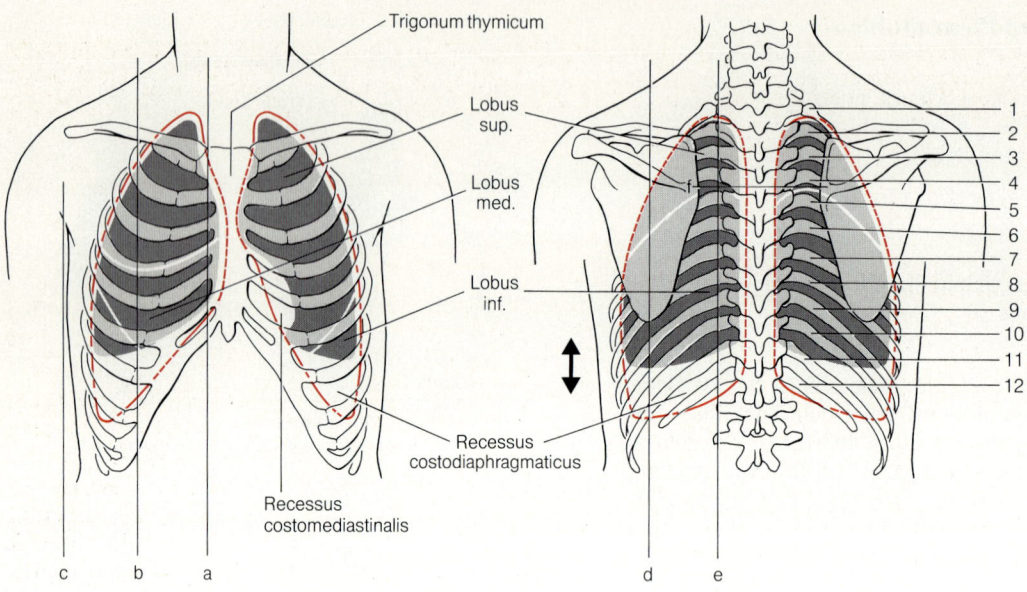

Abb. 13.10 Lungengrenzen und Pleuragrenzen *(rot)* in der Ansicht von vorne *(links)* und von hinten *(rechts)*; außerdem sind eingetragen die Sternal- *(a)*, Medioklavikular- *(b)*, Axillar- *(c)*, Skapular- *(d)*, Paravertebral- *(e)* und Interspinallinie *(f)*. *Pfeil*, Verschiebung der Lungengrenze bei forcierter Atmung. Parallel zur 4. Rippe die Fissura horizontalis. Zwischen Lungen- und Pleuragrenzen die Komplementärräume (s. auch **Abb. 13.27**)

Besonderer Erwähnung bedürfen die **Recessus pleurales**, *Reserve- oder Komplementärräume*. Sie entstehen an den Übergängen von einem Abschnitt der Pleura parietales in einen anderen, z. B. der Pleura diaphragmatica in die Pleura mediastinalis. Bei einigen der Recessus liegen die Blätter über größere Strecken aufeinander (**Abb. 13.9 a**). Sie werden bei tiefer Einatmung voneinander abgehoben, um der sich erweiternden Lunge Raum zur Ausdehnung zu geben; deswegen werden sie auch als Reserve- oder Komplementärräume bezeichnet. Wichtig sind:

- **Recessus costodiaphragmaticus** (Sinus phrenicocostalis). Er ist in der Axillarlinie 6–7 cm tief (**Abb. 13.9**).
- **Recessus costomediastinalis**, der im Bereich der Incisura cardiaca besonders ausgebildet (**Abb. 13.10, 13.27**).
- **Recessus phrenicomediastinalis**, der dorsal zwischen Zwerchfell und Mediastinum liegt.

Physikalische Bedingungen. In der Pleurahöhle herrscht ein Unterdruck (Donder-Druck), der in Abhängigkeit von der Ein- und Ausatmung zwischen – 8 und – 3 mm Hg schwankt. Er wird durch die Retraktionskräfte der Lunge hervorgerufen, die durch die elastischen Netze im interalveolären und septalen Bindegewebe entstehen. Der Unterdruck im Pleuraraum hat zur Folge, daß der atmosphärische Luftdruck die Lunge an die Wand der Pleurahöhle preßt. Hinzu kommt, daß durch die seröse

Flüssigkeit im kapillären Spalt des Pleuraraums die Kapillarattraktion eine Verbindung zwischen Lungenoberfläche und Wand der Pleurahöhle herstellt, die jedoch eine gleitende Verschiebung bei den Volumensschwankungen zuläßt. Die Unversehrtheit der Pleura ist eine der Voraussetzungen für das Funktionieren der Atemmechanik (s. unten).

Klinischer Hinweis. Wenn Luft in den Pleuraraum eindringt (z. B. Messerstich), löst sich die Kapillarattraktion von Lunge/Pleura costalis. Infolge der Retraktionskraft kollabiert die Lunge auf $1/3$ ihres ursprünglichen Volumens. Diesen Zustand nennt man Pneumothorax. Eine weitere Folge bei einseitigem Pneumothorax ist, daß der Unterdruck eine Verziehung des Mediastinum nach der gesunden Seite bewirkt.

13.1.5 Topographische Beziehung zwischen Lunge und Pleura

Lernziele

Lungen- und Lungenlappengrenzen • Pleuragrenzen • Pleurafreie Dreiecke

Lunge und Pleura stehen in engen topographischen Beziehungen. Dabei sind die Grenzen der Pleura parietalis fix, während sich die Lungengrenzen in Abhängigkeit

Tabelle 13.4 Lungen- und Pleuragrenzen, Schnittpunkte

Grenze der	in der Sternallinie	Medioklavikular-linie	mittleren Axil-larlinie	Skapularlinie	Paravertebrallinie
rechten Lunge Pleura parietalis	+ 6. Rippe + 7. Rippe	= 6. Rippe = 7. Rippe	+ 8. Rippe + 9. Rippe	+ 10. Rippe + 11. Rippe	+ 11. Rippe →12. Brustwirbel
linken Lunge Pleura parietalis	+ 4. Rippe + 4. Rippe	+ 6. Rippe + 7. Rippe	+ 8. Rippe + 9. Rippe	+ 10. Rippe + 11. Rippe	+ 11. Rippe →12. Brustwirbel

Symbole: + schneidet, = läuft parallel, → erreicht, IC Incisura cardiaca

von der Volumenzunahme bzw. -abnahme während der Atmung verschieben. Zur Ermittlung der Lungen- und Pleuragrenzen von der Oberfläche her – eine wichtige ärztliche Untersuchung – wird von einem Koordinatensystem ausgegangen, das über die Brustwand gelegt wird; es ist nur geringen individuellen und funktionellen Schwankungen unterworfen. Die wichtigsten Linien sind *die Linea sternalis, Linea medioclavicularis, Linea axillaris media, Linea scapularis* und *Linea paravertebralis* (**Abb. 13.10**). Zur Bestimmung der Lungengrenzen wählt man die Schnittpunkte zwischen Lungenrand, den genannten Linien und den Rippen. Der Bezug zur Pleuragrenze wird auf gleiche Weise festgestellt (**Tabelle 13.4**).

Lungengrenzen

Die Angaben gelten für Lungen in respiratorischer Mittelstellung (**Abb. 13.10**).

Rechte Lunge. Die Lungenspitze befindet sich in Höhe des 1. Brustwirbels 3–5 cm über der Clavicula: hier Auskultation der Lungenspitze. Von dieser Stelle aus verläuft die Lungengrenze hinter dem Manubrium und Corpus sterni abwärts. In der Sternallinie schneidet sie die 6. Rippe und folgt ihr bis zur Medioklavikularlinie. In der mittleren Axillarlinie kreuzt sie die 8., in der Skapularlinie die 10. und in der Paravertebrallinie die 11. Rippe.

Linke Lunge. Die Grenzen verlaufen ähnlich wie rechts; sie weichen nur in der Incisura cardiaca ab. Nachdem die Lungengrenze links von der Sternallinie der 4. Rippe folgt, zieht sie bogenförmig nach unten. In der Medioklavikularlinie erreicht sie wieder die 6. Rippe und verläuft von hier ab wie auf der rechten Seite.

Lungenlappengrenzen. Der Verlauf der *Fissurae interlobares* (**Abb. 13.10**) schwankt. Die folgenden Angaben sind nur Richtwerte: auf beiden Seiten beginnt von hinten betrachtet die **Fissura obliqua** in Höhe des 4./5. Brustwirbels, folgt der 4. Rippe, verläuft dann schräg abwärts bis zur 6. Rippe, die sie in der Medioklavikularlinie im Bereich der Knorpelknochengrenze erreicht. Auf der rechten Seite kommt die **Fissura horizontalis** hinzu. Sie kann nur von vorne und seitlich erfaßt werden, wo sie der 4. Rippe bis zur Axillarlinie folgt.

Pleuragrenzen

Sie weichen von den Lungengrenzen nur im Bereich der Komplementärräume auffällig ab (**Abb. 13.10**). Von der Pleurakuppel läßt sich die Grenze an der Hinterfläche des Manubrium sterni bis zum Ansatz der 4. Rippe verfolgen. In der *rechten* Sternallinie treffen wir sie in Höhe der 7. Rippe, der sie bis zur Medioklavikularlinie folgt; in der Axillarlinie schneidet sie die 10. (9.), in der Skapularlinie die 11. Rippe und zieht dann mehr oder weniger steil zum 12. Brustwirbel. *Links* erfolgt im Bereich der Incisura cardiaca ab der 5. Rippe eine unterschiedlich stark gebogene Ausbuchtung. Die untere Pleuragrenze liegt beiderseits mindestens 2 cm höher als die untere Thoraxapertur.

Pleurafreie Dreiecke. Hinter dem Sternum weichen die Pleurasäcke an 2 Stellen auseinander (**Abb. 13.10**). Dadurch entsteht ein oberer Raum, in dem der Thymus liegt, Trigonum thymicum, und ein unterer, in dessen Bereich der Herzbeutel direkt der vorderen Brustwand innen anliegt. Über die Beziehungen zwischen Lunge und Herz S. 526.

Klinisch wichtiger Hinweis. Der Unterschied zwischen Lungen- und Pleuragrenzen ist im Bereich der Axillarlinie am größten. Er beträgt in mittlerer Respirationsstellung ungefähr 8 cm.

13.1.6 Atemmechanik

Lernziele

Bänderthorax • Inspirationsbewegungen: Brustatmung, Bauchatmung • Expirationsbewegungen • Atemverschiebungen • Steuerung der Atmung

Zweck der Atmung ist der Gasaustausch. Voraussetzung hierfür sind Be- und Entlüftung der Lungenalveolen. Da die Lungen nur passiv den Volumenänderungen der Pleurahöhlen folgen können, sind die Stellungsänderungen von Thorax und Zwerchfell während der Atmung besonders wichtig (**Abb. 13.9, 13.11**).

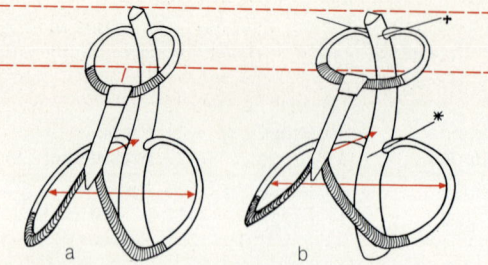

Abb. 13.11 a,b   Verstellung des Thorax bei Exspiration (**a**) und Inspiration (**b**). + Drehachse der 1. und * der 7. Rippe. Beachte das Höhertreten des Sternums, die Vergrößerung des Abstandes Sternum – Wirbelsäule, die transversale Erweiterung der unteren Thoraxapertur und die Veränderung des Angulus costalis bei der Inspiration. *Schraffiert,* Rippenknorpel

> Im folgenden finden Sie zunächst Vorbemerkungen über den aktiven und passiven Bewegungsapparat des Thorax. Anschließend werden Inspiration und Exspiration besprochen.

Die Bauteile des Thorax sind in ihrer Anordnung das bestimmende Moment für die Atemmechanik

Der **Bänderthorax** (passiver Bewegungsapparat) besteht aus 12 relativ starren Rippenpaaren, dem Sternum, der Brustwirbelsäule und den Bändern. Die gelenkigen Verbindungen der Rippen mit der Wirbelsäule (S. 232) lassen durch Zapfendrehung die Schwenkung der Rippenenden nach oben oder unten zu (auch als Hebung oder Senkung der Rippen bezeichnet). Die Cartilagines costales werden hierbei auf Biegung oder Torsion beansprucht, da die Articulationes sternocostales funktionell straffe Gelenke sind.

Von entscheidender Bedeutung für die Art der Thoraxverstellung bei der Atmung ist die Form und die Länge der einzelnen Rippen und die Stellung der Achsen, um die die Schwenkbewegung ausgeführt wird. Die Dreh-

Tabelle 13.5 Funktionell am Bänderthorax direkt angreifende Muskulatur (vgl. **Tabelle 10.11**)

Inspiratorisch wirksam	Exspiratorisch wirksam
Mm. scaleni	Mm. intercostales
Mm. intercostales externi	interni
Mm. intercartilaginei	M. transversus thoracis
Mm. serrati posteriores superiores	M. subcostalis
Mm. serrati posteriores inferiores	

achse verläuft bei der 1. Rippe, die kurz und mit einem kleinen Krümmungsradius ausgezeichnet ist, fast transversal, bei der 7. Rippe dagegen, die sehr lang und mit einem großen Krümmungsradius ausgezeichnet ist, schräg (**Abb. 13.11**).

Hinweis. Im Alter vermindert sich die Viskoelastizität des Thorax. Eine merkliche Herabsetzung der Vitalkapazität ist damit erklärbar; „die Luft geht einem eher aus" als in der Jugend.

Die Bewegung des Thorax erfolgt durch die Atemmuskulatur.

Funktionell zu unterscheiden sind:

- die am Bänderthorax direkt angreifenden und ihn bewegenden Muskeln (**Tabelle 13.5, 10.9,** S. 241). Wenn diese Muskeln eine Bewegung ausführen, müssen sie zunächst die Federkraft des Bänderthorax überwinden.
- das Zwerchfell (S. 540); es ist der Atemmuskel von hervorragender Bedeutung (s. unten).

Die Kontraktionen der Atemmuskulatur dienen der

- Inspiration bzw. der
- Expiration.

Inspiration (**Abb. 13.11 b**). Die Kontraktion der inspiratorisch wirksamen Muskeln, die durch die Mm. scaleni eingeleitet wird, bedingt am Thorax:

- eine **Schwenkbewegung der Rippenringe** nach oben und damit eine Parallelverschiebung des Sternums nach vorne oben. Der Thorax wird dadurch vorwiegend in dorsoventraler Richtung erweitert: *sternokostale Form der kostalen Atmung.*
- **gleichzeitige Vergrößerung des Angulus infrasternalis** unter Torsion und Biegung der Cartilagines costales, während die unteren Rippen mit großem Krümmungsradius nach oben geschwenkt werden. Dieser Mechanismus führt zu einer seitlichen Erweiterung der unteren Thoraxapertur: *laterale Form der kostalen Atmung.*

Beide Formen der kostalen Atmung werden unter der Bezeichnung **Brustatmung** zusammengefaßt.

- **beim Abflachen der Zwerchfellkuppen** durch Kontraktion des Diaphragma gibt gleichzeitig die Bauchmuskulatur nach. Es liegt eine abdominale Atmung, **Bauchatmung,** vor.

Wirken alle Faktoren bei der Inspiration zusammen, dann werden die Cavitas thoracis und damit auch die Pleurahöhlen nach vorne, nach unten und zur Seite hin erweitert. Tritt außerdem die Bauchatmung hinzu, dann liegt eine **gemischte Atmung** vor.

Bei vertiefter Inspiration kommt es zu einer weiteren Entfaltung der Recessus, außerdem setzt die Hilfsatemmuskulatur ein. Zunächst kommt es zu einer Streckung der Halswirbelsäule (Rücknehmen des Kopfes bei tiefer Inspiration), wodurch die Mm. sternocleidomastoidei eine günstigere Vorspannung bekommen. Die Mm. serrati posteriores inferiores vermögen die unteren Abschnitte des Thorax zu erweitern. Die Hilfsatemmuskeln des Schultergürtels (Mm. pectorales) können nur dann wirkungsvoll eingesetzt werden, wenn der Schultergürtel z. B. durch Aufstützen der Arme festgestellt wird.

Hinweis auf die Physiologie der Inspiration. In respiratorischer Mittellage beträgt das Volumen beider Pleurahöhlen 4500 ml, bei tiefster Inspiration 7000–8000 ml. Die Werte sind auf Menschen mittlerer Körpergröße und mittleren Alters bezogen. Entsprechend werden die Lungen gedehnt, d.h. die Volumina der Alveolen vergrößert. Hierdurch entsteht ein Unterdruck im Alveolarraum. Aufgrund des entstandenen Druckgradienten nach außen, strömt durch das Bronchialsystem Luft bis zum Druckausgleich nach. Man hat berechnet, daß sich die Alveolaroberfläche hierbei von ca. 120 m^2 auf ca. 160 m^2 vergrößert. Eine derartige Zunahme des Lungenvolumens ist nur möglich, wenn sich die Lungen in die entfalteten Komplementärräume ausdehnen können. Doch selbst bei tiefster Inspiration werden diese nicht völlig entfaltet. Die Erweiterung der Lungenbläschen erfolgt bei der Inspiration gegen die *Retraktionskraft*. Sie ist die Summe der Elastizität der pulmonalen Fasernetze und der alveolären Oberflächenspannung, die an der Grenze von Alveolarepithel/Luft auftritt.

Exspiration (Abb. 13.11 a). Die Kontraktion der exspiratorisch wirksamen Muskeln (**Tabelle 13.5**) bedingt am Thorax gemeinsam mit seinen viskoelastischen Eigenschaften ein Senken der Rippen. Die Zwerchfellkuppeln treten höher; damit wird insbesondere der untere Abschnitt des Brustraums verkleinert. Die Exspiration selbst erfolgt vorwiegend passiv, indem die inspiratorisch in elastischen Komponenten gespeicherte Energie (Dehnung der elastischen Fasern) zur Verkleinerung des Lungenvolumens ausgenutzt wird. Im gleichen Ausmaß, wie das Volumen der Brusthöhle verringert wird, nimmt das Alveolarlumen ab.

Bei forcierter Exspiration wird die Bauchpresse eingesetzt. Sie läßt sich durch Zusammenpressen der Bauchwand mit den Armen und Zusammenkrümmen des Rumpfes wirkungsvoll verstärken. Im Stehen beteiligen sich an der forcierten Exspiration auch der M. latissimus dorsi (Hustenmuskel).

Selbst bei extremer Exspiration enthält die Lunge noch Luft (Residualluft) und die elastischen Fasern befinden sich noch immer in gedehntem Zustand.

Hinweis. Bei Ruheatmung beträgt die mit einem Atemzug gewechselte Luftmenge ungefähr 500 ml.

Bei den Atemexkursionen verändert die Lunge ihre Form entsprechend den Volumenänderungen des Thorax/Pleuraraumes.

Die Veränderungen erfolgen nicht konzentrisch um das Hilum. Wenig verändert sich die Lungenspitze und der dorsomediale Abschnitt, denn hier fehlen Komplementärräume. Auch das Hilum und der Lappenkern mit den relativ starren Bronchien und den blutgefüllten Gefäßen bleiben bei Ruheatmung fast unverändert. Bei tiefer und tiefster Inspiration gleitet der Oberlappen in der Fissura obliqua mit seinem vorderen Rand schraubig nach vorne medial-ventral, während sich der Unterlappen in den erweiterten Recessus costodiaphragmaticus schiebt. Er dehnt sich also nach unten, und wegen der Weiterstellung der unteren Thoraxapertur, auch seitlich aus.

Klinisch wichtiger Hinweis. Die Verschiebung der unteren Lungengrenze aus der mittleren Respirationsstellung (s. **Tabelle 13.4**) kann bei tiefer Einatmung vorne 2–3 cm, seitlich und hinten 4 cm und den gleichen Wert bei tiefer Ausatmung betragen. Dies sind beim gesunden Erwachsenen insgesamt bis zu 8 cm oder 4 Querfinger, eine Maßeinheit, die bei der Perkussion allgemein benützt wird. Dennoch erreicht die untere Lungengrenze selbst bei tiefster Inspiration nicht die Pleuragrenze (in der Skapularlinie die 12. Rippe). Es wird oft beobachtet, daß die untere Grenze der linken Lunge tiefer steht als die der rechten.

Die inspiratorische Volumenzunahme betrifft ganz besonders die im Lappenmantel gelegenen Alveolen. Bei dem erwähnten Zuwachs der Alveolenoberfläche resultiert zwangsläufig eine beträchtliche Gewebeverschiebung. Sie wird durch die Konstruktion der Läppchen mit ihren Bindegewebssepten und durch die Aufteilung in einzelne, gegeneinander verschiebliche Lappen auf ein Mindestmaß reduziert.

Hinweis. Die Atemmechanik übt auch auf die Blutmotorik in den großen mediastinalen Gefäßen einen nicht zu unterschätzenden Einfluß aus. Der thorakale Unterdruck überträgt sich auf den intravasalen Druck in den intrathorakalen Venen. Hierdurch nimmt der Druckgradient zwischen extra/intrathorakalen Venenabschnitten zu. Dies steigert die Blutströmung in Richtung Herz (ganz besonders bei Inspiration).

Die Atmung unterliegt einer unwillkürlichen Steuerung

Hierbei wirken zusammen:

- das „Atemzentrum" in der Formatio reticularis (S. 771)
- Chemorezeptoren (Karotissinus —> N. glossopharyngeus, Aorta —> N. vagus und im Hirnstamm gelegene Rezeptoren)
- Dehnungsrezeptoren der Lunge (afferent N. vagus)

Die Dehnungsrezeptoren dienen der Selbststeuerung der Atmung, denn auf der Höhe einer Inspiration wird diese reflektorisch gehemmt und die Exspiration eingeleitet.

Willkürliche Einflußnahme auf den Atemmechanismus (z. B. Anhalten des Atems oder Hyperventilation) ist möglich.

13.1.7 Topographie der Lunge

> **Lernziele**
>
> Topographie von Pleura und Lunge in Beziehung zur Thoraxwand, zur oberen Thoraxapertur, zum Zwerchfell und zum Mediastinum • Topographie des Lungenhilum

Der **Apex pulmonis** liegt unter der Pleurakuppel. Lungenspitze und Pleurakuppel reichen über die schräg stehende obere Thoraxapertur (S. 533) hinaus bis in die ventrale Halsregion. Ihr höchster Punkt projiziert sich dorsal auf den 1. Brustwirbel. In direktem Kontakt mit der Ventralseite der Kuppel stehen rechts der Truncus brachiocephalicus und beiderseits V. und A. subclavia. Außerdem ziehen an der Vorderseite die A. und V. thoracica interna nach unten. Der N. phrenicus tangiert die Pleura an der Stelle seines Eintritts in den Thorax. Über die Pleurakuppel hinweg ziehen in geringem Abstand der Ductus thoracicus bzw. der Ductus lymphaticus dexter und der Plexus brachialis. An der Kuppelrückseite trifft man auf das Ganglion cervicothoracium des Grenzstranges und auf den N. thoracicus I.

Facies mediastinalis pulmonis und Pleura mediastinalis. Die Facies mediastinalis pulmonis ist durch die Pleura mediastinalis vom Mediastinum getrennt. Hinten kommt ihre Pars vertebralis in Nachbarschaft zur Brustwirbelsäule. Durch die im Mediastinum gelegenen Organe und Leitungsbahnen werden entsprechende Impressionen am Oberflächenrelief der Lunge hervorgerufen (**Abb. 13.4**).

An der rechten Lunge grenzt die Facies mediastinalis – getrennt durch Pleura – oben an die V. cava superior mit dem N. phrenicus dexter und an den Bogen der V. azygos. Weiter unten bestehen Lagebeziehungen zum Atrium dextrum des Herzens sowie zur Aorta ascendens mit der abzweigenden A. subclavia dextra. Dorsal vom Hilum befinden sich in enger Nachbarschaft der Ösophagus mit dem Plexus vagalis. Im Hilum liegen vorne unten die Vv. pulmonales, in der Mitte die A. pulmonalis und hinten oben der Bronchus principalis dexter.

An der linken Lunge grenzt die Facies mediastinalis – in der Impressio cardiaca nur durch Pleura und Perikard getrennt – an den linken Vorhof und an den linken Ventrikel des Herzens. Über eine längere Strecke besteht hier Kontakt zum N. phrenicus sinister mit der begleitenden A. pericardiacophrenica, die beide direkt unter dem Pleuraüberzug des Mediastinums nach unten ziehen. Oberhalb und dorsal vom Hilum bestehen Lagebeziehungen zum Arcus aortae, zur A. subclavia sinistra und zur Pars thoracica aortae. Im Hilum liegen vorne unten die Vv. pulmonales, in der Mitte hinten der Bronchus principalis sinister und oben die A. pulmonalis.

Facies diaphragmatica pulmonis und Pleura diaphragmatica. Unter der Facies diaphragmatica pulmonis, getrennt durch Pleura, Zwerchfell und Peritoneum, liegen der rechte Leberlappen und auf der linken Seite der linke Leberlappen, der Magen und die Milz. Die Nieren geraten auf beiden Seiten bei tiefer Inspiration, wenn sich der Unterlappen in den Recessus costodiaphragmaticus hineinschiebt, in die Nähe der Facies diaphragmatica pulmonis.

Lunge im Röntgenbild. Röntgenologisch können Einzelheiten der Lunge nur mit Spezialaufnahmen sichtbar gemacht werden. Deutlich tritt dagegen immer die Hilumzeichnung (**Abb. 13.25**) hervor. Sie entsteht vorwiegend durch Abbildung der Gefäßschatten. Außerdem zeichnen sich in der Regel im Bereich des Hilum verkalkte Lymphknoten (Ndd. bronchopulmonales) ab.

13.2 Organe des Kreislaufs

13.2.1 Entwicklung des Kreislaufs und der Kreislauforgane

Von der Entstehung der ersten Gefäßanlagen bis zur Ausbildung des Kreislaufs des Erwachsenen mit seinen Kreislauforganen sind tiefgreifende Umgestaltungen notwendig. Sie sind im folgenden schematisch zu 4 Entwicklungsschritten zusammengefaßt, die sich in ihrem zeitlichen Ablauf überschneiden.

> Zum Verständnis der folgenden Ausführungen sind Grundkenntnisse aus der allgemeinen Entwicklungsgeschichte erforderlich, S. 119.

> **Als erster Kreislauf bildet sich der Dottersackkreislauf**

> **Lernziele**
>
> Blutinseln • Angioblasten • Hämozytoblasten • Aa. vitellinae • Vv. vitellinae • Kardiogene Zone • Aorten

Die Entwicklung des Kreislaufs beginnt extraembryonal Anfang der 3. Woche aus Anhäufungen von Mesenchymzellen im Chorion-, Dottersack- und Haftstielmesenchym. Aus diesen zunächst massiven Inseln angiogenetischen Materials, **Blutinseln**, differenzieren sich außen Gefäßbildungszellen, **Angioblasten**, und innen Blutbildungszellen, **Hämozytoblasten** (**Abb. 13.12**). Angioblasten benachbarter Inseln schließen sich zu ersten Gefäßen zusammen.

Weitere Gefäßabschnitte entstehen durch Migration von Angioblasten ins umgebende Mesenchym. Schließlich kommt durch Ausbildung von Anastomosen zwischen den Gefäßanlagen ein extraembryonales Gefäßnetz zustande.

Mitte der 3. Embryonalwoche tritt auch im Mesenchym vor der Prächordalplatte angiogenetisches Zellmaterial auf (**Abb. 4.12 a**). Es entstehen hier 2 mit Endothel ausgekleidete Gefäßabschnitte, *Endokardschläuche*, die Vorläufer der Herzanlage sind. Das prächordale Gebiet wird als **kardiogene Zone** bezeichnet.

Unterdessen entstehen auch im Embryonalkörper Gefäßabschnitte, die sich zu paarig angelegten Strombahnen, den **Aorten**, vereinigen: eine rechte und eine linke Aorta ventralis und eine rechte und linke Aorta dorsalis.

Ende der 3. bzw. zu Beginn der 4. Woche haben alle bis zu diesem Zeitpunkt entwickelten größeren Gefäßabschnitte Verbindungen bekommen und die Herzanlage beginnt zu arbeiten; der erste Kreislauf ist entstanden. Er wird als *Dottersackkreislauf* bezeichnet, weil die Dottersackgefäße in die Strombahn einbezogen sind. Die Verbindungen zwischen dem Kapillarsystem des Dottersackes und dem intraembryonalen Teil des Kreislaufs stellen Aa. und Vv. vitellinae her. Die Aa. vitellinae sind mit den dorsalen Aorten, die Vv. vitellinae mit dem Einstromabschnitt der Herzanlage verbunden (**Abb. 13.13**).

Da der Dottersack beim Menschen keine Nahrungsreserven enthält, werden die ihn umgebenden Gefäße bald zurückgebildet. Verwendet werden dagegen

- das Kapillarnetz, das sich zwischen den beiden Vv. vitellinae unterhalb des Septum transversum (S. 486) ausbildet. Es wird in die Leberanlage einbezogen und bildet die Sinusoide, die ableitenden Vv. hepaticae und einen kleinen Abschnitt der V. cava inferior (hierzu Einzelheiten S. 581).
- ein Anastomosenring um das Duodenum zwischen den Vv. vitellinae. Hieraus entsteht die V. portae (S. 581).
- Teile der Aa. vitellinae. Sie werden zu den großen unpaaren Aortenästen: Truncus coeliacus, A. mesenterica superior, A. mesenterica inferior (S. 606 f).

Die Wand der Gefäße besteht primär nur aus Endothel. Die sekundäre Gefäßwand mit ihren unterschiedlichen Schichten aus Muskulatur und Bindegewebe bildet sich bei entsprechender funktioneller Beanspruchung. Dabei bestimmt die Pulsation des embryonalen Herzens hämodynamisch die Dominanz bestimmter Wegstrecken.

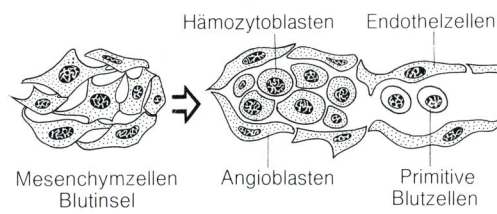

Abb. 13.12 Entstehung von Hämozytoblasten und Angioblasten aus Blutinseln im Dottersackmesenchym

---

Der Plazentakreislauf löst den Dottersackkreislauf ab.

Lernziele

Aa. umbilicales • V. umbilicalis

Der Plazentakreislauf entwickelt sich aus den im Haftstiel (S. 126) verlaufenden Gefäßen (früher Vasa allantoidea). Diese finden einerseits Anschluß an die Gefäße der Chorionzotten (s. Plazenta, S. 112), andererseits an intraembryonale Gefäße. Die zum Embryo hinziehenden Gefäße sind die Vv. umbilicales. Sie erreichen die Herzanlage im Sinus venosus (S. 504). Allerdings bleibt von den zunächst paarig angelegten Venen nur die linke als V. umbilicalis, Nabelvene (**Abb. 13.13**), erhalten. Anders als bei den Venen wird keine der beiden Aa. umbilicales zurückgebildet. Sie begleiten im Nabelstrang die Vene. Die Aa. umbilicales führen CO_2 angereichertes Blut aus dem Embryo bzw. Fetus zum Gasaustausch in die Plazenta.

Der intraembryonale Kreislauf wird symmetrisch angelegt

Lernziele

Herzanlage • Aortenbögen •
Vv. cardinales • Gasaustausch

Mit dem Fortschreiten der Entwicklung wird die praechordale kardiogene Zone mit ihrem Inhalt im Rahmen der Abfaltung des Embryos (S. 125) in den Embryonalkörper einbezogen und unter den Vorderdarmabschnitt verlagert.

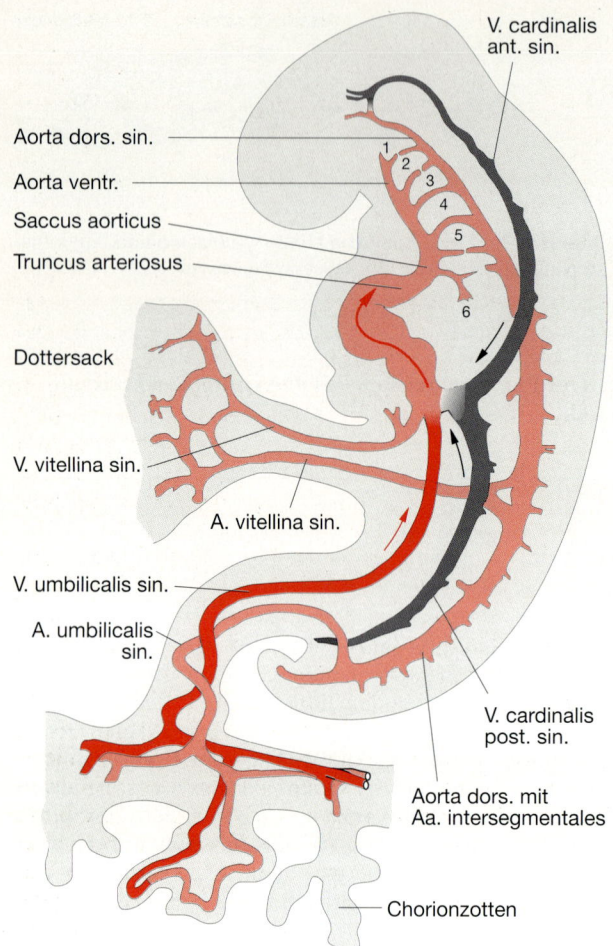

V. cardinalis
ant. sin.

Aorta dors. sin.

Aorta ventr.

Saccus aorticus

Truncus arteriosus

Dottersack

V. vitellina sin.

A. vitellina sin.

V. umbilicalis sin.

A. umbilicalis
sin.

V. cardinalis
post. sin.

Aorta dors. mit
Aa. intersegmentales

Chorionzotten

Abb. 13.13 Schematische Darstellung des embryonalen Kreislaufs. Die Farbgebung entspricht dem Sauerstoffgehalt (*rot*) des Blutes und kennzeichnet nicht Arterien oder Venen. Arcus aortae 1 und 2 befinden sich in Rückbildung, 5 und 6 sind im Entstehen; Verbindung noch nicht geschlossen

Hinweis. Die Tatsache, daß die Differenzierung des Keimes in kranio-kaudaler Richtung verläuft, bringt es mit sich, daß niemals (wie in unserem Schema) alle 6 Aortenbögen gleichzeitig vorhanden sind. Vielmehr bildet sich der 1. und 2 zurück, wenn der 3. und 4. sein Optimum erreicht. Der 5. wird nur rudimentär, der 6. plexusartig mit einem Gefäßsproß zur Lungenanlage angelegt.

Die Venen bringen das sauerstoffarme Blut zum Herzen zurück. Es handelt sich auf jeder Seite um eine *V. cardinalis anterior* aus der vorderen und eine *V. cardinalis posterior* aus der hinteren Körperhälfte. Auf jeder Seite vereinigen sich vordere und hintere Kardinalvene zur *V. cardinalis communis*. Die beiden V. cardinales communes verbinden sich und treten zusammen in den weiten **Einströmungsraum** des Herzens ein, aus dem der Sinus venosus hervorgeht.

Schließlich bedarf es noch der Sicherstellung des Gasaustausches. Dieser erfolgt in der Plazenta. Die zugehörigen Gefäße sind die Aa. umbilicales und die V. umbilicalis (s. oben). Die paarigen **Aa. umbilicales** bringen sauerstoffarmes Blut im Nebenschluß aus den dorsalen Aorten *zur* Plazenta. Nach Passage der Plazenta erreicht das nun mit Sauerstoff und Nährstoffen angereicherte Blut durch die **V. umbilicalis** den **Sinus venosus**. Dort mischt es sich mit dem O_2-armen Blut aus den Kardinalvenen und aus den sich zurückbildenden Dottersackvenen.

Hinweis. In den Sinus venosus münden primär
- Vv. cardinales communes
- Vv. vitellinae
- Vv. umbilicales

Das schnelle Wachstum des Keimes erfordert, daß zur ausreichenden Blutversorgung neue Strombahnen kanalisiert werden, z.B. Arterien für die Nieren, für das Becken, für die Gonaden und Extremitäten. Dazu kommen neue venöse Strombahnen wie die *Vv. subcardinales* und *supracardinales* (alle diese parallel mit den Kardinalvenen verlaufenden Gefäße sind nicht im Schema der **Abb. 13.13** eingezeichnet.

Bei den Gefäßen, die Verbindung mit der Herzanlage aufnehmen (s. oben) handelt es sich einerseits um die Aortenwurzel und andererseits um die Kardinalvenen.

Folgt man dem Blutstrom (**Abb. 13.13**) so besteht der arterielle **Ausströmungsteil** des primitiven Herzens aus dem Truncus arteriosus, der sich in den Saccus aorticus und von dort in eine rechte und eine linke ventrale Aorta fortsetzt. Von diesen gelangt das Blut durch mehrere *Aortenbögen* (Kiemenbogenarterien) in die *dorsalen Aorten* und durch Kapillarnetze (im Schema nicht gezeichnet) in die Venen.

Bevor die Umgestaltung des embryonalen Kreislaufs zum fetalen Kreislauf und schließlich zum Kreislauf des Neugeborenen geschildert wird, muß die Entwicklung des Herzens dargestellt werden.

Grundvorgänge der Herzentwicklung sind Biegungen, lokale Ausweitungen und Segmentierungen

Herzschlauch, Cor tubulare simplex. An der Oberfläche des Endokardschlauches differenziert sich aus der Splanchnopleura der *Myoepikardmantel.* Bei der Abfaltung des Keimes und bei der Ausbildung des Zöloms (hier Abschnitt des prospektiven Perikard) bleibt zunächst eine Verbindung des Herzschlauches mit der dorsalen Leibeswand bestehen, das *Mesocardium dorsale.* Ein *ventrales Mesokard* wird offenbar nicht angelegt. Die kaudale Begrenzung des primitiven Perikardraumes ist das Septum transversum. In sein Mesenchym sind der *Sinus venosus* und die einmündenden Venen eingebaut (**Abb. 13.14**). Die kranialwärts folgenden Erweiterungen der noch annähernd gerade gestreckten Herzanlage (**Abb. 13.14b**) werden als *Atrium primitivum, Ventriculus primitivum* und *Bulbus cordis primitivus* bezeichnet. Der Ausströmungsteil in Fortsetzung des Bulbus ist der *Truncus arteriosus,* der sich nach Durchtritt durch den kranialen Abschnitt des primitiven Perikards ohne Grenze in den Saccus aorticus (Aortae ventrales) fortsetzt. Der Herzschlauch ist in diesem Stadium noch nicht gekammert; man spricht deshalb auch von Cor commune.

Die Wand des Herzschlauches besteht in diesem Stadium aus *Endocardium primitivum,* einer Muskelschicht, *Myocardium primitivum,* und dem *Epicardium primitivum.* Zwischen Endokard und Myoepikardmantel liegt ein lockeres Mesenchym, die *Herzgallerte.* Die Muskulatur beginnt bereits in diesem Stadium der Entwicklung (23.–24. Tag) sich rhythmisch zu kontrahieren. Die Kontraktionen beginnen im Bereich des Sinus venosus. Sie treiben das Blut in peristaltischen Wellen in Richtung Truncus arteriosus und weiter in die beiden ventralen Aorten.

> Die im Folgenden geschilderten Vorgänge laufen z.T. synchron ab, müssen aber aus didaktischen Gründen in eine bestimmte Reihenfolge gebracht werden. Wiederholungen sind dabei unvermeidlich.

Bildung der Herzschleife, Cor sigmoideum. Die weiteren Vorgänge werden vom schnellen Längenwachstum des Herzschlauches bestimmt und sind mit Aufweitungen im Bereich des Ventriculus und des Atriums verbunden. Hierbei biegt sich der Herzschlauch S-förmig (**Abb. 13.14c**), da sich der Abstand zwischen Truncus arteriosus und Sinus venosus nicht wesentlich vergrößert und beide relative Fixpunkte darstellen. Der Sinus venosus rückt also nur scheinbar kranialwärts. Er liegt zuerst links hinter dem Ventriculus primitivus (**Abb. 13.14c**), dann hinter dem Atrium primitivum (**Abb 13.14e**). Der Sinus venosus besteht aus einem Querteil mit einem rechten und linken Sinushorn, in das beiderseits die V.cardinalis communis, V.umbilicalis und V.vitellina münden. Der absteigende Schenkel der Herzschleife besteht aus der Ventrikelanlage, der aufsteigende Schenkel aus Bulbus cordis und Truncus arteriosus. Im weiteren Verlauf der Entwicklung buchten sich auf beiden Seiten die vorderen Abschnitte des Atriums vor und umfassen den Truncus arteriosus (**Abb. 13.14d**).

Unterdessen wurde infolge des schnellen Wachstums der Herzanlage der Bulbus cordis nach unten verschoben. Sein proximaler Abschnitt wird zum rechten Ventrikel, sein distaler zum *Conus cordis.* Er setzt sich in den Truncus arteriosus fort.

Für den Fortgang der Entwicklung sind nun sowohl Veränderungen am äußeren wie am inneren Relief des Herzens wichtig. Oberflächlich entstehen an der Herzanlage infolge der Ausweitung der beiden primitiven Kammern ein **Sulcus interventricularis,** der die Grenze zwischen linkem und rechtem Abschnitt der Kammer markiert, und ein **Sulcus atrioventricularis** an der Grenze zum Vorhof. Am Innenrelief wird der Beginn der Scheidewandbildung durch das Auftreten sichelförmiger Leisten erkennbar (**Abb. 13.14f**). Gleichzeitig kommt es zur Einengung der Verbindungen zwischen Atrium primitivum und Ventriculus primitivum, dem **Atrioventrikularkanal** (Aurikularkanal, **Abb. 13.14f**), und der breiten Verbindung zwischen Sinus venosus und Atrium, dem **Ostium sinuatriale.** Im Bereich des Atrioventrikularkanals bilden sich ein hinteres, vorderes und 2 seitliche Endokardpolster. Das Ostium sinuatriale, ursprünglich queroval, wird jetzt zu einer senkrecht stehenden Öffnung, die von 2 Endokardfalten flankiert wird (**Abb. 13.14f**); gleichzeitig rückt es weiter nach rechts (vergl. **Abb. 13.14e–g**, rote Kontur).

Hinweis. Im Stadium der Bildung der Herzschleife gelangt der Blutstrom aus dem Sinus venosus durch das in der Mitte des embryonalen Herzens gelegene *Ostium sinuatriale* in den gemeinsamen Vorhof, wird durch den Atrioventrikularkanal in den Ventriculus primitivus und durch das *Ostium bulboventriculare* in den Bulbus cordis geleitet. Er verläßt die Herzanlge durch den Truncus arteriosus.

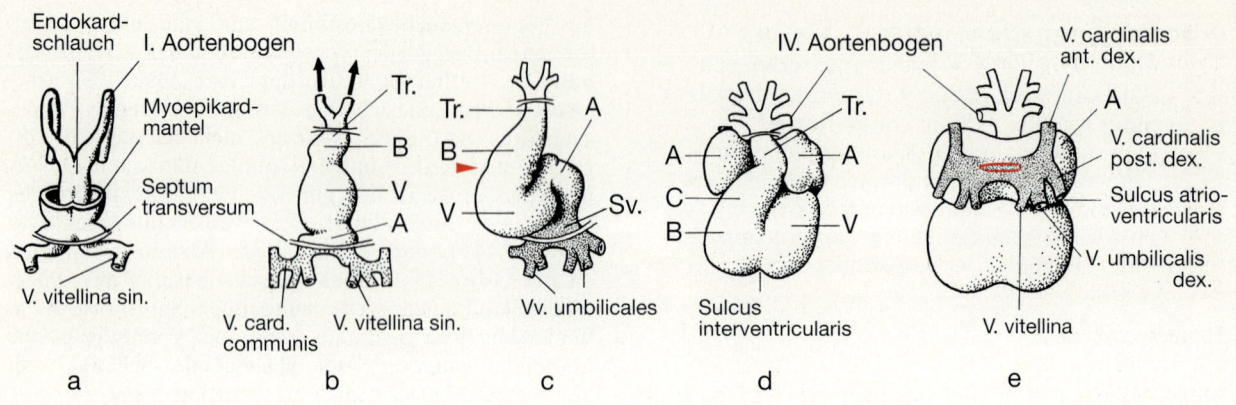

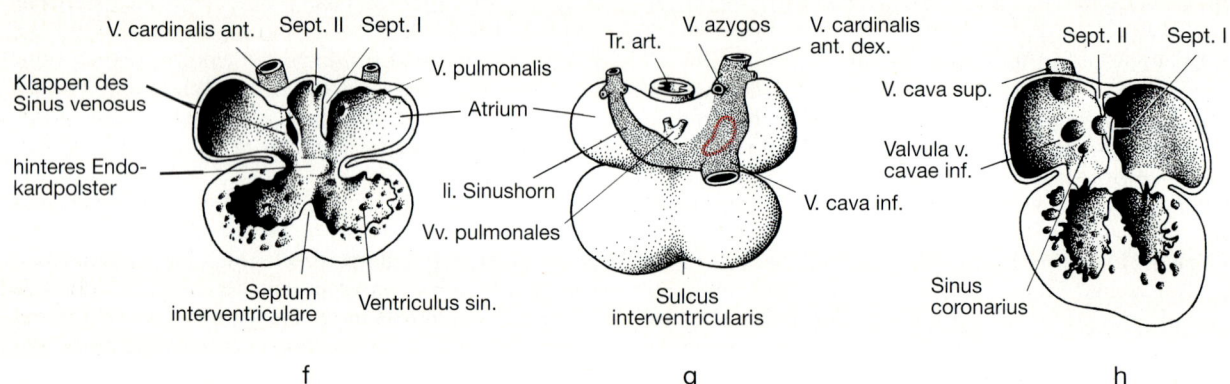

Abb. 13.14 a–h   Entwicklung der äußeren Gestalt des Herzens nach Vereinigung der Endokardschläuche zum Cor commune. *Sv*, Sinus venosus *(fein punktiert); A*, Atrium primitivum; *V*, Ventriculus primitivus; *B*, Bulbus cordis primitivus; *C*, Conus cordis; *Tr*, Truncus arteriosus. **a–d** Ansicht von vorne, **e** und **g** Ansicht von hinten mit Sinus venosus, **f** und **h** Frontalschnitte. Beachte die Stellungsänderung der Einmündung des Sinus venosus in das Atrium *(rote Kontur)*. **g** *Tr. art.,* Truncus arteriosus mit Septum aorticopulmonale. Die *Doppelkontur quer über den*

Truncus arteriosus in **b–d** ist die kraniale Begrenzung des Herzbeutels, die kaudale fällt mit dem Septum transversum zusammen. **h** Zustand nach der Septierung. Der Sinus venosus ist unterteilt in die Mündung der V. cava superior und inferior. Außerdem entstand die Öffnung für den Sinus coronarius (unter der Valvula venae cavae inferioris), Öffnungen im Septum I und Septum II bilden das Foramen ovale, Septum I die Klappe. *Roter Pfeilkopf* in **c** kennzeichnet die Stelle, die nach Verlängerung des Ausflußteils zum Sulcus interventricularis wird

Umgestaltung des Sinus venosus und des Atrium dextrum. Die Situation, die in **Abb. 13.14e** wiedergegeben ist, erfährt durch die Rückbildung des linken Abschnitts des Sinus samt einmündenden Venen eine tiefgreifende Veränderung. Das linke Sinushorn bleibt als *Sinus coronarius* und sein distaler Abschnitt als *V. obliqua atrii sinistri* erhalten. Das rechte Sinushorn, das inzwischen merklich an Volumen zunahm, wird zum Teil zur *V. cava superior*. Ein nicht geringer Anteil des Sinushorns wird

jedoch in die Wand des Atrium dextrum einbezogen (**Abb. 13.14g**). Die Grenze bleibt als *Crista terminalis* erhalten. Sie trennt den glattwandigen aus der Gefäßwand hervorgegangen Abschnitt vom trabekulären, der vom Atrium primitivum abstammt.

Ein weiterer wichtiger Entwicklungsschritt ist, daß sich an der Mündung der Venen in das Atrium aus den Endokardfalten eine rechte und eine kleinere linke Sinusklappe bilden. Gleichzeitig entstehen aus der ursprünglich gemeinsamen weiten Mündung des Sinus venosus 3 getrennte Öffnungen:

- für die V. cava superior,
- für die V. cava inferior und
- für den Sinus coronarius (**Abb. 13.14h**).

Hinweis. Diese tiefgreifende Umgestaltung des Sinus venosus steht mit einer entsprechenden Umgestaltung des Venensystems des Organismus insbesondere mit der Bildung der großen Körpervenen auf der rechten Seite im Zusammenhang.

Lungenvenen und Ausgestaltung des Atrium sinistrum. Die Lungenvenen – zunächst 1 Gefäß, das sich dichotom teilt – entstehen in der dorsalen Wand des linken Atrium primitivum (**Abb. 13.14f** links vom Septum I., s. unten). Die Gefäße wachsen durch das Mesokard in den mesenchymalen Anteil der Lungenanlage ein und verbinden sich mit dem hier entstandenen Gefäßnetz. Die Abgangsstelle der Lungenvenen (bis zur Teilung 2. Grades) wird dann zunehmend in die hintere Vorhofwand einbezogen. Dabei rücken die Ostien immer weiter auseinander, so daß schließlich 4 Ostien der Lungenvenen das Relief des Atrium sinistrum bestimmen. Das Kaliber der Vv. pulmonales vergrößert sich bis zur Geburt soweit, daß beim Übergang zur Lungenatmung dem Herzen sofort die notwendige Blutmenge sofort zugeführt werden kann.

Hinweis. Ein großer Abschnitt der Hinterwand des linken Atriums entsteht also durch Ausweitung und Integration aus der Wand der Pulmonalvenen. Nur das Herzohr ist (wie auch auf der rechten Seite) aus dem Atrium primitivum hervorgegangen.

Septierung des Cor commune. Die Septierung findet zwischen dem 27. und 37. Tag statt. Sie führt zum *Cor quadricameratum*.
Grundsätzlich spielen sich folgende Vorgänge ab:

- *Unterteilung in Vorhof und Kammer mit ventilartigen Durchlässen*, die nur eine bestimmte Strömungsrichtung gestatten.
- *Unterteilung in linke und rechte Herzhälfte.* Die Tatsache, daß der Lungenkreislauf in utero noch nicht funktioniert, bei der Geburt nach Unterbrechung des Plazentakreislaufs aber schlagartig in Betrieb genommen werden muß, hat eine komplizierte Gestaltung der Vorhofscheidewand zur Folge (Ausbildung einer Öffnung mit Klappenmechanismus).
- *Unterteilung der Ausströmungsbahn* (Conus und Truncus arteriosus). Dadurch werden die dem Körper- und Lungenkreislauf zugehörigen Arterienstämme geschaffen.

Auf die Septierung des Herzens nehmen in gleicher Weise Wachstumsvorgänge und Blutstrom Einfluß. Man kann davon ausgehen, daß das Herz schon vor der eigentlichen Septierung von 2 Hauptblutströmen durchflossen wird und dadurch – wenn auch unvollkommen –

unterteilt ist. Zwischen den beiden Blutströmen liegt eine „Totwasserzone", in der sich die Septen bilden, jedoch nicht durch „Vorwachsen", sondern vor allem durch Ausweitung der Ventrikelwand während der Größen- und Volumenzunahme des Herzens. – Wichtig für die Entwicklung der Scheidenwände sind Mesenchymlager in Form von Endokardpolster, oder Leistenbildungen, die durch Proliferation aktiv aufeinander zuwachsen.

Unterteilung in Atrium und Ventrikel. Die Verbindung zwischen Atrium primitivum und Ventriculus primitivus ist der Atrioventrikularkanal. Er wird auf beiden Seiten, vorne und hinten von Endokardpolstern begrenzt. Vorderes und hinteres Endokardpolster ragen etwas weiter in das Lumen vor und engen es H-förmig ein. Für die Ausgestaltung eines rechten und eines linken Herzteils ist eine Verschiebung/Ausdehnung des Atrioventrikularkanals nach rechts notwendig, denn Blut, das ursprünglich nur aus dem Atrium primitivum in den Ventriculus primitivus – jetzt Anlage des linken Ventrikels – floß, muß ja auch in die rechte aus dem Bulbus cordis hervorgegangene Ventrikelanlage strömen. Dorsales und ventrales Endokardpolster nähern sich und verwachsen in der Mitte (**Abb. 13.15a**). Seitlich bleiben zwei Öffnungen, *Ostien*, bestehen. Rings um die Ostien bilden sich durch Umgestaltung des Muskelschwammwerkes (**Abb.13.14h**) und durch Ausziehung der Endokardpolster die als Ventile funktionierenden Segelklappen. Das *Ostium atrioventriculare dextrum* wird von einer dreizipfelfigen Segelklappe, das *Ostium atrioventriculare sinistrum* von einer zweizipfeligen begrenzt.

Unterteilung des Atrium primitivum in linken und rechten Vorhof. Die Umgestaltung des Sinus venosus führte, wie oben geschildert, dazu, daß die Mündung der großen Venen nach rechts verschoben wurde. Die Öffnung wird von den beiden Sinusklappen flankiert. Die rechte differenziert sich zur Klappe der V. cava inferior, *Valvula (Valva) v. cavae inferioris*, und zur *Klappe des Sinus coronarius* (**Abb. 13.14h**).

Die Septierung des Vorhofs beginnt mit der Bildung einer sichelförmigen Falte, die von der Hinterwand bis zum Dach des Atrium primitivum reicht (**Abb. 13.14f**). Durch zunehmende Verbreiterung wird die Falte zum *Septum primum*. Durch weiteres Wachstum wird die zunächst weite Verbindung zwischen den beiden primitiven Atrien, *Foramen (= Ostium) primum*, zunehmend eingeengt. Noch bevor das Septum primum an das hintere und vordere Endokardpolster Anschluß findet und damit das Foramen primum verschlossen wird, treten im Septum primitivum Lücken auf, die zum *Foramen (= Ostium) secundum* konfluieren (**Abb.13.15a**). Inzwischen entstand rechts vom Septum primum eine zweite sichelförmige Falte als Anlage des *Septum secundum*. Seine Wachstumsrichtung wird aus den Pfeilen in **Abb. 13.15b** ersichtlich. Indem sich die beiden Septen aneinander vorbeischieben, bildet sich aus Septum primum

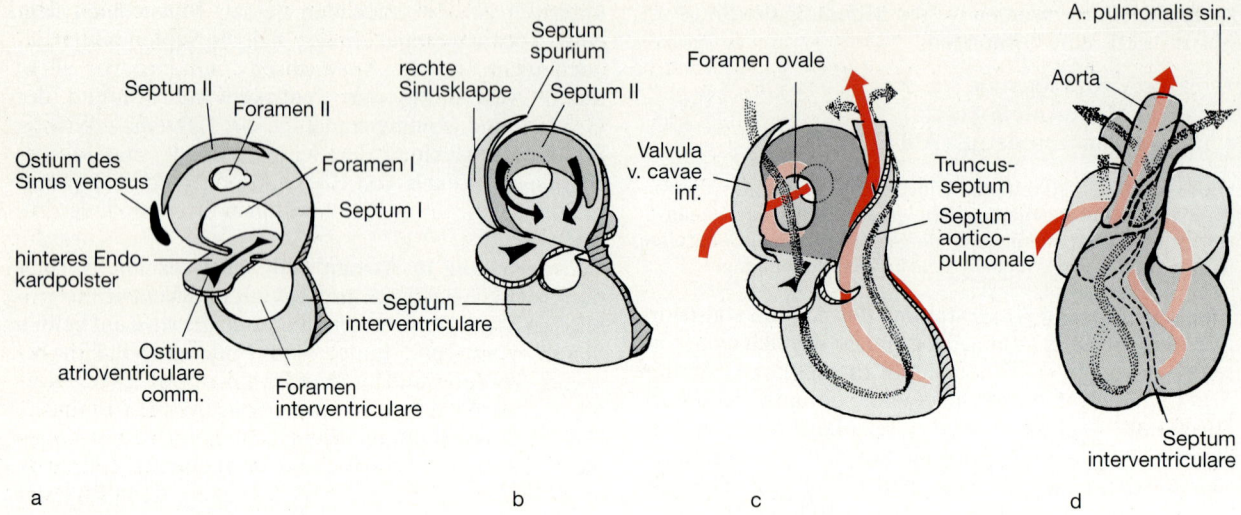

Abb. 13.15 a–d   Unterteilung des Cor commune durch Septenbildung. In **a–c** ist auf die Wiedergabe der Vorhofs- und Ventrikelwände verzichtet; nur die Septen sind isoliert dargestellt. Die *Pfeile* in **b** bezeichnen die Wachstumsrichtung des Septum secundum. Zu **b**: Die linke Valva v.cavae ist hinter der rechten verborgen. zu **c**: Durch roten Raster ist dorsal vom Foramen ovale die linke Valva v.cavae, die zur Verstärkung dem Septum II zugeschlagen wird, markiert

eine Klappe, die links vom *Foramen ovale* steht, wie man nach Abschluß der Wachstumsvorgänge die vom Septum secundum begrenzte Öffnung nennt (**Abb. 13.14h**). Die weit ins Lumen vorspringende Klappe an der Einmündung der V. cava inferior lenkt den Blutstrom in Richtung Foramen ovale. Er biegt den freien Rand des Septum primum zur Seite und gelangt in das Atrium sinistrum (**Abb.13.15 c**). Von Bedeutung für die Stabilität des Foramen ovale ist außerdem, daß die linke kleinere Sinusklappe mit dem Septum secundum verwächst und dieses damit verstärkt (**Abb. 13.15 c** rot markierter Anteil).

Als *Septum spurium* bezeichnet man die nach kranial verlaufende leistenförmige Fortsetzung der Sinusklappen.

Unterteilung in rechte und linke Kammer. Wie oben bereits erläutert, entsteht aus dem Ventriculus primitivus der linke und aus dem Bulbus cordis der rechte Ventrikel. Beide stehen zunächst durch das weite *Ostium bulboventriculare* in Verbindung. Es wird oben durch die Bulboventrikularfalte und unten durch die Anlage der Herzscheidewand begrenzt. Die Bildung des *Septum interventriculare* geht mir einer zunehmenden Ausweitung der Ventrikelwand einher. Das Septum entsteht an der Stelle des Sulcus interventricularis. Es verwächst *rechts* von der Medianebene mit dem hinteren Endokardpolster, läßt aber zunächst noch eine relativ weite Lücke offen, das *Foramen interventriculare* (**Abb.13.15 a**). Angenommen, das Septum würde senkrecht auf die Endokardpolster zuwachsen und sich auf der ganzen Strecke mit ihm verbinden, dann würde die linke Kam

mer blind enden. Der Anschluß an die Ausströmungsbahn muß möglich gemacht werden.

Unterteilung der Ausströmungsbahn. Es handelt sich um die Unterteilung von Conus cordis und Truncus arteriosus. Dieser Septierungsvorgang ist mit der Bildung der notwendigen Ausströmungsventile, sog. Taschenklappen, verbunden. Die Scheidewand entsteht aus zwei einander gegenüberliegenden leistenförmigen Strukturen, die mit den Endokardpolstern vergleichbar sind. Entsprechend ihrer Lokalisation spricht man von den *Konus*- und den *Trunkuswülsten*. Sie wachsen aufeinander zu und vereinigen sich zum *Septum aorticopulmonale*. Dieses ist schraubig in sich torquiert (**Abb.13.15 c**). Nach vollständiger Ausbildung der Trennwand sind aus dem Conus und Truncus arteriosus Aorta ascendens und Truncus pulmonalis entstanden.

Schließlich muß zur vollständigen Trennung von Lungen- und Körperkreislauf der Anschluß des Septum aorticopulmonale an das Kammerseptum erfolgen und das Foramen interventriculare verschlossen werden. Am Verschluß beteiligen sich Material des vorderen und hinteren Konuswulstes und des hinteren Endokardpolsters. Die Vereinigungsstelle ist membranös und am fertigen Herzen als **Pars membranacea septi interventricularis** noch sichtbar.

Der Conus cordis wird z. T. in die Wand des rechten Ventrikels einbezogen und bildet den *Conus arteriosus*.

Entwicklung der Herzklappen. Die **Atrioventrikularklappen** entstehen aus Endokardpolstern rings um die Ostien an der Grenze des ventrikulären Muskel schwammwerkes. Das Größenwachstum des Herzens und die damit einhergehende Längsdehnung der mit den Mesenchymverdickungen verbundenen Muskelbälkchen zu den Sehnenfäden (Chordae tendineae S. 517) führen zur Separierung der dünnwandigen *Segelklappen*. Hingegen entstehen die **Aorten-** und **Pulmonalklappen** in Höhe der Trunkuswülste aus je 3 mesenchymunterfütterten, knötchenförmigen Wandverdickungen. Nach Ausbildung des Septum aorticopulmonale und Trennung der beiden Gefäßrohre werden sie in die dünnwandigen *Semilunarklappen* (*Taschenklappen*) umgeformt. Bei der Ausgestaltung beider Klappenformen spielt die Wirkung des strömenden Blutes eine wichtige Rolle (Hämodynamik).

Hinweis. Blutstrom im fetalen Herzen nach Abschluß der Septierung: V. cava inferior —> rechter Vorhof — > Foramen ovale (hierher durch die Valvula v. cavae inferioris gelenkt)—> linker Vorhof —> Ostium atrioventriculare sinistrum —> linker Ventrikel —> Aorta. V.cava superior —> rechter Vorhof (hier kommt es zu einer geringgradigen Vermischung mit dem Blut aus der V. cava inferior) —> Ostium atrioventriculare dextrum —> rechter Ventrikel —> Truncus pulmonalis. Vv. pulmonales —> linker Ventrikel, wo das Blut mit dem Blut aus dem rechten Vorhof vermischt wird. Für die Blutstromführung im rechten Vorhof ist die Valvula v. cavae inferioris und eine am Septum secundum gelegene Leiste, Crista dividens, verantwortlich.

Descensus cordis. Die erste Anlage des Herzens entsteht vor und seitlich der Prächordalplatte im extraembryonalen Mesenchym. Die Entwicklung während der Embryonalzeit spielt sich im Halsbereich ab (Versorgung durch Halsnerven). In der Fetalperiode macht das Herz mit dem Zwerchfell und den großen Gefäßstämmen einen Deszensus in den Thorax durch, wobei die Nerven „mitgezogen" werden (N. recurrens, Nn. und Rr. cardiaci cervicales).

Mißbildungen des Herzens resultieren aus Fehlentwicklungen während der Embryonalzeit

Lernziele

Vorhofscheidewanddefekte • Offenes Foramen ovale •
Kammerscheidewanddefekte • Mißbildungen der Seminularklappen • Truncus-Konus-Defekte • Fallot-Tetralogie •
Lageanomalien

Vorhofscheidewanddefekte und offenes Foramen ovale. Ein Ostium (Foramen) primum-Defekt entsteht, wenn infolge einer Entwicklungsstörung des Endokardkissens das Foramen I nicht verschlossen wird. – Störungen bei der Bildung des Septum secundum führen zu einem meist ausgedehnten Defekt mit weit offenem Foramen ovale. – Bei einer Aplasie der Scheidewand resultiert ein Atrium commune. – Kleine sondendurchgängige Lücken im Bereich der Fossa ovalis finden sich bei 20 % aller Menschen. Sie sind funktionell bedeutungslos.

Kammerscheidewanddefekt. Er beruht auf einem unvollständigen Verschluß des Foramen interventriculare (häufigste Herzmißbildung, Fehlen der Pars membranacea). Nur selten kommt es dabei auch noch zu einer Reduktion des muskulösen Septums.

Mißbildungen der Semilunarklappen. Unterblieb die notwendige Ausweitung des Ostiums, dann resultiert eine Stenose (Einengung). Die *Pulmonalstenose* ist eine häufige angeborene Mißbildung. Sogar ein fast vollständiger Verschluß des Ostiums der Pulmonalklappe kommt vor. Das angestaute venöse Blut gelangt dann aus dem rechten Vorhof durch das persistierende Foramen ovale in den linken Vorhof und durch den Ductus arteriosus, der gleichfalls offen bleibt, in die Lunge. Eine entsprechende Einengung der Aortenklappe führt zur *Aortenstenose*.

Truncus-Konus-Defekte. Unterbleibt die Torsion des Septum aorticopulmonale, dann entspringt die Aorta aus dem rechten Ventrikel und der Truncus pulmonalis aus dem linken. Eine derartige Mißbildung wird als Transposition der großen Gefäße bezeichnet. Sie ist oft vergesellschaftet mit einem Kammerscheidewanddefekt und offenem Ductus arteriosus, wodurch eine kurzzeitige Überlebenschance für das Kind besteht. – Vereinigen sich die Leisten an der Wand des Conus und Truncus überhaupt nicht oder nur im oberen Bereich, dann resultiert ein persistierender Truncus arteriosus: Aorta und Truncus pulmonalis haben einen gemeinsamen Gefäßstamm. Er geht mit einem Ventrikelseptumdefekt einher, weil der untere im Bulbus cordis gelegene Anteil des Septum aorticopulmonale zum Verschluß des Foramen interventriculare notwendig ist.

Fallot-Tetralogie. Vier Phänomene bestimmen das relativ häufige Syndrom: *Pulmonalstenose*, *Ventrikelseptumdefekt*, „reitende" Aorta und *Hypertrophie des rechten Ventrikels*. Die Mißbildung beruht vermutlich auf einer Verschiebung des Septum aorticopulmonale nach ventral-lateral. Dadurch unterbleibt der Anschluß an das Ventrikelseptum (Septumdefekt). Die Verschiebung nach rechts führt außerdem zur Ausbildung eines zu gering kalibrierten Truncus pulmonalis (Pulmonalstenose). Die Strömungsbeeinträchtigung zieht eine Aktivitätshypertrophie der Muskulatur des rechten Ventrikels nach sich. Die relativ weite Aorta liegt über dem Septum interventriculare (reitet auf ihm) und erhält Blut aus beiden Kammern.

Lageanomalien des Herzens. Ectopia cordis ist die Folge eines Sternumdefekts. Bei der Dextrokardie liegt das Herz auf der rechten Thoraxseite.

Tabelle 13.6 Schema der wichtigsten Vorgänge bei der Umgestaltung des embryonalen zum fetalen Kreislauf

Embryonal angelegt als	Wird/Werden beim Feten/Neugeborenen
Arcus aorticus I	Zurückgebildet (kleiner Abschnitt der A. maxillaris)
Arcus aorticus II	Zurückgebildet
Arcus aorticus III	Aa. carotis communes, Anfangsteil der Aa. carotis internae
Arcus aorticus IV	links Arcus aortae, rechts Anfangsteil der A. subclavia dextra
Arcus aorticus V	Zurückgebildet; oft nicht angelegt
Arcus aorticus VI	Aa. pulmonales, links Ductus arteriosus (Lig. arteriosum)
Saccus aorticus	Truncus brachiocephalicus, Aorta ascendens, Truncus pulmonalis (z. T.)
Aortae ventrales	Aa. carotis externae (?)
Aortae dorsales	Aa. carotis internae (?), nach Fusion der paarigen Anlage und Obliteration der rechten Seite Aorta descendens
Aa. vitellinae	Truncus coeliacus, A. mesenterica superior et inferior
Aa. umbilicales	Aa. iliacae internae (Stamm) A. vesicalis superior (Lig. umbilicale mediale)
Aa. segmentales laterales (hier Arterien der Urniere)	Aa. testiculares, Aa. ovaricae, Aa. suprarenales, Aa. renales
Vv. vitellinae	V. portae, Lebersinusoide, Vv. hepaticae, hepatisches Teilstück der V. cava inferior
V. umbilicalis	Ductus venosus (Lig. teres hepatis und Lig. venosum)
Vv. cardinales anteriores	Vv. brachiocephalicae, Vv. subclaviae, V. cava superior, V. obliqua atrii sinistri
Vv. cardinales communes	V. cava superior, links Sinus coronarius
Vv. cardinales posteriores	Unterster Abschnitt der V. cava inferior und Vv. iliacae
Vv. subcardinales	Mittlerer Abschnitt der V. cava inferior, Vv. renales
Vv. supracardinales	V. azygos et hemiazygos, unterer Abschnitt der V. cava inferior

Bei der Umgestaltung des embryonalen Kreislaufs zum fetalen Kreislauf kommt es zu Rückbildungen und zur Ausbildung neuer Gefäßstrecken

Lernziele Aortenbögen • Aortae ventrales • Aortae dorsales • Aa. umbilicales • V. umbilicalis • Vv. cardinales • Vv. subcardinales • Vv. supracardinales

Die wichtigsten Vorgänge sind in der **Tabelle 13.6** zusammengefaßt. Im einzelnen sind allerdings zahlreiche Fragen offen. Sie sind in der Tabelle mit (?)versehen.

Bei der Umgestaltung haben die Aortenbögen 3,4 und 6 für die Ausbildung wichtiger Gefäße im Kopf-Halsgebiet (aus dem 3. gehen z. T. die Karotiden hervor) und im Brustbereich für die Ausbildung des definitiven Arcus aortae (aus dem linken 4. Aortenbogen) sowie für die Ausbildung der Aa. pulmonales einchließlich des Ductus

arteriosus (aus dem 6. Aortenbogen) eine entscheidende Bedeutung.

Der fetale Kreislauf stimmt bereits grundsätzlich mit dem des Neugeborenen überein. Unterschiede bestehen noch im Zusammenhang mit der plazentaren Ernährung und infolge von Kurzschlüssen im Bereich des kleinen Kreislaufs

Lernziele Ductus venosus • Foramen ovale • Ductus ateriosus

Im fetalen Kreislauf (**Abb. 13.16**) wird in der Plazenta mit O_2 angereichertes Blut aus der *V. umbilicalis* zum Teil, durch den **Ductus venosus** und zum Teil durch die Leber in die *V. cava inferior* geleitet. Die Umgehung der Leber durch den Ductus venosus bildet sich, weil offenbar die intrahepatischen Kapillarnetze einen zu großen

Strömungswiderstand darstellen. In der unteren Hohlvene mischt sich das O_2-haltige Blut aus der Plazenta mit dem CO_2-haltigen Blut aus der unteren Körperhälfte und gelangt in den rechten Vorhof. Die Klappe der V. cava inferior lenkt das Blut zum offen **Foramen ovale** und damit in den linken Vorhof. Nachdem es durch das Ostium atrioventriculare sinistrum in die linke Kammer gelangt ist, wird es bei der folgenden Kammerkontraktion in die *Aorta ascendens* gepumt und fließt dann durch die Aa. subclaviae in die Arme und durch die Aa. carotis communes in den Hals/Kopfbereich.

Nach Passage der Kapillarstrecke im Gewebe strömt das Blut über die *V. cava superior* wieder zum Herzen zurück. Die V. cava superior führt also CO_2-reiches Blut. Es wird aus dem rechten Vorhof durch das Ostium atrioventriculare dextrum in die rechte Kammer geleitet und bei der nächsten Kammerkontraktion in den *Truncus pulmonalis* und in die *Aa. pulmonales* ausgeworfen. Die Lungen funktionieren noch nicht. Deshalb wird ein Kurzschluß zur Aorta, der **Ductus arteriosus (Tabelle 13.6)**, benutzt. Nach Einmündung des Ductus arteriosus mischen sich O_2-reiches und O_2-armes Blut, so daß sich der O_2-Gehalt des Blutes in der *Aorta descendens* vermindert, aber für die Sauerstoffversorgung der unteren Körperhälfte ausreicht. Am Ende der *Aa. iliacae communes* (gemeinsame Beckenarterien) biegen die medial abzweigenden Gefäßstrecken, die **Aa. umbilicales**, nach ventral und schließen sich nach Durchtritt durch den Nabelring in der Nabelschnur der V. umbilicalis an. Die Aa. umbilicales leiten das CO_2-reiche Blut des Fetus zum Gasaustausch zur Plazenta.

Hinweis. Wie aus dem Verlauf des fetalen Kreislaufs zu schließen ist, wird die obere Körperhälfte, vor allem das sich entwickelnde Gehirn optimal mit Sauerstoff versorgt.

Bei der Geburt wird der Fetalkreislauf auf den bleibenden Kreislauf umgestellt

Verschluß des Ductus ateriosus und des Foramen ovale

Nach Unterbrechung des Plazentakreislaufs steigt der CO_2-Partialdruck im Blut des Kindes an. Das Atemzentrum wird dadurch angeregt; Atembewegungen setzen ein; die Lunge wird entfaltet und ihr Gefäßsystem durchströmt. Hierzu muß der Kurzschluß zwischen Pulmonalarterie und Aorta abgesperrt werden. Dies erfolgt durch Kontraktion der glatten Muskulatur in der Wand des Ductus arteriosus. Die jetzt durch die Vv. pulmonales zum linken Vorhof aus der Lunge zurückströmende Blutmenge führt zu einer Druckerhöhung im linken Vorhof bei einer Herabsetzung des Druckes im rechten Vorhof

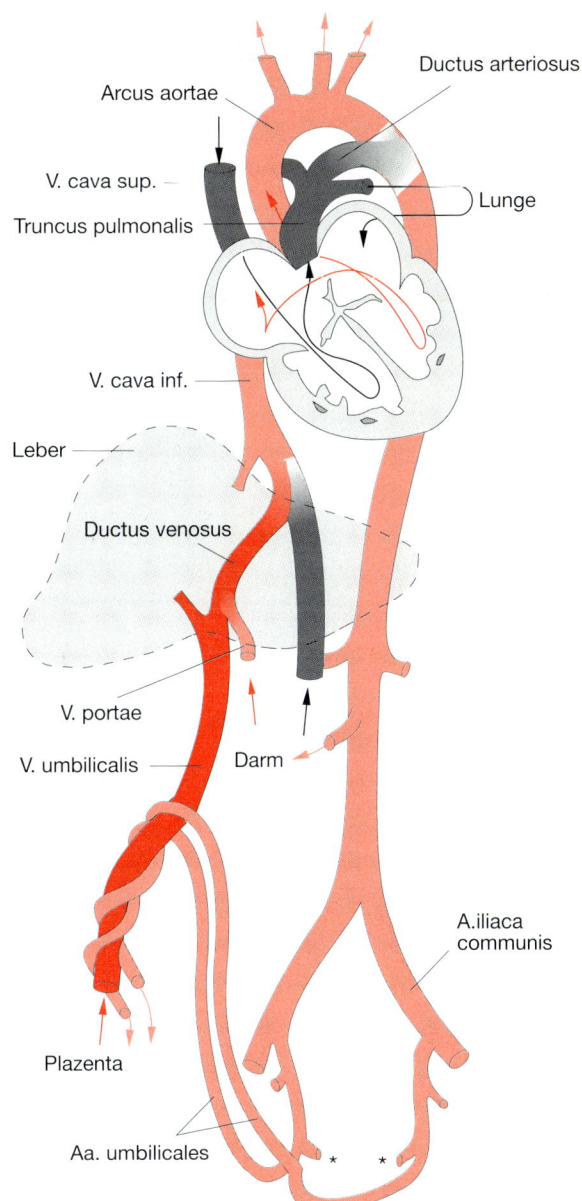

Abb. 13.16 Fetaler Kreislauf. Farbe wie bei **Abb. 13.13**. Erklärung siehe Text. *Stelle, an der die A. vesicalis superior abzweigt

infolge der Unterbrechung des Plazentakreislaufs. Die Druckdifferenz führt zu einem funktionellen Verschluß des Foramen ovale, indem das Septum primum an den verstärkten Rand des Septum secundum gepreßt wird; beide verwachsen erst später. Die Kontraktion der Muskulatur in der Wand der Nabelschnurgefäße verhindert einen Blutverlust durch Reflux nach Durchtrennung der Nabelschnur.

Der bleibende Kreislauf weist Rudimente der Gefäße des Fetalkreislaufs auf

Lernziele

Ligamentum venosum • Ligamentum teres hepatis • Ligamenta umbilicalia medialia • A. iliaca interna • A. vesicalis superior • Ligamentum arteriosum

---

Vom Ductus venosus bleibt das **Lig. venosum** (**Abb. 14.34**, S. 583), von der intraabdominalen Verlaufsstrecke der V. umbilicalis das **Lig. teres hepatis** (**Abb. 14.34**, S. 548, 581). Ihr prähepatischer Abschnitt bleibt meist zeitlebens durchgängig. Aus den Aa. umbilicales leiten sich die **Ligg. umbilicalia medialia** ab (**Abb. 10.22**, S. 259). Der proximale Stamm der Nabelarterie wird zur **A. iliaca interna** und **A. vesicalis superior**, der Ductus arteriosus zum **Lig. arteriosum** (**Abb. 13.17**).

Kreislaufmißbildungen sind in der Regel Hemmungsmißbildungen

Lernziele

Offener Ductus arteriosus • Rechtsseitiger Aortenbogen • Doppelter Aortenbogen • Aortenisthmusstenose • Abnormale Gefäßabgänge

---

Ein persistierender *offener Ductus arteriosus* (Botalli) ist eine häufige Hemmungsmißbildung (vorwiegend beim weiblichen Geschlecht) infolge mangelhafter Kontraktion der Gefäßwandmuskulatur nach der Geburt. Es entsteht ein links—›rechts-Shunt, da im Pulmonalkreislauf ein niedriger Druck herrscht. – Wurde der linke 4. Aortenbogen zurückgebildet, dann entwickelt sich ein rechtsseitiger *Arcus aortae*. – Ein „doppelter Aortenbogen", der ringförmig Trachea und Ösophagus umschließt, wird auf eine mangelhafte Rückbildung der rechten dorsalen Aorta zurückgeführt. – Bei der *Aortenisthmusstenose* ist die Aorta oberhalb oder unterhalb der Mündung des Ductus arteriosus eingeengt. Die Ursache ist nicht geklärt. Möglicherweise greift der normale Rückbildungsmechanismus des Ductus arteriosus auf die Aortenwand über.

Abnorme Gefäßabgänge werden bei der A. subclavia dextra beobachtet. Bisweilen zweigt sie aus der Aorta direkt ab, oft nach dem Abgang der A. subclavia sinistra. Sie zieht meist hinter dem Ösophagus zur rechten Extremität und führt dann zur Kompression der Speiseröhre mit Schluckbeschwerden. – Eine linke V. cava superior

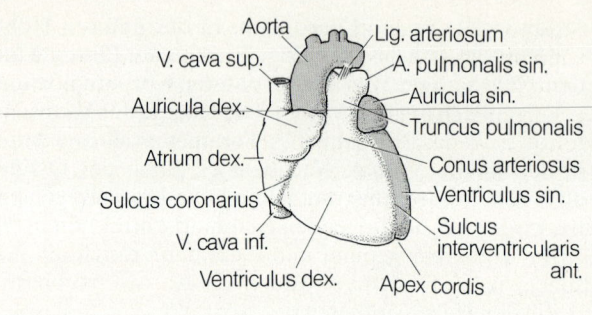

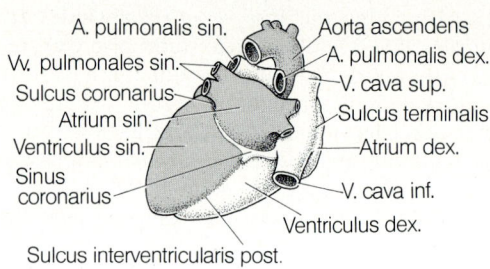

Abb. 13.17 Aufsicht auf die Facies sternocostalis mit den großen Gefäßstämmen (*oben*) und auf die Facies diaphragmatica (*unten*). Das linke Herz mit zugehörigen Gefäßen ist durch *hellen Raster* hervorgehoben. In der unteren Abb. ist das Lig. arteriosum nicht gezeichnet

oder eine Verdoppelung dieses Gefäßes ist eine Folge irregulärer Rückbildung der Kardinalvenen.

13.2.2 Cor, Herz

Lernziele

Gliederung • Größe • Lage • Oberflächen • Zu- und abführende Gefäße • Vorhöfe und Kammern: Innenrelief • Klappen: Lage, Form, Aufbau • Wandbau: Endokard, Myokard, Epikard, Herzskelett

---

Das Herz ist ein muskuläres Hohlorgan, das zur Blutbeförderung in den Kreislauf eingeschaltet ist. Eine Scheidewand, Septum cordis, gliedert es in eine linke und eine rechte Hälfte. Die linke ist dem Körperkreislauf, die rechte dem Lungenkreislauf zugeordnet. Beide Hälften sind in Vorhof, **Atrium**, und Kammer, **Ventriculus**, unterteilt (**Abb. 13.17**). Dementsprechend wird an der Scheidewand ein *Septum interatriale* und ein *Septum interventriculare* unterschieden. Die Richtung, in der das Herz von Blut durchströmt wird, wird von Ventilen, Herzklappen, bestimmt, die ungefähr in einer Ebene, der Ventilebene, liegen (**Abb. 13.19, 13.21**).

Das Volumen des Herzens entspricht ungefähr der geschlossenen Faust des Menschen. Das Gewicht beträgt 250–300 g. Es schlägt bei einer Pulsfrequenz von 70 Schlägen/min im Tag ungefähr 100 000mal und transportiert dadurch annähernd 7500 l Blut durch den Körper. Das Schlagvolumen, d. h. die Blutmenge, die bei jedem Herzschlag ausgeworfen wird, beträgt in Ruhe ungefähr 80 ml.

Die Gestalt des Herzens gleicht einem aufgebauchten Kegel

Die Grundfläche des Herzens, *Herzbasis,* ist nach rechts hinten oben und die Herzspitze, *Apex cordis,* nach links vorne unten gerichtet; die Achse verläuft also in situ schräg. Damit ergeben sich von selbst die Namen der Flächen: *Facies sternocostalis, Facies diaphragmatica* und *Facies pulmonalis.* Der Übergang von der Facies sternocostalis in die Facies diaphragmatica wird als Margo dexter bezeichnet. Er ist erst am Leichenherz als „Margo" deutlich.

Äußerlich erkennbar markieren sich die Grenzen zwischen Ventriculus sinister und Ventriculus dexter durch den *Sulcus interventricularis anterior* und *posterior,* die sich rechts seitlich der Herzspitze in der *Incisura apicis cordis* treffen. Die Herzspitze selbst wird von der Muskulatur der linken Kammer gebildet, wie auch der größte Teil der linken Kammer die Facies diaphragmatica einnimmt (**Abb. 13.17**).

Die Grenze zwischen Ventrikel und Atrien ist äußerlich durch den *Sulcus coronarius* gekennzeichnet. Atrium sinistrum und dextrum besitzen Blindsäcke, die *Herzohren, Auriculae cordis.* Sie umgreifen ventralwärts die großen Gefäßstämme. Der seichte *Sulcus terminalis* trennt die Wand des Einströmungsraums – bestehend aus V. cava superior et inferior – vom rechten Vorhof. Der Ventriculus dexter geht in Gestalt des *Conus arteriosus* in den Truncus pulmonalis über.

Die Lage der Gefäßstämme, Truncus pulmonalis und Aorta, V. cava inferior und superior und Vv. pulmonales erleichtern die Orientierung am Herzen. *In situ liegt die* Verlaufsrichtung der V. cava inferior und superior in einer vertikalen Achse; der Austritt des Truncus pulmonalis liegt ventral links von der Aorta. Die (meist) 4 Vv. pulmonales erreichen von der Seite her das Atrium sinistrum (**Abb. 13.17**). Sie laufen horizontal zu den Vv. cavae und bilden mit ihnen das sogenannte Venenkreuz.

Binnenräume und Herzklappen

Die Binnenräume und Herzklappen werden in der Strömungsrichtung des Blutes besprochen, zuerst für den Lungen-, dann für den Körperkreislauf.

Atrium dextrum cordis. Das Atrium dextrum nimmt die V. cava inferior, V. cava superior und die Herzvenen auf. An der Mündung der V. cava inferior, *Ostium v. cavae inferioris,* befindet sich an der vorderen Zirkumferenz als Rest des embryonalen Herzens die sichelförmige *Valvula v. cavae inferioris* (Valvula Eustachii). Ein ähnliches Relikt, die *Valvula sinus coronarii* (Valvula Thebesii), liegt an der Mündung des Sinus coronarius, der das venöse Blut aus der Wand des Herzens in den Vorhof leitet. Die Vorhofwand zwischen den Ostien der beiden Hohlvenen ist glatt. Dieser Bereich, in dem sich das Blut aus den beiden Hohlvenen mischt, führt die Bezeichnung *Sinus venarum cavarum.* An der *Crista terminalis* (ihr entspricht außen der *Sulcus terminalis*) beginnt die aus dem embryonalen Atrium hervorgegangene Herzmuskelwand. Sie ist charakterisiert durch das Relief „kammförmiger" Muskelbälkchen, *Mm. pectinati,* die bevorzugt in Richtung Spitze des Herzohres ausgerichtet sind. Mediale Begrenzung des Atriums ist das *Septum interatriale.* Hier liegt als Rest einer Einrichtung des Fetalkreislaufes (Foramen ovale, S. 511) die *Fossa ovalis.* Sie wird von einem Muskelwulst, *Limbus fossae ovalis* umrahmt. Nach ventral setzt sich das Atrium dextrum in das rechte Herzohr, *Auricula dextra,* fort.

Valva atrioventricularis dextra. Sie bildet die Grenze zur rechten Kammer. Die Valva atrioventricularis dextra besteht aus dünnen Membranen, die von Sehnenfäden, *Chordae tendineae,* gehalten werden. Dieser Konstruktionstyp der Herzklappe wird als Segelklappe, *Valva cuspidalis,* bezeichnet. Die rechte Atrioventrikularklappe ist aus 3 Segeln zusammengesetzt: *Cuspis septalis, Cuspis anterior, Cuspis posterior* (**Abb. 13.19**). Vereinfachend spricht man von der *Trikuspidalklappe.* Die Cuspis septalis entspringt z. T. an der Pars membranacea des Septum interventriculare. Durch das *Ostium atrioventriculare* zwischen den freien Rändern der Segel gelangt das Blut in die rechte Kammer.

Ventriculus dexter cordis. Seine Wand ist erheblich dünner als die des Ventriculus sinister (**Abb. 13.19**). Innen besteht sie aus einem Schwammwerk einzelner Muskelbälkchen, *Trabeculae carneae,* und 3 Papillarmuskeln, *M. papillaris anterior, M. papillaris posterior* und *Mm. papillares septales.* An den Papillarmuskeln sind die Sehnenfäden, *Chordae tendineae,* der Segelklappen befestigt. Sie lassen eine bestimmte Zu- und Anordnung erkennen, die aus **Abb. 13.19** ersichtlich ist. – Die Kammerscheidewand, *Septum interventriculare,* buchtet sich in das Ventrikellumen vor. Sie weist neben der Anheftungsstelle der Cuspis septalis als Relikt des embryonalen Herzens die *Pars membranacea septi interventricularis* auf.

Die Fortsetzung des Ostium atrioventriculare bezeichnet man als Einströmungsbahn der rechten Kammer. Sie biegt spitzwinklig an der Herzspitze in die glattwandige Ausströmungsbahn um und endet im *Conus arteriosus.* Er setzt sich in den *Truncus pulmonalis* fort (**Abb. 13.18 a**).

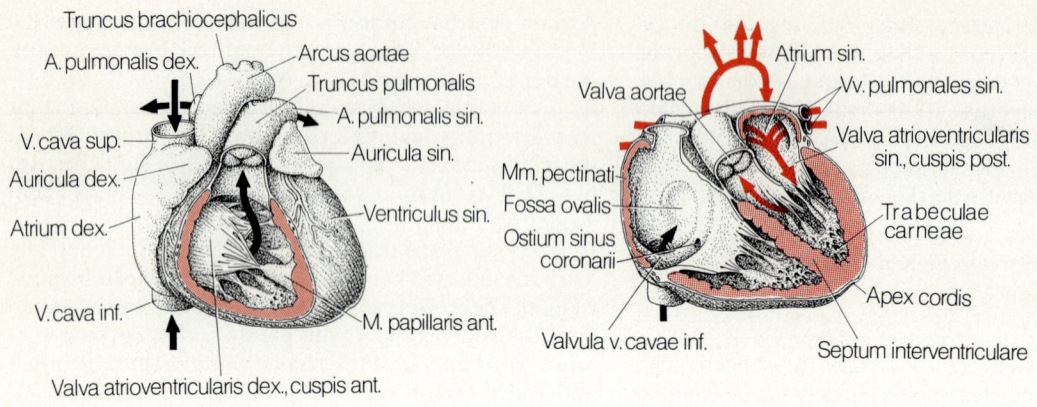

Abb. 13.18 a, b Binnenräume des Herzens und Richtung des Blutstromes. **a** Durch einen Frontalschnitt wurde die rechte Kammer eröffnet. Beachte die Koronargefäße in den Sulci (vgl. hierzu **Abb 13.19, 13.22**). **b** Durch einen weiter dorsal geführten Schnitt wurden noch der rechte Vorhof, die linke Kammer und der linke Vorhof eröffnet. Die Ausströmungsbahn und der An- fangsteil der Aorta (Pars ascendens) sind frei präpariert und so gedreht, daß die Aortenklappe sichtbar wird. Beachte, daß die Vorhof- und Kammermuskulatur (*roter Raster*) nicht ineinan- der übergehen. Im Sulcus coronarius Querschnitte durch die Koronargefäße. (Nach Kahle et al. 1986)

Einströmungs- und Ausströmungsbahn stehen durch eine torartige Bildung in Verbindung. Das Dach bildet ein kräftiger Muskelbalken, der die *Crista supraventricu- laris* aufwirft. Ihr gegenüber am Boden des Ventrikels zieht von der Scheidewand zum M. papillaris anterior die *Trabecula septomarginalis*.

Valva trunci pulmonalis. Am Übergang des rechten Ventrikels in den Truncus pulmonalis liegt eine Ventil- einrichtung, die dem Bau nach die Bezeichnung *Ta- schen-* oder *Semilunarklappe* (*Valvula semilunaris*) führt. Die 3 halbmondförmigen membranartigen Bil- dungen (**Abb. 13.19**) entspringen aus der Wand des Trun- cus wie Schwalbennester. Die freien Ränder sehen nach oben. Sie sind in ihrer Mitte verstärkt durch sichelför- mige Einlagerungen von Kollagenfasern, *Lunulae valvula- rum semilunarium*, und in der Mitte durch eine knöt- chenförmige Verdickung, *Nodulus valvulae semilunaris*. Der Lage nach werden eine Valvula semilunaris anterior, dextra und sinistra unterschieden. Die gesamte Einrich- tung ist die *Pulmonalklappe, Valva trunci pulmonalis,* durch deren Ostium das CO_2-reiche Blut in den Truncus pulmonalis und dann weiter durch die beiden Aa. pulmo- nales in die Lunge gelangt.

Atrium sinistrum cordis. In den linken Vorhof mün- den die beiden Vv. pulmonales in den *Ostia venarum pul- monalium*. Die Vorhofwand ist relativ dünn und glatt- wandig. Nur das Innenrelief des Herzohres, Auricula sinistra, ist mit den Mm. pectinati versehen. – Als *Valvula foraminis ovalis* wird ein Rest des Septum primum am Vorhofseptum bezeichnet.

Valva atrioventricularis sinistra. Sie gleicht dem Bau nach der Valva atrioventricularis dextra, besteht jedoch nur aus 2 Segeln, weshalb sie als *Valva bicuspidalis* oder *Mitralklappe* bezeichnet wird. Die Stellung der Cuspis anterior und posterior ist aus **Abb. 13.19** ersichtlich. Durch das *Ostium atrioventriculare sinistrum* strömt das O_2-reiche Blut in den linken Ventrikel.

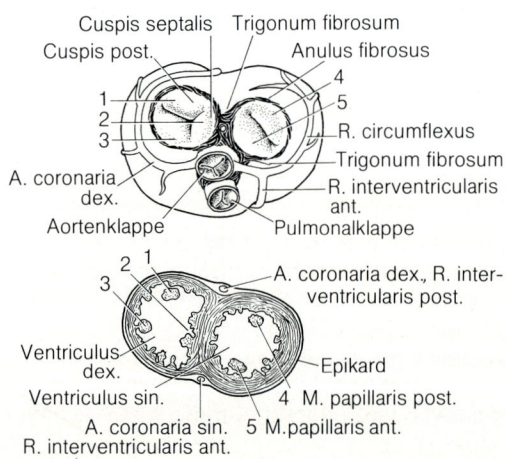

Abb. 13.19 *Oben* Ventilebene mit Herzskelett, Klappen und Koronargefäßen; Vorhofsmuskulatur abpräpariert, Ansicht von oben. *1,* Cuspis posterior; *2,* Cuspis septalis; *3,* Cuspis anteri- or der Trikuspidalklappe; *4,* Cuspis posterior; *5,* Cuspis anterior der Bikuspidalklappe. *Unten* Querschnitt durch die beiden Kammern. Die Zuordnung der Papillarmuskeln zu den Klap- pen ist aus der entsprechenden Bezifferung in beiden Abb. er- sichtlich

Ventriculus sinister cordis. Die linke Kammer ist, wie der Querschnitt zeigt (**Abb. 13.19**), außerordentlich muskelstark. Das Innenrelief bilden die *Trabeculae carneae* und der *M. papillaris anterior* und *posterior*. Beide dienen den Chordae tendineae der Mitralklappe als Befestigung. Die Einströmungsbahn (**Abb. 13.20**) biegt an der Herzspitze in die Ausströmungsbahn um und leitet das Blut zum *Ostium aortae*.

Valva aortae. Am Übergang zur Aorta befindet sich die Aortenklappe, Valva aortae. Sie setzt sich aus 3 kräftig gebauten Taschenklappen (*Valvula semilunaris dextra, sinistra* und *posterior*) zusammen (**Abb. 13.19**). Kurz oberhalb der Anheftungsstelle der Taschenklappen buchtet sich die Aortenwand zu den *Sinus aortae* (Valsalvae) aus. Hier entspringen die *Aa. coronariae* (S. 518). Die den Sinus entsprechende, von außen sichtbare Anschwellung der Aorta bezeichnet man als *Bulbus aortae*. An ihn schließt sich die Pars ascendens aortae an, durch die das Blut in den Körperkreislauf gepumpt wird.

Die Herzwand besteht aus Endokard, Myokard und Epikard und weist ein Herzskelett auf

Endokard. Das Endokard kleidet die Hohlräume des Herzens vollständig aus, überzieht also auch Papillarmuskeln, Trabeculae carneae und Chordae tendineae. Das Endokard besteht aus einer einschichtigen Lage von *Endothelzellen*, die in der Systole kubisch gestaucht, in der Diastole flach abgeplattet werden. Der 2. Bestandteil ist die Basalmembran mit dem locker gebauten subendothelialen Bindegewebe. Das darauf folgende *subendokardiale Bindegewebe* stellt die Verbindung zur Muskulatur her. Es enthält elastische Netze und verzweigte glatte Muskelzellen. Sie bilden ein elastisch-muskulöses System zur Anpassung an die Volumensänderungen. Eingebaut sind in das subendokardiale Bindegewebe die Verzweigungen des *Erregungsleitungssystems*. Blutgefäße fehlen.

Besondere Differenzierungen des Endokards sind die **Herzklappen**. Ihr subendokardiales Bindegewebe ist wegen der großen mechanischen Beanspruchung reich an kollagenen Fasern. Endothel überzieht Ober- und Unterseite. Eigene Blutgefäße fehlen auch ihnen. Dafür sind sie nervenfaserreich.

Myokard. Das Myokard ist aus typischem Herzmuskelgewebe (S. 76) aufgebaut; es stellt die Arbeitsmuskulatur des Herzens dar. Im Bereich der beiden Vorhöfe liegen Herzmuskelzellen, die biologisch aktive Peptide speichern, *Cardiodilatin* und *Cardionatrin*. In den Kammerwänden aggregieren die netzartig untereinander verbundenen Muskelzellstränge zu makroskopisch sichtbaren Bündeln. Präparatorisch läßt sich ein schraubiger Verlauf feststellen (**Abb. 13.20**): von einer äußeren, beide Kammern umgebenden Schicht scheren Muskelbündel aus und umfassen in fast zirkulärer Verlaufsrichtung

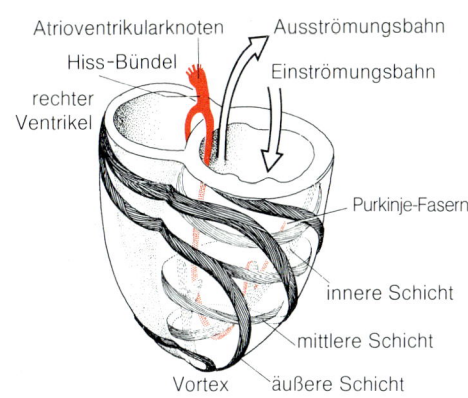

Abb. 13.20 Verlaufsrichtung der Herzmuskulatur. Die Schichtenbildung beruht auf dem unterschiedlichen Steigungswinkel spiralig verlaufender Bündel von Herzmuskelzellen. *Rot*, Erregungsleitungssystem. Sinusknoten nicht gezeichnet. (Nach Puff 1960)

jede Herzhälfte getrennt. Sie bilden die mittlere Schicht der Kammermuskulatur, die bei der Systole bevorzugt tätig wird. Dann ziehen die Fasern steil aufwärts und erscheinen als innerste Schicht. Sie enden z. T. in den Papillarmuskeln und den Trabeculae carneae. Der *Vortex cordis* kommt dadurch zustande, daß sehr steil verlaufende oberflächlich gelegene Bündel an der Spitze direkt in die entgegengesetzte Verlaufsrichtung in die Tiefe umbiegen. Die 3 „Schichten" sind durch lockeres Bindegewebe voneinander getrennt. Die Konstruktion ist am linken Ventrikel besonders deutlich. Die Wand des rechten Ventrikels und die der Vorhöfe besteht nur aus 2 sich überkreuzenden Schichten.

Hinweis. Unter Herzmuskelfasern versteht man zu Strängen aggregierte Herzmuskelzellen.

Unterschiede zwischen dem Myokard der rechten und linken Herzkammer bestehen außerdem hinsichtlich der Packungsdichte der Muskulatur und der O_2-Versorgung. Links verlaufen die Muskelzellen eng benachbart, rechts weiter voneinander entfernt. Obgleich sowohl rechts als auch links auf je 1 kontraktile Muskelzelle 1 Kapillare kommen, ist die Relation der Oberfläche der Kapillaren zur Oberfläche der Muskelfasern in der rechten Kammerwand deutlich günstiger (1:2) als links (1:2,9). Dies hat zur Folge, daß die rechte Kammer bezüglich der Anflutung von O_2 etwa um $1/3$ besser gestellt ist als die linke. Aber auch Zellgifte und Medikamente erreichen die Muskulatur rechts besser als links.

Klinischer Hinweis. Wegen der ungünstigen O_2-Versorgung treten Infarkte häufiger links, wegen verbesserter Zuleitung von Giften toxische Schäden häufiger rechts auf.

Herzskelett. Es besteht im wesentlichen aus straffem Bindegewebe. Aus ihm geformt sind ein *Anulus fibrosus dexter* zwischen rechtem Vorhof und rechter Kammer und ein *Anulus fibrosus sinister* zwischen linkem Vorhof und linker Kammer sowie je ein Faserring für die Wurzel des Truncus pulmonalis und der Aorta (**Abb. 13.19**). Die Zwickel zwischen den beiden Anuli fibrosi und dem Faserring um die Aortenwurzel werden von Faserknorpel gebildet und als *Trigona fibrosa* bezeichnet. Sie versteifen und verbinden die Faserringe. Eine Öffnung im Trigonum fibrosum dextrum bleibt für den Durchtritt des Stammes des His-Bündels (s. unten) ausgespart.

Am Herzskelett heften sich die Herzklappen und die Vorhof- und Kammermuskulatur an. Infolgedessen steht die Arbeitsmuskulatur des Vorhofs und die der Kammer nicht in kontinuierlicher Verbindung (**Abb. 13.18 b**), sondern endet bzw. beginnt am Herzskelett. Auch das Bindegewebe zwischen den 3 „Schichten" des Myokards strahlt in die Anuli fibrosi ein. Ferner befestigt sich an seiner Unterseite die Pars membranacea septi interventricularis.

Topographisch entspricht das Herzskelett der **Ventilebene**. Sie projiziert sich am Herzen auf den Sulcus coronarius. Die Stellung der einzelnen Klappen zueinander ist aus **Abb. 13.19** zu entnehmen.

Epikard, Lamina visceralis pericardii serosi. Es läßt den charakteristischen Bau der Serosa erkennen, die starken Volumenschwankungen ausgesetzt ist. Die Blutgefäße des Herzens sind in das subepikardiale Fettgewebe eingelagert. Es nivelliert die Furchen, so daß eine geschlossene Oberfläche zustande kommt. Innerhalb des Herzbeutels überzieht das Epikard auch noch die Stämme der großen Gefäße (vgl. dazu Perikard S.523).

Die Funktion des Herzens ist mehrfach gesichert

Lernziele

Erregungsleitungssystem: Sinus- und Atrioventrikularknoten, His-Bündel, Kammerschenkel, Purkinje-Fasern • Herznerven: Nn.cardiaci, Rr.cardiaci, Plexus cardiacus

---

Das Herz wird automatisch den jeweiligen Erfordernissen der Körpertätigkeit angepaßt. Verantwortlich hierfür sind:

- Erregungsbildung- und Erregungsleitungssystem (kurz: Erregungsleitungssystem)
- Herznerven

Erregungsleitungssystem. Das Erregungsbildungs- und -leitungssystem induziert und steuert die rhythmischen Kontraktionen der Arbeitsmuskulatur des Herzens. Es arbeitet autonom. Das System setzt sich aus einem Zentrum für die Erregungsbildung und aus eigenen schnell leitenden Bahnen für die Erregungsausbreitung zusammen. Aufgebaut ist das Erregungsleitungssystem aus modifiziertem, sog. spezifischem Herzmuskelgewebe, das sich präparatorisch bis zu seinen subendokardialen Verzweigungen darstellen läßt. Das System besteht aus (**Abb. 13.20**):

- Sinusknoten
- Atrioventrikularknoten
- Atrioventrikularsystem

Sinusknoten (**Nodus sinuatrialis**, *Keith-Flack-Knoten*). Er liegt in der Wand des rechten Vorhofs im Sulcus terminalis, im Winkel zwischen rechtem Herzohr und V.cava superior. In bogenförmigem Verlauf umfaßt er ihre Mündung. Der Sinusknoten ist geflechtartig aufgebaut und steht mit der Arbeitsmuskulatur des Vorhofs in Verbindung. Gefäßversorgung des Sinusknotens: Rr. nodi sinuatriales aus der A. coronaria dextra et sinistra.

Zwischen Sinusknoten und dem folgenden Abschnitt des Erregungsleitungssystem, dem Atrioventrikularknoten, bestehen keine sicher nachweisbaren Verbindungen durch spezifisches Muskelgewebe. Die Erregung, die im Sinusknoten gebildet wird, muß also über die Arbeitsmuskulatur zum AV-Knoten geleitet werden.

Atrioventrikularknoten (**Nodus atrioventricularis**, *Aschoff-Tawara-Knoten*). Er liegt am Boden des rechten Vorhofs neben dem Septum interatriale auf dem Trigonum fibrosum dextrum dicht neben der Mündung des Sinus coronarius. Gefäßversorgung des AV-Knotens: R. nodi atrioventricularis aus der A. coronaria dextra über den R. interventricularis posterior.

Atrioventrikularsystem (*AV-System*). Das spezifische Gewebe des AV-Knotens setzt sich kontinuierlich in das *His-Bündel, Fasciculus atrioventricularis*, fort, das das Trigonum fibrosum dextrum durchsetzt. Gefäßversorgung des His-Bündels: R. interventricularis septalis der A. coronaria dextra.

Hinter der Membrana septi teilt sich das His-Bündel in ein *Crus dextrum* und ein *Crus sinistrum*. Man kann sagen, das His-Bündel „reitet auf dem Septum interventriculare". Die Crura (*Kammerschenkel*) ziehen zu beiden Seiten des Septum subendokardial herzspitzenwärts und zweigen sich in Rr. subendocardiales auf. Einige Äste biegen in Richtung Herzbasis um. Diese und die Endverzweigungen des Kammerschenkels bilden das Netz der *Purkinje-Fasern*, die in der Arbeitsmuskulatur, bevorzugt in den Papillarmuskeln, enden. Eine Abzweigung des Crus dextrum zieht in der Trabecula septomarginalis (Moderatorband, Leonardo-Bündel) zum vorderen Papillarmuskel. Das Crus sinistrum teilt sich in 2 Äste auf, die in ihren Verzweigungen dem Gebiet des vorderen und hinteren Papillarmuskels entsprechen. – Einzelne Purkinje-Fasern können als sog. falsche Sehnenfäden den Ventrikelraum durchqueren.

Klinischer Hinweis. Zwar ist in der Regel das His-Bündel die einzige muskuläre Verbindung zwischen Vorhof und Kammer, gelegentlich kommen jedoch Nebenverbindungen vor, die das Herzskelett an verschiedenen Stellen überbrücken. Dies führt zu einer Doppelerregung der Kammermuskulatur (Wolff-Parkinson-White-Syndrom).

Mikroskopische Anatomie. Das Erregungsleitungssystem besteht aus sarkoplasmareichen fibrillenarmen Muskelzellen mit relativ wenigen Mitochondrien (s. auch S. 78). Bei manchen Tieren zeichnen sich die Purkinje-Fasern durch Glykogenreichtum aus. Die Signalübertragung von den schnell leitenden Muskelfasern des Erregungsleitungssystems auf die Arbeitsmuskulatur erfolgt durch übliche Muskelzellkontakte zwischen Purkinje-Fasern und Myokardfasern.

Funktioneller und klinischer Hinweis. Die einzelnen Anteile des Erregungsleitungssystems sind funktionell nicht gleichwertig. Der Sinusknoten (auch *Schrittmacher* genannt, weil er die Herzfrequenz bestimmt) induziert eine Schlagfrequenz von 70/min. Im AV-Knoten erfolgt eine Verzögerung der Erregungsleitung von 0,1 s. Bei Ausfall des Sinusknotens übernimmt der AV-Knoten die Erregungsbildung. Die Schlagfrequenz des Herzens beträgt dann aber nur noch 50/min. Fällt auch noch der AV-Knoten aus, dann resultiert eine völlige Dissoziation zwischen Vorhof- und Kammersystole. Die Systole der Kammer erfolgt nur noch 20x/min.

Herznerven. Die Herznerven passen die Herztätigkeit der Körpertätigkeit an. Die Steuerung erfolgt über das vegetative Nervensystem. Hierbei wirken die *Nn. cardiaci* des Sympathikus beschleunigend, die *Rr. cardiaci* des Parasympathikus (N. vagus) verlangsamend.
Im einzelnen handelt es sich

- beim *Sympathikus um die*
  - Nn. cardiaci cervicales superiores
  - Nn. cardiaci cervicales medii
  - Nn. cardiaci cervicales inferiores
  - Ñn. cardiaci thoracici
- beim *N. vagus um die*
  - Rr. cardiaci cervicales superiores
  - Rr. cardiaci cervicales inferiores
  - Rr. cardiaci thoracici

Die Herzäste beider Anteile des vegetativen Nervensystems bilden zwischen Aorta und Truncus pulmonalis, also noch außerhalb des Herzbeutels, den *Plexus cardiacus*. Hier vermischen sich beide Faserarten. Während die Nerven des Sympathikus bereits postganglionäre Fasern führen, erfolgt die Umschaltung des N. vagus auf die postganglionäre Strecke durch Nervenzellen, die im Gebiet der Herzbasis und des Vorhofs in den Ganglia cardiaca liegen (**Abb. 13.24**). Die Endverzweigungen des Plexus erreichen die Arbeitsmuskulatur, v. a. aber den Sinus- und AV-Knoten. Sie schließen sich in ihrem Verlauf den Herzkranzgefäßen an, die gleichfalls von ihnen in-

nerviert werden. Die Beeinflussung des Sinusknotens besteht in einer Beschleunigung oder Verlangsamung der Signalbildung, die Beeinflussung des AV-Knotens dagegen in einer Veränderung der Verzögerungsdauer der Signalübertragung. Andere Verzweigungen des Plexus cardiacus erreichen das Epikard. Sie führen afferente sensible Fasern, die der Schmerzleitung dienen.

Das Herz wirkt wie eine Saug-Druckpumpe

Lernziele
Systole • Diastole • Ventrikelebene • Mechanik der Herzklappen

Der Pumpmechanismus (**Abb. 13.21**) beruht auf der koordiniert ablaufenden

- Kontraktion und Erschlaffung der Arbeitsmuskulatur sowie der
- Tätigkeit der Herzklappen.

Arbeitsmuskulatur. Die Kontraktion der Arbeitsmuskulatur wird als **Systole** bezeichnet. Sie alterniert mit einer Erschlaffung der Muskulatur, **Diastole.** Rechte und linke Herzhälfte arbeiten hierbei synchron.

Eingeleitet wird die Herztätigkeit mit einer Erregungsbildung im Sinusknoten, die innerhalb von 0,1 s zur Kontraktion der Vorhöfe führt (*Vorhofsystole*). Unterdessen läuft die Erregung über die Arbeitsmuskulatur des rechten Vorhofs zum AV-Knoten. Von hier gelangt die Erregungswelle im His-Bündel und in den Kammerschenkeln in 0,1 s zur Arbeitsmuskulatur und es kommt zu einer *Kammersystole*. Zuerst kontrahiert sich der rechte vordere Papillarmuskel, dann folgen die anderen. Während die Ventilebene in Richtung Herzspitze verlagert wird, kontrahiert sich das Gebiet der Einströmungsbahn. Der entsprechend der Muskelanordnung (**Abb. 13.20**) fortschreitende Kontraktionsablauf drängt das Blut zur Ausströmungsbahn. Das Austreiben des Blutes bis auf eine Restmenge beruht also auf der *Kontraktion des Myokards mit Auspressen des Muskelschwammes und dem* **Tiefertreten der Ventilebene.**

Hierbei wird gleichzeitig das Volumen der in der Diastole befindlichen (durch den Unterdruck im Herzbeutel/Pleuraraum offengehaltenen) Vorhöfe vergrößert. Blut wird aus den Venen angesaugt, d. h. es strömt entsprechend der Druckdifferenz nach. Herznahe Venen stehen infolgedessen unter der „Saugwirkung" des Herzens, die durch die Atemmechanik unterstützt wird. Die Retraktionskraft der Lunge übt nämlich auf die Venenwände einen Sog aus (ganz besonders bei Inspiration) und hält sie offen.

Herzklappen. Erst durch den Einbau der Ventile wird das Herz voll funktionsfähig. Die Funktion der Atrioven-

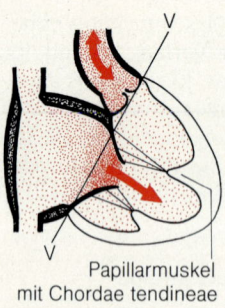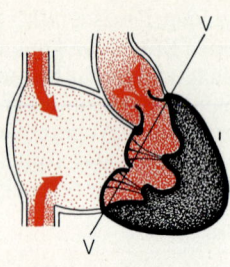

Papillarmuskel
mit Chordae tendineae

a   b

Abb. 13.21 a,b Schema der Herzaktion. Abschnitte in der Systole sind *dunkel,* in der Diastole *hell. V*, Ventilebene. **a** In der Vorhofsystole strömt das Blut durch das Ostium zwischen den Segelklappen in die Kammer. **b** In der Kammersystole wird durch Tiefertreten der Ventilebene, Verschluß des Atrioventrikularostiums und Kontraktion der Kammermuskulatur das Blut in die Schlagader ausgeworfen, deren elastische Wand gedehnt wird. Es strömt wieder Blut in den Vorhof nach. **a** Kammerdiastole: das in die Schlagader ausgeworfene Blut schließt die Taschenklappen und wird dadurch am Rückstrom in den Ventrikel gehindert. (Nach Kahle et al. 1986)

trikularklappen beruht darauf, daß das Blut bei der Systole die Segel bläht, die sich mit ihren Rändern dicht aneinanderlegen. Die Sehnenfäden verhindern, daß sie in den Vorhof zurückschlagen. Der Schluß der Aorten- und Pulmonalklappe wird durch das in die beiden elastisch dehnbaren Schlagadern ausgeworfene Blut herbeigeführt (**Abb. 13.21**).

Klinischer Hinweis. Störungen des Klappenmechanismus infolge entzündlicher Prozesse führen zur erheblichen Beeinträchtigung der Herztätigkeit. So strömt bei *Klappeninsuffizienz* (unvollständiger Klappenschluß) ein Teil des Blutes wieder in die Kammer zurück. Eine Einengung der Ostien, *Stenose*, bedingt eine erhöhte Muskeltätigkeit und führt zu einer *Hypertrophie der Arbeitsmuskulatur* des Herzens.

Das Herz wird als ein den momentanen Ansprüchen anpaßbares Dauerleistungsorgan von einem engmaschigem Blutgefäßsystem versorgt

Lernziele
Koronararterien: Ursprung, Verlauf, Äste, Versorgungsgebiete, Versorgungstypen • Herzvenen • Sinus coronarius • Lymphgefäße

Ein Muskel, der zeitlebens in Tätigkeit ist und für körperliche Höchstleistungen über eine beträchtliche Reserve verfügen muß, bedarf einer optimal anpaßbaren Versorgung mit Sauerstoff. Sie wird von den den beiden Herzkranzgefäßen, **Aa. coronariae cordis** (**Abb 13.22**), den Vasa privata des Herzens übernommen. Sie und die rückführenden Venenstämme fügen sich in die Sulci ein, sind in Fettgewebe eingebettet und werden von Epikard überzogen. Die folgende Darstellung bezieht sich auf den Normalfall (50 %), *ausgeglichener Typ* (**Abb. 13.23 a**).

• **A. coronaria sinistra** (**Abb. 13.22**). Sie entspringt im Sinus aortae sinister oberhalb des freien Randes der linken Aortenklappe, zieht zwischen linkem Herzohr und Truncus pulmonalis nach vorn und teilt sich in den

 – **R. circumflexus**, der im Sulcus coronarius sinister bis zur Facies diaphragmatica verläuft. Er gibt ab:
 – R. atrialis anastomoticus an den Vorhof, der mit einem entsprechenden Ast der rechten Koronararterie anastomosiert
 – Rr. atrioventriculares zu Vorhof und Kammer
 – R. marginalis sinister zur Kammer
 – R. atrialis intermedius an der Rückseite zum Vorhof
 – **R. interventricularis anterior**, der im Sulcus interventricularis anterior bis zur Herzspitze zieht. Er gibt ab:
 – einen Ast zum Conus arteriosus
 – R. lateralis zur Vorderwandmuskulatur der linken Kammer
 – Rr. interventriculares septales, die die vorderen $2/3$ der Kammerscheidewand versorgen

Versorgungsgebiete. Linker Vorhof, Wand des linken Ventrikels einschließlich eines Großteils des Septum interventriculare und eines kleinen Anteils der Vorderwand der rechten Kammer (**Abb. 12.23 a**).

• **A. coronaria dextra** (**Abb. 13.22**). Sie entspringt im Sinus aortae dexter, verläuft zunächst auf der Vorderseite unter dem rechten Herzohr im Sulcus coronarius dexter bis auf die Facies diaphragmatica und biegt in den Sulcus interventricularis posterior ab, dem sie als

 – **R. interventricularis posterior** bis zur Herzspitze folgt.
 Auf der Facies sternocostalis gibt die A. coronaria dextra ab:
 – R. coni arteriosi
 – Rr. atriales
 – Rr. ventriculares (in der **Abb. 13.22** ist nur 1 Ast, der R. ventricularis anterior, gezeichnet)
 – R. marginalis dexter (kräftiger Ast) zur Versorgung der Vorder- und Seitenwand der Kammer.
 Auf der Facies diaphragmatica werden abgegeben:
 – R. atrialis intermedius zur Hinterwand des rechten Vorhofs
 – Rr. interventriculares septales als Endäste zur Kammerscheidewand

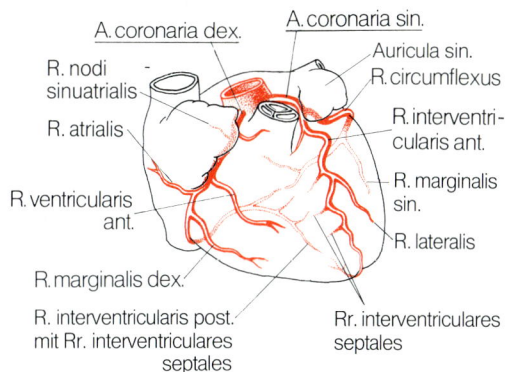

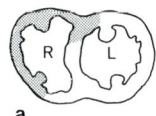 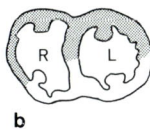 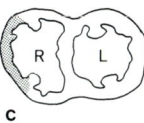

Abb. 13.23 a-c Versorgungsgebiet der A. coronaria sinistra *(hell)* und der A. coronaria dextra *(dunkel)* im Bereich der Ventrikel. **a** Versorgungsgebiet beim ausgeglichenen Typ; **b** beim Überwiegen der A. coronaria dextra (Rechtstyp); **c** beim Überwiegen der A. coronaria sinistra (Linkstyp). *R*, rechter Ventrikel; *L*, linker Ventrikel. (Nach Töndury 1970)

Abb. 13.22 Äste der A. coronaria sinistra und dextra. Anastomosen nicht gezeichnet z. B. zwischen den Rr. septales des R. interventricularis anterior und posterior, zwischen dem R. circumflexus und der A. coronaria dextra. Von der A. coronaria dextra zieht als 1. Ast der R. coni arteriosi (nicht bezeichnet) zum Conus arteriosus. Ihm gegenüber der gleichnamige Ast der A. coronaria sinistra

Versorgungsgebiet: Rechter Vorhof, rechte Kammer (**Abb. 13.23 a**), hinterer Abschnitt des Septum interventriculare, Sinus- und AV-Knoten.

Abweichungen von dem zunächst besprochenen ausgeglichenen Typ liegen vor beim

- *Rechtstyp*: Überwiegen der A. coronaria dextra (**Abb. 13.23 b**) und beim
- *Linkstyp*: Überwiegen des Versorgungsgebietes der A. coronaria sinistra (**Abb. 13.23 c**).

Anastomosen. Obwohl zwischen den Endverzweigungen der beiden Koronararterien zahlreiche Anastomosen bestehen, reichen sie für einen funktionierenden Kollateralkreislauf nicht aus. Es handelt sich also um **funktionelle Endarterien.**

Klinische Hinweise. Bereits in der Fetalzeit werden in die Intima der Koronararterien vermehrt Glykosaminoglykane eingelagert und etwa im Alter von 25 Jahren sind Intima und Media dieser Gefäße gleich dick. Mit fortschreitendem Lebensalter treten dann in der Wand der Koronargefäße vermehrt Kalziumsalze auf. Kommt es dabei zu einer Einengung des Lumens der Koronararterien, sind diese bei einer Leistungssteigerung nicht mehr in der Lage, sich zu erweitern und die notwendige Blutmenge dem Herzmuskel zuzuführen. Es tritt das Symptom der *Angina pectoris* auf. Stellt sich ein schwerwiegendes Mißverhältnis von Sauerstoffangebot und -bedarf ein, dann kommt es zum *Myokardinfarkt*, d. h. zu einem Untergang von Herzmuskelgewebe und eventuell von Anteilen des Erregungsleitungssystems.

Herzvenen (**Abb. 13.24**). Sammelgefäß für den überwiegenden Anteil des venösen Blutes aus dem Herzmuskel ist der

- **Sinus coronarius**. Er hat, bevor er in den rechten Vorhof mündet, folgende Zuflüsse:
  - V. coronaria sinistra (früher V. cardiaca magna). Im Sulcus coronarius neben der gleichnamigen Arterie gelegen, sammelt sie das Blut aus der Facies sternocostalis des rechten und linken Ventrikel. Sie beginnt als R. interventricularis anterior.
  - V. ventriculi sinistri posterior. Sie nimmt das Blut aus der Hinterwand des linken Ventrikels auf.
  - V. interventricularis posterior. Sie liegt im Sulcus interventricularis posterior und erhält Blut aus beiden Ventrikeln.
  - V. coronaria dextra (ein kleines Gefäß, früher V. cardiaca parva) bekommt Blut aus dem rechten Vorhof und der rechten Kammer.
  - V. obliqua atrii sinistri, ein sehr kleines venöses Gefäß. Es ist besonders wegen seiner Herkunft aus der V. cardinalis anterior von Interesse.

Direkt in den rechten Vorhof aber auch in andere Räume des Herzens münden zahlreiche

- **Vv. cardiacae parvae** und
- **Vv. cardiacae minimae** durch Foramina venarum minimarum.

Lymphgefäße. Aus einem subendokardialen, myokardialen und subepikardialen Netz wird die Lymphe den Nodi lymphatici mediastinales anteriores und Nodi lymphatici tracheobronchiales zugeleitet.

13.2.3 Perikard, Herzbeutel

Lernziele
Perikard • Epikard • Sinus transversus • Sinus obliquus • Intraperikardiale Gefäßabschnitte • Sinus transversus • Sinus obliquus

Der Herzbeutel umgibt das Herz. Er besteht aus

- **Pericardium fibrosum**, das die äußere Oberfläche des Herzbeutels bildet. Das Pericardium fibrosum besteht

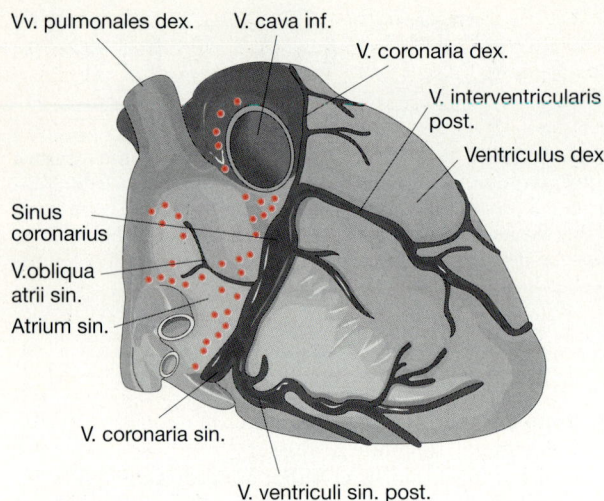

Vv. pulmonales dex.   V. cava inf.

V. coronaria dex.

V. interventricularis post.

Ventriculus dex.

Sinus coronarius

V. obliqua atrii sin.

Atrium sin.

V. coronaria sin.

V. ventriculi sin. post.

Abb. 13.24 Facies diaphragmatica des Herzens mit den großen Venen und den an der Herzbasis gelegenen vegetativen Ganglien (*rot*)

aus Zügen derber Kollagenfasern in scherengitterartiger Anordnung mit eingelagerten elastischen Fasernetzen. Diese Faserbündel verhindern eine extreme Dilatation des Herzen, lassen aber eine Dehnung bis zu 30 % zu. Gleichzeitig verknüpft das Bindegewebe des Pericardium fibrosum den Herzbeutel mit der Umgebung (s. unten).

• **Pericardium serosum**. Wie bei der Serosa an anderer Stelle (S. 483) besteht das Pericardium serosum aus einschichtigem Plattenepithel. Es verfügt über 2 Blätter, zwischen denen sich ein mit seröser Flüssigkeit gefüllter Spaltraum, *Cavitas pericardialis*, befindet. Zu unterscheiden sind:

– *Lamina visceralis*. Synonym ist die Bezeichnung **Epikard**. Sie liegt dem Myokard faltenlos auf und überzieht die in Fettgewebe eingebetteten Koronargefäße.

– *Lamina parietalis*. Sie liegt dem bindegewebigem Pericardium innen fest an.

Der Übergang vom viszeralen auf das parietale Blatt erfolgt auf der Oberfläche der großen Gefäße (**Abb. 13.31 b**): bei der Aorta am Anfang des Arcus und beim Truncus pulmonalis sowie bei der V. cava superior etwa ein 1 cm nach Gefäßbeginn (**Abb. 13.31 a**). Dabei werden die beiden aus dem Truncus arteriosus hervorgegangenen Gefäßabschnitte, Pars ascendens aortae und Truncus pulmonalis, gemeinsam vom Pericardium serosum umschlossen (**Abb. 13.31 b**). Am linken Vorhof befindet sich der Übergang direkt an der Einmündung der Vv. pulmonales, so daß diesen Gefäßen eine intraperikardiale Verlaufsstrecke fehlt.

Sinus transversus pericardii, Sinus obliquus pericardii. Aus der Entwicklung ergibt sich, daß das Herz 2 Pforten besitzt: Aorta/Truncus pulmonalis und für die aus dem Sinus venosus entstandenen Gefäße (S. 506). Während des Wachstums rücken beide Pforten zusammen, lassen jedoch zwischen sich einen schmalen Durchgang, den *Sinus transversus pericardii* (**Abb. 13.31 b**). Hier lag das Mesokard, das sich während der Ausgestaltung des Herzens zurückbildete. – Als *Sinus obliquus pericardii* wird der zwischen den linken und rechten Vv. pulmonales gelegene Raum bezeichnet.

Verbindung des Perikards mit der Umgebung. Auf beiden Seiten sind Pleura mediastinalis und Perikard durch ein lockeres Bindegewebe verbunden. Die Basis pericardii ist an ihrer vorderen Zirkumferenz und an der Durchtrittspforte für die V. cava inferior *mit dem Centrum tendineum* des Zwerchfells verwachsen. Vorne befestigen straffe Faserzüge das Perikard an der Rückseite des Sternums, *Ligg. sternopericardiaca*. Nach oben verbindet die *Membrana bronchopericardiaca* den Herzbeutel mit den Atemwegen (S. 487).

Innervation. R. pericardiacus der Nn. phrenici

Gefäßversorgung. A. pericardiacophrenica aus der A. thoracica interna. Das gleichlautende venöse Gefäß mündet in die V. brachiocephalica.

Klinische Hinweise. Bei einer Entzündung (*Perikarditis*) können Verwachsungen entstehen, die die Herzfunktion hemmen. – Die Punktion eines Herzbeutelergusses erfolgt im 5. Interkostalraum links dicht neben dem Sternum unter Beachtung der Pleuragrenzen. – Bei einer Stichverletzung des Herzens füllt das austretende Blut den Perikardialraum auf. Das Herz wird komprimiert: weitere Diastolen sind unmöglich. Man bezeichnet diesen Zustand als *Herzbeuteltamponade*.

13.2.4 Topographie von Herz und Herzbeutel

Lernziele

Längsachse • Herzspitze • Herzkonturen • Projektion der Herzkonturen und der Herzklappen auf die Körperoberfläche • Auskultationsstellen • Nachbarschaftsbeziehungen • Absolute und relative Herzdämpfung

Herz und Perikard liegen im unteren mittleren Mediastinum. Zur Bestimmung der Lage des Herzens wird von der *Herzlängsachse* ausgegangen, die von der Herzspitze bis zur äußersten Begrenzung des rechten Vorhofs reicht (**Abb. 13.9 a**) und die beim herzgesunden Erwachsenen etwa 15 cm lang ist. Sie verläuft in situ schräg, da sie mit allen 3 Ebenen des Körpers – Transversal-, Longitudinal- und Sagittalebene – jeweils einen Winkel von ca. 45° bildet (**Abb. 13.27**). Dies hat zur Folge, daß die Herzbasis

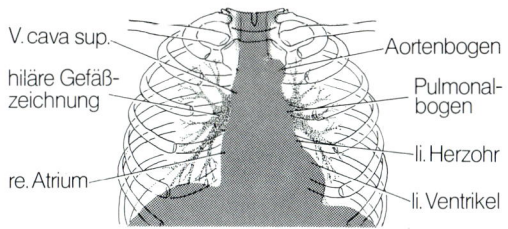

V. cava sup.

hiläre Gefäß-
zeichnung

re. Atrium

Aortenbogen

Pulmonal-
bogen

li. Herzohr

li. Ventrikel

Abb. 13.25 Röntgenbild in posterior-anteriorem Strahlengang. Der Herzschatten geht in den Schatten der rechten und linken Zwerchfellkuppel und der oberen Mediastinalorgane über. In der Lunge fällt die Gefäßzeichnung besonders als „Hilumzeichnung" auf

nach rechts oben hinten, und die Herzspitze nach links unten vorne weist. Außerdem ist das Herz so gedreht, daß die *Facies sternocostalis cordis (*Vorderseite des Herzens) fast ausschließlich vom rechten Ventrikel* gebildet wird (**Abb. 13.17**). Auf der Facies diaphragmatica treffen sich rechte und linke Herzkammer. Der linke Vorhof liegt am weitesten dorsal im Mediastinum, der rechte Vorhof dagegen teilweise vorne. Die *Herzspitze befindet sich bei mittlerer Respirationslage im 5. Interkostalraum in der Medioklavikularlinie.*

Hinweis. An der vorderen Rumpfwand ist im 5. Interkostalraum etwa fingerbreit medial der Medioklavikularlinie der *Herzspitzenstoß* zu tasten. Er ist aber nicht identisch mit der Herzspitze, die vom linken Ventrikel gebildet wird, sondern wird durch den Anprall des Endes des rechten Ventrikels an die vordere Brustwand verursacht.

Herzkonturen. Ihre Kenntnis ist für jede klinische Herzuntersuchung wichtig. Sie lassen sich röntgenologisch und teilweise durch Perkussion ermitteln. Bei sagittalem Strahlengang wird der Herzschatten wie folgt gebildet (**Abb. 13.25**):

- **rechts** (rechter Herzrand) von der V. cava superior und vom rechten Vorhof
- **links** (linker Herzrand) von Aortenbogen, Pulmonalisbogen, vom Bogen des linken Vorhofs (oft nur angedeutet) und ausgeprägt von der linken Kammer

Über die Rückseite des Herzens sind Aussagen beim transversalen (seitlichen) Strahlengang möglich. Dabei kann das Gebiet zwischen Herz und Aorta descendens erfaßt werden; dadurch sind Schlüsse über die Erweiterung des Herzens in diese Richtung möglich.

Projektion des Herzens auf die Körperoberfläche. Bei der Projektion des Herzens auf die Körperoberfläche zeigt sich, daß $2/3$ des Herzens links, $1/3$ rechts von der Medianebene liegen (**Abb. 13.26**).

Der *rechte Herzrand* befindet sich 2 cm vom rechten Sternalrand (rechte Parasternallinie) und erstreckt sich vom 3. bis zum 6. Rippenknorpel.

Der *linke Herzrand* projiziert sich auf den Thorax im 2. Interkostalraum links parasternal beginnend in einem Bogen zum linken 5. Interkostalraum etwa 1 cm medial der Medioklavikularlinie (Herzspitze).

Der *untere Herzrand* bildet einen schmalen konvexen Bogen vom Projektionspunkt der Herzspitze bis zum Ansatz der 6. Rippe rechts.

Der *obere Herzrand* ergibt sich aus der Projektion der großen Gefäße. Er liegt etwa zwischen dem Oberrand des 3. Rippenknorpels rechts und dem 2. Interkostalraum links.

Hinweis. Die Projektionen des Herzens auf die vordere Brustwand unterliegen jedoch starken Schwankungen, weil u. a. Körperlage, Stellung des Zwerchfells, Konstitution und Lebensalter darauf Einfluß nehmen. So steht z. B. das Herz des Asthenikers mit seiner Längsachse mehr senkrecht (Tropfenherz) als das Herz des Pyknikers (quergestelltes Herz). Oder es liegt der Herzspitzenstoß beim Kind im 4., beim Greis infolge altersbedingter Senkung der Organe im 6. Intercostalraum.

Projektion der Herzklappen und der Auskultationsstellen. Die 4 Herzklappen bilden die Ventilebene. Entsprechend dem Verlauf der Herzachse stehen sie schräg im Körper. Die Projektionsstellen der Klappen auf die vordere Rumpfwand sind in **Tabelle 13.7** und **Abb. 13.26** dargestellt.

Die Auskultationsstellen, d. h. die Stellen, an denen die „Herztöne" optimal zu hören sind, stimmen nicht mit der anatomischen Lage der Klappen überein, da die Geräusche, die bei der Klappentätigkeit auftreten, durch den Blutstrom innerhalb des Herzens fortgeleitet wer-

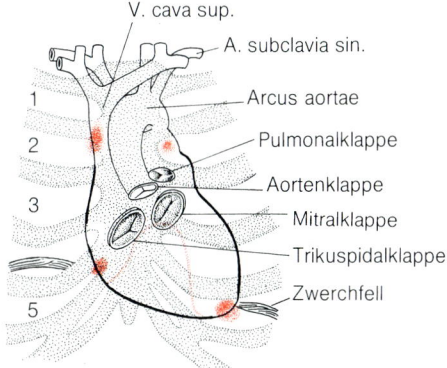

V. cava sup.

A. subclavia sin.

Arcus aortae

Pulmonalklappe

Aortenklappe

Mitralklappe

Trikuspidalklappe

Zwerchfell

Abb. 13.26 Topographischer Bezug des Herzens und der großen Gefäßstämme (*dünne Linien*) zur vorderen Thoraxwand in mittlerer Respirationslage. Beachte die Klappenstellung. *Rot punktiert*, Auskultationsstellen. Die *rot punktierte Linie* begrenzt das Feld der absoluten Herzdämpfung

Tabelle 13.7 Projektion der Herzklappen auf die vordere Rumpfwand

Herzklappe	Projektion auf	Auskultationsstellen
Rechte Atrioventrikularklappe	Sternum in Höhe des 5. Rippenknorpels	5. ICR[a] rechts/5. Rippenknorpel
Linke Atrioventrikularklappe	4./5. Rippenknorpel	5. ICR[a] links/Herzspitze
Pulmonalklappe	Linker Sternalrand in Höhe der 3. Rippe	2. ICR[a] links
Aortenklappe	Linker Sternalrand in Höhe des 3. ICR	2. ICR[a] rechts

[a]   *ICR*, Abkürzung für Interkostalraum.

den. Die Auskultationsstellen (**Tabelle 13.7**) sind in **Abb. 13.26** rot punktiert.

Nachbarschaftsbeziehungen. Enge Beziehung weist das Herz zur Lunge auf. Dadurch, daß das Herz in der Incisura cardiaca der linken Lunge liegt, kommt es dazu, daß es auf der Vorderseite teilweise von lufthaltigem Lungengewebe mit dazugehöriger Pleura bedeckt ist. In diesem Gebiet läßt sich bei der Perkussion zwar das überlagernde lufthaltige Lungengewebe akustisch „durchschlagen", aber es liegt doch nur eine „**relative Herzdämpfung**" vor. Dagegen besteht dort, wo Herz und Herzbeutel nur durch die beiden aufeinander liegenden Pleurablätter getrennt der vorderen Brustwand unmittelbar anliegt, eine „**absolute Herzdämpfung**" (**Abb. 13.26**). Dieses Gebiet wird von den Lungenrändern begrenzt und liegt im wesentlichen über der Vorderwand des rechten Ventrikels. Die absolute Herzdämpfung geht kontinuierlich in die Leberdämpfung über.

Eine weitere wichtige Nachbarschaftsbeziehung für das Herz ist, daß sich der Ösophagus dem linken Vorhof von hinten, nur durch den Herzbeutel getrennt, anlagert.

Klinischer Hinweis. Durch eine Vergrößerung des linken Ventrikels kann es zu einer Einengung des Ösophagus kommen. Dies läßt sich röntgenologisch bei seitlichem Strahlengang durch Breischluck zur Darstellung des Ösophagus ermitteln.

Seitlich verlaufen über den Herzbeutel der N. phrenicus und die Vasa pericardiacophrenica.

13.3 Organe und Leitungsbahnen des Mediastinums

Lernziele
Gliederung der Thoraxhöhle und Topographie der Thoraxorgane • Vorderes, mittleres und hinteres Mediastinum

Definition. Mediastinum („Was in der Mitte steht", deswegen auch Mittelfell) heißt das zwischen den beiden

Pleurahöhlen gelegene Gebiet. Es handelt sich um eine Bindegewebsplatte, die verschiedene Organe (Herz und Herzbeutel, Thymus), Rohrverbindungen (Trachea, Bronchien, Ösophagus) und Leitungsbahnen (Gefäße und Nerven) sowie Lymphknoten einschließt.

13.3.1 Begrenzung und Einteilung

Das Mediastinum spannt sich zwischen Wirbelsäule (1.–10./11. Brustwirbel) und Sternum aus. Beiderseits bildet die Pleura mediastinalis den Abschluß (**Abb. 13.27**). Unten endet es am Zwerchfell, oben geht es an der oberen Thoraxapertur (topographische Grenze) kontinuierlich in den Bindegewebsraum des Halses über.

Klinischer Hinweis. Entzündungen in den Bindegewebsräumen des Halses können ungehindert in das Mediastinum gelangen.

Das Mittelfell wird unterteilt in:

- **Mediastinum superius**, oberes Mediastinum, das sich oberhalb des Herzens befindet, und ein
- **Mediastinum inferius**, unteres Mediastinum, das in Höhe des Herzens liegt.

Das untere Mediastinum gliedert sich in 3 hintereinander gelegene Abschnitte, nämlich in:

- **Mediastinum anterius**, vorderes Mediastinum, zwischen Perikard und Sternum
- **Mediastinum medium,** mittleres Mediastinum, das vor allem Perikard und Herz enthält, und
- **Mediastinum posterius,** hinteres Mediastinum, zwischen Herzbeutelhinterwand und Wirbelsäule.

Im folgenden werden zunächst die verschiedenen Gebilde des Mediastinum einzeln unter Berücksichtigung ihrer Lage besprochen (Ausnahme: Herz mit Herzbeutel, S. 520, Trachea, S. 486). Darauf folgt eine zusammenfassende topographische Darstellung.

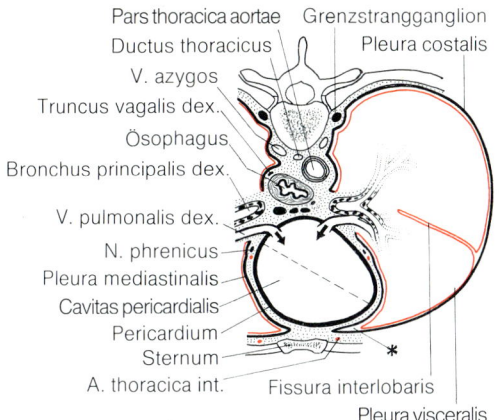

Pars thoracica aortae Grenzstrangganglion
Ductus thoracicus   Pleura costalis
V. azygos
Truncus vagalis dex.
Ösophagus
Bronchus principalis dex.
V. pulmonalis dex.
N. phrenicus
Pleura mediastinalis
Cavitas pericardialis
Pericardium
Sternum   *
A. thoracica int.   Fissura interlobaris
                    Pleura visceralis

Abb. 13.27 Schematisierter Horizontalschnitt durch das untere Mediastinum. Herz entfernt. *Rot,* Pleura visceralis; Lungenparenchym nicht gezeichnet. Zwischen den beiden Hauptbronchien vor dem Ösophagus Ndd. tracheobronchiales inferiores; seitlich des Wirbelkörpers links hinter der Aorta die V. hemiazygos. *Pfeile,* Strömungsrichtung in den Vv. pulmonales. *Gestrichelte Linie,* Herzachse. Vor dem N. phrenicus die A. pericardiacophrenica. *Recessus costomediastinalis

13.3.2 Thymus, Bries

> **Lernziele**
> Lage • Größe • Nachbarschaftsbeziehung • Gliederung • Entwicklung • Jugendlicher Thymus • Rinde • Mark • Blut-Thymus-Schranke • Hassall-Körperchen • Funktion • Involution

Der Thymus befindet sich überwiegend im oberen Mediastinum vorne. Allerdings verschieben sich im Laufe der ersten 2 Lebensjahrzehnte die topographischen Verhältnisse, da der Thymus Größen- und Gewichtsveränderungen durchmacht. Beim Neugeborenen ist der Thymus relativ groß (15 g schwer), nimmt bis zur Puber-

tät noch an Gewicht zu (bis 40 g) und bildet sich nach der Pubertät zurück (Involution). Es verbleibt der Thymusrestkörper des Erwachsenen. Zur Zeit seiner größten Ausdehnung (beim Jugendlichen) liegt der Thymus mit seinen beiden meist nicht scharf voneinander abgrenzbaren Lappen direkt hinter dem Manubrium sterni in einem Raum zwischen den beiden Pleurasäcken (*Trigonum thymicum*; **Abb. 13.10**). Er bedeckt die V. brachiocephalica sinistra, den Aortenbogen und die oberen Abschnitte des Herzbeutels. Nach kranial kann der kindliche Thymus über die Incisura jugularis hinaus unter der Lamina praetrachealis bis zur Schilddrüse reichen. Beim Erwachsenen wird der Thymusrestkörper vorne z. T. vom Recessus costomediastinalis überlagert und erreicht kaum den Herzbeutel.

Gefäßversorgung. Rr. thymici aus der A. thoracica interna und aus der A. pericardiacophrenica. Die gleichnamigen Venen münden in die Vv. brachiocephalicae.

Mikroskopisch (Tabelle 7.1) zeichnet sich das Organ durch eine *oberflächliche Läppchengliederung* aus, die besonders beim Jugendlichen auffällt. Außerdem besteht eine Unterteilung in eine zellreiche *Rinde* und ein zellarmes *Mark* (**Abb. 13.28 a**). Die Läppchengliederung kommt durch feine Bindegewebssepten zustande, die von einer zarten Organkapsel ausgehen, aber nicht sehr weit in die Tiefe reichen. Daraus ergibt sich eine strauchartige Bauweise des Organs; das Mark verzweigt sich und wird kappenartig von Rinde überlagert.

Hinweis. In histologischen Einzelschnitten kann der Eindruck von getrennten Lappen entstehen. Serienschnitte zeigen aber den kontinuierlichen Zusammenhang aller Organteile.

Entwicklungsgeschichtlich weist der Thymus

• epitheliale Anteile und
• mesenchymale Anteile auf.

Die **epithelialen Anteile** gehen auf das Entoderm der 3. Schlundtasche zurück (**Abb. 11.11**, S. 396). Nach Verselbständigung wandert die Anlage kaudalwärts bis in den Thorax. Aus den zunächst soliden Strängen lösen

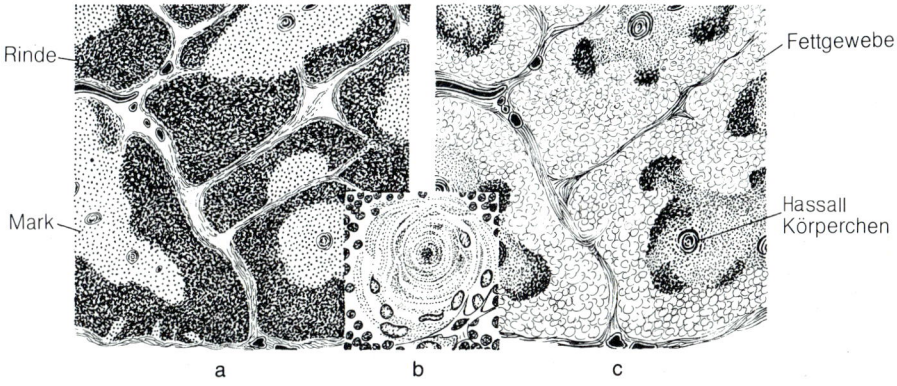

Rinde
Mark
Fettgewebe
Hassall Körperchen

Abb. 13.28 a–c Feinbau des Thymus. **a** Beim Neugeborenen; **c** beim Erwachsenen mit Reduktion vor allem der Rindenzone (*dunkel*) und Ersatz durch Fettgewebe; **b** Hassall-Körperchen bei stärkerer Vergrößerung

a   b   c

sich einzelne Zellen und bilden ein weitmaschiges Retikulum verzweigter Zellen mit langen Fortsätzen, die untereinander durch Desmosomen in Kontakt stehen. Zu erkennen sind diese Retikulumzellen an ihren großen chromatinarmen Zellkernen. Retikuläre Fasern fehlen.

Die **mesenchymalen Anteile** stammen aus den Blutinseln des Dottersacks und wahrscheinlich auch aus dem hämatopoetischen Gewebe der Leber bzw. dem Knochenmark. Es handelt sich um Stammzellen, die in der Thymusrinde stark proliferieren und das „epithelial-retkuläre" Zellgefüge weiter auseinanderdrängen. Ortsständiges Mesenchym liefert das lockere Bindegewebe von Kapsel und interlobulären Septen.

Jugendlicher Thymus. Die **Rinde** weist vor allem viele kleine Lymphozyten auf. Überwiegend handelt es sich um T-Lymphozyten und deren Vorläufer. Im äußeren Teil der Rinde werden jeweils Lymphozytengruppen von Retikulumzellen und deren Fortsätzen umschlossen und damit vor zirkulierenden Antigenen geschützt. Einige Retikulumzellen nehmen sogar Lymphozyten in ihren Zelleib hinein (nurse cells). Außerdem bildet das Retikulum um die Blutgefäße der Thymusrinde eine geschlossene Zellscheide, die zusammen mit einer dicken Basalmembran die *Blut-Thymus-Schranke* entstehen läßt. Sie dient gleichfalls dem Schutz der reifenden Lymphozyten. Viele der Lymphozyten der Thymusrinde gehen zugrunde und werden von Makrophagen abgeräumt, andere gelangen ins Mark.

Mark. Das Mark ist weit weniger zellreich als die Rinde. Außer epithelialen Retikulumzellen kommen Lymphoblasten und Lymphozyten vor. Eine Blut-Thymus-Schranke fehlt. Charakteristisch und differentialdiagnostisch wichtig sind die **Hassall-Körperchen** (**Abb. 13.28 b**). Es handelt sich um kugelige, azidophile Gebilde aus konzentrisch zusammengelagerten Epithelzellen. Sie erreichen oft eine beträchtliche Größe und enthalten im Inneren Detritus aus zugrundegegangenen Zellen.

Funktion. Der Thymus ist mit dem Knochenmark und dem Bursa-Äquivalent ein zentrales lymphatisches Organ. Die Prägung der Vorläuferzellen zu immunkompetenten T-Lymphozyten (vgl. S. 178) erfolgt offenbar im Mark, ihre Vermehrung dagegen in der Rinde. Die Zellen gelangen schließlich durch Diapedese in die Kapillaren und werden durch die Markvenen abtransportiert. Im Thymus kommt außerdem ein Wirkstoff, *Thymopoetin*, vor, der möglicherweise in den Retikulumzellen produziert wird und der anscheinend in der Lage ist, den gesamten lymphatischen Apparat zu stimulieren.

Involution. Der Thymus bildet sich nach der Pubertät zurück, ohne jedoch ganz abgebaut zu werden (**Abb. 13.28 c**). Die Rückbildung betrifft vor allem die Rinde, weniger das Mark. Anstelle des abgebauten Gewebes tritt Fettgewebe.

13.3.3 Ösophagus, Speiseröhre

Lernziele

Entwicklung • Form • Länge • Verlauf • Nachbarschaftsbeziehungen • Pars cervicalis • Pars thoracica • Pars abdominalis • Engen • Wand des Verdauungsrohrs • Schichten der Oesophaguswand • Verschlußsegment • Transportmechanismen • Gefäße • Regionale Lymphknoten • Innervation

Entwicklung. Wie Magen und Darm entwickelt sich der Ösophagus aus der entodermalen Darmanlage und dem Splanchnopleuramantel. Durch das Septum oesophagotracheale wird er vom Atmungstrakt getrennt (**Abb. 13.3**).

Klinische Hinweise. Klinisch relevante Mißbildungen sind die Ösophagotrachealfistel (S. 488) und Atresien. Eine Atresie des Ösophagus mit einem blind endenden proximalen Abschnitt ist vermutlich die Folge einer abweichenden Wachstumsrichtung des Septum oesophagotracheale. Der distale Abschnitt bleibt bisweilen noch mit dem Lumen der Trachea verbunden.

Der Ösophagus gliedert sich in eine Pars cervicalis, Pars thoracica und Pars abdominalis

Der Ösophagus ist ein ca. 25 cm langer Muskelschlauch, der den Pharynx mit dem Magen verbindet.

Hinweis. Für klinische Belange ist wichtig, daß der Abstand von den Schneidezähnen bis zum Ösophagusende/Kardia etwa 40 cm beträgt. Danach gelangt eine Sonde z B. bei einer diagnostischen Entnahme von Magensaft in den Magen.

Pars cervicalis Sie beginnt mit dem Ösophagusmund hinter dem Ringknorpel in Höhe des 6. oder 7. Halswirbels. Sie ist an der Ringknorpelplatte befestigt.

Hinweis. Bisweilen weist die Rückseite der Ösophaguswand an dieser Stelle ein dreieckiges muskelschwaches Gebiet (*Laimer-Dreieck*) auf, wo längsverlaufende Muskelfasern fehlen; dadurch besteht die Ösophaguswand hier nur aus Ringmuskulatur. An dieser Stelle können sich Aussackungen (Divertikel) bilden.

Mit der Halswirbelsäule ist die Pars cervicalis durch sehr lockeres Bindegewebe verschieblich verbunden (Spatium retropharyngeum). Direkt vor dem Ösophagus liegt die Trachea.

Pars thoracica. Sie beginnt mit Durchtritt des Ösophagus durch die obere Thoraxapertur und endet im Hiatus oesophageus des Zwerchfells. Die Pars thoracica ist mit ca. 16 cm der längste Abschnitt. Im oberen Mediastinum liegt der Ösophagus hinter der Trachea und hat nur einen geringen Abstand zur Brustwirbelsäule. In Höhe der Bifurcatio tracheae – vor dem 4. Brustwirbel – weicht er dann etwas nach links aus und entfernt sich in seinem weiteren Verlauf von der Wirbelsäule in gleichem Maße, wie die Aorta etwa in Höhe des 7.–8. Brustwirbels beginnt, sich von links her hinter den Ösophagus zu schieben. Im Hiatus oesophageus (S. 538) beträgt der Abstand von der Wirbelsäule bereits 4 cm. Der untere Abschnitt der Pars thoracica wölbt die dorsale Wand des Herzbeutels etwas vor und hat dort enge Lagebeziehung zum linken Vorhof des Herzens. Außerdem hat der Ösophagus auf seinem ganzen Verlauf durch das hintere Mediastinum (**Abb. 13.27**) engen Kontakt zur Pleura mediastinalis dextra und oberhalb des Zwerchfells zur Pleura mediastinalis sinistra. Die Pars thoracica des Ösophagus ist dem Unterdruck im Pleuraraum ausgesetzt; ihr Lumen ist deshalb offen.

Klinische Hinweise. Eine Erweiterung des linken Vorhofs führt oft durch Druck auf den Ösophagus zu Schluckbeschwerden. – Die enge nachbarliche Lage von Ösophagus und linkem Vorhof ermöglicht die Ableitung eines EKG durch den Ösophagus.

Pars abdominalis. Der Ösophagus tritt mit den beiden Vagusästen (Trunci vagales, **Abb. 13.29**) in Höhe des 11. bis 12. Brustwirbels durch den Hiatus oesophageus des Zwerchfells in den Bauchraum. An dieser Stelle legt sich Zwerchfellmuskulatur schlingenförmig (Hälfte einer Achtertour) um den Ösophagus, so daß sie bei tiefer Einatmung durch Kontraktion für kurze Zeit die Speiseröhre verschließen kann. Im übrigen ist der Ösophagus aber durch Bindegewebe verschieblich in den Hiatus eingebaut, so daß Formveränderungen des Zwerchfells bei den Atembewegungen problemlos sind. Insbesondere handelt es sich um elastische Elemente aus dem subpleuralen- und subperitonealen Bindegewebe, die sich in der Adventitia um die Längsmuskelschicht des Ösophagus legen. Sie bilden die ringförmige *Membrana phrenico-oesophagealis*. Abgedichtet wird der Hiatus durch Pleura und Peritoneum, die sich auf die Oberfläche des Ösophagus fortsetzen (**Abb. 13.29**).

Der Teil des Ösophagus, der im Abdomen liegt, beträgt je nach Körperlage und Funktion nur 1–4 cm. Er liegt intraperitoneal. Sein Lumen ist in der Ruhe (d. h., wenn nicht geschluckt wird) geschlossen. Im Ostium cardiacum mündet er in den Magen.

Klinischer Hinweis. Verliert das Bindegewebe im Hiatus oesophageus seine notwendige Festigkeit, können verschiedene Formen von *Ösophagushernien* entstehen. Dabei wird der Magen infolge der Längsspannung des Ösophagus ein Stück in das Mediastinum hineingezogen.

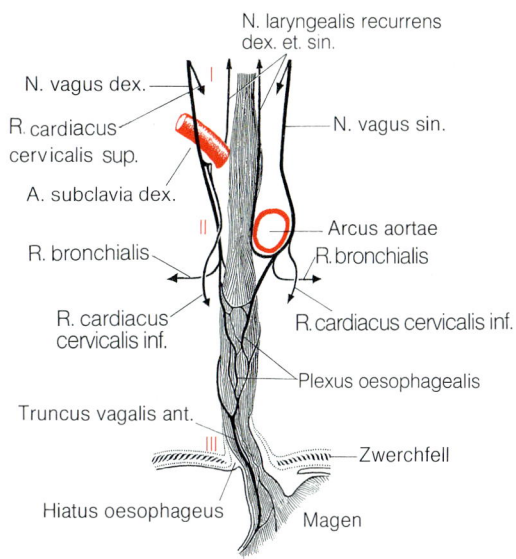

Abb. 13.29 Ösophagus mit benachbarten Gefäßen und Nerven. Die römischen Ziffern kennzeichnen die Engen. Zur übersichlicheren Darstellung sind im oberen Bereich die beiden Nn. vagi zur Seite gezogen

Engen. Der Ösophagus ist an 3 Stellen eingeengt (**Abb. 13.29**):

- **1. Enge.** Die engste und am wenigsten erweiterungsfähige Stelle (Durchmesser 13 mm) liegt hinter der Cartilago cricoidea. Sie wird durch den Tonus der Ringmuskulatur im Ösophagusmund und der Pars cricopharyngea des M. constrictor pharyngis inferior bedingt. Die Öffnung ist ein quergestellter Spalt. Venenpolster dienen einer besseren Abdichtung. Der Verschluß wird beim „Aufstoßen" durch die exprimierte Luft vernehmlich hörbar gesprengt.
- **2. Enge**, auch Aortenenge. Sie liegt in Höhe des 4. Brustwirbels und wird durch den Aortenbogen hervorgerufen, der mit dem Bronchus sinister den Ösophagus komprimiert.
- **3. Enge.** Im Hiatus oesophageus kommt es in Höhe des 10. Brustwirbels durch den Tonus der Muskulatur des Ösophagus zu einer letzten Enge. Eine vollständige Abdichtung wird auch hier durch Schleimhautpolster erreicht, die durch ausgedehnte Venenplexus hervorgerufen werden. Im Bereich dieser Enge ist das Lumen in Ruhe geschlossen.

Klinischer Hinweis. An den Engen des Ösophagus treten Verätzungen gravierend in Erscheinung. Fremdkörper können sich bevorzugt einspießen und außerdem sind die Engen Prädilektionsstellen für Karzinome.

Tabelle 13.8 Schichtenfolge des Verdauungsrohres von innen nach außen

Tunica mucosa	– **Lamina epithelialis mucosae** (indifferent, resorbierend oder sezernierend) – **Lamina propria mucosae**, eine Bindegewebsschicht – **Lamina muscularis mucosae**, eine zirkulärschraubig angeordnete Schicht glatter Muskulatur zur Feinanpassung an den Inhalt
Tela submucosa	Eine locker gebaute Bindegewebsverschiebeschicht, die Blutgefäße und Nervengeflechte (Plexus submucosus) enthält.
Tunica muscularis	Dient der Motorik, aus 2 Schichten aufgebaut: – ringförmig verlaufende innere Schicht: *Stratum circulare* – in Bündeln längs verlaufende äußere Schicht: *Stratum longitudinale*. Zwischen beiden eine Bindegewebslamelle mit Nervengeflecht (Plexus myentericus)
Tunica adventitia Tunica serosa	Bindegewebe zum Einbau oder Serosaüberzug mit subserösem Bindegewebe an frei in der Bauchhöhle liegenden Abschnitten

Der Wandaufbau des Ösophagus ist für alle Abschnitte des Verdauungsrohres repräsentativ

Das Verdauungsrohr verfügt in seinem gesamten Verlauf über einen von Abschnitt zu Abschnitt modifizierten Graundbauplan. Die Schichtenfolge ist in **Tabelle 13.8** von innen nach außen zusammenfassend dargestellt (**Abb. 13.30**).

Differentialdiagnostischer Hinweis. Für das Erkennen des Rumpfdarms im histologischen Präparat ist die Diagnose der *Lamina muscularis mucosae* besonders wichtig, weil sie nur hier vorkommt.

Alle Abschnitte des Verdauungsrohres haben die gemeinsame Aufgabe, Inhalt weiter zu transportieren. Hierzu und zur Durchmischung dienen lumenverengernde Kontraktionswellen, die mit einer Verkürzung des Rohres einhergehen. Man nennt diese Tätigkeit der Muskulatur *Peristaltik*. Als Verschiebeschicht, in der die Scherkräfte ausgeglichen werden, die bei der Peristaltik zwischen Mukosa und Muskularis auftreten, dient die *Tela submucosa*. Ihre Kollagenfasern sind scherengitterartig angeordnet.

Innervation des Verdauungsrohres. Die reichlich vorhandene Nervenversorgung der Wände des Verdauungsrohres dient der Koordination der Motorik. Zu unterscheiden sind Anteile des

- vegetativen Nervensystems und eines
- autonomen, intramuralen Nervensystems.

Beide Anteile zusammen bilden Geflechte, **Plexus**, die untereinander verbunden sind und Nervenzellen enthalten.
Im gesamten Verdauungskanal sind anzutreffen:

- **Plexus myentericus** (*Auerbach-Plexus*), der sich flächenhaft in der Bindegewebslamelle zwischen Ring- und Längsmuskellage der Tunica muscularis ausbreitet und diese innerviert
- **Plexus submucosus** (*Meißner-Plexus*). Er liegt in der Tela submucosa und innerviert Drüsen und die Lamina muscularis mucosae.

Histologisch sind für den Ösophagus mehrschichtiges-unverhorntes Plattenepithel und muköse Drüsen charakteristisch

Tunica mucosa (**Abb. 13.30**). Die Speiseröhre ist ein Transportschlauch, der beim Schlucken mechanisch beansprucht wird und deshalb mit einem hohen *mehrschichtigen unverhornten Plattenepithel* ausgekleidet ist. In den untersten Abschnitten des Ösophagus kommen häufig Einsprengsel von Magenschleimhaut vor. Im übrigen ist der Übergang zwischen dem Epithel

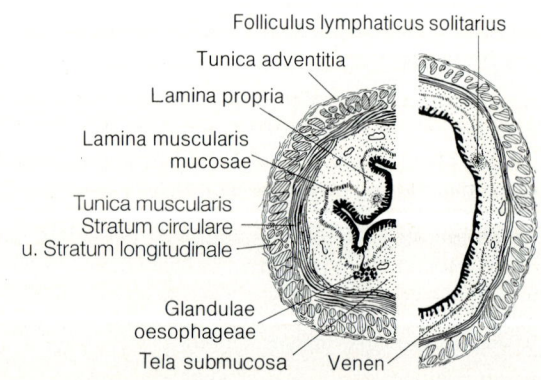

Folliculus lymphaticus solitarius
Tunica adventitia
Lamina propria
Lamina muscularis mucosae
Tunica muscularis Stratum circulare u. Stratum longitudinale
Glandulae oesophageae
Tela submucosa
Venen

Abb. 13.30 Wandbau des Ösophagus in kontrahiertem (*links*) und dilatiertem Zustand (*rechts*). Beachte den Ausgleich durch die Tela submucosa. *Schwarz,* Lamina epithelialis (nicht bezeichnet)

des Ösophagus und dem der Kardia des Magens scharf begrenzt.

Die innere Oberfläche des Ösophagus wird durch einen Schleimüberzug gleitfähig gehalten. Der Schleim wird von den mukösen *Glandulae oesophageae propriae* der Submukosa und in der Nähe des Magens durch die in der Lamina propria mucosae gelegenen *Glandulae oesophageae cardiacae* erzeugt.

Die *Lamina propria* besteht aus lockerem Bindegewebe. Sie enthält besonders im unteren Ösophagusabschnitt ausgedehnte Venenplexus, die die oben genannten Schleimhautpolster bilden.

Das Schleimhautrelief paßt sich beim Schlucken dem Inhalt an, indem die *Lamina muscularis mucosae* ihren Tonus entsprechend einstellt.

Hinweis. Spitze Gegenstände werden durch die Tätigkeit der Lamina muscularis mucosae in die Passagerichtung gedreht und können mit dem nächsten Bissen in den Magen transportiert werden. So gelangen z. B. verschluckte Nadeln durch das ganze Verdauungsrohr hindurch und werden wieder ausgeschieden. – In Ruhe ist die Schleimhaut in Längsfalten (Reservefalten) gelegt (**Abb. 13.30**).

Die **Tela submucosa** besteht aus lockerem Bindegewebe und wirkt als ausgleichende Verschiebeschicht. In ihr breitet sich ein dichter Venenplexus aus, dessen Gefäße mit dem in der Lamina propria in Verbindung stehen.

Tunica muscularis. Die Tunica muscularis besteht im oberen $2/3$ aus quergestreifter Muskulatur; sie kontrahiert sich schnell. Das untere Drittel besteht dagegen aus glatter Muskulatur; sie kontrahiert sich langsam. – Beide Muskelgewebsarten kommen in einer Übergangszone im mittleren Drittel nebeneinander vor.
Die Tunica muscularis gliedert sich in ein inneres

- **Stratum circulare** aus ringförmig schraubig angeordneter Muskulatur, das sich wellenförmig kontrahiert und Bissen aktiv in den Magen befördert, und ein äußeres
- **Stratum longitudinale**, das durch Tonusänderungen für die Längsspannung und die abschnittsweise Verkürzung des Ösophagus bis zu 10 cm sorgt.

Adventitia. Sie stellt die Verbindung zum mediastinalen Bindegewebe her. Die über den Ösophagus hinweglaufende Peristaltik ist durch die lockere Anordnung der Fasern uneingeschränkt möglich.

Verschlußsegment. Der Reflux von Magensaft in die Speiseröhre muß unbedingt verhindert werden. Hierzu dient das Verschlußsegment, das auch die 3. Enge bedingt. Der Mechanismus beruht offenbar auf 2 verschiedenen Einrichtungen: Vermutlich spielen die unterschiedlichen Druckverhältnisse im Pleura- und im Bauchraum eine Rolle, zum anderen die spezielle Anordnung der Muskulatur: Die innere Muskelschicht ordnet sich in diesem Bereich in zwei schräg, fast längs orientierten gegenläufigen Spiraltouren an. Steht der

Ösophagus unter starker Längsspannung ,wenn ihn keine Speisen passieren, dann ist das Lumen geschlossen. Kontrahiert sich wie beim Schlucken die Längsmuskelschicht, dann wird das Lumen geöffnet. Wringverschluß nennt man einen solchen Mechanismus (verdrillt wie gewrungene Wäsche).

Funktioneller und praktischer Hinweis. Beim Schlucken öffnet sich der spaltförmige Ösophagusmund für ungefähr 1 s und läßt den Bissen passieren. Er wird durch den oberen Ösophagusabschnitt in 2–3 s (quergestreifte Muskulatur !) und durch den mittleren/unteren Abschnitt in 7–10 s transportiert. Dann öffnet sich kurz das untere Verschlußsegment und läßt den Bissen in den Magen übertreten. Flüssigkeiten werden in aufrechter Körperhaltung in den Magen gespritzt. Die Steuerung dieses Abschnitts des Schluckaktes erfolgt reflektorisch (Schluckzentrum).

Gefäßversorgung und Innervation

Die arterielle Versorgung der *Pars cervicalis* erfolgt durch Rr. oesophageales aus der A. thyroidea inferior und aus der A. subclavia, die Versorgung der *Pars thoracica* aus 4–5 Rr. oesophageales der Pars thoracicia aortae und die Versorgung der *Pars abdominalis* aus der A. phrenica inferior und A. gastrica sinistra.

Das **venöse Blut** aus der Pars cervicalis fließt durch die *Vv. thyroideae inferiores* ab, das Blut aus der Pars thoracica und der Pars abdominalis durch die *V. azygos* und *V. hemiazygos*. Auf diesem Weg werden vor allem die Venenplexus drainiert.

Klinischer Hinweis. Bei Pfortaderstauung erweitern sich die Venenplexus des Ösophagus zu „Ösophagusvarizen" vor allem des unteren Abschnitts (s. porto-cavale Anastomosen).

Lymphgefäße. Abfluß der Lymphe aus der Pars cervicalis in die *Nodi lymphatici cervicales profundi* und aus der Pars thoracica in die *Nodi lymphatici paratracheales, Nodi tracheobronchiales et bronchopulmonales* sowie *mediastinales posteriores*.

Innervation. Die Innervation zur Steuerung der Peristaltik der Ösophagusmuskulatur und die der Glandulae oesophageae erfolgt durch das vegetative Nervensystem. Fasern des **Parasympathikus** (N. vagus) kommen als *Rr. oesophageales* aus dem N. laryngealis recurrens zur Pars cervicalis. Die übrigen Teil des Oesophagus erhalten ihre Impulse aus dem *Plexus oesophagealis*. Die Fasern werden offenbar im Plexus myentericus und submucosus auf das nächste Neuron umgeschaltet, das die Muskulatur innerviert und für den koordinierten Ablauf der Peristaltik verantwortlich ist. Die Versorgung mit **Sympathikusfasern** erfolgt aus dem Ganglion cervicothoracicum des Grenzstranges und aus dem Plexus aorticus thoracicus. Der N. vagus beschleunigt, der Truncus sympathicus hemmt die Peristaltik.

13.3.4 Gefäße

Die für dieses Kapitel erforderlichen Vorkenntnisse bekommen Sie, wenn Sie S. 153 bis S. 155 lesen.

Lernziele

Thorakaler Teil der Aorta • Truncus pulmonalis • Aa. pulmonales • Vv. pulmonales • Vv. brachiocephalicae • V. cava superior • V. cava inferior • V. azygos • V. hemiazygos • Verlauf • Lage • Äste

---

Der im Thorax befindliche Teil der Aorta gliedert sich in Pars ascendens aortae, Arcus aortae und Pars thoracica aortae descendentis

---

Pars ascendens aortae (Aorta ascendens, **Abb. 13.31 a**). Es handelt sich um den aufsteigenden Teil der Aorta, der innerhalb des Herzbeutels liegt. Er verläßt das Herz an der Herzbasis zentral in der Ventilebene. Der Anfangsteil ist zum *Bulbus aortae* aufgetrieben (**Abb. 13.31 d**). Ihm entsprechen an der Innenseite die oberhalb der Taschenklappen gelegenen Sinus aortae. Hier entspringen die Aa. coronariae (S. 518).

Arcus aortae. Der Arcus aortae steht senkrecht bis leicht schräg im Körper. Er beginnt in Höhe der 2. Rippe hinter dem Manubrium sterni und erreicht die Wirbelsäule am linken Umfang des 4. Brustwirbelkörpers. Dann befindet sich die Aorta im hinteren Mediastinum. Der Scheitel des Arcus aortae reicht bis in die Höhe des 2. Brustwirbelkörpers. Durch seinen Verlauf drängt der Aortenbogen den unteren Teil der Trachea etwas nach rechts. Unter dem Aortenbogen liegt der linke Hauptbronchus. In Höhe des 3. Wirbels berührt die Aorta den linken Umfang des Ösophagus (mittlere Ösophagusenge). In seiner Konkavität befestigt sich am Aortenbogen das Lig. arteriosum, durch das er mit der A. pulmonalis sinistra verbunden ist. Etwa gegenüber dem Ansatz des Lig. arteriosum befindet sich der Abgang der A. subclavia sinistra (s. unten). An der Befestigungsstelle des Lig. arteriosum ist das Aortenlumen geringfügig eingezogen, **Isthmus aortae**.

Klinischer Hinweis. Kommt es an Stelle einer leichten Einziehung der Aorta zu einer merklichen Einengung, dann resultiert daraus das Krankheitsbild der *Aortenisthmusstenose*.

Äste. Aus dem Aortenbogen zweigen in der Reihenfolge von rechts vorne nach links hinten ab (**Abb. 13.31 d**):

- **Truncus brachiocephalicus**. Er ist ca. 3 cm lang, verläuft zunächst hinter der gleichnamigen Vene und teilt sich hinter dem rechten Sternoklavikulargelenk in die
  - **A. subclavia dextra**. Ihr Versorgungsgebiet: rechter Schultergürtel, rechte obere Extremität, Teile der rechten vorderen Brustwand und des Halses
  - **A. carotis communis dextra**. Ihr Versorgungsgebiet: rechte Hälfte von Hals und Kopf
- **A. carotis communis sinistra**. Ihr Versorgungsgebiet: linke Hälfte von Hals und Kopf
- **A. subclavia sinistra**. Ihr Versorgungsgebiet: linker Schultergürtel, linke obere Extremität, Teile der linken vorderen Brustwand und des Halses
- **A. thyroidea ima**. Es handelt sich um ein inkonstantes Gefäß, das in seltenen Fällen zwischen Truncus brachiocephalicus und A. carotis communis sinistra entspringt.

Pars thoracica aortae. Hierbei handelt es sich um den im Thorax gelegenen Abschnitt der Aorta descendens. Er beginnt in Höhe des 4. Brustwirbels und geht im Hiatus aorticus des Zwerchfells in Höhe des 11. bis 12. Brustwirbels in die Pars abdominalis aortae über. Im oberen Brustbereich liegt die Aorta zunächst links seitlich der Wirbelsäule, gelangt in ihrem Verlauf immer mehr vor die Wirbelkörper, indem sie sich hinter den Ösophagus schiebt. Sie hat außerdem enge Lagebeziehungen zum Ductus thoracicus und zur linken Lunge.

Äste. Zu unterscheiden sind paarige (segmentale) parietale und unpaare viszerale Äste.

- **Paarige parietale Äste**:
  - **Aa. intercostales posteriores III-XI**. Die für die rechte Seite ziehen wegen des linksseitigen Verlaufs der Aorta über die Wirbelsäule hinweg. Jede A. intercostalis posterior gibt einen R. dorsalis zur Versorgung von Haut und Muskulatur des Rückens sowie des Rückenmarks ab (vgl. S. 250). In ihrem Verlauf anastomosieren die dorsalen Interkostalarterien beider Seiten mit den entsprechenden Rr. intercostales anteriores (**Abb. 10.16**) aus der A. thoracica interna. – Da die letzte der Interkostalarterien nur an der Unterseite der 12. Rippe verläuft, wird sie als
  - **A. subcostalis** bezeichnet.
  - **Aa. phrenicae superiores**. Sie versorgen die Oberseite der Pars lumbalis des Zwerchfells.
- **Unpaare viszerale Äste**:
  - **Rr. bronchiales** für den nutritiven Kreislauf der Lunge (S. 496). Sie entspringen im oberen Teil der Pars thoracica aortae.
  - **Rr. oesophageales**
  - **Rr. pericardiaci** für die Hinterwand des Herzbeutels
  - **Rr. mediastinales** versorgen die Organe des hinteren Mediastinum.

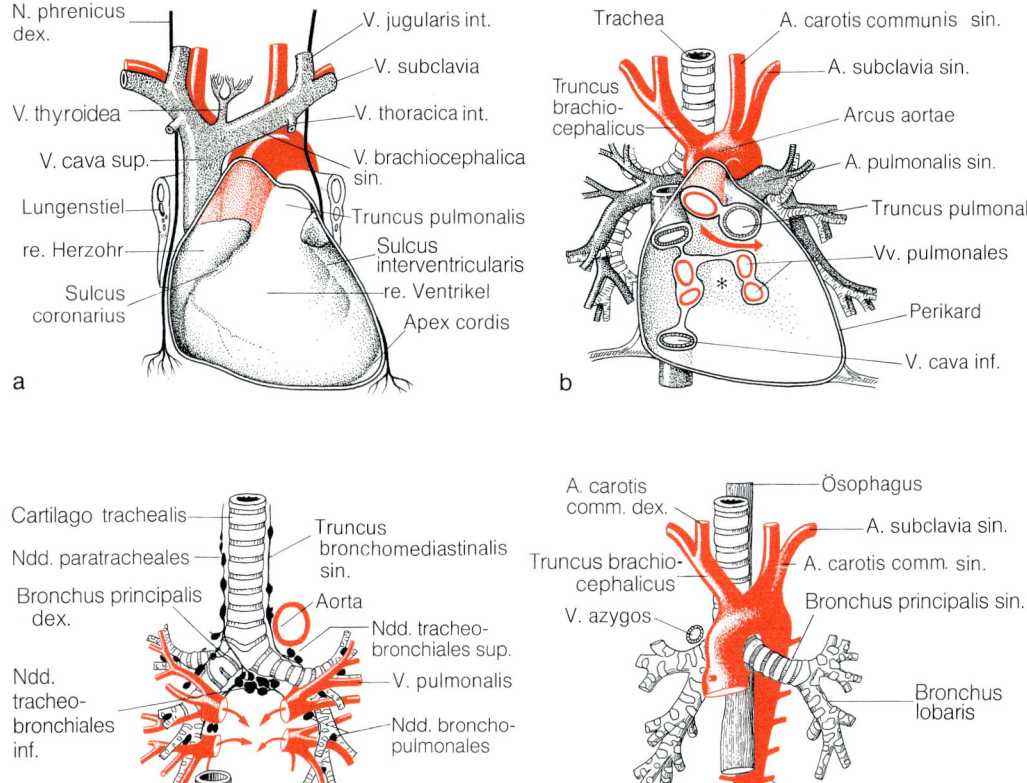

Abb. 13.31 a–d Schichtenweise Darstellung der Organe, Gefäße und Leitungsbahnen des Mediastinums und ihre Lagebeziehungen. **a** Mittleres Mediastinum. Herzbeutel eröffnet; Lunge am Lungenstiel abgetrennt; Zwerchfell nicht gezeichnet. *Rot punktiert*, der vom viszeralen Blatt überzogene Abschnitt der Pars ascendens aortae. **b** Das Herz wurde an seinem Gefäßstiel abgeschnitten, um Einblick in die Hinterwand des Herzbeutels zu geben. *Roter Pfeil* liegt im Sinus transversus pericardii.

V. cava superior nur als Stumpf, V. brachiocephalica entfernt. Dargestellt sind die großen Stämme der Bronchien und Pulmonalarterien *Sinus obliquus pericardii. **c** Herzbeutel, V. cava superior und A. pulmonalis sind entfernt, um die Trachea mit großen Bronchien einschließlich der wichtigsten Lymphknoten und die Lungenvenen zu zeigen. **d** Lagebeziehung zwischen Aorta, Trachea mit Bronchien und Ösophagus. Aus dem Bulbus aortae entspringen die beiden Stümpfe der Koronararterien

---

> **Der Truncus pulmonalis teilt sich in die Aa. pulmonales**

Der Truncus pulmonalis geht aus dem Conus arteriosus des rechten Ventrikel hervor. Unter dem Aortenbogen (**Abb. 13.31 b**), wenig unterhalb der Bifurcatio tracheae also außerhalb des Herzbeutels, teilt er sich in der Bifurcatio trunci pulmonalis in:

- A. pulmonalis dextra
- A. pulmonalis sinistra

Die **A. pulmonalis dextra** besitzt wegen der größeren Kapazität der rechten Lunge ein weiteres Lumen. Sie biegt nach der Teilungsstelle rechtwinklig nach rechts ab und

erreicht hinter der Pars ascendenc aortae und hinter der V. cava superior das Lungenhilum.

Die **A. pulmonalis sinistra** ist kürzer, ihr Lumen enger. Sie setzt die Verlaufsrichtung des Truncus pulmonalis fort.

Das **Lig. arteriosum (Abb. 13.17)** ist ein bindegewebiger Strang zwischen der linken Lungenarterie und der konkaven Seite des Arcus aortae. Es ist ein Rest des Ductus arteriosus.

> **Die Vv. pulmonales bringen in den Lungen mit O_2 angereichertes Blut zum Herzen zurück**

Meist verlassen auf jeder Seite 2 Gefäße das Lungenhilum und treten in das Mediastinum ein. Sie gelangen nach

Durchtritt durch das Perikard zum linken Vorhof (**Abb. 13.31, 13.17**). Genaue anatomische Bezeichnung: *V. pulmonalis dextra superior* und *V. pulmonalis dextra inferior*; *V. pulmonalis sinistra superior* und *V. pulmonalis sinistra inferior*.

Vv. brachiocephalicae, V. cava superior, V. cava inferior

Vv. brachiocephalicae (**Abb. 13.31 a**). Sie entstehen auf beiden Seiten durch Vereinigung der V. jugularis interna mit der V. subclavia. Auf jeder Seite bilden die Vereinigungsstellen einen **Venenwinkel** (**Angulus venosus**).

Die **V. brachiocephalica sinistra** ist länger als die V. brachiocephalica dextra. Sie verläuft zunächst über dem Scheitel des Aortenbogens, dann schräg abwärts hinter dem Manubrium sterni, nimmt den Plexus thyroideus impar über die V. thyroidea inferior und die V. thoracica interna auf und vereinigt sich im Bereich des 1. Interkostalraumes mit der **V. brachiocephalica dextra**.

V. cava superior (**Abb. 13.31 a**). Sie geht aus der Vereinigung der beiden Vv. brachiocephalicae hinter dem Knorpel der rechten 1. Rippe hervor. Das 4–5 cm lange Gefäß projiziert sich in seinem Verlauf auf den rechten Sternalrand. Vor Eintritt in den Herzbeutel nimmt die V. cava superior die V. azygos (s. unten) auf und mündet dann in Höhe des 3. Rippenknorpels im *Ostium v. cavae superioris* in den rechten Vorhof des Herzens.

Die herznahen Venen sind ohne Klappen. Der Blutstrom unterliegt der Saugwirkung des Herzens, die Wand der V. cava superior dem Unterdruck im Pleuraraum.

Übersicht über die Herkunft des Blutes der V. cava superior:

- aus dem Kopf-Hals-Gebiet: Vv. jugulares internae und Vv. jugulares externae
- aus den oberen Extremitäten: Vv. subclaviae
- aus der vorderen Brustwand: Vv. thoracicae internae
- aus der hinteren und seitlichen Brustwand und aus dem Mediastinum: V. azygos

V. cava inferior, untere Hohlvene (**Abb. 13.31 b**). Die Länge der Verlaufsstrecke der V. cava inferior im mittleren Mediastinum beträgt nicht mehr als 1 cm. Nach Durchtritt durch das Zwerchfell (im Foramen venae cavae) legt sich der Vorderseite des Gefäßes Perikard, seitlich und dorsal Pleura mediastinalis an. Dann mündet die V. cava inferior im *Ostium v. cavae inferioris* in den rechten Vorhof (**Abb. 13.18 b**).

V. azygos und V. hemiazygos

Die beiden Venenstämme liegen nach ihrem Durchtritt durch das Zwerchfell der Brustwirbelsäule unmittelbar

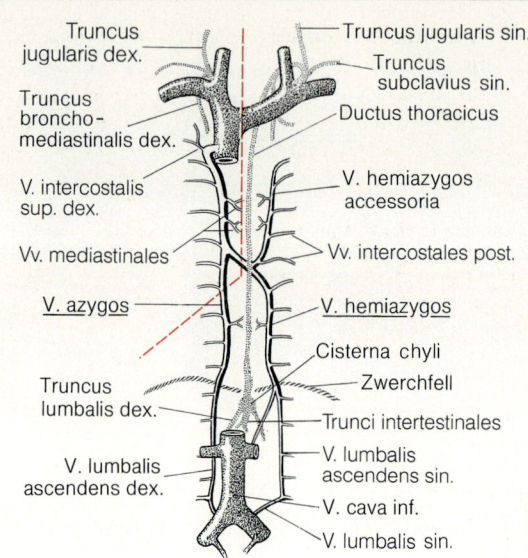

Abb. 13.32   V. azygos und V. hemiazygos mit Abflüssen. Ductus thoracicus und große Lymphstämme punktiert. Die rot gestrichelte Linie markiert die Grenze des Zuflußgebietes des Ductus thoracicus (*links*) und des Ductus lymphaticus dexter (*rechts*)

an (**Abb. 13.27**). Die **V. azygos** zieht als Hauptstamm rechts von ihr nach oben, biegt dann nach vorne über den Bronchus principalis dexter und mündet in die V. cava superior. Die **V. hemiazygos** verläuft dagegen an der linken Seitenfläche der Wirbelsäule und gibt ihr Blut durch 1, manchmal 2 Anastomosen, die in Höhe des 7., 8. oder 9. Brustwirbels liegen, in die V. azygos ab (**Abb. 13.32**). *Äste und Zuflüsse*:

- **Vv. mediastinales** sind venöse Abflüsse aus den Organen des Mediastinums. Einzeln bezeichnet werden, da von praktischer Bedeutung: Vv. oesophageales, Vv. bronchiales und Vv. pericardiales.
- **Vv. intercostales posteriores**. Venen, die aus den Zwischenrippengefäßen das Blut sammeln. Sie nehmen auch die Rr. spinales (Blut von Rückenmark und Dura) auf.
- Zuflüsse aus den **Plexus venosi vertebrales internus et externus**
- Zuflüsse, die entwicklungsgeschichtlich zum Gefäßstamm gehören, aber mit besonderen Namen versehen werden:
  - **V. intercostalis superior dextra**. Sie entsteht durch die Vereinigung der 2. und 3. Interkostalvene und mündet von oben in die V. azygos.
  - **V. hemiazygos accessoria**. Sie sammelt das Blut aus den Vv. intercostales I–V der linken Seite und mündet meist direkt in die V. hemiazygos.

– **V. lumbalis ascendens sinistra und dextra**. Sie nehmen Blut aus den Venen des Retroperitonealraumes auf, treten dann durch das Crus mediale des Zwerchfells und setzen sich in die V. azygos/hemiazygos fort. Zur V. cava inferior und zu den Vv. iliacae communes bestehen Anastomosen.

Klinischer Hinweis. Bei Verlegung oder Einengung der V. portae (Lebererkrankung) kann Blut über die V. azygos und V. hemiazygos aus dem Bauchraum zur V. cava superior abgeleitet werden (s. „Portokavale Anastomosen", **Abb. 14.62,** S. 609).

13.3.5 Nerven

Lernziele

N. phrenicus • N. vagus • Truncus sympathicus • Verlauf • Lagebeziehungen • Äste • Versorgungsgebiete

Der N. phrenicus ist ein gemischter somatischer Nerv

Der **N. phrenicus** (Abb. 13.31 a) entspringt als gemischter Nerv mit motorischen und sensiblen Anteilen aus dem Plexus cervicalis, im wesentlichen aus C4. Nach seinem Verlauf im Halsbereich (S. 481) gelangt er rechts zwischen V. brachiocephalica dextra und Truncus brachiocephalicus, links zwischen V. brachiocephalica und A. subclavia sinistra in die obere Thoraxapertur und zieht am Vorderrand der Pleurakuppel vorbei in das Mediastinum. Zwischen Perikard und Pleura mediastinalis gelegen, folgt **der rechte** N. phrenicus der V. cava superior, dann der rechten Herzkontur; **der linke** N. phrenicus der linken Herzkontur. Auf beiden Seiten liegt er *vor* dem Lungenstiel. Der linke N. phrenicus erreicht das Zwerchfell meist etwas weiter ventral als der rechte. Ihre Endverzweigungen, **Rr. phrenicoabdominales**, lassen sich bis zur Zwerchfellunterseite verfolgen, wobei der rechte Endast des N. phrenicus das Foramen v. cavae als Durchtrittsstelle und der linke eine Spalte im Zwerchfell in der Nähe der Herzspitze benutzt.

Die Nn. phrenici versorgen motorisch die Muskulatur der jeweiligen Hälfte des Zwerchfells. Sensibel versorgen sie die Pleura mediastinalis und diaphragmatica, das Perikard (R. pericardiacus) und nach Durchtritt durch das Zwerchfell mit den Rr. phrenicoabdominales den Peritonealüberzug von Zwerchfell, Leber und Gallenblase.

Der N. phrenicus wird auf seiner thorakalen Verlaufsstrecke von der *A. pericardiacophrenica* (aus der A. thoracica interna) begleitet.

Klinischer Hinweis. Reizung des N. phrenicus ruft Schluckauf (Singultus) hervor. Krankhafte Prozesse im Bereich des sensiblen Versorgungsgebietes des N. phrenicus äußern sich in Schmerzen, die oft in die Schulter ausstrahlen.

Der N. vagus hat parasympathisch-viszeroafferente und -viszeroefferente Anteile

Einleitende Informationen über den N. vagus finden Sie auf S. 201, S. 478.

Der N. vagus, N. X, tritt nach seiner zervikalen Verlaufsstrecke an gleicher Stelle wie der N. phrenicus, jedoch etwas medial davon, ins Mediastinum ein, verläuft dann aber *hinter* dem Lungenstiel und schließt sich dem Ösophagus an (**Abb. 13.29**). Dort bildet er in der Tunica adventitia oesophagi ein Geflecht, in dem es zu einem Austausch von Fasern der linken und rechten Seite kommt. Aus dem **Plexus oesophagealis** entstehen die beiden **Trunci vagales**. Sie folgen dem Ösophagus durch den Hiatus oesophageus diaphragmatis. Infolge der Magendrehung und der dadurch bedingten Torquierung des Ösophagus liegt der Truncus vagalis posterior weiter dorsal als der Truncus vagalis anterior.

Auf seiner mediastinalen Verlaufsstrecke gibt der N. vagus noch vor der Bildung des Plexus oesophagealis folgende Äste ab:

- **N. laryngealis recurrens.** Der linke N. laryngealis recurrens biegt lateral vom Lig. arteriosum um den Aortenbogen nach dorsal, der rechte um die A. subclavia dextra. Beide ziehen dann in der Rinne zwischen Trachea und Oesophagus zum Kehlkopf. Der Endast wird als *N. laryngealis inferior* bezeichnet und versorgt die Schleimhaut und die inneren Muskeln des Kehlkopfs. Äste sind:
  – Rr. tracheales zur Trachea
  – Rr. oesophageales zur Versorgung der Muskulatur und Drüsen des oberen bis mittleren Ösophagusabschnittes
- **Rr. cardiaci cervicales superiores et inferiores** (beide aus dem Stamm des N. vagus und /oder dem N. laryngealis recurrens)
- **Rr. cardiaci thoracici** (aus dem Brustteil des N. vagus) bilden mit den Verzweigungen des Sympathikus den Plexus cardiacus superficialis und profundus
- **Rr. bronchiales**. Sie zweigen links meist an der Umbiegungsstelle des N. laryngealis recurrens ab, verlaufen im peribronchialen Bindegewebe und bilden im Bereich des Lungenhilums mit Endverzweigungen des Truncus sympathicus den Plexus pulmonalis.

Zur Funktion der einzelnen Äste des N. vagus S. 521 und S. 611.

Der thorakale Anteil des Truncus sympathicus steht im Dienst der sympathischen Innervation der Thoraxorgane und von Abdominalorganen

Einleitende Informationen über den Truncus sympathicus finden Sie auf S. 198.

Die 10–12 Ganglien des thorakalen Anteils des Grenzstranges liegen auf den Rippenköpfchen zu beiden Seiten der Wirbelsäule in der Fascia endothoracica unter der Pleura parietalis (**Abb. 13.27**).

Das **Ganglion cervicothoracicum** (auch *Ganglion stellatum*) liegt auf dem Köpfchen der 1. Rippe hinter der Pleurakuppel zwischen A. vertebralis und A. carotis communis. Es entsteht durch Verschmelzung des 1. Brustganglions mit dem unteren Halsganglion.

Klinischer Hinweis. Eine gelungene Blockade des Ganglion stellatum äußert sich im Auftreten des Horner-Syndroms (S. 698).

Untereinander sind die Grenzstrangganglien in Längsrichtung durch *Rr. interganglionares* verbunden. Die Verbindung mit den Spinalnerven erfolgt durch *Rr. communicantes* (S. 198). Die *Rr. viscerales* des Grenzstranges beteiligen sich am Aufbau des Plexus oesophagealis, des Plexus pulmonalis und versorgen über diese oder direkt Trachea, Lunge, Ösophagus, Herz. Insbesondere für die Innervation des Herzens sind die *Rr. cardiaci cervicales superiores, medii et inferiores* und *Nn. cardiaci thoracici* von Wichtigkeit (S. 517, **Abb. 13.29**).
Zu den *Baucheingeweiden* ziehen:

- **N. splanchnicus major**. Seine präganglionären Fasern zweigen vom Brustganglion 5–9 ab, ziehen mit der V. azygos bzw. hemiazygos durchs Zwerchfell und werden in den Ganglia coeliaca und im Ganglion mesentericum superius auf die postganglionäre Strecke umgeschaltet. Die Nn. splanchnici enthalten auch afferente Fasern, die Schmerzen aus den Eingeweiden leiten.
- **N. splanchnicus minor**. Er zweigt vom Brustganglion 10 und 11 ab und zieht gleichfalls zu den prävertebralen Ganglien. Er hat die gleichen Funktionen wie der N. splanchnicus major (**Abb. 8.11**).
- **Plexus aorticus thoracicus**. Er wird als Geflecht in der Adventitia der Pars thoracicia aortae und in ihrer Fortsetzung der Pars abdominalis von Endverzweigungen des Sympathikus und der parasympathischen Anteile des N. vagus gebildet (**Abb. 14.65**).

13.3.6   Lymphknoten, Lymphstämme und Lymphgänge

Lernziele Regionale Lymphknoten • Lymphstamm • Ductus thoracicus • Ductus lymphaticus dexter • Ursprung • Lage • Verlauf • Mündung

Der Thorax ist reich an regionalen Lymphknoten

Die wichtigsten regionalen Lymphknoten sind die

- *Nodi lymphatici parasternales* (**Abb. 10.21**), die in einer Kette parallel zu den Vasa thoracica interna liegen. Sie erhalten u. a. Zuflüsse aus den medialen Abschnitten der Mamma (S. 259) und aus den Interkostalräumen. Abgeleitet wird die Lymphe durch den Truncus parasternalis, der entweder in den Truncus subclavius oder direkt in den Venenwinkel mündet.
- *Nodi lymphatici pericardiales*
- *Nodi lymphatici pericardiales laterales* (Lymphe aus Perikard und Zwerchfell)
- *Nodi lymphatici praevertebrales*
- *Nodi lymphatici mediastinales anteriores*: Ansammlungen von Lymphknoten entlang aller großen Gefäße (V. cava superior, Aorta, V. brachiocephalica), die Lymphe aus Thymus, Perikard und Herz aufnehmen
- *Nodi lymphatici mediastinales posteriores* (**Abb. 13.31 c**). Zu ihnen gehören:
  - Nodi lymphatici bronchopulmonales (Lymphe bevorzugt aus der Lunge, „Hilumdrüsen" der Kliniker)
  - Nodi lymphatici tracheobronchiales inferiores im Bifurkationswinkel (Lymphe aus den bronchopulmonalen Lymphknoten und aus dem Ösophagus) und Ndd. tracheobronchiales superiores
  - Nodi lymphatici paratracheales: beiderseits der Trachea (Lymphe aus den tracheobronchialen Lymphknoten, aus der Trachea, aus Ösophagus und Perikard)
- *Nodi lymphatici phrenici superiores* zwischen V. cava inferior und Aorta (Lymphe aus Zwerchfell und Leber)

Der Abfluß der Lymphe aus den Thoraxorganen erfolgt vorwiegend durch die *Trunci bronchomediastinales dexter et sinister*, z. T. durch einen eigenen *Truncus mediastinalis anterior sinister et dexter*.

Die efferenten Lymphbahnen regionaler Lymphknoten vereinigen sich schließlich zu Lymphstämmen

Tabelle 13.9 Herkunft und Zuflüsse der Lymphe

Unter Extremitäten, äußeres Genitale, Beckenwand und Beckeneingeweide	Truncus lumbalis sinister et dexter	
Unpaare Bauchorgane, Nieren	Truncus intestinalis	
Obere linke Extremität, linke Brustwand und Mamma	Truncus subclavius sinister	
Linke Hälfte des Kopfes und der Halseingeweide	Truncus jugularis sinister	Ductus thoracicus
Trachea, linke Lunge und Organe der linken Hälfte des Mediastinums	Truncus bronchomediastinalis sinister	
Obere rechte Extremität, rechte Brustwand und rechte Mamma	Truncus subclavius dexter	
Rechte Hälfte des Kopfes und der Halseingeweide	Truncus jugularis dexter	Ductus lymphaticus dexter
Trachea, rechte Lunge, Organe der rechten Hälfte des Mediastinums	Truncus bronchomediastinalis dexter	

Die Lymphstämme, Trunci, des Thorax entstehen aus plexusartigen, blutgefäßbegleitenden Lymphbahnen, die unter Anastomosenbildung aus den Vasa efferentia regionaler Lymphknoten 1. und 2. Station hervorgegangen sind. Vereinfachend lassen sich folgende Trunci unterscheiden:

- Truncus lumbalis sinister et dexter
- Truncus(i) intestinalis(es)
- Truncus subclavius sinister et dexter
- Truncus jugularis sinister et dexter
- Truncus bronchomediastinalis sinister et dexter

Zuflußgebiet und Abfluß der einzelnen Trunci ist in **Tabelle 13.9** aufgelistet.

> **Die großen Lymphgänge im Thorax sind der Ductus thoracicus und der Ductus lymphaticus dexter**

Die beiden großen Lymphgänge, die die Lymphe wieder dem Blut zuführen, haben relativ scharf begrenzte Einzugsgebiete (**Abb. 13.32**).

Ductus thoracicus, Milchbrustgang. Der etwa 7 mm dicke Gang (**Abb. 13.32, Abb. 7.7,** S. 186) entsteht im Abdomen durch Vereinigung der beiden *Trunci lumbales* mit den *Trunci intestinales* etwas unterhalb des Hiatus aorticus (in Höhe von Th 12, L 1 oder L 2). Die Vereinigungsstelle ist bisweilen zur **Cisterna chyli** erweitert. Gemeinsam mit der Aorta durchsetzt er das Zwerchfell. Rechts von ihr, und hinter dem Ösophagus gelegen, zieht er vor den Wirbelkörpern über die Aa. intercostales posteriores dextrae hinweg, nimmt aus den Interkostalräumen kleine Lymphgefäße aus dem hinteren Mediastinum auf und verläßt gemeinsam mit der A. carotis communis sinistra die obere Thoraxapertur. Nach einer kurzen, bogenförmig gekrümmten Verlaufsstrecke (Arcus ductus thoracici) über der Pleurakuppel vereinigt er sich mit dem *Truncus bronchomediastinalis sinister, Truncus ju-*

gularis sinister und *Truncus subclavius sinister.* Er mündet dann hinter der Clavicula von hinten in den linken Venenwinkel. Kurz vor der Mündung gelegene Klappen verhindern den Rückfluß venösen Blutes in den Ductus thoracicus. Entsprechend seinem Verlauf wird eine topographische Einteilung der einzelnen Abschnitte vorgenommen: Pars abdominalis, Pars thoracica und Pars cervicalis ductus thoracici.

Mikroskopische Anatomie. Histologisch ähnelt die Wand des Ductus thoracicus der der großen Venen, jedoch fehlen Klappen. Die Muskulatur der Media bewirkt den Lymphtransport.

Hinweis. Die Bezeichnung Milchbrustgang rührt daher, daß nach Fettresorption im Darm die Chylomikronen, die aus den intestinalen Lymphgefäßen über den Truncus intestinalis antransportiert werden, dem Inhalt des Ductus thoracicus eine milchige Färbung verleihen.

Ductus lymphaticus dexter. Der kurze Stamm des Ductus lymphaticus dexter entsteht durch die Vereinigung der Trunci bronchomediastinalis, subclavius et jugularis der rechten oberen Körperhälfte. Er mündet in den rechten Angulus venosus.

13.3.7 Topographie und angewandte Anatomie des Thorax

> **Lernziele**
>
> Topographie und Lagebeziehungen der Organe in der oberen Thoraxapertur und im Mediastinum • Computertomographie

> **Obere Thoraxapertur**

Die obere Thoraxapertur wird gebildet vom 1. Brustwirbel, von der 1. Rippe und vom Manubrium sterni. Die

Skeletteile begrenzen die nach vorne geneigte Ebene des Verkehrsraumes zwischen Hals und Thorax. Hier werden die Leitungsbahnen und Organverbindungen, die vom Hals zum Brustraum ziehen, zu ihrer mediastinalen Verlaufsstrecke zusammengefaßt. Außerdem verlassen die Öffnung Blutgefäße, die unter der Clavicula hindurch zum Arm ziehen oder von ihm kommen. Lockeres Bindegewebe begleitet und verbindet alle diese Gebilde untereinander.

Pleurakuppel und *Lungenspitzen* überragen die obere Thoraxapertur um 2 Fingerbreiten (vgl. hierzu: Topographie der Pleurakuppel und Lunge, S. 502). *Trachea* und *Ösophagus* senken sich ungefähr in der Mitte der Apertur in den Brustraum ein.

Die *V. brachiocephalica dextra* und die *V. brachiocephalica sinistra* passieren die obere Thoraxapertur, nachdem in sie kurz zuvor die entsprechenden Vv. jugulares internae und Vv. subclaviae mündeten. Der *Truncus brachiocephalicus* verläßt auf der rechten Seite die Apertur, auf der linken die *A. carotis communis sinistra* und dorsolateral von ihr die *A. subclavia sinistra*. Die A. subclavia dextra verläuft nach ihrer Abzweigung vor der Pleurakuppel und nimmt dann ihren subklavikulären Verlauf. Die *A. thoracica interna dextra* und *sinistra* ziehen nach ihrem Abgang an der konkaven Seite der A. subclavia mit der begleitenden Vene vor der Pleurakuppel im vorderen Bereich der Apertur nach unten.

Der rechte *N. phrenicus* tritt zwischen V. brachiocephalica dextra und Truncus brachiocephalicus in den Thorax ein, der linke zwischen V. brachiocephalica sinistra und A. subclavia. Etwas weiter medial verlaufen beidseitig der *N. vagus* und die *Rr. cardiaci cervicales* nach unten. Die *Nn. laryngeales recurrentes* steigen hingegen in der Ösophagotrachealrinne zum Kehlkopf auf. Der *Truncus sympathicus* mit seinen Ganglien liegt am weitesten dorsal in der Apertura thoracis superior vor der prävertebralen Muskulatur, das *Ganglion cervicothoracicum* direkt auf dem Köpfchen der 1. Rippe. Die *Nn. cardiaci* aus dem Grenzstrang schließen sich mit den Rr. cardiaci nervi vagi den großen Gefäßen an, um mit der Aorta das Herz zu erreichen.

Der *Ductus thoracicus* verläßt hinter der A. carotis communis sinistra und dem N. vagus die obere Thoraxapertur, läuft dann gleich dem *Truncus lymphaticus dexter* über die Pleurakuppel hinweg und mündet in den linken, der Truncus lymphaticus dexter in den rechten Venenwinkel.

Oberes Mediastinum

Die folgenden Ausführungen berücksichtigen die Ergebnisse der Computertomographie. Hierbei muß man wissen, daß Computertomogramme jeweils die Querschnitte in der Ansicht von unten zeigen.

Im oberen Mediastinum werden angetroffen: große Gefäße mit ihren Aufteilungen, die Trachea einschließlich der Bifurcatio tracheae, der Ösophagus sowie verschiedene Nerven und Anteile des Lymphsystems. Unmittelbar unter dem Manubrium sterni liegt der Thymus bzw. der Thymusrestkörper.

Die Inhalte des oberen Mediastinums ändern in den verschiedenen Höhen ihre Lage zueinander.

In Höhe des 3. Brustwirbels (Abb. 13.33 a) – dies entspricht dem Ansatz der 2. Rippe am Sternum – liegt beim Erwachsenen in einem relativ kleinen dreieckigen Feld der Thymusrestkörper dem Manubrium sterni an. Seitlich kommt der Thymus mit der Pleura (Recessus costomediastinalis) in Berührung. Hinter dem Thymus befinden sich die beiden Vv. brachiocephalicae, wobei die kurze V. brachiocephalica dextra fast senkrecht an der medialen Seite der rechten Pleurakuppel, die viel längere V. brachiocephalica sinistra in der Medianebene vor dem Truncus brachiocephalicus verläuft. Der Truncus brachiocephalicus seinerseits zieht ventral über die Trachea hinweg. Hinter der Trachea befindet sich der Ösophagus, der nur durch lockeres Bindegewebe von der Wirbelsäule getrennt ist. Links neben der Trachea steht in Höhe des 3.–4. Brustwirbels der Aortenbogen fast senkrecht im Körper. Er entläßt, nachdem der Truncus brachiocephalicus abgezweigt ist, die A. carotis communis sinistra und ganz dorsal die A. subclavia sinistra. Rechts neben der Trachea geht parasternal hinter dem 1. Interkostalraum aus der V. brachiocephalica sinistra und V. brachiocephalica dextra die V. cava superior hervor.

In Höhe des 4. Brustwirbels liegt vor der Trachea die Pars ascendens aortae und rechts neben ihr unterhalb des Knorpels der rechten 2. Rippe die V. cava superior mit der Einmündung der V. azygos; die Pars thoracica der Aorta descendens liegt links neben dem Ösophagus.

In Höhe des 4. bis 5. Brustwirbels befindet sich die Bifurcatio tracheae. Sie projiziert sich auf das Brustbein in Höhe des Sternalansatzes der rechten 3. Rippe. Vor ihr liegen die höchste Stelle des linken Vorhofs des Herzens und die großen kranialen Herzgefäße, nämlich der Truncus pulmonalis, der von den 3 großen an der Basis cordis austretenden Gefäßen am weitesten ventral und nach links liegt, die Pars ascendens aortae und Vena cava superior, hinter ihr etwas nach links verschoben der Ösophagus. Links neben und hinter dem Ösophagus verläuft die Pars thoracica aortae. Durch die Lage des Ösophagus zwischen Trachea, Bronchus und Aorta entsteht die 2. Ösophagusenge.

An weiteren, z. T. den großen Gebilden des oberen Mediastinums zugeordneten Strukturen sind zu erwähnen

- **Vasa thoracica interna** (S. 251); sie verlaufen parasternal zwischen vorderer Thoraxwand und Pleura costalis bis zum Durchtritt durchs Zwerchfell.

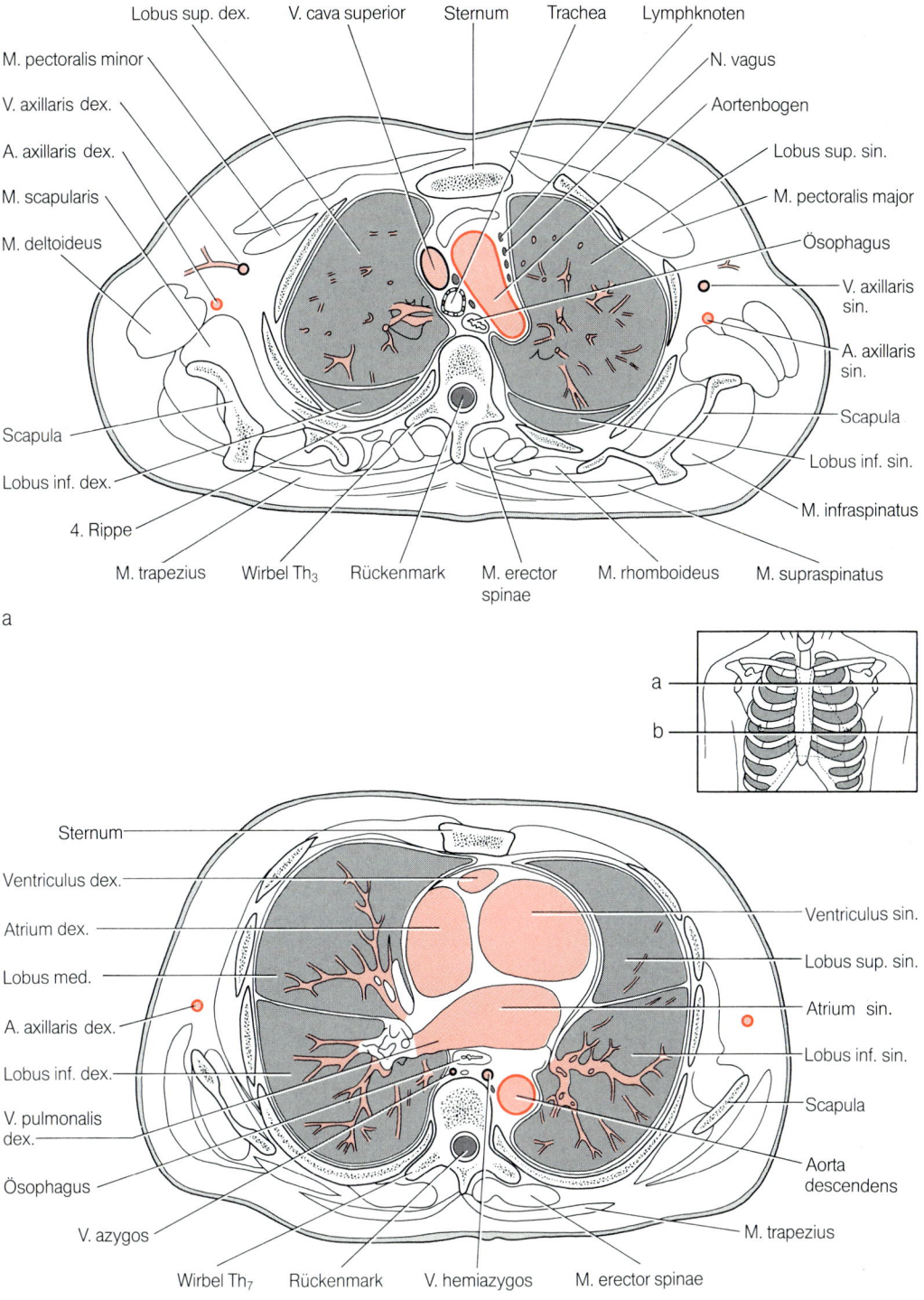

Abb. 13.33a,b Computertomographische Abbildung des Thorax in Höhe des 3. Brustwirbels (**a**) und in Höhe des 7. Brustwirbels (**b**). (Nach Takahashi 1983). Das Auflösungsvermögen eines Computertomographen bei einer Übersicht reicht nicht aus, um die im Text aufgeführten kleinen Elemente, z. B. kleine Nerven oder Gefäße darzustellen

- **N. phrenicus** mit begleitenden **Vasa pericardiacophre-nica**. Rechter und linker N. phrenicus legen sich zusammen mit den Vasa pericardiacophrenica der Pleura mediastinalis an (Einzelheiten, S. 531).
- **N. vagus**; er zieht, nachdem er den N. laryngealis recurrens abgegeben hat, links vor die Pars thoracica aortae und dann ebenso wie rechts neben den Ösophagus (S. 535).
  - Der **rechte N. laryngealis recurrens** verläuft unter der A. subclavia,
  - der **linke N. laryngealis recurrens** unter dem Aortenbogen nach dorsal.
- **Rr. cardiaci des N. vagus** und **Nn. cardiaci des Truncus sympathicus**, die über den Aortenbogen und zum Herzen gelangen und den Plexus cardiacus bilden.

Dem Wirbelkörper schmiegen sich an

- ventral der *Ductus thoracicus* (S. 186)
- rechts die *V. azygos* (S. 530)
- links die *V. hemiazygos* (S. 530)
- beiderseits vor den Rippenköpfchen die *Grenzstrang-ganglien* (S. 199), die in gleicher Position auch im unteren Mediastinum angetroffen werden.
- Die *A. intercostalis posterior* (*dextra*) unterkreuzt die genannten Leitungsbahnen.

Unteres Mediastinum

Dominierender Bestandteil des unteren Mediastinums ist das Herz mit Herzbeutel. Hinzu kommen die Gebilde, die in die Lungenhila ein- bzw. austreten (in Höhe des 5.–7. Brustwirbels), sowie Ösophagus, Pars thoracica aortae descendentis und weitere Leitungsbahnen, die vor allem im hinteren Mediastinum verlaufen.

In Höhe des 7. Brustwirbels (**Abb. 13.33b**) – dies entspricht dem Oberrand des Ansatzes der 5. Rippe am Sternum – wird das Herz ventral weitgehend von Lunge überdeckt. Im Bindegewebe zwischen Perikard und Pleura mediastinalis verlaufen seitlich am Herzen der N. phrenicus mit begleitenden Vasa pericardiacophrenica. Sie befinden sich vor dem Lungenhilum. Der Ösophagus ist – verglichen mit weiter oben – von der Vorderseite des Wirbelkörpers abgerückt und liegt breit dem linken Vorhof an. Begleitet wird der Ösophagus von den Plexus vagales. Nach rechts hat der Ösophagus Beziehungen zur Pleura mediastinalis. Zwischen Ösophagus und Wirbelkörper verlaufen V. hemiazygos (links), V. azygos (rechts) und dazwischen der Ductus thoracicus. Links und hinter dem Ösophagus befindet sich die Pars thoracica aortae descendentis. Die Vv. pulmonales, die caudal von den Aa. pulmonales verlaufen, liegen auf der rechten Seite hiner der V. cava superior, auf der linken Seite vor der Pars thoracica aortae.

In Höhe des 9. Brustwirbels – dies entspricht etwa dem Ansatz der 6. Rippe am Sternum – liegt die Wand der rechten Herzkammer der Thoraxwand breit an. Der linke Ventrikel füllt im wesentlichen die Incisura cardiaca pulmonis, und der linke Vorhof liegt hauptsächlich dorsal. An ihn grenzt dorsal der Ösophagus, nur getrennt durch das Perikard und die Cavitas pericardialis. Der Ösophagus ist weit vom Wirbelkörper abgerückt und etwas nach rechts verschoben. Er wird vom Truncus vagalis anterior und posterior begleitet. Hinter ihm liegt die Aorta (pars thoracica), die vom Ductus thoracicus begleitet wird, und rechts davon die V. azygos.

Untere Thoraxapertur s. Zwerchfell.

13.4 Diaphragma, Zwerchfell

Lernziele

Form • Pars sternalis • Pars costalis • Pars lumbalis • Muskelschwache Stellen • Durchtrittsstellen • Innervation • Gefäßversorgung • Topographie • Funktion

Das Zwerchfell ist eine 3–5 mm dicke Platte aus quergestreifter Muskulatur. Es bildet die kuppelförmige muskulös-sehnige Trennwand zwischen Brust- und Bauchraum. Das Diaphragma ist der wichtigste Atemmuskel.

An der Oberseite wird das Zwerchfell von der *Fascia phrenicopleuralis* überzogen, der sich die *Pleura diaphragmatica* auflagert. Die Unterseite bedeckt das *Peritoneum parietale* mit Ausnahme der Anheftungsstelle der Leber.

Hinweis. Das Zwerchfell ist eine Besonderheit der Säugetiere. In der Phylogenese entwickelt es sich, wie die Innervation durch den N. phrenicus beweist, aus Myoblasten, die aus den 3.–5. Zervikalsomiten stammen. Es erfuhr samt Herz einen Deszensus und heftete sich an der Grenze von Brust- und Bauchhöhle an. Die Beschreibung der Entwicklung des Zwerchfells finden Sie auf S. 486.

Das Zwerchfell gliedert sich in eine Pars sternalis, eine Pars costalis und eine Pars lumbalis

Die Gliederung des Zwerchfells geht auf die Ursprünge an der unteren Thoraxapertur zurück (**Abb. 13.34**):

- **Pars sternalis**. Sie entspringt an der Rückseite des Processus xiphoideus und der Rektusscheide.
- **Pars costalis**. Sie entspringt auf beiden Seiten zackenförmig von den Knorpeln der 6 unteren Rippen alternierend mit den Zacken des M. transversus abdominis.
- **Pars lumbalis**. Sie besteht aus einem rechten und linken Anteil, *Crus dextrum* und *Crus sinistrum*. Jeder der beiden Hauptschenkel besteht wiederum aus 2 Anteilen, einem *Crus mediale* und einem *Crus laterale*.
  - **Crus mediale**. Es entspringt sehnig in Höhe des 1.–4., links des 1.–3. Lendenwirbels am Lig. longitu-

Abb. 13.34 Zwerchfell in der Ansicht von vorne unten. Der *Pfeil unter dem Lig. arcuatum laterale dextrum* bezeichnet die Verlaufsrichtung des M. quadratus lumborum, der *Pfeil unter dem Lig. arcuatum mediale dextrum* die Verlaufsrichtung des M. psoas

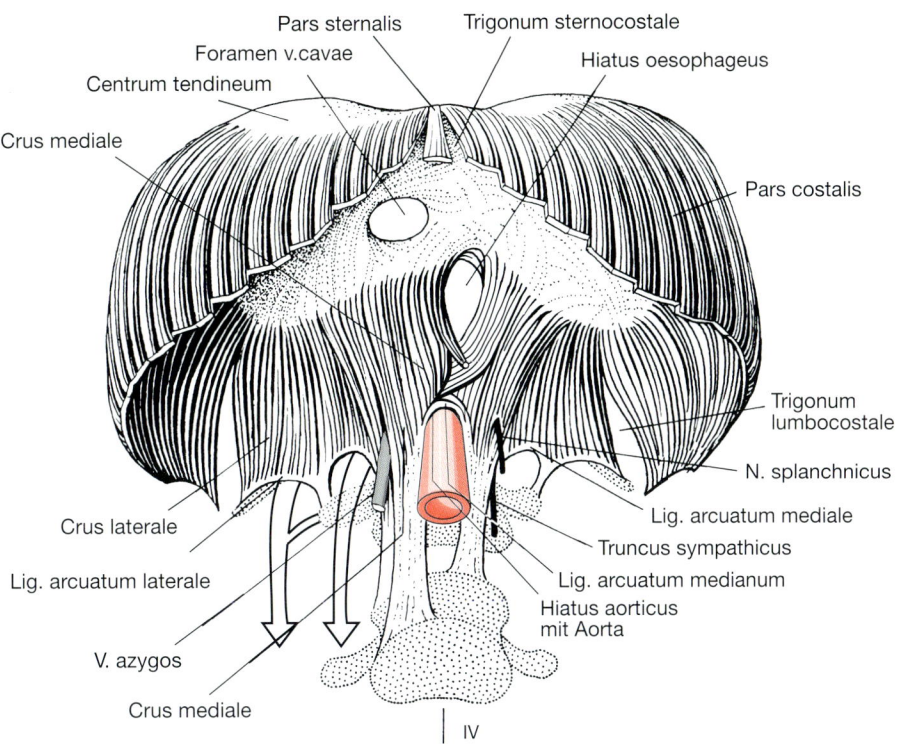

dinale anterius. Im Bereich des Aortenschlitzes, *Hiatus aorticus*, entspringen die Muskelfasern von einem Sehnenbogen, *Lig. arcuatum medianum,* der über die Aorta hinwegzieht. Die Muskelfasern des Crus mediale dextrum und sinistrum steigen steil auf und biegen in typischer Weise oft unter Überkreuzung um Aorta und Ösophagus, bevor sie das zentrale Sehnenfeld erreichen.

– **Crus laterale**. Dies entspringt seitlich an den ersten beiden Lendenwirbelkörpern und an 2 arkadenförmigen Sehnenstreifen. Sie sind Verstärkungen der Muskelfaszien. Der mittlere Bogen, *Lig. arcuatum mediale,* überspannt den M. psoas und reicht bis zum Processus costarius des 2. Lendenwirbels. Von hier zieht der seitliche Bogen, *Lig. arcuatum laterale,* über den M. quadratus lumborum zur 12. Rippe. Die beiden Bögen werden auch Psoas- und Quadratusarkade oder Haller-Bögen genannt.

Folgende Regionen des Zwerchfells sind besonders zu erwähnen:

● **Trigonum sternocostale**
● **Trigonum lumbocostale** (Bochdalek-Dreieck)

In beiden Fällen handelt es sich um dreieckige, von wenig Bindegewebe gefüllte, muskelfreie Dreiecke; ihre Ausdehnung ist unterschiedlich. Das *Trigonum sternocostale* liegt zwischen Pars sternalis und Pars costalis, das *Trigonum lumbocostale* zwischen Pars costalis und lumbalis.

Bei beiden Trigona handelt es sich um Orte geringeren Widerstandes.

Klinischer Hinweis. Bei Erhöhung des intraabdominellen Druckes kann es zur Verlagerung von Baucheingeweiden durch das Trigonum lumbocostale seltener durch das Trigonum sternocostale – fälschlich Larey-Spalte genannt – in den Brustraum kommen (Zwerchfellhernien). Auch können Abszesse an dieser Stelle durchbrechen.

● **Centrum tendineum**. Das Centrum tendineum ist ein in der Ansicht von oben V-förmig gelapptes Sehnenfeld, zu dem die Muskelfasern des Zwerchfells bogenförmig hinziehen und konvergierend einstrahlen. Es wird vom *Foramen venae cavae* durchbrochen. Mit seiner Oberseite ist das Centrum tendineum mit dem Perikard (S. 520), auf seiner Unterseite mit der Area nuda der Leber verwachsen.

Die Gestalt des Zwerchfells ergibt sich aus seiner Befestigung im Rahmen der unteren Thoraxapertur und seiner Wölbung in den Thorax hinein. Dabei ist die Ausdehnung des Gewölbes in dorsoventraler Richtung geringer als in transversaler. Im Scheitel der Konvexität befindet sich das Centrum tendineum, das etwas nach vorne verschoben ist. Durch den *Herzsattel* wird eine rechte und eine linke (meist etwas niedrigere) *Zwerchfellkuppel* (**Abb. 13.9**, **13.26**) gebildet.

Das Zwerchfell hat Öffnungen für den Durchtritt von Leitungsbahnen und Organverbindungen

Das Zwerchfell bildet den Abschluß der unteren Thorax-apertur. Gleichzeitig wird es von Leitungsbahnen und Organverbindungen, die aus dem Mediastinum in den abdominalen Bereich übertreten, durchsetzt. Folgende Öffnungen sind vorhanden:

- **Foramen venae cavae.** Es befindet sich im Centrum tendineum. Hindurch treten die *V cava inferior* gemeinsam mit dem *R. phrenicoabdominalis des rechten N. phrenicus*. Das Gefäß ist im Foramen venae cavae so eingebaut, daß es nicht kollabieren kann (Saugwirkung des Herzens).
- **Hiatus aorticus.** Es wird von den beiden Crura medialia gebildet und von der *Pars descendens aortae* gemeinsam mit dem *Ductus thoracicus* benutzt. Der Hiatus aorticus liegt in Höhe des 1. Lendenwirbels. Um den Hiatus legt sich ein verstärkender Kollagenfaserbogen, *Lig. arcuatum medianum*; dadurch wird das Gefäß bei der Zwerchfellkontraktion nicht eingeengt.
- **Hiatus oesophageus.** Er liegt kranioventral vom Aortenschlitz und wird vor allem vom Crus mediale dextrum (**Abb. 13.34**) gebildet. Hindurch zieht der *Ösophagus* mit den *Trunci vagales*. Bei tiefster Inspiration kann die Kontraktion der Zwerchfellmuskulatur den Ösophagus komprimieren (S. 525).
- **Öffnung im medialen Zwerchfellschenkel** beiderseits zum Durchtritt von *V. azygos*, *V. hemiazygos* und den *Nn. splanchnici*
- **Öffnungen beiderseits zwischen medialem und lateralem Schenkel** für den *Grenzstrang des Sympathikus*
- **Öffnung für die A. und V. epigastrica superior** nahe dem Foramen sternocostale. Die A. epigastrica superior (Endast der A. thoracica interna, S. 251) verläuft ventral des M. transversus thoracis, tritt durch das Zwerchfell und gelangt auf die Rückseite der M. rectus abdominis.
- **Spalte für den R. phrenicoabdominalis** des linken N. phrenicus. Sie liegt ventrolateral vom Herzbeutel.

Innervation und Gefäßversorgung

Innervation. Sie erfolgt durch N. phrenicus und Nebenphrenici (S. 531). Die Rr. phrenicoabdominales führen sensible Fasern. Sie gelangen zum Peritoneum der Organe des Oberbauchraumes.

Gefäßversorgung. Der arterielle Zufluß kommt beiderseits aus der A. thoracica interna über die A. pericardiacophrenica und A. musculophrenica. Hinzu kommen kleine Äste direkt aus der Aorta: die A. phrenica superior aus der unteren Brustaorta und die A. phrenica inferior aus der oberen Bauchaorta. Abfluß des Blutes durch gleichlautende Begleitvenen.

Topographie

Im Stehen und bei mittlerer Respirationslage projiziert sich die rechte Zwerchfellkuppel (**Abb. 13.26**) in der Medioklavikularlinie auf den 4. Interkostalraum. Die linke Zwerchfellkuppel steht in der Regel um einen halben Interkostalraum tiefer. Das Centrum tendineum projiziert sich auf die Grenze zwischen Processus xiphoideus und Corpus sterni.

Abweichungen. Von dieser Angabe weicht die Stellung des Zwerchfells bei der Leiche ab, da infolge des Wegfalls des Muskeltonus die Retraktionskraft der Lunge wirksam wird und bei üblicher Fixation in Rückenlage das Gewicht der Organe die Kuppel verformt. Es steht dann in Höhe der 4. Rippe.

Abweichungen sind auch in Abhängigkeit von der Konstitution, vom Alter (beim Kleinkind 3., beim Greis 5. Interkostalraum), vom Geschlecht (bei Frauen tiefer), von der Körperlage (im Liegen höher als im Stehen) und von der Füllung der Baucheingeweide (Gravidität, Meteorismus) zu registrieren.

Auffällig ändert sich der Zwerchfellstand bei forcierter Atmung. Auf den obigen Normalwert bezogen, steht die rechte Zwerchfellkuppel

- bei tiefster Inspiration in Höhe der 7. Rippe (=10. Brustwirbel)
- bei tiefster Exspiration in Höhe der 4. Rippe (=8. Brustwirbel).

Die Verschiebung beträgt also 6–7 cm. Bei tiefster Inspiration hat die Hebung des Thorax (S. 500) und das Tiefertreten des Herzsattels zur Folge, daß der vordere Abschnitt des Zwerchfells nach unten umschlägt (**Abb. 13.9**, S. 497) und die Pulsationen des Herzens im Epigastrium zu tasten sind.

Nachbarschaftsbeziehungen. Unter der *rechten* Zwerchfellkuppel befindet sich die Leber, die mit der Area nuda dorsal am Zwerchfell befestigt ist. Auf der rechten Kuppel liegt der Lobus inferior der rechten Lunge. An die Unterseite der *linken* Zwerchfellkuppel grenzen hinter dem linken Leberlappen der Magenfundus und die Milz. Aufgelagert ist der Lobus inferior der linken Lunge. Auf dem *Herzsattel* liegt das Herz. Das Pericardium fibrosum ist mit dem Centrum tendineum verwachsen (**Abb. 13.31 b**). Im *Trigonum lumbocostale* erreicht die Niere mit ihrem oberen Pol das Diaphragma S. 594).

Klinischer Hinweis. Vermehrte Luftansammlung im Magen drängt die linke Zwerchfellkuppel nach oben und „drückt" aufs Herz. – Erkrankungen von Leber und Gallenblase äußern sich oft in Schmerzen, die in die *rechte* Schulter ausstrahlen, da das Peritoneum dieser Organe vom R. phrenicoabdominalis des rechten N. phrenicus versorgt wird.

Bei Kontraktion seines muskulären Anteils flacht sich die Zwerchfellkuppe ab

Durch die Abflachung der Zwerchfellkuppe wird der Pleuraraum vergrößert (s. Atemmechanik, S. 499).

Klinischer Hinweis. Lähmung des Zwerchfells (z. B. bei Kinderlähmung) führt ohne künstliche Beatmung meist zum Tod.

Im übrigen steht das Zwerchfell zeitlebens im Spiel verschiedener Kräfte. Im Stehen wirkt das Gewicht der Eingeweide abflachend. Andererseits unterstützt im Sitzen der Zug der Eingeweide die Kontraktionskraft des Zwerchfells: deswegen fällt im Sitzen das Atmen leichter als im Liegen. Erschlafft die Zwerchfellmuskulatur setzt dagegen die Retraktionskraft der Lunge ein: das Zwerchfell wird nach oben gezogen. Gleichfalls drückt der Eingeweidezylinder die Zwerchfellkuppeln nach oben und trägt beim Einsatz der Bauchpresse zu einer verstärkten Exspiration bei. Wird nach tiefer Inspiration durch Glottisschluß der „Atem angehalten", dann dienen die mit Luft gefüllten Lungen bei Einsatz der Bauchpresse als Widerlager und die Druckerhöhung im Bauchraum wirkt auf die Hohlorgane, z. B. zur Entleerung.

14 Baucheingeweide

Die Baucheingeweide liegen in der Bauchhöhle, *Cavitas abdominalis*. Deswegen wird der Besprechung der Baucheingeweide die der Bauchhöhle vorangestellt.

14.1 Cavitas abdominalis, Bauchhöhle

Lernziele

Peritoneum parietale • Peritoneum viscerale • Intraperitoneal • Sekundär retroperitoneal • Extraperitoneal • Spatium retroperitoneale

Die Bauchhöhle wird kranial durch das Zwerchfell (S. 540), dorsal durch die Wirbelsäule und die hinteren Bauchmuskeln (S. 246), ventrolateral durch seitliche und vordere Bauchmuskeln und ihre Sehnenplatten begrenzt (S. 243). Nach kaudal setzt sich die Bauchhöhle in die Beckenhöhle fort. Den kaudalen Abschluß bildet das Diaphragma pelvis (S. 613). Durch die kuppelförmige Wölbung des Zwerchfells nach oben rücken die Bauchorgane in den Schutz der Thoraxflanken; unten dienen die Darmbeinschaufeln dem Schutz der dort gelegenen *Abdominalorgane*. Die Ausdehnung der Bauchhöhle fällt also nicht mit den äußeren Grenzen des Bauches zusammen, und die Gestalt der Cavitas abdominalis wird

wesentlich von den Größenverhältnissen der knöchernen Ringe, Thorax und Becken, bestimmt.

Ausgekleidet wird die Bauchhöhle von **Peritoneum, Bauchfell**, das gleichzeitig für die Lage und Befestigung der Bauchorgane Bedeutung hat und zur Gliederung des Bauchraums beiträgt. Durch die Anordnung des Bauchfells lassen sich unterscheiden:

- Cavitas peritonealis (Bauchfellhöhle)
- Spatium retroperitoneale

Cavitas peritonealis. Sie ist allseitig von *Peritoneum parietale* ausgekleidet und beherbergt in unterschiedlicher Lage – mit Ausnahme des Rektums – alle Abschnitte des Magen-Darmkanals einschließlich der großen Anhangsdrüsen sowie die Milz – jeweils mit den zu- und abführenden Leitungsbahnen. Oberflächlich werden die genannten Organe von *Peritoneum viscerale* bedeckt. Verbindungen zwischen Peritoneum parietale und Peritoneum viscerale kommen durch *Bindegewebs-Serosaplatten, Mesos*– (*Mesenterien*, Gekröse, Aufhängebänder), zustande.

Spatium retroperitoneale. Der Retroperitonealraum ist ein ausgedehnter mit Bindegewebe ausgefüllter Spalt, der sich zwischen dem dorsalen Peritoneum parietale und der hinteren Bauchwand von der Zwerchfellunterfläche bis zum Promontorium und der Linea terminalis erstreckt. Hier setzt er sich kontinuierlich in den subperitonealen Bindegewebsraum des Beckens (S. 616) fort. Im Retroperitonealraum liegen die Nieren, Nebennieren, Harnleiter, die großen Gefäßstämme und der Truncus sympathicus.

Intraperitoneal liegt ein Organ dann, wenn es vom Peritoneum viscerale umfaßt und durch ein Aufhängeband, Gekröse(Meso-), mit dem Peritoneum parietale verbunden ist (**Abb. 14.1, Abb. 14.2 a**).

Bei **retroperitonealer Lage** befindet sich das Organ mehr oder weniger vollständig hinter dem Peritoneum. Seine Oberfläche ist nur teilweise von Peritoneum parietale bedeckt. In der Regel sind retroperitoneal gelegene Baucheingeweide mit der hinteren Bauchwand „verwachsen", d. h. dort mit verdichtetem Bindegewebe angeheftet.

Als **sekundär retroperitoneal** gelegen bezeichnet man Organe, die während der Entwicklung zunächst intraperitoneal liegen, dann aber durch Umlagerungen und durch Abbau des Gekröses in eine retroperitoneale Position gelangen (**Abb. 14.1 b, 14.2**).

Extraperitoneal befinden sich jene Organe der Bauch- bzw. Beckenhöhle, die keine Beziehung zum Peritoneum haben, z. B. die Prostata.

14.2 Entwicklung der Lage der Baucheingeweide und der Peritonealverhältnisse

Verständnis für die Lage der Baucheingeweide, ihre topographischen Beziehungen und für die Peritonealverhältnisse ist nur durch Kenntnis der Entwicklungsgeschichte zu gewinnen.

Am Beginn seiner Entwicklung bildet der Darmkanal ein annähernd gerade gestrecktes Rohr, das in der Median-

ebene des Körpers durch die Leibeshöhle verläuft. Die Darmanlage besteht aus einem entodermalen Anteil und einer umhüllenden viszeralen Mesodermschicht, die der Splanchnopleura entstammt (S.124). Die Verbindung mit der dorsalen Leibeswand ist zunächst noch breit (**Abb. 4.14 c**), wird aber während der Abfaltung fortlaufend schmäler (**Abb. 4.14 d**) und zum *Mesenterium dorsale commune* (primitivum). Es verbindet das Darmrohr (kaudaler Abschnitt des Vorderdarms, Mitteldarm und Enddarm) mit der hinteren Leibeswand. Hier setzt es sich in die parietale Mesodermschicht, Somatopleura (S.124), fort. Die Deckzellschichten des viszeralen und parietalen Mesoderms werden zur Serosa (487).

Das Mesenterium dorsale commune (**Abb. 14.1 a**) stellt somit eine doppelschichtige Trennwand zwischen der rechten und linken intraembryonalen Zölomhälfte dar. Entsprechend der Bezeichnung der einzelnen Abschnitte des Verdauungsrohrs werden auch die zugehörigen Anteile des gemeinsamen dorsalen Mesenteriums benannt: *Meso-oesophageum, Mesogastrium* (dorsale), *Mesoduodenum, Mesenterium* (im engeren Sinne als der dem Mitteldarm zugehörige Abschnitt) und *Mesocolon*.

Ein **Mesenterium ventrale** (**Abb. 14.1 a**) findet sich nur oberhalb der V. umbilicalis, d. h. nur im Bereich des unteren Ösophagusabschnitts, des Magens und des oberen Duodenums. Als sagittal gestelltes Doppelblatt des viszeralen Mesoderms verbindet es demnach die genannten Darmabschnitte mit der vorderen Leibeswand.

Die weitere Entwicklung der Mesenterien wird weitgehend durch die Umbildungen des Darmrohrs selbst bestimmt, wobei es sekundär zu Verklebungen bestimmter Darmabschnitte (**Abb. 14.3 d**) mit der dorsalen Rumpfwand und somit zu deren *retroperitonealen Lage* kommt. Darmabschnitte, welche weiterhin durch ein Mesenterium mit der dorsalen Bauchwand frei beweglich aufgehängt bleiben, liegen *intraperitoneal*.

Die Entwicklung des Magens beginnt in der 5. Embryonalwoche. Die zunächst spindelförmige Erweiterung verändert sich in Form und Lage infolge unterschiedlicher Wachstumsgeschwindigkeiten seiner Wandabschnitte beträchtlich. Die hinten gelegene Wand der Magenanlage wächst schneller als die vordere, so daß es zur Ausbildung einer großen und kleinen Kurvatur kommt. Das ventrale Mesenterium wird in diesem Bereich zum *Mesogastrium ventrale* (**Abb. 14.1 b, 14.3 a**).

Noch während dieser Wachstumsvorgänge erfolgt eine *Drehung des Magens um seine Längsachse im Uhrzeigersinn* um 90°, die dazu führt, daß seine linke Seite nach ventral, seine rechte Seite nach hinten zu liegen kommen (**Abb. 14.3**). Bei dieser Drehung, die mit einer Verlage-

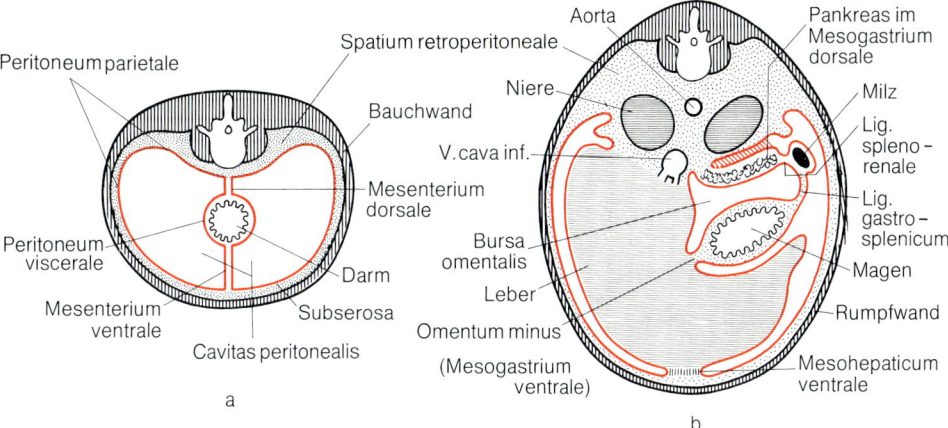

Abb. 14.1 a, b Erläuterung der Bauchfell- und Mesenterialverhältnisse im Oberbauch. **a** Querschnitt durch den Rumpf eines menschlichen Embryos oberhalb der Nabelschleife. Das in der Längsachse des Rumpfes gelegene und gerade gestreckte Darmrohr wird durch ein Mesenterium dorsale und ein Mesenterium ventrale mit der Rumpfwand verbunden. Der Darm liegt intraperitoneal. **b** Im Stadium 18 mm Scheitel-Steiß-Länge ist die Leber bereits entstanden. Sie steht über das Mesohepati-

cum ventrale mit der vorderen Bauchwand in Verbindung. Der Magen ist nach links verlagert. Er ist mit der Leber durch das Mesogastrium ventrale (Lig. hepatogastricum des Omentum minus) verbunden. Im Mesogastrium dorsale sind Pankreas und Milz eingelagert. Der mesenteriale Spalt hinter dem Pankreas *(schraffiert)* bildet sich zurück. Damit kommt die Bauchspeicheldrüse in eine sekundär retroperitoneale Lage.

rung des Magens aus der Medianebene nach links und der Leber nach rechts einhergeht, wird das Mesogastrium ventrale nach rechts ausgezogen. Gleichzeitig erfolgt eine Biegung und Kippung des Magens, wodurch die Kardia nach links und der Pylorus nach rechts oben wandern. Auf diese Weise erlangt der Magen seine endgültige Gestalt. Die *Curvatura major* ist dann nach unten, die *Curvatura minor* nach oben und rechts gerichtet.

> **Im dorsalen Mesogastrium entwickelt sich die Bursa omentalis und die Milz**

Bereits in der 5. Embryonalwoche treten im Mesenterium hinter dem Magen Spalten auf, die miteinander verschmelzen und zur Bildung einer Höhle führen. Diese dehnt sich zugleich mit einer Aussackung des Mesogastrium dorsale (infolge der Verlagerung des Magens) nach links weiter aus, so daß eine Tasche, die **Bursa omentalis**, entsteht (**Abb. 14.1 b**).

Im dorsalen Mesogastrium entwickelt sich ferner die **Milz** (**Abb. 14.1 b**), wodurch das Magengekröse in 2 Abschnitte zerlegt wird. Der eine verbindet die Milz mit der hinteren Bauchwand, *Ligamentum splenorenale* (S. 554), der andere stellt die Verbindung zwischen Magen und Milz her, *Ligamentum gastrosplenicum* (S. 554).

> **Das Duodenum geht aus dem Endabschnitt des Vorderdarms und dem oberen Teil des Mitteldarms hervor und bildet 2 Pankreasanlagen**

Mit der Drehung des Magens wird das *Duodenum* in Form einer C-förmigen Schlinge aus der Medianebene heraus nach rechts gezogen und rückt an die hintere Bauchwand (**Abb. 14.2**). Die konvexe Biegung der Duodenalschleife schaut nach rechts.

Zwischenzeitlich haben sich aus dem Duodenum in das Mesoduodenum hinein *2 Pankreasanlagen* (**Abb. 14.29**, S. 577) entwickelt. Durch die Bewegungen von Magen und Duodenum rücken auch die Anlagen der Bauchspeicheldrüse an die dorsale Rumpfwand. Hier verschmilzt das dorsale Mesoduodenum mit dem Peritoneum parietale. Auf diese Weise gelangen Duodenum und Pankreas aus ihrer ursprünglich intraperitonealen in eine *retroperitoneale Lage* (**Abb. 14.2 b**).

> **Im ventralen Mesogastrium entwickelt sich die Leber**

Die Leberentwicklung beginnt in der 3. Embryonalwoche. Es entsteht zunächst im Bereich des Vorderdarms, der später zum Duodenum wird, eine entodermale Leberbucht. Das Leberdivertikel dringt durch das ventrale Mesenterium in das Septum transversum (S. 486) ein und teilt sich dichotom in zahlreiche Sprosse. Dadurch wird das Septum transversum zunehmend aufgetrieben und es separiert sich von der vorderen Leibeswand durch eine

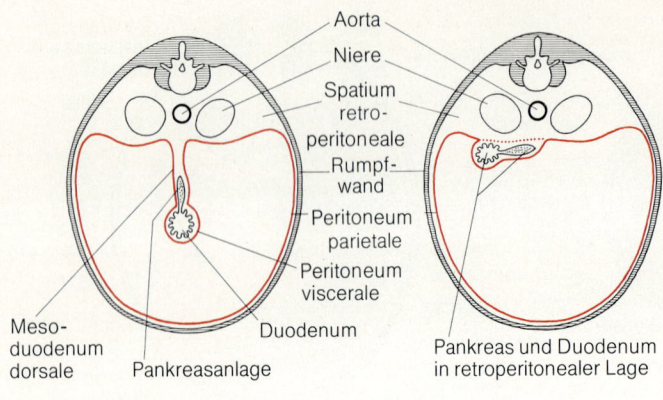

Aorta
Niere
Spatium retro-peritoneale
Rumpf-wand
Peritoneum parietale
Peritoneum viscerale
Duodenum
Meso-duodenum dorsale
Pankreasanlage
Pankreas und Duodenum in retroperitonealer Lage

a   b

Abb. 14.2 a, b Erläuterung zur Verlagerung von Pankreas und Duodenum. Ein Mesenterium ventrale ist in diesem Bereich nicht vorhanden. **a** Duodenum und Pankreas stehen noch in der Sagittalebene. Das Mesoduodenum dorsale enthält die Pankreasanlage und geht an der hinteren Bauchwand in das parietale Peritoneum über. **b** Duodenum und Pankreaskopf haben sich mit der Magendrehung nach rechts verlagert und werden retroperitoneal fixiert. (Nach Langman 1985)

schmale Bindegewebsplatte, *Mesohepaticum ventrale* (später Ligamentum falciforme); mit dem Magen bleibt es durch das *Mesohepaticum dorsale* (identisch mit Mesogastrium ventrale) verbunden.

Weitere Abkömmlinge der Leberbucht sind der Ductus hepaticus und der Ductus choledochus, die später Leber und Duodenum verbinden werden. Ferner entstehen als ventrale Knospen die Gallenblase und der Ductus cysticus.

Aus dem Mesohepaticum ventrale formt sich das als schmale Duplikatur bis zum Nabel reichende *Ligamentum falciforme hepatis*, an dessen freiem unteren Rand die V. umbilicalis verläuft. Sie obliteriert nach der Geburt zum *Lig. teres hepatis*; nur ihr prähepatischer Abschnitt kann zeitlebens durchgängig bleiben. Das zwischen Leberpforte und kleiner Kurvatur des Magens liegende Mesohepaticum dorsale wird zum *Ligamentum hepatogastricum*, das rechts mit einem verdickten Rand, *Ligamentum hepatoduodenale*, endet. Es führt die Gebilde, welche die Leber mit dem Darm verbinden (S. 552). Ligamentum hepatogastricum und Ligamentum hepatoduodenale sind Anteile des kleinen Netzes, *Omentum minus*, einer nun frontal gestellten Platte. Sie bildet die Vorderwand der Bursa omentalis.

Da die Leber später im Bereich der Area nuda mit dem Zwerchfell bzw. mit der hinteren Bauchwand verwächst, ist die hintere Magenwand vom rechten Oberbauchraum aus nicht mehr zu erreichen. Ein Zugang ist dann nur noch durch das *Foramen omentale* unterhalb des Ligamentum hepatoduodenale möglich. Dieser enge Weg führt in die inzwischen allseitig abgeschlossene Bursa omentalis.

Das starke Längenwachstum des Darms ist mit einer Darmdrehung verbunden

---

Der auf das Duodenum folgende Darmabschnitt steht in der Sagittalebene und zeichnet sich durch rasches Längenwachstum aus: Bildung der Nabelschleife. Der Scheitelpunkt der Schleife bleibt zunächst durch den *Ductus vitellinus* (Ductus omphaloentericus, **Abb. 14.3 a, b**) mit dem Dottersack in Verbindung.

Hinweis. Die unvollständige Rückbildung dieser Darm-Dottersackverbindung führt zum *Meckel-Divertikel*.

Mit der Verlängerung der Nabelschleife wird das Mesenterium lang ausgezogen. In ihm verläuft die *A. mesenterica superior*. Sie führt Blut, das direkt aus der Aorta stammt. Die Arterie stellt gleichsam die Achse der Schleife dar, die einen oberen zuführenden und einen unteren abführenden Schenkel erkennen läßt. Aus dem **kranialen Schenkel** der Nabelschleife gehen der distale Anteil des Duodenums, das Jejunum und der größte Teil des Ileums hervor, während der **untere Schenkel** den distalen Abschnitt des Ileums, das Zäkum mit der Appendix vermiformis, das Colon ascendens und das Colon transversum liefert. Die übrigen Dickdarmabschnitte entstehen aus dem Enddarm.

Die folgenden Entwicklungsvorgänge sind durch das fortschreitende Längenwachstum des Darms und durch asymmetrische Verlagerungen der einzelnen Darmabschnitte gekennzeichnet, die mit der Darmdrehung ihren Abschluß finden.

Die *Wachstumsbewegungen* des Dünndarms beginnen im oberen Schenkel der Nabelschleife und führen zu einer vielfachen Schlingenbildung, die schließlich auch den unteren Schenkel ergreift (**Abb. 14.3 b–c**). Gleichzeitig vollführt die Nabelschleife um die A. mesenterica superior als Achse, von ventral gesehen, eine **Drehung gegen den Uhrzeigersinn** um 270°. Dabei wird der untere Schenkel der Nabelschleife angehoben, schwenkt dann nach rechts, so daß die Anlage des *Zäkums* an die Unterseite der Leber gelangt. Das *Colon transversum* kreuzt dann von ventral das Duodenum. Durch weiteres Längenwachstum gelangt das Zäkum in die rechte Fossa iliaca, und es bildet sich das *Colon ascendens* aus, dessen Mesenterium schließlich mit der hinteren Bauchwand verwächst. Durch den Descensus des Zäkums entsteht

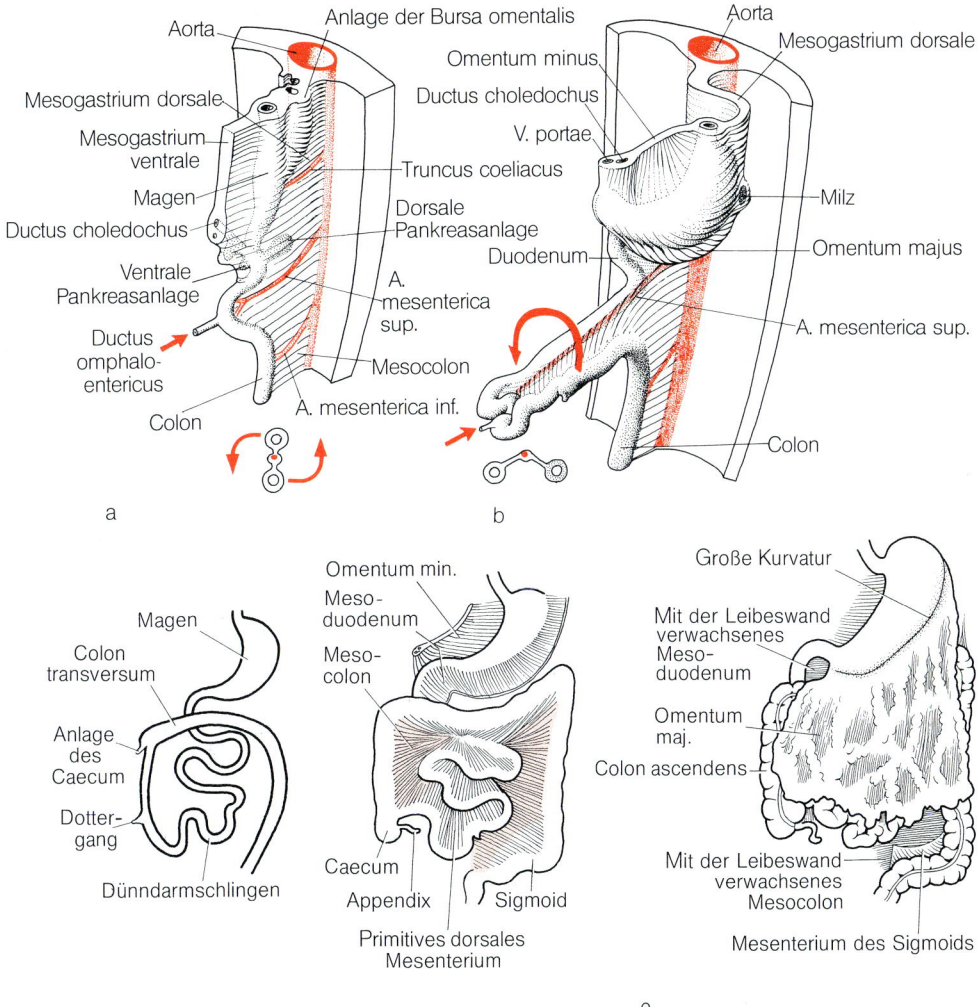

Abb. 14.3 a–e Erläuterung der Form- und Lageentwicklung des menschlichen Darmkanals. **a** Der Darmkanal wird in seiner ganzen Länge mit der hinteren Rumpfwand durch ein Mesenterium dorsale verbunden. Bildung der primären Nabelschleife. Die A. mesenterica superior bildet die Achse der Darmschleife. **b** Die Nabelschleife ist zu einer langen, sagittal gestellten Schlinge ausgewachsen. Am Scheitel der Nabelschleife befindet sich der Ductus vitellinus (omphaloentericus). Ungleiche Wachstumsprozesse führen nun zu Lageveränderungen des gesamten Magen-Darmtraktes. Der *gebogene Pfeil* gibt die Rich-

tung der Darmdrehung an. **c** Starkes Längenwachstum des Dünndarms, die Schlingenbildung ist angedeutet. **d** Zustand nach Drehung der Nabelschleife. Das Zäkum hat einen Descensus durchgeführt und seine endgültige Lage in der Fossa iliaca dextra erreicht. *Rot* unterlegt sind die Abschnitte des Mesokolons, die mit der dorsalen Bauchwand verkleben. **e** Situs nach Fixierung bestimmter Darmteile an der hinteren Bauchwand. Von der großen Kurvatur des Magens breitet sich das Omentum majus aus und bedeckt die Dünndarmschlingen. (**c–e** Nach Langman 1985)

zwischen Colon transversum und Colon ascendens die *Flexura coli dextra*. Schließlich verlötet auch das Mesocolon descendens in ganzer Ausdehnung mit der hinteren Bauchwand, während das Colon transversum, verbunden mit dem über ihm liegenden großen Netz, durch ein „Meso" frei beweglich bleibt.

Das Wachstum der Dünndarmschlingen erfolgt so schnell, daß das Volumen der Bauchhöhle nicht ausreicht, um sie aufzunehmen, und sich deshalb Dünn-

darmschlingen durch den Nabelring in den Zölomrest innerhalb der Nabelschnur vorschieben (physiologischer Nabelbruch). Ende des 3. Monats werden die Dünndarmschlingen in die Leibeshöhle zurückgezogen.

Mißbildungen. Ziehen sich die Darmschlingen nicht zurück, bleiben die Schlingen im extraembryonalen Zölom liegen und rufen eine starke Auftreibung der Nabelschnur hervor: *Omphalozele.*

Das Omentum majus entsteht durch Auswachsen einer Aussackung des Mesogastrium dorsale

Das *Omentum majus*, großes Netz, legt sich wie eine Schürze vor alle Darmschlingen (**Abb. 14.3e, 14.4, 14.6**). Das starke Wachstum des Mesogastrium dorsale beginnt an der großen Kurvatur des Magens. Die vordere Wand des Omentum majus besteht aus 2 Peritonealblättern, die in der hinteren Wand zur dorsalen Bauchwand zurücklaufen und mit dem Mesocolon transversum verwachsen. Magen und Quercolon sind schließlich durch das Lig. gastrocolicum verbunden.

Das Netz stellt zunächst eine dünne, noch nicht durchbrochene Mesenterialplatte dar, an der erst allmählich an faserfreien Stellen Lücken auftreten. Alle Bestandteile des Netzes, d. h. stärkere und feinere Faserbündel, Blut- und Lymphgefäße, Fetteinlagerungen, ortsansässige und verschiedene freie Zellen, bleiben vom Peritonealepithel überzogen, so daß sie an keiner Stelle nackt an die Bauchhöhle grenzen.

14.3 Bauchsitus

Lernziele

Organprojektionen: Magenfeld, Leberfeld • Oberbauchsitus: Leber, Gallenblase, Magen, Omentum minus, Bursa omentalis, Omentum majus, Duodenum, Pankreas, Milz • Unterbauchsitus: Blinddarm, Dickdarm, Appendix vermiformis, Enddarm, Mesenterium, Recessus

Im folgenden werden die Lage der Bauchorgane und die Peritonealverhältnisse besprochen, wie sie sich an der eröffneten Leibeshöhle darstellen. Viele Einzelheiten sind bereits ohne Präparation zu erkennen, andere bedürfen einer speziellen Darstellung.

14.3.1 Projektionen und Gliederung

Projektionen. In der Projektion auf die Oberfläche lassen sich folgende *Regiones abdominales* unterscheiden (**Abb. 14.5**):

- Regio epigastrica (Epigastrium). Dieses Gebiet entspricht den mittleren Abschnitten des Oberbauchs (Regio abdominalis superior); die Regio epigastrica liegt zwischen den beiden Medioklavikularlinien unter den Rippenbögen.
- Regiones hypochondriacae (Hypochondrium). Die Gebiete schließen sich rechts und links der Regio epigastrica an.
- Regio umbilicalis (Mesogastrium). Sie liegt in der Regio abdominalis media, folgt kaudal der Regio epigastrica und setzt sich nach unten in die
- Regio pubica (Hypogastrium) fort.
- Regiones laterales dextra et sinistra. Sie liegen seitlich der Regio umbilicalis.
- Regiones inguinales dextra et sinistra. Diese Gebiete befinden sich seitlich der Regio pubica.

Nach Eröffnen der Bauchhöhle und nach Entfernung der vorderen Bauchwand (**Abb. 14.6**) blickt man in der Regio epigastrica auf jenen Teil des Magens, der beim Stehen der vorderen Bauchwand unmittelbar anliegt. Die Projektion dieses Gebietes auf die Körperoberfläche bildet das *Magenfeld*.

Als *Leberfeld* bezeichnet man ein unmittelbar darüber im Angulus infrasternalis gelegenes Gebiet, auf das sich ein Teil des linken Leberlappens projiziert (s. unten). Schließlich liegt unter der Spitze der 9. Rippe noch der Fundus der Gallenblase. Alle übrigen Baucheingeweide werden nahezu vollständig vom Omentum majus überdeckt (**Abb. 14.6**), das an der großen Magenkurvatur seinen Ausgang nimmt und wie eine Schürze herabhängt.

Gliederung. Die Cavitas peritonealis läßt sich in 2 Etagen gliedern. Dies kommt durch das *Querkolon, Colon transversum*, mit seinem *Mesocolon transversum* zustande, das in Höhe des 2. Lendenwirbels quer über die hinte-

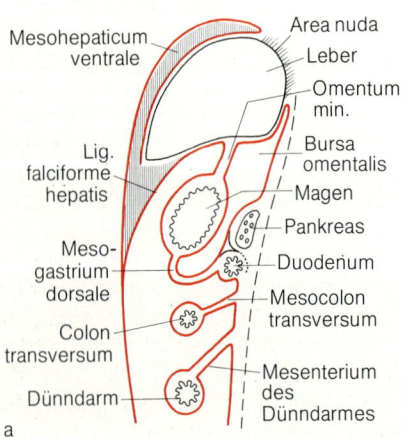

a

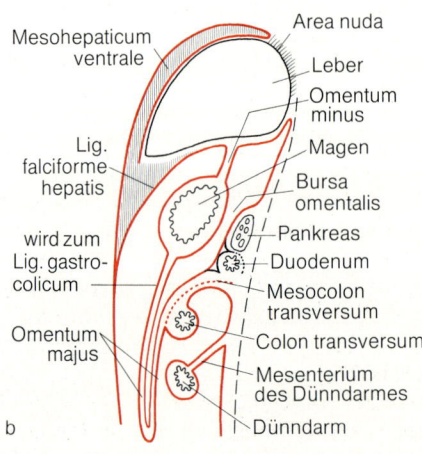

b

Abb. 14.4a, b Erläuterung der Bildung von Omentum majus und Bursa omentalis.
a Pankreas und Duodenum befinden sich in retroperitonealer Position. Das Mesogastrium dorsale wölbt sich zur Bildung des Omentum majus vor. **b** Das Omentum majus ist ausgewachsen und hängt schürzenförmig vor den Dünndarmschlingen. Das rücklaufende Blatt des Omentum majus ist mit dem Querkolon und mit dem Mesocolon transversum verwachsen

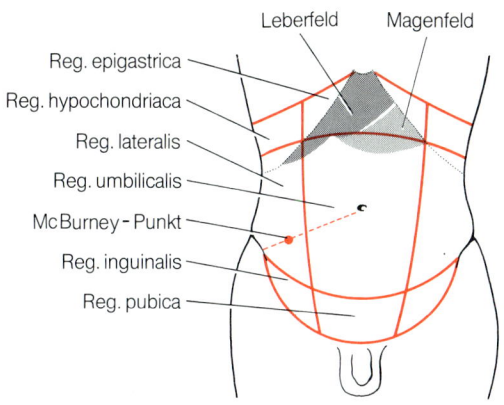

Abb. 14.5 Regiones abdominales. Im epigastrischen Winkel sind das Leber- und Magenfeld eingetragen, in die Regio lateralis der McBurney-Punkt

re Peritonealhöhlenwand zieht (**Abb. 14.7**). Es lassen sich unterscheiden die

- Pars supracolica, Oberbauch, auch als Drüsenbauch bezeichnet, und
- Pars infracolica, Unterbauch oder Darmbauch.

Hierbei handelt es sich nicht um abgeschlossene oder gar völlig voneinander getrennte Räume, vielmehr stehen beide Etagen breit miteinander in Verbindung. Aus entwicklungsgeschichtlichen, topographischen, funktionellen und nicht zuletzt aus praktischen Gründen hat sich jedoch eine solche Einteilung als nützlich erwiesen.

> **Im Oberbauch liegen die Leber mit der Gallenblase, der Magen, der Zwölffingerdarm, die Bauchspeicheldrüse und die Milz**

Diese Organe weisen enge topographische Beziehungen zueinander auf und werden als *obere Baucheingeweide* (Oberbauchorgane) zusammengefaßt. Sie liegen in direkter oder indirekter Nachbarschaft zum Zwerchfell und sind atemverschieblich.

Leber, Hepar. Die Leber füllt die rechte Regio hypochondriaca vollständig aus, ragt in die Regio epigastrica und darüber hinaus nach links bis in die Regio hypochondriaca sinistra . Der untere Rand der Leber folgt bis zur Medioklavikularlinie dem rechten Rippenbogen, verläuft dann durch die Regio epigastrica und erreicht etwa die linke Parasternallinie. Dabei wird ein Teil des Magens überdeckt (Leberfeld, s. oben).

Nach oben legt sich die Leber mit ihrer Facies diaphragmatica in die rechte Zwerchfellkuppel. Dadurch entspricht die Projektion der Zwerchfellkuppel auf die Körperoberfläche dem Oberrand der Leber: je nach Stand der Atmung zwischen 4. und 7. Rippe (S. 503).

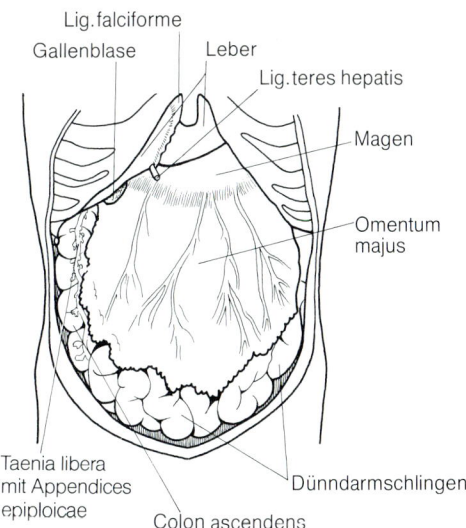

Abb. 14.6 Eröffnete Bauchhöhle. Man blickt auf das schürzenförmige Omentum majus

Die Unterseite der Leber, Eingeweidefläche, *Facies visceralis*, verläuft nach hinten schräg aufwärts und besitzt zahlreiche Berührungsgebiete mit Nachbarorganen, nämlich Impressiones oesophagea, gastrica, duodenalis, colica, renalis und suprarenalis.

Die Leber ist in vier Lappen unterteilt (S. 582). Davon sind an der Zwerchfellseite ein großer rechter und ein kleinerer linker Lappen zu erkennen. Die Trennung ruft die Befestigung des **Ligamentum falciforme hepatis** an der Leberoberfläche hervor. Das Ligamentum falciforme ist eine Bauchfellduplikatur zur vorderen Bauchwand (S. 582).

Besondere Verhältnisse liegen in einem Gebiet vor, wo die Leber am Zwerchfell „angewachsen" ist. Dort fehlt sowohl an der Leber als auch am Zwerchfell das Peritoneum, *Area nuda*. Am Rande der Area nuda schlägt das Ligamentum falciforme auf das Peritoneum parietale des Zwerchfells um. Der Umschlag ist das *Ligamentum coronarium*. Seitlich setzt sich die Umschlagfalte als *Ligamentum triangulare dextrum* bzw. als *Ligamentum triangulare sinistrum* fort. Ein Teil des Ligamentum coronarium befestigt sich an der rechten Niere und wird als *Ligamentum hepatorenale* bezeichnet. Die Spalten des Peritonealraums zwischen Leberoberfläche und Zwerchfell sind die *Recessus subphrenici*.

Das Ligamentum falciforme hepatis führt an seinem freien unteren Rand das *Ligamentum teres hepatis* (**Abb. 14.6**) mit den bis zur Leber meist durchgängigen Resten der ehemaligen V. umbilicalis sinistra (S. 581). Das im Querschnitt annähernd runde „Band" verläuft vom Nabelring aus und setzt sich auf die viszerale Fläche der Leber in die *Fissura ligamenti teretis* fort.

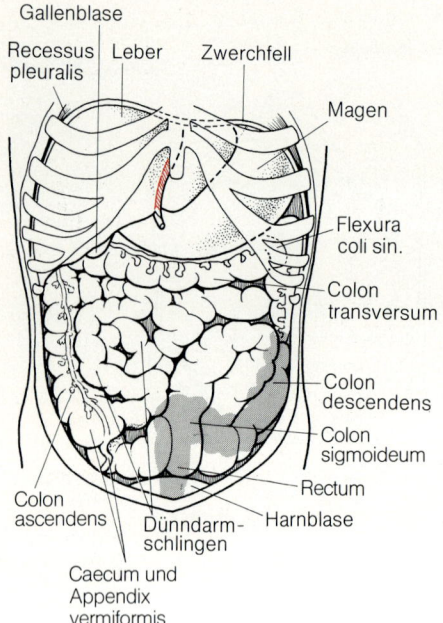

Gallenblase

Recessus pleuralis   Leber   Zwerchfell

Magen

Flexura coli sin.

Colon transversum

Colon descendens

Colon sigmoideum

Rectum

Harnblase

Colon ascendens

Dünndarm-schlingen

Caecum und Appendix vermiformis

Abb. 14.7   Die Cavitas abdominalis ist durch das Colon transversum in eine Pars supracolica (Oberbauch) und eine Pars infracolica (Unterbauch) gegliedert. Das Omentum majus ist entfernt. Die Dünndarmschlingen sind teilweise nach rechts verlagert, sie überdecken das Colon ascendens. Zu beachten ist die Lage des Colon descendens, Colon sigmoideum und des Rektums

An der Facies visceralis der Leber fassen linker und rechter Leberlappen einen *Lobus quadratus*, der sich an der Bildung des Margo inferior beteiligt, und einen nach dorsal gerichteten *Lobus caudatus* zwischen sich. Zentral liegt die *Porta hepatis*, Leberpforte.

Gallenblase, Vesica fellea. Der Unterfläche der Leber liegt die Gallenblase in der *Fossa vesicae felleae* an. Der Fundus der Gallenblase überragt, nur wenige Zentimeter rechts vom Ligamentum falciforme, den vorderen Leberrand und projiziert sich auf die Spitze der rechten 9. Rippe. Der Gallenblasenhals weist jedoch nach dorsal oben. Unter der Leber, d.h. zwischen Leber und Colon transversum, finden sich schließlich noch als Peritonealspalten die *Recessus subhepatici*, die sich nach hinten in den *Recessus hepatorenalis* fortsetzen.

Magen, Gaster. Vom Magen ist bei eröffneter Bauchhöhle nur ein kleines Gebiet zu sehen (s. oben), weil der rechte Magenrand, *Curvatura minor*, vom Lobus sinister hepatis überdeckt wird. Ferner befindet sich der größere Teil des *Fundus gastricus*, eine Aussackung des Magens nach oben, in der Regio hypochondriaca sinistra und wird dort vom linken Rippenbogen bedeckt. Kranial liegt der Magen dem Zwerchfell im Bereich des Centrum tendineum an. Über dem Magen, dem Zwerchfell auf-

gelagert, befindet sich in der Brusthöhle das Herz. – Die nach links gewandte *Curvatura major* des Magens ist der Ansatz des *Ligamentum gastrocolicum*, eines Teils des Omentum majus (s. unten).

Omentum minus, kleines Netz. Drängt man Leber und Magen auseinander, werden weitere Teile des Magens und das Omentum minus sichtbar (**Abb. 14.8**). Vom Magen ist nun vor allem der Pylorus, Magenausgang, zu erkennen, der durch seine feste Konsistenz auffällt. Er befindet sich in der Regel vor dem 1. Lendenwirbel oder an dessen rechtem Rand.

Das **Omentum minus** ist eine Peritonealduplikatur, die nahezu frontal steht und einerseits an der Eingeweidefläche der Leber (Fissura ligamenti teretis), andererseits an der kleinen Kurvatur des Magens und dem Anfangsteil des Duodenums befestigt ist. Es bildet die Vorderwand der Bursa omentalis und gliedert sich in:

• Ligamentum hepatogastricum
• Ligamentum hepatoduodenale

Ligamentum hepatogastricum. Der obere Teil enthält kräftige Faserzüge, *Portio densa*, der untere ist dünn und zerreißlich, *Portio flaccida*. Dort, wo das Bauchfell des Ligamentum hepatogastricum auf die Magenoberfläche übergeht, verlaufen größere Magengefäße (A. gastrica dextra et sinistra, S. 561).

Ligamentum hepatoduodenale. Es endet rechts mit einem verstärkten freien Rand, der den Ductus choledochus (Gallenausführungsgang, S. 588) und, nach links anschließend, die V. portae hepatis und die A. hepatica propria enthält. Dorsal des freien Randes des Ligamentum hepatoduodenale („darunter") liegt das *Foramen omentale* (epiploicum), der Eingang in das Vestibulum der Bursa omentalis, ein Recessus der Bauchhöhle (s. unten).

Bursa omentalis, Netzbeutel. Die Bursa omentalis ist ein spaltförmiger Nebenraum der Cavitas peritonealis. Sie ist bei der Verlagerung der Bauchorgane und ihrer Mesenterien entstanden (s. oben). Zugängig ist die Bursa omentalis durch das Foramen omentale. Die Bursa omentalis gliedert sich in:

• Vestibulum bursae omentalis
• größerer Hauptraum
• Recessus

Das *Foramen omentale* (epiploicum, Winslowi) ist für etwa 2 Finger durchgängig und liegt unter dem freien rechten Rand des Ligamentum hepatoduodenale des Omentum minus (**Abb. 14.11**). Umgeben wird es kaudal von der Pars superior duodeni, dorsal von der V. cava inferior und kranial von der Leber.

Vestibulum bursae omentalis. Schiebt man den Finger durch das Foramen omentale in das Vestibulum bursae omentalis, sind oben der Lobus caudatus der Leber, unten die Bauchspeicheldrüse, dorsal die V. cava inferior und die Aorta, ventral das Omentum minus zu tasten.

Abb. 14.8 Magen, Omentum minus und Leber von vorne. Leber und Magen sind auseinandergedrängt. *Gestrichelte Schnittlinie* s. **Abb. 14.9**. (In Anlehnung an Platzer, 1982)

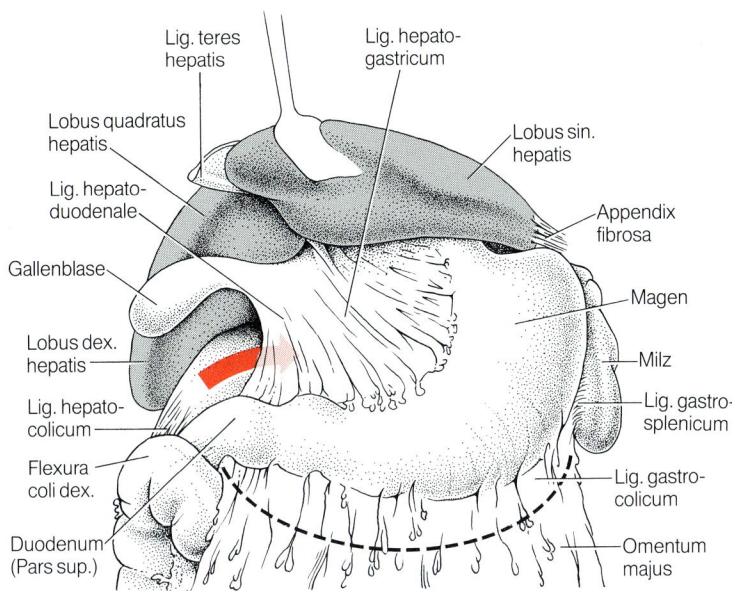

Lig. teres hepatis

Lig. hepato- gastricum

Lobus quadratus hepatis

Lobus sin. hepatis

Lig. hepato- duodenale

Appendix fibrosa

Gallenblase

Magen

Lobus dex. hepatis

Milz

Lig. hepato- colicum

Lig. gastro- splenicum

Flexura coli dex.

Lig. gastro- colicum

Duodenum (Pars sup.)

Omentum majus

Ferner steht mit dem Vorraum der *Recessus superior omentalis* in Verbindung, der eine Nische zwischen V. cava inferior und Ösophagus bzw. Kardia bildet.

Der Übergang vom Vor- zum Hauptraum wird von dorsal durch die *Plicae gastropancreaticae* (mit der A. gastrica sinistra und A. hepatica communis) eingeengt.

Hauptraum der Bursa omentalis. Ein Überblick ist erst nach Durchtrennung des Ligamentum gastrocolicum zu gewinnen (**Abb. 14.9**). Der Hauptraum liegt hinter dem Magen und dem Omentum minus. Die dorsale Wand bildet im wesentlichen das Peritoneum über Teilen des Zwerchfells, der linken Nebenniere und dem Pankreas. Ihr Ende findet die Bursa omentalis nach links im *Recessus splenicus* (lienalis), der durch die Milzbänder (Lig. splenorenale, Lig. gastrosplenicum, s. unten) begrenzt wird. Nach unten besteht ein *Recessus inferior omentalis* zwischen Magen und Colon transversum; gelegentlich kann sich der Recessus inferior zwischen die beiden Blätter des Omentum majus fortsetzen.

Klinischer Hinweis. Für operative Eingriffe in der Bursa omentalis und am Pankreas stehen verschiedene Zugangswege zur Verfügung. Das Vestibulum ist leicht suprakolisch durch das *Omentum minus* hindurch zu erreichen. Damit schafft man sich einen Zugang zum Truncus coeliacus (S. 606). Für eine breite Eröffnung ist die Durchtrennung des *Ligamentum gastrocolicum* erforderlich, wobei auf die Gefäße an der Curvatura ventriculi major zu achten ist. Ein infrakolischer Zugang ist durch das *Mesocolon transversum* gegeben. Hierbei müssen die leicht verletzbaren Dickdarmgefäße geschont werden.

Omentum majus, großes Netz. Es handelt sich um Bauchfellduplikaturen, die aus dem Mesogastrium dor-

sale (s. oben) hervorgegangen sind. Das Omentum majus besteht aus dem

- *Ligamentum gastrocolicum*, einem
- *schürzenförmigen Teil*, der sich seitlich als
- *Ligamentum gastrosplenicum* zur Milz fortsetzt.

Das Ligamentum gastrocolicum befestigt sich an der Curvatura major des Magens und an der Taenia omentalis des Colon transversum. An der Umschlagstelle des Ligamentum gastrocolicum auf den Magen verlaufen die der großen Kurvatur des Magens folgenden großen Magengefäße (*A. V. gastroomentalis dextra et sinistra*). Die Fortsetzung des Ligamentum gastrocolicum macht den schürzenförmigen und durchlöcherten Teil des Omentum majus aus.

Duodenum, Zwölffingerdarm. Das Duodenum, das sich an den Magen anschließt, liegt C-förmig rechts der Wirbelsäule. Man unterscheidet:

- Pars superior
- Pars descendens
- Pars horizontalis
- Pars ascendens
- Flexura duodenojejunalis. An dieser Krümmung setzt sich das Duodenum in das Jejunum fort.

Die *Pars superior* liegt noch intraperitoneal in Höhe des 1. Lendenwirbels. Je nach Füllung des Magens steigt sie mehr oder weniger steil nach latero-dorsal in die rechte Paravertebralrinne ab. Sie wird vom *rechten Leberlappen* überlagert, berührt den *Lobus quadratus* der Leber und die *Gallenblase*. Dorsal der Pars superior verlaufen der *Ductus choledochus*, die *V. portae hepatis* und die *A. gastroduodenalis*. Die Pars superior geht unter dem Gallen-

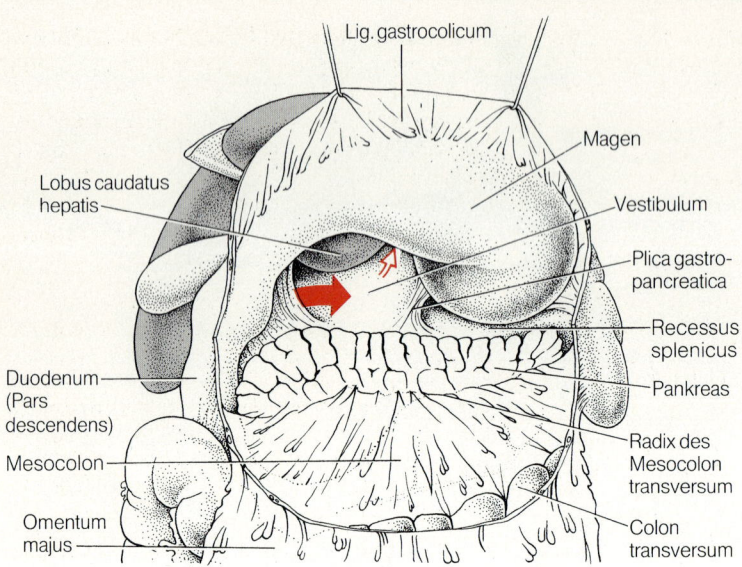

Lig. gastrocolicum

Magen

Lobus caudatus hepatis

Vestibulum

Plica gastro-pancreatica

Recessus splenicus

Duodenum (Pars descendens)

Pankreas

Mesocolon

Radix des Mesocolon transversum

Omentum majus

Colon transversum

Abb. 14.9 Ansicht der Rückwand der Bursa omentalis nach Durchtrennung des Omentum majus und Hochschlagen des Magens. (In Anlehnung an Sobotta, 1972)

blasenhals in einer Biegung, Flexura duodeni superior, in die Pars descendens über.

Pars descendens. Sie steigt bis in Höhe des 3.–4. Lendenwirbels rechts der Wirbelsäule ab, liegt dabei *sekundär retroperitoneal* vor der *rechten Nebenniere* und dem *Hilum der rechten Niere* mit dem *Ureter.* Medial mündet der *Ductus choledochus* gemeinsam mit dem *Ductus pancreaticus* von dorsal her in die Pars descendens duodeni ein. Außerdem liegt hier der Pankreaskopf (s. unten). Die ventrale Seite der Pars descendens wird seitlich noch von der rechten Kolonflexur bedeckt und außerdem wird sie breit von der Anheftung des *Mesocolon transversum* an der hinteren Bauchwand überquert. Die Pars descendens setzt sich in Höhe des 3.–4. Lendenwirbels in flachem Bogen, Flexura duodeni inferior, in die Pars horizontalis fort.

Pars horizontalis. Sie verläuft nach medial, überkreuzt die V. cava inferior und gelangt wieder vor die Wirbelsäule. Sie ist dem *Pankreaskopf* von unten her angelagert. Ventral zieht über sie die *Radix mesenterii mit der A.* u. *V. mesenterica superior* hinweg.

Pars ascendens. Sie geht ohne scharfe Grenze aus der Pars horizontalis hervor und steigt vor der Bauchaorta nach links bis in Höhe des 2. Lendenwirbels auf. Dort geht sie mit der Flexura duodenojejunalis in das Jejunum über. Oben liegt sie der *Bauchspeicheldrüse* an. Die Pars ascendens duodeni liegt *sekundär retroperitoneal.*

Pankreas, Bauchspeicheldrüse. Die Bauchspeicheldrüse liegt mit ihrem Kopf in der Konkavität des Duodenums und quert etwa in Höhe des *2. Lendenwirbels* die Wirbelsäule. Dadurch ist die Bauchspeicheldrüse um die Lendenwirbelsäule abgebogen und bildet hier den *Tuber omentale.* Die Achse der Bauchspeicheldrüse insgesamt ist aber nach links oben gerichtet, der Schwanz der Bauchspeicheldrüse erreicht das Milzhilum (s. unten).

Die Bauchspeicheldrüse liegt *sekundär retroperitoneal.* Ihr oberflächliches Peritoneum bildet die Rückwand der Bursa omentalis (s. oben). Insgesamt liegt die Bauchspeicheldrüse weit von der ventralen Oberfläche des Körpers entfernt. Sie wird ventral vom *Magen* überdeckt. Nach dorsal hat sie enge Beziehungen zu den *großen Gefäßen des Retroperitonealraums* (S. 606).

Splen, Lien, Milz. Die Milz liegt in der linken Regio hypochondriaca hinter dem Magen und projiziert sich zwischen der 9. und 11. Rippe auf die Oberfläche der linken Körperseite, wobei die Milzachse etwa dem Verlauf der 10. Rippe folgt. Ventral überragt die gesunde Milz den Rippenbogen nicht. Ihr vorderer Pol befindet sich etwa in der Axillarlinie des 10. Interkostalraums.

Hinweis. Die Lage der Milz ändert sich in Abhängigkeit von der Atmung, der Körperhaltung und Füllung der Nachbarorgane ständig. Beim Verstorbenen sinkt die Milz nach hinten in den Abdominalraum ab. Der hintere Rand der Milz entspricht etwa der hinteren Axillarlinie.

Die Milz liegt intraperitoneal und ist durch das *Ligamentum gastrosplenicum* mit dem Magen und das *Ligamentum splenorenale* (synonym: Lig. lienorenale, Lig. phrenicosplenicum) mit der dorsalen Bauchwand verbunden. Beide Bauchfellduplikaturen sind aus dem Mesogastrium dorsale (s. oben) hervorgegangen (S. 547) und ziehen zum Milzhilum.

Hinweis. Die verschiedenen Synonyma für das Ligamentum splenorenale kommen durch seine breite Haftfläche an der Bauchwand und durch seine Beziehungen zur Oberfläche der Niere und zum Zwerchfell zustande.

Die obere Fortsetzung des Ligamentum phrenicosplenicum und Ligamentum gastrosplenicum zwischen Magen und Zwerchfell ist das *Ligamentum gastrophrenicum.*

Für die Milzlage spielt noch das Ligamentum phreni-cocolicum, eine Bauchfellduplikatur zwischen Zwerchfell und Colon descendens, eine Rolle. Es bildet die sogenannte *Milznische*, die lateral und dorsal vom Zwerchfell begrenzt wird.

Die Milz liegt mit einer Facies phrenica dem *Zwerchfell* an. Mit ihrer Eingeweidefläche stehen der *Fundus des Magens*, das *Colon transversum* bzw. die *Flexura coli sinistra*, der *Schwanz des Pankreas* sowie die *linke Niere* in Kontakt (S. 590).

> **Der Unterbauch beherbergt den Dünndarm, den Dickdarm und den Enddarm**

Die Eingeweide des Unterbauchs liegen zwischen dem Mesocolon transversum und der Eingangsebene in das kleine Becken (S.677). Den besten Überblick bekommt man an der eröffneten Bauchhöhle, wenn das Omentum majus nach oben geschlagen wird. Dies ist möglich, weil das große Netz in der Regel lediglich kranial an der Taenia omentalis des Colon transversum befestigt ist. Nach Anheben des Omentum majus zeigt sich, daß der Dickdarm die Dünndarmschlingen einrahmt (**Abb. 14.7**).

Dünndarm. Der Dünndarm besteht aus Duodenum, Jejunum und Ileum. Das Duodenum liegt sekundär retroperitoneal und ist damit weniger beweglich als das *intraperitoneal befindliche Jejunum und Ileum*.

Die intraperitonealen Dünndarmabschnitte beginnen an der *Flexura duodenojejunalis*. Diese liegt etwa 4–5 cm links der Medianebene in Höhe des *2. Lendenwirbels*. Links von der Flexur befinden sich 2 Falten: links oben am Übergang des Peritoneum parietale ins Mesocolon (s. unten), die *Plica duodenalis superior*, und weiter unten die *Plica duodenalis inferior*. Durch diese Falten entstehen Taschen, *Recessus duodenales superior et inferior*, in denen Dünndarmschlingen eingeklemmt werden können, so daß innere Hernien (Treitz-Hernien) entstehen. In der Plica duodenalis superior verläuft die V. mesenterica inferior.

Jejunum und Ileum bilden das Dünndarmkonvolut. Sie sind zusammen bis zu 5 m lang. Die Länge des Duodenums beträgt dagegen nur 25–30 cm.

Hinweis. Die Länge des Dünndarms wird wesentlich vom Kontraktionszustand der glatten Darmwandmuskulatur beeinflußt. Beim Verstorbenen, wenn die Muskulatur entspannt ist, sind Jejunum und Ileum länger als in vivo oder nach Konservierung der Leiche.

Das Ileum ist etwas länger als das Jejunum, jedoch besteht keine deutlich erkennbare Grenze zwischen diesen beiden Dünndarmteilen. Die Schlingen des Jejunums liegen im wesentlichen im oberen und linken Teil des Unterbauchs, die des Ileum im rechten und unteren. Die Einmündung des Dünndarms in den Dickdarm befindet sich in der Fossa iliaca dextra.

Gemeinsam sind Jejunum und Ileum durch das *Mesenterium*, Dünndarmgekröse, an der hinteren Bauchwand befestigt (**Abb. 14.10**, **14.11**). Die Radix mesenterii ist 15–18 cm lang und verläuft von der Flexura duodenojejunalis (s. oben) schräg nach rechts unten in die Fossa iliaca dextra. Das Mesenterium ist „plissiert" (**Abb. 14.10**). Die Länge seines Ansatzes am Jejunum und Ileum entspricht der Länge dieser Darmteile. Dadurch ist genügend Spielraum für Dünndarmbewegungen gegeben.

Hinweis. Die Gestaltung des distalen Abschnitts der Radix mesenterii wird wesentlich von den Peritonealverhältnissen am Caecum und Colon ascendens bestimmt (s. unten). Liegt ein *Colon ascendens mobile* vor, setzt sich das Mesenterium in ein Mesocolon ascendens fort, und das distale Ende der Radix befindet sich höher als üblich. Bei einem *Caecum fixum* liegt die entsprechende Stelle tiefer, bzw. wenn die letzten Ileumschlingen bereits an der hinteren Bauchwand befestigt sind, weiter medial.

An der Einmündung des Ileum in das Colon treten kleine Bauchfellfalten und -taschen auf. Die *Plica caecalis vascularis*, die einen Ast der A. ileocaecalis einschließt, bedingt den *Recessus ileocaecalis superior*, die *Plica ileocaecalis* zwischen Ileum und Appendix vermiformis den *Recessus ileocaecalis inferior*.

Colon, Dickdarm. Der Dickdarm (**Abb. 14.10**) besteht aus:

- Caecum, Blinddarm, mit
  - Appendix vermiformis, Wurmfortsatz
- Colon ascendens
- Colon transversum
- Colon descendens
- Colon sigmoideum

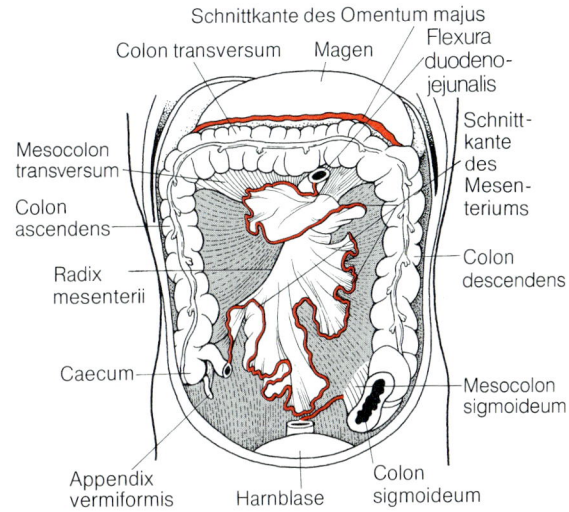

Abb. 14.10 Magen und Colon transversum sind in die Höhe geschlagen, der Dünndarm ist am Mesenterium abgeschnitten

Caecum. Es liegt in der Fossa iliaca dextra unterhalb der Einmündungsstelle des Dünndarms in den Dickdarm auf dem M. iliacus.

Das Zäkum weist unterschiedliche Peritonealverhältnisse auf. Es kann vorliegen als

- Caecum fixum, wenn es breit mit der Rückwand des Bauchraums verwachsen ist (sekundär retroperitoneale Lage), oder als
- Caecum mobile, wenn eine Verbindung zwischen Peritoneum viscerale des Zäkums und dem Peritoneum parietale gering oder unvollständig ist, oder als
- Caecum liberum, wenn ein Gekröse (Mesocaecum) ausgebildet ist.

Sowohl beim Caecum mobile als auch beim Caecum liberum befindet sich hinter dem Blinddarm ein *Recessus retrocaecalis,* in den sich die Appendix vermiformis hineinlegen kann.

Appendix vermiformis. Die Appendix vermiformis ist durchschnittlich 8–9 cm lang und immer frei beweglich. Sie hat ein eigenes Mesenterium, *Mesoappendix.* Durch ihre Beweglichkeit kann die Appendix verschiedene Positionen einnehmen, z. B. retrozäkal liegen, nach unten, medial oder lateral weisen (S. 574).

Colon ascendens. Es schließt kontinuierlich an das Zäkum an, liegt sekundär retroperitoneal und verläuft seitlich auf dem M. quadratus lumborum bzw. M. transversus abdominis bis zur Unterfläche des rechten Leberlappens. Dort ruft es die Impressio colica hervor. Vor dem unteren Pol bzw. dem Hilum der rechten Niere befindet sich die *Flexura coli dextra,* der Übergang ins Colon transversum. Vorn wird das Colon ascendens von Dünndarmschlingen überlagert.

Colon transversum. Das Colon transversum liegt intraperitoneal und ist durch ein unterschiedlich langes *Mesocolon transversum* beweglich befestigt. Dadurch ist die Lage des Colon transversum variabel; im Extremfall kann das Colon transversum bis ins kleine Becken durchhängen. In der Regel jedoch legt sich das Colon transversum der Facies visceralis der Leber, der Gallenblase, bei größerer Füllung dem Magen und der Facies visceralis der Milz an.

Peritoneale Verbindungen weist das Colon transversum durch das *Ligamentum hepatocolicum* (s. oben) mit der Leber, das *Ligamentum gastrocolicum* mit dem Magen, mit dem schürzenförmigen Teil des *Omentum majus,* durch eine Bauchfellfalte mit der linken Seite des Zwerchfells (*Ligamentum phrenicocolicum,* s. oben), sowie vor allem durch das *Mesocolon transversum* mit der hinteren Bauchwand auf.

Die *Haftlinie des Mesocolon transversum* (**Abb.14.11**) an der hinteren Bauchwand verläuft leicht schräg aufsteigend von der Flexura coli dextra zur Flexura coli sinistra. Sie beginnt über dem Duodenum descendens, folgt dem Unterrand des Pankreas und erreicht in unterschiedlicher Höhe die *linke Niere,* an deren Fascia praerenalis das Kolon ohne Bauchfellduplikatur fixiert ist.

Colon descendens. Es beginnt an der *Flexura coli sinistra,* die stets höher liegt als die rechte Flexur und bis zum Zwerchfell aufsteigen kann. Im Extremfall kann die Flexura coli sinistra einen aufsteigenden und einen absteigenden Schenkel besitzen, Doppelflintenform. Das Colon descendens liegt sekundär retroperitoneal und ist mit der hinteren Bauchwand verwachsen. Es verläuft lateral der linken Niere bis in die Fossa iliaca sinistra, wo es sich in das Colon sigmoideum fortsetzt. Häufig befinden sich kleine *Sulci* (*Recessus*) *paracolici* seitlich an der Befestigung des Colon descendens, besonders wenn diese weniger breit ist.

Colon sigmoideum. Dieser Colonteil liegt wieder intraperitoneal und besitzt ein unterschiedlich langes *Mesocolon sigmoideum.* Das Colon sigmoideum ist etwa 45 cm lang und verläuft s-förmig. Durch seine Schleife gelangt es vor den *2.–3. Sakralwirbel.* Dort setzt es sich in den Mastdarm, Rectum, fort. Durch den gebogenen Verlauf der Haftlinie des Mesosigmoideum (**Abb.14.11**) entsteht ein *Recessus intersigmoideus,* in dessen Bereich retroperitoneal der *Ureter* verläuft. Ferner überquert die Wurzel des Mesocolon sigmoideum den M. psoas und die Vasa iliaca.

> Wenn Sie sich jetzt über die Beckenhöhle mit den dort gelegenen Organen und über die Peritonealverhältnisse dort informieren wollen, lesen Sie S. 616 f.

14.3.2 Bauchfell, Peritoneum

> **Lernziele**
>
> Peritoneum • Peritonealverhältnisse an der Leber, am Magen, an der Milz, an der Flexura duodenojejunalis, am Jejunum, am Ilium, am Caecum, an der Appendix vermiformis, am Colon transversum, am Colon descendens, am Colon sigmoideum • Omentum majus • Omentum minus • Bursa omentalis

Das Peritoneum, Bauchfell, hat für die Bauchhöhle und ihre Organe große Bedeutung:

- Es schließt die Bauchhöhle luftdicht ab.
- Es sezerniert eine seröse Flüssigkeit, die die kapillären Spalten zwischen den Oberflächen des Peritoneums füllt.
- Es ermöglicht Verschiebungen von intraperitoneal gelegenen Bauchorganen.
- Es resorbiert.
- Es trägt zur Abwehr bei.
- Es beteiligt sich an der Befestigung der Baucheingeweide.

Luftdichter Abschluß. Der Bauchraum hat beim Mann keine Verbindung mit der Umwelt. Bei der Frau öffnen sich dagegen die Enden der Tubae uterinae frei in die

Abb. 14.11 Dorsale Wand der Bauchhöhle mit den Haftlinien der Mesenterien nach Entnahme der intraperitonealen Organe

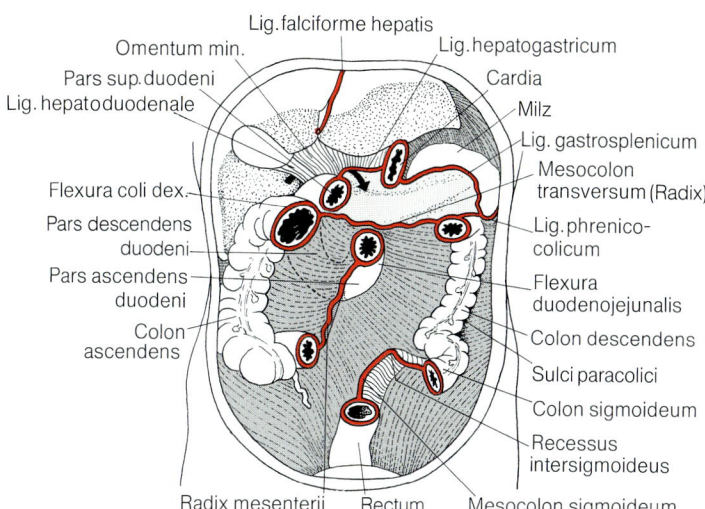

Bauchhöhle (S. 661). Trotzdem ist auch bei der Frau der Bauchraum luftdicht abgeschlossen, da die Lumina der inneren weiblichen Geschlechtsorgane sehr eng und mit Flüssigkeit gefüllt sind.

Flüssigkeitabgabe und Gleiten der Bauchfellblätter. Die Oberfläche des Peritoneums beträgt etwa 2 m². Sie wird von flachen Mesothelzellen (S. 51) gebildet, ist spiegelnd glatt und feucht (seröse Haut, „Serosa", S. 487). Die vom Bauchfell abgegebene Flüssigkeit ist ein Transsudat aus den Blutgefäßen. Durch den Flüssigkeitsfilm auf der Oberfläche der Bauchfellblätter sind, obgleich der Bauchraum nur aus kapillären Spalten besteht, Verschiebungen zwischen den intraperitoneal gelegenen Baucheingeweiden mühelos möglich. – Unter dem Mesothel liegt eine dünne Bindegewebsschicht, Lamina propria, die sich parietal in die Fascia transversalis der Bauchwand fortsetzt.

Hinweis. Verkleben Oberflächen des Bauchfells miteinander, dann sind keine Verschiebungen zwischen Baucheingeweiden mehr möglich. Dies spielt während der Entwicklung eine Rolle, wenn sich intraperitoneal gelegene Organe der Bauchwand anlegen und in der Folgezeit eine sekundär retroperitoneale Lage erlangen, z. B. große Teile des Duodenums oder des Kolons. Erhalten bleibt jedoch die peritoneale Bindegewebsschicht. Verklebungen und Verwachsungen treten aber auch bei Entzündungen auf, z. B. nach mechanischen, chemischen, bakteriellen oder thermischen Reizen. In der Folge veröden die Peritonealspalten und es kann bei Bewegungen des Darms zu Zerrungen kommen, die so schmerzhaft sein können, daß die Verwachsungen operativ gelöst werden müssen.

Abwehr. Es ist gesichert, daß Lymphozyten in die Bauchhöhle gelangen können, um sich dort an der Abwehr zu beteiligen. Besondere Bedeutung kommt den *Milchflecken, Maculae lacteae*, zu, bei denen es sich um Ansammlungen lymphatischen Gewebes im Omentum majus handelt. Die Milchflecken enthalten alle Arten von Lymphozyten und Granulozyten sowie Makrophagen und Mastzellen.

Resorption. Alle Substanzen, die in die Bauchhöhle gelangen, werden leicht resorbiert und gelangen schnell in den Kreislauf.

Klinischer Hinweis. Bei jeder Bauchoperation muß der Chirurg vorsichtig mit dem Peritoneum umgehen. Es muß sorgfältig vernäht werden, um zu vermeiden, daß Keime eingeschleppt werden und daß es als Folge zu einer Entzündung, *Peritonitis*, kommt. Die Peritonitis ist gefürchtet, weil sich eine Entzündung in der großen Bauchhöhle leichter und schneller als anderenorts ausbreiten kann. Von der großen resorbierenden Peritonealoberfläche aus kann der Körper mit Toxinen überschüttet werden, gegen die er sich nicht wehren kann.

Befestigungen. Zur Befestigung der Bauchorgane tragen die Gekröse bei, ohne wirklich tragfähig zu sein. *Träger der Bauchorgane sind im wesentlichen die Bauchorgane selbst*; sie füllen den unter einem Unterdruck stehenden Bauchraum vollständig aus und halten sich dadurch gegenseitig in ihrer Lage, z. B. die etwa 1500 g schwere Leber.

Die Gekröse, Mesos, werden von Peritonealepithel bedeckt und bestehen aus Bindegewebe, das viele elastische Fasernetze, Lymphknoten, Blut- und Lymphgefäße sowie Nerven und Fettgewebe enthält. Je nach den mechanischen Beanspruchungen sind die Gekröse unterschiedlich gebaut.

Innervation. Parietales Blatt und viszerales Blatt des Peritoneums werden unterschiedlich innerviert: Das

- *parietale Blatt* wird (sensibel) von Spinalnerven (Äste der Nn. intercostales, des N. ileohypogastricus und des N. ileoinguinalis), das
- *viszerale Blatt* von vegetativen Eingeweidenerven versorgt.

Dadurch ist das parietale Blatt des Bauchfells außerordentlich schmerzempfindlich, das viszerale Blatt dagegen kaum.

Klinischer Hinweis. Wegen dieser Innervationsverhältnisse ist das parietale Peritoneum ein feiner Indikator für entzündliche Prozesse in der Bauchhöhle. Dabei kann der Patient Schmerzen ziemlich genau lokalisieren. Außerdem führt die Reizung der sensiblen Nerven zur unwillkürlichen Dauerkontraktion der Bauchmuskulatur in der Umgebung der peritonealen Reizung. Dagegen kann der Chirurg an Magen und Darm schneiden und nähen, ohne daß unangenehme Sensationen ausgelöst werden. Als schmerzhaft wird aber ein Zug an Bauchorganen empfunden. In diesem Fall ist der Patient nicht in der Lage, den Ort der Einwirkung exakt anzugeben.

Peritonealverhältnisse. Im folgenden sind die verschiedenen Bauchfellfalten, -taschen und -buchten (s. oben) systematisch zusammengestellt.

Zu unterscheiden sind

an der Leber:
- Ligamentum falciforme – als ventrale Bauchfellduplikatur – mit seinem am Unterrand gelegenen Ligamentum teres hepatis
- Ligamentum coronarium als Umschlag des Peritoneum viscerale der Leber auf das Peritoneum parietale in der Umgebung der Area nuda, und deren seitliche Fortsetzung als
- Ligamentum triangulare dextrum und Ligamentum triangulare sinistrum
- Ligamentum hepatorenale
- Recessus subphrenici
- Recessus subhepatici
- Recessus hepatorenalis

am Omentum minus:
- Ligamentum hepatogastricum
- Ligamentum hepatoduodenale, in dessen freiem Rand Ductus choledochus, V. portae hepatis und A. hepatica verlaufen
- Ligamentum hepatocolicum (inkonstant)

am Magen:
- Teile des Omentum minus (s. oben)
- Ligamentum gastrosplenicum
- Ligamentum gastrocolicum als Teile des Omentum majus

an der Milz:
- Ligamentum gastrosplenicum
- Ligamentum splenorenale (synonym: Lig. phrenicosplenicum)

am Omentum majus, hervorgegangen aus dem Mesogastrium dorsale:
- Ligamentum gastrocolicum
- Ligamentum gastrosplenicum
- freier schürzenförmiger Teil

die Bursa omentalis:
- Vestibulum mit Recessus superior omentalis
- Hauptraum und Recessus splenicus
- Recessus inferior omentalis

an der Flexura duodenojejunalis:
- Plica duodenalis superior
- Plica duodenalis inferior
- Recessus duodenalis superior
- Recessus duodenalis inferior

am Jejunum und Ileum:
- Mesenterium mit der Radix mesenterii

an der Verbindung zwischen Ileum und Colon:
- Plica caecalis vascularis
- Recessus ileocaecalis superior
- Plica ileocaecalis
- Recessus ileocaecalis inferior

am Caecum:
- Recessus retrocaecalis

am Appendix vermiformis:
- Mesoappendix

am Colon transversum:
- Mesocolon transversum, dessen Radix schräg aufwärts über das Duodenum descendens verläuft
- Ligamentum hepatocolicum
- Ligamentum gastrocolicum
- freier Teil des Omentum majus

am Colon descendens:
- Sulci paracolici

am Colon sigmoideum
- Mesocolon sigmoideum
- Recessus intersigmoideus

14.3.3 Computertomographie

Überblick über die Bauchhöhle ohne Eingriffe von außen verschaffen heute bildgebende Verfahren. Den gewohnten anatomischen Querschnittsbildern am nächsten kommen dabei Computertomogramme. Als Beispiel zeigt **Abb. 14.12** ein Computertomogramm (CT) in Höhe des 2. Lendenwirbels. Dort ist zu erkennen, wie die abdominalen Organe in situ zueinander liegen. Bei Betrachtung des Bildes ist zu berücksichtigen, daß CT-Bilder jeweils die Ansicht eines Querschnittes von unten wiedergeben.

Hinweis. Auch die Ultraschalldiagnostik vermittelt aussagekräftige Einblicke in den Zustand der Bauchorgane (z. B. über Steinbildungen usw.).

14.4 Magen – Darm

Lernziele

Form • Teile • Kurvaturen • Lage • Nachbarschaft • Arterien • Venen • Lymphgefäße • Nerven • Schleimhautrelief • Schichten der Magenwand • Glandulae gastricae propriae • Glandulae cardiacae • Glandulae pyloricae

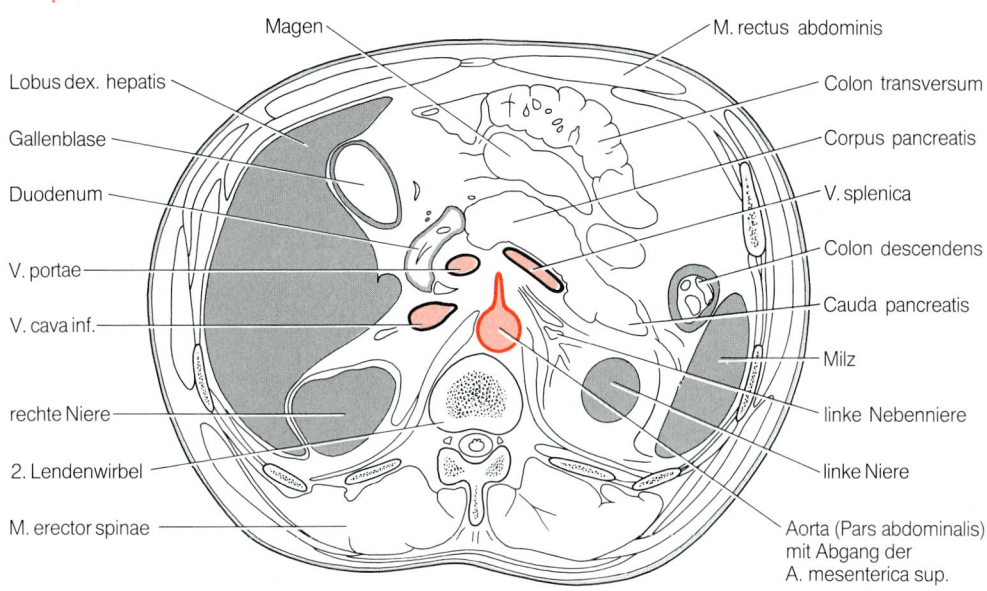

Abb. 14.12 Computertomogramm der Bauchhöhle in Höhe des Pankreas; dies entspricht dem 2. Lendenwirbel. (Nach Takahashi 1983)

Magen
Lobus dex. hepatis
Gallenblase
Duodenum
V. portae
V. cava inf.
rechte Niere
2. Lendenwirbel
M. erector spinae

M. rectus abdominis
Colon transversum
Corpus pancreatis
V. splenica
Colon descendens
Cauda pancreatis
Milz
linke Nebenniere
linke Niere
Aorta (Pars abdominalis) mit Abgang der A. mesenterica sup.

In der Bauchhöhle befinden sich als Teile des Verdauungsapparates der Magen und die meisten Darmabschnitte. Lediglich der Mastdarm, Rectum, gehört zu den Beckenorganen (S. 623). Im einzelnen werden hier besprochen:

- Magen, Gaster
- Dünndarm, Intestinum tenue:
  - Duodenum
  - Jejunum
  - Ileum
- Dickdarm, Intestinum crassum

sowie die großen Anhangsdrüsen des Dünndarms:

- Bauchspeicheldrüse, Pankreas
- Leber, Hepar

14.4.1 Magen, Gaster, Ventriculus

Der Magen ist ein muskulöses Hohlorgan, in dem die Rohbissen längere Zeit verweilen, während die chemische Aufschließung bereits beginnt. Für eine gründliche Durchmischung des so entstandenen Speisebreis oder Chymus sorgt die Magenmuskulatur.

Form, Größe und Lage des Magens sind starken Schwankungen unterworfen

Form, Größe und Lage des Magens hängen vom Füllungszustand, vom Muskeltonus, vom Lebensalter, vom Konstitutionstyp und von der Körperlage ab. Der Magen wird seiner Form nach mit einem Füllhorn, Stierhorn

oder Angelhaken verglichen (**Abb. 14.13**). Seine mittlere Länge beträgt bei mäßiger Füllung 25–30 cm; er faßt etwa 1200–1600 cm³.

Die Magenabschnitte sind der **Abb. 14.14** zu entnehmen.

Den Eingang in den Magen bildet das **Ostium cardiacum** (Cardia). Hier setzt sich das Epithel der Pars abdominalis oesophagi (S. 529) scharf von dem der **Pars cardiaca** des Magens ab (mit dem Gastroskop deutlich zu erkennen).

Die *Pars cardiaca* ist ein etwa 1–3 cm breiter, ringförmiger Schleimhautstreifen am Mageneingang.

Von der einfachen Schlauchform weicht der Magen dadurch ab, daß sich links von der Kardia kuppelförmig der **Fundus gastricus** (Fornix gastricus) erhebt. Im Fundus als der höchsten Stelle des Magens sammelt sich die verschluckte Luft und bildet die *Magenblase*. Sie liegt dicht unter der linken Zwerchfellkuppel und ist auch ohne Anwendung eines Kontrastmittels bei der Röntgenuntersuchung sichtbar. Zwischen Fundus und Ösophagus liegt die *Incisura cardiaca*, der innen eine Falte, *Plica cardiaca*, entspricht. Hier beginnt die große Kurvatur.

Den Hauptteil des Magens bildet das **Corpus gastricum**, dem die **Pars pylorica** folgt. Sie bildet das **Antrum pyloricum**, und setzt sich zum **Pylorus**, Magenpförtner, fort, der das **Ostium pyloricum** umfaßt. Die Magenwand besteht im Bereich des Canalis pyloricus aus kräftiger Ringmuskulatur. Der dem Magen folgende Abschnitt ist die Pars superior duodeni (s. unten).

Der Magen besitzt eine Vorder- und eine Hinterfläche, Paries anterior et posterior. In der Ansicht von vorn bildet der linke Magenrand einen großen Bogen, **Curvatura**

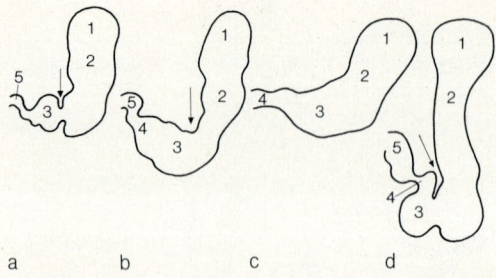

Abb. 14.13 a–d Verschiedene Magenformen im Stehen. **a** Hakenmagen; **b** Langmagen; **c** Stierhornmagen; **d** hypotonischer Langmagen. *1,* Fundus gastricus; *2,* Corpus gastricum; *3,* Pars pylorica; *4,* Pylorus; *5,* Pars superior duodeni (Bulbus duodeni); Incisura angularis. (Nach Töndury 1970)

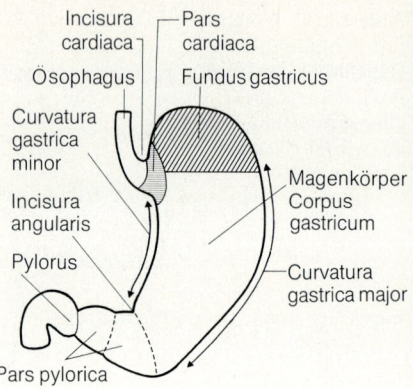

Abb. 14.14 Magen. Nomenklatur der verschiedenen Magenabschnitte

gastrica major, während der rechte obere Rand in direkter Fortsetzung der Speiseröhre einen kürzeren Bogen, die **Curvatura gastrica minor**, beschreibt. Die kleine Kurvatur ist im unteren Drittel zur *Incisura angularis* eingeknickt. Ihr liegt das Magenknie, *Genu gastrici,* an der großen Kurvatur gegenüber. Incisura angularis und Magenknie markieren die Grenze zwischen Corpus gastricum und Pars pylorica.

> **Der größte Teil des Magens liegt links von der Mittellinie in der Regio hypochondriaca sinistra**

Auf das Skelett bezogen liegt die Kardia in Höhe des 10. Brustwirbels, der Pylorus vor dem 1.–2. Lendenwirbel. Der tiefste Punkt des Magens wird jedoch von der Pars pylorica gebildet, die auf die rechte Seite herüberragt und sich in der Regio epigastrica befindet. Die Pars pylorica kann – in Abhängigkeit von der Magenform – beim Stehen bis in Höhe des 3.–4. Lendenwirbels absinken. Im übrigen nehmen die Füllung des Magens und der Nachbarorgane, die Körperhaltung, die Konstitution u. a. erheblichen Einfluß auf die Magenlage.

Hinweis. Die folgenden Absätze über die Topographie des Magens decken sich teilweise mit Ausführungen über den Oberbauchsitus (S. 552). Sie sind von großer praktischer Bedeutung.

Nach Eröffnung der Bauchhöhle wird nur ein kleiner Teil des Magenkörpers sichtbar (**Abb. 14.6**), weil der Großteil des Magens versteckt hinter dem linken Rippenbogen liegt und vorn von der Leber überlagert wird. Erst durch Hochheben des linken Leberlappens läßt sich die Curvatura gastrica minor überblicken (**Abb. 14.8**).

Die *Vorderwand des Corpus gastricum* liegt zwischen dem Leberrand und dem Rippenbogen der vorderen Brust- und Bauchwand unmittelbar an. Diese Pars abdominalis kann im sogenannten *Magenfeld* palpiert werden. Hier liegt auf der linken Seite neben dem knorpeli-

gen Ende der 8. Rippe ein Zugangsweg für chirurgische Eingriffe.

Die *Hinterwand des Magens* hat, getrennt durch die Bursa omentalis, ein Berührungsfeld mit dem *Pankreas.* Die große Kurvatur besitzt ein wechselnd großes Berührungsfeld mit dem *Colon transversum* und links schiebt sich die *Milz* zwischen Magen und Zwerchfell.

Von der *kleinen Kurvatur* entspringt das kleine Netz, *Omentum minus* (**Abb. 14.8**), hervorgegangen aus Teilen des Mesogastrium ventrale (S. 546), eine Peritonealplatte, welche den Magen und den oberen Abschnitt des Duodenums mit der Leberunterfläche (Fissura ligamenti teretis) verbindet. Man unterscheidet am Omentum minus 2 Abschnitte, das *Lig. hepatogastricum* und das *Lig. hepatoduodenale* (S. 548).

Von der *großen Kurvatur* nimmt das große Netz, *Omentum majus* (**Abb. 14.6**), hervorgegangen aus Teilen des Mesogastrium dorsale (S. 550), eine schürzenförmige, fettgewebshaltige Peritonealplatte seinen Ausgang, das sich normalerweise vor alle Darmschlingen legt. Die Rückwand des Omentum majus verwächst mit dem Colon transversum (an der Taenia omentalis, S. 573), so daß der Teil des Omentum majus, der zwischen Curvatura major des Magens und Colon transversum liegt, *Ligamentum gastrocolicum*, mit die Vorderwand des Netzbeutels bildet (S. 552). Im oberen Bereich des Omentum majus verbindet das *Lig. gastrophrenicum* den Fundus des Magens mit dem Zwerchfell, das *Lig. gastrosplenicum* den Anfangsteil der Curvatura gastrica major mit der Milz.

> **Gefäße und Nerven**

Arterien (**Abb. 14.15 c**). Die Arterien des Magens stammen aus dem Truncus coeliacus und bilden an den Kurvaturen einen Gefäßkranz.

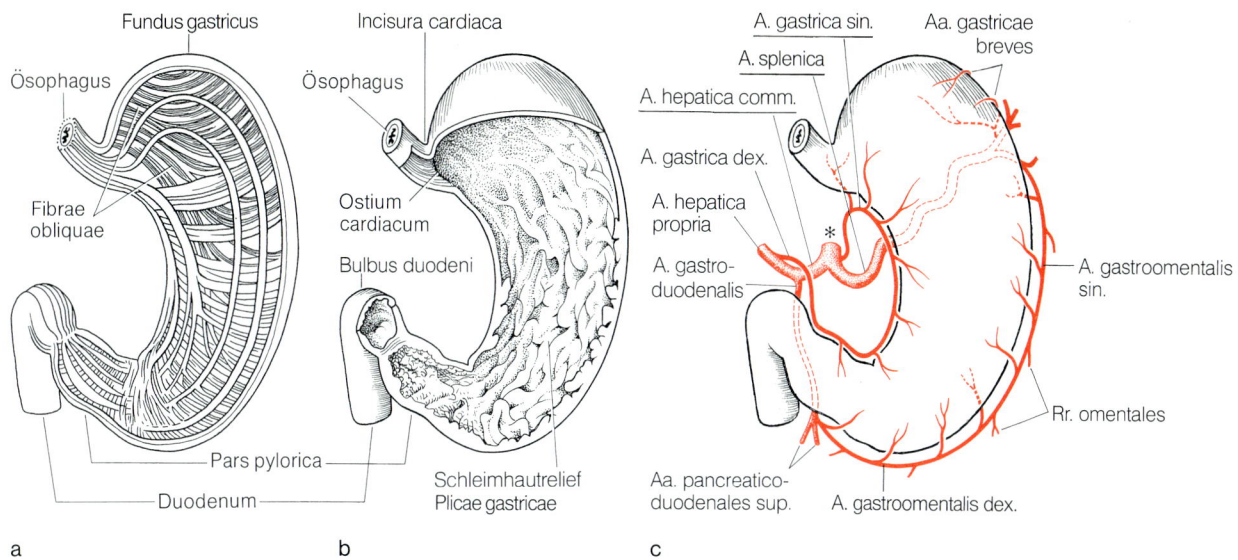

Abb. 14.15 a–c Magen. **a** Schematische Darstellung der Magenmuskulatur mit Fibrae obliquae; **b** Schleimhautrelief des Magens; **c** Magenarterien. *Truncus coeliacus

An der *Curvatura minor* liegen die

- **A. gastrica sinistra** aus dem Truncus coeliacus (S. 606) und die
- **A. gastrica dextra** aus der A. hepatica propria (S. 606).

Die *A. gastrica sinistra* tritt in der Plica gastropancreatica in Höhe der Kardia an den Magen heran, biegt nach abwärts um und läuft der kleinen Kurvatur entlang, wobei sie Äste an die Vorder- und Hinterfläche des Magens abgibt. Sie anastomosiert mit der *A. gastrica dextra*, die vom Pylorus her der A. gastrica sinistra entgegenkommt (Arterienbogen der kleinen Kurvatur).

An der *Curvatura major* verlaufen die

- **A. gastroomentalis dextra** (A. gastroepiploica dextra) aus der A. gastroduodenalis und die
- **A. gastroomentalis sinistra** (A. gastroepiploica sinistra) aus der A. splenica (A. linealis).

Beide Gefäße verlaufen etwa fingerbreit von der großen Kurvatur des Magens entfernt im großen Netz und anastomosieren (Arterienbogen der großen Kurvatur). Sie geben *Rr. gastrici* zu den beiden Flächen des Magens sowie *Rr. omentales* zum Omentum majus ab.

Der Magenfundus wird außerdem von mehreren

- **Aa. gastricae breves**, Ästen der A. splenica, versorgt.

Venen. Die Venen des Magens fließen *in* die V. portae hepatis. Sie entsprechen in ihrem Verlauf den Magenarterien.

Lymphgefäße. Die Lymphgefäße beginnen in der Tunica propria der Magenwand. Der stärkste Lymphgefäß-

plexus liegt jedoch in der Tela submucosa. Von hier aus gelangt die Lymphe in ein dichtes Gefäßnetz, das die Magenoberfläche überzieht. Die größeren abführenden Lymphgefäße folgen im allgemeinen den großen Blutgefäßen, verlaufen also entlang den Kurvaturen, wo auch die regionären Lymphknoten liegen.

Folgende *3 Lymphabflußgebiete* der Magenwand lassen sich unterscheiden:

- Pars cardiaca und große Teile der Vorder- und Rückseite des Magens an der Curvatura minor; die Lymphe gelangt zu den **Nodi lymphatici gastrici** an der kleinen Kurvatur
- milznahe Gebiete der großen Kurvatur einschließlich Fundusteile; der Abfluß erfolgt zu den **Nodi lymphatici splenici**
- Pars pylorica und Pylorus; die regionalen Lymphknoten sind die **Nodi lymphatici pylorici gastroomentalis**

Alle genannten Lymphknoten sind mit den **Nodi lymphatici coeliaci** als 2. Filterstation verbunden. Von hier aus gelangt die Lymphe in die Trunci intestinales und schließlich in den Ductus thoracicus (S. 537).

Nerven. Der Magen wird sowohl vom Sympathicus als auch vom Parasympathicus innerviert. Er verfügt über sensible afferente (Schmerzfasern) und über autonome efferente Fasern. Außerdem hat die Magenwand ein intrinsisches Nervensystem.

Die **sympathischen Fasern** entstammen dem *Plexus coeliacus* (S. 611) und gelangen mit den Arterien zum Magen. Der Sympathikus hemmt die Peristaltik des Magens.

Die **parasympathischen Fasern** sind Äste der *Nn. vagi*. Sie gelangen mit dem Ösophagus in die Bauchhöhle. Die Fasern des linken N. vagus, die im Truncus vagalis anterior die Bauchhöle erreichen, bilden auf der Vorderfläche des Magens den ventralen Anteil des Plexus gastricus (einige ziehen weiter zum Plexus hepaticus). Fasern des rechten N. vagus im Truncus vagalis posterior versorgen vorwiegend die Rückseite des Magens (einige ziehen weiter zum Plexus coeliacus). In beide Geflechte strahlen auch sympathische Fasern ein. Der N. vagus beschleunigt die Magenmotorik und fördert die Sekretion (Sekretomotorik).

Intrinsisches Nervensystem. Das intrinsische Nervensystem wird von den Geflechten (mit Nervenzellen) des *Plexus myentericus* (Auerbach) in der Tunica muscularis (s. unten) und des *Plexus submucosus* (Meissner) in der Tela submucosa (s. unten) gebildet. Es arbeitet autonom, wird aber von sympathischen und parasympathischen Nervenfasern erreicht und beeinflußt.

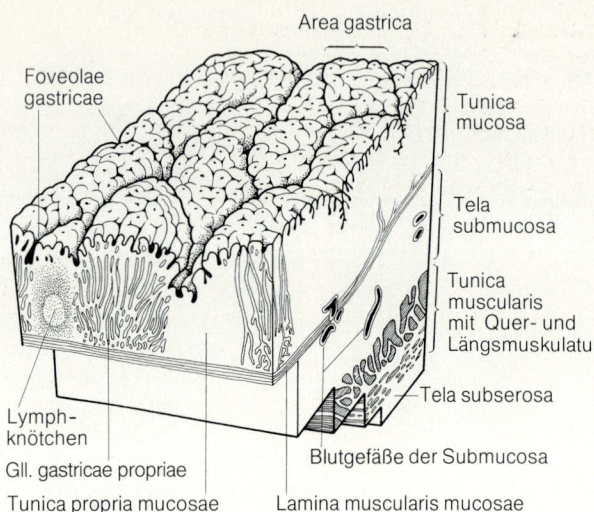

Abb. 14.16 Schleimhautrelief und Schichtung der Magenwand im Korpusbereich. Nicht berücksichtigt sind die Plicae gastricae, in die die Tela submucosa mit hineinzieht. (Nach Braus-Elze 1956)

> **Die Schleimhautoberfläche des Magens wird durch Plicae gastricae, Areae gastricae, Plicae villosae und Foveolae gastricae vergrößert**

Plicae gastricae. Es handelt es sich um grobe Falten, die ein *Hochrelief* bilden. An der Curvatura minor verlaufen die Falten in Längsrichtung, *Magenstraße*; in den übrigen Abschnitten des Magens sind sie unregelmäßig angeordnet (**Abb. 14.15 b**). Bei den Plicae gastricae sind Lamina muscularis mucosae und Tela submucosa mit aufgeworfen.

Areae gastricae (**Abb. 14.16**). Die Areae gastricae bilden das *Flachrelief* der Magenoberfläche. Es wird durch millimetergroße beetartige Felder hervorgerufen, die den Schleimhautfalten eine feinhöckrige Oberfläche verleihen.

Plicae villosae (**Abb. 14.16**). Sie sind nur bei Lupenvergrößerung als hirnwindungsartige Leistchen innerhalb der Areae gastricae zu erkennen. Sie rufen das *Mikrorelief* hervor.

Foveolae gastricae, Magengrübchen (**Abb. 14.16**), sind rundliche oder rinnenförmige Öffnungen zwischen den Plicae villosae. In den Magengrübchen münden die Magendrüsen.

> **Die Magenwand besteht aus Tunica mucosa, Tela submucosa, Tunica muscularis, Tela subserosa und Tunica serosa**

Tunica mucosa (**Abb. 14.16, 14.17**).Die Tunica mucosa gastrica gliedert sich histologisch in:

- Lamina epithelialis mucosae
- Lamina propria mucosae mit Magendrüsen, die in den

verschiedenen Magenabschnitten unterschiedlich gebaut sind
- Lamina muscularis mucosae

Lamina epithelialis mucosae. Die Oberfläche der Schleimhaut aller Magenabschnitte, einschließlich der Foveolae gastricae, wird von einem einschichtigen hochprismatischen Epithel ohne Bürstensaum gebildet. Es sezerniert einen hochviskösen neutralen Schleim, der reich an Glykanen, Proteinen und Mukoitinschwefelsäure ist und nicht von der Magensalzsäure aufgelöst werden kann. Überlagert wird dieser Schleim von löslichem Schleim aus den Magendrüsen. Der Schleim schützt die Magenwand vor mechanischen, thermischen und enzymatischen Schädigungen. Außerdem beteiligt er sich an der Bildung einer Barriere gegen den Reflux von Magensaft in den Ösophagus.

> **Klinischer Hinweis**. Mit dem Tod geht die Schleimhautbarriere verloren, der Schutz der Magenwand durch den Schleim erlischt, die Schleimhaut wird angedaut. Umschriebene Andauungen der Schleimhaut können aber auch während des Lebens auftreten und zu peptischen Geschwüren, *Ulcera ventriculi*, führen. Ihre Prädilektionsstellen liegen entlang der Magenstraße im Bereich der Curvatura gastrica minor und an der Hinterwand des Magens.

Lamina propria mucosae. In der Lamina propria mucosae liegen die *Magendrüsen* (s. unten). Sie werden von Schleimhautbindegewebe umfaßt. In den Maschen dieses retikulären Bindegewebes liegen Zellen des Immunsystems (Lymphozyten, Plasmazellen, eosinophile Granulozyten, Makrophagen). An einzelnen Stellen, bevor-

Abb. 14.17a–d Drüsen des menschlichen Magens. **a** Senkrechter Schnitt durch die Magenschleimhaut im Fundusgebiet. Die Belegzellen sind *schwarz* dargestellt. **b** Senkrechter Schnitt durch die Schleimhaut der Regio pylorica; **c** Querschnitte durch Fundusdrüsen; **d** Querschnitte durch Pylorusdrüsen

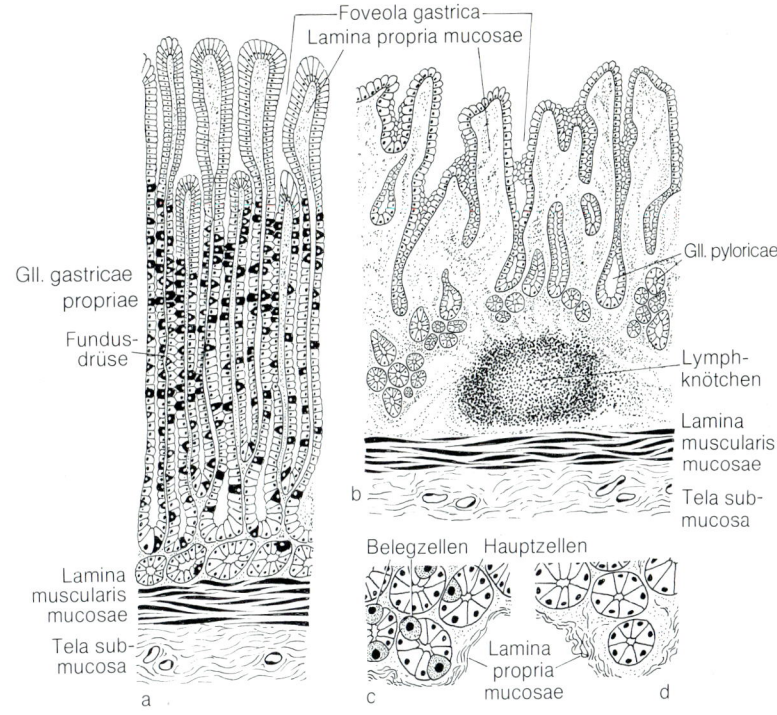

zugt im Pylorusbereich, treten basal Lymphfollikel mit Reaktionszentren auf. Im Schleimhautbindegewebe finden sich ferner ein Kapillarnetz, das von Arteriolen eines submukösen Netzes gespeist wird, sowie Lymphgefäße und Nerven.

Lamina muscularis mucosae. Den Abschluß gegen die Tela submucosa bildet die Lamina muscularis mucosae, von der einzelne oder Bündel glatter Muskelzellen in das Schleimhautbindegewebe einstrahlen. Die Muskelzellen dieser Schicht können das Relief der Magenoberfläche verändern.

Tela submucosa. Auf die Magenschleimhaut folgt eine breite Tela submucosa, die aus lockerem Bindegewebe besteht. Sie ist eine Gefäß- und Verschiebeschicht. In der Tela submucosa befinden sich ein dichtes Netz von Lymph- und Blutgefäßen, Nervenfaserbündel und kleine Gruppen von Nervenzellen: *Plexus submucosus* (Mcißner-Plexus).

Tunica muscularis. Die Tunica muscularis besteht aus 3 Schichten glatter Muskulatur (**Abb. 14.15 a**):

- Stratum longitudinale
- Stratum circulare
- Fibrae obliquae

Stratum longitudinale. Es handelt sich um die äußere Schicht, die mit der Längsfaserschicht der Speiseröhre zusammenhängt. Sie ist an den beiden Kurvaturen des Magens besonders kräftig ausgebildet. Im Bereich der

Incisura angularis ist sie unterbrochen und beginnt erst wieder in der Pars pylorica.

Stratum circulare. Diese Schicht hängt gleichfalls mit der des Ösophagus zusammen. Sie ist die wesentliche Schicht der gesamten Magenwand und bildet den *M. sphincter pyloricus,* der nach einwärts vorspringt, außen jedoch nur durch eine Ringfurche erkennbar wird.

Fibrae obliquae. Die glatten Muskelzellen der 3. innersten Schicht verlaufen schräg. Sie lassen die kleine Kurvatur völlig frei, bleiben auf das Corpus gastricum beschränkt und tauchen in die Ringmuskelschicht ein.

Plexus myentericus (s. unten). Zwischen Ring- und Längsmuskelschicht liegt in einer dünnen Bindegewebsschicht der vegetative Plexus myentericus (Auerbach-Plexus), dessen Nervenfasern mit den glatten Muskelzellen der Tunica muscularis Synapsen bilden.

> **Die Magenschleimhaut beherbergt Glandulae gastricae propriae, Glandulae cardiacae und Glandulae pyloricae**

Alle Magendrüsen liegen in der Lamina propria mucosae und reichen bis zur Lamina muscularis mucosae.

Glandulae gastricae propriae, Hauptdrüsen, Fundusdrüsen (**Abb.14.17**). Sie liegen in der Schleimhaut von Fundus und Korpus. Ihre Drüsenschläuche sind etwa 6mm lang und zweigen sich kurz vor dem Ende in 2–3

Endröhrchen auf. Mehrere Drüsen münden mit schmalen Halsstücken in die etwa 1,5 mm tiefe Foveolae gastricae. Auf 1 mm^2 Schleimhautoberfläche kommen etwa 100 Drüsenschläuche vor. In der Wand der Drüsenschläuche sind zu unterscheiden:

- *Schleimzellen*
- *Nebenzellen*
- *Hauptzellen*
- *Belegzellen*
- *gastrointestinale endokrine Zellen*

Diese Zellen sind in charakteristischer Weise auf die verschiedenen Drüsenabschnitte verteilt:

- der *Isthmus* enthält nur Schleimzellen,
- die *Cervix*, grübchennaher Drüsenhals, vorzugsweise Nebenzellen und Belegzellen,
- die *Pars principalis*, im Mittelstück viele Beleg- und Hauptzellen, im Drüsengrund vor allem Hauptzellen und enterochromaffine Zellen. Da sich diese Zellen im histologischen Präparat unterschiedlich färben, fällt auf Querschnitten durch die Schleimhaut eine Zonierung auf.

Schleimzellen (Isthmuszellen). Sie produzieren wie Zellen der Schleimhautoberfläche einen neutralen Schleim. Wahrscheinlich gehen die Isthmuszellen durch Mitose aus undifferenzierten Zellen der Halsregion hervor.

Nebenzellen ähneln morphologisch den Zellen des Oberflächenepithels und denen der Pylorus- und Kardiadrüsen (s. unten). Sie produzieren jedoch saure Mukosubstanzen. Die Schleimgranula liegen in den stark ausgebildeten apikalen Zytoplasmaabschnitten, ihre Kerne sind an die Basis gedrängt und vielfach eingebuchtet. Die Nebenzellen zeigen häufig Mitosen. Von ihnen geht sowohl der Nachschub von Oberflächenepithel als auch von Hauptzellen aus. Nebenzellen reagieren PAS-positiv.

> **Pathologisch-anatomischer Hinweis**. Bei krankhaften Prozessen (Gastritis, Ulkus, Karzinom) kann umgekehrt eine Umwandlung von Hauptzellen in schleimproduzierende Nebenzellen erfolgen.

Hauptzellen sind reich an *Ergastoplasma*, das vorwiegend in den basalen Zytoplasmaarealen zu finden ist. Diese Regionen verhalten sich daher färberisch basophil. Die Hauptzellen produzieren das Proenzym *Pepsinogen*, das bei einem pH-Optimum von 1,5–2,0 durch Abspaltung eines Polypeptids in das aktive Enzym Pepsin überführt wird. In den Hauptzellen wird als weitere Proteinase *Kathepsin* gebildet.

Belegzellen sind größer, heller, von rundlicher oder eckiger Gestalt, dabei häufig vom Lumen abgedrängt und so geformt, daß sie mit einem Teil ihres Zelleibs den Hauptzellen außen aufliegen („Belegzellen"). Sie färben sich mit sauren Farbstoffen (Eosin, Kongorot) kräftig an,

erscheinen deshalb gegenüber den anderen Zellen rot, enthalten zahlreiche große Mitochondrien vom Kristatyp und tiefe Einstülpungen der apikalen Plasmamembran, *intrazelluläre Sekretkanälchen*, die mit dem Drüsenlumen in Verbindung stehen (**Abb. 14.18**). Die Belegzellen sondern *Wasserstoffionen* ab, ein energetisch aufwendiger Prozeß, der die zahlreichen Mitochondrien erklärt. Wasserstoffionen sind zur Bildung der im Magensaft vorhandenen Salzsäure notwendig. Die freie Salzsäure entsteht nicht intrazellulär, sondern erst an der Schleimhautoberfläche. Außerdem wird in den Belegzellen „*intrinsic factor*" gebildet, der die Resorption von Vitamin B$_{12}$ ermöglicht. Vitamin B$_{12}$ ist für die Blutbildung unentbehrlich.

Entero-endokrine Zellen. Endokrine Zellen kommen nicht nur in den Glandulae gastricae propriae vor, sondern auch in anderen Magendrüsen und in der Darmschleimhaut (s. unten). In den Glandulae gastricae propriae treten vor allem *enterochromaffine Zellen* (*EC-Zellen*) auf, die zwischen den Hauptzellen in den basalen Drüsenabschnitten liegen, und *D-Zellen*.

> Wenn Sie sich jetzt über die entero-endokrinen Zellen informieren wollen, lesen Sie S. 569.

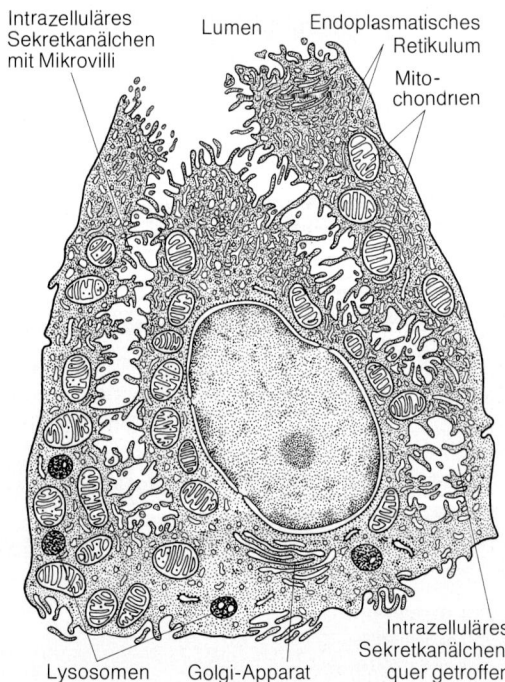

Abb. 14.18 Belegzelle, schematisierte Zeichnung aufgrund elektronenmikroskopischer Befunde. Zu beachten sind der Mitochondrienreichtum und die intrazellulären Sekretkanälchen

Glandulae cardiacae, Kardiadrüsen (**Abb. 14.17**). Die Glandulae cardiacae liegen in der Pars cardiaca des Magens (s. oben). Wie die anderen Magendrüsen sind sie schlauchförmig, aber stärker verzweigt als die Glandulae gastricae propriae und unregelmäßig gestaltet. Vielfach weisen sie zystische Erweiterungen auf. Die Zellen der Glandulae cardiacae produzieren Schleim und vermutlich das Enzym Lysozym.

Glandulae pyloricae, Pylorusdrüsen (**Abb. 14.17b**). In der Regio pylorica sind die tubulösen Drüsen kürzer, die Foveolae jedoch deutlich länger als im Korpusbereich. Die Glandulae pyloricae verzweigen sich erst in der Tiefe der Schleimhaut, wo sie sich aufknäueln. Die prismatischen Drüsenzellen bilden einen neutralen Schleim. Außerdem kommen als endokrine Zellen *G-Zellen*, gastrinbildende Zellen, vor. Gastrin ist ein Polypeptidhormon, das auf dem Blutwege die Fundusdrüsen erreicht und dort die Sekretion der Salzsäure anregt. – Im Dünndarm wirkt Gastrin hemmend auf die Wasserresorption.

Histophysiologischer Hinweis. Angeregt wird die Gastrinsekretion durch lokale Reize (Magendehnung, aber auch durch Inhaltsstoffe der Nahrung) sowie durch Azetylcholin, das in der Magenwand an Nervenendigungen freigesetzt wird und fördernd auf alle Drüsenzellen des Magens wirkt. Gehemmt wird die Gastrinsekretion durch ein pH unter 2,5 im Antrum des Magens.

14.4.2 Dünndarm, Intestinum tenue

Lernziele
> Duodenum: Form, Teile, Lage, Nachbarschaft • Jejunum und Ileum: Länge, Lage, Flexura iliocaecalis, Valva iliocaecalis • Arterien • Venen • Lymphgefäße • Nerven • Plicae circulares • Villi intestinales • Mikrovilli • Enterozyten • Becherzellen • Paneth-Zellen • Enteroendokrine Zellen • Darmassoziiertes lymphatisches System • Tela submucosa • Tunica muscularis • Differentialdiagnose der Dünndarmabschnitte

Der Dünndarm erstreckt sich vom Pylorus bis zur Fossa iliaca dextra, wo er in den Dickdarm einmündet. Insgesamt ist der Dünndarm je nach Kontraktionszustand seiner Muskulatur bis zu 5 m lang.
Zum Dünndarm gehören:

- Duodenum, Zwölffingerdarm
- Jejunum, Leerdarm
- Ileum, Krummdarm

> **Das Duodenum gliedert sich in eine Pars superior, eine Pars descendens, eine Pars horizontalis und eine Pars ascendens**

Das Duodenum ist ein hufeisenförmiger, nach links konkaver Darmabschnitt, der den Pankreaskopf umfaßt (**Abb. 14.19**). Diese 25–30 cm lange Darmschlinge ist mit Ausnahme ihres Anfangsteils mit der dorsalen Bauchwand verwachsen; sie liegt überwiegend *sekundär retroperitoneal* und wird deswegen nur auf der Vorderseite von Peritoneum bedeckt.

Holotopisch liegt das Duodenum in der Regio umbilicalis (**Abb. 14.5**), skeletotopisch erstreckt es sich vom 1.–3. oder 4. Lendenwirbelkörper. Das Duodenum umkreist also den 2. Lendenwirbel.

Pars superior duodeni. Sie ist 4–5 cm lang, beginnt am Pylorus, liegt in Höhe des 1. Lendenwirbels, ist nach dorsal gerichtet und verläuft leicht ansteigend. Der Anfangsteil ist beweglich (intraperitoneale Lage) und kann sich dadurch den Exkursionen des Pylorus anpassen. Unmittelbar bevor sich die Pars superior in die *Flexura duodeni superior* fortsetzt, wird sie an der hinteren Leibeswand fixiert. Durch das *Ligamentum hepatoduodenale* (Teil des Omentum minus) ist die Pars superior des Duodenums mit der Leber verbunden. Dieser erste Duodenalabschnitt ist etwas erweitert und wird deshalb auch *Ampulla*, im klinischen Sprachgebrauch *Bulbus duodeni*, genannt. Nach Kontrastfüllung stellt sich die Pars superior im Röntgenbild haubenförmig dar.

Die Pars superior wird vom rechten Leberlappen überlagert und berührt den Lobus quadratus der Leber und den Gallenblasenhals. Hinter der Pars superior duodeni zieht der Ductus choledochus nach abwärts, ihm folgen links die V. portae hepatis und pylorusnahe die A. gastroduodenalis.

Pars descendens. Die Pars descendens duodeni, etwa 10 cm lang, beginnt mit der Flexura duodeni superior und verläuft rechts neben der Wirbelsäule bis in Höhe des 3. oder 4. Lendenwirbels abwärts. Sie ist der direkten Sicht entzogen, weil sie *sekundär retroperitoneal* liegt und zusätzlich von dem mit der hinteren Bauchwand verbundenen Anfangsteil des *Mesocolon transversum* bedeckt wird.

Die Pars descendens berührt dorsal die rechte Nebenniere und bedeckt die medialen Teile der rechten Niere einschließlich Nierenbecken und Anfang des Ureters. Außerdem hat die Pars descendens enge Beziehungen zum Pankreas, das sich in die Konkavität des Duodenums hineinlegt. In die Pars descendens münden die Ausführungsgänge von Leber und Pankreas. Der Gallengang, Ductus choledochus, zieht von oben her kommend, wo er unter der Pars superior verläuft, in einer Rinne zwischen Pankreaskopf und Pars descendens nach unten und durchsetzt von hinten oben medial her zusammen mit dem Ductus pancreaticus schräg die Wand des Duodenums. Dadurch wird in der Schleimhaut der Pars descendens eine etwa 2 cm lange Längsfalte, *Plica longitudinalis duodeni*, aufgeworfen, die mit einer ringförmigen warzenartigen Erhebung, der Mündung der Drüsenausführungsgänge, endet. Diese Mündung heißt *Papilla duodeni major* (Papilla Vateri, **Abb. 14.19**). Wenig oberhalb davon liegt die *Papilla duodeni minor*, die Mündung des Ductus pancreaticus minor.

> **Klinischer Hinweis**. Die Pars descendens duodeni wird besonders bei Pankreaskopftumoren und bei Verschluß des Ductus choledochus in Mitleidenschaft gezogen.

Pars horizontalis. Dieser kurze Dünndarmteil beginnt mit der *Flexura duodeni inferior* und verläuft quer von rechts nach links über die Wirbelsäule. Er lagert sich dem Pankreaskopf von unten her an. Unter dem Pankreaskopf erscheinen die A. und V. mesenterica superior, die in der Radix mesenterii über die Vorderfläche der Pars horizontalis nach abwärts ziehen. Hinter der Pars horizontalis verläuft die V. cava inferior.

Pars ascendens. Sie geht ohne scharfe Grenze aus der Pars horizontalis hervor. Die Pars ascendens steigt an und erreicht etwa 5 cm links des 2. Lendenwirbels die Flexura duodenojejunalis, eine scharfe Biegung, an der das Jejunum beginnt. Die Pars ascendens ist durch den glatten *M. suspensorius duodeni* (Treitz-Muskel) mit der *A. mesenterica superior* verbunden. Nach kranial legt sich die Pars ascendens dem Pankreas an. Dorsal von ihr liegt die Aorta.

> **Jejunum und Ileum bilden gemeinsam das Dünndarmkonvolut**

Jejunum und Ileum liegen in der Pars infracolica der Bauchhöhle (S. 555) und werden vom Dickdarm eingerahmt. Im Gegensatz zum Duodenum liegen Jejunum und Ileum intraperitoneal und sind durch das Mesenterium mit der Rückwand der Bauchhöhle verbunden. Länge, Form und Lage des Dünndarms hängen vom Füllungszustand und vom Kontraktionszustand seiner Wandmuskulatur ab.

Jejunum. Die Schlingen des Jejunums breiten sich hauptsächlich im oberen linken Bauchraum aus. Sie nehmen etwa $^2/_5$ der Gesamtlänge der Dünndarmschlingen ein.

Das Jejunum beginnt bei der *Flexura duodenojejunalis*. Hier erfolgt der Übergang von der retroperitoneal gelegenen und damit an der hinteren Bauchwand fixierten Pars ascendens duodeni in die intraperitoneal gelegenen Dünndarmteile. Die Flexur liegt links von der Wirbelsäule in Höhe des 2. Lendenwirbels.

In der unmittelbaren Umgebung der Flexur kommen variable Faltenbildungen des Bauchfells vor, die die Entstehung unterschiedlich tiefer Bauchfellnischen bedingen (S. 555).

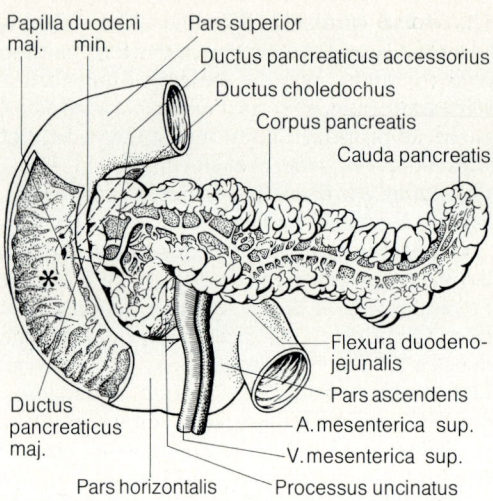

Abb. 14.19   Duodenum und Pankreas. Das Duodenum ist *gefenstert;* Blick auf die Schleimhautfalten und auf die Papilla duodeni major et minor. *Pars descendens. Vom Pankreas wurde zur Darstellung des Ductus pancreaticus Drüsengewebe teilweise entfernt. (Nach Benninghoff 1979)

> **Klinischer Hinweis**. Die Flexura duodenojejunalis wird operativ aufgesucht, indem man das Omentum majus mit dem Colon transversum nach oben schlägt und das Konvolut der Dünndarmschlingen nach rechts verlagert. Unterhalb des Mesocolon transversum wird dann die Pars ascendens duodeni sichtbar, der sich eine frei bewegliche Dünndarmschlinge anschließt.

Ileum. Dem Jejunum folgt das Ileum, ohne daß äußerlich eine scharfe Grenze anzugeben wäre. Die Ileumschlingen nehmen etwa $^3/_5$ der Dünndarmlänge ein, die rechts unten im Bauchraum liegen und häufig bis in die Beckenhöhle hinein reichen.

In der *Fossa iliaca dextra* mündet das Ileum ins Colon. Oberhalb und unterhalb der Einmündung findet man je eine Bauchfellfalte, hinter denen sich Nischen verbergen.

> **Klinischer Hinweis**. In etwa 2 % der Fälle bleiben Überreste des embryonalen Ductus vitellinus erhalten. Dieser blindsackartige Anhang, *Diverticulum ilei, Meckel-Divertikel*, liegt etwa 50–100 cm oberhalb der Valva ileocaecalis. Das Meckel-Divertikel ist wie der Dünndarm gebaut und klinisch wichtig, weil Entzündungen zu *Perforationen* und zu *Strangulationen* des Darms führen können.

Mesenterium. Das Mesenterium beginnt an der *Flexura duodenojejunalis* und endet in der *Fossa iliaca dextra* mit der Mündung des Ileums in den Dickdarm. Am Anfang und am Ende des Dünndarms ist das Mesenterium sehr kurz, so daß diese Stellen als Fixierungspunkte aufgefaßt werden können, zwischen denen sich Jejunum- und Ile-umschlingen verschieblich ausbreiten.

Das Mesenterium ist an der hinteren Wand der Bauch-höhle mit der *Radix mesenterii* befestigt (**Abb. 14.11**). Sie ist 15–18 cm lang, erstreckt sich von der Flexura duo-denojejunalis, die links von der Wirbelsäule in Höhe von L2 liegt, schräg nach rechts abwärts in die Fossa iliaca (Ilio-sakralgelenk). Der Mesenterialansatz am Darm (**Abb. 14.10**) ist so lang wie der Dünndarm. Bei Verkür-zungen des Dünndarms legt er sich in halskrausenartige Falten („*Gekröse*"). Die größte Entfernung von der Ra-dix zum Darm beträgt etwa 15 cm. Darmabschnitte mit dem längsten Mesenterium sind stärker beweglich und erreichen die vordere Bauchwand, jene mit kürzerer Fes-selung liegen mehr in der Tiefe.

Gefäße und Nerven des Dünndarms

Arterien. Bei der arteriellen Versorgung des Dünndarms ist zu beachten, daß in der Pars descendens duodeni die Grenze zwischen dem Versorgungsgebiet des Truncus coeliacus (S. 606) und der A. mesenterica superior (S. 606) liegt.

An der arteriellen Versorgung des Dünndarms sind beteiligt:

- **Rr. duodenales** (**Abb. 14.30**) aus der A. pancreatico-duodenalis superior posterior und superior anterior. Beide Arterien gehen aus der A. gastroduodenalis, ei-nem Ast der A. hepatica communis, hervor, die ihr Blut aus dem Truncus coeliacus erhält.
- **Aa. retroduodenales** zur Rückfläche des Duodenums als Äste der A. gastroduodenalis
- **A. pancreaticoduodenalis inferior**, die hinter dem Pankreas als 1. Ast die A. mesenterica superior ver-läßt. Sie versorgt mit ihren Ästen den Pankreaskopf einschließlich Processus uncinatus und die unteren Duodenalabschnitte. Sie steht mit der A. pancreatico-duodenalis superior anterior und superior posterior in Verbindung.
- **Aa. jejunales et ileales**. Sie entspringen auf der linken Seite aus dem Stamm der A. mesenterica superior, aus dem die Endzweige an den Darm herantreten. Dort bilden sie *Arkaden*, die notwendig sind, damit bei wechselnder Lage und Länge des Dünndarms die Ge-fäße nicht gestaucht oder gedehnt werden. Die Darm-arterien, die alle Schichten der Darmwand versorgen, sind *funktionelle Endarterien*.

Klinischer Hinweis. Wenn ein Darmabschnitt infolge Ab-knickung seiner zugehörigen Arterie nicht mehr ernährt wird, bläht sich die Darmschlinge auf und wird brandig.

Venen. Die Venen des Dünndarms verhalten sich wie die Arterien. Der Stamm der *V. mesenterica superior* liegt rechts von der Arterie und vereinigt sich hinter dem Pankreaskopf mit der *V. mesenterica inferior* und der *V. splenica* zur *V. portae hepatis* (S. 608).

Lymphgefäße. Die Lymphgefäße des Dünndarms, die ihren Anfang als *Lymphkapillaren der Darmzotten* neh-men, ziehen mit den Arterien und durchlaufen zahlrei-che Lymphknoten, die teils direkt am Mesenterialansatz, teils in der Nähe der Radix mesenterii gelegen sind, *Nodi lymphatici mesenterici superiores, ileocolici, colici dextri* und *colici medii*. Die Lymphgefäße vereinigen sich meist zu einem *Truncus intestinalis*, der in den *Truncus lumbalis sinister* oder direkt in die *Cisterna chyli* (S. 537) mündet.

Nerven. Die **sympathischen** Nervenfasern (2. efferen-tes Sympathicusneuron) stammen aus dem *Ganglion coeliacum superius* bzw. dem *Ganglion mesentericum su-perius*. Sie gelangen als periarterielle Geflechte an den Darm und hemmen seine Bewegungen.

Der **parasympathische N. vagus** (Truncus vagalis po-sterior, Fasern vorwiegend aus dem rechten N. vagus) reicht bis zur Flexura coli sinistra. Er beschleunigt die Darmbewegungen. Die Perikarya des 2. efferenten Para-sympathicusneurons liegen teils im Ganglion coeliacum, teils in der Darmwand.

Intrinsisches (intramurales) **Nervensystem.** Das intra-murale Nervensystem des Darms, das aus autonomen Nervenfasern und Ganglienzellen besteht, wird in seiner Gesamtheit als *Plexus entericus* bezeichnet. Zwischen Ring- und Längsmuskelschicht liegt der **Plexus myente-ricus,** Auerbach-Plexus. Dieser steht mit dem mehr-schichtigen, etagenförmigen **Plexus submucosus,** Meiß-ner-Plexus, durch zahlreiche Fasern in Verbindung. An das intramurale Nervensystem treten sympatische und parasympathische Nervenäste heran. Dabei wirken sich die sympathischen Fasern hemmend, die parasympathi-schen fördernd auf die Tätigkeit der Tunica muscularis aus. Der Plexus submucosus reguliert offenbar die Bewe-gungen der Schleimhaut und die Sekretion der Darmdrü-sen.

Die Oberfläche der Dünndarmschleimhaut wird durch Plicae circulares, Villi intestinales und Mikrovilli erheblich vergrößert

Durch die Vergrößerung der Dünndarmoberfläche auf mehr als 100 m^2 wird die Resorptionsleistung des Darms stark verbessert.

Plicae circulares, Kerckring-Falten (**Abb. 14.20, 14.21**). Es handelt sich um Ringfalten, die in die Darm-lichtung vorspringen und ein Grobrelief hervorrufen. Sie vergrößern die Dünndarmoberfläche um das 1,5fache. Plicae circulares entstehen durch Auffaltung der Tunica mucosa *gemeinsam mit der Tela submucosa*. Die höch-sten Plicae ragen etwa 1 cm in die Darmlichtung vor und verstreichen auch bei starker Darmfüllung nie vollstän-dig. Die Falten beginnen 2–5 cm vom Pylorus entfernt,

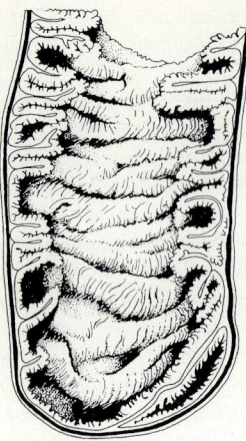

Abb. 14.20   Hohe Plicae circulares im oberen Jejunum. (Nach Benninghoff 1979)

stehen im Duodenum und im Anfangsteil des Jejunums sehr eng, rücken dann weiter auseinander, werden allmählich niedriger und fehlen etwa in der Mitte des Ileums ganz. Nur selten werden Kerckring-Falten bis zur Mündung des Ileums in den Dickdarm beobachtet.

Villi intestinales, Dünndarmzotten (**Abb. 14.21, 14.22a**). In allen Abschnitten des Dünndarms zeigt die Schleimhaut 0,5–1,5 mm hohe, finger- oder blattförmige Fortsätze, Villi intestinales, die ihr ein samtartiges Aussehen verleihen. Die Dünndarmzotten bilden ein Feinrelief an der Schleimhautoberfläche und vergrößern die Resorptionsfläche um das 5fache. Strukturell sind die Dünndarmzotten Ausfaltungen der Lamina epithelialis und der Lamina propria der Schleimhaut; die Lamina muscularis mucosae entsendet einzelne Muskelzellen in die Zotten. Die Zotten stehen dicht wie ein Rasen, sind jedoch in den einzelnen Darmabschnitten unterschiedlich geformt.

In den Tälern zwischen den Zotten senken sich schlauchförmige Kanälchen, **Glandulae intestinales**, Lieberkühn-Krypten (**Abb. 14.22b**), bis zur Lamina muscularis in die Tiefe (s. unten).

Mikrovilli des Dünndarmepithels. Sie bilden ein Mikrorelief und vergrößern die Oberfläche um das 10fache. Einzelheiten s. unten.

> **Das Epithel des Dünndarms besteht aus Enterozyten, Becherzellen, Paneth-Zellen und enteroendokrinen Zellen**

Der prinzipielle Aufbau der Dünndarmwand entspricht dem aller Abschnitte des Magen-Darmkanals (S. 530). Im einzelnen jedoch ist der Wandbau den speziellen Aufgaben des Dünndarms bzw. seiner Abschnitte angepaßt.

Der Dünndarm hat

- den vom Magen vorbereiteten Chymus zu verdauen,
- den Darminhalt zu durchmischen und weiterzubefördern,
- Nahrungsbestandteile zu resorbieren,
- Hormone zu bilden,
- Schadstoffe immunologisch abzuwehren.

Die Verdauung des Chymus ist an die im Darmlumen abgegebenen Sekrete – vor allem der Bauchspeicheldrüse und der Leber, aber auch der Drüsen der Dünndarmwand – gebunden. Durchmischung und Transport des Dünndarminhaltes werden von der Muskulatur der Darmwand bewirkt. Resorption und Hormonbildung sind Aufgaben der verschiedenen Zellen des einschichtigen hochprismatischen Dünndarmepithels. Die immunologische Abwehr erfolgt durch das darmassoziierte lymphatische Gewebe (GALT=Gut Associated Lymphatic Tissue).

Enterozyten, Saumzellen. Diese Zellen überwiegen im Oberflächenepithel des Dünndarms (**Abb. 14.22**). Sie sind etwa 20–25 µm hoch und dienen der Resorption. Untereinander sind die Enterozyten durch Schlußleisten (S. 37) verbunden, wodurch außerdem der Interzellularraum lumenwärts abgedichtet wird. An ihrer Oberfläche kommen viele dichtstehende Mikrovilli vor, die in ihrer Gesamtheit einen *Bürstensaum* bilden (etwa 3000 Mikrovilli an einer apikalen Zelloberfläche). Die Mikrovilli sind eine besondere Resorptionseinrichtung.

Die Mikrovilli des Dünndarms haben eine mittlere Länge von 1,2–1,5 µm und einen Durchmesser von 0,1 µm. Sie werden von längsgerichteten Aktinfilamenten durchzogen, die untereinander und mit der Plasmamembran durch spezielle Proteine verbunden sind (S. 19). Verankert sind die Aktinfilamente im sog. „terminal web" des Zytoskeletts des Enterozyten, das außer Aktin auch Myosin enthält. Übertragene Verkürzungen des terminal webs können zu geringen Kontraktionsbewegungen der Mikrovilli führen. Bedeckt werden die Mikrovilli von einer Glykokalix, die PAS-positiv reagiert. Die Oberfläche der Mikrovilli ist reich an hydrolytischen Enzymen (Bürstensaumenzymen), die zur Verdauung beitragen und der Resorption dienen. Enzyme mit hoher Aktivität sind u.a. Disaccharidasen und Peptidasen.

> **Klinischer Hinweis**. Mangel an Bürstensaumenzymen führt zu Resorptionsstörungen, z.B. ist das *Malabsorptions-Syndrom* Folge eines Disaccharidasenmangels.

Die vom Enterozyten aufgenommenen, in niedermolekulare Bausteine zerlegten Resorbate werden z.T. in der Zelle resynthetisiert (z.B. Fettstoffe) und in den Interzellularraum abgegeben, aus dem sie durch die Basallamina in das Zottenstroma gelangen.

Becherzellen. Zwischen den Saumzellen sind Becherzellen eingestreut (**Abb. 14.22**), die analwärts an Zahl

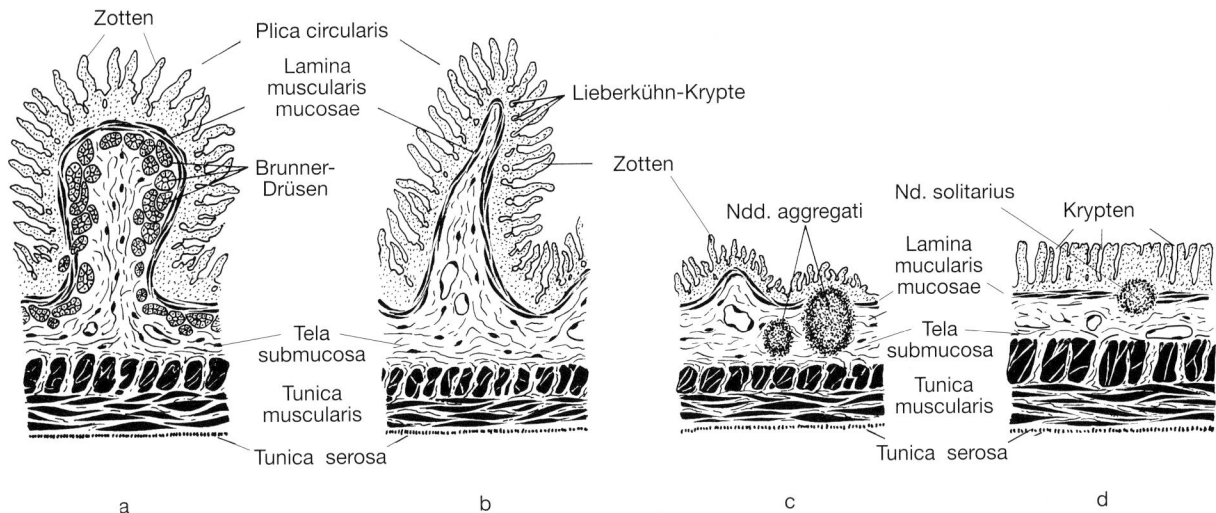

a   b   c   d

Abb. 14.21 a–d Längsschnitt durch die Wand verschiedener Darmabschnitte. **a** Duodenum, breite Plica circularis mit charakteristischen Glandulae duodenales; **b** Jejunum, schlanke Ringfalte mit fingerförmigen Zotten; **c** Ileum, niedrige und flache Ringfalten; **d** Colon, Zotten fehlen

zunehmen. Das Sekret der Becherzellen überzieht die Darmoberfläche mit einer *schützenden Schleimschicht*, erhöht die Gleitfähigkeit des Darminhalts und stellt das Bindemittel des Kots dar.

> **Klinischer Hinweis**. Bei entzündlichen Reizungen der Darmschleimhaut können die Becherzellen große Mengen Schleim bilden, *Schleimstühle*.

Paneth-Zellen. Am Grunde der Darmkrypten, besonders reichlich im Jejunum und Ileum, treten Zellen auf, die apikal große azidophile Granula enthalten (**Abb. 14.22 b**), in denen histochemisch ein Polysaccarid-Proteinkomplex, Lysozym und verschiedene Peptidasen nachweisbar sind. Die Bedeutung dieser Zellen ist noch nicht abschließend geklärt, möglicherweise wirkt ihr Sekret antibakteriell und trägt deshalb zur Kontrolle der Darmflora bei.

Entero-endokrine Zellen. Es handelt sich um eine Population verschiedener hormonbildender Zellen, die in der Regel einzeln, gelegentlich in kleinen Gruppen vorkommen, und die bei lichtmikroskopischer Betrachtung durch ein helles Zytoplasma auffallen (helle Zellen). Teilweise erreichen sie das Darmlumen, teilweise nicht. Diese Zellen haben infranuklear basal gelegene Sekretgranula, die mit Chromsilbersalzen hervorgehoben werden können. Die enteroendokrinen Zellen geben ihre Sekrete (überwiegend) basal ab. Teilweise wirken die Sekrete parakrin, teilweise endokrin.

Die hormonbildenden Epithelzellen des Dünndarms bilden zusammen mit entsprechenden Zellen des Magens (S. 564), der Langerhans Inseln (S. 580) und des Kolons das gastro-entero-pankreatische endokrine System.

Dies besteht beim Menschen aus ca. 20 verschiedenen Zelltypen, die 19 Peptidhormone und Serotonin bilden.

> **Hinweis**. Zahlreiche in den endokrinen Zellen des Darms gebildete Hormone werden auch an anderen Orten des Organismus gefunden, vor allem im Zentralnervensystem. Dort wirken sie teilweise als Neurotransmitter oder Neuromodulatoren (S. 85).

Folgende endokrine Zellen des Dünndarmepithels sind herauszustellen:

Enterochromaffine (EC) Zellen. Sie sind hochprismatisch, teils dreieckig und haben chromatinarme, rundliche Kerne, deren apikales Zytoplasma hell erscheint. Basal enthalten sie eine feine Granulierung (**Abb. 14.22 b**), die sich mit Chromsalzen deutlich hervorheben und mit Silbernitrat schwärzen lassen. Die Sekretgranula enthalten *Serotonin* (5-Hydroxytryptamin), das u.a. die glatte Muskulatur der Blutgefäße und der Darmwand zur Kontraktion anregt. Sie kommen vor allem am Grund der Krypten des Dünn- und Dickdarms vor, am zahlreichsten im Duodenum und in der Appendix vermiformis.

> **Klinischer Hinweis**. Serotonin gehört zu den biogenen Aminen und wirkt u.a. auf die glatte Muskulatur des Darms und der Blutgefäße kontrahierend. Aus den basalgekörnten Zellen können spezifische Tumoren, *Karzinoide*, entstehen.

Polypeptidhormonbildende Zellen. Diese Zellen können außer *Polypeptidhormonen* auch *biogene Amine* enthalten bzw. aus Vorstufen synthetisieren. Sie werden deshalb als *APUD* (*A*mine *P*recursor *U*ptake und *D*ecarboxylation)-*Zellen* bezeichnet (S. 49). Zu ihnen gehören:

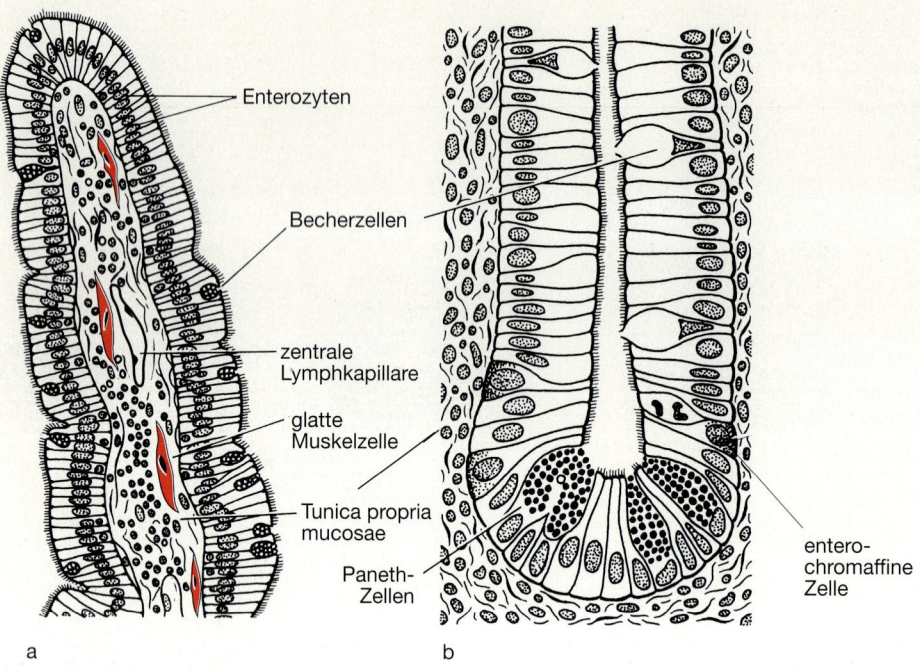

Enterozyten

Becherzellen

zentrale
Lymphkapillare

glatte
Muskelzelle

Tunica propria
mucosae

Paneth-
Zellen

entero-
chromaffine
Zelle

a

b

Abb. 14.22 a-c **a** Längsschnitt durch eine Dünndarmzotte; **b** Lieberkühn-Krypte mit Paneth-Körnerzellen und gelben, basalgekörnten Zellen (enterochromaffine Zellen).

- **Gastrin(G)-Zellen**. Gastrinzellen, G-Zellen, sind verschieden geformt. Sie kommen in der Schleimhaut von *Duodenum* und *Jejunum* sowie der *Pars pylorica* des Magens (s. oben) und im *Pankreas* vor. – Gastrin regt in der Fundus- und Korpusregion des Magens die Magensaftsekretion an, wahrscheinlich auch die Sekretion der Duodenalschleimhaut und die der Bauchspeicheldrüse. Gastrin wirkt hemmend auf die Wasserresorption im gesamten Dünndarm.
- **Entero-Glukagon(A)-Zellen**. Sie kommen *in der gesamten Magen-Darm-Schleimhaut* vor. Ursprünglich wurden sie im Pankreas als glukagonbildende Zellen beschrieben. Glukagon hat im Gegensatz zu Insulin blutzuckersteigernde Wirkung.
- **Sekretin(S)-Zellen**. Sie sind besonders zahlreich im *Duodenum*, sind aber auch im *Jejunum* und im *Dickdarm* zu finden. Gelangt der saure Speisebrei aus dem Magen in das Duodenum, löst er dort die Freisetzung von Sekretin aus. Sekretin gelangt dann auf dem Blutweg zum Pankreas und fördert die Ausscheidung von Pankreassaft (Bauchspeichel). Außerdem stimuliert Sekretin die Abgabe von Pepsin bzw. Pepsinogen aus den Hauptzellen der Magenschleimhaut und von Gallensekret.
- **Cholezystokininbildende(I)-Zellen**. Cholezystokinin ist ein Wirkstoff, der in der *Darmschleimhaut* freigesetzt wird und die Gallenblase zur rhythmischen Kontraktion anregt. Dabei kommt es zu einer maximalen

Ausschüttung von Galle. Gleichzeitig wird die Gallensekretion der Leber angeregt. Im Pankreas stimuliert dieses Hormon die Abgabe eines enzymreichen Bauchspeichels und hemmt die gastrale Phase der Magensekretion. Cholezystokinin ist mit Pankreozymin identisch. Deshalb wird dieses Hormon auch Cholezystokinin-Pankreozymin (CCK-PZ) bezeichnet.
- **K-Zellen**. K-Zellen kommen im gesamten Dünndarm vor und bilden das gastroinhibitorische Peptid (GIP), ein Hormon, das hemmend auf Motilität und Sekretion des Magens wirkt.

Intraepitheliale Lymphozyten und M-Zellen gehören zum darmassoziierten lymphatischen System (s. unten).

Die *intraepithelialen Lymphozyten* stammen aus den subepithelialen Schichten. Überwiegend handelt es sich um T-Lymphozyten, von denen 70 % dem Suppressortyp angehören (S. 179).

Die *M-Zellen* kommen nur über subepithelialen Lymphozytenansammlungen vor (z.B. über Peyer-Plaques, s. unten) und sind antigentransportierende Zellen. Sie haben nur wenige Mikrovilli und eine verdünnte Glykokalix, vor allem aber in ihrer Nähe viele intraepitheliale Lymphozyten und Makrophagen.

Glandulae intestinales. Das Epithel der Zotten setzt sich an der Zottenbasis unmittelbar in das der etwa 200–400 µm tiefen *Glandulae intestinales, Lieberkühn-Krypten* (**Abb. 14.22b**), fort. Das Epithel der Krypten flacht basalwärts ab und der Mikrovillisaum wird niedriger. Vor allem erfolgt in der Tiefe der Krypten, wo sich die Zellen lebhaft teilen, der Zellersatz. Die neugebildeten Zellen wandern innerhalb von 36 Stunden von der Kryptentiefe an die Zottenspitze, wo sie nach 48 Stunden abgestoßen werden. Alle Zelltypen werden von den gleichen Stammzellen regeneriert.

> **Alle subepithelialen Schichten der Dünndarmwand entsprechen denen der übrigen Abschnitte des Magen-Darmkanals**

Lamina propria mucosae. Das Zotteninnere wird von dem der Lamina propria mucosae angehörenden Zottenstroma eingenommen, das aus *retikulärem Bindegewebe* besteht. In den Bindegewebslücken liegen zahlreiche *freie Zellen*, u.a. Lymphozyten, Plasmazellen, Makrophagen und vereinzelt Mastzellen. Das Zottenstroma enthält ferner zahlreiche *glatte Muskelzellen*, die von der Lamina muscularis mucosae abzweigen und kuppenwärts ziehen.

Das engmaschige Netz der *Zottenkapillaren* wird von 1 oder 2 *Arteriolen* gespeist, die von der Zottenbasis ohne Astabgabe zur Zottenspitze verlaufen (**Abb. 14.23**). Andererseits stehen die Arteriolen direkt mit der meist zottenzentral verlaufenden *Vene*, welche die Kapillaren von allen Seiten her aufnimmt, in Verbindung. Die größere Dichte der Kapillaren an der Zottenspitze ist der Resorptionsleistung dieses Abschnitts angepaßt. Die besondere Bauweise des Gefäßnetzes ermöglicht während der Resorptionstätigkeit die Durchblutung aller Kapillarabschnitte, während in der Ruhepause das arterielle Blut über die Randschlinge unmittelbar der Vene zugeleitet wird.

Die Dünndarmzotten können sich durch *Kontraktion* ihrer *glatten Muskelzellen* rhythmisch verkürzen (Zottenpumpe).

Die *erneute Streckung* erfolgt durch die arterielle Blutfüllung der Zotten. Die Streckung der Zotten bringt die Schleimhautoberfläche in den für die *Resorption* von Proteinen, Kohlenhydraten und Fetten erforderlichen Kontakt mit dem Darminhalt:

- Die Bausteine der *Kohlenhydrate und Proteine* gelangen nach der Resorption in das Kapillarnetz und werden schließlich über die *Pfortader* der Leber zugeführt.
- Die *Fette* hingegen gelangen zu 60 % in eine in der Zottenachse gelegene *Lymphkapillare*, die als *zentrales Chylusgefäß* bezeichnet wird. Die Darmlymphe fließt von hier aus in ein submuköses Netz von Lymphgefäßen, das mit den mesenterialen Chylusgefäßen in Verbindung steht. Nach Fettresorption erscheint die Lymphe infolge der als Chylomikronen suspendierten Fetttröpfchen weiß-milchig.

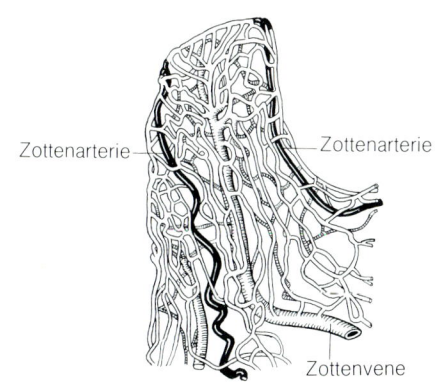

Abb. 14.23   Gefäßsystem in einer Dünndarmzotte. Die Arterien ziehen bis zur Zottenspitze empor und stehen über die sog. Randschlinge mit der Venenwurzel in direkter Verbindung. (Nach Ferner u. Staubesand 1975)

Darmassoziiertes lymphatisches System (GALT). Auffälligster Anteil des darmassoziierten lymphatischen Systems sind Lymphfollikel (S. 183), die als Solitärfollikel meist in der Lamina propria mucosae liegen oder als aggregierte Lymphfollikel (Peyer-Plaques) bis in die Tela submucosa reichen. Hinzu kommen diffus verteilte Lymphozyten und Makrophagen in der Lamina propria und intraepitheliale Lymphozyten (s. oben) sowie die M-Zellen im Epithel über den Peyer-Plaques und über den Solitärfollikeln. Alle Anteile wirken zusammen. Die Antigene erreichen nach transepithelialem Transport (durch die M-Zellen) das spezialisierte darmassoziierte lymphatische Gewebe, wo die primäre Immunreaktion beginnt. Bei dieser Reaktion entstehen Antikörper, die mit dem Antigen Immunkomplexe bilden. Die Immunkomplexe werden anschließend in den Peyer-Plaques und Solitärfollikeln von follikulären dendritischen Zellen in den Keimzentren gebunden. Bei einer Sekundärreaktion, d.h. nach erneutem Eindringen von Antigen oder anhaltendem Antigenkontakt, helfen die gebundenen Antigen-Antikörperkomplexe auf den follikulären dendritischen Zellen, antigenspezifische B-Lymphozyten zu stimulieren. Die stimulierten B-Lymphozyten teilen sich und reifen weiter, verlassen dann das Keimzentrum und werden im ganzen Körper verteilt. Ein großer Teil der stimulierten B-Lymphozyten kehrt in die Lamina propria des Darms zurück. Dort proliferieren sie und wandeln sich zu Immunglobulin-sezernierenden Plasmazellen um. Diese setzen IgA frei, das von Enterozyten gebunden und schließlich als sekretorisches IgA (SIgA) an der Darmoberfläche abgegeben wird. Dort nimmt SIgA Einfluß auf die Agglutination großmolekularer Antigene und beeinträchtigt die Adhärenz von Bakterien und die Aufnahme antigener Nahrungsanteile.

Lamina muscularis mucosae. Die Motorik der Schleimhaut wird von der Lamina muscularis mucosae bestimmt. Diese besteht aus mehreren Lagen glatter Muskelzellen, welche in Links- und Rechtsspiralen das Darmrohr schraubenförmig umkreisen. Auf diese Weise entsteht ein Muskelgitter, dessen Maschenweite mit dem Kontraktionszustand des Darmes wechselt. Die Muscularis mucosae sorgt auch bei Dehnung des Darms für eine gleichmäßige Entfaltung der Schleimhaut.

Tela submucosa. Schleimhaut und Muskelmantel sind in der Tela submucosa gegeneinander verschieblich. Die Submukosa besteht aus scherengitterartig angeordneten Kollagenfaserbündeln und elastischen Netzen. In den Lücken befinden sich zahlreiche Lymphozyten, Blutgefäße, Lymphgefäße und das Nervengeflecht des *Plexus submucosus*. Als Besonderheit weist die Tela submucosa des Duodenums *Glandulae duodenales, Brunner-Drüsen*, auf (s. unten).

Tunica muscularis. Das Muskelrohr des Darms, Tunica muscularis, besteht aus einer *inneren Ring-* und einer *äußeren Längsschicht* glatter Muskulatur, zwischen denen eine dünne Bindegewebsschicht liegt. Sie enthält den *Plexus myentericus*. Das Stratum longitudinale ist wesentlich schwächer als das Stratum circulare.

Bei Kontraktion der Ringschicht wird die Darmlichtung enger, während eine Kontraktion des Stratum longitudinale zur Verkürzung und Erweiterung des Darmrohrs führt. Die beiden Schichten der Tunica muscularis führen die *peristaltischen Bewegungen* des Darms aus. Die peristaltischen Kontraktionswellen, die mit einer Geschwindigkeit von 2–15 cm/sec analwärts laufen, treiben den Darminhalt vorwärts.

Daneben treten *Pendelbewegungen* auf, d.h. rhythmisch hin- und hergehende Längenänderungen einzelner Darmabschnitte, wodurch der Inhalt hin- und hergetrieben wird.

Unter *Segmentationsbewegungen* versteht man dagegen Weitenänderungen des Darmrohrs; sie entstehen durch ringförmige Kontraktionen und Dilatationen einzelner Darmabschnitte.

Die Pendel- und Segmentationsbewegungen dienen weniger dem Transport des Chymus als vielmehr seiner *Durchmischung*.

Tela subserosa und Tunica serosa. Auf die Tunica muscularis folgt eine kollagenfaserige Bindegewebsschicht, *Tela subserosa*, welche das Peritoneum viscerale, *Tunica serosa*, mit der Muskelschicht verbindet. Die Tunica serosa selbst besteht aus einer dünnen feinfaserigen Bindegewebsschicht, Tunica propria serosae, und dem einschichtigen platten Peritonealepithel (Mesothel).

Differentialdiagnose der Mitteldarmabschnitte

Trotz prinzipiell gleichartigen Baus bestehen zwischen den verschiedenen Dünndarmabschnitten Unterschiede im Detail (**Tabelle 14.1**).

Duodenum. Der Zwölffingerdarm besitzt *sehr hohe Plicae circulares*, von denen sich *plumpe*, teilweise *blattförmige Zotten* erheben. Das kennzeichnende Merkmal jedoch sind die **Glandulae duodenales**, *Brunner Drüsen*. Sie bestehen aus gewundenen und verzweigten Schläuchen, die mit einer beeren-, teils bläschenförmigen Auftreibung enden. Sie münden entweder in Darmkrypten oder zwischen den Zotten. Die Drüsenschläuche durchbrechen die Lamina muscularis mucosae und nehmen in dichter Packung ausgedehnte Areale der Submucosa ein. Die Glandulae duodenales gehören zur Gruppe der mukösen Drüsen und beteiligen sich an der Bildung des Darmsaftes. Ihr schleimiges Sekret enthält *proteolytische Enzyme*, ferner *Maltase* und *Amylase*.

Jejunum. Im Jejunum werden die *Plicae circulares* etwa von der Mitte dieses Darmabschnittes an niedriger und stehen weiter auseinander. Die *Zotten sind lang und fingerförmig*, ihre Dichte nimmt ileumwärts ab. Brunner-Drüsen fehlen.

Ileum. Das Ileum unterscheidet sich von den oberen Dünndarmabschnitten durch *sehr niedrige Plicae circulares*, die in weiten Abständen voneinander auftreten und im unteren Ileum sogar ganz fehlen können. Auch die *Zotten* werden *allmählich kürzer*, ihre Dichte nimmt weiter ab. Die Krypten vertiefen sich gegen das Ende des Ileums und die Anzahl der Becherzellen nimmt deutlich zu.

Die Lamina propria des Dünndarms ist auffallend reich an Lymphozyten. Besondere Ansammlungen von Lymphozyten stellen die *Solitärfollikel, Folliculi lymphatici solitarii*, dar, die in Gestalt unterschiedlich großer, eiförmiger oder kugeliger Knötchen in der Schleimhaut liegen und einerseits die Zottenbasis buckelförmig auftreiben, andererseits die Lamina muscularis mucosae durchbrechen können.

Wenn mehrere Solitärfollikel nebeneinander liegen oder durch ihre Vereinigung große lymphoretikuläre Organe entstehen, spricht man von *Folliculi lymphatici aggregati, Peyer-Platten*. Diese können bis zu 400 Follikel enthalten, liegen stets gegenüber dem Mesenterialansatz und erreichen eine Länge von 2–12 cm bei einer Breite von etwa 1 cm. Die Platten sind so gut wie ausschließlich im Ileum zu finden, was einerseits in diesem Dünndarmabschnitt zu weitgehender Verdickung und Verkürzung der Zotten, andererseits zu ausgedehnter Durchbrechung der Muscularis mucosae führt. Die Follikel liegen dann z.T. in der Submukosa.

Klinischer Hinweis. Bei Typhus und Ruhr zerfallen die Peyer-Platten geschwürig.

Tabelle 14.1. Merkmale von Magen, Dünn- und Dickdarm für die histologische Diagnostik

	Tunica mucosa	Tunica mucosa und Tela submucosa	Tela submucosa	Tunica muscularis
Magen Pars cardiaca	unregelmäßige Foveolae gastricae, gewundene Tubuli, Schleimzelle			Drei Schichten: Fibrae obliquae, Stratum circulare, Stratum longitudinale (außen)
Fundus	langgestreckte, wenig verzweigte Tubuli, Hauptzellen, Belegzellen, Nebenzellen, Schleimzellen, endokrine Zellen			
Pars pylorica	tiefe Foveolae gastricae, kurze am Ende verzweigte Tubuli, Schleimzellen, endokrine Zellen			
Dünndarm Duodenum	Zotten und Krypten Plumpe, blattförmige Zotten, Folliculi lymphatici	Falten Hohe Plicae circulares	Gll. duodenales	Zwei Schichten: Stratum circulare, Stratum longitudinale (außen)
Jejunum	Lange, fingerförmige Zotten, Folliculi lymphatici	Plicae circulares		
Ileum	Kürzer werdende Zotten	Niedrige Plicae circulares, Folliculi lymphatici		
Dickdarm	Krypten	Folliculi lymphatici		Zwei Schichten: Stratum circulare, Stratum longitudinale als Taenien (außen)

14.4.3 Dickdarm, Colon

Der Dickdarm, *Colon*, Intestinum crassum, beginnt in der Fossa iliaca dextra mit der Einmündung des Ileums, bildet dann einen Rahmen um die Dünndarmschlingen (**Abb. 14.10**) und setzt sich schließlich in Höhe des 3. Kreuzbeinwirbels ins Rektum fort. Insgesamt ist das Kolon 1,3–1,5 m lang. Die Anlage des Kolons befindet sich intraperitoneal und hat dadurch ein Mesenterium dorsale. Später verwachsen Teile des Dickdarms mit der Bauchwand und liegen dann sekundär retroperitoneal.

Die Einmündung des Ileums in den Dickdarm, *Ostium ileocaecale*, ist quergestellt, schlitzförmig (**Abb. 14.24**). Hervorgerufen wird dies durch 2 Schleimhautfalten, *Valvae ileocaecales*, die sich seitlich in ein *Frenulum valvae ileocaecalis* fortsetzen. Durch diese Falten wird ein Reflux von Dickdarminhalt in den Dünndarm verhindert. Der Dickdarm (**Abb. 14.25**) gliedert sich in:

- Caecum, Blinddarm, mit
  - Appendix vermiformis, Wurmfortsatz
- Colon ascendens
- Colon transversum
- Colon descendens
- Colon sigmoideum

Gemeinsames Kennzeichen aller Kolonabschnitte sind

- Taenien
  - Taenia libera
  - Taenia mesocolica
  - Taenia omentalis
- Haustra coli
- Appendices epiploicae

Taenien. Taenien sind etwa 1 cm breite Längsstreifen, auf die die äußere Längsmuskulatur zusammengedrängt ist. Zwischen den Taenien ist das Stratum longitudinale der Tunica muscularis nur sehr schwach ausgebildet. Am auf- und absteigenden Kolon ist von vorn nur eine Taenie, *Taenia libera*, sichtbar, die beiden anderen liegen dem Verwachsungsfeld mit der hinteren Bauchwand zugekehrt. Am Colon transversum ist die eine von ihnen mit dem Mesocolon verwachsen, *Taenia mesocolica*, die 2. ist mit dem großen Netz verbunden, *Taenia omentalis*.

Haustra coli. Haustren sind schöpflöffelähnliche Aussackungen der Dickdarmwand, die durch quergestellte Einschnürungen der Darmwand zustande kommen. Es handelt sich um Kontraktionsfalten, die verstreichen kön-

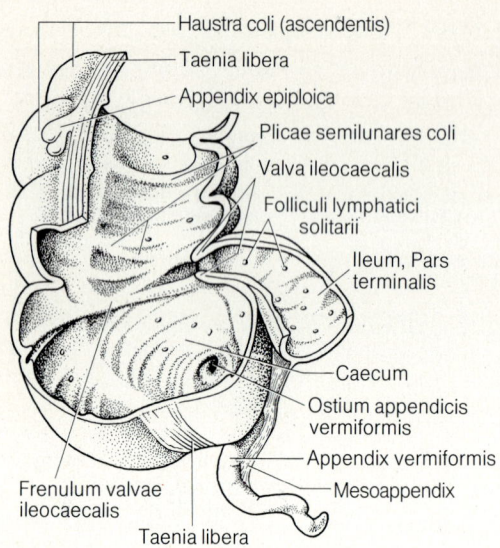

Haustra coli (ascendentis)
Taenia libera
Appendix epiploica
Plicae semilunares coli
Valva ileocaecalis
Folliculi lymphatici
solitarii
Ileum, Pars
terminalis

Caecum
Ostium appendicis
vermiformis
Appendix vermiformis
Frenulum valvae
ileocaecalis
Mesoappendix
Taenia libera

Abb. 14.24 Ileum, Caecum und Colon ascendens sind eröffnet. Beachte die Abgangsstelle des Wurmfortsatzes

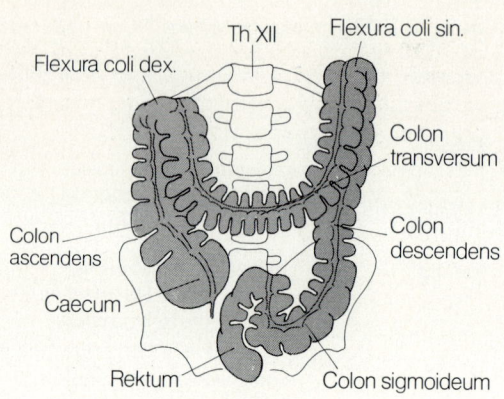

Th XII
Flexura coli dex.
Flexura coli sin.
Colon
ascendens
Colon
transversum
Caecum
Colon
descendens
Rektum
Colon sigmoideum

Abb. 14.25 Verlauf des Dickdarms von vorne gesehen. Die Flexura coli dexter liegt ventral, die Flexura coli sinister mit Colon descendens dorsal im Oberbauch. Darstellung nach Röntgenbild

nen. Ihnen entsprechen *Plicae semilunares coli* auf der Innenseite der Dickdarmwand (**Abb. 14.24**). Sie springen ins Lumen vor und sehen halbmondförmig aus, weil die Einschnürungen durch die längsverlaufenden Taenien unterbrochen werden. Im Gegensatz zu den Dünndarmfalten beteiligt sich an ihrem Aufbau die gesamte Darmwand.

Appendices epiploicae. Es handelt sich um zipfelförmige Anhängsel des subserösen Bindegewebes, vorwiegend entlang der Taenia libera. Sie bestehen im wesentlichen aus Fettgewebe.

Das Zäkum ist der Anfangsteil des Dickdarms

Das Zäkum, *Caecum* (**Abb. 14.24**), ist etwa 7 cm lang, befindet sich unterhalb der Valva ileocaecalis und liegt in der Fossa iliaca dextra auf dem M. iliacus.

Hinweis. In seltenen Fällen liegt das Zäkum unter der Leber, Hochstand des Zäkums. Dies ist dadurch zustande gekommen, daß das Zäkum während der Entwicklung nicht nach kaudal gewandert ist (S.548).

Auf seine Lage im einzelnen nehmen die peritonealen Verbindungen zwischen Zäkum einschließlich Appendix und der Beckenwand bzw. hinteren Bauchwand Einfluß. Zu unterscheiden sind:

- *Caecum fixum*, wenn das Zäkum fest mit der Faszie des M. iliacus verwachsen ist; es liegt sekundär retroperitoneal
- *Caecum mobile*, wenn die Verbindungen zwischen Peritoneum viscerale des Zäkums und Peritoneum parietale gering oder unvollständig sind

- *Caecum liberum*, wenn ein Gekröse (Mesocaecum) ausgebildet ist.

Appendix vermiformis (**Abb. 14.24**). Die Appendix vermiformis entwickelt sich mit dem Zäkum und besitzt einen geschlossenen Bauchfellüberzug, der in eine Duplikatur übergeht, die als *Mesoappendix* (früher: Mesenteriolum) bezeichnet wird. Der etwa 9 cm lange Wurmfortsatz ist frei beweglich, seine topographische Lage hängt von der des Zäkums ab. Die Abgangsstelle der Appendix aus dem Zäkum projiziert sich normalerweise auf den *McBurney-Punkt* der vorderen Bauchwand. Er liegt auf einer Linie, die vom Nabel zur Spina iliaca anterior superior verläuft, etwa 6 cm von der Spina entfernt.

Klinischer Hinweis. An diesem Punkt kann bei einer *Appendizitis* ein heftiger Druckschmerz mit Abwehrspannung der Bauchdecke auftreten.

Lagevarianten der Appendix vermiformis. Folgende Lagevariationen kommen vor:
- *Kaudalposition* in etwa 30% der Fälle: der Wurmfortsatz ragt in das kleine Becken hinein: absteigender Typ (Lanz-Punkt, S.259). Dabei kann er bei der Frau in enge Nachbarschaft mit dem Ovar geraten.
- *Medialposition*: die Appendix ist nach medial verlagert und liegt zwischen den Dünndarmschlingen
- *Lateralposition*: die Appendix liegt zwischen der lateralen Bauchwand und dem Zäkum
- *retrozäkale Kranialposition*: sie kommt in 65% vor. Die Appendix ist hinter dem Zäkum nach oben geschlagen und liegt im Recessus retrocaecalis.
- *anterozäkale Kranialposition*: die Appendix ist vor dem Zäkum nach oben geschlagen.

Wenn Sie sich jetzt mit der Topographie der Kolonabschnitte und den Peritonealverhältnissen am Kolon beschäftigen wollen, lesen Sie S.556.

Caecum und **Appendix vermiformis**. Beide Darmabschnitte werden von der

- **A. ileocolica** aus der *A. mesenterica superior* versorgt. Für den Wurmfortsatz entläßt die A. ileocolica einen besonderen Ast, die
  - **A. appendicularis**, welche im Mesoappendix verläuft und bei einer Appendektomie unterbunden werden muß. Die
  - **A. caecalis anterior** versorgt die vordere Wand des Blinddarms; sie wirft das Bauchfell zur Plica caecalis vascularis auf, die sich über den Recessus ileocaecalis spannt. Die
  - **A. caecalis posterior** breitet sich an der hinteren Wand des Zäkums aus. Die
  - **Aa. ileales** zum terminalen Ileum

Colon ascendens und **Colon transversum**. Sie werden versorgt durch:

- **A. ileocolica** (s. oben),
- **A. colica dextra**, die in der Regel ein eigener Ast der A. mesenterica superior ist; sie kann aber auch als Ast der A. colica media auftreten (**Abb. 14.26**). Am Kolon teilt sie sich in einen auf- und einen absteigenden Ast; und die
- **A. colica media**. Die A. colica media entspringt aus der A. mesenterica superior oberhalb der A. colica dextra, breitet sich *innerhalb des Mesocolon transversum* aus und verbindet sich nach rechts mit einem Ast der A.

colica dextra und nach links mit einem Ast der A. colica sinistra (s. unten).

Colon descendens und **Colon sigmoideum** und der größte Teil des Rektums erhalten ihr arterielles Blut durch Äste der *A. mesenterica inferior*:

- **A. colica sinistra**, die auch aus einem Ast hervorgehen kann, der die Arterien für das Colon sigmoideum entläßt
- **Aa. sigmoideae**, 2 oder mehr Äste, die in das Mesosigmoideum eintreten und durch breite Arkaden mit dem Gefäßgebiet des linken Kolonschenkels in Verbindung stehen
- **A. rectalis superior**, Endast der A. mesenterica inferior, die in der Tiefe der Beckenhöhle hinter dem Rektum mit der *A. rectalis inferior* anastomosiert, die aus der *A. pudenda interna* entspringt (S. 619)

Venen, Lymphgefäße und Nerven

Venen. Die Venen verhalten sich in ihren peripheren Abschnitten wie die Arterien. Ihr Blut gelangt *zur V. portae hepatis* (S. 608).

Lymphgefäße. Die Lymphe aus Appendix vermiformis und Zäkum fließt zu Lymphknoten, die unmittelbar neben und hinter dem Zäkum liegen, von hier aus zu den *Nodi lymphatici ileocolici* im Winkel zwischen Ileum und Kolon.

Die Lymphgefäße des Kolons ziehen zu Lymphknoten, die unmittelbar entlang der einzelnen Kolonabschnitte liegen (**Abb. 14.63**). Von hier aus gelangt die Lymphe über die Mesenteriallymphknoten entlang der V. mesenterica inferior in die *Trunci intestinales*.

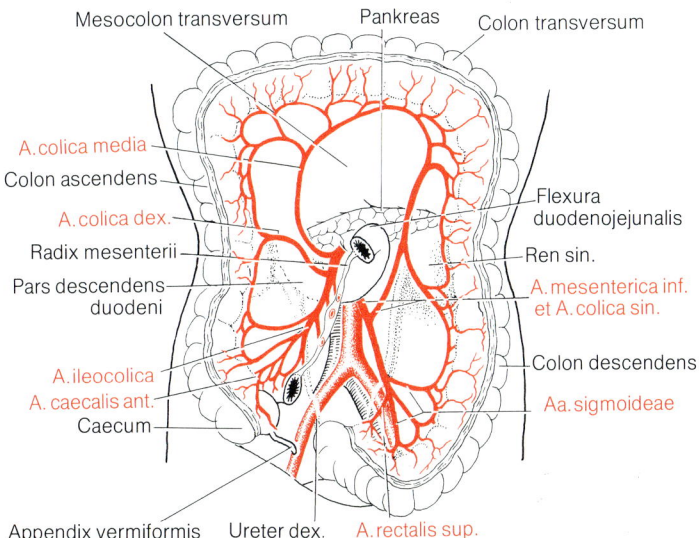

Abb. 14.26 Gefäßversorgung des Dickdarms. Das Querkolon ist nach oben geschlagen. (Nach Benninghoff 1979)

Nerven. Die nervöse Versorgung erfolgt durch den *Plexus mesentericus superior*, welcher sympathische Fasern aus den *Nn. splanchnici* und parasympathische Fasern des *N. vagus* enthält. Das Versorgungsgebiet des N. vagus reicht etwa bis zum letzten Drittel des Colon transversum (Cannon-Böhm-Punkt).

Colon descendens et sigmoideum beziehen ihre sympathischen Nervenfasern aus dem *Plexus mesentericus inferior*, die *parasympathischen* Fasern stammen aus dem *Plexus hypogastricus inferior*.

Kennzeichnend für den Feinbau des Kolons sind tiefe Krypten

Der Dickdarm, dessen Hauptfunktionen *Resorption von Wasser und Elektrolyten* sowie *Sekretion von Schleim* sind, ist einheitlicher gebaut als der Dünndarm. Die Schleimhaut des gesamten Dickdarms ist *zottenlos*. Die für die Schleimabsonderung erforderliche Vergrößerung der Oberfläche wird durch die Ausbildung etwa 0,5 mm langer, dicht nebeneinander stehender **Krypten**, Glandulae intestinales (**Abb. 14.27**), erreicht.

Der Wandbau entspricht im Prinzip dem der anderen Teile des Verdauungskanals (S. 530; **Abb. 14.21**).

Lamina epithelialis mucosae. Das hochprismatische Epithel ist außerordentlich reich an Becherzellen, besonders in den tiefen Krypten. Die Saumzellen tragen längere Mikrovilli als die des Mitteldarms (**Abb. 14.27**).

Lamina propria mucosae. Sie enthält zahlreiche Lymphozyten und stellenweise Lymphfollikel.

Lamina muscularis mucosae. Sie ist kräftig entwickelt und besteht im allgemeinen aus mehreren Muskelzellagen unterschiedlicher Verlaufsrichtungen.

Tela submucosa. In der breiten Submucosa kommen reichlich Fettzellen und Fettgewebsläppchen vor. Stellenweise sind Lymphfollikel ausgebildet.

Tunica muscularis. Die Ringmuskelschicht ist überall gleichmäßig stark. Ihre umschriebene Kontraktion führt zu quergestellten Falten, *Plicae semilunares* (s. oben). Die Längsmuskelschicht ist auf *Taenien* zusammengedrängt (s. oben). Die Verkürzung der Taenien dient der Raffung des Darmrohrs.

Intramurales Nervensystem. Das intramurale Nervensystem des Dickdarms gliedert sich, wie in den anderen Darmabschnitten, in den *Plexus myentericus* und *Plexus submucosus* (s. oben).

Mikroskopisch ist der Appendix vermiformis durch die Massierung von lymphatischem Gewebe charakterisiert

---

Der Wurmfortsatz zeigt den gleichen Aufbau wie der Dickdarm, jedoch sind seine Krypten unregelmäßig verteilt und kürzer. Außerdem sind zahlreiche Lymphfolli-

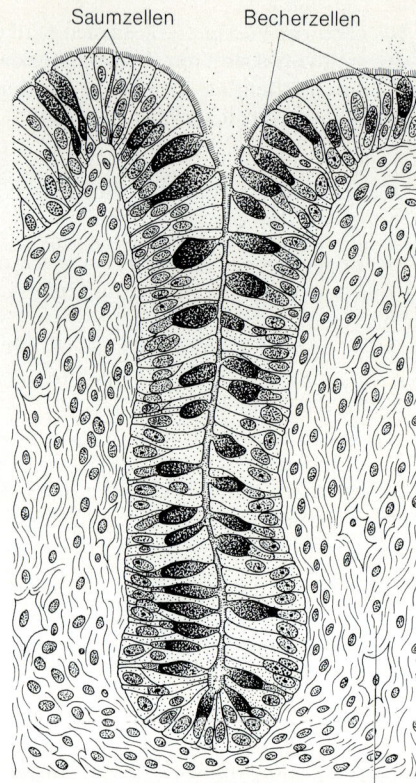

Saumzellen   Becherzellen

Tunica propria mucosae

Abb. 14.27 Längsschnitt durch eine Dickdarmkrypte mit Saumzellen und zahlreichen Becherzellen

kel rings um das Lumen angeordnet, durchbrechen vielfach die Schleimhautmuskulatur und nehmen große Gebiete der Submucosa ein (**Abb. 14.28**). Der Wurmfortsatz ist ein wichtiger Teil des Immunsystems.

Klinischer Hinweis. Der Wurmfortsatz zeigt häufig Entzündungen, *Appendizitis* (von Laien fälschlich als „Blinddarmentzündung" bezeichnet). Eine Appendizitis kann sich leicht in die freie Bauchhöhle ausdehnen und dort eine folgenschwere *Peritonitis* hervorrufen.

14.4.4 Bauchspeicheldrüse, Pankreas

Lernziele

Dorsale Pankreasanlage • Ventrale Pankreasanlage • Histogenese • Teile • Lage • Nachbarschaft • Arterien • Venen • Lymphgefäße • Nerven • Exokriner Anteil • Ausführungsgangsystem • Inselorgan • B-Zellen • A-Zellen • D-Zellen • PP-Zellen

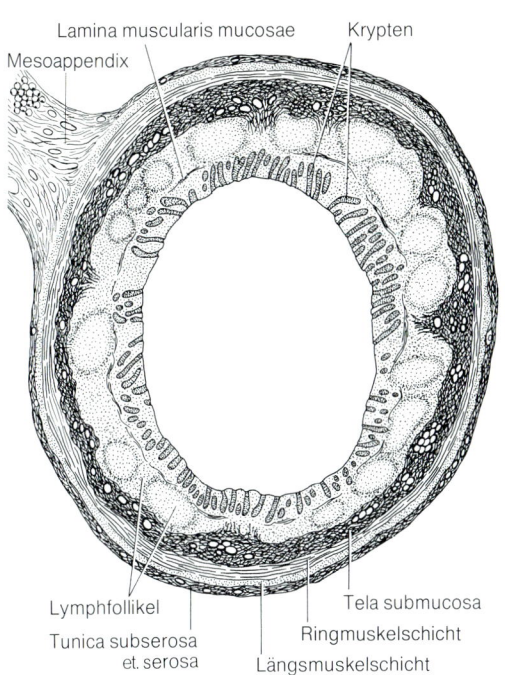

Lamina muscularis mucosae

Krypten

Mesoappendix

Lymphfollikel

Tunica subserosa et. serosa

Längsmuskelschicht

Ringmuskelschicht

Tela submucosa

Abb. 14.28 Querschnitt durch die Appendix vermiformis. Schleimhaut und Krypten. Die Lymphfollikel liegen in der Submucosa

ursprünglich selbständige Mündung des dorsalen Gangs bildet sich zurück. Bleibt sie erhalten, mündet der dorsale Gang *(Ductus pancreaticus minor)* getrennt auf der Papilla duodeni minor, die immer kranial von der Papilla duodeni major liegt.

Variationen. Ursprünglich ist der ganze Mitteldarm zur Bildung von Pankreasgewebe befähigt, wodurch sich das Vorkommen *akzessorischer Pankreaskomplexe* an atypischen Stellen erklären läßt.

Gelegentlich kann sich im Bereich des hepatopankreatischen Rings ein *Pancreas anulare* ausbilden. Dabei ist das Duodenum durch das Pankreasgewebe ringförmig umwachsen, was zu Stenoseerscheinungen führen kann.

Histogenese. Die Ganganlagen entsenden im 2.–3. Embryonalmonat zahlreiche verästelte Epithelsprossen, deren Anordnung den späteren Läppchenbau der Drüse andeutet. Die Epithelsprosse werden durch Auseinanderweichen ihrer Zellen kanalisiert. Am Ende der Kanälchen treten kugelige Knospen, die teilungsfähigen Drüseneinheiten des exokrinen Pankreas, auf.

Langerhans-Inseln. Die Langerhans-Inseln sind kleine endokrine Epithelkomplexe, die zapfenförmig aus dem Epithel der embryonalen Ausführungsgänge und der Azini nur der dorsalen Anlage hervorgegangen sind. Sie verlieren größtenteils die Verbindung mit ihrem Mutterboden und werden von Bindegewebe, das zahlreiche Kapillaren führt, umhüllt.

Die Entwicklung des Pankreas beginnt im Bereich eines hepatopankreatischen Ringes der Duodenalanlage

Das Pankreas ist eine gemischt exokrin-endokrine Drüse. Es entwickelt sich aus dem Epithel des Duodenums. Aus der dorsalen Wand des hepatopankreatischen Ringes (**Abb. 14.29**) des Duodenums geht – der Leberanlage gegenüber – die *dorsale Pankreasanlage* hervor. Ventral von ihr faltet sich die epitheliale Duodenalwand zur Bildung der *ventralen Pankreasanlage* aus. Diese gelangt mit fortschreitender Entwicklung in die Nähe der dorsalen Anlage und verschmilzt mit ihr gegen Ende des 2. Embryonalmonats. Die dorsale Anlage wächst zapfenförmig in das Mesoduodenum dorsale hinein und dringt hinter dem Magen an der dorsalen Bauchwand nach links hinüber vor. Die dorsale Anlage bildet Corpus und Cauda pancreatis, aus der ventralen Anlage entsteht zusammen mit Teilen der dorsalen Anlage der Pankreaskopf.

Der Ausführungsgang, **Ductus pancreaticus** *(major)*, entstammt im Körper und im Schwanz der dorsalen, im Kopf der ventralen Pankreasanlage. Der mündungsnahe Gangabschnitt der dorsalen Anlage findet nach der Verschmelzung Anschluß an den Gang der ventralen Anlage. Dieser wird damit zum Hauptabfluß für das Drüsensekret. Er mündet auf der *Papilla duodeni major.* Die

---

Das Pankreas läßt ein Caput pancreatis, einen Corpus pancreatis und eine Cauda pancreatis unterscheiden

Das Pankreas ist 13–18 cm lang und wiegt etwa 70–90 g. Es erstreckt sich leicht s-förmig von der Konkavität des Duodenums nach links aufsteigend bis zur Milz und liegt *retroperitoneal.* Die retroperitoneale Lage ist während der Entwicklung durch Verschmelzung des Duodenums und seines Gekröses mit der dorsalen Bauchwand zustandegekommen.

Der *Pankreaskopf* befindet sich in der C-förmigen Konkavität der Duodenalschleife. Sein hakenförmiger Fortsatz, *Processus uncinatus*, dehnt sich hinter der A. und V. mesenterica superior aus. Beide Gefäße liegen zunächst an der Hinterwand des Corpus pancreatis und treten in der Incisura pancreatis vor den Processus uncinatus. Der *Pankreaskörper* zieht in Höhe von L1 und L2 über die Wirbelsäule nach links, überquert dabei die Aorta und geht allmählich in den schmächtigen *Pankreasschwanz* über, der das Milzhilum erreicht (**Abb. 14.30**). Der am weitesten ventralwärts vorspringende Teil des Pankreaskörpers ist das *Tuber omentale*, das die Hinterwand der Bursa omentalis (S. 552) vorwölbt.

Der etwa 2 mm dicke **Ductus pancreaticus major** (**Abb. 14.19**) läuft, der Hinterfläche des Pankreas mehr

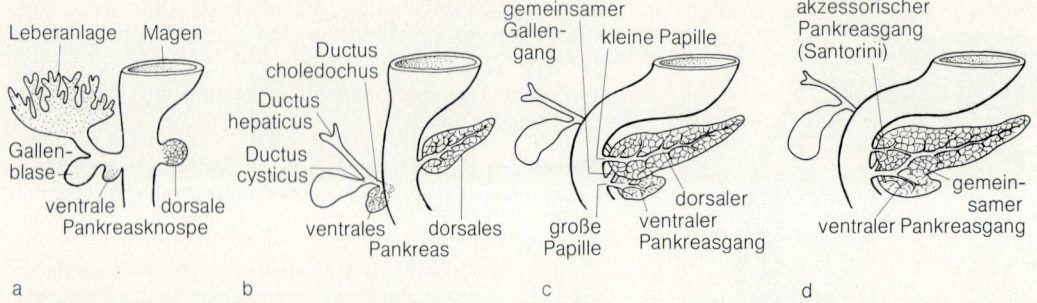

Abb. 14.29 a–d Erläuterungen zur Entwicklung von Leber und Pankreas. **a** Embryo vom 30. Tag. **b** vom 35. Tag. Die ventrale Pankreasknospe liegt neben dem Leberdivertikel und wandert anschließend um das Duodenum herum nach dorsal auf die dorsale Pankreasanlage zu. **c** Embryo vom 40. Tag. **d** vom 45. Tag. Die ventrale Pankreasanlage liegt nun dicht neben der dorsalen. Der dorsale Pankreasgang mündet auf der Papilla minor in das Duodenum ein, der ventrale auf der Papilla major. In **d** ist die Verschmelzung der Pankreasgänge dargestellt. (Nach Langman 1985)

genähert als der Vorderfläche, durch die ganze Länge der Drüse. Dabei sammelt er kleinere Zuflüsse. Er mündet schließlich zusammen mit dem Ductus choledochus auf der Papilla duodeni major der Pars descendens duodeni (S. 566).

Topographie. Von praktischer Bedeutung sind die nachbarlichen Beziehungen des Pankreas zu den großen Gefäßstämmen des Oberbauchs (**Abb. 14.30**). Hinter dem Pankreaskopf entsteht aus dem Zusammenfluß der V. mesenterica superior, der V. mesenterica inferior und der V. splenica die *V. portae hepatis* (**Abb. 14.31**).

Hinter der V. portae hepatis verlaufen im Retroperitonealraum rechts der Wirbelsäule die *V. cava inferior*, unmittelbar vor der Wirbelsäule die *Pars abdominalis aortae*. Die *A. splenica*, ein Ast des Truncus coeliacus, zieht am oberen Rand (Margo superior) des Pankreas nach links, die *V. splenica* verläuft kaudal der A. splenica in einer Rinne hinter dem Pankreas. Die Cauda pancreatis hat ferner Beziehungen *zu den linken Nierengefäßen*. Die *A. mesenterica superior* steigt hinter dem Pankreas herab, gelangt zusammen mit der gleichnamigen Vene vor das Caput pancreatis und vor die Pars horizontalis duodeni. Sie tritt dann in die Wurzel des Mesenteriums ein. Hinter dem Pankreaskopf verläuft auch der *Ductus choledochus*, häufig in einem eigenen Kanal aus Pankreasgewebe.

> **Klinischer Hinweis.** Bei Pankreasentzündungen und Pankreaskopfkarzinomen kommt leicht ein Stauungsikterus zustande.

Gefäße und Nerven

Arterien. Die arterielle Versorgung des Pankreas (**Abb. 14.30**) erfolgt durch:

- Äste aus der A. splenica: A pancreatica dorsalis, die sich in die A. pancreatica inferior fortsetzt, Rr. pancreatici, A. pancreatica magna, A. caudae pancreatis
- Äste aus der A. gastroduodenalis:
  - A. pancreaticoduodenalis superior posterior
  - Aa. retroduodenales. Die A. pancreaticoduodenalis superior posterior und die Aa. retroduodenales verlaufen hinter dem Pankreaskopf und stehen mit dem R. posterior der A. pancreatica inferior in Verbindung.
  - A. pancreaticoduodenalis superior anterior auf der Vorderseite des Pankreaskopfes; sie anastomosiert mit dem R. anterior der A. pancreaticoduodenalis inferior sowie mit der A. pancreatica dorsalis
- Äste aus der A. mesenterica inferior:
  - A. pancreaticoduodenalis inferior mit einem R. anterior und einem R. posterior

Insgesamt bilden die Arterien des Pankreas durch ihre Anastomosen untereinander Gefäßkränze, insbesondere um den Pankreaskopf.

Venen. Das venöse Blut des Pankreas wird von den Wurzeln der *V. portae hepatis* aufgenommen und gelangt somit in den Pfortaderkreislauf (**Abb. 14.31**).

Lymphgefäße. Die Lymphgefäße verlassen die Drüse an verschiedenen Stellen ihrer Oberfläche und münden in benachbarte Lymphknoten: Nodi lymphatici pancreaticoduodenales, Nodi lymphatici hepatici, Nodi lymphatici mesenterici superiores, Nodi lymphatici aortici laterales und Nodi lymphatici praeaortici. Klinisch bedeutsam sind Verbindungen zwischen den Lymphgefäßen von Pankreas und Duodenum.

Nerven. Die Innervation erfolgt durch **Äste des N. vagus** und des **Sympathikus**. Die Nervenfasern gelangen teils direkt vom *Plexus coeliacus* aus in das Drüsengewebe, teils über periarterielle Geflechte (Plexus pancreaticus).

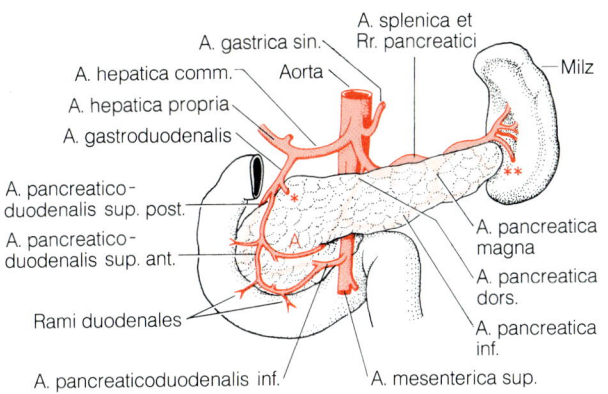

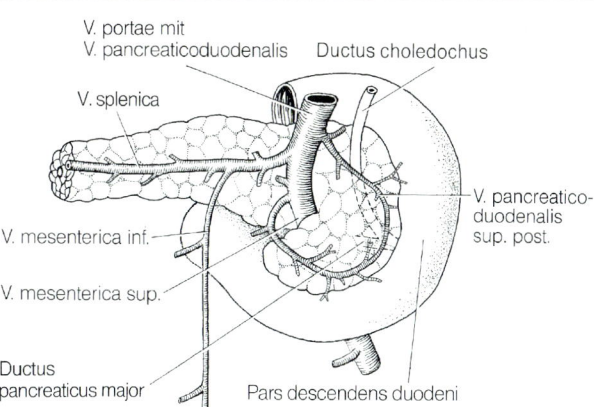

Abb. 14.30 Aorta mit Truncus coeliacus (Tripus Halleri). Gefäßversorgung des Pankreas. Die A. gastroomentalis dextra (*) und die A. gastroomentalis sinistra (**) sind durchtrennt. Links der beiden Sternsymbole die A. caudae pancreatis. *A* Anastomose zwischen A. pancreaticoduodenalis superior anterior und A. pancreatica dorsalis (aus der A. splenica)

Abb. 14.31 Zusammenfluß von V. splenica, V. pancreaticoduodenalis und Vv. mesentericae zur V. portae hepatis an der Hinterseite des Caput pancreatis. (In Anlehnung an Töndury 1970)

Das Pankreas ist überwiegend exokrin

Beim exokrinen Anteil des Pankreas handelt es sich um eine azinöse, rein seröse Drüse. Architektonisch ähnelt die Bauchspeicheldrüse der Gl. parotidea. Das Pankreas ist in viele, schon äußerlich sichtbare *Läppchen* gegliedert, die von einem feinfaserigen lockeren Bindegewebe umhüllt werden, das sich an der Drüsenoberfläche zu einer dünnen Kapsel verdichtet. Das interlobuläre Bindegewebe führt Blutgefäße, Lymphgefäße und Nerven.

Jedes Läppchen enthält mehrere Gangverzweigungen mit ihren endständigen *Azini*, deren Zellen prismatisch sind oder Pyramidenform besitzen (**Abb. 14.32**). Der Basalmembran folgt ein Gitterfasernetz mit Kapillaren. Im interazinären Bindegewebe kommen reichlich freie Zellen vor.

Die **Drüsenzellen** sind polar differenziert: im basalen Zytoplasma liegen der kugelige Zellkern mit deutlichem Nukleolus und ein umfangreiches RER (*Ergastoplasma*). Dieses Zytoplasmaareal zeichnet sich deshalb durch *Basophilie* aus. Der apikale Zellteil ist reich an stark lichtbrechenden, azidophilen Körnchen, *Zymogengranula*. Diese enthalten die Enzymvorstufen (Prosekret), welche erst im Darm aktiviert werden. Der von den Pankreasdrüsenzellen sezernierte Bauchspeichel enthält Enzyme zur Protein-, Kohlenhydrat- und Fettverdauung.

Die engen Lumina der Endstücke setzen sich in Schaltstücke fort, deren Enden in die Lichtung der ungleichmäßig geformten Azini hineingeschoben erscheinen. Diese Schaltstückzellen werden auf Querschnitten durch Azini als helle, *zentroazinäre Zellen* sichtbar.

Die langen, aber engen **Schaltstücke** sind von einem einschichtigen platten bis isoprismatischen Epithel ausgekleidet. Ihre Fortsetzung sind die interlobulären Abschnitte der Ausführungsgänge mit hochprismatischem Epithel, das Becherzellen und vereinzelt enterochromaffine Zellen aufweist. Auch diese Gangepithelzellen sind sekretorisch aktiv (*Bikarbonatbildung*). Schließlich münden alle Ausführungsgänge in den Hauptausführungsgang, der in seinem Aufbau weitgehend den interlobulären Gangabschnitten gleicht. Streifenstücke fehlen.

Histophysiologischer Hinweis. Die Bauchspeicheldrüse gehört zum gastro-entero-pankreatischen System, d.h., sie bildet zusammen mit Magen und Dünndarm einen Funktionskreis. Dabei wird, ausgehend von den endokrinen Zellen im Magen, im Dünndarm und in den Langerhans-Inseln und außerdem nervös die Tätigkeit des exokrinen Anteils des Pankreas gesteuert. Die stärksten Sekretogene sind das Cholezystokinin und das Sekretin der Dünndarmschleimhaut, aber auch Insulin. Hemmend wirken verschiedene Neuropeptide, aber auch Glukagon, Somatostatin und pankreatisches Polypeptid der Langerhans-Inseln, die jedoch die Sekretion der Bauchspeicheldrüse nicht vollständig unterbrechen. Die Sekrete der Bauchspeicheldrüse ihrerseits sind für die Verdauung unerläßlich. Sezerniert werden inaktive Vorläufer proteolytischer Enzyme, die dann im Dünndarm aktiviert werden.

Der endokrine Anteil des Pankreas ist das Inselorgan

Das Inselorgan ist die Gesamtheit der Langerhans-Inseln eines Pankreas. Sie sondern die den Kohlenhydrathaushalt regulierenden Hormone, Insulin und Glukagon, sowie Somatostatin und pankreatisches Polypeptid ab.

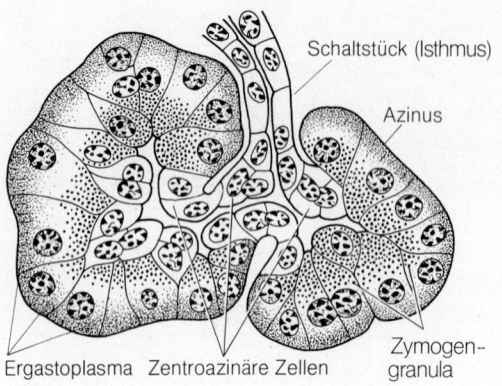

Abb. 14.32 Pankreas. Endverzweigung eines Schaltstücks mit serösen Azini und zentroazinären Zellen. (Nach Neubert 1927)

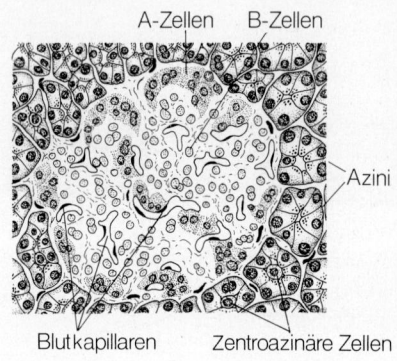

Abb. 14.33   Langerhans-Insel, umgeben von den serösen Azini des exokrinen Pankreas. Die Relation der A-Zellen zu B-Zellen beträgt etwa 1:4. Zu beachten ist die starke Kapillarisierung der Insel. (Nach Leonhardt 1977)

Insulin fördert die Glykogenbildung in der Leber und in der Muskulatur und senkt den Blutzucker, **Glukagon** dagegen erhöht durch Glykogenolyse in der Leber den Blutzucker. **Somatostatin** hemmt die Insulin- und Gluka-gonsekretion. **Pankreatisches Polypeptid** hemmt die durch Sekretin stimulierte Sekretion des exokrinen Pankreas. Ferner schränkt es die durch Gastrin stimu-lierte Magensäureproduktion ein.

> **Klinischer Hinweis**. Der Mangel an Insulin führt zum *Diabetes mellitus, Zuckerkrankheit*, dessen Hauptsymptome Hyperglykämie, Glukosurie und Polyurie sind. Diabetiker müssen deshalb durch Injektionen mit Insulin substituiert, oder wie beim Altersdiabetes, mit Sulfonylharnstoffen (orale Antidiabetika) behandelt werden. Eine abnorm hohe Insulinzufuhr hat umgekehrt eine Blutzuckersenkung zur Folge, die im *hypoglykämischen Schock* enden kann. Hypoglykämische Attacken treten auch bei einer Überfunktion der Langerhans-Inseln auf, die auf *Insulome* oder *Inseladenome* zurückzuführen sind. Durch operative Entfernung solcher Geschwülste kann eine Heilung erzielt werden.

Die **Langerhans-Inseln**, Insulae pancreaticae **(Abb. 14.33)**, sind rundliche, seltener längliche Epithel-komplexe, die sich im Schnittpräparat als *hell gefärbte Bezirke* (Inseln) sehr deutlich vom exokrinen Pankreas-gewebe abheben. Sie liegen inmitten der Drüsenläppchen, seltener im interlobulären Bindegewebe, gelegentlich auch in unmittelbarer Umgebung von Ausführungsgängen. Ihre Zahl ist in den Schwanzabschnitten der Bauchspeicheldrüse am größten. Die Durchmesser der Inseln schwanken zwischen 50 und 500 μm.

Die Epithelstränge, eng an Kapillaren angeschmiegt, bestehen aus unregelmäßig konturierten Elementen verschiedenen morphologischen und färberischen Verhaltens, den A-, B- und D-Zellen, von denen die A-Zellen mehr in der Peripherie der Inseln gefunden werden.

B-Zellen. Sie bilden Insulin. Die B-Zellen überwiegen unter den Insel-Zellen (80 %). Lichtmikroskopisch sind sie

an rundlichen, locker gebauten Zellkernen und an einem zart gekörntem Zytoplasma zu erkennen. Elektronen-mikroskopisch fallen zahlreiche stäbchenförmige Mito-chondrien und Granula auf, die einen breiten hellen Saum zwischen ihrer Matrix und ihrer Membran aufweisen. Die Granula enthalten zytochemisch darstellbares Zink.

A-Zellen. Sie produzieren Glukagon. Die oft zipfelar-tig ausgezogenen A-Zellen enthalten azidophile Granu-la, die sich mit Silbersalzen schwärzen und sich deshalb selektiv darstellen lassen. Elektronenmikroskopisch er-weist sich die Matrix der Granula als dicht strukturiert. Sie ist nur durch einen schmalen hellen Randsaum von der Hüllmembran getrennt.

D-Zellen. Sie bilden Somatostatin. D-Zellen haben einen dichten Zellkern und ein fein granuliertes Zyto-plasma. Die Körnelung des Zelleibs läßt sich mit Anilin-blau färberisch hervorheben. Die Granula der D-Zellen sind homogen und von geringer Elektronendichte. Sie haben keinen hellen Hof.

PP-Zellen. Die das pankreatische Polypeptid-bilden-den Zellen enthalten kleine, runde oder ovale Granula von unterschiedlicher Osmiophilie. Ein heller Hof (Halo) fehlt ihnen.

Gefäß- und Nervenversorgung. Jede Insel wird ver-mutlich von mehreren Arteriolen gespeist, die sich in der Insel zu weiten Blutkapillaren *(Sinusoide)* entfalten und einen engen Kontakt zu den endokrinen Zellen haben. Die Hormone der Langerhans Inseln gelangen über die Venen des Pankreas in den Pfortaderkreislauf und in die Leber. Von hier aus erreichen sie ihre Zielgebiete. Eine Sonderstellung nehmen die exokrinen Anteile des Pan-kreas ein, insofern sich die Venen aus den Inseln hier ka-pillarisieren (Typ eines „Pfortaderkreislaufs") und die Inselhormone direkt wirken.

Auch *marklose* Nervenfasern dringen in die Inseln ein und enden mit Verdickungen an den Epithelzellen. Ihre Wirkungsweise ist noch nicht hinlänglich aufgeklärt.

14.4.5 Leber, Hepar

Die Leber ist das größte Stoffwechselorgan des Körpers. Sie nimmt alle Stoffe auf, die ihr mit dem Pfortaderblut zugeleitet werden, verarbeitet oder speichert sie und gibt die Stoffwechselprodukte wieder an die Blutbahn ab. Dabei erfolgt auch eine Entgiftung. In der Fetalzeit ist sie an der Blutbildung beteiligt. Als exokrine Drüse bildet die Leber *Galle*, die über ein spezielles Gangsystem in das Duodenum abgeleitet wird.

Die Leber entwickelt sich aus einer ventralen Ausbuchtung des hepatopankreatischen Rings

Die im Bereich des Rumpfdarms als Leberbucht bezeichnete entodermale Anlage teilt sich in eine

- Pars hepatica, oberes Leberdivertikel, und eine
- Pars cystica, unteres Leberdivertikel.

Pars hepatica, oberes Leberdivertikel (**Abb. 14.29**). Aus dem kranialen Divertikel gehen Epithelzellen hervor, die sich zu Zellsträngen und schließlich zu Zellplatten formieren. Diese dringen durch das Mesenchym des ventralen Mesenteriums in das Septum transversum ein, das zwischen Perikardhöhle und Dottersackstiel liegt (S. 547, Mesogastrium ventrale). In der Folgezeit entwickelt sich hier das *Lebergewebe*.

Zunächst vermehren sich die Leberzellen rasch, was zu einer Größenzunahme der Organanlage und zu einer Ausweitung des Septum transversum führt. Das Mesenchym des Septum transversum gelangt zwischen die auswachsenden Zellplatten; hieraus entwickelt sich der bindegewebige Anteil der Leber. Außerdem geraten frühzeitig die aussprossenden Leberzellen in enge Beziehung zu Ästen der Vv. vitellinae (Vv. omphalomesentericae).

Hieraus ergeben sich als Bestandteile der Leber:

- *Hepatozyten* aus dem Entoderm
- *Bindegewebe* aus dem Septum transversum
- *Lebersinusoide* aus Kapillarnetzen zwischen Dottersackvenen

Die in die Leberanlage hineinführenden Abschnitte der Dottervenen werden als *Vv. advehentes* bezeichnet. Diese bilden ein dichtes Maschenwerk sinusoider Bluträume zwischen den Epithelplatten der Leberanlage. Die das Blut abführenden Gefäße sind die *Vv. revehentes*. Abschnitte der Anastomosen zwischen den Vv. vitellinae unterhalb der Leber obliterieren, wodurch ein einheitlicher Gefäßstamm, die spätere *V. portae hepatis*, entsteht. Aus den Vv. revehentes entstehen die *Vv. hepaticae*, die somit die einzige aus der Leber herausführende Strombahn darstellen und das Blut zum Herzen zurückführen.

Auch die zunächst paarig angelegten Nabelvenen, *Vv. umbilicales*, gehen mit den Dottervenen Verbindungen ein. Während sich die rechte Nabelvene frühzeitig zurückbildet, bleibt die linke erhalten und mündet durch eine solche Verbindung in die Lebersinusoide. Damit durchströmt das arterialisierte Plazentablut die Leber. Infolge des enormen Blutzuflusses zur Leber und des intrahepatischen Strömungswiderstandes kommt es zur Ausbildung einer Umgehungsstrombahn zwischen V. umbilicalis und V. cava inferior, des *Ductus venosus* (Arantius). Diese Verbindung ermöglicht den direkten Abfluß des Plazentablutes zum Herzen unter Umgehung der Leber. Nach der Geburt obliterieren sowohl die Nabelvene (ausgenommen eine kurze prähepatische Wegstrecke) als auch der Ductus venosus. Beim Erwachsenen finden sich Reste der V. umbilicalis im *Lig. teres hepatis* und die des Ductus venos im *Lig. venosum*.

Pars cystica, unteres Leberdivertikel. Von der Pars cystica wächst ein solider Epithelsproß in das ventrale Mesogastrium ein. Aus ihm geht der *epitheliale Anteil der Gallenblase* und des *Ductus cysticus* hervor. Die bindegewebigen und muskulären Anteile der Gallenblase werden vom Mesenchym des Mesogastrium ventrale gestellt.

Die Leber ist die größte Drüse des menschlichen Körpers

Als größte Drüse unseres Körpers erreicht die Leber ein Gewicht von 1500 g–2000 g. Die gesunde Leber hat eine dunkelrotbraune Farbe. Ihre von Peritoneum viscerale bekleidete Oberfläche ist spiegelnd glatt. Lebensfrisch ist die Leber weich, verformbar und paßt sich den Nachbarorganen an. Die Beschreibung von Form und Lage geht daher von der *in situ* gehärteten, d. h. fixierten Leber aus.

Umschlossen wird die Leber von *Peritonealepithel* und einer Bindegewebskapsel, *Tunica fibrosa*, Glisson-Kapsel, deren Faserzüge mit dem intrahepatischen Bindegewebssystem zusammenhängen. Auch an der Leberpforte dringt das Bindegewebe mit den Blutgefäßen als *Capsula fibrosa perivascularis* in das Organinnere ein.

Bei der Betrachtung von vorn erscheint die Leber dreiseitig. Sie nimmt den Raum unter der rechten Zwerchfellkuppel ein, verschmälert sich nach links hin in der Regio epigastrica und erreicht die Regio hypochondriaca sinistra in der Parasternallinie oberhalb der 6. linken

Rippe. Der größte Teil der Leber liegt also im Schutze des rechten Rippenbogens. Hier folgt der untere Leberrand dem Rippenbogen bis zur Medioklavikularlinie. Wenn sie in dieser Linie bei Inspiration den Rippenbogen überragt und tastbar wird, ist sie vergrößert. Anders ist es beim Kind, dort ist die Leber größer und überragt deswegen den rechten Rippenbogen normalerweise um mehrere Zentimeter. Unterhalb des Brustbeins berührt im Epigastrium ein kleiner Teil ihrer vorderen Fläche die Bauchwand, *Leberfeld* (**Abb. 14.5**). In diesem Bereich kann die Leber durch auftreffende Gewalten verletzt werden. Unter dem Leberfeld liegt das *Magenfeld* (**Abb. 14.5**). Da die Leber alle Bewegungen des Zwerchfells mitmacht, ist ihre Lage stets von der jeweiligen Atmungsphase abhängig. Diese respiratorischen Verschiebungen, d.h. Absinken bei der Inspiration bzw. Höhersteigen bei der Exspiration, können durch Palpation, Perkussion und Durchleuchtung festgestellt werden.

> **Klinischer Hinweis**. Zur Leberpunktion wird eine Hohlnadel in der rechten Axillarlinie in den Interkostalraum zwischen 8. und 9. Rippe eingeführt.

Facies diaphragmatica. Die gewölbte Leberoberfläche schmiegt sich dem Zwerchfell an, Facies diaphragmatica (**Abb. 14.34a**), und ist in einem dreieckigen Areal mit der Pars lumbalis des Diaphragma verwachsen, *Area nuda*. In dieses Verwachsungsfeld bettet sich auch die V. cava inferior ein. Die Seiten der bauchfellfreien, im Zentrum breiten Area nuda werden von den Umschlagsfalten des viszeralen ins parietale Peritoneum, *Ligamentum coronarium hepatis*, gebildet. Es läuft nach rechts zum *Ligamentum triangulare dextrum*, nach links zum *Ligamentum triangulare sinistrum* aus, das in die *Appendix fibrosa hepatis* übergeht. Im vorderen Winkel laufen die beiden Schenkel des Ligamentum coronarium zum *Ligamentum falciforme hepatis* zusammen, das die Lebervorderseite in einen **Lobus sinister** und einen **Lobus dexter** teilt.

Diese Ligamente befestigen die Leber am Zwerchfell, so daß sie dessen Bewegungen bei der Ein- und Ausatmung folgen muß.

Der übrige Teil der Leber ist von Peritoneum überzogen und heißt *Pars libera* (Ausnahmen: bauchfellfreie Stellen sind ferner die Leberpforte, die Fossa vesicae felleae und die Fossa v. cavae).

Facies visceralis.Die Unterfläche der Leber, Facies visceralis (**Abb.14.34b**), ist schräg von hinten oben nach vorne unten gerichtet, ruht auf den Eingeweiden und ist deshalb am stärksten modelliert. Mehrere furchenartige Einschnitte grenzen an der Eingeweidefläche einzelne Lappen voneinander ab. An den Enden einer querverlaufenden Furche schließt sich jederseits eine sagittale Furche an, so daß ein annähernd H-förmiges Bild zustandekommt. Der quere Schenkel des H bildet die Leberpforte, *Porta hepatis* (s. unten). Der linke sagittale Einschnitt**,** *Fissura ligamenti teretis*, der den linken Le-

berlappen von den übrigen trennt, enthält vorn das *Ligamentum teres hepatis* (Reste der Nabelvene) und dorsal das *Ligamentum venosum* (obliterierter Ductus venosus Arantii). In der rechten sagittalen Furche liegt vorn die *Gallenblase*, hinten die *V. cava inferior*. Rechts davon befindet sich der Lobus dexter.

Vor der Leberpforte wölbt sich leicht der **Lobus quadratus** vor, hinter ihr der **Lobus caudatus.**

Auf der Eingeweidefläche hinterlassen Nachbarorgane unterschiedlich ausgeprägte Eindrücke, die am Lobus sinister als *Impressio gastrica* und *Impressio oesophagea*, am Lobus dexter mehr dorsal als *Impressio suprarenalis* und *Impressio renalis* und mehr ventral als *Impressio colica* und *Impressio duodenalis* erscheinen (**Abb. 14.34b**).

Porta hepatis, Leberpforte, **und Omentum minus,** kleines Netz. Die *Leberpforte* (**Abb. 14.34**) befindet sich in der quergestellten Furche zwischen Lobus quadratus (ventral) und Lobus caudatus (dorsal, s. oben). Im Bereich der Leberpforte treten 2 Äste der A. hepatica propria, die V. portae hepatis und Nerven ein sowie der Ductus hepaticus dexter und sinister, der sich hier zum Ductus hepaticus communis vereinigt, aus. Die Lage der Gebilde zueinander variiert, in der Regel liegt die V. portae hepatis dorsal.

Omentum minus. Die Leberpforte und die anschließenden Abschnitte der Facies visceralis hepatis sind mit der kleinen Kurvatur des Magens und mit dem Bulbus duodeni durch das kleine Netz, Omentum minus, verbunden (**Abb. 14.8**). Es entstammt jenem Teil des Mesogastrium ventrale, der sich vom Magen und Duodenum zur Leber ausspannte. Es handelt sich um eine annähernd frontal gestellte Bauchfellduplikatur. Einzelheiten S. 552.

Gefäße und Nerven der Leber

Blutgefäße. Die Blutzufuhr der Leber erfolgt durch die

- V. portae hepatis und die
- A. hepatica propria,

der Blutabfluß durch

- Vv. hepaticae.

V. portae hepatis. Die Pfortader entsteht hinter dem Caput pancreatis (S. 577) durch den Zusammenfluß (**Abb. 14.31**) der

- *V. splenica* (lienalis), in die die
- *V. mesenterica inferior* einmündet, mit der
- *V. mesenterica superior.*

Der Stamm der V. portae hepatis verläuft hinter der Pars superior duodeni zum Lig. hepatoduodenale und zieht dann in diesem Leitband des Omentum minus zur Leberpforte.

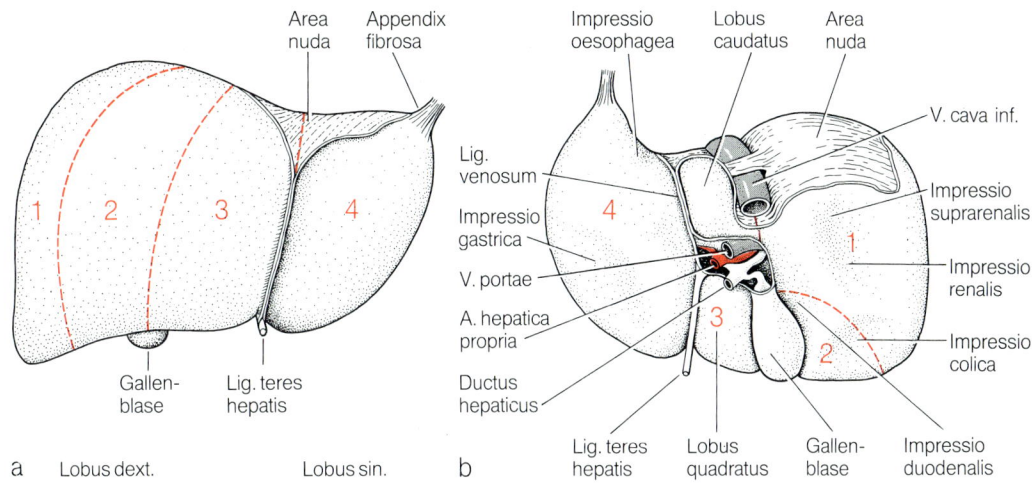

a Lobus dext.   Lobus sin.

b

Abb. 14.34 a, b Oberflächenrelief der Leber und Darstellung der Lebersegmente. Facies visceralis mit Leberpforte und Teilstück der V. cava inferior. Es bedeuten: *1*, Segmentum posterius; *2*, Segmentum anterius; *3*, Segmentum medium; *4*, Segmentum laterale

Arteria hepatica propria. Es handelt sich um eine der beiden Endäste der A. hepatica communis aus dem Truncus coeliacus (S. 606). Sie teilt sich in der Leber in einen R. dexter und R. sinister.

Venae hepaticae. Mehrere kurze Venen, die das Blut aus der Leber in die V. cava inferior leiten.

Lymphgefäße. Die regionären Lymphknoten, *Nodi lymphatici hepatici*, liegen an der Leberpforte. Sie nehmen die Lymphgefäße der Leber und der Gallenblase auf. Lymphe aus der Leber kann aber auch zu Lymphknoten oberhalb des Zwerchfells gelangen, *Nodi lymphatici parasternales* bzw. *Nodi lymphatici phrenici superiores*.

Nerven. Sensible Nerven aus dem *Nervus phrenicus* versorgen das Peritoneum der Leber. In die Leber hinein gelangen in Begleitung der A. hepatica propria *vegetative Nerven aus dem Plexus coeliacus*.

> **Die Gliederung der Leber und ihre Mikromorphologie werden vom Verlauf und der Anordnung der intrahepatischen Gefäße und Gallengänge bestimmt**

Das Prinzip der Lebergliederung geht darauf zurück, daß

- die Leber *venöses Blut durch die Vena portae hepatis* aus dem Magen-Darm einschließlich Pankreas und Milz (unpaare Bauchorgane) sowie *arterielles Blut durch die A. hepatica propria* erhält,
- die intrahepatischen Äste der V. portae und der A. hepatica propria stets gemeinsam mit Ästen der Gallengänge verlaufen; sie bilden eine *Trias*,

- die Aufzweigungen der größeren Gefäßäste einem Muster folgen, das die *Segmentbildung* der Leber bedingt (s. unten),
- letztlich venöses und arterielles Blut gemeinsam in die Lebersinus (s. unten) gelangt und von dort über *Vv. centrales* und *sublobuläre Venen* in *Vv. hepaticae* fließt, die in die V. cava inferior münden.

Vena portae hepatis. Die V. portae hepatis ist ein Vas publicum; es steht im Dienst des Gesamtorganismus. Die V. portae hepatis bringt nährstoffreiches Blut aus dem Verdauungskanal in die Leber.

Hinweis. Das besondere am Pfortaderkreislauf ist, daß 2 Kapillargebiete hintereinandergeschaltet sind, nämlich das in der Darmwand, im Pankreas und in der Milz einerseits, das in der Leber andererseits. – Ein ähnlich gebautes „Pfortadersystem" gibt es noch in der Hypophyse (S. 752).

In der Leberpforte teilt sich die Pfortader in 2 Hauptäste

- *Ramus dexter* für den rechten Leberlappen und
- *Ramus sinister* für den linken Leberlappen und die Lobi caudatus et quadratus.

Jeder Ast teilt sich in weitere Rami auf, die schließlich zu *Vv. interlobulares* werden.

A. hepatica propria. Sie ist das Vas privatum der Leber und versorgt das Organ vor allem mit Sauerstoff. Ihre Äste begleiten die der V. portae hepatis und sind stets kleiner als diese.

Gallengänge. Es handelt sich um Drüsenausführungsgänge. Sie leiten das von den Leberzellen produzierte Lebersekret, *Galle*, ab. Die Gallengänge, *Canaliculi biliferi*, beginnen zwischen den Leberzellen (s. unten), um sich zu *Ductuli interlobulares biliferi* zu vereinen, die im periportalen Feld liegen. Die anschließenden Abschnitte der Gallengänge begleiten die Gefäße (s. unten).

Vv. hepaticae. Ihre zuführenden, als sublobuläre Sammelvenen beginnenden Äste, nehmen einen anderen Verlauf als die zur Trias vereinigten Äste der V. portae hepatis, A. hepatica und Gallengänge. Sie durchziehen die Leber in sagittaler Richtung: sie beginnen an ihrem vorderen unteren Rand und vereinigen sich dorsal in Nähe der Area nuda zu je einer der *Vv. hepaticae*, welche in die untere Hohlvene einmünden. An der Mündung sind meist 3 Venen aus dem Lobus dexter und sinister hepatis und 1 Vene aus dem Lobus caudatus anzutreffen.

Lebersegmente sind vor allem Versorgungsgebiete durch Gefäßäste

Die an der Oberfläche der Leber erkennbare Lappengliederung (S. 582) entspricht nicht dem inneren Organaufbau. Dieser wird vielmehr durch die Anordnung der Gefäße bestimmt. Die gemeinsam verlaufenden Äste der *V. portae hepatis, A. hepatica* und des *Gallenausführungsgangs* verzweigen sich im Inneren der Leber und treten zu annähernd keilförmigen Bezirken, Lebersegmenten, in Beziehung. Erkennbare Grenzen bestehen zwischen den Segmenten nicht, aber doch ist es möglich, auf Grundlage der Segmentgliederung, Resektionen von Leberteilen durchzuführen. Allerdings unterliegt die Seg-

mentanordnung großen individuellen Unterschieden. Einzelheiten zur Anordnung der Segmente **Abb. 14.34**.

Die architektonische Baueinheit der Leber ist das Leberläppchen

Je nach Betrachtungsweise werden unterschieden (**Abb. 14.35**):

- Lobulus hepatis, klassisches Läppchen
- portales Läppchen
- Leberazinus

Lobulus hepatis (Zentralvenen-Leberläppchen, **Abb. 14.35b**, **14.36**, **14.37**). Beim Lobulus hepatis, der mit einer Bienenwabe verglichen werden kann, wird die *V. centralis im Läppchenmittelpunkt* gesehen. Die Läppchen sind unregelmäßig geformte, meist längliche Gebilde mit Kanten und Flächen; ihr Durchmesser beträgt etwa 1 mm, ihre Höhe 1,5–2 mm. Benachbarte Läppchen sind durch spärliche Bindegewebszüge voneinander getrennt. Nur dort, wo mehrere Läppchen mit ihren Kanten zusammenstoßen, verdichtet sich das Bindegewebe und bildet Bindegewebszwickel, **periportale Felder** (**Abb. 14.35c**). Hier liegen die feineren Äste der zuführenden Blutgefäße – die *Vv. interlobulares* (V. portae) und die kleinen *Aa. interlobulares* (A. hepatica) – sowie die ableitenden Gallengänge, *Ductuli interlobulares*. Sie bilden zusammen die Glisson-Trias.

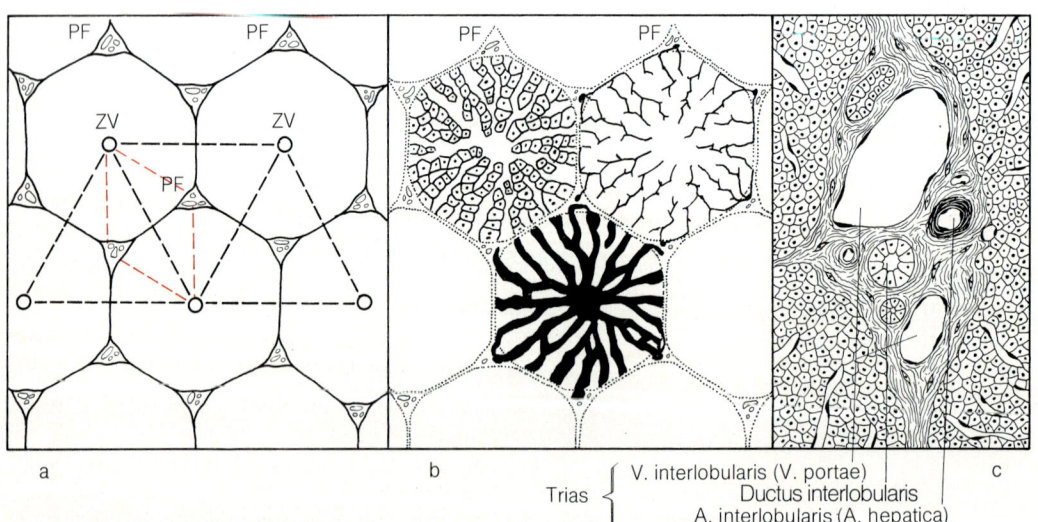

Trias { V. interlobularis (V. portae)
Ductus interlobularis
A. interlobularis (A. hepatica) }

Abb. 14.35a–c   Schematische Darstellung von Leberläppchen. **a** Die *polygonalen Felder* stellen die Zentralvenenläppchen, die *schwarz eingezeichneten Dreiecke* die Portalläppchen und der *rot eingezeichnete Rhombus* einen Leberazinus dar. Der Mittelpunkt des klassischen Leberläppchens ist die Zentralvene, der Mittelpunkt des portalen Leberläppchens das Periportalfeld.

PF, Periportalfeld, Bindegewebszwickel mit Trias; *ZV*, Zentralvene. **b** Im Leberläppchen *links oben* sind die Leberzellplatten eingezeichnet, *rechts oben* die Gallenkapillaren, wie sie sich nach Silberimprägnation darstellen. Im Leberläppchen *unten* sind die Gefäße (Sinusoide) durch eine Farbstoffinjektion hervorgehoben. **c** Periportales Feld; Bindegewebszwickel mit Trias

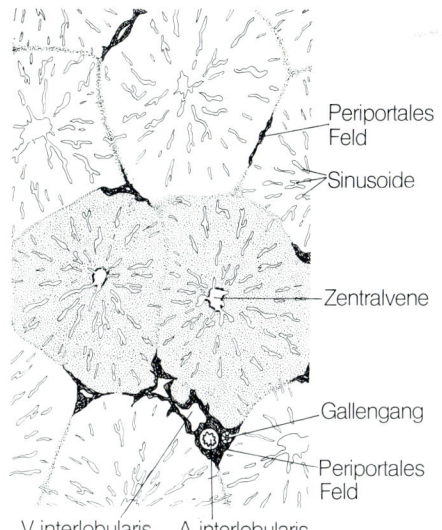

Abb. 14.36 Mikroskopischer Feinbau der Leber. 2 Läppchen hervorgehoben. Bindegewebe *dunkel*. (In Anlehnung an Bucher 1980)

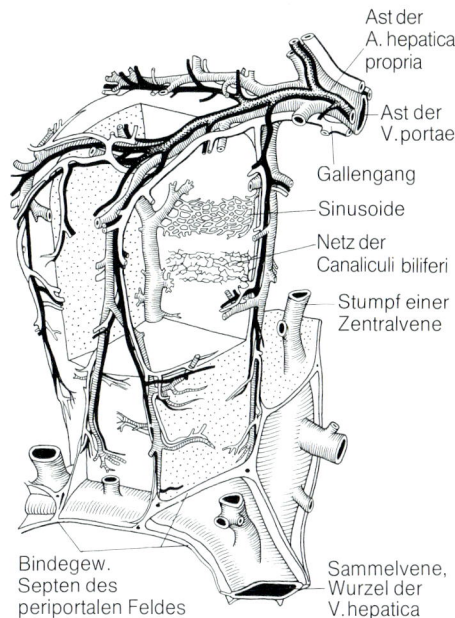

Abb. 14.37 Plastische Darstellung eines klassischen Leberläppchens. In dem keilförmigen Ausschnitt sind die Netze der Gallenkapillaren und der Blutkapillaren (Sinusoide) eingetragen. (Nach Braus u. Elze 1956)

Portales Läppchen. Beim portalen Läppchen befindet sich das *periportale Feld* (Glisson-Trias) *im Mittelpunkt* eines im Schnitt dreieckigen Gebietes. Die Ecken bilden die umgebenden Vv. centrales (**Abb. 14.35 a**). In einem portalen Leberläppchen fließt die Galle jeweils in den zentral gelegenen Gallenausführungsgang. An der Bildung eines portalen Läppchens sind Teile von 3 angrenzenden „klassischen" Leberläppchen beteiligt.

Leberazinus. Ein Leberazinus hat die Form eines Rhombus, bei dem die Ecken jeweils von 2 gegenüberliegenden Zentralvenen und 2 gegenüberliegenden periportalen Feldern gebildet werden (**Abb. 14.35 a**), rote Markierung). Eine Achse liegt an der Grenze zwischen 2 benachbarten klassischen Leberläppchen; dort verlaufen Endäste der A. und V. interlobularis. Am Aufbau eines Leberazinus sind Teile von 2 benachbarten „klassischen" Läppchen beteiligt.

Hinweis. Bei allen Gliederungen der Leber ist zu berücksichtigen, daß innerhalb eines Läppchens verschiedene *Stoffwechselzonen* bestehen, die unterschiedlich auf Schädigungen reagieren. Immer ist die Sauerstoffkonzentration in der Umgebung der Äste der A. interlobularis am höchsten und nimmt zur Zentralvene hin ab.

Lebersinusoide sind erweiterte Kapillargebiete zwischen Leberzellplatten

---

Die Leberzellplatten entstehen durch eine entsprechende Anordnung der Leberzellen, Hepatozyten. Sie sind strahlenförmig auf die Vv. centrales hin ausgerichtet. Un-

tereinander sind die lückenhaften, gelegentlich mehrschichtigen Leberzellplatten durch einschichtige Zellsäulen verbunden. Zwischen den Leberzellplatten befinden sich die Lebersinusoide.

In die Lebersinusoide münden

- *Äste der Venae interlobulares*, nämlich *Venae terminales*, und
- *Äste der Arteriae interlobulares*.

Dies bedeutet, daß die Lebersinusoide *Mischblut* enthalten, das einerseits Nährstoffe aus der V. portae hepatis, andererseits sauerstoffreiches Blut aus der A. hepatica führt.

Die Lebersinusoide sind die funktionell wichtigsten Abschnitte des Gefäßsystems innerhalb der Leber. In ihrem Bereich kommt das mit resorbierten Nährstoffen aus dem Magen-Darmkanal beladene Pfortaderblut in enge Berührung mit den Leberzellen. Hier erfolgt der Stoffaustausch.

Die Lebersinusoide sind radiär angeordnet und streben den zartwandigen Vv. centrales zu (**Abb. 14.37**), die das Blut über Äste der Vv. hepaticae zur Vena cava inferior ableiten (s. oben).

Die Sinusoide (**Abb. 14.38 b**) sind durchschnittlich etwa 0,5 mm lang, ihre lichte Weite dagegen variiert zwischen 5–16 µm. Lebersinusoide werden von einem sehr dünnen und lückenhaften Endothel ausgekleidet, d. h.

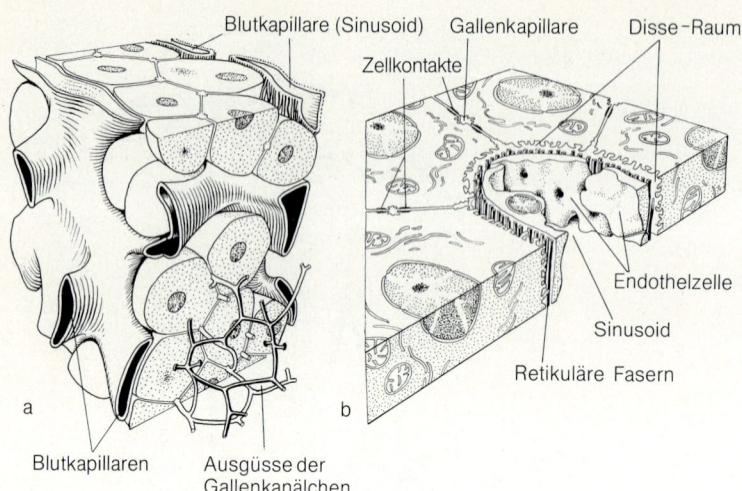

Blutkapillare (Sinusoid)   Gallenkapillare   Disse-Raum

Zellkontakte

Endothelzelle

Sinusoid

Retikuläre Fasern

a

b

Blutkapillaren   Ausgüsse der
                 Gallenkanälchen

Abb. 14.38 **a** Plastische Rekonstruktion einer Leberzellplatte mit Blutkapillaren (Sinusoide) und Gallenkapillaren, die als Ausgüsse dargestellt sind. (Nach Braus u. Elze 1956) **b** Räumliches Schema eines Lebersinusoids mit Disse-Raum und angrenzenden Leberzellen. Die Gallenkapillaren sind durch Nexus gegen die Interzellularräume abgedichtet (Zeichnung nach elektronenmikroskopischen Befunden)

zwischen den Endothelzellen kommen *interzelluläre Öffnungen* mit einem Durchmesser von 0.2–0,6 μm vor. Außerdem besitzen die Endothelzellen etwa 100 nm große *Poren* (Porenendothel). Das Endothel der Lebersinusoide hat keine Basalmembran. Im Endothelverband liegen in das Lumen der Sinus hineinragende **v. Kupffer-Zellen**, Phagozyten, die Fremdkörper (Zelltrümmer, Bakterien, Vitalfarbstoffe) speichern und vermutlich beim Abbau von Blutfarbstoff beteiligt sind. Beladene Phagozyten können sich abrunden, aus dem Verband lösen und sich vom Blutstrom forttragen lassen. Die v. Kupffer-Zellen gehören zum mononukleären Phagozytensystem (MPS, S. 52), das die Speicherzellen verschiedener Organe zusammenfaßt.

Um die Lebersinusoide herum befindet sich ein schmaler *perikapillärer* (perisinusoider) *Raum*, Disse-Raum (Durchmesser 0,5–3 μm), der von Leberzellen begrenzt wird. Der Disse-Raum wird von *Gitterfasern* durchzogen und enthält Blutplasma, das durch die Lücken des Sinusendothels aus den Lebersinusoiden eingetreten ist. Im perisinusoiden Raum kommen vereinzelt *fettspeichernde (Ito-) Zellen* und Fibrozyten vor. Die Leberzellen haben an ihrer dem Disse-Raum zugewandten Oberfläche zur Vergrößerung der Resorptionsfläche zahlreiche Mikrovilli.

> **Leberzellen können Stoffe bilden und abgeben, Stoffe speichern und wieder freisetzen sowie Stoffe metabolisieren und entgiften**

Leberzellen, Hepatozyten, gehören zu den funktionell vielseitigsten Zellen des Organismus. Entsprechend differenziert ist ihre Struktur.

Hepatozyten (**Abb. 14.39**) sind polyedrisch. Ihre Durchmesser wechseln in Abhängigkeit vom tageszeit-

lichen Funktionswechsel (Zirkadianperiodik, S. 34). Leberzellen sind sehr organellenreich und enthalten einen, häufig auch 2 locker strukturierte Kerne mit deutlichen Nukleoli. Vor allem kommen im Leberzellzytoplasma viele *Mitochondrien* vom Kristatyp, die durch ihre Enzyme eine wichtige Rolle für die Energielieferung spielen, und viel rauhes und glattes endoplasmatisches Retikulum vor. Während das *glatte endoplasmatische Retikulum* diffus in der Leberzelle verteilt ist, tritt das *rauhe endoplasmatische Retikulum* eher schollenförmig auf. Der *Golgi-Apparat*, möglicherweise an der Produktion der Galle beteiligt, liegt stets zwischen Zellkern und Gallenkapillare. Unmittelbar benachbart findet man Lysosomen. Die vielseitige Tätigkeit der Leberzelle spiegelt sich auch an ihren paraplasmatischen Einschlüssen wider. So kommen neben freien Ribosomen *schollige Glykogenablagerungen* vor. Das Zytoplasma enthält außerdem Lipide, Proteingranula und Pigmente.

Untereinander stehen die Leberzellen durch Nexus, die 4% der Zelloberfläche einnehmen können, sowie durch Desmosomen und durch Zonulae occludentes (tight junctions) in Verbindung. Um das periportale Bindegewebe herum bilden die Leberzellen Grenzplatten, die von Zugangsvenen zu den Lebersinusoiden, von Arteriolen der A. hepatica communis und von Gallenkanälchen durchbrochen werden. Im übrigen bilden sie schmale Leberzellplatten (s. oben). Dadurch stehen die Leberzellen in lebhaftem Stoffaustausch mit dem langsam die Lebersinusoide durchströmenden Blut bzw. mit dem Blutplasma im perisinusoidalen Raum.

Histophysiologische Hinweise. Die wichtigsten von Leberzellen gebildeten und abgegebenen Substanzen sind Plasmaproteine und Galle. Bei den Plasmaproteinen handelt es sich vor allem um Plasmaalbumin, um Globuline und um Enzyme sowie an der Blutgerinnung beteiligten Proteine. Der wichtigste Syntheseort hierfür sind das RER und der Golgiapparat der Leberzellen. –

Abb. 14.39 Schema einer Leberzelle aufgrund elektronenmikroskopischer Befunde. Im Sinusbereich ist die Leberzelle mit Mikrovilli ausgestattet, die in den Disse-Raum hineinragen. Beachte den Organellenreichtum des Zytoplasmas

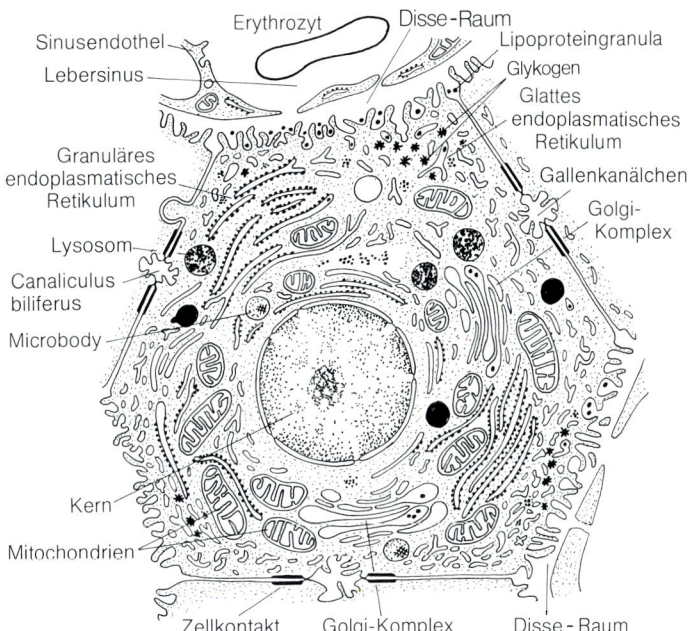

Die Galle besteht u.a. aus Gallensäuren und Bilirubin. Die Gallensäuren werden im GER der Hepatozyten gebildet und mit Taurin und Glycin zu Gallensalzen konjugiert. Auch die Umsetzung des der Leberzelle zugeführten an Albumin gebundenen Bilirubins in eine wasserlösliche Form erfolgt im GER. Die Galle selbst wirkt bei der Fettverdauung mit.

Gespeichert werden in der Leber vor allem Glykogen aber auch Lipide. Glykogen wird in der Leberzelle sowohl aufgebaut als auch bei Bedarf wieder freigesetzt. Beim Abbau wirken Enzyme des GER mit, u.a. die histochemisch darstellbare Glukose-6-Phosphatase. Lipide werden im Golgiapparat der Leberzelle zu Lipoproteinen umgesetzt, die ins Blut abgegeben werden können.

Die Metabolisierung und Entgiftung von Substanzen (z.B. Arzneimittel) in der Leberzelle erfolgt vor allem im GER. Ferner wird in der Leberzelle durch Desaminierung von Aminosäuren Harnstoff gebildet.

> **Als exokrine Drüse produziert die Leber ein als Galle bezeichnetes Sekret**

Die in den Leberzellen produzierte Galle wird durch Ausführungsgänge abgeleitet. Zu unterscheiden sind:

- intrahepatische Gallenwege
- extrahepatische Gallenwege

Intrahepatische Gallenwege. Sie beginnen mit den Canaliculi biliferi, Gallenkanälchen, die von rinnenförmigen Einsenkungen zweier oder dreier benachbarter Leberepithelzellen gebildet und von deren Plasmamembranen begrenzt werden. Sie besitzen also keine eigene epitheliale Wand; ihre Wand ist das Plasmalemm benachbarter Leberzellen. In die Lichtung ragen kurze Mikrovilli hinein, die u. a. reich an ATPase sind. Deshalb läßt sich das Netzwerk der Gallenkanälchen (**Abb. 14.38 a**) mit Hilfe geeigneter histochemischer Reaktionen besonders gut darstellen. Die Interzellularspalten benachbart liegender Leberzellen sind in unmittelbarer Nähe der Gallenkanälchen durch tight junctions abgedichtet, so daß sich die Gallenflüssigkeit nicht aus den Kanälchen in die Interzellularräume und von hier aus in den Disse-Raum ergießen kann (**Abb. 14.24 b**).

Die Fortsetzung der Gallenkanälchen bilden kurze, von einschichtigem Epithel ausgekleidete Schalt- oder Zwischenstücke, *Herring-Kanälchen* (Durchmesser 15–25 μm), die die Grenzplatte durchbrechen und in die interlobulären Gallengänge, *Ductuli interlobulares biliferi*, einmünden. Diese besitzen ein einschichtiges isoprismatisches Epithel und gehören zur Lebertrias (im periportalen Feld, S. 584).

Die folgenden Abschnitte der intrahepatischen Gallenwege verlaufen mit den Gefäßen. Es handelt sich um die *Ductus biliferi*, die mit dem *Ductus hepaticus dexter* bzw. *sinister* in Verbindung stehen.

Extrahepatische Gallenwege. In der Leberpforte vereinigen sich die beiden Ductus hepatici zum *Ductus hepaticus communis*. Von hier gelangt die Galle über den Ductus choledochus zum Duodenum. Im Nebenschluß liegt die *Gallenblase*, die Galle speichert, aber auch eindickt und mit Schleimstoffen versetzt. Verbindung hat die Gallenblase mit den Gallenausführungsgängen durch den *Ductus cysticus* (**Abb. 14.40**).

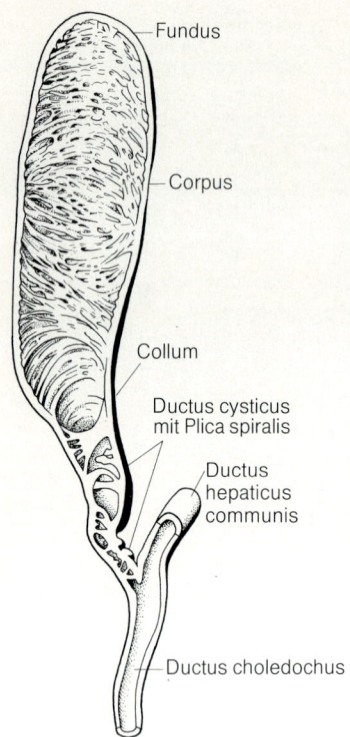

Fundus

Corpus

Collum

Ductus cysticus
mit Plica spiralis

Ductus
hepaticus
communis

Ductus choledochus

Abb. 14.40   Gallenblase und Gallengänge, durch einen Längsschnitt eröffnet. (Nach Benninghoff 1979)

Der **Ductus choledochus** – so nach Zusammentreffen
von Ductus hepaticus und Ductus cysticus bezeichnet –
liegt im Ligamentum hepatoduodenale (s oben). Er
ist 6–8 cm lang und verläuft dorsal der Pars superior duodeni, dann zwischen Pankreaskopf und Duodenalschlin-
ge und gelangt schließlich zur *Papilla duodeni major*,
wo er ins Duodenum mündet (S. 566). Er besitzt am duo-
denalen Ende einen eigenen Verschlußapparat, den
M. sphincter ductus choledochi, der aus verstärkter
Ringmuskulatur vor der Einmündung des Ductus pancreaticus major in den Ductus choledochus besteht. Hinzu kommt der M. sphincter ampullae hepaticopancreati-
cae, Sphincter Oddi, der aus kräftigen, zirkulär
angeordneten Bündeln glatter Muskulatur besteht. Kontrahiert sich diese Muskulatur, erfolgt ein Rückstau der
Galle, die dadurch in die Gallenblase gelangt.

Hinweis. Die periodische Tätigkeit des Sphincters reicht aus,
um auch nach operativer Entfernung der Gallenblase den Abfluß der Lebergalle zu regulieren.

Die Schleimhaut der extrahepatischen Gallengänge hat
nur wenige Falten. Eine Ausnahme macht die 1. Hälfte
des *Ductus cysticus*, wo kompliziert angeordnete Falten,
Plicae spirales (**Abb. 14.40**), als Verschlußapparat dienen. Insbesondere verhindern sie eine Entleerung der

Gallenblase bei plötzlichem Druckanstieg im Bauchraum, z.B. durch Husten. Dagegen nehmen die Plicae
spirales keinen Einfluß auf den Einstrom der Galle in
die Gallenblase.

Histologisch sind die verschiedenen extrahepatischen
Gangabschnitte gleichartig gebaut.

- Ein hochprismatisches Epithel, dessen apikale Zytoplasmaareale außer Fetttröpfchen und Gallenpigment
  ein schleimiges Sekret enthalten, bildet die Oberfläche. Im Epithelverband kommen auch vereinzelt
  Becherzellen vor.
- Das subepitheliale Bindegewebe der Lamina propria
  ist spärlich ausgebildet, ist aber reich an elastischen
  Fasern.
- Die Tunica muscularis ist eine dünne Schicht aus glatten Muskelzellen.
- Die Adventitia enthält gleichfalls glatte Muskelzellen
  und außerdem mehrere Schichten elastischer Netze.
  Alle Gallengänge enthalten in der Adventitia *tubuloazinöse Drüsen*, deren schleimiges Sekret der Galle
  beigemischt wird. Der Drüsenapparat ist im Ductus
  cysticus am stärksten ausgebildet.

Klinischer Hinweis. Sind die Gallenabflußwege an irgendeiner Stelle verstopft, z.B. durch einen Stein, staut sich die
Galle auf und die Sekretion von Galle in die Gallenkanälchen wird unterbrochen. Stattdessen erfolgt die Gallenab-
sonderung in die Blutbahn der Lebersinusoide, was eine
Gelbfärbung aller Organe zur Folge hat, *Stauungsikterus*.

14.4.6 Gallenblase, Vesica fellea (biliaris)

 Lernziele

Form • Lage • Teile • Arterien • Venen •
Lymphgefäße • Nerven • Wandbau

Die Gallenblase ist ein birnenförmiger, etwa 8–12 cm lan-
ger und 4–5 cm breiter, dünnwandiger Sack, der 40–50 ml
Flüssigkeit faßt. Sie liegt in einer Mulde der viszeralen
Leberfläche und ist mit ihr durch feine Bindewebeszüge
verbunden. Die freie Oberfläche trägt einen Peritoneal-
überzug. Man unterscheidet einen Hals, *Collum*, einen
Körper, *Corpus*, und einen Gallenblasengrund, *Fundus*
(**Abb. 14.40**).

In der Medioklavikularlinie überragt der Fundus ge-
ringgradig den unteren Leberrand (Bereich der 9. Rippe)
und berührt die *vordere Bauchwand*. Der Fundus ruht
ferner auf der *Flexura coli dextra*, wo es nach abgelaufe-
nen Entzündungen zu Verwachsungen beider Organe
kommen kann. Der Gallenblasenhals steht mit der *Pars
superior duodeni* in enger Beziehung.

Arterien. Die Gallenblase wird von der *A. cystica* versorgt, die vom *R. dexter* der *A. hepatica propria* entspringt.

Venen. Die Venen, meist mehrere *Vv. cysticae*, münden im Lig. hepatoduodenale direkt in die Pfortader.

Lymphgefäße. Die Lymphgefäße der Gallenblasenwand gelangen über die Leberpforte zu Lymphknoten in unmittelbarer Umgebung des Truncus coeliacus.

Nerven. Die vegetativen Nervenfasern (*Plexus hepaticus*) stammen vom *Plexus coeliacus* und erreichen die Gallenblase mit den Blutgefäßen. Der Bauchfellüberzug der Gallenblase und der Leber wird außerdem von sensiblen Zweigen des *N. phrenicus* versorgt.

Mikroskopische Anatomie. Die Gallenblasenwand (**Abb.14.41**) besteht aus:

* Tunica mucosa, Epithel und subepitheliale Bindegewebsschicht
* Tunica muscularis
* Tunica serosa, Peritonealepithel mit Lamina subserosa

Tunica mucosa. Die Schleimhaut bildet hohe Falten, die an ihren Kämmen häufig miteinander in Verbindung stehen. Dadurch kommen Schleimhautnischen und tunnelartige Aushöhlungen zustande. Die Oberfläche bildet ein *einschichtiges Epithel*, das auf den Falten hochprismatisch, in den Nischen und Buchten meistens kubisch ist. Stellenweise dringt es in die Tunica propria vor, wodurch unterschiedlich lange Schläuche, Schleimhautkrypten, entstehen. Die Epithelzellen besitzen einen niedrigen Mikrovillisaum, einen basalständigen längsovalen Kern und ein lockeres oder leicht granuliertes Zytoplasma. Die apikalen Abschnitte der seitlichen Zellmembranen werden durch Schlußleisten miteinander verbunden. Der Mikrovillisaum dürfte der *Resorption* dienen, denn das in die Gallenblase gelangte Sekret wird erheblich eingedickt; die Blasengalle kann 20–30mal konzentrierter als die Lebergalle sein. Das Gallenblasenepithel ist ferner *sekretorisch* tätig; das Sekretionsprodukt ist ein Glykoprotein, das die Epitheloberfläche möglicherweise vor der mazerierenden Wirkung der Galle schützt. In der Nähe des Gallenblasenhalses kommen Becherzellen und muköse Drüsen vor.

Die subepitheliale feinfaserige Bindegewebsschicht, *Lamina propria*, enthält neben Fibrozyten reichlich freie Zellen (Lymphozyten, Histiozyten und Mastzellen), elastische Fasern, zahlreiche sympathische und parasympathische Nervenfasern und ein dichtes Gefäßnetz.

Tunica muscularis. Die aufgelockerte, von Bindegewebszügen durchsetzte Tunica muscularis ist nach Art eines Scherengitters angeordnet. Die oberflächliche

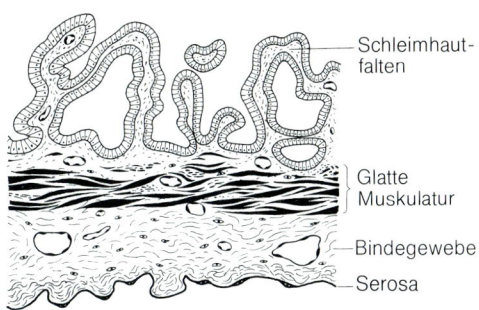

Abb. 14.41 Querschnitt durch die Gallenblasenwand mit typischer Schleimhautfaltung

Schicht enthält ein quergestelltes Gitter, das durch schraubig sich kreuzende Muskelzüge gebildet wird. Die Steighöhe dieser Schrauben ist am Blasenhals flach und wird zum Blasengrund hin steiler.

Tunica serosa. Die bindegewebsreiche Lamina subserosa verankert die Gallenblase im Bereich des Verwachsungsfeldes an der Leber mit der Glisson Kapsel. Auf der der Bauchhöhle zugewandten Seite ist die Gallenblase von Peritonealepithel (Serosa, Mesothel) bedeckt.

Histophysiologischer Hinweis. Zur Entleerung der Gallenblase kommt es durch Kontraktion der Muskulatur der Gallenblasenwand, die durch Cholecystokinin, ein Hormon der Dünndarmschleimhaut, ausgelöst wird. Gleichzeitig erweitern sich Ductus cysticus und Ductus choledochus und der Sphincter am Duodenum öffnet sich.

14.5 Milz, Lien, Splen

Lernziele

Entwicklung • Form • Lage • Arterien • Venen • Lymphgefäße • Nerven • Kapsel • Trabekel • Balkenarterien • Zentralarterien • Pinselarterien • Hülsenkapillaren • Milzsinus • Pulpavenen • Weiße Pulpa: periarterielle Lymphozytenscheide, Milzfollikel • Rote Pulpa

Die Milz gehört zu den *Organen des lymphatischen (Abwehr) Systems*. Gleichzeitig beteiligt sie sich an der Lymphozytenbildung und dient dem Abbau von Erythrozyten. Vom *2.–4. Fetalmonat* ist sie an der *Blutbildung* beteiligt (hepatolienale Phase).

Die Milz entwickelt sich aus einer Mesenchymverdickung zwischen den Blättern des Mesogastrium dorsale

Mit der Vaskularisation der Milzanlage differenzieren sich Mesenchymzellen zu retikulärem Grundgewebe der Milz und zu basophilen Rundzellen, welche zunächst Erythrozyten, Granulozyten, Megakaryozyten und Lymphozyten liefern. Die Milz behält auch weiterhin ihre intraperitoneale Lage bei und steht nach Abschluß der Entwicklung mit der dorsalen Wand der Bauchhöhle durch das *Lig. splenorenale*, sowie mit dem Magen durch das *Lig. gastrosplenicum* in Verbindung. Beide Ligamente, die am Milzhilus haften, begrenzen den Recessus splenicus der Bursa omentalis (S. 552). Die Milz selbst ragt in die freie Bauchhöhle hinein.

Die Milz liegt in der linken Regio hypochondriaca unmittelbar unter dem Zwerchfell in Höhe der 9.–11. Rippe. Ihre Längsachse verläuft parallel zur 10. Rippe

Die lebensfrische Milz ist blaurot und weich, ihre äußere Form daher nicht stabil. Größe und Gewicht sind in Abhängigkeit vom Blutbestand Schwankungen unterworfen. Die gehärtete Leichenmilz hat die Form einer Kaffeebohne, sie ist 10–12 cm lang, 6–8 cm breit, 3–4 cm dick und wiegt 150–200 g.

Die konvexe breite Außenfläche der Milz schmiegt sich dem Zwerchfell an, **Facies diaphragmatica**. Dadurch liegt die Milz in unmittelbarer Nachbarschaft zur linken Pleurahöhle, zumal der Recessus costodiaphragmaticus sinister in der hinteren Axillarlinie die 10., in der Skapularlinie die 11. Rippe erreicht.

Die mediale Fläche (**Abb. 14.42**) ist konkav, sieht gegen die Eingeweide, **Facies visceralis**, und wird durch einen niedrigen, längs verlaufenden Wulst in 2 Fazetten geteilt. Das hintere Feld berührt die Niere, *Facies renalis*, das vordere den Magen, *Facies gastrica*, und das Kolon, *Facies colica*. Die Ein- und Austrittsstelle der Gefäße und Nerven, *Hilum splenicum*, liegt auf der konkaven Eingeweidefläche unmittelbar im Anschluß an den Längswulst im Bereich der Facies gastrica. An dieser Stelle reicht die Cauda pancreatis an die Milz heran.

An der länglichen Milz des Erwachsenen unterscheidet man ferner ein hinteres und ein vorderes stumpfes Ende, *Extremitas posterior, Extremitas anterior*, sowie einen scharfen, regelmäßig eingekerbten vorderen Rand, *Margo superior*. Der hintere Rand, *Margo inferior*, ist stumpf.

Die gesunde Milz überragt den Rippenbogen nicht. Nur bei krankhaften Vergrößerungen wird sie in der Axillarlinie tastbar. Bei *Inspiration* senkt sich die Milz und wird dabei gleichzeitig etwas nach vorn verlagert, bei

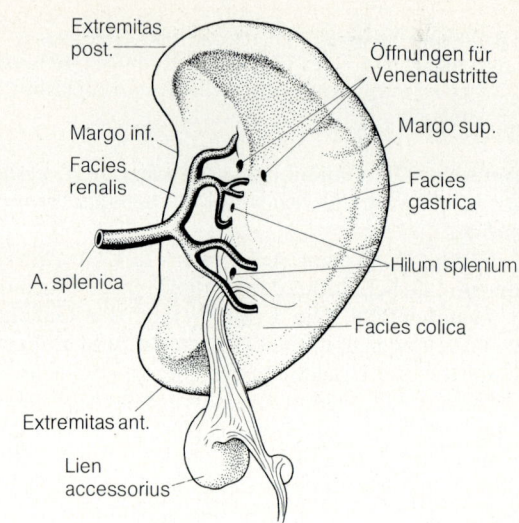

Abb. 14.42 Menschliche Milz mit Nebenmilz. Am Milzhilum sind nur die Verästelungen der A. splenica dargestellt. (Nach Benninghoff 1985)

Exspiration kehrt sie in ihre Ausgangslage zurück. Auch der Füllungsgrad der Nachbarorgane Magen und Kolon beeinflußt ihre jeweilige Form und Lage. So kann z. B. eine stark geblähte Kolonflexur die Milz emporheben, wobei sie aus der schrägen in eine mehr horizontale Position gebracht wird.

Gefäße und Nerven

Arterie. Das zuführende Blutgefäß ist die **A. splenica** (lienalis), der voluminöse linke Ast des Truncus coeliacus (S. 606). Die A. splenica hält sich in ihrem auffällig geschlängelten Verlauf von rechts nach links an den oberen Rand des Pankreas und gelangt im Ligamentum splenorenale des Mesogastrium dorsale in die Nähe des Milzhilum, wo sie sich in mehrere *Rr. splenici* aufteilt (**Abb. 14.42**).

Vene. Der Blutabfluß erfolgt durch die **V. splenica**. Sie entsteht in Hilumnähe aus mehreren Wurzelvenen, verläuft anfangs mit der Arterie, liegt dann aber hinter dem Pankreas (**Abb. 14.31**), nimmt die V. mesenterica inferior auf und bildet mit der V. mesenterica superior die V. portae hepatis.

Lymphgefäße. Die Lymphgefäße verlassen die Milz am Hilum und gelangen zu Lymphknoten, die am oberen Rand des Pankreas liegen. Von hier aus gelangt die Lymphe zu den Nodi lymphatici coeliaci.

Nerven. Die Milz wird sympathisch und parasympathisch innerviert. Die vegetativen Fasern erreichen die Milz mit den Gefäßen, *Plexus splenicus*.

Die Milz ist das größte Lymphorgan des menschlichen Körpers

Milzkapsel und Milztrabekel. Die Milz ist von einer dehnungsfähigen, von Peritonealepithel überzogenen Kapsel umhüllt (**Abb. 14.43**). Diese besteht aus einem Flechtwerk von Kollagenfasern, wenigen glatten Muskelzellen und einem dichten Netz elastischer Fasern. Von der Kapsel ausgehend durchsetzt ein grobes Gerüst, *Trabeculae splenicae* (Milzbalken, **Abb. 14.43**), das Organinnere. Dieses Trabekelwerk unregelmäßig gestalteter Bindegewebsstränge und schmaler Platten ist in Hilumnähe am stärksten ausgebildet. Innerhalb der Trabekel verlaufen die größeren Blutgefäße der Milz.

Gliederung der Milz (**Abb. 14.44**). Zwischen Milzkapsel und Milztrabekel liegt das von zahlreichen Blutgefäßen durchsetzte retikuläre Bindegewebe. Auf der Schnittfläche einer frischen unfixierten Milz erscheint dieses als dunkelrotes, weiches, mit dem Messer abstreifbares Gewebe, die „*rote Milzpulpa*".

Innerhalb der roten Pulpa sind helle, stecknadelkopfgroße, etwas erhabene Punkte sichtbar, *Milzknötchen, Milzfollikel (*Malpighi-Körperchen*)*. In ihrer Gesamtheit stellen sie zusammen mit den periarteriolären Lymphozytenscheiden die „*weiße Milzpulpa*" dar.

Anordnung der Blutgefäße (**Abb. 14.43, 14.44**). Struktur und Funktion der Milz lassen sich nur aus der Kenntnis der intralienalen Blutgefäßanordnung verstehen. Folgende Gefäßabschnitte lassen sich unterscheiden:

- Trabekel- oder Balkenarterien
- Zentralarterien (Pulpaarterien)
- Pinselarteriolen
- Hülsenkapillaren
- Milzsinus
- Pulpavenen, Trabekelvenen

Balkenarterien. Sie gehen aus der A. splenica hervor, sind muskelstark und verlaufen in den Milzbalken.

Zentralarterien. Die Zentralarterien sowie ihre Verzweigungen (Zentralarteriolen) werden mantelartig von einer *Lymphozytenscheide* (periarterielle bzw. periarterioläre Lymphscheide, PALS) umfaßt. In bestimmten Abständen sind seitlich an dieser Lymphozytenscheide kugelförmige Lymphozytenansammlungen befestigt, die *Milzknötchen* oder *Milzfollikel*. Die Milzknötchen werden von Seitenästen der Zentralarterien, bzw. der Zentralarteriolen, durchblutet.

Pinselarteriolen. Im Lymphfollikel teilt sich jede Zentralarterie in Kapillaren bzw. in wenige Arteriolen. In Anlehnung an die Verhältnisse bei verschiedenen Tierspezies werden die Arteriolen als Pinselarteriolen bezeichnet.

Hülsenkapillaren. Außerhalb der weißen Pulpa werden einige der arteriellen Kapillaren hülsenartig von ein bis zwei Schichten phagozytierender Zellen und von

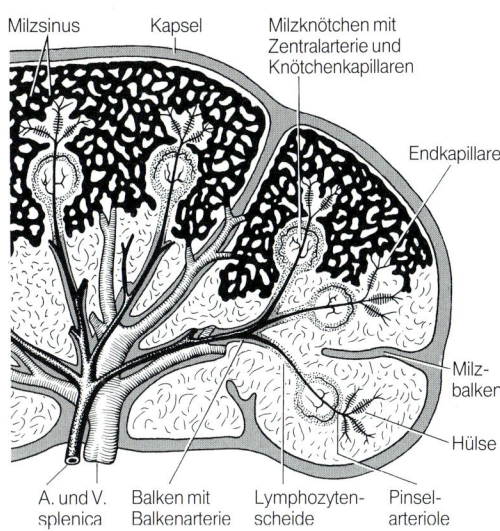

Abb. 14.43 Schema vom Bau der menschlichen Milz. Die Milzsinus sind dunkel gehalten und nur im oberen Abschnitt gezeichnet. (Nach Bargmann 1977)

argyrophilen Fasern umschlossen, die mit retikulären Fasern der umgebenden roten Pulpa zusammenhängen (Schweigger-Seidel-Hülsen). Die Funktion dieser Kapillarhülsen ist nicht genau bekannt. Offen ist, ob die Zellen der scheidenförmigen Hülse Kontraktionen ausführen und damit kreislaufregulatorische Funktionen ausüben können. Aus den Hülsenkapillaren ergießt sich das Blut in ein labyrinthartiges Hohlraumsystem, die Milzsinus.

Milzsinus bilden ein ausgedehntes Netz teils langer und weiter, teils kurzer und enger, buchtenreicher Röhrchen, die durch Verbindungskanäle miteinander kommunizieren und deren Konstruktion nur an der von Blut leergespülten Milz studiert werden kann (**Abb. 14.45**). Die Wandung der Sinus wird von langgestreckten Endothelzellen gebildet, die nicht phagozytieren. Ihre Kernbezirke buckeln sich in die Lichtung hinein vor. Die Sinusendothelzellen stehen durch querverlaufende Zytoplasmafortsätze in Verbindung (**Abb. 14.46**), so daß im Aufsichtsbild ein flächenhaftes Gitter, *Netzendothel*, sichtbar wird.

Der Verband der Sinusendothelzellen besitzt keine präformierten Lücken. Ein aktiver Formwandel der Sinusendothelzellen kann jedoch zu Öffnungen in der Sinuswand führen, so daß Blutplasma und Blutzellen ins Milzretikulum gelangen können. Insgesamt sollen ca. 90 % des Blutes aus den Sinus direkt in die Venen geleitet werden, der Rest verläßt die Strombahn und kommt ins perisinusoide Gewebe.

Auf der Außenfläche der Sinuswände liegen phagozytierende Retikulumzellen sowie ringförmig angeordnete *retikuläre Fäserchen*, Reifenfasern, die mit dem intersi-

Labels in figure: Milzsinus, Kapsel, Milzknötchen mit Zentralarterie und Knötchenkapillaren, Endkapillare, Milzbalken, Hülse, A. und V. splenica, Balken mit Balkenarterie, Lymphozytenscheide, Pinselarteriole

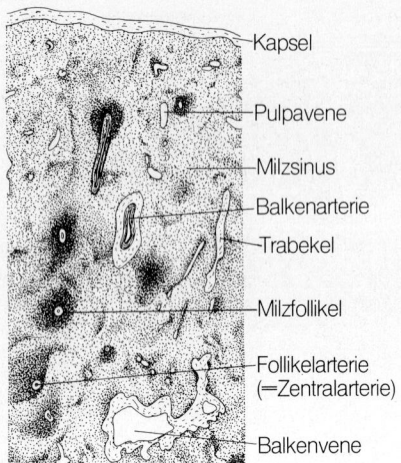

Kapsel
Pulpavene
Milzsinus
Balkenarterie
Trabekel
Milzfollikel
Follikelarterie
(=Zentralarterie)
Balkenvene

Abb. 14.44   Ausschnitt aus einer menschlichen Milz. Übersichtsbild. (In Anlehnung an Bucher 1980)

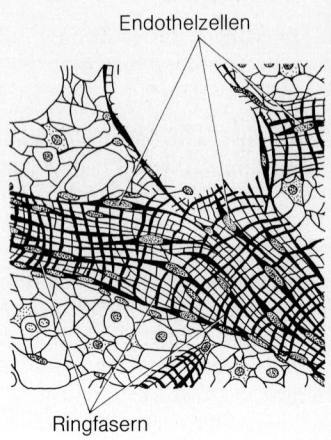

Endothelzellen

Ringfasern

Abb. 14.45   Sinuswände einer leergespülten Milz. (Nach Bargmann, 1977)

nusoiden Retikulum in Verbindung stehen (**Abb. 14.45, 14.46**).

Pulpavenen, Trabekelvenen. Die Sinus setzen sich in die Pulpavenen fort, die schließlich in die Milztrabekel gelangen und nun Balkenvenen genannt werden. Sie streben dem Milzhilum zu.

Weiße Pulpa. Die weiße Pulpa (**Abb. 14.44**) besteht aus den periarteriellen Lymphozytenscheiden und den Milzfollikeln. Beide Regionen werden durch die Marginalzone von der roten Milzpulpa getrennt.

Lymphozytenscheiden bestehen überwiegend aus Lymphozyten mit T-Zelleigenschaften, unter denen T-Helferzellen weit gegenüber Suppressorzellen überwiegen. Eingestreut sind antigenpräsentierende interdigitierende dendritische Zellen. Bei Antigenstimulierung kommt es in den Lymphozytenscheiden zu einer lebhaften Proliferation von Immunoblasten und kurze Zeit später treten unreife und vereinzelt auch reife Plasmazellen auf.

Die *Milzfollikel* können als Primärfollikel ohne spezielle Innenstruktur oder als Sekundärfollikel auftreten. In Sekundärfollikeln sind jeweils ein helles Reaktions- oder Keimzentrum mit großen sich teilenden Lymphozyten und eine umgebende dunklere Korona oder Mantelzone aus kleinen inaktiven Zellen zu unterscheiden. Das Follikelzentrum entspricht den Reaktionszentren anderer lymphatischer Organe. Es beherbergt vor allem B-Lymphozyten und B-Immunoblasten sowie bis zu $^1/_3$ T-Helferzellen. Im Grundgewebe kommen follikuläre dendritische Zellen und spezielle Makrophagen vor. In der Korona überwiegen B-Lymphozyten; vor allem wandern hier rezirkulierende Zellen an Keimzentren vorbei.

Die beim Menschen nicht sehr auffällige *Marginalzone* umgibt periarterielle Lymphozytenscheiden und Follikel. Sie ist für die immunologische Aktivität der Milz besonders wichtig, da an der Grenze von Marginalzone und Lymphozytenscheide ein Geflecht aus weiten Kapillaren, der Marginalsinus, liegt, durch den einwandernde Lymphozyten, Antigene u.a. den Blutstrom verlassen können. Die Marginalzone ist überwiegend von B-Lymphozyten besiedelt, die schon einmal Kontakt mit Fremdmaterial hatten und als B-Gedächtniszellen bezeichnet werden. Zusätzlich enthält sie spezielle Makrophagen. Man nimmt an, daß B-Gedächtniszellen nach erneutem Antigenkontakt die Marginalzone verlassen und z. B. in der roten Milzpulpa zu Plasmazellen ausreifen.

Rote Pulpa. Die rote Pulpa besteht aus dem *Milzretikulum*, einem Maschenwerk aus fibroblastischen und histozytären Retikulumzellen sowie retikulären Fasern. Das Maschenwerk verdichtet sich häufig um die Milzsinus, so daß dadurch lichtmikroskopisch strangartige Verdichtungen erscheinen, *Pulpastränge*. In den Maschen liegen alle Arten von Blutzellen (Erythrozyten, Granulozyten u.a.) sowie Makrophagen und Plasmazellen. Durch Überwiegen der Erythrozyten bekommt das Milzgewebe sein typisches Aussehen.

Histophysiologische Hinweise. Die Hauptaufgabe der Milz ist die immunologische Abwehr von Antigenen, die in das Blut gelangt sind. Hierbei spielen die T- und B-Lymphozyten sowie die Makrophagen eine entscheidende Rolle. T- und B-Lymphozyten befinden sich zum großen Teil auf der Wanderschaft durch das Organ und verteilen sich anschließend im Organismus (Rezirkulation). Die Milz trägt darüberhinaus beim Erwachsenen zur Neubildung von Lymphozyten bei. In der Fetalzeit ist die Milz befähigt, Erythrozyten zu bilden (S. 168).

Eine wesentliche Aufgabe der roten Milzpulpa besteht darin, überalterte Blutkörperchen festzuhalten, die dann von Makrophagen aufgenommen und abgebaut werden. Der Blutfarbstoff der Erythrozyten wird als *Bilirubin* über die Pfortader der Leber zugeleitet und mit der Galle ausgeschieden. Das Eisen

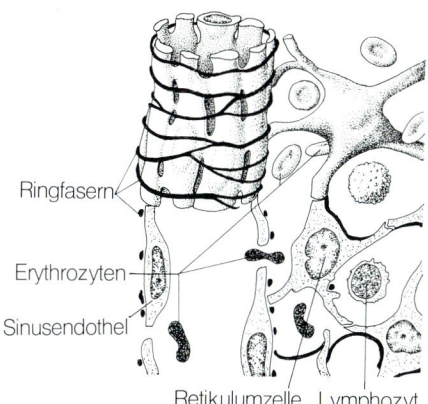

Ringfasern

Erythrozyten

Sinusendothel

Retikulumzelle   Lymphozyt

Abb. 14.46 Gefensterter Venensinus einer menschlichen Milz, der von Ringfasern umgeben ist (*oben räumliche Darstellung*). Im Milzretikulum (*rechte Bildhälfte*) liegen Blutzellen

des Hämoglobins wird an Protein gebunden und als *Transferrin* zum Knochenmark transportiert, wo es für die Erythroblasten erneut zur Verfügung steht. Ein Zuviel an Eisen führt zur Speicherung in der Milz und kann mikroskopisch als *Hämosiderin* nachgewiesen werden.

14.6 Spatium retroperitoneale, Retroperitonealraum

Retroperitoneal liegen in der Bauchhöhle:

- Nieren
- Harnleiter
- Nebennieren
- großen Leitungsbahnen
- Grenzstrang

Umgeben werden alle retroperitoneal gelegenen Organe von fettreichem, lockerem Bindegewebe. Begrenzt wird der Retroperitonealraum nach dorsal durch die Faszie des M. psoas, die sich seitlich in die Fascia transversalis fortsetzt, nach ventral durch das dorsale Peritoneum parietale. Nach oben reicht der Retroperitonealraum bis an das Diaphragma, nach unten setzt sich das retroperitoneale Bindegewebe des Abdomens in das des kleinen Beckens fort (S. 616).

14.6.1 Niere, Ren

Lernziele

Form • Lage • Capsula adiposa • Fasziensack • Gefäße • Topographie • Gliederung • Nephron: Glomerulus, Bowman-Kapsel, juxtaglomerulärer Apparat, proximaler Tubulus, intermediärer Tubulus, distaler Tubulus, Henle-Schleife, Verbindungstubulus • Sammelrohr • Interstitium • Intrarenale Gefäße • Nerven

Wenn Sie jetzt zunächst die Entwicklung der Niere bearbeiten wollen, lesen Sie S. 625.

Die Nieren sind bohnenförmig, ihre Längsachsen konvergieren nach hinten oben

An der Niere beschreibt man einen *oberen* und einen *unteren Pol* (Extremitas superior, Extremitas inferior), eine *vordere* und eine *hintere Fläche* (Facies anterior, Facies posterior) und einen *medialen* und einen *lateralen Rand* (Margo medialis, Margo lateralis, **Abb. 14.47**). Der obere Nierenpol ist breit und etwas abgeplattet, der untere spitz. Die Vorderfläche ist leicht gewölbt, die hintere flach. Der laterale Nierenrand bildet einen konvexen Bogen und geht in die Pole über. Der mediale Rand setzt sich, von den Polen kommend, in eine Einziehung, Hilum renale, fort, der in den Sinus renalis führt. Im Sinus renalis liegt, von Fettgewebe umgeben, das Nierenbecken, Pelvis renalis. Der mediale Rand ist infolge dieser Einziehung längsgespalten, so daß 2 Lippen entstehen.

Die Niere des Erwachsenen wiegt 120–200 g, ist 10–12 cm lang, 5–6 cm breit und etwa 4 cm dick. Die rechte Niere ist im allgemeinen kleiner und leichter als die linke Niere.

Die Niere wird von einer derben bindegewebigen Kapsel, Capsula fibrosa, überzogen, die sich vom gesunden Organ leicht abziehen läßt. Eine subkapsuläre dünne Faserschicht, Capsula subfibrosa, setzt sich in das Gitterfasergerüst des Parenchyms fort.

Die Nieren liegen in den Fossae lumbales, beiderseits in der Rinne zwischen M. psoas und M. quadratus lumborum

Die Nierenlage ändert sich mit der Stellung des Körpers und bei der Atmung (**Abb. 14.48**). So steht der untere Nierenpol während der Einatmung und bei aufrechter Körperhaltung bis 3 cm tiefer als im Exspirium und im Liegen. Die folgenden Angaben sind Mittelwerte:

- Der **obere Nierenpol** reicht *links* bis zum Oberrand des 12. Brustwirbels.

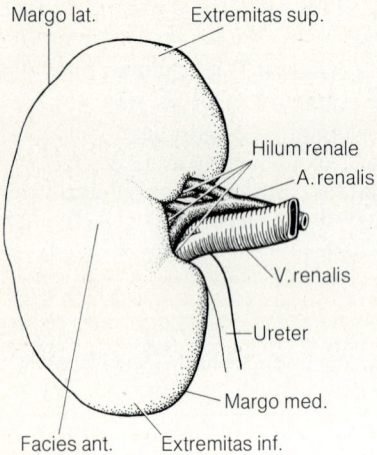

Margo lat.   Extremitas sup.

Hilum renale
A. renalis

V. renalis

Ureter

Margo med.

Facies ant.   Extremitas inf.

Abb. 14.47   Ventrale Fläche der rechten Niere

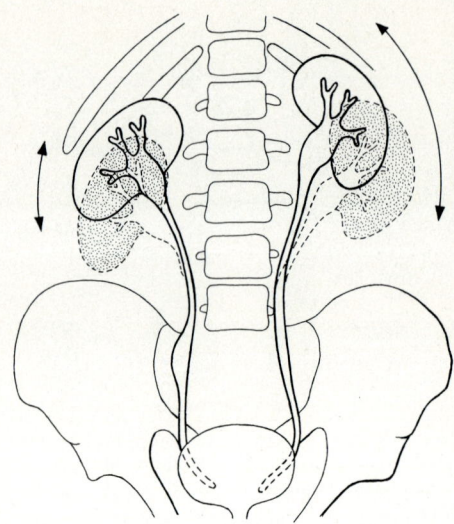

Abb. 14.48   Umfang der Verlagerung beider Nieren (*Pfeile*) bei tiefer Inspiration und Exspiration im Liegen. (Nach Benninghoff 1979)

- Das **Hilum renale** liegt in Höhe des 2. Lendenwirbels.
- Die **rechte Niere** steht wegen der mächtigen Entfaltung der Leber etwa *eine halbe Wirbelkörperhöhe tiefer als die linke.*
- Die **unteren Nierenpole** liegen beim Erwachsenen durchschnittlich 3 Querfinger von der Crista iliaca entfernt in Höhe des 3. Lendenwirbels.
- Auf der **linken Seite** zieht die 12. Rippe an der Grenze zwischen oberem und mittlerem Drittel schräg über die Niere hinweg, die 11. Rippe gewinnt Beziehungen zum oberen Nierenpol. Auf der **rechten Seite** läuft nur die 12. Rippe im oberen Drittel über die Niere hinweg. Da der *Recessus costodiaphragmaticus* der Pleurahöhle bis zu dieser Höhe herabreicht, hat das obere Drittel der Nierenhinterfläche auch noch mit diesem topographische Beziehungen.
- Von praktischem Interesse sind auch die topographischen Verhältnisse am **medialen Nierenrand.** Hier treten die *Nierengefäße auf der ventralen Seite* in den Sinus renalis ein, das *Nierenbecken und der Ureter liegen dorsal.* Die Nischen zwischen Nierenbecken und Gefäßen sind von Fettgewebe ausgefüllt.

Klinischer Hinweis. Die geschilderten Verhältnisse sind für die Nierenchirurgie von großer Bedeutung. Zur Eröffnung des Nierenbeckens, etwa zur Entfernung von Steinen, wird die Niere von dorsal her freigelegt, wobei das Cavum peritonei nicht eröffnet wird. Dagegen wird bei einer Nephrektomie die Niere von ventral dargestellt, um schnell und sicher die Gefäße unterbinden zu können.

Nachbarschaft und Topographie. Nach **dorsal** projiziert sich die Niere auf beiden Seiten auf den *M psoas* (Nierenhilum) und den *M. quadratus lumborum*, lateral auf den *M. transversus abdominis* und oben auf das *Zwerchfell.* Auf der Nierenrückseite verlaufen dorsal der Fascia

retrorenalis im pararenalen Fettgewebe schräg abwärts der *N. subcostalis* (12. Interkostalnerv), der *N. iliohypogastricus* und der *N. ilioinguinalis.*

Die **rechte Niere** (**Abb. 14.49**) liegt unter dem *rechten Leberlappen* und ruft dort die *Impressio renalis* hervor. Der mediale Nierenrand mit dem Hilum renale steht mit der ebenfalls retroperitoneal liegenden *Pars descendens duodeni* in Kontakt, während den unteren Teil der rechten Niere das *Colon ascendens* und die *Flexura coli dextra* bedecken. Dem oberen Nierenpol sitzt die *rechte Nebenniere* kappenförmig auf.

Links bedeckt die längliche *linke Nebenniere* den medialen Nierenrand oberhalb des Hilums. Im übrigen sind die Beziehungen der linken Niere zu den Organen der Bauchhöhle mannigfaltig (**Abb. 14.49**). So besitzt die linke Niere samt Nebenniere ein Berührungsfeld mit dem *Magen.* Seitlich kommt die Niere mit der *Milz* in Verbindung. Direkt vor dem linken Nierenhilum liegt der *Pankreasschwanz*, die untere Nierenhälfte tritt mit dem *Colon descendens* in Berührung. Diese vielfältigen nachbarschaftlichen Beziehungen bringen es mit sich, daß bei Erkrankungen der Niere die Nachbarorgane mitbefallen werden können.

> **Niere und Nebenniere werden von einer Fettkapsel, Capsula adiposa, und von Nierenfaszien umschlossen**

Capsula adiposa und Nierenfaszien tragen, zusammen mit den Gefäßen (s. unten), zur Erhaltung der Lage von Niere und Nebenniere bei.

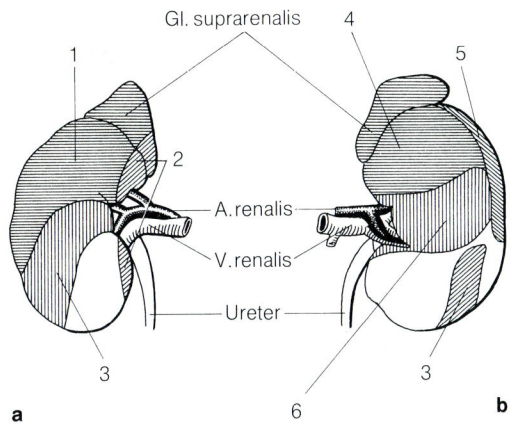

a   6   b

Abb. 14.49a,b Berührungsfelder der ventralen Fläche der rechten (**a**) und linken (**b**) Niere. Berührungsfeld *1* mit der Leber, *2* mit der Pars descendens duodeni, *3* mit dem Colon bzw. Mesocolon, *4* mit dem Magen, *5* mit der Milz, *6* mit der Cauda pancreatis. (Nach Rauber-Kopsch 1955)

Capsula adiposa. Das Fettgewebe ist hinter der Niere und entlang ihrer Seitenränder besonders mächtig entwickelt, während es an der Vorderfläche fast ganz fehlt. Am medialen Nierenrand füllt es die Lücken zwischen den Nierengefäßen und dem austretenden Ureter aus. Das Fettlager wechselt mit dem Ernährungszustand und kann bei starker Abmagerung völlig fehlen, was einen Descensus der Niere zur Folge haben kann.

Fasziensack. Der Fasziensack, der Niere und Nebenniere einschließlich Fettgewebe umgibt (**Abb. 14.50**), besteht aus 2 Blättern, der prärenalen und der retrorenalen Faszie. Bei beiden Faszien handelt es sich um Verdichtungen des subperitonealen Bindegewebes (Lamina propria). Die *Fascia retrorenalis* ist derb, die *Fascia prärenalis* vergleichsweise zart. Beide Faszien reichen nach oben bis an das Diaphragma und nach unten bis an den Darmbeinkamm. Nach medial erstrecken sich die Faszien bis an die Wirbelsäule. Lateral gehen beide Faszienblätter

ineinander über. Wichtig ist, daß der *Fasziensack nach medial und unten spaltförmig offen* ist; medial haben Gefäße und Nerven freien Zutritt zur Niere. Dagegen ist der Fasziensack nach oben und lateral geschlossen.

> **Klinischer Hinweis.** Die Niere kann sich in dem großen und weiten Fasziensack bewegen, z.B. bei der Aus- und Einatmung. Bei einem Schwund der Capsula adiposa verlagert sie sich beckenhöhlenwärts, *Senkniere*. Dabei stellt sich die Längsachse der Niere parallel zur Wirbelsäule, es kommt zu einer Drehung des Gefäßstiels und zur Abknickung des Harnleiters. Daraus resultiert eine Abflußbehinderung und ein Rückstau des Harns in das Nierenbecken. Die Senkniere kommt *häufiger rechts* als links und häufiger bei der *Frau* als beim Manne vor.

> **Am Hilum renale treten Gefäße in die Niere ein bzw. verlassen sie**

Jede Niere besitzt in der Regel eine Arterie, *A. renalis*, die aus der Aorta entspringt, und eine Vene, *V. renalis*, die in die V. cava inferior einmündet. Bei einem typischen Gefäßverhalten entspringen die Aa. renalis dextra et sinistra in Höhe von L 2 aus der Aorta, die rechte in der Regel etwas tiefer als die linke.

Die **A. renalis dextra** ist 3–5 cm lang und zieht hinter der V. cava inferior zum Nierenhilum. Die sie begleitende **V. renalis dextra** liegt vor und etwas unterhalb der Arterie. Beide Gefäße werden ventral vom Caput pancreatis und der Pars descendens duodeni überlagert.

Die **A. renalis sinistra** ist nur 1–3 cm lang, ihre topographischen Beziehungen zur Vene sind variabler. Die **V. renalis sinistra** ist 6–7 cm lang , und damit länger als die V. renalis dextra. Die V. renalis sinistra kreuzt in ihrem Verlauf die Aorta unterhalb des Ursprungs der A. mesenterica superior.

Die Nierenarterien geben Äste zur Nebenniere (*A. suprarenalis inferior*), zum Ureter und zur Fettkapsel ab. Die Kapselarterien sind an der Bildung eines ausgedehnten Gefäßkranzes beteiligt, der hauptsächlich die Capsu-

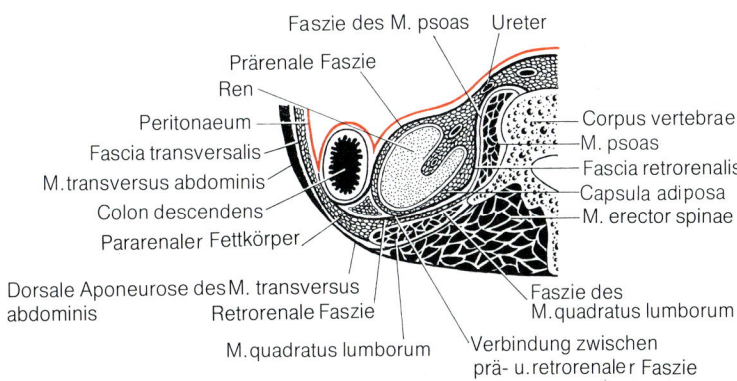

Abb. 14.50 Querschnitt durch die dorsale Rumpfwand in Höhe der linken Niere mit Darstellung der Nierenfaszien. Am lateralen Umfang der Rumpfwand ist nur der innerste Bauchmuskel gezeichnet

la adiposa versorgt. Außerdem teilt sich jede A. renalis, bevor sie in die Niere eintritt, in 2 bis 3 Äste. Häufig gibt es akzessorische Nierenarterien. Gleichfalls verlassen mehrere Venenstämme die Niere.

Variationen. Die Nierenarterien weisen hinsichtlich Anzahl, Ursprung und Verlauf *zahlreiche Varianten* auf. Häufig sind aberrierende Arterien, die nicht am Nierenhilum, sondern in der Nähe der beiden Pole in das Parenchym eindringen. *Untere akzessorische Arterien* können Ursache einer Harnleiterobstruktion sein.

Die Niere gliedert sich in Nierenmark und Nierenrinde

Nierenmark, Medulla renalis, und Nierenrinde, Cortex renalis, unterscheiden sich farblich und in ihrer Strukturierung deutlich (**Abb. 14.51**).

Medulla renalis. Das Nierenmark besteht aus 12–18 kegelförmigen Markpyramiden, *Pyramides renales* (**Abb. 14.51**), die parallel angeordnete Kanälchen enthalten und infolgedessen eine Längsstreifung aufweisen. Auf dem Längsschnitt durch jede Markpyramide ist eine rötlich gefärbte *Außenzone* und eine helle *Innenzone* auszumachen. Die Außenzone gliedert sich in einen *Außen*- und einen *Innenstreifen* (s. unten, **Abb. 14.54**). Die Basis der Markpyramiden richtet sich gegen die Nierenoberfläche, während ihre zugespitzten Enden, die *Markpapillen, Papillae renales*, durchschnittlich 8, in die Kelche des Nierenbeckens hineinragen. Jede Papille ist stumpf kegelförmig oder, wenn mehrere Markpyramiden verwachsen sind, leistenförmig, mit zahlreichen Öffnungen, *Foramina papillaria*, versehen, durch die der Harn aus den Ductus papillares in die Nierenkelche gelangt. Die wie eine Siebplatte gelochte Oberfläche der Papillenspitze heißt deshalb auch *Area cribrosa*.

Cortex renalis. Die Rindensubstanz erscheint wie eine Kappe über die Basis der Markpyramiden gestülpt. So ist die feinkörnige Rindensubstanz nicht nur zwischen der Basis der Pyramiden und der Capsula fibrosa, sondern auch an den Seitenflächen der Pyramiden zu finden, wo sie bis zum Nierenhilum reicht. Auf Längsschnitten durch die Niere erscheint die seitlich der Pyramiden gelegene Rindensubstanz säulenförmig, *Columnae renales*, Bertini-Säulen.

Jede Markpyramide mit der mantelförmigen Rindenschicht stellt eine Einheit, *Lobus renalis* oder *Renculus*, dar, auch wenn keine Grenze zwischen benachbarten Lobi innerhalb einer Columna renalis auszumachen ist. Alle Renculi gruppieren sich als keilförmige Bausteine um den Nierensinus. Über der Pyramidenbasis erkennt man in der Rindenzone kapselwärts ziehende Büschel von Längsstreifen, die eine radiäre Fortsetzung der Marksubstanz darstellen und aus Epithelrohren bestehen, *Markstrahlen, Pars radiata*. Die zwischen den Mark-

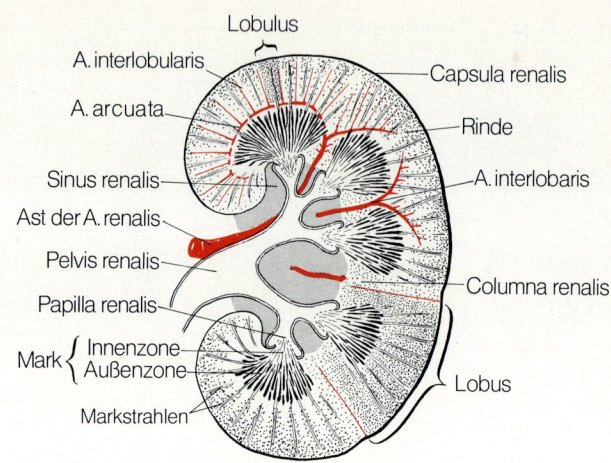

Abb. 14.51   Frontaler Längsschnitt durch eine Niere zur Erläuterung der Rinden- und Markzone, des Begriffs Lobus, Lobulus, der Nierenkelche, des Nierenbeckens und des Ureters. Der Sinus renalis ist mit Fettgewebe gefüllt *(graues Raster)*, in das sich die Aa. interlobares einlagern, bevor sie in die Columnae renales eintreten

strahlen gelegene Rindensubstanz bezeichnet man als *Rindenlabyrinth, Pars convoluta*.

Lobulus (**Abb. 14.51**). Noch schwieriger abzugrenzen ist ein Lobulus corticalis. Es handelt sich um das Gebiet des Rindenlabyrinths, das sich um einen Markstrahl gruppiert und dessen Grenze durch gedachte Linien zwischen den Aa. interlobulares (S. 602) markiert wird.

Funktionell zusammengehörige Baueinheiten der Niere sind Nephrone, Sammelrohre, Gefäße und das Interstitium

Die **Nephrone** (**Tabelle 14.2**) werden als die architektonische Grundeinheit der Niere aufgefaßt. Sie sind aus dem metanephrogenen Gewebe hervorgegangen (S. 626). Beide Nieren zusammen enthalten etwa 2–2,5 Millionen Nephrone. Jedes Nephron besteht aus

- Corpusculum renale, Nierenkörperchen, und
- Tubulus renalis, Nierenkanälchen, mit verschiedenen Abschnitten.

Die Sammelrohre werden aus entwicklungsgeschichtlicher Sicht nicht zum Nephron gerechnet. Funktionell dienen aber Nephrone und Sammelrohre gemeinsam der Harnbereitung.

Die den Nephronen und Sammelrohren zugeordneten **Gefäße** sowie das **Interstitium** sind gleichfalls in den Prozeß der Harnbereitung eingeschlossen.

Tabelle 14.2. Gliederung eines Nephrons

	Lokalisation
Corpusculum renale, Nierenkörperchen, besteht aus:	
• *Glomerulus*, Gefäßknäuel	Rindenlabyrinth
• *Capsula glomeruli*, Bowman-Kapsel	
Tubulus nephroni, Nierenkanälchen, besteht aus:	
• *Tubulus proximalis*, proximaler Tubulus	
– Pars convoluta proximalis	Rindenlabyrinth
– Pars recta proximalis, dicker absteigender Schleifenschenkel	Außenstreifen
• *Tubulus intermedius*, intermediärer Tubulus	Innenstreifen und Innenzone
– Pars descendens, dünner absteigender Schleifenschenkel	} Henle-Schleife
– Pars ascendens, dünner aufsteigender Schleifenschenkel	Außenzone, Markstrahl
• *Tubulus distalis*, distaler Tubulus	
– Pars recta distalis, dicker aufsteigender Schleifenschenkel	Rindenlabyrinth
– Pars convoluta distalis	
• *Tubulus reuniens*, Verbindungstubulus*	
* Die Verbindungstubuli schließen die Nephrone an die Sammelrohre an	

Das Nierenkörperchen besteht aus dem Glomerulus und der Capsula glomeruli. Außerdem lassen sich ein Gefäßpol und ein Harnpol unterscheiden

Der **Glomerulus** ist ein kompliziert gebautes Kapillarknäuel zwischen einem Vas afferens und einem Vas efferens (**Abb. 14.52, 14.53**). Zu- und abführende Arteriole liegen in der Regel dicht zusammen und bilden den *Gefäßpol* des Nierenkörperchens. Umschlossen wird der Glomerulus von einer *Kapsel*, dessen inneres (viszerales) Blatt den Kapillaren aufliegt, und dessen äußeres (parietales) Blatt, *Bowman-Kapsel*, das Nierenkörperchen von der Umgebung absetzt. In den Raum zwischen den beiden Blättern der Glomeruluskapsel wird der Primärharn als proteinfreies Ultrafiltrat des Blutplasmas abgegeben. Von hier gelangt der Primärharn am *Harnpol*, der dem Gefäßpol gegenüberliegt, in das Kanälchensystem.

Nach Eintritt der Arteriola afferens am Gefäßpol des Nierenkörperchens teilt sich das Gefäß in 2–5 Äste auf, aus denen jeweils etwa 30–40 anastomosierende Kapillarschlingen hervorgehen.

Die Wand der Glomeruluskapillaren besteht aus einem dünnen Endothel mit 70–90 nm großen Poren ohne Diaphragmen, *Fenestrationen des Endothels*, und einer geschlossenen, relativ dicken (0,24–0,34 μm) *Basalmembran*. Sie verhindert den Durchtritt hochmolekularer Plasmabestandteile, deren Molekulargewicht 400 000 überschreitet. Die glomeruläre Basalmembran ist dreischichtig; sie besteht aus einer Lamina densa, die auf jeder Seite von einer Lamina rara flankiert wird. Die Lamina densa enthält Kollagen Typ IV, Laminin und Fibronektin, während in den hellen Laminae rarae Heparansulfat lokalisiert ist. Die Lamina densa soll als mechanischer Filter wirken, dagegen spielen in den osmiophoben Schichten der Basalmembran elektrostatische Bindungskräfte eine Rolle.

Die Basalmembran ist außen, gegen den Kapselraum, von stark verzweigten und fortsatzreichen Deckzellen, **Podozyten**, Füßchenzellen, bedeckt (viszerales Blatt des Corpusculum renale). Die Podozyten besitzen primäre Fortsätze, von denen zahlreiche sekundäre Fortsätze ausgehen. Nur diese erreichen mit verbreiterten Füßchen die Basalmembran, wo sie in der Lamina rara externa verankert sind, bilden dort aber keinen geschlossenen Überzug. Vielmehr bestehen zwischen den Fußfortsätzen Lücken, Schlitze, deren Weite offenbar funktionsbedingt wechselt, im Mittel aber etwa 40 nm beträgt, *Filtrationsschlitze*. Diese Schlitzporen, die die letzte Barriere für den Durchtritt harnpflichtiger Substanzen darstellen, werden von etwa 6 nm dünnen Membranen, *Schlitzmembranen*, überbrückt; sie ähneln den Diaphragmen von gefensterten Kapillaren.

Zwischen Kapillaren, die unmittelbar benachbart liegen, kommen Zellen vor, die **Mesangiumzellen**, Mesangiozyten, genannt werden (intraglomeruläres Mesangium). Es handelt sich um Zellen mit vielen Fortsätzen, die von der Basalmembran der Kapillaren mit einge-

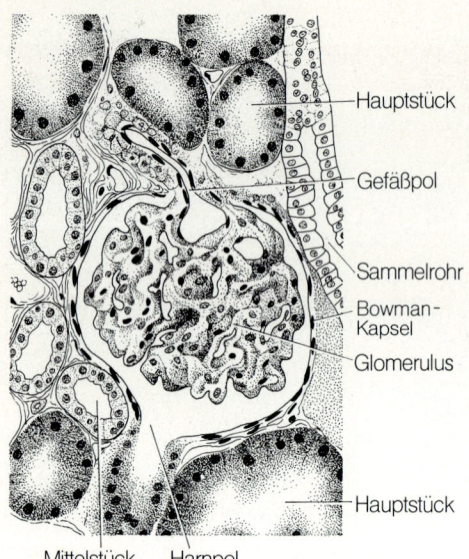

Hauptstück

Gefäßpol

Sammelrohr

Bowman-
Kapsel

Glomerulus

Hauptstück

Mittelstück   Harnpol

Abb. 14.52 Nierenkörperchen mit Gefäßpol und Harnpol mit anschließendem Hauptstück. Zeichnung nach lichtmikroskopischen Präparaten. (Nach Bucher 1980)

schlossen sind. Sie legen sich der Basalmembran an und sind zur Phagozytose befähigt. Sie sollen das von den Podozyten laufend neugebildete Basalmembranmaterial abbauen. Außerdem werden ihnen mechanische Aufgaben zum Ausgleich des hohen hydrostatischen Drucks in den Glomeruluskapillaren zugeschrieben.

Bowman-Kapsel. Am Gefäßpol gehen die Podozyten in das einschichtige Plattenepithel des äußeren Blatts der Bowmankapsel über. Außen wird das Nierenkörperchen von einer Gitterfaserhülle umgeben, die mit den retikulären Fasern der benachbarten Harnkanälchen in Verbindung steht. Am Harnpol wird das parietale Kapselepithel durch das Epithel des anschließenden Tubulus proximalis abgelöst.

Histophysiologischer Hinweis. Im Glomerulus werden die harnpflichtigen Substanzen aus dem Blut abfiltriert. Die glomeruläre Filtrationsrate beträgt etwa 120–125 ml/min aus 1,2–1,31 Blut. Pro Tag entstehen auf diese Weise etwa 1801 Primärharn, von denen etwa 1781 wieder reabsorbiert werden, so daß die Endharnmenge etwa 1,5–21 pro Tag beträgt.

Am Gefäßpol der Nierenkörperchen liegt der juxtaglomeruläre Apparat

---

Der juxtaglomeruläre Apparat dient der Autoregulation der Niere, steuert aber auch extrarenale Vorgänge (**Abb. 14.53**). Der juxtaglomeruläre Apparat ist reich innerviert.

Zum juxtaglomerulären Apparat (**Abb. 14.53**) gehören:

- epitheloide, juxtaglomeruläre Zellen, Polkissen
- Macula densa
- extraglomeruläre Mesangiumzellen, Lacis- oder Netzzellen, Goormaghtigh-Zellen

Polkissen. Im präglomerulären Abschnitt des Vas afferens sind die glatten Muskelzellen der Tunica media teilweise durch relativ große, leicht basophile Zellen, epitheloide juxtaglomeruläre Myoepithelzellen, ersetzt. Diese Zellen enthalten Sekretgranula, in denen immunhistochemisch das Enzym *Renin* nachgewiesen wurde. Außerdem enthalten diese Zellen *Angiotensinase A*. Renin wirkt auf das Angiotensinogen und beeinflußt über das Angiotensin-Aldosteron-System Blutdruck und Natriumhaushalt.

Macula densa. In der Gefäßgabel zwischen Vas afferens und Vas efferens legt sich die Pars recta distalis des Nierentubulus (s. unten) unmittelbar dem Nierenkörperchen an. An der Berührungsstelle, Macula densa, ist das Tubulusepithel höher und die Kerne stehen dichter. Die Zellen enthalten nur wenige kurze Mitochondrien, der Golgi-Apparat liegt basal.

Histophysiologischer Hinweis. In der Macula densa soll die Natrium-Konzentration des Tubulusharns ermittelt werden können. Erhöhung der Natrium-Konzentration im Tubulusharn soll die Freisetzung von Renin hemmen und eine Verminderung der Glomerulusdurchblutung veranlassen können.

Extraglomeruläre Mesangiumzellen. Zwischen Macula densa und der Gefäßgabel liegen etwa 30 fortsatzreiche modifizierte glatte Muskelzellen, die mit den Endothelzellen der Arteriola afferens in Verbindung stehen und sich ins Mesangium fortsetzen. Möglicherweise sind sie an der Regulation der Nierendurchblutung beteiligt.

Die Wände der Nierenkanälchen bestehen aus einem einschichtigen transportierenden Epithel

---

Die Nierenkanälchen setzen sich aus verschiedenen Abschnitten zusammen, die sich aufgrund ihres Kalibers und morphologischer Kriterien voneinander unterscheiden lassen (**Abb. 14.54, Tabelle 14.2**). Sie werden bezeichnet als:

- proximaler Tubulus (Hauptstück) mit
  - gewundenem Teil, Pars convoluta proximalis (proximales Konvolut) und
  - gestrecktem Teil, Pars recta proximalis (dicker absteigender Schleifenschenkel)
- intermediärer Tubulus (Überleitungsstück) mit
  - Pars descendens (dünner absteigender Schleifenschenkel) und
  - Pars ascendens (dünner aufsteigender Schleifenschenkel)

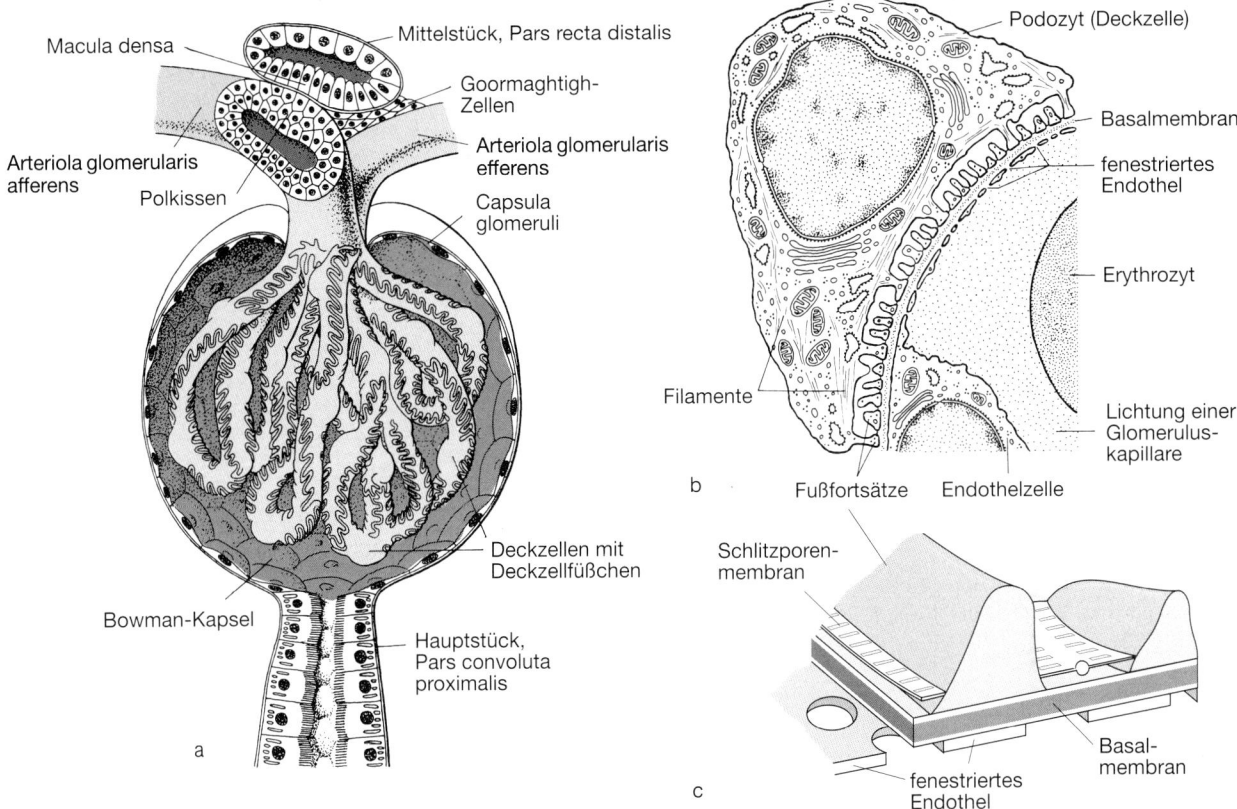

Abb. 14.53 a-c Nierenkörperchen. **a** Plastische Rekonstruktion; **b** Wand eines Glomerulus nach elektronenmikroskopischen

Aufnahmen; **c** räumliche Darstellung der Füßchen der Podozyten mit Schlitzporenmembran

- distaler Tubulus (Mittelstück) mit
  - gestrecktem Teil, Pars recta distalis (dicker aufsteigender Schleifenschenkel) und
  - gewundenem Teil, Pars convoluta distalis (distales Konvolut)
- Tubulus reuniens (Verbindungstubulus)

Mehrere Tubuli münden schließlich in ein Sammelrohr (s. unten) ein.

Alle gewundenen Tubulusabschnitte liegen im Rindenlabyrinth, alle geraden Tubulusabschnitte im Mark und in den Markstrahlen.

Hinweis. Gestreckter Teil des proximalen Tubulus, der gesamte intermediäre Tubulus und der gestreckte Teil des distalen Tubulus bilden die *Henle-Schleife*, Ansa nephroni. Zu unterscheiden sind kurze Henle-Schleifen, die zu subkapsulär oder midkortikal beginnenden Nephronen gehören und deren Pole im Markstrahl oder im Innenstreifen liegen, und lange Henle-Schleifen, deren Glomeruli juxtamedullar liegen, deren Pole im Nierenmark zu finden sind und immer von dünnen Abschnitten gebildet werden.

Proximaler Tubulus. Am Harnpol beginnt der bis zu 14 mm lange proximale Tubulus des Nierenkanälchens. Die Länge des einzelnen proximalen Tubulus hängt davon ab, ob es zu einem kurzen, mittellangen oder langen Nephron gehört. In unmittelbarer Nachbarschaft des Glomerulus verläuft der proximale Tubulus zunächst geschlängelt, *Pars convoluta proximalis*, dann gestreckt, *Pars recta proximalis*. Der gestreckte Teil kann bis ins Nierenmark reichen.

Ausgekleidet wird die *Pars convoluta proximalis* von isoprismatischem bis hochprismatischem Epithel (**Abb. 14.55 a**), das sich mit sauren Farbstoffen färbt. Zellgrenzen lassen sich lichtmikroskopisch nur schwer darstellen. Die Epithelzellen besitzen an ihrer lumenseitigen Oberfläche einen hohen *Bürstensaum* und an der entgegengesetzten Seite ein *basales Labyrinth* (Einfaltungen der Plasmamembran und Mitochondriensäulen), das eine basale Streifung hervorruft. Der Mikrovillisaum ist von einer PAS-positiven Glykokalix bedeckt. Hier sind zahlreiche Bürstensaumenzyme lokalisiert, u.a. Peptidasen, Gamma-Glutamyltransferase und alkalische Phosphatase. Im apikalen Teil des Zytoplasmas kom-

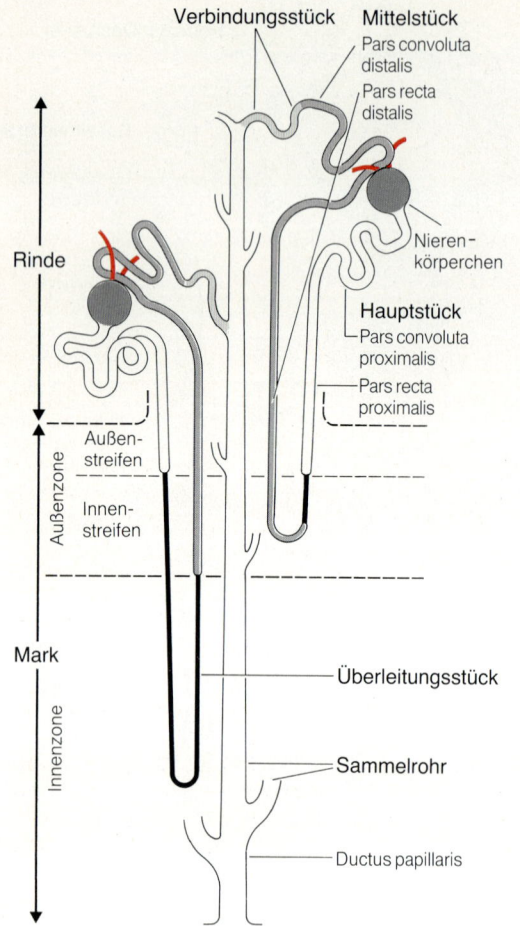

Verbindungsstück   Mittelstück
Pars convoluta distalis
Pars recta distalis

Nieren-körperchen

Hauptstück
Pars convoluta proximalis
Pars recta proximalis

Rinde

Außen-streifen

Innen-streifen

Außenzone

Mark

Innenzone

Überleitungsstück

Sammelrohr

Ductus papillaris

Abb. 14.54 Schematische Darstellung des feineren Baus der Niere. 2 Nephrone mit langer und kurzer Henle-Schleife

men zahlreiche Resorptionsvakuolen und Lysosomen, der sog. vakuoläre Apparat, vor. Untereinander sind die Epithelzellen durch passierbare Zonulae occludentes und basolateral durch zahlreiche interdigitierende Zellfortsätze verbunden. Die basolateralen Zellmembranen zeichnen sich durch das Vorkommen von Na^+-K^+-ATPase aus, die im Dienst der Energiegewinnung für die Reabsorption steht.

In der *Pars recta proximalis* sind die Epithelzellen niedriger, die Mikrovilli dagegen häufig länger als in der Pars convoluta proximalis.

Histophysiologischer Hinweis. Im *Tubulus proximalis* werden Wasser, Glukose, Aminosäuren, Natrium, Chlorid, Kalium, Phosphat und Harnsäure *rückresorbiert* und harnfähige Stoffe von der Basis durch die Zelle hindurch zum Bürstensaum geschleust und aktiv in das Lumen *abgesondert*.

Intermediärer Tubulus. Die Pars recta proximalis setzt sich in den Tubulus intermedius fort, der die dünnen Tei-

le der ab- und aufsteigenden Schenkel der Henle-Schleife umfaßt (**Tabelle 14.2, Abb. 14.54**).

Die Epithelzellen des Tubulus intermedius (**Abb. 14.55 b**) sind stark abgeflacht, die kernhaltigen Bezirke buckeln sich in die relativ weite Lichtung (Durchmesser etwa 10–12 µm) vor. Den abgeplatteten Epithelzellen fehlt der Bürstensaum, es kommen lediglich vereinzelt kurze Mikrovilli vor. Im Alter speichert der helle Zelleib Lipofuszinpigmente.

Histophysiologischer Hinweis. *Henle-Schleifen* sind gestreckte, haarnadelförmig umbiegende Tubulusabschnitte mit einem markwärts absteigenden und einem rindenwärts aufsteigenden Schenkel. Die in den Henle Schleifen vereinigten Tubulusabschnitte gehören funktionell zusammen und wirken bei der *Wasserreabsorption* und *Harnkonzentrierung* mit. Im dicken Teil der Schleifen werden Na^+- und Cl^--Ionen aktiv ins Interstitium transportiert, was einen Wasserausstrom im dünnen Teil zur Folge hat.

Distaler Tubulus. Die Pars recta des distalen Tubulus bildet den dicken aufsteigenden Schenkel der Henle-Schleife. Dieser zieht eng benachbart zu dem zugehörigen Überleitungsstück aufwärts in die Nierenrinde, wo er am Gefäßpol des eigenen Nierenkörperchens die *Macula densa* bildet. Die Epithelzellen der Pars recta (**Abb. 14.55 c**) ähneln denen des proximalen Tubulus, jedoch färben sie sich heller an, sind niedriger, haben zwar *Mikrovilli*, aber keinen Bürstensaum. Charakteristisch ist eine *basale Streifung*, die durch die tiefe Einfaltung der Plasmamembran und Mitochondriensäulen hervorgerufen wird: basales Labyrinth.

Hinweis. Die *Übergänge* zwischen Pars recta des proximalen Tubulus und intermediären Tubulus sowie zwischen intermediärem Tubulus und Pars recta des distalen Tubulus sind scharf. Hinsichtlich der Lokalisation der Übergänge bestehen zwischen kurzen und langen Nephronen Unterschiede (**Abb. 14.54**). Bei den kurzen Nephronen, die die Außenzone des Marks nicht überschreiten, gehört der Wendepunkt der Henle Schleifen zum dicken Abschnitt, bei langen Nephronen, deren Henle Schleifen in die Innenzone reichen, gehört der Pol zum dünnen Abschnitt. Ferner trägt die Anordnung der Henle Schleifen zur *Gliederung des Marks* bei (**Abb. 14.54**): Im Innenstreifen kommen vor allem gestreckte Abschnitte der distalen Tubuli (dicke aufsteigende Schleifenschenkel) und intermediäre Tubuli (dünne ab- und aufsteigende Schleifenschenkel) vor. Im Außenstreifen befinden sich dicke absteigende Schleifenschenkel der proximalen Tubuli (Pars recta) und gestreckte, dicke aufsteigende Schleifenschenkel der distalen Tubuli. In der Innenzone finden sich nur dünne Teile der Henle-Schleife (dünne ab- und aufsteigende Schleifenschenkel der intermediären Tubuli).

Die Pars convoluta des Tubulus distalis setzt sich deutlich von der Pars recta ab. Es handelt sich um einen verhältnismäßig kurzen Nephronabschnitt.

Histophysiologischer Hinweis. In der Pars convoluta des distalen Tubulus erfolgt Na^+ -und Cl^--Ionen-Resorption, was den Wasseraustritt fördert, und K^+-Sekretion. Hormonell werden diese Aufgaben durch *Aldosteron* gefördert.

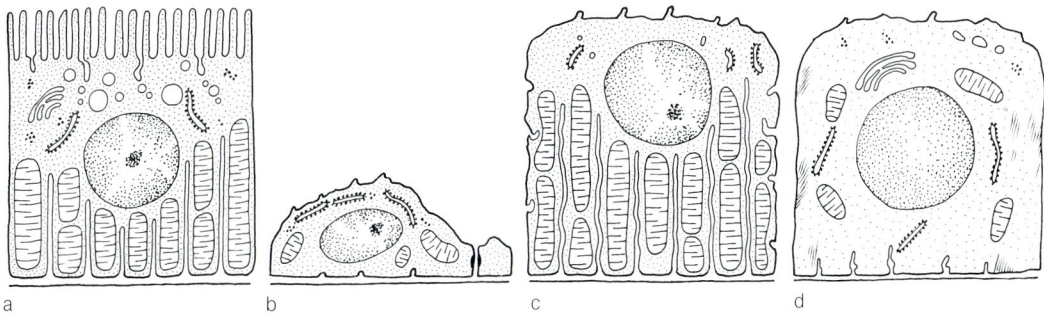

Abb.14.55a–d Schematische Darstellung (elektronenmikroskopische Dimension) der Feinstruktur der Epithelzellen verschiedener Abschnitte eines Nierenkanälchens. **a** Tubulus proximalis, Pars convoluta; **b** Tubulus intermedius; **c** Tubulus distalis, Pars convoluta; **d** Sammelrohr, helle Zelle

Verbindungstubulus. Der Verbindungstubulus ist der Endabschnitt des Nephrons – allerdings wird auch die Möglichkeit seiner Herkunft aus der Ureterknospe diskutiert. Der Verbindungstubulus ist geschlängelt und hat eine sehr unterschiedliche Länge. Er kann mehrere distale Tubuli aufnehmen und arkaden(bogen)-förmig in die Sammelrohre einmünden. Das Epithel des Verbindungstubulus ähnelt dem Sammelrohrepithel.

In ein Sammelrohr münden etwa 10 Nephrone

Die Sammelrohre sind aus den Endverzweigungen der Ureterknospe hervorgegangen (S.626) und liegen zum großen Teil in den Markpyramiden. Sie überschreiten jedoch auch die Mark-Rindengrenze und tragen zur Bildung der Markstrahlen bei.

Die **Sammelrohre** sind verzweigte Epithelkanälchen (Länge etwa 20 mm, Durchmesser etwa 40 μm). Ihr Epithel besteht aus *hellen Hauptzellen* mit deutlichen Zellgrenzen (**Abb.14.55d**) und dunkler gefärbten *Schaltzellen*, die über eine besondere Enzymausstattung verfügen. Charakteristisch für das Sammelrohrepithel sind funktionsbedingte unterschiedlich weite Interzellularspalten. Die Epithelhöhe nimmt papillarwärts zu. Die Sammelrohre münden in die **Ductus papillares** (Durchmesser bis zu 200 μm), deren Epithel sich schließlich in das der Nierenpapille fortsetzt. Auf jeder Papille münden etwa 15–20 Ductus papillares, aus denen sich der Endharn in die Nierenkelche ergießt.

Histophysiologischer Hinweis. In den Sammelrohren erfolgt unter dem fördernden *Einfluß des antidiuretischen Hormons (ADH) des Hypothalamus* (S.751) die fakultative Wasserrückresorption und damit die endgültige Konzentrierung des Harns.

Das Interstitium der Niere ist ein Passageraum für Ionen und Wasser, enthält die intrarenalen Gefäße und weist Zellen spezifischer Funktion auf

---

Als Passageraum wirkt das Interstitium insbesondere im Bereich der Henle-Schleifen und Sammelrohre (Nierenmark). Wesentlich ist dabei, daß Na^+ und Cl^--Ionen aus der Pars recta des distalen Tubulus aktiv ins Interstitium gelangen. Dort erhöht sich dadurch die Osmolarität stark, da die Pars recta des Tubulus distalis Wasser undurchlässig ist. Durch die erhöhte Osmolarität wird Wasser aus den dünnen absteigenden Teilen des intermediären Tubulus und aus den benachbarten Sammelrohren, die beide Wasser durchlässig sind, ins Interstitium geholt.

Das ins Interstitium gelangte Wasser wird durch die den Nierenkanälchen benachbarten Vasa recta abtransportiert. Dabei ist zu beachten, daß zwischen dem distal gerichteten Harnfluß in den absteigenden Teilen der Henle-Schleife und dem proximal gerichteten Blutstrom in den aufsteigenden Vasa recta der Gefäßbündel ein Gegenstrom besteht und ebenso zwischen den aufsteigenden und absteigenden Schenkeln der Vasa recta selbst, so daß die Osmolaritätszunahme in Richtung Papillenspitze durch den Blutstrom normalerweise nicht vollständig abgebaut wird.

Außer Fibrozyten kommen im Interstitium – vor allem in der Innenzone des Nierenmarks – als Zellen spezifischer Funktion *lipidhaltige interstitielle Zellen* vor, die wie die Sprossen einer Leiter zwischen den zur Papillenspitze hin verlaufenden Tubuli und Gefäßen ausgespannt sind. Sie sollen zur Bildung von Prostaglandinen und von Stoffen, die bei der Blutdruckregulierung (antihypertensiv) mitwirken (Medullolipine), befähigt sein. Möglicherweise haben die Zellen auch eine Bedeutung für die Erschwerung der Diffusionsprozesse im Interstitium.

Die Fibroblasten in der Nierenrinde dürften für die Bildung von Erythropoetin verantwortlich sein, das im Knochenmark die Erythropoese stimuliert.

Intrarenale Gefäße und Nerven

Blutgefäße (Abb. 14.56).Für die geregelte Funktion der Niere ist das enge Zusammenwirken zwischen den intrarenalen Gefäßen und den Nephronen und Sammelrohren wesentlich. Die harnpflichtigen Substanzen werden der Niere mit der **A.renalis** (s. oben) zugeführt, intrarenal abfiltriert und durch die Nephrone und Sammelrohre ausgeschieden. Das von den harnpflichtigen Stoffen befreite venöse Blut verläßt die Niere durch die **V.renalis.** Die gesamte zirkulierende Blutmenge des Körpers durchströmt die Nieren alle 4–5 Minuten.

Die **A.renalis** (S.607) teilt sich, noch bevor sie das Hilum renale erreicht, in einen

- *Ramus anterior*, der im Sinus renalis vor dem Nierenbecken, und einen
- *Ramus posterior*, der hinter dem Nierenbecken verläuft. Es kann ein
- *Ramus inferior* hinzukommen.

Der Ramus anterior versorgt den gesamten vorderen Nierenteil, den lateralen Rand und den unteren Pol (Versorgungstyp 1). Der Ramus posterior versorgt die Nierenhinterfläche. Beim Versorgungstyp 2 versorgt ein Ramus inferior den unteren Nierenpol. In der Regel teilt sich jeder Ramus in 4–5 Äste, die ins Nierenparenchym eintreten und zu etwa keilförmigen Parenchymbezirken, *Nierensegmenten*, in Beziehung treten.

Alle Äste der A.renalis sind Endarterien. Sie verlaufen zunächst als

- **Aa.interlobares** zwischen zwei Pyramiden rindenwärts. In Höhe der Rinden-Markgrenze biegen sie um, verzweigen sich strauchförmig und bilden
- **Aa.arcuatae**, die zwischen Rinde und Mark leicht bogenförmig verlaufen. Aus ihnen geht eine große Zahl von radiär gestellten
- **Aa.interlobulares** (Aa. corticales radiatae) hervor, die kapselwärts ziehen und die
- **Arteriolae glomerulares afferentes**, Arteriolae afferentes, abgeben. Diese speisen die
- **Kapillarknäuel**, *Glomeruli*, der Nierenkörperchen. Nach Durchströmung der Glomeruli sammelt sich das noch sauerstoffhaltige Blut in den
- **Arteriolae glomerulares efferentes**, Arteriolae efferentes.
  - Die Arteriolae efferentes der *oberflächennahen* und *midkortikalen* Glomeruli treten in das Kapillarnetz der Rinde ein, wo sie die Tubuli netzartig umspinnen. Der Abfluß erfolgt in **Vv.interlobulares** (Vv. corticales radiatae). Diese münden an der Mark-Rindengrenze in **Vv.arcuatae** und schließlich in **Vv.interlobares**, die mit den entsprechenden Arterien verlaufen und am Hilum die **V.renalis** bilden.

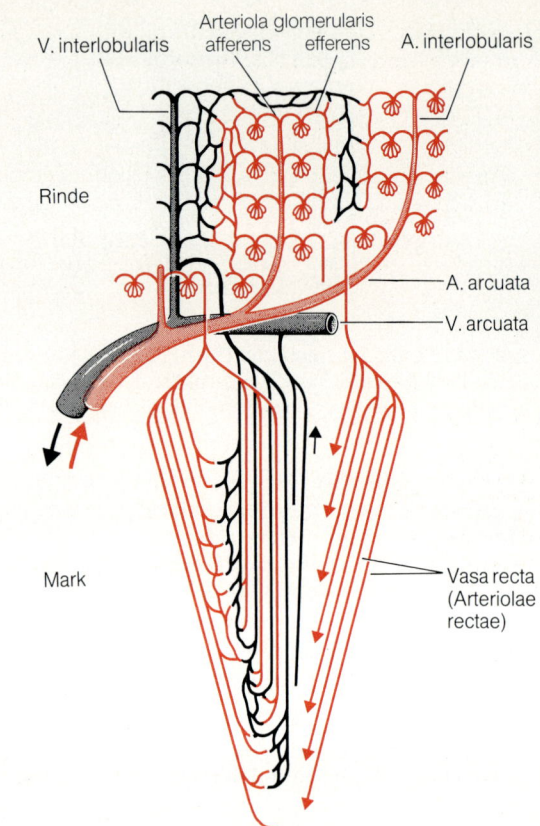

Abb. 14.56   Gefäßarchitektur der Niere. *Pfeile,* Richtung des Blutstroms. (In Ahnlehnung an Benninghoff 1985)

- Die Arteriolae efferentes der *marknahen* Glomeruli versorgen das *Nierenmark*. Sie bilden nach Aufteilung lange **Vasa recta**, die absteigend ins Mark ziehen und dort in Kapillarplexus einmünden. Den *absteigenden Vasa recta* legen sich lange *aufsteigende venöse Vasa recta* an (wichtig für das *Gegenstromprinzip;* Lehrbücher der Physiologie), die in die Vv. interlobulares (Vv. corticales radiatae) einmünden. Die Vasa recta aus der Außenzone des Marks gelangen direkt in die zugehörige V. arcuata. Letztlich sammeln die **Vv. arcuatae** und **Vv. interlobares** das Blut aus Rinde und Mark der Niere.

Die **Nierenkapsel** hat ein eigenes Gefäßnetz, das von Fettkapselarterien gespeist wird. Feine Äste dieses Gefäßnetzes dringen auch in die oberflächlichen Rindenschichten ein. – Die zur Oberfläche hin abfließenden Venen bilden unter der Kapsel *Venae stellatae*.

Klinischer Hinweis. Bei Unterbrechung eines Arterienastes, etwa durch Blutgerinnsel, kommt es zum Untergang des entsprechenden Versorgungsgebiets, *Niereninfarkt, Nekrose*.

Lymphgefäße. Lymphgefäße sind erst von einer gewissen Größe an zu erfassen. Sie verlaufen mit den größeren Blutgefäßen und treten am Hilum aus. Ferner sind sowohl in der Capsula fibrosa als auch in der Capsula adiposa Lymphgefäße nachgewiesen worden.

Nerven. Die sympathischen Nerven stammen von den Ganglia coeliaca, gelangen mit der A. renalis als *Plexus renalis* in die Niere und versorgen vornehmlich die Gefäße. Außerdem wird der juxtaglomeruläre Apparat reichlich sympathisch innerviert.

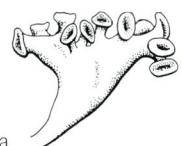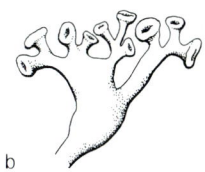

Abb. 14.57a, b Ausgüsse von Nierenbecken. **a** Ampullärer und **b** dendritischer Typ. (In Anlehnung an Benninghoff 1979)

14.6.2 Nierenbecken, Pelvis renalis, und Harnleiter, Ureter

> **Lernziele**
>
> Calices renales • Ureter: Lage, Verlauf, Nachbarschaft, Gefäße, Nerven, Urothel, Lamina propria, Lamina muscularis

Nierenbecken, *Pelvis renalis*, und Harnleiter, *Ureter*, gehören zu den *ableitenden Harnwegen* und sind von einem Übergangsepithel (Urothel) ausgekleidet.

Nierenbecken. Das Nierenbecken liegt im Sinus renalis und entsteht aus dem Zusammenfluß von 8–12 trichterförmigen Nierenkelchen, *Calices renales*, die die Nierenpapillen einzeln umfassen und den Endharn auffangen. Je nach Anordnung der Calices renales (**Abb. 14.57**) werden ein

- ampulläres Kelchsystem mit kurzen Schläuchen und weitem Nierenbecken und ein
- dendritisches Kelchsystem mit langen, eventuell verzweigten Schlauchstücken und kleinem Nierenbecken

unterschieden.

Calices renales und Pelvis renalis werden von einem gefäßreichen Bindegewebe umgeben, in das ein Geflecht glatter Muskelzellen eingebaut ist, das die Weite des Hohlraumsystems reguliert.

Ureter. Der 25–30 cm lange Ureter leitet den Harn vom Nierenbecken in die Blase.
Man unterscheidet:

- Pars abdominalis
- Pars pelvica

Pars abdominalis. Sie liegt auf der Psoasfaszie und wird vom Peritoneum parietale bedeckt. Nach dorsal hat der Ureter enge topographische Beziehung zum *N. genitofemoralis*. Über dem Ureter (ventral von ihm) verlaufen auf beiden Seiten die *A. u. V. testicularis* bzw. *ovarica*. Hinzu kommen auf der rechten Seite im *Anfangsteil das Duodenum* und weiter unten die *A. ileocolica* und die *Radix mesenterii* sowie *links die A. mesenterica inferior* und die *Anheftung des Mesosigmoideum* an der hinteren Bauchwand.

Pars pelvica. An der Grenze zum kleinen Becken, vor dem Ileosakralgelenk, biegt der Ureter um und folgt der Wand des kleinen Beckens. Der *rechte* Ureter überkreuzt die *A. iliaca externa*, der *linke* die *Aufteilungsstelle der A. iliaca communis*. Im kleinen Becken der Frau unterkreuzt der Ureter die *A. uterina*, beim Mann den *Samenleiter*. Bei der Frau verläuft der Ureter 1–2 cm seitlich an der Cervix uteri vorbei. Beide Harnleiter durchsetzen in schrägem Verlauf die Harnblasenwand (S. 640). Im Verlauf des Ureters sind **3 Engen** zu unterscheiden:

- am Übergang vom Nierenbecken in den Ureter
- an der Überkreuzung der A. iliaca communis bzw. A. iliaca externa
- beim Durchtritt des Ureters durch die Blasenwand

> **Klinische Hinweise.** Gelegentlich wird ein *doppelter Harnleiter* beobachtet, der in wechselnder Höhe in einen einzelnen Harnleiter übergeht. Auch getrennte Einmündungen in die Harnblase sind möglich. Solchen Anomalien kommt in der Regel keine krankhafte Bedeutung zu. – Wohl aber können von der Harnblase Krankheitserreger in das Nierenbecken aufsteigen und eine Nierenbeckenentzündung, *Pyelitis*, hervorrufen. Dabei kann es zu starken Kontraktionen der glatten Muskulatur kommen, *Nierenkolik*. – Ferner sind im gesamten Bereich der ableitenden Harnwege Steinbildungen möglich, die den Harnabfluß behindern können (*Kelch-* und *Nierenbeckensteine*, sog. *prävesikale Uretersteine*). Sie müssen operativ entfernt werden. – Ureter, Nierenbecken und Kelchsystem lassen sich röntgenologisch mit Hilfe von Kontrastmitteln darstellen (*intravenöses* und *retrogrades Pyelogramm*).

Arterien. Die arterielle Blutversorgung des Harnleiters erfolgt durch Arterien seiner unmittelbaren retroperitonealen Umgebung, d.h. durch *Äste der A. renalis, A. testicularis* bzw. *ovarica, A. pudenda interna* und der *A. vesicalis superior*. Die Arterien bilden in der Ureterwand ein dichtes anastomosierendes Geflecht, das bei operativen Eingriffen wegen der Gefahr von Wandnekrosen nicht abgelöst werden darf.

Venen. Die Venen verlaufen mit den Arterien.

Lymphgefäße gelangen zu den *Nodi lymphatici lumbales*.

Nerven. In allen Schichten der Ureterwand kommen *autonome Nervengeflechte* vor. Sensible Nerven verlaufen in den Nn. splanchnici.

Mikroskopische Anatomie. Die Wand des Ureters (**Abb. 14.58**) besteht aus:

- Tunica mucosa
  - Übergangsepithel (Urothel)
  - Lamina propria
- Tunica muscularis
- Tunica adventitia

Auf Querschnittsbildern weist der Ureter infolge Längsfaltung der breiten subepithelialen Bindegewebsschicht ein sternförmiges Lumen auf.

Urothel (S. 40) Das Urothel besteht aus 5–7 Zellreihen. Charakteristisch ist die Veränderung der Schichtenhöhe und -zahl bei Dehnung. Dem Schutz der Epitheloberfläche dient eine *Glykokalix.* Unter der lumenwärtigen Plasmamembran der oberflächlichen Zellschicht befinden sich dichte Filamentbündel. Plasmamembran und Filamentbündel zusammen machen die lichtmikroskopische Crusta des Übergangsepithels aus. Der Interzellularraum des Übergangsepithels ist durch zahlreiche tight junctions zwischen den Deckzellen sehr wirksam verschlossen.

Lamina propria. Die subepitheliale Bindegewebsschicht, die elastische Fasernetze enthält, ist lamellär gebaut; sie besitzt ein engmaschiges Kapillarnetz, dessen Schlingen die Epithelbasis vorwölbt. Die größeren Gefäße verlaufen in einer weiter außen gelegenen, lockerer gebauten Faserschicht.

Tunica muscularis. Das Muskelsystem des Ureters stellt eine Schraube aus glatter Muskulatur dar, die am Harnleiterbeginn sphinkterartig verstärkt ist. Es läßt sich eine undeutliche Schichtengliederung in ein *Stratum longitudinale internum* und ein *Stratum circulare* unterscheiden, das im distalen Drittel durch ein *Stratum longitudinale externum* verstärkt wird. Die Muskulatur ist für die peristaltischen Wellen verantwortlich, durch die der Harn in die Harnblase transportiert wird.

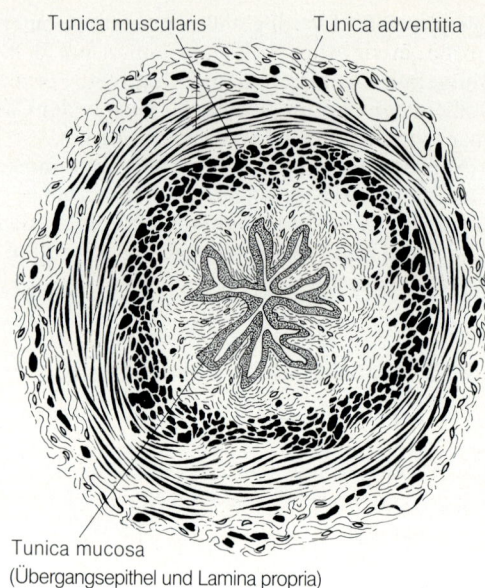

Tunica muscularis   Tunica adventitia

Tunica mucosa
(Übergangsepithel und Lamina propria)

Abb. 14.58 Querschnitt durch den Ureter. Die Tunica muscularis besteht aus einer inneren longitudinalen und einer kräftigen, äußeren, annähernd kreisförmig angeordneten Schicht

14.6.3 Nebenniere, Glandula suprarenalis

Lernziele

Form • Lage • Nachbarschaft • Gefäße • Entwicklung • Nebennierenrinde: Zona glomerulosa, Zona fasciculata, Zona reticularis • Nebennierenmark: A-Zellen, N-Zellen

Die Nebenniere ist ein für die Aufrechterhaltung des Lebens unbedingt erforderliches endokrines Organ.

Die paarigen Nebennieren liegen, von Fettgewebe umgeben, am oberen Pol der Niere (S. 593) Die *rechte Nebenniere* ist abgeplattet und dreieckig. Sie berührt die Facies visceralis der Leber und hat Kontakt mit dem Duodenum (aber nicht mit der Aorta abdominalis). Die *linke Nebenniere* ist abgerundet. Beide Nebennieren legen sich nach oben der Pars lumbalis des Zwerchfells an. Im übrigen entspricht die Topographie der Nebennieren der der oberen Nierenpole (S. 593). Die Organe sind 4–6 cm lang, 1–2 cm breit und 4–6 cm dick. Jede Nebenniere ist von einer zellreichen gefäßführenden Kapsel umgeben, mit der ein zartes retikuläres Bindegewebsstroma im Organ zusammenhängt.

Werden die Nebennieren aufgeschnitten, ist bereits makroskopisch ihre Gliederung in

- *Rinde, Cortex glandulae suprarenalis,* und
- *Mark, Medulla glandulae suprarenalis,* zu erkennen.

Gefäße. Die arterielle Versorgung der Nebennieren erfolgt durch 3 Gefäße:

- **A. suprarenalis superior** aus der A. phrenica inferior
- **A. suprarenalis media** aus der Aorta abdominalis
- **A. suprarenalis inferior** aus der A. renalis

Die Arterien treten von verschiedenen Seiten an das Organ heran und bilden subkapsulär einen Gefäßplexus. Von hier aus ziehen Arterienäste in dünnen Septen ins Organinnere, die Kapillaren mit erhöhtem Durchmesser, *Sinusoide,* abgeben. Die venösen Abschnitte des Kapillarsystems sammeln sich dann im Nebennierenmark zu größeren muskelstarken Venen, Drosselvenen, aus denen schließlich die **V. suprarenalis** hervorgeht. Die linke V. suprarenalis mündet in die linke V. renalis, die rechte zieht zur V. cava inferior. Ins Nebennierenmark ziehen aber auch Arterienäste, die sich vorher nicht in Kapillaren aufgeteilt haben. Auf diese Weise verfügt das Nebennierenmark über eine doppelte Gefäßversorgung.

Nerven. Die Nebenniere erhält zahlreiche Nerven, die vom *N. splanchnicus major, N. phrenicus* und vom *N. vagus* stammen.

Die Gliederung der Nebenniere in Mark und Rinde erklärt sich entwicklungsgeschichtlich

Rinde. Früher als das Mark entsteht die Rinde. Sie geht *aus einer Verdickung des Zölomepithels* beiderseits der Radix mesenterii in Nachbarschaft der Gonadenanlage hervor. Die Rindenanlage löst sich frühzeitig von der Zölomwand und gelangt in das retroperitoneale Bindegewebe. Schließlich entstehen dort große azidophile Zellen, die ein kompaktes Organ bilden. Die definitiven Rindenschichten beginnen sich im 7. Entwicklungsmonat zu bilden.

Mark. In die Anlage der Nebennierenrinde wandern *aus der benachbarten Sympathicusanlage* (Neuralleistenderivat) ektodermale Zellen, Sympathikoblasten, ein. Aus ihnen geht das Mark der Nebenniere hervor. Etwa im 3. Embryonalmonat beginnend entwickeln sich hier aus Sympathikoblasten spezifische Markzellen und sympathische Nervenzellen.

Die Nebennierenrinde läßt eine Zona glomerulosa, eine Zona fasciculata und eine Zona reticularis unterscheiden

Das Parenchym der **Nebennierenrinde (Abb. 14.59)** besteht aus soliden, miteinander zusammenhängenden Epithelsträngen, die infolge ihres Lipidgehalts makroskopisch eine gelbliche Farbe haben.

Zona glomerulosa. In der unter der Kapsel gelegenen schmalen Zona glomerulosa sind die Epithelzellstränge *knäuelartig* gewunden oder in Form von unregelmäßigen, von zartem Bindegewebe umfaßten Nestern oder Ballen zusammengefaßt, deren azidophile Zellen chromatinreiche Kerne besitzen. In der Zona glomerulosa werden hauptsächlich *Mineralokortikoide (Aldosteron)* gebildet, die bei der Steuerung des Elektrolyt- und Wasserhaushalts mitwirken.

Zona fasciculata. Diese Zone ist breit. Sie besteht aus parallel zueinander verlaufenden *Zellsäulen,* die senkrecht zur Organoberfläche orientiert sind. Meistens sind 2–3 Zellstränge zusammengeschlossen. Die großen polygonalen Zellen dieser Schicht besitzen locker strukturierte Kerne. Ihr helles Zytoplasma ist reich an *Lipoiden.* Da bei der histologischen Technik die Lipoide herausgelöst werden, kommt die typische Wabenstruktur des Zytoplasmas der Faszikulatazellen zustande („Spongiozyten"). Die Faszikulatazellen sind mitochondrienreich

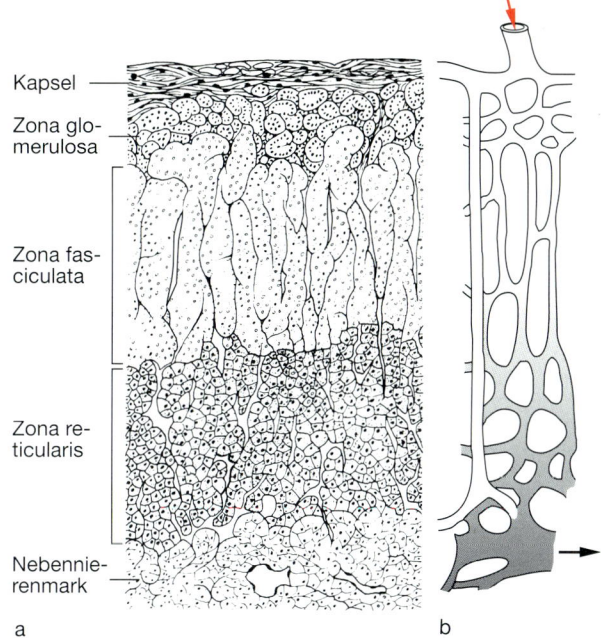

Kapsel
Zona glomerulosa
Zona fasciculata
Zona reticularis
Nebennierenmark

a   b

Abb. 14.59 a,b   a Senkrechter Schnitt durch die Nebenniere; **b** Darstellung des Gefäßsystems

(Tubulustyp) und haben viel glattes endoplasmatisches Retikulum. In der Zona fasciculata sowie der folgenden Zona reticularis werden *Glukokortikoide* (u. a. Kortison, Kortisol) sowie geringe Mengen weiblicher und männlicher *Geschlechtshormone,* Östrogene und Androgene, gebildet.

Zona reticularis. In der Zona reticularis sind schmale *Zellstränge netzartig* miteinander verbunden. Ihre azidophilen Epithelzellen sind kleiner als die der Zona fasciculata und enthalten häufig Pigmentgranula, die mit dem Alter zunehmen.

Lebensgeschichte der Nebennierenrinde. Die zonale Gliederung der Nebennierenrinde ist nicht konstant, vielmehr führt die *wechselnde funktionelle Beanspruchung* zur Verbreiterung oder Verschmälerung der Zona fasciculata. In der äußeren und inneren Schicht der Rinde spielen sich bei solchen Anpassungsvorgängen Entfaltungs- und Rückbildungsprozesse ab. Deshalb bezeichnet man diese Rindenbezirke als *äußeres und inneres Transformationsfeld.*

Auch *ändern sich die Breiten der Rindenzonen während des Lebens.* Insgesamt ist fetal die Nebennierenrinde breiter als später. Nach der Geburt erfolgt eine umfangreiche Rindeninvolution. Bis zur Pubertät überwiegt die Zona fasciculata. Danach verbreitern sich, etwa bis zum 50. Lebensjahr, Zona glomerulosa und Zona reticularis, die sich später wieder verkleinern.

Histophysiologische Hinweise. Die Tätigkeit der Nebennierenrinde steht unter dem Einfluß des *adrenokortikotropen Hormons (ACTH)* des Hypophysenvorderlappens. Zwischen den beiden endokrinen Organen besteht ein Rückkopplungsmechanismus, in den der Hypothalamus mit seinem Corticoliberin (CRF, **Tabelle 17.4**) eingeschaltet ist.

In die Funktion der Rinde greifen auch *sympathische Nerven* ein. Sie entstammen den Ganglia coeliaca, dem Plexus renalis und suprarenalis und bilden ein feines Geflecht, dessen Endverzweigungen mit Rindenzellen in Kontakt treten.

> **Das Nebennierenmark besteht überwiegend aus adrenalinbildenden A-Zellen und noradrenalinbildenden N-Zellen**

Das Mark enthält Nester und Stränge von polygonalen Zellen mit unterschiedlich großen chromatinarmen Kernen. Sie werden von weiten Kapillaren umgeben. Die Mehrzahl der Zellen (80 %) besitzt in ihrem Zytoplasma kleine Granula, die **Adrenalin** enthalten (*A-Zellen*). Die anderen Zellen *(N-Zellen)* verfügen über Granula mit **Noradrenalin**.

Hinweis. Die Unterscheidung zwischen den beiden Zellarten des Nebennierenmarks ist nur fluoreszenzmikroskopisch und histochemisch sowie elektronenmikroskopisch möglich. Das gesamte Nebennierenmark nimmt aber nach Behandlung mit Kaliumbichromat eine braune Farbe an. Deshalb werden die Markzellen auch *chromaffine* oder *phäochrome Zellen* genannt.

Zwischen den Epithelzellen, die von weiten Kapillaren umgeben sind, kommen multipolare sympathische Ganglienzellen vor, an denen präganglionäre Fasern des *N. splanchnicus* enden.

14.6.4 Leitungsbahnen im Retroperitonealraum

> **Lernziele**
>
> Pars abdominalis aortae: unpaare Äste mit Verzweigungen, paarige Äste mit Verzweigungen • V. portae hepatis mit Zuflüssen • Portokavale Anastomosen • V. cava inferior mit Zuflüssen • Cava-Cava Anastomosen • Lymphgefäße • Lymphknoten • Spinalnerven • Vegetative Nerven: Truncus sympathicus, Plexus coeliacus, vegetative Ganglien, Nn. vagi

> **Die beherrschende Arterie des Retroperitonealraums ist die Pars abdominalis aortae**

Die **Pars abdominalis aortae** (**Abb. 14.60**) setzt die Pars thoracica aortae fort. Die Pars abdominalis aortae beginnt in Höhe von Th12 nach Durchtritt der Aorta durch das Zwerchfell. Sie verläuft vor der Wirbelsäule. Ihr Anfangsteil wird vom Pankreas und von der Pars ascendens duodeni überlagert. Am unteren Rand des 4. Lumbalwirbels teilt sich die Aorta in die beiden Aa. iliacae communes.

Während ihres Verlaufes entläßt die Bauchaorta (**Abb. 14.60**):

- unpaare Äste, die in die Mesenterien eintreten, und
- paarige Äste, die in die seitlichen Bindegewebsräume des Spatium retroperitoneale gelangen. Nach der Teilung der Bauchaorta in die gemeinsamen Beckenarterien setzt sie sich in die
- A. sacralis mediana, kleine Schwanzarterie, fort, deren Ende in das Steißknötchen, *Corpus coccygeum*, übergeht.

Unpaare Aortenäste (**Abb. 14.60**). Die unpaaren ventralen viszeralen Aortenäste sind der

- **Truncus coeliacus**, Tripus Halleri, der unmittelbar am *Hiatus aorticus* aus der Aorta hervorgeht, 1–2 cm lang ist und vom Peritoneum parietale der dorsalen Wand der Bursa omentalis bedeckt wird. Der Truncus coeliacus teilt sich in:
  - **A. gastrica sinistra** (S. 561), von der *Rr. oesophageales* zu den abdominalen Ösophagusabschnitten gelangen
  - **A. hepatica communis**, die sich in die *A. hepatica propria* fortsetzt und hinter dem Bulbus duodeni die *A. gastroduodenalis* abgibt.

Äste der A. hepatica propria sind:

- A. gastrica dextra (S. 561),
- Ramus dexter mit der A. cystica (S. 589),
- Ramus sinister zum linken Leberlappen
- Ramus intermedius zum Lobus quadratus

Die wichtigsten **Äste der A. gastroduodenalis** sind:

- A. pancreaticoduodenalis superior posterior mit Rr. pancreatici und Rr. duodenales (S. 578),
- Aa. retroduodenales (S. 578),
- A. pancreaticoduodenalis superior anterior (S. 578)
- A. gastroomentalis dextra (früher: A. gastroepiploica dextra, (S. 561)

  - **A. splenica** (lienalis). Sie verläuft hinter dem Oberrand des Pankreas durch das Ligamentum splenorenale zum Milzhilum. Ihre Äste sind:
    Rami pancreatici (S. 578)
    A. pancreatica dorsalis
    A. pancreatica magna
    A. caudae pancreatis
    A. gastroomentalis sinistra (früher: A. gastroepiploica sinistra) zur großen Kurvatur des Magens (S. 561)
    Aa. gastricae breves zum Magenfundus (S. 561)
- **A. mesenterica superior**. Sie ist das Gefäß der Nabelschleife (S. 548). Ihr Versorgungsgebiet reicht vom

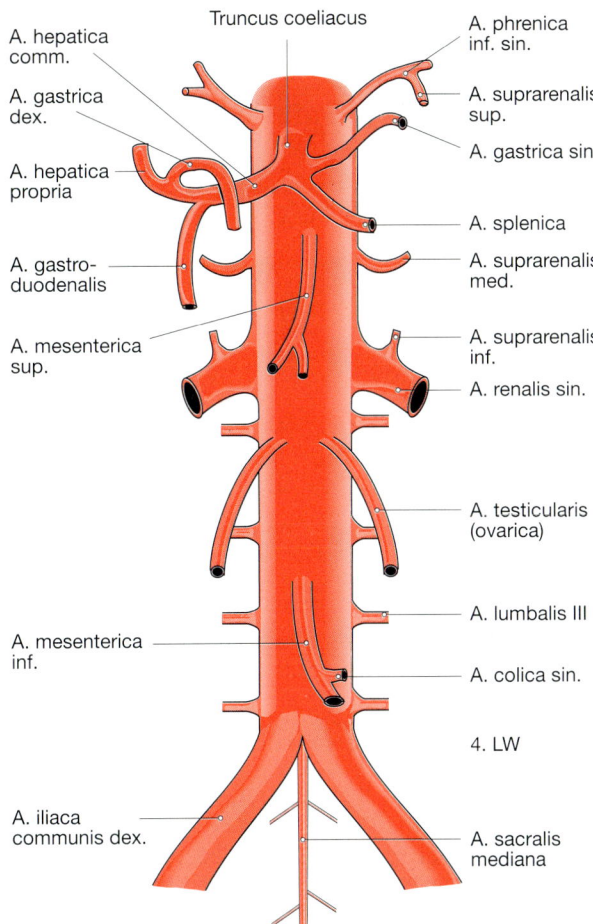

A. hepatica comm.

A. gastrica dex.

A. hepatica propria

A. gastro-duodenalis

A. mesenterica sup.

A. mesenterica inf.

A. iliaca communis dex.

Truncus coeliacus

A. phrenica inf. sin.

A. suprarenalis sup.

A. gastrica sin.

A. splenica

A. suprarenalis med.

A. suprarenalis inf.

A. renalis sin.

A. testicularis (ovarica)

A. lumbalis III

A. colica sin.

4. LW

A. sacralis mediana

Abb. 14.60 Pars abdominalis aortae mit ihren Ästen

Duodenum bis zur linken Kolonflexur. Die A. mesenterica superior entspringt unterhalb des Truncus coeliacus aus der Aorta, verläuft hinter dem Pankreas nach abwärts und tritt zwischen dessen unterem Rand und der Pars horizontalis duodeni in das Mesenterium ein, wo sie sich aufteilt. Ihre Äste sind:
– **A. pancreaticoduodenalis inferior** (S. 5), die hinter der Bauchspeicheldrüse beginnt und mit der A. pancreaticoduodenalis superior einen Gefäßkranz bildet
– **Aa. jejunales** (S. 567)
– **Aa. ileales** (S. 567)
– **A. ileocolica** (S. 575) mit:
  A. caecalis anterior
  A. caecalis posterior
  A. appendicularis
– **A. colica dextra** (S. 575)
– **A. colica media** (S. 575), die die A. mesenterica superior in ihrem Anfangsteil verläßt, im Mesocolon

transversum zum Colon transversum verläuft und mit der A. colica sinistra (s. unten) in Verbindung steht
• **A. mesenterica inferior.** Sie entspringt aus der Aorta, etwa 5 cm oberhalb ihrer Bifurkation in Höhe des 3. Lendenwirbelkörpers und liegt völlig *retroperitoneal*. Die Äste der A. mesenterica inferior sind:
  – **A. colica sinistra** (S. 575)
  – **Aa. sigmoideae** (S. 575)
  – **A. rectalis superior** (S. 575)

Paarige Aortenäste. Die paarigen Aortenäste ziehen zu den paarigen Eingeweiden (Nebennieren, Nieren, Keimdrüsen) sowie als paarige dorsale Äste zur Bauchwand. Die

• **A. phrenica inferior** entspringt beiderseits dicht unter dem Zwerchfell und versorgt dessen Unterfläche. Sie gibt die
  – **A. suprarenalis superior** zur Nebenniere ab. Die
• **A. suprarenalis media** geht tiefer aus der Bauchaorta hervor und verläuft lateralwärts zur Nebenniere. Die
• **A. renalis** entspringt zwischen dem 1. und 2. Lendenwirbel unterhalb der A. mesenterica superior rechtwinklig aus der Bauchaorta. Jede A. renalis gibt eine
  – **A. suprarenalis inferior** (S. 604) ab. Die
• **A. testicularis** bzw. **ovarica** entspringt unterhalb der Nierenarterien vom vorderen Umfang der Bauchaorta. Bei beiden Geschlechtern zieht die Arterie auf dem M. psoas nach abwärts und überkreuzt den Ureter. Beim Mann tritt sie an den inneren Leistenring heran und zieht dann als Bestandteil des Samenstrangs (**Tabelle 10.14**, S. 262) zum Mediastinum des Hodens. Bei der Frau tritt sie am Rand des kleinen Beckens in das *Ligamentum suspensorium ovarii* ein (S. 660). Die
• **Aa. lumbales** sind paarige dorsale Äste der Bauchaorta und entsprechen den Interkostalarterien. Beiderseits entspringen 4 Lumbalarterien zur Versorgung der Bauchwand. Sie geben Äste zur Rückenmuskulatur und feine Zweige zur arteriellen Versorgung des Wirbelkanals ab. Sie *anastomosieren* mit anderen Bauchwandarterien, nämlich mit den *Aa. epigastricae superiores et inferiores*, den *Aa. iliolumbales* und mit den *Aa. circumflexae iliacae profundae*.

> **Die V. cava inferior nimmt das Blut aus den Beinen, vom Becken, den Beckeneingeweiden, der Bauchwand und den paarigen Organen der Bauchhöhle auf**

Die V. cava inferior (**Abb. 14.61 a**) entsteht rechts von der Wirbelsäule zwischen dem 4. und 5. Lendenwirbel durch Vereinigung der beiden Vv. iliacae communes. Der Zusammenfluß wird von der A. iliaca communis dextra überdeckt. Der Stamm steigt dann rechts von der Aorta an der hinteren Bauchwand aufwärts zum Centrum ten-

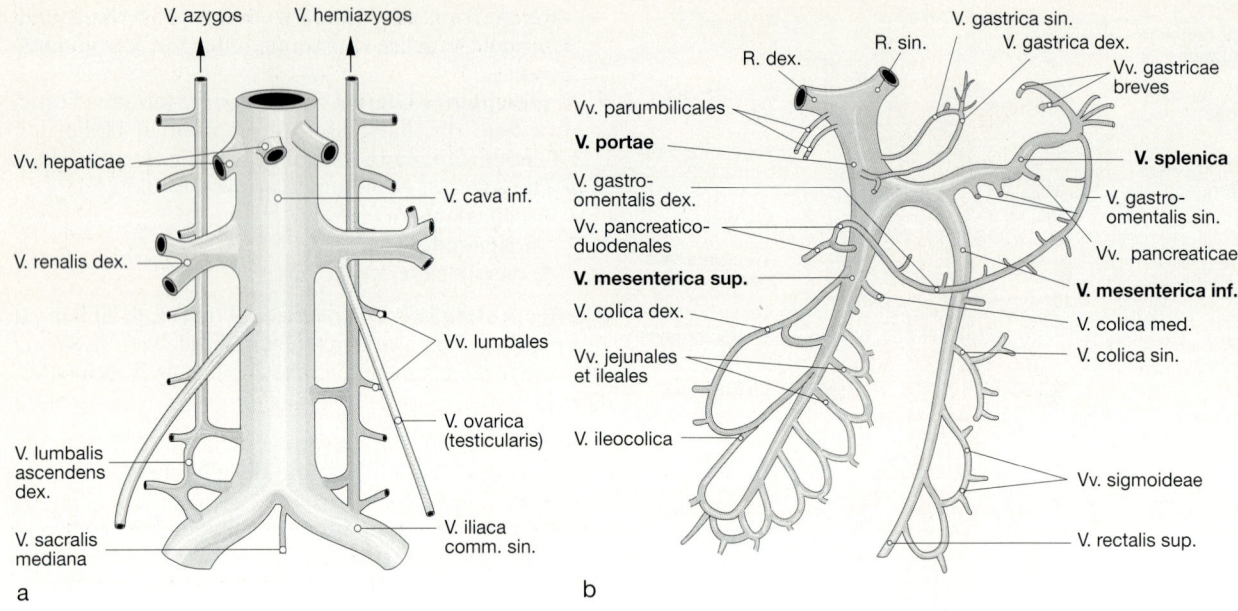

Abb. 14.61 a,b   Venen des Bauchraums. **a** V. cava inf. mit ihren Zuflüssen. **b** V. portae hepatis mit ihren Zuflüssen

dineum des Zwerchfells, um durch das Foramen venae cavae zum rechten Vorhof des Herzens zu gelangen. Im sehnigen Anteil des Zwerchfells ist sie fest fixiert und hat einen Durchmesser von 3 cm. Die Vorderfläche der V. cava inferior wird im kaudalen Bereich vom Peritoneum bedeckt, kranial ist sie von der Radix mesenterii, von der Pars inferior duodeni und vom Pankreaskopf überlagert.

Dicht unterhalb des Zwerchfells nimmt die V. cava inferior die Vv. phrenicae inferiores und die Vv. hepaticae auf. Im übrigen entsprechen ihre paarigen Wurzeln den paarigen Ästen der Aorta.

Cava-Cava-Anastomosen. Zwischen V. cava inferior und V. cava superior bestehen zahlreiche Verbindungen vermittels

- der V. lumbalis ascendens (s. unten),
- der Verbindung zwischen V. epigastrica inferior und V. epigastrica superior (S. 253),
- der V. epigastrica superior, die von oberflächlichen Vv. thoracoepigastricae Zufluß erhält (**Abb. 14.62**).

Besonderheiten. Folgende Besonderheiten im venösen System des Retroperitonealraums sind zu beachten. Die

- **Vv. lumbales** sind vor den Rippenfortsätzen der Lumbalwirbel durch Längsanastomosen, *V. lumbalis ascendens*, verbunden. Diese die V. iliaca communis und die Vv. lumbales verbindende Anastomose mündet *rechts* in die *V. azygos, links* in die *V. hemiazygos* (S. 534). Da die V. azygos in die V. cava superior mündet, ist durch diese Anastomose eine seitlich von der Wirbelsäule

gelegene Verbindung zwischen oberer und unterer Hohlvene hergestellt, ein Parallelkreislauf, der bei Obstruktionen der V. cava inferior große Bedeutung erlangt. Die

- **Vv. testiculares** gehen aus dem jederseitigen *Plexus pampiniformis* hervor. Die *rechte* V. testicularis mündet in die *V. cava inferior*, die *linke* gelangt unter dem Sigmoid *zur V. renalis sinistra*. Die
- **Vv. ovaricae** verhalten sich in ihrem Verlauf wie die Vv. testiculares. Die
- **Vv. renales** liegen vor den gleichnamigen Arterien und münden unterhalb des Ursprungs der A. mesenterica superior in die V. cava inferior. Die rechte ist nur kurz und wird von der Pars descendens duodeni bedeckt. Die linke ist länger und sehr viel dicker, verläuft ventral von der Bauchaorta nach rechts und ist vom Pankreas verdeckt.

> **Die Vena portae hepatis sammelt das mit Nährstoffen angereicherte Blut aus den unpaaren Bauchorganen und transportiert es zur Leber**

Die Pfortader (**Abb. 14.61 b**) entsteht   hinter dem Pankreaskopf (in Höhe des 2. Lendenwirbels) durch Zusammenfluß der

- V. splenica (lienalis) und der
- V. mesenterica superior.

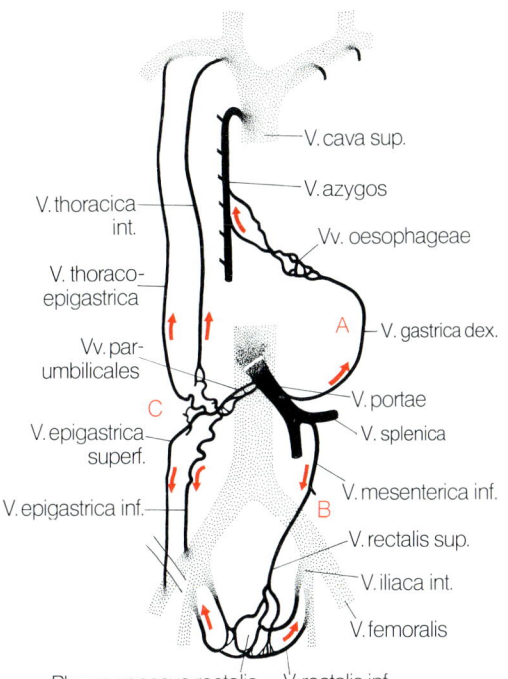

Abb. 14.62 Pfortader und portokavale Anastomosen. *Die Pfeile* geben die Strömungsrichtung des Pfortaderbluts bei einer Stauung in der V. portae an; *A* zu den Ösophagusvenen, *B* zu den Venen des Rektums, *C* zu den Beckenvenen und zur V. subclavia

V. splenica. Sie bildet sich aus 5–6 Ästen am Milzhilum und verläuft kaudal der A. splenica an der Hinterfläche des Pankreas. Sie nimmt auf die

- **Vv. pancreaticae** aus der Bauchspeicheldrüse,
- **Vv. gastricae breves** vom Magenfundus (Verlauf im Ligamentum gastrosplenicum),
- **V. gastroomentalis sinistra** von der großen Kurvatur des Magens.

V. mesenterica inferior. Sie mündet in der Regel in die V. splenica. Zuvor nimmt sie auf:

- **V. colica sinistra** vom Colon descendens
- **Vv. sigmoideae** vom Colon sigmoideum
- **V. rectalis superior** vom oberen Rektum

V. mesenterica superior. Sie verläuft lateral von der gleichnamigen Arterie im Mesenterium und dann hinter dem Pankreaskopf. Sie erhält Zuflüsse durch:

- **Vv. jejunales et ileales** vom Jejunum und Ileum
- **V. gastroomentalis dextra** von der großen Kurvatur des Magens
- **Vv. pancreaticae** aus der Bauchspeicheldrüse
- **Vv. pancreaticoduodenales** von Pankreaskopf und Duodenum

- **V. ileocolica** vom Dünndarm-Dickdarmübergang, die die *V. appendicularis* aufnimmt
- **V. colica dextra** vom Colon ascendens und
- **V. colica media** vom Colon transversum

Vena portae hepatis. Die Pfortader verläuft hinter der Pars superior duodeni dorsal im Ligamentum hepatoduodenale zwischen Ductus choledochus (rechts) und A. hepatica propria (links) und zieht zur Leberpforte. Während dieses Verlaufes treten in die V. portae ein:

- **V. praepylorica** von der Vorderseite des Pylorus
- **Vv. gastricae sinistra et dextra** von der kleinen Kurvatur des Magens
- **Vv. paraumbilicales**, kleine Venen, die mit dem Ligamentum teres hepatis verlaufen und Verbindungen zu oberflächlichen Bauchwandvenen herstellen
- **V. cystica** von der Gallenblase

> **Zwischen Pfortader und V. cava inferior bestehen portokavale Anastomosen**

Die portokavalen Anastomosen sind klinisch von großer Bedeutung, weil sie bei Stauungen in der V. portae hepatis bis zu einem gewissen Grad eine Ableitung des Blutes in die untere Hohlvene ermöglichen. Portokavale Anastomosen (Umgehungskreisläufe, **Abb. 14.62**), bestehen über:

- *Vv. paraumbilicales* zu den Venen der Bauchwand
- *V. coronaria gastri* (=V. gastrica dextra et sinistra, V. praepylorica) und die *Vv. gastricae breves* zu Ösophagusvenen
- *Venen des Rektums*
- *retroperitoneale Anastomosen*

> **Klinischer Hinweis.** In den Kapillargebieten bzw. in kleineren Venen der portokavalen Anastomosen kann es bei portaler Hypertension zu Varizenbildungen und auch zu Blutungen kommen. Besonders gefährlich und häufig sind bei portaler Hypertension *Ösophagusvarizen*. – Füllen sich die Venen der vorderen Bauchwand, Vv. paraumbilicales, mit Blut und erweitern sich, bildet sich im Umkreis des Nabels das *Caput medusae*. – Schließlich kann es zu Varizenbildungen im Gebiet des *Plexus venosus rectalis* (S. 638) kommen.

> **Im Spatium retroperitoneale sammeln sich die größeren ableitenden Lymphgefäße der unteren Extremitäten, der Beckeneingeweide, der Bauchhöhle und der Bauchwand. Eingeschaltet sind zahlreiche Lymphknoten**

Lymphgefäße (**Abb. 14.63**). Da bei den Lymphknoten die Zahl der zuführenden Lymphgefäße stets größer ist als die Zahl der wegführenden Gefäße, verringert sich die Zahl der Lymphgefäße, die von der unteren Körperhälf-

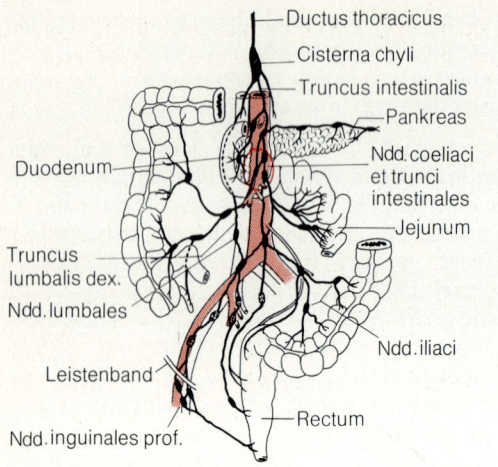

Abb. 14.63 Erläuterung zum Lymphabfluß aus dem Darmkanal. (Nach Töndury 1970)

.te aufsteigen. Sie sammeln sich zu den **Truncus lumbaris dexter et sinister**, die die Aorta begleiten.

In der Gekrösewurzel entsteht in der Umgebung des (arteriellen) Truncus coeliacus als 3. Lymphstrang der **Truncus intestinalis**, welcher die gesamte Darmlymphe und die Lymphe der anderen Baucheingeweide führt.

Alle 3 Stämme vereinigen sich hinter der Aorta in Höhe des Aortenschlitzes mit einer Erweiterung, **Cisterna chyli**, zum etwa 40 cm langen **Ductus thoracicus**, Milchbrustgang. Dieser stellt den unpaaren Hauptstamm des Lymphgefäßsystems dar und gelangt durch den Hiatus aorticus in das hintere Mediastinum. Er besitzt Klappen.

Regionäre Lymphknoten. Die regionären Lymphknoten der unpaaren Bauchorgane werden bei den einzelnen Organen besprochen. Folgende Lymphknotenstationen der Bauchhöhle sind wichtig:

- **Nodi lymphatici iliaci externi** liegen entlang der Vasa iliaca externa. Ihre Vasa efferentia ziehen zu den
- **Nodi lymphatici lumbales**, die links und rechts von den großen Gefäßen kettenartig angeordnet sind und außerdem die Lymphe der paarigen Organe aufnehmen.
- **Nodi lymphatici mesenterici**, etwa 200–300 Lymphknoten, liegen im Mesenterium.
- **Nodi lymphatici mesenterici inferiores, ileocolici, colici dextri, colici medii et colici sinistri**, die in den mit dem Dickdarm verbundenen Bauchfellfalten liegen
- **Nodi lymphatici gastrici dextri et sinistri** für den Lymphabfluß des Magens
- **Nodi lymphatici pancreaticolienales** stellen eine Lymphknotenkette dar, die vom Hilum der Milz längs der Vasa splenicae am oberen Rand des Pankreas entlangziehen.

- **Nodi lymphatici hepatici** liegen im Lig. hepatoduodenale des Omentum minus. Sie stehen mit Lymphknoten der Brusthöhle in Verbindung.

Nerven

Spinalnerven. Der **Plexus lumbosacralis**, der aus den ventralen Ästen der Spinalnerven L 1–S 3 gebildet wird, ist in **Abb. 14.64** dargestellt.

Die Endverzweigungen der **Nn. phrenici** gelangen als *Rr. phrenicoabdominales* in die Bauchhöhle, rechts durch das Foramen v. cavae, links ventrolateral der Herzspitze durch eine eigene Spalte im Diaphragma. Sie versorgen das Peritoneum an der Unterfläche des Zwerchfells, auf der Facies visceralis der Leber, auf dem Duodenum und auf dem Pankreaskopf.

Vegetative Nerven. Truncus sympathicus. Der Brustteil des Grenzstrangs, Truncus sympathicus, gelangt zwischen dem lateralen und medialen Schenkel der Pars lumbalis des Zwerchfells ins Spatium retroperitoneale und setzt sich in den Bauchteil fort (**Abb. 14.65**). Dieser

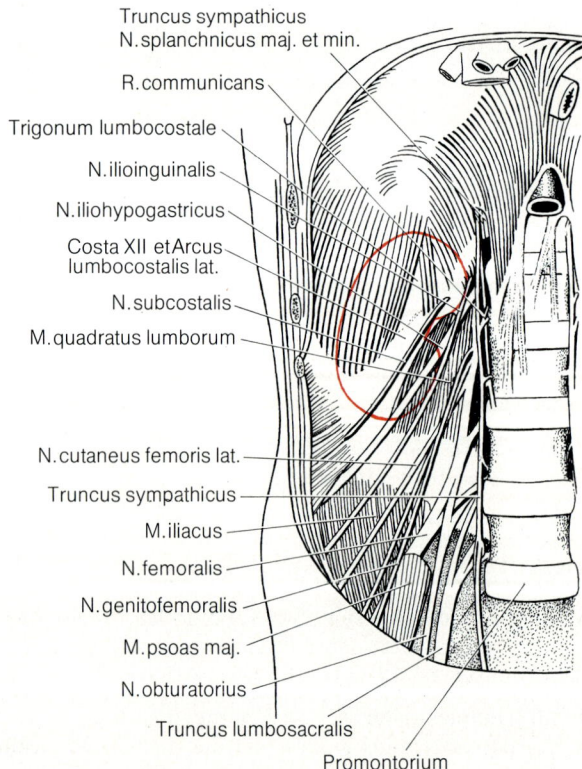

Abb. 14.64 Dorsale Bauchwand. Darstellung des Plexus lumbosacralis mit seinen Ästen. Der M. psoas ist zum größten Teil entfernt, um den Plexus lumbalis freizulegen

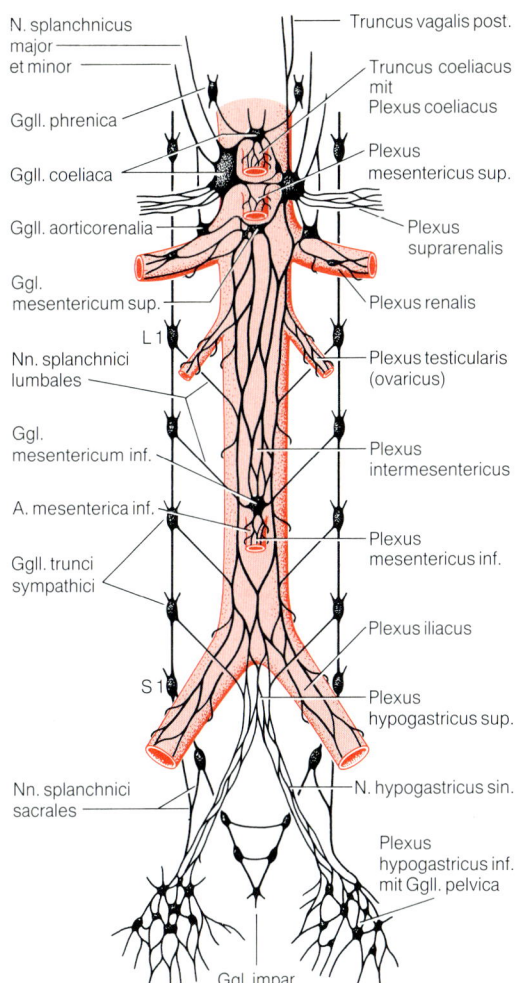

N. splanchnicus major et minor

Ggll. phrenica

Ggll. coeliaca

Ggll. aorticorenalia

Ggl. mesentericum sup.

L 1

Nn. splanchnici lumbales

Ggl. mesentericum inf.

A. mesenterica inf.

Ggll. trunci sympathici

S 1

Nn. splanchnici sacrales

Truncus vagalis post.

Truncus coeliacus mit Plexus coeliacus

Plexus mesentericus sup.

Plexus suprarenalis

Plexus renalis

Plexus testicularis (ovaricus)

Plexus intermesentericus

Plexus mesentericus inf.

Plexus iliacus

Plexus hypogastricus sup.

N. hypogastricus sin.

Plexus hypogastricus inf. mit Ggll. pelvica

Ggl. impar

Abb. 14.65 Grenzstrang des Sympathikus, Plexus aorticus abdominalis und prävertebrale Ganglien. Die in den Plexus coeliacus einstrahlenden Nn. vagi sind nicht eingezeichnet

besteht auf jeder Seite aus einer Kette von etwa *4 Ganglien*, die jeweils am ventrolateralen Umfang der Lendenwirbelkörper liegen. Sie besitzen lange *Rr. communicantes*, die unter den sehnigen Ursprüngen des M. psoas hindurchziehen und den Spinalnerven Fasern zuführen. Die Grenzstrangganglien stehen ferner durch Rr. communicantes sowohl untereinander als auch mit prävertebralen Ganglien in Verbindung. Diese liegen auf der ventralen Fläche der Aorta und sind durch ein schwer entwirrbares Nervenfasergeflecht, *Plexus aorticus abdominalis*, miteinander verbunden.

Plexus coeliacus und vegetative Ganglien. Der Plexus coeliacus ist ein mächtiges Geflecht vegetativer Nerven, das die Ursprünge des Truncus coeliacus, der A. mesenterica superior und der Nierenarterien umgibt. Nach kaudal setzt sich das Geflecht in den Plexus aorticus abdominalis fort.

Zu diesen Geflechten gehören in der Umgebung der großen Bauchgefäße die **Ganglia coeliaca**, im Einzelnen sind dies:

- Ganglion coeliacum dextrum hinter der V. cava inferior und dem Pankreaskopf
- Ganglion coeliacum sinistrum oberhalb des Pankreaskörpers in der Hinterwand der Bursa omentalis
- Ganglion mesentericum superius an der Wurzel der A. mesenterica superior
- Ganglia aorticorenalia jederseits auf der Aorta an der Abgangsstelle der Nierenarterien
- Ganglion mesentericum inferius um den Anfang der A. mesenterica inferior

Diese prävertebralen sympathischen Ganglien empfangen *präganglionäre Fasern* aus den Brustsegmenten 5–11 des Rückenmarks in Gestalt der *Nn. splanchnici major et minor*. Diese durchdringen das Zwerchfell, spalten sich in mehrere Äste auf und gelangen in die prävertebralen Ganglien. Das Ganglion mesentericum inferius erhält zusätzlich Signale über den lumbalen Teil des Grenzstranges.

Die *postganglionären Fasern* sind für die Bauchorgane bestimmt und erreichen ihre Versorgungsgebiete unter weiterer Geflechtbildung in Begleitung der Arterien, z. B. als Plexus suprarenalis, Plexus renalis, Plexus hepaticus, Plexus lienalis, Plexus gastricus. Aus ihnen gehen weitere Organgeflechte hervor.

Der Plexus aorticus abdominalis teilt sich am Ende der Bauchaorta in 3 Geflechte auf:

- 2 Plexus iliaci, die mit den Aa. iliacae communes verlaufen
- Plexus hypogastricus superior. Dieser setzt sich als breites Geflecht in das kleine Becken hinein fort, wo er sich in die paarigen Nn. hypogastrici (eigentlich langgezogene Plexus) teilt. Sie strahlen beiderseits in den Plexus hypogastricus inferior (Plexus pelvicus) ein. In den Plexus sind zahlreiche Ganglien, Ganglia pelvica, eingestreut.

Nervi vagi. Die Nn. vagi bilden am thorakalen Ösophagus (S. 535) den *Plexus oesophagealis*. Dieser setzt sich als *Truncus vagalis anterior et posterior* in die Bauchhöhle hinein fort. Der dorsale Truncus führt seine Fasern zum Plexus coeliacus, der vordere endet im Plexus gastricus.

15 Becken und Beckeneingeweide

Dieses Kapitel schließt eng an die Ausführungen über die Beckenwände an: knöchernes Becken S. 321, Bänderbecken S. 322, Beckenwandmuskulatur S. 344. Ferner bestehen zwischen den Eingeweiden des Beckens und des Bauches vielfache, untrennbare Verbindungen: zum Verdauungskanal S. 556, zu den harnbereitenden Organen S. 593, die zusammen mit den inneren Geschlechtsorganen aus dem intermediären Mesoderm hervorgegangen sind S. 625, sowie zu allen Leitungsbahnen S. 606. Kenntnisse über diese Strukturen erleichtern das Verständnis der folgenden Ausführungen. Informieren Sie sich daher an den angegebenen Stellen.

15.1 Pelvis, Becken

Befreit von den Beckeneingeweiden umschließen die Beckenwände einen trichterförmigen Raum (**Abb. 15.1 a**), der nach kranial offen mit der Bauchhöhle kommuniziert. Nach kaudal verengt sich der Beckentrichter und wird von der Beckenbodenmuskulatur verschlossen. Für die Auskleidung der Beckenhöhle sorgen Muskeln, deren Faszien sich auf die Oberfläche der Beckeneingeweide fortsetzen. Schließlich bestehen im Becken zahlreiche Bindegewebsräume (**Abb. 15.1 b**).

15.1.1 Beckenboden

Lernziele

Diaphragma pelvis • M. levator ani •
M. coccygeus • Levatorspalt •
Diaphragma urogenitale •
M. transversus perinei profundus •
M. transversus perinei superficialis •
Centrum tendineum perinei •
M. sphincter ani externus •
M. ischiocavernosus •
M. bulbospongiosus

Der Beckenboden verschließt die Körperhöhle nach kaudal, bietet aber funktionsgerechte Öffnungen für Urogenitalorgane und Darm.
Der Beckenboden (**Abb. 15.1, 15.2**) gliedert sich in:

- Diaphragma pelvis
- Diaphragma urogenitale

Diaphragma pelvis. Es besteht im wesentlichen aus einer muskulären, trichterförmigen Schlinge. Sie wird gebildet vom

- M. levator ani, der vorne einen Spalt, *Levatorspalt*, umfaßt, und vom
- M. coccygeus.

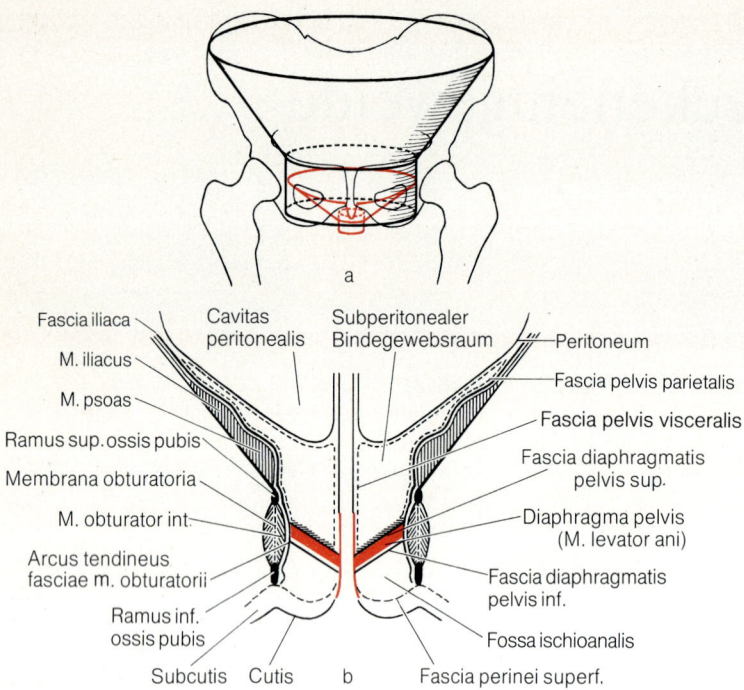

Fascia iliaca
M. iliacus
M. psoas
Ramus sup. ossis pubis
Membrana obturatoria
M. obturator int
Arcus tendineus fasciae m. obturatorii
Ramus inf. ossis pubis
Subcutis   Cutis   b

Cavitas peritonealis
Subperitonealer Bindegewebsraum

Peritoneum
Fascia pelvis parietalis
Fascia pelvis visceralis
Fascia diaphragmatis pelvis sup.
Diaphragma pelvis (M. levator ani)
Fascia diaphragmatis pelvis inf.
Fossa ischioanalis
Fascia perinei superf.

a

Bedeckt wird die Muskulatur des Diaphragma pelvis an ihrer Ober- bzw. Unterseite von der

- Fascia diaphragmatis pelvis superior bzw. der
- Fascia diaphragmatis pelvis inferior.

Diaphragma urogenitale. Es verschließt den Levatorspalt von unten. Wichtigste Bestandteile des Diaphragma urogenitale sind:

- M. transversus perinei profundus
- M. transversus perinei superficialis
- Fascia diaphragmatis urogenitalis superior
- Membrana perinei, auch als Fascia diaphragmatis urogenitalis inferior bezeichnet
- Lig. transversum perinei, das zwischen Lig. arcuatum pubis (S. 322) und Vorderrand des M. transversus perinei profundus liegt. In seinem Bereich sind die beiden Fasciae diaphragmaticae urogenitales vereinigt.

Hinweis. Durch das Diaphragma urogenitale treten beim Mann die Urethra, bei der Frau Urethra und Vagina. Zwischen Lig. arcuatum und Lig. transversum perinei gelangen die V. dorsalis penis bzw. clitoridis ins Becken.

M. levator ani (**Abb. 15.2, 15.11**). Dieser Muskel ist der wichtigste Bestandteil des Diaphragma pelvis.

Das *Ursprungsfeld* des M. levator ani (**Abb. 15.3**) beginnt unter dem Bogen der Symphyse an der Hinterfläche des Os pubis. Von dort setzt es sich seitlich über einen Verstärkungsstreifen der Faszie des M. obturator internus fort. Dieser *Arcus tendineus m. levatoris ani* ver-

läuft unter dem Canalis obturatorius auf die Spina ischiadica zu.

Durch Vereinigung in einer medialen Sehnennaht (Raphe) bilden die Fasern des M. levator ani beider Seiten eine Muskelschlinge, deren größter Teil das Rektum von hinten umfaßt. Die medialen freien Ränder der Schlinge vereinigen sich vor dem Rektum und begrenzen den *Levatorspalt* (Durchtritte S. 623).

Im einzelnen gliedert sich der M. levator ani (**Abb. 15.2 a**) in einen

- medialen Teil (früher Pars pubica) und einen
- lateralen Teil (früher Pars iliaca).

Der *mediale Teil* ist mehr oder weniger deutlich in 2 übereinanderliegenden Platten angeordnet.

- Die kraniale Platte bildet der *M. pubococcygeus*, von dem als *M. levator prostatae* bzw. M. *pubovaginalis* bezeichnete Faserzüge zur Prostata bzw. zur Vagina ziehen, oder an diesen Organen vorbei das *Centrum tendineum perinei* erreichen (s. unten). Die übrigen Fasern des M. pubococcygeus ziehen zum Os coccygis.
- Die kaudale Platte wird als *M. puborectalis* bezeichnet. Seine Fasern verlaufen am Rektum vorbei, verbinden sich dann hinter dem Rektum mit den Fasern der Gegenseite zu einer Muskelschlinge.

Der *laterale Teil* des M. levator ani ist der

- *M. iliococcygeus.* Seine Fasern treffen sich mit denen der Gegenseite im *Lig. anococcygeum*, einem derben Bindegewebszug zwischen Anus und Os coccygis.

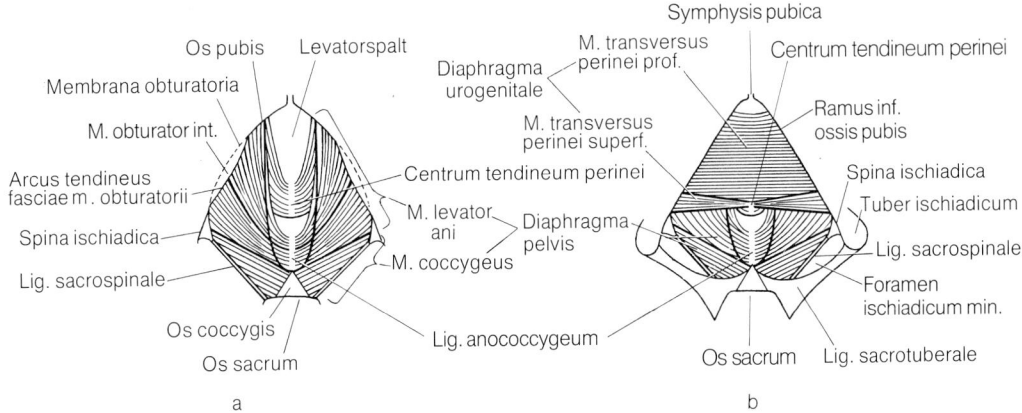

Abb. 15.2 a, b Schematische Darstellung der Beckenbodenmuskulatur. **a** das Diaphragma pelvis, **b** das Diaphragma urogenitale (Ansicht von unten)

Innervation. Zusammen mit dem M. coccygeus wird der M. levator ani von den Nn. sacrales III-V innerviert.

M. coccygeus (Abb. 15.3). Er ergänzt den M. levator ani zum Diaphragma pelvis. *Ursprung*: Teilweise von der Spina ischiadica, teilweise vom Lig. sacrospinale, in das er eingewebt ist. *Ansatz*: Rand und Innenfläche des Os coccygis, unterster Sakralwirbel.

Hinweis. M. levator ani, M. coccygeus und M. piriformis (S. 345) sind dachziegelartig angeordnet. Sie beteiligen sich bei der Frau am Aufbau des Geburtskanals. Ihrer nach vorne offenen Schlinge kommt für die Belastungsfähigkeit des Damms unter der Geburt besondere Bedeutung zu (**Abb. 15.56**, S. 680).

M. transversus perinei profundus (Abb. 15.2 b). Es handelt sich um eine trapezförmige Muskelplatte, die sich im Schambogen vom Ramus inferior ossis pubis der einen Seite zu dem der Gegenseite erstreckt. Aus dem M. transversus perinei profundus scheren Faserzüge aus, die beim Mann als *M. sphincter urethrae* die Pars membranacea der Urethra (S. 652) bzw. bei der Frau als *M sphincter urethrovaginalis* Urethra und Vagina umfassen. Von hier aus ziehen weitere Faserzüge beim Mann zur Prostata, bei der Frau in die Muskelwand der Vagina.

M. transversus perinei superficialis. Er besteht aus einzelnen in Fettgewebe eingebetteten Faserbündeln, die den Hinterrand der Muskelplatte des M. transversus perinei profundus ergänzen. Der M. transversus perinei superficialis liegt außerhalb der Membrana perinei (S. 624).

Centrum tendineum perinei (Abb. 15.2 a). Im Centrum tendineum grenzen Regio urogenitalis und Regio analis aneinander. Es besteht aus straffem kollagenem Bindegewebe und glatter Muskulatur. Das Centrum tendineum perinei steht mit den Faszien bzw. Raphen des M. levator ani, des M. transversus perinei profundus sowie mit dem M. bulbospongiosus (s. unten) und dem tiefen Teil des M. sphincter ani externus in Verbindung. Durch diese muskulären Verknüpfungen ist das Centrum tendi-

neum perinei nach allen Seiten gespannt und verleiht dem Damm seine typische Festigkeit. Auf der Innenseite sitzt dem Centrum tendineum perinei das Septum rectovesicale bzw. rectovaginale (s. unten) auf. Das Centrum tendineum perinei ist auch mit den Faszien um Prostata, Rektum, Urethra und Vagina verbunden.

Hinweis. Raphen sind „anatomische Nähte" als Verwachsungslinien bilateral-symmetrischer Körperteile.

M. sphincter ani externus, M. bulbospongiosus (Abb. 15.11). Beide Muskeln liegen der bisher besprochenen Beckenbodenmuskulatur von unten an und sind am Centrum tendineum perinei befestigt. Oberflächliche Fasern gehen ineinander über und bilden zusammen eine 8, deren Knoten über dem Centrum tendineum liegt.

Der *M. sphincter ani externus*, besonders seine tiefe Schicht gehört zum Verschlußapparat des Anus und wird deshalb dort im Zusammenhang besprochen (S. 636).

Der *M. bulbospongiosus* umgreift *beim Mann* den Schwellkörper, von einer medianen Raphe auf dem Corpus spongiosus und vom Centrum tendineum perinei aus (S. 651). Seine Fasern erreichen teilweise den Penisrücken, teilweise treten sie an die Membrana perinei heran. Durch reflektorische Kontraktion komprimieren sie den Bulbus penis und wirken auf die Harnröhre und deren Inhalt. *Bei der Frau* umgreift der Muskel auf jeder Seite den Bulbus vestibuli (S. 668) und bildet die Begrenzung des Vestibulum vaginae. Seine Fasern befestigen sich an der Klitoris und an der Fascia diaphragmatis urogenitalis inferior.

M. ischiocavernosus. Er liegt seitlich in der Regio urogenitalis. Vom Ramus ossis ischii zieht er über das Crus penis/clitoridis auf den Rücken des Penis bzw. der Klitoris, wo er sich mit dem Muskel der Gegenseite trifft. Er wirkt auf die Schwellkörper.

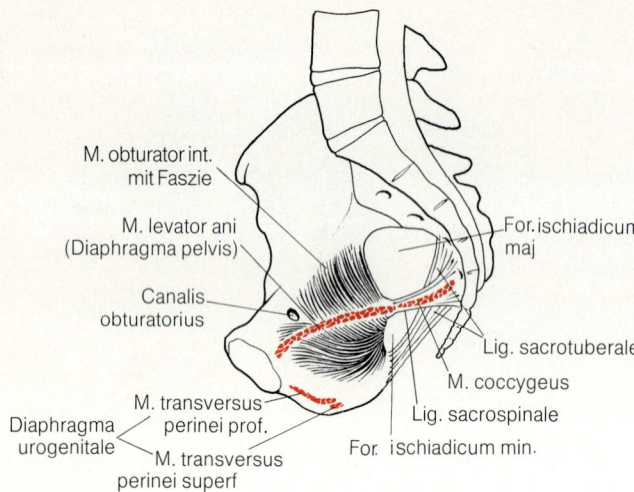

M. obturator int.
mit Faszie

M. levator ani
(Diaphragma pelvis)

Canalis
obturatorius

For. ischiadicum
maj

Diaphragma
urogenitale

M. transversus
perinei prof.

M. transversus
perinei superf

Lig. sacrotuberale

M. coccygeus

Lig. sacrospinale

For. ischiadicum min.

Abb. 15.3 Ursprungsfelder der Beckenbodenmuskulatur (*rot*) im kleinen Becken

Innervation. M. transversus perinei profundus, M. transversus perinei superficialis, M. sphincter ani externus, M. bulbocavernosus und M. ischiocavernosus werden von Ästen des N. pudendus innerviert (S. 376).

15.1.2 Faszien und Bindegewebsräume

> **Lernziele**
>
> Peritoneum • Excavatio rectovesicalis • Lig. latum uteri • Excavatio vesicouterina • Excavatio rectouterina • Fascia pelvis parietalis • Fascia pelvis visceralis • Interfasziale Bindegewebsräume • Fascia diaphragmatis pelvis inferior • Membrana perinei • Fascia perinei superficialis • Fossa ischioanalis

Durch Peritoneum und Fascia perinei superficialis werden ober- und unterhalb des muskulären Beckenbodens funktionell und klinisch wichtige Bindegewebsräume gebildet.

Abdominalseite. Beckenwand und Beckenboden werden zur Beckenhöhle hin von lockerem Bindegewebe bedeckt, dessen Grenzschichten als **Fascia pelvis** bezeichnet werden (**Abb. 15.1.**). Sie setzt sich nach oben in die Faszien des Abdominalraums fort, z. B. Fascia transversalis der Bauchmuskeln, und ist damit Teil der inneren Faszie der Leibeshöhle.

Die Fascia pelvis gliedert sich in:

- Fascia pelvis parietalis
- Fascia pelvis visceralis

Fascia pelvis parietalis. Sie besteht aus verschiedenen Muskelfaszien:

- *Fascia obturatoria* des M. obturator internus – allerdings nur bis zum Arcus tendineus m. levatoris ani (s. oben), der kaudale Teil der Fascia obturatoria hat nichts mit der Beckenhöhle zu tun
- *Fascia diaphragmatis pelvis superior* des M. levator ani

Fascia pelvis visceralis. Die Fascia pelvis parietalis setzt sich dort, wo Organe durch den Beckenboden hindurchtreten, in die Fascia pelvis visceralis fort. Die Fascia pelvis visceralis bekleidet alle Beckenorgane, jedoch in unterschiedlicher Ausbildung. Besonders benannt ist lediglich die derbe *Fascia prostatae*.

Peritoneum und subperitonealer Bindegewebsraum (**Abb. 15.4**). Das Peritoneum reicht weit in die Beckenhöhle hinein, *Peritoneum urogenitale*. Es bedeckt einige Beckenorgane, z.B. Harnblase, Rektum und bei der Frau zusätzlich den Uterus mit Adnexen (Ovar und Eileiter). Stellenweise bildet es zwischen den Beckeneingeweiden Buchten. Beim Mann handelt es sich um die *Excavatio rectovesicalis* (**Abb. 15.4a**). Bei der Frau wird durch das Einschieben von Uterus mit Adnexen und Halteeinrichtungen zwischen Harnblase und Rektum eine große Peritonealfalte aufgeworfen, *Lig. latum uteri*. Dies bedingt die *Excavatio vesicouterina* und hinter dem Lig. latum uteri die *Excavatio rectouterina*, Douglas-Raum (**Abb. 15.4b**). Den Eingang in die Excavatio rectouterina begrenzt eine Bauchfellfalte, *Plica rectouterina*.

Stellenweise ist das subperitoneale Bindegewebe verdichtet und läßt sich künstlich zu Faserzügen, „Ligamenta", separieren (**Abb. 15.5**). Die sagittalen Faserzüge enthalten glatte Muskulatur.

Es lassen sich Faserzüge in 2 Vorzugsrichtungen unterscheiden:

- sagittale Bandzüge, die die Eingeweide an die Vorder- bzw. Hinterwand des Beckens bzw. an die Nachbarorgane anbinden. Die Bänder werden entsprechend ihrem Ursprung und Ansatz benannt:
  - *Lig. pubovesicale*
  - *Lig. puboprostaticum beim Mann*
- transversale Bandzüge, mit denen eine Befestigung der Organe an der lateralen Beckenwand erreicht wird. Hier ist das von den Klinikern als *Lig. cardinale* bezeichnete parazervikale Bindegewebe mit vegetativen Nervennetzen und Gefäßen zum Uterus zu nennen.

Die **Masse des Bindegewebes** im subperitonealen Raum besteht jedoch aus lockerem Bindegewebe. Darin quer verlaufende lamellenartige Faserzüge bilden beim Mann zwischen Rektum und Harnblase das frontal stehende *Septum rectovesicale*. Die kaudalen Anteile dieses Septums münden in das Centrum tendineum perinei ein. Bei der Frau bilden gleichartig angeordnete Bindegewebslamellen zwischen Rektum und Vagina das *Septum rectovaginale*.

Abb. 15.4 a, b Übersicht über die Beckenorgane und die Peritonealverhältnisse
a im männlichen Becken und **b** im weiblichen Becken. Medianer Sagittalschnitt

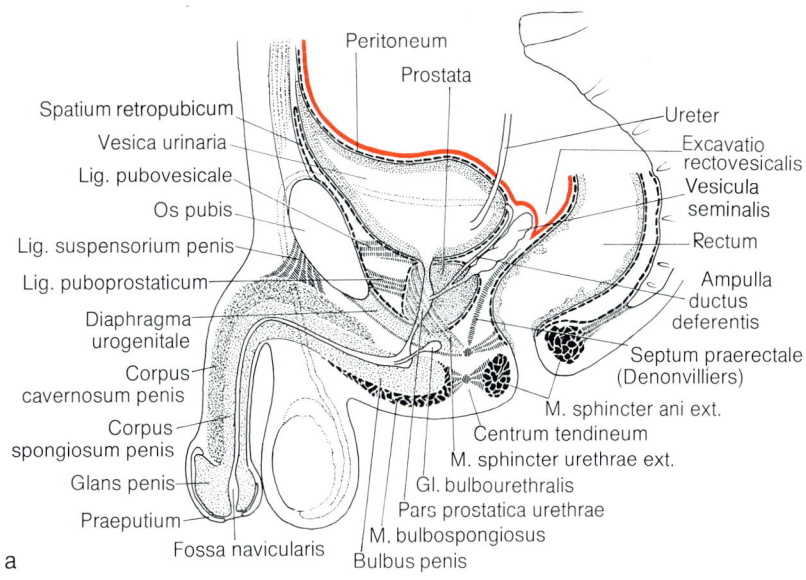

Peritoneum
Prostata
Spatium retropubicum
Vesica urinaria
Lig. pubovesicale
Os pubis
Lig. suspensorium penis
Lig. puboprostaticum
Diaphragma urogenitale
Corpus cavernosum penis
Corpus spongiosum penis
Glans penis
Praeputium
Fossa navicularis
Ureter
Excavatio rectovesicalis
Vesicula seminalis
Rectum
Ampulla ductus deferentis
Septum praerectale (Denonvilliers)
M. sphincter ani ext.
Centrum tendineum
M. sphincter urethrae ext.
Gl. bulbourethralis
Pars prostatica urethrae
M. bulbospongiosus
Bulbus penis

a

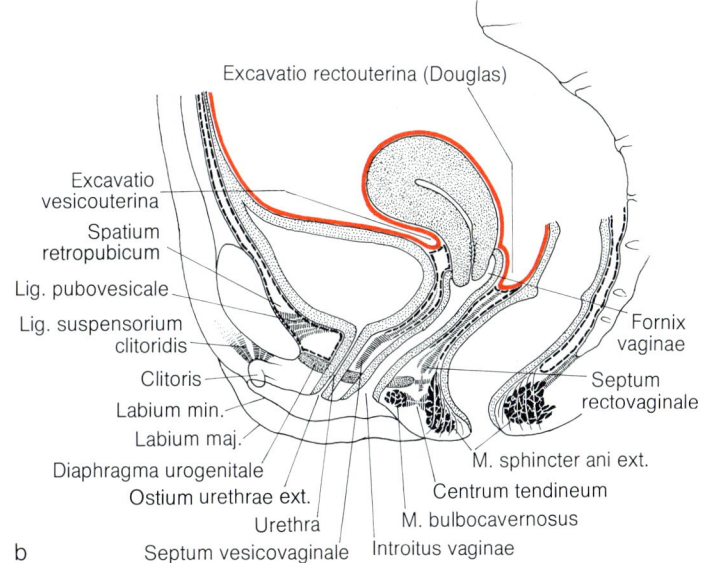

Excavatio rectouterina (Douglas)
Excavatio vesicouterina
Spatium retropubicum
Lig. pubovesicale
Lig. suspensorium clitoridis
Clitoris
Labium min.
Labium maj.
Diaphragma urogenitale
Ostium urethrae ext.
Urethra
Septum vesicovaginale
Fornix vaginae
Septum rectovaginale
M. sphincter ani ext.
Centrum tendineum
M. bulbocavernosus
Introitus vaginae

b

Damit entstehen im Spatium subperitoneale mehrere
mit lockerem Bindegewebe erfüllte Räume (**Abb. 15.6**):

- um die Harnblase
- Spatium retropubicum vor der Harnblase (Paracystium)
- um das Rektum (Paraproctium)
- Parametrium um den Uterus
- um die Vagina (Parakolpium)

Dieses Bindegewebe ermöglicht Verschiebungen der
Beckeneingeweide gegeneinander.

Außerdem enthält das subperitoneale Bindegewebe
Gefäß- und Nervenstraßen (s. unten), sowie vegetative
Nervenplexus und ausgedehnte venöse Plexus.

Unterseite. Entsprechend den Faszien, die den
Beckenboden oben bedecken, sind Faszien auch auf der
Unterseite vorhanden (**Abb. 15.1 b**):

- *Fascia diaphragmatis pelvis inferior* am M. levator ani
- *Membrana perinei* am M. transversus perinei profun-
  dus
  Hinzu kommt die
- *Fascia perinei superficialis*; sie folgt als Fortsetzung der
  allgemeinen Körperfaszie dem Verlauf der Haut.

Der größte „Raum" auf der Außenseite des Beckenbodens ist die Fossa ischioanalis (S. 622).

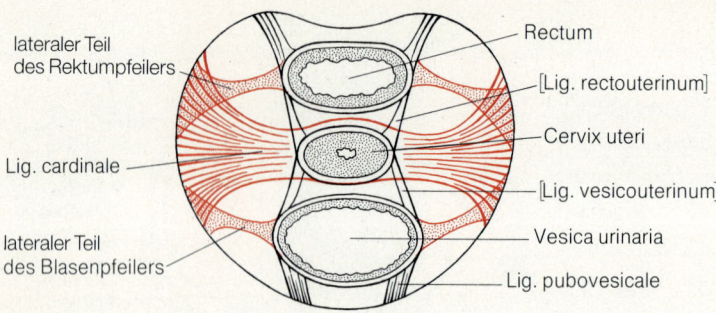

lateraler Teil
des Rektumpfeilers

Rectum

[Lig. rectouterinum]

Lig. cardinale

Cervix uteri

[Lig. vesicouterinum]

lateraler Teil
des Blasenpfeilers

Vesica urinaria

Lig. pubovesicale

Abb. 15.5   Schematische Darstellung des Band-apparats für die Organe des weiblichen Beckens im subperitonealen Bindegewebe

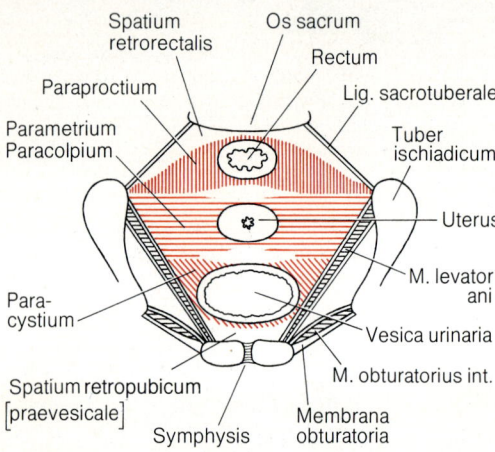

Spatium
retrorectalis

Os sacrum

Rectum

Paraproctium

Lig. sacrotuberale

Parametrium
Paracolpium

Tuber
ischiadicum

Uterus

M. levator
ani

Para-
cystium

Vesica urinaria

M. obturatorius int.

Spatium retropubicum
[praevesicale]

Symphysis

Membrana
obturatoria

Abb. 15.6   Schematische Darstellung der subperitonealen Bindegewebsräume des weiblichen Beckens

15.1.3 Leitungsbahnen

Lernziele

A. iliaca externa, A. iliaca interna: Lage, Verlauf, Äste, Versorgungsgebiete • Venen und Lymphgefäße: Lage, Verlauf, Äste, Drainagegebiete • Somatische und vegetative Beckennerven: Herkunft, Verlauf, Äste, Versorgungsgebiete

Die Leitungsbahnen für die intrapelvinen Organe und deren Körperöffnungen verlaufen durch die Bindegewebsräume ober- und unterhalb des Diaphragma pelvis. Alle Gefäße und Nerven sind im lockeren Bindegewebe des subperitonealen Raums verschieblich und können sich den unterschiedlichen Füllungszuständen der Organe anpassen. Nach Lage und Zielgebiet werden bei den Leitungsbahnen des Beckens unterschieden:

• parietale Anteile
• viszerale Anteile

Die **parietalen Anteile** liegen der seitlichen Beckenwand an, versorgen die wandbildende Muskulatur und verlas-sen z. T. den Beckenraum durch das Foramen ischiadicum majus bzw. den Canalis obturatorius. Einige kehren zur Versorgung der Regio perinealis durch das Foramen ischiadicum minus in die Fossa ischioanalis zurück.

Das Zielgebiet der **viszeralen Anteile** sind die Beckeneingeweide.

Arterien

Die paarige A. iliaca communis (**Abb. 15.7**) teilt sich vor der Articulatio sacroiliaca in Höhe des präsakralen Discus intervertebralis in:

• A. iliaca externa
• A. iliaca interna

A. iliaca externa. Die A. iliaca externa verläuft im locke-ren retroperitonealen Bindegewebe parallel zur Linea terminalis auf der medialen Seite des M. psoas zur Lacuna vasorum (S. 378). Hier unterkreuzt sie das Leisten-band und wird zur A. femoralis. Zuvor gibt sie im Beckenbereich die *A. circumflexa iliaca profunda* und *A. epigastria inferior* ab (**Abb. 10.17**, S. 251).

A. iliaca interna. Die A. iliaca interna dient der Ge-fäßversorgung des Beckens. Sie folgt der Gelenklinie der Articulatio sacroiliaca ins kleine Becken und gibt zahlrei-che stark variierende Äste ab. Diese gliedern sich in:

• parietale dorsale Äste
• einen parietalen ventralen Ast
• viszerale Äste

Parietale dorsale Äste (**Abb. 15.7**):

• **A. iliolumbalis**. Sie gelangt nach einem Verlauf hinter der A. iliaca interna und unter dem M. psoas major in die Fossa iliaca. Äste:
  – R. lumbalis zum M. psoas und M. quadratus lum-borum
  – R. iliacus in der Fossa iliaca
• **Aa. sacrales laterales** (gelegentlich aus der A. glutaea-lis superior). Sie ziehen zu den Foramina sacralia pelvi-na und in den Sakralkanal.

Abb. 15.7 Arterien im subperitonealen Bindegewebe des Beckens. Die *roten Felder* zeigen die terminalen Gefäßnetze an

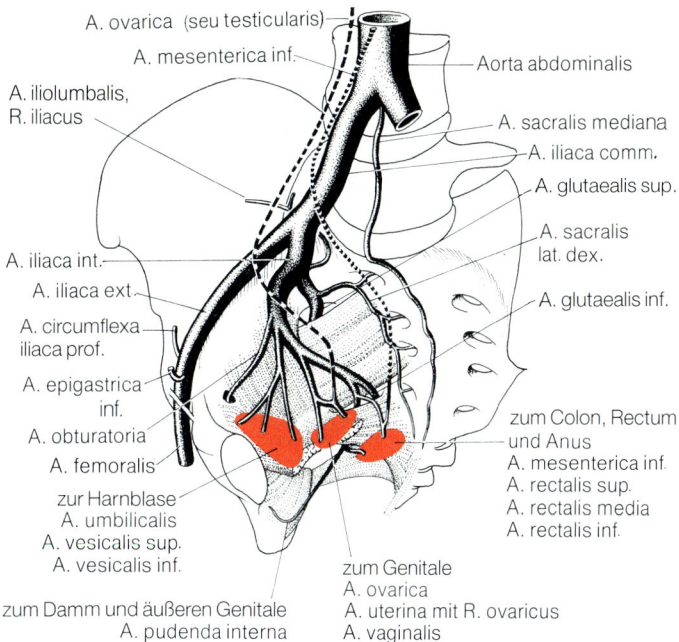

A. ovarica (seu testicularis)
A. mesenterica inf.
Aorta abdominalis
A. iliolumbalis, R. iliacus
A. sacralis mediana
A. iliaca comm.
A. glutaealis sup.
A. iliaca int.
A. iliaca ext.
A. sacralis lat. dex.
A. circumflexa iliaca prof.
A. glutaealis inf.
A. epigastrica inf.
A. obturatoria
zum Colon, Rectum und Anus
A. femoralis
A. mesenterica inf.
A. rectalis sup.
zur Harnblase
A. rectalis media
A. umbilicalis
A. rectalis inf.
A. vesicalis sup.
A. vesicalis inf.
zum Genitale
A. ovarica
A. uterina mit R. ovaricus
zum Damm und äußeren Genitale
A. pudenda interna
A. vaginalis

- **A. glutaealis superior** (**Abb. 10.98**). Das Gefäß verläßt den Beckenraum durch das Foramen suprapiriforme. Dann versorgt es mit einem
  - R. superficialis den M. glutaeus maximus und den M. glutaeus medius (oberer Teil) sowie mit einem
  - R. profundus die Mm. glutaeus medius (unterer Teil) et minimus.
- **A. glutaealis inferior** (**Abb. 10.98**). Sie verläßt den Beckenraum durch das Foramen infrapiriforme. Sie beteiligt sich an der Versorgung des M. glutaeus maximus und der kleinen Hüftmuskeln. Sie bildet zahlreiche Anastomosen mit der A. glutaealis superior, A. obturatoria und A. circumflexa femoris.
- **A. pudenda interna**. Sie verläßt den Beckenraum durch das Foramen infrapiriforme, schlingt sich um das Lig. sacrospinosum und gelangt so durch das Foramen ischiadicum minus in die Fossa ischioanalis. Dort legt sich das Gefäß eng dem unteren Schambeinast an und verläuft im *Canalis pudendalis* (Alcock-Kanal), einer Duplikatur der Faszie des M. obturator internus, zur Regio urogenitalis. Ihre wichtigsten Äste sind:
  - A. rectalis inferior zum Canalis analis
  - tiefere Äste (Verlauf im Spatium perinei profundum) versorgen *beim Mann* als A. bulbi penis, A. urethralis, A. dorsalis penis und A. profunda penis Penis und Harnröhre, *bei der Frau* als A. bulbi vestibuli, A. dorsalis clitoridis und A. profunda clitoridis die Vulva
  - oberflächliche Äste (im Spatium perinei superficiale): A. perinealis, die den M. bulbospongiosus und

den M. ischiocavernosus versorgt, und Rr. scrotales/labiales

Parietaler ventraler Ast (**Abb. 15.7**):

- **A. obturatoria**. Dieses Gefäß läuft nach ventral und gibt Äste an den M. obturator internus und den M. iliopsoas ab. Sie verläßt das kleine Becken durch den Canalis obturatorius. Vorher gibt sie den
  - R. pubicus ab, der mit dem R. pubicus der A. epigastrica inferior anastomosiert (S. 252); danach einen
  - R. anterior
  - R. posterior
  - R. acetabularis, der im Lig. capitis femoris zum Oberschenkelkopf verläuft.

Viszerale Äste (**Abb. 15.7**):

- **A. umbilicalis**. Es handelt sich um den proximalen Rest einer ursprünglich im Lig. umbilicale mediale und in der Nabelschnur zur Plazenta ziehenden A. umbilicalis (S. 127, 508). Äste:
  - A. ductus deferentis
  - Aa. vesicales superiores zu den oberen und mittleren Teilen der Harnblase
- **A. vesicalis inferior** zum Harnblasengrund. Sie gibt beim Mann Rami zur Prostata und zur Vesicula seminalis, bei der Frau zur Vagina ab.
- **A. rectalis media** zum Rektum, wo sie mit der A. rectalis superior und A. rectalis inferior anastomosiert. Sie gibt beim Mann Äste zur Prostata und zur Vesicula seminalis, bei der Frau zum unteren Scheidenabschnitt ab.

- **A. uterina**. Sie entspricht der A. ductus deferentis des Mannes. Das Gefäß verläuft im Ligamentum latum über den Ureter hinweg zur Cervix uteri und dann geschlängelt seitlich am Uterus aufwärts. Äste:
  - Rr. vaginales absteigend zur Scheide (**Abb. 15.43**)
  - R. ovaricus im Lig. ovarii proprium (s. unten) zum Ovar; dieser bildet eine Anastomose mit der A. ovarica
  - R. tubarius zur Tuba uterina
- **A. vaginalis** zum oberen Scheidenabschnitt

Venen

Die Venen schließen sich den Arterien an (**Abb. 15.8**).

Der venöse Abfluß aus der Dammregion erfolgt im wesentlichen durch Venen, die den Arterien gleichnamig sind, zur *V. pudenda interna*. Außerdem bilden oberflächliche Venen dieser Gegend durch ausgiebige Anastomosen einen Plexus, der über die *Vv. pudendae externae* zur V. femoralis abfließt und auch noch Verbindungen zur V. obturatoria hat. Besonderheiten liegen insofern vor, als der Blutrückfluß aus den *Vv. dorsales superficiales penis/clitoridis* zur V. femoralis, der *V. dorsalis profunda penis* zum Plexus prostaticus, der *V. dorsalis profunda clitoridis* teilweise zum Plexus vesicalis erfolgt.

Für die **viszeralen Äste**, die den Arterien entsprechen, ist charakteristisch, daß sie von ausgedehnten Geflechten, *Plexus venosi*, um die Beckenorgane ausgehen: *Plexus venosus sacralis, rectalis, vesicalis, prostaticus, uterinus, vaginalis*.

Die **parietalen Äste** begleiten die entsprechenden Arterien.

Schließlich sammeln sich alle Venen in der **V. iliaca interna**, die dorsal von der A. iliaca interna und näher an der Beckenwand als diese gelegen ist. V. iliaca interna und externa bilden die V. iliaca communis.

Klinischer Hinweis. Thromben aus den Beckenvenen führen häufig zu schweren Lungenembolien.

Lymphgefäße

Der Verlauf der Lymphgefäße im kleinen Becken entspricht im wesentlichen dem der Venen (**Abb. 15.9**). Dazwischengeschaltete Lymphknoten liegen vor allem an den großen Beckengefäßen als *Nodi lymphatici iliaci externi, interni et communes* und praesakral als *Nodi lymphatici sacrales*. Der weitere Abfluß erfolgt zu den *Trunci lumbales*.

Nerven

Somatisches System (**Abb. 15.10, Abb. 10.93**, S. 371). Die somatischen Nerven verlaufen im subperitonealen Bindegewebe und stammen aus dem

- Plexus lumbalis (L_1-L_4), dem
- Plexus sacralis (L_4-S_5) – beide gemeinsam bilden den *Plexus lumbosacralis* – und dem
- Plexus coccygeus (S_4-Co).

Plexus lumbalis (S. 372). Die in ventraler Richtung verlaufenden Nerven des Plexus lumbalis liegen im wesentlichen der Rumpfwand und der Wand des großen Beckens an. Nur der *N. obturatorius* (L_2-L_4) gelangt ins kleine

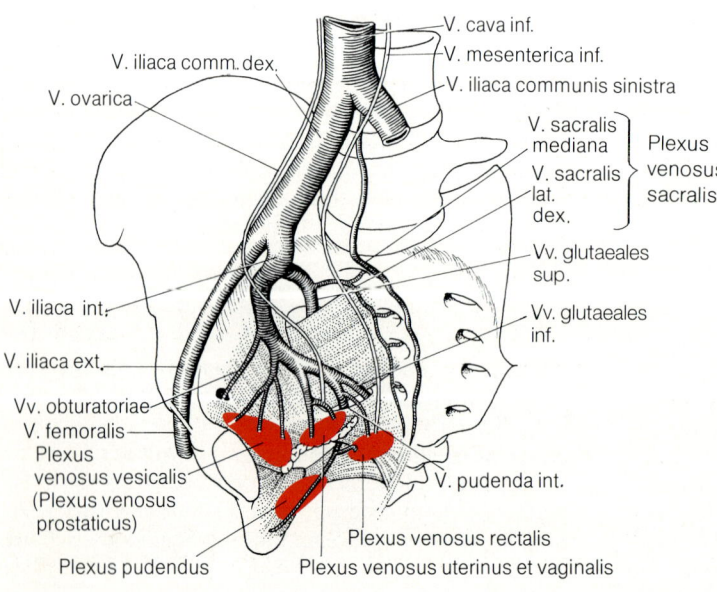

Abb. 15.8 Venen im subperitonealen Bindegewebe des Beckens. Die *roten Felder* zeigen die peripheren Gefäßnetze an

Abb. 15.9 Regionale Lymphknoten und Lymphbahnen im subperitonealen Bindegewebe des Beckens. Zum Vergleich sind **Abb. 15.7** und **15.8** (Beckengefäße) zu beachten

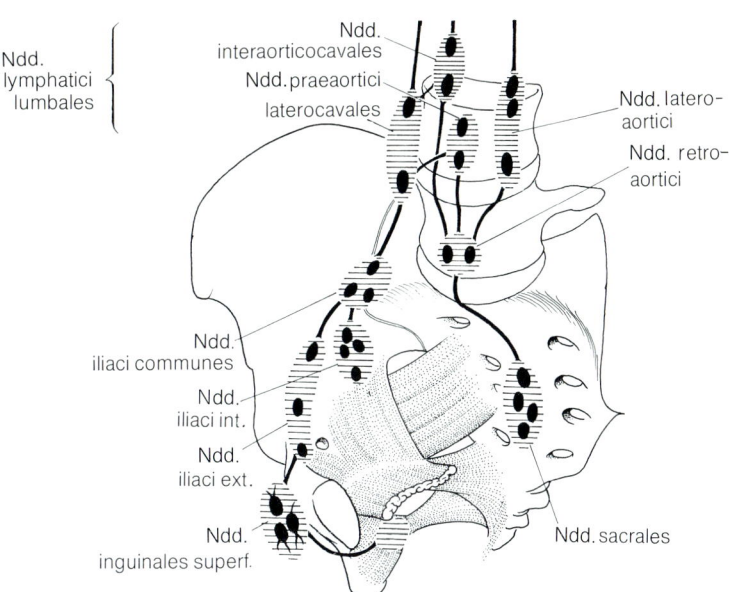

Becken. Er läuft parallel zur Linea terminalis, am medialen Rand des M. psoas entlang zum Canalis obturatorius.

Plexus sacralis (S. 373). Die Wurzeln des Plexus sacralis und der Truncus lumbosacralis befinden sich im subperitonealen Bindegewebe vor dem M. piriformis. Die Fasern liegen der Beckenwand an. Die Äste verlassen das kleine Becken überwiegend in dorsaler Richtung (**Abb. 10.98,** S. 378) und zwar:

- *N. glutaeus superior* durch das Foramen suprapiriforme
- *N. glutaeus inferior*, *N. cutaneus femoris posterior*
- *N. ischiadicus* durch das Foramen infrapiriforme
- *N. pudendus* (S_2-S_4, S. 376). Er schließt sich zunächst den N. ischiadicus an, zieht dann aber um das Lig. sacrospinale herum nach ventral in die Fossa ischioanalis, um die Dammregion und die äußeren Genitalien zu versorgen.

Im subperitonealen Bindegewebe des kleinen Beckens verbleiben als parietale Äste die *Rr. musculares* für den M. levator ani und den M. coccygeus und die *Rr. viscerales* für die Beckeneingeweide.

> Die Detailbeschreibungen der aufgeführten Nerven erfolgen auf S. 373, 376.

Autonomes Nervensystem. Auch die Fasern des autonomen Nervensystems gelangen im subperitonealen Bindegewebe zu den Beckeneingeweiden (vgl. **Abb. 14.65**). Dabei verlaufen viszeroefferente und viszeroafferente Fasern stets gemeinsam.
Die **Sympathicusanteile** erreichen entweder als

- *Nn. hypogastrici dexter et sinister* aus dem Plexus hypogastricus superior oder als

- *Nn. splanchnici sacrales* aus den jeweils 4 Ganglia sacralia der Trunci sympathici, die sich im Ganglion impar vereinen, den *Plexus hypogastricus inferior* (Plexus pelvicus).

Die **parasympathischen Fasern** stammen aus S_2-S_5. Sie verlaufen z. T. im N. pudendus. Alle parasympathischen Fasern erreichen den Plexus hypogastricus inferior.

Vom Plexus hypogastricus inferior aus werden weitere, nicht an den Verlauf der Blutgefäße gebundene sekundäre Gangliengeflechte um die von ihnen versorgten Organe (Rektum, Harnblase, Prostata, Uterus, Vagina) gebildet.

15.1.4 Topographie

> **Lernziele**
> Regio perinealis • Regio analis • Regio urogenitalis • Fossa ischioanalis • Spatium perinei profundum • Spatium perinei superficiale

Regio perinealis. Der rautenförmige Bereich zwischen der Symphyse und den unteren Schambeinästen, den Tubera ischiadica, den Ligg. sacrotuberalia und dem Os coccygis wird als *Regio perinealis*, Dammgegend, bezeichnet. Der Damm, *Perineum*, ist jedoch nur der Abschnitt zwischen Anus und Genitale.
Die Regio perinealis wird untergliedert in:

- Regio analis
- Regio urogenitalis

Regio analis. Die Regio analis ist das Gebiet um den Anus und reicht von der Steißbeinspitze bis zu einer

The labels in the figure:
Ndd. lymphatici lumbales
Ndd. interaorticocavales
Ndd. praeaortici
laterocavales
Ndd. latero-aortici
Ndd. retro-aortici
Ndd. iliaci communes
Ndd. iliaci int.
Ndd. iliaci ext.
Ndd. inguinales superf.
Ndd. sacrales

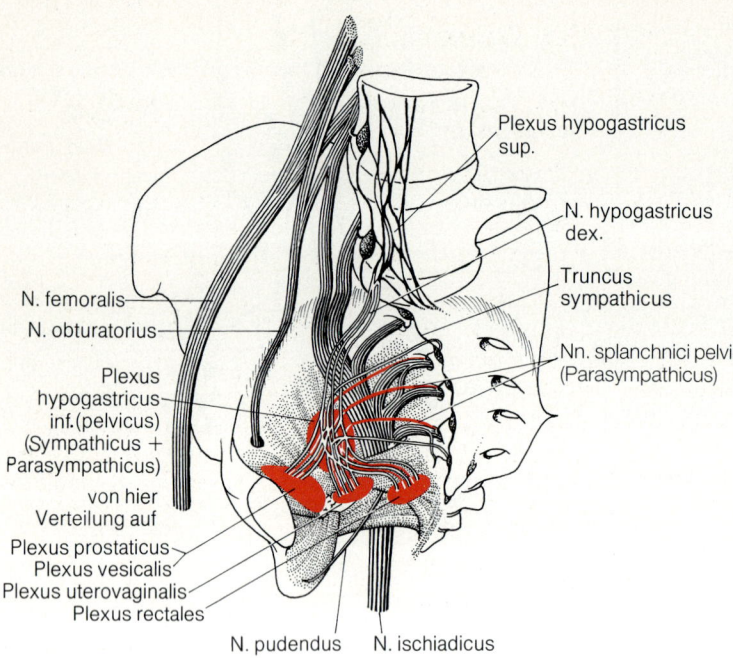

Querlinie, die die beiden Sitzbeinhöcker verbindet und dabei das Centrum tendineum perinei quert.

Die Haut der Regio analis ist zart und weich und kann pigmentiert sein. In der Umgebung des Anus kommen Schweißdrüsen sowie apokrine Drüsen vor, *Gll. circumanales* (S. 636).

Unterlagert wird die Haut von der *Fascia perinei superficialis*, unter der sich die Fossa ischioanalis befindet (s. unten). Geschlechtsunterschiede bestehen im Aufbau der Regio analis und den ihr zugrunde liegenden Strukturen (vor allem Diaphragma pelvis) nicht.

Die arterielle Versorgung der Regio analis übernehmen Äste der *A. pudenda interna* (Aa. perineales, A. rectalis inferior) und *A. glutaealis inferior*. Dem venösen Abfluß des Blutes dienen *Vv. rectales inferiores* (zur V. pudenda interna) und innere und äußere Venenplexus des Canalis analis und des Rektum zur *V. rectalis superior*.

Die Innervation der Regio analis erfolgt durch Äste des N. pudendus (S. 376), nämlich durch *Nn. perineales* und in einem ringförmigen Bereich um den Anus durch die *Nn. rectales inferiores* (S_{3-4}), sowie durch Äste des *N. cutaneus femoris posterior* (Rr. perineales) und die *Nn. anococcygei* aus dem Plexus coccygeus.

Regio urogenitalis. Sie befindet sich vor der Regio analis zwischen Symphyse und Schambeinschenkeln.

Zur Regio urogenitalis gehören die äußeren Geschlechtsorgane: *beim Mann* Skrotum und Penis, *bei der Frau* große und kleine Schamlippen, Klitoris, Vestibulum vaginae mit Anhangsdrüsen.

Fossa ischioanalis (**Abb. 15.1 b**). Sie befindet sich auf jeder Seite neben dem Anus. Ihre medial-obere Wand bildet der M. levator ani mit seiner Fascia diaphragmatis pelvis inferior. Ihre laterale Begrenzung erfolgt durch den Ramus pubicus inferior und die Faszie des M. obturator internus unterhalb des Arcus tendineus m. levatoris ani. Eine Duplikatur der Fascia obturatoria bildet den *Canalis pudendalis*, in dem der N. pudendus internus sowie A. und V. pudenda interna verlaufen. Die Fascia obturatoria setzt sich nach hinten auf das Lig. sacrotuberale fort, das vom M. glutaeus maximus verdeckt wird. Gefüllt ist die Fossa ischioanalis mit Binde- und Fettgewebe.

Klinischer Hinweis. Entzündliche Prozesse oder Vereiterungen, z. B. ausgehend von Hämorrhoiden oder Analfisteln, können sich vom Paraproktium aus in der Fossa ischioanalis ausbreiten.

In die Fossa ischioanalis ragt von vorne das von seiner oberflächlichen (Fascia diaphragmatis urogenitalis superior) und tiefen (Membrana perinei) Eigenfaszie begrenzte Diaphragma urogenitale hinein. Es unterteilt im vorderen Bereich die Fossa ischioanalis in:

- Spatium perinei superficiale
- Spatium perinei profundum

Spatium perinei superficiale. Dieser Raum liegt zwischen Fascia perinei superficialis und Membrana perinei. In ihm befinden sich der M. ischiocavernosus und der M. bulbospongiosus in geschlechtsspezifischer Anordnung, sowie *beim Mann* der Bulbus penis und die Crura penis, *bei der Frau* die Venengeflechte des Bulbus vestibuli, die Corpora cavernosa clitoridis und die Crura clitoridis.

Unter der Fascia perinei superficialis verlaufen im Spatium perinei superficiale die *Vasa scrotalia* bzw. *Vasa labia posteriora* sowie die *Nn. scrotales* bzw. Nn. *labiales posteriores* und Äste der *Nn. perineales.*

Klinischer Hinweis. Durch die Faszienverhältnisse bedingt gelangen Eiterungen oder Harninfiltrationen, z. B. nach Verletzungen der Urethra, nicht aus dem Spatium perinei superficiale in die Fossa ischioanalis sondern breiten sich nach vorn zur Peniswurzel und zum Skrotum aus.

Spatium perinei profundum. Hierunter wird der Raum zwischen Fascia diaphragmatica urogenitalis superior und Fascia diaphragmatis pelvis inferior verstanden. Er enthält bei beiden Geschlechtern den Durchtritt der Urethra, sowie *beim Mann* die Gll. bulbourethrales und *bei der Frau* die Vagina und die Gll. vestibulares majores.

Im Spatium perinei profundum verlaufen die *A. urethralis,* die *A. bulbi penis bzw. clitoridis,* die *A. profunda penis bzw. clitoridis* und die *A. dorsalis penis bzw. clitoridis.*

Zusammenfassung. In **Abb. 15.11** sind der Aufbau von weiblichem und männlichem Beckenboden gegenübergestellt. Werden dabei gleichzeitig die äußeren Geschlechtsorgane berücksichtigt, so ergibt sich für

- den **Levatorspalt**, daß hindurchtreten:
  – *beim Mann* die Urethra
  – *bei der Frau* Urethra und Vagina
- das **Diaphragma urogenitale**, daß ihm kaudal anliegen:
  – *beim Mann* der Bulbus penis und die beiden Crura penis
  – *bei der Frau* die äquivalenten Strukturen des Venengeflechte des Bulbus vestibuli und die Corpora cavernosa clitoridis, die mit den Crura clitoridis am Schambein angeheftet sind
- die **Mm. ischiocavernosi**, daß durch sie am Schambein und Diaphragma urogenitale befestigt sind:
  – *beim Mann* die Crura penis
  – *bei der Frau* die Crura clitoridis
- die **Mm. bulbospongiosi**, daß mit ihnen am Diaphragma urogenitale befestigt sind:
  – *beim Mann* der Bulbus penis
  – *bei der Frau* die Venenplexus des Bulbus vestibuli .

Die genannten Muskeln umschlingen *beim Mann* den Penis, bei *der Frau* die Klitoris; sie fixieren beide Strukturen an der Schambeinfuge. Bei der Frau legen sich die Labia minora von medial her den Mm. bulbospongiosi an. Die Fasern der Mm. bulbospongiosi gehen in die Fasern des M. spincter ani externus über.

15.2 Beckeneingeweide

Beckenorgane im engeren Sinne und damit Beckeneingeweide sind:

- Harnblase und Rektum
- *beim Mann*: Ductus deferentes, Vesiculae seminales, Prostata
- *bei der Frau*: Ovarien, Tuben, Uterus, Vagina

Diese Organe sind im kleinen Becken befestigt und werden auch hier von den zugehörigen Gefäßen und Nerven erreicht. Sie werden ganz oder teilweise von Peritoneum bedeckt.

Hinweis. Temporär können Dünndarmschlingen, der Processus vermiformis und Teile des Colon sigmoideum im kleinen Becken angetroffen werden. Da sie aber ihre Befestigungen im Bauchraum haben, gehören sie zu den Bauchorganen.

15.2.1 Entwicklung

> **Oberer Abschnitt des Analkanals und Rektum gehen aus den dorsalen Anteilen der Kloake hervor**

> **Lernziele** Kloake • Kloakenmembran • Septum urorectale • Sinus urogenitalis • Canalis analis • Proctodeum

Die Kloake ist der erweiterte Endabschnitt des Enddarms (**Abb. 15.12**). Sie wird von Entoderm ausgekleidet, das in einem begrenzten Bereich direkt dem Oberflächenektoderm anliegt. Diese Berührungszone wird als *Kloakenmembran* bezeichnet. Sie bildet die Grenze zwischen Amnionhöhle und dem primitiven Darm.

Zwischen der 4. und 7. Embryonalwoche wird die Kloake durch eine transversale, mesenchymunterfütterte Falte, *Septum urorectale,* die sich in Richtung Kloakenmembran vorschiebt, in einen ventralen Abschnitt, *primitiver Sinus urogenitalis,* und einen dorsalen Abschnitt, *Canalis analis,* unterteilt (**Abb. 15.13**). Aus dem Canalis analis geht der obere Abschnitt des Analkanals und das Rektum hervor. Die Verschmelzungsstelle von Kloakenmembran und proliferierendem Septum urorectale wird zum *primitiven Perineum,* primitiver Damm. Dadurch wird die Kloakenmembran in *Urogenitalmembran* und *Analmembran* unterteilt (**Abb. 15.20**, S. 634).

Durch Mesenchymauffaltungen um die Analmembran, *Analfalten,* entsteht eine ektodermale Grube, *Proctodeum,* in deren Tiefe die Analmembran liegt. Im Laufe der weiteren Entwicklung reißt die Analmembran ein: dadurch bekommt das Rektum eine offene Verbindung nach außen, d. h. zur Fruchtwasserhöhle.

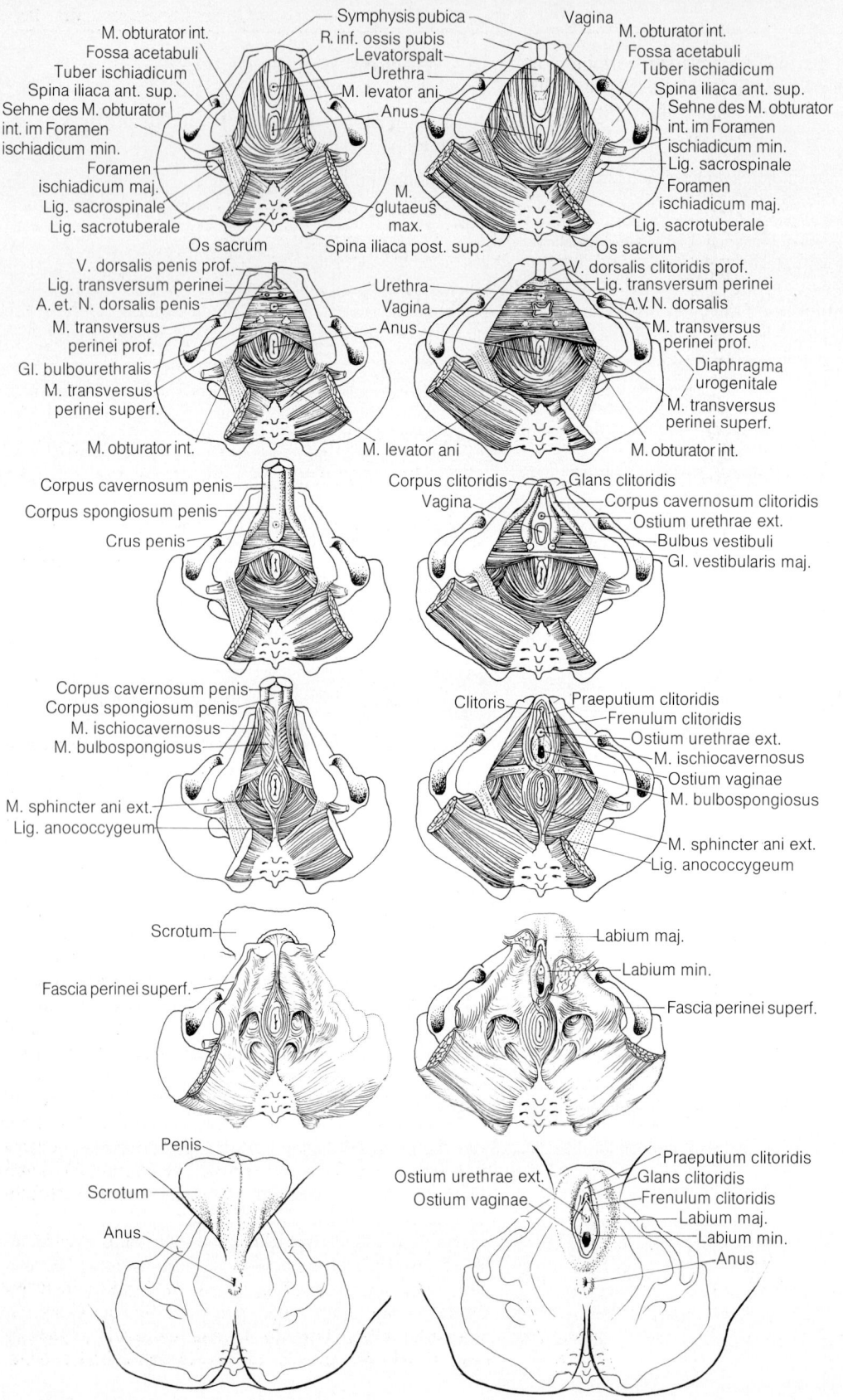

◀ **Abb. 15.11** Gegenüberstellung des Aufbaus des weiblichen (*rechts*) und männlichen (*links*) Beckenbodens. Die Darstellung erfolgt schichtenweise von kranial (*oben*) nach kaudal (*unten*)

Klinische Hinweise. Unterbleibt das Einreißen der Analmembran, liegt eine *Atresia ani* vor. In zahlreichen Fällen ist dabei kein Proctodeum angelegt.

Entsteht keine Pars ampullaris des Rektum, handelt es sich um eine *Atresia recti*. In diesen Fällen können Rektalfisteln in die Harnblase, Harnröhre, Vagina oder auf die Körperoberfläche im Analbereich münden.

Während der Entwicklung der harnbereitenden Organe entstehen 3 Nierengenerationen

---

Lernziele

Intermediäres Mesoderm • Nephrogener Strang • Vorniere • Urniere • Urnierengang • Metanephrogenes Blastem • Ureterknospe • Nachniere • Nephron • Ureter • Nierenaszensus

---

Obgleich die Nieren keine Beckenorgane sind, wird ihre Entwicklung an dieser Stelle besprochen. Sie gehören nämlich als harnbereitende Organe zum Urogenitalsystem, das als Ganzes aus dem intermediären Mesoderm hervorgeht (S. 124).

Die Nierenentwicklung (**Abb. 15.12**) beginnt mit der Differenzierung des intermediären Mesoderms (S. 124). Dabei behält das intermediäre Mesoderm zervikal auch weiterhin seine Segmentierung bei. Kaudalwärts geht jedoch die metamere Gliederung verloren. Im oberen Thorakalbereich wird das intermediäre Mesoderm durch intersegmentale Verbindungen perlschnurartig. Daran anschließend besteht das intermediäre Mesoderm aus einem zusammenhängenden Blastem, *nephrogener Strang*.

Der nephrogene Strang wölbt das Epithel der primitiven Leibeshöhle vor, Nierenleiste, und bildet zusammen mit der eng benachbarten Anlage der Keimdrüsen, Genitalleiste, die *Urogenitalfalte*, die von thorakal bis kaudal in den Bereich der Kloake reicht. Beide Leisten sind mit der dorsalen Leibeswand durch ein Mesenterium verbunden.

In den Geweben des intermediären Mesoderms entstehen kraniokaudal fortschreitend 3 jeweils regional begrenzte Nierengenerationen, deren Auftreten sich zeitlich überlappt, ohne daß jemals alle Nierenanlagen gleichzeitig vorhanden wären. Es handelt sich um (**Abb. 15.12**):

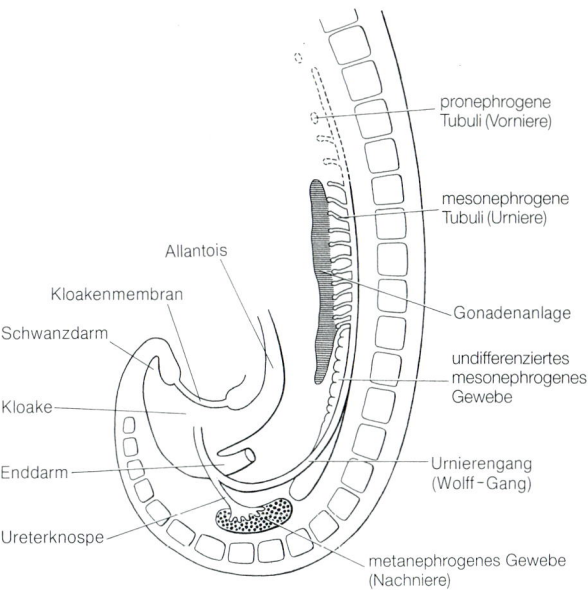

Abb. 15.12 Schematische Darstellung der Nierenentwicklung. Sagittalschnitt

- Pronephros, Vorniere
- Mesonephros, Urniere
- Metanephros, Nachniere

Pronephros. Die Vorniere beschränkt sich auf die Abschnitte des intermediären Mesoderms, die segmentiert bleiben. Sie werden auch als *Nephrotome* bezeichnet. Die Vorniere erlangt bei den höheren Vertebraten keine funktionelle Bedeutung. Beim menschlichen Embryo handelt es sich um einige (7–10) solide Stränge oder Kanälchen im Zervikalbereich, die jedoch schon am Ende der 4. Embryonalwoche vollständig zurückgebildet sind. Erhalten bleibt jedoch ein Gewebestrang, der aus ausgewanderten Mesenchymzellen des intermediären Mesoderms entstanden ist, über die Segmente hinwegzieht und ein Lumen bekommt, *Vornierengang*.

Mesonephros. Das Blastem für die Urniere ist kranial noch angedeutet segmentiert, kaudal jedoch ungegliedert.

Die ersten exkretorischen Anteile der Urniere treten bereits während der Rückbildung der Vorniere auf. Sie bestehen aus Kanälchen, an deren medialen Ende jeweils ein *Nierenkörperchen* (mit Gefäßschlingen) entsteht, dessen Kapsel, *Bowman-Kapsel*, von der Kanälchenwand gebildet wird. Die Einheit aus Nierenkörperchen und ableitenden Kanälchen wird als *Nephron* bezeichnet.

Am lateralen Ende der Nierenkanälchen entwickelt sich in Fortsetzung des Vornierenganges der *Urnierengang* oder *Wolff-Gang*. Er wächst in kaudaler Richtung aus, erreicht schließlich die Kloake und mündet in sie.

Unterdesssen haben die einzelnen Nephrone an ihn An-
schluß gefunden. Der Urnierengang ist außerdem für die
Entwicklung der Geschlechtsorgane von Bedeutung
(S. 631).

In der Mitte des 2. Embryonalmonats überschreitet die
Entwicklung der Urniere ihren Höhepunkt. Während
kaudal noch neue Kanälchen entstehen, verfallen bereits
die kranialen Anteile. Beim männlichen Keim finden die
kaudalen Urnierenkanälchen und der Urnierengang für
die Entwicklung des Nebenhodens Verwendung
(S. 631).Schließlich ist am Ende des 2. Embryonalmonats
die Urniere bis auf die wenigen kaudalen Kanälchen
zurückgebildet, die später mit der Keimdrüsenanlage
Kontakt aufnehmen.

Hinweis. Vergleichend anatomische Untersuchungen sprechen
dafür, daß auch beim menschlichen Embryo die Urniere begrenzte Zeit in Tätigkeit ist.

Metanephros. Die Nachniere entsteht als 3. Generation
der Ausscheidungsorgane schon während der Rückbildung der Urniere. In dem unsegmentierten kaudalen
Anteil des nephrogenen Stranges (**Abb. 15.13**) wird
durch das Gewebe der Ureterknospe die Bildung der
harnbereitenden Anteile induziert. Dieses dadurch frühzeitig vom nephrogenen Strang verselbständigte Gewebe wird als *metanephrogenes Blastem* bezeichnet.

Ureterknospe. Die Ureterknospe ist eine dorsomediale
Aussprossung des Urnierenganges, die in der 4. Embryo-
nalwoche von ventrokaudal her in das metanephrogene
Blastem einwächst (**Abb. 15.13**). Die Ureterknospe
selbst entwickelt sich zu den *ableitenden Harnwegen*:
Sammelrohre, Kelchsystem , Nierenbecken, Ureter.

Aus der Spitze der Ureterknospe entsteht die Anlage des
Nierenbeckens, *Pelvis renalis*. Durch Unterteilung gehen
hieraus 4 Nierenkelche hervor, *Calices renales majores*. Bei Eindringen in das metanephrogene Blastem bildet jede Kelchanla-
ge 2 neue Knospen, sekundäre Sammelkanälchen. Durch weitere Teilung der Knospen entstehen bis Ende des 5. Monats bis zu
12 und mehr Kanälchengenerationen. Durch Erweiterung der
sekundären Kanälchen erfolgt eine Einbeziehung der Kanälchen der 3. und 4. Generation in die Bildung der *Calices renales
minores*, von denen sich insgesamt 8 entwickeln. Da in den späteren Generationen der Sammelkanälchen mehr als 2 Knospen
ausgebildet werden, entstehen insgesamt etwa 1-3 Millionen
Sammelkanälchen mit ebenso vielen Nephronen.
Noch beim Neugeborenen ist eine Gliederung (Lappung) des
den einzelnen Calices zugeordneten Rindenparenchyms zu sehen (Renculi), die dann im Kindesalter allmählich verschwindet.

Entwicklung der Nephrone. Jede Endverzweigung der
Ureterknospe bekommt eine metanephrogene Blastem-
kappe, in der sich *Nierenbläschen* entwickeln. Aus jedem
Nierenbläschen sproßt ein S-förmiger Gang (*S-shaped
body*) aus, dessen distaler Abschnitt nach Ausbildung eines Verbindungsstücks in ein Sammelrohr einmündet. Sein proximales Ende wird dünn und löffelartig
eingedellt. An dieser Stelle bildet sich die Kontaktzone

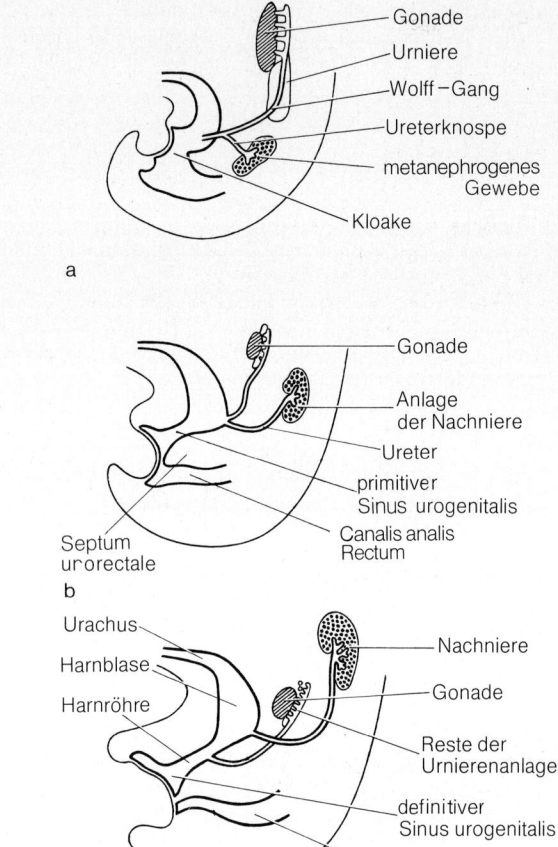

a

b

c

Abb. 15.13a-b Trennung der Kloake in Sinus urogenitalis
und Rectum. Aussprossen der Ureterknospe aus dem Wolff-
Gang. Trennung von Wolff-Gang und Ureter, Aszensus der Niere, Differenzierung des Wolff-Ganges zum Ausführungsgang
der Gonade, Descensus der Gonade. Sagittalschnitte. **a** Ende
der 5. Woche; **b** 7. Woche; **c** 8.Woche (Nach Langman 1985)

mit dem einwachsenden Kapillarnetz des *Glomerulus*.
Durch Längenwachstum entstehen aus den übrigen Abschnitten des S-förmigen Ganges die verschiedenen Abschnitte des Nephrons: *proximaler Tubulus contortus*,
Henle-Schleife und *distaler Tubulus contortus*. Die in der
Nierenanlage einsprossenden Gefäße stammen unmittelbar aus der Aorta.

Lageveränderungen. Die primär im unteren Lumbal-
und Sakralbereich angelegten Nachnieren erreichen
durch einen *Aszensus* ihre endgültige Position. Dieser
Aszensus wird durch Aufhebung der dorsoventralen
Krümmung, dem folgenden schnellen Wachstum der unteren Rumpfwand und dem Wachstum der Ureterknospe
nach kranial hervorgerufen. Die Nachniere nimmt ihre
Funktion in der 13.–14. Schwangerschaftswoche auf.

Mißbildungen. Ein- oder doppelseitige *Nierenaplasie* kann durch frühzeitige Degeneration der Ureterknospe zustande kommen. Bei Mädchen wurde, mit dieser Mißbildung gekoppelt, das Fehlen von Uterus und Vagina beschrieben.

Vorzeitige Aufteilung einer Ureterknospe kann zur *Ureterverdoppelung* führen. Daraus kann eine Teilung des metanephrogenen Blastems in 2 getrennte Anlagen resultieren.

Eine *kongenitale Zystenniere* entsteht vermutlich durch Harnaufstauung, wenn Sammelrohre (Abkömmlinge der Ureterknospe) keine Verbindung mit den Nephronen haben oder sich abnormal entwickeln.

Wird durch die Gefäßgabel der Umbilikalarterie der Aszensus der Niere behindert, findet man einseitig im kleinen Becken nahe der A. iliaca communis eine sog. *Beckenniere*. Beim Durchtritt durch die Arteriengabel können auch die unteren Pole der beiden Nieren so nahe aneinanderrücken, daß eine Verwachsung zur *Hufeisenniere* möglich ist. Ihre Lage im Bereich der unteren Lumbalwirbel wird damit erklärt, daß der weitere Aszensus durch die A. mesenterica inferior verhindert wird.

Harnblase und Harnröhre entstehen aus dem Sinus urogenitalis, der aus dem ventralen Anteil der Kloake hervorgeht

Lernziele

Entwicklung der Harnblase, Vesica urinaria, und der Harnröhre, Urethra

---

Der Sinus urogenitalis (s.oben, **Abb.15.13**) erfährt bald nach seiner Entstehung eine Streckung und eine Gliederung in 3 Teile:

- Der obere Abschnitt wird bei beiden Geschlechtern zur Harnblase. Dieser Teil setzt sich in die Allantois fort (S.118), die sich zu einem dicken fibrösen Strang, *Urachus*, umbildet.
- Der mittlere Teil, Pars pelvica, wird beim Mann zum proximalen Abschnitt der Harnröhre (bis zum Colliculus seminalis, S.652), bei der Frau zur Harnröhre insgesamt.
- Der untere Teil, Pars phallica, bleibt zunächst als definitiver Sinus urogenitalis erhalten. Aus ihm gehen beim Mann später der distale Abschnitt der Urethra, bei der Frau das Vestibulum vaginae und bei beiden Geschlechtern aus den begrenzenden Falten die äußeren Geschlechtsteile hervor (S.633).

Eingeleitet wird die Entwicklung dadurch, daß der Urnierengang im Grenzbereich zwischen mittlerem und oberem Abschnitt Anschluß an den Sinus urogenitalis bekommt und daß bald am Urnierengang nahe seiner Einmündung die *Ureterknospe* auftritt (s. oben). In der Folgezeit trennt sich die aus der Ureterknospe hervorgehende Ureteranlage vom Urnierengang. Dadurch münden beide Gänge gesondert in den Sinus urogenitalis ein und zwar kranial der Urnierengang und weiter kaudal der Ureter. Anschließend wird der Urnierengang, aus dem beim Mann der Samenleiter entsteht, an die Grenze zwischen mittlerem und unterem Teil des Sinus urogenitalis verlagert, während die Ureteröffnung nach oben wandert. Bei der Frau wird der Urnierengang weitgehend zurückgebildet. Schließlich wird der obere Teil des Sinus urogenitalis zur zunächst spindelförmigen Harnblase erweitert. Dabei werden eine Strecke weit die Ureteren an ihrer Mündungsstelle in die Blasenwand einbezogen.

Klinischer Hinweis. Durch unvollständige Rückbildung des Allantoisganges entsteht die *Urachusfistel* mit voll erhaltener Durchgängigkeit zwischen Blase und Nabel, oder bei teilweiser Erhaltung des Lumens und evtl. Sekretionstätigkeit der Schleimhaut die *Urachuszyste*.

Die frühe Anlage der Geschlechtsorgane ist geschlechtsindifferent

Lernziele

Genitalleisten • Urkeimzellen • Hodenstränge • Prospermatogonien • Sertoli-Zellen • Leydig-Zellen • Eiballen • Primordialfollikel • Nebenhoden • Ductus deferens • Samenblase • Prostata • Canalis uterovaginalis • Genitalfalten • Genitalhöcker • Labioskrotalwülste • Penis • Scrotum • Müller-Gang • Tuba uterina • Uterus • Vagina • Vestibulum vaginae • Clitoris • Labia minora • Labia majora • Mißbildungen

---

Eine Übersicht über die Entwicklung des Genitalsystems beim Mann und bei der Frau gibt **Tabelle 15.1**

Beim etwa 5 Wochen alten Embryo entwickeln sich beiderseits zwischen der Urnierenleiste und dem Mesenterialansatz des Darms, im Gebiet der sog. *steroidogenen Zone,* außer der Nebennierenanlage die paarigen Anlagen der *Genitalleisten* (**Abb.15.14**). Diese bestehen zunächst aus einer Verdichtung des Mesenchyms und aus proliferierendem Zölomepithel. Keimzellen sind vor der 6. Embryonalwoche nicht zu finden.

Urkeimzellen werden beim Menschen wie bei anderen Säugetieren in frühen Entwicklungsstadien zuerst im Ektoderm in der Wand des Dottersacks über dem Allantoisgang gefunden (**Abb.15.15**). Sie wandern von dort über das dorsale Mesenterium in das Epithel des Enddarms ein, um schließlich etwa in der 6. Entwicklungswoche das Gewebe der Genitalleiste zu erreichen. Die Urkeimzel-

Tabelle 15.1. Homologe Organe des Genitalsystems, die sich aus dem zunächst indifferenten Stadium der Urogenitalanlage bei Mann und Frau entwickeln. (In Klammern sind persistierende Organanlagen aufgeführt; der Strich bedeutet, daß kein entsprechendes Organ nachweisbar ist)

Männlich	Indifferentes Stadium	Weiblich
Testis	Gonadenanlage	Ovar
–		Cortex
Tubuli seminiferi		Primäres Mark
Rete testis		[Rete ovarii]
	Keimdrüsenbänder	
Mesorchium		Mesovarium
–		Lig. suspensorium ovarii
[Lig. testis]		Lig. ovarii proprium
Gubernaculum testis (kaudaler Teil)		Lig. teres uteri
Gubernaculum testis (als Ganzes)		–
–		Lig. latum uteri
	Tubuli des Mesonephros	
Ductuli efferentes testis	Obere Gruppe	Epoophoron
[Ductulus aberrans superior]		(aberrierende Gänge)
Paradidymis	Untere Gruppe	Paroophoron
[Ductuli aberrantes inferiores]		
	Urnierengang (Wolff-Gang)	
(Appendix epididymidis)		(Appendices vesiculosae)
Ductus epididymidis		(Ductus epoöphori longitudinalis)
Ductus deferens und Vesicula seminalis		Gartner Gang
Ductus ejaculatorius		Gartner Gang
Ureter, Pelvis renalis, Calices renales und Sammelrohre		Ureter, Pelvis renalis, Calices renales und Sammelrohre
	Müller-Gang	
(Appendix testis)		Tuba uterina
–		Uterus
–		Vagina – oberer Teil?
	Primordium vesicourethrale	
Vesica urinaria		Vesica urinaria
Kranialer Abschnitt der Pars prostatica urethrae		Gesamte Urethra
	Sinus urogenitalis	
Kaudaler Abschnitt der Pars prostatica urethrae	Pars pelvica	Vestibulum
– (Utriculus prostaticus)		(Introitus vaginae)
– Prostata		– Unterer Abschnitt der Vagina
		– Urethraldrüsen (Ductus paraurethrales)
Pars membranacea urethrae	Pars pelvina	Mittelteil des Vestibulums
Corpus cavernosum urethrae	Pars phallica	Vestibulum zwischen Labia minora
– Gll. bulbourethrales (Cowper)		– Gll. vestibulares majores (Bartholini)
– Gll. urethrales (Littré)		– Gll. vestibulares minores
	Genitalhöcker, Urethralfalte, Genitalwülste	
Penis	Phallus	Clitoris
– Glans penis	– Glans	– Glans clitoridis
– Urethraanteil des Penis	– Urethralfalte	– Labia minora
– Corpora cavernosa penis	– Schaft	– Corpora caverosa clitoridis
– Corpus spongiosum penis	– Schaft	– Bulbus vestibuli
Scrotum	Genitalwülste	Labia majora
Raphe scroti	Genitalwülste	Commissura posterior

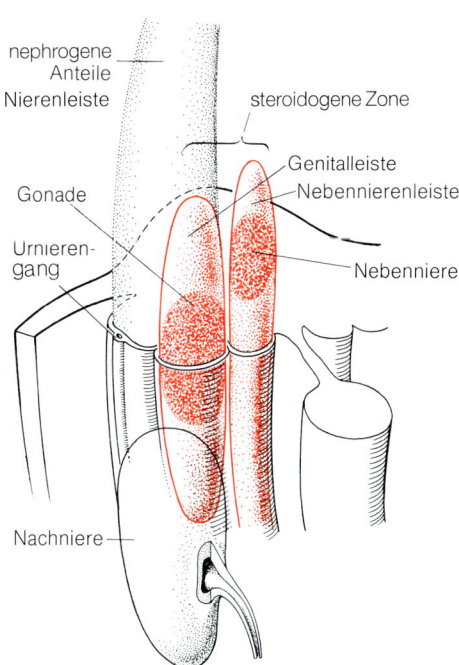

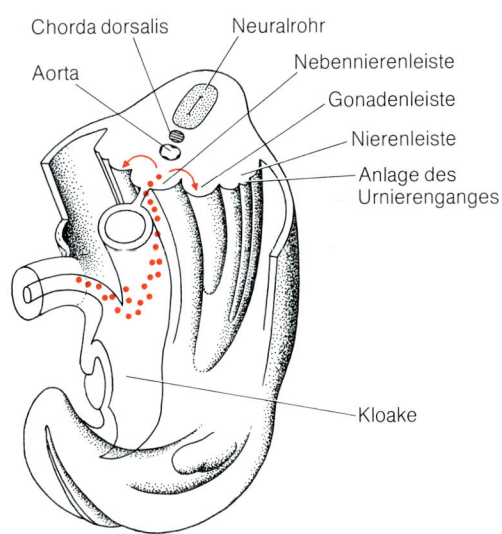

Abb. 15.15 Schematische Darstellung der Einwanderung der Urgeschlechtszellen in die Gonadenleiste über die Keimbahn. Etwa 6. Embryonalwoche (Nach Langman 1985)

Abb. 15.14 Die Urigenitalfalte beinhaltet einen nephrogenen Anteil (Nierenleiste), eine Genitalleiste und eine Nebennierenleiste. Innerhalb dieser Gebiete besteht eine „steroidogene" Zone, in der sich die Steroide bildenden Gonaden und die Nebenniere entwickelt

len scheinen die Gonadenentwicklung zu induzieren. Erreichen die Urkeimzellen die Genitalleisten nicht, unterbleibt die Entwicklung von Hoden und Ovar.

Das Gewebe der Genitalleisten bildet kurz vor oder während des Einwanderns der Urkeimzellen *primäre Keimstränge* (**Abb. 15.16**). Sie entstehen aus dem proliferierenden Zölomepithel, das zapfenförmig in das Mesenchym der Genitalleiste einwächst. Die primären Keimstränge bleiben zunächst mit dem Oberflächenepithel in Verbindung. Die Urkeimzellen werden in diese Zellstränge eingebettet und liegen damit dicht gepackt unter dem Zölomepithel.

Hinweis. Obgleich die Anlagen von Hoden und Ovar zunächst nicht unterscheidbar sind – sie liegen als indifferente Gonaden vor – ist doch das Geschlecht genetisch festgelegt: *genetisches Geschlecht*. Sobald Hoden und Ovar als solche erkennbar sind, wird von *gonadalem Geschlecht* gesprochen. Treten schließlich während der Pubertät die sekundären Geschlechtsorgane in Erscheinung und wird der Körperbau geschlechtsspezifisch, liegt das *körperliche Geschlecht* vor. Verbunden ist damit die Ausbildung des *psychischen Geschlechtes*, als Ausdruck der Geschlechtsunterschiede des Gehirns.

> **Die Hodenentwicklung ist durch die Ausbildung von Hodensträngen und interstitiellen Leydig-Zellen gekennzeichnet**

Ausgelöst wird die Hodenentwicklung durch einen Testis-determinierenden-Faktor (TDF), der vom Y-Chromosom transkribiert wird. Fehlt eine Y-Chromosom, entsteht aus der indifferenten Gonade ein Ovar.

> **Klinischer Hinweis**. Als Fehlbildung kann es dazu kommen, daß sowohl Hoden- als auch Ovargewebe erhalten bleiben. Dann liegt ein *Hermaphroditismus* vor.
> Wird infolge hormonaler Störungen das gonadale Geschlecht phänotypisch vom anderen Geschlecht überdeckt, spricht man von *Pseudohermaphroditismus*: weiblicher Pseudohermaphroditismus u.a. mit Maskulinisierung des äußeren Genitale, männlicher Pseudohermaphroditismus u.a. mit Hypoplasie der Hoden.

Zwischen der 6. und 8. Embryonalwoche wachsen die primären Keimstränge tiefer in das Mark der Keimdrüsenanlage vor (**Abb. 15.16**). Ferner bildet sich zu den Tubuli des Urnierengangs hin ein feines Netzwerk, aus dem später das Kanälchennetz des *Rete testis* wird.

Mit dem Vordringen der Keimstränge, jetzt als *Hodenstränge* bezeichnet, erfolgt ihre Ablösung vom Oberflächenepithel. Verbunden ist damit die Entwicklung einer Schicht dichten fibrösen Bindegewebes unter dem Oberflächenepithel, das zur Hodenkapsel, *Tunica albuginea*, wird.

Im 4. Fetalmonat wachsen die Hodenstränge zu Schlingen aus, deren freie Enden mit dem Netzwerk der Zellstränge des Rete testis in Verbindung treten. In den Hodensträngen lassen sich nun 2 Zellarten unterscheiden: aus den Urkeimzellen hervorgegangene *primordiale Geschlechtszellen* (Prospermatogonien) und aus dem Epithel stammende randbildende Zellelemente, die bald zu *Sertoli-Zellen* werden. Lumina sind in den Hodensträngen noch nicht vorhanden. Sie entstehen erst postnatal. Erst dann spricht man von *Tubuli seminiferi*.

Auffallende Veränderungen macht auch das Mesenchym zwischen den Hodensträngen durch. Dort treten nämlich etwa in der 8. Embryonalwoche große Zellen mit stark gefaltetem Zellkern auf, die bald so stark zunehmen, daß sie zwischen dem 3. und 5. Entwicklungsmonat in der Hodenanlage dominieren. Es handelt sich um Testosteron-bildende *Leydig-Zellen*, deren Inkret die weitere Entwicklung des männlichen Genitale stark fördert. Diese 1. Leydig-Zellgeneration zeigt schon im 5. Entwicklungsmonat deutliche Rückbildungserscheinungen und stellt bald nach Geburt mit Wegfall des mütterlichen Choriongonadotropins ihre Androgenproduktion ein. Die Zellen werden unscheinbar bindegewebig, sind aber durch Zufuhr von Gonadotropinen auch in der Ruhephase zu aktivieren. Zu Beginn der Pubertät entfalten sie sich dann wieder, um erneut Androgene zu bilden. Es handelt sich dann um die 2. Leydig-Zellgeneration.

Descensus testis. Etwa gegen Ende des 2. Monats sind die Anlagen von Hoden bzw. Ovar zusammen mit Resten der Urniere durch ein *Mesenterium urogenitale* mit der hinteren Leibeswand verbunden. Mit Rückbildung der Urnierenanlage werden aus diesen Mesenterien *Keimdrüsenbänder*, zu denen das Mesorchium (und ihm vergleichbar das Mesovar) gehören (**Tabelle 15.1**). Der kaudale Teil des Keimdrüsenbandes des Hodens setzt sich in einen Bindegewebsstrang fort, der bis in den Skrotalwulst reicht und zum *Gubernaculum testis* wird. Dieses spielt beim Descensus testis ins Skrotum eine wichtige Rolle (S. 260).

Die Entwicklung des Ovars ist durch die Entstehung von Primordialfollikeln gekennzeichnet

Die vom Zölomepithel in die Gonadenleiste einwachsenden Keimstränge werden beim weiblich determinierten Keim durch das Mesenchym in unregelmäßige Zellhaufen unterteilt, die Gruppen von Urkeimzellen enthalten. Diese Zellhaufen findet man hauptsächlich im Markanteil der Gonadenanlage (**Abb. 15.16**).

Das Oberflächenepithel der weiblichen Gonadenanlage proliferiert aber weiter und bildet eine 2. Generation von Keimsträngen aus, *sekundäre Keimstränge*, Rindenstränge. Diese bleiben in der Nähe der Organoberfläche, zerfallen ebenfalls in Zellhaufen, die dann jeweils eine oder mehrere Urkeimzellen einschließen, *Eiballen*.

Während die Zellhaufen samt Urkeimzellen im Mark untergehen und durch ein gefäßhaltiges bindegewebiges Stroma, *Medulla ovarii*, ersetzt werden, entwickeln sich aus den Keimzellen in den Zellhaufen der Peripherie die *Oogonien*. Wesentlich ist, daß die Oogonien – anders als die vergleichbaren Zellen im Hoden – bereits im fetalen Ovar in die Meiose eintreten und im Diktyotänstadium (= Diplotän, S. 34) verharren. Aus den Zellen epithelialer Herkunft der Zellhaufen werden *Follikelzellen*, die die Oogonien umgeben. Follikelzellen und durch die eingeleitete Meiose entstandenen Oozyten 1. Ordnung bilden im 2. Teil der Entwicklung *Primordialfollikel*.

Der Zerfall der im Mark gelegenen Zellhaufen bedeutet, daß kein Kanälchensystem ausgebildet wird, das zur direkten Abgabe von Eizellen an die Genitalwege benutzt werden kann. Als *Rete ovarii* wird das in der Medulla ovarii gelegene *Gefäßnetz* bezeichnet.

Aus den *Keimdrüsenbändern* (Reste der nicht zum Aufbau der Gonade verwandten Genitalleiste) entstehen: Lig. suspensorium ovarii, Lig. ovarii proprium, Lig. teres uteri (**Tabelle 15.1**).

Die geschlechtsspezifische Entwicklung der Genitalwege beginnt um die 8. Embryonalwoche

Die Entwicklung der Genitalwege geht von 2 paarigen Gangsystemen aus, die bei *beiden* Geschlechtern angelegt sind (**Abb. 15.17**):

• Urnierengänge, Wolff-Gänge, Ductus mesonephridici
• Müller-Gänge, Ductus paramesonephridici

Gleichzeitig vorhanden sind beide Gangsysteme jedoch nur in der geschlechtsindifferenten Phase (bis zur 6. Embryonalwoche). In dieser Zeit liegen sie nebeneinander und stehen mit der Kloake in Verbindung.

Urnierengänge. Die Wolff-Gänge sind die Ausführungsgänge der Urniere (s. oben). Nach der Aufteilung der Kloake (s. oben) gewinnen sie Anschluß an den Sinus urogenitalis. Die weitere Entwicklung der Wolff-Gänge zum Ausführungsgang der männlichen Keimdrüse hängt von der Aufnahme der endokrinen Tätigkeit des Hodens ab.

Müller-Gänge. Die Müller-Gänge entstehen als Einfaltungen des Zoelomepithels. Ihre Entwicklung wird von den Wolff-Gängen induziert. Die Müller-Gänge beginnen kranial mit einem trichterförmig geöffneten Anfangsteil, verlaufen dann jeweils lateral des zugehörigen Wolff-Ganges, um weiter kaudal den Wolff-Gang ventral zu überkreuzen. Sie liegen dann medial vom Wolff-Gang. Dabei treten die Endabschnitte beider Müller-Gänge in enge Nachbarschaft und sind nur durch ein Septum getrennt, das sich bald auflösen wird. Die gemeinsame Spitze der vereinigten Gänge induziert dort, wo sie auf die Hinterwand des Sinus urogenitalis trifft, den *Müller-Hügel*.

Männlich determinierter Keim (**Abb. 15.17, 15.18**). Voraussetzung für die Entwicklung des Wolff-Ganges zum Nebenhoden und zum Ductus deferens ist einerseits der Beginn der Androgenproduktion durch die Leydig-

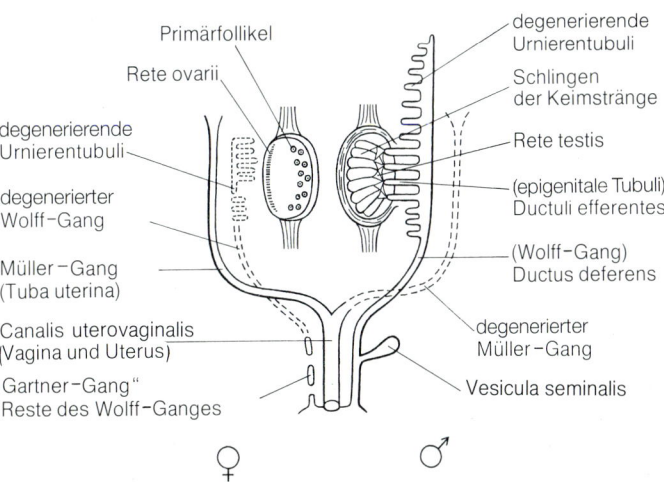

Abb. 15.17 Schematische Darstellung der geschlechtsspezifischen Ausbildung von Wolff- und Müller-Gang (Nach Becker et al. 1971)

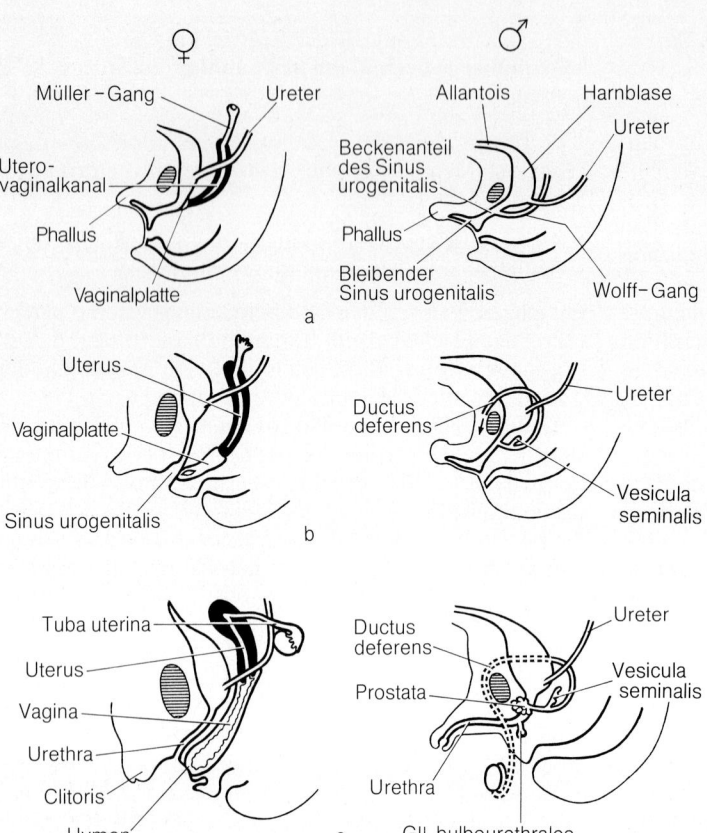

♀   ♂

a

Müller–Gang   Ureter
Utero-vaginalkanal
Phallus
Vaginalplatte

Allantois   Harnblase
Beckenanteil des Sinus urogenitalis
Ureter
Phallus
Bleibender Sinus urogenitalis
Wolff–Gang

b

Uterus
Vaginalplatte
Sinus urogenitalis

Ductus deferens
Ureter
Vesicula seminalis

c

Tuba uterina
Uterus
Vagina
Urethra
Clitoris
Hymen

Ductus deferens
Prostata
Urethra
Ureter
Vesicula seminalis
Gll. bulbourethrales

Abb. 15.18 a-c   Gegenüberstellung der Entwicklung des männlichen und weiblichen Genitale. **a** 9. Woche; **b** 11. Woche; **c** 5. Monat (Nach Langman 1985)

Zellen, andererseits die Rückbildung der Müller-Gänge unter dem Einfluß des in den Sertoli-Zellen des embryonalen Hodens gebildeten MRF (Müllerian regression factor, *Anti-Müller-Hormon*).

Hinweis. Fehlen Androgene und MRF, werden die Differenzierung der Wolff-Gänge unterdrückt, jedoch die Differenzierung der Müller-Gänge weitergeführt; es entstehen normale weibliche Gangsysteme. Fehlen Androgene, ist aber MRF vorhanden, bleiben beide Gangsysteme rudimentär. Fehlt MRF, werden bei vorhandenen Androgenen die Wolff-Gänge differenziert, aber die Müller-Gänge nicht unterdrückt; beide Gangsysteme sind vorhanden.

Während dieser Entwicklung bildet sich die Urniere mit Ausnahme von 6 kaudalen Nephronen zurück. Ihre Tubuli, sog. epigenitale Tubuli, bekommen dann bei der weiteren Entwicklung Anschluß an das Rete testis des Hodens und werden zu den *Ductuli efferentes*.

Hinweis. Obgleich die kranialen Urnierenkanälchen vollständig zurückgebildet werden, bleibt der zugehörige Abschnitt des Wolff-Ganges erhalten und wird zur *Appendix epididymis*. Erhalten bleibt aber auch beim männlichen Geschlecht ein sehr kleiner Teil des Müller-Ganges, der zum *Appendix testis* wird. Nicht sicher ist, ob der *Utriculus prostaticus* (S. 652,Uterus masculinus) als Rest des Müller-Ganges aufzufassen ist oder durch Ausstülpung des Sinus urogenitalis entsteht (**Abb. 15.19**).

Im Laufe der weiteren Entwicklung verlängert sich der Wolff-Gang, wobei sich die Teile , die der Einmündung der Ductuli efferentes folgen, stark knäulen. Dieser Abschnitt wird zur *Epididymis*, Nebenhoden. Der folgende Abschnitt des Wolff-Ganges erhält eine dicke Muskelschicht und wird zum *Ductus deferens* , Samenleiter, und *Ductus ejaculatorius*. Kurz vor dem Eintritt in den Sinus urogenitalis bildet eine Epithelaussprossung die *Vesicula seminalis*, Samenblase (**Abb. 15.18, 15.19**).

Weiblich determinierter Keim (**Abb. 15.17, 15.18**). Im 4. Embryonalmonat unterliegen die Müller-Gänge einem starken Wachstum. Die separat gelegenen Teile werden zu den Eileitern, *Tubae uterinae*. Ihre Wand bekommt eine dicke Muskulatur und ihre Schleimhaut wird stark gefaltet. Aus den trichterförmigen Enden der Müller-Gänge geht die *Pars ampullaris* der Tube hervor, deren freier Rand *Fimbrien* ausbildet. Die Gonaden befestigen sich mit einem eigenen Meso an der Hinterfläche der Bauchwand.

Die kaudalen eng benachbart verlaufenden Abschnitte der Müller-Gänge (s. oben) verschmelzen und werden zum *Canalis uterovaginalis*. Aus dessen oberen Teil geht der Uterus hervor. Mit Vereinigung der kaudalen Anteile der Müller-Gänge verschmilzt auch das umgebende Mesenchym und es entsteht in der Beckenanlage eine

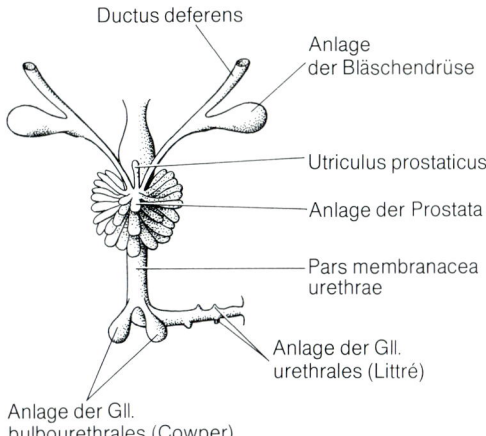

Ductus deferens

Anlage der Bläschendrüse

Utriculus prostaticus

Anlage der Prostata

Pars membranacea urethrae

Anlage der Gll. urethrales (Littré)

Anlage der Gll. bulbourethrales (Cowper)

Abb. 15.19 Schematische Darstellung der Entwicklung der Drüsen in der Pars pelvica des Sinus urogenitalis beim Mann (Nach Becker, Wilson u. Gehweiler 1971)

frontale Platte, *Lig. latum uteri*, an dessen Oberrand die Tubae uterinae liegen.

Klinischer Hinweis. Ist die Rückbildung der Scheidewand zwischen den kaudalen Abschnitten der Müller-Gänge unvollständig oder unterbleiben, kommt es zur Verdoppelung des Uterus in unterschiedlichem Ausmaß, z. B. *Uterus bicornis*, *Uterus duplex*.

Gegenstand der Diskussion ist die Herkunft der *Vagina*. Früher wurde angenommen, daß der untere Teil des Canalis uterovaginalis auch die Vagina bilde. Die jetzige Anschauung geht dahin, daß in der 9. Embryonalwoche aus der Hinterwand des Beckenanteils des Sinus urogenitalis, 2 solide Knospen, Bulbi vaginae, auswachsen, die vermutlich durch die kaudale Spitze der vereinigten Müller-Gänge induziert wurden. Die Bulbi vaginae verschmelzen und bilden die sog. Vaginalplatte, die zunächst kein Lumen aufweist und das untere Ende des Canalis uterovaginalis umfaßt. Unterbleibt die Verschmelzung, kann es zur Verdoppelung der Vagina kommen. Etwa in der 11. Embryonalwoche bildet sich in der Vaginalplatte von kaudal her ein Lumen, während das Längenwachstum im soliden kranialen Abschnitt erfolgt. Die Vaginalanlage ist im 5. Monat voll durchgängig, der oberste Abschnitt umfaßt als Scheidengewölbe den Uterus. Während die Lumina von Vagina und Uterus kommunizieren, bleibt die Vagina zum Sinus urogenitalis hin durch eine dünne Gewebeplatte aus Sinusepithel und Mesenchym, *Hymen*, verschlossen.

Hinweis. Als Residuen entstehen aus den Urnierentubuli, die in Höhe der Ovarialanlage liegen, im Mesovar das *Epoophoron*, aus den kaudalen Urnierentubuli das *Paroophoron*. Vom Wolff-Gang bleiben nur kleine Teile im Bereich des Ep-

oophoron oder aber neben der Vagina der sog. *Gartner-Gang* erhalten, der dort zur Zystenbildung Anlaß geben kann.

Aus der Pars pelvica des definitiven Sinus urogenitalis entwickeln sich die akzessorischen Geschlechtsdrüsen

Beim männlich determiniertem Keim (Abb. 15.19) bildet sich aus der Pars pelvica des definitiven Sinus urogenitalis (S. 627) die *Pars prostatica* und die *Pars diaphragmatica* der *Urethra*.

Ferner entwickelt sich bei Embryonen von 55 mm Scheitel-Steiß-Länge im Bereich der Einmündungsstelle des Urnierengangs in den Sinus urogenitalis die *Prostata*, indem zahlreiche (entodermale) Epithelsprossen aus der Wand der primitiven Urethra in das umgebende Mesenchym vorwachsen (**Abb. 15.19**). Dabei entstehen 2 Zonen, eine innere und eine äußere.

Die Drüsen der *Innenzone der Prostata* gehen aus der Wand der Urethra oberhalb der Einmündung des Urnierengangs hervor, enthalten also Material, das bei jedem Keim angelegt ist. Die Drüsen der *Außenzone*, später die eigentliche Prostata, entstehen dagegen aus dem Wandanteil der Urethra, der Zellen aus den Urnierengängen enthält, also aus Ganganteilen, deren Ausbildung dem männlich determinierten Keim vorbehalten bleibt.

Beim weiblich determinierten Keim entsteht aus der Pars pelvica des definitiven Sinus urogenitalis außer einer kurzen *Urethra* das *Vestibulum vaginae*, in das Urethra und Vagina münden.

Aus Aussprossung des Epithels der Urethra in das umgebende Gewebe gehen ab Ende des 3. Monats die *Urethral- und Paraurethraldrüsen* hervor. Die Ursprungsregion ist das Gebiet des Müller-Hügels, wo entodermale Zellen aus dem Sinus urogenitalis mit Zellen mesodermalen Ursprungs aus den Wolff- und Müller-Gängen zusammentreffen.

Auch die Entwicklung der äußeren Genitalien durchläuft ein indifferentes und ein geschlechtsspezifisches Stadium

Indifferentes Stadium (Abb. 15.20). Bereits in früher Zeit entstehen in der Umgebung der Kloake Wülste, von denen Teile nach Abgliederung des Sinus urogenitalis zu *Genitalfalten* werden (**Abb. 15.20**). Die beidseitigen Genitalfalten vereinigen sich an ihrer Spitze zum *Genitalhöcker*. In den Genitalhöcker wächst aus dem Sinus urogenitalis als solider entodermaler Gewebsstrang die *Urethralplatte* ein. – Seitlich von den Genitalfalten entstehen *Labioskrotalwülste*.

Männliches Genitale (Abb. 15.21). Beim männlich determiniertem Keim wächst der Genitalhöcker zum *Phallus* aus. Dabei werden die Genitalfalten nach ventral aus-

3.–4. Embryonalwoche

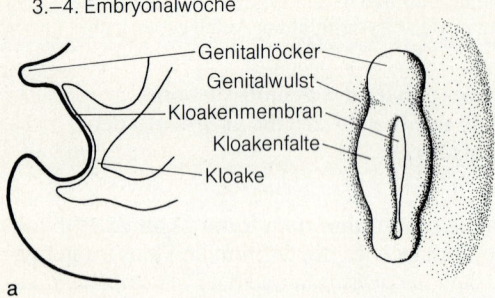

6. Embryonalwoche

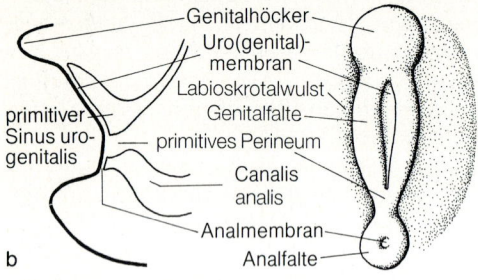

Abb. 15.20a, b Entwicklung des äußeren Genitale. **a** In der 3.–4. und **b** in der 6. Embryonalwoche. Phase der geschlechtsunspezifischen Entwicklung (Nach Langman 1985)

gezogen. Durch das Einreißen der Urogenitalmembran und eine Vertiefung der Urethralplatte entsteht eine *Urogenitalrinne*, die zwischen den beiden Genitalfalten liegt. Am Ende des 3. Embryonalmonats schließen sich die Genitalfalten und es entsteht der Urethraanteil des Penis.

Die Öffnung der Urethra befindet sich zunächst nicht auf der Spitze der *Glans penis*. Von der Spitze des Penis sproßt ein Strang ektodermalen Gewebes in die Tiefe, der mit dem Urethralumen Kontakt aufnimmt. Später wird dieser Epithelstrang kanalisiert; an der Spitze des Penis entsteht das definitive Ostium urethrae externum.

Klinischer Hinweis. Unterbleibt der Verschluß der Urogenitalrinne, öffnet sich die Urethra auf der Unterseite des Penis, *Hypospadie*. Öffnet sich durch Fehlanlage des Genitalhöckers die Urethra auf der Oberseite des Penis liegt eine *Epispadie* vor.

Mit der Verschmelzung der Genitalfalten vereinigen sich unter Vergrößerung auch die Skrotalwülste. Sie werden zum Skrotum, in das nach Vordrängen des Processus vaginalis peritonei durch Deszensus die Hoden einwandern.

Wenn Sie sich über den Descensus testis informieren wollen, lesen Sie S. 260.

Weibliches Genitale (**Abb. 15.21**). Beim weiblich determiniertem Keim erfährt der Genitalhöcker eine nur geringe Größenzunahme. Aus ihm entwickelt sich die *Clitoris*. Die Genitalfalten bleiben getrennt. Sie werden zu den *Labia minora* und umrahmen die offene Urogenitalspalte, die zum *Vestibulum vaginae* wird. Eine erhebliche Größenzunahme erfahren die seitlichen Labialwülste. Sie bilden die großen Schamlippen, *Labia majora*.

15.2.2 Rectum und Anus

Lernziele

Ampulla recti: Plicae transversae recti • Canalis analis: Columnae anales, Sinus anales, Valvulae anales, Analkrypten, Linea anocutanea • Zona columnaris • Pecten analis • Zona cutanea • M. sphincter ani internus • M. sphincter ani externus • Submuköser Venenplexus • Peritonealverhältnisse • Faszien • Bindegewebe • Defäkation • Arterien • Venen • Lymphgefäße • Nerven

Das Rektum als End- und Verschlußanteil des Darmrohres gliedert sich in die Ampulla recti und den Canalis analis

Der Endabschnitt des Darms, *Rectum*, Mastdarm (**Abb. 15.22**), ist etwa 12–15 cm lang. Er beginnt kranial mit dem Übergang aus dem Colon sigmoideum in Höhe des Oberrandes des 3. Sakralwirbels und endet kaudal mit der Analöffnung, *Anus*. Das Rektum ist mehrfach gekrümmt. Sein kranialer Anteil, *Ampulla recti*, legt sich der Konkavität des Os sacrum an und verläuft mit seinem unteren Anteil oberhalb des Diaphragma pelvis nach vorne (*Flexura sacralis*).

Der kaudale Anteil, *Canalis analis*, biegt beim Durchtritt durch das Diaphragma pelvis nach hinten um (*Flexura perinealis*).

Ampulla recti. Die Ampulla recti zeigt eine leichte Ausbiegung nach rechts, die durch Bildung innerer Schleimhautfalten, *Plicae transversae recti*, zustandekommt. Die wesentlichste ist die *Kohlrausch-Falte*, ca. 6 cm vor der Analöffnung, die sich von rechts in das Darmlumen hineinwölbt.

Canalis analis. Der Enddarm verliert sehr rasch die typischen Merkmale des Kolon (Haustren, Taenien, Appendices epiploicae). Auch das Epithel ändert sich. Unterhalb einer *Linea anorectalis* wird es unregelmäßig: streckenweise hochprismatisch oder mehrschichtig. Aus der sonst in 3 Bündeln angeordneten Längsmuskulatur wird wieder eine geschlossene Muskellage. Sie nimmt

Abb.15.21 Entwicklung des äußeren Genitale. **a** In der 10. Schwangerschaftswoche und **b** zu Beginn des 4. Schwangerschaftsmonats. Phase der geschlechtsspezifischen Entwicklung (Nach Langman 1985)

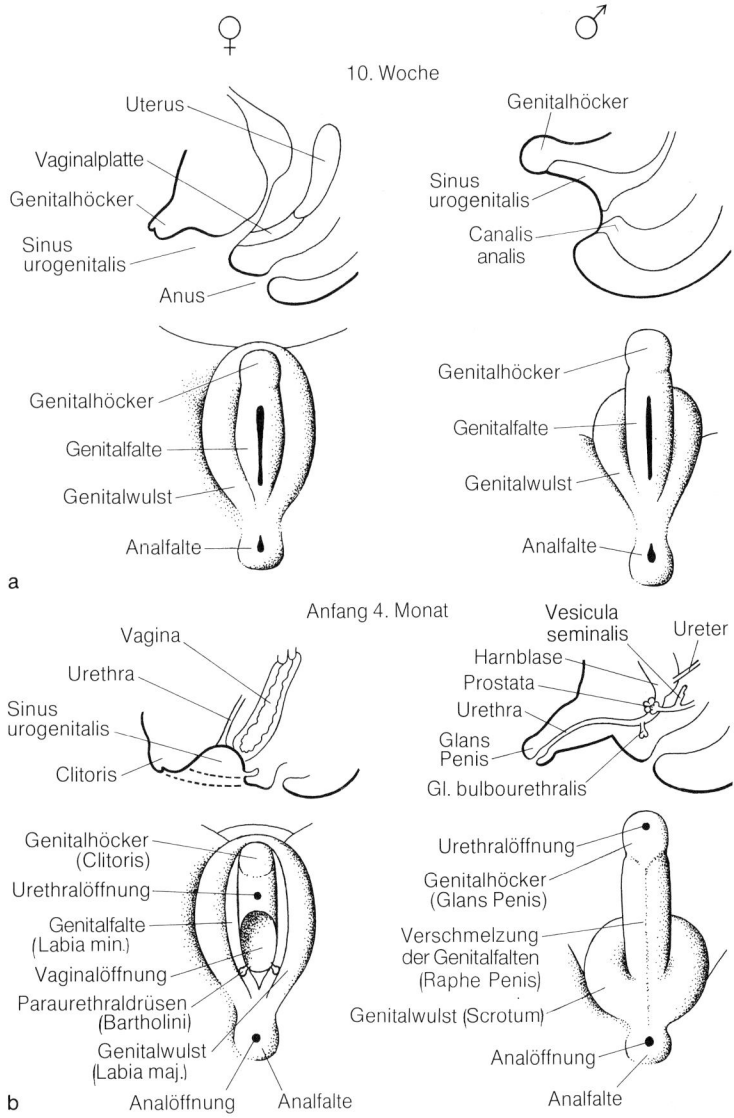

kaudalwärts an Stärke zu und wird in die Konstruktion des M. sphincter ani internus einbezogen (**Abb. 15.23**).

Der M. sphincter ani internus umgibt den 3–4 cm langen *Canalis analis*, den sich trichterförmig verjüngenden Anteil des Darmrohrs. Die Schleimhaut zeigt in diesem Bereich deutliche Längsfalten, *Columnae anales*, die durch Bündel glatter Muskulatur, Venenkonvolute und Lymphgefäße aufgeworfen werden. Zwischen den Columnae finden sich Vertiefungen, *Sinus anales*, die kaudal durch kleine Falten, *Valvulae anales*, die von einer Columna analis zur anderen reichen, abgeschlossen werden. Hinter diesen führen *Analkrypten* in die Tiefe der seitlichen Rektumwand, die den M. sphincter ani internus durchdringen. Der kaudale Abschluß der Columnae anales erfolgt durch einen glatten Bereich der Schleim-haut, die hier dem Ringwulst der Sphinktermuskulatur aufliegt.

Aufgrund der Epithelverhältnisse, der entwicklungs-geschichtlichen Gegebenheiten und der klinischen Zweckmäßigkeit wird der Analkanal in 3 Abschnitte unterteilt:

- **Zona columnaris**. Sie entspricht dem Bereich der Columnae anales. Hier wird vor allem in den Sinus anales noch das einschichtige hochprismatische Epithel des Rektum gefunden, während auf den Columnae anales schon Plattenepithel anzutreffen ist. Der Übergang zwischen diesen beiden Epithelarten ist nicht abrupt.
- **Pecten analis** (früher: Zona intermedia). Die Schleim-hautoberfläche dieses sehr schmerzempfindlichen

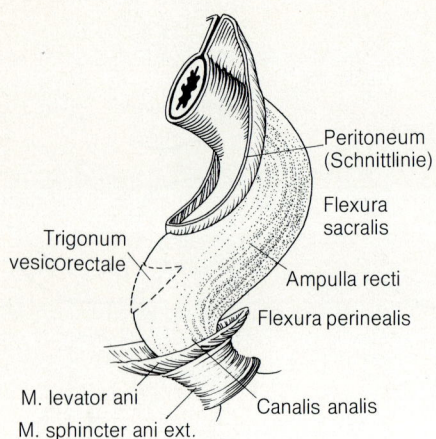

Peritoneum
(Schnittlinie)

Flexura
sacralis

Trigonum
vesicorectale

Ampulla recti

Flexura perinealis

M. levator ani

Canalis analis

M. sphincter ani ext.

Abb. 15.22 Darstellung von Rektum und Analkanal mit Peritonealverhältnissen (Nach Corning 1949)

Gebietes erscheint glatt und das nichtverhornende Plattenepithel bildet eine zusammenhängende Schicht. In ihrem Bereich geht die Schleimhaut auf die äußere Haut über. Die kaudale Grenze wird durch eine helle Linie, *Linea anocutanea*, markiert. Dieser weißliche Ring entspricht der unteren Grenze des M. sphincter ani internus. Hier strahlen longitudinale Muskelfasern, die die Ringmuskelschicht durchbrochen haben, in die Darmschleimhaut ein.

- **Zona cutanea**. Sie umgreift den Anus. Hier findet man das verhornte Plattenepithel der Haut. Hinzu kommen Hautdrüsen, wobei es sich außer um *Schweißdrüsen* auch um apokrine *Gll. circumanales* handelt. Durch Bindegewebsfasern, die den M. sphincter ani externus durchdringen, wird die Haut in feine radiäre Falten gelegt. Am Rand des M. sphincter ani internus beginnen dann die Einlagerungen von subkutanem Fett. Auffallend ist die starke Pigmentierung und die gute sensible Innervation dieses Gebiets.

> **Der Verschlußapparat des Anus besteht aus Muskulatur, aus Bindegewebe und aus einem submukösen Venenplexus**

Muskulatur. Den muskulären Verschluß bilden:

- M. sphincter ani internus
- M. levator ani
- M. sphincter ani externus

M. sphincter ani internus. Diese innerste Muskelschicht besteht aus glatter Muskulatur. Der M. sphincter ani internus liegt im Bereich des Canalis analis und reicht vom Diaphragma pelvis bis zur Linea anocutanea, an der sein unterer Rand als fester Ring tastbar ist. Er kommt durch die Ringschicht der Tunica muscularis der Darmwand sowie an der Innenseite durch zahlreiche Längsmuskelfasern zustande, die durch die Ringschicht der Tunica muscularis hindurchgetreten sind und den Mastdarm in der perianalen Haut verankern.

Funktionell unterliegt der M. sphincter ani internus einem Dauertonus, der höher ist als der des M. sphincter ani externus. Der Dauertonus des M. sphincter ani internus wird teils vom Muskel selbst, teils vom Sympathicus unterhalten, dessen zuständiges Reflexzentrum im Rückenmark zwischen Th_{11} und L_3 liegt.

M. levator ani (S. 614). Seine Muskulatur ist quergestreift. Er umfaßt den Darm bei seinem Durchtritt durch das Diaphragma pelvis schlingenförmig. Der untere randbildende Anteil dieses Muskels, der als *M. puborectalis* isolierbar ist, kann daher den oberen Teil des Analkanals verschließen, indem er das Analrohr nach vorne zieht. Dadurch wird der Canalis analis abgeknickt und Vorder- und Hinterwand aufeinandergelegt.

M. sphincter ani externus. Dem Trichter des M. levator ani liegt außen der M. sphincter ani externus auf. Er gliedert sich in:

- *Pars profunda*. Dies ist der funktionell wichtigste Teil des Muskels. Sie wird zusammen mit dem M. puborectalis als „*M. compressor recti*" bezeichnet.
- *Pars superficialis*. Sie bildet eine Schlinge und liegt außerhalb der Pars profunda. Die Fasern der Pars superficialis ziehen vom Lig. anococcygeum zum Centrum tendineum perinei und sind in der Lage, die Analöffnung von der Seite her abzuklemmen.
- *Pars subcutanea*. Bei diesem oberflächlichsten Anteil handelt es sich um einen Ringmuskel, der dicht unter der Haut liegt und durch Bindegewebssepten und Züge glatter Muskulatur, die ihn durchdringen und zur Haut ziehen, in Lamellen gegliedert wird.

An die glatte Muskulatur des M. sphincter ani internus schließen sich im Bereich der Linea anocutanea die quergestreiften Muskelfasern des subkutanen Anteils des M. sphincter ani externus an. Zwischen beiden findet man Längsmuskelzüge, die sich aus der longitudinalen Schicht der Tunica muscularis des Rektums bilden, zum Teil durch die subkutanen Anteile des M. sphincter ani externus hindurchziehen und an der Analhaut ansetzen. Sie können die Haut durch Zug nach innen oben raffen und damit den Verschluß unterstützen („*M. corrugator ani*").

Funktionell unterliegt der M. sphincter ani externus – wie der M. sphincter ani internus – einem Dauertonus, wird aber außerdem willkürlich durch den N. pudendus innerviert.

Bindegewebsfasern und submuköser Venenplexus. Der Verschluß des Canalis analis soll außer durch aktive Anteile auch *passiv durch Bindegewebsfasern* erfolgen, die den M. sphincter ani externus durchsetzen, in die perianale Haut einstrahlen und bei forcierter Kontraktion

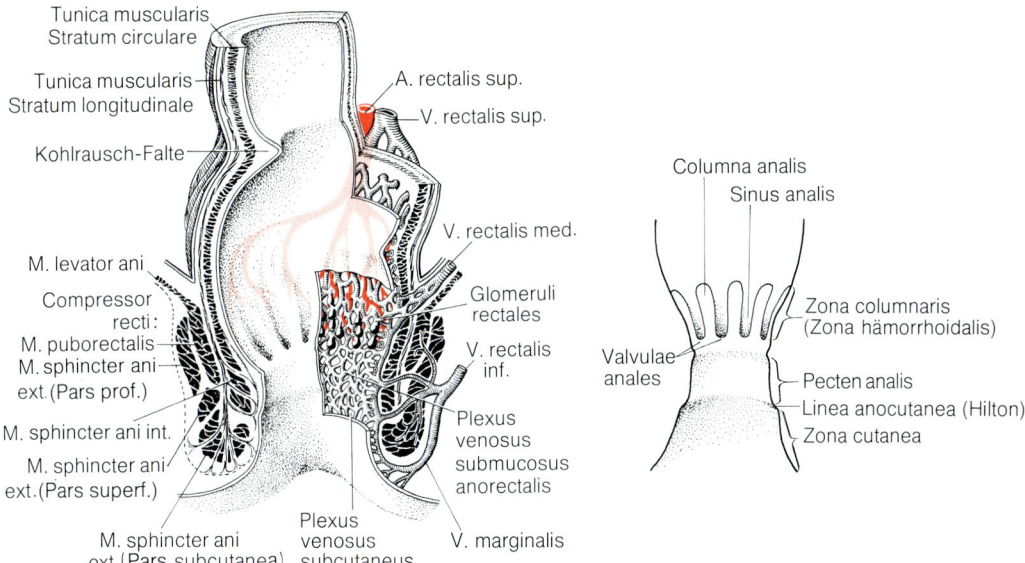

Abb. 15.23 Schema des Sphinkteraufbaus, der Zuflüsse aus der A. rectalis sup. *(rot)* und der venösen Geflechte. *Rechts* ist die Zonierung der Analschleimhaut dargestellt (Nach Töndury 1970)

die Haut in den Analkanal hereinzuziehen. Unterstützend wirken Venen, die im Bereich der Zona cutanea sehr zahlreich sind und den subkutanen Plexus bilden. Ferner werden die Venen des *submukösen Venenplexus* bei der Kontraktion des M. puborectalis gestaut, wodurch ein gasdichter Verschluß des Analkanals bewirkt wird.

> **Das Rektum liegt teilweise retroperitoneal, teilweise extraperitoneal**

Während das Colon sigmoideum noch intraperitoneal liegt, befindet sich der der Anfangsabschnitt des Rektums *retroperitoneal* (**Abb. 15.4, 15.22**). Dabei wird ein großer Teil der Vorderfläche des Mastdarms von Peritoneum überzogen. Das Peritoneum buchtet sich zwischen Rektum und Vesica urinaria beim Mann zur *Excavatio rectovesicalis* (**Abb. 15.4a**), bei der Frau zur *Excavatio rectouterina*, Douglas-Raum (**Abb. 15.4**), aus. Der tiefer gelegene Teil der Ampulla recti und der Canalis analis liegen *extraperitoneal*. Die Ausdehnung des Periteonalüberzugs des Rektums ist sehr stark variabel.

> **Die Befestigung des Rektums erfolgt durch Faszien und durch Bindegewebe des subperitonealen Raumes**

Faszien (S. 616). Umhüllt wird das Rektum von der *Fascia pelvis visceralis*, die mit der Adventitia des Mastdarms in Verbindung steht. Dort, wo das Rektum durch

den M. levator ani hindurchtritt, steht sie mit der Fascia pelvis parietalis in direkter Verbindung, die mit der Fascia diaphragmatis pelvis superior verwachsen ist. Damit ist das Rektum fest in den Hiatus analis des M. levator ani eingefügt.

Bindegewebe im subperitonealen Raum. Hierbei handelt es sich um Bindegewebsverdichtungen in einem im übrigen lockeren Bindegewebe.

Bindegewebsverdichtungen liegen:

- vor dem Rektum. Sie bilden zwischen Mastdarm und Prostata eine frontale Platte. Das *Septum rectovesicale* trennt beim Mann Rektum und Harnblase voneinander. Dem entspricht bei der Frau ein *Septum rectovaginale*, das auf dem Centrum tendineum perinei steht.
- seitlich und hinter dem Rektum. Dadurch wird der Mastdarm mit der Beckenwand verbunden. In der Klinik wird das hier gelegene Bindegewebe als *Paraproctium* bezeichnet (**Abb. 15.6**). Es leitet die Gefäße zum Rektum.

Lockeres Bindegewebe. Umgeben ist der Mastdarm vorwiegend von lockerem Bindegewebe. Dies ermöglicht eine gute Verschieblichkeit der Ampulla recti. Fester verbunden mit der Umgebung ist das Rektum nur im Bereich des Übergangs zum Colon sigmoideum.

Durch das lockere Bindegewebe ist gesichert, daß die Ampulla recti besonders dehnungsfähig ist und größere Kotmassen aufnehmen kann. Normalerweise tritt erst kurz vor der Defäkation der Kot aus dem Colon sigmoideum in das Rektum ein. Dies ist ebenso wie die Dehnung durch Gaseintritt ein Defäkationsreiz. In der übrigen Zeit ist das Rektum gewöhnlich leer und zeigt keine besonderen Ausweitungen. Eine Ausdehnung der Ampulla recti ist nur nach vorne und nach den Seiten möglich. Bei starker Füllung kann die Ampulla recti etwa die Hälfte des Beckenraums einnehmen. Sie schiebt dann die übrigen Beckeneingeweide, z.B. Harnblase und Prostata und auch den Uterus, nach vorne oben aus dem Becken heraus.

Die Defäkation wird reflektorisch ausgelöst

Werden durch die Kolonbewegungen größere Kotmassen in den Mastdarm geschoben, so werden durch Dehnung der Rektumwand viszeroafferente Impulse ausgelöst, die die sympathischen (Th_{11}-L_3) und die parasympathischen (S_2-S_5) Reflexzentren des Rückenmarks erreichen. Die viszeroefferenten Impulse aus S_2-S_5 bedingen, wie überhaupt der Parasympathicus im Bereich des Dickdarms, eine Kontraktion des Rektums. Gleichzeitig wird eine Erschlaffung des durch die sympathischen Fasern aus Th_{11}-L_3 versorgten M. sphincter ani internus bewirkt. Über den N. pudendus erhält der M. sphincter ani externus nun keine Impulse mehr und erschlafft. Gleichzeitig wird bewußt die Bauchpresse in Gang gesetzt. Die Entleerung erfolgt dann im Sinne einer peristaltischen Welle, die über das Rektum hinwegläuft und den Kot austreibt.

> **Klinischer Hinweis.** Erschlaffung des M. sphincter ani externus, des M. levator ani und Betätigen der Bauchpresse sind willkürliche Faktoren, die eine Zeitbestimmung des Defäkationsvorgangs ermöglichen. Auch bei Lähmung der Bauchmuskulatur kann der Mastdarm entleert werden. Ein Ausfall der Sphinktermuskulatur macht dagegen eine willkürliche Beherrschung der Stuhlentleerung unmöglich. Jedoch wird auch bei der *Incontinentia alvi* das Rektum nur im Gefolge der periodisch auftretenden großen, den Kot vorantreibenden Kolonbewegungen entleert.

Arterien

Die arterielle Versorgung des Rektums erfolgt durch:

- **A. rectalis superior** (**Abb. 15.24**). Von diesem unpaaren Endast der A. mesenterica inferior werden fast die gesamte Schleimhaut des Rektums, die Schwellkörper der Zona columnaris und der kraniale Teil der Muskulatur versorgt. Sie ist nach dem Abgang der letzten Arkade zum Colon sigmoideum (*Sudeck-Punkt*) als Endarterie zu betrachten.
- **A. rectalis media** (aus der A. iliaca interna)
- **A. rectalis inferior** (aus der A. pudenda interna). Aa. rectalis media et inferior sind paarig und versorgen die Muskulatur des kaudalen Rektumabschnitts.

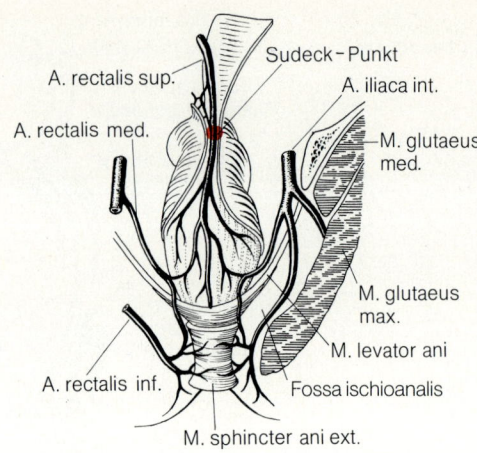

Abb. 15.24 Die arterielle Gefäßversorgung des Rektums von dorsal

Corpus cavernosum recti. In der Submukosa des Rektums breitet sich im Bereich der Columnae rectales ein Gefäßkomplex aus, der von der A. rectalis superior gespeist wird. Größere Gefäßkonvolute innerhalb dieses Komplexes mit zahlreichen arteriovenösen Anastomosen bilden die *Glomeruli*. Sie stellen in ihrer Gesamtheit einen Schwellkörper dar, der der Abdichtung des Analkanals (gemeinsam mit den Sphinkteren) dient. Der Abfluß erfolgt zu den Rektalvenen.

> **Klinischer Hinweis.** Die Bildung der *Hämorrhoiden* soll auf der Grundlage der Glomeruli erfolgen. Somit führen die *inneren Hämorrhoiden*, die in der Zona columnaris (auch Zona hämorrhoidalis genannt) entstehen, hellrotes Blut. Nur bei den *äußeren Hämorrhoiden*, die im Bereich der Zona cutanea auftreten, handelt es sich um variköse Bildungen auf venöser Grundlage.

Venen

Aus dem **Plexus venosus rectalis** sammelt sich das Blut in der unpaaren *V. rectalis superior*, den paarigen *Vv. rectales mediae et inferiores*. Die erste führt ihr Blut dem Pfortaderkreislauf zu, mit den letzteren gelangt das Blut über die *Vv. iliacae interni* zur V. cava inferior (vgl. S. 607, portokavale Anastomosen, **Abb. 14.62**).

Lymphgefäße

Aus der Ampulla recti erfolgt der Lymphabfluß (**Abb. 15.25**) entsprechend der V. rectalis superior zu den *Nodi lymphatici sacrales* und weiter zu den *Nodi lymphatici retroaortici*, oder über die *Nodi lymphatici mesenterici inferiores* zu den *Nodi lymphatici lateroaortici sinistri*,

Abb. 15.25 Lymphabflüsse von Anus, Rektums und Colon sigmoideum (Nach Töndury 1970)

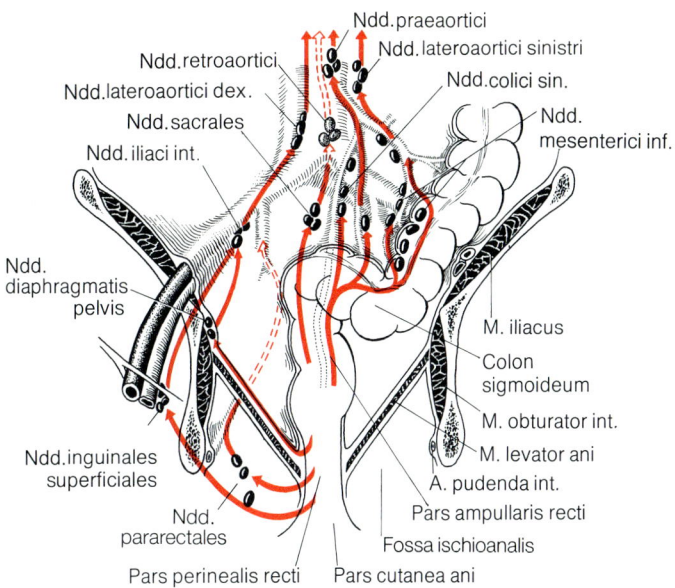

oder auch über die *Nodi lymphatici pararectales (anorectales)* zu den *Nodi lymphatici iliaci interni.*

Aus dem Canalis analis erreicht die Lymphe mit den Vv. rectales mediae die *Nodi lymphatici iliaci interni*, aus dem Bereich des **Afters** gelangt die Lymphe zu den *Nodi lymphatici inguinales superficiales.*

Nerven

Die **viszeroefferenten Fasern** für das Rektum gelangen

- als Nn. splanchnici sacrales aus dem sakralen Anteil des *Parasympathicus* (S_2-S_5) zu den Beckengeflechten. Die Umschaltung auf postganglionäre Neurone erfolgt in den intramuralen Ganglien.
- *Sympathische Zuflüsse* stammen aus dem Plexus hypogastricus und dem sympathischen Reflexzentrum (Th_{11}-L_3). Die Umschaltung auf postganglionäre Neurone erfolgt im Ganglion mesenterium inferius.

Viszeroafferente (sensible) **Fasern** gelangen in den Nn. splanchnici sacrales in den Bereich des Sakralmarks.

Somatische Fasern. Der M. sphincter ani externus erhält Fasern aus S2-4 über den *N. pudendus.*

Topographie

Die Ampulla recti bekommt durch die Ausladung nach rechts Beziehung zur A. und V. iliaca interna sowie dem rechten Ureter.

Beim Mann sind der vorderen Wand des Rektums die Prostata und die Samenblase benachbart. Der Blasen-grund hat in einem eng umschriebenen Gebiet, Trigonum rectovesicale (**Abb. 15.22**), enge Nachbarschaftsbeziehungen zum Rektum.

Bei der Frau kann es bei Füllung der Ampulla zu recht engen Nachbarschaftsbeziehungen zum rechten Ovar und zur rechten Tuba uterina kommen. Wichtig ist, daß an der Hinter- und Seitenwand des Rektums der Plexus sacralis gelegen ist, außerdem befinden sich die durch das Foramen ischiadicum majus austretenden Gefäße in der Nähe.

Klinische Hinweise. Das Rektum ist der Palpation zugänglich. Von hier aus kann beim Mann die Hinterwand der Prostata, bei der Frau zwischen den Fingern in Vagina und Rektum die Excavatio rectouterina (Douglas-Raum), abgetastet werden.

Die Schleimhaut selbst kann rektoskopisch untersucht werden. Dabei muß auf die Plicae transversae, insbesondere auf die Kohlrausch-Falte, geachtet werden. Schwierig ist die Weiterführung des Rektoskops über die Grenze des Rektum zum Sigmoid, da das Colon sigmoideum in das Becken hinein abgeknickt ist.

Im Bindegewebe des Paraproktium können sich *peri- oder paraproktitische Abszesse* bilden.

Das venöse Gefäßnetz des Rektums und des Analkanals, insbesondere der Plexus venosus rectalis (Plexus hämorrhoidalis), soll für die Herstellung eines *Umgehungskreislaufs* zwischen V. portae und V. cava inferior Bedeutung gewinnen können.

Nicht selten kommen *Fisteln* vor, die von der Schleimhaut des Rektums und Analkanals ihren Ausgang nehmen und im perianalen Bereich, vorwiegend in der Dammregion, an die Körperoberfläche gelangen (*Analfistel*).

15.2.3 Vesica urinaria, Harnblase

Die Harnblase ist ein muskuläres Hohlorgan. Ihre Form variiert nach Entwicklungsstand und Füllungsgrad.

In leicht gefülltem Zustand kann man die Blase mit einer dreiseitigen Pyramide vergleichen (**Abb. 15.26**), deren Spitze nach vorn gekippt ist, so daß sie auf einer Ecke der Basis steht. Die vordere Kante liegt damit der Symphyse bzw. der vorderen Bauchwand auf. Vorne seitlich ist die Harnblase der seitlichen Beckenwand zugewendet und liegt den Fasern des M. levator ani an. Die nach vorn unten gerichtete Ecke des Blasenhalses ragt in den Levatorspalt hinein. Die Oberseite geht dorsal mit einer ziemlich deutlichen Kante, die der *Plica vesicalis transversa,* eine Peritonealfalte, entspricht, auf die hintere Seite der Harnblase über, die als Basis der Pyramide aufzufassen ist. An den Seitenkanten der hinteren Seite münden die *Ureteren* in die Harnblase ein, die *Urethra* führt an der nach unten gerichteten Ecke der Basis aus der Harnblase heraus.

An der Harnblase lassen sich unterscheiden:

- *Apex vesicae,* Blasenspitze, an der der obliterierte Urachus (s. oben) befestigt ist
- *Corpus vesicae,* Blasenkörper
- *Fundus vesicae,* Blasengrund, mit der Einmündung der Ureteren, Ostium ureteris, und dem *Trigonum vesicae*
- *Cervix vesicae,* Blasenhals, der sich in die Urethra fortsetzt. Dabei tritt hinter der Öffnung der Urethra, Ostium urethrae internum, ein Wulst auf, *Uvula vesicae,* in deren Bereich beim Mann die Schleimhaut durch den Mittellappen der Prostata vorgedrängt wird.

Trigonum vesicae. Das Trigonum vesicae ist ein faltenfreies, dreieckiges Gebiet zwischen den Einmündungen der Ureteren und dem Beginn der Urethra. Es fällt durch weißliche Farbe auf. Hier ist die Schleimhaut unverschieblich mit der Muskulatur verbunden.

Wandbau und Befestigung der Harnblase ermöglichen große Volumenschwankungen

---

Die Wand der Harnblase besteht aus:

- Tunica serosa
- Tunica muscularis
- Tunica mucosa

Die Dicke der Wand beträgt nach Entleerung 5–7 mm, nach Füllung 1,5–2 mm.

Tunica serosa. Die Serosa ist der Peritonealüberzug im Bereich der Facies superior und dem als Trigonum vesi-

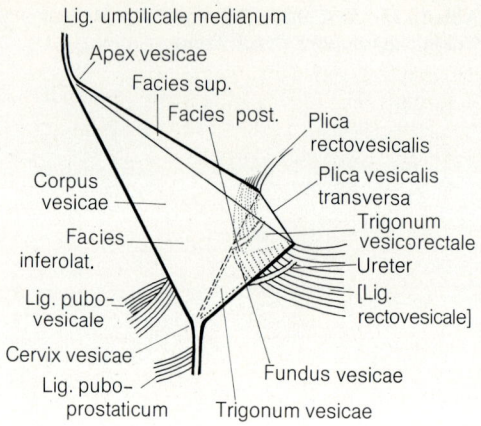

Abb. 15.26 Schematische Darstellung der Harnblase und ihres Halteapparats

corectale bezeichneten Teil der Facies posterior. Das Peritoneum liegt hier den Bindegewebslagen des viszeralen Blattes der Fascia endopelvica, hier Fascia vesicalis genannt, auf. Bei leerer Harnblase entsteht konstant eine Peritonealfalte an der Grenze zwischen Facies superior und Facies posterior, *Plica vesicalis transversa,* die seitlich in die Plica rectovesicalis übergeht. Die Plica rectovesicalis läßt dorsal die Vertiefung der *Excavatio rectovesicalis* beim Mann bzw. *Excavatio vesicouterina* bei der Frau und lateral von der Harnblase die *Excavationes paravesicales* entstehen (darunter liegt das Paracystium).

Tunica muscularis. Die Tunica muscularis besteht aus 3 Schichten glatter Muskulatur: einer äußeren und einer inneren mit longitudinal und einer mittleren mit zirkulär verlaufenden Faser. Die Faserzüge der verschiedenen Schichten gehen ineinander über und bilden eine funktionelle Einheit, den *M. detrusor vesicae.* Die Faserzüge der posterioren longitudinalen Detrusormuskulatur bekommen an der Harnröhre einen zirkulären Verlauf. Die Fasern des anterioren longitudinalen Muskelzuges setzen sich teilweise in das *Lig. pubovesicale (puboprostaticum)* fort. Die inneren longitudinalen Fasern werden zu inneren Fasern der Urethra. Die zirkulären Fasern hören vor Beginn der Urethra auf.

Eine Sonderstellung nimmt die Muskulatur des Trigonum vesicae ein. Da sie eine Fortsetzung der Muskulatur der Ureteren ist, verankert sie diese in der Harnblasenwand. Im übrigen ist die Uretermuskulatur an der Einmündungsstelle in die Harnblase in komplizierten Schlingen angeordnet.

Hinweis. Die Öffnungen der Ureteren sind in der Regel verschlossen, wohl vor allem infolge ihres schrägen Durchtritts durch die Blasenwand, durch den Innendruck der Blase und evtl. aktiv durch Kontraktion der Muskulatur des Trigonum vesicae. Geöffnet werden sie jeweils bei Eintreffen einer Kontraktionswelle des Ureters.

Tunica mucosa. Die Tunica mucosa besteht aus Übergangsepithel und einer Lamina propria. Die Epithelhöhe hängt vom Füllungszustand des Blase ab. Das Übergangsepithel (S. 40) kann bei Dehnung bis auf wenige Zellagen vermindert werden. Schleimdrüsen sollen sich nur im Bereich der Harnröhrenmündung finden. Die bindegewebige *Lamina propria* ist locker gebaut und ermöglicht bei leerer Blase – mit Ausnahme des Trigonum vesicae (s. oben) – eine ausgeprägte Faltenbildung der Schleimhaut.

> **Die Harnblase ist im Bereich der Cervix vesicae und des Fundus vesicae unverschieblich befestigt**

Die Befestigung der Harnblase erfolgt durch das Bindegewebe des Spatium subperitoneale, beim Manne zusätzlich über die Fixierungsbänder der Prostata. Im übrigen ist die Blase verschieblich, um sich den verschiedenen Füllungszuständen anzupassen.

Der Blasenhals ragt in den Levatorspalt hinein. Seine seitlichen Anteile sind durch die feste Verbindung zwischen der Fascia vesicalis und der Fascia diaphragmatis pelvis superior fest mit den Levatorfasern verbunden. Die vom vorderen Rand der Harnblase ausgehenden bindegewebigen Stränge, in denen auch glatte Muskelzellen zu finden sind, *Ligg. pubovesicalia* (M. pubovesicalis), verbinden den Blasenhals mit den Schambeinen beiderseits der Symphyse. Sie liegen in der Ebene der Levatorfasern und füllen praktisch den Levatorspalt aus. Ihnen ist wohl weniger eine Haltefunktion als eine Aufgabe bei der Entleerung der Harnblase zuzuweisen.

Die beiden seitlichen Kanten der Facies posterior werden durch Bandzüge nach lateral und hinten im Becken befestigt (**Abb. 15.5**). Ihre Fasern strahlen auch in die festeren Bindegewebszüge ein, die zwischen der Hinterfläche der Harnblase dem Centrum tendineum perinei aufsitzen. Über Bindegewebszügen entsteht die Peritonealfalte der Plica rectovesicalis, die den Eingang in die Excavatio rectovesicalis einengen.

Zwischen den beiden vorderen seitlichen Flächen und der vorderen Becken- bzw. Rumpfwand findet sich ein mit lockerem Bindegewebe gefüllter Raum, *Spatium retropubicum* (Spatium praevesicale, Retzius-Raum), der sich vom Nabel bis zum Blasenhals erstreckt und die Verschieblichkeit der Harnblase bei der Füllung erlaubt. Dieser Bindegewebsraum ist vorn durch die Fascia transversalis der Bauchwand, hinten von der Fascia vesicalis, unten durch die Fascia diaphragmatis pelvis superior und seitlich durch die Plicae umbilicales mediales (obliterierte Aa. umbilicales) begrenzt. Das lateral und vor der Blase befindliche lockere Bindegewebe wird als *Paracystium* bezeichnet. Der Apex vesicae läuft entsprechend seiner Entstehung in die *Plica umbilicalis mediana* (obliterierter Urachus) aus.

> **Harnblasenfüllung**

Normalerweise ist eine maximale Füllung der Harnblase bei 1500 ml erreicht. Harndrang tritt jedoch bereits nach Aufnahme von 250–500 ml ein.

Die Ausdehnung der Harnblase ist durch die Verschieblichkeit des Beckenbindegewebes im Spatium retropubicum, des subserösen Bindegewebes unter dem Peritoneum und des lockeren Bindegewebes um den Blasenkörper gewährleistet. Dabei tritt die Harnblase entlang der vorderen Bauchwand aus dem kleinen Becken heraus und schiebt gleichzeitig das Peritoneum von der vorderen Bauchwand ab (**Abb. 15.27**). Bei stärkerer Füllung wird also die Symphysenlinie überschritten, die Blase steigt aber normalerweise nicht über Nabelhöhe an.

> **Harnblasenentleerung, Miktion**

Normalerweise ist das Ostium urethrae internum infolge der Anordung der Muskulatur der Harnblase und durch den Tonus des M. sphincter urethrae geschlossen, der vor allem durch einen intrinsischen Nervenplexus hervorgerufen wird. Zur Harnblasenentleerung, *Miktion*, kommt es durch einen nervösen Reiz. Zur Miktion wird der Blaseninhalt durch Kontraktion des Muskelsystems des M. detrusor vesicae unter Druck gesetzt und der Blasenhals eröffnet. Bewirkt wird die Kontraktion vor allem durch die Wirkung des Parasympathikus (präganglionäre Neurone in S_2-S_4). Zur Öffnung des Blasenhalses kommt es dadurch, daß die Kontraktion des Muskelgeflechts des Trigonum vesicae (**Abb. 15.28**) die Mündungen von Harnröhre und Ureteren einander nähern. Dies wird möglich, weil der Sympathikus (präganglionäre Neurone im oberen Lumbalmark) hemmend auf den

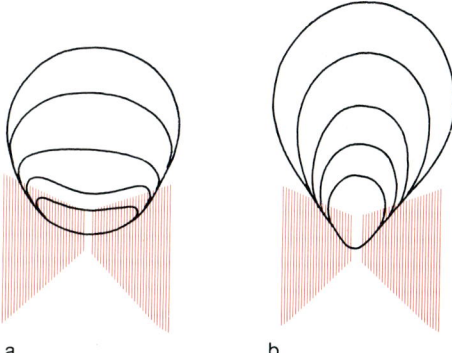

a   b

Abb. 15.27 Schematische Darstellung des Verhaltens der Harnblase bei Füllung **a** und bei Entleerung **b** (Nach Benninghoff u. Goerttler 1975)

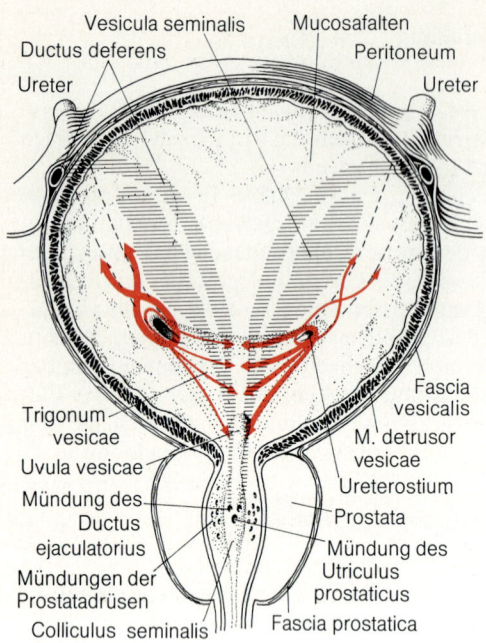

Vesicula seminalis   Mucosafalten

Ductus deferens   Peritoneum

Ureter   Ureter

Fascia vesicalis

Trigonum vesicae

Uvula vesicae

M. detrusor vesicae

Mündung des Ductus ejaculatorius

Ureterostium

Prostata

Mündungen der Prostatadrüsen

Mündung des Utriculus prostaticus

Colliculus seminalis   Fascia prostatica

Abb. 15.28   Das Trigonum vesicae. *Rot* eingezeichnet sind die Muskelschlingen für Öffnung *(links)* und Verschluß *(rechts)* der Ureterostien. Als *grauer Schatten* ist die Lage von Ureter, Vesicula seminalis und Ductus deferens hinter der Harnblase angegeben

M. detrusor, aber erregend auf die Muskulatur des Trigonum vesicae wirkt. Dadurch gelangt das Trigonum vesicae nach dorsal oben, werden die beiden Ureteren verschlossen, die Uvula vesicae aus der Harnröhrenmündung gezogen (*M. retractor uvulae*) und das Venengeflecht der Uvula in den Plexus venosus vesicalis entleert. Gleichzeitig verschließen beim Manne die Schlingen des M. retractor uvulae die Öffnungen der ableitenden Samenwege und akzessorischen Geschlechtsdrüsen im Bereich des Colliculus seminalis der Urethra. Zur Öffnung des Ostium urethrae internum kommt es dadurch, daß die Schenkel der umgebenden Muskelschlinge, die zum Detrusorsystems gehören, nach lateral auseinanderweichen. Außerdem unterstützen die Fasern des *M. pubovesicalis* die Öffnung des Ostium urethrae internum durch Zug nach vorne. Während der Anspannung des M. detrusor vesicae erschlafft der aus quergestreifter Muskulatur bestehende *M. sphincter urethrae* (*Rhabdosphinkter*), der jetzt keine Impulse aus dem N. pudendus erhält.

Die Miktion ist ein vollständig automatischer Rückenmarksreflex, der aber durch Zentren im Gehirn gehemmt oder gefördert werden kann. Dies führt dazu, daß die Blasenentleerung willkürlich eingeleitet aber auch willkürlich unterbrochen werden kann. Führend ist ein Miktionszentrum in der Formatio reticularis des Hirnstamms (S. 770), das aber unter dem Einfluß des Kortex

steht, der hauptsächlich hemmend, zu gegebener Zeit aber auch fördernd wirkt.

Entleert liegt die Harnblase breitflächig und schüsselförmig dem Beckenboden auf, die Facies superior ist eingedellt (**Abb. 15.27**). Bei Füllung wird diese breite Form zunächst beibehalten, erst bei starker Füllung wird die Facies superior aufgewölbt. Bei der Miktion nimmt die Blase Kugelform an, der M. detrusor vesicae schließt sich konzentrisch um den Inhalt.

Beim Neugeborenen ragt wegen räumlicher Enge die Harnblase aus dem Becken hervor. Das Septum rectovesicale reicht zunächst tief an den Blasenhals heran, vermutlich als Folge des erst kurz vorher beendeten Einsenkens der Plica urorectalis. Mit zunehmendem Alter nimmt der Platz im kleinen Becken zu, die Blase rutscht in den Beckenring hinein (Descensus vesicae), die Excavatio rectovesicalis flacht sich ab.

Arterien

Die Blutversorgung der Harnblase erfolgt wesentlich durch Äste der A. iliaca interna:

* **A. vesicalis superior** (nicht-obliterierter Anteil der A. umbilicalis) zur lateralen Blasenwand und zur Blasenoberfläche (**Abb. 15.29**)
* **A. vesicalis inferior** zum Blasengrund. Bei der Frau kommt die A. vesicalis inferior aus der A. vaginalis.

Kleinere Blutgefäße kommen aus der *A. obturatoria,* der *A. rectalis media* und der *A. pudenda interna.*

Venen

Das Blut aus submukösen und intramuskulären Venennetzen (**Abb. 15.30**) wird im **Plexus venosus vesicalis**, der den Fundus der Harnblase umgibt, gesammelt. Er steht beim Manne mit dem Plexus venosus prostaticus in enger Verbindung . In den Plexus venosus vesicalis münden auch die V. dorsalis profunda penis, bei der Frau die *V. dorsalis profunda clitoridis*, ein. Aus dem Plexus venosus vesicalis wird das Blut entweder direkt zu den Vv. iliaci interni, aber auch über die Vv. rectales, Vv. obturatoriae und Vv. pudendae internae abgeleitet.

Lymphgefäße

Die Lymphabflüsse aus der oberen Blasenwand und den seitlichen Blasenpartien gelangen zu den *Nodi lymphatici iliaci externi*, aus dem Gebiet des Blasenfundus und des Trigonum vesicae zu den *Nodi lymphatici iliaci interni*. Die Lymphbahnen der Blasenvorderwand werden über *Nodi lymphatici vesiculares laterales* im Spatium retropubicum dem Abflußgebiet des Blasenfundus zugeleitet.

Abb. 15.29   Die arterielle Gefäßversorgung der Harnblase beim Mann

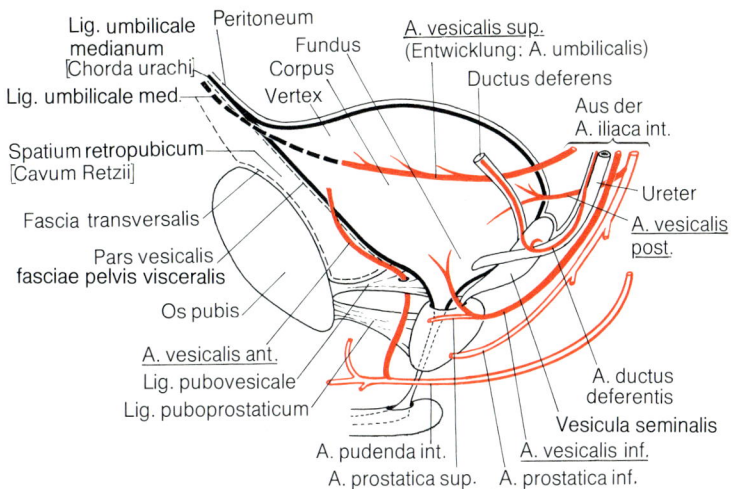

Lig. umbilicale medianum [Chorda urachi]

Lig. umbilicale med.

Spatium retropubicum [Cavum Retzii]

Fascia transversalis

Pars vesicalis fasciae pelvis visceralis

Os pubis

A. vesicalis ant.
Lig. pubovesicale
Lig. puboprostaticum

Peritoneum
Fundus
Corpus
Vertex

A. vesicalis sup. (Entwicklung: A. umbilicalis)
Ductus deferens
Aus der A. iliaca int.
Ureter
A. vesicalis post.

A. ductus deferentis
Vesicula seminalis
A. vesicalis inf.

A. pudenda int.
A. prostatica sup.   A. prostatica inf.

Aus dem Fundusgebiet ziehen einzelne Gefäße über den Beckenboden zu den *Nodi lymphatici sacrales*.

Nerven

Zu unterscheiden sind ein intrinsischer Nervenplexus und extrinsische Nerven. Der intrinsische , in der Blasenwand gelegene Plexus paßt den Tonus des M. detrusor dem Füllungszustand an.

Die extrinsische Innervation des M. detrusor erfolgt durch Nervenfasern des Sympathicus und Parasympathicus. Sowohl die efferenten als auch die afferenten vegetativen Fasern der Harnblase verlaufen über den *Plexus hypogastricus inferior* (pelvicus) und den *Plexus vesicalis*. Zahlreiche Ganglien sind in der Harnblasenwand verteilt.

Die *parasympathischen Fasern* aus S_2-S_4 versorgen die Muskulatur des M. detrusor vesicae motorisch (Umschaltung aus das 2. Neuron in der Blasenwand). Die parasympathischen Fasern wirken konstriktorisch.

Die *sympathischen Fasern* aus dem Plexus hypogastricus inferior (Umschaltung auf das 2. Neuron überwiegend im Ganglion mesentericum inferius) beeinflussen den Tonus der Gefäße und bewirken eine Erschlaffung des M. detrusor sowie eine Kontraktur der Muskulatur des Blasenhalses. Dadurch wird u.a. bei einer Ejakulation der Austritt von Harn aus der Blase verhindert. Das Reflexzentrum des zuständigen Teils des Sympathicus liegt im liegt im Lumbalmark.

Somatische Fasern. Die quergestreifte Muskulatur des M. sphincter vesicae externus erhält ihre motorischen Impulse über den N. pudendus.

Topographie

Beim Mann liegt unter dem Trigonum vesicae und um den blasennahen Anteil der Urethra die Prostata. An den Seitenkanten der Facies posterior vesicae finden sich die Ureteren und jeweils medial davon Ductus deferens und Bläschendrüse. Diese Organe lassen eine dreieckige Fläche frei, in deren Bereich die Harnblase in enge Nachbarschaft zum unteren Teil der Ampulla recti steht (Trigonum vesicorectale **Abb. 15.22**). Starke Füllung des Rektums hat ein Herausdrängen der Harnblase aus dem kleinen Becken zur Folge.

Bei der Frau ist die Facies posterior der Harnblase weitgehend mit der Vorderwand der Vagina und der Cervix uteri verwachsen. Daher endet der Peritonealüberzug der Blasenoberfläche kurz hinter der Plica vesicalis transversa und schlägt sich unter Bildung der Excavatio vesicouterina in Höhe des inneren Muttermundes auf das Corpus uteri um. Infolge der Anteflexio-Anteversio-Stellung des Uterus liegt dieser der Blasenoberfläche auf und macht alle Bewegungen der Harnblase bei Füllung und Entleerung mit.

Klinische Hinweise. Gegen Ende der Gravidität hat nur noch die Cervix uteri Kontakt zur dorsalen Blasenoberfläche. Auch bei geringer Füllung steigt dann die Harnblase über den Symphysenrand auf. Eine gefüllte Harnblase ist ein Geburtshindernis. Unter der Geburt weicht die Harnblase nach seitwärts oben (meist nach rechts) aus, dadurch kommt aber der Sphinkterabschnitt in Gefahr, gegen die Symphyse gepreßt zu werden. Bei Inkontinenz durch Zerstörung des Blasensphinkter kann u. U. eine neue Muskelschlinge aus Fasern des M. pyramidalis geformt werden.

Aus der Nachbarschaft zum Os pubis ergibt sich auch die leichte Verletzbarkeit der Harnblase bei Beckenbrüchen. Auch Einrisse durch Bindegewebszug beim Auseinanderweichen der Beckenknochen sind möglich. Bei Austritt von

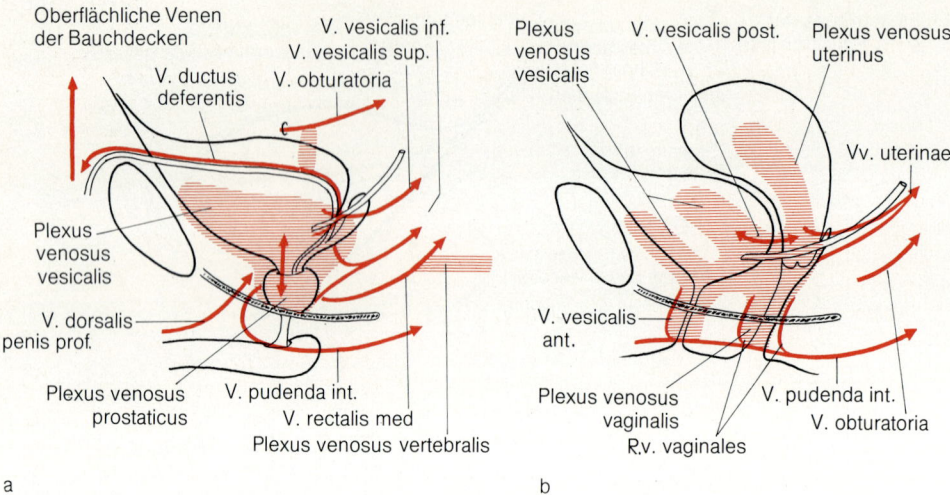

Abb. 15.30 a,b   Schematische Darstellung der Venen der Harnblase **a** beim Mann und **b** bei der Frau

Harn in das Bindegewebe des Spatium retropubicum und paravesicale, z.B. bei extraperitonealer Blasenruptur, kann es zu Entzündungen des Beckenbindegewebes kommen, die auch auf das subseröse Bindegewebe des gesamten Bauchraums und der Beckenwand übergreifen können.

Bei Füllung ist die Eröffnung der Harnblase ohne Verletzung des Peritoneums über der Symphyse möglich (*Sectio alta*), ein Zugangsweg zur Prostata, die dann durch das Trigonum vesicae erreichbar wird.

Muß die Harnblase dauernd gegen Widerstand entleert werden, wie z.B. bei der Prostatahypertrophie, nimmt die Muskulatur an Masse zu, es bildet sich die sog. *Balkenblase*.

15.2.4 Innere männliche Geschlechtsorgane

Hinweis. Für die topographische Beschreibung der Geschlechtsorgane ist eine Einteilung in *innere Geschlechtsorgane* und *äußere Geschlechtsorgane* zweckmäßig. Diese Gliederung ist insofern entwicklungsgeschichtlich begründet, als die inneren Geschlechtsorgane (Keimdrüsen, keimzellenleitende Gangabschnitte mit Anhangsdrüsen sowie bei der Frau der Uterus) aus Anteilen der Urogenitalleiste hervorgegangen sind. Die äußeren Geschlechtsorgane entwickeln sich aus dem Sinus urogenitalis, den Genitalfalten, dem Geschlechtshöcker und den Genitalwülsten. Die Grenze zwischen außen und innen wird durch die Einmündung der Wolff- und Müller-Gänge in den Sinus urogenitalis festgelegt. So gesehen werden die inneren Geschlechtsorgane kranial vom Diaphragma pelvis in der Beckenhöhle angelegt. Die äußeren liegen kaudal von dieser Muskelplatte und bilden im wesentlichen die geschlechtsspezifische Form der Körperöffnungen.

Tabelle 15.2 gibt einen Überblick über die Organfunktionen bei beiden Geschlechtern.

Innere männliche Geschlechtsorgane sind (**Abb. 15.31**):

- Testis, Hoden
- Epididymis, Nebenhoden
- Ductus deferens, Samenleiter
- akzessorische Geschlechtsdrüsen:
  - Prostata, Vorsteherdrüse
  - Vesicula seminalis, Bläschendrüse
  - Gll. bulbourethrales, Cowper-Drüsen

> **Hoden als Bildungsort der Spermien und Nebenhoden als Samenspeicher liegen außerhalb der Bauchhöhle im Hodensack**

Lernziele
> Hoden: Lage, Form, Größe, Tunica albuginea, Septula testis, Tubuli seminiferi, Rete testis, Keimepithel, interstitielles Gewebe, Gefäße, Nerven • Nebenhoden: Lage, Form, Größe, Ductuli efferentes, Ductus epididymidis, Nerven, Gefäße

Hoden, Testis. Der Hoden ist ein paariges etwa pflaumenförmiges Organ. Der durchschnittliche Längsdurchmesser beträgt 4–5 cm, seine Breite 2,5–3 cm und seine Dicke 1,8–2,4 cm. Der Hoden wird von einer derben, undehnbaren *Tunica albuginea* umgeben. Sie ist an der freien, d.h. nicht vom Nebenhoden bedeckten Oberfläche mit Serosa (Lamina visceralis) überzogen. Samenableitende Wege, Gefäße und Nerven treten im *Mediastinum testis* aus dem Organ aus bzw. ein. Der linke Hoden ist meist etwas größer als der rechte und reicht etwas tiefer in das Skrotum hinab.

Tabelle 15.2. Vergleichende Gegenüberstellung der Organe des männlichen und weiblichen Genitale im Hinblick auf die Funktion

Männliches Organ	Funktion	Weibliches Organ
Testis	Keimzellproduktion Inkretion	Ovarium
Epididymis	Hilfsapparat Speicherorgan	–
Ductus deferens	Ausführungsgangsystem Samenleiter – Eileiter	Tuba uterina
Prostata Vesicula seminalis Gll. bulbourethrales	Hilfsapparat Sekretbereitung	–
–	Brutraum Austreibungsorgan	Uterus
Penis (mit Harnsamenröhre)	Kopulationsorgan Geburtskanal	Vagina

*Mikroskopische Anatomie.*Der Hoden wird durch feine, häufig durchbrochene bindegewebige Scheidewände, *Septula testis*, in denen Blut- und Lymphgefäße sowie Nerven verlaufen, in Hodenläppchen, *Lobuli testis*, unterteilt (**Abb. 15.32**). Die Septula testis verlaufen von der Tunica albuginea radiär zum *Mediastinum testis*, einer Bindegewebsverdichtung am Hinterrand des Hodens, die ein feines Kanälchensystem, *Rete testis*, enthält. In den Lobuli testis liegen jeweils ein oder mehrere stark gewundene Samenkanälchen, *Tubuli seminiferi contorti*, die von interstitiellem Bindegewebe umgeben sind. Die Samenkanälchen ziehen schlaufenförmig vom und zum Rete testis, an das sie über *Tubuli seminiferi recti* angeschlossen sind. Das Rete testis seinerseits bekommt durch *Ductuli efferentes* Verbindung mit dem Nebenhoden und damit Anschluß an die ableitenden Samenwege.

Die Tubuli seminiferi werden von Keimepithel ausgekleidet, das aus den Zellen der *Spermatogenese* und aus *Sertoli-Zellen* besteht. Das interstitielle Gewebe ist reich an Blutgefäßen sowie Nerven und enthält *peritubuläre Zellen* sowie die androgenbildenden *Leydig-Zellen* und Makrophagen.

Wenn Sie sich jetzt über die Spermatogenese sowie über die Sertoli-Zellen, die peritubulären Zellen und die Leydig-Zellen informieren wollen , lesen Sie S. 654 f.

Gefäße und Nerven. Ihr Verlauf hat einen entwicklungsgeschichtlichen Bezug, d. h. sie erreichen die Organanlage direkt aus der Aorta, und ist durch den Descensus testis bestimmt (**Abb. 15.33**).

Arterien. Die *A. testicularis* entspringt aus der Aorta abdominalis und erreicht nach Durchtritt durch den Leistenkanal den Hoden. Sie verläuft im Samenstrang meist stark geschlängelt. Am Hinterrand des Hodens (Mediastinum testis) treten in der Regel 2 größere Äste in die Tunica albuginea ein und breiten sich in deren innerer Schicht flächenhaft aus. Kleinere Äste verlaufen dann in

den Septula testis in Richtung auf das Rete testis, um dort umzubiegen und rückläufig als Aa. recurrentes das Hodengewebe zu versorgen.

Venen. Aus dem peritubulären Kapillarnetz führen kleine Venenstämme das Blut zu geschlängelten größeren Sammelvenen unter der Tunica albuginea. Außerdem sammelt sich Blut in Venen der Septula testis in Venen des Mediastinum testis. Beide Venengeflechte vereinigen sich am Mediastinum. Dann bilden sie um die A. testicularis durch ein dichtes Netz von Anastomosen den *Plexus pampiniformis.* Ihre Fortsetzung, *V. testicula-*

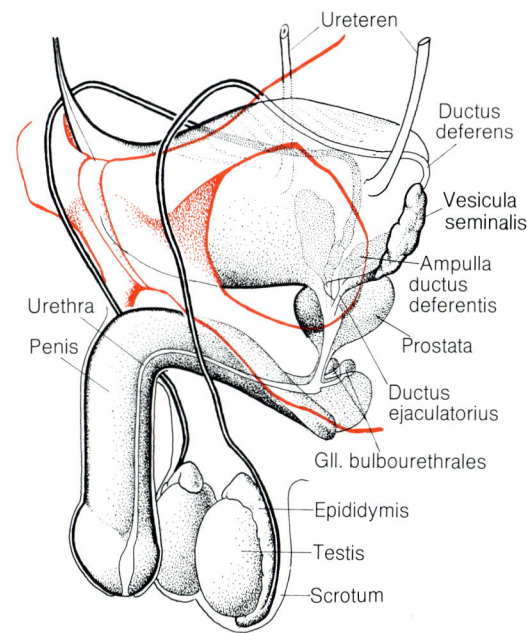

Abb. 15.31 Übersicht über die männlichen Geschlechtsorgane (*schwarz*) und ihre Lage zum knöchernen Becken (*rot*)

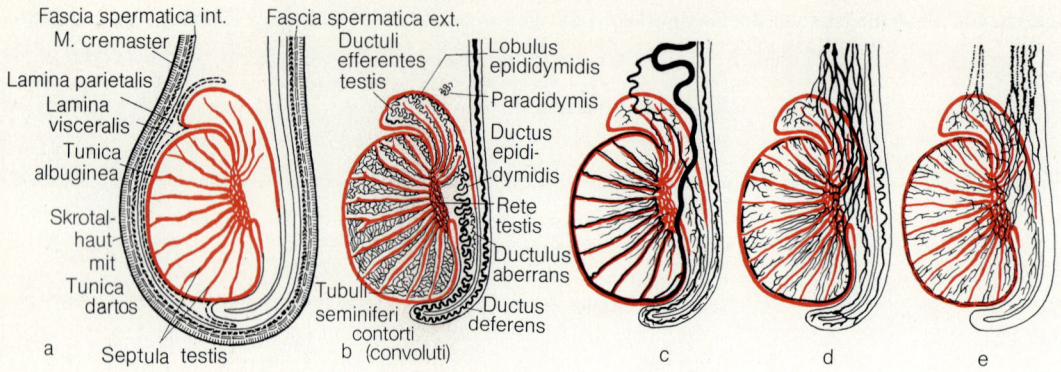

Abb. 15.32 a-e   Hoden und Nebenhoden. **a** Hodenhüllen; **b** samenbereitende und -leitende Anteile; **c** Arterien; **d** Venen; **e** Lymphgefäße. Jeweils eingezeichnet die Tunica albuginea, die Septula testis, das Bindegewebe des Rete testis (Nach Johnson et al. 1970)

ris, mündet *rechts in die V. cava inferior, links in die V. renalis sinistra.*

Lymphgefäße. Die im Zwischengewebe des Hodens beginnenden Lymphgefäße führen die Lymphe über das Mediastinum am Samenstrang entlang zu den *Nodi lymphatici lumbales* in der Bauchhöhle.

Nerven. Mit den Arterien kommen die Nerven aus dem *Plexus coeliacus.* Sie ereichen über den *Plexus renalis* mit der A. testicularis den Hoden.

Hinweis. In Hodennähe finden sich einige entwicklungsgeschichtliche Residualstrukturen (S. 632 f): *Appendix testis* am oberen Pol des Hodens (Rest des Müller-Ganges), *Appendix epidydimis* im Bereich des Nebenhodenkopfes (Urnierenrest). Appendix testis und Appendix epidimis werden auch als Morgagni-Hydatiden bezeichnet. Ebenfalls ein Urnierenrest ist ein im Bindegewebe in der Nähe des Nebenhodenkopfes gelegenes, aus aufgeknäulten Kanälchen bestehendes Knötchen, das als *Paradidymis* (Giraldes-Organ) bezeichnet wird.

Am unteren Pol des Hodens findet man einen Bandzug, der nach abwärts zur Skrotalhaut zieht. Er gehört wie die Faserzüge, die durch den Canalis inguinalis hindurchziehen, zu den Resten der Genitalfalte, die in der Embryonalentwicklung in ihrer Gesamtheit als Leitband des Hodens, *Gubernaculum testis,* bezeichnet werden.

Nebenhoden, Epididymis. Der Nebenhoden besteht aus einem dicken oberen Anteil, *Caput epididymidis* , einem schmalen langgezogenen *Corpus epididymidis* und der unten gelegenen *Cauda epididymidis* (**Abb. 15.31**). Er sitzt mit dem Nebenhodenkopf auf dem oberen Pol des Hodens, die übrigen Teile liegen dem Hoden dorsal an. Der Nebenhoden liegt außerhalb der Tunica albuginea des Hodens.

Der Nebenhodenkopf nimmt die stark geknäulten *8–10 Ductuli efferentes* auf, die die Verbindung zum Rete testis herstellen. Jeder Ductulus ist etwa 10–12 cm lang. Aus dem obersten Ductulus efferens geht ein in vielfachen Windungen im Bindegewebe des Corpus und der Cauda epididymidis verlaufender Gang, der Nebenhodengang, *Ductus epididymidis* hervor. Der Ductus epididymidis besitzt eine Gesamtlänge von 4–6 m und setzt sich distal in den Samenleiter, *Ductus deferens*, fort. Der Endabschnitt des Ductus epididymidis hat ein erweitertes Lumen. Hier können Spermatozoen gespeichert werden.

Ductuli efferentes (Abb. 15.34 a). Sie werden von einem ungleichmäßig hohen, mehrreihigen Epithel ausgekleidet. Zwischen Abschnitten mit hochprismatischen Epithelzellen liegen Einsenkungen mit niedrigen Zellen. Den Zellen der Ductuli efferentes wird vor allem resorptive Tätigkeit, aber auch die Fähigkeit zur Sekretion zugeschrieben. Die hochprismatischen Zellen tragen an ihrer Oberfläche häufig Kinozilien, die zum Spermientransport beitragen. Außerdem kommen Zellen mit Mikrovilli vor. Die Kanälchenwandung ist von einer spärlichen Schicht glatter Muskelfasern umgeben.

Ductus epididymidis (**Abb. 15.34 b**). Der Nebenhodengang gliedert sich in unterschiedlich gebaute Abschnitte. Alle Abschnitte haben ein zweireihiges hochprismatisches Epithel. An der Oberfläche tragen die Epithelzellen Stereozilien. In zahlreichen Zellen kommen Vakuolen vor, die mit sekretorischen Vorgängen in Zusammenhang gebracht werden. Offenbar haben die Sekrete des Nebenhodenganges Bedeutung für die Reifung des Spermatozoen. Auch Resorption und Phagozytose sind, wie die zahlreichen Lysosomen beweisen, im Nebenhodengang möglich. Unter der Basalmembran findet sich gut ausgeprägte, ringförmig angeordnete glatte Muskulatur. Sie dient dem Transport der Spermatozoen.

Gefäße und Nerven. Die Blutzuflüsse stammen aus einem *Endast der A. testicularis* und einem damit anastomosierenden Ast der *A. ductus deferentis.*

Die abführenden Venen führen in den *Plexus pampiniformis.*

Lymphgefäßabflüsse und Nervenversorgung entsprechen der des Hodens.

Abb. 15.33a, b   Schema über die Wanderung und endgültige Position der paarigen Abdominalorgane **a** frühe Lage im Embryo, **b** endgültige Lage beim Mann (Nach Becker, Wilson u. Gehweiler 1971)

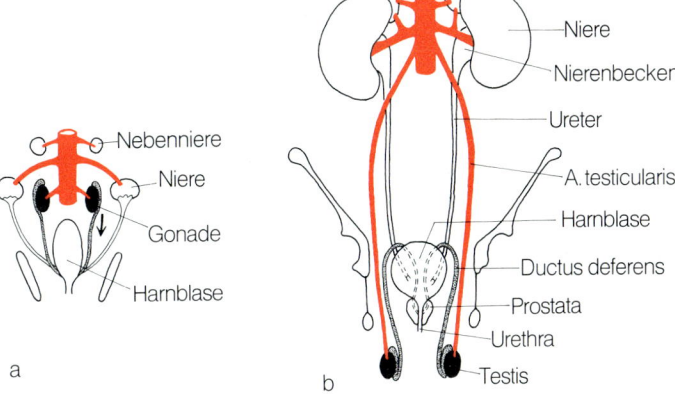

> **Der Ductus deferens ist die Fortsetzung des Nebenhodenganges**

> **Lernziele** Ductus deferens: Lage, Abschnitte, Verlauf, Funiculus spermaticus, Nachbarschaftsbeziehung, Feinbau, Gefäße, Nerven

Der *Ductus deferens*, Samenleiter (**Abb. 15.31**), ist 50–60 cm lang, 3–4 mm dick, und hat ein Lumen mit einem Durchmesser von 0,5–1 mm. Er beginnt am unteren Ende des Nebenhodens, zieht dann an der medialen Seite vorbei, zunächst gewunden, später gestreckt, und gelangt im Samenstrang durch den Leistenkanal in den Bauchraum. Dort verläuft er unter dem Peritoneum an der Wand des kleinen Beckens entlang und tritt von lateral an die Harnblase heran. Schließlich legt er sich dem Blasengrund – nun frei von Peritoneum – von dorsal her an (**Abb. 15.35**). An dieser Stelle findet sich eine Auftreibung, *Ampulla ductus deferentis*. Der Ductus deferens setzt sich in den *Ductus ejaculatorius* fort, der in die Urethra einmündet (S. 652).

Hinweis. Der Samenstrang, *Funiculus spermaticus*, entsteht durch die Zusammenlagerung von:

- Ductus deferens
- A. und V. testicularis
- A. ductus deferentis
- Plexus pampiniformis
- vegetativen Nerven

Er reicht vom inneren Leistenring bis zum Schwanz des Nebenhodens und wird von der Fascia spermatica interna umhüllt, der Fasern des M. cremaster aufliegen (S. 244). Im Samenstrang ist der Ductus deferens auf Grund seiner festen Konsistenz gut tastbar.

Mikroskopische Anatomie. Das Lumen des Ductus deferens wird von einem zweireihigen hochprismatischen Epithel ausgekleidet, das mit seiner Basalmembran einem an elastischen Fasern reichen Bindegewebe aufliegt. Das Epithel trägt im Anfangsteil Stereozilien. Ungedehnt bildet die Schleimhaut des Samenleiters mehrere Längsfalten, die bei Erweiterung des Lumens verstreichen können. In der Ampulla ductus deferentis werden die Schleimhautfalten zahlreicher, in den Buchten dazwischen enthält das einschichtig prismatische Epithel zahlreiche Sekretgranula.

Die Tunica muscularis des Ductus deferens ist auffallend dick. Auf Querschnitten gliedert sie sich in 3 Schichten unterschiedlich verlaufender Muskelzellen (**Abb. 15.34 c**), die ein funktionell zusammenhängendes Geflecht bilden. Die Muskelzellen verlaufen in Ruhelage im inneren und äußeren Bereich mehr längs, in der mittleren Schicht mehr spiralförmig-zirkulär.

In der Adventitia kommen zahlreiche elastische Fasern vor.

Die Entleerung des gefüllten Samenleiters wird durch 3–4 über ihn hinweglaufende Kontraktion der Muskulatur erreicht.

Gefäße und Nerven. *Zuführendes Gefäß* ist die A. ductus deferentis, die als selbständiger Ast der A. iliaca interna auftritt oder aus der A. vesicalis inferior entspringt.

Der *venöse Abfluß* erfolgt über den Plexus pampiniformis und über den Plexus vesicoprostaticus.

Die *vegetativen Nervenäste* stammen aus den Beckengeflechten.

> **Die Vesicula seminalis bildet wesentliche Anteile der Flüssigkeit des Ejakulats**

> **Lernziele** Vesicula seminalis ; Lage, Form, Größe, Nachbarschaftsbeziehungen, Peritonealverhältnisse, Ductus ejaculatorius, Feinbau, Gefäße, Nerven

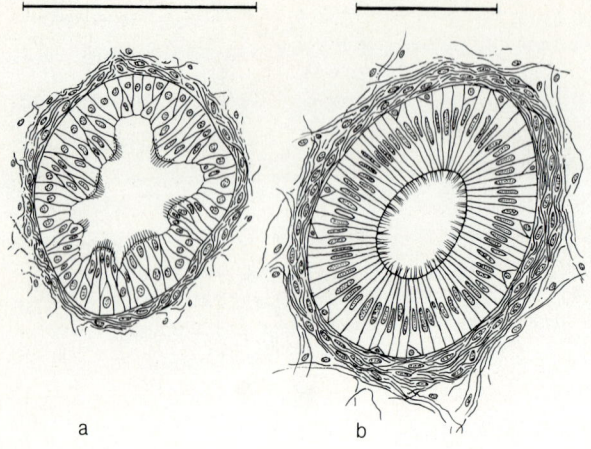
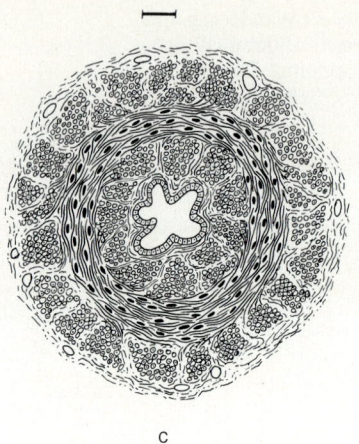

a   b   c

Abb. 15.34 Mikroskopische Bilder von Schnitten **a** durch einen Ductulus efferens, **b** den Ductus epididymidis und **c** den Ductus deferens. Beachte die Anordnung der Muskulatur. Über den Abbildungen Vergrößerungsmaßstäbe

Die *Vesicula seminalis*, Samenblase (früher: Glandula vesiculosa, Bläschendrüse; **Abb. 15.35**), ist ein in gestrecktem Zustand etwa 15–20 cm langer, mit Schleimhaut ausgekleideter Gang. Er ist unregelmäßig aufgewunden und mit dem adventitiellen Bindegewebe verwachsen. Die 4–5 cm langen Bläschendrüsen liegen lateral von den Ampullae ductus deferentis und medial von den Ureteren dem Blasenfundus an, mit dem sie verwachsen sind. Mit ihren freien Kuppen erreichen sie meist noch das Peritoneum der Excavatio rectovesicalis, liegen im übrigen aber extraperitoneal (**Abb. 15.4 a**). Der Ausführungsgang, *Ductus excretorius*, mündet innerhalb der Prostata in den Ductus ejaculatorius.

Mikroskopische Anatomie. Charakteristisch sind vielgestaltige Schleimhautfalten, die den Drüsengang in Kammern und Buchten untergliedern. Das Epithel ist einschichtig, gelegentlich zwei- oder mehrreihig; es weist Anzeichen apokriner und ekkriner Sekretion auf. Das reichliche Sekret der Bläschendrüse ist alkalisch, fruktosereich und gelatinös; es wird dem Ejakulat beigemischt. Die Fruktose dient den Spermatozoen zur Energiegewinnung. Auffallend ist die kräftige Muskelwand des Drüsengangs. Bindegewebe der Mukosa und Muskulatur sind deutlich voneinander getrennt, so daß keine Muskelfasern in die Falten reichen. Die Tätigkeit der Bläschendrüsen ist androgenabhängig (S. 658).

Gefäße und Nerven. Die *arterielle Versorgung* erfolgt aus Ästen der A. vesicalis inferior, insbesondere der A. ductus deferentis.

Die *Venen* fließen in den Plexus vesicoprostaticus ab.

Die *Lymphabflüsse* erfolgen zu den Nodi lymphatici iliaci interni und mit Gefäßen aus dem Plexus vesicalis und der Prostata zu den präsakralen Lymphknoten.

Die *vegetativen Nerven* stammen aus den Beckengeflechten.

Der Ductus ejaculatorius ist das gemeinsame Endstück von Ductus deferens und Ductus excretorius. Er mündet auf dem Colliculus seminalis in die Harnröhre

Der *Ductus ejaculatorius* , Spritzkanälchen, ist etwa 2 cm lang und durchsetzt die Prostata. Seine Lichtung verengt sich dabei trichterförmig auf 0,2 mm. Die Einmündung in die Pars prostatica der Urethra erfolgt auf dem Samenhügel, *Colliculus seminalis*, beiderseits des Utriculus prostaticus (**Abb. 15.36**).

Mikroskopische Anatomie. Das Spritzkanälchen ist mit einschichtigem hochprismatischem Epithel ausgekleidet. Die Schleimhaut zeigt feine Längsfalten. Um das Spritzkanälchen bildet sich innerhalb des muskelreichen Zwischengewebes der Prostata ein röhrenförmiger Schwellkörper. Aus diesen beiden Anteilen entsteht eine Art Sphinkter.

Die feinen, schlitzförmigen Öffnungen der Ductus ejaculatorii werden von einem Geflecht elastischer Fasern und venöser Gefäße umsponnen. Schlingen glatter Muskulatur aus dem Zwischengewebe der Prostata, die mit dem M. retractor uvulae in Verbindung stehen, schützen die Öffnungen der Samengänge wie auch der Prostatadrüsen gegen das Eindringen von Harn.

Die Prostata beteiligt sich an der Bildung der Flüssigkeit des Ejakulates

Lernziele Prostata: Lage, Form, Größe, Gliederung, Nachbarschaftsbeziehungen, Ausführungsgänge, Feinbau, Histophysiologie, Gefäße, Nerven

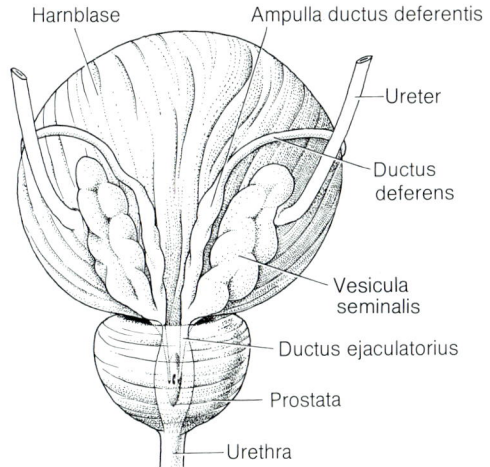

Harnblase
Ampulla ductus deferentis
Ureter
Ductus deferens
Vesicula seminalis
Ductus ejaculatorius
Prostata
Urethra

Abb. 15.35 Situs der männlichen Samenwege und der akzessorischen Geschlechtsdrüsen (Vesicula seminalis und Prostata) von dorsal

Die *Prostata*, Vorsteherdrüse (**Abb. 15.35**), ist eine etwa eßkastaniengroße exokrine Drüse. Ihre 12–20 Ausführungsgänge münden in die Urethra, seitlich vom Colliculus seminalis (**Abb. 15.36 a**).

Die Prostata befindet sich oberhalb des Diaphragma urogenitale, das sie mit ihrer Spitze durch den Levator-

spalt hindurch erreicht. Mit ihrer Basis liegt die Prostata der Harnblase an. Ferner umhüllt sie den Anfangsteil der Harnröhre (Pars prostatica).Die abgeplattete Hinterfläche der Prostata ist dem Rektum zugewandt. Von dort her ist sie tastbar. Eine derbe Kapsel, deren innere Schicht viele Muskelzellen enthält, umgibt das Organ. Ihre äußere Schicht besteht aus einem gefäßreichen lockeren Bindegewebe. Die Prostata liegt extraperitoneal und ist in das Bindegewebe des Spatium subperitoneale eingebettet. Insbesondere durch das *Lig. puboprostaticum* ist sie fest mit dem Schambein verbunden.

Es werden 3 Prostatazonen unterschieden, die schalenartig um die Harnröhre herum angeordnet sind (**Abb. 15.36 b**):

- **periurethrale Zone**. Sie umgreift die Urethra und besteht aus Drüsen, die aus Divertikeln der Harnröhre hervorgegangen sind (Schleimhautdrüsen).
- **Innenzone**. Sie macht 25 % der Prostata aus und umschließt die Ductus ejaculatorii. Die Innenzone besteht aus verzweigten Drüsen. Ihr Stroma ist sehr dicht und enthält glatte Muskelzellen.
- **Außenzone** (75 % der Prostata). Sie besteht aus ca. 30-50 tubuloalveolären Drüsen, die in einen Drüsenkörper mit ausgedehnten elastischen Fasernetzen und glatten Muskelzellen eingebettet sind. Das Drüsenepithel ist je nach Funktionszustand wechselnd hochprismatisch, stellenweise mehrreihig. Gelegentlich kommen in den Drüsenlumina *Prostatasteine* vor, die aus eingedicktem Sekret bestehen.

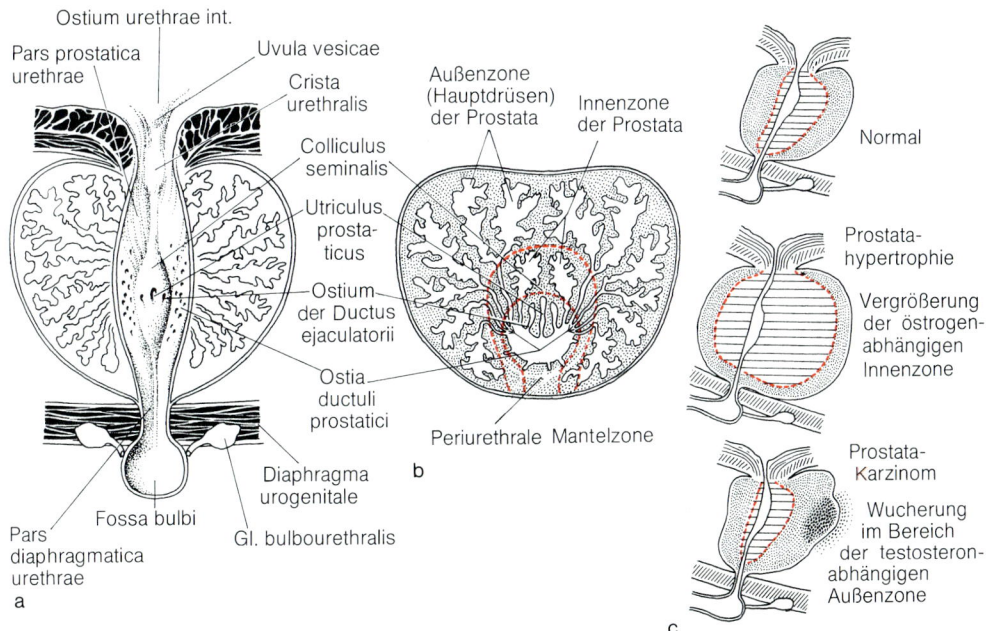

Abb. 15.36 Prostata. **a** Frontalschnitt; **b** Transversalschnitt; **c** Darstellung der Veränderungen der Drüsen der Innenzone bzw. der Außenzone

Das Sekret der Prostata hat ein pH von 6,4 und ist reich an Enzymen, vor allem an saurer Phosphatase. Außerdem enthält es viele andere Bestandteile, die u. a. die Bewegungsfähigkeit der Spermatozoen beeinflussen (z. B. Spermin, das auch den typischen Geruch des Ejakulates hervorruft) oder das Ejakulat verflüssigen (Proteasen).

Klinische Hinweise. Die periurethrale Zone und Innenzone beginnen sich jenseits des 40. Lebensjahres zu vergrößern, *benigne Prostatahypertrophie* (nach heutiger Auffassung eigentlich eine Hyperplasie). Dadurch kann es zu Miktionsbeschwerden kommen. *Prostatakarzinome* gehen meist von den Zellen der Außenzone aus.

Heute werden zur Behandlung der Prostatahypertrophie 5α-Reduktasehemmer verwendet, die die Synthese von Dihydrotestosteron (DHT) in der Prostata hemmen, das im Alter dort nicht mehr abgebaut wird. DHT stimuliert die Bildung von Bindegewebe und Drüsengewebe in der Prostata.

Gefäße und Nerven. Die *arterielle Gefäßversorgung* erfolgt durch Äste der A. vesicalis inferior und der A. rectalis media.

Die *Venen* bilden einen Plexus prostaticus, der in engem Zusammenhang mit dem Plexus venosus vesicalis steht. Es bestehen mehrere Verbindungen zu den Vv. iliacae interni.

Die *Lymphgefäße* ziehen überwiegend zu den Lymphknoten an der Teilungsstelle der A. iliaca communis, außerdem bestehen Verbindungen zu den Lymphgefäßen des Rektums und zu den Nodi lymphatici sacrales.

Die *Nerven* stammen aus dem Plexus prostaticus.

15.2.5 Äußere männliche Geschlechtsorgane

> **Lernziele**
>
> Penis: Corpus cavernosum penis, Corpus spongiosum penis, Erektion • Urethra masculina: Pars prostatica, Pars membranacea, Pars spongiosa, Engstellen, Drüsen • Gefäße und Nerven des Penis • Skrotum • Hodenhüllen

Der Penis ist das Kopulationsorgan des Mannes

Am *Penis*, Glied, sind zu unterscheiden (**Abb. 15.31**):

- Corpus penis, das distal liegt und frei beweglich ist, *Pars pendulans*
- Radix penis, die proximal liegt und am unteren Rand der Schambeinäste und am Perineum befestigt ist, *Pars affixa*

Corpus penis. Der Penisschaft trägt am distalen Ende die Eichel, *Glans penis*. Diese besitzt einen vorspringenden Rand, *Corona glandis*, wodurch zum Schaft hin eine ring-

förmige Furche, *Collum glandis*, entsteht. Eine dünne Haut umhüllt den Schaft. Sie ist durch ein fettfreies Unterhautgewebe gegen die gemeinsame Hüllschicht der Schwellkörper, *Fascia penis superficialis*, gut verschieblich. Außerdem besitzt sie eine dünne Schicht glatter Muskelzellen, die in die Tunica dartos übergeht. Damit ist eine Anpassung an die wechselnde Größe des Gliedes möglich. An der Corona glandis heftet sich die Haut an, auf der Oberfläche der Eichel ist sie nicht verschieblich. Jedoch wird von der Haut eine mit lockerem fettfreiem Bindegewebe gefüllte Reservefalte gebildet, die als Vorhaut, *Praeputium*, die Eichel weitgehend umschließt. Bei der Erektion verstreicht diese Falte und gibt die Glans penis frei. Durch das vom inneren Blatt gebildete Vorhautbändchen, *Frenulum praeputii*, das zur Unterseite der Eichel zieht, wird ein zu starkes Zurückweichen der Vorhaut verhindert.

Radix penis. An der Bauchwand und an der Symphyse ist der Penis durch Bandzüge befestigt, die zahlreiche elastische Fasern enthalten. Das Schleuderband, *Lig. fundiforme penis,* entspringt von der Bauchwandfaszie und der Linea alba. Es umschlingt mit seinen beiden Schenkeln das Corpus penis. Das *Lig. suspensorium penis*, das vom unteren Teil der Symphyse entspringt, zieht zum Dorsum penis (Fascia penis profunda).

Schwellkörper. Wesentliche Bestandteil des Penis sind (**Abb. 15.37, 15.39**):

- Corpus cavernosum penis, Schwellkörper in der Radix und im Corpus penis
- Corpus spongiosum penis, Schwellkörper um die Harnsamenröhre (s.unten)

Die Schwellkörper werden gemeinsam von der Fascia penis profunda umfaßt.

Corpus cavernosum penis. Das Corpus cavernosum penis ist durch eine kammförmige, mediane Scheidewand, *Septum penis*, die distal unvollständig ist, in 2 Teile geteilt (**Abb. 15.37**). Nach proximal setzt sich das Corpus cavernosum penis in die *Crura penis*, Schwellkörperschenkel, fort (**Abb. 15.39**), die auf jeder Seite an der Knochenhaut der unteren Schambeinäste angeheftet sind. Umhüllt werden die Crura penis von den Mm. ischiocavernosi. Umgeben wird der Rutenschwellkörper von einer gemeinsamen derben Hülle, *Tunica albuginea corporum cavernosorum*.

Der Schwellkörper besteht aus Blutkavernen, die mit Endothel ausgekleidet und von einem dicken Muskelmantel umgeben sind. In der Umgebung finden sich elastische Netze, Bindegewebe und Geflechte glatter Muskelzellen. In der Rindenzone des Schwellkörpers sind die Kavernen enger als zentral.

In die Kavernen münden die Rankenarterien, *Aa. helicinae*, ein (**Abb. 15.38**). Diese mit besonderen Sperreinrichtungen (aus epitheloiden Muskelzellen) versehenen Gefäße werden von den *Aa. profundae penis* versorgt, die an der Innenseite der Crura penis die Tunica albugi-

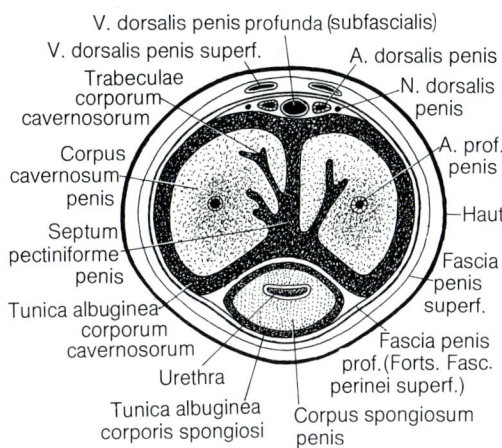

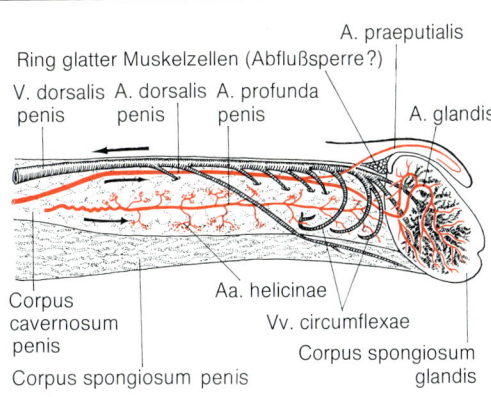

Abb. 15.38 Gefäßversorgung des Penis (Nach Ferner 1975)

Abb. 15.37 Schematische Darstellung eines Schnitts durch den Penisschaft

nea durchbrechen und dann in den Corpora cavernosa penis zur Penisspitze verlaufen.

Bei der *Erektion* werden durch Nachlassen des Tonus der Muskulatur der zuführenden Gefäße und der Kavernenwände die Kavernen mit Blut gefüllt. Sobald dies geschehen ist, kontrahiert sich die glatte Muskulatur zwischen den Kavernen. Dadurch steigt der Blutdruck in den Kavernen an und der Penis versteift sich. Zusätzlich werden unter der Tunica albuginea gelegene Venen, die dem Blutabfluß dienen, komprimiert. Zum Abschwellen des Gliedes werden die eingeleiteten Vorgänge wieder rückgängig gemacht.

Die aus den Kavernen abführenden Venen sind überwiegend mit *Klappen* versehen, die den Abfluß des Blutes behindern. Außerdem sind speziell gebaute trichterförmige Venen unbekannter Bedeutung beobachtet worden.

Neben dem Gefäßnetz, das für die Erektion von Bedeutung ist, findet man in den Muskelbalken und im Rindenbereich des Corpus cavernosum penis unter der Tunica albuginea ernährende Kapillarnetze, deren Abflüsse ebenfalls in die Kavernen münden.

Corpus spongiosum penis. In der Rinne an der Unterseite der Corpora cavernosa penis verläuft die Harnsamenröhre, die von einem eigenen unpaaren Schwellkörper, *Corpus spongiosum penis*, umhüllt wird. Sein aufgetriebener proximaler Anteil, *Bulbus penis*, ist am Diaphragma urogenitale befestigt und wird von dem paarigen *M. bulbospongiosus* umgeben. Distal setzt er sich in den Eichelschwellkörper fort, *Corpus spongiosum glandis*, der über das zugespitzte Ende der Penisschwellkörper gestülpt ist. Die Tunica albuginea des Harnröhrenschwellkörpers ist relativ dünn.

Anders als der Rutenschwellkörper besteht das Corpus spongiosum penis aus unregelmäßig erweiterten

venösen Gefäßabschnitten, die anastomosieren. Die Kavernen sind im mittleren Penisbereich parallel zur Harnröhre orientiert, im Bereich der Eichel ähneln die Gefäße dagegen geschlängelten Venen. Intimaklappen kommen vor. Auch bei Erschlaffung des Penis zirkuliert Blut durch die Venen des Corpus spongiosum penis. Der Blutabfluß erfolgt über die *A. bulbi penis* aus der A. pudenda interna und aus *Ästen der A. dorsalis penis* in das Corpus spongiosum penis (**Abb. 15.38**).

Zwischen den Venen des Harnröhrenschwellkörpers kommen Septen vor, die aus elastischen Fasern bestehen und Züge glatter Muskulatur enthalten, die in Längsrichtung, also in der Streckrichtung des Penis verlaufen.

Während der Erektion wird auch das Corpus spongiosum penis mit Blut gefüllt. Jedoch kann die zarte Tunica albuginea den venösen Abfluß nicht drosseln, so daß der Harnröhrenschwellkörper kompressibel bleibt und sich nicht sehr versteift. Damit bleibt die Passage durch die Harnsamenröhre offen.

> **Die Urethra masculina ist Harn- und Samenweg**

Beim Mann kann nur der proximale etwa 2–3 cm lange Teil der Urethra als Harnröhre im engeren Sinne bezeichnet werden. Dann münden nämlich die Ductus ejaculatorii in die Urethra. Die Harnröhre leitet sowohl Harn als auch Ejakulat. Sie ist dann eine Harnsamenröhre.

Die männliche Harnröhre, *Urethra masculina* (**Abb. 15.39**), ist insgesamt etwa 20 cm lang. Sie gliedert sich in:

- Pars prostatica
- Pars membranacea
- Pars spongiosa

Pars prostatica. Dieser Abschnitt der Harnröhre (ca. 3,5 cm lang) beginnt am Ostium urethrae internum. Der Anfang liegt noch in der Harnblasenwand, Pars intra-

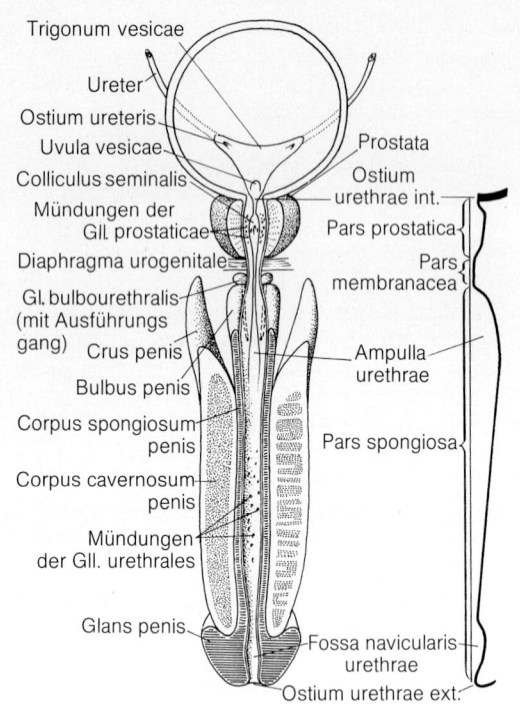

Trigonum vesicae
Ureter
Ostium ureteris
Uvula vesicae
Colliculus seminalis
Mündungen der
Gll. prostaticae
Diaphragma urogenitale
Gl. bulbourethralis
(mit Ausführungs
gang) Crus penis
Bulbus penis
Corpus spongiosum
penis
Corpus cavernosum
penis
Mündungen
der Gll. urethrales
Glans penis

Prostata
Ostium
urethrae int.
Pars prostatica
Pars
membranacea
Ampulla
urethrae
Pars spongiosa
Fossa navicularis
urethrae
Ostium urethrae ext.

Abb. 15.39   Männliche Harnröhre. Rechts schematische Darstellung der Weiten und Engen (Nach Hafferl 1969)

muralis. Der folgende Teil wird vom Drüsengewebe der Prostata umfaßt. Die Pars prostatica verläuft leicht nach vorn gebogen fast senkrecht abwärts. Von den zahlreichen längsverlaufenden Falten der Wand bleibt bei Durchströmung und Öffnung der Harnröhre nur an der Rückwand eine leistenartige Vorwölbung bestehen, *Crista urethralis*. Sie stellt eine Fortsetzung der Uvula vesicae dar und bildet in der Mitte der Pars prostatica den Samenhügel, *Colliculus seminalis*. Die auf beiden Seiten entstehende Rinne wird als *Sinus prostaticus* bezeichnet. Weiter distal ist die Leiste weniger ausgeprägt, sie läuft in einige uncharakteristische Erhebungen der Pars membranacea aus.

Der *Colliculus seminalis* teilt die Pars prostatica in eine obere, nur vom Harn durchflossene Portio interna und eine untere, als Harnsamenröhre genützte Portio externa. Auf der Kuppe des Colliculus seminalis öffnet sich ein kleiner Blindsack, *Utriculus prostaticus* (S. 632), und unmittelbar seitlich davon münden die *Ductus ejaculatorii*. In den Sinus prostaticus öffnen sich die zahlreichen Ausführungsgänge der Prostata.

Pars membranacea. Dieser Teil der Urethra tritt in der Nähe des Lig. arcuatum durch das Diaphragma urogenitale. Die Pars membranacea beginnt am unteren Pol der Prostata und endet kurz unterhalb des Diaphragma urogenitale im Bereich des Bulbus penis. Das Diaphragma

urogenitale besteht im wesentlichen aus 2 derben Faszien, dementsprechend ist die etwa 1–2 cm lange Pars membranacea der am wenigsten dehnbare und engste Anteil der Urethra. Die Harnröhre ist in diesem Bereich zwar gut fixiert, in kranialer Richtung aber beweglich. Umschlossen wird die Pars membranacea von quergestreiften Ringmuskelzügen, *M. sphincter urethrae*, die aus dem M. transversus perinei profundus hervorgegangen sind und sich in den der Prostata anliegenden *M. sphincter vesicae externus* fortsetzen.

Der distale Abschnitt der Pars membranacea, der dem Durchtritt durch das Diaphragma urogenitale folgt, hat eine sehr dünne und leicht dehnbare Wand. Dieser als *Ampulla urethrae* bezeichnete Abschnitt ist am unteren Symphysenrand nach vorne gebogen. In diesen Anteil der Harnsamenröhre münden die *Gll. bulbourethrales* (Cowper-Drüsen).

Pars spongiosa. Sie beginnt etwa 1 cm distal vom Diaphragma urogenitale, ist mit 15 cm der längste Abschnitt der männlichen Urethra und von dem spongiösen erektilen Gewebe des Corpus cavernosum urethrae umgeben. Der Anfangsteil der Pars spongiosa ist am Diaphragma urogenitale und an der Symphyse angeheftet und dadurch weitgehend unbeweglich. Der folgende, distale Teil der Pars spongiosa ist dagegen nicht fixiert. Die Grenze zwischen beiden Abschnitten entspricht dem Ansatz des Lig. suspensorium penis. Das Lumen der Pars spongiosa ist nur bei Durchtritt von Flüssigkeit geöffnet. Sonst liegen Ober- und Unterwand einander an. Im Bereich der erweiterten *Fossa navicularis urethrae*, die sich unmittelbar vor dem Ostium urethrae externum befindet, berühren sich jedoch die Seitenwände .

Engen und Weiten der männlichen Harnröhre (**Abb. 15.36, 15.39**). Engstellen sind das *Ostium urethrae internum*, die *Pars membranacea* und das *Ostium urethrae externum*. Erweitert ist die Urethra im Bereich der *Pars prostatica*, der *Ampulla urethrae* und im Bereich der *Fossa navicularis* der Penisspitze.

Biegungen. Biegungen bestehen an der Grenze zwischen proximalem und distalem Teil der Pars spongiosa (*Curvatura praepubica*) und am Übergang zwischen Pars membranacea und Pars spongiosa (*Curvatura infrapubica*).

> **Klinischer Hinweis**. Die Kenntnisse der Engen und Weiten sowie der Biegungen der männlichen Harnröhre sind praktisch wichtig. Sie müssen, um Verletzungen zu vermeiden, beim Einführen eines Katheters berücksichtigt werden.

Mikroskopische Anatomie. Proximal wird die Urethra bis zur Mitte der Pars prostatica mit Übergangsepithel ausgekleidet. Anschließend ist das Epithel mehrschichtig hochprismatisch, in der Fossa navicularis mehrschichtig platt. Ein Teil des Epithels vor und in der Fossa navicularis ist auffällig glykogenreich und beinhaltet

– der Vagina vergleichbar – schützende apathogene Milchsäurebakterien.

Drüsen der Harnsamenröhre und des Penis sind:

- Glandulae bulbourethrales
- Glandulae urethrales
- Lacunae urethrales
- Glandulae paraurethrales
- Glandulae praeputiales

Glandulae bulbourethrales (Cowper-Drüsen, **Abb. 15.31, 15.39**). Sie befinden sich am hinteren Ende des Bulbus penis im Bindegewebe des Beckenbodens oder in der Muskulatur des Diaphragma urogenitale. In der Regel handelt es sich um 2 erbsengroße, graugelbe Körper, deren ca. 5 cm lange Ausführungsgänge zunächst parallel zur Harnröhre verlaufen, um dann mit kleinen Öffnungen von unten her in die Ampulla urethrae zu münden. Auch akzessorische Drüsenmündungen können vorkommen. Das Gangsystem und die schlauchförmigen, z. T. ampullär erweiterten Endkammern werden von hochprismatischem Epithel ausgekleidet, dessen Höhe im Bereich der sekretgefüllten ampullären Anteile abnimmt. Vor der Ejakulation wird durch die umgebenden Muskeln das schleimartige Sekret ausgepreßt.

Glandulae urethrales (*Littré-Drüsen*). Sie sind mukös und aus zahlreichen Buchten hervorgegangen. Sie befinden sich vorwiegend in der oberen Wand oder in den Seitenwänden, aber auch in der unteren Wand der Pars spongiosa und sehr häufig in der Pars membranacea und sind mit sezernierendem Epithel ausgekleidet. Zum Teil liegen die Drüsen auch im Gewebe um die Harnröhre und münden mit langen geschlängelten und verzweigten Gängen.

Lacunae urethrales (Morgagni). Es handelt sich um kleine Buchten der Schleimhaut der Pars spongiosa, die mit mehrschichtigem Zylinderepithel ausgekleidet sind. Ihre Öffnungen sind oft zur Eichel hin ausgerichtet.

Glandulae paraurethrales. Häufig kommen in einiger Entfernung unter der dorsalen Oberfläche des Penis eine oder mehrere kleine Drüsen vor, die mit langem Ausführungsgang in die Endabschnitte der Urethra münden.

Glandulae praeputiales sind Talgdrüsen. Sie befinden sich im Gebiet des Frenulum, sind sonst aber selten.

Hinweis. Das *Smegna praeputii*, das sich unter dem Praeputium ansammelt, besteht weniger aus den Sekreten der Gll. praeputiales als vielmehr aus Detritus der abgeschilferten oberflächlichen Zellagen des mehrschichtigen Plattenepithels der Glans penis und aus Bakterien.

Gefäße und Nerven des Penis

Arterien (**Abb. 15.38**). Das versorgende Gefäß für den Penis mit seinen Schwellkörpern ist die A. pudenda interna. Sie gelangt durch die Fossa ischioanalis zur Peniswurzel und teilt sich hier in die *A. dorsalis penis* und die *A. profunda penis*. Von der A. dorsalis penis erhalten Eichel, Praeputium und Penishaut ihre Blutversorgung, während der Penisschwellkörper von der A. profunda penis erreicht wird.

Venen. Der venöse Abfluß aus dem Schwellkörper erfolgt vor allem über die *V. dorsalis penis*, die in den *Plexus venosus vesicoprostaticus* einmündet. Die Hautvenen des Penis führen zur *V. saphena*, während die Venen des Skrotum neben den Abflüssen in die V. saphena noch solche zum *Plexus pampiniformis* erkennen lassen.

Lymphgefäße. Die Lymphabflüsse erfolgen in die subinguinalen und in die an der Aufteilung der A. iliaca interna gelegenen Lymphknoten.

Nerven. An der nervösen Versorgung des Penis sind sensible Spinalnerven und vegetative Nerven beteiligt. Die sensible Versorgung erfolgt durch den *N. dorsalis penis*, dessen Fasern den N. pudendus erreichen. Als *Nn. erigentes* werden parasympathische, vasodilatatorische Fasern bezeichnet, die aus S1-S3 stammen, wo ein Erektionszentrum angenommen wird. Außerdem erreichen den Penis auch sympathische Fasern, die wie die parasympathischen Fasern über die Beckengeflechte verlaufen.

Rezeptoren. Die Haut der Glans penis enthält viele freie Nervenendigungen sowie Meißner-Körperchen (S. 210), Vater-Pacini-Körperchen (S. 210) und spezielle Genitalnervenkörperchen.

Das Skrotum ist eine in der Größe variable Hülle für die außerhalb des Bauchraums gelegenen Hoden und Nebenhoden

---

Der Hodensack, Scrotum, ist durch Vereinigung der paarigen Anlage der Geschlechtswülste entstanden (S. 634), wie an der medianen Hautnaht, *Raphe scroti*, und an der medialen Trennschicht, *Septum scroti*, erkennbar ist. Außerdem geht die Schichtung der Hodenhüllen auf den Descensus testis zurück (**Tabelle 10.12**, Schichten des Funiculus spermaticus und des Skrotum, **Abb. 10.23, 15.32 a**).

Äußerste Schicht ist die fettfreie Skrotalhaut, die dunkel pigmentiert erscheint und unter der Lederhaut eine Schicht glatter Muskulatur, *Tunica dartos*, besitzt. Die darunterliegende *Fascia cremasterica* leitet sich aus der allgemeinen Körperfaszie ab. Sie umhüllt den M. cremaster, ein Abkömmling des M. obliquus internus abdominis und/oder des M. transversus abdominis. Die Faserzüge dieses Muskels umschlingen die *Fascia spermatica interna*, die Hoden und alle Gebilde des Samenstrangs umhüllt und der *Fascia transversalis* entstammt. Auf der Innenseite trägt sie zahlreiche Zellen glatter Muskulatur, die auch als *M. intervaginalis testis* bezeichnet werden und an das parietale Peritonealblatt um den Hoden grenzen.

Schließlich findet sich um den Hoden eine Duplikatur der ehemaligen Peritonealaussackung, *Tunica vaginalis testis*. Sie besteht aus einer *Lamina parietalis* (*Periorchi-um*) und einer *Lamina visceralis* (*Epiorchium*). Diese begrenzen um die Vorderseite des Hodens einen kapillären Spalt, *Cavum serosum testis*. In dieser Höhle ist der Hoden gut verschieblich. Die Übergangsfalte an der Dorsalseite des Hodens wird *Mesorchium* genannt.

Hinweis. Wenn Sie sich über die Gefäße und Nerven der Regio perinealis und der Skrotalhaut informieren wollen, lesen Sie S. 621. Es handelt sich um Äste der A. pudenda interna, der Vv. pudendae internae und des N. pudendus. Die Lymphgefäße fließen zu den Nodi lymphatici inguinales superficiales, aus dem Analbereich auch zu den Nodi lymphatici interni ab.

15.2.6 Funktion der männlichen Geschlechtsorgane

Lernziele

Spermatogenese: Spermatogonien, Spermatozyten I, Spermatozyten II, Spermatiden • Sertoli-Zellen • Leydig-Zellen • Spermatozoen • Dauer der Samenzellbildung • Hormonale Regulation: lokale Regelkreise, übergeordnete Regelkreise • Androgenwirkungen • Ejakulat

Die Geschlechtsorgane ermöglichen die Fortpflanzung. In den männlichen Geschlechtsorganen erfolgt die Bildung befruchtungsfähiger Samenzellen, *Spermatozoen*, die nach Auslösung eines nervösen Reflexes ejakuliert werden. Der Penis dient der Kopulation.

Der Ort der Samenbildung ist der Hoden. Die Ausreifung und Speicherung der Samenzellen erfolgt im Nebenhoden.

Der regelrechte Ablauf der Spermatogenese, d.h. die stetige Produktion von Spermatozoen wird durch lokale Regelvorgänge sichergestellt, die in übergeordnete Regelkreise integriert sind.

Die Samenzellen, Spermatozoen, werden in den Samenkanälchen des Hodens, Tubuli seminiferi contorti, gebildet

---

Die Wand der Tubuli seminiferi contorti besteht aus einer ein- bis zweischichtigen Basallamina auf der das Keimepithel fußt.
Zum Keimepithel gehören:

• proliferierende Keimzellen in verschiedenen Differenzierungsstufen
• Sertoli-Zellen

Spermatogenese (**Abb. 15.40**). Sie erfolgt im Keimepithel. Die Spermatogenese geht von *Spermatogonien* aus, die der Basallamina der Hodenkanälchen anliegen.

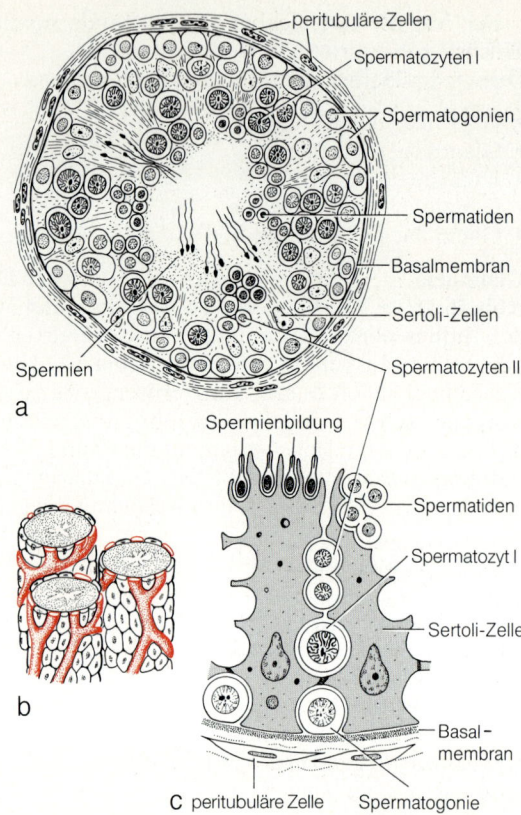

Abb. 15.40 a–c Spermatogenese. **a** Histologischer Schnitt durch einen Tubulus seminifer, **b** Schematische Darstellung von 3 Tubuli seminiferi mit Gefäßen und Zwischenzellen; **c** Schema des Tubulusepithels (Nach Benninghoff u. Goerttler 1979)

Die Vermehrung der Spermatogonien selbst erfolgt durch mitotische differentielle Zellteilung. Unterschieden werden Spermatogonien vom Typ A und Spermatogonien vom Typ B. A-Spermatogonien gelten als Stammzellen, B-Spermatogonien als weiterentwickelter Zelltyp.

Die B-Spermatogonien sind die Ausgangszellen für die nun folgende Zellvermehrung durch Meiose und die anschließende Umwandlung der Zellen zu Spermatozoen. Die Vorgänge beginnen mit einer Volumenzunahme der B-Spermatogonien. Die vergrößerten Zellen werden als *Spermatozyten I* bezeichnet. Sie durchlaufen zunächst alle Phasen der meiotischen Prophase. Durch die lange Dauer dieser Prophase werden in histologischen Schnitten viele Spermatozyten I angetroffen, die außerdem die größten Zellen des Keimepithels sind. Die Zellteilung selbst verläuft dann schnell und es entstehen *Spermatozyten II*. Während dieser 1. meiotischen Zellteilung wird der Chromosomensatz auf die Hälfte reduziert (jetzt 22 Autosomen, 1 Geschlechtschromosom, 2nDNA).

Es folgt fast unmittelbar die 2. meiotische Zellteilung, bei der die Chromosomenzahl konstant bleibt, aber die DNA auf 1n vermindert wird, da die Synthesephase unterbleibt. Die so entstandenen Zellen sind die *Spermatiden* (mit haploidem Chromosomensatz). Sie sind die kleinsten Zellen des Keimepithels und liegen lumennähe.

Anschließend erfolgt die Spermiogenese, d. h. die Umwandlung der Spermatiden in *Spermatozoen* (Samenzellen, Spermien). Sie verläuft über zahlreiche Zwischenstufen.

Während der Spermiogenese müssen 3 Entwicklungsvorgänge gleichzeitig und regelrecht ablaufen: Die Bildung des *Akrosoms* durch den Golgi-Apparat, die *Kernkondensation* und die Entstehung des *Spermienschwanzes*.

Hinweis. Sowohl während der Teilung der Spermatogonien als auch während der Meiose bleiben Gruppen von Keimzellen durch Zytoplasmabrücken in Verbindung. Sie bilden *Keimzellklone*, in denen jeweils alle Vorgänge gleichzeitig ablaufen. Jedes Keimzellklon rückt jeweils geschlossen lumenwärts vor. Aufgehoben werden die Zellverbindungen erst während der Spermiogenese.

Die Sertoli-Zellen sind Ammenzellen der Spermiogenese

Die *Sertoli-Zellen* (**Abb. 15.40 c**) kleiden die Samenkanälchen aus. Sie bilden eine zusammenhängende Schicht und bauen die Blut-Hodenschranke auf. Die Schranke wird von tight junctions zwischen benachbarten Sertoli-Zellen gebildet. Dabei entsteht ein *basales Kompartiment*, das basalwärts der Verbindungskomplexe liegt, und ein *adluminales Kompartiment*. In lokal erweiterten Interzellularräumen fassen die Sertoli-Zellen die verschiedenen, langsam zum Lumen der Samenkanälchen vorrückenden Keimzellen bzw. Keimzellklone zwischen sich. Dabei befinden sich die Spermatogonien und frühe Stadien der Spermatozyten I im basalen Kompartiment, die übrigen Formen im adluminalen Kompartiment. Die Passage der Blut-Hodenschranke erfolgt durch Spermatozyten I während ihrer Reifung wie durch eine Schleuse. Im übrigen ist die Blut-Hodenschranke aber dicht und verhindert einen Transport schädigender hochmolekularer Substanzen in beiden Richtungen.

Die Sertoli-Zellen versorgen die eingelagerten unfertigen Keimzellen mit Nährstoffen. Außerdem sezernieren sie eine Flüssigkeit (Spermplasma), mit der die Spermatozoen aus den Tubuli seminiferi in den Nebenhoden transportiert werden. Schließlich bilden sie während der Entwicklung Anti-Müller-Hormon (S. 632), später u. a. Androgen-bindendes-Protein (ABP), Inhibin und Plasminogen-Aktivator (s. unten). Auch phagozy-

tieren die Sertoli-Zellen absterbende Spermatozyten, Spermiophagie. Die Sertoli-Zellen sind recht widerstandfähig gegen verschiedene Noxen .

Im Interstitium gelegene Zellen unterstützen parakrin und endokrin die Spermiogenese

Peritubuläre Zellen sind Myofibroblasten. Sie liegen der Basallamina der Hodenkanälchen in 5–7 Schichten von außen an. Sie sind kontraktil und tragen zum Transport der Spermatozoen bei. Die Funktion der peritubulären Zellen ist androgenabhängig. Außerdem bilden sie parakrin wirkende Faktoren: P-Mod-S vermittelt die Wirkung der Androgene der Leydig-Zellen auf die Sertoli-Zellen und der Proteasehemmer Plasminogen-Aktivator-Inhibitor nimmt Einfluß auf die Basallamina (s. unten).

Leydig-Zellen. Leydig-Zellen sind eine besondere Zellart in den Maschen des intertubulären Bindegewebes des Hodens. Sie fallen durch ihre Größe und alle Charakteristika steroidproduzierender Zellen auf. Leydig-Zellen liegen einzeln oder in Gruppen, in enger Nachbarschaft zu Gefäßen, gelegentlich in den inneren Lagen der Tunica albuginea und im Bindegewebe des Mediastinum testis. Leydig-Zellen produzieren Androgene, besonders Testosteron, das sowohl parakrin als auch endokrin wirkt (s. unten).

Ziel der Spermiogenese ist das Spermatozoon als selbständige bewegungsfähige Zelle

Die reifen Spermatozoen sind etwa 60 μm lang. Sie bestehen aus (**Abb. 15.41**):

- Caput, Kopf
- Schwanz, Flagellum
- Hals, Pars conjugens
- Mittelstück, Pars intermedia
- Hauptstück, Pars principalis
- Endstück, Pars terminalis

Kopf. Der abgeplattete Kopf (4–5 μm lang, 2–3 μm dick), der von der Seite keilförmig, in der Aufsicht oval erscheint (Tennisschlägerform), besteht fast vollständig aus *dichter Kernsubstanz*, die stellenweise hellere Bezirke (Kernvakuolen) aufweist. Die vorderen zwei Drittel des Kerns werden von der Kopfkappe, dem *Akrosom*, bedeckt. Das Akrosom beinhaltet zwischen 2 Membranen, die am Äquator des Kopfes ineinander übergehen, granuläres Material, das vom Golgi-Apparat gebildet wird, sowie zahlreiche Enzyme, u. a. die Protease Akrosin (S. 675).

Schwanz, Cauda, Flagellum. Er setzt sich aus Hals, Mittel-, Haupt- und Endstück zusammen. Gemeinsam ist allen Abschnitten der zentral gelegene Achsenfaden

(Axonema) aus Tubuli in typischer „9×2+2"-Anordnung (S. 20). Die übrigen Bestandteile sind in den verschiedenen Schwanzabschnitten unterschiedlich.

Hals. Im Hals (0,3 mm lang) sind Kopf und Schwanz beweglich miteinander verbunden. In einer Einbuchtung des Kerns befindet sich die Basalplatte und ein sog. „Gelenkkopf", bei dem es sich um ein Gebilde aus elektronendichtem Material handelt (Streifenkörper). Es ist ein Abkömmling des distalen Zentriols. Von hier gehen nach distal 9 Außenfibrillen (Fibrae densae externae, Mantelfasern) aus, die bis ins Hauptstück reichen. Im Inneren des „Gelenkkopfes" liegt das proximale Zentriol der Samenzelle. Außerdem beginnt im Hals der Achsenfaden (Axonema, s. oben).

Mittelstück (5 μm lang, 0,8 μm dick). Dem zentral gelegenen Axonema legen sich 9 dickere Außenfibrillen (s. oben) an. Um die Fibrillenstruktur herum sind Mito-

chondrien in Art einer Helix (10–14 Windungen) angeordnet. Am Übergang zum Hauptstück befindet sich der Schlußring, Annulus, der aus elektronendichtem Material besteht.

Hauptstück (45 μm lang, 0,5 μm dick). Im Hauptstück enden in unterschiedlicher Höhe die Außenfibrillen. Charakteristisch für das Hauptstück ist die Ringfaserscheide. Hierbei handelt es sich um ringförmig verlaufende, untereinander verflochtene Fibrillen, die durch 2 längs verlaufende Seitenleisten miteinander verbunden sind.

Endstück. Etwa 5–7 μm vor der Schwanzspitze endet plötzlich die Ringfaserscheide. Die Mikrotubuli verlieren ihre regelrechte Anordnung.

Kernsubstanz, Akrosom und alle anderen Anteile der Spermatozoen werden von der Zellmembran eng umschlossen.

Es werden ca. 80 Tage benötigt, um aus einer Stammzell-Spermatogonie ein Spermatozoon im Ejakulat werden zu lassen

Beim Menschen vergehen von der Spermatogonienteilung bis zur Freisetzung der Spermatozoen aus dem Hoden etwa 64 Tage. Weitere 8–17 Tage erfordert die Reifung und der Transport der Spermatozoen in den Samenspeicher des Nebenhodens.

Klinischer Hinweis. Die Reifung der Spermatozoen ist u. a. temperaturabhängig. Die Temperatur ist im Skrotum niedriger als im Körperkern. Deswegen vermag ein Leistenhoden keine Spermien zu bilden (*Azoospermie*).

Während der Spermatogenese wandern die Keimzellenklone (s. oben) im Keimepithel der Hodenkanälchen allmählich nach oben. Dabei entstehen Schichten von Klonen gleicher Entwicklungsstadien. Durch eine von Schicht zu Schicht verschobene Anordnung der Klone kommt es zu einer schraubenförmigen Architektur innerhalb des Keimepithels. Jedoch verlaufen die Vorgänge der Spermatogenese nicht in allen Gebieten der Hodenkanälchen synchron ab. Vielmehr bestehen starke regionale Unterschiede.

Hinweis. Die Entwicklungsphase, die eine Zelle während ihrer Wanderung von einer Schicht in die nächst höhere durchläuft, wird als „Zyklus" bezeichnet. Die Zeit, die die Keimzelle benötigt, um von einer Keimzellschicht in die nächste zu gelangen, ist die „Zyklusdauer". Bei Menschen soll eine Zyklusdauer annähernd 16 Tage betragen. Insgesamt sollen beim Menschen zur Ausbildung eines Spermatozoon 4 Zyklen erforderlich sein. Hieraus ergibt sich die Gesamtdauer der Keimzellbildung.

Nach der Freisetzung in die Lichtung der Hodenkanälchen, Spermiation, werden die Spermatozoen passiv durch einen gerichteten Flüssigkeitsstrom durch das Rete testis zum Nebenhoden transportiert. Bei dem Transport sollen peristaltische Wellen der Tubuli seminiferi und die Druckverhältnisse eine Rolle spielen. Da im Nebenhoden ein pH von 6,5 herrscht, wird die Beweglichkeit der Spermatozoen gelähmt (sog. Säurestarre). Dies dient der Einsparung von Energie.

Die Spermatogenese unterliegt der hormonalen Regulation

Bei der Steuerung der Samenzellbildung und der Reifung der Spermatozoen wirken lokale und überregionale Regelkreise zusammen.

An der lokalen Steuerung sind die interstitiellen Leydig-Zellen, die myofibroblastischen peritubulären Zellen und die intratubulären Sertoli-Zellen beteiligt. Für das Zusammenwirken dieser Zellsysteme gelten folgende Grundsätze:

- Leydig-Zellen synthetisieren Androgene (u. a. Testosteron), das parakrin auf die peritubulären Zellen wirkt.
- Die peritubulären Zellen produzieren unter Testosteronwirkung einen Faktor, P-Mod-S, der die Sertoli-Zellen aktiviert, um mehr ABP zu produzieren und entsprechend mehr Testosteron zu binden.
- Sertoli-Zellen bilden u. a. Androgen-bindendes Protein (ABP), Transferrin, Inhibin, Anti-Müller-Hormon (nur während der Entwicklung, S. 632), Plasminogen-Aktivator.
- Ein Teil der von den Leydig-Zellen, den peritubulären Zellen und den Sertoli-Zellen gebildeten Substanzen wirken autokrin und dienen der Selbstkontrolle der jeweiligen Zellart.

ABP bindet Testosteron, um es zu den Keimzellen und mit dem Spermplasma zu den ableitenden Samenwegen zu transportieren. Dort wird Testosteron in seine wirksame aktive Form, Dehydrotestosteron, umgewandelt.

Transferrin ist ein Transportprotein für Eisenionen zu den Keimzellen im adluminalen Kompartiment.

Inhibin unterdrückt einerseits Bildung und Freisetzung von Follitropin (FSH) in der Hypophyse, stimuliert aber andererseits die Testosteronsynthese in den Leydig-Zellen. Inhibin bewirkt also eine Rückkoppelung zwischen Sertoli-Zellen und Leydig-Zellen.

Der *Plasminogen-Aktivator* ist eine Protease, die mit einem Plasminogen-Inhibitor, der von den peritubulären Zellen gebildet wird, zusammenwirkt. Gemeinsam bewirken Plasminogen-Aktivator und -Inhibitor ein Gleichgewicht im Auf- und Abbau der Basallamina um die Hodenkanälchen und sorgen damit für ihre Erhaltung. Dies stellt die Wirkung des intratestikulären Regelkreises sicher.

Klinischer Hinweis. Bei Störungen in dem geschilderten Regelkreis kann es zu einer Verdickung der Basallamina um die Hodenkanälchen kommen. Dies bedingt Störungen in der Spermatogenese.

Die lokale Steuerung der Spermatogenese unterliegt ihrerseits der Regelung durch übergeordnete Zentren, die sich im Hypothalamus (S. 750) und in der Adenohypophyse (S. 754) befinden. Jedoch bestehen zwischen den lokalen und den führenden übergeordneten Regelkreisen zahlreiche Beziehungen, durch die letztlich erst die Funktion der verschiedenen Zellarten des Hodens koordiniert wird.

Folgende Zusammenhänge sind zu erwähnen:

- Lutropin (LH) stimuliert die Testosteronbiosynthese in den Leydig-Zellen.
- Testosteron seinerseits, das außer der lokalen parakrinen Wirkung (s. oben) eine breite systemische Wirkung hat (s. unten), beinflußt die Bildung und Freiset-

zung von Luliberin im Hypothalamus negativ – dadurch wird die Lutropinsekretion der Adenohypophyse gehemmt –, wirkt aber auch direkt hemmend auf die Lutropinsekretion.

- Follitropin (FSH), das auch unter dem Einfluß von Luliberin steht, wirkt auf die Sertoli-Zellen, die mit entsprechenden Rezeptoren ausgestattet sind. Auf diesem Wege werden vor allem die frühen Stufen der Keimzellentwicklung stimuliert.
- Die negative Rückkoppelung seitens der Sertoli-Zellen auf das Hypothalamus-Hypophysensystem erfolgt durch Inhibin (s. oben).

Hinzuweisen ist darauf, daß auf die Spermatogenese außer endokrinen Faktoren auch zahlreiche weitere Umstände Einfluß nehmen, z.B. psychisch bedingte nervöse Reaktionen, Pharmaka, Drogen u.a. Besondere Bedeutung kommt hierbei der Blut-Hodenschranke zu, die einerseits Teile der Spermatogenese vor Substanzen schützt, für die sie inpermeabel sind, andererseits den Organismus vor einer Autoimmunwirkung der Keimzellen bewahrt.

Androgene beeinflussen Geschlechtsorgane und Soma

Androgene nehmen von der Entwicklung an Einfluß auf alle Organe des männlichen Genitalsystems. Sie beginnt mit dem Einsetzen der Androgenbildung in der 1. Leydig-Zellgeneration im embryonalen Hoden. Insbesondere wird die Rückbildung der Wolff-Gänge verhindert und ihre Differenzierung in Samenleiter und Bläschendrüse bewirkt.

Hinweis. Fehlen in einer kritischen Phase Androgene, kommt es zu einer frühzeitigen Rückbildung der Wolff-Gänge und der Embryo entwickelt sich in weibliche Richtung, d.h. es kommt zu einer Differenzierung der Müller-Gänge in Uterus und Tuben(S. 632).

Die auffälligste Wirkung der Androgene tritt jedoch in der Pubertät ein. Später bewirken Androgene die Aufrechterhaltung des erreichten Zustandes. Bei Androgenmangel, z.B. durch Kastration, kommt es zu Rückbildungserscheinungen, die sich jedoch teilweise durch Androgenzufuhr beheben lassen.

Epididymis. Der Nebenhoden erfährt erst im Verlauf der Pubertät die charakteristische Ausbildung der einzelnen Organabschnitte. Bei Ausfall der Androgenstimulierung erlischt die sekretorische Aktivität des Epithels und es stellt sich eine Atrophie des Nebenhodens ein.

Ductus deferens. Eine Atrophie der dicken Wandmuskulatur ist Anzeichen eines Androgenmangels.

Vesicula seminalis. Die Vesiculae seminales entfalten sich mit Beginn der Androgenbildung in der Pubertät, erreichen eine beträchtliche Größe und nehmen ihre Sekretion auf. Bei Androgenmangel atrophieren die Bläschendrüsen.

Hinweis. Die Hauptmasse des Volumens der Samenflüssigkeit wird durch das fruktosereiche Sekret der Bläschendrüse geliefert. Da Volumen und Fruktosegehalt direkt von der Androgenstimulation abhängen, dienen sie bei der Beurteilung des Ejakulats als wesentliche Indikatoren für die Funktion der Vesicula seminalis und der inkretorischen Tätigkeit des Hodens.

Prostata. Die Prostata zeigt einen Wachstumsschub während der Pubertät und erreicht an deren Ende ihre volle Größe. Gleichzeitig nimmt der Gehalt an saurer Phosphatase im Prostatasekret zu. Saure Phosphatase und Zitronensäure sind die wichtigsten Sekretionsprodukte der Prostata. Ihr Vorkommen im Ejakulat ist absolut androgenabhängig.

Gll. bulbourethrales. Auch die Cowper-Drüsen reagieren auf Androgenmangel mit Rückbildungserscheinungen und stellen ihre Sekretion ein.

Penis und Skrotum. Die äußeren männlichen Geschlechtsorgane, Penis und Skrotum, weisen vor der Pubertät nur ein geringes Wachstum auf.

Am *Penis* macht sich die einsetzende Androgenbildung zunächst in einer Zunahme der Länge und später des Durchmessers bemerkbar. Dabei wird die Größenzunahme der Glans penis und der Schwellkörper von einer Dickenzunahme der Tunica albuginea begleitet. Die Präputialdrüsen nehmen in der Pubertät ihre Tätigkeit voll auf.

Am *Skrotum* ist neben der Verlängerung des Hodensacks die Ausbildung der Tunica dartos an der stärkeren Fältelung und Pigmentierung erkennbar. Die charakteristische, durch die Tunica dartos verliehene Kontraktilität der Skrotalhaut ist ebenso wie die Kremasterfunktion als Temperaturregulationsmechanismus anzusehen. Sie ist von der Androgenzufuhr abhängig und erlischt bei Androgenmangel. Bei Kälte wird der Hoden an den Körper herangezogen; Wärme bewirkt durch Erschlaffen der Skrotalhaut und Nachlassen der Kremasterkontraktion ein Tiefertreten des Hodens.

Maskuline Prägung des Somas. Die Androgene induzieren in der Pubertät den kennzeichnenden Wachstumsschub, wobei Längenwachstum und Skelettreifung beschleunigt werden. Wesentlich ist dafür die *anabole Wirkung auf den Proteinstoffwechsel*, womit die Androgene zum Aufbau der aus Proteinen bestehenden Knochenmatrix beitragen. Die Wachstumsrate wird erhöht, die Knochenreifung beschleunigt.

Auch die *männliche Skelettform* wird durch Androgene beeinflußt. Als hervorstechendste Ergebnisse der maskulinen Differenzierung sind das schmale und hohe Becken, der ausladende Schultergürtel, die Breite des Thorax, die größere Höhe und gröbere Ausformung des Gesichtsschädels anzusehen.

Klinischer Hinweis. Beim stetigen Umbau des Skeletts nach der Pubertät spielen die Androgene für die Erhaltung der organischen Knochenmatrix eine wesentliche Rolle. Hierzu ist ein ausgewogenes Verhältnis zwischen anabol wirkenden Androgenen und den katabol wirkenden Nebennierenrindenhormonen eine notwendige Voraussetzung. Länger dauernde Androgenmangelzustände haben infolge des Abbaus der organischen Matrix eine verminderte Mineralisierung des Knochens zur Folge, *Osteoporose*.

Sehr stark abhängig von der Androgenstimulierung ist beim Manne die Ausbildung der *Skelettmuskulatur*.

Der *Panniculus adiposus* ist beim Mann mit Ausnahme der Nackenregion durchweg schwächer ausgebildet als bei der Frau. Es gilt die Regel, daß seine Ausprägung beim Manne bevorzugt in der oberen Körperhälfte, bei der Frau dagegen in der unteren Körperhälfte erfolgt.

Körperbehaarung. Zu den wichtigsten somatischen Geschlechtsmerkmalen zählen Verteilung und Stärke der Körperbehaarung. Wie bei allen androgenabhängigen Strukturen werden auch hier nur die anlagemäßigen Entfaltungsmöglichkeiten des Individuums zur Ausbildung gebracht. Während der Pubertät erfolgt in den einzelnen Körperregionen die Entwicklung des maskulinen Haarkleides, wobei eine konstante Reihenfolge zu beobachten ist. Die Ausbildung der *Schambehaarung* ist mit der Pubertät weitgehend beendet, während die Ausprägung der *Terminalbehaarung* an Rumpf und Extremitäten während des ganzen Lebens nicht zum Abschluß kommt. Auch beim Manne schließt die Schambehaarung zunächst mit einer horizontalen Begrenzungslinie nach kranial ab. Die weitere Fortsetzung auf die Bauchhaut beginnt in der Regel erst im 3. Lebensjahrzehnt. Die Erhaltung der Terminalbehaarung im Mannesalter ist androgenabhängig.

Auch die *Kopfbehaarung* erfährt während der Pubertät gesetzmäßig auftretende Veränderungen, die zu den sekundären Geschlechtsmerkmalen gehören. Die bis dahin bogenförmige Grenzlinie der Kopfhaare gegen die Stirn wird an den Schläfen unterbrochen und tritt winkelförmig zurück. Man bezeichnet diese Erscheinung als *Calvitis frontalis* (Geheimratsecken). Die Glatzenbildung vollzieht sich nur in Anwesenheit von Androgenen.

Die *Schweiß- und Talgdrüsen* entfalten zum Zeitpunkt der Pubertät ihre volle Aktivität (damit zusammenhängend das mögliche Auftreten einer Akne). Besonders betroffen sind von dieser Entwicklung die Drüsen der Achselhöhle. Die Absonderung von Schweiß mit charakteristischem Geruch aus der Achselhaut ist ein Zeichen für die in Gang gekommene Geschlechtsreifung.

Hinweis. Die Wechseljahre des Mannes, Klimakterium virile, beginnen um das 50. bis 60. Lebensjahr bei einem Rückgang der Testosteronproduktion und mit Nachlassen der Libido und der Potenz. Die Spermienbildung dauert jedoch bis ins 8. Lebensjahrzehnt.

Das Ejakulat besteht aus Spermatozoen und Samenflüssigkeit

Die Spermatozoen stammen aus dem Hoden bzw. Nebenhoden. Die Samenflüssigkeit ist im wesentlichen Sekretionsprodukt der akzessorischen Geschlechtsdrüsen.

Samenflüssigkeit. Die Samenflüssigkeit bildet für die Samenzellen das physiologische Milieu (pH 7,3), dient als Energiequelle (Fruktose) für die Motilität und als Transportmittel bei der Ejakulation, darüber hinaus der Anpassung an die Verhältnisse im weiblichen Genitale. Das Volumen des Ejakulats wird von der Samenflüssigkeit bestimmt, der Anteil der Spermien ist gering. Der Hauptanteil der Samenflüssigkeit entstammt der *Prostata* und den *Bläschendrüsen*. Nur ein geringer Anteil entfällt auf Hoden, Nebenhoden und Samenleiter einschließlich Ampullen als Bildungsort.

Die Spermatozoen, die durch die pH-Verschiebung motorisch reaktiviert wurden, zeigen innerhalb der Flüssigkeit positive Rheotaxis, d. h. sie richten sich so aus, daß sie gegen einen Flüssigkeitsstrom (wie er im Eileiter herrscht) schwimmen.

Ejakulation. Vor der Ejakulation kommt es zur Absonderung einiger Tropfen einer wasserklaren, alkalischen und mäßig viskösen Flüssigkeit, die fadenziehend ist und aus den Urethraldrüsen (*Littré-Drüsen*) und den Bulbourethraldrüsen (Cowper-Drüsen) stammt. Die Ejakulation selbst erfolgt in mehreren Fraktionen, die eine Unterscheidung nach Eigenschaften und Herkunft zulassen.

Ejakulat. Das frisch gewonnene Ejakulat, auch als *Sperma*, Samen, bezeichnet, ist milchig-trübe, opaleszent, von weiß-gelblicher Farbe und sieht stellenweise wie von Sagokörnern durchsetzt aus. Es besitzt einen charakteristischen kastanienartigen Geruch. Die durchschnittliche Menge beträgt 2–5 ml. 1 ml Ejakulat enthält 60–120 Millionen Spermien. Die koagulierte Fraktion aus der Bläschendrüse verflüssigt sich in ca. 5–15 Min. unter Einwirkung der proteolytischen Fermente der Prostata. Neben den biochemischen Konstituenten sind auch die zellulären Bestandteile der Untersuchung zugänglich.

Klinische Hinweise. Die *Beurteilung des Ejakulats* erfolgt im Vergleich zu den bekannten Normalwerten. Es gibt jedoch kein Einzelmerkmal, das die männliche Fertilität charakterisieren könnte. Bei Fertilitätsuntersuchungen ist es notwendig zu beachten, daß Schwankungen in weiten Grenzen bei demselben Individuum vorkommen. Das rührt daher, daß verschiedene Drüsen an der Zusammensetzung beteiligt sind, die nicht nur im Speicherumfang und Produktionskapazität voneinander abweichen, sondern deren Funktion auch physiologischen Schwankungen unterworfen ist. Darüber hinaus spielen äußere Faktoren wie Lebensalter, Frequenz der Entleerung und Ernährung sicher eine Rolle.

Die *Untersuchung des Ejakulats* läßt Rückschlüsse auf etwaige *Funktionsstörungen der Keimdrüse* oder der ableitenden Samenwege und eine Beurteilung von Möglichkeiten der Fertilität zu. Für einen *Androgenmangel* sprechen ein reduziertes Volumen des Ejakulats und niedrige Fruktose-, Zitronensäure- und saure Phosphatasewerte. Auf *Schädigung des Samenepithels* kann bei niedriger Spermienzahl, vermehrtem Auftreten von Zellen der Spermiogenese und strukturellen Veränderungen dieser Elemente geschlossen werden. Bei hochgradigen Abweichungen von der Norm muß die Hodenbiopsie zur Ergänzung der Befunde herangezogen werden. Isolierter Ausfall einzelner Samenbestandteile kann unter bestimmten Bedingungen Rückschlüsse auf Störungen im Bereich der ableitenden Samenwege und der akzessorischen Drüsen erlauben.

Wesentliche Aussagen über die *Befruchtungsfähigkeit* können nur anhand der Beobachtung der Spermien gemacht werden, deren physiologische Wertigkeit für die Qualität des Ejakulats ausschlaggebend ist. Dabei ist zur Beurteilung der morphologischen Wertigkeit die Zahl der Spermien (*Spermiendichte*) und der Prozentsatz der normalen Spermien (*Spermiogramm*), zur Beurteilung der physiologischen Wertigkeit der Prozentsatz der beweglichen Spermien (*Motilität, Quantität*) und die Art und Dauer der Beweglichkeit der Spermien (*Motilitätsqualität*) festzustellen. Schwierig ist dabei die Motilität zu beurteilen.

Wenn Sie sich jetzt über die Reaktionen des männlichen Organismus bei der Kohabitation informieren wollen, lesen Sie S. 674.

15.2.7 Innere weibliche Geschlechtsorgane

Lernziele

Lage • Form • Größe • Befestigung • Feinbau • Gefäße • Nerven • Ovar: Cortex ovarii, Medulla ovarii, Stroma • Tuba uterina: Isthmus, Ampulla, Infundibulum, Muskulatur, Flimmerzellen, sekretorische Zellen, Stiftchenzellen • Uterus: Corpus, Fundus, Cervix, Portio, Anteversio, Anteflexio, Myometrium, Endometrium • Vagina: Fornix, Muskulatur, Schleimhaut

Innere weibliche Geschlechtsorgane sind (**Abb.15.42**):

- Ovar, Eierstock
- Tuba uterina, Eileiter
- Uterus, Gebärmutter
- Vagina, Scheide

Die Grenze zu den äußeren weiblichen Geschlechtsorganen (S.666) ist durch das Jungfernhäutchen, *Hymen*, markiert, das die Vagina vom Scheidenvorhof, *Vestibulum vaginae*, trennt.

Das Ovar ist Produktionsstätte von Eizellen und Hormonen

Das **Ovar**, Eierstock, ist bei der geschlechtsreifen Frau ein plattovaler Körper. Es hat eine durchschnittliche Größe von 4×2×1 cm und wiegt 7–14 g. Das Ovar ist mit einer eigenen Bauchfellduplikatur, *Mesovarium*, an der Dorsalseite des Lig. latum uteri befestigt. Durch elastische Bänder, die Faserzüge glatter Muskulatur enthalten, ist es federnd in seiner Lage fixiert. Am oberen tubaren Pol setzt das *Lig. suspensorium ovarii*, am unteren uterinen Pol das *Lig. ovarii proprium* an, das das Peritoneum an der dorsalen Seite des Lig. latum uteri vorwölbt. Das Ovar kann in der Regel an der lateralen Wandung des kleinen Beckens in der Fossa ovarica getastet werden, die durch die Gabelung der Vasa iliaca sowie durch die Ureterfalte begrenzt wird.

Mikroskopische Anatomie. Das Organ besteht aus einem Bindegewebskörper fester Konsistenz, *Stroma ovarii*, der von einer derben Bindegewebsschicht, *Tunica albuginea*, begrenzt und vom Peritoneum, über dem Ovar Keimdrüsenepithel genannt, bedeckt wird. Man unterscheidet eine Rindenschicht, *Cortex ovarii*, und eine Markzone, *Medulla ovarii*. Das Stroma ovarii besteht aus dichtem spinozellulärem Bindegewebe (S.58) und enthält Myofibroblasten. Außerdem kommen lipidreiche Stromaluteinzellen, die in ihrer Gesamtheit als interstitielle Drüse des Ovars bezeichnet werden, und im Hilum Zwischenzellen, die Leydig-Zellen ähneln, vor. In der Rinde liegen die Follikel (Eizellen in verschiedenen Reifungsstadien) sowie die Corpora lutea (S.671). Die Markzone beherbergt im Maschenwerk ihres Bindegewebes im wesentlichen die Blut- und Lymphgefäße sowie vegetative Nervenfasern.

Gefäße und Nerven (**Abb. 15.43**). Das Ovar wird intensiv durchblutet.

Arterien. Bedingt durch die Entwicklung des Ovars gelangt die A. ovarica, die wie die A. testicularis aus der Aorta entspringt, durch das Lig. suspensorium ovarii zum Hilum ovarii. Hier besteht eine Anastomose mit dem *R. ovaricus* der A. uterina. Feine Gefäßäste erreichen die Medulla ovarii und ziehen bis an die Follikel im Cortex ovarii, wo sie in die Theca folliculi eindringen und an der Basalmembran des Stratum granulosum enden (S.670).

Venen. Die Venen sammeln sich im *Plexus ovaricus*, einem dem Plexus pampiniformis entsprechenden Geflecht, aus dem die V. ovarica hervorgeht, die rechts in die V. cava inferior und links in die V. renalis sinistra einmündet.

Lymphgefäße. Die im Stroma ovarii gelegenen Lymphgefäße umspinnen die Follikel und das Corpus luteum. Sie erreichen über das Hilum die *Nodi lymphatici lumbales*.

Abb. 15.42 Übersicht über die Geschlechtsorgane der Frau (*rot*) in räumlicher Darstellung

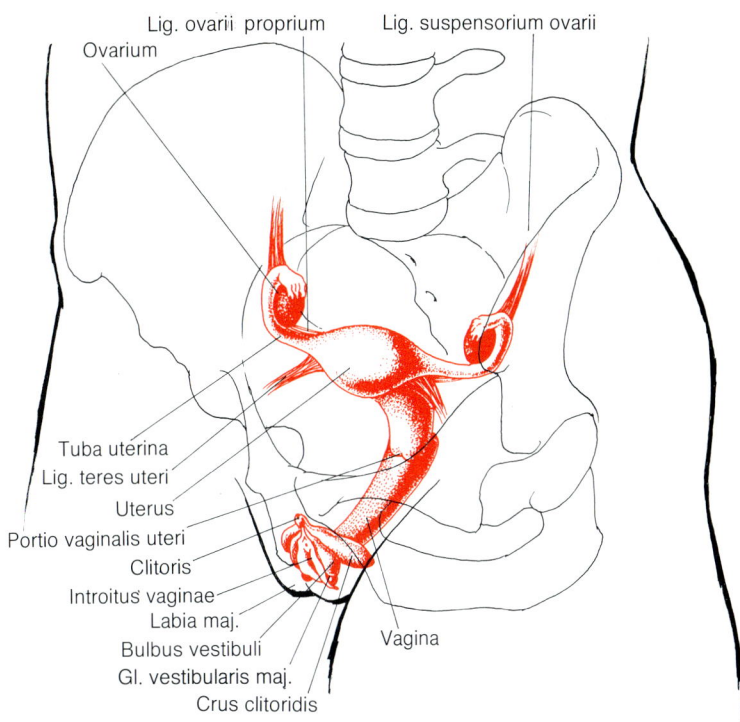

Lig. ovarii proprium   Lig. suspensorium ovarii
Ovarium

Tuba uterina
Lig. teres uteri
Uterus
Portio vaginalis uteri
Clitoris
Introitus vaginae
Labia maj.
Bulbus vestibuli
Gl. vestibularis maj.
Crus clitoridis
Vagina

Nerven. Die sympathischen und parasympathischen
Nervengeflechte lassen, bedingt durch die Organent-
wicklung, eine obere Gruppe, die aus dem *Plexus mesen-
tericus superior* und *Plexus renalis* stammt, und eine unte-
re Gruppe aus dem *Plexus rectalis* unterscheiden. Die
Nerven dringen mit den Gefäßen bis in die Rinde des
Ovars vor. Im Mark werden vereinzelt sympathische
Ganglienzellen gefunden.

Hinweis. Entwicklungsgeschichtliche Residualstrukturen sind:
neben dem Ovar das *Epoopheron*, das aus einigen blind
endenden Kanälchen besteht (Reste von Urnierenkanälchen
und des Wolff-Ganges, S.625), nahe dem Fimbrienende der
Tuba uterina die *Appendix vesiculosa* (Rest des bläschenförmig
aufgetriebenen kranialen Abschnittes des Wolff-Ganges) und
im Lig. latum das *Paroopheron* (Rest von kaudalen Urnierenkanälchen).

> **Die Tuba uterina ist Befruchtungsort für die Eizelle
> und Transportweg zum Uterus**

Die **Tuba uterina,** Eileiter (**Abb. 15.42**), ist ein 10–18 cm
langer muskulöser Schlauch mit einer freien Öffnung zur
Bauchhöhle. Das Lumen nimmt von proximal nach distal
zu. Der Eileiter verläuft am kranialen Rand einer vom
Uterus aufgeworfenen Peritonealduplikatur, der *Mesosalpinx*, die sich kaudal in das Lig. latum uteri fortsetzt.

   Es lassen sich mehrere Eileiterabschnitte unterscheiden. Der proximale Abschnitt, *Pars uterina tubae*, ist in

die obere Ecke der Uteruswand eingebettet und bildet
die engste Stelle des Kanals (Durchmesser 0,1–1 mm).
Der daran anschließende gerade verlaufende, 2–3 mm
weite *Isthmus tubae uterinae* setzt sich in die gewundene
und 4–10 mm weite *Ampulla tubae uterinae* (2/3 der Eilei-
terlänge) fort. Das distale Eileiterende bildet das trichterförmige *Infundibulum tubae uterinae*, das fransenför-
mige Fortsätze, *Fimbriae tubae*, besitzt. Eine besonders
lange Fimbrie, *Fimbria ovarica*, kann bis zum Ovar reichen. Schleimhautfalten engen überall das Lumen des
Eileiters ein und vergrößern die innere Oberfläche erheblich (**Abb. 15.44 a**).
   Mikroskopische Anatomie. Die Wand der Tuba uterina hat 3 Schichten:

- Tunica serosa
- Tunica muscularis
- Tunica mucosa

Tunica serosa. Sie besteht aus Peritonealepithel, das die
freie äußere Oberfläche der Tuba uterina bedeckt, und
lockeres Bindegewebe mit Gefäßen und glatten Muskelzellen aufweist.
   Tunica muscularis. Zur Tunica muscularis gehören von
außen nach innen subperitoneale, peri- bzw. intervaskuläre und autochthone (tubeneigene) Muskulatur. Alle
Muskelsysteme stehen durch Faseraustausch untereinander in Verbindung.

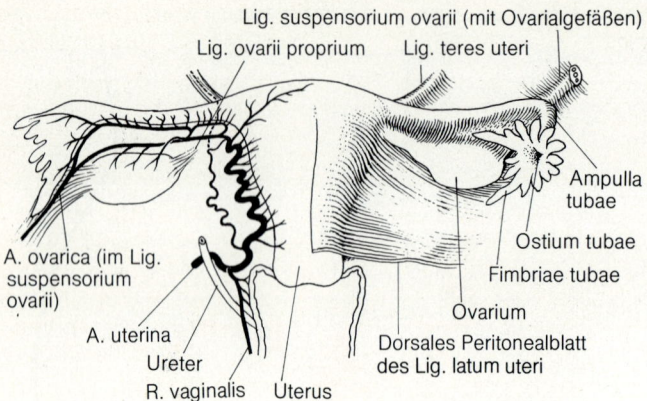

Lig. suspensorium ovarii (mit Ovarialgefäßen)
Lig. ovarii proprium   Lig. teres uteri
Ampulla tubae
Ostium tubae
A. ovarica (im Lig. suspensorium ovarii)
Fimbriae tubae
A. uterina
Ovarium
Ureter
Dorsales Peritonealblatt des Lig. latum uteri
R. vaginalis   Uterus

Abb. 15.43   Peritonealverhältnisse und Gefäßversorgung von Ovar, Tuben und Uterus. Ansicht von dorsal

Die subperitoneale Muskulatur ist am gesamten Eileiter vorhanden und geht in die der Mesosalpinx und des Lig. latum über. Auch die peri- bzw. intervaskuläre Muskulatur ist überall am Eileiter um und zwischen den Gefäßen anzutreffen. Die unter der Tunica mucosa gelegene, autochthone Muskulatur ist geschlossener als die der beiden anderen Muskellagen. Sie ist hauptsächlich am Isthmus vertreten – deswegen ist die Tubenmuskulatur hier am kräftigsten –, weniger an der Ampulla; am Infundibulum fehlt sie. Die Zellen der autochthonen Muskulatur bilden ein gegenläufiges Spiralsystem mit geringem Steigungswinkel. Im Isthmusbereich läßt die autochthone Tubenmuskulatur auf Querschnitten eine innere und

äußere Längs- und eine mittlere Ringmuskelschicht unterscheiden.

Die Tubenmuskulatur beeinflußt die Aufnahme der freigesetzten Eizelle sowie den Ei- und Spermientransport. Jedoch ist ihre Wirkungsweise im Einzelnen weitgehend ungeklärt.

Tunica mucosa. Die Tunica mucosa bildet mit ihren hohen Längsfalten im Bereich der Ampulla den stärksten Wandanteil. Die Höhe der Falten nimmt zum Uterus hin kontinuierlich ab.

Im einzelnen besteht die Tunica mucosa aus einem einschichtigen, iso- bis hochprismatischen Epithel und einer Schicht lockeren Bindegewebes. Das Epithel setzt sich aus *kinozilientragenden Flimmerzellen* und *sekretorischen Zellen* zusammen (**Abb. 15.44 b**). Hinzu kommen im 2. Teil des Intermenstruums *Stiftchenzellen,* vermutlich erschöpfte sekretorische Zellen. Flimmerzellen kommen hauptsächlich im Infundibulum vor und nehmen zum Uterus hin kontinuierlich an Zahl ab.

Gefäße und Nerven (**Abb. 15.43**). *Arterien.* Die Gefäßversorgung erfolgt aus dem *R. tubarius* der A. uterina. Das Infundibulum wird aus der *A. ovarica* versorgt. Beide Gefäße anastomosieren.

Venen. Die ableitenden Venen münden in den venösen Plexus des Uterus ein.

Lymphgefäße. Die Lymphgefäße verlaufen an der A. ovarica entlang zu den aortalen Lymphknoten und außerdem zu den Nodi lymphatici iliaci interni.

Nerven. Der Eileiter wird sowohl sympathisch als auch parasympathisch innerviert. Die Nervenfasern erreichen das Organ über die Plexus ovaricus et hypogastricus inferior.

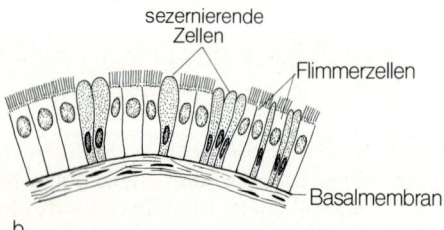

Schleimhautfalten
Tubeneigene Muskulatur (Ringmuskulatur)
Subseröse Muskulatur (Längsmuskulatur)
Peritoneum
a   Mesosalpinx

sezernierende Zellen
Flimmerzellen
Basalmembran
b

Abb. 15.44   **a** Schnitt durch die Tuba uterina, **b** Ausschnitt aus der Schleimhaut

> **Der Uterus ist Fruchthalter während der Schwangerschaft und Austreibungsorgan unter der Geburt**

Der **Uterus,** Gebärmutter (**Abb. 15.45**), ist ein 7–8 cm langes, von vorn nach hinten abgeplattetes muskuläres

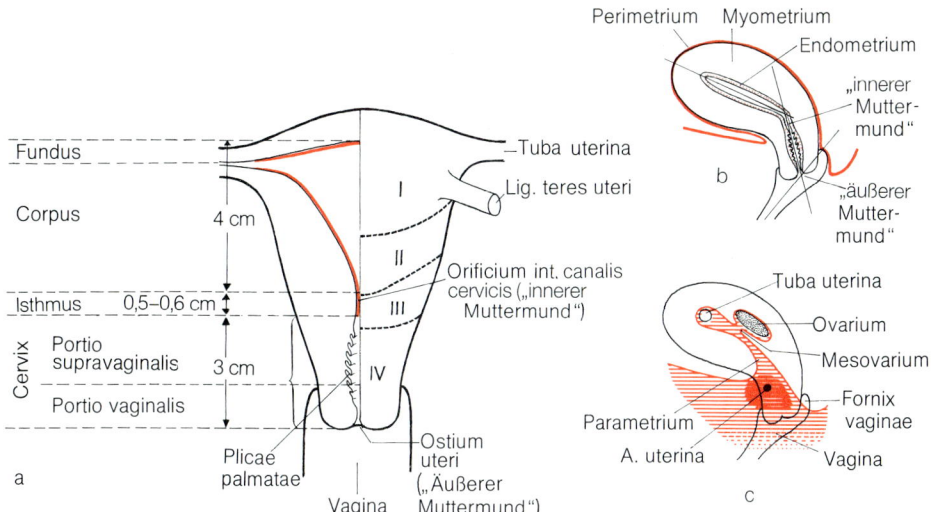

Abb. 15.45 **a** Peritonealverhältnisse: *I* Peritoneum nicht abtrennbar, *II* Peritoneum mit dem Messer abtrennbar, *III* zurückschiebbar, *IV* kein Peritonealüberzug; Uteruslumen (*rot* Teile der Schleimhaut, die während des Zyklus abgestoßen werden, Längenangaben der einzelnen Abschnitte des Cavum uteri); **b** Schnitt durch den Uterus, Anteflexio, Anteversio, Schichtenbau; **c** Sagittalschnitt durch die Plica lata, *dick schraffiert* die Haltebänder an der Cervix uteri

Organ birnenförmiger Gestalt. Die oberen zwei Drittel werden als Körper, *Corpus uteri*, das untere Drittel als Gebärmutterhals, *Cervix uteri* (unteres Uterinsegment), bezeichnet. Zwischen Corpus uteri und Cervix uteri befindet sich der *Isthmus uteri* (etwa 1 cm breit).Der oberste Teil des Corpus uteri über den Tubenmündungen ist der *Fundus uteri*. Ein Teil der Cervix uteri ragt in die Vagina hinein, *Portio vaginalis*, der andere Teil liegt oberhalb der Vagina, *Portio supravaginalis*.

Die Längsachse des Uterus bildet mit der Längsachse der Vagina einen nach vorne offenen stumpfen Winkel, *Anteversio uteri*. Das Corpus ist gegen die Cervix ebenfalls nach vorne abgeknickt, *Anteflexio uteri*. Dadurch legt sich der Uterus auf die Blase (**Abb.. 15.4b**).

Die Wand des Corpus uteri umschließt den dreieckigen Spalt der *Cavitas uteri*. In die beiden seitlichen oberen Zipfel münden die Tuben. Im Bereich der Cervix uteri findet sich ein spindelförmiger Kanal, *Canalis cervicis uteri*, dessen äußere Mündung auf der Portio vaginalis cervicis als äußerer Muttermund, *Ostium uteri*, bezeichnet wird. Das innere, sehr enge Ende des Zervixkanals wird durch den inneren Muttermund am Isthmus uteri vom Cavum uteri abgegrenzt. Im Zervixkanal bildet die Schleimhaut palmenblattartige Falten, *Plicae palmatae*. Die Gesamtlänge von Canalis cervicis und Cavum uteri beträgt 6–7 cm.

Überkleidet ist der Uterus ventral und dorsal von Peritoneum, Tunica serosa (= *Perimetrium*), und liegt damit in der Peritonealfalte des Lig. latum uteri. Das Peritoneum ist unterschiedlich fest mit dem Myometrium verwachsen. Ein Vergleich mit den Peritonealverhältnissen des Abdomens hat dazu geführt, die Teile des Lig. latum uteri, die sich dem Uterus anschließen, als Mesometrium zu bezeichnen.

Seitlich vom Uterus, insbesondere im Zervixbereich, befinden sich zwischen den Peritonealfalten des Lig. latum Lagen von lockerem Bindegewebe, das *Parametrium*, mit Nerven und Gefäßen für den Uterus. Dieses Bindegewebe stellt die Verbindung zur seitlichen Beckenwand in Form von Faserzügen her, die am Boden des Lig. latum verlaufen (S.616). Ferner ist das *Lig. teres uteri* zu erwähnen, in dem auch glatte Muskelzellen anzutreffen sind. Es zieht vom Uterus-Tubenwinkel durch den Canalis inguinalis zu den Labia majora. Das Band ist ein Überrest des unteren Keimdrüsenbandes und hat keine Haltefunktion.

Mikroskopische Anatomie. Folgende Wandschichten lassen sich am Uterus unterscheiden:

- Myometrium, Tunica muscularis. Das Myometrium ist am Fundus uteri und im oberen Korpusabschnitt dicker als in der Cervix uteri.
- Endometrium, Tunica mucosa, Schleimhaut.Das Endometrium folgt dem Myometrium ohne scharfe Grenze. Es unterliegt im Corpus uteri zyklischen durch die Menstruation bedingten Erneuerungen.

Myometrium. Das Myometrium ist die breiteste Schicht des Uterus. Es besteht aus glatter Muskulatur, die in mehreren Schichten angeordnet ist. Die Faserzüge verlaufen im Corpus uteri außen und innen hauptsächlich longitudinal, in der am stärksten ausgebildeten und besonders gefäßreichen Zwischenschicht, Stratum vasculare, zirkulär. Im Bereich des Isthmus und der Cervix uteri überwiegen die zirkulär verlaufenden Bündel.

Endometrium. Im *Corpus uteri* besteht das Endometrium aus einschichtigem hochprismatischem Oberflächenepithel, tubulösen Drüsen, *Glandulae uterinae,* und einem als Stroma uteri bezeichneten Bindegewebe. Beide unterliegen zyklusabhängigen Veränderungen (S. 672).

Während der Menstruation wird ein Teil der Korpusschleimhaut abgestoßen, ein anderer Teil bleibt erhalten. Hieraus ergibt sich die Gliederung des Endometriums des Corpus uteri in das *Stratum functionale* (kurz: Functionalis), das den Zyklusveränderungen unterliegt und auch abgestoßen wird, und in das *Stratum basale* (kurz: Basalis), von dem die Schleimhautregeneration nach der Menstruation ausgeht (**Abb. 15.51**, S. 673).

Cervix uteri. Die Schleimhaut der Cervix uteri bleibt – anders als die des Corpus uteri – auch während der Menstruation erhalten. Sie unterliegt geringeren zyklischen Veränderungen (S. 673).Das Epithel der Cervix uteri ist hochprismatisch und weist im apikalen Zytoplasma Glykaneinlagerungen auf. Es setzt sich in Höhe des äußeren Muttermundes scharf, auch makroskopisch sichtbar, vom mehrschichtigen unverhornten Plattenepithel der Vagina ab. Die *Glandulae cervicales uteri* sind stark verzweigt und sezernieren in den Zervikalkanal einen Schleim (-pfropf). Das Bindegewebe der Cervix ist faserreich, dicht und zellarm.

Gefäße und Nerven (Abb. 15.43, 15.46). *Arterien.* Die arterielle Versorgung des Uterus erfolgt durch die

- **A. uterina** aus der A. iliaca interna (S. 618). Sie erreicht mit dem Lig. cardinale in Höhe der Zervix die Seitenwand des Uterus. Der nach oben führende Hauptast ist stark geschlängelt. Im Bereich des Fundus anastomosiert er mit dem der Gegenseite. Ihre Äste sind:
  - Ramus ovaricus, der eine Anastomose mit der A. ovarica aus der Aorta abdominalis bildet
  - Ramus tubarius, der die Tube versorgt
  - A. vaginalis, die etwas schwächer ist und zur Vagina zieht

Venen. Die venösen Abflüsse bilden ein sehr ausgeprägtes Netz klappenloser Venen. Die verschiedenen Geflechte, *Plexus venosus uterinus, Plexus venosus cervicalis uteri* und *Plexus venosus vaginalis,* gelangen im parametranen Bindegewebe zu den *Vv. iliacae internae.* Dabei ist zu beachten, daß die Mitte des Uterus von Gefäßen weitgehend frei bleibt, so daß bei operativen Eingriffen am Uterus hier nur mit geringen Blutungen zu rechnen ist.

Lymphgefäße. Die Lymphabflüsse aus dem Endometrium erfolgen durch das Myometrium in den parametranen Bereich, wohin auch der Abfluß der Lymphe aus dem Perimetrium erfolgt. Regionäre Lymphknoten für die Cervix uteri sind die *Nodi lymphatici iliaci interni,* die entlang der A. iliaca interna erreicht werden, sowie die

Nodi lymphatici sacrales. Die Lymphe des Corpus uteri gelangt direkt in die *Nodi lymphatici lumbales.* Vermittels des Lig. teres uteri wird eine Verbindung mit den *Nodi lymphatici inguinales superficiales* hergestellt.

Nerven. Die *sympathische* nervöse Versorgung erfolgt über das *Ganglion mesentericum inferius.* Die Fasern ziehen zu einem besonderen Geflecht, *Plexus uterovaginalis,* das seitlich zwischen Zervix und Scheidengewölbe gelegen ist und Ganglien enthält (Frankenhäuser-Plexus). Hier strahlen auch die *parasympathischen* Fasern ein, die aus S_3 und S_4 stammen.

Die Vagina ist das Kopulationsorgan der Frau und auch Geburtsweg

---

Die **Vagina,** Scheide (**Abb. 15.4 b, 15.42**), ist ein 6–8 cm langes, etwa 2–3 cm breites muskulär-bindegewebiges Hohlorgan, das bei der Kohabitation erweitert wird und sich als Teil des Geburtskanales dem Umfang des kindlichen Kopfes anpassen kann. Vorder- und Hinterwand liegen normalerweise unmittelbar aufeinander, so daß im Querschnitt das Scheidenlumen einen quergestellten, H-förmigen Spalt bildet. Der unterhalb des Levatorspaltes liegende Abschnitt der Vagina ist verhältnismäßig eng. Ihre größte Weite erreicht die Scheide im Bereich der *Portio vaginalis cervicis,* die der Hinterwand anliegt. Das Scheidengewölbe, *Fornix vaginae,* ragt über die Einmündung der Cervix uteri ins Becken. Es erreicht die Excavatio rectouterina, hat also direkten Kontakt mit dem Peritoneum.

Zwischen der Vagina und den Nachbarorganen bestehen durch das paravaginale Bindegewebe („Parakolpium") sehr feste Verbindungen. Besonders straff ist es zwischen vorderer Scheidenwand und der davor liegenden Harnröhre und Blase. Die etwas lockere Verbindung zwischen der hinteren Scheidenwand und dem Rektum erfolgt durch das *Septum rectovaginale.* Es entsteht bei der Rückbildung der zunächst sehr tief hinabreichenden Excavatio rectouterina. Beide Organe sind verschieblich miteinander verbunden. Auch zur seitlichen Beckenwand bestehen paravaginale Verbindungen.

Wand der Vagina. An der Vorder- und Hinterwand weist die Vagina auffallende querverlaufende Falten auf, *Rugae vaginalis.* Hinzu kommen jeweils 1 mit Venengeflechten unterpolsterter Längswulst in der vorderen und hinteren Scheidenwand (Schwellpolster), *Columna rugarum anterior, Columna rugarum posterior.* Der vordere Längswulst erreicht eine durch die Urethra hervorgerufene Längsfalte, *Carina urethralis vaginae.* Eine die Öffnung von hinten umfassende halbmondförmige Falte bildet die Scheidenklappe, *Hymen.*

Die Wand der Vagina besteht aus untrennbar verflochtener glatter Muskulatur und Bindegewebe. Die Bündel glatter Muskelzellen bilden ein spitzwinkliges, sehr dehnbares Maschenwerk und verlaufen vorzugsweise

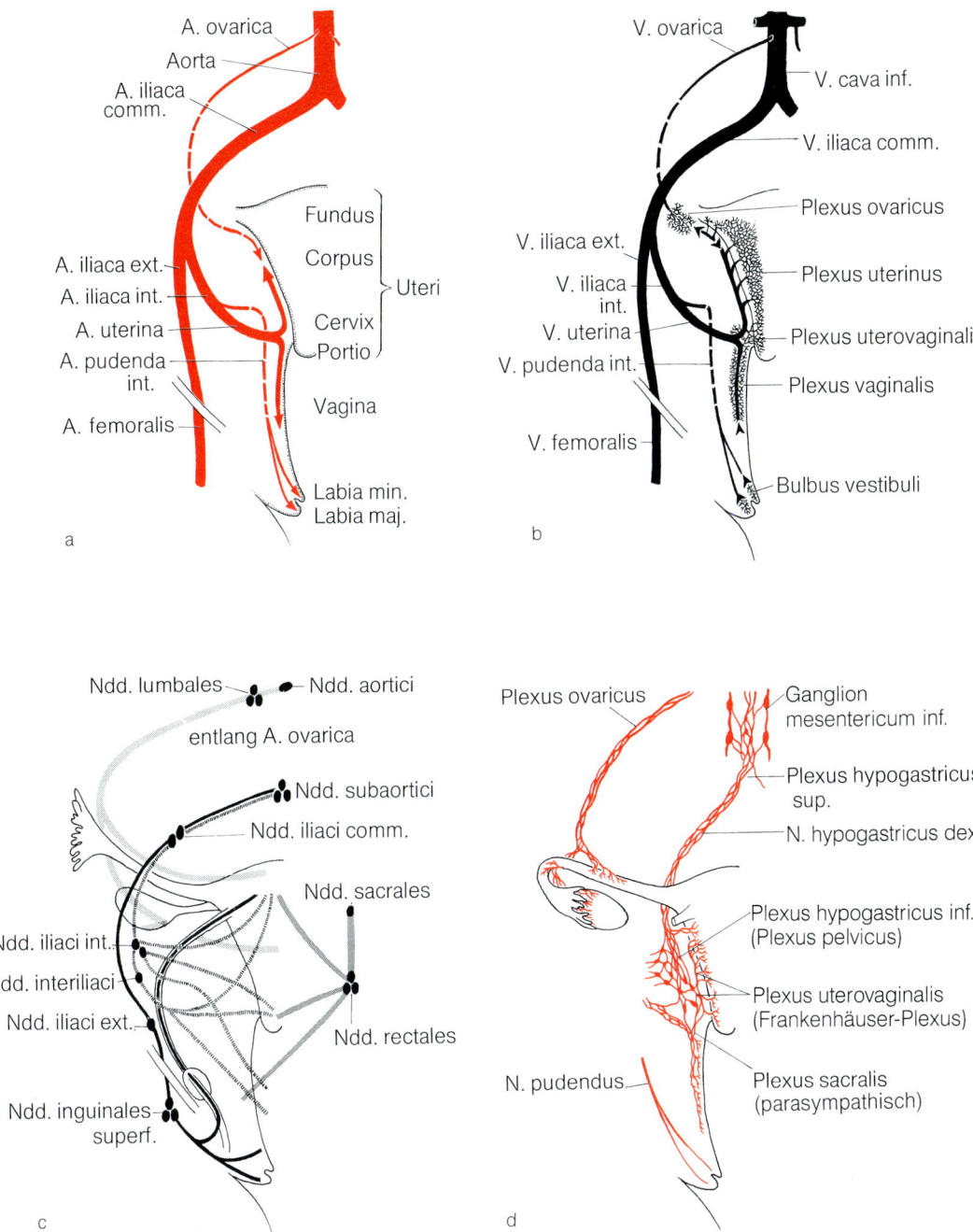

Abb. 15.46a–d Schematische Darstellung **a** der arteriellen Versorgung, **b** des venösen Abflusses, **c** des Lymphabflusses, **d** der Nervenversorgung des weiblichen Genitale

quer. An der Hinterwand ist die Muskelschicht deutlich schwächer ausgebildet. Hier ordnet sich das Gitterwerk der Fasern mehr in Längsrichtung an. In der Vorderwand vereinigen sich unter den Schleimhautfalten der Columna rugarum anterior Faserzüge in Längsrichtung. Es finden sich direkte Übergänge in die Uterusmuskulatur und in die Muskeln des Dammes.

Dieser muskuläre Vaginalstrumpf ist eng mit einem Maschenwerk aus elastischen Fasern verbunden. Das elastische Netzwerk ist über die ganze Wand ausgebreitet, an der Oberfläche der Muskelschicht und subepithelial verdichtet und insbesondere in den distalen Abschnitten der Vagina stark ausgebildet. Schließlich weist das Bindegewebe noch scherengitterförmig angeordnete Kollagenfasern auf. Die Anordnung der verschiedenen Anteile der Vaginalwand erlaubt eine optimale Anpassung an den Füllungszustand des Organs.

Ausgekleidet ist die Vagina mit mehrschichtigem nichtverhorntem Plattenepithel , das auch die Portio vaginalis cervicis bedeckt und scharf von der Zervixschleimhaut abgesetzt ist (s. oben). Das Vaginalepithel unterliegt zyklischen Veränderungen (S. 674).

Sehr charakteristisch für das Vaginalepithel ist die Fähigkeit, Glykogen einzulagern und in das Vaginallumen freizusetzen. Dort dient das Glykogen der bakteriellen Milchsäurebildung. Dadurch entsteht in der Vagina ein saures Milieu (pH 4–5), das zusammen mit anderen Mechanismen die inneren weiblichen Geschlechtsorgane vor aszendierenden Keimen schützt.

Drüsen gibt es in der Vaginalwand nicht. Trotzdem ist ein Scheidensekret vorhanden. Es besteht aus dem Transsudat, das subepitheliale Kapillaren der Vaginalwand abgeben, und aus Zervixsekret.

Gefäße und Nerven (Abb. 15.43, 15.46). *Arterien*. Die Gefäßversorgung erfolgt durch den *R. vaginalis* aus der A. uterina. Dazu kommen *Rr. vaginales* aus der A. pudenda interna und der A. vesicalis inferior.

Venen. Die Venen bilden den *Plexus venosus vaginalis*, der in enger Verbindung mit dem Plexus venosus vesicalis steht. Der Abfluß erfolgt wie der aller Beckenvenen zu den Vv. iliacae internae.

Lymphgefäße. Die Lymphabflüsse führen entlang der Vasa iliaca durch das Parakolpium und Parametrium zu den *Nodi lymphatici iliaci interni*.

Nerven. Die nervöse Versorgung erfolgt über den Plexus uterovaginalis.

Hinweis. Lateral vom Uterus und von der Vagina kommen gelegentlich als Residualstrukturen Reste des Wolff-Ganges vor, die als *Gartner-Gang* bezeichnet werden. Sie können klinisch durch Zystenbildung auffallen (*Gartner-Gangzysten*).

15.2.8 Äußere weibliche Geschlechtsorgane

Lernziele

Vestibulum vaginae • Ostium vaginae • Urethra feminina • Clitoris • Labia minora pudendi • Labia majora pudendi • Glandulae vestibulares majores • Glandulae vestibulares minores

Das äußere weibliche Genitale (**Abb. 15.47**)besteht aus:

- Labia majora pudendi, große Schamlippen
- Labia minora pudendi, kleine Schamlippen
- Clitoris, Kitzler
- Glandulae vestibulares majores et minores

Die *großen Schamlippen* fassen die *Rima pudendi* zwischen sich. Sie bedecken die *kleinen Schamlippen*, an deren vorderen Ende die *Clitoris* liegt. Zwischen den Labia minora befindet sich der Scheidenvorhof, *Vestibulum vaginae*, in den Harnröhre und Vagina einmünden. Die Harnröhrenmündung, *Ostium urethrae externum*, liegt im vorderen Teil. Sie tritt durch eine Vorwölbung ihrer dorsalen Wand, *Carina urethralis vaginae*, etwas stärker hervor. Dahinter befindet sich die äußere Vaginalöffnung, *Ostium vaginae*. Der dorsale Rand des Ostium vaginae wird durch das Hymen begrenzt. Dieses kann unterschiedlich ausgebildet sein und unter Umständen als Schleimhautlamelle das Ostium vaginae vollständig verschließen, *Hymen imperforatus*. Reste des Jungfernhäutchens werden als *Carunculae hymenales* bezeichnet.

In das untere Drittel des Vestibulum vaginae münden auf jeder Seite die *Glandula vestibularis major* und um das Ostium urethrae externum die *Glandulae vestibulares minores*. Alle Glandulae vestibulares sind Schleimdrüsen.

Hinweis. In der Klinik werden alle Anteile des äußeren weiblichen Genitale einschließlich Mons pubis, Ostium vaginae und Ostium urethrae externum zusammenfassend als *Vulva* bezeichnet.

Die Urethra feminina mündet direkt vor der Vagina in das Vestibulum

Die **Urethra feminina,** weibliche Harnröhre (**Abb. 15.4 b**), ist nur 3–5 cm lang. Ihr normalerweise durch Falten sternförmig verengtes Lumen, kann aber auf 7–8 mm Durchmesser erweitert werden.

An der weiblichen Harnröhre läßt sich eine *Pars intramuralis*, der in der Harnblase gelegene Anteil, von einer *Pars cavernosa*, unterscheiden, die in leicht nach vorn konkavem Bogen unter dem Schambein und zwischen den Crura clitoridis hindurchzieht und im Vestibulum vaginae mündet. Die äußere Öffnung, *Ostium urethrae externum*, ist 2–3 cm hinter der Glans clitoridis am vorderen Rand des Ostium vaginae zu finden (**Abb. 15.47**). Sie

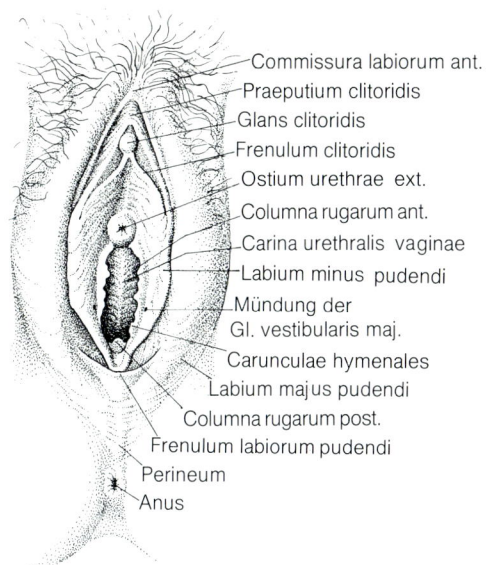

Commissura labiorum ant.
Praeputium clitoridis
Glans clitoridis
Frenulum clitoridis
Ostium urethrae ext.
Columna rugarum ant.
Carina urethralis vaginae
Labium minus pudendi
Mündung der
Gl. vestibularis maj.
Carunculae hymenales
Labium majus pudendi
Columna rugarum post.
Frenulum labiorum pudendi
Perineum
Anus

Abb. 15.47   Äußeres weibliches Genitale

ist gleichzeitig der engste Teil der weiblichen Harnröhre. In Fortsetzung der Uvula vesicae ist an der Rückwand der Pars cavernosa eine konstante Schleimhautfalte vorhanden, *Crista urethralis*.

Mikroskopische Anatomie. Die Auskleidung der Harnröhre besteht im kranialen Anteil aus Übergangsepithel, im mittleren Anteil aus mehrreihigem hochprismatischem Epithel und im kaudalen Anteil aus mehrschichtigem unverhorntem Plattenepithel. Im Bindegewebe der Lamina propria findet sich ein venöses Gefäßnetz, *Corpus spongiosum urethrae*, und zahlreiche elastische Fasern. Die Tunica muscularis besteht aus glatter Muskulatur, die in Schraubenwindungen die Harnröhre umfaßt und mit der Blasenmuskulatur in Verbindung steht. Dazu kommen im kaudalen Abschnitt Züge quergestreifter Muskulatur aus dem M. transversus perinei profundus, die die Harnröhre umfassen, *M. sphincter urethrae*. Besonders im kaudalen Teil des Propriabindegewebes finden sich zahlreiche tubuläre Schleimdrüsen, *Gll. urethrales*, die Homologe der Prostata sind. Beiderseits vom Ostium urethrae externum münden größere Gruppen dieser Drüsen mit je 1 Ausführungsgang, *Ductus paraurethrales* (Skene-Gänge).

> **Die Clitoris entspricht dem Phallus im Entwicklungsstadium und besteht im wesentlichen aus dem Corpus cavernosum clitoridis**

Die **Clitoris,** Kitzler, ist ein 3–4 cm langer, erektiler Schwellkörper, der durch die Crura clitoridis, in die das

Corpus cavernosum clitoridis ausläuft, und durch ein Aufhängeband, *Lig. suspensorium clitoridis*, am Ramus inferior ossis pubis, befestigt.

Der Bau des Schwellkörpers entspricht dem des Corpus cavernosum penis. Auch hier findet sich eine unvollständige Scheidewand, *Septum corporum cavernosorum*. Das Corpus clitoridis wird von einer derben bindegewebigen Hülle, *Fascia clitoridis*, umgeben. Umhüllt wird der Schwellkörper von den Mm. ischiocavernosi, die ebenfalls der Befestigung der Schwellkörper am Schambein und am Diaphragma urogenitale dienen.

Das abgerundete, mit Schleimhaut überzogene Ende der Klitoris, *Glans clitoridis*, wird von den Schleimhautfalten der kleinen Schamlippen umschlossen. Von vorn überzieht sie eine Schleimhautfalte, *Praeputium clitoridis*. Der dorsale Ansatz der kleinen Schamlippen wird als *Frenulum clitoridis* bezeichnet. Das abschuppende Epithel der Glans und des Praeputiums bildet mit dem Sekret der Talgdrüsen der kleinen Schamlippen das *Smegma clitoridis*. Die Glans clitoridis enthält Venengeflechte, die mit dem Bulbus vestibuli in Verbindung stehen.

In der Schleimhaut der Klitoris kommen viele sensible Nervenendigungen vor: vor allem *Genitalnervenkörperchen*, *Meißner-Tastkörperchen* und *Vater-Pacini-Körperchen*.

> **Die Labien sind Schutzfalten für das weibliche Genitale**

Zu unterscheiden sind:

• Labia minora pudendi
• Labia majora pudendi

Labia minora pudendi. Die kleinen Schamlippen sind Hautlappen, die lockeres, fettarmes Bindegewebe mit vielen elastischen Fasern und zahlreichen Venen enthalten. Sie werden von Schleimhaut bedeckt. Innen besteht sie aus mehrschichtigem unverhorntem und außen aus schwachverhorntem Plattenepithel.

In enger Nachbarschaft zu den kleinen Schamlippen münden zahlreiche Talgdrüsen sowie die Ausführungsgänge der Glandulae vestibulares majores und der Glandulae vestibulares minores.

Glandula vestibularis major (Bartholin-Drüse). Diese paarige erbsengroße Drüse liegt am stumpfen Ende des Bulbus vestibuli unter dem M. transversus perinei profundus in den kleinen Schamlippen. Es handelt sich um eine tubuloalveoläre Drüse mit einschichtigem kubischem bis zylindrischem Epithel, die ein schleimartiges alkalisches Sekret liefern.

Glandulae vestibulares minores. Es sind zahlreiche kleine Drüsen, die einen ähnlichen Bau wie die Gl. vestibularis major aufweisen und ein schleimartiges alkalisches Sekret liefern.

Labia majora pudendi. Die großen Schamlippen sind 2 behaarte Hautfalten, die die Rima pudendi überdecken. Sie sind aus den Genitalwülsten hervorgegangen, entsprechen also dem Skrotum des Mannes. Wie beim Skrotum ist die Haut pigmentiert und enthält im Korium zahlreiche glatte Muskelzellen. Außerdem befinden sich in den großen Schamlippen straffe Fettpolster und Venenplexus, die sich wie Schwellkörper verhalten. Auf der Innenseite werden die Labia majora von mehrschichtigem nur gering verhorntem Plattenepithel überdeckt. Das Epithel der Außenseite entspricht dem der Körperhaut. Hier münden zahlreiche Talgdrüsen sowie apokrine und ekkrine Schweißdrüsen. Die Behaarung der großen Schamlippen setzt sich auf den Schamberg, *Mons pubis*, fort.

Die Labia majora pudendi beider Seiten treffen ventral in der *Commissura labiorum anterior* und dorsal in der *Commissura labiorum posterior* zusammen. An der Commissura labiorum posterior ist ein feines verbindendes Häutchen ausgebildet, das als *Frenulum labiorum pudendi* bezeichnet wird.

Unter den großen Schamlippen liegt ein von einer bindegewebigen Faszie abgegrenztes dickes Venengeflecht, *Bulbus vestibuli*. Diese Venennetze entsprechen dem Schwellkörper der männlichen Harnröhre. Er wird auch bei der Frau vom M. bulbospongiosus umfaßt. Die dorsal stumpfen und ventral zugespitzten Schwellkörper liegen medial der Schleimhaut des Vestibulums an.

Gefäße und Nerven der Regio perinealis der Frau

Hinweis. Die Anordnung der Gefäße und Nerven ist der beim Mann (S. 621) vergleichbar.

Arterien. Die oberflächlich verlaufende

- **A. perinealis** versorgt, nachdem die *Aa. transversae perinei* abgezweigt sind, die großen und kleinen Schamlippen durch *A. labiales posteriores et anteriores*.
- **Tiefe Äste der A. pudenda interna** (S. 619) versorgen als *A. bulbi vestibuli*, *A. profunda clitoridis* und *A. dorsalis clitoridis* Bulbus vestibuli und Klitoris.

Venen. Der venöse Abfluß aus der weiblichen Dammregion erfolgt im wesentlichen über die

- **V. pudenda interna**. Sie sammelt das Blut aus den
  - Vv. labiales posteriores der kleinen Schamlippen
  - Vv. profundae clitoridis der Crus clitoridis
  - Vv. bulbi vestibuli des Bulbus vestibuli
- **V. dorsalis clitoridis profunda**. Sie leitet das Blut aus Corpus und Glans clitoridis zum *Plexus venosus vesicalis*.
- **Vv. pudendae externae**. Sie leitet das Blut aus einem Plexus, den die oberflächlichen Venen der Regio pudendalis und der Regio pubica durch ausgiebige Ana-

stomosen bilden, zur V. saphena magna oder zur V. femoralis. Sie haben außerdem Verbindungen zur V. obturatoria.

Lymphgefäße. Die Lymphgefäße der Regio perinealis verhalten sich wie beim Mann. Für die Klitoris gelten dieselben Abflußbahnen wie für den Penis.

Nerven. Die Nervenversorgung in den Regiones analis et pudendalis erfolgt im wesentlichen wie beim Mann:

- **Nn. perineales** versorgen als oberflächliche Äste aus dem N. pudendus die hintere Region der Schamlippen mit den *Nn. labiales posteriores*.
- **N. dorsalis clitoridis**. Dieser Nerv erreicht nach einem Verlauf oberhalb des Diaphragma urogenitale die Klitoris und gibt unterwegs motorische Anteile zum M. sphincter urethrae und zum M. transversus perinei ab.
- **Nn. labiales anteriores** aus dem N. ilioinguinalis innervieren den Mons pubis, den vorderen Anteil der Labia majora und das Praeputium clitoridis.
- **R. genitalis n. genitofemoralis**. Er versorgt die Labia majora zusätzlich.

15.2.9 Funktion der weiblichen Geschlechtsorgane

Lernziele

Oogenese: Oogonien, Oozyten I. Ordnung, Oozyten II. Ordnung, Polkörperchen • Primärfollikel • Sekundärfollikel • Tertiärfollikel • Graaf-Follikel • Follikelsprung • Corpus rubrum • Corpus luteum • Corpus albicans • Hormonale Regulation • Zyklische Veränderung: Tuba uterina, Uterus, Vagina • Proliferationsphase • Sekretionsphase • Ischämische Phase • Desquamationsphase • Kohabitation • Spermienkapazitation

---

Zur Fortpflanzung wachsen im Ovar Eizellen heran, die zyklisch in die Tuben abgegeben werden. Dort kann – unter natürlichen Umständen nach Kohabitation – eine Konzeption, d.h. eine Vereinigung von Ei- und Samenzellen stattfinden. Anschließend entwickelt sich das neu entstandene Leben in den weiblichen Geschlechtsorganen. Am Ende der Schwangerschaft kommt für den Uterus zur Funktion des Fruchthalters die des Austreibungsorgans hinzu und die Cervix uteri wird zusammen mit der Vagina zum Geburtskanal.

Die Eireifung erfolgt in den Folliculi ovarii des Ovars

Die Oogenese sowie die Follikelbildung und -reifung (**Abb. 15.48**) beginnen praenatal und setzen sich postna-

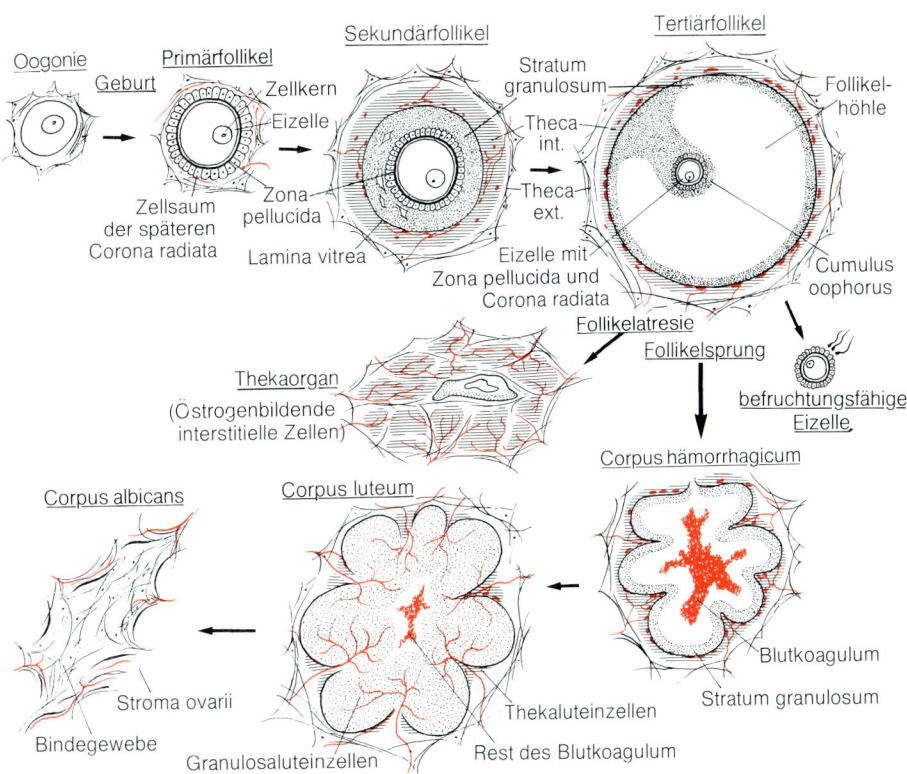

Abb. 15.48 Schema zu den Vorgängen von Follikelbildung, Follikelsprung und Follikelatresie. Beachte die *Schraffierung* der verschiedenen Gewebsanteile des Follikels

tal zwischen Pubertät und Klimakterium fort. Es lassen sich unterscheiden:

- Vermehrungs- und 1. Wachstumsperiode, praenatal
- 1. Ruheperiode, bis zur Pubertät
- 2. Wachstumsperiode, nach der Pubertät
- 2. Ruheperiode, nach der Pubertät

Vermehrungs- und 1. Wachstumsperiode. Die zahlreichen Oogonien, die im fetalen Ovarium aus den Urkeimzellen entstehen (S. 627), liegen zunächst in Gruppen, *Eiballen*, zusammen. Sie vermehren sich durch Mitose bis zum 5. Entwicklungsmonat enorm. Dabei entstehen Zellklone, da Gruppen von Oogonien durch Zytoplasmabrücken verbunden bleiben. Viele Zellklone gehen zugrunde. Nach der Proliferation treten die Oogonien etwa in der 10. Entwicklungswoche in die *Prophase der Meiose* ein und vergrößern sich (Durchmesser 30–50 μm). Sie werden ab jetzt als Oozyten bezeichnet. Am Ende der Prophase der Meiose werden die Oozyten, nun *Oozyten I. Ordnung* genannt, von einem abgeplatteten einschichtigen Epithel, *Follikelepithel*, umgeben. Eizellen und Follikelzellen bilden zusammen einen *Primordialfollikel*. Zum Zeitpunkt der Geburt sollen in einem menschlichen Ovarium bis zu 500 000 solcher Primordialfollikel vorhanden sein.

1. Ruheperiode. In diesem Zustand verharrt der überwiegende Teil der Follikel bis zur Zeit der Geschlechtsreife. Einige können jedoch, angeregt durch Gonadotropine, im frühkindlichen Ovar zu Primär- und Sekundärfollikeln heranwachsen. Aus unbekannten Gründen degenerieren viele Primordialfollikel vor und während der Geschlechtsreife, so daß bei Abschluß der Pubertät nur noch ca. 50 000 Eizellen in den beiden Ovarien zusammen vorhanden sind. Die letzten gehen erst nach der Menopause zugrunde. Nur 400–500 können im zeugungsfähigen Alter der Frau heranreifen.

2. Wachstumsperiode. Während der Fertilitätsperiode der Frau tritt ein Teil der Follikel mit ihren Oozyten in eine von der hormonalen Regulation abhängige 2. Wachstumsperiode ein, *Follikelreifung*. In dieser erreicht die Oozyte, die sich unverändert in der Prophase ihrer Meiose befindet (arretiert im Diktyotänstadium), ihre endgültige Größe (Durchmesser 150 μm).

Primärfollikel. Die Follikelreifung beginnt mit der Umwandlung des Primordialfollikels in einen Primärfollikel. Primärfollikel haben ein einschichtiges kubisches bis hochprismatisches Follikelepithel. Außerdem umgibt sich die Eizelle mit einer *Zona pellucida* (**Abb. 15.49**).

Sekundärfollikel. In der Folge kommt es zur Proliferation des Follikelepithels; es wird mehrschichtig. Die Follikelepithelzellen werden, weil sie lichtmikroskopisch eine deutliche Granulierung aufweisen, auch als *Granulosazellen* bezeichnet. In den Interzellularräumen tritt eine als *Liquor folliculi* bezeichnete Flüssigkeit auf. Von der Umgebung setzt sich das Follikelepithel durch eine zarte Basalmembran ab. Um die Follikelzellen formiert sich eine Zellhülle, *Theca folliculi*, die aus dem spinozellulären Bindegewebe hervorgegangen und in mehreren gut vaskularisierten Schichten angeordnet ist.

Tertiärfollikel (Bläschenfollikel). Die mit Liquor folliculi gefüllten Interzellularräume haben sich zu einer gemeinsamen Höhle, *Antrum folliculi*, vereinigt. Im übrigen besteht auch der Tertiärfollikel aus der von der Zona pellucida umgebenen Eizelle und Granulosazellen (**Abb. 15.48**). Eizelle und die unmittelbar umgebenden Granulosazellen, *Corona radiata*, ragen als Zellhügel, *Cumulus oophorus*, in das Antrum folliculi vor (**Abb. 15.48**). Im übrigen ist die Follikelhöhle mit einer Schicht aus Granulosazellen umkleidet, *Stratum granulosum*. Die Granulosazellen bilden Östrogene aus ihnen von den Zellen der Theca interna zugeleiteten Androgenen.

Im Gegensatz zur gefäßlosen Membrana granulosa ist die umgebende *Theca folliculi* ausgiebig vaskularisiert. Die Theca folliculi gliedert sich in eine Theca interna und eine Theca externa. Die *Theca interna* besteht aus spindelförmigen Zellen, die alle Charakteristika von steroidbildenden Zellen aufweisen. Sie bilden Androgene und Östrogene. Die *Theca externa* besteht dagegen aus Myofibroblasten.

2. Ruheperiode. Der Tertiärfollikel verharrt und bleibt für die weitere Entwicklung verfügbar. 2 Möglichkeiten bestehen:

- *Heranreifen zum präovulatorischen sprungreifen Follikel* (*Graaf-Follikel*). Dabei vollendet der Oozyt seine 1. meiotische Teilung. Es entstehen eine sehr große und eine sehr kleine Zelle, nämlich der *Oozyt II. Ordnung* und das 1. Polkörperchen. Beide Zellen liegen innerhalb der Zona pellucida. Das Polkörperchen geht meist zugrunde.
- *Absterben der Eizelle* und *Follikelatresie*. Dabei bleiben zeitweise die Zellen der Theca interna erhalten. Sie vergrößern sich, werden epitheloid und lagern Lipide ein. Das Gebilde kann einem Corpus luteum ähneln und wird als *Thekaorgan* bezeichnet. Später zerfällt es in zahlreiche kleine Zellgruppen und Einzelzellen, die ovariellen *Zwischenzellen*. Im Endzustand besteht der atretische Follikel aus einer bandförmigen homogenen Masse, bevor er vollständig verschwindet.

Hinweis. Wodurch es zur Entwicklung eines Tertiärfollikels in die eine oder andere Richtung kommt, ist nicht bekannt. Follikelatresien können auch bei Primär- und Sekundärfollikel auftreten.

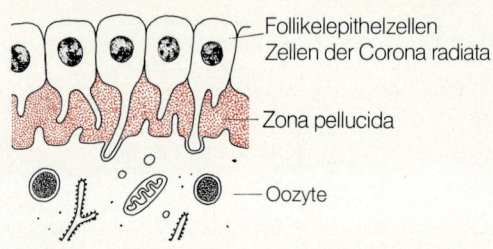

Abb. 15.49   Elektronenmikroskopisches Schema mit Ausschnitt der Eizelle, Zona pellucida und Zellen der Corona radiata

---

Beim Follikelsprung wird die Eizelle freigesetzt und der Follikel wandelt sich zum Corpus luteum um

Der Follikelsprung, **Ovulation,** erfolgt etwa am 12.–15. Tag des Zyklus, ca. 14 Tage vor der nächsten Regelblutung. Innerhalb von 8–10 Tagen wächst ein Tertiärfollikel von ca. 0,5–0,7 cm Durchmesser zum *sprungreifen Graaf-Follikel* mit einem Durchmesser von 2,4–2,8 cm heran. Dieser wölbt die Tunica albuginea vor und zeigt eine starke Blutfüllung der umgebenden Gefäße. Die *Ruptur* erfolgt an der Spitze der Vorwölbung. Die Rißstelle wird zuvor durch eine kleine Blutung markiert. Die Eizelle, umgeben von den Zellen der Corona radiata, wird von Liquor folliculi, der sofort weitgehend gerinnt, ausgeschwemmt und im Regelfall von der Tuba uterina aufgenommen. Die aktiven Bewegungen der Eileiter und der Fimbrien des Infundibulums, die die Oberfläche des Ovars abfahren, sind so auf den Ort und die Zeit der Ovulation abgestimmt, daß eine Eizelle mit ihrer Corona radiata nur sehr selten ihr physiologisches Ziel verfehlt. Anschießend kann die Befruchtung erfolgen (S. 100). Die fertile Phase der Eizelle ist wahrscheinlich kürzer als 24 h. Unterbleibt eine Befruchtung, sind bereits nach wenigen Stunden degenerative Veränderungen an der Eizelle festzustellen.

Klinischer Hinweis. Ob eine Ovulation erfolgt ist, kann durch Bestimmung der Körpertemperatur, *Basaltemperatur*, ermittelt werden (**Abb. 15.50**). Es kommt nämlich sobald eine genügend hohe Progesteronausschüttung erfolgt, zu einem Temperaturanstieg um 0,5–1°C. Die Temperaturerhöhung findet stets erst nach der Ovulation statt und bleibt dann durch die Tätigkeit des Corpus luteum während der ganzen Lutealphase bestehen. Mit Beginn der Menstruation fällt die Temperatur wieder auf den präovulatorischen Ausgangswert ab.

Die nach der Ovulation zurückbleibende *Follikelhöhle fällt zusammen*. Ihre jetzt vom Liquordruck entlastete Wandung bildet Falten. Es tritt eine perifollikuläre Hyperämie ein. Durch eine Blutung aus der Rißstelle in die Follikelhöhle entsteht im Innern ein Thrombus, *Corpus*

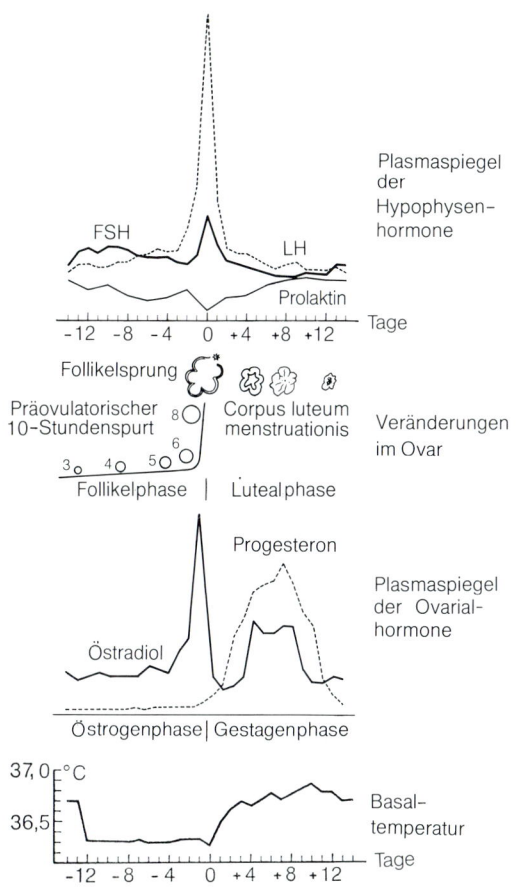

Abb. 15.50 Schema der Hormonsekretion während des Zyklus (Tag 0 = Tag des Eisprungs). In zeitlichem Zusammenhang sind dargestellt: Hormonsekretion der Hypophyse, morphologische Veränderungen im Ovar, Sekretion der Ovarialhormone und Verhalten der Basaltemperatur

rubrum (Corpus hämorrhagicum, **Abb. 15.48**). Die Zellen der Theca interna und teilweise der Theca externa schwellen rasch an und lagern in größerem Umfang Lipide ein. Die Luteinisierung der Thekazellen, jetzt als *Thekaluteinzellen* bezeichnet, ist innerhalb von 6–8 h nach dem Follikelsprung vollendet. Gleichzeitig ist von den Kapillaren der Theca interna aus die Vaskularisation des Granulosaluteingewebes eingeleitet und es beginnt unter dem Einfluß von hypophysärem Lutropin (LH, **Tabelle 17.4**) die Umwandlung der Granulosazellen in *Granulosaluteinzellen*. Dabei werden die Granulosazellen größer als die Thekaluteinzellen und lagern gelblich gefärbte Lipide sowie aus der Leber herangeführte Cholesterinester ein, die der Gestagensynthese dienen. Damit entsteht ein am frischen Schnitt deutlich gelb gefärbtes Organ, *Corpus luteum*. Histologisch bilden die Granulo-

saluteinzellen große Falten, in die einzelne Stränge von Thekaluteinzellen hineinragen.

Die geschilderten Vorgänge sind im wesentlichen am 3. Tag nach dem Follikelsprung abgeschlossen. Eine weitere Größenzunahme des Organs erfolgt durch Zellvermehrung und Zellvergrößerung. Seine größte Entfaltung (15–20 mm Durchmesser) erreicht der Gelbkörper im Laufe eines Menstruationszyklus, *Corpus luteum menstruationis*, 8–10 Tage nach der Ovulation. Die Rückbildung beginnt nach dem 23. Tag des Zyklus, sofern keine Implantation der Blastozyste erfolgt ist.

Tritt eine Schwangerschaft ein, entwickelt sich das Corpus luteum weiter und wird zum *Corpus luteum graviditatis*, das einen Durchmesser von 2–3 cm erreicht. Dabei entstehen große und kleine Lutealzellen mit unterschiedlichen endokrinen Funktionen. Die bei weitem zahlreichsten Zellen des Gelbkörpers sind jedoch die Endothelzellen der Kapillaren, zu denen Perizyten und Fibrozyten hinzukommen.

Bei der Rückbildung der Corpora lutea schrumpfen und verfetten zunächst die Granulosaluteinzellen, später auch die Thekaluteinzellen. Die zurückbleibende, weißliche bindegewebige Narbe wird als *Corpus albicans* oder *Corpus fibrosum* bezeichnet. Die Rückbildung nimmt etwa 4–6 Wochen in Anspruch.

Die Follikel- und Eizellreifung unterliegen hormonalen Einflüssen

Bei der Steuerung der zyklischen Follikel- und Eizellreifung wirken Hormone des Hypothalamus (S. 752), der Adenohypophyse (S. 756) und des Ovars zusammen:

- Im Hypothalamus werden Hormone gebildet, die die gonadotrope Partialfunktion der Adenohypophyse fördern. Es handelt sich um das Gonadoliberin (GnRH, **Tabelle 17.14**), das Synthese und Sekretion von Follitropin (FSH) und von Lutropin (LH) reguliert. Die GnRH-Moleküle (Dekapeptide) werden pulsatorisch etwa im Stundenrhythmus freigesetzt. Ihre Freisetzung unterliegt einem fein abgestimmten Regelmechanismus, der von übergeordneten zerebralen Einflüssen und durch endogene Rückkoppelung gesteuert wird (s. unten).

- In den basophilen gonadotropen Zellen der Adenohypophyse werden Follitropin (FSH = Follicle Stimulatory Hormone) und Lutropin (LH = Luteinizing Hormon) gebildet und sezerniert. Gemeinsam bewirken die Hormone frühkindlich das Follikelwachstum (bis zum Sekundärfollikel). Später tritt eine differenzierte Wirkung ein:

  – Follitropin veranlaßt das Heranwachsen jeweils mehrerer Sekundärfollikel zu Tertiärfollikel, unter denen einer dominant wird.

– Lutropin wird unter dem Einfluß einer positiven Rückkopplung, die vom Ovar ausgeht und die durch gesteigerte Östrogenproduktion intensiver wird, etwa am 13. Tag des Zyklus vermehrt ausgeschüttet. Durch diesen Lutropinanstieg wird dann die Ovulation ausgelöst (**Abb. 15.50**).

• Im Ovar werden in den Granulosa- und Thekazellen der Follikel *Östradiol* und in den Thekalutein- und Granulosaluteinzellen *Progesteron* gebildet (**Abb. 15.50**).

– Östradiol beeinflußt embryonal und postembryonal die weibliche Geschlechtsentwicklung und in der geschlechtsreifen Zeit die zyklischen Veränderungen in den Tuben, im Uterus und in der Vagina (s. unten). Es wirkt aber auch intraovariell. Außerdem wirkt Östradiol rückkoppelnd auf das Hypothalamus-Hypophysensystem (s. oben) und beeinflußt das System der Blutgerinnung sowie den Kreislauf.

– Progesteron bereitet das Endometrium auf die Aufnahme der Blastozyste vor und dient anschließend der Erhaltung der Schwangerschaft.

• Im Ovar werden auch *Androgene* gebildet, vor allem in den Zellen der Theca interna. Von dort gelangen sie in die Granulosazellen. Sowohl in den Zellen der Theca interna als auch in den Granulosazellen werden sie in Östrogene umgesetzt, denn Östrogene sind im Metabolismus aller Steroidhormone die Endstufe.

• Rückkopplungseffekte ermöglichen das typische Verhalten aller an der Steuerung der Funktion der weiblichen Geschlechtsorgane beteiligten Hormone.

– Östrogene haben in der Follikelphase eine fördernde Wirkung vor allem auf die gonadotropen Zellen der Hypophyse (s. oben), wohl auch auf den Hypothalamus und auf die für die Steuerung des Hypothalamus wichtigen Transmittersysteme des Gehirns.

– Progesteron modifiziert die Östrogenwirkung.

– In der Gelbkörperphase haben Östrogene und Progesteron gemeinsam eine hemmende Wirkung auf die gonadotropen Zellen der Hypophyse.

– Es bestehen kurze Rückkopplungsschleifen zwischen Adenohypophyse und Hypothalamus, so daß vermehrte Abgabe von gonadotropen Hormonen hemmend auf die Abgabe ihrer Releasinghormone wirkt.

– Durch Hemmung der Gonadotropinausschüttung in der zweiten Zyklusphase sinkt die Östrogen- und Gestagenausschüttung. Hierdurch wird, sobald ein starker Abfall der Hormonausschüttung eingetreten ist, die Regelblutung, Menstruation, ausgelöst (s. unten).

• Intraovarielle Regelkreise. Sie bedienen sich außer den ovareigenen Steroidhormonen regulativ wirkender Proteine, u.a. Oozyte Maturation Inhibitor (OMI) und Aktivin. Durch diese Regelkreise wird die Wirkung von Follitropin und Lutropin, z. B. auf die Follikel, modifiziert.

Hinweis. Koordiniert mit den Regelungsprozessen im Ovar (und im Uterus, s. unten) sind die zyklischen Vorgänge in der Brustdrüse, beeinflußt von Prolaktin (PRL) der Adenohypophyse. Dabei bewirkt eine vermehrte Ausschüttung von Prolaktin in der 2. Zyklushälfte die Vergrößerung der Brustdrüse. Zusätzlich beginnt nach der Niederkunft die Milchbildung. Gleichzeitig hemmt dann ein hoher Prolaktinspiegel die Ovulation und verhindert die Entwicklung eines Corpus luteum.

Uterus, Tuba uterina und Vagina unterliegen zyklischen Veränderungen

---

Corpus uteri, Fundus uteri. Besonders auffällig sind die zyklischen Veränderungen der Schleimhaut des Corpus uteri und des Fundus uteri (**Abb. 15.51**).

Die Uterusschleimhaut läßt 2 Schichten unterscheiden (S. 664): das *Stratum basale*, das über den Zyklus hinweg erhalten bleibt, und das *Stratum functionale*, an dem sich alle zyklischen Veränderungen abspielen und das bei der Menstruation, Regelblutung, abgestoßen wird.

Hinweis. Aus praktischen Gründen wird der Zyklus vom 1. Tag einer Regelblutung bis zum Beginn der nächsten gezählt. Dadurch ist eine sichere zeitliche Markierung der zyklischen Vorgänge – und ihrer evtl. Störungen – möglich.

Folgende Zyklusphasen sind zu unterscheiden (**Abb. 15.51**):

• Proliferationsphase, etwa vom 5.–14. Tag des Zyklus
• Sekretionsphase, etwa vom 15.–28. Tag des Zyklus
• ischämische Phase, einige Stunden
• Desquamationsphase, etwa vom 1.–4. Tag des Zyklus

Proliferationsphase (**Abb. 15.51 a,b**). In dieser Phase wird unter dem Einfluß von Östradiol, das durch die vorangegangene Menstruation verlorengegangene Stratum functionale wieder aufgebaut. Da in dieser Zeit die wachsenden Follikel zunehmend Östradiol produzieren, spricht man von *Follikelphase*. Zunächst kommt es zur Ausbildung eines neuen Oberflächenepithels, das aus dem Epithel der Drüsenreste in Stratum basale hervorgeht. Gleichzeitig beginnt die Proliferation der Bindegewebszelle in dem sich neu bildenden Stratum functionale. Gefäße sprossen ein, die Drüsen wachsen und strecken sich in die Länge.

Sekretionsphase (**Abb. 15.51 c, d**). Nach dem Follikelsprung wird die Uterusschleimhaut unter dem Einfluß von Progesteron und Östrogenen in ein zur Sekretion befähigtes Gewebe umgebaut. Wegen der Abhängigkeit vom Corpus luteum spricht man von der *Lutealphase*.

In der Sekretionsphase kommt es 36–48 h nach erfolgter Ovulation als Früheffekt des Progesterons zu Glykogeneinlagerungen in den Epithelzellen der Uterusschleimhaut basal vom Zellkern. Aber auch die Stromazellen des Endometriums speichern Glykogen. Außerdem vermehren sich die Zellen im basalen Teil des Stratum functionale. Dies führt zu einer Unterteilung des

Abb. 15.51 a-e   *Oben* Schematische Darstellung der Zyklusveränderungen an der Uterusschleimhaut (Tag 0 = Tag des Eisprungs). Beachte die *Schraffierung. Unten* Histologisches Bild zu verschiedenen Zyklusstadien. Erklärungen s. Text (Histologische Darstellung nach Specht)

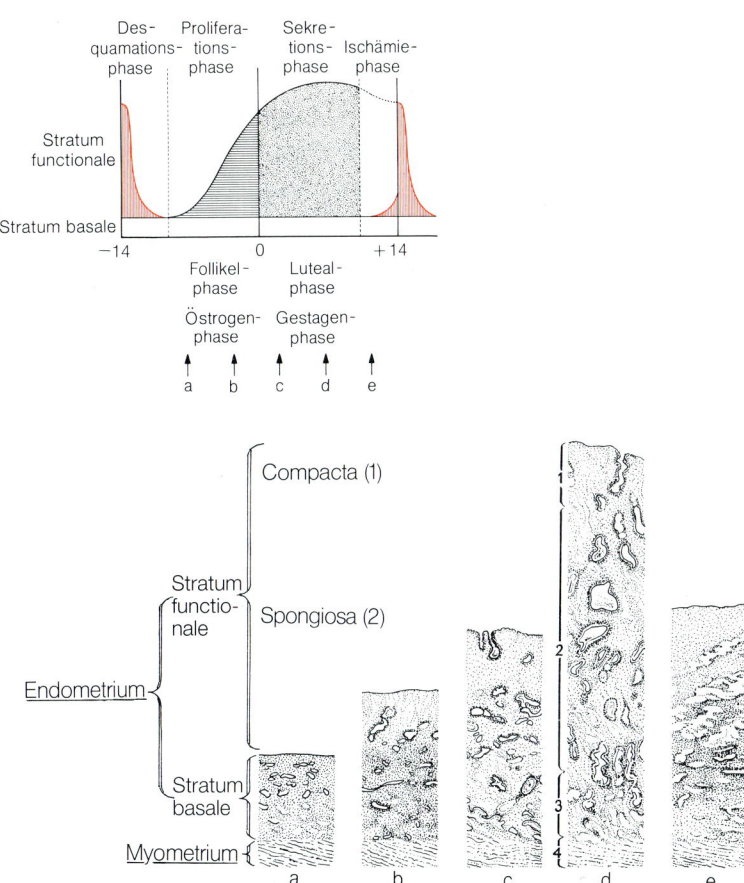

Stratum functionale der Uterusschleimhaut in ein *Stratum compactum* und ein zellärmeres *Stratum spongiosum*.

Ein Späteffekt des Progesterons ist ein starkes Wachstum der Drüsenschläuche, die sich schlängeln; im histologischen Schnitt zeigen sie eine „Sägeblattstruktur". In den Epithelzellen liegt das Glykogen jetzt apikal. Ferner lagern einige Stromazellen vermehrt Glykogen, Proteine und Lipide ein. Sie werden als *Prädeziduazellen* bezeichnet. Kommt es zu einer Implantation wandeln sie sich in Deziduazellen um (S. 107). Schließlich ist bemerkenswert, daß in der späten Sekretionsphase die Arterien der Uterusschleimhaut in Spiralen verlaufen, *Spiralarterien.*

Hinweis. Insgesamt bezeichnet man die Veränderungen, die die Uterusschleimhaut, insbesondere das Stroma in der späten Sekretionsphase durchmacht, als prädeziduale Reaktion. Erfolgt eine Implantation spricht von einer dezidualen Reaktion.

Ischämische Phase (Abb. 15.51 e). Geht die Eizelle, wenn keine Befruchtung eingetreten ist, zugrunde, löst das Versiegen der Progesteron- und Östradiolsekretion durch Rückbildung des Corpus luteum eine „Hormon-

entzugsblutung" aus. Es kommt prämenstruell zu einer Schrumpfung der Schleimhaut, die durch die Minderdurchblutung, *Ischämie,* der Zona functionalis hervorgerufen wird. Eingeleitet wird die Ischämiephase durch parakrine Wirkung von Endothelin, einem hochaktiven Vasokonstriktor des Uterusepithels, der u. a. Spasmen der Spiralarterien an der Grenze zwischen Zona basalis und functionalis auslöst. Das oberhalb der Drosselungsstelle der Gefäße gelegene Gewebe geht zugrunde.

Desquamationsphase. Durch Blutung werden die nekrotischen Bezirke der Zona functionalis abgehoben und Blut samt Gewebedetritus gelangen ins Uteruslumen, um von hier nach außen ausgeschwemmt zu werden. Der durchschnittliche Blutverlust bei einer Menstruation beträgt etwa 50 ml.

Cervix uteri. Die Zervixschleimhaut (S. 664) nimmt nur in beschränktem Umfang an den zyklischen Veränderungen teil und wird auch nicht abgestoßen. Jedoch verändert der Zervixschleim, der eine Barriere gegen aszendierende Keime darstellt, während des Zyklus seine Konsistenz. Er ist in der Zyklusmitte, wenn der Östradiolspiegel sein Maximum erreicht, dünnflüssig, sonst hochviskös.

Klinische Hinweise. Die Viskosität des Zervixschleims nimmt Einfluß auf die Penetration von Spermien. Spermien durchwandern dünnflüssigen Zervixschleim – bei hohem Östrogenspiegel – leichter als eine zähe Schleimformation. Abhängig ist die Schleimviskosität vom Grad der Quervernetzung von Glykoproteinen und Glykanen.

Die Konsistenz des Schleims läßt sich durch Ermittlung seiner „Spinnbarkeit" bestimmen. Hierzu wird ein Schleimtropfen zwischen 2 Glasplatten auseinandergezogen und die Länge der Fäden, die dabei entstehen, ausgemessen. Je flüssiger der Schleim ist, umso länger sind die Fäden, d. h. umso größer ist seine „Spinnbarkeit". Diese Methode spielt sowohl in der Zyklusdiagnostik als auch für die Fertilitätsberatung eine Rolle.

Schließlich ist noch das *Farnkrautphänomen* zu erwähnen, das der ungefärbte, eingetrocknet, mit NaCl-behandelte, auf einem Objektträger ausgestrichene Zervixschleim präovulatorisch und zur Zeit der Ovulation aufweist. Das auskristallisierte NaCl bildet dann Farnkraut-ähnliche Figuren.

Tuba uterina. Weniger deutlich, aber dennoch sehr wichtig für Befruchtung und Erhaltung der Eizelle sind die zyklischen Veränderungen an der Tubenschleimhaut. Vor allem ist zur Zeit der Ovulation die *Motilität der Tubenmuskulatur* stark erhöht. Damit wird das Auffangen des Eies abgesichert. Dann ist die Sekretion der sekretorischen Zellen der Tubenschleimhaut (S.662) vermehrt und die Flimmerepithelzellen erzeugen eine Strömung des Sekrets in Richtung Uterus. Diese Flüssigkeitsbewegung setzt sich über das Uteruslumen hin fort und ist eine Vorbedingung für die Befruchtung (positive Rheotaxis der Spermien).

Vagina. Sehr gut ist der Zyklusablauf am Vaginalepithel zu verfolgen. Dazu gehören u. a. die Veränderungen in den Glykogeneinlagerungen (S.666). Sie erreichen ihren Höhepunkt kurz vor der Ovulation.

Von größter praktischer Bedeutung sind jedoch die Veränderungen, die sich während des Menstruationszyklus an Vaginalausstrichen nachweisen lassen. Unterschieden werden 5 Phasen:

- *Menstruale Phase* (1.–4. Tag): Im Vaginalausstrich werden vorwiegend Superfizialzellen gefunden, außerdem zahlreiche Leukozyten.
- *Postmenstruale Phase* (5.–8. Tag): Unverändert überwiegen die Superfizialzellen, jedoch nehmen die Leukozyten an Zahl ab.
- *Östrusphase* (9.–14. Tag): Die Zunahme der Östrogene führt zu einem vermehrten Auftreten von azidophilen Zellen. Leukozyten sind kaum noch vorhanden.
- *Postovulatorische Phase* (15.–18. Tag): Die an Zahl unveränderten azidophilen Zellen neigen zur Verklumpung; zunehmend werden Superfizialzellen und auch Leukozyten gefunden.
- *Prämenstruale Phase* (19.–28. Tag): Verklumpungserscheinungen und Desquamation nehmen zu; die Superfizialzellen überwiegen.

Die auf natürlichem Weg stattfindende Insemination setzt neben der Fähigkeit zur Bereitstellung befruchtungsfähiger Samen- und Eizellen, Potentia generandi, auch die Fähigkeit zur Kohabitation, Potentia coeundi, voraus

Die physiologischen und anatomischen Veränderungen während des Geschlechtsverkehrs, Kohabitation, lassen sich in 4 Phasen zusammenfassen:

- Erregungsphase
- Plateauphase
- Orgasmusphase
- Rückbildungsphase

Erregungsphase. In der Erregungsphase löst der sakrale Parasympathicus (Nn. erigentes) *beim Mann* eine Verlängerung, Verdickung und Versteifung des Penis, die *Erektion*, aus (S.651).

Bei der Frau spielt die Erregungsphase eine wesentliche Rolle für die Vorbereitung zur Aufnahme des männlichen Gliedes in die Vagina. Es kommt zur Erweiterung und einer Verlängerung der Scheide. Durch die Muskulatur seines Bandapparates wird der Uterus gleichzeitig nach oben und hinten gezogen. Außerdem kommt es zur Lubrikation, d. h. zu einer vermehrten Abgabe von tröpfchenförmigem Transsudat aus dem ausgedehnten Kapillarnetz der Vaginalwand und, wenn der Östrogenspiegel hoch ist, von Sekret aus der Zervix uteri. Dadurch entsteht in der Vagina ein geschlossener Film aus Gleitflüssigkeit. Gleichzeitig feuchtet das Scheidensekret, dem sich das Sekret der Bartholin-Drüsen beimengt, den Introitus vaginae an.

Plateauphase. *Beim Mann* kommt es zu einer deutlichen Anschwellung der Corona glandis. Die Hoden werden durch Kontraktion des M. cremaster und der Tunica dartos des Skrotums angehoben. Dabei wird der Funiculus spermaticus verkürzt. Bei längerer Plateauphase kommt es zur Abgabe eines Tropfens wasserklaren Sekrets, das aus den paraurethralen (Littré-) Drüsen und den Glandulae bulbourethrales (Cowper-Drüsen) stammt. *Bei der Frau* tritt während der Plateauphase eine Blutstauung in den subepithelialen Venengeflechten der äußeren Hälfte der Vaginalwand auf. Auch der Schwellkörper des Bulbus vestibuli und die Labia minora werden größer.

Orgasmusphase. *Beim Mann* entspricht die Ejakulation der Orgasmusphase. Kennzeichnend für die bevorstehende Ejakulation ist die volle Anhebung des Hodens an den Damm. Der Vorgang der Ejakulation wird durch die Muskelkontraktion der samenleitenden Wege, beginnend an den Ductuli efferentes testis ausgelöst. Es folgen dann mehrere unwillkürliche Kontraktionen der Mm. bulbospongiosi, Mm. ischiocavernosi und der Beckenbodenmuskulatur sowie der Muskulatur von Urethra, Samenleiter, Bläschendrüse und Prostata. Durch Kontraktion der kaudalen Blasenmuskulatur vor Beginn der Ejakulation wird eine Beimischung von Harn zum Samen und das Eindringen von Samen in die Harnblase vermieden. Mit der Ejakulation wird der Samen im Fornix vaginae, dem Receptaculum seminis, deponiert. Von hier aus beginnen die Spermien ihre Wanderung durch den Uterus in den Eileiter. Bei *der Frau* kommt es zur Ausbildung der sog. orgastischen Manschette, die sich nur im äußeren Drittel der Vaginalwand bildet. Grundlage ist die Venenstauung um die Vaginalöffnung, die in der Erregungsphase entsteht (s. oben). Im Orgasmus erfolgen nun Kontraktionen der Muskulatur der Vaginalwand, der Mm. bulbospongiosi und der Dammuskulatur. Auch Kontraktionen der Muskulatur des Uterus treten im Orgasmus auf, die in Richtung vom Fundus zum Isthmus über den Uteruskörper hinweglaufen.

Rückbildungsphase. *Beim Mann* wird in der Rückbildungsphase das Blut aus dem Penis über die V. dorsalis penis abgeleitet. Die Erektion klingt ab und die Ruhelage der Hoden wird wieder hergestellt. *Bei der Frau* senkt sich in der Rückbildungsphase die Cervix uteri wieder gegen die Dorsalwand der Vagina ab. Damit taucht die Portio mit dem äußeren Muttermund in das Receptaculum seminis ein. Die Erweiterung der Vagina klingt ab.

> **Die bei der Ejakulation ins weibliche Genitale gebrachten Spermatozoen unterliegen einem für die Befruchtung notwendigen weiteren Reifungsprozeß, Spermienkapazitation und Akrosomreaktion**

Mit der Ejakulation wird das Sperma in der Vagina (Receptaculum seminis) deponiert. Anschließend beginnt mit der Penetration durch das Zervixsekret die Wanderung der Spermien zur Ampulla tubae uterinae. Die „Zervixbarriere" (s. oben) kann nur durch aktive Bewegung der Spermien überwunden werden. Schwache, insuffiziente Samenzellen sind dazu nicht in der Lage. Eine Passage durch den Zervixschleim ist wenige Tage vor und in der Zeit des Ovulationsgeschehens besonders gut möglich. Östrogene begünstigen, Progesteron behindert den Durchtritt der Spermien, weil diese Hormone die Schleimzusammensetzung bestimmen.

Eine normale Uterus- und Tubenschleimhaut ist Voraussetzung für ein weiteres Aufsteigen der Spermien. Sie wandern dem Flüssigkeitsstrom des Uterus- und Tubensekrets entgegen, positive Rheotaxis. Die Samenzellen bewegen sich durchschnittlich 3–3,6 mm/min, der Weg vom Muttermund bis zur Ampulle beträgt 12–15 cm. In der Ampulla tubae uterinae treffen sie auf die befruchtungsfähige Eizelle (Befruchtung S. 100). Die Spermien sind etwa 1–2 Tage befruchtungsfähig, die auch später beobachtete Beweglichkeit sagt nichts über die Befruchtungsfähigkeit aus.

Klinischer Hinweis. Oft wandern die Spermien über die Ampulle hinaus in die Bauchhöhle. In der Fertilitätssprechstunde kann sogar eine „künstliche", d.h. instrumentelle Insemination mit erfolgreicher Befruchtung und Schwangerschaft gelingen, wenn Spermien in den Douglas-Raum injiziert werden. Die Fimbrientrichter nehmen in diesen Fällen entweder die Spermatozoen oder die in der Bauchhöhle befruchtete Eizelle auf.

Während der Wanderung im weiblichen Genitale müssen die Spermien einen Reifungsprozeß durchlaufen, der als **Spermienkapazitation** bezeichnet wird. Es verleiht ihnen die Fähigkeit, in die Eizelle einzudringen. Die Dauer dieses Vorgangs, der mit einem Anstieg des Stoffwechsels der männlichen Samenzellen verbunden ist, ist hormonabhängig. Möglicherweise sind alle Faktoren, die diese Kapazitation auslösen, in der Follikelflüssigkeit enthalten. Die Kapazitation wird im östrogenhaltigen Milieu gefördert, unter Progesteroneinfluß gehemmt oder sogar rückgängig gemacht. Die ist Voraussetzung für die *Akrosomreaktion* .

Akrosomreaktion. Bei der Akrosomreaktion verschmelzen mehrere Abschnitte der äußeren Akrosommembran (S. 655) mit der Plasmamembran des bewegungsaktiven Spermiums. Dabei entstehen in der Plasmamembran und in der äußeren Akrosommembran zahlreiche Öffnungen, die sich verbreitern, und Bläschen. Schließlich werden die äußere Akrosommembran und die darüber befindliche Plasmamembran abgebaut, sodaß die innere Akrosommembran einen Teil der Oberfläche des rostralen Spermienabschnitts bildet. Erhalten bleibt jedoch die äußere Akrosommembran im Bereich des Äquatorsegmentes des Spermiums, wo sie mit der Plasmamebran verschmilzt.

Mit der Eröffnung des Akrosoms werden die Akrosomenzyme freigesetzt, vor allem Hyaluronidase und Proteasen. Sie vermögen die Zellkontakte und die extrazelluläre Matrix der die Eizelle umgebenden Koronazellen zu lösen. Auf der inneren Akrosommembran, die zur freien Oberfläche wurde, ist ein trypsinähnliches Enzym lokalisiert, die Protease *Akrosin*. Dieses Enzym löst die Zona pellucida auf (S. 101).

15.2.10 Schwangerschaft und Geburt

> **Lernziele**
>
> Hormonale Veränderungen und ihre Auswirkungen • Uteruswachstum • Großes Becken • Kleines Becken • Beckenräume • Beckenmaße • Geburt • Nachgeburtsphase • Puerperium

Mit der Befruchtung werden im mütterlichen Organismus unter hormonalem Einfluß tiefgreifende Veränderungen eingeleitet

Beginn der Schwangerschaft. Im Vordergrund stehen die Vorbereitungen des Endometriums auf die Nidation und die Plazentation (S. 104). Der Trophoblast beginnt sehr früh mit der Bildung von *HCG* (Human Chorionic Gonadotropin), das schon kurz nach der Implantation (etwa 8 Tage nach der Befruchtung) im Harn nachweisbar ist. Damit wird die Umwandlung des Corpus luteum menstruationis in ein Corpus luteum graviditatis eingeleitet. Die Östrogen- und Progesteronbildung im Ovar wird verstärkt.

Frühschwangerschaft. In der Frühschwangerschaft entwickelt sich die Plazenta sehr bald zu einer ausgiebigen Hormonquelle (S. 113). Es werden u.a. große Mengen Östrogen, Progesteron und HCG gebildet. Dadurch bedarf es ab der 6. Schwangerschaftswoche keiner weiteren erhöhten Östrogen-und Progesteronbildung im Ovar.

Die *Östrogene* regen lokal das Wachstum der Uteruswand an.

Progesteron bewirkt ein intensives Wachstum des Muskel-, Gefäß- und Bindegewebsapparats im gesamten Genitale. Im Mittelpunkt steht das Wachstum des Uterus mit allen seinen Gewebeanteilen (s. unten).

Klinischer Hinweis. Durch die Auflockerung der Muskulatur im Isthmus des Uterus wird es bei der Untersuchung möglich, dieses Gebiet zwischen Corpus uteri und Cervix uteri einzudrücken: *Hegar-Schwangerschaftszeichen.*

HCG unterdrückt im mütterlichen Ovar die Reifung weiterer Follikel und stimuliert in der fetalen Nebenniere die Steroidsynthese. Steroidvorstufen gelangen dann in die Plazenta, die sie zu Östrogenen und Progesteron umbaut.

Klinische Hinweise. Frühzeitig in der Schwangerschaft treten Veränderungen am Endometrium außerhalb des Plazentabereichs (S. 105) auf. – Am Vaginalepithel wird unter dem Einfluß der Östrogene und des Progesterons ein Zellbild analog dem des Prämenstruums erzeugt. – Die farnkrautähnliche Kristallisation des Zervixschleims tritt während der Schwangerschaft nicht auf. – Nach erfolgter Konzeption bleibt die Morgentemperatur zunächst wie in der Lutealphase erhöht, fällt dann aber im Laufe des 4. Monats trotz hoher Progesteronkonzentration wieder um etwa 0,5 °C ab.

Mittleres Drittel der Schwangerschaft. Die Produktion von Östrogenen und Progesteron in der Plazenta nimmt weiter zu, die HCG-Ausschüttung dagegen ab. Dem entspricht auch die Rückbildung des Corpus luteum graviditatis, die ab dem 4. Schwangerschaftsmonat deutlich wird.

Das Wachstum des Uterus schreitet voran. Allem Anschein nach wird die Entfaltung der hormonell vorbereiteten Muskulatur des Organs durch den *Dehnungsreiz* der wachsenden Fruchtblase unterstützt. Dieser würde sich wehenfördernd auswirken, wenn Progesteron nicht in dieser Phase eine Erregbarkeitsminderung bewirken würde. Gleichzeitig wird durch die hohe Östrogenkonzentration die Ausschüttung von Follitropin aus dem mütterlichen Hypophysenvorderlappen blockiert.

Spätschwangerschaft. Im letzten Drittel der Gravidität geht die HCG-Bildung in der Plazenta nicht weiter zurück. Dagegen nimmt die Bildung von HPL (Human Placental Lactogen; identisch mit HCS, Human Chorionic Somatotropin), das zusammen mit einer vermehrten Prolaktinausschüttung aus der Adenohypophyse eine deutliche Vergrößerung der Brustdrüse bewirkt. Eine Laktation wird allerdings durch die hohe Östrogen- und Progesteronkonzentration zunächst unterbunden.

Klinischer Hinweis. Da die HPL-Produktion während der Schwangerschaft kontinuierlich zunimmt und mit der Masse des stoffwechselaktiven Plazentagewebes korreliert ist, können durch Bestimmung der Konzentration dieses Hormons im Blut Rückschlüsse auf das fetale Befinden und eine mögliche fetale Gefährdung gezogen werden.

Vergrößerung des Uterus. Die Vergrößerung des Uterus erfolgt nur nach oben in den Bauchraum hinein (**Abb. 15.52**) – jedoch nicht nach unten ins Becken, wo der Uterus durch Ligamente befestigt ist. Keine Veränderungen zeigt die Cervix uteri, die dem Uterusverschluß dient.

Während der Uterus im 2. Monat der Schwangerschaft nur gering vergrößert ist, tritt der Fundus gegen Ende des 4. Monats aus dem kleinen Becken heraus und steht im 5. Monat mitten zwischen Nabel und Symphyse. Im 6. Monat wird er in Nabelhöhe oder einen Querfinger

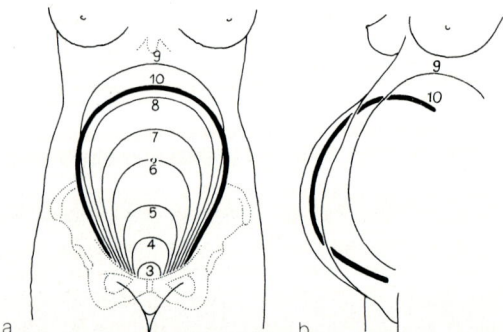

Abb. 15.52 a,b Stand des Fundus uteri in verschiedenen Schwangerschaftsmonaten: Im 6. Lunarmonat in Nabelhöhle, im 9. Lunarmonat Höchststand des Fundus, im 10. Lunarmonat senkt sich der Leib (*dick* ausgezogene Kontur) **a** Ventralansicht der Schwangeren; **b** Seitenansicht mens 9 und 10

darunter, im 7. Monat 3 Querfinger über dem Nabel getastet. Im 8. Monat befindet sich der Fundus in der Mitte zwischen Nabel und Processus xiphoideus, im 9. Monat erreicht er den höchsten Stand dicht unter dem Schwertfortsatz. Im letzten Schwangerschaftsmonat, wenn der kindliche Kopf Kontakt zum mütterlichen Becken aufnimmt und tiefer tritt, neigt sich der Fundus uteri nach vorne, er steht dann ungefähr in gleicher Höhe wie im 8. Monat. In den 9 Monaten der Schwangerschaft nimmt das Gewicht des Uterus von 50 g auf ca. 1000 g, d. h. auf das 20fache zu. Die einzelnen Muskelfasern können das 7- bis 10fache ihrer ursprünglichen Länge erreichen.

> **Eine normale Geburt setzt die regelrechte Gestaltung des Beckens voraus**

> Informieren Sie sich zunächst über die Osteologie des knöchernen Beckens, S. 321.

Den von den beiden Hüftbeinen und dem Os sacrum gebildete Beckengürtel kann man sich als einen knöchernen Trichter vorstellen (**Abb. 15.53**). Dabei ist das

- große Becken, Pelvis major, die Trichterweite und das
- kleine Becken, Pelvis minor, die Trichtertülle.

Die Grenzlinie zwischen großem und kleinem Becken ist die *Linea terminalis.* Sie beginnt am Oberrand der Symphyse, verläuft am Pecten ossis pubis entlang, geht dann in die Linea arcuata des Os ischii über und erreicht das Promontorium.

Großes Becken. Die Innenfläche des großen Beckens ist von Muskulatur ausgekleidet (M. iliopsoas, **Abb. 10.75**, S. 344). Die Muskeln ziehen über die Linea terminalis hinweg und gelangen zur Lacuna musculorum (S. 378). Auf dem M. psoas verlaufen die Gefäßnervenstränge, die unter dem Leistenband zum Bein ziehen.

Kleines Becken. Das kleine Becken wird auch als Beckenkanal, *Canalis pelvis*, bezeichnet. Die Innenfläche des kleinen Beckens wird vom M. obturator internus ausgekleidet, dessen Faszie am Arcus tendineus m. levatoris ani dem Muskeltrichter des Diaphragma pelvis als Ursprung dient. Die Gefäß- und Nervenbahnen zum Bein verlaufen seitlich an der dorsalen Wand vor dem Sakroiliakalgelenk, um durch die Foramina supra- und infrapiriforme das Becken zu verlassen.

Das kleine Becken bildet bei der Frau den Geburtskanal. Die kraniale Öffnung, *Apertura pelvis superior*, wird von der Linea terminalis einchließlich dem Promontorium begrenzt und stellt gleichzeitig die

- *Beckeneingangsebene* (**Abb. 15.54**) dar. Ihr entspricht distal die
- *Beckenausgangs „ebene"* (**Abb. 15.54**). Die Begrenzung dieser kaudalen Öffnung *Apertura pelvis inferior*, wird von 2 gegeneinander geneigten Dreiecken gebildet, deren gemeinsame Basis in der Verbindungslinie der Tubera ischiadica, deren Spitzen vorne an der Symphyse und hinten an der Steißbeinspitze liegen. Der Beckenkanal ist um die Hinterwand der Symphyse gebogen. Seine knöcherne Wand wird durch die Membrana obturatoria und die Bandzüge der Ligg. sacrotuberale et sacrospinale vervollständigt.

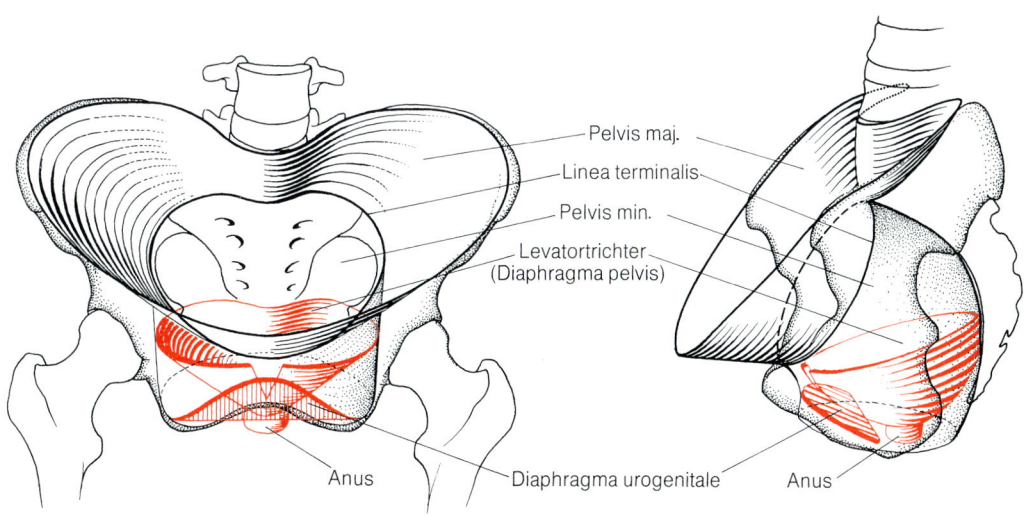

Abb. 15.53 Der Trichter des knöcheren Beckens; *farbig* im kleinen Becken der muskuläre Trichter des Diaphragma pelvis und darunter die Muskelplatte des Diaphragma urogenitale

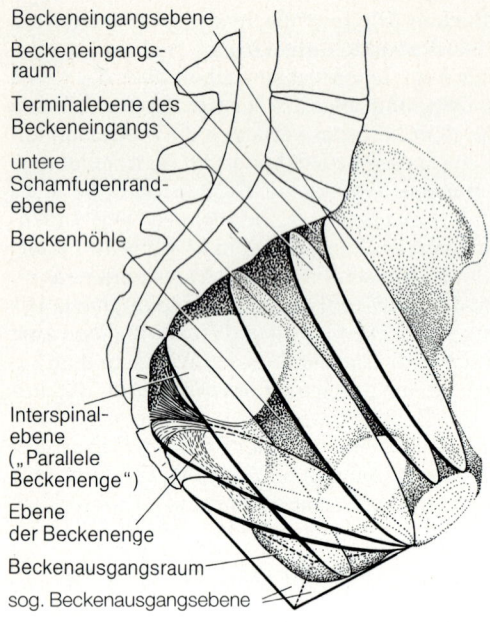

Beckeneingangsebene

Beckeneingangs-
raum

Terminalebene des
Beckeneingangs

untere
Schamfugenrand-
ebene

Beckenhöhle

Interspinal-
ebene
(„Parallele
Beckenenge")

Ebene
der Beckenenge

Beckenausgangsraum

sog. Beckenausgangsebene

Abb. 15.54 Sagittalschnitt des weiblichen Beckens mit Darstellung der für die Geburtshilfe wesentlichen Ebenen und Räume (Nach v. Massenbach u. Martius 1956)

Hinweis. Da die wichtigen und oftmals einengenden Knochenpunkte des Beckens nicht immer in einer Ebene liegen, wird für die Geburtshilfe der Beckenkanal in Räume unterteilt. Man unterscheidet (**Abb. 15.54**):

- Beckeneingangsraum
- Beckenhöhle
- Beckenausgangsraum

Der *Beckeneingangsraum* wird von der Beckeneingangsebene nach oben und einer parallel dazu gedachten sog. Terminalebene nach unten begrenzt. Die Durchmesser der Beckeneingangsebene (s. unten) sind die kritische Stelle für die Passage des Kindes unter der Geburt. Außerdem zeigt der Eintritt des kindlichen Kopfes in den Beckeneingang den Beginn der Geburt an. Eine wesentliche Einengung durch Weichteile ist in der Beckeneingangsebene nicht zu erwarten.

Die *Beckenhöhle* zeigt sehr einheitliche und verhältnismäßig große Entfernungen zwischen den umgebenden Knochen. Allerdings kann der Raum durch die parietalen Beckenmuskeln sowie die Beckenbodenmuskulatur geringfügig eingeengt sein.

Der *Beckenausgangsraum* wird nach oben durch eine Ebene zwischen Unterrand der Symphyse und Steißbeinspitze, nach unten durch die Anteile der sog. Beckenausgangsebene begrenzt. In ihm finden sich mehrere knöcherne Engstellen. Die wesentlichste Einengung ist durch die beiden Tubera ischiadica gegeben. Hinzukommen die Raumanforderungen der Weichteile des Geburtskanals, vor allem durch die Beckenbodenmuskulatur, die das nach ventral gerichtete Ansatzrohr des Geburtskanals bildet.

Die geschilderten Umstände bestimmen das Verhalten der Frucht beim Duchtritt durch den mütterlichen Geburtskanal.

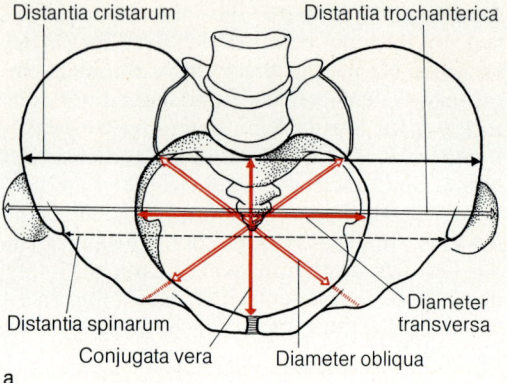

Distantia cristarum   Distantia trochanterica

Distantia spinarum

Conjugata vera   Diameter obliqua

Diameter
transversa

a

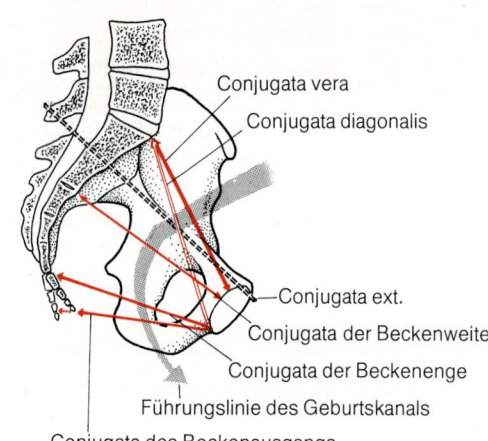

Conjugata vera

Conjugata diagonalis

Conjugata ext.

Conjugata der Beckenweite

Conjugata der Beckenenge

Führungslinie des Geburtskanals

b   Conjugata des Beckenausgangs

Abb. 15.55 a, b Beckenmaße. In der Aufsicht **a** sind die Distantiae und die Maße des Beckeneingangs, im Sagittalschnitt **b** die wichtigsten Conjugatae und die „Führungslinie" des Geburtskanals angegeben

Der vorangehende Teil des Kindes folgt unter der Geburt der „*Führungslinie*" *des Geburtskanals* (**Abb. 15.55 b**), die durch den Beckeneingangsraum bis in die Beckenhöhle zunächst gestreckt verläuft. Kurz unterhalb der Schoßfugenrandebene beginnt sie im sog. Knie des Geburtskanals mit einem nach vorn gerichteten flachen Bogen. Notwendige Drehbewegungen der Frucht finden in der Beckenhöhle statt, die dafür genügend Raum bietet.

Beckenmaße (**Abb. 15.55**). Einige spielen in der Geburtshilfe eine große Rolle. Zu unterscheiden sind

- äußere Beckenmaße, deren Abstände als Distantiae bezeichnet werden, und
- innere Beckenmaße mit
  - geraden Durchmessern, Conjugatae, sowie mit
  - queren und schrägen Durchmessern, Diameter.

Die hauptsächlichsten Beckenmaße sind in **Tabelle 15.3** zusammengestellt. Dabei ist das wichtigste Beckenmaß die *Conjugata vera* (obstetrica), der kleinste sagittale

Tabelle 15.3. Wichtige Beckenmaße

		Regelentfernung	Orientierungspunkte	Bemerkungen
Äußere Beckenmaße	Distantia spinarum	25–26 cm	Spina iliaca anterior superior	Differenz zwischen Distantia spinarum und Distantia cristarum ca. 3 cm
	Distantia cristarum	28–29 cm	Crista iliaca, größte Entfernung	
	Distantia trochanterica	31–32 cm	Trochanter major	
	Conjugata externa	21 cm	Symphysenoberrand – Dornfortsatz 5. Lumbalwirbel	Durch Abzug von 10 cm Schätzung der Conjugata vera
Innere Beckenmaße Beckeneingang	Conjugata vera (obstetrica)	11 cm	Symphysenhinterfläche – Promontorium	Kleinster sagittaler Durchmesser des Beckeneingangs
	Diameter transversa	13,5 cm	Linea terminalis	
	Diameter obliqua	12,5 cm	Articulatio sacroiliaca – Eminentia iliopubica der Gegenseite	1. schräger Durchmesser von rechts hinten nach links vorn, 2. schräger Durchmesser von links hinten nach rechts vorn
Beckenweite Schoßfugenrandebene, „parallele Beckenweite"	Durchmesser	12,5 cm	Hinterrand der Symphyse – Linea transversa zwischen 2. und 3. Sacralwirbel	
Interspinalebene, „parallele Beckenenge" (nach ventral nicht begrenzt)	Diameter transversa „Interspinallinie"	10,5 cm	Spina ischiadica	

Durchmesser des Beckens. Er kann nur sonographisch bestimmt werden.

Hinweise. Die äußeren Beckenmaße lassen nur sehr indirekte Schlüsse auf die Maße des kleinen Beckens zu. Sie geben aber zusammen mit der Gestaltung der Michaelis-Raute Auskunft über die Konfiguration des Beckens.

Bei der Michaelis-Raute handelt es sich um eine rautenförmige Oberflächenfigur im Sakralbereich der Frau. Sie kommt dadurch zustande, daß die Haut über dem letzten Steißbeinwirbel, den beidseitigen Spinae iliacae posteriores superiores und dem 3.–4. Lendenwirbeldorn, eingezogen ist.

Für den Verlauf der Geburt ist aber immer das Größenverhältnis zwischen Kind und mütterlichem Becken entscheidend.

> **Die Geburt beginnt mit dem Einsetzen regelmäßiger Wehen**

Am Ende der Schwangerschaft ist der Uterus für die Aufgabe, die herangewachsene Frucht auszutreiben,

vorbereitet. Die Muskulatur hat ihre maximale Entfaltung erreicht.

Eine Sondersituation liegt bei der Zervix uteri vor. Sie besteht zu 80 % aus Bindegewebe, das nach einer monatelangen Halte- und Verschlußarbeit in eine „Reifungs-" bzw. Öffnungsphase überführt werden muß. Die Umbildung des rigiden Bindegewebes der Zervix in ein weiches, plastisch verformbares Material besteht in einem kollagenolytischen Auflösungsprozeß. Dieser Vorgang ist hormonabhängig und wird letztlich von Zytokinen (Isoleukinen) gesteuert.

Die ersten regelmäßigen Kontraktionen der Uterusmuskulatur, *Wehen*, leiten die **Eröffnungsperiode** ein. Jetzt muß der Geburtskanal (**Abb. 15.56 b**) zu einem gleichmäßig weiten Schlauch umgeformt werden, der vom inneren Muttermund bis zum äußeren Genitale reicht. Zunächst wird das untere Uterinsegment (Isthmus uteri) in das Korpuslumen einbezogen. Bei Erstgebärenden wird der Zervixkanal schrittweise von innen

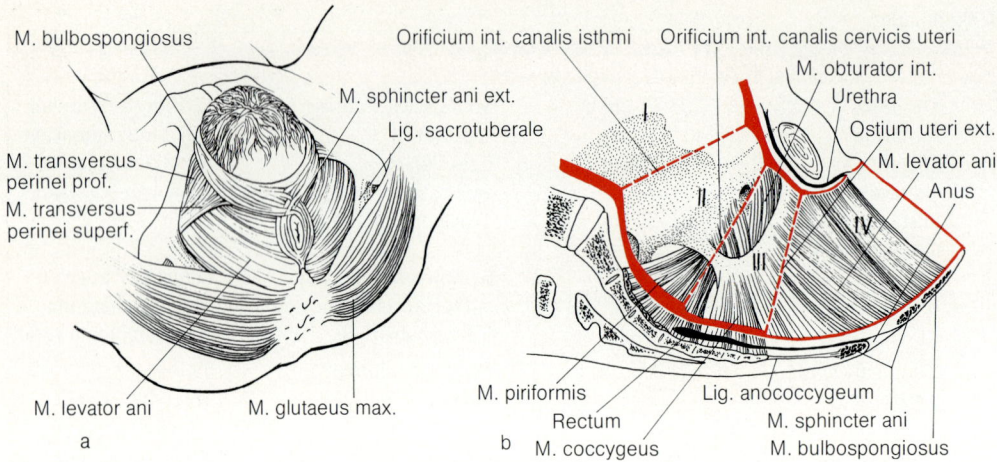

Abb. 15.56 a, b   Verhalten des weiblichen Genitale während der Geburt. **a** Darstellung des Beckenbodens (Nach Leonhardt 1963); **b** Bildung des Weichteil-Ansatzrohres (Nach Martius 1956)

nach außen eröffnet. Schrittmacher ist die gefüllte Fruchtblase. Sie wird während der Wehen in den Zervixkanal vorgeschoben. Der Zervikalteil des Isthmus entfaltet sich dem Zug der Korpusmuskulatur folgend in Längsrichtung; gleichzeitig wird eine Weiterstellung in radiärer Richtung erreicht. Ist dann der Muttermund fast vollständig eröffnet, erfolgt der „rechtzeitige" Blasensprung.

Die akute Erweiterung der Vagina während der Geburt ist demgegenüber verhältnismäßig gering. Die Muskelschichten des aufgelockerten Beckenbodens werden nun zum muskulären Ansatzrohr des Geburtskanals umgeformt. Sie schieben sich unter Dehnung durch den vorangehenden Kindsteil auseinander; der M. levator ani bildet mit allen seinen Anteilen eine große Schlinge.

Während der **Austreibungsperiode (Abb. 15.56)** – die Zeit von der völligen Eröffnung des äußeren Muttermundes bis zur Geburt des Kindes – findet die stärkste Verkürzung der Uterusmuskulatur statt. Die Muskulatur zieht sich während der Wehen funduswärts zusammen. Durch die Verankerung der Zervix im Beckenbindegewebe hat die Muskulatur des Uterus hier ein Punctum fixum gewonnen. Die Austreibung der Frucht wird durch die Bauchpresse unterstützt.

Unter dem Einfluß der Wehen wird auch das Kind in eine geeignete Form gezwungen; es bildet eine *Fruchtwalze*. Dadurch wird seine Form der des Geburtskanals angepaßt und es vermindert sich die Reibung zwischen Kind und Geburtsweg.

Der kindliche Körper folgt den Krümmungen, sowie den Engen und Weiten des Geburtsweges. Dabei macht er Drehungen durch, insbesondere weil der Beckeneingang in der Transversalrichtung, der Beckenausgang in der Sagittalrichtung, oval geformt sind. Im Beckeneingang stellt sich zunächst der kindliche Kopf quer ein

(ovale Kopfform: Durchmesser transversal 9 cm, sagittal 12 cm). Sobald der Kopf diese Enge passiert hat, erfolgt eine Drehung des Körpers, so daß nun die Schulter mit ihrem längsten Durchmesser quer steht und den Beckeneingang passieren kann. Die jeweiligen Drehbewegungen erfolgen im Bereich der Beckenweite.

Nachgeburtsphase. Mit der Geburt verliert die Uteruswand die Stütze des kindlichen Körpers und des Fruchtwassers, mit deren Hilfe die Entfaltung der Muskelstruktur möglich war. Infolge der weiteren Retraktion der Muskulatur wird die Ablösung der Plazenta eingeleitet, Nachgeburt (S. 113).

An der präformierten Ablösungsstelle der Plazenta von der Uterusschleimhaut kommt es zu einer Blutung. Der entsprechende Blutsee, das retroplazentare Hämatom, fördert unter andauernden Kontraktionen des sich verkleinernden Uterus die Ausstoßung der Plazenta und der Eihäute, die etwa 30 Minuten nach der Geburt des Kindes erfolgt. Auf die Vollständigkeit der Plazenta und der Eihäute mit Gefäßen ist zu achten.

Das Wochenbett dauert 6–8 Wochen

Während des Wochenbettes, *Puerperium*, verschwinden alle Schwangerschafts- und Geburtsveränderungen.

Mit der Retraktion des Uterus beginnt die strukturerhaltende Rückbildung der Muskelwand. Auch der Gefäßbindegewebsapparat wird abgebaut. Diese Vorgänge spielen sich in regelmäßigen Zeiträumen ab.

Mit der Abstoßung von Plazenta und Eihäuten ist die Schleimhaut fast im gesamten Cavum uteri bis auf Reste der Spongiosa und des Stratum basale verlorengegangen. Damit ist eine große Wundfläche entstanden. Die Blutung zur Abstoßung der Plazenta wird durch die Retraktion des Uterus zunächst zum Stillstand gebracht. Anschließend erfolgt wie in der Proliferationsphase die Epithelialisierung der Oberfläche von den Epithelien der Drüsenstümpfe her, so daß schon nach ca. 2 Wochen eine weitgehend normalisierte Schleimhaut vorliegt.

Noch schneller regeneriert die *Zervixschleimhaut*, die an der Deziduabildung nicht beteiligt war. Der innere Muttermund ist ab 10.–12. Tag geschlossen, der äußere Muttermund wird oft zu einem queren Spalt umgeformt.

Aus der *Vagina* können nach der Geburt Keime in den Uterus aufsteigen. Sie treffen auf eine offene Wundfläche, da der normalerweise in der Zervix vorhandene Schutz gegen Bakterien vorübergehend verlorengegangen ist. Durch Leukozyten, Fermente und Antikörper entsteht in dem subepithelialen Bindegewebe eine normalerweise ausreichende Zone der Infektabwehr. Ist sie zu schwach, kann es zum Kindbettfieber kommen.

Klinischer Hinweis. Die Absonderungen aus der Uteruswand, *Lochien*, enthalten daher nicht nur Blutbeimengungen, sondern auch zahlreiche Leukozyten. Mit diesen Lochien fließen auch Deziduareste und durch Fermente verflüssigte Blutgerinnsel ab. Der träge, anfangs rein blutige Lochienfluß wird später durch Beimischung von Leukozyten heller, ab 10. Tag dünnflüssig und spärlich und versiegt nach 6 Wochen, bei Stillenden oft früher.

Mit der Nachgeburt entfallen die in der Plazenta gebildeten großen Mengen von Östrogenen, Progesteron, HCG und HPL. Die Östrogen- und Progesteronspiegel sinken dadurch abrupt auf kaum erfaßbare Werte ab (**Abb. 15.57**). Da von den Ovarien eine entsprechende Hormonbildung nicht sogleich aufgenommen wird, ist das Wochenbett durch eine erhebliche relative Steroidverarmung gekennzeichnet. Durch den Wegfall der Östrogenbildung nach der Geburt wird die Abgabe von Prolaktin erheblich gesteigert (**Abb. 15.57**) und damit die Milchsekretion in Gang gesetzt. Der Saugreiz des Kindes und die Entleerung der Brust sind weitere wichtige Faktoren für die Inganghaltung der Milchsekretion.

Die *1. postpartalen Zyklen* treten meist erst gegen Ende der Stilltätigkeit auf; trotzdem ist schon vorher eine Befruchtung möglich. Bei Frauen mit einer langen Laktationsperiode erfolgt die Wiederaufnahme des Zyklus in der Regel später als bei nur kurzfristig oder bei nichtstillenden Frauen. Das Wechselspiel zwischen gonadotroper Partialfunktion und Gonade muß erst wieder in Gang kommen. Auslösend ist allem Anschein nach der absolute Mangel an Östrogenen. Daher dient der 1. Zyklus nach dem Wochenbett meist der Schaffung neuer Östrogenquellen. Ähnlich wie zu Beginn der Pubertät handelt es sich bei der 1. Blutung post partum nicht unbedingt um eine echte Menstruation, da nicht immer eine Ovulation vorausgeht.

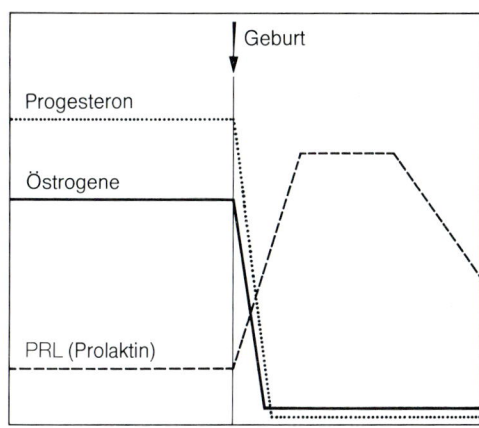

Abb. 15.57 Schematische Darstellung der endokrinen Situation vor und nach der Entbindung (Nach Ufer 1972)

15.2.11 Der weibliche Organismus in verschiedenen Lebensabschnitten

Lernziele

Postnatale Entwicklung • Kindheit • Pubertät: Adrenarche, Thelarche, Pubarche, Menarche • Klimakterium: Menopause • Senium

Für den weiblichen Organismus lassen sich verschiedene Lebensphasen der Entwicklung, Reife und Rückbildung beschreiben, die weitgehend von der hormonalen Regulation, insbesondere von der Funktion der Ovarien abhängig sind. Aus der Phase der postnatalen Entwicklung und der Kindheit leitet die Pubertät in die geschlechtsreife Periode über. Diese wird mit dem Klimakterium beendet, das vom Senium abgelöst wird.

Postnatale Entwicklung. In den ersten Lebenstagen werden die im Organismus des Neugeborenen verbliebenen plazentaren Steroide ausgeschieden. Der plötzliche Hormonabfall hat bei beiden Geschlechtern eine vorübergehende Schwellung, evtl. auch eine kurzfristige Sekretion der Brustdrüsen zur Folge ("Hexenmilch"). Aus dem relativ großen Uterus des neugeborenen Mädchens kann es zu kurzdauernden Blutungen kommen.

Kindheit. In den folgenden Lebensjahren ist die endokrine Situation bei beiden Geschlechtern zunächst recht ähnlich. Allmählich beginnt dann im Hypothalmus die Ausschüttung von Releasing-Faktoren. Mit zunehmender Reifung werden bei Mädchen zyklische Vorgänge erkennbar, die bei einem durch Androgene schon in der Fetalzeit männlich geprägten Zwischenhirn nicht so auffällig sind.

Während der Kindheit vergrößern sich Genitalapparat und Uterus kaum. Es kommt in den ersten Lebensjahren sogar zu einer relativen Gewichtsverminderung des Uterus. Die inneren Geschlechtsorgane finden mit der Erweiterung des Beckenringes Platz im kleinen Becken und treten tiefer. Eine rasche Entwicklung der Genitalorgane und eine Differenzierung der äußeren Körperformen setzt mit dem Beginn der *vegetativen Ovarialfunktion* ein, mit der die Kindheit beendet wird.

Pubertät. Die Pubertät umfaßt das 10.–16. Lebensjahr und endet mit dem Erreichen der körperlichen Reife. Die Pubertät des Mädchens wird durch folgende Reifungsvorgänge bestimmt:

- *Adrenarche*: Zunahme der Nebennierenrindenfunktion mit vermehrter Androgenbildung (10.–11. Lebensjahr)
- *Thelarche*: Brustknospenbildung (um das 11. Lebensjahr)
- *Pubarche*: beginnende Schambehaarung (11.–12. Lebensjahr)
- *Menarche*: Auftreten der 1. Regelblutung (11.–13. Jahr).

Die vermehrte Androgenproduktion in der Nebennierenrinde wähend der Adrenarche fördert die Reifung des Hypothalamus. Unter seinem Einfluß wird die Gonadotropinausschüttung der Adenohypophyse gesteigert. Dies regt die Gechlechtsdrüse zur Abgabe von Sexualsteroiden an. In der Folge beginnt die geschlechtsspezifische Entwicklung.

Schon in der Kindheit entstehen in den Ovarien, stimuliert durch die in Gang kommende Gonadotropinausschüttung, aus vorhandenen Primordialfollikeln Sekundär- und Tertiärfollikel. Diese werden atretisch, damit kommt es zur Bildung von Thekaorganen und zur Ausschüttung von Östrogenen. Ein Follikelsprung findet vorerst nicht statt, somit entstehen auch keine Corpora lutea und es wird kein Progesteron gebildet.

Menarche. Sie fällt mitten in die Pubertät und ist ein Ausdruck einer in Gang gekommenen zyklischen Regulation der gonadotropen Partialfunktionen des Hypothalamo-Hypophysensystems sowie einer entsprechend gesteuerten Keimdrüsenfunktion. Die 1. Regelblutung ist meist anovulatorisch. Es folgen aber bald Ovulationen und damit der Beginn der *generativen Ovarialfunktion*.

Der kurz nach dem 10. Lebensjahr auftretende Wachstumsschub wird durch den Eintritt der Menarche abgeschwächt. Etwa im 16. Lebensjahr kommt es zum Wachstumsstillstand. Der Schluß der Epiphysenfugen wird durch den Beginn der Keimdrüsenfunktion, vermutlich durch die Östrogenbildung, beeinflußt.

Hinweis. Zwischen dem Lebensalter des Eintritts der Menarche und dem der Menopause scheinen Zusammenhänge zu bestehen. Je früher die Menarche eintritt, um so später findet die Menopause statt.

Klimakterium (**Abb. 15.58**). Der Lebensabschnitt, in dem die weiblichen Keimdrüsen ihre Funktion einstel-

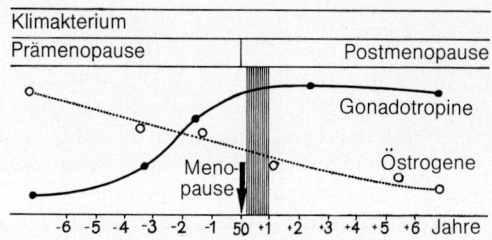

Abb. 15.58 Verhalten der Gonadotropine und Östrogene während des Klimakteriums (Aus Kaiser u. Gördes 1968)

len, ist das Klimakterium. Es beginnt in der Regel in der 1. oder 2. Hälfte des 5. Lebensjahrzehnts, wenn der Follikelvorrat aufgebraucht ist. Dieser Vorgang kann einige Wochen, aber auch mehr als 10 Jahre dauern. Als *Menopause* wird die letzte zyklischen Blutung bezeichnet. Vorher wird der Blutungsablauf bereits unregelmäßig, *Prämenopause*, danach dominieren die Ausfallserscheinungen, *Postmenopause*.

Die generative Funktion des Ovars kommt in der Prämenopause zum Stillstand. Nachdem keine reifefähigen Follikel mehr vorhanden sind, unterbleiben regelmäßige Ovulationen und die Bildung von Corpora lutea. Östrogene entstehen weiterhin in wechselnder Menge. Es besteht also nur noch eine vegetative Ovarialfunktion. Immer, wenn die Östrogenproduktion nachläßt, erfolgen menstruationsähnliche Blutungen als Entzugsblutungen aus einem nicht sekretorisch umgewandelten Endometrium. Sie sind von unregelmäßiger Stärke und Dauer.

Bei weiterer Verminderung der Östrogenbildung in den Ovarien ist eine regelrechte Stimulierung des Endometriums nicht mehr möglich. Es unterbleiben die Menstruationsblutungen .

Ist der Follikelvorrat vollständig aufgebraucht und können keine Thekaorgane mehr gebildet werden, besteht das Ovar bald nur noch aus Stromazellen, seine Östrogenproduktion versiegt, *Postmenopause*. Wesentlichste Östrogenquelle ist jetzt das vor allem aus der Nebennierenrinde stammende Androgen Androstendion, aus dem Östron entsteht.

Das Hypophysen-Hypothalamussystem reagiert auf die Verminderung der Sexualhormone mit einer *Überfunktion*. Dies führt zur vermehrten Ausschüttung von Follitropin und Lutropin aus dem Hypophysenvorderlappen.

Klinischer Hinweis. Die Änderung der Regulationsvorgänge im Bereich des Zwischenhirns bleiben nicht auf die gonadotrope Partialfunktion beschränkt. Häufig kommt es zu Stoffwechselstörungen, aber auch zu vegetativen und psychischen Störungen. Am häufigsten treten sie als Hitzewallungen, Schweißausbrüche, Herz- und Kreislaufbeschwerden, Schlaflosigkeit und Depressionen auf. Da sie bei einer großen Zahl klimakterischer Frauen beobachtet werden (ca.

60 %) ist daran abzulesen, wie schwierig die körperliche und psychische Anpassung an die neue Situation ist.

Haben sich Zwischenhirn und Neurovegetativum an die durch den Ausfall der Keimdrüsenfunktion entstandene Situation angepaßt, hören die klimakterischen Beschwerden auf. Es beginnt das *Postklimakterium*. In dieser Phase werden immer noch hohe Gonadotropinmengen aus dem Hypophysenvorderlappen ausgeschüttet, jedoch treten keine wesentlichen Beschwerden auf.

Senium. Der Übergang vom Postklimakterium zum Senium, das von einer allgemeinen Atrophie der Organe und Gewebe geprägt ist, findet allmählich statt. Von den Abbauvorgängen sind vor allem die Organe betroffen, deren Funktion und Stoffwechsel von Geschlechtshormonen abhängig sind, insbesondere Uterus, Vagina und Brustdrüsen. Auch eine Beteiligung der Haut ist festzustellen. Oft beginnen die Rückbildungsvorgänge schon im Anschluß an die Menopause, bevor andere Organe betroffen sind.

Klinischer Hinweis. Geradezu als typische Frauenkrankheit kann die *Osteoporose*, ein Substanzverlust des Knochengewebes, gelten. Sie ist bei 90 % der Frauen festzustellen. Allerdings ist der Mangel an Östrogenen nur eine von vielen Ursachen.

Die übrigen endokrinen Organe lassen im Senium zwar auch einen Funktionsrückgang erkennen, der sich auch in morphologischen Veränderungen bemerkbar macht, jedoch sind diese im Verhältnis zu denen der Keimdrüsen gering.

Im Senium kommt es zu tiefgreifenden Veränderungen des Stoffwechsels. Während die Aufbauvorgänge verlangsamt werden, laufen die Abbauvorgänge weiter; dies führt zu einem Umbau des gesamten Organismus. Insgesamt wird das Funktionsvermögen der Gewebe deutlich vermindert; es kommt zur *Altersatrophie*.

Oft treten deutliche *Virilisierungserscheinungen* auf. Der weibliche Hormonstoffwechsel gleicht sich dem männlichen an. Es werden jetzt vorwiegend androgene Hormone gebildet und ausgeschieden. Zweifellos liegt darin der Grund für die im Alter zu beobachtende Vermännlichung.

16 Sehorgan, Hör- und Gleichgewichtsorgan

Das Sehorgan und das Hör- und Gleichgewichtsorgan sind Sinnesorgane. Die übrigen Sinnesorgane werden bei den Gebieten abgehandelt, die sie beherbergen, z. B. das Geruchsorgan bei der Nasenhöhle (S. 425), das Geschmacksorgan bei der Mundhöhle (S. 437), die Mechanorezeptoren bei der Haut (S. 210), die Muskelspindeln und die Sehnenorgane im Kapitel 8 (S. 189).

16.1 Organum visus, Sehorgan

Zum *Sehorgan* gehören:

- Bulbus oculi, Augapfel, als Rezeptororgan
- Schutzeinrichtungen:
  - Orbita, Augenhöhle
  - Palpebrae, Augenlider
  - Tunica conjunctiva, Bindehaut
  - Apparatus lacrimalis, Tränenapparat
- Bewegungsapparat des Bulbus:
  - Mm. bulbi, äußeren Augenmuskeln, die im Baufett der Orbita liegen und den Augapfel aufs feinste bewegen
  - Vagina bulbi, Tenon-Kapsel, die den Augapfel wie eine Gelenkkapsel umgibt

Der *Sehnerv*, N opticus, verbindet das Sinnesepithel des Augapfels mit dem Gehirn.

16.1.1 Orbita, Augenhöhle

Lernziele

Form • Lage • Wandungen • Öffnungen

Die Orbita hat etwa die Form einer Pyramide, deren Basis vom Aditus orbitae gebildet wird und deren Spitze nach hinten medial weist. Bezogen auf das Sehorgan liegt der vordere Pol des Bulbus oculi gerade hinter einer Ebene, die durch den Ober- und Unterrand des Aditus orbitae hindurchgeht, dagegen erheblich vor einer Ebene, die den lateralen und medialen Rand des Aditus orbitae verbindet.

Wenn Sie sich jetzt über den Aufbau der knöchernen Wand der Orbita sowie die beteiligten Knochen informieren wollen, lesen Sie S. 415 (**Abb. 11.20**).

Zahlreiche **Öffnungen** verbinden die Orbita mit der (dem, den)

- **mittleren Schädelgrube** (**Abb. 11.17**, S. 409):
  - *Canalis opticus.* Er durchbohrt die Ala minor ossis sphenoidalis und enthält den N. opticus und die A. ophthalmica; beide treten durch den Anulus tendineus communis (**Abb. 16.5**) hindurch in die Orbita ein.

– *Fissura orbitalis superior*. Sie liegt zwischen Ala major und Ala minor ossis sphenoidalis und enthält *oberhalb* des Anulus tendineus communis durchtretend: V. ophthalmica superior, N. trochlearis, N. frontalis, N. lacrimalis,
durch den Anulus tendineus communis durchtretend: N. abducens, N. oculomotorius, N. nasociliaris
unterhalb des Anulus tendineus communis durchtretend: Äste der Vv. ophthalmicae

- **Fossa infratemporalis** und **Fossa pterygopalatina**:
  – *Fissura orbitalis inferior*, die zwischen Maxilla und großem Keilbeinflügel liegt: hindurch ziehen die N. zygomaticus, Vasa infraorbitalia, V. ophthalmica inferior
- **Nasenhöhle**:
  – *Canalis nasolacrimalis*
- **Gesicht**:
  – *Incisura* sive *Foramen frontale*: R. medialis n. supraorbitalis, Vasa supratrochlearia
  – *Foramen* sive *Incisura supraorbitalis*: R. lateralis n. supraorbitalis, Vasa supraorbitalia
  – *Foramen zygomatico-orbitale*: N. zygomaticus
  Foramen zygomaticotemporale: gleichnamiger Nerv
  Foramen zygomaticofaciale: gleichnamiger Nerv
  - *Sulcus* und *Canalis infraorbitalis*: N. infraorbitalis und Vasa infraorbitalia
- **vorderen Schädelgrube**:
  – *Foramen ethmoidale anterius* (für die gleichnamigen Gefäße und den Nerven)
- **hinteren Siebbeinzellen**:
  – *Foramen ethmoidale posterius* (für die gleichnamigen Gefäße und den Nerven)

Die Vielzahl der hier aufgeführten Verbindungswege zeigt, daß zahlreiche Nerven und Gefäße, die die Orbita erreichen, nicht nur die Augenhöhle und ihren Inhalt, sondern auch andere Gebiete versorgen.

16.1.2   Augenlider und Tränenapparat

Lernziele

Augenlider: Entwicklung, Tarsus, Wimpern, Drüsen, M. orbicularis oculi, M. levator palpebrae superiores, Tunica conjunctiva, Gefäße, Nerven • Gl. lacrimalis • Tränenfluß • Saccus lacrimalis • Tränenabfluß

Augenlider und Tränenapparat dienen im wesentlichen der Erhaltung der Funktionsfähigkeit der Hornhaut des Auges, die bei Versiegen der Tränensekretion bzw. Ausbleiben des Lidschlags austrocknet, eintrübt und/oder ulzeriert. Daneben ist der Lidschluß für das Schlafen die unbedingte Voraussetzung: eine grausame Tötungsart des alten Karthago war es, „resectis palpebris vigilando necare.“

Ein größeres Oberlid und ein kleineres Unterlid begrenzen die Lidspalte, Rima palpebrarum

Entwicklung der Augenlider. Die Anlage der Augenlider erfolgt im 2. Embryonalmonat durch Ausbildung von Ringwülsten der Haut, deren freie Ränder zur Lidnaht verkleben; diese löst sich zwischen 5. und 8. Entwicklungsmonat wieder. Bei zahlreichen Säugern erfolgt die Lidöffnung erst postnatal (Katzen werden „blind“ geboren).

Bau der Augenlider. Die Grundlage der Augenlider, Palpebra superior et inferior (**Abb. 16.1, 16.2**) ist das *Septum orbitale*, 2 zarte Bindegewebsblätter, die vom Periost der Orbita, *Periorbita*, am Margo supra- et infraorbitalis abgehen und in die derben Lidplatten, *Tarsus superior et inferior*, einstrahlen. Diese sind zusätzlich durch kräftige *Ligg. palpebralia mediale et laterale* am inneren und äußeren Augenwinkel aufgehängt. Fixiert man z. B. mit einem Streichholz den Oberrand des Tarsus superior, läßt sich durch Zug an der Wimpernreihe das Oberlid hoch- und umklappen (Fremdkörpersuche). Außen sind die Augenlider durch mehrschichtiges verhorntes Plattenepithel bedeckt, das an der Lidspalte zwischen dem *Limbus palpebralis anterior* und *posterior* in die Conjunctiva palpebrarum (s. unten) übergeht (**Abb. 16.2**).

Wimpern, **Cilia**, findet man als leicht verdickte Haare in 2–3 Reihen am Limbus palpebrae anterior; sie fehlen am medialen Augenwinkel. In die Haarbälge der Zilien münden die holokrinen **Gll. sebaceae**, Zeis-Drüsen, und die apokrinen **Gll. ciliares**, Moll-Drüsen; letztere können auch frei münden. Die größten Drüsen der Augenlider sind die **Gll. tarsales**, Meibom-Drüsen. Sie liegen im Filzwerk des Bindegewebes der Lidplatten, haben holokrine Sekretion und münden mit ihren Ausführungsgängen

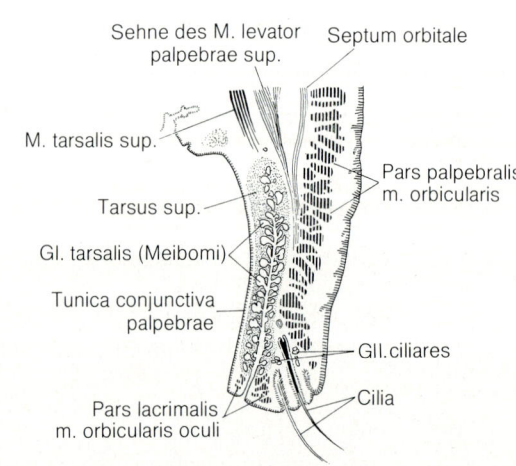

Abb. 16.1   Schnitt durch das obere Augenlid

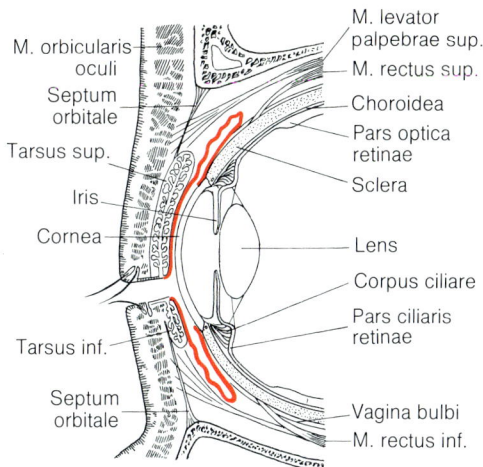

M. orbicularis oculi
Septum orbitale
Tarsus sup.
Iris
Cornea
Tarsus inf.
Septum orbitale

M. levator palpebrae sup.
M. rectus sup.
Choroidea
Pars optica retinae
Sclera
Lens
Corpus ciliare
Pars ciliaris retinae
Vagina bulbi
M. rectus inf.

Abb. 16.2 Schnitt durch Augenlider und vorderen Bulbus oculi Tunica conjunctiva *rot* gezeichnet

nah der hinteren Lidkante. Ihr Sekret enthält viele Lipide, die wesentlich dazu beitragen, daß die Tränenflüssigkeit nicht über den Lidrand läuft.

Klinischer Hinweis. Eine Entzündung der Moll-Drüsen ist als *Gerstenkorn, Hordeolum,* häufig. Eine Entzündung der Meibom-Drüsen führt zum selteneren *Hagelkorn, Chalazion.*

Die **Augenbraue, Supercilium,** markiert den Oberrand der Orbita und verhindert, daß Schweißtropfen von der Stirn in den Lidspalt abfließen.

Klinischer Hinweis. *Mongolenfalte, Epicanthus,* nennt man eine vom Oberlid schräg nach medial unten über den inneren Lidwinkel ziehende Hautfalte, die bei Asiaten verbreitet und bei *Mongolismus, Trisomie,* ein charakteristisches Symptom ist.

Lidschluß und Öffnung

M. orbicularis oculi (**Abb. 11.25,** S. 423):

- Seine *Pars palpebralis et orbitalis* entspringen vom Lig. palpebrale mediale und bilden ein sich teilweise überlagerndes Ringmuskelsystem um die Lidspalte. Äußere Fasern strahlen in die benachbarte Muskulatur ein.
- Die *Pars lacrimalis* verläuft als fast horizontaler grazier Muskelbogen zum inneren Lidrand, umfaßt den oberen und unteren Canaliculus lacrimalis und setzt hinter dem Saccus lacrimalis an der Crista lacrimalis posterior an.

Innervation: N. facialis
Funktion: Willkürlicher und – im Schlaf – unwillkürlicher Lidschluß sowie unwillkürlicher Lidschlag zur Verteilung und Fortbewegung der Tränenflüssigkeit.

Lidschluß. Beim Lidschluß werden Ober- und Unterlid zugleich nach medial gezogen; dies ist daran zu erkennen, daß die Lidspalte des geschlossenen Auges durch Annäherung des lateralen Lidwinkels an den medialen ca. 1–2 mm verkürzt ist. Genannte Funktionen werden im wesentlichen durch die Pars palpebralis und orbitalis ausgeführt.

Lidschlag. Kompliziert ist die Funktion der Pars lacrimalis beim Lidschlag: Zunächst wird der innere Lidrand nach innen verkantet; die Tränenpunkte (s. unten) tauchen dadurch in den Tränensee. Dann wird der senkrechte Anfangsteil der Canaliculi lacrimales verschlossen, der horizontale Teil der Canaliculi lacrimales verkürzt und erweitert. Dadurch entstehen während des Lidschlags Über- und Unterdruck im Tränengangsystem, die den gerichteten Abfluß der Tränenflüssigkeit fördern.

M. levator palpebrae superioris. Dieser Muskel entspringt am Anulus tendineus communis der Augenmuskelpyramide (S. 689), zieht in die obere Orbitaetage und endet in einer breit aufgefächerten Sehne, die die Tränendrüse in die Pars orbitalis und Pars palpebralis teilt, vor dem Tarsus im Bindegewebe des Oberlids.

Innervation. N. oculomotorius (N. III)
Funktion. Lidheber

M. tarsalis superior (kräftiger) und **M. tarsalis inferior.** Es handelt sich um glatte Muskulatur, die von den Sehnen der äußeren Augenmuskeln entspringt und durch ihren Tonus die Lidspalte erweitert.

Innervation. Halssympathikus (**Abb. 8.12**). Bei vermindertem Sympathikotonus (z. B. Müdigkeit) fällt es schwer, die Augen offen zu halten.

Gefäße und Nerven der Augenlider

Außer von Arterien und Venen der Orbita (S. 691) werden die Lider von *Aa. et Vv. facialis, infraorbitalis* und *transversa faciei* versorgt.

Die *sensible Innervation* der Haut am Oberlid erfolgt durch Verzweigungen des 1. Astes des *N. trigeminus* (N. supratrochlearis), der Haut am Unterlid durch Verzweigungen des 2. Astes des N. trigeminus (Rr. palpebrales).

Die Tunica conjunctiva, Bindehaut, bedeckt die Hinterfläche von Ober- und Unterlid sowie den vordersten Teil der Sklera

Die **Tunica conjunctiva** besteht aus 2- bis mehrschichtigem iso- bis hochprismatischem Epithel mit vereinzelten

Becherzellen und im Fornix conjunctivae gelegentlichen endoepithelialen Becherzellkomplexen. Am oberen und unteren Fornix erfolgt der Umschlag in die Conjunctiva bulbi, die die Sklera des Augapfels bis etwas über den Hornhautrand hinweg bedeckt (**Abb.16.2**).

Die Conjunctiva palpebrae ist relativ fest mit der Unterlage verbunden, die Conjunctiva bulbi dagegen leicht gegen die Sklera verschieblich; im Fornix liegen Reservefalten für die Augenbewegungen.

Innervation: Nn. ciliares longi (S.692). Bei Berührung der Konjunctiva erfolgt reflektorischer Lidschluß.

Gefäße: Aa. conjunctivales anteriores (aus den Aa. ciliares anteriores, Äste der A. lacrimales, S.691).

> **Klinischer Hinweis.** Bei entzündlicher oder durch einen Fremdkörper verursachten Reizung der Bindehaut (*Conjunctivitis*) werden zahlreiche Blutgefäßschlingen sichtbar, die in der Tunica propria bis an den Hornhautrand heranziehen (*konjunktivale Injektion*).

> **Der Tränenapparat, Apparatus lacrimalis, hält Hornhaut und Bindehaut feucht**

Gl. lacrimalis, Tränendrüse. Sie liegt über dem lateralen Augenwinkel in der Fossa glandulae lacrimalis des Stirnbeins. Durch das Drüsenparenchym hindurch zieht die Aponeurose des M. levator palpebrae superioris. Dadurch wird die Drüse in eine kleinere *Pars palpebralis* und eine größere *Pars orbitalis* unterteilt: am lateralen Rand der Sehne des Lidhebers stehen beide Drüsenteile miteinander in Verbindung.

Mikroskopische Anatomie. Die Tränendrüse ist eine *tubuloalveoläre Drüse*, die aus verschiedenen getrennten Drüsenlappen besteht. Etwa 6–12 Ausführungsgänge münden oberhalb des lateralen Augenwinkels in den Fornix conjunctivae superior ein. Die Drüsenendstücke haben gewöhnlich weite Lumina und werden von hochprismatischen Zellen vom *serösen Typ* gebildet (vgl. Mundspeicheldrüsen, S. 439). Die Zellkerne liegen basal. Apikal sind Sekretgranula nachzuweisen. Den Endstücken liegen Myoepithelzellen an, die durch eine Basalmembran vom umgebenden Bindegewebe getrennt werden. *Schaltstücke und Sekretrohre fehlen*, so daß die verzweigten Endstücke direkt in weitlumige intralobuläre Ausführungsgänge mit niedrigem Epithel münden. Extralobulär sind die Ausführungsgänge 2- bis mehrreihig. Das interstitielle Bindegewebe weist mit dem Alter zunehmend Fettzellen sowie Lymphozyten und Plasmazellen auf. – Das Sekret der Tränendrüse, die Tränenflüssigkeit, ist dünnflüssig und eiweißarm.

Gefäßversorgung: A. lacrimalis

Innervation:

- *sekretorisch-parasympathisch* (**Abb. 11.37**, S. 442) aus dem N. facialis (N. intermedius) via N. petrosus major

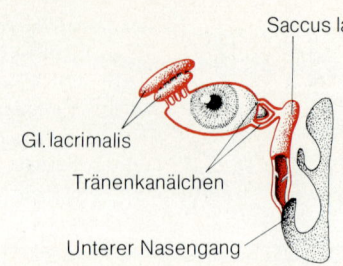

Abb. 16.3   Übersicht über den Tränenapparat

– Ganglion pterygopalatinum – N. zygomaticus – R. communicans cum n. lacrimale – N. lacrimalis

- *sympathisch* aus dem Halssympathikus (S. 484), der über den periarteriellen Gefäßplexus der A. lacrimalis die Drüse erreicht.

Tränenfluß (**Abb. 16.3**). Die Tränenflüssigkeit gelangt im Bindehautsack durch den Lidschlag zum medialen Lidwinkel in den Tränensee, *Lacus lacrimalis*, und wird hier durch die Öffnung der beiden Tränenkanälchen, *Punctum lacrimale*, Tränenpunkte (auf den *Papillae lacrimales* des Ober- und Unterlids), in die beiden *Canaliculi lacrimales* gesaugt. Diese nehmen zunächst senkrechten, dann horizontalen Verlauf nach medial und münden hinter dem Lig. palpebrale mediale in den Tränensack.

Saccus lacrimalis, Tränensack. Er liegt in einer von der Periorbita überzogenen *Fossa sacci lacrimalis*. Seine dünne Wand ist mit Periost und Periorbita verwachsen, sein Lumen wird dadurch stets offen gehalten.

Tränenabfluß. Der Abfluß der Tränenflüssigkeit erfolgt durch den *Ductus nasolacrimalis* (sensible Innervation größtenteils über den N. infratrochlearis). Der Tränennasengang verläuft im Canalis nasolacrimalis (S. 406) und mündet schräg in den unteren Nasengang. Durch eine Schleimhautduplikatur (Hasner-Falte) wird diese Einmündung mehr oder weniger vollständig verschlossen.

16.1.3 Mm. bulbi, äußere Augenmuskeln

> **Lernziele**
>
> Anulus tendineus communis • Gerade Augenmuskeln • Schräge Augenmuskeln • Ursprung • Ansatz • Wirkungsweise • Innervation

Die äußeren Augenmuskeln (4 gerade, 2 schräge, **Abb. 16.4, 16.5**) liegen im Fettkörper der Orbita und dienen der Bewegung des Bulbus oculi (**Tabelle 16.1**).

Der **Anulus tendineus communis**, von dem alle Augenmuskeln (Ausnahme: M. obliquus inferior) und zusätzlich der M. levator palpebrae superioris entspringen, ist ein sehniger Ring, der sich über die Öffnung des Cana-

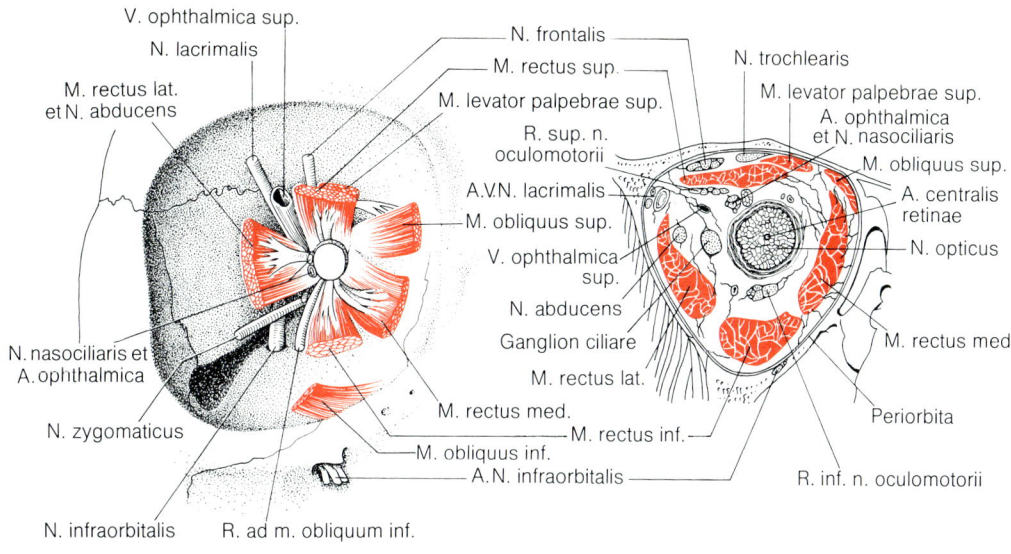

M. rectus lat.
et N. abducens

V. ophthalmica sup.

N. lacrimalis

N. frontalis

M. rectus sup.

M. levator palpebrae sup.

R. sup. n.
oculomotorii

A.V.N. lacrimalis

M. obliquus sup.

V. ophthalmica
sup.

N. abducens

Ganglion ciliare

M. rectus lat.

N. nasociliaris et
A. ophthalmica

N. zygomaticus

N. infraorbitalis

R. ad m. obliquum inf.

M. rectus med.

M. rectus inf.

M. obliquus inf.

A.N. infraorbitalis

N. trochlearis

M. levator palpebrae sup.

A. ophthalmica
et N. nasociliaris

M. obliquus sup.

A. centralis
retinae

N. opticus

M. rectus med

Periorbita

R. inf. n. oculomotorii

a   b

Abb. 16.4 a Ursprünge der äußeren Augenmuskeln. **b** Frontalschnitt durch die hintere Orbita ca. 1 cm hinter dem Bulbus.

Zu beachten ist die Lage der Gefäße und Nerven zur Augenmuskelpyramide

lis opticus und den mittleren Teil der Fissura orbitalis superior spannt. Dieser Sehnenring bildet die Spitze einer Muskelpyramide, durch die in die Muskelpyramide hineinziehen: N. opticus und A. ophthalmica (aus dem Canalis opticus), N. oculomotorius, N. nasociliaris, N. abducens (aus der Fissura orbitalis superior).

Gerade Augenmuskeln. Die 4 geraden Augenmuskeln ziehen sämtlich *vor* den Aequator bulbi (S. 692), wo sie in unterschiedlicher Entfernung vom Hornhautrand ihren Ansatz nehmen.

Funktion. Der M. rectus medialis konvergiert, der M. rectus lateralis divergiert. Der M. rectus superior hebt, der M. rectus inferior senkt die Sehachse (**Abb. 16.5**); beide wirken zusätzlich synergistisch konvergierend (**Abb. 16.6**), besonders bei Konvergenzstellung des Bulbus.

Schräge Augenmuskeln. Die 2 schrägen Augenmuskeln setzen *hinter* und *lateral* von der Ab- und Adduktionsachse des Bulbus an.

M. obliquus inferior. Der untere Schrägmuskel verbindet Ursprung (am vorderen Rand der Orbita) und Ansatz (**Abb. 16.5 a**) auf kürzestem Weg miteinander.

M. obliquus superior. Der obere Schrägmuskel zieht zunächst nach vorn. Seine Sehne wird an der oberen medialen Wand der Orbita in der Fovea trochlearis durch einen diese Grube überziehenden knorpeligen Halbring, die *Trochlea*, geführt. Sie wendet sich dann in einem Winkel von ca. 50° zurück, zieht unter der Sehne des M. rectus superior hindurch und setzt am hinteren lateralen Quadranten gegenüber dem Ansatz des M. obliquus inferior am Bulbus an (**Abb. 16.5**).

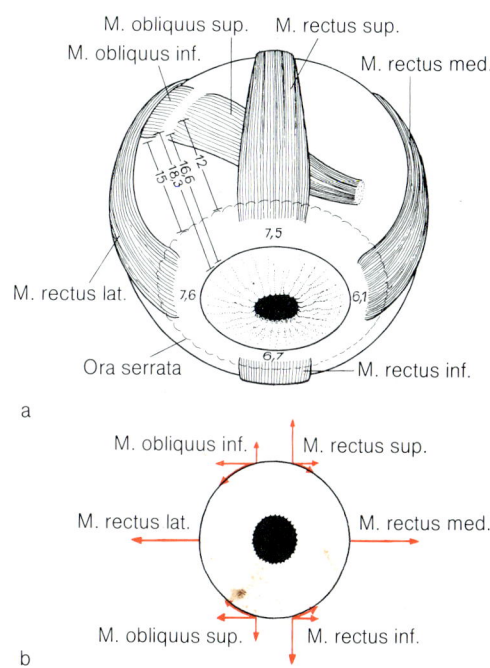

M. obliquus sup.

M. obliquus inf.

M. rectus sup.

M. rectus med.

12
16,6
18,3
15

7,5

M. rectus lat.

7,6

6,1

Ora serrata

6,7

M. rectus inf.

a

M. obliquus inf.

M. rectus sup.

M. rectus lat.

M. rectus med.

M. obliquus sup.

M. rectus inf.

b

Abb. 16.5 a Ansatz der äußeren Augenmuskeln am Augapfel. Die *Zahlen* geben die Entfernung (in Millimetern) der Muskelansätze vom Limbus corneae wieder. (Nach Rohen 1966) **b** Wirkung der äußeren Augenmuskeln. Die *roten Pfeile* geben die Richtung und durch ihre Länge die Kraft an, mit der die Muskeln den Bulbus bewegen. Die Richtungsänderung der Axis opticus bei Kontraktion des M. obliquus inf. ist deshalb oben, die des M. obliquus sup. unten in das Funktionsschema eingezeichnet worden

Tabelle 16.1 Ursprung, Ansatz und Innervation der äußeren Augenmuskeln

	Ursprung	Ansatz	Innervation
Gerade Augenmuskeln:			
M. rectus superior	Anulus tendineus communis		N. oculomotorius
M. rectus inferior	Anulus tendineus communis	Vor dem Äquator bulbi	N. oculomotorius
M. rectus medialis	Anulus tendineus communis		N. oculomotorius
M. rectus lateralis	Anulus tendineus communis und Ala min. ossis sphenoidalis		N. abducens
Schräge Augenmuskeln:			
M. obliquus inf.	Mediale Orbitawand, nah dem Eingang zum Canalis nasolacrimalis	Dorsal und Lateral der Ab- und Adduktionsachse des Bulbus	N. oculomotorius
M. obliquus sup.	Anulus tendineus communis		N. trochlearis

Funktion. Beide Muskeln wirken synergistisch divergierend (abduzierend). Daneben senkt der M. obliquus superior die Sehachse, der M. obliquus inferior hebt sie.

Gemeinsame Wirkungen der äußeren Augenmuskeln. Alle 6 Augenmuskeln haben zusätzlich eine für die Ausrichtung der Sehachse unbedeutende rotierende Wirkung auf den Bulbus (**Abb. 16.5 b**). – Für das Verständnis der Augenbewegungen ist wichtig, daß nie ein Muskel isoliert tätig wird; jede Augenbewegung erfolgt durch Kontraktion mehrerer Augenmuskeln (bei gleichzeitiger – „reziproker" – Erschlaffung der Antagonisten).

Augenmuskelsehnen. Die Sehnen der Augenmuskeln sind ein wichtiges Bauelement der Orbita: Zum einen verstärken sie den mittleren Teil der Vagina bulbi, zum anderen strahlen sie in die Periorbita aus: *Retinaculum mediale et laterale.* Dadurch fixieren sie den Augapfel in seiner Lage. – Verklebungen der Faszien der äußeren Augenmuskeln sind nicht selten die Ursache angeborenen *Schielens.*

> Wenn Sie sich jetzt über die Steuerung der Okulomotorik informieren wollen, lesen Sie S. 813.

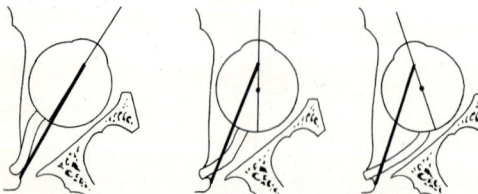

Abb. 16.6 Adduzierende Wirkung des M. rectus sup. und M. rectus inf. vor allem in Adduktionsstellung des Auges

16.1.4 Vagina bulbi, Tenon-Kapsel, und Corpus adiposum orbitae

Lernziele

> Vagina bulbi • Corpus adiposum orbitae • Periorbita

Der Augapfel liegt in einer Art Gelenkhöhle, der **Vagina bulbi,** die Drehbewegungen des Bulbus wie in einem Kugelgelenk um 3 Hauptachsen gestattet. Bei der Vagina bulbi handelt es sich um eine derbe Bindegewebshülle, die nur an 2 Stellen, dem Optikusdurchtritt und einer kreisförmigen Verwachsungszone in der Nähe des Limbus corneae, direkt mit dem Augapfel verbunden ist. Die Vagina bulbi trennt damit den Augapfel von dem retrobulbären Fettkörper, *Corpus adiposum orbitae,* dessen bindegewebig verstärkte, formstabile vordere Wand sie bildet. Der schmale Spaltraum zwischen Vagina bulbi und Sklera, *Spatium intervaginale,* ist durch zartes Bindegewebe ausgefüllt, das ein Gleiten der Sklera gegen die Vagina bulbi ermöglicht. Die Endsehnen der äußeren Augenmuskeln dringen durch schlitzförmige Spalten durch die Vagina bulbi hindurch, bevor sie am Bulbus ansetzen.

Der Saccus lacrimalis und der N. infraorbitalis liegen innerhalb der knöchernen Orbita, jedoch außerhalb der Periorbita, dem periostalen Überzug der Augenhöhle.

Klinischer Hinweis. Bei bestimmten Entgleisungen der Schilddrüsenfunktion werden durch das thyrotrope Hormon (möglicherweise durch einen nicht mit ihm identischen Wirkstoff der Adenohypophyse, Exophthalmus-producing factor, EPF) Glykoproteide und Wasser in den retrobulbären Fettkörper eingelagert und dadurch das Auge aus der Orbita herausgedrängt: *Exophthalmus.*

16.1.5 Gefäße und Nerven der Orbita

> A. ophthalmica • Vv. ophthalmicae •
> N. oculomotorius • N. trochlearis •
> N. ophthalmicus • Ganglion ciliare •
> N. abducens • N. infraorbitalis •
> Ursprünge • Verlauf • Äste •
> Versorgungsgebiete

A. ophthalmica (**Abb. 16.7**). Die A. ophthalmica ist ein Ast der *A carotis interna* (der 1. größere Abgang nach deren Eintritt in die Schädelhöhle). Sie verläßt die mittlere Schädelgrube durch den Canalis opticus, zieht durch den Anulus tendineus communis in die Augenmuskelpyramide hinein, liegt zunächst lateral, dann medial über dem N. opticus und zieht dann mit dem M. obliquus superior nach vorn, wo sie in 2 kleinen Endästen, der *A. dorsalis nasi* und der *A. supratrochlearis*, endet. Äste:

- **A. centralis retinae**. Eintritt von unten in den Sehnerven 10–15 mm vor dessen Eintritt in den Bulbus. Ihr Ausfall z. B. durch Embolie führt zu Blindheit.
- **Aa. ciliares posteriores breves**. Sie gehen schon im Canalis opticus vom Stamm ab (etwa 20) und ziehen mit dem N. opticus in den Bulbus oculi zur Choroidea.
- **Aa. ciliares posteriores longae** (2). Sie begleiten den Sehnerven in den Bulbus und gelangen zwischen Sklera und Choroidea zum Corpus ciliare.
- **A. lacrimalis**. Sie zieht zur Tränendrüse und zum lateralen Augenwinkel.
- **A. supraorbitalis** für die Stirn
- **A. ethmoidalis posterior**. Sie zieht durch das Foramen ethmoidale posterius zur Schleimhaut der Siebbeinzellen.
- **A. ethmoidalis anterior**. Sie verläuft im gleichnamigen Foramen, gelangt zur vorderen Schädelgrube, gibt hier die
- **R. meningeus anterior** ab. Dann tritt sie durch die Lamina cribrosa in die Nasenhöhle.
- **Rr. musculares** versorgen die äußere Augenmuskulatur. Sie geben nahe dem Hornhautrand zahlreiche *Aa. ciliares anteriores* ab, die durch die Sklera hindurch zum Corpus ciliare und der Iris ziehen.

> **Klinischer Hinweis.** Bei Regenbogenhautentzündung, *Iritis*, bzw. *Uveitis* sind die Aa. ciliares anteriores stark erweitert: *ziliare Injektion*.

V. ophthalmica superior. Sie sammelt das Blut aus dem Bulbus und der oberen Orbita (sowie von Augenlid und Siebbeinzellen). Anastomosen bestehen zur V. facialis (s. unten) und dem Sinus cavernosus. Sie mündet nach Verlassen der Orbita durch die Fissura orbitalis superior in den Sinus cavernosus.

V. ophthalmica inferior. Sie entsteht am Boden der Orbita, hat Zuflüsse aus der Nasenhöhle, Anastomosen mit der V. facialis (s. unten) und mündet entweder in die V. ophthalmica superior oder – durch die Fissura orbitalis inferior – in den Plexus pterygoideus.

> **Klinischer Hinweis.** Erreger können bei Umkehr der Blutflußrichtung aus dem Abflußgebiet der V. facialis (u. anderem über die V. angularis) über die V. ophthalmica superior in den Sinus cavernosus gelangen: Gefahr einer Hirnhautentzündung.

N. oculomotorius (N. III, **Abb. 16.8**). Er zieht durch die Fissura orbitalis superior und den Anulus tendineus communis und liegt damit *unter* dem M. rectus superior in der Augenmuskelpyramide. Er gibt ab den

- **R. superior**, ein schwächerer oberer Ast zum M. rectus superior und M. levator palpebrae superioris
- **R. inferior**, ein stärkerer unterer Ast, der sich aufzweigt in
  - *Rr. musculares* zum M. rectus medialis, M. rectus inferior und M. obliquus inferior
  - *Radix oculomotoria* mit parasympathischen Fasern zum *Ganglion ciliare*, das lateral am N. opticus liegt. Hier findet die Umschaltung auf das 2. (letzte) Neuron statt, dessen Neuriten über *Nn. ciliares breves* Augenbinnenmuskeln, M. sphincter pupillae und M. ciliaris, innervieren.

N. trochlearis (N. IV, **Abb. 16.8**) Er zieht durch die Fissura orbitalis superior über dem Anulus tendineus communis, liegt damit über der Augenmuskelpyramide, und erreicht den M. obliquus superior.

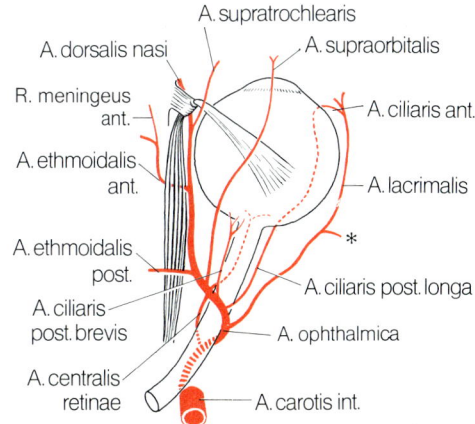

Abb. 16.7 Arterielle Versorgung der Orbita durch Äste der A. ophthalmica. Zu beachten sind die Lagebeziehungen der Arterien zum Bulbus oculi bzw. Fasciculus nervi optici sowie zum M. obliquus bulbi superior, *R. anastomoticus cum A. lacrimali

N. ophthalmicus (N. V₁, **Abb. 16.8**). Er tritt durch die Fissura orbitalis superior in die Orbita. Bereits vor der Fissur teilt er sich in seine 4 Hauptäste, von denen der 1. rückläufig ist, die anderen an die laterale (N. lacrimalis), obere (N. frontalis) und nasale (N. nasociliaris) Wand der Orbita ziehen:

- **Ramus tentorii** zum Tentorium cerebelli und zur Falx
- **N. lacrimalis**; er läuft über den M. rectus lateralis durch die Tränendrüse zur Haut, *Rr. palpebrales*, und Bindehaut des lateralen Augenwinkels, *Rr. conjunctivales*. Über eine Anastomose mit dem N. zygomaticofacialis (aus dem N. maxillaris, N. V₂) lagern sich dem N. lacrimalis sekretorische Fasern für die Tränendrüse an (**Abb. 11.37**, S. 442).
- **N. frontalis**; er liegt dem M. levator palpebrae superioris auf, wo er sich aufspaltet in:
  - *N. supratrochlearis,* der die Haut des medialen Augenwinkels versorgt, nachdem er über die Trochlea des M. obliquus superior gezogen ist
  - *N. supraorbitalis,* der sich in einen stärkeren *R. lateralis* und einen schwächeren *R. medialis* teilt. Die beiden Äste ziehen über die Incisura (bzw. Foramen) supraorbitalis bzw. Incisura frontalis zur Stirnhaut.
- **N. nasociliaris**; er verläuft zunächst zwischen M. rectus superior und N. opticus, dann zwischen M. rectus medialis und M. obliquus superior. Seine Äste sind:
  - *N. infratrochlearis* zur Haut und Bindehaut des medialen Augenwinkels und zum Saccus lacrimalis
  - *Nn. ciliares longi,* meist dünne Äste zum Bulbus oculi, die sich dem N. opticus medial anlagern

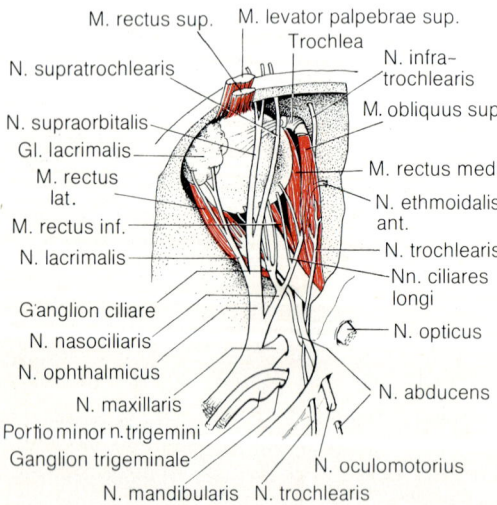

Abb. 16.8 Nerven der Orbita bei Ansicht von oben. Das knöcherne Orbitadach ist entfernt und das Ganglion trigeminale nach lateral verdrängt, um die Trigeminushauptäste sichtbar zu machen

- *N. ethmoidalis anterior,* der die gleichnamige Arterie begleitet, durch das Foramen ethmoidale anterius in die vordere Schädelgrube gelangt (extradural) und diese durch die Lamina cribrosa ossis ethmoidalis wieder verläßt, um in die Nasenhöhle zu gelangen. Dort teilt er sich in *Rr. nasales laterales et mediales* für die Nasenschleimhaut und einen *R. nasalis externus* für die Haut der Nase bis zur Nasenspitze.
- *N. ethmoidalis posterior.* Er gelangt über das Foramen ethmoidale posterius zur Schleimhaut der Siebbeinzellen und der Keilbeinhöhle.
- *R. communicans cum ganglio ciliari.* Er zieht ohne Unterbrechung durch das Ganglion ciliare hindurch und erreicht in den *Nn. ciliares breves* das Auge.

N. abducens (N. VI, **Abb. 16.8**). Er zieht durch die Fissura orbitalis superior und den Anulus tendineus communis nach kurzem Verlauf in den M. rectus lateralis.

Autonome Nerven. *Parasympathische Nervenfasern* zur Gl. lacrimalis (**Abb. 11.37**, S. 442), *sympathische* zu den Mm. tarsales superior et inferior, dem M. orbitalis und der Augenbinnenmuskulatur (**Abb. 8.12**, S. 200).

N. infraorbitalis. Der N. infraorbitalis (aus V₂) kommt – mit den begleitenden Vasa infraorbitalia – durch die Fissura orbitalis inferior in die knöcherne Orbita hinein, liegt am Boden der Orbita *außerhalb* der Periorbita und erreicht im Sulcus und Canalis infraorbitalis am Foramen infraorbitale die Gesichtshaut. Der Inhalt der Orbita wird von ihm nicht versorgt.

16.1.6 Bulbus oculi, Augapfel

Der Augapfel (**Abb. 16.9**) hat nahezu die Form einer Kugel (Radius ca 11,5 mm; **Abb. 16.5**), an der vorn wie ein Uhrglas die lichtdurchlässige Hornhaut, *Cornea*, eingefügt ist; sie hat einen größeren Krümmungsindex als der restliche Augapfel. Vorderer und hinterer Pol des Auges werden durch die Augenachse, *Axis bulbi*, verbunden. Medial vom hinteren Pol verläßt der Sehnerv, *N. opticus*, den Bulbus, lateral davon liegt die *Fovea retinae*, der Ort schärfsten Sehens (s. unten); durch die Fovea centralis hindurch geht die Sehachse, *Axis opticus*, die die Krümmungsmittelpunkte der im Strahlengang liegenden Grenzflächen der brechenden Medien (vordere und hintere Hornhaut- und Linsenfläche) miteinander verbindet. Der *Aequator bulbi* kennzeichnet den größten Querdurchmesser des Augapfels; er teilt den Bulbus in eine annähernd gleich große vordere und hintere Hemisphäre.

Die **Wand** des Bulbus oculi hat 3 Schichten:

- Tunica fibrosa bulbi, äußere Augenhaut, Schera
- Tunica vasculosa bulbi, mittlere Augenhaut, Uvea
- Tunica interna bulbi, innere Augenhaut, Retina, Netzhaut

Abb. 16.9 Übersicht über den Aufbau des Augapfels

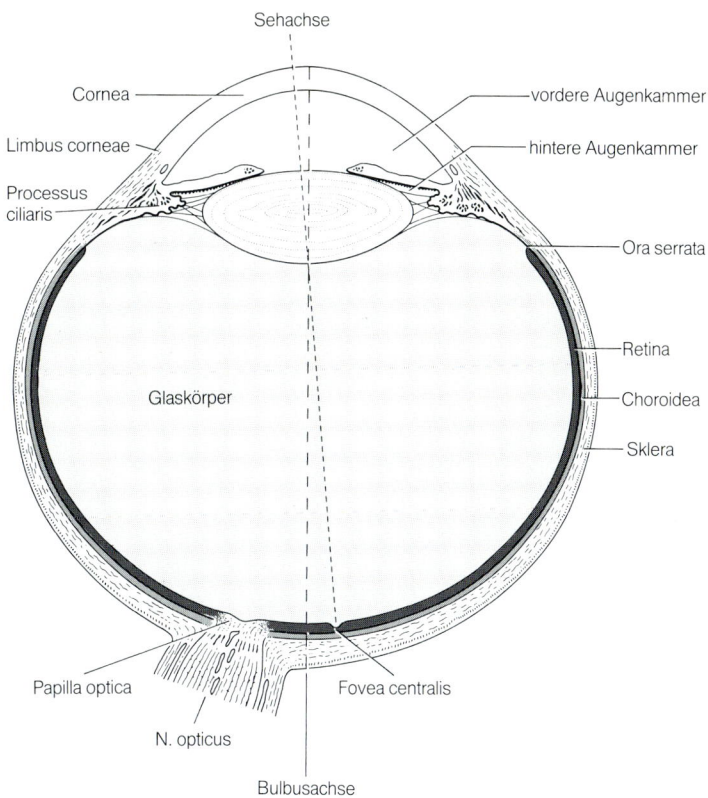

Der Bulbus oculi hat folgende **Innenräume (Abb. 16.9)**:

- vordere Augenkammer, Camera anterior bulbi, vor der Iris
- hintere Augenkammer, Camera posterior bulbi, hinter der Iris
- Glaskörperraum mit dem Glaskörper, Corpus vitreum

Die **Linse, Lens**, ist in der hinteren Augenkammer hinter der Iris an *Zonulafasern* aufgehängt.

Hornhaut, Linse, Glaskörper und der Inhalt der Augenkammern, das Kammerwasser, Humor aquosus, werden als *optische Medien* des Auges zusammengefaßt. Linse, Corpus ciliare, Bruch-Membran und Iris mit ihrer Muskulatur bilden den das Nah- und Fernsehen ermöglichenden *Akkommodationsapparat*.

> **An der Augenentwicklung sind Gewebe verschiedenen Ursprungs beteiligt**

Lernziele

Augenbläschen • Augenbecher • Augenbecherstil • Augenbecherspalt • Retina • Uvea: Corpus ciliare, Iris, vordere Augenkammer • Lens • Äußere Augenhaut • Corpus vitreum • A. hyaloidea • N. opticus • Fehlbildungen

Die Tunica interna bulbi und die beiden Muskeln der Iris sind *neuroektodermaler* Herkunft. Die Linse und das Hornhautepithel sind *ektodermaler* Genese. *Mesenchymale* Bestandteile des Auges sind die mittlere Augenhaut, alle Anteile der äußeren Augenhaut mit Ausnahme des Hornhautepithels, sowie der Glaskörper. Eine Übersicht über die Augenentwicklung gibt die **Abb. 16.10**.

Retina, Netzhaut. Am Ende des 1. Embryonalmonats treten seitlich am Vorderhirn 2 *Augenbläschen* auf. Diese nähern sich dem Oberflächenektoderm und induzieren dort die Linsenanlage. Mit der Einsenkung der Linsenplakode (s. unten) zum Linsenbläschen wird das Augenbläschen eingedellt und zum doppelwandigen *Augenbecher* umgeformt, der das Linsenbläschen aufnimmt. Das Lumen des Augenbläschens, der sog. *Sehventrikel*, wird damit zu einem kapillären Spalt zwischen *äußerem* und *innerem Blatt* des Augenbechers. Der Augenbecher bleibt über den *Augenbecherstiel* mit dem Zwischenhirn verbunden. Bei Ausbildung des Augenbechers wird gleichzeitig sein mittlerer unterer Rand in den Augenbecher eingestülpt: so entsteht die *Augenbecherspalte*, die sich in den Augenbecherstiel fortsetzt; durch sie gelangt die A. hyaloidea in den Augenbecher.

Die Ränder der Augenbecherspalte verschmelzen in der 7. Embryonalwoche; dadurch rundet sich die Öffnung des Augenbechers zur *Pupille*. Am Augenbecherstiel ist die A. hyaloidea jetzt allseits vom inneren Blatt

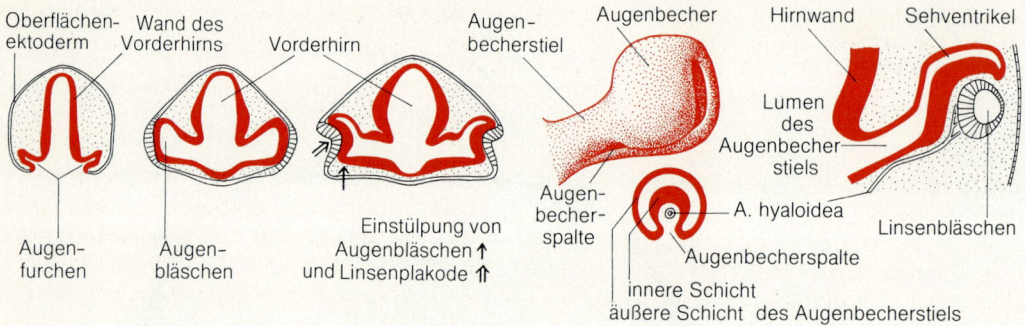

Oberflächenektoderm — Wand des Vorderhirns — Vorderhirn — Augenbecherstiel — Augenbecher — Hirnwand — Sehventrikel

Lumen des Augenbecherstiels

Augenbecherspalte

A. hyaloidea

Linsenbläschen

Augenfurchen — Augenbläschen — Einstülpung von Augenbläschen ↑ und Linsenplakode ⇈

Augenbecherspalte

innere Schicht
äußere Schicht des Augenbecherstiels

Abb. 16.10   Augenentwicklung. Neuroektoderm *rot* (Nach Langman 1985)

des Epithels des Augenbecherstiels umschlossen (**Abb. 16.10**).

> **Klinischer Hinweis.** Unvollständiger Verschluß der Augenbecherspalte führt zu einer Spaltbildung, *Kolobom*, die – meist als *Iriskolobom* – regelmäßig im unteren nasalen Quadranten gefunden wird.

Während die äußere Wand des Augenbechers einschichtig bleibt und zum *Pigmentepithel* ausdifferenziert, wird das innere Blatt des Augenbechers durch zahlreiche Mitosen nahe dem Rudiment des Sehventrikels („*ventrikuläre Mitosen*") mit seinen hinteren ⁴/₅, der *Pars optica retinae*, zu einer vielschichtigen Epithellage, *Stratum cerebrale retinae*.

Das vordere Fünftel der Retina, die *Pars caeca retinae*, bleibt mit seinem inneren und äußeren Blatt einschichtig. Das innere Blatt überzieht als isoprismatisches, nicht pigmentiertes Epithel den Ziliarkörper und ist mit dem Pigmentepithel verwachsen, *Pars ciliaris retinae*. Beide Blätter setzen sich kontinuierlich auf die Rückseite der Regenbogenhaut fort und schlagen am Margo pupillaris ineinander um; die Zellen des inneren Blattes sind hier beim ausdifferenzierten Auge außer bei Albinos reich pigmentiert, *Pars iridica retinae*. Aus dem äußeren Blatt – dem eigentlichen Stratum pigmentosum – wandern Zellen in das Stroma der Iris aus und bilden dort die glatten Muskelzellen des *M. sphincter pupillae* (nicht pigmentiert) und *M. dilatator pupillae* (pigmentiert). Inneres und äußeres Blatt der Netzhaut und die genannten Muskeln der Iris (**Abb. 16.13**) sind damit neuroektodermaler Genese.

Lens, Linse. Durch Induktion verdickt sich das über dem Augenbläschen gelegene Oberflächenektoderm zur *Linsenplakode*, die über ein Zwischenstadium, das *Linsengrübchen*, zum *Linsenbläschen* wird. Dieses senkt sich in den Augenbecher ein, verliert seinen Kontakt zur Oberfläche und füllt den Augenbecher zunächst fast völlig aus. Gegen das umgebende Mesenchym entwickelt das Linsenbläschen eine später recht dicke Grenzmembran, die *Capsula lentis*. Die der Augenbecherwand gegenüberliegenden Zellen des Linsenepithels werden durch Längswachstum zu den sog. *Linsenfasern*, die gegen Ende des 2. Embryonalmonats das Linsenbläschen völlig ausgefüllt haben. Die Kerne der Linsenfasern liegen im *Linsenäquator* (Kernzone). Die Epithelzellen am Linsenäquator können offenbar bis zum Abschluß des Linsenwachstums (um das 20. Lebensjahr) zusätzliche, sekundäre, Linsenfasern bilden. Das einschichtige flache Epithel an der Vorderfläche der Linse bleibt zeitlebens erhalten.

Nach Rückbildung von zur Peripherie des Glaskörpers ziehenden Ästen versorgt die *A. hyaloidea* ab dem 3. Embryonalmonat ausschließlich die Linse über eine ausgeprägte *Tunica vasculosa lentis;* dieses, den Glaskörper quer durchziehende Gefäß wird nach dem 7. Embryonalmonat rückgebildet und bleibt im N. opticus und der Retina als *A. centralis retinae* erhalten.

Hinweis. Nicht abgebaute Strukturen der A. hyaloidea können im Glaskörper als wandernde Blindpunkte im Gesichtsfeld stören *(„Mouches volantes")*.

Uvea, mittlere Augenhaut. Sie entsteht aus dem umgebenden Mesenchym und entspricht der gefäßreichen Pia mater des Gehirns. Die Muskelzellen des *Corpus ciliare* und der *Iris* differenzieren sich aus den Mesenchymzellen. Ubiquitär sind hier und in der übrigen Aderhaut (Choroidea) *pigmentierte Bindegewebszellen;* sie leiten sich *nicht* vom Pigmentepithel ab (Herkunft von der Neuralleiste S. 721). Die Tunica vasculosa der vorderen Bulbushälfte läßt durch Spaltbildung die *vordere Augenkammer* entstehen, die demnach zunächst allseits von der mittleren Augenhaut bedeckt ist: vorn von Hornhauttendothel (und der transparenten *Tunica propria corneae*), hinten vom *Stroma der Regenbogenhaut* und der über der Pupillenöffnung gelegenen *Membrana iridopupillaris*. Letztere kann gelegentlich – mehr oder weniger vollständig – persistieren.

Tunica fibrosa bulbi, äußere Augenhaut. Sie entspricht der Dura mater cerebri; sie setzt sich in die Dura mater des N. opticus fort. Im Augenbereich entstehen hieraus Sklera und Kornea.

Corpus vitreum, Glaskörper. Der Glaskörperraum ist zunächst durch lockeres Mesenchym ausgefüllt. Zwischen die Zellen wird reichlich gallertige Substanz eingelagert; die Mesenchymzellen gehen später vollständig zugrunde.

N. opticus. Er entwickelt sich aus dem *Augenbecherstiel*, dessen Lumen den Ventriculus opticus mit dem 3. Ventrikel des Gehirns verbindet. Durch Fortsetzung der Augenbecherspalte in den Augenbecherstiel lagert sich die A. hyaloidea von unten in ihn ein. Durch Verschmelzung der Ränder dieser Spaltbildung liegt das Gefäß dann im Zentrum des Augenbecherstiels. Es wird umgeben von proliferierenden und sich zu Gliazellen differenzierenden Zellen des inneren Epithels der Augenstielspalte, die das Lumen des Augenbecherstiels bald völlig ausfüllen.

Die Neuriten der Ganglienzellschicht der Netzhaut ziehen über den *Discus n. optici* in den Augenbecherstiel ein; ihre Myelinisierung erfolgt gegenläufig vom Chiasma opticum aus.

Die äußere Augenhaut, Tunica fibrosa bulbi, besteht aus Sclera und Cornea

---

Lernziele

Sclera, Cornea: Schichten, Innervation

Sclera, weiße (harte) Augenhaut. Beim Erwachsenen weißlich, beim Säugling wegen der geringeren Dicke bläulich schimmernd, überdeckt sie die hinteren $5/6$ des Auges. Nah dem Sehnervenaustritt ist sie am dicksten (1–1,5 mm), am Aequator bulbi am dünnsten (0,4 mm). Vorn ist sie von der Conjunctiva bulbi überzogen.

Mikroskopische Anatomie. Die Sklera setzt sich aus dicht gepackten Kollagenfaserlamellen zusammen, die sich in verschiedenen Richtungen und Winkeln kreuzen, aber insgesamt parallel zur Organoberfläche verlaufen. In einer inneren Schicht lockeren Bindegewebes kommen vermehrt Melanozyten vor. Am Limbus corneae setzen sich die Fasern kontinuierlich in die Substantia propria corneae fort.

Cornea, Hornhaut. Die Hornhaut hat dieselbe derbe Konsistenz wie die Sklera und ist wie diese sehr zugstabil. Die Transparenz der Kornea wird u.a. durch einen anderen Quellungsgrad der Kollagenfasern und erhöhten Wassergehalt der Grundsubstanz der *Substantia propria* bedingt.

Wie ein Uhrglas ist die Hornhaut in eine Öffnung des Bulbus von ca. 12 mm Weite eingefügt. Da die Sklera außen über den oberen und unteren Rand der Kornea hinwegzieht, hat die Hornhaut bei Ansicht von vorn andeutungsweise die Kontur eines quergestellten Ovals;

bei Ansicht von hinten (innen) erscheint die Kornea kreisrund. Die Hornhaut ist durch die stärkere Krümmung ihrer Hinterfläche am Rand verdickt.

Hinweis. Die Hornhaut wirkt durch ihre starke Krümmung als Sammellinse von ca. 40 Dioptrien.

Mikroskopische Anatomie. Die Außenfläche der Kornea wird von mehrschichtigem *unverhorntem Hornhautepithel* bedeckt (wäre es verhornt, wäre es nicht durchsichtig). Das Hornhautepithel setzt sich am *Anulus conjunctivae* – etwas innerhalb des Hornhautrandes, *Limbus corneae* – in das Epithel der Tunica conjunctivae bulbi fort. Verletzungen des Hornhautepithels führen über Entquellungsvorgänge der Substantia propria corneae leicht zu Eintrübungen der Hornhaut.

Zwischen Hornhautepithel und Substantia propria corneae liegt unter der Basalmembran des Epithels eine 10–20 µm dicke *Lamina limitans anterior* (Bowman-Membran), eine von der Substantia propria abgeleitete homogene Grenzschicht mit vereinzelten Tropokollagenfilamenten.

Die *Substantia propria* besteht aus Lamellen parallel zueinander verlaufender Kollagenfaserbündel, Fibroblasten und einer amorphen chondroitinsulfatreichen Grundsubstanz, die für Wasserbindung verantwortlich ist.

Es folgt die *Lamina limitans posterior* (Desçemet-Membran), die 5–10 µm dick ist und zarte Kollagenfibrillen enthält.

Die Hinterwand der Kornea schließlich wird von einem *Hornhautendothel*, einer einschichtigen flachen Endothelzellschicht, überzogen, das gleich dem vorderen Hornhautepithel an der Aufrechterhaltung des Quellungszustandes im Stroma mitwirkt.

Klinischer Hinweis. Für den Erfolg von Hornhauttransplantationen ist die Leistungsfähigkeit beider Epithelien entscheidend.

Die Hornhaut ist – im Gegensatz zur Sklera, deren Gefäße bei Entzündung des Auges als „ziliare Injektion", d. h. als geröteter Ring um den Limbus corneae erkennbar sind – völlig *gefäßfrei*. Sie wird aber von *sensiblen Nerven* (Nn. ciliares longi aus dem N. nasociliaris – *aus N. V$_1$*) durchzogen, die freie Nervenendigungen ins Hornhautepithel entsenden (Kornealreflex).

Klinische Hinweise. Klinisch bedeutungslos ist der *Arcus senilis*, ein weißlicher Ring, der im Alter durch feintropfige Fetteinlagerung in die Hornhaut am Limbus corneae entsteht. Dagegen führt eine ungleichmäßige Wölbung der Hornhaut zum *Astigmatismus* (Korrektur durch Zylindergläser).

Die Linse ist durch Zonulafasern in der hinteren Augenkammer aufgehängt

> **Lernziele**
>
> Linse: Form, Lage, Aufbau, Befestigung • Glaskörper

Beim Neugeborenen hat die **Linse** einen Durchmesser von 7 mm, beim Erwachsenen von 10 mm. Als Bikonvexlinse ist sie in der Mitte am dicksten (4 mm); ihre Vorderfläche ist weniger stark gewölbt als die Hinterfläche. Ihre *Brechkraft* beträgt 18 Dioptrien (+14 Dioptrien bei maximaler Akkommodation). Die frische Linse hat weiche Konsistenz, die durch den hohen Wassergehalt bedingt ist (65–75 %). Linsen älterer Individuen enthalten einen härteren *Linsenkern*, um den herum – als Zeichen postnatalen Linsenwachstums – konzentrische *Linsenschalen* angelegt sind. Am vorderen und hinteren Rand der Linse befestigen sich die Zonulafasern. Sie kommen vom Processus ciliaris (s. unten, **Abb. 15.13**).

Mikroskopisch erkennt man unter der vorn 10–20 μm, hinten 5 μm dicken *Linsenkapsel* an der Vorderseite das einschichtige flache bis isoprismatische *Linsenepithel*. Das Epithel der Hinterwand des embryonalen Linsenbläschens hat sich zu den *Linsenfasern* der dreistrahligen Linse des Neugeborenen differenziert, die im Zentrum der ausgewachsenen Linse erhalten bleibt. Die Linsenfasern beginnen und enden an einem Linsenstrahl; die korrespondierenden Strahlen des *Linsensterns* der Vorder- und Hinterseite sind um 60° gegeneinander verdreht. Durch die Anlage weiterer Linsenschalen bis zum 20. Lebensjahr entstehen die mehrstrahligen Linsen des Erwachsenen. Die Kerne der „Linsenfasern" bleiben, mit Ausnahme der zentralen Linsenfasern des Kerns, zeitlebens erhalten; zugrundegegangene Linsenfasern werden nicht ersetzt. – Die Linse ist gefäß- und nervenfrei.

Histophysiologie. Die Grundlage der Akkommodationsfähigkeit des Auges ist die *Elastizität* der Linse, die die Tendenz hat, sich abzukugeln (unter entsprechender Zunahme ihrer Brechkraft). Durch *Zonulafasern* (s. unten) wird die Linse in Spannung aufgehängt; die Spannung ist durch den M. ciliaris einstellbar. Die optische Transparenz ist an besondere Linsenproteine gebunden.

> **Klinischer Hinweis.** Mit zunehmender Verfestigung des Linsenkerns im Alter nimmt die Akkommodationsfähigkeit ab. Dies führt zur *Alterssichtigkeit (Presbyopie),* die durch Sammellinsen (Lesebrille) ausgeglichen wird. – Eintrübung der Linse führt zum *grauen Star (Katarakt).*

Der Glaskörper füllt die Camera vitrea bulbi völlig aus

Der **Glaskörper,** Corpus vitreum, hat – bei einem Wassergehalt von 98 % – durch Einlagerung von Hyaluronsäure, Mukopolysacchariden und Fibrillen *gallertige* Konsistenz. Die Fibrillen sind an seiner Oberfläche zu einer membranähnlichen Rindenschicht verdickt, vor allem vorn, wo die Linse in den Glaskörper eingedellt ist *(„vordere Grenzschicht").*

> **Klinischer Hinweis.** Bei Verletzungen dieser „Rinde" besteht Gefahr, daß der Glaskörper ausläuft. Verflüssigung des Glaskörpers kann zur *Netzhautablösung, Ablatio retinae,* führen (vgl. S. 699).

Zur mittleren Augenhaut gehören die Choroidea, das Corpus ciliare und die Iris

> **Lernziele**
>
> Choroidea: Schichten • Bruch-Membran • Corpus ciliare: Pars plana, Pars plicata, Processus ciliaris, M. ciliaris, Innervation • Kammerwasser • Fibrae zonulares • Iris: Aufbau, Muskeln, Innervation, Gefäße • Pupille • Iridokornealwinkel

Choroidea, Aderhaut. Sie nimmt den größeren Teil der mittleren Augenhaut ein und liegt als relativ dünne, gefäß- und pigmentzellreiche Schicht zwischen der Sklera und der Pars optica retinae.

Mit der Sklera ist sie durch eine lockere Verschiebeschicht, die *Lamina suprachoroidea,* verbunden. In ihr verlaufen die größeren Gefäße und Nerven des Bulbus in Richtung auf Corpus ciliare und Iris (**Abb. 16.11**):

- 15–20 Nn. ciliares
- 2 Aa. ciliares posteriores longae
- ca. 20 Aa. ciliares posteriores breves
- 4 Vv. vorticosae

Die Herkunft dieser Gebilde, ihr Eintritt in den Bulbus oculi und ihr Verlauf in ihm sind auf S. 691 f., und **Abb. 16.11** dargestellt.

Es folgen 2 weitere Schichten, die *Lamina vasculosa* mit ausgedehnten Venengeflechten und die *Lamina choroidocapillaris* mit einem dichten Kapillarnetz für die Ernährung der gefäßlosen Sinneszellschicht der Netzhaut (s. unten).

Von der Retina (Stratum pigmenti retinae) ist die Choroidea (Lamina choroidocapillaris) durch eine 2 μm dicke Membran, *Bruch-Membran,* abgesetzt. Sie endet vorn an der Ora serrata (vordere Grenze der Pars optica retinae). Dort strahlt der M. ciliaris (s. unten) in sie ein

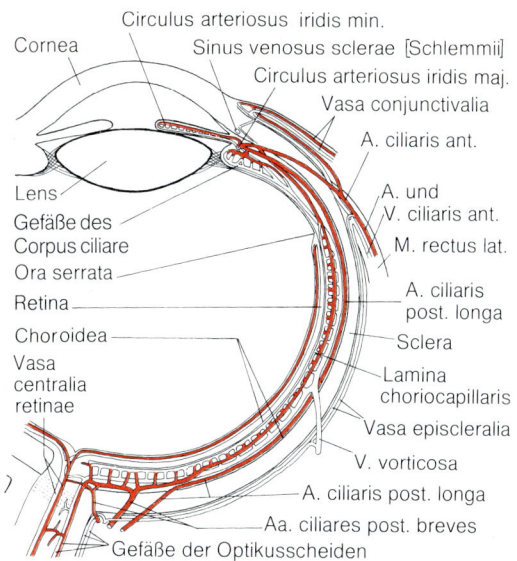

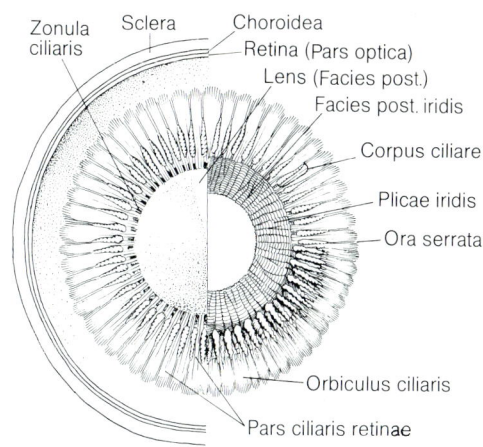

Abb. 16.12 Hinterfläche von Iris und Corpus ciliare vor *(links)* und nach *(rechts)* Entfernung der Linse

Abb. 16.11 Übersicht über die Blutgefäße des Augapfels

und spannt sie bei der Kontraktion. Die Bruch-Membran besteht aus einer mittleren Schicht elastischer Fasern (Stratum elasticum), die beiderseits durch Kollagenfasern zuggesichert wird.

Corpus ciliare, Strahlenkörper. Es handelt sich um einen verdickten radiärstrahlig gegliederten Teil der mittleren Augenhaut, der, bedeckt von der Pars ciliaris retinae, von der Ora serrata bis zur Basis der Iris reicht (**Abb. 16.12**).

Man unterscheidet 2 Zonen, die wie ein äußerer und innerer Ring um die Iris herum liegen:

* Die *Pars plana, Orbiculus ciliaris,* ist eine ca. 4 mm breite Ringzone mit feinen meridionalen Falten, *Plicae ciliares.* Von ihnen entspringen die langen zum vorderen Rand der Linse ziehenden Zonulafasern.
* Die *Pars plicata, Corona ciliaris,* der innere Ring, besteht aus 70–80 *Processus ciliares,* meridionale Falten, die zur Linse hin am höchsten sind und 0,5 cm vom Linsenrand entfernt enden.

Das bedeckende Epithel, die *Pars ciliaris retinae,* weist 2 Zellagen auf, die dem inneren und äußeren Blatt des Augenbechers entsprechen; die äußere ist pigmentiert, die innere nicht.

Die Aufgabe des Epithels der Pars ciliaris retinae ist die Bildung des *Kammerwassers,* Humor aquosus, durch Ultrafiltration (Gefäßgeflechte unter der Basalmembran) und Sekretion. Die vordere und hintere Augenkammer enthalten insgesamt 0,2–0,3 ml Kammerwasser. Etwa 10mal soviel wird am Tag produziert. Der Abfluß des Kammerwassers erfolgt zum allergrößten Teil am Iri-

dokornealwinkel der vorderen Augenkammer (s. unten).

Die Zonulafasern, **Fibrae zonulares** (Zinnii), entspringen von der Basalmembran (Membrana limitans interna) der Pars ciliaris retinae, wobei die vorn von den Processus ciliares abgehenden zum hinteren, die hinten von den Processus ciliares kommenden zum vorderen Rand der Linse ziehen.

Die Entspannung der Zonulafasern – und die damit durch Abkugelung der Linse erreichte Akkommodation (vgl. S. 802) –, erfolgt durch die Kontraktion des *M. ciliaris* (**Abb. 16.13**).

M. ciliaris. Die Faserzüge dieses glatten Muskels verlaufen in 3 unterschiedlichen Richtungen:

* *Äußere Meridionalfasern,* Fibrae meridionales (Brücke-Muskel); sie entspringen vor der Sklera am Limbus corneae und ziehen zur Lamina basalis chorioideae (Bruch-Membran). Kontraktion des Brücke-Muskels zieht den Ziliarkörper nach vorn, wodurch im wesentlichen die hinteren langen Zonulafasern entspannt werden.
* *Zirkuläre Fasern,* Fibrae circulares (Müller-Muskel), bilden eine Art Sphinkter an der Innenkante des Ziliarwulstes. Kontraktion dieser Fasern entspannt vor allem die vorderen Zonulafasern.
* *Radiäre Fasern* sind am wenigsten ausgebildet und verbinden meridionale und zirkuläre Muskelfasern.

Innervation. Parasympathische Fasern des N. oculomotorius nach Umschaltung im Ganglion ciliare. Sympathische Fasern aus dem Ganglion cervicale superius (Akkommodationsschwäche bei Müdigkeit).

Iris, Regenbogenhaut. Wie bei einem Photoapparat durch die Wahl der Blendenapertur wird durch Regulation der Weite der *Pupille* bei gegebener Helligkeit die

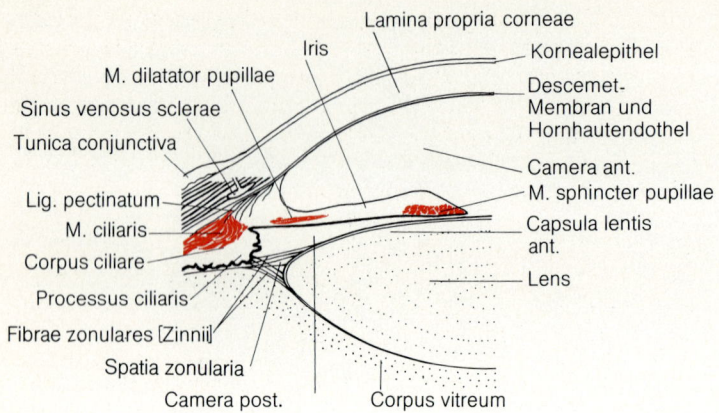

Abb. 16.13   Augenkammern und Linsenaufhängung

größtmögliche Sehschärfe erreicht. Die Regenbogenhaut hat zur vorderen Augenkammer hin kein bedeckendes Epithel, sondern verzweigte Mesothelzellen, die breite Lücken lassen. Dadurch schaut man direkt auf das Schwammwerk des Irisstromas, das radiärstrahlig zum Rand der Pupille, dem Margo pupillaris, hin angeordnet ist. Das Irisstroma ist am Pupillenrand besonders dünn, Anulus iridis minor, und läßt hier das zweischichtige, in beiden Zellagen pigmentierte Epithel der Irishinterwand, Pars iridica retinae, durchscheinen. Es folgt die Iriskrause, die dickste Stelle der Iris (von der zu embryonaler Zeit die Membrana iridopupillaris ihren Ursprung nimmt). Außen anschließend erkennt man die breite Außenzone der Iris, Anulus iridis major, die mit dem Margo ciliaris breit am Corpus ciliare befestigt ist.

Muskeln. Um die Pupille herum liegt der **M. sphincter pupillae** (nicht pigmentierte glatte Muskelzellen). Nahe dem Margo ciliaris befinden sich radiärstrahlig auf die Pupille zu orientierte Faserbündel des grazilen **M. dilatator pupillae** (pigmentiert).

Innervation. Der M. sphincter pupillae wird *vorwiegend parasympathisch* (aus dem N. oculomotorius nach Umschaltung im Ganglion ciliare), der M. dilatator pupillae *vorwiegend sympathisch* (aus dem Ganglion cervicale superius) innerviert. Jeder Muskel wird aber auch von dem gegenteiligen Anteil des vegetativen Nervensystems innerviert; dabei bewirken die sympathischen Fasern im M. sphincter pupillae eine Kontraktionshemmung.

Klinischer Hinweis. Fällt der Halssympathikus oder sein Zentrum im oberen Thorakalmark aus, erkennt man dies an der betreffenden Seite am Auge als sog. *Horner-Symptomentrias*:

- Miosis, d.h. Engstellung der Pupille durch Überwiegen des M. sphincter pupillae,
- Ptosis, d.h. hängendes Oberlid durch Ausfall des M. tarsalis superior (S. 687),

- Enophthalmus, d.h. eingesunkene Bulbi durch Ausfall eines beim Menschen kaum ausgebildeten M. orbitalis; dieser überzieht in der Periorbita die Fissura orbitalis inferior, soll vorwiegend sympathisch innerviert sein und drängt bei Kontraktion das Auge nach vorn. Inwieweit der Enophthalmus durch die Ptosis weitgehend vorgetäuscht ist, sei hier offengelassen.

Gefäße. Die Arterien der Iris (**Abb. 16.11**) bilden am Margo pupillaris einen *Circulus arteriosus iridis minor*, am Margo ciliaris einen ausgeprägten *Circulus arteriosus iridis major*.

Iridokornealwinkel. Von klinisch großer Bedeutung ist der sog. Iridokornealwinkel, weil hier das Kammerwasser durch Spalträume des Lig. pectinatum anguli iridocornealis *(Fontana-Räume)* in den Sinus venosus sclerae *(Schlemm-Kanal)* abgeleitet wird.

Klinischer Hinweis. Abflußstörungen des Kammerwassers an dieser Stelle führen zum Augenüberdruck (*Grüner Star = Glaukom*). Normaler Augenbinnendruck: 14–17 mm Hg.

Die Netzhaut, Retina, ist die innere Augenhaut, Tunica interna bulbi

Lernziele

Gliederung • Augenhintergrund • Stratum pigmentosum • Stratum neuroepitheliale: Stäbchenzellen, Zapfenzellen • Fovea centralis • Stratum plexiforme externum • Stratum nucleare internum: Bipolarzellen, Horizontalzellen, amakrine Zellen, Müller-Stützzellen • Stratum ganglionare • Ora serrata • Discus n. optici

Die **Netzhaut** gliedert sich in:

- Pars caeca retinae
- Pars optica retinae

Die Grenze zwischen den beiden Abschnitten bildet die *Ora serrata*. Hier wechselt der Schichtenbau der Retina von einem Abschnitt mit Sinnes- und Nervenzellen, Pars optica retinae, in einen ohne diese Zellen, Pars caeca („blinder Teil"), die als vorderes Retinadrittel direkter Lichteinstrahlung entbehrt.
Pars caeca. Sie besteht aus:

- Pars ciliaris retinae (s. oben)
- Pars iridica retinae (s. oben)

Pars optica. Die Pars optica ist aus 2 Blättern hervorgegangen (S. 694), von denen das

- äußere Blatt, Stratum pigmenti retinae, einschichtig bleibt, wogegen das
- innere Blatt, Stratum cerebrale, vielschichtig ist.

Äußeres und inneres Blatt sind durch den Spaltraum des ehemaligen Sehventrikels (S. 693) getrennt und liegen ohne Verwachsungen aneinander.

Nur an 2 Stellen – der Ora serrata und dem Sehnerveneintritt – sind äußeres und inneres Blatt der Netzhaut miteinander verwachsen.

Hinweis. Im allgemeinen Sprachgebrauch wird mit „Netzhaut" oder „Retina" nur das innere Blatt der inneren Augenhaut bezeichnet (Ablatio „retinae", s. unten).

Augenhintergrund. Der Augenhintergrund ist durch die brechenden Medien der Augen hindurch mit Hilfe eines Augenspiegels direkt einsehbar. Am auffälligsten sind die Äste der **A.** und **V. centralis retinae** (**Abb. 16.14**), die sich am Eintritt des Sehnerven, dem **Discus n. optici**, zum

Gefäßstamm aneinander lagern. Der Discus n. optici tritt nur am Leichenauge bzw. bei intrakranieller Drucksteigerung (Stauungspapille) als „Papille" hervor. Lateral vom Discus n. optici erkennt man den gelben Fleck, die von größeren Gefäßen freie **Macula lutea**, in deren Zentrum die **Fovea centralis** liegt; hier trifft die optische Achse auf den Augenhintergrund.

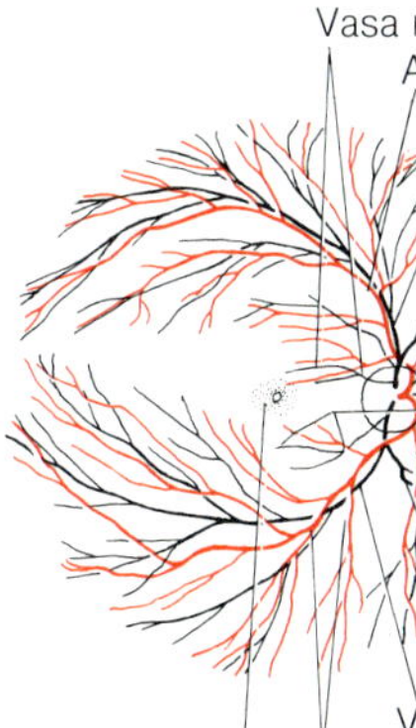

> **Die Netzhaut ist ein vorgeschobener Abschnitt des Gehirns und mehrschichtig**

> Verwenden Sie bei der Bearbeitung der Netzhautschichten parallel zum Text die **Abb. 16.15** und die **Abb. 16.16**. Dabei ist zu beachten, daß in der Retina zellkörperreiche und zellkörperfreie Schichten abwechseln.

Stratum pigmentosum. Das Pigmentepithel ist ein *einschichtiges, isoprismatisches Epithel*, dessen Fortsätze viele Melaningranula enthalten und zwischen die Stäbchen und Zapfen dringen.
Funktion des Pigmentepithels: Ernährung des Stratum neuroepitheliale, denn dieses liegt außerhalb des Versorgungsgebiets der A. centralis retinae, Resynthese von Opsin und Phagozytose der abgebauten Teile der Außenglieder (s. unten) sowie Auffangen von Streulicht, Verhinderung von Lichtreflexion, Beeinflussung der Bildauflösung und der Sehschärfe durch das Melanin.

> **Klinischer Hinweis.** 2 Beobachtungen unterstreichen die Bedeutung des Pigmentepithels für die Stäbchen und Zapfenzellen:
>
> - Bei angeborener Degeneration des Pigmentepithels bei Mäusen geht auch das Stratum neuroepitheliale zugrunde.
> - Bei *Netzhautablösung* (Ablatio retinae) kommt es bald zu einer Degeneration des Stratum neuroepitheliale, weil der für den Stoffaustausch notwendige Kontakt zum Pigmentepithel unterbrochen ist.

Stratum neuroepitheliale (**Abb. 16.17**). Die Zellen des Stratum neuroepitheliale sind primäre Sinnesepithelzellen, d. h. Sinneszellen mit einem Rezeptorpol (Sinnesfortsatz) und einem die Erregung weiterleitenden Fortsatz (Axon). Die Sinnesfortsätze stehen mit dem Stratum pigmentosum in Verbindung und sind damit von den brechenden Medien abgewandt. Die Erregung leitenden Fortsätze (Axone) haben die entgegengesetzte Richtung.

Physiologischer Hinweis. Das menschliche Auge – und das aller Wirbeltiere – ist ein *inverses Auge*, d. h. die Lichtstrahlen müssen durch das gesamte Stratum cerebrale retinae hindurch, ehe sie Rezeptorfortsätze der Sinnesepithelzellen erreichen. Das einfallende Licht und die Erregungsleitung verlaufen damit in der Netzhaut in entgegengesetzter Richtung (**Abb. 16.15**).

Vasa macularia sup.
Arteriola temporalis retinae sup.
Venula temporalis retinae sup.
Venula nasalis retinae sup.
Arteriola nasalis retinae sup.
Discus n. optici
Vasa macularia inf.
Arteriola med. retinae
Arteriola nasalis retinae inf.
Venula nasalis retinae inf.
Venula temporalis retinae inf.
Arteriola temporalis retinae inf.
Macula lutea mit Fovea centralis

Abb. 16.14   Blutgefäße der Netzhaut des rechten Auges

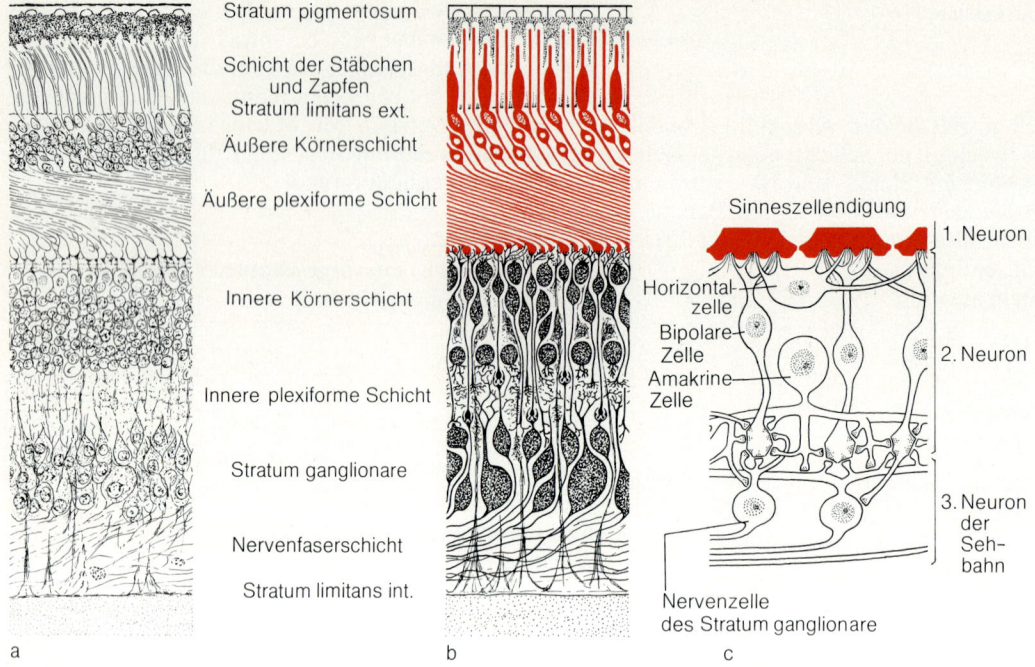

Stratum pigmentosum

Schicht der Stäbchen
und Zapfen
Stratum limitans ext.

Äußere Körnerschicht

Äußere plexiforme Schicht

Innere Körnerschicht

Innere plexiforme Schicht

Stratum ganglionare

Nervenfaserschicht

Stratum limitans int.

Sinneszellendigung

1. Neuron

Horizontal-
zelle

Bipolare-
Zelle

Amakrine-
Zelle

2. Neuron

3. Neuron
der
Seh-
bahn

Nervenzelle
des Stratum ganglionare

a   b   c

Abb. 16.15 a–c Schichten der Netzhaut. Die Sinnesepithelzellen und ihre Fortsätze wurden *rot* hervorgehoben. **a** Bei üblicher histologischer Färbung; **b** schematische Darstellung der Zellen und ihre Fortsätze; **c** schematische Darstellung der Zwischenschaltung von Horizontalzellen und amakrinen Zellen in die Sehbahn

In der menschlichen Netzhaut werden aufgrund unterschiedlich gebauter Rezeptorfortsätze

- ca. 120 Millionen Stäbchenzellen von
- ca. 6–7 Millionen Zapfenzellen unterschieden.

Bei beiden Zellarten weisen die Rezeptor(Sinnes)fortsätze ein *Außen-* und ein *Innenglied* auf, die außerhalb des Stratum limitans externum (Gliagrenzmembran, s. unten) liegen.

Die kernhaltigen Zytoplasmagebiete der Rezeptorzellen liegen in der Gesamtheit der äußeren Körnerschicht, **Stratum nucleare externum**. Die Axone der Rezeptorzellen ziehen in die äußere plexiforme Schicht.

Stratum limitans externum. Es kommt durch Zellverbindungen zwischen Ausläufern der Müller-Zellen (s. unten) und den Zelleibern von Stäbchen- und Zapfenzellen zustande.

Stäbchenzellen (Abb. 16.17, rechts). Im zylindrischen *Außenglied* der Stäbchenzellen kommen senkrecht zum einfallenden Licht hintereinander angeordnete, membranumhüllte Scheibchen, *Disci*, von 2 μm Durchmesser vor (Abstand der Disci etwa 10 nm). Die Disci der Stäbchenzellen sind Abschnürungen der Plasmamembran. Über ein kurzes *Verbindungsstück*, das im Querschnitt eine einem Kinozilium vergleichbare Substruktur hat (jedoch ohne zentrales Tubuluspaar), ist das Außenglied mit dem *Innenglied* verbunden. Im Innenglied finden sich zahlreiche Mitochondrien. Durch einen eingeschnürten Zellabschnitt ist das Innenglied mit dem den Zellkern enthaltenden Zelleib der Stäbchenzelle verbunden. Das Axon endet mit einem breiten Endknöpfchen in der äußeren plexiformen Schicht.

Zapfenzellen (Abb. 16.17, links). Der Rezeptorfortsatz der Zapfenzelle hat Flaschenform: das konische *Außenglied* entspricht dem Hals, das dicke *Innenglied* dem Bauch der Flasche. Die Außenglieder weisen stapelförmig angeordnete *Einfaltungen der Plasmamembran* auf, die den Disci der Stäbchenzellen ähneln. Das Innenglied geht ohne wesentliche Einschnürung in den Zelleib mit dem – größeren – Kern über. Das *Axon* und seine Endauftreibung in der äußeren plexiformen Schicht haben einen größeren Durchmesser als bei der Stäbchenzelle.

Histophysiologische Hinweise. Die membranumhüllten Disci in den Außengliedern der *Stäbchenzelle* sind reich an Sehpigment, *Rhodopsin*, das unter Lichteinwirkung zerfällt. Dies löst eine Kaskade chemischer Prozesse aus, durch die elektrische Signale entstehen. Die Stäbchenzellen dienen vor allem dem Schwarz-Weiß-Sehen bei schwacher Beleuchtung (Dämmerungssehen, skotopisches Sehen). Deswegen haben z.B. nachtaktive Tiere ganz überwiegend Stäbchenzellen in ihrer Retina.

Die Außenglieder der *Zapfenzellen* verfügen über 3 verschiedene Sehpigmente, die unterschiedliche Absorptionsmaxima besitzen und damit das trichromatische (Tages)Sehen ermögli-

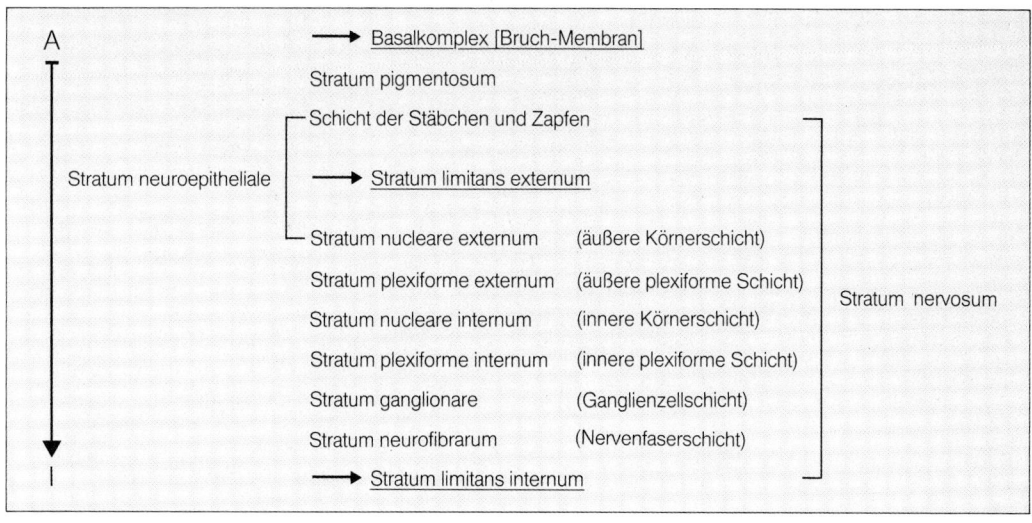

Abb. 16.16   Schichten der Netzhaut von außen (*A*) nach innen (*I*)

chen (photopisches Sehen). Die Zapfenzellen sind jedoch weniger lichtempfindlich als die Stäbchenzellen.

Die apikalen Teile der Außenglieder der Rezeptorzellen werden laufend erneuert. Dabei wird die Spitze der Photosensoren einschließlich ihrer Disci bzw. Einfaltungen abgestoßen und von den benachbarten Pigmentepithelzellen phagozytiert (s. oben). Die verlorengegangenen Zellteile werden von basal her ersetzt. Dabei wandern die Disci bzw. Einfaltungen einschließlich der eingelagerten Sehpigmente innerhalb weniger Tage von basal nach apikal.

In der **Fovea centralis**, der Stelle schärfsten Sehens, findet man nur Zapfenzellen, die hier besonders dicht stehen, da ihre Außenglieder einen geringeren Durchmesser haben als in der Peripherie der Netzhaut. Alle Schichten des Stratum cerebrale außer der Sinnesepithelschicht fehlen hier, desgleichen das Pigment der Macula lutea. Eine Besonderheit ist, daß die Zapfenzellen der Fovea centralis an jeweils nur einer Bipolarzelle Synapsen bilden.

Stratum nucleare internum. Das Stratum nucleare internum, die *innere Körnerschicht*, enthält die Perikarya bipolarer Ganglienzellen (2. Neuron der Sehbahn), deren Dendriten in der *äußeren plexiformen Schicht* synaptischen Kontakt mit den Neuriten der Sinnesepithelzellen haben.

Histophysiologischer Hinweis. Zu unterscheiden ist zwischen Bipolarzellen, die mit Stäbchenzellen, und denen, die mit Zapfenzellen in Verbindung stehen. Die Unterschiede betreffen vor allem die Synapsen.

• Die Synapsen zwischen Stäbchenzellen und Stäbchenbipolarzellen sind Ribbon-Synapsen (Synapsen mit präsynaptischen Platten). Sie bestehen jeweils nur aus einem Synapsenkomplex, Spherulus.

Die Zapfenbipolarzellen sind in sich uneinheitlich. Es liegen vor:

• Bipolarzellen, die als „Licht an" (On-center) Neurone bezeichnet werden. Sie haben auf einem breiten Pediculus mehrere Synapsenkomplexe, die präsynaptisch synaptische Bänder aufweisen, und die aus Triaden bestehen: Der Bouton des Dendriten einer Bipolarzelle wird von 2 Horizontalzellen begleitet. Erregt werden diese Bipolarzellen dadurch, daß die bei Dunkelheit kontinuierliche Transmitterfreisetzung an den Synapsen bei Lichteinfall vermindert wird.
• Bipolarzellen, die als „Licht aus" (Off-center) Neurone bezeichnet werden. Sie haben Synapsen üblicher Art und werden durch verminderte Transmitterfreisetzung bei Lichteinfall gehemmt.

Die Bipolarzellen leiten über ihr Axon die Erregung in die innere plexiforme Schicht weiter, wo die Umschaltung auf das 3. Neuron der Sehbahn, die Nervenzelle des Stratum ganglionare, erfolgt.

Histophysiologischer Hinweis. Alle bipolaren Zellen, die Signale von Stäbchenzellen erhalten, geben diese zunächst an amakrine Zellen weiter (s. unten), diejenigen, die von Zapfenzellen erreicht werden, bilden dagegen direkte Synapsen mit den Nervenzellen des Stratum ganglionare. Insgesamt gilt, daß Bipolarzellen überwiegend mit 2 oder mehr Photorezeptoren in Kontakt stehen (Konvergenz der Erregungsleitung). Nur für die Rezeptoren der Fovea centralis soll es eine Punkt-zu-Punkt-Verschaltung geben: Zapfenzelle → bipolare Zelle → Ganglienzelle (s. oben).

Außer bipolaren Zellen werden im Stratum nucleare internum *Horizontalzellen, amakrine Zellen* und die Zellkörper der *Müller-Stützzellen* gefunden: Die Horizontalzellen und amakrinen Zellen bilden den sog. *Assoziationsapparat* der Netzhaut. Sie können als Interneurone der Retina aufgefaßt werden.

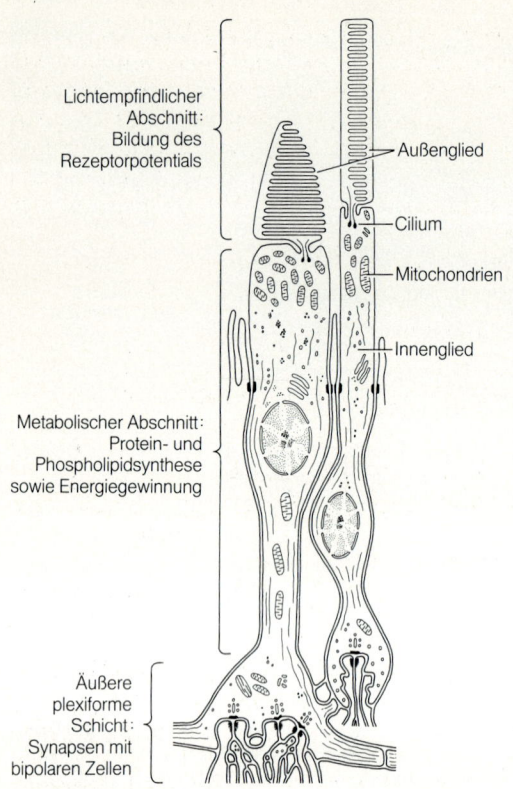

Lichtempfindlicher
Abschnitt:
Bildung des
Rezeptorpotentials

— Außenglied

— Cilium

— Mitochondrien

— Innenglied

Metabolischer Abschnitt:
Protein- und
Phospholipidsynthese
sowie Energiegewinnung

Äußere
plexiforme
Schicht:
Synapsen mit
bipolaren Zellen

Abb. 16.17 Die primären Sinnesepithelzellen des Stratum neuroepitheliale der Netzhaut. *Rechts* Stäbchenzellen und *links* Zapfenzellen. Der Rezeptorfortsatz dieser beiden Zelltypen läßt ein Außen- und Innenglied erkennen, die über ein Verbindungsstück zusammenhängen. Charakteristische Bauelemente der Außenglieder von Stäbchenzellen sind dicht an dicht gelagerte membranbegrenzte Scheibchen, die von Zapfenzellen Einfaltungen der Plasmamembran. Die Sehpigmente sind an die Membranen dieser Scheiben bzw. Einfaltungen gebunden. Das Innenglied ist reich an Mitochondrien. Typisch für die Stäbchenzelle ist eine Einschnürung zwischen Innenglied und Kernbezirk. (Nach Schiebler und Schneider 1991)

• Die **Horizontalzellen** verbinden im Nebenschluß mehrere Synapsen von Zapfen- und Stäbchenzellen, z. T. über weite Strecken; ihre Kerne findet man im äußeren Drittel der inneren Körnerschicht.

Histophysiologischer Hinweis. Die Horizontalzellen werden durch erregende Synapsen von den Photosensoren innerviert, die sie über hemmende Synapsen beeinflussen (laterale Hemmung). Dies bewirkt, daß in der Retina um ein lichtinduziertes Erregungszentrum (rezeptives Feld) ein hemmendes Umfeld liegt („center-surround" Antagonismus). Dies führt zu einer Kontrastverstärkung.

• Die **amakrinen Zellen** verbinden im Nebenschluß die bipolaren Zellen, die ihre Signale von Stäbchenzellen erhalten, mit den Nervenzellen des Stratum gangliona-

re. Bei den amakrinen Zellen handelt es sich um Zellen ohne typisches Axon (**Abb. 16.15c**).

Histophysiologischer Hinweis. Die amakrinen Zellen sind eine uneinheitliche Population. Gemeinsam ist ihnen eine hemmende Funktion, durch die sie modulierend auf Signalübertragungen in der Retina wirken können.

• Die **Müller-Stützzellen** sind die Gliazellen der Netzhaut. Ihre Fortsätze enden nach breiter Auffächerung. Sie bilden das *Stratum limitans externum* und *internum*.

Stratum ganglionare. Es enthält großkernige multipolare Ganglienzellen. Ihre Dendriten liegen in der *inneren plexiformen Schicht*, ihre zunächst *marklosen* Axone ziehen in der *Nervenfaserschicht* zum Discus n. optici.

Histophysiologischer Hinweis. Die Nervenzellen des Stratum ganglionare unterscheiden sich in ihrer Größe:

• Y-Zellen sind die größten Nervenzellen des Stratum ganglionare. Ihre Dendriten sind stark verzweigt, so daß sie von vielen Bipolarzellen erreicht werden. Sie wirken vor allem bei der Wahrnehmung von Form und Bewegung mit, tragen aber wenig zur Strukturauflösung bei (S. 801).
• X-Zellen sind mittelgroß und haben nur einen kleinen Dendritenbaum. Sie wirken insbesondere bei der Auflösung von Strukturen im Sehfeld mit (S. 801)

Zur Ora serrata hin verschmälern sich alle Schichten des inneren Blattes der Retina. Gleichzeitig kommt es in den Randbezirken des „sehenden" Teils der Retina zu einer Einschränkung der Funktion. Dieser Teil der Retina beteiligt sich vor allem am Hell-Dunkel-Sehen und ist im Pupillenreflex (S. 802) verschaltet.

„Blinder Fleck". Im Discus n. optici, Beginn des Sehnervs, fehlen Nerven- und Sinneszellen; dieser Bezirk ist daher unfähig, Lichtreize zu verarbeiten.

Histophysiologischer Hinweis. Die geschilderte Differenzierung der Retina ermöglicht den Beginn der Verarbeitung der Lichtsignale. Hinzu kommt, daß sich die Topologie der Retina („Retinotopie") bis in die Sehrinde des Großhirns fortsetzt.

16.1.7 N. opticus, Sehnerv

Lernziele

Lamina cribrosa sclerae • Länge • Markscheiden • Durascheide

Der **Sehnerv** hat eine Länge von ca. 4,5 cm, davon 2,8 cm innerhalb der Orbita, 1 cm innerhalb der mittleren Schädelgrube. Er beginnt an der **Lamina cribrosa sclerae**, der Durchtrittsstelle der (ca. 1 Million) Neuriten des Stratum ganglionare. Erst *nach* ihrem Austritt aus dem Bulbus oculi erhalten die Axone eine Markscheide, die von *Oligodendroglia* gebildet wird. Der N. opticus wird umhüllt von einer derben Durascheide, die sich kontinuierlich in die Sclera bulbi fortsetzt; auch Arachnoidea und Pia mater sind vorhanden. Ein Subarachnoidalraum ist angedeutet; dieser kommuniziert jedoch *nicht* mit dem Subarachnoidalraum des Gehirns. – Insgesamt zeigt sich, daß der N. opticus nicht wie ein peripherer Nerv gebaut ist, sondern wie ein zum Zentralnervensystem gehöriger Abschnitt.

Der N. opticus verläuft in der Augenhöhle mit leichter S-Krümmung, die eine freie Beweglichkeit des Bulbus gestattet. Im Canalis opticus sind Dura mater und Pia mater mit der knöchernen Wand des Kanals fest miteinander verwachsen. Im Schädelinneren ist nach 1 cm die *Sehnervenkreuzung*, *Chiasma opticum*, erreicht.

Wenn Sie sich jetzt mit den zentralen Anteilen des visuellen Systems beschäftigen wollen, lesen Sie S. 801.

16.2 Organum vestibulocochleare, Ohr, Hör- und Gleichgewichtsorgan

In diesem Organ sind 2 Sinnesorgane durch ihre gemeinsame Entwicklung räumlich miteinander verbunden: Das die Schallwellen verarbeitende **Hörorgan**, der „Schallaufnahmeapparat", und das die Lage und Bewegung des Kopfes registrierende **Gleichgewichtsorgan**.

Beide Rezeptororgane liegen gut geschützt als „Innenohr", im knöchernen Labyrinth der Felsenbeinpyramide des Schläfenbeins. Durch den sog. **Schalleitungsapparat** des *äußeren Ohrs*, Auris externa, und des *Mittelohrs*, Auris media, werden die Schallwellen zum Schallaufnahmeapparat des *Innenohrs*, Auris interna, geleitet. Für das Gleichgewichtsorgan ist keine Verbindung mit der Außenwelt nötig.

Im einzelnen gehören (**Abb. 16.18**)

- **zum äußeren Ohr**:
  - Ohrmuschel, Auricula
  - äußerer Gehörgang, Meatus acusticus externus
  - Trommelfell, Membrana tympani
- **zum Mittelohr**:
  - Paukenhöhle, Cavum tympani
  - Gehörknöchelchen, Ossicula tympani, die eine Knochenkette in der Paukenhöhle bilden
  - Ohrtrompete, Tuba auditiva
  - Nebenräume der Paukenhöhle, Cellulae mastoideae
- **zum Innenohr**:
  - knöchernes Labyrinth, das in dem besonders festem Geflechtknochen der Felsenbeinpyramide liegt und aus miteinander verbundenen Knochenkanälchen besteht
  - membranöses Labyrinth, das sich im knöchernen Labyrinth befindet, ein allseits geschlossenes Gang-

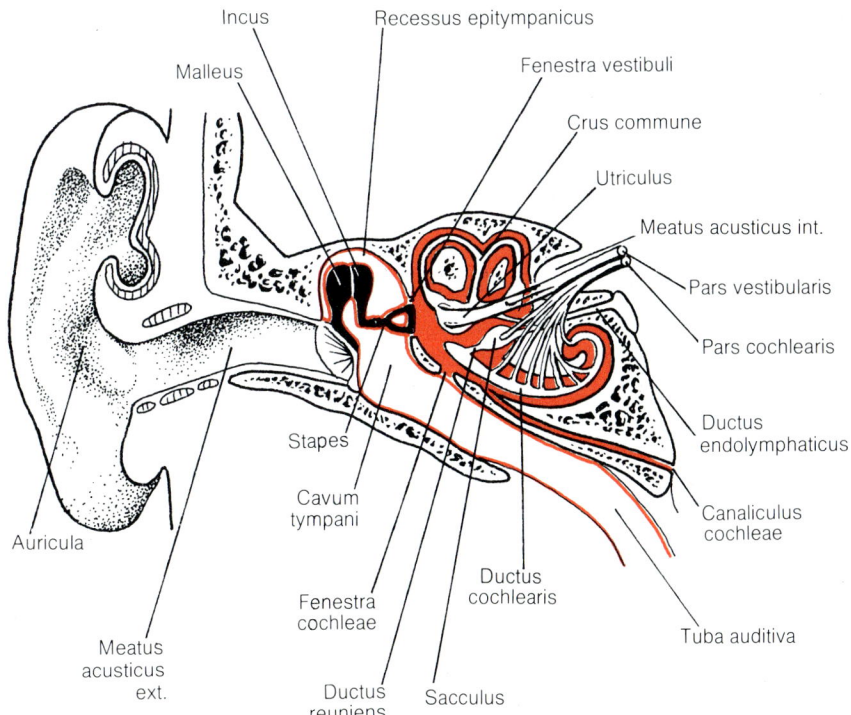

Abb. 16.18 Übersicht über das Hörorgan. Der Schleimhautüberzug von Cavum tympani und Tuba auditiva ist *rot* gekennzeichnet, der Perilymphraum des Labyrinths *rot ausgefüllt*

system aus miteinander kommunizierenden Röhren und Bläschen. Es ist außen von *Perilymphe* umgeben und innen mit *Endolymphe* gefüllt.

Knöchernes und membranöses Labyrinth setzen sich zusammen aus:

* **Anteilen des Gleichgewichtsorgans**: Sacculus, Utriculus, 3 Bogengängen
* **Schneckengang des Hörorgans**, Ductus cochlearis, dessen Sinnesepithel akustische Reize aufnimmt

16.2.1 Entwicklung

Ohrplakode • Ohrbläschen • Labyrinth: Utriculus, Bogengänge, Sacculus, Schnecke • Perilymphatische Räume • Mittelohr • Gehörknöchelchen • Tuba auditiva • Trommelfell • Äußeres Ohr

Während der Entwicklung des membranösen Labyrinths entsteht ein dorsaler Anteil und ein ventraler Anteil

Am Ende des 1. Embryonalmonats bilden sich als Verdickung des oberflächlichen Ektoderms seitlich des Rautenhirns die *Ohrplakoden*, die sich bald als *Ohrbläschen* einsenken und den Zusammenhang mit der Epidermis verlieren. Durch eine Einschnürung, *Ductus utriculosaccularis*, wird das Ohrbläschen in eine ventrale und dorsale Hälfte unterteilt (**Abb. 16.19**).

* *Dorsaler Anteil*. Hieraus entstehen:
  – Utriculus
  – Bogengänge
  – Ductus (und Saccus) endolymphaticus

* *Ventraler Anteil*. Hieraus entwickeln sich:
  – Sacculus und der durch einen
  – Ductus reuniens mit ihm verbundene
  – Ductus cochlearis. Dieser wächst bald mächtig in die Länge und rollt sich in $2\,^1/_2$ Windungen ein.

Die Entwicklung der Bogengänge ist nicht als einfaches Längenwachstum erklärbar, vielmehr bilden sie sich aus einer abgeplatteten Ausstülpung des Utriculus durch teilweise Verklebung der gegenüberliegenden Wände (**Abb. 16.20**). – Nur an bestimmten Stellen des Epithels des häutigen Labyrinths differenziert dieses sich um zu – sekundärem – Sinnesepithel: Am Boden des Ductus cochlearis zum *Organum spirale*, Corti-Organ (S. 714), in der Wand von Utriculus und Sacculus zu den *Maculae* (S. 717), an den erweiterten Einmündungen der Bogengänge in den Utriculus zu den *Cristae ampullares* (S. 716).

Um die Anlage des membranösen Labyrinths entstehen perilymphatische Räume

Das membranöse Labyrinth liegt zunächst in lockerem Mesenchym. In diesem werden direkt um das Gangsystem herum Hohlräume ausgebildet, die mit Perilymphe gefüllt sind. Das um die so entstandenen perilymphatischen Räume herum gelegene Mesenchym wird über Knorpel zu Knochengewebe umgebaut (Geflechtknochen). Die perilymphatischen Räume des Sacculus und Utriculus verschmelzen zu einem einheitlichen Raum, dem **Vestibulum**.

Die Entwicklung der perilymphatischen Räume für den **Ductus cochlearis**, d.h. die Ausbildung der *Schnecke*, ist bei prinzipiell vergleichbarer Entstehung komplizierter: Hier werden im Mesenchym über und unter dem Ductus cochlearis **2** Hohlräume ausgebildet, die durch ein mesenchymales Septum voneinander getrennt

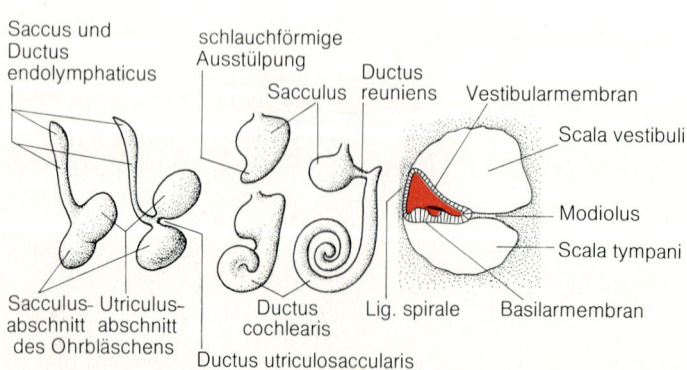

Abb. 16.19 Entwicklung des Labyrinths. *Rot,* Endolymphe. (Nach Langman 1985)

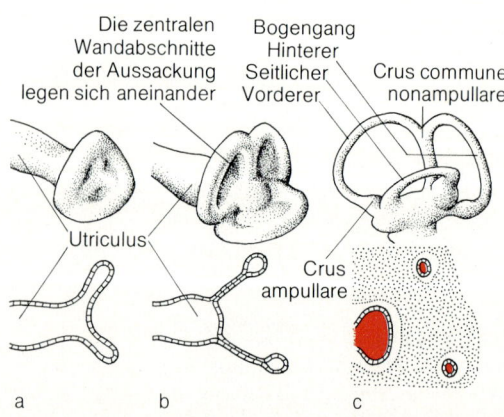

Abb. 16.20 a–c Entwicklung der Bogengänge. *Rot,* Endolymphe. (Nach Langman 1985)

sind; diesem sitzt der Ductus cochlearis auf. Dieses Septum wird später zur *Basilarmembran* und *Lamina spiralis ossea* des Modiolus der Schnecke (S. 713). Der obere perilymphatische Raum wird zur **Scala vestibuli**, der untere zur **Scala tympani**.

> **Das Mittelohr geht aus der 1. Schlundtasche hervor, die Gehörknöchelchen sowie die Mittelohrmuskeln aus Anteilen des 1. und 2. Branchialbogens**

Als Aussackung der *1. Schlundtasche* des Kiemendarms stülpt sich der *Recessus tubotympanicus* seitlich aus und wird zur **primitiven Paukenhöhle**, die durch die Ohrtrompete, **Tuba auditiva**, mit der Pars nasalis pharyngis, Epipharynx, verbunden bleibt (**Abb. 16.21**). Die primitive Paukenhöhle erweitert sich nach lateral und rostral auf Kosten des umgebenden Mesenchyms unter Aussparung der dort im Mesenchym angelegten Gehörknöchelchen und deren Retinacula, die damit in die Paukenhöhle hineinverlagert werden. Die epitheliale Auskleidung von Paukenhöhle und Tuba auditiva und ein entsprechender Überzug der Gehörknöchelchen sind damit *entodermaler Herkunft*.

Die **Gehörknöchelchen** entwickeln sich aus den Knorpelspangen der ersten beiden Branchialbögen (S. 389). Der Hammer, *Malleus*, und der Amboß, *Incus*, sind vom 1., der Steigbügel, *Stapes*, vom 2. Branchialbogen abzuleiten. Das Gelenk zwischen Hammer und Amboß entspricht dem primären Kiefergelenk der niederen Vertebraten. Erkennbar bleibt die Herkunft der Gehörknöchelchen aus den Branchialbögen 1 und 2 an der Innervation der beiden Muskeln, die an ihnen enden: der **M. tensor tympani**, der am Hammer ansetzt, wird vom *N. trigeminus*, der **M. stapedius**, dessen Sehne zum Steigbügel zieht, vom *N. facialis* innerviert.

> **Die 1. Kiemenfurche wird zum äußeren Gehörgang**

Die Anlage des *äußeren Gehörganges* ist durch Zellproliferation des Epithels der 1. Kiemenfurche zwischen 3. und 6. Entwicklungsmonat völlig verschlossen (sog. *Gehörgangplatte*). Der Boden des äußeren Gehörgangs bildet den äußeren Epithelüberzug des Trommelfells, der damit ektodermaler Herkunft ist (**Abb. 16.21**). Die *Ohrmuschel* entsteht durch Fusion je dreier *Ohrhöcker* vom dorsalen Ende des 1. und 2. Branchialbogens.

16.2.2 Auris externa, äußeres Ohr

Lernziele

Auricula • Meatus acusticus externus: Drüsen, Gefäße, Innervation • Membrana tympani

Zum äußeren Ohr gehören:

- Auricula, Ohrmuschel
- Meatus acusticus externus, äußerer Gehörgang
- Membrana tympani, Trommelfell

Auricula. Die Ohrmuschel ist eine trichterförmige, die Öffnung des äußeren Gehörgangs umschließende Hautfalte, die durch ein Skelett aus elastischem Knorpel formstabil gehalten wird. Lediglich das Ohrläppchen ist frei von Knorpel. Der Ohrknorpel geht kontinuierlich in den Gehörgangsknorpel über. Zur Benennung einzelner Strukturen der Ohrmuschel s. **Abb. 16.22**. Winzige, in der Auricula gelegene Muskeln sind für die Ausrichtung des menschlichen Ohrs bedeutungslos. Dennoch erleichtert auch das menschliche äußere Ohr das Richtungshören sehr, während seine Verstärkerfunktion nicht nennenswert ist.

Meatus acusticus externus. Der äußere Gehörgang ist ein beim Erwachsenen 36 mm langer Gang. Seine Wand ist im lateralen Drittel vorn und unten durch eine knorpelige Rinne verstärkt. Diese geht in das Knorpelskelett der Ohrmuschel über. Die inneren $^2/_3$ liegen im Knochen des Schläfenbeins. Der knorplige Teil des Gehörgangs verläuft unmittelbar hinter dem Kiefergelenk und wird beim Schließen des Mundes eingeengt, bei Mundöffnung erweitert, weil dann der Processus condylaris mandibulae nach vorn unten gezogen wird. Die dichte Nachbar-

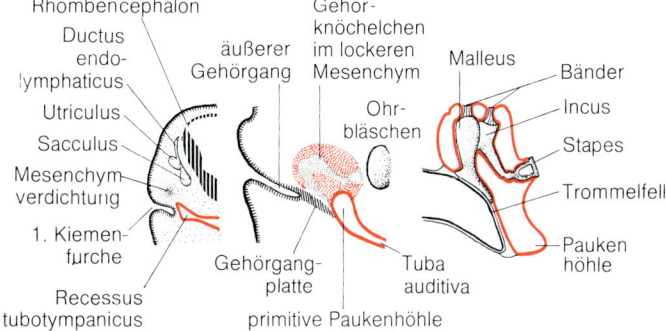

Abb. 16.21 Entwicklung des äußeren Gehörgangs und Mittelohrs. Die Schleimhaut des Recessus tubotympanicus bzw. der Paukenhöhle ist *rot* gezeichnet. (Nach Langman 1985)

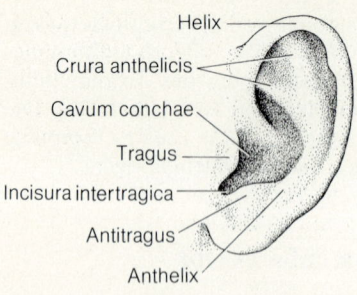

Abb. 16.22   Linke Ohrmuschel, Auricula sinistra

schaft zum Kiefergelenk hat ferner zur Folge, daß z. B. die Mahlgeräusche der Bohrmaschine des Zahnarztes von dem Patienten besonders deutlich und laut gehört werden (osseotympanale Schalleitung).

Die Längsachse des knöchernen Gehörgangs zeigt von vorn oben (innen) nach hinten unten (außen). Der knorplige äußere Anteil ist nach lateral abgewinkelt. Durch Zug an der Ohrmuschel nach hinten oben kann diese Krümmung ausgeglichen werden: dadurch kann das Trommelfell mit dem Ohrspiegel direkt betrachtet werden.

Mikroskopische Anatomie. Der äußere Gehörgang hat ein mehrschichtig verhorntes Plattenepithel mit Haaren, besonders am äußeren Eingang. Talgdrüsen und apokrine tubulöse Knäueldrüsen, *Gll. ceruminosae*, die beim Erwachsenen frei von den Haarbälgen münden und das Ohrschmalz, *Cerumen*, produzieren.

> **Klinische Hinweise.** Schon kleine Furunkel des äußeren Gehörgangs sind sehr schmerzhaft, weil die Haut wie an der Innenseite der Ohrmuschel unverschieblich mit der Unterlage verbunden ist und damit bei lokaler Schwellung sogleich gespannt wird. – Entzündungen der Schleimhäute der Cellulae mastoideae (S. 403) können auf Dach- und Hinterwand des knöchernen äußeren Gehörgangs fortgeleitet werden und sind hier als Rötung und Schwellung erkennbar.

Arterien. Äste der *A. auricularis posterior*, *A. auricularis profunda* und *A. temporalis superficialis*.

Innervation: *N. auriculotemporalis* für die Vorderfläche der Ohrmuschel und den äußeren Gehörgang. Zusätzlich *R. auricularis n. vagi* für einen Teil der Hinterwand und des Bodens des äußeren Gehörgangs sowie die Außenfläche des Trommelfells, *N. auricularis magnus* für die Hinterseite der Ohrmuschel.

> **Klinischer Hinweis.** Vagotone Reaktionen (Kollaps, Erbrechen) nach Spülung des äußeren Gehörgangs werden beschrieben. Wahrscheinlich addieren sich hierbei Vagusreiz *und* Reizung des Gleichgewichtsorgans *(kalorischer Nystagmus).*

Membrana tympani. Das Trommelfell (**Abb. 16.23**) grenzt den äußeren Gehörgang gegen die Paukenhöhle

ab. Es handelt sich um eine ovale grau-schimmernde Membran von ca. 1 cm Durchmesser und 0,1 mm Dicke, die über einen fibrokartilaginösen Ring in einer Rinne der Pars tympanica des Os temporale eingelassen und gespannt ist. Sehr häufig ist das gesunde Trommelfell gut duchsichtig. Man unterscheidet eine kleine spannungslose Pars flaccida (Shrapnell-Membran) von einer größeren, gespannten Pars tensa.

Die *Pars flaccida* besteht aus dem äußeren und inneren Epithel des Trommelfells ohne nennenswerte Lamina propria. Trotzdem treten hier bei Mittelohrentzündungen keine Perforationen auf. Die Abgrenzung gegen die Pars tensa erfolgt durch 2 leicht durchschimmernde Schleimhautfalten der Trommelfellinnenseite (*Plica mallearis anterior* und *posterior*, S. 711).

Die *Pars tensa tympani* kann durch 2 senkrecht zueinander stehende Linien in 4 Quadranten eingeteilt werden: Die eine dieser Linien geht von vorn oben nach hinten unten durch die sog. *Stria mallearis*; hier ist der Hammerhandgriff mit dem Trommelfell fest verwachsen. Die 2. der Hilfslinien geht senkrecht zur 1. durch den Trommelfellnabel, *Umbo*, dem unteren Ende der Stria mallearis. Am Umbo ist das Trommelfell am tiefsten eingezogen (**Abb. 16.24**). – Die Pars tensa hat eine derbe faser- und gefäßreiche Lamina propria.

Das Trommelfell ist schräg gestellt: Die laterale Fläche blickt nach vorn unten, so daß der äußere Gehörgang hinten oben ca. 6 mm kürzer ist als vorn unten (**Abb. 16.24**).

Innervation. Außenfläche: Äste des *N. auriculotemporalis* und *N. vagus.* Innere Schleimhaut: *Plexus tympanicus* (S. 478, 711).

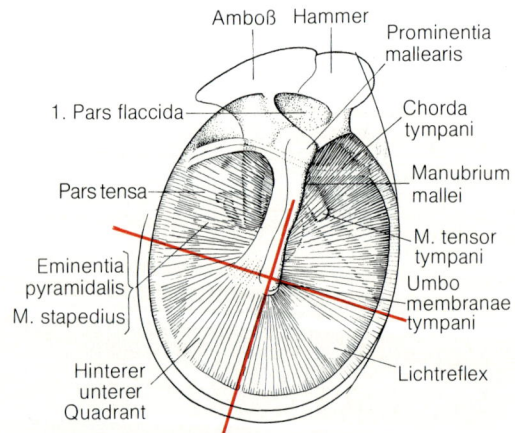

Abb. 16.23   Rechtes Trommelfell von lateral mit den dahinter gelegenen Gebilden der Paukenhöhle. (Nach Rohen 1969)

16.2.3 Auris media, Mittelohr

Lernziele

Paukenhöhle: Etagen, Wandungen •
Malleus • Incus • Stapes • Schalleitung •
M. tensor tympani • M. stapedius •
Trommelfellfalten • Trommelfelltaschen •
Gefäße • Nerven: N. tympanicus, Plexus
tympanicus, N. facialis, Chorda tympani,
N. petrosus major • Tuba auditiva •
Cellulae mastoideae

Das Mittelohr ist ein System pneumatisierter Räume, das an der Außenseite der Schläfenbeinpyramide in schief median absteigender Richtung liegt.

Der zentrale Raum des Mittelohrs ist die Paukenhöhle, Cavitas tympanica

Die **Paukenhöhle** ist etwa 20 mm hoch, 10 mm lang und an ihrer schmalsten Stelle zwischen Umbo des Trommelfells und Promontorium der medialen Wand knapp 2 mm breit. Rein formal läßt sich die Paukenhöhle in 3 Etagen gliedern (**Abb. 16.24**):

- *Hypotympanon*, unter dem Niveau des Trommelfells
- *Mesotympanon*, der engste mittlere Teil der Paukenhöhle in Höhe des Trommelfells, das seine laterale Wand bildet
- *Epitympanon* (*Attikus*) mit dem *Recessus epitympanicus* zur Aufnahme von Hammerkopf und Amboßkörper, in den sich der *Aditus ad antrum* (*mastoideum*) öffnet

Im einzelnen unterscheidet man 6 Wände der Paukenhöhle: eine laterale und mediale, eine obere und untere, eine vordere und hintere Wand.

Paries membranaceus, laterale Wand. Sie wird weitgehend vom Trommelfell gebildet, zum kleineren Teil auch knöchern vom Felsenbein (**Abb. 16.26**).

Paries labyrinthicus, mediale Wand. Mit dieser Wand grenzt die Paukenhöhle gegen das Innenohr. An ihr erkennt man (**Abb. 16.25**) das

- *Promontorium*, eine breite Vorwölbung, bedingt durch die basale Schneckenwindung, die
- *Fenestra vestibuli*, *ovales* oder *Vorhoffenster*, das hinter und oberhalb des Promontoriums in das Vestibulum führt und durch die *Steigbügelplatte* verschlossen ist, die
- *Fenestra cochleae*, *rundes Fenster*, verschlossen durch die *Membrana tympani secundaria*; Fenestra vestibuli und Fenestra cochleae entsprechen Öffnungen des perilymphatischen Raums gegen die Paukenhöhle; die
- *Prominentia canalis facialis*, über und hinter dem Vorhoffenster, sowie darüber die
- *Prominentia canalis semicircularis lateralis*; beide Prominentiae engen den Zugang zum Antrum mastoideum ein. Ferner sind
- *Abdrücke des Semicanalis m. tensoris tympani* und *Semicanalis tubae auditivae* sichtbar, die vor und über dem Promontorium liegen; die beiden Halbkanäle, die gemeinsam den Canalis musculotubarius bilden, werden durch das knöcherne *Septum canalis musculotubarii* getrennt; dieses endet leicht nach lateral abgebogen als *Processus cochleariformis*, um den herum sich die Sehne des M. tensor tympani nach lateral windet.

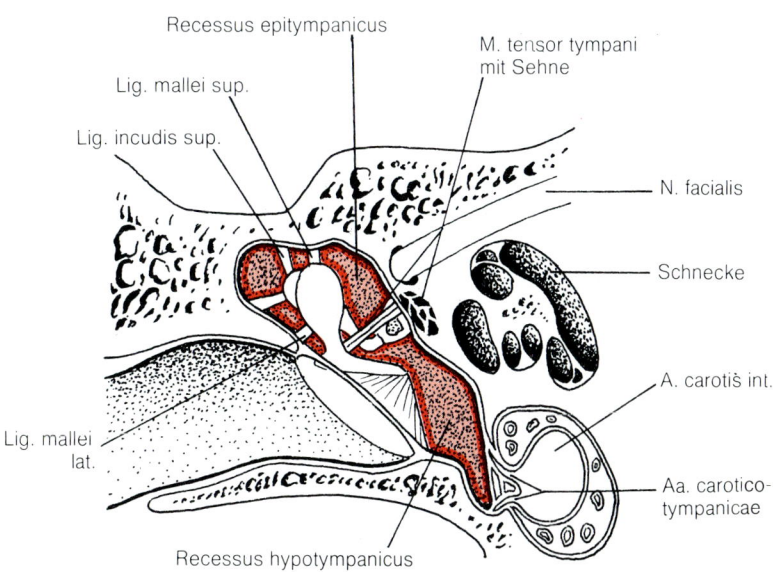

Abb. 16.24 Gliederung der Cavitas tympanica und Lage der Retinacula der Mittelohrknochen

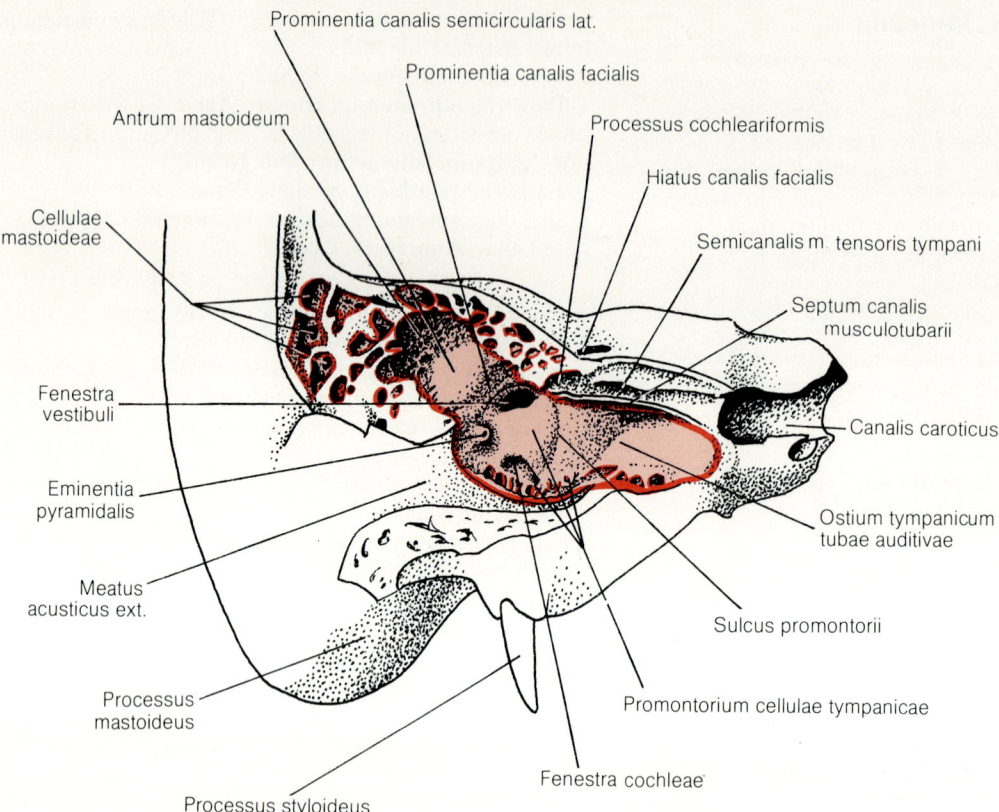

Prominentia canalis semicircularis lat.

Prominentia canalis facialis

Antrum mastoideum

Processus cochleariformis

Hiatus canalis facialis

Semicanalis m. tensoris tympani

Cellulae
mastoideae

Septum canalis
musculotubarii

Fenestra
vestibuli

Canalis caroticus

Eminentia
pyramidalis

Ostium tympanicum
tubae auditivae

Meatus
acusticus ext.

Sulcus promontorii

Processus
mastoideus

Promontorium cellulae tympanicae

Processus styloideus

Fenestra cochleae

Abb. 16.25   Rechte Paukenhöhle nach Entfernung der lateralen und angrenzenden oberen Wand. Die Schnittränder der Paukenhöhle und der von ihr ausgehenden pneumatisierten Räume sind *rot* gezeichnet

Tegmen tympani, obere Wand. Sie ist eine dünne Knochenplatte, die die Paukenhöhle von der mittleren Schädelgrube trennt.

Paries jugularis, untere Wand. Sie bildet den Boden der Paukenhöhle (**Abb. 16.26**); hier trennt eine dünne Knochenwand, die kleine Vertiefungen, *Cellulae tympanicae*, aufweist, Paukenhöhle und Bulbus v. jugularis internae voneinander.

Paries caroticus, vordere Wand. Sie wird vom Canalis caroticus gebildet. Hier mündet der *Canalis musculotubarius* in die Paukenhöhle.

Paries mastoideus, hintere Wand. Sie grenzt gegen den Warzenfortsatz des Schläfenbeins. Oben öffnet sie sich zum *Antrum mastoideum*. Darunter, hinter und unter der Fenestra vestibuli gelegen findet man einen kleinen Knochenvorsprung, die *Eminentia pyramidalis*. In ihr liegt der M. stapedius, dessen hauchdünne Sehne aus der Pyramidenspitze heraus zum Steigbügelköpfchen zieht.

Klinischer Hinweis. Entzündungen des Mittelohrs werden nicht selten durch die obere und untere Wand der Paukenhöhle in die Schädelhöhle fortgeleitet. Häufiger sind jedoch in die Schädelhöhle fortgeleitete Entzündungen des Mittelohrs, die von den Cellulae mastoideae ausgehen und über den Sinus sigmoideus auf die Schädelbasis übergreifen.

**Das Mittelohr beherbergt 3 Gehörknöchelchen:
Hammer, Amboß, Steigbügel**

Die Kette der 3 Gehörknöchelchen, *Ossicula auditus* (**Abb. 16.27**), überträgt die Schwingungen des Trommelfells auf den perilymphatischen Raum des Labyrinths. Die Knöchelchen sind syndesmotisch miteinander verbunden; nur gelegentlich kann zwischen Hammer und Amboß ein Gelenkspalt ausgebildet sein.

Malleus, Hammer. Der Hammer gleicht einer Keule, deren Handgriff, *Manubrium mallei*, in das Trommelfell eingewebt ist (Stria mallearis, S. 706). Das Manubrium setzt sich in den kurzen *Processus lateralis* fort, der am Trommelfell seinen Abdruck hinterläßt, *Prominentia mallearis* (**Abb. 16.23**). Der längere *Processus anterior* erreicht beim Kind die Fissura petrotympanica, wird beim Erwachsenen zurückgebildet und dient dem Lig. mallei

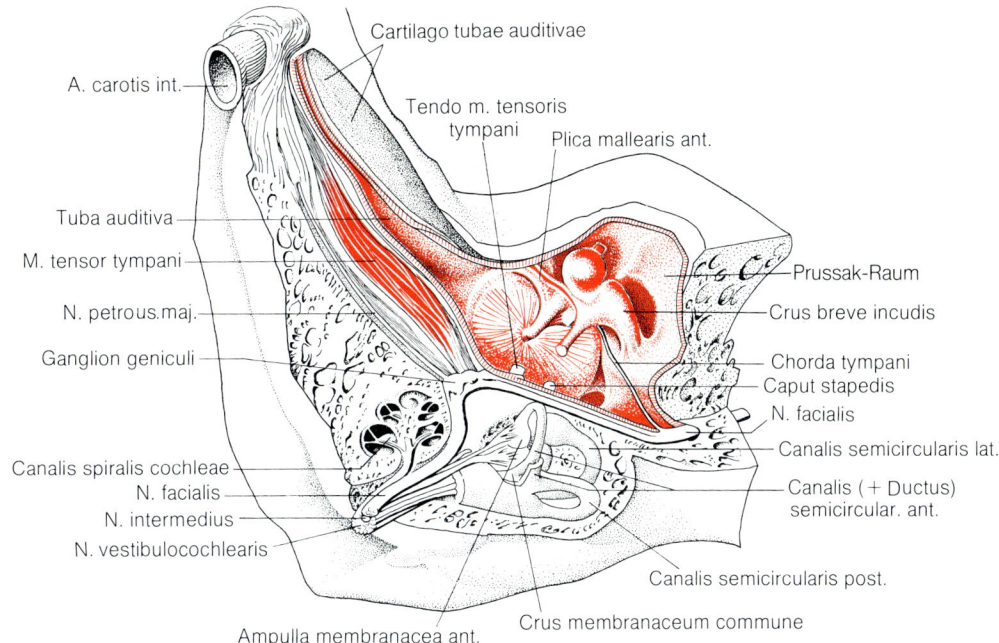

A. carotis int.

Tuba auditiva

M. tensor tympani

N. petrous.maj.

Ganglion geniculi

Canalis spiralis cochleae
N. facialis
N. intermedius
N. vestibulocochlearis

Cartilago tubae auditivae

Tendo m. tensoris tympani

Plica mallearis ant.

Prussak-Raum

Crus breve incudis

Chorda tympani
Caput stapedis
N. facialis
Canalis semicircularis lat.
Canalis (+ Ductus) semicircular. ant.

Canalis semicircularis post.

Crus membranaceum commune

Ampulla membranacea ant.

Abb. 16.26 Übersicht über das rechte Mittel- und Innenohr von oben. Die Sehne des M. tensor tympani und das Gelenk zwischen Amboß und Steigbügel wurden durchtrennt und die seitliche Wand der Paukenhöhle nach lateral geklappt. Beachte den Verlauf des N. facialis zwischen Schnecke und Gleichgewichtsorgan, seine Beziehung zur Paukenhöhle sowie die Abgänge von N. petrosus maj. und Chorda tympani. Der Schnittrand der Paukenhöhlenschleimhaut wurde *schraffiert* gezeichnet. (Nach Sobotta-Becher 1972)

anterius zum Ansatz. Zwischen dem Manubrium und dem Hammerkopf, *Caput mallei*, wird ein schmales Halssegment, *Collum mallei*, ausgebildet, von dem das *Lig. mallei laterale* zur lateralen Wand der Paukenhöhle gerade über dem Trommelfellansatz zieht. Vom Hammerkopf ausgehend erreicht das *Lig. mallei superius* das Dach der Paukenhöhle. Hinten und medial artikuliert das Hammerköpfchen mit der korrespondierenden Fläche des Amboß in einem angedeuteten *Sattelgelenk*, dessen straffe Gelenkkapsel nur geringe Bewegung zuläßt.

Incus, Amboß. Der Amboß ähnelt einem Backenzahn mit 2 Wurzeln. Die „Krone" des Amboß, *Corpus incudis*, ist über das Hammer-Amboßgelenk mit dem Hammer verbunden. Die längere Wurzel, *Crus longum*, artikuliert über ein winziges Zwischenstück, *Processus lenticularis*, mit dem Steigbügel (**Abb. 16.27**); die kürzere Wurzel, *Crus breve*, ist durch das *Lig. incudis posterius* mit der lateralen Wand der Paukenhöhle verbunden. Der Amboßkörper wird zusätzlich durch das *Lig. incudis superius* fixiert, das wie das Lig. mallei superius zum Dach der Paukenhöhle zieht.

Stapes, Steigbügel. Der Name entspricht der Gestalt dieses Knochens. Die Basalplatte, *Basis stapedis*, ist durch das *Lig. anulare stapedis* in das ovale Fenster eingehängt. Zwischen den beiden Steigbügelschenkeln spannt sich die *Membrana stapedis* aus.

Klinischer Hinweis. Bei *Otosklerose* verkalkt das Lig. anulare stapedis und behindert damit durch Immobilisierung der Stapesplatte die Übertragung der Schwingungen auf den Perilymphraum. Dies führt zur Schwerhörigkeit (Beethoven litt an dieser Form der Schwerhörigkeit).

Mechanik der Schalleitung. Das Trommelfell wird durch ankommende Schallwellen in Schwingungen versetzt. Diese werden durch den Hammergriff auf die Reihe der Gehörknöchelchen und dadurch auf die Stapesplatte übertragen (**Abb. 16.27**). Dabei bewirkt die Reihe der Gehörknöchelchen eine Minderung der Schwingungsamplitude zugunsten höheren Schalldrucks. Dieser Effekt wird verstärkt durch das Flächenverhältnis von Trommelfell zu Fenestra vestibuli: 45–55/3–5 mm². Beide Faktoren bedingen eine Erhöhung der auf den perilymphatischen Raum einwirkenden Schalldrücke um das 22fache. Damit wird weitgehend eine Schallreflektion, d.h. ein Energieverlust beim Übergang vom Medium Luft auf das Medium Perilymphe vermieden.

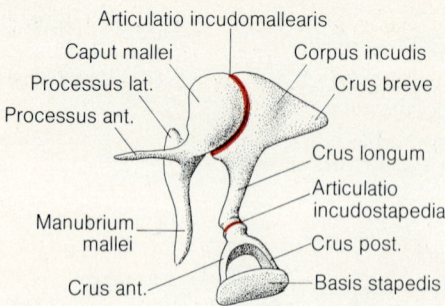

Articulatio incudomallearis

Caput mallei

Processus lat.

Processus ant.

Corpus incudis

Crus breve

Crus longum

Articulatio incudostapedia

Manubrium mallei

Crus post.

Crus ant.

Basis stapedis

Abb. 16.27   Gehörknöchelchenreihe des rechten Mittelohrs von medial gesehen. *Rot,* artikulierende Flächen

Wird das Trommelfell mit dem Hammerhandgriff eingedrückt, bewegen sich Hammerkopf und Amboßkörper nach außen, Crus longum incudis nach innen und damit die Stapesplatte in das ovale Fenster hinein.

Die Muskeln des Mittelohrs sind der M. tensor tympani und der M. stapedius

Die Muskeln des Mittelohrs sind quergestreift.

M. tensor tympani (Abb. 16.28). Der M. tensor tympani, ein doppelt gefiederter Muskel, liegt in der oberen Abteilung des Canalis musculotubarius. Seine zentrale Sehne zieht rechtwinklig um den Processus cochleariformis nach lateral und setzt am Hammerhals an.

Funktion. Bei Kontraktion des Muskels wird das Trommelfell eingezogen und damit die Stapesplatte eingedrückt.

Innervation durch den *N. trigeminus.*

M. stapedius. Der M. stapedius liegt in der Eminentia pyramidalis der hinteren Paukenhöhlenwand; seine Sehne zieht aus der Pyramidenspitze nach vorne zum Steigbügelkopf.

Funktion. Bei Kontraktion des Muskels wird der Stapeskopf nach hinten gezogen und die Stapesplatte entsprechend verkantet.

Innervation durch den *N. facialis.*

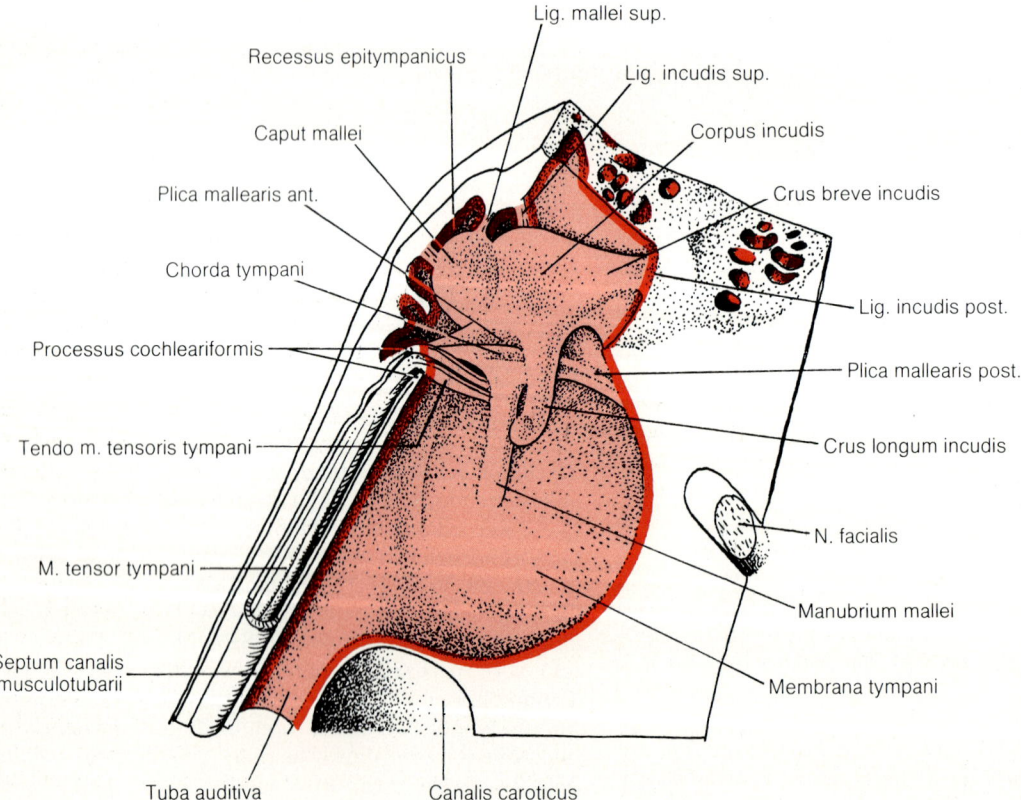

Lig. mallei sup.

Recessus epitympanicus

Lig. incudis sup.

Caput mallei

Corpus incudis

Plica mallearis ant.

Crus breve incudis

Chorda tympani

Processus cochleariformis

Lig. incudis post.

Plica mallearis post.

Tendo m. tensoris tympani

Crus longum incudis

M. tensor tympani

N. facialis

Manubrium mallei

Septum canalis musculotubarii

Membrana tympani

Tuba auditiva

Canalis caroticus

Abb. 16.28   Laterale Wand der rechten Paukenhöhle von medial gesehen. Schnittrand der Schleimhaut von Paukenhöhle, Tuba auditiva und angrenzenden pneumatisierten Räumen *rot* gezeichnet. Beachte den Verlauf der in einer Schleimhautfalte gelegenen Sehne des M. tensor tympani sowie die Falten und Buchten hinter dem Trommelfell

Klinischer Hinweis. Die Funktion der Mittelohrmuskeln ist unklar. Beschrieben wird nach Muskellähmung eine krankhafte Feinhörigkeit, *Hyperakusis* (Ausfall von N. V₃ und/oder N. VII).

Die Paukenhöhle ist mit Schleimhaut ausgekleidet und hat zahlreiche Buchten

Die Schleimhaut der **Paukenhöhle** besteht aus einschichtig plattem bis isoprismatischem Epithel, in Nachbarschaft der Tubenmündung mit Kinozilienbesatz. Unter dem Epithel findet sich eine zarte, gefäßreiche Lamina propria.

Durch den Schleimhautüberzug, der die Wand, die Gehörknöchelchen und ihre Haltebänder bedeckt, entstehen Schleimhautfalten und Nischen, die die Raumaufteilung der Paukenhöhle zusätzlich unübersichtlich machen.

Trommelfellfalten und -taschen. An der Innenseite des Trommelfells, zwischen Pars flaccida und tensa, finden sich 2 miteinander verschmolzene Falten, *Plica mallearis anterior et posterior* (**Abb. 16.28**). Die vordere dickere enthält den Processus anterior mallei und das an ihm endende Lig. mallei anterius; durch beide Falten hindurch, und damit zwischen Manubrium mallei und Crus longum incudis quer über das Trommelfell hinweg, verläuft die „Chorda“ tympani (deshalb ihr Name). Die Hammerfalten begrenzen mit dem Trommelfell 2 sich nach unten öffnende Räume, die Trommelfelltaschen, *Recessus membranae tympani anterior et posterior.* Letzter öffnet sich nach oben in den *Recessus membranae tympani superior* (Prussak-Raum), der lateral von der Pars flaccida tympani begrenzt ist.

Weitere Falten sind:

- *Plica incudis.* Sie erreicht über das Lig. incudis posterius und Crus breve incudis den Amboßkörper.
- *Plica stapedis.* Sie umhüllt die Sehne des M. stapedius von der Austrittsstelle aus der Pyramidenspitze an, dazu das Caput und die Crura stapedis.
- *Plica m. tensoris tympani.* Diese Falte folgt der Sehne des Muskels (**Abb. 16.28**).

Gefäße und Nerven der Paukenhöhle

Arterien. Die arterielle Versorgung der Paukenhöhle erfolgt durch *Äste der A carotis externa:*

- **A. tympanica anterior** aus der A. maxillaris durch die Fissura petrotympanica
- **A. tympanica inferior** aus der A. pharyngea ascendens durch den Canaliculus tympanicus

- **A. tympanica superior** aus der A. meningea media durch den Sulcus und Canalis n. petrosi minoris
- **A. stylomastoidea** aus der A. auricularis posterior durch den Fazialiskanal
- **Rr. caroticotympanici** aus der *A. carotis interna* durch den Paries caroticus hindurch

Venen. Venöse Abflüsse zum *Plexus pharyngeus,* zur *V. meningea media* und den *Sinus durae matris* (Infektionsweg).

Lymphwege. Lymphabflüsse gemeinsam mit denen des äußeren Ohres zu den retroaurikulären Lymphknoten.

Nerven. Die Innervation der Schleimhaut der Paukenhöhle erfolgt durch den

- N. tympanicus und teilweise durch den
- Plexus tympanicus.

N. tympanicus. Der N. tympanicus ist der 1. Ast des *N. glossopharyngeus.* Er gelangt durch den Canaliculus tympanicus (zusammen mit der A. tympanica inferior) in die Paukenhöhle, wo er in den Plexus tympanicus eingeht und die Paukenschleimhaut *sensibel* innerviert.

Plexus tympanicus. Er führt:

- *sensible Fasern* des N. glossopharyngeus
- *parasympathische Fasern des N. glossopharyngeus,* die im N. tympanicus in die Paukenhöhle gelangen
- *parasympathische Fasern des Intermediusanteils des N. facialis*
- *sympathische Fasern* des periarteriellen *Plexus caroticus* (internus)

Der Plexus tympanicus breitet sich unter der Schleimhaut der Paries labyrinthicus aus. Im wesentlichen handelt es sich bei diesem Nervengeflecht um eine Austausch- und Durchgangsstation, die nur zum geringeren Teil der Innervation der Schleimhaut der Paukenhöhle dient.

Die parasympathischen Fasern des N. tympanicus sammeln sich wieder und verlassen als **N. petrosus minor** durch den Canalis n. petrosi minoris die Paukenhöhle und das Felsenbein an seiner Vorderwand (S. 402).

N. facialis. Er tritt (mit dem N. vestibulochochlearis) durch den Porus und Meatus acusticus internus in das Os temporale ein. Dicht unter der vorderen Felsenbeinwand biegt er rechtwinkelig um (Geniculum n. facialis, den sich das Ganglion geniculi anlagert) und verläuft unter dem lateralen Bogengang, über dem Tympanon im Canalis n. facialis nach dorsal (Prominentia canalis facialis, S. 707). Anschließend zieht der N. facialis bogenförmig um das Tympanon herum nach kaudal und kommt somit in nahe topographische Beziehung zum Sinus sigmoideus (S. 832). Der Canalis n. facialis ist in seinem distalen, vertikal orientierten Teil sichelförmig von Cellulae mastoideeae umgeben. Der N. facialis und seine beiden hier abgehenden Äste, *Chorda tympani* und *N. petrosus major,* haben jedoch nur *topographische* Beziehung zur Paukenhöhle (**Abb. 16.26**). Eine Ausnahme macht der kleine *N. stapedius n. facialis* zur Innervation des gleichnamigen Muskels.

- **Chorda tympani** (S. 477). Sie gehört zum N. intermedius, dem nicht-motorischen Anteil des N. facialis. Sie führt (afferente) Geschmacksfasern sowie sensible Fasern, die im Ganglion geniculi ihre Perikaryen haben, und (efferente) präganglionäre parasympathische Fasern zum Ganglion submandibulare. Die Chorda tympani verläßt den N. facialis kurz vor dem Foramen stylomastoideum, erreicht die Paukenhöhle durch den Canaliculus chordae tympani, verläuft unter der Schleimhaut des Mittelohrs und liegt in den Plicae malleares anterior und posterior (s. oben) dem Trommelfell zwischen Pars flaccida und Pars tensa an; sie verläßt das Mittelohr durch die Fissura petrotympanica und schließt sich dann dem N. lingualis an (S. 476).

Hinweis. Bei dünnem Trommelfell kann man die Chorda tympani bei der otoskopischen Untersuchung durchschimmern sehen; daher die Bezeichnung „Paukensaite".

- **N. petrosus major** (S. 477). Er verläßt den N. facialis am Ganglion geniculi ohne direkte funktionelle und topographische Bezüge zur Paukenhöhle, abgesehen von Verbindungen zum Plexus tympanicus. Der N. petrosus major erreicht in einem kurzen Knochenkanal die Vorderfläche des Felsenbeins und damit die mittlere Schädelgrube (S. 402).

> **Die Paukenhöhle kommuniziert von medial über die Tuba auditiva mit der Pars nasalis pharyngis und von hinten oben über das Antrum mastoideum mit den Cellulae mastoideae**

Tuba auditiva (auditoria), **Ohrtrompete** (**Abb. 16.26, 16.28**). Über die Ohrtrompete kommunizieren Epipharynx und Cavum tympani. Dadurch wird das Mittelohr belüftet, was (s. klinischer Hinweis) für die Schwingungsfähigkeit des Trommelfelles von großer Bedeutung ist. Die Tuba auditiva ist genauso lang (36 mm) wie der äußere Gehörgang und besteht wie dieser aus einem knorpeligen und einem knöchernen Anteil.

Der *knöcherne* Anteil ist etwa 12 mm lang und hat enge topographische Beziehungen zur A. carotis interna (im Canalis caroticus). Die Pars ossea tubae ist identisch mit der *unteren Etage des* **Canalis musculotubarius**. An dessen vorderen Teil schließt sich der längere *knorpelige* Anteil an, dessen mittlere (hintere) und obere Wand von einer *Knorpelspange* versteift ist. Die knorpelfreie seitliche und untere Wand ist bindegewebig verstärkt, *Lamina membranacea*. Die vordere Öffnung der Tube liegt im Pharynx in Höhe des unteren Nasengangs und ist als **Torus tubarius** durch den Tubenknorpel vorgewölbt.

Das Lumen der Tube ist unterschiedlich weit, am engsten am Übergang vom knöchernen zum knorpeligen Abschnitt, **Isthmus tubae auditivae**, am weitesten gegen die Pars nasalis pharyngis hin.

Der knorpelbedeckte obere Teil des im Querschnitt kommaförmigen Lumens ist als „*Sicherheitsröhre*" immer offen, die übrigen Wandabschnitte des Lumens aneinandergelegt. Da die Mm. tensor et levator veli palatini von der Lamina membranacea ihren Ursprung nehmen, wird während des Schluckens die untere „Hilfsspalte" erweitert. Ein Unterdruck in der Paukenhöhle, der durch Resorption der Luft bei Tubenverschluß entstehen kann, ist deshalb durch forciertes Schlucken und entsprechende Öffnung der Hilfsspalte auszugleichen.

Mikroskopische Anatomie. Die Tuba auditiva besitzt *respiratorische* Epithel, das sich aus der Pars nasalis pharyngis fortgesetzt hat. Der Kinozilienschlag ist pharynxwärts gerichtet. In der Lamina propria finden sich Schleimdrüsen.

> **Klinische Hinweise.** Entzündungen des Nasenrachenraums greifen häufig auf die Tube über und führen hier durch Verlegung des Lumens zum Tubenkatarrh. Bei Kindern, deren Tuben noch kurz und weit sind, führen Entzündungen des Nasenrachenraums häufig zu Entzündungen der Schleimhaut der Paukenhöhle *(Mittelohreiterung, Otitis media)*. Dabei ist das Trommelfell vorgewölbt und gerötet, während es beim *einfachen Tubenkatarrh* (s. oben) durch den Unterdruck eingezogen ist. – *Beide* Krankheitsbilder führen durch Verminderung der Schwingungsfähigkeit des Trommelfells zu einer *reversiblen Schwerhörigkeit*.

Cellulae mastoideae. Die Cellulae mastoideae sind postnatal von der Paukenhöhle her durch Pneumatisierung des Warzenfortsatzes entstanden. Die Zellen „münden" in einen etwa bohnengroßen Vorhof, **Antrum mastoideum**, der von hinten breiten Zugang zum **Recessus epitympanicus** der Paukenhöhle hat.

> **Klinischer Hinweis.** Mittelohrentzündungen greifen häufig auf diese „Nebenhöhlen" der Paukenhöhle über, *Mastoiditis*. Nicht selten ist dann eine breite Aufmeißelung des Warzenfortsatzes, *Antrotomie*, nötig, um eine Fortleitung der Entzündung über den in engster Nachbarschaft gelegenen Sinus sigmoideus in die Schädelhöhle zu verhindern. Bei der Antrotomie ist die Lage dieses venösen Hirnsinus sowie den absteigenden Schenkel des Canalis facialis zu berücksichtigen.

16.2.4 Auris interna, Innenohr, Labyrinth

> **Lernziele**
> Lage • Gliederung • Knöchernes Labyrinth • Membranöses Labyrinth • Perilymphräume • Nachbarschaft • Blutgefäße

Abb. 16.29 Schema des membranösen Labyrinths.
Rot, Endolymphe

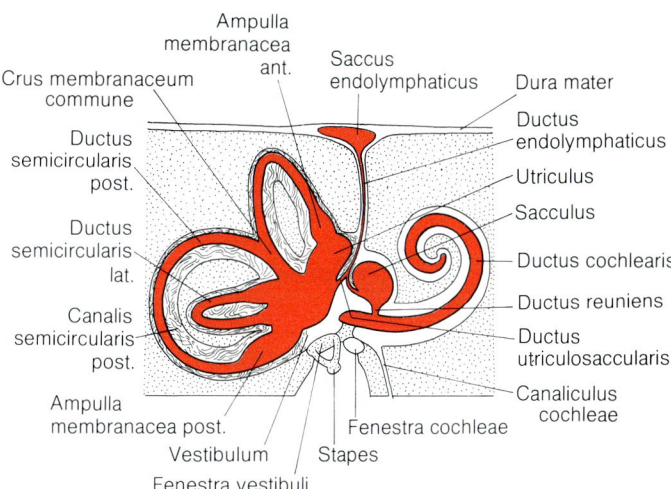

Das **Labyrinth** liegt in der Felsenbeinpyramide. Seit alters her unterscheidet man das knöcherne Labyrinth vom membranösen (**Abb. 16.29**). Die Entwicklungsgeschichte des Labyrinths (S. 704) zeigt, daß das knöcherne Labyrinth im wesentlichen durch die Form des membranösen Labyrinths vorgegeben ist. Dieses „schwimmt" im Perilymphraum, dessen knöcherne Wandung das knöcherne Labyrinth ist.

Das knöcherne Labyrinth weicht an 3 Stellen von der Form des membranösen Labyrinths ab:

- Der den Sacculus, Utriculus und Anfang der basalen Schneckenwindung umfassende Vorhof, *Vestibulum*, ist ein einheitlicher Raum, der eine Öffnung für die ovale *Fenestra vestibuli* zeigt. Diese Öffnung ist *in vivo* durch die Stapesplatte und das Lig. anulare stapedis verschlossen.
- Der perilymphatische Raum um den Ductus cochlearis der Schnecke ist durch Ausbildung der Schneckenachse, *Modiolus*, seiner *Lamina spiralis ossea* sowie der daran ansetzenden *Lamina basilaris* in 2 Etagen geteilt: eine obere, die *Scala vestibuli*, und eine untere, die *Scala tympani*.
- Im Aquaeductus cochleae, einem feinen Knochenkanälchen, das von der Scala tympani der basalen Schneckenwindung abgeht und sich medial vom Foramen jugulare in das Cavum subarachnoidale öffnet, fehlen Anteile des membranösen Labyrinths. Hier kommunizieren Perilymphe und Liquor cerebrospinalis.

Nachbarschaft. Das knöcherne Labyrinth hat ausgedehnte Nachbarbeziehungen zur Paukenhöhle, zur hinteren Schädelgrube durch den Meatus acusticus internus und zur mittleren Schädelgrube durch die Eminentia arcuata des vorderen Bogengangs an der Vorderseite der Felsenbeinpyramide. Hinterer und seitlicher Bogengang haben Beziehungen zu den Cellulae mastoideae.

Blutgefäße. Das *knöcherne Labyrinth* wird versorgt von Ästen der A. meningea media, A. carotis interna und A. pharyngea ascendens.

Membranöses Labyrinth und *Sinneszellen* werden von der A. labyrinthi (aus der A. cerebelli inferior anterior) versorgt.

16.2.5 Schallaufnahmeapparat

> **Lernziele**
>
> Cochlea • Modiolus • Lamina spiralis ossea • Lamina basilaris • Scala vestibuli • Scala tympani • Corti-Organ • Ganglion spirale

Der Schallaufnahmeapparat, Hörorgan, besteht aus:

- Cochlea, Schnecke
- Ductus cochlearis
- Organum spirale, Corti-Organ

> **Die Cochlea, Schnecke, ist ein Knochenkanal. Sie bildet den vorderen Abschnitt des knöcheren Labyrinths**

Die **Kochlea** besteht aus einer knöchernen Längsachse, dem **Modiolus**, der etwa die Richtung des inneren Gehörgangs fortsetzt, und 2,5 korkenzieherartigen Windungen des Schneckenkanals, **Canalis spiralis cochleae**, die gegen den Uhrzeigersinn nach lateral um den Modiolus herum zur Schneckenkuppel, **Cupula cochleae**, verlaufen (**Abb. 16.30**).

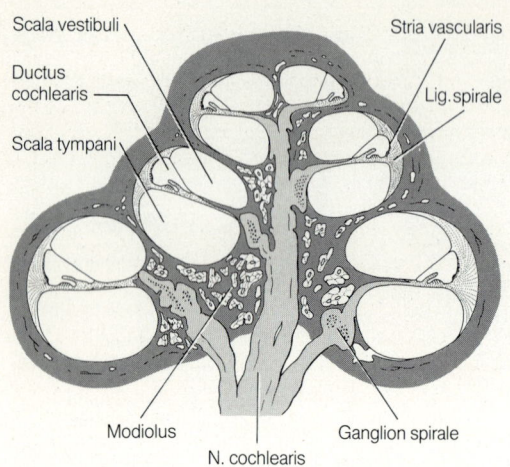

Scala vestibuli
Ductus cochlearis
Scala tympani
Stria vascularis
Lig. spirale
Modiolus
N. cochlearis
Ganglion spirale

Abb. 16.30 Längsschnitt durch eine Schnecke. Lupenvergrößerung. (Nach Kahle, Leonhardt u. Platzer 1976)

Der knöcherne Schneckenkanal wird in 2 Etagen unterteilt durch eine Art freihängende Wendeltreppe, die sich am Modiolus nach aufwärts windet, **Lamina spiralis ossea**. Sie endet in der Schneckenspitze mit leicht aufgeworfenem Rand. Die Lamina spiralis ossea ist über die **Lamina basilaris** und das **Lig. spirale cochleae** mit der lateralen Wand des Schneckengangs verbunden. Die obere Etage des Schneckengangs ist die **Scala vestibuli**; sie steht mit dem Vestibulum in Verbindung. Die untere Etage des Schneckenkanals ist die **Scala tympani**; sie beginnt mit dem runden Fenster, *Fenestra cochleae*, an der medialen Wand der Paukenhöhle. Beide Skalen kommunizieren an der Schneckenspitze: **Helicotrema**. Scala vestibuli und Scala tympani enthalten Perilymphe (s. oben).

Der Ductus cochlearis ist der membranöse Anteil der Cochlea

Der Endolymphgang der **Schnecke,** *Ductus cochlearis* (**Abb. 16.30**), liegt am Boden der Scala vestibuli auf der **Paries tympanicus ductus cochlearis**. Diese besteht aus der Lamina basilaris, *Basilarmembran*, die von der Lamina spiralis ossea ausgeht. Auf der Basilarmemban sitzt das Organum spirale, **Corti-Organ**. Eine zarte 3 μm dicke, aus 2 Plattenepithellagen bestehende Wand, **Paries vestibularis ductus cochlearis** (Membrana vestibularis; Reißner-Membran), bildet die Grenze des Ductus cochlearis gegen die Scala vestibuli. Die seitliche Wand des Schneckengangs wird durch das fächerförmige **Lig. spirale cochleae**, eine Verankerung der Basilarmembran an der Außenwand des Schneckenkanals, gebildet. Diese Wand ist bedeckt von mehrschichtig plattem bis isoprismatischem Epithel. Unter und *in* dem Epithel

breitet sich ein Blutgefäßgeflecht aus, die **Stria vascularis**; sie bildet die Endolymphe des Ductus cochlearis.

Die **Endolymphe** entspricht in ihrer Elektrolytzusammensetzung der intrazellulären Flüssigkeit; die Elektrolytkonzentration der Perilymphe ist der des Extrazellulärraums vergleichbar.

Der Ductus cochlearis endet blind am Helicotrema, während sein basales Ende in der basalen Windung des Schneckenkanals durch einen feinen Endolymphkanal, den **Ductus reuniens**, mit dem Sacculus kommuniziert.

Das Corti-Organ ist der Rezeptor für akustische Signale. Es befindet sich im Ductus cochlearis

Das *Organum spirale,* **Corti-Organ** (**Abb. 16.31**), ist ein Wall hochprismatischer Sinnes- und Stützzellen am Boden des Ductus cochlearis, überdacht von der **Membrana tectoria**, einem zellfreien gallertigen Sekretionsprodukt der Zellen des *Labium limbi vestibulare*. Damit bedeckt die Membrana tectoria zugleich einen Graben, den *Sulcus spiralis internus*, dessen äußere Wand durch das Corti-Organ gebildet wird. Das Gerüst des Organum spirale sind von Tonofibrillen durchzogene *Stützzellen* (Phalangenzellen und Pfeilerzellen), die der Basis breit aufsitzen und deren apikale Köpfe abgeplattet sind und die sog. Kopfplatte, die **Membrana reticularis**, bilden. In der Kopfplatte sind Löcher freigelassen als Durchtrittsstellen der Haarschöpfe der Sinneszellen.

Die Sinneszellen sind sekundäre Sinnesepithelzellen. Man unterscheidet:

- **innere Haarzellen** (ca. 3500), die in einer Reihe stehen und von *inneren Phalangenzellen* gestützt werden
- **äußere Haarzellen** (ca. 15 000), die zahlreicher sind als die inneren Haarzellen und in 3–5 Reihen auf Lücke stehen. Sie sitzen *äußeren Phalangenzellen*, den Deiters-Stützzellen, auf.

Pfeilerzellen sind schlanke, gegeneinander geneigte tonofibrillenreiche Stützzellen im Bereich zwischen inneren und äußeren Phalangenzellen bzw. Haarzellen.

Funktionell (für das Hören, s. unten) sind folgende Aussagen wichtig:

- Die inneren Haarzellen tragen an ihrer Oberfläche 50–60 Sinneshärchen (Stereovilli), die V- oder W-förmig in der Längsachse des Corti-Organs angeordnet sind.
- Die äußeren Haarzellen haben 60–120 Stereozilien, die – bei gleicher Anordnung wie die der inneren Haarzellen – durch Aktinfilamente gekennzeichnet sind, die durch die Sinneshärchen hindurchziehen und an einer Kutikularplatte an der Zellapex verankert sind. Darunter befindet sich ein kalzium-speicherndes submembranöses Zisternensystem. Die Stereovilli der

äußeren Haarzellen sind mit der Membrana tectoria verklebt.

Hinweis. Die Verbindung der Stereovilli der inneren Haarzellen mit der Membrana tectoria ist noch nicht definitiv geklärt; wahrscheinlich sind sie *nicht* mit der Membrana tectoria verklebt.

- Die inneren und äußeren Haarzellen sind korbgeflechtartig von Nervenendigungen umscheidet. Die äußeren Haarzellen haben Synapsen nur mit efferenten Fasern (aber keine mit afferenten). Die inneren Haarzellen haben dagegen nur Synapsen mit afferenten Fasern (efferente Fasern treten an afferente Fasern und teilweise an afferente Boutons heran). Somit sind *für die Weiterleitung akustischer Signale die inneren Haarzellen verantwortlich.*

Der Zellwall des Corti-Organs ist durch 3 Kanälchen aufgelockert (**Abb. 16.31**):

- **innerer Tunnel** zwischen inneren und äußeren Pfeilerzellen
- **Nuël-Raum**, mittlerer Tunnel, zwischen den äußeren Pfeilerzellen und der inneren Reihe der äußeren Haar- und Phalangenzellen
- **äußerer Tunnel**, der die Reihe der äußeren Haarzellen nach lateral begrenzt

Hörvorgang. Die Schwingungen der Steigbügelplatte breiten sich wellenförmig im gesamten Perilymphraum aus (**Abb. 16.32**). Unter anderem werden sie auch die Scala vestibuli hinaufgeleitet, theoretisch bis über das Helicotrema in die Scala tympani in Richtung auf die Fenestra cochleae. Tatsächlich erreichen sie die Scala tympani nicht über das Helicotrema, sondern erfahren in unterschiedlicher Entfernung von der Fenestra ovale in Abhängigkeit von der Tonfrequenz ihr Amplitudenmaximum – hohe Töne basisnahe, tiefe in der Nähe des Helicotrema – und damit den Abbruch der Welle (Nach Bekesy führt der Abbruch der Wanderwelle zu einem Abdruck auf der Reißner-Membran). An der Stelle des Amplitudenmaximums werden die mit der Membrana tectoria verklebten Stereovilli der äußeren Haarzellen durch Zug in ihrer Ausrichtung verändert. Dies führt zur Erregung, die sich in einer Kontraktion der Aktinfilament-haltigen Stereovilli der äußeren Haarzellen äußert. Dadurch entsteht im Sinne einer aktiven Verstärkung des Eingangreizes vor Ort die sogenannte *otoakustische Emission*, ein Schall, den das Ohr selber herstellt. Dieser Schall wirkt als lokale Schwingung unmittelbar über die Membrana tectoria oder mittelbar über die visköse Endolymphe des Sulcus spiralis internus auf die Stereovilli der inneren Haarzellen, die erst dadurch erregt werden. – Die inneren Haarzellen sind einzeln und zwar zu über 90 % afferent innerviert (s. oben), so daß die tonotopische Frequenzanalyse des Corti-Organs unvermischt das ZNS erreicht. Die äußeren Haarzellen werden durch eine wohl vornehmlich efferente Innervation über den Tractus olivocochlearis zu größeren Funktionseinheiten verbunden.

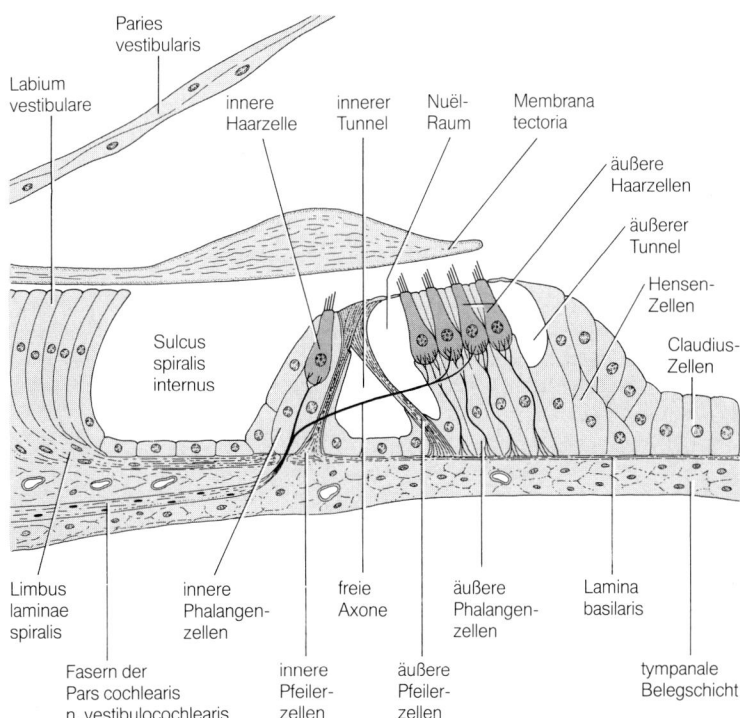

Abb. 16.31 Übersicht über das Organum spirale, Corti-Organ. (Nach Schiebler und Schneider 1991)

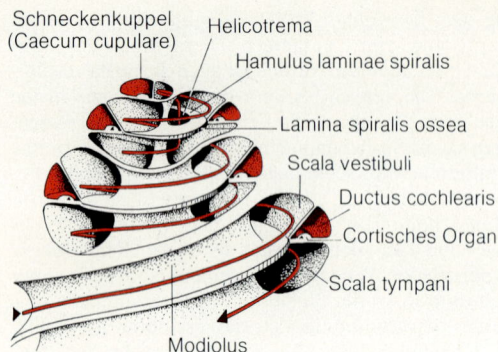

Schneckenkuppel (Caecum cupulare)
Helicotrema
Hamulus laminae spiralis
Lamina spiralis ossea
Scala vestibuli
Ductus cochlearis
Cortisches Organ
Scala tympani
Modiolus

Abb. 16.32 Fortpflanzungsrichtung der Schallwellen im Perilymphraum der Schnecke. *Rot,* Endolymphraum

Klinischer Hinweis. Die Altersschwerhörigkeit erklärt man als den Verlust bzw. Funktionseinbuße der äußeren Haarzellen. Damit wird die Einschränkung des Diskriminierungsvermögens verstehbar. Der Altersschwerhörige hat oft erstaunlich wenig Schwierigkeiten, einem Einzelgespräch zu folgen, ist andererseits unfähig, aus einem Stimmengewirr die für ihn bestimmten Sätze herauszufiltern.

Ganglion spirale cochleae (Abb. 16.30). Hier liegt das 1. Neuron der Hörbahn. Die Ganglienzellen sind *bipolar.* Die Perikarya liegen im Canalis spiralis modioli jeweils in Höhe der Haarzellen, von denen ihre Dendriten die Erregung fortleiten. Die Dendriten dringen auf ihrem Weg zum Corti-Organ von unten durch *Foramina nervosa* durch die Basilarmembran hindurch. Die Nervenfasern zu den äußeren Haarzellen ziehen quer durch den inneren Tunnel und Nuël-Raum.

Die zentripetalen Axone der Ganglienzellen liegen, leicht schraubig gewunden, in der Achse des Modiolus und dringen im *Tractus spiralis foraminosus* des Fundus meati acustici interni in den inneren Gehörgang vor.

Wenn Sie sich jetzt über das auditive System im Gehirn informieren wollen, lesen Sie S. 804.

16.2.6 Vestibularapparat, Gleichgewichtsorgan

Lernziele

Bogengänge: Lage • Crista ampullaris • Sacculus • Utriculus • Macula sacculi • Macula utriculi • Ganglion vestibulare

Das Gleichgewichtsorgan besteht aus:

- Sacculus
- Utriculus
- 3 Bogengänge, Ductus semicirculares, die vom Utriculus ausgehen

Sacculus und Utriculus sind durch den *Ductus utriculosaccularis* miteinander verbunden, der Sacculus durch den *Ductus reuniens* mit dem Ductus cochlearis. Von Ductus utriculosaccularis geht ferner der *Ductus endolymphaticus* ab. Er zieht im *Aquaeductus vestibuli* zur Hinterwand des Felsenbeins und mündet in den im Epiduralraum gelegenen *Saccus endolymphaticus.*

Die 3 Bogengänge, Ductus semicirculares, liegen in jeder Hinsicht schräg zur vertikalen, horizontalen und frontalen Ebene

Der **hintere Bogengang** liegt etwa in der Achse der Felsenbeinpyramide, der **vordere** (obere) steht etwa senkrecht dazu, so daß der vordere und hintere Bogengang der rechten und linken Seite parallel zueinander stehen (**Abb. 16.33**). Vorderer und hinterer Bogengang münden über ein gemeinsames *Crus commune* in den Utriculus. Senkrecht zu beiden Bogengängen um etwa 30–45° nach hinten geneigt liegt der **laterale** Bogengang. Jeder Bogengang hat kurz vor Einmündung in den Utriculus je 1 Erweiterung, *Ampulla membranacea* (anterior, posterior, lateralis), in der auf einer kammartigen Erhebung, **Crista ampullaris**, das Sinnesepithel der Bogengänge lokalisiert ist. Im Crus commune des vorderen und hinteren Bogengangs und bei Einmündung des hinteren Schenkels des seitlichen Bogengangs in den Utriculus fehlt eine solche Ampulla mit Sinnesfeld. – Die Bogengänge liegen leicht exzentrisch im Perilymphraum des knöchernen Labyrinths, der hier im Gegensatz zum Vestibulum und zur Cochlea mit lockerem Bindegewebe gefüllt ist.

Mikroskopische Anatomie der Crista ampullaris (**Abb. 16.34**). Sekundäre Sinnesepithelzellen (Haarzellen) liegen zwischen Stützzellen. Zu unterscheiden sind bauchige *Haarzellen* (*Typ I*) und schlanke *Haarzellen*

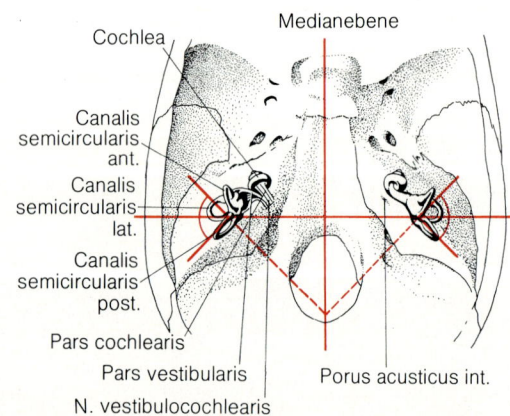

Cochlea
Medianebene
Canalis semicircularis ant.
Canalis semicircularis lat.
Canalis semicircularis post.
Pars cochlearis
Pars vestibularis
Porus acusticus int.
N. vestibulocochlearis

Abb. 16.33 Vereinfachtes Schema zur Lage des Labyrinths im durchscheinend gedachten Felsenbein

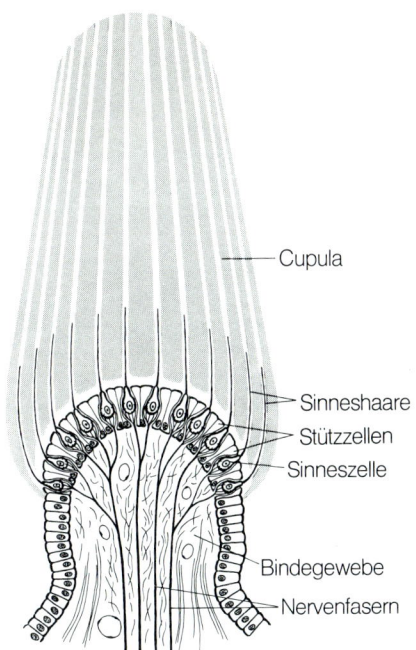

Abb. 16.34 Crista ampullaris eines Bogengangs. Zwischen Stützzellen liegen (sekundäre) Sinnesepithelzellen. Die Sinneszellen werden korbgeflechtartig von dendritischen Aufzweigungen der bipolaren Nervenzellen des Ganglion vestibulare erreicht. (Nach Leonhardt 1985)

(Typ II). Gemeinsam sind beiden Sinneszelltypen lange Stereovilli mit Achsenfaden; pro Zelle werden etwa 50–80 Stereozilien gezählt, zusätzlich je 1 Kinozilium. Die Zilien ragen in eine gelatinöse Glykoproteinschicht hinein, die *Cupula,* die die Crista ampullaris bedeckt; sie sind in einem kapillären „Gelenkspalt" in der Cupula frei beweglich. Der adäquate Reiz zur Erregung der Haarzellen sind *Bewegungen* der Endolymphe der Bogengänge, die die Cupula aus ihrer Ruhestellung bringen, zumal sie fast das gleiche spezifische Gewicht hat wie die Endolymphe. Die Schwerkraft hat auf die Cristae ampullares keine Wirkung.

Unterschiedlich ist die Innervation der beiden Haarzelltypen. *Typ-I-Zellen* werden kelchförmig von afferenten Nervenfaserenden umfaßt. Dabei treten vor allem basal zwischen Sinneszellen und Nervenfaserenden Synapsen mit synaptic ribbons auf. Den kelchförmigen Faserenden legen sich außen Axone efferenter, wahrscheinlich hemmend wirkender Nervenzellen des N. vestibularis lateralis mit synapsenüblicher Bauweise an. Durch die Aufzweigung der Nervenfaser werden jeweils mehrere Sinneszellen von einer Nervenfaser erreicht. *Typ-II-Zellen* bilden Synapsen (mit synaptic ribbons) sowohl mit afferent als auch mit efferent leitenden Axonen. Es werden mehr Typ-II-Zellen von einem Nervenfaserende erreicht als Typ-I-Zellen.

Klinischer Hinweis. Vergleichbare Bewegungen der Endolymphe der Bogengänge werden nicht allein durch Kopfbewegungen, sondern, für diagnostische Zwecke, auch durch Spülen des äußeren Gehörgangs mit warmen oder kalten Flüssigkeiten erzeugt: *kalorischer Nystagmus.*

Sacculus und Utriculus liegen im Vestibulum des knöchernen Labyrinths

Sacculus und Utriculus haben je ein 2–3 mm² großes Sinnesfeld: Die **Macula sacculi** steht senkrecht, die **Macula utriculi** horizontal zur Körperachse. Aufgebaut sind beide Maculae wie die Cristae ampullares, jedoch sind in die gallerige Deckschicht Kalkkonkremente, **Statoconia** (Otolithen), eingelagert; dadurch wird die Deckmembran bedeutend schwerer als die Endolymphe. Die Deckmembran wird auch als *Membrana statoconia* bezeichnet.

Histophysiologischer Hinweis. Während die Bogengänge unabhängig von dem Schwerefeld der Erde die Drehbeschleunigung des Kopfes registrieren, orientieren die Haarzellen der Maculae sacculi und utriculi über die Lage des Kopfes im Schwerefeld der Erde und sprechen auf Linearbeschleunigung an.

Ganglion vestibulare

Das **Ganglion vestibulare** liegt am Boden des inneren Gehörgangs. Es entsteht nach Vereinigung folgender 3 Nervenäste:

- **N. utriculoampullaris,** der die Fasern von der Macula utriculi und den benachbarten Cristae ampullares des vorderen (oberen) und seitlichen Bogengangs enthält
- **N. saccularis** für die Fasern von der Macula sacculi
- **N. ampullaris posterior** von der Ampulla posterior

Die Nervenzellen des Ganglion vestibulare sind bipolar. Ihre Neuriten vereinigen sich noch im Meatus acusticus internus mit denen des Ganglion spirale cochleae zum **N. vestibulocochlearis** (N. VIII).

Wenn Sie sich jetzt über das vestibuläre System des Gehirns informieren wollen, lesen Sie S. 806.

16.2.7 Meatus acusticus internus, innerer Gehörgang

Lage • Inhalt

Der **innere Gehörgang** ist etwa 1 cm lang. In ihm liegen der *VIII. Hirnnerv* (und das *Ganglion vestibulare*), der *N. facialis* (mit dem *N intermedius*) sowie die *A. und Vv. labyrinthi*. Seine Öffnung zur hinteren Schädelgrube ist der **Porus acusticus internus** an der hinteren Felsenbeinwand, sein stumpfes Ende die vielfach perforierte Wand des **Fundus meatus acustici interni**.

Diese Wand wird durch eine **Crista transversa** in 2 Hälften geteilt:

- *über ihr*:
  - Öffnung des Canalis facialis
  - zahlreiche kleine Öffnungen der Area vestibularis superior, die Durchtrittsstellen der Fasern des N. utriculoampullaris
- *unter ihr*:
  - vorn der Tractus spiralis foraminosus, die Austrittsstelle der Pars cochlearis (n. octavi)
  - in der Mitte die Area vestibularis inferior, die Durchtrittsstelle des N. saccularis
  - hinten das Foramen singulare für den N. ampullaris posterior

17 Zentralnervensystem

INHALT

Für die Bearbeitung dieses Kapitels benötigen Sie Kenntnisse über die Neurohistologie, S.79, und über die allgemeine Anatomie des Nervensystems, S.187

17.1 Entwicklung des Zentralnervensystems

17.1.1 Herkunft und Differenzierung des Baumaterials

Frühentwicklung der Neuralanlage •
Neurogenese • Gliogenese • Myelogenese

Das Baumaterial des Zentralnervensystems stammt aus dem Ektoderm

In der 3.–4. Embryonalwoche entstehen aus dem Ektoderm des kranialen Teils der Keimscheibe die **Neuralplatte** und in der Folge die **Neuralrinne**, die beiderseits von den **Neuralwülsten** begrenzt wird. Kurze Zeit später schließt sich die Neuralrinne zum **Neuralrohr**. Es besteht aus einem mit Flüssigkeit gefüllten *Neuralkanal,* der von mehrreihigem *Neuroepithel* umgeben wird.

Erläuterungen und Abbildungen zu diesem Absatz finden Sie auf S.119, **Abb. 4.14**.

Die Teile des Neuroepithels, die den Neuralkanal lateral begrenzen, werden als **Flügel-** und **Grundplatten**, die ventral bzw. dorsal liegenden, als **Boden-** bzw. **Deckplatte** bezeichnet (**Abb. 17.2 a**).

Im **Neuroepithel** finden zahlreiche Mitosen statt. Die Zellen behalten dabei ihre Kontakte mit dem Neuralkanal. Charakteristisch für den Zellzyklus sind Auf- und Abbewegungen der Zellkerne in den Neuroepithelzellen, die dabei ihre Form stark verändern (**Abb. 17.1**). So runden sich die Zellen in der Metaphase ab und sitzen

breitbasig der Innenfläche des Neuralrohrs auf. Zu Beginn der Interphase wandert der Zellkern in der Neuroepithelzelle nach außen und der Teil der Zelle, der mit dem Neuralkanal in Verbindung steht, wird zu einem schmalen Zytoplasmafortsatz.

Aus dem Neuroepithel differenzieren sich

• Neuroblasten und
• Glioblasten.

Neuroblasten und **Glioblasten** zeigen auch noch hohe mitotische Aktivitäten, die zu einer starken Zellvermehrung führen. Im weiteren Verlauf der Entwicklung verlieren aber die Neuroblasten ihre Teilungsfähigkeit und werden zu noch wenig differenzierten, unreifen Nervenzellen, **Proneuronen**.

Neurogenese. Die Proneurone wandern aus dem Neuroepithel aus und bilden die Anlage der grauen Substanz von Rückenmark und Gehirn. Während der weiteren Histogenese wachsen aus jedem Proneuron feine Dendriten und meistens 1 Axon aus. Dabei werden verschiedene Stadien durchlaufen, nämlich das Stadium

• des apolaren Proneurons, Proneuron ohne Fortsätze,
• des bipolaren Proneurons, Proneuron mit je 1 Dendriten und 1 Axon und das
• des jungen Neurons mit meist mehreren Dendriten und 1 Axon.

Die Neubildung von Nervenzellen ist wahrscheinlich zur Zeit der Geburt abgeschlossen; eine Ausnahme macht die äußere Körnerschicht des Kleinhirns (S.728).

Gliogenese. Sie setzt nach der Neurogenese ein, währt aber länger. So findet auch noch postnatal eine Neubildung von Gliazellen aus noch vorhandenem Neuroepithel statt. Anders als Nervenzellen behalten die Gliazellen ihre Teilungsfähigkeit während des ganzen Lebens.

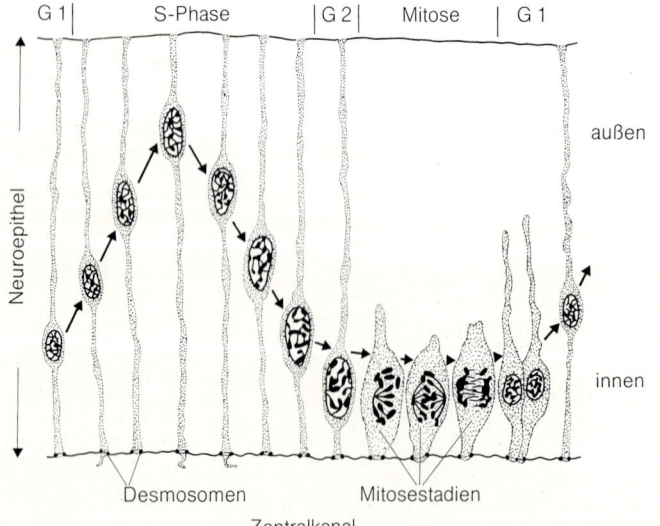

Abb.17.1 Phasen des Zellzyklus einer Neuroepithelzelle. Mit ^{3}H-Thymidin konnte autoradiographisch an Säugern nachgewiesen werden, daß der Einbau des radioaktiv markierten Materials in die DNS während der Synthesephase (S-Phase) etwa 6 h dauert. Der ganze Zellzyklus einschließlich der Mitose und der G1- und G2-Phasen beansprucht etwa 11 h. (Nach Jacobson 1970)

Die **Glioblasten** des Neuroepithels differenzieren sich zu *Astrozyten* und *Oligodendrozyten,* die sich in der Marginalzone (s. unten) entwickeln.

Weitere Abkömmlinge des Neuroepithels sind das *Ependym,* das den Zentralkanal des Rückenmarks und die Ventrikelräume des Gehirns auskleidet, sowie die *Epithelzellen des Plexus choroideus* (S.94).

Schließlich treten im 5. Entwicklungsmonat in der Anlage des Rückenmarks, später aber auch an anderen Stellen, *Mikrogliazellen* auf, die sich aus dem Mesenchym bzw. Mesektoderm (S.722) entwickeln, *Mesoglia.*

Myelogenese. Oligodendrogliazellen bilden im Zentralnervensystem die *Markscheiden der Nervenfasern.* Dabei umfließt 1 Oligodendrogliazelle jeweils mehrere Axone. Die Markscheidenbildung beginnt im 4. Entwicklungsmonat, ist aber mit der Geburt noch nicht in allen Teilen des Nervensystems abgeschlossen.

17.1.2 Neuralleiste

Lernziele

Herkunft • Abkömmlinge der Neuralleiste

> **Teile des Baumaterials für das Nervensystem, aber auch Baumaterial für andere Organe stammen aus der Neuralleiste**

Die Neuralleiste, *Crista neuralis,* geht aus Zellen des Ektoderms am Rand der Neuralwülste hervor. Während sich das Neuralrohr schließt, wandern diese Zellen am Anfang der 4. Embryonalwoche aus dem Ektoderm aus und ordnen sich beiderseits der Anlage des ZNS vom Mittelhirn bis in Höhe der kaudalen Somiten an (**Abb.4.14**). Schon bald läßt sich an der Neuralleiste ein Kopf- und ein Rumpfteil unterscheiden.
Aus der Neuralleiste entstehen:

- die Neurone der Spinalganglien
- die Neurone der Ganglien des III., V., VII., IX. und X. Hirnnerven
- die Neurone der vegetativen Ganglien, darunter
  - Nervenzellen des Sympathikus und
  - chromaffine Zellen des Nebennierenmarks
- die Glia des peripheren Nervensystems (S.92, Mantelzellen, Schwann-Zellen)
- die Melanozyten des gesamten Organismus (mit Ausnahme der Pigmentzellen der Retina und des Zentralnervensystems)
- das Mesektoderm

Die **Neurone der Spinalganglien** entstehen im Rumpfabschnitt der Neuralleiste. Sie differenzieren sich zum größeren Teil zu *pseudounipolaren Nervenzellen.*

Pseudounipolare Nervenzellen sind zunächst bipolar (Perikaryon mit je 1 Dendriten und 1 Axon). Dabei zeigen sich frühzeitig Unterschiede hinsichtlich der späteren Funktion: von einigen Nervenzellen nimmt der *Dendrit* Verbindungen mit der Anlage eines bestimmten streifenförmigen Hautbezirks, *Dermatom* (S.782, **Abb.17.42**), auf, von anderen Nervenzellen dagegen mit der von Eingeweideabschnitten.

Erst nachdem die Nervenzellfortsätze ausgewachsen sind (30. Embryonaltag), entwickeln sich die Extremitätenknospen. Die Extremitäten mit der Anlage ihrer Muskulatur und ihres Integuments entstehen also später als die Nervenzellverbindungen. Deshalb werden die Dendriten mit den Dermatomen von Arm und Bein entsprechend ihren Verlagerungen bei der Ausgestaltung der Extremitäten mitgezogen (**Abb.17.42**).

Die *Axone* aller Neurone der Spinalganglien wachsen dagegen zum Neuralrohr hin. Sie bilden die *hinteren sensiblen (afferenten) Wurzeln des Rückenmarks.*

Im Laufe der weiteren Differenzierung vereinigen sich die perikaryonnahen Teile von Dendrit und Axon zu einer T-förmigen Aufzweigung; die *pseudounipolare Nervenzelle der Spinalganglien* ist entstanden.

Die **Neurone der Kopfganglien** entwickeln sich aus dem kranialen Abschnitt der Neuralleiste. Sie werden zu den afferent leitenden Nervenzellen der sensiblen Ganglien des V., VII., IX. und X. Hirnnerven sowie zu den Nervenzellen der parasympathischen Ganglien, die den III., VII., IX. und X. Hirnnerven zugeordnet sind.

Außerdem bilden sich aus Verdickungen des Ektoderms, *Plakoden,* Neurone, die wahrscheinlich bestimmte sensorische Funktionen übernehmen, z.B. die Geschmacksleitung im VII., IX. und X. Hirnnerven.

Sympathikusneurone und chromaffine Zellen sind Abkömmlinge der Rumpfneuralleiste. Die Sympathikusneurone aggregieren und bilden die Ganglien des Sympathikus (S.198). Auch die prospektiven chromaffinen Zellen wandern aus der Neuralleiste aus und bilden u.a. das Nebennierenmark (S.605). Die gleiche Herkunft von Sympathikusneuronen und von chromaffinen Zellen dokumentieren analoge Zelleistungen, u.a. Synthese *biogener Amine* (Noradrenalin als Transmittersubstanz bzw. Adrenalin und Noradrenalin als Hormone).

Glia des peripheren Nervensystems. Aus der Neuralleiste entsteht weiter die große Zellgruppe der peripheren Glia: *Mantelzellen* (S.196) und *Schwann-Zellen* (S.87). Die Schwann-Zellen bewegen sich entlang der Axone der peripheren Nerven nach distal und sind für die Markscheidenbildung verantwortlich. Dabei umschließt jede Schwann-Zelle jeweils nur einen Abschnitt *eines* Axons (anders als Oligodendrozyten, S.93). Dieser Vorgang, die **Myelogenese,** beginnt im peripheren Nervensystem an den Axonen von motorischen Neuronen.

Melanoblasten sind die Vorläufer von *Melanozyten* (S. 207). Die Melanoblasten streben, nachdem sie die Neuralleiste verlassen haben, einem segmentalen Zielgebiet zu, um sich dort, z. B. in der Haut, anzusiedeln. Dabei verlieren sie jede Verbindung mit dem Nervengewebe.

Mesektoderm. Unter diesem Begriff werden Zellen zusammengefaßt, die im Kopfbereich, wo Somiten fehlen, aus der Neuralleiste hervorgehen, sich verselbständigen und sich dann wie Mesenchymzellen verhalten. Sie beteiligen sich als Bindegewebszellen an der Bildung der weichen und harten Hirnhäute, als Knorpel- bzw. Knochenzellen an der Entstehung des Viszeralskeletts sowie der Deckknochen des Schädels und als Odontoblasten an der Entwicklung des Dentins.

17.1.3 Entwicklung des Rückenmarks

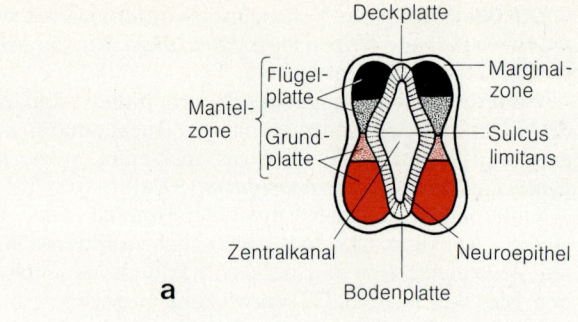

> **Lernziele**
>
> Mantelzone • Marginalzone • Flügelplatte • Grundplatte • Rückenmarkssegmente • Lageveränderungen • Mißbildungen

> **Die innere Gliederung des Rückenmarks in graue und weiße Substanz geht auf eine frühembryonale Gliederung des Neuralrohrs in Mantelzone und Marginalzone zurück**

Ende der 4. Embryonalwoche schließt sich der Neuroporus caudalis (S. 122). Zu diesem Zeitpunkt verlassen Proneurone mit großem Zellkern und Nukleolus das Neuroepithel. Sie bilden um das Neuroepithel die *Mantelzone.* Aus ihr entsteht später die *graue Substanz* des Rückenmarks. Die Mehrzahl der aus diesen Proneuronen auswachsenden Axone ordnet sich unter der Oberfläche des embryonalen Rückenmarks an und läßt die *Marginalzone* (auch Randschleier) entstehen (**Abb. 17.2**). In ihr bildet sich später die *weiße Substanz.* Damit ist der Bauplan des Rückenmarks festgelegt:

- **innen** liegt die **graue Substanz**, die aus der **Mantelzone**, hervorgeht,
- **außen** die **weiße Substanz**, die sich aus der **Marginalzone** entwickelt hat.

> **Aus der Mantelzone entstehen Flügelplatte und Grundplatte**

In der Mantelzone des embryonalen Rückenmarks bilden sich im 2. Embryonalmonat auf jeder Seite 2, mit dem Zentralkanal, wie jetzt der Neuralkanal genannt wird, parallel verlaufende Zellsäulen. Durch Zellteilungen und Zellmigrationen entstehen beiderseits *dorsolateral*

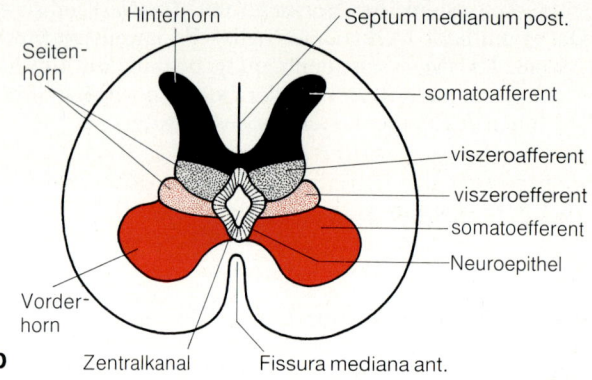

Abb. 17.2 a,b Schematische Querschnitte durch das Rückenmark, **a** im 2. und **b** im 3. Entwicklungsmonat. (Nach Hamilton et al. 1962)

die **Flügelplatte** und *ventrolateral* die **Grundplatte** (**Abb. 17.2 a**). Im Querschnitt durch das frühembryonale Rückenmark ist die Grenze zwischen Flügelplatte und Grundplatte an der lateralen Wand des Zentralkanals durch eine Furche, *Sulcus limitans,* getrennt.

Während die **Deckplatte** und die **Bodenplatte** (s. o., **Abb. 17.2 a**) im weiteren Wachstum zurückbleiben, breiten sich die Flügelplatte und die Grundplatte nach lateral aus. Dadurch nimmt die graue Substanz der Rückenmarksanlage im Querschnittsbild immer mehr die spätere *Schmetterlingsfigur* an (**Abb. 17.2 b**). Unterdessen bilden im Bereich der Grundplatte die prospektiven Motoneurone Axone, die nach Durchdringen der Marginalzone die Rückenmarksanlage verlassen. Zuerst ist es nur eine Pilotfaser. Ihr schließen sich dann weitere Axone an. Ein solches Axonbündel bildet dann ein *Filum radiculare* für die ventrale Wurzel eines Spinalnerven.

Außerdem wölben sich die ventralen Nervenzellsäulen durch ständiges Einwandern neuer Proneurone aus dem Neuroepithel in die Grundplatte immer weiter vor. Hinzu kommt, daß in die Marginalzone Axone auf- und absteigender Bahnen einwachsen. Das führt dazu, daß an der Ventralseite des Rückenmarks zwischen den beiden Vorwölbungen eine longitudinale Rinne, *Fissura mediana anterior,* entsteht (**Abb. 17.2 b**, **17.40**). Dorsal engen die Flügelplatten den mit Neuroepithel ausgekleideten Zentralkanal so stark ein, daß die einander berührenden Epithelabschnitte verschmelzen und sich in das *Septum medianum posterius* umwandeln (**Abb. 17.2, Abb. 17.40**).

Funktioneller Hinweis. Die embryonale Zweiteilung in Flügel- und Grundplatte entspricht der funktionellen Längsgliederung des adulten Rückenmarks:

- aus den *Flügelplatten* entwickeln sich sensible, d. h. *somatoafferente Kerngebiete in der Columna posterior,* die ihre Signale von der Körperoberfläche und über propriozeptive Leitungen aus dem Bewegungsapparat erhalten, und
- aus den *Grundplattten* entwickeln sich motorische, d. h. *somatoefferente Kerngebiete,* in der Columna anterior, die ihre Signale zu den Skelettmuskeln senden.

Die ersten Synapsen entstehen in der 4.–5. Embryonalwoche.

Die Seitenhörner sind ein weiterer Grundbestandteil der grauen Substanz des Rückenmarks

---

Zwischen Flügelplatte und Grundplatte siedeln sich vorwiegend in thorakalen (C8, Th1-Th12, L1, L2) und sakralen Bereichen (S2-S4) Neurone an, die die Eingeweide innervieren. Ihre Perikarya bilden Kerngebiete, aus denen die Seitenhörner entstehen. *Dorsal* im Seitenhorn befinden sich Nervenzellen, die *afferente* Signale aus den Eingeweiden erhalten (*viszeroafferent*), *ventral* liegen Neurone, die Eingeweide *efferent* innervieren (*viszeroefferent*).

Funktionelle Zusammenfassung. Aus der geschilderten Entwicklung ergibt sich die funktionelle Gliederung der grauen Substanz des Rückenmarks in somatoafferente, viszeroafferente, viszeroefferente und somatoefferente Gebiete (**Tabelle 17.1**).

Auch die Marginalzone wird weiter unterteilt

Durch unterschiedliches Wachstum von Flügelplatte und Grundplatte und durch das Einwachsen von auf- und absteigenden neuronalen Verbindungen mit nachfolgender Myelinisierung entstehen in der Marginalzone 3 Bereiche, die als Stränge bezeichnet werden:

- **Hinterstrang**, Funiculus posterior
- **Seitenstrang**, Funiculus lateralis
- **Vorderstrang**, Funiculus anterior

Rückenmarkssegmente entstehen als Folge der Innervation der segmental angeordneten Somiten

---

Die Zellen in den längsverlaufenden Säulen der Flügelplatte und der Grundplatte werden wegen ihrer Bezie-

Tabelle 17.1 Funktionelle Reifung von Flügel- und Grundplatte

Frühembryonales Rückenmark	Adultes Rückenmark	Funktionelle Gliederung
Flügelplatte	Hinterhorn	Somatoafferent
	Seitenhorn	Viszeroafferent
		Viszeroefferent
Grundplatte	Vorderhorn	Somatoefferent

hung zu den *Somiten* (S.123) in sogenannte Rückenmarkssegmente gegliedert. Sie entstehen dadurch, daß jeder Somit mit einem umschriebenen Gebiet des Rückenmarks sowohl afferent (somatoafferent) als auch efferent (somatoefferent) verbunden wird.

Hinweis. Im Laufe der Evolution der Landwirbeltiere entwickelt sich jeder Extremitätenmuskel aus 2 oder mehr Somiten. Dadurch entstehen z. T. komplizierte Innervationsmuster (S.195).

Während der Entwicklung verändert das Rückenmark seine Lage

Im 2. Entwicklungsmonat füllt das Rückenmark noch die ganze Länge des Wirbelkanals aus. Schon im 3. Entwicklungsmonat bleibt es im Wachstum gegenüber der Wirbelsäule zurück. Dadurch wird das Rückenmark im Wirbelkanal immer mehr nach kranial verschoben (scheinbarer Aszensus). Im 6. Entwicklungsmonat reicht das kaudale Ende des Rückenmarks, *Conus medullaris* (S.781), bis zu den Sakralwirbeln; bei der Geburt steht es in Höhe des 3. Lumbalwirbels. Da der Durchtritt der Spinalnerven durch die Wirbelsäule an die Foramina intervertebralia gebunden ist, verlaufen nach Abschluß des „Aszensus" die Wurzeln der kaudalen Spinalnerven abwärts und bilden unterhalb des Conus medullaris ein pferdeschweifartiges Faserbündel, **Cauda equina** (**Abb. 17.39**).

Genetische Ursachen oder teratogene Noxen können zu Mißbildungen des Rückenmarks führen

---

Fehlbildungen, die durch Störung der induktiven Wirkung des Chordamesoderms auf das Neuroektoderm entstehen, z. B. infolge mangelhafter Rückenmarksanlage oder Störung des Schließungsprozesses der Neuralplatte, werden als *Dysraphien* bezeichnet.

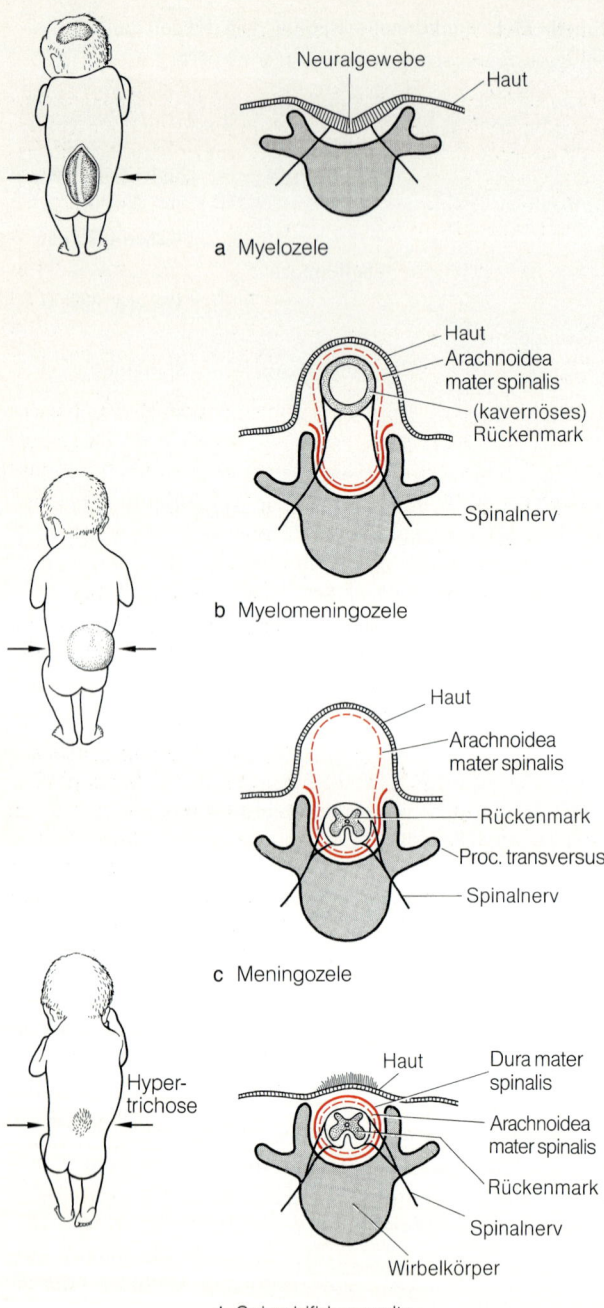

a Myelozele

b Myelomeningozele

c Meningozele

d Spina bifida occulta

Abb. 17.3 a–d Spinale Mißbildungen mit der Angabe der Schnittrichtung und die entsprechenden Schnittbilder der Mißbildungen. **a** Myelozele. **b** Myelomeningozele. **c** Meningozele. **d** Spina bifida occulta. Hypertrichose: atypisch-vermehrte Haarbildung (Nach Langman 1985)

Myelozele (**Abb. 17.3 a**). Im schwersten Fall bleibt das *Neuralrohr* offen, und das Nervengewebe tritt am Rücken frei zutage. Es wird nicht vom Liquor cerebrospinalis umspült (Myelozele oder Rachischisis). Meist infiziert sich das Nervengewebe innerhalb weniger Tage post partum, und das Neugeborene stirbt.

Myelomeningozele und Meningozele. Tritt die teratogene Störung schwächer oder später auf, so schließt sich zwar das Neuralrohr, aber die *Bildung des Wirbelbogens unterbleibt* an einem oder an mehreren Wirbeln, meistens im lumbosakralen Bereich. Die Rückenmarkshäute wölben sich wie ein Sack vor, der das Rückenmark enthält, *Myelomeningozele* (**Abb. 17.3 b**). Dabei treten im kaudalen Rückenmark häufig Hohlräume und degeneriertes Nervengewebe auf. Bei diesen Kindern findet man Innervationsstörungen der unteren Extremitäten und/oder des Blasen-Rektum-Bereichs. Enthält die Erweiterung der Meningen kein Rückenmark, liegt eine *Meningozele* vor (**Abb. 17.3 c**).

Spina bifida occulta (**Abb. 17.3 d**). Wird die Entwicklung in einem noch späteren Stadium gestört, kommt es nur zu einem *Defekt der Wirbelbögen,* Spina bifida occulta. Die darüberliegende Haut zeigt manchmal kleine Haarbüschel, die auf geringfügig gestörte epidermale Induktionsprozesse hinweisen.

Hinweis. Die erwähnten Mißbildungen (Myelozele, Myelomeningozele, Meningozele, Spina bifida occulta) werden häufig unter dem Oberbegriff *„Spina bifida"* zusammengefaßt, weil eine „Spaltung" des Wirbelkanals – besonders häufig im lumbosakralen Bereich – vorliegt.

17.1.4 Entwicklung des Gehirns

Lernziele

Morphogenese: Hirnbläschen und ihre Differenzierung, Scheitelbeuge, Nackenbeuge, Brückenbeuge • Entwicklung des Ventrikelsystems • Histogenese • Entwicklung von Rhombencephalon, Cerebellum, Mesencephalon, Diencephalon, Telencephalon • Neenzephalisation • Mißbildungen

Die Morphogenese des Gehirns beginnt mit der Ausbildung von 2 primären Gehirnbläschen

Schon am Anfang – etwa zu Beginn der 4. Embryonalwoche – ist die Neuralplatte im Bereich der Gehirnanlage breiter als kaudal. Nachdem sich in der Mitte der 4. Embryonalwoche (Somitenstadium 18–20) der Neuroporus cranialis geschlossen hat, kommt es zu Ausweitungen im kranialen Teil des Neuralrohrs. Es bilden sich *2 primäre Gehirnbläschen,* die eine Gliederung der Anlage des Gehirns in

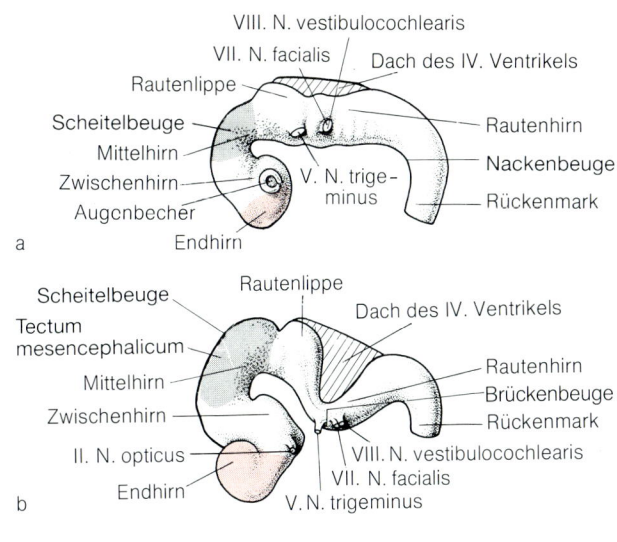

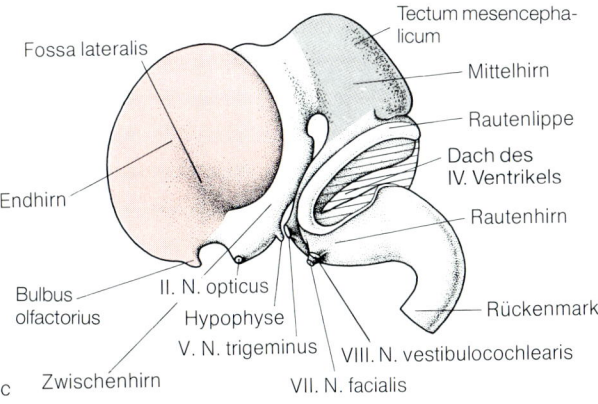

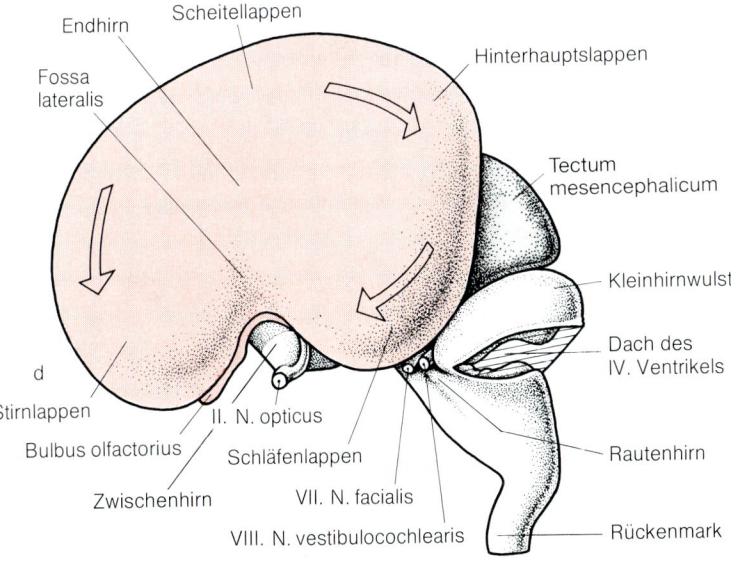

- **Prosencephalon**, Vorderhirn, und
- **Rhombencephalon**, Rautenhirn, gestatten.

Hinweis. Das schon früh in der Entwicklung auffallende Mesencephalon muß als eine sekundäre Anlage aufgefaßt werden, die in Anpassung an das beim Menschen dominierende visuelle System ein vorauseilendes Wachstum zeigt. Bei nicht visuell spezialisierten Wirbeltieren ist deutlicher als beim Menschen die primäre Gliederung in 2 Gehirnbläschen zu erkennen.

Die Gehirnbläschen haben weite Hohlräume. Dabei handelt es sich um die Anlage der zukünftigen Ventrikel (s. unten). Umgeben sind die Lumina von Neuroepithel und einer periventrikulären Matrixzone, in der die Vermehrungsprozesse ablaufen.

Durch schnelles, aber unterschiedliches Wachstum der verschiedenen Abschnitte der frühen Gehirnanlage entstehen im kranialen Teil des Neuralrohrs 2 Krümmungen (**Abb. 17.4a,b**):

- die **Nackenbeuge** zwischen den Anlagen von Rückenmark und Rautenhirn
- die **Scheitelbeuge** im Gebiet der Mittelhirnanlage
- Hinzu kommt die **Brückenbeuge**, eine *nach ventral* gerichtete Abknickung im Bereich des Rhombenzephalon.

Bereits beim 5 mm langen Embryo sind bilateral im Bereich des Prosencephalon die Vorläufer der *Augenbecher* (**Abb. 17.4a, 17.5**) und im Bereich des Rhombencephalon die Austrittsstellen des V., VII. und VIII. Hirnnerven zu erkennen (**Abb. 17.4a**). Ferner entstehen zu dieser Zeit im Bereich des Prosencephalon beiderseits die Anlagen des *Endhirns*, **Telencephalon.** Sie befinden sich rostral der Augenbecher und werden auch als *Großhirnbläschen* (**Abb. 17.4a**, **Abb. 17.5**) bezeichnet. Der verbleibende

Abb. 17.4a–d Hirnanlage **a** eines 5 mm, **b** eines 11 mm, **c** eines 27 mm, **d** eines 53 mm langen Embryos. (Nach Hochstetter 1929)

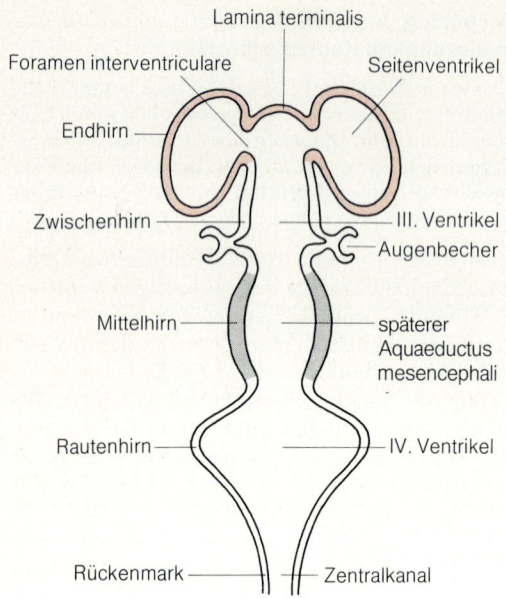

Abb. 17.5 Das Ventrikelsystem in der 6. Embryonalwoche. (Nach Langman 1985)

Teil des Prosencephalon wird in der Folgezeit zum *Zwischenhirn,* **Diencephalon.** Aus der Vorderwand des Prosencephalon entstehen die *Lamina terminalis* (**Abb. 17.5**) und aus dem Dach der *Plexus choroideus* des III. Ventrikels.

Auch in der Anlage des Rhombencephalon erfolgen Differenzierungen. Im **Mesencephalon** – kaudal des Diencephalon – entsteht dorsal die Anlage des *Tectum mesencephalicum* (**Abb. 17.4 b**). Es liegt im Gebiet der Scheitelbeuge.

Im Bereich der **Brückenbeuge** besteht das Dach des Rautenhirns (**Abb. 17.4**) aus einem nur einschichtigen Epithel, dem Vorläufer der Lamina epithelialis des Plexus choroideus des IV. Ventrikels. Darunter liegt eine rautenförmige Grube, *Fossa rhomboidea,* von der das Rautenhirn seinen Namen hat.

Durch unterschiedliche Wachstumsvorgänge im Neuroepithel kommt es zu einer weiteren Gliederung des rhombenzephalen Teils der Gehirnanlage, nämlich in **Metencephalon** und **Myelencephalon.** Ferner entstehen in der 6. Embryonalwoche am rostralen Ende der Rautengrube die paarigen *Rautenlippen* (**Abb. 17.4 c**), die Vorläufer des *Kleinhirns,* **Cerebellum.** Ontogenetisch ist daher das Kleinhirn dem Metencephalon zuzurechnen. Der zwischen den Rautenlippen verbleibende basale Teil des Metencephalon wird zur *Brücke,* **Pons.** Das Myelencephalon entwickelt sich zum *verlängerten Mark,* **Medulla oblongata.**

Vergleichend anatomischer Hinweis. Im frühen Stadium der Gehirnentwicklung sind die einzelnen Teile des Gehirns (Telen-

cephalon, Diencephalon, Mesencephalon und Rhombencephalon) wie die Glieder einer (abgeknickten) Kette von rostral nach kaudal hintereinander angeordnet. Dies ist ein stammesgeschichtlich altes Hirnmuster, das sich heute noch bei Amphibien findet. Dabei zeigt sich, daß Telencephalon, Cerebellum und Tectum mesencephalicum anderen Hirnteilen übergeordnet sind, sie werden zu Integrationsorten, d. h. hier werden Informationen aus verschiedenen funktionellen Systemen integrierend verarbeitet.

Entwicklung des Ventrikelsystems. Bei der morphogenetischen Umgestaltung der Anlage des Gehirns kommt es durch lokal unterschiedliche Wachstumsvorgänge zu einer Gliederung des ursprünglich einheitlichen, zentralen Hohlraums in verschiedene Abschnitte, Ventrikel (**Abb. 17.5**). Jede der beiden Hemisphären des Endhirns besitzt einen *Seitenventrikel,* die durch je ein *Foramen interventriculare* (*Foramen Monro*) mit dem unpaaren *III. Ventrikel* in Verbindung stehen. Der III. Ventrikel ist dem Zwischenhirn zugeordnet. Im frühembryonalen Stadium ist der Ventrikelabschnitt unter dem Tectum noch weit. Später wird jedoch der Raum zu einem engen Kanal, dem *Aquaeductus mesencephali* (Aquaeductus cerebri). Er stellt die Verbindung zwischen dem III. und IV. Ventrikel her. Der *IV. Ventrikel* gehört zum Rautenhirn. Er besitzt 3 Öffnungen nach außen in den Subarachnoidalraum; kaudal geht er in den Zentralkanal des Rückenmarks über. Das Ventrikelsystem ist mit Liquor cerebrospinalis gefüllt.

> **Bei der Entwicklung von Rautenhirn und Mittelhirn bleibt die grundsätzliche Gliederung in Deckplatte, Flügelplatte, Grundplatte und Bodenplatte erhalten**

Dabei kommt es jedoch zu Umstrukturierungen, und zwar wird im Rhombencephalon die

- Deckplatte durch Ausbildung der Brückenbeuge zum Dach, *Tegmen ventriculi quarti,* des erheblich erweiterten IV. Ventrikels und die
- Flügelplatten werden – wie bei einem sich öffnenden Buch – zur Seite geklappt. Dadurch rücken auch die Grundplatten etwas nach außen und die Bodenplatte kommt mittelständig zu liegen.

Zwischen Flügelplatte und Grundplatte jeder Seite bleibt, wie beim Grundbauplan, ein Sulcus limitans angedeutet (**Abb. 17.6 a**).

Das *Neuroepithel der Deckplatte* formiert sich früh zu einer einschichtigen Zellage, die sich handschuhfingerartig verzweigt und in den Liquorraum vorschiebt. In die Ausstülpungen wandert aus der embryonalen Hirnhaut, Meninx primitiva, von dorsal Mesenchym mit Blutgefäßen ein (Tela choroidea). So entstehen zottenförmige Protrusionen in den IV. Ventrikel, die *Plexus choroideus* genannt werden (**Abb. 17.6 b**). Der Plexus bildet den *Liquor cerebrospinalis.*

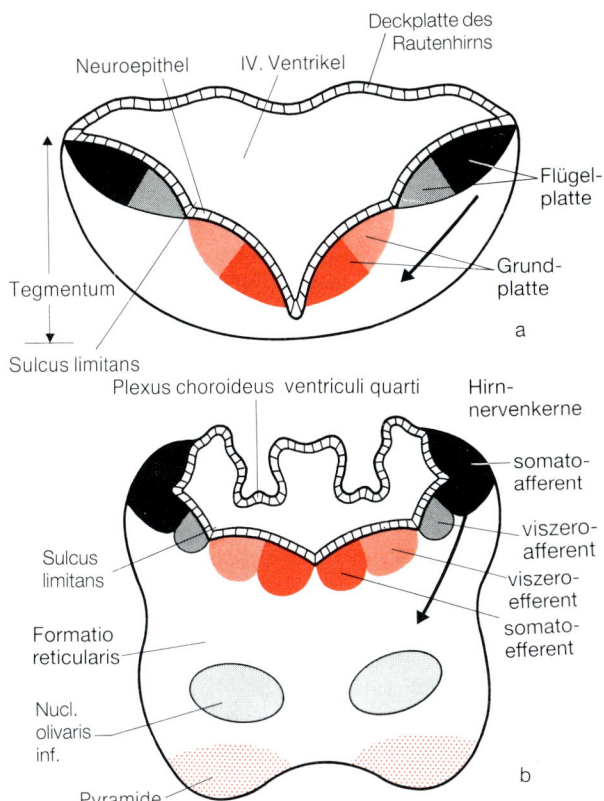

Abb. 17.6 a,b Schematische Querschnitte durch das Rautenhirn. **a** frühembryonales, **b** adultes Stadium. (Nach Starck 1975)

Im 4. Entwicklungsmonat verdünnt sich das Neuroepithel des IV. Ventrikels an 3 Stellen und bildet 3 Öffnungen: 2 laterale Foramina, *Aperturae laterales ventriculi quarti* (Luschka, **Abb. 17.28**), und 1 medianes Foramen, *Apertura mediana ventriculi quarti* (Magendie, **Abb. 17.28**). Durch diese Öffnungen fließt Liquor cerebrospinalis von seinem Bildungsort, dem Ventrikelsystem, in den Subarachnoidalraum, wo er resorbiert wird.

Flügelplatte und Grundplatte lösen sich in einzelne Bereiche auf. Dadurch entstehen mehrere Kerngruppen, die nebeneinanderliegende Längszonen bilden. Unter dem Boden der Rautengrube folgen von lateral nach medial aufeinander:

- *somatoafferente Längszone,* hervorgegangen aus dem *dorsalen* Teil der *Flügelplatte;* in ihr liegen sensorische Kerngebiete des N. V (afferenter Trigeminusanteil). Hinzu kommen am weitesten lateral die Kerne des sensorischen N. VIII (N. vestibulocochlearis);
- *viszeroafferente Längszone,* hervorgegangen aus dem *ventralen* Teil der *Flügelplatte;* sie enthält Kerngebiete des V., VII., IX. und X. Hirnnerven. Dabei ergibt sich

insofern eine spezielle Ordnung, als Kerne, die mit den Geschmacksorganen Verbindungen haben, nach ventral verlagert werden, *spezielle viszeroafferente Kerne;*
- *viszeroefferente Längszone,* hervorgegangen aus dem *dorsalen* Teil der *Grundplatte.* Hierzu gehören die *viszerosekretorischen Parasympathikusneurone* des VII., IX. und X. Hirnnerven, die Drüsen im Kopfbereich (z. B. Tränendrüsen, Speicheldrüsen) sowie Drüsen im Eingeweidebereich (z. B. Magendrüsen, Bauchspeicheldrüse) innervieren. Außerdem gehören zu den viszeroefferenten Kerngruppen die Motoneurone vom V., VII., IX., X., und XI. Hirnnerven. Sie innervieren quergestreifte und glatte Muskulatur, die sich aus dem Mesenchym der Branchialbögen entwickelt hat. Diese Kerngruppen (mit speziell efferenten Fasern) sind nach ventral verlagert. Ihre Axone bilden jeweils ein inneres Knie, da sie zunächst nach dorsal in Richtung Ventrikelboden verlaufen, dann aber umkehren, um ventral das Gehirn zu verlassen. Besonders auffällig wird dies für die Axone des viszeroefferenten Ursprungskern des *N. facialis,* die bogenförmig um den motorischen Ursprungskern des N. abducens herumziehen, *inneres Fazialisknie,* Genu n. facialis (**Abb. 17.30**);
- *somatoefferente Längszone,* hervorgegangen aus dem *ventralen* Teil der *Grundplatte.* Schon im 2. Embryonalmonat heben sich deutlich die großen Motoneurone des N. hypoglossus (N. XII) ab. Er innerviert die okzipitalen Myotome, aus denen die Zungenmuskulatur hervorgeht. Außerdem besitzt er vorübergehend ein Spinalganglion und eine Hinterwurzel, die sich beide zurückbilden. Ontogenetisch ist der XII. Hirnnerv daher eigentlich der 1. Spinalnerv. Die somatoefferente Längszone enthält noch den Ursprungskern der III., IV. und VI. Hirnnerven.

Aus der Flügelplatte entwickelt sich außerdem die *Formatio reticularis.* Sie besteht aus verschiedenen Nervenzellgruppen, die architektonisch schwer gegeneinander abzugrenzen sind. Die weit auseinanderliegenden Neurone bilden durch starke Verzweigungen ihrer Fortsätze insgesamt eine netzartige (retikuläre) Struktur. Die Formatio reticularis liegt ventral der geschilderten afferenten und efferenten Kerngebiete (**Abb. 17.6 b**) und setzt sich kranialwärts bis zum Zwischenhirn fort. Im Bereich der Formatio reticularis differenzieren sich noch weitere Kerngruppen, z. B. der *Nucleus olivaris inferior* und die *Brückenkerne.*

In die basalen (ventralen) Teile des Rautenhirns wachsen die Neuhirnbahnen ein

Die efferenten Neuhirnbahnen stammen aus dem Endhirn. Kranial im Rautenhirn sind sie in viele Einzelbündel aufgespalten, die z. T. an Brückenkernen enden. Von dort ziehen mächtige Faserbündel zur Kleinhirnrinde. Dieser Abschnitt des Rautenhirns wölbt sich später als Brücke so weit vor, daß an der Basis des Rautenhirns 2 Teile unterschieden werden können, die

- *Brücke*, **Pons**, die rostral liegt, und das
- *verlängerte Mark*, **Medulla oblongata**. Auf jeder Seite der Medulla oblongata schieben sich die neenzephalen, kortikospinalen Bahnen als *Pyramide* an die basale Oberfläche (**Abb. 17.6 b, 17.31**).

Nicht nur efferente Neuhirnbahnen wachsen in die Anlage des Gehirns ein, sondern auch afferente, die aufsteigend zum Gehirn Informationen aus der Peripherie leiten (z. B. der Tractus spinobulbothalamicus, mit seinen Anteilen: den Fibrae arcuatae internae und dem Lemniscus medialis, **Abb. 17.31**).

Modifikationen des Grundbauplans finden im Bereich des Mesencephalon statt

---

Im Neuroepithel des Mittelhirns findet man bereits im 1. Embryonalmonat viele Mitosen. In mehreren Schüben wandern aus dem Flügelplattenbereich des Neuroepithels Proneurone in den dorsalen Teil des Mittelhirns, *Tectum mesencephalicum*, ein. Im oberen Bereich wird eine vielschichtige Struktur aufgebaut, die die oberen Hügel, *Colliculi superiores,* aufwirft. Sie erhalten u. a. afferente Verbindungen aus dem N. opticus (N. II) und bilden optische Reflexwege aus. Die Proneurone im kaudalen Bereich des Tectum bilden keine Schichten, sondern formen zwei bilateral angelegte Kerngebiete, die unteren Hügel, *Colliculi inferiores,* in die u. a. Neuriten aus den auditiven Kerngebieten des VIII. Hirnnerven einwachsen.

Aus dem Grundplattenbereich des Neuroepithels gehen im Mittelhirn die somatoefferenten *Kernsäulen* des *N. oculomotorius* (N. III) und des *N. trochlearis* (N. IV) hervor (s. oben). Die viszeroefferente Kerngruppe des III. Hirnnerven, *Nucleus oculomotorius accessorius* (Edinger-Westphal), der innere Augenmuskeln innerviert, verschiebt sich entgegen der Grundordnung der Längszonen nach medial. Basal von den Kernsäulen der Hirnnerven findet sich wieder die *Formatio reticularis*. In dieses Gebiet wandern wahrscheinlich aus dem dorsalen Neuroepithel Zellen ein und schließen sich zu *Kerngebieten motorischer Systeme* zusammen, *Nucleus ruber* und *Substantia nigra*. Die Zone der Hirnnervenkerne und die Formatio reticularis mit diesen motorischen Kernen bilden die *Haube, Tegmentum mesencephalicum,* des Mittelhirns. Ihm lagern sich basal die auswachsenden Neuhirnbahnen als Crura cerebri an.

Damit sind die 3 Etagen des Mittelhirns entstanden (**Abb. 17.29**):

- Tectum mesencephalicum, Dach, dorsal
- Tegmentum mesencephalicum, Haube, in der Mitte
- Crura cerebri, Hirnschenkel, basal

Die Entwicklung des Kleinhirns geht von den paarigen Rautenlippen aus

---

Etwa in der 6. Embryonalwoche verdicken sich kranial des IV. Ventrikels die Rautenlippen und vergrößern sich im 3. Entwicklungsmonat zum Kleinhirnwulst (**Abb. 17.4 c,d**). Dabei ziehen die ersten afferenten Fasern, Pionierfasern, zum Kleinhirn durch die oberen Ränder der Rautengrube und fixieren damit die spätere Lage der *Kleinhirnstiele*. Im Laufe der weiteren Entwicklung „überdacht" das Cerebellum die Rautengrube. Im 4. Entwicklungsmonat trennt eine transversale Furche die beiden *Flocculi* (**Abb. 17.36**) von den *Kleinhirnhemisphären* und den *Nodulus* mit 2 Nachbarstrukturen vom *Kleinhirnwurm* ab (**Abb. 17.36, Tabelle 17.6**).

Histogenese. In der Mantelzone der Rautenlippen ordnen sich die Neuroblasten in 2 Schichten an. Die der

- äußeren Schicht differenzieren sich zu *Purkinje-Zellen*, die der
- inneren Schicht zu den *Kleinhirnkernen* (**Abb. 17.38**).

Am Außenrand der Mantelzone entwickelt sich eine

- Marginalzone, die der Vorläufer der *Molekularschicht* der Kleinhirnrinde ist. In den äußeren Rändern dieser Schicht wandern weitere, kleine Neuroblasten ein und bilden die bis etwa zum 18. Lebensmonat vorhandene *äußere Körnerzellschicht, Lamina granularis externa*.

Aus dem Neuroepithel der Rautenlippen emigrieren noch die *Golgi-Zellen* unter die Schicht der Purkinje-Zellen.

Äußere Körnerzellschicht. Die Zellen der äußeren Körnerzellschicht teilen sich lebhaft – wahrscheinlich auch noch postnatal bis zum 18. Lebensmonat – und bilden *Sternzellen, Korbzellen* und *Körnerzellen*. Die Körnerzellen wandern aus der äußeren Körnerzellschicht in die (definitive) innere Körnerzellschicht. Abgeschlossen ist die Wanderung der Körnerzellen beim Menschen erst am Ende des 2. Lebensjahres. Entsprechend spät ist beim Kleinkind die motorische Koordination ausgereift.

Purkinje-Zellen. Die Dendriten der Purkinje-Zellen wachsen erst zur Zeit der Auswanderung der Körnerzellen aus.

Hinweis. Beim Menschen sind Ausfallserscheinungen gering, wenn das Kleinhirn während der frühen Embryonalzeit partiell oder überhaupt nicht angelegt wird (*Kleinhirnhypoplasie* oder *-aplasie*). Es ist anzunehmen, daß andere Neuronensysteme zerebelläre Funktionen übernehmen können.

Das Zwischenhirn entwickelt sich aus medianen Teilen des Prosencephalon

Das Zwischenhirn ist der Teil des Prosencephalon, der zwischen den Endhirnbläschen (s. unten) liegt. Im Bereich des Zwischenhirns geht am Ende des 1. Embryonalmonats auf jeder Seite aus dem Neuroepithel des III. Ventrikels eine *Augenblase* hervor, die sich zum Augenbecher mit Augenbecherstiel entwickelt (**Abb. 16.10**, **Abb. 17.5**; S.693). Im proliferierenden Neuroepithel der seitlichen Wand des Zwischenhirns entsteht im 2. Embryonalmonat eine seichte Furche, *Sulcus hypothalamicus*. Dorsal dieser Furche bildet das Neuroepithel die Zellen des *Epithalamus* mit der *Epiphyse* sowie des *Thalamus* und *Metathalamus*, basal die Zellen des *Hypothalamus*. Am Boden des Zwischenhirns, der trichterförmig zum Infundibulum ausgezogen wird, entsteht die Anlage der *Neurohypophyse*. Ferner gehören zum Diencephalon *Globus pallidus* und *Nucleus subthalamicus*, die wahrscheinlich aus dem Neuroepithel in unmittelbarer Nähe des Sulcus hypothalamicus hervorgehen.

Hinweis. Der Sulcus limitans (S.722) endet im Gebiet des Mittelhirns und geht *nicht* in den Sulcus hypothalamicus über. Deshalb kann die Längszonengliederung mit Flügel- und Grundplatte nicht auf das Prosencephalon ausgedehnt werden.

Das Neuroepithel im Dach des III. Ventrikels differenziert sich früh zu einer Epithelschicht, mit der Blutgefäße aus dem Mesenchym der Meninx primitiva Kontakt aufnehmen, um den *Plexus choroideus ventriculi tertii* zu bilden.

Der Prozeß der Entfaltung des Prosencephalon verändert die Lage des Zwischenhirns und seiner Elemente. Dadurch, daß das Endhirn das Zwischenhirn umwächst, ist die Oberfläche des Zwischenhirns schließlich nur noch basal sichtbar. Im Zuge der Umwanderung des Zwischenhirns durch das Endhirn legt sich die mediobasale Fläche des Endhirnbläschens auf die dorsolaterale Oberfläche des Thalamus und verwächst mit ihm. Das Ependym am Boden dieses Abschnittes des Seitenventrikels bildet hier streifenförmig eine Zellschicht auf der Oberseite des Thalamus, die *Lamina affixa* (**Abb. 17.8**). Diese grenzt medial an die *Taenia choroidea*, wo der Plexus choroideus des Seitenventrikels angeheftet ist. Lateral reicht die Lamina affixa bis zur Furche zwischen Thalamus und dem eng benachbarten Nucleus caudatus, in der die V. *thalamostriata superior* und die *Stria terminalis* verlaufen (**Abb. 17.8**).

Infolge der Neenzephalisation wird aus dem Hintereinander von Endhirn und Zwischenhirn weitgehend ein Nebeneinander: *außen Endhirn, innen Zwischenhirn* (**Abb. 17.4 d**).

Das Endhirn geht aus paarigen Ausbuchtungen des Prosencephalon hervor

Die Entwicklung des Endhirns beginnt im 1. Embryonalmonat mit der lateralen Vorwölbung von 2 telenzephalen Hemisphärenbläschen im vorderen Teil des Prosencephalon. Ihre liquorgefüllten Hohlräume sind die Vorläufer der Seitenventrikel. Bereits im 2. Embryonalmonat ist infolge des schnellen, bogenförmigen Wachstums die Endhirnanlage so dominierend, daß Zwischen- und Mittelhirn größtenteils unter ihr verschwinden (**Abb. 17.4**).

Basolateral entstehen beiderseits in der Endhirnanlage Ganglienhügel

Mit der Vergrößerung der Endhirnbläschen treten viele Mitosen im zugehörigen Neuroepithel auf. Ein Teil der auswandernden Neuroblasten sammelt sich auf jeder Seite basolateral und bilden den *Colliculus ganglionaris*, Ganglienhügel, von dem die Entwicklung der Endhirnkerne (Basalganglien) ausgeht.

Der Großhirnmantel wird von Proneuronen gebildet, die aus dem periventrikulären Neuroepithel ausgewandert sind

Die dorsomedialen, dorsalen und dorsolateralen Wände der beiden Endhirnbläschen sind anfangs relativ dünn. Später verdicken sie sich erheblich und bilden das *Pallium*, Großhirnmantel. Die Nervenzellen des Pallium werden im periventrikulären Neuroepithel gebildet, das sich zu einer ventrikulären und subventrikulären Zone differenziert. Es entstehen postmitotische unreife Nervenzellen, Proneurone, die in Richtung zur äußeren Oberfläche des Palliums auswandern, *Migration*. Auf ihrer Wanderung, die in Schüben erfolgt, werden die Proneurone offenbar durch Gliastrukturen, *Radiärfaserglia*, geleitet. Zunächst entsteht im Pallium ganz außen eine Randzone, *Marginalzone*, der Vorläufer der späteren Molekularschicht der Großhirnrinde (Schicht I). Unter dieser bauen neue, migrierende Proneurone zunächst eine zelldichte Schicht, die *kortikale Platte*, auf, die schichtweise von innen nach außen als Rinde des Endhirns, *Cortex cerebralis*, entsteht. Dies bedeutet, daß die später migrierenden Proneurone durch die zunächst noch dünne kortikale Platte hindurchwandern und sich ihr außen anlagern. Auf diese Weise wird die kortikale Platte immer dicker und es entsteht in der Reihenfolge von innen nach außen zunächst die Schicht VI, dann die V., IV., III. und zuletzt die II. Schicht des Kortex. An der medialen Fläche des Endhirnbläschens differenziert sich das Neuroepithel zur *Lamina epithelialis des Plexus choroideus* des Seitenventrikels (**Abb. 17.8**).

Das Pallium gliedert sich ab 2. Embryonalmonat in 3 Regionen:

- Palaeopallium (palaios = sehr alt)
- Archaeopallium (archaios = alt)
- Neopallium (neos = neu)

Die weitere ontogenetische Entwicklung dieser pallialen Teile entspricht in groben Zügen der Phylogenese, in der bei einer aufsteigenden Reihe von Säugetieren das jüngere Neopallium, das Neuhirn, die beiden stammesgeschichtlich älteren Teile, Palaeopallium und Archaeopallium, von der lateralen Oberfläche des Endhirns verdrängt und an Größe weit übertrifft.

Das **Palaeopallium** entwickelt sich an der basalen Oberfläche des Endhirns. Es hat enge Verbindungen zum olfaktorischen System, dessen Entwicklung im 3. Entwicklungsmonat im rostralen Bereich der Endhirnbasis mit der Entwicklung paariger zapfenförmiger Riechlappen beginnt. Nach dem 5. Entwicklungsmonat bleiben die Riechlappen in ihrer relativen Größe gegenüber dem übrigen Endhirn zurück. Das rostrale Ende jedes Riechlappens wandelt sich zum *Bulbus olfactorius* um.

Das **Archaeopallium** entsteht aus der dorsomedialen Seite des Endhirnbläschens (**Abb. 17.7 b**, S. 741). Es liegt wie ein Saum, *Limbus,* oberhalb der Anlage des Plexus choroideus in der Nähe der Endhirnganglien. Aus ihm geht die Hippocampusformation hervor, ein wichtiger Anteil des limbischen Systems (S. 817). Das Archaeopallium folgt der bogenförmigen Wachstumsrichtung des Endhirns; daraus erklärt sich der bogenförmige Verlauf von Teilen des limbischen Systems.

Das **Neopallium** bildet den größten Teil des Endhirns. Es entsteht im frühen telenzephalen Bläschen zwischen dem mehr basalen Palaeopallium und dem mehr dorsalen Archaeopallium.

Anfangs nimmt es den dorsalen, später auch den dorsolateralen Teil der Hemisphärenblase ein. In der 1. Hälfte der Fetalzeit ist seine Oberfläche glatt, *lissencephal* (**Abb. 17.7 a**). Im 5. Entwicklungsmonat führt die Ausdehnung des Stirn-, Scheitel- und Schläfenlappens des Endhirns zur Bildung eines Walls und zu einer Grube, *Fossa lateralis* (**Abb. 17.4 c,d**). Ihr Boden wird später zur *Insel,* die in unmittelbarer Nähe der Endhirnkerne liegenbleibt. Mit der weiteren Vergrößerung des Neopallium wird die Insel „zugedeckt", *Operkularisierung* (**Abb. 17.7**). Dabei wird die Fossa lateralis zu einer tiefen Furche, *Sulcus lateralis.*

Gegen Ende der Fetalzeit nimmt die Anzahl der Neurone im Kortex derart zu, daß zur Oberflächenvergrößerung weitere Furchen auftreten. Zuerst entstehen innerhalb oder zwischen primären Rindenfeldern des Neocortex die *Primärfurchen: Sulcus calcarinus, Sulcus centralis* und die *Sulci temporales transversi.* Durch weitere Furchung treten Windungen, *Gyri,* auf, so daß das Endhirn des Neugeborenen *gyrencephal* ist. Allerdings

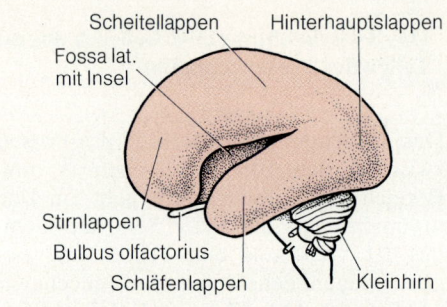

a

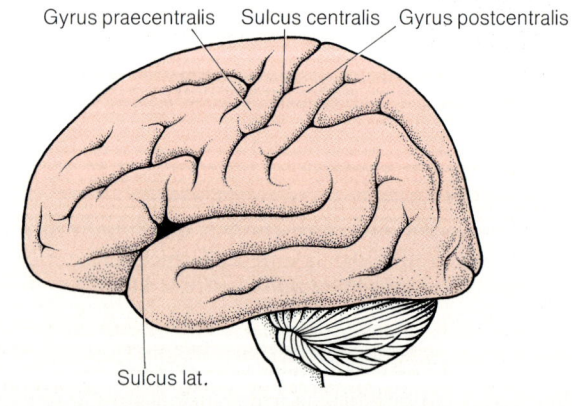

b

c

Abb. 17.7 a–c Operkularisierung der Insel und Entwicklung der Windungen und Furchen des Telencephalon (rot = neokortikaler Anteil): **a** 6. Lunarmonat, **b** wie **a** jedoch Medianschnitt, vergrößert dargestellt **c** 10. Lunarmonat. (Nach Hochstetter 1929)

ist beim Neugeborenen die synaptische Verschaltung der Neurone im Neocortex noch nicht ausgereift. Er entwickelt sich arealweise weiter. Als erstes ist die Parietalregion, die Körperfühlsphäre, ausdifferenziert. Ebenso erfolgt in der Folgezeit, bis das Stadium des 3–4jährigen Kindes erreicht ist, ein beträchtliches Größenwachstum des Gehirns.

Die Verbindung zwischen den beiden Hemisphärenanlagen stellt die Lamina terminalis her

Die Lamina terminalis ist die vordere Begrenzung der Anlage des III. Ventrikels (**Abb. 17.5**), gehört aber zum Telencephalon. Axone des Kortex, die beide Großhirnhemisphären miteinander verbinden, wachsen in einen Teil der Lamina terminalis ein, der dewegen als *Kommissurenplatte* bezeichnet wird. Dabei bilden sich:

- Corpus callosum
- Commissura anterior
- Commissura fornicis

Das **Corpus callosum** ist die größte neenzephale Kommissur zwischen den beiden Hemisphären. Die ersten Faserstränge erscheinen in der 10. Entwicklungswoche als kleine Bündel in der Lamina terminalis. In der Folgezeit nimmt die Zahl der Bündel in dem Maße zu, in dem das Neopallium wächst. Besonders stark ist das Wachstum rostral. Dadurch wird der verbleibende Teil der Lamina terminalis dünn ausgezogen und zum *Septum pellucidum.*

Die **Commissura anterior** wird im 3. Entwicklungsmonat sichtbar. Sie liegt an der Hinterwand der Lamina terminalis und verbindet entsprechende Teile des Palaeopallium und des Neopallium beider Hemisphären.

Die **Commissura fornicis** liegt unter dem späteren Balken und verbindet die Fornices (S.743) beider Seiten miteinander.

Die starke Entfaltung des Neuhirns wird Neenzephalisation genannt

Durch die starke Expansion des Neuhirns werden phylogenetisch ältere Anteile aus ihrer ursprünglichen Lage verdrängt. Gleichzeitig wird das Neuhirn zum größten Anteil des Telencephalon. Dieser Vorgang, der die neuronale Ordnung im gesamten Zentralnervensystem beeinflußt, wird als Neenzephalisation bezeichnet. Besonders deutlich ist dieses Phänomen bei der Evolution der Primaten.

Der Vorgang der Neenzephalisation ist leichter zu verstehen, wenn berücksichtigt wird, daß sich das Neuhirn in der begrenzten Schädelhöhle unter einer gewissen „Raumnot" vergrößern mußte und der Schädel keine überdimensionale Größe annehmen durfte. So ist die komplizierte Widderhornform der Seiten-

ventrikel eines adulten Gehirns das Resultat einer derartigen Raumökonomie, weil das Hirn basal durch die Hirnnerven fixiert und eine Vergrößerung nur nach „antibasal" möglich war. Dabei wurden durch die neenzephale Ausweitung der Hemisphären die phylogenetisch älteren Teile des Temporallappens um das Tectum und das Zwischenhirn herumgeführt und der Seitenventrikel sowie die Cauda nuclei caudati bogenförmig ausgezogen. Als Zentrum für diesen Wachstumsprozeß kann man sich eine Achse vorstellen, die transversal durch das Putamen und den Thalamus verläuft. Durch die Oberflächenvergrößerung des Neuhirns werden andere Großhirnregionen überdeckt.

Ferner entwickeln sich bei der Neenzephalisation phylogenetisch jüngeren Hirnzentren *zwischen* den älteren, die dadurch „auseinandergerissen" werden. Das Beispiel der inneren Kapsel, *Capsula interna* (S.743), demonstriert, wie in der Phylogenese und in der Ontogenese auswachsende neenzephale Faserbahnen das Striatum in einen dorsomedialen Teil, *Nucleus caudatus*, und einen basolateralen Teil, *Putamen*, aufteilen (**Abb. 17.8**). Diese Neuhirnbahnen ziehen weiter in Längsrichtung durch das Gehirn, trennen im Zwischenhirn den Globus pallidus vom Hypothalamus und lagern sich basal dem Hirnstamm als *Crus cerebri* und *Pyramide* an. Das phylogenetisch alte, einfache Hirnmuster wird durch diese langen bis ins Rückenmark ziehenden neenzephalen Bahnen aufgespalten und ergänzt.

Faktoren, die Mißbildungen des Gehirns hervorrufen können, werden vermutlich in der 4.–12. Entwicklungswoche wirksam

Bei 2–3 von 1000 Neugeborenen treten angeborene Defekte des Zentralnervensystems auf. Dabei handelt es sich um Kinder, deren Mißbildungen *prima vista* zu diagnostizieren sind, z.B. wenn ein Anencephalus oder eine Meningozele vorliegen. In Wirklichkeit ist die Zahl der Mißbildungen des Zentralnervensystems größer, weil einige Störungen erst während der postnatalen Ausreifung sichtbar werden, z.B. angeborene Tumoren im Nervensystem.

Ursachen für Mißbildungen des Gehirns können genetische Defekte, teratogene Substanzen oder pränatale Infektionen sein. Sie können die Bildung der Neuroblasten oder die Schließung des Neuroporus rostralis (S.122) verhindern. Die Phase, in der diese Faktoren wirksam sein können, ist die *teratogenetische Determinationsperiode.* Zellen im Teilungsvorgang, vor allem wohl in der S-Phase, sind besonders gefährdet.

Anencephalus. Fehlt bei einem Neugeborenen das Schädeldach und ist anstelle des Gehirns lediglich eine nicht differenzierte Gewebsmasse oder der Rest des Hirnstamms vorhanden, so liegt ein Anencephalus vor. Hierbei erhält der Kopf ein typisches Aussehen: Die Augen treten wie beim Frosch stark hervor, die Stirn fehlt,

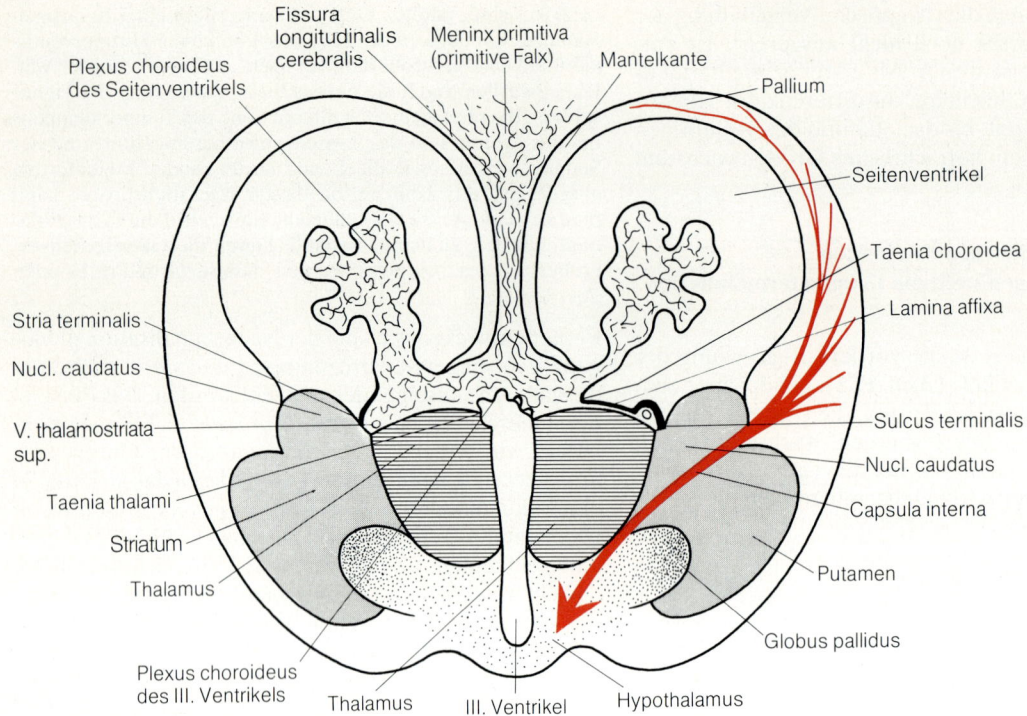

Plexus choroideus
des Seitenventrikels

Fissura
longitudinalis
cerebralis

Meninx primitiva
(primitive Falx)

Mantelkante

Pallium

Seitenventrikel

Taenia choroidea

Lamina affixa

Stria terminalis

Nucl. caudatus

V. thalamostriata
sup.

Taenia thalami

Striatum

Thalamus

Plexus choroideus
des III. Ventrikels

Thalamus

III. Ventrikel

Hypothalamus

Sulcus terminalis

Nucl. caudatus

Capsula interna

Putamen

Globus pallidus

Abb. 17.8 Schema zur Neenzephalisation (Frontalschnitt). Der linke Teil des Bildes entspricht einem jüngeren, der rechte einem älteren Entwicklungsstadium. Gezeigt wird 1., daß sich das Neuroepithel des Seitenventrikels zum Teil als Lamina affixa auf den Thalamus verlagert, 2., daß die Neuhirnbahnen durch das Striatum hindurchwachsen und dabei den Nucleus caudatus vom Putamen trennen sowie 3., daß der Globus pallidus, ein Teil des Zwischenhirns, an das Putamen gedrängt wird. (Nach Starck 1975)

und der Hals ist kurz: *Froschkopf.* Diese Mißbildung kann bereits in utero im Ultraschallbild oder im Röntgenbild diagnostiziert werden.

Meningoenzephalozele und Meningozele. Wie beim Rückenmark (**Abb. 17.3**) können sich durch einen Defekt in der knöchernen Begrenzung des Zentralnervensystems Hirnhäute sackförmig, meist am Hinterkopf, vorwölben. Wenn dieser Meningealsack Hirngewebe enthält, liegt eine *Meningoenzephalozele* vor. Befindet sich innerhalb der Ausstülpung der Hirnhäute kein Gehirngewebe, sondern nur Liquor cerebrospinalis, spricht man von einer *Meningozele.*

Trisomie 21 (Mongolismus). Dieser Defekt, der nicht nur das Gehirn betrifft, wird durch eine Chromosomenanomalie verursacht. Kinder mit Mongolismus haben 47 Chromosomen. Das Chromosom Nummer 21 ist 3mal statt 2mal vorhanden. Das Gehirn bleibt beim Mongolismus meist klein – Hirngewicht unter 1000 g –, zeigt geringe Furchenbildung und eine unvollständige Entwicklung der Großhirnrinde.

Hydrocephalus. Bei einem Hydrocephalus internus befindet sich abnorm viel Liquor cerebrospinalis im erweiterten Ventrikelsystem, meist des Endhirns. Die Gehirnmasse konnte sich deshalb nicht entsprechend entwickeln; sie ist atrophisch. Der Druck führt oft dazu, daß die Schädelnähte weit klaffen. Die Ursache sucht man in einem Verschluß oder einer Einengung des Aquaeductus mesencephali.

Teratogene. Eine pränatale Infektion mit dem Erreger der *Röteln* oder der *Toxoplasmose* kann zu Hirnmißbildungen führen. Die während der Fetalperiode an Toxoplasmose erkrankten Kinder können Verkalkungsherde im Hirn, Mikrocephalus, Hydrocephalus und Schwachsinn zeigen. – *Röntgenstrahlen* können durch Abtöten von Neuroblasten oder deren Vorläuferzellen zu einem Mikrocephalus führen. – Auch *chemische Teratogene,* u. a. Alkohol, rufen Mißbildungen des Gehirns hervor.

17.2 Gehirn im Allgemeinen

Das Gehirn des erwachsenen Menschen wiegt bei 95 % der Männer 1340 g – 1550 g und der Frauen 1200 g – 1370 g. **Abb. 17.9 a** zeigt eine Seitenansicht des Gehirns,

Abb. 17.9 a–c Oberflächenansicht des Gehirns mit Darstellung von 5 Lappen (Lobus frontalis, Lobus parietalis, Lobus occipitalis, Lobus temporalis, Lobus limbicus): **a** von der linken Seite: Lobus frontalis und Lobus parietalis sind durch den Sulcus centralis, Lobus parietalis und Lobus occipitalis sind an der Mantelkante durch den Sulcus parieto-occipitalis, Lobi frontalis et parietalis einerseits und Lobus temporalis andererseits durch den Sulcus lateralis getrennt. Die Grenze zwischen Lobus occipitalis und Lobus temporalis ist weniger deutlich. **b** Medianschnitt durch das Gehirn. **c** Blick von kaudal auf das Gehirn nach Querschnitt durch das Mittelhirn und Wegnahme des Kleinhirns und des Rautenhirns

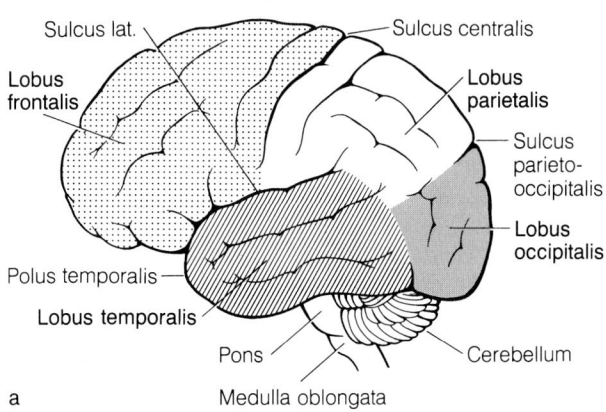

a

Abb. 17.9 b einen Medianschnitt und Abb. **17.9 c** eine Ansicht des Gehirns von unten. Zu unterscheiden sind (**Tabelle 17.2**):

- **Telencephalon**, Endhirn
- **Diencephalon**, Zwischenhirn
- **Truncus encephali**, Hirnstamm, mit
  - **Mesencephalon**, Mittelhirn
  - *Metencephalon*, Nachhirn, mit **Pons**, Brücke, und **Cerebellum**, Kleinhirn
  - *Myelencephalon*, **Medulla oblongata**, verlängertes Mark

Telencephalon und Diencephalon nehmen die vordere und mittlere Schädelgrube, der Hirnstamm – vor allem das Cerebellum – die hintere Schädelgrube ein. Nach unten steht das Gehirn kontinuierlich mit dem Rückenmark, Medulla spinalis, in Verbindung.

Hinweis. Weitere bei der Unterteilung des Gehirns verwendete Begriffe sind *Prosencephalon, Rhombencephalon* und *Stammhirn.*

Zum Prosencephalon, Vorderhirn, gehören Telencephalon und Diencephalon. Das Rhombencephalon, Rautenhirn, besteht aus Pons, Cerebellum und Medulla oblongata.

Unter der Bezeichnung Stammhirn werden meist Zwischenhirn, Mittelhirn und Rautenhirn ohne Kleinhirn zusammengefaßt.

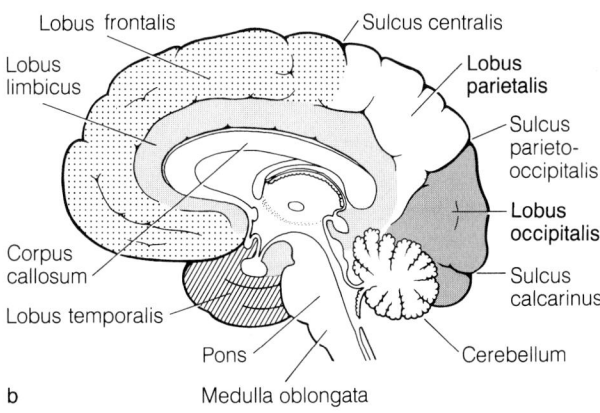

b

Gehirn und Rückenmark sind sowohl morphologisch als auch funktionell eine Einheit. Gemeinsam dekodieren sie die Signale aus der Peripherie und wählen diejenigen aus, die entweder unterbewußt verarbeitet oder bewußt wahrgenommen werden sollen. Schließlich erzeugt das Zentralnervensystem selbst Signale, die der Eigenleistung dienen oder als Antwort auf einen Reiz in die Peripherie abgegeben werden. Zwar sind bei Teilaufgaben unterschiedliche Gebiete im Gehirn bzw. im Rückenmark führend, aber keine Aufgabe kann ohne das Mitwirken zahlreicher anderer Abschnitte ausgeführt werden.

> Große klinische Relevanz haben die Hüllen des Gehirns, die Liquorräume, die Blutversorgung und die Topographie des Gehirns. Lesen Sie hierzu S.828, S.827, S.744.

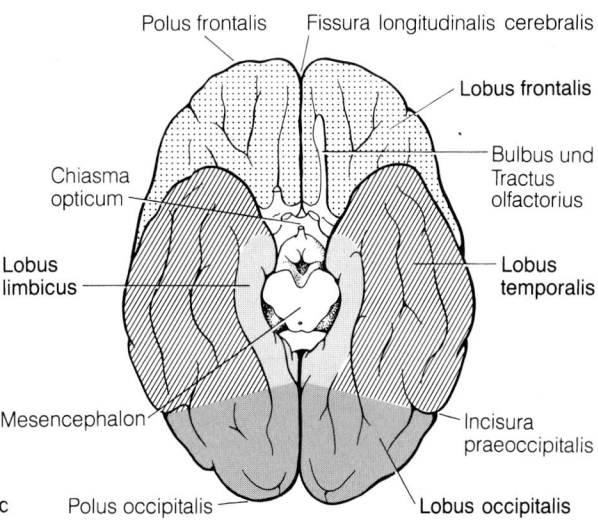

c

Tabelle 17.2. Gliederung des Zentralnervensystems nach systematischen und genetischen Gesichtspunkten. Berücksichtigt ist außerdem die Zuordnung der verschiedenen Teile des Zentralnervensystems zu den Ventrikeln, die ein inneres Hohlraumsystem im Zentralnervensystem bilden.

Systematische Gliederung					
Telencephalon	Diencephalon	Mesencephalon	Metencephalon = Cerebellum + Pons	Myelencephalon = Medulla oblongata	Medulla spinalis
Genetische Gliederung					
Vorderhirn (Prosencephalon)		Mittelhirn (Mesencephalon)	Rautenhirn (Rhombencephalon)		Rückenmark (Medulla spinalis)
Zugeordnete Abschnitte des Ventrikelsystems					
I./II. Ventrikel	III. Ventrikel	Aquaeductus mesencephali	IV. Ventrikel		Zentralkanal

17.3 Telencephalon, Endhirn

Lernziele

Hemisphären: Kommissuren, Gyri, Sulci, Lappen, Hippocampus, Rindenfelder • Feinbau: Isokortex, Allokortex, Mesokortex, Schichten, vertikale Säulen • subkortikale Kerne, Basalganglien • Assoziationsbahnen • Kommissurenbahnen • Projektionsbahnen: Capsula interna, Corona radiata, Capsula externa • Blutversorgung.

17.3.1 Gestalt und Gliederung

Das Telencephalon ist der größte Abschnitt des menschlichen Gehirns (mehr als 80% des Gehirngewichtes). Es überdeckt große Teile des Zwischenhirns und Hirnstamms (**Abb. 17.9**). Vom Kleinhirn ist das Telencephalon durch eine tiefe, querverlaufende Furche, *Fissura transversa cerebralis,* getrennt, in der das *Tentorium cerebelli* (S.829) liegt. Das Telencephalon besteht aus 2 *Hemisphären,* zwischen denen eine tiefe Längsfurche verläuft, *Fissura longitudinalis cerebralis* (**Abb. 17.10 c**).

An der Basis des Endhirns liegen vorn der Bulbus olfactorius und der Tractus olfactorius (**Abb. 17.9 c**). In den Bulbus olfactorius treten feine, marklose Nervenfasern aus den Rezeptorzellen der Regio olfactoria der Nase ein und bilden den I. Hirnnerven, den N. olfactorius, Riechnerv. Einzelheiten werden beim olfaktorischen System beschrieben (S.798).

Jede Hemisphäre wird an der Oberfläche von einer nervenzellreichen Rinde, *Cortex cerebralis,* bedeckt und weist in der Tiefe *subkortikale Kerne* auf. Trotz der Fissura longitudinalis cerebralis sind die Hemisphären nicht voneinander unabhängig, sondern durch zahlreiche Nervenfaserbündel eng miteinander verknüpft. Die wichtig-

sten Verbindungen zwischen den beiden Hemisphären, *Kommissuren,* sind:

- Corpus callosum, Balken (**Abb. 17.20**)
- Commissura anterior (**Abb. 17.20**)
- Commissura fornicis

Der *Balken* erstreckt sich beinahe über die Hälfte der Längsausdehnung der Hemisphären. Die *Commissura anterior* liegt einige Zentimeter unter dem vorderen Drittel des Balkens.

Viele Nervenfasern, die durch den Balken und die Commissura anterior ziehen (Kommissurenfasern), verbinden gleiche Stellen in beiden Hemisphären. Dadurch wird ein enges Zusammenwirken beider Hemisphären bei allen Teilaufgaben ermöglicht.

Funktionell kann das Telencephalon Informationen verarbeiten, speichern und komplexe Prozesse steuern. Dazu gehören auch Einflüsse aus der emotionalen Sphäre. Im Endhirn können auch Ereignisse bewußt gemacht sowie Absichten und Pläne entwickelt werden. Schließlich kann das Endhirn Handlungen veranlassen, z. B. Lokomotion, Sprechen, Schreiben.

Hinweis. Bei den Ausführungen treten die Begriffe Großhirn, Cerebrum, Cortex cerebralis und Pallium auf.

Unter *Großhirn* werden in der Regel die paarigen Hemisphären (graue und weiße Substanz) einschließlich der subkortikalen Kerne verstanden. Dann ist der Begriff Großhirn mit dem des Telencephalon identisch. Einige Autoren rechnen aber auch die Kerne und Faserbahnen des Zwischenhirns hinzu, so daß dann der Begriff Großhirn dem des Prosencephalons entspricht.

Der Begriff *Cerebrum* ist nach der internationalen anatomischen Nomenklatur mit dem des Telencephalon gleichbedeutend. Der Name Cerebrum wird jedoch in der Medizin auch für Großhirn im Sinne des Prosencephalon verwendet.

Eindeutig ist der Terminus *Cortex cerebralis,* Großhirnrinde. Hierbei handelt es sich um die graue nervenzellreiche Substanz an der Oberfläche des Telencephalon (S.738).

Abb. 17.10 a–c Oberflächenansicht des Telencephalon mit Kennzeichnung wichtiger Gyri und Sulci. **a** Seitenansicht, **b** Ansicht von medial auf die rechte Hemisphäre (vergrößert dargestellt), **c** Ansicht von kaudal (Nach Duus 1990)

Das *Pallium* ist der Großhirnmantel, der das Zwischenhirn wie mit einem Mantel umhüllt. Das Pallium besteht aus der Großhirnrinde und den darunter liegenden Faserbahnen.

Charakteristisch für das Großhirn ist die starke Faltung seiner Oberfläche

Zu unterscheiden sind:

- Gyri cerebrales, Windungen
- Sulci cerebrales, Furchen

Beide Strukturen zusammen vergrößern die Oberfläche des Großhirns auf 1800 cm². Im Detail sind die Windungen und Furchen unterschiedlich entwickelt: Die Windungen sind teils breit, teils schmal, die Furchen teils tief, teils flach. Außerdem bestehen große Unterschiede zwischen den Gehirnen verschiedener Personen.

Gyri cerebrales. Die Gestaltung der Gyri an der Oberfläche des Großhirns variiert bemerkenswert. Dennoch sind sie geordnet und benannt. Orientieren Sie sich bitte an den **Abb. 17.10 a–c.**

Sulci cerebrales. Regelmäßig vorhanden, wenn auch unterschiedlich gestaltet, sind

- der **Sulcus centralis** (**Abb. 17.9 a**, **Abb. 17.10 a**), der schräg von hinten oben nach vorne unten verläuft. Meistens überschreitet er die Mantelkante von lateral nach medial um ein Geringes (**Abb. 17.10 b**). Unter Mantelkante wird der Übergang von der lateralen zur medialen Großhirnoberfläche verstanden. Der Sulcus centralis teilt die Großhirnrinde in einen vorderen und hinteren Teil;
- der **Sulcus lateralis,** (klinische Bezeichnung: Fissura Sylvii, **Abb. 17.9 a**, **Abb. 17.10 a**). Der Sulcus lateralis verläuft eher horizontal etwa über die Hälfte der Großhirnlänge. In ihm liegt in der Tiefe die Inselzisterne (S. 831);
- der **Sulcus parieto-occipitalis** (**Abb. 17.10 a,b**); er befindet sich im hinteren Teil des Hirnmantels und greift von der medialen Seite nur wenig auf die laterale über,
- der **Sulcus cinguli** (**Abb. 17.10 b**) und der **Sulcus collateralis**, die auf der medialen, bzw. basalen Seite der Hemisphäre liegen.

Die genannten Furchen sind an der Aufgliederung des Gehirnmantels beteiligt und bilden z. T. funktionelle Grenzen.

Funktionell bedeutsam ist außerdem

- der **Sulcus calcarinus**, der auf der medialen Hemisphärenseite zum hinteren Pol des Gehirns (Okzipital-

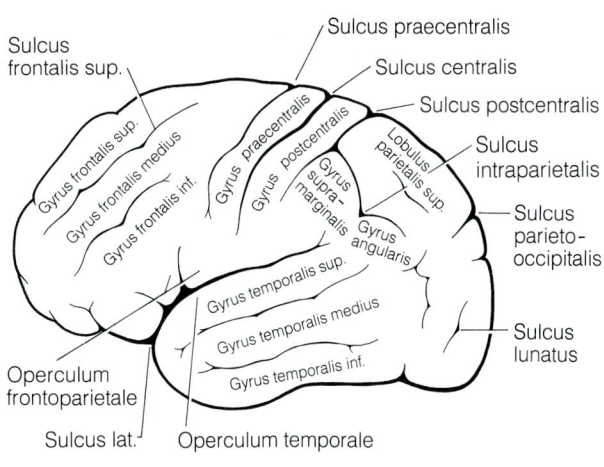

a

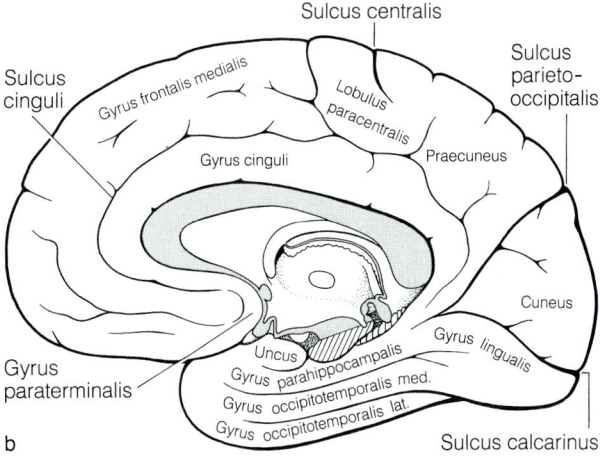

b

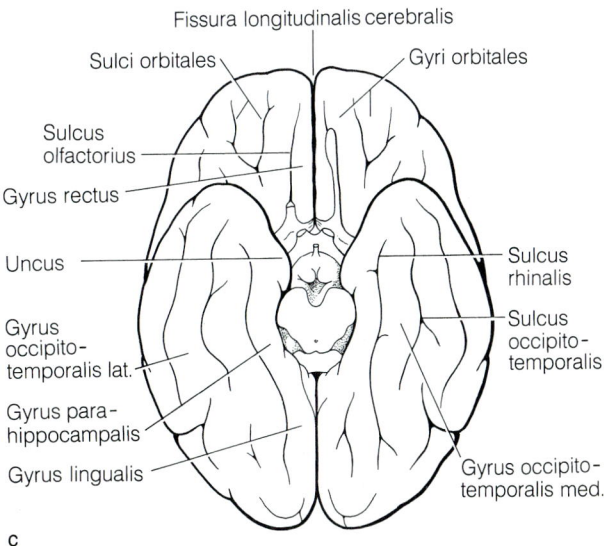

c

pol) verläuft (**Abb. 17.9 b**, **Abb. 17.10 b**). Um den Sulcus calcarinus befindet sich die primäre Sehrinde (S. 801).

Die Großhirnrinde läßt 6 Lappen unterscheiden

Es handelt sich um (**Abb. 17.9**):

- **Lobus frontalis**, Stirnlappen, der den vorderen Pol des Gehirns bildet und in der vorderen Schädelgrube liegt
- **Lobus parietalis**, Scheitellappen
- **Lobus occipitalis**, Hinterhauptlappen, der den hinteren Pol des Gehirns bildet
- **Lobus temporalis**, Schläfenlappen, der in der mittleren Schädelgrube liegt
- **Lobus insularis**, Insula, Insel (**Abb. 17.13**)
- **Lobus limbicus**, limbischer Lappen

Es werden getrennt

- der Lobus frontalis vom Lobus parietalis durch den *Sulcus centralis,*
- der Lobus frontalis und der untere Teil des Lobus parietalis vom Lobus temporalis durch den *Sulcus lateralis;*
- der obere Teil des Lobus parietalis vom Lobus occipitalis durch den *Sulcus parieto-occipitalis.* Die Grenze zwischen Temporallappen und Okzipitallappen ist weniger scharf.
- Die Insel befindet sich in der Tiefe des Sulcus lateralis (**Abb. 17.13**). Sie wird von zwei überhängenden Lippen, Opercula, bedeckt: *Operculum frontoparietale* und *Operculum temporale.*
- Der Lobus limbicus liegt medial und bildet einen äußeren Ring um den Balken. Der Lobus limbicus besteht aus dem Gyrus paraterminalis, dem Gyrus cinguli und dem Gyrus parahippocampalis (**Abb. 17.10 b, c**). Der *Sulcus cinguli* grenzt den Gyrus cinguli ab. Der *Sulcus collateralis* trennt den Gyrus parahippocampalis vom Gyrus occipitotemporalis. Medial wird der Gyrus parahippocampalis vom S*ulcus hippocampi* begrenzt.

Ein weiterer Teil der Großhirnrinde ist der Hippocampus

Der Hippocampus ist ein phylogenetisch altes Gebiet des Kortex (Archaeokortex). Es wurde zu großen Teilen durch die Neenzephalisation (S. 731) in die Tiefe des Großhirns verlagert. Funktionell ist der Hippocampus eng mit dem Lobus limbicus verbunden.

Der Hippocampus ist dem Balken eng benachbart. Sein umfangreichster Abschnitt ist der Hippocampus retrocommissuralis, Hippocampus im engeren Sinne, der sich medial dem an der unteren Oberfläche des Gehirns erkennbaren Gyrus parahippocampalis (**Abb. 17.10 c**) anschließt.

Die Lappen des Großhirns lassen funktionelle Spezialisationen erkennen

Hinweis. Einschlägige Kenntnisse stammen von Beobachtungen an Patienten, bei denen lokale Zerstörungen der Großhirnrinde, z. B. durch kleine Tumoren oder umschriebene Verletzungen, zu bestimmten Funktionsausfällen geführt haben.

Der **Frontallappen** steht vor allem im Dienst der Steuerung motorischer Vorgänge (Muskeltätigkeit, Bewegungen) und ist mit seinen präfrontalen Anteilen an komplexen Verhaltensweisen, z. B. Antrieb, Motivation beteiligt.

Die **motorischen Gebiete** liegen vor dem Sulcus centralis in der hinteren Hälfte des Lobus frontalis (**Abb. 17.11**). Sie unterteilen sich in:

- primären motorischen Kortex
- prämotorischen Kortex
- supplementär-motorischen Kortex
- frontale Augenfeld
- Rindenfeld nach Broca

Der **primäre motorische Kortex** ist ungefähr 2 cm breit und liegt im und vor dem Sulcus centralis. Er enspricht weitgehend dem hinteren Teil des Gyrus praecentralis (S. 808). Dieses Gebiet kontrolliert die Tätigkeit der Muskulatur. Besonders umfangreich sind die Gebiete für die Steuerung von Hand, Mund und Kehlkopf, wo feinste Bewegungen ausgeführt werden können.

Der **prämotorische Kortex** liegt vor dem primären motorischen Kortex. Von hier aus werden die Muskeltätigkeiten koordiniert, z. B. die Aufeinanderfolge bzw. bei gleichzeitiger Steuerung mehrerer Muskeln die Abstufung der Kontraktionen. Außerdem werden im prämotorischen Kortex Kenntnisse über immer wieder durch-

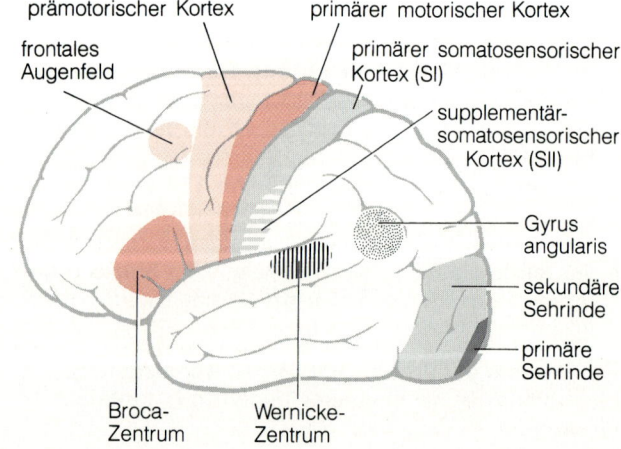

Abb. 17.11 Seitenansicht des Telencephalon. Hervorgehoben sind verschiedene neurofunktionelle Gebiete

geführte Bewegungen gespeichert, wie sie z. B. beim Sport auftreten.

Der **supplementär-motorische Kortex** befindet sich oberhalb vom prämotorischen Kortex, überwiegend jedoch auf der medialen Hemisphärenseite. Es veranlaßt komplexe Bewegungen, die den ganzen Körper betreffen, z. B. beim Schwimmen.

Das **frontale Augenfeld** liegt im hinteren Teil des Gyrus frontalis medius. Es steuert die willkürlichen sakkadischen Augenbewegungen (S.814).

Das **Rindengebiet nach Broca**, *Broca-Zentrum*, ist das motorische Sprachzentrum. Es liegt am lateralen Rand des prämotorischen Kortex (Partes opercularis und triangularis des Gyrus frontalis inferior) und kontrolliert die Koordination der Bewegungen von Kehlkopf und Mund beim Sprechen. Dieses Gebiet wird jeweils nur in einer der beiden Hemisphären wirksam, meist links (bei 95 % der Menschen und zwar bei fast allen Rechtshändern und etwa bei der Hälfte der Linkshänder).

Hinweis. Die Funktionen sind in den beiden Hemisphären unterschiedlich repräsentiert. Der motorische Kortex der rechten Hemisphäre steuert überwiegend die Muskeln der linken Körperseite, d. h. der motorische Kortex einer Hemisphäre ist überwiegend mit den Muskeln der kontralateralen Seite neuronal verbunden. Bei der Sprache ist meist die linke Hemisphäre dominant.

Der **präfrontale Kortex** umfaßt die vordere Hälfte des Frontallappens. Er ist bei vielen Patienten mit psychischen Auffälligkeiten beeinträchtigt. Diese Patienten können zwar ohne die Funktion des präfrontalen Gebietes weiterleben, verlieren jedoch die intellektuelle Kontrolle über sich selbst sowie die Fähigkeit, Pläne für die Zukunft zu entwickeln oder über Probleme nachzudenken. Deswegen wird vermutet, daß der präfrontale Kortex für höhere psychische Leistungen wichtig ist.

Im **Parietal-, Temporal- und Okzipitallappen** werden vor allem Signale aus den Sinnesorganen verarbeitet (**Abb. 17.11**). Deswegen werden diese Teile des Kortex als **sensorische Rindengebiete** bezeichnet: Dabei erfolgt die Verarbeitung

- der Berührungsreize und Tiefensensibilität im Parietallappen (somatosensorische Gebiete),
- der Lichteindrücke aus dem Auge im Okzipitallappen (visuelle Rindengebiete, Sehrinde) und
- der auditiven Signale aus dem Gehörorgan im Temporallappen (auditive Rindengebiete, Hörrinde).

Hinweis. Alle sensorischen Gebiete weisen primäre und sekundäre Rindenfelder auf.

Die **primären Rindenfelder** erhalten die Signale direkt von den verschiedenen sensorischen Rezeptoren; allerdings werden die Signale vorher im Thalamus und Metathalamus, zwei wichtigen Integrationsgebieten im Zwischenhirn (S.747), umgeschaltet, so daß die primären Rindenfelder eigentlich Projektionsgebiete des Thalamus und Metathalamus sind. Die primären Rindenfelder sind topisch gegliedert, da die peripheren Rezeptoren lokalisiert in den Kortex projizieren. Dadurch können die in die primären Rindenfelder gelangenden Sinneseindrücke sehr genau lokalisiert und unterschieden werden.

Signale, die die **sekundären Rindenfeldern** erreichen, sind dagegen vorher in den primären Rindenfeldern „bearbeitet"; weitere Signale stammen aber auch zusätzlich aus anderen kortikalen und subkortikalen Gehirnstrukturen. Die sekundären Rindengebiete dienen vor allem der Interpretation der sensorischen Signale, beispielsweise, ob es sich um einen Baum oder Strauch handelt. Insgesamt sind die sekundären Rindenfelder des Menschen umfangreicher als die zugehörigen primären Rindenfelder.

Somatosensorischer Kortex. Die *primäre somatosensorische Rinde* erhält Signale aus den verschiedenen Mechanorezeptoren sowie Schmerz-, Thermo- und Tiefenrezeptoren des Körpers. Sie entspricht größtenteils dem Gyrus postcentralis (**Abb. 17.11**). Die primäre somatosensorische Rinde erstreckt sich von der Mantelkante auf die laterale Seite der Hemisphäre. – Das *sekundäre somatosensorische Rindengebiet* nimmt einen großen Teil des übrigen Parietallappens ein.

> Wenn Sie sich jetzt über die somatosensorischen Systeme und die zentrale Verarbeitung somatosensorischer Signale informieren wollen, lesen Sie S.793.

Die **Sehrinde** beansprucht den ganzen Okzipitallappen (**Abb. 17.11**). Der größte Teil der *primären Sehrinde* liegt um den Sulcus calcarinus (**Abb. 17.10b**) auf der medialen Seite jeder Hemisphäre, nimmt aber auch den hinteren Pol des Okzipitallappens ein. Die primäre Sehrinde nimmt visuelle Signale auf und leitet sie nach einzelnen Aspekten der Funktion getrennt, z. B. Farbe, Kontrast und Bewegung, an sekundäre Sehrindengebiete weiter.

Die *sekundäre Sehrinde* umfaßt den übrigen Teil des Okzipitallappens. Ihre Aufgabe ist die Interpretation der visuellen Informationen. Dies führt u. a. zu visuellen Erinnerungsbildern.

> Wenn Sie sich jetzt über das visuelle System und die Verarbeitung von Lichtsignalen im Gehirn informieren wollen, lesen Sie S.799.

Die **primäre Hörrinde** liegt im Gyrus temporalis transversus, der Querwindung nach Heschl. Sie befindet sich in der Tiefe des Sulcus lateralis auf der oberen Fläche des Temporallappens (**Abb. 17.51**). Wenn zwei Heschl-Querwindungen auf einer Seite vorkommen, liegt die primäre Hörrinde in der vorderen Querwindung, vor allem in ihrem medialen Teil. Hier werden die Hörmuster, z. B. nach Frequenz und Intensität der Schallreize entschlüsselt. Die *sekundäre Hörrinde* umgibt die primäre Hörrinde hufeisenförmig. Teile dieses Gebietes sind für das Erkennen von auditiven Signalen, z. B. von der Türklingel, wichtig (auditive Erinnerungen).

> Wenn Sie sich jetzt über das auditive System und über die zentrale Verarbeitung auditiver Signale in der Hörrinde informieren wollen, lesen Sie S.804.

Das **Rindengebiet nach Wernicke**, *Wernicke-Zentrum,* ist das sensorische Sprachzentrum. Es liegt in der dominanten Hemisphäre im Gyrus temporalis superior.

Parieto-okzipitales Assoziationszentrum. Diese Region befindet sich im Übergangsgebiet zwischen Parietal-, Okzipital- und Temporallappen (Gyrus supramarginalis, Gyrus angularis) und dient der Interpretation taktiler, visueller und auditiver Informationen, die aus den jeweiligen sekundären Rindengebieten stammen. Letztlich ist das parieto-okzipitale Assoziationsgebiet der Abschnitt des Gehirns, in der eine Meinung über das entsteht, was die verschiedenen sensorischen Informationen bedeuten, z.B. welchen Sinn Sätze und Gedanken haben, die gehört, gelesen oder gefühlt wurden. Es ist das Gebiet für die höchste Form der menschlichen Wahrnehmung und des geistigen Erkennens. Deswegen ist die Zerstörung dieses Gebietes mit einem extremen Verlust an intellektuellen Leistungen verbunden.

> Wenn Sie sich über weitere Einzelheiten der besonderen Leistungen des menschlichen Gehirns informieren wollen, lesen Sie S.820.

Der **Lobus limbicus** und der **Hippocampus** gehören zum limbischen System. Sie sind an allen emotionalen Vorgängen beteiligt. Insbesondere nimmt der Hippocampus durch seine Verbindungen mit neokortikalen Gebieten, speziell dem Frontalhirn, Einfluß auf Motivationen sowie auf Lernen und Gedächtnis.

> Wenn Sie sich jetzt mit dem limbischen System beschäftigen wollen, lesen Sie S.817.

Vom inneren Aufbau her besteht das Telencephalon aus grauer Substanz und weißer Substanz

Die **Substantia grisea**, graue Substanz, umfaßt

- den Cortex cerebralis, Hirnrinde, und
- die subkortikalen Kerne (Definition S.741).

Beide Gebiete sind nervenzellreich; im Kortex wird mit etwa 15 Milliarden Nervenzellen gerechnet. Grau erscheinen die Gebiete im Frischpräparat, weil in ihrem Bereich die Anzahl myelinisierter Nervenfasern gering und die der Zellkörper sowie die der Kapillaren groß ist.

Die **Substantia alba**, weiße Substanz, besteht aus vielen myelinisierten Nervenfasern, enthält aber nur extrem wenige Perikarya von Nervenzellen.

17.3.2 Cortex cerebralis

Der Cortex cerebralis, graue Rinde, bedeckt die gesamte Oberfläche des Großhirns, auch in den Sulci (**Abb. 17.13**). Er ist bis zu 5 mm dick (Gyrus praecentra-

lis; in der Sehrinde jedoch nur 2 mm). An den Cortex cerebralis sind alle spezifischen Leistungen des Großhirns gebunden, wenn hierzu auch gleichzeitig die Tätigkeit tiefer gelegener, d.h. subkortikaler Gebiete erforderlich ist.

> Der folgende Kapitelteil befaßt sich mit dem Feinbau des Kortex. Hierzu sind Grundkenntnisse über Nervenzellen und ihre Fortsätze sowie über Nervenzellformen (S.81) und über die Fasersysteme der weißen Substanz (S.742) erforderlich.

Der Kortex gliedert sich in

- horizontale Schichten und weist
- funktionelle vertikale Säulen auf.

Die **horizontalen Schichten** sind parallel zur Oberfläche des Gehirns angeordnet. Als Grundstruktur des Kortex gilt ein 6-Schichtenbau. Allerdings sind die 6 Schichten nicht in allen Gebieten des Kortex gleich groß und gleich differenziert. Außerdem sind z.B. im motorischen Kortex nur 5 Schichten beim Erwachsenen nachweisbar.

Hinweise. Abschnitte des Kortex, die 6 Schichten haben, werden als **Isokortex** bezeichnet. Der Isokortex nimmt den größten Teil der grauen Substanz der Hirnrinde ein. Der Isokortex entspricht dem Neokortex, d.h. den phylogenetisch jüngsten Teilen der Großhirnrinde (S.730).

Einige Gebiete des Kortex sind anders (allos) als der Isokortex gebaut; sie werden **Allokortex** genannt. Der Allokortex ist 3–4schichtig und entspricht den phylogenetisch alten Anteilen des Gehirns (Palaeokortex, Archaeokortex, S.730).

Das Übergangsgebiet, das sich während der Evolution zwischen dem Isokortex und dem Allokortex entwickelt hat, wird als **Mesokortex** bezeichnet. Der Mesokortex steht in seinem Schichtenbau zwischen dem typisch 6-schichtigen Isokortex und dem 3–4schichtigen Allokortex.

Zum Mesokortex gehören der Peripalaeokortex und der Periarchaeokortex. Der Peripalaeokortex umgibt die Riechrinde, d.h. die Area praepiriformis und Regio periamygdalaris. Zum Periarchaeokortex gehören die Areae praesubicularis und parasubicularis sowie die Regio entorhinalis, die Teile des limbischen Systems (S.817) sind.

Isokortex. Die 6 Schichten des Isokortex unterscheiden sich vor allem durch die Art ihrer Nervenzellen (Größe, Form, Fortsätze, Funktion) und ihre Anordnung. Zugeordnet sind den Schichten horizontal verlaufende Bündel aus myelinisierten Nervenfasern, die mit Markscheidenfärbungen darstellbar sind.

Von außen nach innen sind zu unterscheiden (**Abb. 17.12**):

- *Lamina I, Lamina molecularis, Molekularschicht.* Sie ist nervenzellarm, aber faserreich. Die Nervenzellen sind klein (Golgi-Zellen Typ II, S.82). Ihre Fortsätze verbreiten sich im wesentlichen in der eigenen Schicht. Ein gröberes Faserbündel dieser Schicht *(Exner-Streifen)* enthält wohl im wesentlichen Axone, die intralaminär benachbarte Rindenregionen miteinander ver-

Lamina	Chromsilber-Imprägnation	Zellfärbung	Markscheiden-färbung

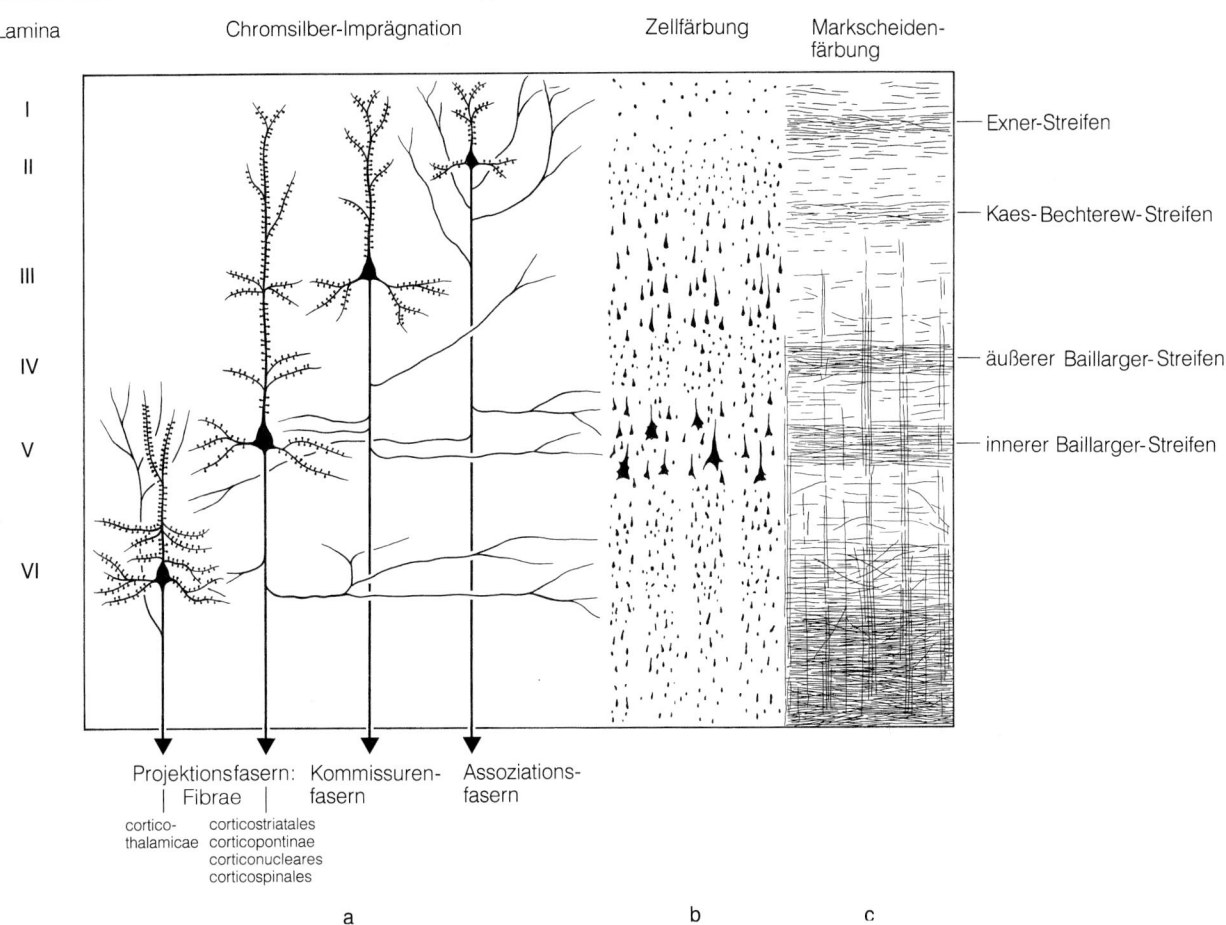

Projektionsfasern: Kommissuren-   Assoziations-
 | Fibrae | fasern   fasern

cortico- corticostriatales
thalamicae corticopontinae
    corticonucleares
    corticospinales

Exner-Streifen

Kaes-Bechterew-Streifen

äußerer Baillarger-Streifen

innerer Baillarger-Streifen

a   b   c

Abb. 17.12 Schematische Übersicht über den horizontalen Schichtenbau des Cortex cerebralis. **a** Darstellung wichtiger efferenter Neuronensysteme (Projektionsfasern, Kommissurenfasern, Assoziationsfasern) in Zuordnung zu den verschiedenen Schichten des Kortex. **b** Die zytoarchitektonische Schichtengliederung. **c** Faserbild nach Markscheidenfärbung. – Zu beachten ist, daß in diesem Schema Strukturen gleichzeitig dargestellt werden, die in situ an verschiedenen Stellen des Kortex liegen.

binden. An der Oberfläche der Schicht bilden Gliazellen (Astrozyten) eine Gliamembran, *Membrana limitans gliae superficialis*, die oberflächlich am Gehirn von einer Basalmembran bedeckt wird.

- *Lamina II, Lamina granularis externa, äußere Körnerschicht.* Die Schicht ist nervenzellreich. Vor allem kommen kleine Nervenzellen vor (Körnerzellen = kleine Nervenzellen, deren Axone in der weißen Substanz meist zu anderen ipsilateralen Kortexarealen ziehen (kortiko-kortikale Assoziationsfasern).
- *Lamina III, Lamina pyramidalis externa, äußere Pyramidenzellschicht.* Sie wird von kleineren und mittleren Pyramidenzellen gebildet. Der Dendrit an der Spitze der Pyramidenzellen verläuft senkrecht zur Oberfläche und erreicht die Schicht I. Die Axone der kleineren, mehr oberflächlich gelegenen Pyramidenzellen gelangen ipsilateral, die der tiefer gelegenen größeren Pyra-

midenzellen – sie verlassen das Perikaryon in der Regel in der Mitte der Basis – gelangen durch den Balken als Kommissurenfasern zu homologen Gebieten des Kortex der gegenüberliegenden Hemisphäre. In manchen Rindengebieten ist ein horizontales Nervenfaserbündel deutlich zu erkennen (*Kaes-Bechterew-Streifen*).
- *Lamina IV, Lamina granularis interna, innere Körnerschicht.* Hier endet ein großer Teil der Afferenzen (vor allem aus dem Thalamus und Metathalamus). – Je nach Anzahl der Fasern variiert die Dicke dieser Schicht stark; sie kann beim Erwachsenen fehlen (Area 4 nach Brodmann im Gyrus praecentralis, einem motorischen, also efferenten Rindenfeld, S.808), gut entwickelt sein (Areae 3, 1, 2 im Gyrus postcentralis, ein somatosensorisches, also afferentes Rindenfeld, S.796) oder weitere Unterschichten aufweisen (Area 17 in der Sehrinde, S.801). Insgesamt ist die

Tabelle 17.3 Zusammenstellung der wichtigsten Herkunftsgebiete der afferenten Fasern und der wichtigsten Zielgebiete der efferenten Fasern der verschiedenen Rindenschichten des Neokortex. (Nach Zilles 1991)

Schicht	Herkunft der afferenten Fasern	Zielgebiete der efferenten Fasern
I	Thalamus und Kortex	---
II	Kortex	Kortex
III	Thalamus und Kortex	Kortex
IV	Thalamus und Kortex	Kortex und Basalganglien
V	Thalamus und Kortex	Rückenmark, Hirnstamm, Thalamus, Basalganglien, Kortex
VI	Thalamus und Kortex	Thalamus, Claustrum, Kortex

Schicht sehr nervenzellreich. Vor allem handelt es sich um Neurone, deren kurze Axone sich in der eigenen Schicht verzweigen bzw., wenn sie von größeren Zellen ausgehen, in tiefere Lagen gelangen. Markhaltige, parallel zur Oberfläche verlaufende Fasern können einen mit bloßem Auge sichtbaren weißen Streifen bilden, *äußerer Baillarger-Streifen,* der als *Gennari(Vicq d'Azyr)-Streifen* die Sehrinde kennzeichnet.

- *Lamina V, Lamina pyramidalis interna, innere Pyramidenzellschicht.* Sie besitzt große Pyramidenzellen, die in der Area gigantopyramidalis (Area 4 nach Brodmann, S.808) einen Durchmesser von 100 μm erreichen können (*Betz-Riesenpyramidenzellen).* Ihre Spitzendendriten gelangen bis in die Schicht I, basale Dendriten bleiben in der eigenen Schicht. Ihre Axone beteiligen sich als Projektionsfasern an den kortikonukleären und kortikospinalen Bahnen (S.809). Andere Axone ziehen als Assoziations- oder Kommissurenfasern zu anderen Rindengebieten. Außerdem beinhaltet die Schicht horizontal verlaufende Axone bzw. Axonkollateralen aus den Schichten II, III und V, die sich zum *inneren Baillarger-Streifen* zusammenfügen.
- *Lamina VI, Lamina multiformis, multiforme Schicht.* Diese Schicht enthält vielgestaltige, häufig spindelförmige Nervenzellen. Ihre Axone ziehen als Projektionsfasern in die weiße Substanz oder rückläufig in die Rinde ihres Ausgangsareals.

Aus dieser Zusammenstellung ergibt sich (**Tabelle 17.3**), daß für die Endigung **afferenter Fasern** die Schicht IV wichtig ist, insbesondere für diejenigen, die via Thalamus oder Metathalamus der Rinde Erregungen aus definierten Gebieten der Körperperipherie zuleiten (spezifische Fasern).

Efferente Fasern, die durch die weiße Substanz zu ipsi- bzw. kontralateralen Kortexarealen ziehen, stammen im wesentlichen aus den Schichten II und III. Die efferenten Fasern, die in subkortikale Gebiete ziehen, kommen aus den Schichten V und VI, wobei kortikostriatale Fasern ihren Ursprung in den oberflächlichen Teilen der Lamina V, kortikospinale und kortikotektale Fasern in den tieferen Teilen der Schicht V sowie kortikothalamische Fasern in Lamina VI haben.

Nicht berücksichtigt sind bei dieser Zusammenstellung die zahlreichen Interneurone (Golgi-Typ II-Zellen) die in unterschiedlichen Formen auftreten und in allen Schichten vorkommen. Durch ihre fein abgestufte exzitatorische und *vor allem* inhibitorische Wirkung tragen sie wesentlich zur *intrakortikalen Informationsverarbeitung* bei.

Hinweis. Es hat sich eingebürgert, die Teile des Isocortex, in denen die 6-Schichtung deutlich zu erkennen ist, als *homotypisch,* diejenigen Gebiete, in denen der Grundplan stärker modifiziert ist, als *heterotypisch* zu bezeichnen.

Auf Grund detaillierter histologischer Studien, bei denen regionale Unterschiede, z.B. in der Form, der Größe, der Anzahl und der Anordnung der Perikarya, berücksichtigt wurden, kann die Hirnrinde in etwa 50 unterschiedliche zytoarchitektonische Areale aufgegliedert werden. Diese Aufteilung geht auf Brodmann (1909) zurück und hat enge Beziehungen zur funktionellen Gliederung des Kortex, z.B. entspricht die Area 4 nach Brodmann dem Gebiet der primären motorischen Rinde oder die Area 17 nach Brodmann der primären Sehrinde. Es wird im folgenden häufiger diese Gliederung des Kortex erwähnt.

Die **vertikalen Säulen** sind vor allem eine elektrophysiologisch, aber in speziellen Fällen auch anatomisch nachweisbare Organisationsform des Kortex. Es handelt sich um miteinander synaptisch verbundene, immer wiederkehrende kortikale Neuronengruppen (Module), die senkrecht zur Oberfläche des Gehirns alle 6 oder auch weniger Schichten umfassen. Sehr deutlich sind sie im somatosensorischen und primären visuellen Kortex. Jede Zellsäule hat je nach spezifischem Typ einen Durchmesser von 30–1000 μm.

Zum Verständnis der Funktion der Zellsäulen ist zunächst wichtig, daß jede Zellsäule ihre Signale aus einem umschriebenen peripheren Gebiet mit definierter Modalität erhält, z.B. im somatosensorischen Kortex von spezifischen Rezeptoren eines kleinen Hautgebietes. Im somatosensorischen Kortex gelangen die afferenten Impulse in den Zellsäulen bevorzugt zu Interneuronen der Schicht IV, deren Axone u.a. an apikale oder basale Dendriten von Pyramidenzellen herantreten. Da deren Dendriten vertikale Bündel bilden, breitet sich die Erregung zunächst in einem begrenzten Kortexbereich aus. Jedoch sind die vertikalen Zellsäulen durch kurze neuronale Verbindungen auch untereinander verknüpft. Dies ermöglicht eine horizontale Ausbreitung der Signale. Dabei beeinflussen sich benachbarte Säulen gegenseitig. Letztlich werden in einer vertikalen Säule die eingehenden Signale unter Beteiligung zahlreicher teils hemmend, teils erregend wirkender Neurone auch anderer Zellsäulen „verrechnet" und in efferente Signale umgesetzt.

Allokortex. Der Allokortex umfaßt die Gebiete, die während der Evolution durch die Größenzunahme des Neokortex auf die mediobasale Fläche des Telencephalons bzw. ins Innere des Temporallappens verdrängt wurden. Ein wichtiger Anteil des Allokortex ist der Hippocampus retrocommissuralis (Hippocampus im engeren Sinne) (**Abb. 17.58**).

Der **Hippocampus** gliedert sich in drei Abschnitte, die längs verlaufende Strukturen bilden:

- Gyrus dentatus (= Fascia dentata)
- Cornu ammonis, Ammonshorn
- Subiculum

Das Cornu ammonis hat einen 3-Schichtenbau:

- Stratum radiatum-lacunosum-moleculare
- Stratum pyramidale
- Stratum oriens

Im Mittelpunkt steht das *Stratum pyramidale*, das die Perikarya von Pyramidenzellen enthält. Zur ventrikulären Oberfläche hin folgt das Stratum oriens, das die basalen Dendriten der Pyramidenzellen enthält, und der Alveus, einer Schicht aus myelinisierten Nervenfasern (vor allem Axone der Pyramidenzellen), die sich in den Fornix fortsetzen. Zur anderen Seite wird das Stratum pyramidale vom Stratum radiatum-lacunosum-moleculare begleitet, das die apikalen Dendriten der Pyramidenzellen führt. Dieser Aufbau weist allerdings in den Teilgebieten CA1-CA4 des Hippocampus Modifikationen auf.

17.3.3 Subkortikale Kerne

Die subkortikalen Kerne liegen in der Tiefe des Telencephalons (**Abb. 17.14**, **Abb. 17.18 b**). Zu ihnen gehören die Basalganglien (im engeren Sinne) und weitere Kerngebiete.

Basalganglien sind:

- Nucleus caudatus, Schweifkern
- Putamen, Schalenkörper

Beide Gebiete sind durch streifenförmige Brücken, die Nervenzellen enthalten, verbunden; deswegen werden sie unter der Bezeichnung **Corpus striatum**, Streifenkörper, zusammengefaßt.

Der **Nucleus caudatus** umgreift bogenförmig die lateralen Teile des Thalamus (**Abb. 17.13**, **Abb. 17.14**). Gleichzeitig legt er sich der Wand des Seitenventrikels an. Der vordere Anteil des Nucleus caudatus ist wulstförmig, *Caput nuclei caudati*, die folgenden Abschnitte, *Corpus* und *Cauda nuclei caudati*, werden zunehmend schlanker. Die vordersten Teile des Nucleus caudatus liegen in der Tiefe des Frontallappens, die folgenden Teile ziehen durch den Parietallappen, um schließlich in den Temporallappen zu gelangen.

Putamen und **Globus pallidus** werden nach einer älteren Nomenklatur unter der Bezeichnung *Nucleus lentiformis*, Linsenkern, zusammengefaßt. Sie liegen teilweise unter dem Bogen des Nucleus caudatus und lateral des Thalamus. Dabei wird der Globus pallidus (mehr medial gelegen) lateral vom Putamen überdeckt. Der Globus pallidus gehört entwicklungsgeschichtlich zum Diencephalon (S.729), das Putamen zum Telencephalon.

Funktioneller Hinweis. Nucleus caudatus, Putamen und Globus pallidus sind funktionell v. a. dem motorischen System zuzuord-

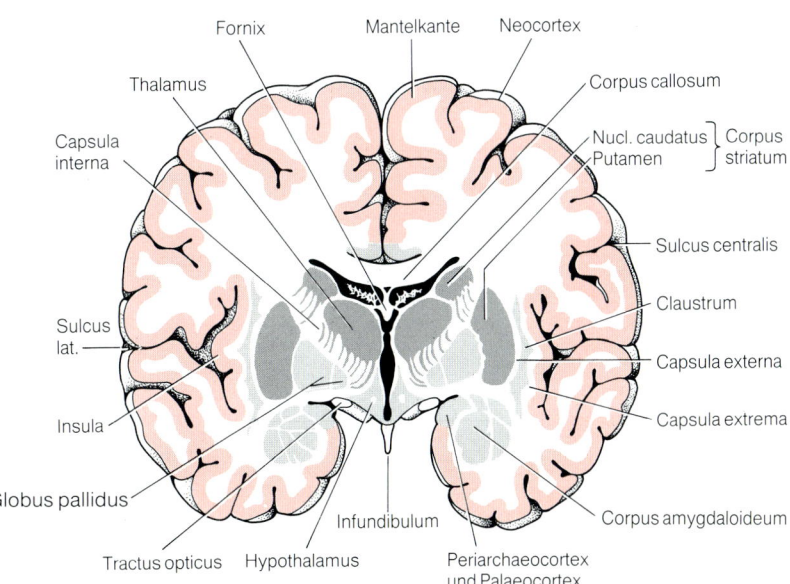

Abb. 17.13 Frontalschnitt durch Endhirn mit subkortikalen Kernen und Zwischenhirn. Der Neokortex ist *rot* hervorgehoben. (Nach Kahle 1986)

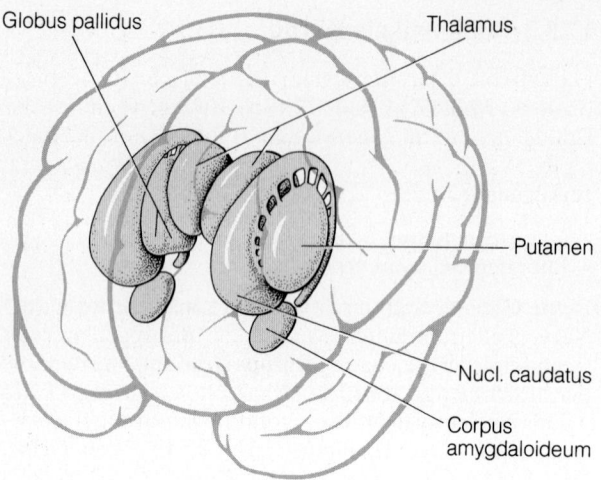

Abb. 17.14 Dargestellt sind Nucleus caudatus, Globus pallidus, Putamen und Corpus amygdaloideum in ihrer räumlichen Lage zueinander und zum Thalamus. (Nach Duus 1990)

nen. Durch zahlreiche Faserverbindungen sind diese Kerngebiete morphologisch und funktionell mit dem Nucleus subthalamicus des Diencephalon und der Substantia nigra des Mesencephalon verbunden (S.811).

Weitere subkortikale Kerne sind

- das Claustrum, Vormauer, und
- das Corpus amygdaloideum, Mandelkörper.

Das **Claustrum** liegt als schmale Scheibe lateral vom Putamen.

Das **Corpus amygdaloideum** befindet sich vor der Spitze der Cauda nuclei caudati.

Funktioneller Hinweis. Die Funktion des Claustrum ist weitgehend ungeklärt. Das Corpus amygdaloideum (S.820) gehört vor allem zum limbischen System, hat aber auch Verbindungen mit den Basalganglien und dem olfaktorischen System.

Nomenklatorischer Hinweis. Im klinischen Sprachgebrauch wird oft der Terminus Stammganglien gebraucht. Gemeint sind hiermit Nucleus caudatus, Putamen, Globus pallidus, Claustrum und Corpus amygdaloideum.

Schließlich liegen an der basalen Seite des Telencephalons zwischen Corpus amygdaloideum (lateral) und Hypothalamus (medial) noch die

- *Substantia innominata* mit dem *Nucleus basalis Meynert.*

Der **Nucleus basalis Meynert** ist ein klar abgrenzbares großzelliges Kerngebiet, das mit allen Teilen des Neokortex in Verbindung steht. Viele seiner Neurone bilden den Transmitter Acetylcholin. Vermutlich ist der Nucleus basalis Meynert die wichtigste Quelle der cholinergen (exzitatorischen) Innervation des ganzen Kortex. Seine

Erkrankung (verbunden mit einer Verminderung des Transmitters Acetylcholin) soll mit der Alzheimer-Krankheit in Zusammenhang stehen.

17.3.4 Weiße Substanz

Der Raum unter dem Cortex cerebralis sowie zwischen den Endhirnkernen bzw. um sie herum wird durch weiße Substanz gebildet. Diese besteht, von Gliazellen abgesehen, weitgehend aus myelinisierten Nervenfasern, die Bündel, Tractus, bilden und mit dem Kortex in Verbindung stehen. Es handelt sich um

- Assoziationsbahnen, die intrahemisphärisch, also ipsilateral, Kortexareale miteinander verknüpfen,
- Kommissurenbahnen, die zur gegenüberliegenden, also kontralateralen Hemisphäre ziehen (interhemisphärische Verbindungen) und
- Projektionsbahnen, die den Kortex mit anderen Teilen des Gehirns oder des Rückenmarks verbinden.

Assoziationsbahnen. Ihre Fasern sind der Hauptbestandteil der weißen Substanz. Sie ermöglichen ein ausgedehntes Zusammenwirken verschiedener Kortexareale und stehen damit im Dienst der assoziativen und integrativen Leistungen des Gehirns.
Unterschieden werden:

- kurze Assoziationsbahnen
- lange Assoziationsbahnen

Kurze Assoziationsbahnen, Fibrae arcuatae. Die Fibrae arcuatae ziehen bogenförmig zwischen benachbarten Windungen und liegen dicht unter der Großhirnrinde.

Lange Assoziationsbahnen. Sie verbinden die Lappen des Gehirns untereinander (**Abb. 17.15**). Die wichtigsten sind der (das)

- Fasciculus longitudinalis superior, der als ein dickes Bündel zwischen Stirn- und Hinterhauptslappen mit

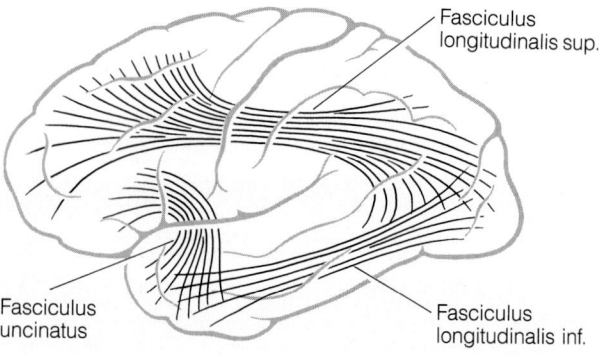

Abb. 17.15 Lange Assoziationsfasern des Telencephalon in ihrer Projektion auf die laterale Oberfläche des Endhirns. (Nach Braus u. Elze 1960)

Faserabgängen zum Scheitel- und Schläfenlappen verläuft,

- Fasciculus longitudinalis inferior zwischen Schläfen- und Hinterhauptslappen,
- Fasciculus uncinatus zwischen Stirn- und Schläfenlappen,
- Cingulum. Es liegt als Faserbündel im Mark des Gyrus cinguli und zieht vom Stirnlappen bogenförmig um den Balken zum Schläfenlappen.

Die **Kommissurenbahnen** verbinden Punkt für Punkt identische Rindenareale beider Hemisphären, jedoch nicht die primären Sehrinden (Area 17 nach Brodmann), die primären auditiven Felder (Area 41) und die somatosensorischen Hand- und Fußregionen der Areae 3, 1, 2.

Die Fasern der Kommissurenbahnen kreuzen *zur Gegenseite*

- im Corpus callosum, Balken,
- in der Commissura anterior und
- in der Commissura fornicis.

Das **Corpus callosum** ist die größte Querverbindung des Neocortex. Im Medianschnitt sind von anterior nach posterior *Genu, Rostrum, Truncus* und *Splenium corporis callosi* zu unterscheiden. Die Fasern, die im Rostrum und Genu bzw. okzipital im Splenium corporis callosi die Seite kreuzen, verlaufen bogenförmig: *Forceps frontalis* (*minor*), *Forceps occipitalis* (*major*).

Topographischer Hinweis. Unter dem Balken, d. h. zwischen Balken und Fornix befindet sich das *Septum pellucidum.* Hierbei handelt es sich um eine dünne Gliaplatte ohne Nervenfasern. Sie ist der Rest der embryonalen Kommissurenplatte (S.731). Das Septum pellucidum bildet die mediane Scheidewand der Seitenventrikel.

Die **Commissura anterior** verbindet hauptsächlich vordere und mittlere Teile der gegenüberliegenden Temporallappen und außerdem kleine Felder der Stirnlappen.

Die **Commissura fornicis** liegt zwischen den beiden Fornixschenkeln und verknüpft damit Teile des Archaeokortex (Hippocampus).

Hinweis. Die Commissura epithalamica (posterior) gehört *nicht* zu den Kommissurensystemen des Telencephalon, weil sie Kerngebiete des Mittelhirns und des Epithalamus verbindet (S.750).

Projektionsbahnen. Sie werden von kortikofugalen und kortikopetalen Fasern gebildet. In beiden Fällen gehören die Fasern zu sehr verschiedenen neurofunktionellen Systemen (S.793). Gemeinsam ist den Projektionsbahnen des Kortex, daß sie sich an der Basis des Telencephalons in der **Capsula interna (Abb.17.13)** zwischen Thalamus, Nucleus caudatus und Putamen hindurchzwängen, bzw. in diese Kerne ein- oder austreten. Zwischen Kortex und Capsula interna haben die Fasern der Projektionsbahnen eine fächerförmige Anordnung, sie bilden die *Corona radiata,* der sich hinten Seh- und Hörstrahlung anschließen.

Die Nervenfasern, die durch die Capsula interna hindurch verlaufen, sind topographisch angeordnet. Dadurch kann es bei lokalisierten Schäden (z.B. beim Schlaganfall) zu charakteristischen Ausfällen kommen. Die Systematik der Capsula interna ist daher klinisch wichtig. Sie ist in **Abb.17.16** dargestellt. Gezeigt ist ein

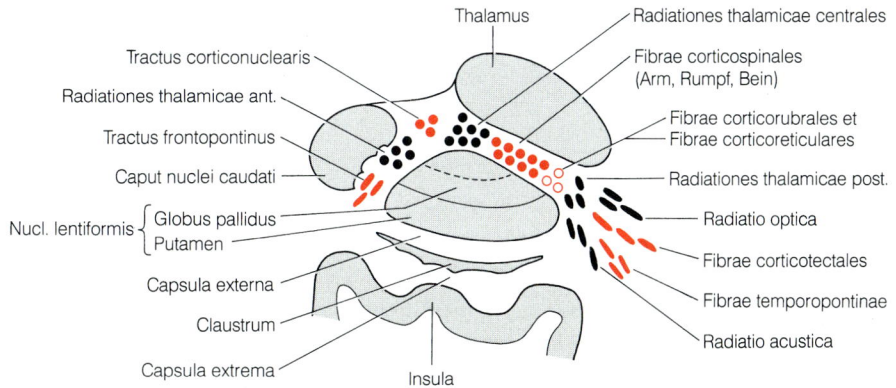

Abb.17.16 Capsula interna mit Projektionsbahnen, Horizontalschnitt

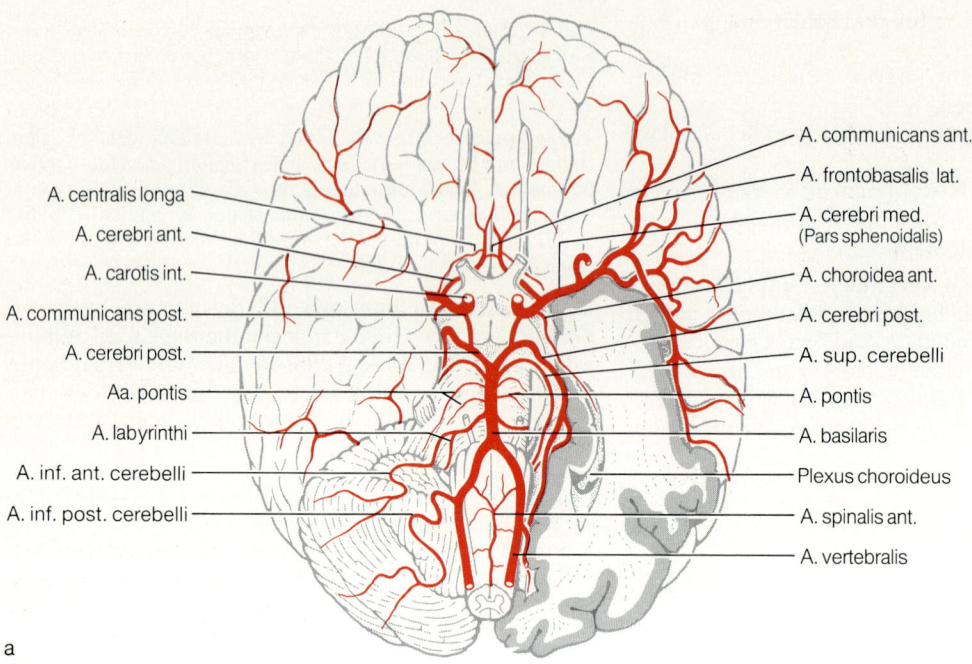

a

▲

Abb. 17.17a–d Blutversorgung des Großhirns. **a** Diagramm des Circulus arteriosus cerebri (Nach Kahle 1986). **b** Arterielle Versorgungsgebiete der lateralen Oberfläche des Großhirns sowie Darstellung der großen terminalen Äste der A. cerebri media: 1. A. praefrontalis, 2. A. sulci praecentralis, 3. A. sulci centralis, 4. und 5. Aa. parietales, 6. A. gyri angularis, 7. A. temporo-occipitalis, 8. Aa. temporales. **c** Arterielle Versorgungsgebiete der medialen Oberfläche des Großhirns sowie Darstellung der großen terminalen Äste der A. cerebri anterior und der A. cerebri posterior. *A. cerebri anterior*: 1. und 2. Rami frontales, 3. A. pericallosa, 4. A. paracentralis. *A. cerebri posterior*: I. und II. Aa. temporales, III. A. occipitalis lateralis, IV. A. occipitalis medialis, V. Ramus calcarinus, VI. Ramus parieto-oc-

cipitalis. **d** Frontalschnitt durch das Großhirn mit den Versorgungsgebieten durch die A. cerebri anterior, A. cerebri media, A. cerebri posterior und A. choroidea anterior. In den zentralen Versorgungsgebieten werden erreicht: der *Thalamus* von den Aa. centrales posteromediales, Aa. centrales posterolaterales und Rami thalamici aus der A. cerebri posterior; die *Capsula interna, Crus posterius,* von der A. choroidea anterior, das *Genu capsulae internae* von den Aa. centrales anterolaterales der A. cerebri media, das *Crus anterius* von den Aa. centrales anteromediales der A. cerebri anterior; das *Striatum* und der *Globus pallidus* vor allem durch die Aa. centrales anterolaterales der A. cerebri media. (Nach Kretschmann u. Weinrich 1991)

Horizontalschnitt und die Gliederung der Capsula interna in ein *Crus anterius, Genu* und *Crus posterius.*

   Capsula externa (**Abb. 17.13**). Ein kleiner Teil der Projektionsbahnen bildet lateral vom Putamen die Capsula externa, die sich basal von diesem Kern mit der Capsula interna vereint.

   Die **Capsula extrema** ist die weiße Substanz zwischen Claustrum und Insula.

   Eine weitere Projektionsbahn ist der **Fornix**, der zum limbischen System gehört und dort besprochen wird.

17.3.5 Blutversorgung

Klinischer Hinweis. Die Blutversorgung aller Teile des Zentralnervensystems ist von großer klinischer Bedeutung, da es bei Durchblutungsstörungen zu erheblichen Beeinträchti-

gungen der Gehirnfunktion kommen kann. Zwar bestehen meist zwischen den einzelnen Hirnarterien Verbindungen, die den Nachbarbezirk partiell versorgen, aber sie reichen bei einem plötzlichen Verschluß in der Regel nicht aus, die Ernährung dort zu sichern. Es kann dazu kommen, daß in dem ungenügend versorgten Gebiet Nervengewebe abstirbt, *ischämischer Infarkt*. Der Ausfall richtet sich nach dem Ort und dem Umfang des zerstörten Bezirks.

Die arterielle Versorgung des Telencephalon erfolgt durch Äste

- der A. carotis interna,
- der A. cerebri anterior,
- der A. cerebri media und
- der A. cerebri posterior.

Dem Verständnis der Zusammenhänge dient die **Abb. 17.17**. Sie zeigt, daß

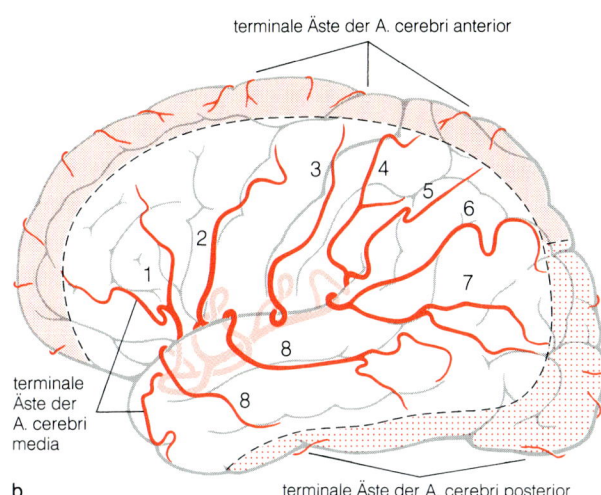

terminale Äste der A. cerebri anterior

terminale Äste der A. cerebri media

b

terminale Äste der A. cerebri posterior

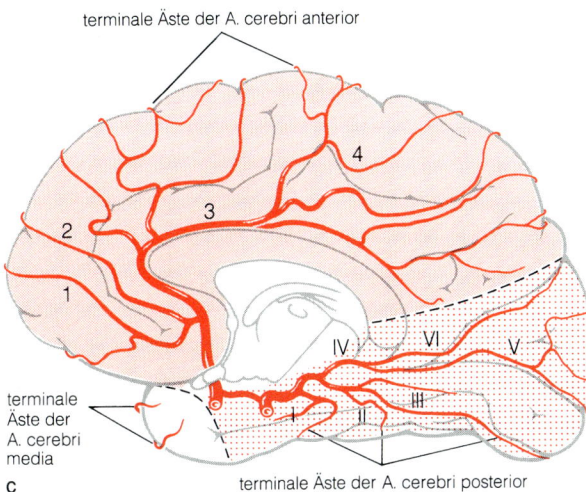

terminale Äste der A. cerebri anterior

terminale Äste der A. cerebri media

c

terminale Äste der A. cerebri posterior

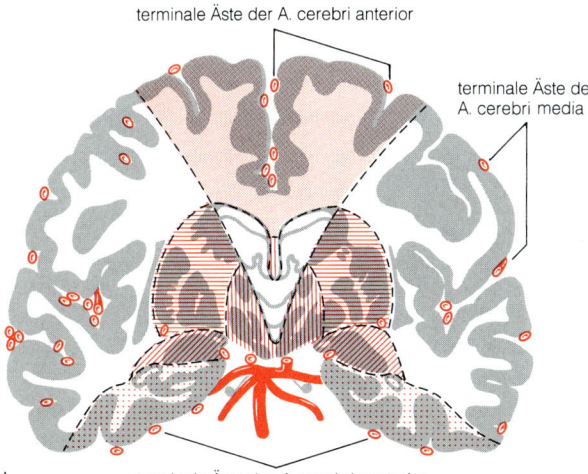

terminale Äste der A. cerebri anterior

terminale Äste der A. cerebri media

d

terminale Äste der A. cerebri posterior

- der Blutzufluß zum Gehirn auf jeder Seite durch die
  - A. carotis interna und die
  - A. vertebralis erfolgt, und daß
- die Stromgebiete beider Gefäße und beider Seiten durch die
  - A. communicans posterior (paarig) und die
  - A. communicans anterior (unpaar)

zu einem **Circulus arteriosus cerebri** (Willis) verbunden sind.

> **Der Cortex cerebralis und das dazugehörige Mark weisen 3 arterielle Versorgungsgebiete auf**

Die 3 Versorgungsgebiete sind unabhängig von den Lappen des Endhirns (**Abb. 17.17b–d**).

Die **A. cerebri anterior** gelangt in der Fissura longitudinalis cerebralis auf die mediale Hemisphärenfläche, die sie von frontal bis zum Sulcus parieto-occipitalis versorgt. Außerdem versorgt die A. cerebri anterior etwa 4/5 des Balkens mit Ausnahme des Splenium. Sie gibt weiterhin feine Äste für einen 2–3 cm breiten Streifen lateral der Mantelkante ab. Dieser Bezirk umfaßt den Gyrus frontalis superior, den mantelkantennahen Streifen der Gyri prae- und postcentralis sowie die oberen Parietalwindungen. Im Versorgungsbezirk der A. cerebri anterior liegen das motorische und somatosensorische Primärfeld für das kontralaterale Bein. Entsprechend sind die Störungen bei Läsionen der terminalen Äste der A. cerebri anterior. – Für die Bezeichnung der einzelnen Äste der A. cerebri anterior s. **Abb. 17.17 c**.

Die **A. cerebri media** ist die unmittelbare Fortsetzung der A. carotis interna. Sie gelangt von medial her in den Sulcus lateralis und breitet sich dann fächerförmig auf der lateralen Hemisphärenoberfläche aus, die sie zum großen Teil einschließlich der Insel versorgt. Die einzelnen Äste sind in **Abb. 17.17b** dargestellt.

Die **A. cerebri posterior** geht nach jeder Seite bogenförmig aus der unpaaren A. basilaris hervor (**Abb. 17.17d**). Sie verläuft auf dem Tentorium cerebelli um das Mittelhirn nach hinten, wo sie partiell den Lobus occipitalis und den Lobus temporalis versorgt. Dabei erreicht sie u. a. das Splenium des Balkens, größtenteils das primäre Sehfeld und den Hippocampus. Die größeren, oberflächlich auf der medialen Hemisphärenseite gelegenen Äste sind in **Abb. 17.17 c** dargestellt.

Hinweis. Für das Verständnis der Blutversorgung dieser oberflächlichen (terminalen) Territorien des Telencephalon ist es wichtig, daß diese größeren Gefäße zuerst an der Oberfläche des Endhirns verlaufen. Von diesen Arterien dringen von hier aus Äste (in der Regel Arteriolen) in die Großhirnrinde und die darunter liegende weiße Substanz ein (vgl. hierzu S.742), um sich zu einem engmaschigen Kapillarnetz zu verzweigen.

Außer den oberflächlichen terminalen Versorgungsgebieten gibt es zentrale Versorgungsgebiete des Vorderhirns

Die zentralen Versorgungsgebiete umfassen die subkortikalen Kerne, die Capsula interna und das Zwischenhirn. Erreicht werden diese Gebiete durch „penetrierende" Arterien, die durch die Substantia perforata anterior (S.799), die Substantia perforata interpeduncularis (S.757) oder durch den basalen Zwischenhirnbereich in das Vorderhirn eindringen. Einige dieser kleinen „penetrierenden" Arterien sind nur mit einer Lupe zu erkennen. Es handelt sich um Endarterien, d. h. bei einer Mangeldurchblutung treten erhebliche Störungen auf.

Die zentralen Versorgungsgebiete werden erreicht (**Abb. 17.17 d**) durch die

- **A. choroidea anterior** (Ast der *A. carotis interna*) für den Tractus opticus, Teile des Gyrus parahippocampalis, das Corpus amygdaloideum, den inneren Abschnitt des Globus pallidus sowie das Crus posterius der Capsula interna (Tractus corticonuclearis, Tractus corticospinalis) und Teile des Thalamus;
- **Aa. centrales anteromediales** (Aa. thalamostriatae anteromediales) und **A. centralis longa** (Heubner) – Ast der *A. cerebri anterior* – für die Commissura anterior, das Crus anterius der Capsula interna sowie Teile des Globus pallidus und das Caput nuclei caudati;
- **Aa. centrales anterolaterales** (Aa. thalamostriatae laterales) – Ast der *A. cerebri media* – für das Genu der Capsula interna, Teile des Nucleus caudatus, Putamen und Globus pallidus;
- **Aa. centrales posteromediales, Aa. centrales posterolaterales** und **Rami thalamici** – Äste der A. *cerebri posterior* – für den Thalamus und Metathalamus.

Die Venen des Gehirns verlaufen unabhängig von den Arterien

An der Entsorgung des Endhirns sind beteiligt:

- Vv. superficiales cerebri
- Vv. profundae cerebri
- V. magna cerebri

Das Blut aller Venen gelangt schließlich in die Sinus durae matris (S.831).
Vv. superficiales cerebri sind:

- Vv. superiores cerebri
- Vv. inferiores cerebri
- V. media superficialis cerebri

Die *Vv. superiores cerebri* setzen sich aus präfrontalen, frontalen, parietalen und okzipitalen Ästen zusammen. Alle streben bogenartig *aufwärts,* ziehen dann über die Wölbung der Großhirnhemisphäre hinweg und münden

in den Sinus sagittalis superior. In Sinusnähe durchbrechen die Venen die Arachnoidea und vereinigen ihre Adventitia mit dem straffen Bindegewebe der Dura mater. Diese Venen werden *Brückenvenen* genannt.

Klinischer Hinweis. Werden die Brückenvenen, z. B. bei gewaltsamen Kopfschütteln bei Kindermißhandlungen, verletzt, kann es zu subduralen Blutungen kommen (Hämatome).

Die *Vv. inferiores cerebri* ziehen von der Außenfläche des Stirn-, Schläfen- und Okzipitallappens *abwärts*. Die frontalen Venen münden am häufigsten in die V. media superficialis cerebri, die temporalen und okzipitalen in den Sinus transversus.

Die *V. media superficialis cerebri* entsteht an der seitlichen Hemisphärenfläche über dem Sulcus lateralis. Sie mündet entweder in den Sinus cavernosus (**Abb. 17.65**), in den Sinus sphenoparietalis, als Sinus paracavernosus in die Venen des Foramen ovale oder in den Sinus petrosus superior (**Abb. 17.65**).

Die **Vv. profundae cerebri** drainieren mediale und basale Areale des frontalen, temporalen und okzipitalen Kortex, die Marksubstanz des Endhirns und dort gelegene Kerngebiete sowie Teile des Zwischenhirns, Mittelhirns, des Pons und des Cerebellum. Aus zahlreichen Einzelvenen entstehen

- 2 Sammelvenen:
  - die V. basalis,
  - die V. interna cerebri, die ihr Blut in die
- V. magna cerebri abgeben.

Die *V. basalis* beginnt an der Substantia perforata anterior, läuft am Tractus opticus okzipitalwärts, umgreift den Pedunculus cerebri und tritt posterior in die V. magna cerebri ein.

Die V. basalis nimmt Zuflüsse aus frontalen und insulären Anteilen des Großhirns, dem Temporalpol des Schläfenlappens, dem Hippocampus sowie von Teilen des Zwischenhirns und Mittelhirns auf. In ihrem posterolateralen Segment erhält sie Zustrom aus dem Pedunculus cerebri, dem Tectum, den Corpora geniculata, dem Truncus und Splenium des Balkens sowie von der medialen Oberfläche des Hinterhauptslappens und aus Kleinhirnanteilen.

Die *V. interna cerebri* verläuft leicht gewellt zwischen Fornix und Thalamus nach posterior. Aus ihrer Umgebung nimmt sie u. a. auf

- die V. choroidea superior aus dem Plexus choroideus und vom Hippocampus, Fornix und Balken,
- die V. septi pellucidi aus dem Frontalgebiet, Septum pellucidum, und
- die V. thalamostriata superior, die im Winkel zwischen Thalamus und Nucleus caudatus verläuft. Die V. anterior septi pellucidi mündet häufig in die V. thalamostriata superior, wobei der Zusammenfluß als Venen-

winkel, *Angulus venosus,* bezeichnet wird und in der Höhe des Foramen interventriculare liegt.

Die **V. magna cerebri** (Galeni) ist unpaar und entsteht unter dem Splenium des Balkens aus der Vereinigung der Vv. internae cerebri; sie nimmt auch die Vv. basales auf, sofern diese nicht in die Vv. internae cerebri einmünden. Die V. magna cerebri ist etwa 1 cm lang und mündet über der Vierhügelplatte in den Anfang des Sinus rectus.

17.4 Diencephalon, Zwischenhirn

Lernziele: Lage • Gestalt • Oberflächen, Gliederung • Thalamus und Metathalamus: Nachbarschaftsbeziehungen, Marklamellen, Kerne und deren afferente und efferente Verbindungen • Epithalamus: Habenula, Epiphyse, Commissura epithalamica • Subthalamus • Hypothalamus: Begrenzungen, afferente und efferente Faserverbindungen, Effektorhormone, Tractus hypothalamo-hypophysialis, Releasing Hormone, Release Inhibiting Hormone, Tractus tuberoinfundibularis • Portalgefäßsystem der Hypophyse

Das Zwischenhirn liegt zwischen Großhirn und Hirnstamm. Seine Abgrenzung ist jedoch schwierig, da es vielfache Verbindungen sowohl zum Endhirn als auch zum Mittelhirn und den folgenden Abschnitten des Gehirns hat. Im wesentlichen umgibt das Diencephalon den III. Ventrikel. (S.825).
Die wichtigsten Strukturen des Zwischenhirns sind:

- Thalamus (**Abb. 17.20**) mit dem Metathalamus
- Hypothalamus

Beide Gebiete bestehen aus zahlreichen Kernen mit vielen unterschiedlichen und wichtigen Funktionen.

Außerdem gehören zum Diencephalon zwei kleinere Gebiete, die sich hinter bzw. unter dem Thalamus befinden:

- Epithalamus
- Subthalamus

17.4.1 Thalamus

Der Thalamus nimmt 4/5 des Zwischenhirns ein, ist eiförmig und liegt zentral im Gehirn (**Abb. 17.14**). Mit Ausnahme seiner Unterseite wird er von Endhirn und Mittelhirn umgeben.
Nach medial grenzt er an den III. Ventrikel (**Abb. 17.13**). Dort befindet sich häufig eine schmale

Brücke aus Glia, die die Thalami beider Seiten verbindet, *Adhaesio interthalamica* (**Abb. 17.20**).
Oberhalb vom Thalamus liegt das Corpus nuclei caudati. In der Furche zwischen beiden Kerngebieten verlaufen die *V. thalamostriata superior* und die *Stria terminalis* (**Abb. 17.8, 17.18**), eine bogenförmige Faserbahn vom Corpus amygdaloideum (S.820) zum vorderen Hypothalamus.
Superior liegt ein Streifen, *Lamina affixa* (**Abb. 17.18**), der frühembryonal als Boden in die Pars centralis des Seitenventrikels einbezogen wurde (**Abb. 17.8**). Dieses Gebiet befindet sich zwischen Stria terminalis (lateral) und der medial davon gelegenen Befestigung des Plexus choroideus des Seitenventrikels (S.826), die bei der Entfernung des Plexus als Abrißstelle sichtbar wird, *Taenia choroidea.* Die Lamina affixa wird von Ependym des Seitenventrikels überzogen.
Basal grenzt der Thalamus an Hypothalamus und Subthalamus. Mit seinem hinteren Drittel liegt er dem Mittelhirn direkt an.
Okzipital befinden sich die von basal aus zugängigen Corpora geniculata mediale et laterale (**Abb. 17.18a**).
Mit dem Kortex ist der Thalamus durch zahlreiche Faserzüge verbunden, die gemeinsam die *Radiationes thalamicae* bilden.

Ohne Thalamus kann der Kortex seine Aufgabe nicht erfüllen

Der Thalamus ist ein großes Integrations-, Koordinations- und Modulationszentrum für alle Signale, die von der Oberfläche und aus dem Inneren des Körpers (einschließlich des Gehirns selbst) zum Cortex cerebralis gelangen bzw. vom Kortex ausgehen. Dadurch hat der Thalamus eine Schlüsselfunktion für die Sensorik („Tor zum Bewußtsein"), die Motorik sowie für die Aufrechterhaltung und Regulation des Wach- und Bewußtseins. Erreicht wird dies dadurch, daß fast alle Signale (Ausnahme: olfaktorisches System) zum und vom Kortex im Thalamus an Synapsen auf anschließende Neurone übertragen („umgeschaltet") werden und dabei über Interneurone von anderen Schaltkreisen beeinflußt werden können.

Morphologisch besteht der Thalamus aus mehreren großen Kerngruppen, die durch Marklamellen voneinander getrennt sind

Die beiden großen **intrathalamischen Marklamellen** verlaufen im wesentlichen parallel zueinander von anterior nach posterior. Es handelt sich um

- die Lamina medullaris externa, an der lateralen Außenseite des Thalamus gelegen, und

- die Lamina medullaris interna, die sich zwischen den Nuclei mediales und laterales nach vorne y-förmig aufgabelt. Die wichtigsten **Kerngruppen des Thalamus** sind (**Abb. 17.19**) die

- *Nuclei anteriores thalami,* die sich anterior in der Gabelung der Lamina medullaris interna befinden; sie gehören zum *limbischen* System (S.817).

- *Nuclei mediales thalami;* sie liegen medial der Lamina medullaris interna. Ihre Afferenzen erhält die Kerngruppe vor allem von anderen Teilen des Thalamus, von Basalganglien einschließlich dem Corpus amygdaloideum (S.820), vom Hypothalamus und vom Mesencephalon. Zum Kortex hin sind die Nuclei mediales gegenläufig vor allem mit Assoziationsgebieten des Frontallappens aber auch mit der prämotorischen Region verbunden.

Funktioneller und klinischer Hinweis. Durch seine viszeralen Afferenzen und durch seine Verbindungen mit dem Frontallappen nehmen die Nuclei mediales thalami Einfluß auf das Befinden: man fühlt sich z. B. wohl und froh oder unwohl und verstimmt. Zerstörung dieses Kerngebietes führt wegen seiner Beziehungen zur präfrontalen Rinde zu Persönlichkeitsveränderungen.

- *Nuclei ventrales und dorsales;* sie nehmen das Gebiet lateral, laterobasal und posterolateral zwischen den Laminae medullares interna und externa ein. In diesem Teil des Thalamus werden u. a. alle somatosensorischen Signale aus der Körperperipherie umgeschaltet, bevor sie zum Kortex weitergeleitet werden. Die laterobasal und posterolateral gelegenen Kerngruppen stehen mit *umschriebenen* Gebieten des Kortex im Faseraustausch. Insbesondere gehören die *Nuclei ven-*

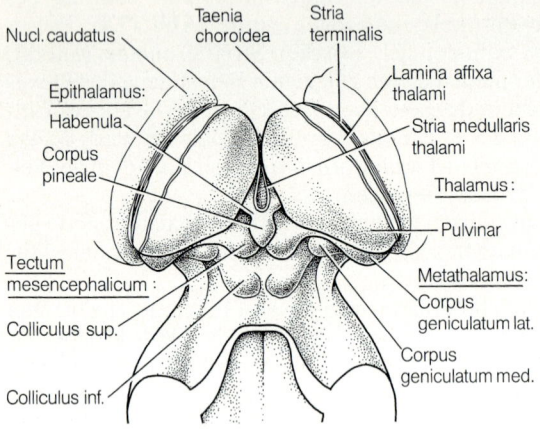

a

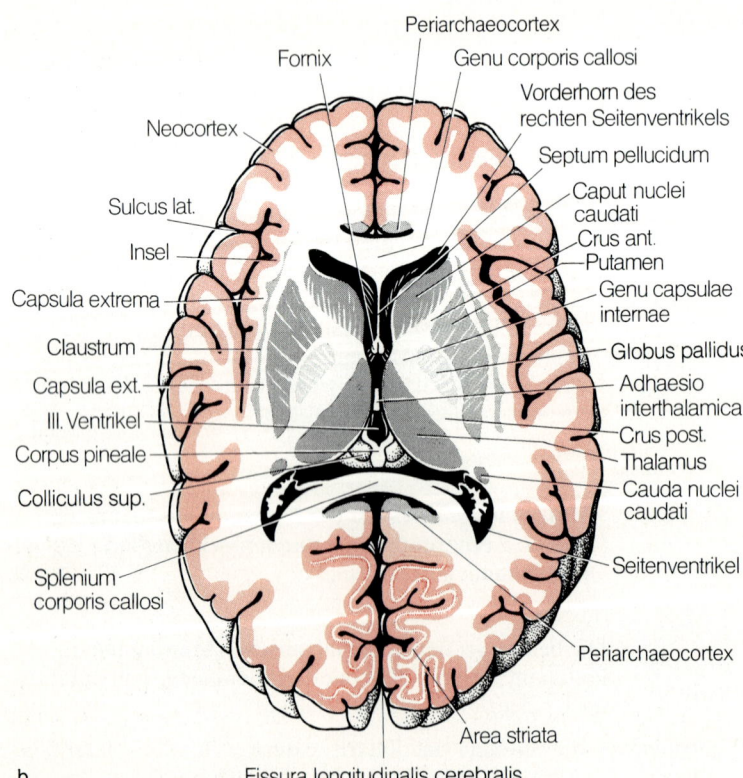

b

Abb. 17.18 a,b a Zwischenhirn und obere Hälfte des Hirnstamms von posterior nach Entfernung des Endhirns lateral vom Nucleus caudatus. Das Dach des III. Ventrikels wurde entfernt. (Nach Feneis 1993). **b** Horizontalschnitt durch das Gehirn in Höhe des Striatum. Von der Großhirnrinde ist der Neokortex *rot* hervorgehoben. (Nach Kahle 1986)

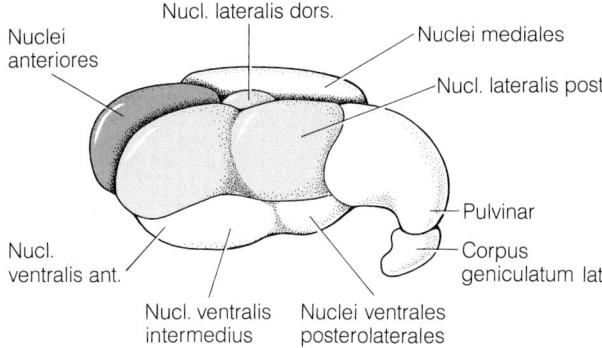

Nuclei anteriores

Nucl. lateralis dors.

Nuclei mediales

Nucl. lateralis post.

Pulvinar

Corpus geniculatum lat.

Nucl. ventralis ant.

Nucl. ventralis intermedius

Nuclei ventrales posterolaterales

Abb. 17.19 Thalamus mit seinen wichtigsten Kernen. (Nach Nieuwenhuys et al. 1988)

trales posteriores zu den „spezifischen Thalamuskernen", die Punkt-zu-Punkt-Stellen in der Körperperipherie mit den somatosensorischen Gebieten im Gyrus postcentralis verbinden. Dadurch sind die spezifischen Thalamuskerne strikt somatotop gegliedert. Anders als die laterobasalen und posterolateralen Kerngruppen stehen die (dorso)lateralen meist reziprok mit weiten Bereichen des Parietal-, Okzipital- und Temporallappen des Kortex sowie zahlreichen subkortikalen Strukturen in Verbindung. Gemeinsam ist allen Thalamuskernen, daß sie zusätzliche Informationen aus anderen Thalamusgebieten, den Basalganglien, dem Mittel- und Kleinhirn und rückläufig vom Großhirn erhalten. Dies ermöglicht eine Modifizierung der Informationsverarbeitung im Thalamus. Durch die rückläufigen Verbindungen des motorischen Kortex mit dem Thalamus (zum Nucleus ventralis anterior) können den Bewegungssignalen affektive Komponenten beigegeben werden: letzteres führt u. a. zu Ausdrucksbewegungen.

- *Pulvinar.* Dieses ausgedehnte Kerngebiet am posterioren Ende des Thalamus gehört zu den unspezifischen Thalamuskernen und projiziert vor allem zu den sekundären Assoziationsfeldern im Parietal-, Okzipital- und Temporallappen, u. a. des visuellen und auditiven Systems.
- Der *Nucleus reticularis* bildet eine dünne Schicht lateral von der Lamina medullaris externa und
- die *Nuclei intralaminares* befinden sich in den Marklamellen (intralaminär). Beide Areale erhalten Afferenzen aus zahlreichen Gebieten. Die intralaminären Kerne gehören zum aufsteigenden Retikularis (Weck-) system (S.768).
- *Corpus geniculatum laterale* und *Corpus geniculatum mediale* sind spezifische Kerne und werden auch unter der Bezeichnung *Metathalamus* zusammengefaßt. Der laterale Kniehöcker gehört zum visuellen und der mediale Kniehöcker zum auditiven System.

Gefäßversorgung. Die wichtigsten Gefäße für die Blutversorgung des Thalamus sind Äste der A. cerebri posterior: Aa. centrales posteromediales et posterolaterales, Rami thalamici sowie Äste der Rr. choroidei posteriores. Hinzu kommen direkte Äste aus der A. communicans posterior.

17.4.2 Epithalamus

Der Epithalamus befindet sich am oberen Rand des III. Ventrikels zwischen den beiden Thalami (**Abb. 17.18 a**). Er ist an das limbische System angeschlossen und hat Verbindungen zum Hypothalamus und zum Mesencephalon.
Zum Epithalamus gehören:

- Habenulae, Zügel, in Fortsetzung der Striae medullares thalamicae
- Corpus pineale
- Commissura epithalamica (posterior)

Die **Habenulae** (**Abb. 17.18 a**) liegen dort, wo sich die beidseitigen Striae medullares thalamicae „zügelartig" vereinen.
Die Striae medullares thalamicae ziehen posteromedial über den Thalamus hinweg. Sie führen Axone aus den Nuclei septales (S.819), der lateralen präoptischen Region des Hypothalamus und den vorderen Thalamuskernen.
Zur Habenula gehören auf jeder Seite ein *Trigonum habenulae* und als Verbindung die *Commissura habenularum*. Jedes Trigonum habenulae entspricht einer Verbreiterung der Striae medullares thalamicae. Ihnen liegen *Nuclei habenulares* zugrunde, deren Neuriten über die Commissura habenularum zur Gegenseite gelangen. Die Nuclei habenulares sind wichtige Relaiskerne, die ausgedehnte Verbindungen einerseits mit dem limbischen System und andererseits mit vegetativen Zentren im Rhombencephalon haben. Sie vermitteln vermutlich u. a. zwischen dem vegetativen und dem limbischen System.
Das **Corpus pineale, Epiphyse, Zirbeldrüse**, ist ein knapp 1 cm langes Organ, das am hinteren Rand des Zwischenhirndaches befestigt ist und wie ein verkleinerter Pinienzapfen (daher der Name) zwischen den beiden Colliculi superiores dem Tectum aufliegt (**Abb. 17.18 a, Abb. 17.20**).
Mikroskopische Anatomie. In einem stark vaskularisierten Bindegewebe liegen in einem Maschenwerk aus Gliazellen polygonale, epitheloide *Pinealozyten*, die mit Nervenfasern – vermutlich postganglionären sympathischen Nervenfasern aus dem oberen Halsganglion – Synapsen bilden. Nach dem 17. Lebensjahr kann das Corpus pineale, mit dem Alter zunehmend, Hirnsand, *Acervulus*, enthalten. Es handelt sich um Kalkkonkremente, die im Röntgenbild sichtbar werden.

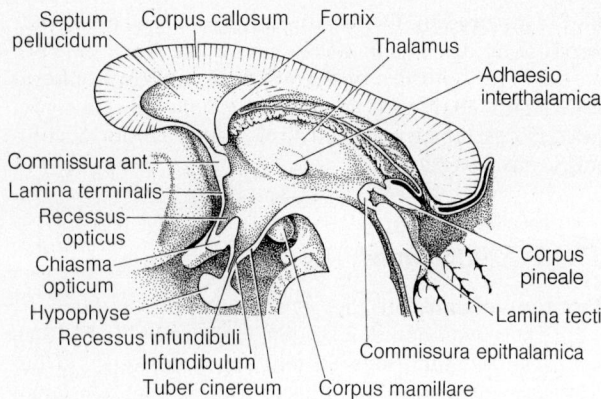

Septum pellucidum
Corpus callosum
Fornix
Thalamus
Adhaesio interthalamica
Commissura ant.
Lamina terminalis
Recessus opticus
Chiasma opticum
Hypophyse
Recessus infundibuli
Infundibulum
Tuber cinereum
Corpus pineale
Lamina tecti
Commissura epithalamica
Corpus mamillare

Abb. 17.20 Medianschnitt. Ansicht des Diencephalon von medial

Histophysiologie. Bei manchen Reptilien sind Zellen des Corpus pineale strukturell Photorezeptoren (Parietalauge). Bei Säugern wird dem Corpus pineale eine endokrine Funktion zugeschrieben. Sein Hormon ist das *Melatonin,* das durch eine spezifische Transferase aus Serotonin entsteht. Melatonin ruft bei Amphibien Kontraktionen der Melanozyten hervor, bei Säugern dürfte es vor allem hemmend auf (andere) endokrine Organe wirken, z. B. auf die Freisetzung gonadotroper Hormone in der Hypophyse.

Klinischer Hinweis. Zerstörungen des Corpus pineale beim Menschen, z. B. durch Tumoren, sind häufig mit vorzeitiger Geschlechtsreife, Pubertas praecox, und abnormer Beschleunigung des Körperwachstums verbunden.

Außerdem soll die Epiphyse durch Verbindungen mit dem hinteren Hypothalamus die Aktivität des Sympathikus beeinflussen und damit ein Zentrum neurovegetativer Regulationen sein. Auch wird die Zirbeldrüse mit der Steuerung des endogenen Tag- und Nachtrhythmus in Verbindung gebracht (Verbindungen mit dem Nucleus suprachiasmaticus des Hypothalamus).

Die **Commissura epithalamica** (posterior; **Abb. 17.20**) liegt anterior der Colliculi superiores und oberhalb vom Übergang des III. Ventrikels in den Aquaeductus mesencephali. Sie besteht aus Fasern verschiedener Herkunft, u. a. solche, die Kerngruppen des Mittelhirns miteinander verbinden.

17.4.3 Subthalamus

Die Regio subthalamica befindet sich unter dem Thalamus, teils medial und teils lateral von der Capsula interna und lateral vom Hypothalamus. Zu ihr gehören mehrere Kerngebiete: Nucleus subthalamicus, Zona incerta, Forel-Feld, Globus pallidus. Funktionell gehört der Subthalamus zum motorischen System (**Abb. 17.54,** S.812).

Globus pallidus (kurz Pallidum). Der Globus pallidus liegt lateral von der Capsula interna (**Abb. 17.18 b**). Auf Frontalschnitten erscheint er keilförmig und „eingeklemmt" zwischen Capsula interna und Putamen (**Abb. 17.13**, **Abb. 17.16**). Der Globus pallidus enthält viele markhaltige Fasern und erscheint dadurch blasser als das benachbarte Putamen. Durch eine Marklamelle, Lamina medullaris medialis, wird er in ein laterales und mediales Segment unterteilt. Das Pallidum ist ein wichtiges motorisches Zentrum (S.812).

17.4.4 Hypothalamus

Der Hypothalamus ist ein kleines graues Gebiet größter Wichtigkeit an der Basis des Zwischenhirns. Er befindet sich unmittelbar unter dem vorderen Thalamus und umschließt den basalen Teil des III. Ventrikels (**Abb. 17.13**).

Der Hypothalamus kontrolliert alle vegetativen Funktionen des Körpers, u. a. die Nahrungsaufnahme, den Wasserhaushalt und die Körpertemperatur. Ferner kontrolliert der Hypothalamus die Reproduktion und nimmt als Teil des limbischen Systems Einfluß auf das Verhalten. Insgesamt paßt der Hypothalamus die vegetativen Funktionen des Körpers den jeweiligen Bedürfnissen an. Viele Aufgaben erfüllt der Hypothalamus im engen Zusammenwirken mit dem endokrinen System. Dies ist möglich, weil im Hypothalamus selbst Hormone gebildet werden und weil der Hypothalamus zusammen mit der benachbarten Hypophyse ein übergeordnetes neuroendokrines Zentrum ist.

Begrenzungen (**Abb. 17.20**). Nach anterior grenzt der Hypothalamus an die *Lamina terminalis* und *Commissura anterior.* Basal lagert sich dem Hypothalamus das *Chiasma opticum* an. Unmittelbar hinter dem Chiasma befindet sich der Übergang des Hypothalamus in den *Hypophysenstiel.* Es folgt das *Tuber cinereum,* das gleichzeitig den Boden des III. Ventrikels bildet. Kaudal schließen die *Corpora mamillaria* an. Die Abgrenzung vom Thalamus ist an einem Sulcus in der Wand des III. Ventrikels zu erkennen, *Sulcus hypothalamicus.* Nach lateral reicht der Hypothalamus bis zum Nucleus subthalamicus (s. oben).

Makroskopischer Hinweis. Bei der Inspektion der Gehirnbasis sind vom Hypothalamus von außen im Anschluß an das Chiasma opticum der Hypothalamusstiel, das Tuber cinereum und die Corpora mamillaria zu erkennen.

Gliederung (**Abb. 17.21**). Der Hypothalamus besteht aus zahlreichen Nervenzellgruppen (Kernen), die im Dienst verschiedenster Funktionen stehen. Die wichtigsten Zellgruppen verteilen sich auf

• eine *Regio hypothalamica anterior* mit
  – den *Nuclei praeoptici* und dem *Nucleus suprachiasmaticus* zwischen Chiasma opticum und Commissura anterior und

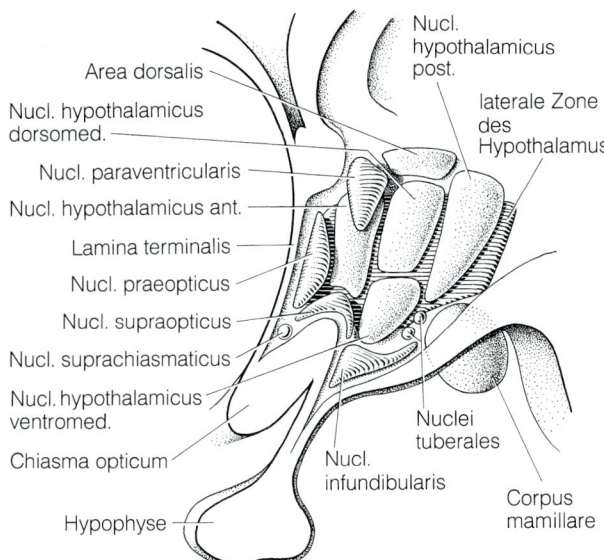

Nucl. hypothalamicus post.

Area dorsalis

Nucl. hypothalamicus dorsomed.

Nucl. paraventricularis

Nucl. hypothalamicus ant.

Lamina terminalis

Nucl. praeopticus

Nucl. supraopticus

Nucl. suprachiasmaticus

Nucl. hypothalamicus ventromed.

Chiasma opticum

Hypophyse

laterale Zone des Hypothalamus

Nuclei tuberales

Nucl. infundibularis

Corpus mamillare

Abb. 17.21 Räumliche Darstellung der Kerngruppen des Hypothalamus

- bringen aus der *Formatio reticularis* (S. 768) Signale aus dem peripheren vegetativen System,
- kommen aus Gebieten, mit denen der Hypothalamus efferent verbunden ist (*rückläufige Fasern*).

Efferente Verbindungen sind

- der *Fasciculus mamillothalamicus,* gegenläufig zwischen Corpus mamillare und Nucleus anterior thalami;
- der *Fasciculus mamillotegmentalis* zur Verbindung des Hypothalamus mit dem Tegmentum des Mittelhirns und von dort zur Formatio reticularis des Hirnstamms;
- der *Fasciculus longitudinalis dorsalis,* der von der periventrikulären Zone des Hypothalamus bis ins Rückenmark zieht. In seinem Verlauf gibt das Bündel zahlreiche Fasern an die parasympathischen Anteile der Hirnnerven im Hirnstamm sowie zu dort gelegenen autonomen Zentren, z. B. für Kreislauf, Atmung, Nahrungsaufnahme usw. ab.

Weitere wichtige Verbindungen bestehen zwischen Hypothalamus und Hypophyse (**Abb. 17.22**). Die Teile des Hypothalamus, die daran beteiligt sind, werden als der *neuroendokrine Hypothalamus* bezeichnet.

> **Zum neuroendokrinen Hypothalamus gehören alle hormonbildenden Nervenzellen des Hypothalamus**

> Für die folgenden Ausführungen sind Grundkenntnisse über die Gliederung der Hypophyse erforderlich. Lesen Sie hierzu S. 753.

Produziert werden im Hypothalamus Effektorhormone und Steuerhormone.

- Effektorhormone haben ihre Zielorgane in der Peripherie des Körpers. Es handelt sich um das antidiuretische Hormon (ADH = Vasopressin) und das Oxytocin.
- Steuerhormone wirken auf die endokrinen Zellen des Hypophysenvorderlappens.

Die **Effektorhormone** werden im Nucleus supraopticus und Nucleus paraventricularis gebildet (**Abb. 17.21**): ADH überwiegend im Nucleus supraopticus, Oxytocin überwiegend im Nucleus paraventricularis. Allerdings wird in jedem Kern jeweils auch ein kleiner Teil (etwa 1/6) des Hormons gebildet, das überwiegend in dem anderen Kern synthetisiert wird. *ADH* ist an der Kontrolle der Elektrolytkonzentration in der Körperflüssigkeit beteiligt und wirkt in diesem Zusammenhang vor allem auf das Sammelrohr der Niere (S. 601). Außerdem erhöht ADH den peripheren Widerstand in den Gefäßen und damit den Blutdruck (vasopressorische Wirkung). *Oxytocin* steuert die Tätigkeit der glatten Muskulatur des graviden Uterus unter der Geburt (Wehen) und wirkt zur Milchejektion auf die Myoepithelzellen der Brustdrüse.

Die Synthese der Hormone in den Perikarya der zuständigen Nervenzellen erfolgt jeweils gemeinsam mit einem Trägerprotein, *Neurophysin:* Oxytocin zusammen mit Neurophysin I in den einen Nervenzellen, ADH zu-

- den großzelligen *Nucleus paraventricularis* und *Nucleus supraopticus,*
- einer *Regio hypothalamica intermedia* mit dem *Nucleus hypothalamicus ventromedialis* und dem *Nucleus hypothalamicus dorsomedialis* sowie am Übergang in den Hypophysenstiel dem *Nucleus infundibularis,*
- einer *Regio hypothalamica posterior* mit dem *Nucleus hypothalamicus posterior* und den Kernen des *Corpus mamillare* sowie
- einer *Regio hypothalamica lateralis.* Diese Zone schließt sich den bisher genannten lateral an. Sie ist mit Ausnahme der *Nuclei tuberales* wenig deutlich in einzelne Kerne aufgegliedert. Zwischen den medialen Gebieten und der lateralen Zone verläuft der *Fornix,* ein großes, auffälliges Faserbündel, das u. a. Hippocampus und Corpora mamillaria verbindet.

Funktionell wirken in der Regel mehrere Kerne bzw. Kernteile zusammen. Dementsprechend sind die Kerne des Hypothalamus untereinander durch zahlreiche Afferenzen und Efferenzen verbunden. Hinzu kommen ausgedehnte extrahypothalamische Verbindungen mit den Gebieten, die gemeinsam mit dem Hypothalamus die jeweiligen Aufgaben erfüllen.

Hierbei geht es vor allem um die Einbindung des Hypothalamus in das limbische System und die Verknüpfung mit dem Hirnstamm.

Afferente Faserbündel

- stammen aus dem *limbischen System*: vom *Corpus amygdaloideum* (S. 820) und vom *Hippocampus* (über den Fornix, S. 819),

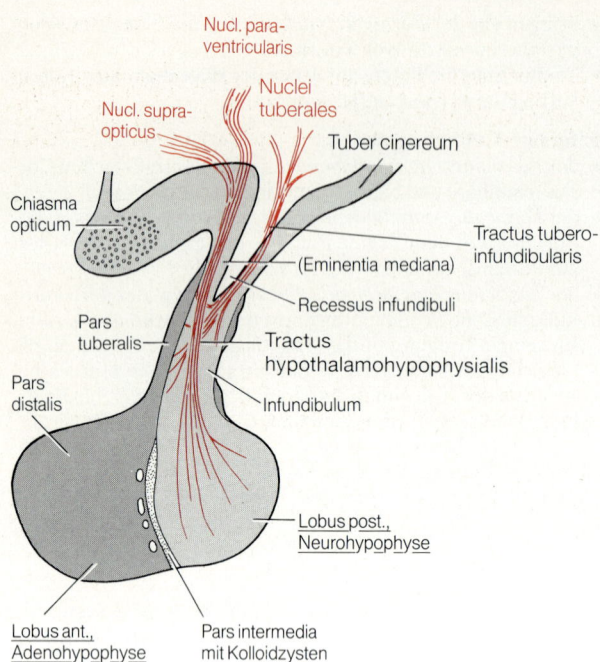

Nucl. para-
ventricularis

Nuclei
tuberales

Nucl. supra-
opticus

Tuber cinereum

Chiasma
opticum

Tractus tubero-
infundibularis

(Eminentia mediana)

Recessus infundibuli

Pars
tuberalis

Tractus
hypothalamohypophysialis

Pars
distalis

Infundibulum

Lobus post.,
Neurohypophyse

Lobus ant.,
Adenohypophyse

Pars intermedia
mit Kolloidzysten

Abb. 17.22 Schematische Darstellung des Tractus tuberoinfundibularis und des Tractus hypothalamohypophysialis

sammen mit Neurophysin II in den anderen Nervenzellen. Nie kommen Oxytocin und ADH gleichzeitig in einer Nervenzelle vor.

Hormon und Trägersubstanz werden im Golgi-Apparat des jeweiligen Perikaryon in Granula verpackt und gelangen in den zugehörigen Axonen mit dem axoplasmatischen Fluß innerhalb weniger Tage zum Hypophysenhinterlappen. Dort werden die Hormone durch Exozytose freigesetzt und von benachbarten Kapillaren in den Blutkreislauf aufgenommen. Die Axone der Nervenzellen der Nuclei supraopticus und paraventricularis gemeinsam bilden den *Tractus hypothalamohypophysialis* (**Abb. 17.22**).

Die Hormonproduktion in den Nervenzellen wird durch nervöse Impulse oder für ADH über Osmorezeptoren im Hypothalamus geregelt. Die Hormonfreisetzung erfolgt auf Signale hin, die in den hormonproduzierenden Nervenzellen selbst geleitet werden.

Klinischer Hinweis. Bei Schädigung der hypothalamo-neurohypophysären Systeme, z.B. durch einen Hypophysentumor, kommt es zum zentralen *Diabetes insipidus,* einer Erkrankung, bei der infolge ADH-Mangels die Wasserrückresorption in der Niere vermindert ist. Dadurch scheiden die Patienten große Wassermengen aus und versuchen diese durch übermäßiges Trinken zu ersetzen. Vermehrte Wasseraufnahme kann aber auch durch eine Schädigung der Zentren für die Regulation der Wasseraufnahme im lateralen Hypothalamus erfolgen.

Steuerhormone. Die Nervenzellen, die Steuerhormone bilden, liegen im vorderen und medialen Hypothalamus, vor allem *periventrikulär.* Ihre Verteilung ist relativ diffus, jedoch mit einer gewissen Anhäufung im *Nucleus infundibularis* (Bildung von Somatoliberin) und im *Nucleus paraventricularis* (Bildung von Kortikoliberin).

Bei den Steuerhormonen handelt es sich um verschiedene Hormone. Alle wirken auf die endokrinen Zellen des Hypophysenvorderlappens. Diejenigen, die dort zu einer Hormonfreisetzung führen, werden als *Releasing Hormone* (RH, Liberine) bezeichnet, die hemmenden als *Release Inhibiting Hormone* (RIH, Statine). Eine Zusammenstellung der wichtigsten Steuerhormone des Hypothalamus einschließlich der Zellen ihrer Wirksamkeit im Hypophysenvorderlappen sowie deren Hormone und ihrer Zielorgane findet sich in **Tabelle 17.4** und in **Abb. 17.25**.

Letztlich fügen sich die Axone der Nervenzellen mit Steuerhormonen zum *Tractus tuberoinfundibularis* zusammen (**Abb. 17.22**). Sie enden an Kapillaren, die in der Eminentia mediana bzw. im Hypophysenstiel einen Gefäßplexus bilden. Als Eminentia mediana wird eine kleine Vorwölbung um den Eingang in den Hypophysenstiel bezeichnet, die durch Kapillarkonvolute hervorgerufen wird. Die in der Eminentia mediana freigesetzten Hormone werden von den Kapillaren aufgenommen und auf dem Blutweg in den Hypophysenvorderlappen transportiert. Dort kapillarisieren sich die Gefäße erneut und setzen die Steuerhormone frei, die dann auf die jeweiligen Hypophysenvorderlappenzellen wirken. Die Gefäßverbindung zwischen der Eminentia mediana und dem Hypophysenvorderlappen wird wegen ihrer doppelten Kapillarisierung in Analogie zu den Portalgefäßen der Leber als **Portalgefäßsystem der Hypophyse** bezeichnet.

Die Synthese der Effektorhormone in den Perikarya und die Hormonfreisetzung am Ende der Axone wird nervös und hormonal geregelt. Die nervöse Steuerung erfolgt durch Afferenzen aus den verschiedensten intra- und extrahypothalamischen Regionen. Auch beeinflussen sich die steuerhormonbildenden Nervenzellen gegenseitig. Speziell die Hormonfreisetzung kontrollieren Neurone, die in der Eminentia mediana enden (aus dem Nucleus infundibularis und wohl auch aus dem Nucleus ventromedialis sowie aus verschiedenen Gebieten des Hirnstamms). Die hormonale Regelung bewirken die Hormone der peripheren endokrinen Drüsen durch Rückkoppelung (**Abb. 17.25**).

Wenn Sie sich über die Einbindung des Hypothalamus in die zentrale vegetative Regulation informieren wollen, lesen Sie S. 817. Über die Regelkreise zur hormonalen Steuerung der Reproduktion unter Beteiligung des neuroendokrinen Hypothalamus und der Hypophyse wird auf S. 671, der Nebenniere auf S. 606, der Schilddrüse auf S. 458, berichtet.

Tabelle 17.4 Steuerhormone des Hypothalamus, Hormone der Adenohypophyse und deren Bildungsorte. (In Anlehnung an Leonhardt 1990)

Hypothalamus	Adenohypophyse	Periphere endokrine Drüse bzw. Hauptwirkung
	1. Gonadotrope Hormone; basophile Zellen	Ovar, Hoden
	Follitropin (Follicle stimulating hormone = FSH)	Stimuliert Eifollikelreifung und Spermatogenese
Gonadoliberin (GnRH = Gonadotropin-Releasing-Hormon)	Lutropin (Luteinizing hormone = LH; = interstitial cell stimulating hormone = ICSH)	Zwischenzellen (Ovar und Hoden), stimuliert Ovulation und Luteinisierung des Eifollikels bzw. Testosteronsekretion
	2. Nichtgonadotrope Hormone	
Corticoliberin (Corticotropin-releasing factor = CRF)	Corticotropin (Adrenocorticotropic hormone = ACTH); basophile Zellen	Nebennierenrinde, stimuliert Wachstum und Sekretion
Thyroliberin (Thyrotropinreleasing factor = TRF) [= TRH]	Thyrotropin (Thyrotropic hormone = TSH); basophile Zellen	Schilddrüse, stimuliert Wachstum und Sekretion
Somatoliberin (Somatotropin-releasing factor = Growth hormone-releasing factor = GH-RF)	Somatotropin (Somatotropic hormone = STH; = Growth hormone = GH); azidophile Zellen	Stimuliert das Körperwachstum
Somatostatin (Somatropin-release inhibiting factor = SRIF)		
Melanoliberin (Melanotropin-releasing factor = MRF)	Melanotropin (Melanocyte stimulating hormone = MSH); basophile Zellen	Beim Menschen wahrscheinlich endogenes anti-Opioid
Melanostatin (Melanotropin-release inhibiting factor = MIF)		
Prolactoliberin (Prolactin-releasing factor = PRF)	Prolactin (Mammotropic hormone = PRL) [= Luteotropic hormone LTH]; azidophile Zellen	Stimuliert Proliferation und Sekretbildung der Milchdrüse (hält bei Nagetieren das Corpus luteum funktionstüchtig)
Prolactostatin (Prolactin-release inhibiting factor = PIF; Dopamin)		

Blutgefäße. Der Hypothalamus wird durch zahlreiche Äste aus den umgebenden größeren Gefäßen reichlich mit Blut versorgt: direkte Äste aus der A. carotis interna, aus den Aa. communicantes posteriores und anterior, aus der A. cerebri anterior (Aa. centrales anteromediales) und aus der A. cerebri posterior.

17.5 Hypophyse

> **Lernziele**
> Lage • Gliederung • Entwicklung • Neurohypophyse • Adenohypophyse • mikroskopische Anatomie • Hormone • Gefäße

Die Hypophyse ist eine endokrine Drüse. Sie ist anatomisch und funktionell eng mit dem Hypothalamus verbunden und ein Glied in der Kette der hormonalen Regulation von Körperfunktionen. Einerseits ist die Hypophyse der Ort, an dem Hypothalamushormone freigesetzt werden (Hypophysenhinterlappen, Effektorhormone), andererseits bildet sie selbst Hormone (Hypophysenvorderlappen, Hypophysenvorderlappenhormone). Die Tätigkeit des Hypophysenvorderlappens wird hormonal vom endokrinen Hypothalamus geregelt (Steuerhormone). Die Hypophysenvorderlappenhormone ihrerseits lenken u. a. die Tätigkeit anderer endokriner Drüsen.

Die Hypophyse, Hypophysis, Glandula pituitaria, Hirnanhangdrüse, ist 0,6–0,8 g schwer und bohnenförmig. Sie liegt in einer durch den Türkensattel, Sella turcica, des Keilbeinkörpers gebildeten Grube, *Fossa hypophysialis* (**Abb. 11.13**), die oben durch ein Durablatt, *Diaphragma sellae,* gegen die Schädelhöhle abgegrenzt ist. Mit dem Hypothalamus ist die Hypophyse durch den Hypophysenstiel verbunden.

Die Hypophyse (**Abb. 17.22**) besteht aus:

- Neurohypophyse, Lobus posterior
- Adenohypophyse, Lobus anterior, Hypophysenvorderlappen

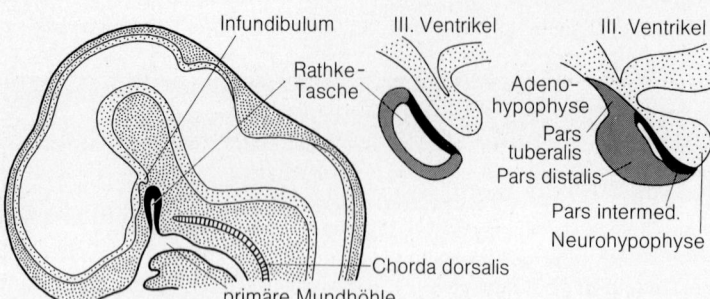

Infundibulum   III. Ventrikel   III. Ventrikel

Rathke-
Tasche

Adeno-
hypophyse

Pars
tuberalis

Pars distalis

Pars intermed.

Neurohypophyse

Chorda dorsalis

primäre Mundhöhle

Abb. 17.23 Schematische Darstellung der Hypophysenentwicklung. (In Anlehnung an Langman 1985)

Die **Neurohypophyse** ist entwicklungsgeschichtlich aus dem Zwischenhirn hervorgegangen, mit dem sie in Verbindung bleibt (**Abb. 17.23**). Sie gliedert sich in:

- Infundibulum, Hypophysenstiel
- Lobus nervosus, Hypophysenhinterlappen

Das *Infundibulum* ist zusammen mit der Eminentia mediana der Ort für die Freisetzung der Steuerhormone aus den Axonen der Nervenzellen des neuroendokrinen Hypothalamus. Die Hormone werden von den Gefäßen des Portalsystems aufgenommen und zur Hypophyse gebracht. Die Effektorhormone des Hypothalamus dagegen gelangen in den Axonen des Tractus hypothalamohypophysialis durch den Hypophysenstiel hindurch zum Hypophysenhinterlapppen.

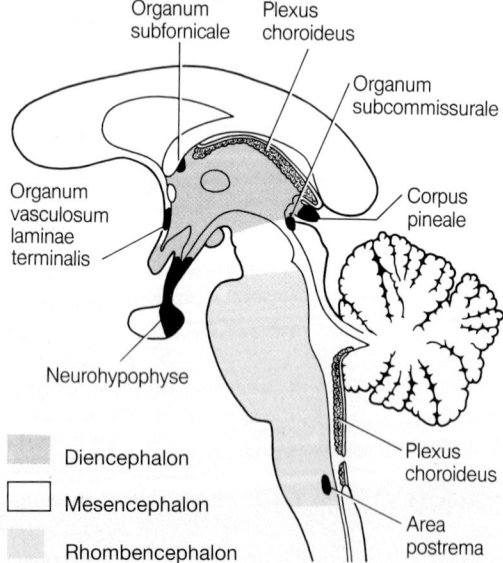

Organum
subfornicale

Plexus
choroideus

Organum
subcommissurale

Corpus
pineale

Organum
vasculosum
laminae
terminalis

Neurohypophyse

Plexus
choroideus

Area
postrema

Diencephalon

Mesencephalon

Rhombencephalon

Abb. 17.24 Zirkumventrikuläre Organe. *Im Bereich des III. Ventrikels:* Neurohypophyse, Organum vasculosum laminae terminalis, Organum subfornicale, Plexus choroideus, Corpus pineale, Organum subcommissurale; *im Bereich des IV. Ventrikels:* Plexus choroideus, Area postrema. (Nach Schiebler und Schneider 1991)

Im *Hypophysenhinterlappen* überwiegen die marklosen Nervenfasern. Es handelt sich um die Axone der Nervenzellen der Nuclei supraopticus und paraventricularis mit sekretorischen Granula, an die die Effektorhormone gebunden sind. In der Neurohypophyse werden die Hormone gespeichert und bei Bedarf an die reichlich vorhandenen Gefäße abgegeben.

Eingelagert sind die Axone in das Grundgerüst aus *Pituizyten*, einer nur in der Neurohypophyse vorhandenen Gliazellart.

Hinweis. Die Neurohypophyse einschließlich der Eminentia mediana gehören zu den *zirkumventrikulären Organen* (**Abb. 17.24**). Gemeinsam ist diesen Organen ihre Lage *außerhalb der Blut-Hirn-Schranke,* also außerhalb der Permeabilitätsschranke, die das Gewebe des Gehirns vom Blut trennt. Diese Gefäße der zirkumventrikulären Organe haben ein gefenstertes Endothel. Sie gelten als Orte, an denen humorale Wirkungen auf das Gehirn Einfluß nehmen können.

Die **Adenohypophyse** beansprucht 3/4 des Organgewichts der Hypophyse. Entwickelt hat sich die Adenohypophyse aus einer bläschenförmigen Abschnürung vom Epithel des Rachendachs, Rathke-Tasche (**Abb. 17.23**). Diese wächst dem Infundibulum entgegen, das als Ausstülpung des Zwischenhirns vorliegt, und lagert sich ihm ventral an. Die hinteren Abschnitte der Rathke-Tasche, die direkt gegen das Infundibulum grenzen, bilden die Pars intermedia. Die vorderen Wandabschnitte der Tasche werden zur Pars distalis und die gegen den Hypophysenstiel vorgeschobenen Teile zur Pars tuberalis des Vorderlappens.

Klinischer Hinweis. Gewebe der Adenohypophyse kann in seltenen Fällen unter der Pharynxschleimhaut liegenbleiben (Pars pharyngea, sog. Rachendachhypophyse). Sie kann gelegentlich entarten (*Kraniopharyngeom*).

Die Adenohypophyse besteht aus (**Abb. 17.22**):

- Pars distalis
- Pars tuberalis, die vor und um den Hypophysenstiel liegt
- Pars intermedia, Zwischenlappen, die klein ist und nur etwa 2 % der Masse des Gesamtorgans ausmacht

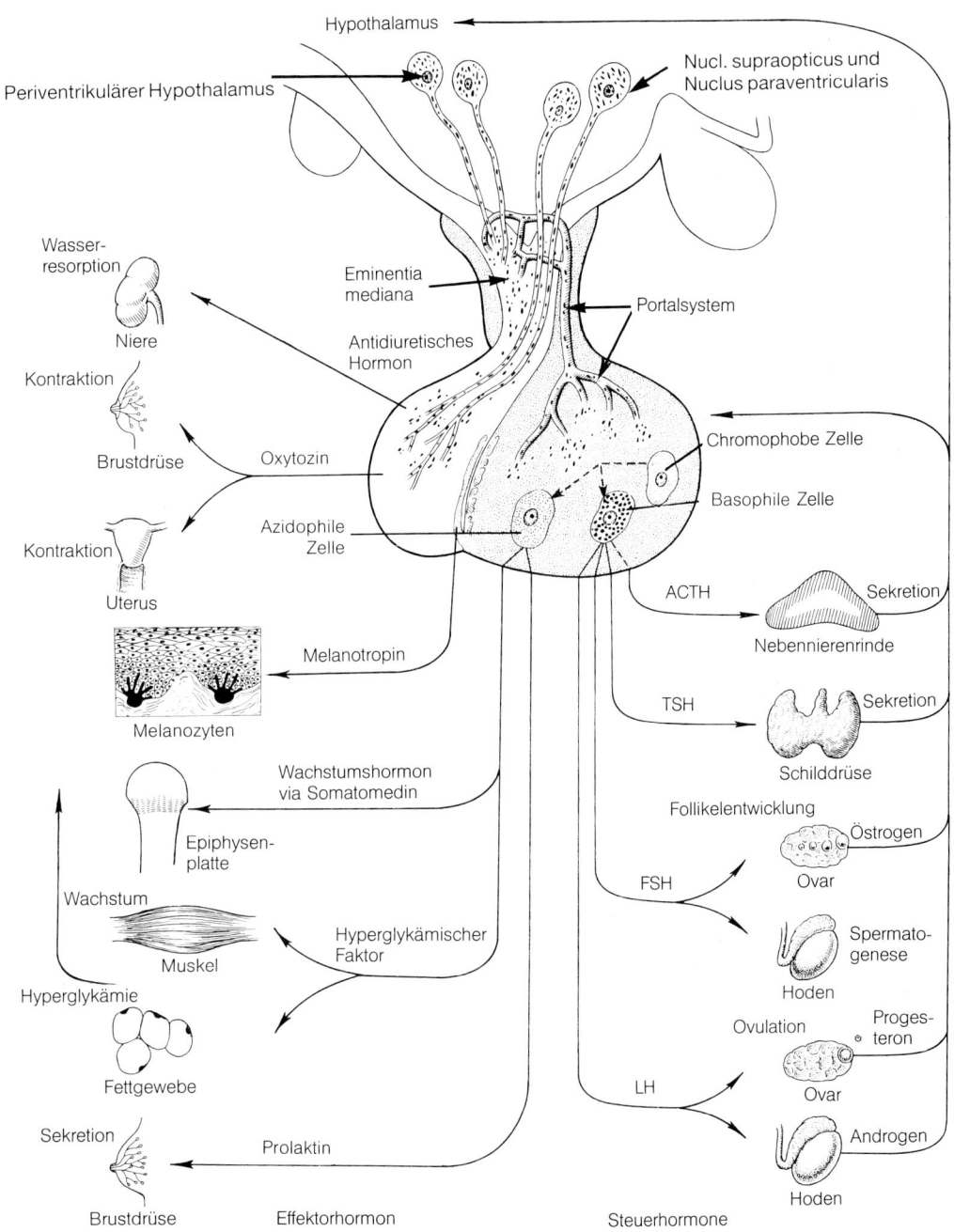

Abb.17.25 Wirkung verschiedener Hypophysenhormone auf ihre Zielorgane. Von peripheren (Ziel-)Organen gebildete Hormone wirken auf Hypothalamus und Hypophyse zurück und regulieren deren Aktivitäten. (Nach Schiebler und Schneider 1991)

Die *Pars distalis* der Adenohypophyse ist eine typische endokrine Drüse mit deutlich erkennbaren Epithelsträngen, die von weiten Sinusoiden (durchgehende Basalmembran, z. T. gefenstertes Endothel) umgeben werden.

Färberisch-histologisch lassen sich unterscheiden (**Abb. 17.25**):
- *chromophobe Zellen*, etwa 50 % der Zellen. Ihr Zytoplasma hat weder zu sauren noch zu basischen Farbstof-

fen eine besondere Affinität. Die chromophoben Zellen sind diffus in der Hypophyse verteilt. Ihre genaue Funktion ist unbekannt, vielleicht handelt es sich um Reservezellen oder um Zellen in einer „Ruhephase";

- *chromophile Zellen,* die je nach Affinität ihrer Granula zu sauren oder basischen Farbstoffen vorliegen als
  - *azidophile Zellen,* etwa 40% der Drüsenzellen mit bevorzugter Lage in der Peripherie des Organs und
  - *basophile Zellen,* etwa 10% der Drüsenzellen, die überwiegend im Organzentrum liegen
- *Sternzellen,* Follikelzellen.

Mit weiterführenden Methoden (Elektronenmikroskopie, Immunhistochemie) lassen sich unter den chromophilen Zellen unter Berücksichtigung der von ihnen gebildeten Hormone funktionell unterscheiden:

- somatotrope Zellen
- mammotrope Zellen
- gonadotrope Zellen
- thyrotrope Zellen
- kortikotrope Zellen

In **Abb. 17.4** ist angegeben, welches Hormon von dem jeweiligen Zelltyp gebildet wird und wie sich die Zelltypen färberisch verhalten. **Abb. 17.25** zeigt außerdem die Zielorgane der jeweiligen Hypophysenhormone und ferner die hormonale Rückkoppelung zur Steuerung von Hypothalamus und Hypophyse. In den jeweiligen Zellen des Hypophysenvorderlappens sind die Hormone an Sekretgranula gebunden, die ihren Inhalt durch Exozytose abgeben.

Sternzellen. Die Zellen haben lange Fortsätze und stehen untereinander und mit den Kapillaren in Verbindung. Sie umgreifen Drüsenzellgruppen und unterteilen den Hypophysenvorderlappen unvollständig. Wahrscheinlich handelt es sich um Makrophagen, die von den Drüsenzellen ausgeschiedenes, überschüssiges Material aufnehmen und abbauen können.

Klinischer Hinweis. Adenome der Hypophyse sind relativ häufige, gutartige Tumoren, die bei stärkerem Wachstum auf das der Drüse vorgelagerte Chiasma opticum drücken und die Sehbahn unterbrechen können. Kommt es außerdem zu einer vermehrten Ausschüttung von Hormonen, treten charakteristische Symptome auf: z.B. Vergößerung der Akren (*Akromegalie* durch vermehrte Freisetzung von Wachstumshormon nach dem Schluß der Epiphysenfugen, vorher Gigantismus), Nebennierenrindenüberfunktion (*hypophysärer Morbus Cushing*)

Die *Pars tuberalis* der Adenohypophyse umgreift das Infundibulum trichterartig und enthält die Kapillarkonvolute des Portalsystems der Hypophyse. Außerdem kommen kleine Follikelzellen unbekannter Funktion vor.

In der *Pars intermedia* der Adenohypophyse finden sich nur Zellen mit schwach basophilem Zytoplasma. Sie bilden die Hormone *Melanotropin* und *Lipotropin.* Zwi-

schen den Zellen liegen Kolloidzysten, die mit kubischem Epithel ausgekleidet sind und im Alter zunehmen.

Klinischer Hinweis. Die bei Insuffizienz der Nebennierenrinde beobachtete Überpigmentierung der Haut (Bronzehautkrankheit = Morbus Addison) wird unter anderem auf eine Stimulation der das melanotrope Hormon (Synonym: Intermedin) bildenden Zellen des Zwischenlappens zurückgeführt.

Gefäße. Arteriell wird die Hypophyse versorgt von:

- *Aa. hypophysiales superiores* aus der A. carotis interna
- *Aa. hypophysiales inferiores* aus dem Circulus arteriosus cerebri

Teile beider Gefäße erreichen die Hypophyse direkt, andere Teile bilden im Hypophysenstiel Kapillarkonvolute. Von diesen gelangt das Blut in 1–2 Venen (Portalvenen) zur Adenohypophyse (Pfortaderkreislauf der Hypophyse, s. oben).

17.6 Hirnstamm

Zum Hirnstamm (**Abb. 17.26**) gehören

- das **Mesencephalon,** Mittelhirn,
- der **Pons,** Brücke und
- die **Medulla oblongata,** verlängertes Mark.

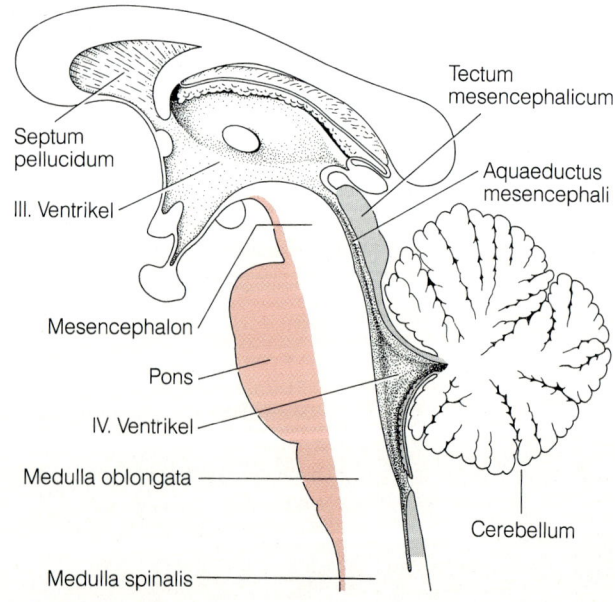

Abb. 17.26 Medianschnitt durch Hirnstamm, Zwischenhirn und Balken. Beim Hirnstamm sind ein anteriorer Anteil *(rot),* das Tegmentum, Teile des Ventrikelsystems und das Tectum *(grau)* zu unterscheiden

Sie bilden eine Einheit, da sie über gleichartige Grundstrukturen verfügen.

Von anterior nach posterior gliedert sich der Hirnstamm in 4 längsorientierte Anteile (**Abb. 17.26–17.29**):

- **anteriorer Anteil**:
  - *Crura cerebri* des Mesencephalon
  - *anterioren Teil des Pons*
  - *Pyramis der Medulla oblongata*
- **Tegmentum,** Haube, dem Hauptanteil des Hirnstamm
- **Teile des Ventrikelsystems**:
  - *Aquaeductus mesencephali*
  - *IV. Ventrikel* in dem Pons und in der Medulla oblongata
- **Tectum,** Dach:
  - *Tectum mesencephalicum*
  - *Kleinhirn, Velum medullare superius* und oberen Teilen des *Velum medullare inferius* im Pons
  - dem *Tuberculum cuneatum,* dem *Tuberculum gracile* und dem unteren Teil des Velum medullare inferius in der Medulla oblongata

Die wichtigsten Strukturen des Hirnstamms sind:

- auf- und abwärts ziehende Faserzüge – sie übertragen sensorische Signale vom Rückenmark hauptsächlich zum Thalamus und motorische Signale von der Hirnrinde zum Rückenmark – sowie Faserzüge, die im Hirnstamm selbst beginnen oder enden, wiederum hauptsächlich für die Weiterleitung sensorischer und motorischer Signale;
- die Kerne der Hirnnerven III – XII;
- die Formatio reticularis, einer zentral gelegenen, grauen Substanz mit wichtigen vegetativen Zentren, z. B. für die Kontrolle der Atmung, der Frequenz des Herzschlages, des Blutdrucks, des Gleichgewichts. Außerdem wird von der Formatio reticularis das Aktivitätsniveau des Gehirns bestimmt und der Schlaf-Wach-Rhythmus gesteuert.

Schließlich ist der Hirnstamm nach oben hin Verbindungsglied zwischen Kleinhirn und Großhirn und nach unten hin zwischen Kleinhirn und Rückenmark.

Ohne Tätigkeit des Hirnstamms ist Leben nicht möglich.

17.6.1 Mesencephalon, Mittelhirn

> **Lernziele**
>
> Oberflächenstrukturen • Austrittsstellen des N. III und N. IV • Crura cerebri mit Bahnen • Tegmentum: Substantia nigra, Nucleus ruber, Substantia grisea centralis, Hirnnervenkerne, Formatio reticularis, Bahnen • Tectum: Colliculi superiores, Colliculi inferiores

Das Mesencephalon ist ein relativ kleiner Abschnitt (anterior 1,5 cm, posterior 2 cm lang). Funktionell ist es vor allem Durchgangs- und Relaisstation für die langen auf- und absteigenden Bahnen, hat aber auch Koordinationsaufgaben.

Oberflächen. Die *anteriore Oberfläche* des Mesencephalon bilden die paarigen Hirnschenkel, *Crura cerebri* (= Pars anterior pedunculi cerebri), die zwischen sich die *Fossa interpeduncularis* (**Abb. 17.27**) mit durchlöchertem Boden, *Substantia perforata interpeduncularis,* fassen. In der Fossa interpeduncularis verläßt der *N. oculomotorius* (N. III) das Gehirn.

Seitlich ist die Oberfläche des Mesencephalon durch das *Trigonum lemnisci* leicht vorgewölbt und posterior liegt die *Lamina tectalis,* die aus 4 Vorwölbungen besteht, deswegen Vierhügelplatte, Lamina quadrigemina. Die 2 oberen Hügel, *Colliculi superiores* sind höher und breiter als die unteren *Colliculi inferiores* (**Abb. 17.28**). Beide Hügelpaare stehen nach lateral durch makroskopisch erkennbare, nahezu parallel verlaufende Faserwülste mit dem Zwischenhirn in Verbindung. Der obere Faserwulst, *Brachium colliculi superioris,* zieht vom Colliculus superior zum Corpus geniculatum laterale des Metathalamus und gehört zur Sehbahn. Das *Brachium colliculi inferioris* verläuft vom Colliculus inferior zum Corpus geniculatum mediale des Metathalamus und ist ein Teil der zentralen Hörbahn.

Unmittelbar kaudal der Colliculi inferior verläßt der *N. trochlearis,* N. IV, das Gehirn. Er ist der einzige Hirnnerv, der dorsal aus dem Gehirn austritt. Dann allerdings läuft er um das Mittelhirn herum und gelangt nach anterior.

Innere Gliederung. Die **Crura cerebri** sind die anterioren Anteile der Pedunculi cerebri (s. unten). Sie führen nur absteigende Neuhirnbahnen, die motorische Signale vom Kortex zur Brücke und zum Rückenmark leiten. Von medial nach lateral liegen nebeneinander (**Abb. 17.29**):

- *Fibrae frontopontinae,* frontale Großhirn-Brückenbahn, die Impulse für das Kleinhirn leitet
- *Fibrae corticonucleares,* motorische Großhirnbahn zu den Hirnnervenkernen
- *Fibrae corticospinales,* Pyramidenbahn zum Rückenmark
- *Fibrae parietotemporopontinae,* parietotemporale Großhirnbrückenbahn, die Signale zum Kleinhirn leitet

Die Pedunculi cerebri, Hirnstiele, sind die Hauptanteile des Mesencephalon. Ihre Pars posterior bildet das Tegmentum mesencephalicum.

Das **Tegmentum** enthält wichtige Kerne und Bahnen, die jeweils im Dienst spezifischer Funktionen stehen:

- *Substantia nigra.* Sie liegt auf jeder Seite unmittelbar hinter dem Crus cerebri. Die dem Tegmentum zuge-

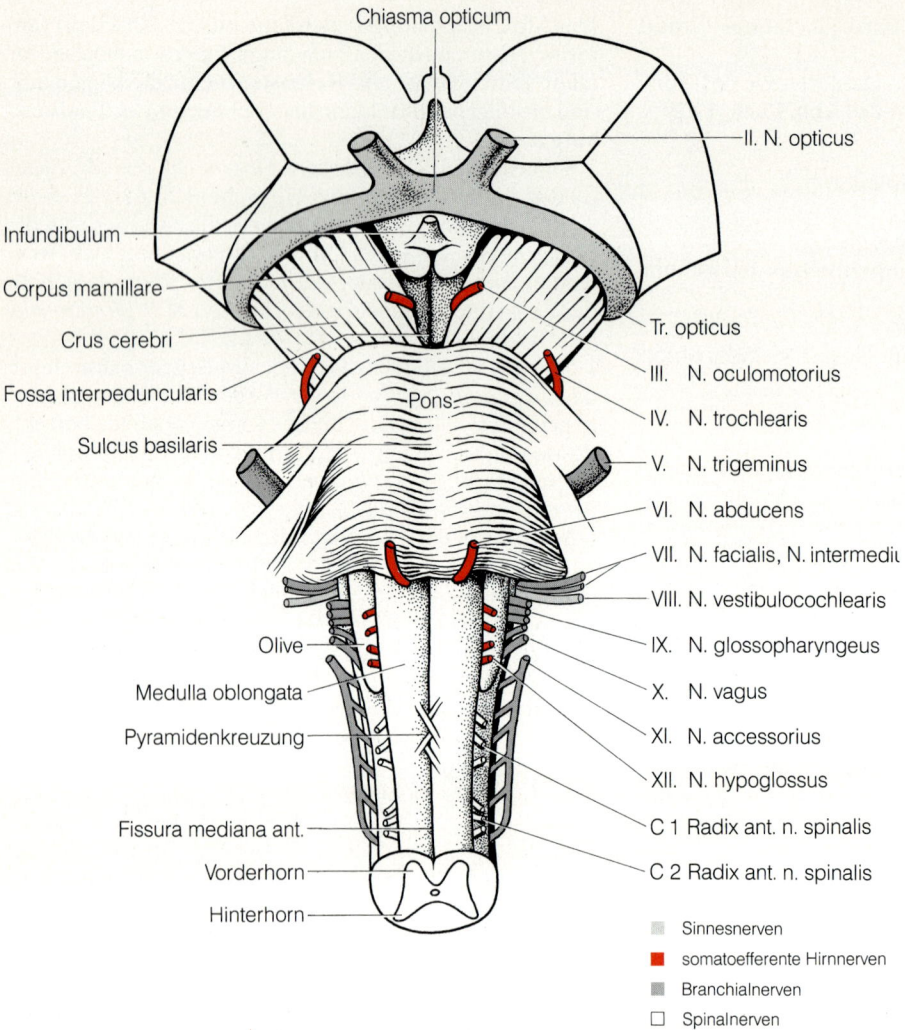

Chiasma opticum

Infundibulum

Corpus mamillare

Crus cerebri

Fossa interpeduncularis

Sulcus basilaris

Pons

Olive

Medulla oblongata

Pyramidenkreuzung

Fissura mediana ant.

Vorderhorn

Hinterhorn

II. N. opticus

Tr. opticus

III.   N. oculomotorius

IV.   N. trochlearis

V.   N. trigeminus

VI.   N. abducens

VII.   N. facialis, N. intermediu

VIII.   N. vestibulocochlearis

IX.   N. glossopharyngeus

X.   N. vagus

XI.   N. accessorius

XII.   N. hypoglossus

C 1 Radix ant. n. spinalis

C 2 Radix ant. n. spinalis

Sinnesnerven

somatoefferente Hirnnerven

Branchialnerven

Spinalnerven

Abb. 17.27 Basalansicht des Zwischenhirns-, des Hirnstamms und des oberen Teils des Rückenmarks mit den Hirnnerven II.-XII. und 2 anterioren Spinalnervenwurzeln. Oberhalb der Sehnerven sind Schnittflächen sichtbar. Die 3 Augenmuskelnerven und der N. hypoglossus sind *rot* eingezeichnet

wandte Seite der Substantia nigra, Pars compacta, besteht aus großen melaninhaltigen Neuronen, die die schwarze Farbe des Kerns hervorrufen. Dieser Teil der Substantia nigra führt dopaminerge Neurone, deren Axone im nigrostriatalen dopaminergen System zum Corpus striatum ziehen (S.812).

Klinischer Hinweis. Ausfall der dopaminergen Neurone der Substantia nigra ruft die *Parkinson-Erkrankung* hervor (S.812).

Außerdem gehört zur Substantia nigra eine Pars reticularis, die den Crura cerebri zugewandt ist und Afferenzen aus dem Corpus striatum erhält. Weitere Efferenzen ziehen schließlich noch von der Substantia nigra zum Thalamus. Insgesamt gehört die Substantia nigra funktionell zum System der Basalganglien. Sie steuert den Muskeltonus.

- *Nucleus ruber.* Er nimmt auf jeder Seite einen Teil des oberen mesenzephalen Tegmentum ein. Seine rötliche Farbe an frischen Schnitten geht auf einen hohen intrazellulären Eisengehalt zurück. Der Nucleus ruber ist gemeinsam mit den Basalganglien und dem Cerebellum an der Koordination von Muskelbewegungen beteiligt. In diesem Rahmen dient der Nucleus ruber als Relaisstation für Signale vom Cerebellum zum Thalamus – die von dort zum Neocortex weitergeleitet werden – sowie für Signale, die den umgekehrten Weg nehmen: zum Kleinhirn, aber auch zum Rückenmark (Tractus rubrospinalis, S.791).

- *Nuclei n. oculomotorii (N. III), Nucleus n. trochlearis (N. IV).* Es handelt sich um Hirnnervenkerne, die Augenbewegungen kontrollieren. Sie befinden sich anterior vom zentralen Höhlengrau. Ihre Besprechung erfolgt im Zusammenhang der Hirnnervenkerne S.767.

Abb. 17.28 Posteriore Ansicht eines Teils des Zwischenhirns, des Tectum mesencephalicum und der Rautengrube mit den Kleinhirnstielen. Das Kleinhirn ist abgetragen und damit der IV. Ventrikel eröffnet.

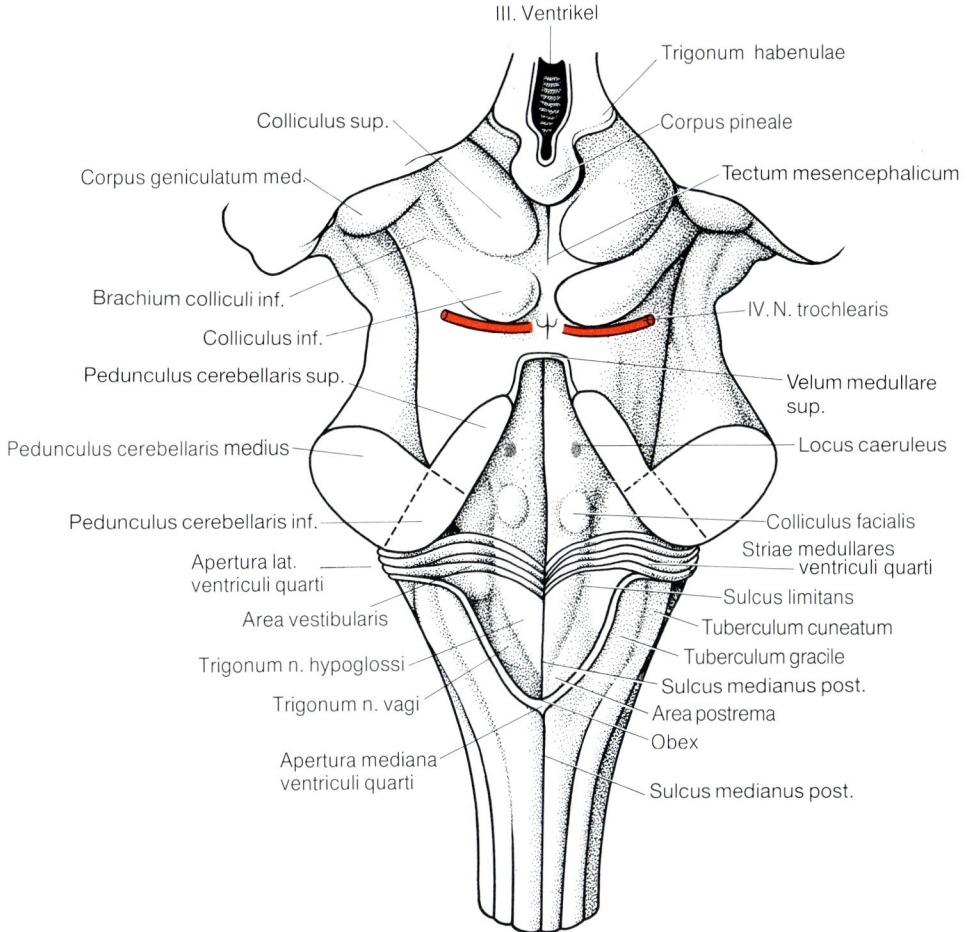

- *Substantia grisea centralis,* zentrales Höhlengrau. Sie liegt um den Aquaeductus mesencephali und besteht aus einer Ansammlung von mehreren Kernen. Das Gebiet gehört zu den mesenzephalen Anteilen des limbischen Systems. Es soll eine wichtige Rolle für die Schmerzwahrnehmung spielen. Die weitere Besprechung erfolgt auf S.798.
- *Formatio reticularis.* Sie besteht aus vielen, weit verteilten Kernen. Die Formatio reticularis ist nicht nur im Mesencephalon vorhanden, sondern breitet sich vom oberen Ende des Rückenmarks bis zum Diencephalon aus. Die Besprechung der Formatio reticularis erfolgt auf S.768.
- *Bahnen* (**Abb. 17.29**). Die durch das Tegmentum ziehenden Bahnen sind nicht nur im Mesencephalon anzutreffen, sondern in allen Teilen des Hirnstamms. Deswegen werden sie im Zusammenhang besprochen, S.771.

Das **Tectum mesencephalicum** bildet den posterioren Abschnitt des Mesencephalon. Es besteht aus der Vierhügelplatte (s. oben).

Die **Colliculi superiores** liegen unmittelbar unter den hinteren Polen der Thalami. Bei niederen Tieren, speziell bei Fischen, sind sie die wichtigste Endigung der Sehbahn. Beim Menschen haben die oberen Vierhügel diese Aufgabe an den Neocortex abgegeben, sind aber noch *Zentren für die Augenbewegungen* sowie für *Bewegungen des Rumpfes bei plötzlichen Lichtsignalen,* z.B. bei einem Lichtblitz auf einer Seite des Sehfeldes oder bei plötzlichen Bewegungen in der näheren Umgebung (visuelles Reflexzentrum).

Die Colliculi superiores bestehen aus einer 7-schichtigen Rinde, deren obere 3 Schichten vor allem *Afferenzen* aus den Sehnerven und der Sehrinde erhalten. In den tieferen Schichten enden Fasern aus dem Kleinhirn, der Substantia nigra und der Formatio reticularis sowie die Neuriten des *Tractus spinotectalis* (S.791), die den Colliculi superiores propriozeptive Signale aus der Körperperipherie zuleiten. *Efferente Fasern* aus den oberen Schichten steigen vor allem auf, Fasern aus den tieferen Schichten vor allem ab. Außerdem bestehen kurze Verbindungen zu den unmittelbar unter dem Tectum gelegenen Augenmuskelkernen des III. und IV. Hirnnerven. Die längeren absteigenden

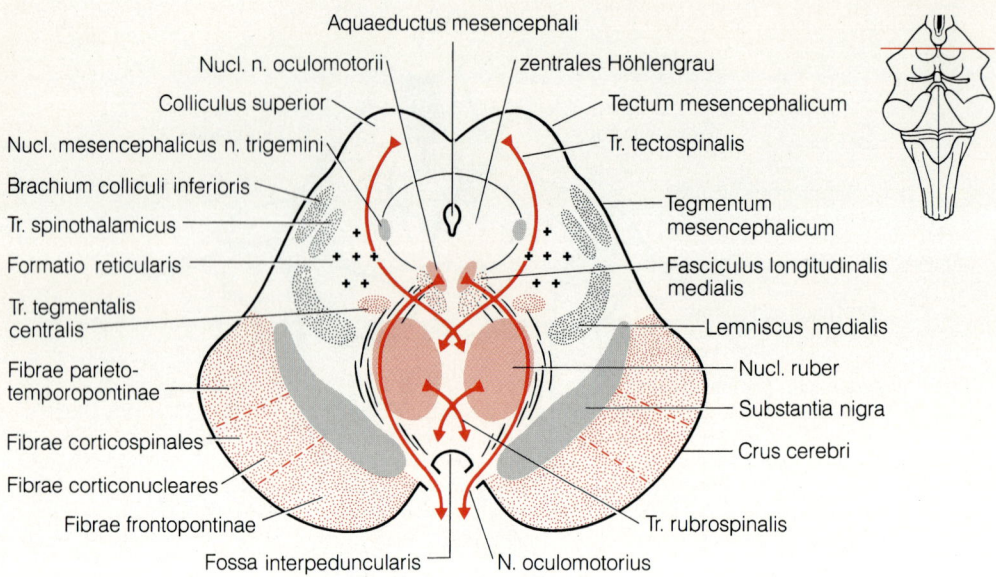

Abb. 17.29 Querschnitt durch das Mittelhirn in Höhe der Colliculi superiores. (Nach Kretschmann u. Weinrich 1991)

Fasern bilden den *Tractus tectobulbaris* und *Tractus tectospinalis.* Die Fasern beider Bahnen kreuzen in den Decussationes tegmentales und ziehen zu verschiedenen motorischen Hirnnervenkernen, bzw. zu Motoneuronen des Rückenmarks (für Hals- und Kopfbewegungen), erreichen aber auch Parasympathikusneurone.

Die **Colliculi inferiores** liegen unterhalb der oberen Hügel. Anders als die Colliculi superiores bilden sie jeweils ein geschlossenes Kerngebiet. Sie dienen der *Umschaltung von auditiven Signalen* zum Neocortex. Dabei schließen sich ihre efferenten Fasern weitgehend denen aus den oberen Hügeln an. Zusätzlich spielen die Colliculi inferiores eine Rolle bei der Auslösung von Bewegungen des Kopfes oder des Körpers in Antwort auf Töne (*auditives Reflexzentrum*).

Kaudal der unteren Hügel befindet sich auf jeder Seite des Mesencephalon der Pedunculus cerebellaris superior, die umfangreichste Verbindung zwischen Kleinhirn und den übrigen Teilen des Gehirns. Er führt vor allem Nervenfasern zu bzw. von den oberen Teilen des Kleinhirns.

17.6.2 Pons, Brücke

Lernziele

Oberflächenstrukturen • Fibrae pontis longitudinales • Fibrae pontis transversae • Nuclei pontis • Formatio reticularis • Bahnen • Hirnnervenkerne V-VIII • Corpus trapezoideum

In der Brücke werden viele der im Mesencephalon beschriebenen Strukturen wieder angetroffen, insbesondere die Faserbündel, die Signale zum oberen und unteren Hirnstamm übertragen, Anteile der Formatio reticularis und Hirnnervenkerne.

Der **anteriore Anteil der Brücke** bildet eine große Vorwölbung (**Abb. 17.26**), die in der Mitte eine längs verlaufende Furche, *Sulcus basilaris* (**Abb. 17.27**), für die A. basilaris aufweist. Für die innere Struktur (**Abb. 17.30**) sind Fibrae pontis longitudinales und Fibrae pontis transversae sowie zwischen den locker angeordneten Fasermassen Nuclei pontis charakteristisch.

Die *Fibrae pontis longitudinales* sind die Fortsetzung der in den Crura cerebri gelegenen Fasern aus dem Kortex. Die Fibrae corticospinales ziehen durch die Brücke abwärts bis ins Rückenmark. Die Fibrae corticonucleares geben einen Teil ihrer Fasern zu den Hirnnervenkernen in der Pars posterior der Brücke ab. Die kortikopontinen Fasern schließlich enden in der Brücke. Sie gehen mit den Nervenzellen in den zahlreichen Brückenkernen, *Nuclei pontis*, Synapsen ein. Die meisten Axone der Brückenkerne bilden die *Fibrae pontis transversae*, die etwa horizontal zur gegenüberliegenden Seite der anteri-

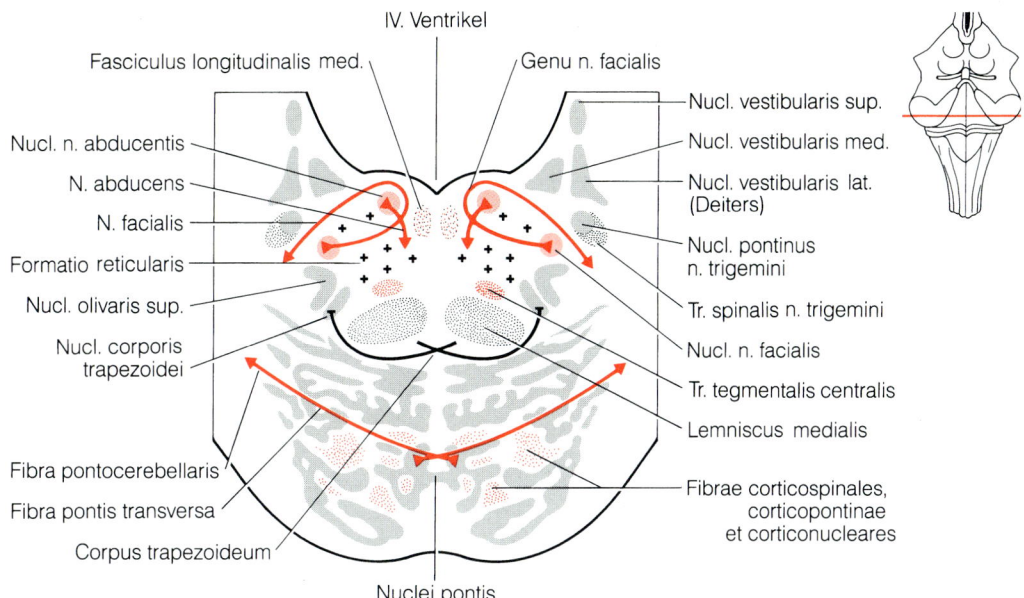

Abb. 17.30 Querschnitt durch den kaudalen Teil der Brücke in Höhe des Colliculus facialis (Nach Kretschmann u. Weinrich 1991)

Labels on figure:

IV. Ventrikel

Fasciculus longitudinalis med.

Genu n. facialis

Nucl. n. abducentis

N. abducens

N. facialis

Formatio reticularis

Nucl. olivaris sup.

Nucl. corporis trapezoidei

Fibra pontocerebellaris

Fibra pontis transversa

Corpus trapezoideum

Nuclei pontis

Nucl. vestibularis sup.

Nucl. vestibularis med.

Nucl. vestibularis lat. (Deiters)

Nucl. pontinus n. trigemini

Tr. spinalis n. trigemini

Nucl. n. facialis

Tr. tegmentalis centralis

Lemniscus medialis

Fibrae corticospinales, corticopontinae et corticonucleares

oren Brücke verlaufen. Dann ziehen sie lateral bogenförmig nach hinten, bilden die *Pedunculi cerebellares medii* und erreichen die beiden Kleinhirnhemisphären. Einige Axone der Brückenkerne bleiben allerdings ipsilateral und ziehen direkt nach hinten in den Pedunculus derselben Seite.

Hinweis. Weil die Fibrae transversae überwiegend die Seite kreuzen und weil die meisten der das Kleinhirn verlassenden und in den Hirnstamm eintretenden Fasern zur Gegenseite gelangen, wirkt die rechte Hälfte des Kleinhirns funktionell hauptsächlich mit der linken Hälfte des Großhirns und die linke Hälfte des Kleinhirns hauptsächlich mit der rechten Hälfte des Großhirns zusammen.

Die Pars posterior pontis ist das **Tegmentum** der Brücke. Ein großer Teil wird von der Formatio reticularis eingenommen. Außerdem werden Kerne des N. trigeminus (N. V), N. abducens (N. VI), N. facialis (N. VII) und des N. vestibulocochlearis (N. VIII) sowie durchziehende Bahnen angetroffen (**Abb. 17.30**). Auffällig ist, daß um den Ursprungskern des VI. Hirnnerven die Fasern des N. facialis herumziehen und das innere Fazialisknie bilden (S.766). Diese Fasern rufen am Boden der Rautengrube den Colliculus facialis hervor, der paramedian und superior von den Striae medullares ventriculi quarti sichtbar ist. – Ferner ist im superioren Drittel der Rautengrube am frischen Präparat lateral der *Locus caeruleus* zu erkennen. Diese dunkle Stelle wird durch pigmentierte Nervenzellen hervorgerufen.

Charakteristisch für das Tegmentum ist weiterhin das Corpus trapezoideum, Hauptkreuzung der Hörbahn, mit benachbarten Nuclei corporis trapezoidei.

Die Besprechung der Hirnnervenkerne finden Sie auf S.763, die der Bahnen auf S.771 und die Beschreibung der Austrittstellen der Hirnnerven auf S.767.

17.6.3 Medulla oblongata, verlängertes Mark

Lernziele

Oberflächenstrukturen • Boden des IV. Ventrikels • Neenzephale Bahnen • Oliven • Hirnnervenkerne VIII-XII • Formatio reticularis • Auf- und absteigende Bahnen • Nucleus gracilis • Nucleus cuneatus

Die Medulla oblongata ist der am weitesten kaudal gelegene Teil des Gehirns. Sie setzt sich kontinuierlich in das Rückenmark fort. Funktionell ist die Medulla oblongata ein Reflexzentrum, z.B. für Nahrungsaufnahme oder Schutzreflexe. Die Medulla oblongata hat wichtige Koordinationsaufgaben u. a. für vegetative Funktionen und Steuerung der Bewußtseinslage.

Oberflächen. *Anterior* (**Abb. 17.27**) verläuft in der Mittellinie die *Fissura mediana anterior*, die sich vom Rückenmark bis zum Unterrand der Brücke erstreckt. Beiderseits neben der Fissura bildet die Pyramidenbahn, Tractus corticospinalis (S.809) einen dicken Strang, *Pyramis*, Pyramide. Als kaudale Grenze der Medulla oblongata – und damit als Grenze zwischen Gehirn und Rückenmark – gilt die *Decussatio pyramidum*, Pyramidenkreuzung, in der sichtbar einige Fasern des Tractus corticospinalis die Seite kreuzen.

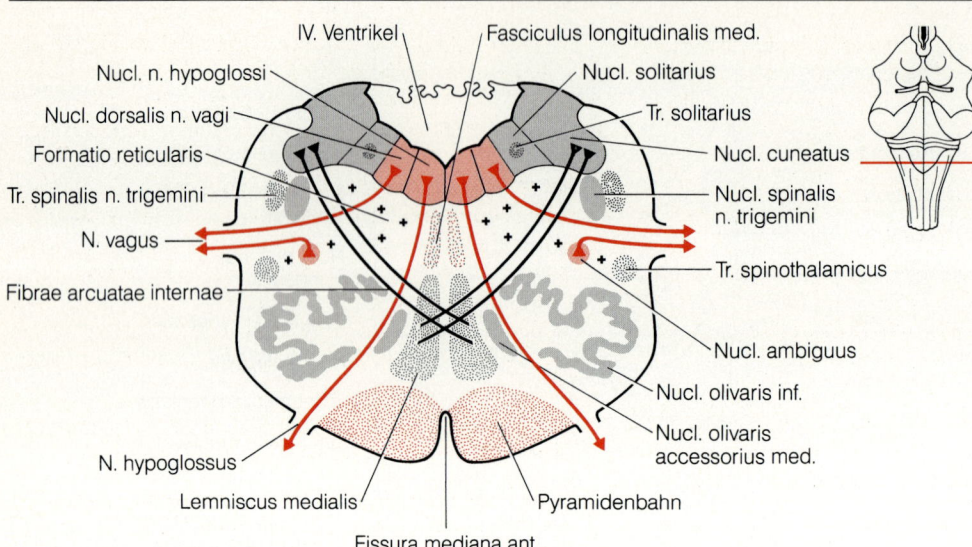

IV. Ventrikel — Fasciculus longitudinalis med.

Nucl. n. hypoglossi
Nucl. dorsalis n. vagi
Formatio reticularis
Tr. spinalis n. trigemini
N. vagus
Fibrae arcuatae internae

N. hypoglossus
Lemniscus medialis
Fissura mediana ant.

Nucl. solitarius
Tr. solitarius
Nucl. cuneatus
Nucl. spinalis n. trigemini
Tr. spinothalamicus
Nucl. ambiguus
Nucl. olivaris inf.
Nucl. olivaris accessorius med.

Pyramidenbahn

Abb. 17.31 Querschnitt durch die Medulla oblongata. (Nach Kretschmann u. Weinrich 1991)

Lateral der Pyramiden wölben sich die beiden *Oliven* vor (**Abb. 17.27**). Vor jeder Olive liegt der *Sulcus antero-lateralis,* dahinter der *Sulcus retro-olivaris.*

Posterior (**Abb. 17.28**) befindet sich in den unteren 2/3 der Medulla oblongata in der Mittellinie in Fortsetzung vom Rückenmark her der *Sulcus medianus posterior.* Er endet an einem transversalen Riegel, *Obex.* Oberhalb vom Obex verdickt sich die Medulla oblongata zwiebelartig (daher hieß früher die Medulla oblongata der Bulbus spinalis). Die Verdickung entsteht durch ein auf jeder Seite neben dem Sulcus gelegenes *Tuberculum gracile* und ein lateral davon befindliches *Tuberculum cuneatum* (Hinterstrangkerne). Den Tubercula entsprechen Kerngebiete, in denen Rückenmarksbahnen enden (Tractus spinobulbaris, S. 790).

Das obere Drittel der Medulla oblongata wird posterior vom Kleinhirn überdeckt. Wird das Kleinhirn entfernt, z. B. nach Durchtrennung der Kleinhirnstiele (S. 774) ist der IV. Ventrikel eröffnet und die Rautengrube, Fossa rhomboidea, freigelegt (**Abb. 17.28**).

Der **Boden der Rautengrube** gehört zum oberen Drittel der Medulla oblongata und zum Pons. Die Rautengrube zeigt eine Mittelfurche, *Sulcus medianus,* und seitlich den im adulten Gehirn nur schwach ausgebildeten *Sulcus limitans* (S. 762). An der breitesten Stelle verlaufen quer über den Boden der Rautengrube *Striae medullares ventriculi quarti.* Hierbei handelt es sich um markhaltige Faserzüge aus dem Olivensystem (Nuclei arcuati, S. 763), die durch den Pedunculus cerebellaris inferior zum Kleinhirn ziehen. In ihrem Bereich liegt seitlich vom Sulcus limitans die *Area vestibularis* mit den sensorischen Vestibulariskernen. Weiter lateral befindet sich das Gebiet für die beiden Kochleariskerne. Vestibulariskerne und Kochleariskerne gehören zum VIII. Hirnnerven (S. 477).

Hinweis. Das Gebiet oberhalb der Striae medullares ventriculi quarti mit dem Colliculus facialis und dem Locus caeruleus gehört zum Pons und wurde dort besprochen (S. 771).

Kaudal der Striae medullares liegt medial vom Sulcus limitans dicht unter dem Boden der Rautengrube der Ursprungskern des XII. Hirnnerven, *Trigonum n. hypoglossi.* Daneben erscheint als grauer Bezirk das Gebiet des X. (und IX.) Hirnnerven, *Trigonum n. vagi.* Es folgt nach unten die *Area postrema.* Schließlich senkt sich die Rautengrube nach kaudal spitz in die Tiefe und setzt sich in den Zentralkanal der unteren Medulla oblongata und des Rückenmarks fort.

Innere Gliederung (**Abb. 17.31**). Die Medulla oblongata ist ähnlich gegliedert wie Mesencephalon und Pons und weist viele Strukturen auf, die auch dort vorkommen. Dies gilt insbesondere für die langen auf- und absteigenden Bahnen.

Anteriorer Anteil. Er besteht aus den Pyramiden und enthält die kortikospinalen Fasern der Pyramidenbahn, die zur Kontrolle der Muskeltätigkeit Signale von der Großhirnrinde zum Rückenmark bringen. In der Decussatio pyramidum kreuzen 70–90 % der kortikospinalen Fasern die Seite, so daß die linke Hälfte des Neocortex überwiegend die Muskeltätigkeit der rechten Körperseite und die des rechten Neocortex überwiegend die der linken Seite kontrolliert.

Tegmentum. Das Tegmentum nimmt den größten Teil der Medulla oblongata ein. Es beherbergt

- das Olivensystem, als wichtige Relaisstation zur Verbindung des motorischen Systems mit dem Kleinhirn,
- verschiedene Hirnnervenkerne (Teile von N. V, VIII, IX bis XII),
- Teile der Formatio reticularis,
- zahlreiche Faserbahnen.

Mit diesen Strukturen und ihren vielfältigen Verbindungen ist die Medulla oblongata in engem Zusammenwirken mit den übrigen Teilen des Hirnstamms beteiligt an

- Reflexen, vor allem von Kopf und Hals,
- Koordinationsaufgaben, die teilweise selbständig durchgeführt werden und lebenswichtig sind,
- Relais-Aufgaben im Rahmen größerer Verbindungen.

Posteriorer Anteil. Er wird vor allem von aufsteigenden Rückenmarksbahnen eingenommen und beherbergt den Nucleus gracilis und den Nucleus cuneatus, in denen die Hinterstrangbahnen umgeschaltet werden.

Die Oliven der Medulla oblongata enthalten auffällige Kerngruppen

Sie bestehen aus dem Nucleus olivaris inferior, dem 2 kleinere Kerne zugeordnet sind:

- Nucleus olivaris accessorius medialis
- Nucleus olivaris accessorius posterior

Der *Nucleus olivaris inferior* gleicht einem Sack mit einer stark gefalteten Wand. Seine Öffnung, *Hilum nuclei olivaris inferioris,* weist nach dorsomedial. Der *Nucleus olivaris accessorius medialis* liegt medial des Hilum, der *Nucleus olivaris accessorius posterior* hinter dem Hauptkern. Hinzu kommen die *Nuclei arcuati,* die unter der Oberfläche der Pyramis liegen.

Die Nuclei olivares sind im motorischen System wichtige Relaiskerne für die Verbindung zum Kleinhirn: *Tractus olivocerebellaris,* der, nachdem seine Fasern die Seite gekreuzt haben, Hauptbestandteil des *Pedunculus cerebellaris inferior* ist (S.774, **Tabelle 17.7**). Der Pedunculus cerebellaris inferior verbindet auf jeder Seite Medulla oblongata und Kleinhirn, verläuft aufsteigend zum Cerebellum und ist nach hinten gerichtet. Ihre Signale erhalten die Olivenkerne über die zentrale Haubenbahn vom Mesencephalon (insbesondere vom Nucleus ruber, S.758), im Nebenschluß aber auch von den Bahnen des motorischen Kortex und der Basalganglien des Endhirns. Die Signale aus dem Rückenmark erreichen die Olivenkerne über den Tractus spino-olivaris (S.791).

> Die Besprechung der *Hirnnervenkerne* der Medulla oblongata, der *Austrittsstellen der Hirnnerven* aus dem Gehirn, der *Formatio reticularis* und der Bahnen der Medulla oblongata erfolgt weiter unten, zusammenfassend für alle Teile des Hirnstamms.

Die innere Gliederung *des posterioren Anteils der Medulla oblongata* ähnelt in den unteren 2/3 weitgehend der des Rückenmarks (S.783). Allerdings kommen in der Medulla oblongata 2 Nervenzellgruppen vor, der *Nucleus gracilis* und der *Nucleus cuneatus,* an dessen Nervenzellen die Axone des *Tractus spinobulbaris* enden

(S.790). Die Axone der Nervenzellen beider Kerne bilden den *Tractus bulbothalamicus* (S.772).

Die übrigen Teile des Rhombencephalon (oberes 1/3 der Medulla oblongata, Pons) zeigen posterior das *Tegmen ventriculi quarti,* das zeltartige Dach des IV. Ventrikels (**Abb.17.26**) Es besteht aus einer oberen, zwischen rechtem und linkem Pedunculus cerebellaris superior ausgespannten Marklamelle, *Velum medullare superius,* und einer Marklamelle im unteren Teil des unteren Rautengrubendaches, *Velum medullare inferius.* Ein Teil des unteren Daches besteht aus der *Tela choroidea ventriculi quarti,* die den Plexus choroideus ventriculi quarti trägt.

17.6.4 Hirnnervenkerne III – XII

Lernziele

Lage und Funktion der Hirnnervenkerne III-XII

> Bevor Sie sich mit den Hirnnervenkernen im Hirnstamm beschäftigen, informieren Sie sich über die Entwicklung von Grund- und Flügelplatte im Rückenmark und Hirnstamm auf S.722 und S.727 sowie über die Charakteristika von Hirnnerven (S.196).

Hinweis. Der Hirnnerv I, Nn. olfactorii, die Riechnerven, und der Hirnnerv II, N. opticus, Sehnerv, sind Abkömmlinge des Vorderhirns und Sinnesnerven. Sie werden im Zusammenhang des olfaktorischen Systems (S.798) bzw. des visuellen Systems (S.799) besprochen.

Die Hirnnervenkerne des Hirnstamms (**Tabelle 17.5**) liegen alle im Tegmentum, teilweise unmittelbar am Ventrikelsystem, teilweise nach anterior verlagert. Sie lassen sich zu Gruppen zusammenfassen, die von superior nach inferior mehr oder weniger geschlossene Reihen bilden (**Abb.17.32**): 4 Reihen liegen lateral (hervorgegangen aus der Flügelplatte) und haben Nervenzellen, an denen Afferenzen enden, und 3 Reihen liegen medial (hervorgegangen aus der Grundplatte) und sind efferent. Andeutungsweise ist im Boden der Rautengrube als Orientierungsgrenze zwischen den lateralen und den medialen Reihen ein Sulcus limitans zu finden. Bei den Kernen – sowohl den afferenten als auch den efferenten – finden sich solche, die mit Strukturen in Verbindung stehen, die nur im Kopf-Hals-Bereich vorkommen (spezielle Kerne, z.B. im Zusammenhang mit der Geschmackswahrnehmung oder mit der quergestreiften Oesophagusmuskulatur). Die anderen Kerne stehen mit Strukturen in Verbindung, die nicht nur für den Kopf spezifisch sind, sondern auch im übrigen Körper vorkommen (allgemeine Kerne, z.B. für die Innervation der Haut oder der Skelettmuskulatur).

Von lateral nach medial folgen aufeinander (**Abb.17.32**):

Tabelle 17.5 Übersicht über Kerngebiete, Funktionen und Peripherie des III.-XII. Hirnnerven

Hirnnerv		Kerngebiet	Anatomische Nomenklatur	Ontogenetische Komponente	Peripherie
III.	N. oculomotorius	Motorischer Kern	Nucl. n. oculomotorii	Somatoefferent	M. rectus med. M. rectus sup. M. rectus inf. M. obliquus inf. M. levator palpebrae sup.
		Parasympathischer Kern	Nucl. oculomotorius accessorius [Edinger-Westphal]	Viszeroefferent	M. sphincter pupillae M. ciliaris (beide vorwiegend parasympathisch)
IV.	N. trochlearis	Motorischer Kern	Nucl. n. trochlearis	Somatoefferent	M. obliquus sup.
V.	N. trigeminus	Mechanosensibler Kern	Nucl. pontinus n. trigemini	Somatoafferent, Viszeroafferent	Gesichtshaut, Bindehaut und Hornhaut des Auges, Schleimhaut der Nasen- und Mundhöhle, Zähne
		Schmerz- und Temperatur sensibler Kern	Nucl. spinalis n. trigemini	Somatoafferent Viszeroafferent	
		Propriozeptiver Kern	Nucl. mesencephalicus n. trigemini	Viszeroafferent	Muskelspindeln der Kaumuskulatur
		Motorischer Kern	Nucl. motorius n. trigemini	Viszeroefferent	Kaumuskeln, Mundbodenmuskulatur, M. tensor tympani
VI.	N. abducens	Motorischer Kern	Nucl. n. abducentis	Somatoefferent	M. rectus lat.
VII.	N. facialis mit N. intermedius	Sensorischer Kern	Nucl. solitarius	(Sensorisch)	Geschmacksknospen der vorderen zwei Drittel der Zunge
		Parasympathischer Kern	Nucl. salivarius superior	Viszeroefferent	Gl. lacrimalis, Drüsen des Nasen-Rachen-Raumes, Gll. sublingualis und submandibularis
		Motorischer Kern	Nucl. n. facialis	Viszeroefferent	Mimische Gesichtsmuskeln, teilweise obere Zungenbeinmuskeln, M. stapedius
VIII.	N. vestibulocochlearis Vestibularisanteil	Sensorische Kerne	Nucl. vestibularis sup. (Bechterew) Nucl. vestibularis med. (Schwalbe) Nucl. vestibularis lat. (Deiters) Nucl. vestibularis inf. (Roller)	(Sensorisch)	Sinneszellen der Macula utriculi, Macula sacculi, Cristae ampullares
	Cochlearisanteil	Sensorische Kerne	Nucl. cochlearis posterior Nucl. cochlearis anterior	(Sensorisch)	Haarzellen des Cortischen Organs
IX.	N. glossopharyngeus	Sensibler Kern	Nucl. spinalis n. trigemini	Viszeroafferent	Schleimhaut des Gaumens und des Rachens
		Sensorischer Kern	Nucl. solitarius	(Sensorisch)	Geschmacksknospen des hinteren Drittels der Zunge
		Parasympathischer Kern	Nucl. salivarius inferior	Viszeroefferent	Gl. parotidea
		Motorischer Kern	Nucl. ambiguus	Viszeroefferent	Pharynxmuskulatur
X.	N. vagus	Sensibler Kern	Nucl. spinalis n. trigemini	Somatoafferent	Äußerer Gehörgang
		Sensorischer und sensibler Kern	Nucl. solitarius	(Sensorisch)	Geschmacksknospen des Rachens, Schleimhaut der Brusteingeweide und Oberbauchorgane
		Parasympathischer Kern	Nucl. dorsalis n. vagi	Viszeroefferent	Brusteingeweide, Oberbauchorgane und Intestinaltrakt bis Cannon-Böhm-Punkt
		Motorischer Kern	Nucl. ambiguus	Viszeroefferent	Larynxmuskeln, z. T. Pharynxmuskulatur
XI.	N. accessorius	Motorischer Kern	Nucl. n. accessorii	Viszeroefferent	M. trapezius, M. sternocleidomastoideus
XII.	N. hypoglossus	Motorischer Kern	Nucl. n. hypoglossi	Somatoefferent	Zungenmuskulatur

Abb. 17.32 Lage und Anordnung der Hirnnervenkerne III bis XII. Sie bilden 7 längsorientierte Reihen. Auf der linken Seite der Abbildung sind die afferenten Kerne dargestellt. Sie sind aus der Flügelplatte hervorgegangen, befinden sich lateral eines Sulcus limitans und liegen in 4 Reihen: von lateral nach medial die speziell somatoafferenten Kerne (SSA), die allgemein somatoafferenten Kerne (ASA), die speziell viszeroafferenten Kerne (SVA) und die allgemein viszeroafferenten Kerne (AVA). Auf der rechten Seite der Abbildung sind die efferenten Kerne eingezeichnet. Sie bilden 3 Reihen, sind aus der Grundplatte hervorgegangen und liegen medial eines Sulcus limitans. Von lateral nach medial folgen aufeinander die allgemein viszeroefferenten Kerne (AVE), die speziell viszeroefferenten Kerne (SVE) und die allgemein somatoefferenten Kerne (ASE). (Nach Nieuwenhuys et al. 1988)

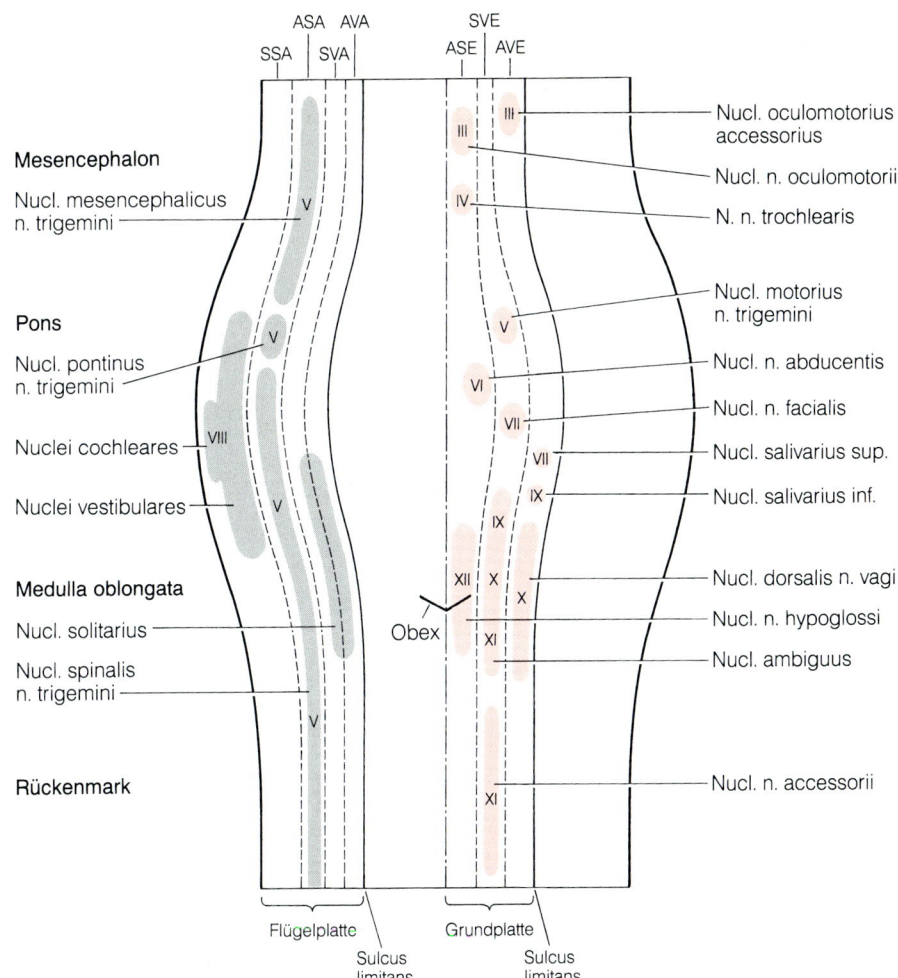

Mesencephalon
Nucl. mesencephalicus n. trigemini

Pons
Nucl. pontinus n. trigemini

Nuclei cochleares

Nuclei vestibulares

Medulla oblongata
Nucl. solitarius

Nucl. spinalis n. trigemini

Rückenmark

Obex

ASA   AVA
SSA   SVA   SVE
                    ASE   AVE

Nucl. oculomotorius accessorius
Nucl. n. oculomotorii
N. n. trochlearis
Nucl. motorius n. trigemini
Nucl. n. abducentis
Nucl. n. facialis
Nucl. salivarius sup.
Nucl. salivarius inf.
Nucl. dorsalis n. vagi
Nucl. n. hypoglossi
Nucl. ambiguus

Nucl. n. accessorii

Flügelplatte   Grundplatte
Sulcus limitans   Sulcus limitans

- (spezielle) sensorische Kerne (Afferenzen aus dem Hör- und Gleichgewichtsorgan)
- (allgemeine) somatoafferente Kerne (Afferenzen aus der Haut der Skelettmuskulatur, den Gelenken usw. von Kopf und Hals)
- (spezielle) viszeroafferente Kerne (Afferenzen aus den Geschmacksorganen)
- (allgemeine) viszeroafferente Kerne (Afferenzen aus Eingeweiden von Kopf und Hals)
- (allgemeine) viszeroefferente Kerne (Efferenzen zur glatten Muskulatur innerer Organe)
- (spezielle) viszeroefferente Kerne (Efferenzen zur quergestreiften Muskulatur, die aus den Branchialbögen (S. 389) hervorgegangen ist)
- (allgemeine) somatoefferente Kerne (Efferenzen zur Skelettmuskulatur von Kopf und Hals, die aus Myotomen hervorgegangen ist)

Nomenklatorische Hinweise. Kerne, in denen Afferenzen der Hirnnerven enden, werden auch Endkerne, *Nuclei terminationes,* genannt. Die Signale werden von den Endkernen dann weiter über Reflexwege zu Effektoren oder über aufsteigende Bahnen zu übergeordneten Hirnzentren geleitet.
Kerne, die efferente Nervenzellen ähnlich den Motoneuronen oder Parasympathikusneuronen des Rückenmarks enthalten, sind Ursprungskerne, *Nuclei origines.*

Sensorische Kerne (äußerste laterale Reihe, **Abb. 17.32**). Diese Gruppe umfaßt das Areal der

- *Nuclei cochleares* (2 Kerne, auditives System, S. 804) und der
- *Nuclei vestibulares* (4 Kerne, **Abb. 17.30**, vestibuläres System, S. 806).

Die Kochleariskerne und Vestibulariskerne liegen an der breitesten Stelle der Rautengrube unmittelbar unter deren Boden in Höhe der Apertura lateralis des IV. Ventrikels.

Somatoafferente Kerne sind die

- afferenten Trigeminuskerne, für die Sensibilität der Gesichtshaut, der Binde- und Hornhaut des Auges, der Schleimhaut der Nasen- und Mundhöhle und der Zähne (**Tabelle 17.5**). Die afferenten Trigeminuskerne sind nach posterolateral in die Tiefe des Tegmentum verlagert. Sie unterteilen sich im Hirnstamm in einen
  - *Nucleus mesencephalicus nervi trigemini* (**Abb. 17.29**), der sich vom Mittelhirn bis in die Mitte des Pons erstreckt und vor allem Signale von den Muskelspindeln des Kauapparates erhält,
  - *Nucleus pontinus nervi trigemini*, Hauptkern des Trigeminus für mechanorezeptive Aufgaben (Druck- und Berührungsempfindungen im Gesicht und in der Mundhöhle),
  - *Nucleus spinalis nervi trigemini* (**Abb. 17.31, 17.32**) für Schmerz- und Temperaturleitung von der Gesichtsoberfläche her. Er gehört zum Tractus spinalis nervi trigemini, der von der Mitte der Rautengrube bis zum Halsmark reicht.
    Einzelheiten zum Trigeminussystem S. 795.

Speziell viszeroafferenter Kern. Dies ist der

- *Nucleus solitarius.* Die Neurone dieses langen vom Ventrikelboden nach anterior abgerückten Kerns sind dem Tractus solitarius (s. unten) eng zugeordnet (**Abb. 17.31**). Der superiore (spezielle) Teil des Nucleus solitarius erhält Fasern von den Geschmacksrezeptoren der Zunge, des Gaumens und des Pharynx über den VII., IX. und X. Hirnnerven (**Tabelle 17.5** und gustatorisches System, S. 807). Die Nervenzellen des Nucleus solitarius bilden das 2. Neuron der Geschmacksbahn.
    Der kaudale (allgemeine) Teil des Nucleus solitarius bekommt sensible Afferenzen aus den Versorgungsgebieten des N. vagus (S. 478, Schleimhäute der oberen und mittleren Verdauungsorgane, Atemwege, Herz).

Allgemeine viszeroefferente Kerne. Dies sind der

- *Nucleus oculomotorius accessorius* (Edinger-Westphal). Er liegt im Mesencephalon anterior vom zentralen Höhlengrau. Es handelt sich um einen parasympathischen Kern. Seine Perikarya innervieren den M. sphincter pupillae und den M. ciliaris.

Klinischer Hinweis. Ein Ausfall des Nucleus oculomotorius accessorius führt zu Störungen bei den Pupillenreflexen.

Die folgenden Kerne liegen unmittelbar unter dem Boden des IV. Ventrikels. Sie dienen der sekretorischen Innervation von Kopfdrüsen und der Drüsen der Schleimhaut des Verdauungskanals sowie der Versorgung der unwillkürlichen (glatten) Muskulatur des Atemtraktes, von Magen und Darm sowie der Herzmuskulatur. Es

handelt sich um Kerne für Teile des N. facialis (N. VII), N. glossopharyngeus (N. IX) und N. vagus (N. X). Diese Kerne bilden *eine* Kernsäule, die sich von kranial nach kaudal in 3 Abschnitte gliedert:

- *Nucleus salivarius superior.* Seine Neurone bilden den parasympathischen Anteil des N. facialis. Sie liegen vor allem im Pons. Von hier aus werden die Glandulae lacrimalis, submandibularis, sublingualis und die Drüsen der Nasen- und Mundschleimhaut parasympathisch-sekretorisch versorgt.
- *Nucleus salivarius inferior.* Dies ist der Ursprungskern für den parasympathischen Anteil des N. glossopharyngeus. Er liegt im oberen Teil der Medulla oblongata. Von hier aus ziehen parasympathisch-sekretorische Fasern zur Glandula parotidea.
- *Nucleus dorsalis nervi vagi* (**Abb. 17.31**). Der Kern ist etwa 2 cm lang und liegt in der Medulla oblongata im Bereich des Trigonum n. vagi der Rautengrube (s. oben). Am stärksten ist er im mittleren Bereich der Olive entwickelt. Die Fasern dieses Kerns bilden den parasympathischen Anteil des N. vagus, der Brust- und Bauchorgane parasympathisch versorgt (einschließlich der Schleimhautdrüsen der Eingeweide). – Der Nucleus dorsalis n. vagi ist zugleich Endkern für afferente Fasern aus den Nn. IX und X.

Spezielle viszeroefferente Kerne. Die Kerne sind nach *anterior* verlagert. Ihre Neuriten versorgen Skelettmuskulatur, die aus dem Mesenchym der Branchialbögen hervorgegangen ist (branchiale Muskulatur im Kopf- und Halsbereich, **Tabelle 11.2**, S. 390). Es handelt sich um Kerne für Teile des N. trigeminus (N. V), N. facialis (N. VII), N. glossopharyngeus (N. IX), N. vagus (N. X) und für den N. accessorius (N. XI). Charakteristisch für den Verlauf der Neuriten einiger dieser Kerne ist, daß sie innerhalb des Rhombencephalons ein sog. inneres Knie, d. h. einen nach posterior gerichteten Bogen bilden.

Spezielle viszeroefferente Kerne sind:

- *Nucleus motorius nervi trigemini.* Der Kern ist etwa 4 mm lang und liegt im Gebiet der Brücke. Die Fasern bilden die Portio minor des N. trigeminus, die die Kaumuskulatur, Mundbodenmuskulatur und den M. tensor tympani motorisch versorgt (S. 710). An den Nervenzellen des Kerns enden u. a. Kollateralen der afferenten Trigeminusfasern (Reflexkollateralen) und Fasern vom Tractus corticonuclearis.
- *Nucleus nervi facialis* (**Abb. 17.30**). Dieser Kern liegt in der Brücke anterior vom Nucleus n. abducentis. Seine Fasern umschlingen den Abduzenskern und bilden das innere Fazialisknie, *Genu n. facialis.* Die Neuriten des Nucleus n. facialis versorgen die mimische Muskulatur, Muskeln des Hyalbogens und den M. stapedius motorisch (**Tabelle 11.22**).
- *Nucleus ambiguus* (**Abb. 17.31**). Hierbei handelt es sich um eine zusammenhängende Zellsäule für vis-

zeroefferente (motorische) Anteile des N. glosso-pharyngeus, N. vagus und die Pars cranialis n. accessorii. Der Nucleus ambiguus liegt in der Medulla oblongata. Seine Fasern versorgen die Pharynxmuskulatur (N. glossopharyngeus), den oberen Teil des Ösophagus und die Kehlkopfmuskulatur (N. vagus) sowie Teile des M. sternocleidomastoideus und M. trapezius (N. accessorius).

- *Nucleus nervi accessorii* (**Abb. 17.32**). Dieser Kern liegt teils in der Medulla oblongata und teils im Rückenmark (C1-C5). Er kann als ein selbständig gewordener Teil des Nucleus ambiguus aufgefaßt werden. Seine Fasern bilden die Pars spinalis n. accessorii.

Allgemeine somatoefferente Kerne (mediale Reihe). Die Kerne dieser Gruppe versorgen somatoefferent quergestreifte Muskeln, die aus kephalen Myotomen hervorgegangen sind. Es handelt sich um:

- *Nucleus nervi oculomotorii,* Hauptkern (**Abb. 17.29**). Er liegt im Mesencephalon, dicht an der Medianebene. Seine Neuriten versorgen 4 äußere Augenmuskeln und den M. levator palpebrae superioris. – Außerdem kommt noch eine mediale Zellgruppe vor (*Kern von Perlia*). Diese Zellgruppe fehlt in etwa 20 % der untersuchten Fälle. Aus allen Teilen des Nucleus nervi oculomotorii ziehen die Wurzelfasern gemeinsam nach anterior durch den Nucleus ruber hindurch und treten in der Fossa interpeduncularis aus (**Abb. 17.27**).
- *Nucleus nervi trochlearis.* Er liegt kaudal von den Kernen des III. Hirnnerven. Seine Fasern ziehen nach posterior, kreuzen am oberen Rand des Velum medullare superius und verlassen das Mittelhirn kaudal der unteren Hügel (**Abb. 17.28**).
- *Nucleus nervi abducentis,* der unter dem Colliculus facialis liegt (**Abb. 17.28**; s. unten); seine Neuriten innervieren den M. rectus lateralis.
- *Nucleus nervi hypoglossi* (**Abb. 17.31**), der eine 1 cm lange Zellsäule am Boden des kaudalen Teils der Rautengrube bildet. An seinen Neuronen enden u.a. Faserbündel aus anderen Hirnnervenkernen, z.B. vom N. trigeminus, vom Tractus solitarius (N. VII, IX, X) sowie von der motorischen Hirnrinde. Seine Neuriten versorgen die Zungenmuskulatur. – Nach superior schließt sich der unscharf begrenzte *Nucleus praepositus hypoglossi* an, der bei der Koordination der Augenbewegungen mitwirkt.

Funktioneller Hinweis. Alle Hirnnerven sind Glieder von Neuronenketten und an Reflexen des Kopf- und Halsbereichs beteiligt. Sie bilden dabei die afferenten und/oder efferenten Schenkel.

17.6.5 Austrittsstellen und intrakranialer Verlauf der Hirnnerven III – XII

Im Gegensatz zu den Spinalnerven (2 Wurzeln, S. 194) besitzt jeder Hirnnerv jeweils nur 1 „Austrittsstelle". Die Nervenfasern selbst können hier sowohl afferent als auch efferent sein. An den „Austrittsstellen" der Hirnnerven III-VIII bilden die Nervenfasern mehr oder weniger geschlossene Bündel, bei den Hirnnerven IX-XII aber Wurzelfasern.

Das Mittelhirn verlassen 2 Hirnnerven, nämlich der N. oculomotorius (N. III) und der N. trochlearis (N. IV).

Für die Austrittsstellen des V. bis XII. Hirnnerven läßt sich generalisierend feststellen (**Abb. 17.27**), daß

- die Branchialnerven (N. V, VII, IX, X und XI) das Rautenhirn bzw. das obere Rückenmark lateral,
- die somatoefferenten Hirnnerven VI und XII das Rautenhirn anterolateral verlassen und
- die Hirnnerven VII und VIII im Kleinhirnbrückenwinkel liegen.

Klinischer Hinweis. Geschwülste im Winkel zwischen Kleinhirn und Brücke, *Kleinhirnbrückenwinkeltumoren,* haben eine vielfältige Symptomatik. Da es sich meist um Akustikusneurinome handelt, kommt es zu einer Schädigung des VIII. Hirnnerven. Häufig tritt eine periphere Fazialisparese hinzu. Betroffen sein können aber auch N. trigeminus, N. glossopharyngeus, N. vagus und das Kleinhirn.

Im einzelnen verlassen den Hirnstamm und die Schädelhöhle (**Abb. 17.27**)

- der N. oculomotorius, N. III, in der Fossa interpeduncularis.

Anschließend durchläuft der Nerv die Cisterna interpeduncularis, liegt zwischen A. superior cerebelli und A. cerebri posterior, tritt im Bereich des Processus clinoideus durch die Dura mater, gelangt zur lateralen Wand des Sinus cavernosus und verläßt die mittlere Schädelgrube durch die Fissura orbitalis superior.

- der N. trochlearis, N. IV, unmittelbar kaudal der unteren Hügel des Mittelhirns (**Abb. 17.28**).

Der N. trochlearis ist der einzige Hirnnerv, der den Hirnstamm posterior verläßt. Er zieht nach seinem Austritt nach anterior in der Cisterna ambiens um das Mittelhirn herum, verläuft weiter nach anterior, liegt im Dach des Sinus cavernosus und gelangt durch die Fissura orbitalis superior in die Orbita.

- der N. trigeminus, N. V, seitlich der Brücke, nachdem er den vorderen Teil des mittleren Kleinhirnstiels, Pedunculus cerebellaris medius, durchsetzt hat.

Dann zieht er aus der hinteren Schädelgrube durch den Porus nervi trigemini in die Cavitas trigeminalis, eine Duratasche, die sich in der mittleren Schädelgrube befindet. In der Duratasche liegt das *Ganglion trigeminale.* Hinter dem Ganglion teilt sich der N. trigeminus in seine 3 Hauptäste: N. ophthalmicus, N. maxillaris und N. mandibularis, die die mittlere Schädelgrube durch die Fissura orbitalis superior bzw. das Foramen rotundum bzw. das Foramen ovale verlassen.

- der N. abducens, N. VI, im Zwickel zwischen Pons und Medulla oblongata, unmittelbar oberhalb der Pyramide.

Anschließend durchläuft er die basale Zisterne vor dem Pons und tritt am Clivus in die Dura mater nach medial und inferior von der Felsenbeinspitze ein. Dann erreicht er die laterale Wand des Sinus cavernosus, um die mittlere Schädelgrube durch die Fissura orbitalis superior zu verlassen. Der N. abducens hat von allen Hirnnerven den längsten intraduralen Verlauf.

- der N. facialis, N. VII, im Kleinhirnbrückenwinkel.

Nach 1,5 cm tritt er superior des VIII. Gehirnnerven in den Meatus acusticus internus ein.

- der N. vestibulocochlearis, N. VIII, im Kleinhirnbrückenwinkel.

Der Nerv kommt aus dem Porus acusticus internus.

- der N. glossopharyngeus, N. IX, mit vielen Wurzelfäden im Sulcus posterolateralis der Medulla oblongata.
- der N. vagus, N. X, in Fortsetzung des N. IX nach unten mit zahlreichen Bündeln im Sulcus posterolateralis.
- der N. accessorius, N. XI, im Sulcus posterolateralis im Anschluß an N. IX und N. X nach kaudal mit Austrittsstellen, die bis ins obere Rückenmark reichen (durchschnittlich C1–C5).

Die kaudalen Fasern des N. accessorius ziehen durch das Foramen magnum in die Schädelhöhle, um sich dort mit den kranialen zu vereinen. Dann verbinden sich die Nn. IX, X und XI und verlassen die Schädelhöhle gemeinsam durch den medialen Teil des Foramen jugulare.

- der N. hypoglossus, N. XII, im Sulcus anterolateralis zwischen Pyramide und Olive mit 10–12 Wurzelfäden, die herkunftsgemäß den Vorderwurzeln eines Spinalnerven entsprechen.

Die Wurzelfasern vereinigen sich zu mehreren Bündeln. Diese liegen in der Regel posterior der A. vertebralis und ziehen zum Canalis hypoglossi des Hinterhauptbeins.

17.6.6 Formatio reticularis und spezifische Transmitterzellgruppen

> **Lernziele**
>
> Lage und Zonen der Formatio reticularis • Aufsteigendes und absteigendes Retikularissystem • Serotoninerge Neurone • Noradrenerge Zellgruppen • Vegetative Zentren • Reflexe • Locus caeruleus

Die Formatio reticularis wird im gesamten Hirnstamm angetroffen. Sie nimmt große Teile des Tegmentum ein (**Abb. 17.29–17.31**). Sie setzt sich bis ins Zwischenhirn zu den Nuclei intralaminares des Thalamus und nach kaudal in die Zona reticularis des Rückenmarks fort. Die Formatio reticularis ist lebenswichtig.

Die Formatio reticularis ist ein Knotenpunkt zwischen

- dem *aufsteigenden Retikularissystem* und
- dem *absteigenden Retikularissystem.*

Die Abstimmung der beiden Systeme aufeinander wird durch Überlappungen innerhalb der Formatio reticularis erleichtert; viele der Ursprungsneurone für das aufsteigende System liegen nämlich kaudal von denen des absteigenden Systems und umgekehrt.

Das **aufsteigende Retikularissystem** verbindet die Formatio reticularis mit vielen Gebieten, die oberhalb der Ursprungsneurone im Vorderhirn liegen. Das System selbst erhält Afferenzen aus der Umgebung der Formatio reticularis, z.B. von den Hirnnervenkernen und aus dem Rückenmark, aber auch aus vielen Gebieten des Groß-, Zwischen- und Kleinhirns. Das aufsteigende Retikularissystem vermittelt Erregungen, die zur Aktivierung des Kortex und dadurch – gegebenenfalls schlagartig – zu einem hellwachen Zustand führen. Das System wird deswegen auch als *ARAS, a*ufsteigendes, *r*etikuläres, *a*ktivierendes *System*, bezeichnet.

Das **absteigende Retikularissystem** überträgt Impulse vor allem ins Rückenmark, umfaßt aber wie das aufsteigende Retikularissystem weite Teile des Gehirns, da seine Afferenzen vom Kortex und von Gebieten des Zwischenhirns kommen.

Hinweis. Die Bezeichnung Formatio reticularis ist deskriptiv und geht auf die Verflechtung horizontal verlaufender Dendritenbündel zurück.

> **Die Formatio reticularis ist ein Koordinationszentrum im Hirnstamm**

Die Formatio reticularis gliedert sich in 3 Zonen:

- mediane Zone
- mediale magnozelluläre Zone
- laterale parvozelluläre Zone

Alle 3 Zonen wirken funktionell eng zusammen, da keine der jeweiligen Aufgaben ohne die Mitwirkung von Neuronen der anderen Zonen erfüllt werden kann. Entsprechend intensiv sind die neuronalen Verbindungen zwischen den Zonen.

In jeder Zone lassen sich zahlreiche nicht immer klar abgrenzbare Nervenzellgruppen (Kerne) nachweisen. Außerdem kommen in allen 3 Gebieten *chemisch identifizierbare Neurone* vor, die eigene Systeme bilden. Die Gruppierung der chemisch identifizierbaren Neurone deckt sich nur begrenzt mit den färberisch-histologisch erfaßbaren Nervenzellgruppen. Je nach den histochemisch nachweisbaren Transmittersubstanzen (Serotonin, Noradrenalin, Adrenalin, Acetylcholin bzw. den zugehörigen Enzymen) werden *serotoninerge, noradrenerge, adrenerge, und cholinerge Systeme* unterschieden.

Eine Gliederung der Formatio reticularis kommt aber auch dadurch zustande, daß sie mit den in ihrer Nachbarschaft gelegenen, z. T. von ihr eingeschlossenen Hirnnervenkernen zusammenwirkt, z. B. spielt die Formatio reticularis des Mesencephalon durch die Nachbarschaft zum Nucleus n. oculomotorii für die Raumorientierung oder die der oberen Brücke wegen des Nucleus n. facialis und des motorischen Teils der Nuclei n. trigemini für die Steuerung der Nahrungsaufnahme eine wichtige Rolle.

Mediane Zone. Sie liegt unmittelbar an der Mittellinie und besteht aus mehreren *Nuclei raphae,* die sich kaum gegeneinander absetzen. Beherrscht wird die mediane Zone jedoch von *serotoninergen Neuronen,* die ihre stark verzweigten Axone praktisch in alle Gebiete des Zentralnervensystems entsenden (**Abb. 17.33**). Herauszuheben sind die Verbindungen mit

- dem limbischen System (aufsteigendes Retikularissystem) und
- dem Neokortex (aufsteigend via Capsula interna, Thalamus bzw. limbisches System)

sowie das Mitwirken bei

- der Schmerzkontrolle (absteigendes Retikularissystem),
- der Kontrolle des kardiovaskulären Systems (absteigendes Retikularissystem) und
- motorischen Funktionen (absteigendes Retikularissystem).

Verbindungen mit dem limbischen System (S. 818). Die Nuclei raphae sind sowohl afferent als auch efferent mit allen Strukturen des limbischen Systems verbunden. Dadurch kann das serotoninerge System modulierend und regulierend Einfluß auf die Tätigkeit des limbischen Systems nehmen, einschließlich des Verhaltens.

Verbindungen mit dem Neokortex. Nach den gegenwärtigen Vorstellungen ist das serotoninerge System an der Bestimmung der Bewußtseinslage beteiligt, sei es durch Weckreaktionen, sei es durch Einleitung von Schlaf.

Schmerzkontrolle. Die Raphekerne wirken zusammen mit Neuronen der Substantia grisea centralis des Mesencephalon aber auch anderen Gebieten über den *Tractus reticulospinalis* inhibierend, d. h. Schmerz unterdrückend auf die Gebiete im Grau des Rückenmarks, die nozizeptorische Impulse empfangen. Hierbei spielen u. a. die Freisetzung von Endorphinen an Synapsen im Rückenmark eine Rolle.

Hinweis. Endorphine sind körpereigene Neurotransmitter mit morphinartiger Wirkung, die an Opiatrezeptoren gebunden werden.

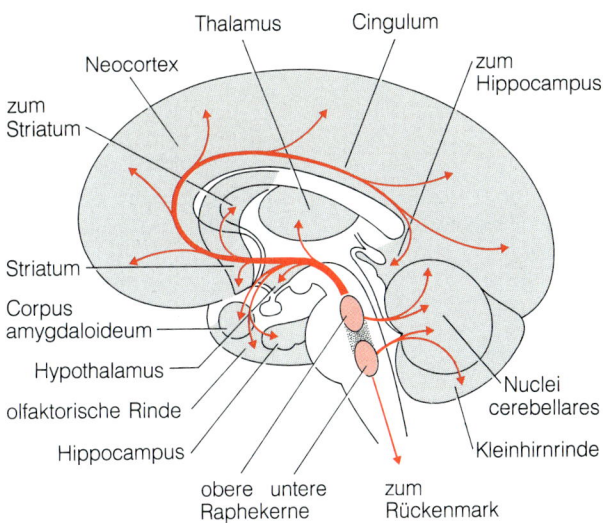

Abb. 17.33 Stark vereinfachte Skizze des serotoninergen Systems. Von den oberen Raphekernen gelangen Fasern zu den Strukturen des limbischen Systems und durch die innere, möglicherweise durch die äußere Kapsel zum Neokortex, von den unteren Raphekernen zum Cerebellum und zum Rückenmark. (In Anlehnung an Heimer 1983)

Kardiovaskuläre Kontrolle. Sie erfolgt durch serotoninerge Neurone der Raphekerne, die auf Zentren im thorakalen Rückenmark wirken, von denen über den Sympathikus kardiovaskuläre Funktionen gesteuert werden.

Motorische Funktionen. Es handelt sich um Neurone, deren Axone im *Tractus reticulospinalis* abwärts ins Rückenmark ziehen und dort aktivierend an den Motoneuronen der Extensoren und Flexoren enden.

Mediale magnozelluläre Zone. Sie verfügt über sehr viele große Nervenzellen mit langen vorwiegend horizontal orientierten Dendriten. Dadurch können diese Nervenzellen mit ihren Synapsen Informationen in großer Zahl aus den verschiedenen neurofunktionellen Systemen aufnehmen. Ihre Axone teilen sich meist in einen langen aufsteigenden und einen langen absteigenden Ast mit zahlreichen Kollateralen, die sehr viele Synapsen mit anderen Nervenzellen bilden. Auf Grund dieses Feinbaues ist insbesondere die mediale Zone der Formatio reticularis zu *Verknüpfungen* (Assoziationen), aber auch zur *Integration* von Signalen geeignet. Dies spielt bei sensorischen und motorischen Regulationen eine große Rolle.

Sensorische Regulation. Die mediale Zone erhält nervöse Zuflüsse aus allen sensorischen Hirnnervenkernen sowie den sensorischen Anteilen des Rückenmarks. Die Informationen aus dem Rückenmark treffen über den Tractus spinoreticularis und über Kollateralen aus dem

Lemniskussystem (S.795) ein. Die Informationen über den Tractus spinoreticularis sind unspezifisch, d. h. sie geben keine spezielle Sinnesmodalität an (z. B. Berührung, Vibration), da die Wege stark vernetzt sind. Gleichfalls unspezifisch werden in der Formatio reticularis die Erregungen, die aus dem spezifischen, d. h. mit definierten Rezeptoren verbundenen Lemniskussystem kommen. Dementsprechend sind die sensorischen Informationen, die die Formatio reticularis weitergibt, auch unspezifisch. Sie erreichen rückkoppelnd den Hirnstamm selbst, aber auch alle Teile des Diencephalon und des Telencephalon. Die Weiterleitung an den Kortex erfolgt durch Umschaltung der Signale in den Nuclei intralaminares des Thalamus.

Regulation der Motorik. Die Formatio reticularis beeinflußt mit dem extrapyramidalen System den Tonus der Muskulatur und koordiniert stereotype Bewegungen, z. B. Dreh- und Beugebewegungen von Kopf und Stamm, Ausdrucksbewegungen der Glieder. Die Signale gelangen aus der Formatio reticularis über den Tractus reticulospinalis ins Rückenmark. Außerdem befinden sich in der medialen Zone die Zentren für die Steuerung und Koordination der Augenbewegungen (S.814).

Die **laterale Zone** besteht im wesentlichen aus kleinen Nervenzellen, deren Axone die mediale Zone, aber auch motorische Hirnnervenkerne erreichen. Außerdem liegen in der lateralen Zone

- noradrenerge Zellgruppen, im Locus caeruleus,
- adrenerge Zellgruppen und
- cholinerge Zellgruppen.

Funktionell ist die laterale Zone vor allem an den

- bulbären Reflexen und an
- vegetativen Regulationsaufgaben beteiligt.

Bulbäre Reflexe sind zahlreich. Sie dienen der Nahrungsaufnahme und der Nahrungsverarbeitung im Mundbereich. Andere sind Schutzreflexe.

Beispiele für bulbäre Reflexe. *Schluckreflex.* Den afferenten Teil des Leitungsbogens bilden Fasern des N. glossopharyngeus und N. vagus, die Gaumenbögen, Zungengrund und Rachenhinterwand innervieren. Die Efferenzen gehen, nachdem die Formatio reticularis der Medulla oblongata eingeschaltet war, von Nervenzellen im Nucleus motorius n. trigemini, Nucleus ambiguus (N. IX und N. X) und Nucleus n. hypoglossi sowie von Vorderwurzelzellen der Halssegmente aus. Auf diese Art wirken beim Schluckreflex Muskeln der Mundhöhle, des Rachens, des Kehlkopfs, der Speiseröhre und des Halses zusammen.

Saugreflex. Ausgelöst wird dieser Reflex beim Neugeborenen bis gegen Ende des 1. Lebensjahres bei Berührung von Lippen und Zungenspitze. Als afferente Strecke dienen Fasern des N. maxillaris (N. V/2) und N. mandibularis (N. V/3). Efferent wirken – unter Beteiligung der Formatio reticularis zur Koordination – Fasern der Ursprungskerne des N. trigeminus, N. facialis und N. hypoglossus zur gemeinsamen Innervation von Mundboden-, Lippen-, Wangen- und Zungenmuskulatur.

Speichelsekretionsreflexe. Ausgelöst werden die Reflexe bei Berührung der Zunge (N. lingualis des N. trigeminus), bei Erre-

gung der Geschmacksfasern (N. facialis, N. glossopharyngeus) und durch Riechstoffe (Nn. olfactorii) sowie psychogen vom Großhirn. Für die Efferenzen, teilweise unter Zwischenschaltung der Formatio reticularis, dienen die Nervenzellen im Nucleus salivarius superior und inferior sowie im Nucleus dorsalis n. vagi.

Kornealreflex. Bei Berührung der Kornea werden die Augenlider reflektorisch geschlossen und der Kopf zurückgeworfen. Afferenzen erreichen den Hirnstamm über Trigeminusäste. Nach Umschaltung in der Formatio reticularis dienen als Efferenzen Fasern des N. facialis (Innervation des M. orbicularis oculi) sowie Neuriten der Vorderwurzelzellen, die über den Tractus spinalis n. trigemini erreicht werden (Innervation der Nackenmuskeln). Ipsilateral wird die Tränensekretion angeregt.

Vestibularisreflex S.806, *Okulomotoriusreflexe* S.813.

Vegetative Regulationsaufgaben werden durch Koordination von Signalen aus jeweils mehreren Gebieten der näheren und weiteren Umgebung der Formatio reticularis wahrgenommen.

Ein wichtiges viszerosensorisches Relaiszentrum befindet sich *im lateralen Tegmentum der Brücke.* Es handelt sich um ein *pneumotaktisches Zentrum,* das die in der Medulla oblongata gelegenen Atemzentren beeinflußt, und um *Miktionszentren* (Zentren für die Entleerung der Harnblase).

Weitere Zentren für vegetative Regulationen der Eingeweide beherbergt die *Medulla oblongata.* Hierzu gehören Kreislaufzentren, Atemzentren, ein Zentrum für die Schweißabsonderung und ein Brechzentrum. Darüberhinaus ist die Formatio reticularis an der Steuerung der Sekretion im Verdauungskanal, des Tonus der glatten Muskulatur und aller Tätigkeiten des vegetativen Nervensystems beteiligt.

Kreislaufzentren. Sie nehmen große Teile der Formatio reticularis der Medulla oblongata ein. Afferenzen treffen über sensorische Vagus- und Glossopharyngeusfasern ein (Rezeptoren im Aortenbogen, im Sinus caroticus, in der Herzwand). Efferenzen laufen über den N. vagus oder über ins Rückenmark absteigende Fasern zu präganglionären Neuronen des Sympathikus für Herz und Kreislauf.

Ein größeres Teilgebiet ist das *Vasomotorenzentrum.* Es liegt anterolateral in der Formatio reticularis der Medulla oblongata. Das Vasomotorenzentrum sorgt selbständig für den Ruhetonus der Gefäße. Es wirkt dadurch, daß ein weiter oben gelegenes *Vasokonstriktoren*gebiet durch aufsteigende Fasern aus einem weiter unten gelegenen *Vasodilatations*gebiet gehemmt wird. Die Neurone im Vasokonstriktorengebiet bilden Noradrenalin, und ihre Fortsätze erreichen in der Vasokonstriktorenbahn die vasokonstriktorisch wirkenden Neurone in den Sympathikusanteilen des Rückenmarks. Beeinflußt wird das Vasokonstriktorensystem außerdem durch Fasern aus dem Hypothalamus und vom Kortex.

Ferner gehören zum Kreislaufzentrum Gebiete, die auf die *Herzfrequenz* Einfluß nehmen. Exzitatorische Impulse aus dem lateralen Teil des Vasomotorenzentrums führen über sympathische Nervenfasern zu einer Steigerung der Schlagfrequenz und der Kontraktilität des Herzens. Fasern aus dem medialen Teil des Vasomotorenzentrums, die sich in enger Nachbarschaft zum

Nucleus dorsalis n. vagi befinden, senden über den N. vagus Signale zur Verminderung der Herzfrequenz aus.

Atemzentrum. Für die Steuerung der Atmung befinden sich inspiratorisch wirkende Neurone in der Umgebung des superioren Teils des Nucleus ambiguus, exspiratorische parvozelluläre Neurone vor allem posteromedial im Gebiet des Nucleus solitarius. Das Zusammenspiel zwischen diesen Neuronen, das von pneumotaktischen Zentren des Pons geleitet wird, besteht in einer hemmenden Wirkung der exspiratorischen Neurone auf die gigantozellulären inspiratorischen Neurone. Auch das Husten unterliegt der Steuerung durch das Atemzentrum.

Brechzentrum. Als hypothetisches Brechzentrum gilt die *Area postrema* in Höhe der Oliven (**Abb. 17.28**). Sie ist reich vaskularisiert und enthält weite Sinusoide. Eine Blut-Hirn-Schranke fehlt hier. Die Area postrema besitzt Verbindungen zum Nucleus dorsalis n. vagi und zum Tractus solitarius. Außerdem sollen Primärafferenzen des N. vagus in der Area postrema enden. Den Ganglienzellen dieser Zone werden chemorezeptorische Funktionen für Erregungen aus dem Verdauungskanal und den Atmungsorganen zugeschrieben.

Eine Sonderstellung nehmen die **noradrenergen Neurone** ein (**Abb. 17.34**). Sie befinden sich

- im Locus caeruleus und
- in einer lateralen tegmentalen Zellgruppe.

Der **Locus caeruleus** liegt weiter lateral unter dem Boden des IV. Ventrikels etwa in Höhe des superioren Teils des Pons (**Abb. 17.28**). Die Nervenzellen des Nucleus caeruleus und ihre Zellfortsätze bilden ein *noradrenerges System*. Die Fasern verlaufen im medialen Vorderhirnbündel und erreichen praktisch alle großen Gebiete des Gehirns – dazu gehören u. a. das Corpus amygdaloideum, der Hippocampus und der gesamte Neocortex – und das Rückenmark. Für die Funktion des Locus caeruleus ist bedeutungsvoll, daß seine Neurone bei jeder Art von Reizen aus der Peripherie und aus dem Gehirn selbst erregt werden. Sie nehmen modulierend auf die Tätigkeit der von ihnen innervierten Strukturen Einfluß, sei es zum Schutz vor Übererregung oder zur Abwehr im Notfall.

Eine **kleinere noradrenerge Zellgruppe** liegt lateral im Tegmentum der Medulla oblongata. Die Nervenzellen projizieren vor allem in den Hypothalamus und das Corpus amygdaloideum. Funktionell ist diese Zellgruppe bei der Regulierung von Eingeweidefunktionen einschließlich der kardiovaskulären Kontrolle und der Atmung beteiligt, zumal ein Teil der Gruppe einem Vasomotorenzentrum entspricht. Durch die Verbindungen mit dem Hypothalamus nimmt diese Zellgruppe Einfluß auf die Hormonfreisetzung dort und damit auf die Regulierung der Abgabe von Hypophysenvorderlappenhormonen.

Cholinerge und adrenerge Nervenzellen kommen an verschiedenen Stellen in der Formatio reticularis vor. Sie liegen im wesentlichen in den kleinzelligen Gebieten der Formatio reticularis. Ihre Bedeutung ist noch wenig bekannt.

> Wenn Sie sich jetzt zusammenfassend über die vegetativen Zentren im Gehirn informieren wollen, lesen Sie S. 816.

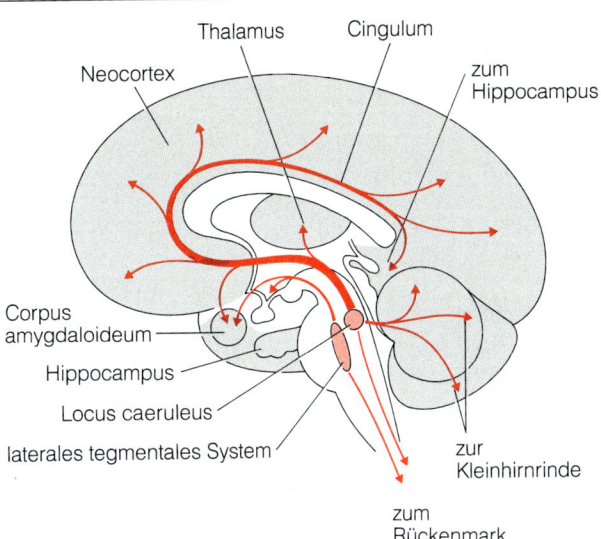

Abb. 17.34 Noradrenerges System. Der Locus caeruleus hat Verbindungen zum limbischen System, zum Neokortex, zum Cerebellum und zum Rückenmark. Von den lateralen tegmentalen Zellgruppen bestehen vor allem Projektionen zum Hypothalamus, zum Corpus amygdaloideum und zum Rückenmark. (In Anlehnung an Heimer 1983)

17.6.7 Bahnen im Hirnstamm

Lernziele

Verbindungen innerhalb des Hirnstamms • Lange aufsteigende • Lange absteigende Bahnen

Im Hirnstamm lassen sich mehrere große Faserbündel abgrenzen (**Abb. 17.29–17.31**). Die meisten dieser Bahnen setzen sich aus Bündeln von Axonen verschiedenen Ursprungs und z. T. gegenläufiger Leitungsrichtungen zusammen. Zu unterscheiden sind:

- Faserbündel für Verbindungen innerhalb des Hirnstamms
- lange aufsteigende Bahnen
- lange absteigende Bahnen

Faserbündel für Verbindungen innerhalb des Hirnstamms

Es handelt sich um den

- Fasciculus longitudinalis medialis, mediales Längsbündel,
- Fasciculus longitudinalis dorsalis, dorsales Längsbündel,
- Tractus tegmentalis centralis, zentrale Haubenbahn,
- Tractus tectobulbaris.

Fasciculus longitudinalis medialis. Dieses deutlich erkennbare Faserbündel reicht vom rostralen Mittelhirn bis ins obere Thorakalmark. Im Mittelhirn liegt es unmittelbar basal und lateral der Ursprungskerne des III. und IV. Hirnnerven, in den folgenden Abschnitten beiderseits der Mittellinie. Es besteht aus Fasern verschiedener Herkunft und reziproker Leitungsrichtung. Das mediale Längsbündel ist die größte Assoziationsbahn des Hirnstamms. Es verbindet

- die Augenmuskelkerne (Kerne des N. III, IV, VI) untereinander und mit den spinalen Anteilen des Nucleus nervi accessorii (C1–C4),
- die Vestibulariskerne mit den Augenmuskelkernen sowie mit dem Rückenmark (Tractus vestibulospinalis); dadurch ist der Fasciculus longitudinalis medialis ein Reflexweg von den Gleichgewichtszentren zu den Zentren der Augen- und Kopfbewegungen (S.814);
- weitere motorische Hirnnervenkerne untereinander, so daß unter dem Einfluß der koordinierenden Wirkung der Zentren in der Formatio reticularis reflektorisch-motorische Funktionen möglich werden, z.B. beim Essen und Trinken (Schlucken, Würgen) oder beim Niesen;
- motorische Hirnnervenkerne mit dem extrapyramidal-motorischen System, das Kollateralen in die Formatio reticularis abgibt.

Fasciculus longitudinalis dorsalis (Schütz). Er reicht vom Zwischenhirn bis in die Medulla oblongata und befindet sich posterolateral vom Fasciculus longitudinalis medialis. Seine Fasern verbinden auf- und absteigend die vegetativen Zentren des Hypothalamus mit denen im Hirnstamm (u. a. Nuclei salivarii, Nucleus solitarius, Formatio reticularis). Außerdem verlaufen im Fasciculus longitudinalis dorsalis Fasern, die (aufsteigend) aus dem Nucleus solitarius kommen (Geschmack) und absteigend aus olfaktorischen und gustatorischen Gebieten des Vorderhirns u. a. die Nuclei salivarii erreichen und damit Einfluß auf die Speichelsekretion nehmen. Schließlich führt der Fasciculus longitudinalis dorsalis serotoninerge Fasern aus der Formatio reticularis, die in den Hypothalamus und verschiedene telenzephale Strukturen gelangen (**Abb. 17.33**).

Tractus tegmentalis centralis, zentrale Haubenbahn. Der Tractus tegmentalis centralis ist ein Faserbündel, das auf- und absteigende Axone verschiedener Herkunft und unterschiedlicher Zielgebiete sammelt. Seine wichtigsten Fasern gehören zu den Neuronen der nicht-pyramidalen motorischen Systeme, die Anschluß an den Nucleus olivaris inferior bekommen; von dort gelangen die Signale ins Kleinhirn. Im einzelnen nehmen die Neuronenketten ihren Ausgang in den Basalganglien des Endhirns (S.741), dem Thalamus sowie dem Nucleus ruber. Die zentrale Haubenbahn verläuft im Mittelfeld des Tegmentum des Hirnstamms.

Tractus tectobulbaris. Hierbei handelt es sich um Faserbündel, die von den Colliculi superiores des Mesencephalon ihren Ursprung nehmen. Nach Kreuzung der Seite im Mesencephalon (dorsale Haubenkreuzung, Meynert, S.760) verlaufen sie unmittelbar anterior vom Fasciculus longitudinalis medialis durch den Hirnstamm und enden in motorischen Hirnnervenkernen, u.a. in Augenmuskelkernen sowie in den Nuclei pontis und in der Formatio reticularis. Die Bahn gehört zum okulomotorischen System (S.813).

Lange aufsteigende Bahnen

Es handelt sich um sensible bzw. sensorische Bahnen, die im Hirnstamm die *Lemniskussysteme* bilden. Die Lemniskusbahnen erhielten ihren Namen „Schleife", weil ihre Fasern die Seite kreuzen. Sie führen Axone des 2. oder 3. Neurons aufsteigender Bahnen und enden im Thalamus oder im Colliculus caudalis. Die in den Lemniskussystemen geleiteten Signale nehmen ihren Ursprung von Rezeptoren morphologisch und funktionell definierter Sinnessysteme. Deswegen gelten die Lemniskussysteme als spezifisch.

Es gibt folgende Schleifenbahnen:

- *Lemniscus medialis,* mediale Schleife (**Abb. 17.29 – 17.31**) besteht aus sensiblen Fasern des *Tractus bulbothalamicus,* der im Nucleus gracilis und Nucleus cuneatus der Medulla oblongata beginnt und im Thalamus endet. Die Fasern kreuzen in der Medulla oblongata die Seite (Fibrae arcuatae internae) und bilden dabei die Decussatio lemniscorum medialium. Im Mittelhirn liegt die Bahn unmittelbar unter der lateralen Oberfläche. Dort ruft sie zwischen Tectum und Crus cerebri eine dreieckige Projektion hervor, *Trigonum lemnisci* (S.757, weitere Einzelheiten S.795, Hinterstrang-mediales Lemniskussystem).
- *Lemniscus lateralis,* laterale Schleife, ist ein Teil der Hörbahn (S.804). Die Fasern beginnen in den Nuclei cochleares, kreuzen teilweise in der Brücke die Seite und enden über Relaisstationen in der Hörrinde.
- *Lemniscus trigeminalis* bekommt seine Fasern vorwiegend aus den Nuclei pontinus et spinalis nervi trigemini, die, nachdem sie die Seite gekreuzt haben, sich dem Lemniscus medialis lateral anlegen. Schließlich erreichen die Fasern den Thalamus (Einzelheiten S.795).
- *Lemniscus spinalis* führt Fasern des Tractus spinothalamicus, die bereits im Rückenmark die Seite gekreuzt haben. Sie enden im Thalamus. Angelagert sind dem Lemniscus spinalis streckenweise der Tractus spinoreticularis (S.790) und der Tractus spinotectalis. Der Lemniscus spinalis selbst legt sich im Mesencephalon der medialen Schleife dicht an (S.795, anterolaterales System).

Lange absteigende Bahnen

Die langen absteigenden Bahnen leiten motorische Signale aus dem Isokortex. Sie sind neenzephal und verlaufen *in den anterioren Anteilen des Hirnstamms*: im Mesencephalon in den Crura cerebri, im Pons in der Pars anterior, in der Medulla oblongata in der Pyramis. Die Fasern der Bahnen enden teilweise an Brückenkernen, teilweise an Hirnnervenkernen, teilweise im Rückenmark. Daher werden unterschieden:

- der Tractus corticopontinus
- der Tractus corticonuclearis
- der Tractus corticospinalis, Pyramidenbahn

Die Besprechung der Bahnen erfolgt im Zusammenhang der motorischen Systeme, S.809.

17.6.8 Blutversorgung des Hirnstamms

Die meisten Arterien, die in den Hirnstamm und ins Kleinhirn eintreten, gehen von der paarigen A. vertebralis (Pars intracranialis) und von der A. basilaris aus (**Abb.17.17a**); lediglich Teile des Mesencephalon erhalten Äste der A. cerebri posterior.

Arterielle Versorgungsgefäße des Hirnstamms sind:

- *A. spinalis anterior* aus der A. vertebralis;
- *A. inferior posterior cerebelli* aus der A. vertebralis. Das Gefäß verläuft sehr variabel am seitlichen Rand der Medulla oblongata und ist unterschiedlich dick. Ausnahmsweise (10%) geht die A. inferior posterior cerebelli aus der A. basilaris hervor;
- *A. inferior anterior cerebelli* aus der A. basilaris. Dieses Gefäß ist sehr variabel;
- *Aa. pontis* aus der A. basilaris;
- *A. superior cerebelli* aus der A. basilaris. Das Gefäß ist sehr konstant. Es gibt feine Äste zum lateralen Bezirk des Pons ab. Sein Hauptstamm verläuft durch die Cisterna ambiens (S.830) um die Hirnschenkel herum nach posterior, wo 1 Ast gemeinsam mit dem der Gegenseite und Verzweigungen der A. cerebri posterior die Lamina tectalis versorgen. Der andere zieht zum oberen Kleinhirnstiel und zur Oberseite des Kleinhirns;
- *Aa. centrales posteromediales* aus der A. cerebri posterior (Pars praecommunicalis).

> **Die arterielle Versorgung des Hirnstamms gliedert sich in ein mediales und ein laterales Gebiet**

Mediales Versorgungsgebiet des Hirnstamms (**Abb.17.35**). Im *Mesencephalon* erfolgt die Versorgung durch die Aa. centrales posteromediales aus der A. cerebri posterior. Die Gefäße treten durch die Substantia perforata interpeduncularis ins Mesencephalon ein. Im Versorgungsgebiet liegen die Nuclei der Hirnnerven III und IV, der Nucleus ruber, der mediale Teil der Substantia nigra, der Fasciculus longitudinalis medialis, der Tractus tectospinalis und der Lemniscus medialis.

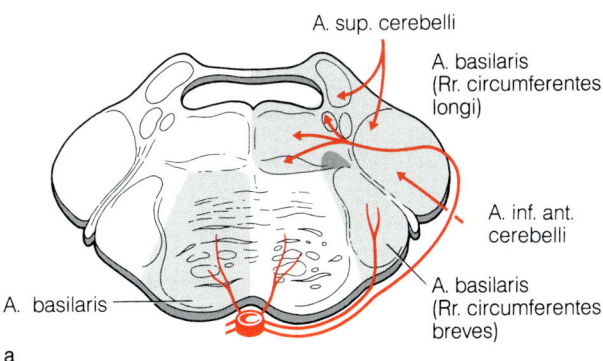

a

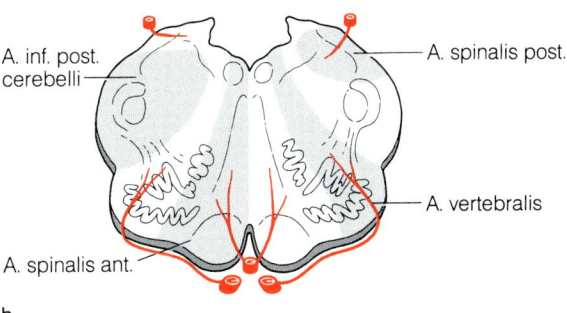

b

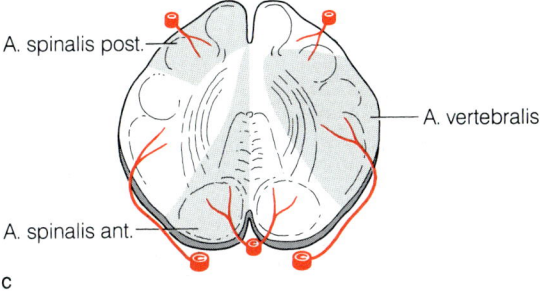

c

Abb. 17.35 a–c Blutversorgung des Hirnstamms. Mediales und laterales Versorgungsgebiet. **a** des Pons **b** der Medulla oblongata, oberer Teil, **c** der Medulla oblongata, unterer Teil

> **Klinischer Hinweis.** Bei Thrombose der Aa. centrales posteromediales treten auf: ipsilaterale Parese der Augenmuskeln, Rigor (Substantia nigra), kontralaterale Hemianästhesie (Schädigung des Lemniscus medialis).

In dem *Pons* erfolgt die Versorgung durch die Aa. pontis medianae et breves. Sie versorgen u. a. die Pyramidenbahn, die Nuclei pontis, den medialen Teil des Lemniscus medialis, den Tractus tectospinalis, den Fasciculus longitudinalis medialis und die Nuclei nn. VI und VII (**Abb.17.35a**).

Klinischer Hinweis. Die Ausfälle bei Durchblutungsstörungen sind vielfältig und reichen von einer kontralateralen spastischen Hemiplegie (Tractus corticopontinus) über eine Hypästhesie (Lemniscus medialis) eine ipsilaterale Dystaxie (Nuclei pontis) bis zu einer ipsilateralen Abduzens- und Fazialislähmung.

In der *Medulla oblongata* wird das Gebiet versorgt durch die Aa. spinales anteriores und durch direkte Äste der Aa. vertebrales. In diesem Versorgungsgebiet liegen u. a. die Pyramidenbahn und der motorische Kern des XII. Hirnnerven (**Abb. 17.35 b**).

Klinischer Hinweis. Bei einseitigem Ausfall des medialen Bezirks in der Medulla oblongata erfolgt eine gekreuzte Lähmung: ipsilateral eine Lähmung der Zungenmuskulatur (Nucleus n. hypoglossi), kontralateral eine Halbseitenlähmung (Pyramidenbahn).

Laterales Versorgungsgebiet (**Abb. 17.35**). Im *Mesencephalon* erfolgt die Versorgung durch Äste der A. cerebri posterior und der A. superior cerebelli. In der *Brücke* sind es feine Äste der A. inferior anterior cerebelli und der A. superior cerebelli.

In der *Medulla oblongata* wird das laterale Territorium versorgt von Ästen aus der A. inferior posterior cerebelli. Sie erreichen u. a. den Nucleus spinalis nervi trigemini, Tractus spinothalamicus, vestibuläre Kerngebiete, austretende Wurzeln des IX. und X. Hirnnerven.

Klinischer Hinweis. Ein einseitiger Ausfall des lateralen Bezirks der Medulla oblongata führt zum Wallenberg-Syndrom: durch Läsion des Nucl. spinalis n. trigemini wird die Schmerz- und Temperaturempfindung aus dem Gesichtsbereich auf der gleichen Seite gestört. Eine Unterbrechung des Tractus spinothalamicus (oberhalb der Kreuzung) resultiert in einer Störung der Schmerz- und Temperaturleitung im kontralateralen Arm-Rumpf-Beinbereich. Ein Ausfall des vestibulären Systems zeigt sich in Schwindel, Erbrechen, Nausea (Seekrankheit) und Nystagmus. Eine Läsion des IX. und X. Hirnnerven kann sich in Schluckstörungen und Heiserkeit äußern.

Alle Venen von Hirnstamm und Kleinhirn anastomosieren

Letztlich gelangt das Blut aus Hirnstamm und Kleinhirn in die großen Blutleiter (Sinus, S.831). Das Blut aus dem Mesencephalon kommt anterior über Vv. pedunculares und Vv. interpedunculares zur V. basalis und posterior zur V. magna cerebri. Bei Pons und Medulla oblongata bestehen (wie beim Rückenmark, S.792) anterior und posterior ein longitudinales und ein transversales Venensystem, das seitlich zur V. petrosa superior bzw. inferior abfließt um schließlich zum Sinus petrosus superior zu gelangen.

17.7 Cerebellum, Kleinhirn

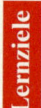

Lernziele

Lage • Gestalt • Kleinhirnhemisphären • Wurm • Kleinhirnstiele • Kleinhirnrinde • Kleinhirnkerne • Kleinhirnbahnen • Kleinhirnfunktionen und deren Störungen

Das Kleinhirn ist nach dem Großhirn der umfangreichste Gehirnteil. Es sitzt dorsal auf dem Hirnstamm, den es teilweise umgreift und aus dem es hervorgegangen ist. Das Kleinhirn ist auf jeder Seite mit dem Hirnstamm durch 3 Kleinhirnstiele verbunden (**Abb. 17.28**, **Tab. 17.7**):

* *Pedunculus cerebellaris superior* zum Mittelhirn
* *Pedunculus cerebellaris medius* zur Brücke
* *Pedunculus cerebellaris inferior* zur Medulla oblongata

Topographisch liegt das Kleinhirn unter den Okzipitallappen des Großhirns, von denen es durch das *Tentorium cerebelli*, einer zeltförmigen Platte der Dura mater cranialis (S.829), getrennt ist. Dadurch befindet sich das Kleinhirn zusammen mit Teilen des Hirnstamms infratentoriell in der Fossa cranialis posterior.

Funktionell ist das Kleinhirn an der Kontrolle der Statik und Motorik beteiligt. Es ist ein schnell wirkendes Integrationsgebiet, das für seine Aufgaben Informationen aus der Großhirnrinde, den Basalganglien, dem Hirnstamm und dem Rückenmark erhält und mit dem Ziel verarbeitet, die Koordination der Muskeltätigkeit zu unterstützen. Seine Tätigkeit erfolgt unbewußt. Mit allen Gebieten, mit denen das Kleinhirn zusammenarbeitet, ist es durch gegenläufige Faserbahnen verbunden. Deskriptiv gliedert sich das Kleinhirn in (**Abb. 17.36**)

* den Wurm, *Vermis,* der in der Mitte des Kleinhirns liegt, 1 bis 2 cm breit ist und das ganze Kleinhirn sagittal umgreift, und
* 2 *Kleinhirnhemisphären,* die sich beiderseits des Wurms vorwölben.

Die Oberfläche des Kleinhirns beträgt etwa 2000 cm². Sie besteht aus zahlreichen annähernd parallel verlaufenden Furchen, *Fissurae cerebelli,* die schmale Windungen, *Folia cerebelli,* zwischen sich fassen. Einige dieser Furchen sind tiefer und phylogenetisch sowie ontogenetisch früher entstanden als andere. Sie unterteilen das Kleinhirn in Lappen (**Abb. 17.36**, **Tabelle 17.6** mit Benennung der Lobi und Lobuli des Kleinhirns sowie den phylogenetischen Zuordnungen).

Eine wichtige Furche ist die *Fissura prima.* Sie zieht über Wurm und Hemisphären hinweg und teilt das Kleinhirn in

* den *Lobus anterior,* palaeozerebellärer Anteil des Kleinhirns und
* den *Lobus posterior,* der überwiegend neozerebellär ist.

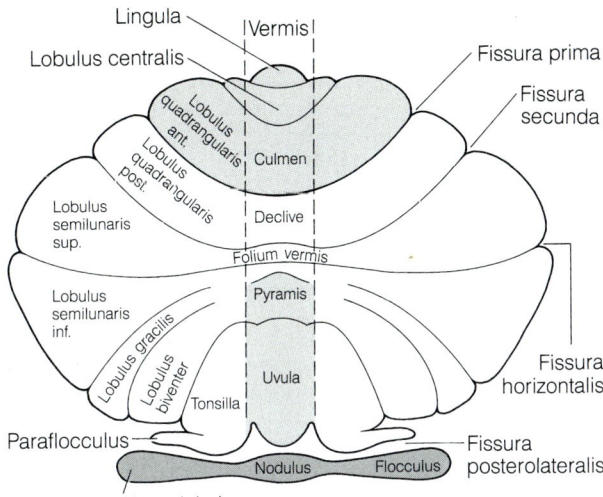

Abb. 17.36 Kleinhirn. Schematische Darstellung der Fissuren, Lappen und Läppchen. Das Gebiet mit dem *hellen Raster* gehört zum Palaeocerebellum, mit dem *dunklen Raster* zum Archaeocerebellum. Das Neocerebellum *(ohne Raster)* liegt zwischen den phylogenetisch älteren Teilen des Kleinhirns. (Nach Carpenter 1991)

Eine weitere Gliederungsfurche ist die *Fissura posterolateralis,* die

- den *Lobus flocculonodularis* vom Lobus posterior abgrenzt, dem phylogenetisch ältesten Teil des Kleinhirns, Archaeocerebellum. Der *Nodulus* ist ein Teil des Wurms und steht durch einen Stiel, *Pedunculus floccularis,* mit dem *Flocculus* in Verbindung.

Funktionelle und klinische Hinweise. Die phylogenetische Gliederung steht im engen Zusammenhang mit den neuronalen Verbindungen zwischen Kleinhirn und Hirnstamm und hat klinische Relevanz.

Das **Palaeocerebellum** (Lobus anterior einschließlich Pyramis vermis und Uvula vermis) erhält seine wesentlichen Afferenzen aus der Medulla spinalis (Tractus spinocerebellaris posterior, Tractus spinocerebellaris anterior, S.791). Das Palaeocerebellum wird deswegen auch als *Spinocerebellum* bezeichnet. Efferent kontrolliert es die Muskeln, die der Schwerkraft entgegenwirken und sorgt für den jeder Situation angemessenen Muskeltonus, durch den das Gleichgewicht beim Stehen und Gehen erhalten wird. Bei Erkrankungen des Palaeocerebellum kommt es zu einer *Rumpfataxie,* d. h. zu ungeregelten Bewegungen im Rumpfbereich.

Das **Neocerebellum** (überwiegend vom Lobus posterior gebildet) hat neuronale Verbindungen vor allem mit den Nuclei pontis. Darauf bezieht sich die Bezeichnung *Pontocerebellum* für das Neocerebellum. Letztlich stammen die Signale für das Neocerebellum aus den für die Bewegungsentwürfe zuständigen Gebieten des Neocortinus und erreichen das Kleinhirn über den Tractus corticopontinus und die Fibrae pontocerebellares (zur Information über die Willkürmotorik) sowie über den Tractus olivocerebellaris (zur Information über die Signale aus dem motorischen Kortex sowie die Tätigkeit des extrapyramidalen Systems). Rückläufige Verbindungen vom Neocerebellum zum Neocortinus wirken vor allem hemmend. Dadurch kommt es zu einer Feinabstimmung von Bewegungen. Bei Läsionen im Neocerebellum bleiben zwar Willkürbewegungen möglich, es treten aber Störungen in der Bewegungskoordination auf: bei einer *zerebellären Ataxie* arbeiten die beteiligten Muskeln nicht mehr harmonisch zusammen *(Asynergie),* selbst bei Kontrolle durch den Patienten; z.B. erreicht beim Finger-Nase-Versuch der Finger die Nase nicht geradlinig, sondern bewegt sich zickzackförmig und verfehlt meistens das Ziel. Die Zunahme der ausfahrenden Bewegungen in Zielnähe wird als *Intentionstremor* bezeichnet. Ferner können sich schnell wiederholende Bewegungen nicht mehr ausgeführt werden *(Adiadochokinese),* werden Zielbewegungen falsch abgeschätzt *(Dysmetrie),* ist der Sprachfluß abgehackt

Tabelle 17.6 Systematische Beschreibung der Lappen und Läppchen des Kleinhirns und ihre genetische Einteilung

Wurm	Hemisphäre	Genetische Einteilung
Lingula	Vinculum lingulae	Lobus anterior (palaeocerebellär)
Lobulus centralis	Ala lobuli centralis	
Culmen	Lobulus quadrangularis (pars anterior)	
	Fissura prima	
Declive	Lobulus quadrangularis (pars posterior)	Lobus posterior (überwiegend neocerebellär)
Folium vermis	Lobulus semilunaris superior	
Tuber vermis	Lobulus semilunaris inferior	
	Lobulus gracilis	
Pyramis vermis (palaeocerebellär)	Lobulus biventer	
Uvula vermis (palaeocerebellär)	Tonsilla	
	Fissura posterolateralis	
Nodulus	Flocculus	Lobus flocculonodularis (archaeocerebellär)

(*skandierende Sprache*) und der Muskeltonus herabgesetzt (*Hypotonie der Muskulatur*).

Das **Archaeocerebellum** (Lobus flocculonodularis) erhält vor allem Afferenzen von den Nuclei vestibulares (Gleichgewichtssinn). Deswegen wird das Archaeocerebellum auch *Vestibulocerebellum* genannt. Schäden im Archaeocerebellum führen zu Störungen der bilateralen Bewegungen und Einschränkungen der Gleichgewichtsregulationen mit *Stand- und Gangunsicherheit*. Der Gang dieser Patienten erinnert an die schwankenden und torkelnden Bewegungen von Betrunkenen. Es kann auch zum *Nystagmus* kommen.

Im **Inneren** gliedert sich das Kleinhirn in

- Mark, *Corpus medullare,* mit
  - Kleinhirnkernen, *Nuclei cerebellares,* und
- Rinde, *Cortex cerebellaris.*

Beim **Mark** handelt es sich um die weiße Substanz des Kleinhirns. Sie bildet das Corpus medullare, das die Kleinhirnkerne enthält, und die *Laminae albae,* die in die Folia cerebelli einstrahlen. Durch die Gestaltung der weißen Substanz erinnern Schnitte durch das Kleinhirn an einen Lebensbaum, *Arbor vitae* (**Abb. 17.38 b**). – Die Kleinhirnkerne gehören zu den efferenten Systemen des Kleinhirns und werden dort besprochen (S.779).

Die **Rinde** des Kleinhirns ist etwa 1 mm dick und besteht aus grauer Substanz. Sie folgt allen Windungen und überkleidet das Kleinhirn kontinuierlich.

Im Gegensatz zur Großhirnrinde ist die Rinde des Kleinhirns fast gleichförmig gebaut und weist von außen nach innen 3 Schichten auf:

- Stratum moleculare, Molekularschicht
- Stratum neurium piriformium (früher: Stratum ganglionare), Purkinje-Zellschicht
- Stratum granulosum, Körnerzellschicht

Die Besprechung der Schichten erfolgt nicht in der Reihenfolge der Aufzählung, sondern beginnt aus funktionellen Gründen mit der Purkinje-Zellschicht (**Abb. 17.37**).

Purkinje-Zellschicht. Wichtigster Bestandteil dieser Schicht sind die Perikarya der **Purkinje-Zellen,** etwa 15 Millionen beim Menschen. Die Perikarya sind auffällig groß (Durchmesser 50–70 μm), liegen in einem Abstand von 50–100 μm und sind einschichtig angeordnet.

Die **Dendriten** der Purkinje-Zellen gehen in der Regel aus 2 kräftigen Dendritenästen hervor und verzweigen sich spalierbaumartig in der Molekularschicht. Dies bedeutet, daß alle Dendritenäste in einer Ebene liegen, die

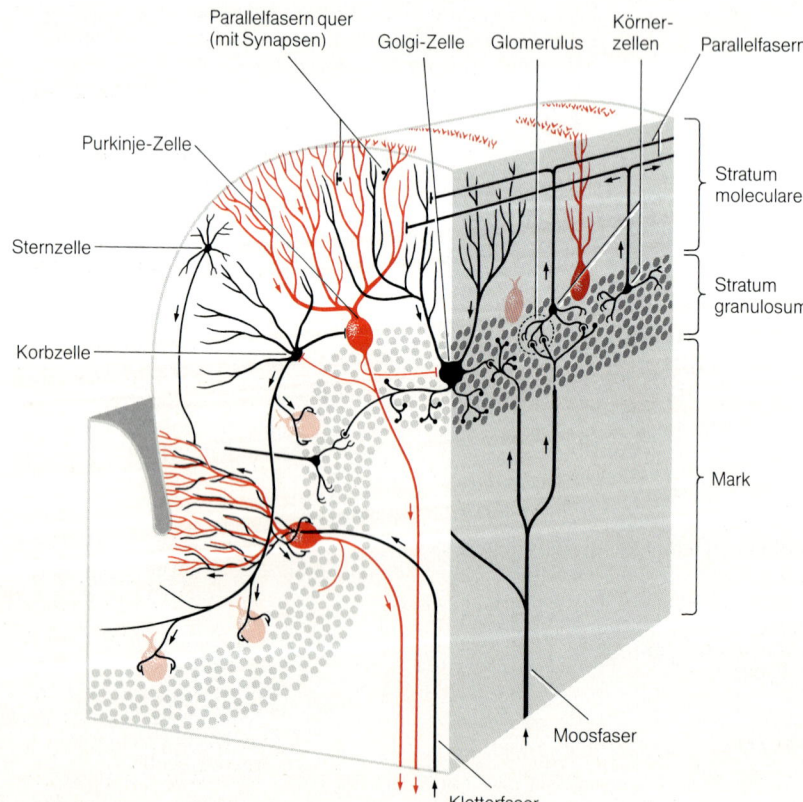

Abb. 17.37 Funktionsschema der Kleinhirnrinde. Afferente Neuriten enden an Golgi-Zellen, Körnerzellen und Purkinje-Zellen. Den gesamten Output der Kleinhirnrinde übernehmen die Neuriten der Purkinje-Zellen. Die an der Kleinhirnoberfläche eingezeichneten punktierten Linien markieren die Lage der Dendriten nicht im Schnitt getroffener Purkinje-Zellen

etwa 20–30 µm tief ist und quer zur Längsachse der Windungen steht. Die Breite eines Dendritenspaliers beträgt etwa 200 µm. Diese Anordnung hat zur Folge, daß die Purkinje-Zellen mit ihren Dendriten in der Kleinhirnrinde quere „Scheiben" bilden (**Abb. 17.37**).

Die Oberflächen der Perikarya der Purkinje-Zellen und die dicken Dendritenanteile sind glatt, die der Dendriten von der 3. Ordnung an zeigen viele Dornen. Durch ihre Dendriten erhalten die Purkinje-Zellen teils direkt, teils nach Umschaltung, teils erregende, teils hemmende Signale aus allen Teilen des Zentralnervensystems.

Die Neuriten der Purkinje-Zellen sind die einzigen efferenten Fasern, die die Kleinhirnrinde verlassen.

Die Neuriten der Purkinje-Zellen enden überwiegend in den Kleinhirnkernen.

Funktionell wirken Purkinje-Zellen inhibitorisch; sie sind GABAerg.

Synaptische Kontakte haben die Purkinje-Zellen an

- den Oberflächen ihrer Perikarya mit
  - Neuriten von Korbzellen (inhibitorische Wirkung) und mit
  - Kollateralen des eigenen Neuriten (inhibitorische Wirkung);
- den glatten Oberflächen ihrer Dendriten mit
  - Neuriten der Sternzellen (inhibitorische Wirkung) und mit
  - Kletterfasern (exzitatorische Wirkung);
- die Dornen der Dendriten 3. und folgender Ordnung mit
  - Parallelfasern (Axone der Körnerzellen s. unten; exzitatorische Zuflüsse); die Zahl der Synapsen zwischen Purkinje-Dendriten und Parallelfasern ist sehr groß, ca. 180 000 pro Purkinje-Zelle.

Über diese Kontakte wird die Tätigkeit der Purkinje-Zellen gesteuert.

Hinweise. Korbzellen und Sternzellen sind Nervenzellen des Stratum moleculare. *Kletterfasern* sind afferente Fasern, deren Perikarya außerhalb des Kleinhirns – wohl vor allem in den *Nuclei olivares inferiores* des Hirnstamms – liegen. Wahrscheinlich tritt jede Kletterfaser nur an 1 Purkinje-Zelle heran, mit der sie zahlreiche Synapsen bildet. Bei Parallelfasern handelt es sich um die T-förmig aufgeteilten Neuriten von Körnerzellen des Stratum granulosum.

Stratum moleculare. Die Molekularschicht ist zellarm und faserreich. Sie ist die dickste Schicht der Kleinhirnrinde. Bei den Zellen handelt es sich abgesehen von der Glia um oberflächennahe *Sternzellen* (**Abb. 17.37**), in den tieferen Schichten um *Korbzellen*. Die Dendriten und Axone beider Zellarten verlaufen parallel zur Oberfläche und zwar quer zur Längsachse der Windungen zwischen den Dendritenebenen der Purkinje-Zellen. Die Axone der Sternzellen treten zusammen mit denen von Kletterfasern synaptisch an die glatten Oberflächen der Dendriten von Purkinje-Zellen heran, die Korbzellen an die Perikarya der Purkinje-Zellen.

Die Hauptmasse der Fasern des Stratum moleculare besteht aus *Parallelfasern*. Hierbei handelt es sich um Körnerzellaxone, die aus dem Stratum granulosum kommen und sich im Stratum moleculare T-förmig teilen. Die Parallelfasern verlaufen parallel zur Oberfläche und – anders als die Fasern der Stern- und Korbzellen sowie die Dendritenspaliere der Purkinje-Zellen – in Längsrichtung der Windungen. Die Parallelfasern treten mit den Dornen der Purkinje-Zell-Dendriten in synaptischen Kontakt. Für die Funktion der Kleinhirnrinde ist wichtig, daß sich jede Parallelfaser über eine Strecke von ca. 3 mm ausbreitet – nach der T-förmigen Teilung nach jeder Seite ca. 1,5 mm – und dabei mit ca. 450 Purkinje-Zellbäumen Kontakt bekommt.

Durch die unterschiedlichen Verlaufsrichtungen der verschiedenen Dendriten und Neuriten entsteht im Stratum moleculare ein charakteristisches, dreidimensionales „Webmuster", das wie folgt aussieht (**Abb. 17.37**): Die Dendritenspaliere der Purkinje-Zellen stehen senkrecht nebeneinander – scheibenförmig – und verlaufen quer zur Längsachse der Windungen. In gleicher Richtung, jedoch parallel zur Oberfläche, verlaufen die Axone und Dendriten der Sternzellen und Korbzellen. Parallel zur Oberfläche, jedoch in Längsrichtung der Windungen, also quer zu den „Scheiben" der Dendriten der Purkinje-Zellen, verlaufen die Parallelfasern.

Eingefügt in dieses Webmuster sind schließlich noch die *Dendriten der Golgi-Zellen des Stratum granulosum.* Diese Dendriten streben buschartig aus der Körnerzellschicht zur Oberfläche empor.

Stratum granulosum. Das Stratum granulosum ist sehr nervenzellreich. Es überwiegen *Körnerzellen,* die sehr kleine Perikarya haben (Durchmesser 5–8 µm) und dicht benachbart liegen. Weniger häufig sind *Golgi-Zellen.* Körnerzellen und Golgizellen werden von Moosfasern erreicht. Zwischen den Zellen befinden sich zellkörperfreie Gebiete, *Glomeruli,* bei denen es sich um Synapsenfelder handelt.

Körnerzellen. Jede Körnerzelle hat ca. 5 Dendriten, die zu verschiedenen Glomeruli ziehen und dort mit Moosfasern Synapsen bilden. Die Neuriten der Körnerzellen gelangen in das Stratum moleculare, wo sie sich T-förmig aufteilen und als Parallelfasern mit Dendriten der Purkinje-Zellen, Korb- und Sternzellen in exzitatorischen synaptischen Kontakt treten (s. oben).

Golgi-Zellen. Ihre Zahl ist gering (ca. 10 % der Körnerzellen). Es handelt sich vor allem um Nervenzellen, die rückkoppelnd hemmen. Erregt werden sie von Parallelfasern (der Körnerzellen), die im Stratum moleculare an ihre dort gelegenen buschartigen Dendriten herantreten, sowie von Kollateralen der Neuriten von Purkinje-Zellen und von Moosfasern. Ihre hemmende Wirkung – Neurotransmitter ist hier GABA – üben die Golgi-Zellen über ihre Neuriten aus, die in den Glomeruli an die Dendriten der Körnerzellen herantreten.

Moosfasern sind afferente Fasern von Neuronen außerhalb des Kleinhirns und zwar vor allem aus den *Nuclei pontis.* Sie leiten der Kleinhirnrinde exzitatorische Signale aus dem visuellen und sensomotorischen Kortex sowie aus den parietalen, prämotorischen und präfrontalen Assoziationsgebieten zu. Moosfasern teilen sich im Stratum granulosum innerhalb der Glomeruli, die synaptische Komplexe darstellen, in zahlreiche Endäste auf. Von den Glomeruli aus erreichen die Signale der Moosfasern über die Körnerzellen die Purkinje-Zellen.

Histophysiologische Hinweise. Für die Funktion der Kleinhirnrinde ist wichtig, daß

- Signale, die die Kleinhirnrinde über Kletterfasern erreichen, streng lokalisiert bleiben – jede Kletterfaser tritt nur mit 1 Purkinje-Zelle in Kontakt – und Signale, die über Moosfasern eintreffen, sich in einem größeren Rindenbezirk ausbreiten. Dies geht darauf zurück, daß sich jede Moosfaser in der Körnerzellschicht mehrfach aufteilt und an jedes Moosfaserende zahlreiche Körnerzelldendriten herantreten und sich die Parallelfasern in der Molekularschicht über eine Strecke von ca. 3 mm ausbreiten;
- die einzigen, die Kleinhirnrinde verlassenden Axone, die der Purkinje-Zellen sind;
- Purkinje-Zellen hemmende Wirkung haben. Diese üben sie vor allem in den Kleinhirnkernen aus, die durch Kollateralen der Moos- und Kletterfasern erregt werden;
- die Stärke der inhibitorischen Wirkung der Purkinje-Zellen vom Wechselspiel der Neurone des Stratum moleculare einerseits und den Körnerzellen mit ihren Parallelfasern andererseits abhängt. Bei Überwiegen der inhibitorischen Wirkung der Korb- und Sternzellen kommt es zu einer Vertiefung der Hemmung, die die Purkinje-Zellen in ihren Zielgebieten, z.B. den Neuronen in den Kleinhirnkernen, ausüben, während Hemmung der Purkinje- Zellen dort eine Disinhibition bewirkt;
- die Kleinhirnrinde neuronal aus folienparallelen Streifen besteht, die vor allem über Moosfaser-Parallelfaser-Ketten zu Gruppen zusammengefaßt werden. Die Gruppenkombination fluktuiert dauernd in Abhängigkeit vom Impulszufluß;
- jeder Impuls, der die Rinde erreicht, innerhalb kürzester Zeit erlischt, weil er nach höchstens 2 Synapsen in Hemmung überführt wird. Dadurch steht die Kleinhirnrinde innerhalb kürzester Zeit für die Aufnahme neuer Informationen zur Verfügung.

Das Kleinhirn erhält Afferenzen praktisch von allen Rezeptoren des Körpers

---

Es handelt sich um Afferenzen aus propriozeptiven, exterozeptiven, vestibulären, auditiven, visuellen sowie weiteren Rezeptoren des menschlichen Körpers. Das Verhältnis der für die Kleinhirnrinde afferenten Fasern zu den efferenten Fasern liegt etwa bei 40:1. Dieses Zahlenverhältnis zwischen Input und Output der Kleinhirnrinde spricht für die große integrative Leistung des Kleinhirns bei allen motorischen Funktionen, angefan-

gen vom Stehen und Laufen bis hin zum Sprechen. Alle afferenten Axone geben Kollateralen zu den Kleinhirnkernen ab (s. unten).

Folgende **afferente Bahnen** sind herauszustellen (**Abb. 17.56**):

- *Tractus vestibulocerebellaris.* Er besteht aus direkten Fasern aus den Vestibulariskernen. Die Bahn gelangt über den unteren Kleinhirnstiel ins Archaeocerebellum (Vestibulocerebellum, Lobus flocculonodularis), wo sie im Nodulus vermis, Flocculus bzw. mit Kollateralen im Nucl. fastigii endet.
- *Tractus spinocerebellaris anterior* und *Tractus spinocerebellaris posterior.* Beide Bahnen vermitteln vor allem Signale über die Tiefensensibilität in das Palaeocerebellum (Spinocerebellum, Lobus anterior, Pyramis et Uvula vermis, S.775, **Abb.17.36**). Der Tractus spinocerebellaris posterior zieht durch den unteren, der Tractus spinocerebellaris anterior durch den oberen Kleinhirnstiel. Infolge der Entwicklungen des Neukleinhirns und des mittleren Kleinhirnstiels wurde dieses ursprünglich zusammenhängende spinozerebelläre System in der Evolution auseinandergedrängt.
- *Tractus olivocerebellaris* (**Abb.17.56**). Diese Bahn entspringt vom Nucleus olivaris inferior, der synaptisch mit dem Rückenmark und vermittels der zentralen Haubenbahn mit verschiedenen Gebieten des Hirnstamms (z.B. Nucleus ruber, Formatio reticularis) verbunden ist. Der Tr. olivocerebellaris projiziert in alle Kleinhirnrindenareale.
- *Fibrae pontocerebellares* (**Abb.17.56**). Es handelt sich um die Axone der Nuclei pontis, die durch die kontralateralen mittleren Kleinhirnstiele in den neozerebellären Teil des Lobus posterior gelangen. An Masse überwiegen diese Fasern gegenüber allen anderen Afferenzen des Kleinhirns. Die Signale der Fibrae pontocerebellares stammen aus dem Neocortex, die zunächst im Tractus corticopontinus die Brückenkerne erreichen, um dort umgeschaltet zu werden.

Zu diesen größeren Faserzügen kommen weitere afferente Verbindungen zum Kleinhirn, die in der Nomenklatur keine spezielle Bezeichnung führen, nämlich aus der Formatio reticularis, vom Tectum mesencephalicum und nach Umschaltung aus den Fibrae corticonucleares.

Alle efferenten Fasern des Kleinhirns nehmen ihren Ursprung in den Kleinhirnkernen

---

Da die Axone der Purkinje-Zellen in den Kleinhirnkernen enden, sind die efferenten Fasern des Kleinhirns Axone der multipolaren Nervenzellen der Kleinhirnkerne. Die einzige Ausnahme sind Fasern aus dem Archaeocerebellum, die direkt die Vestibulariskerne erreichen: zerebellovestibuläre Fasern, die durch den unteren Kleinhirnstiel verlaufen (**Tabelle 17.7**).

Tabelle 17.7 Kleinhirnstiele mit ihren afferenten und efferenten Bahnen

Kleinhirnstiele	Afferente Bahnen	Efferente Bahnen
Pedunculus cerebellaris superior	Tractus spinocerebellaris anterior	Tractus cerebellothalamicus Tractus cerebellorubralis
Pedunculus cerebellaris medius	Tractus pontocerebellaris	
Pedunculus cerebellaris inferior	Tractus vestibulocerebellaris	Fastigobulbäre Fasern
	Tractus olivocerebellaris	Cerebello-vestibuläre Fasern
	Tractus reticulocerebellaris	
	Tractus spinocerebellaris posterior	
	Fibrae arcuatae externae posteriores	
	Fibrae arcuatae externae anteriores	

Die Kleinhirnkerne sind paarig und liegen im Corpus medullare cerebelli von medial nach lateral (**Abb. 17.38 a**):

- *Nucleus fastigii*
- *Nuclei globosi*
- *Nucleus emboliformis*
- *Nucleus dentatus*

Die Kleinhirnkerne werden allerdings nicht nur von den Axonen der Purkinje-Zellen erreicht, sondern erhalten über Kollateralen direkte Zuflüsse aus den zerebellopetalen Bahnen.

Funktioneller Hinweis. Das Funktionsprinzip der Efferenzen des Kleinhirns besteht darin, daß die Neurone der Kleinhirnkerne durch Kollateralen der afferenten Kleinhirnfasern dauernd in erhöhtem Erregungszustand gehalten werden, der durch die hemmend wirkenden Purkinje-Fasern entsprechend den jeweiligen Anforderungen modifiziert wird.

Die efferenten Kleinhirnbahnen (**Tabelle 17.7**) sind im Zusammenhang der Anordnung der Kleinhirnkerne und der Gliederung der Kleinhirnrinde in 3 funktionelle Längszonen zu sehen.

Mediale Zone: Vermis – Nucleus fastigii. Alle Afferenzen für dieses Gebiet kommen aus dem sensomotorischen Bereich (vestibulär und spinal). Die Efferenzen der Nuclei fastigii, die fastigiobulbären Fasern, ziehen teils auf der gleichen Seite, teils auf der Gegenseite durch die unteren Kleinhirnstiele zur Formatio reticularis des Hirnstamms und zu Vestibulariskernen. Dadurch wirkt das System bei der Kontrolle der Haltung und des Muskeltonus sowie bei der Aufrechterhaltung des Körpergleichgewichtes mit.

Paramediane Zone – Nucleus emboliformis, Nuclei globosi. Auch hier stammen die Afferenzen aus dem sensomotorischen Bereich. Die Efferenzen beider Kerngebiete ziehen als *Tractus cerebellorubralis* durch die oberen Kleinhirnstiele zum kontralateralen Nucleus ruber bzw. im *Tractus cerebellothalamicus* zum Thalamus, wo eine Umschaltung zur Weitergabe der Signale an den motorischen Kortex erfolgt. Dadurch werden durch dieses System vor allem Kurskorrekturen bei der Motorik veranlaßt sowie Stützmotorik und Zielmotorik koordiniert.

Hinweis. Zur Stützmotorik gehören die Mitbewegungen; unter Zielmotorik werden koordinierte zielgerichtete Bewegungen verstanden.

Laterale Zone: Kleinhirnhemisphären – Nucleus dentatus. Es ist das umfangreichste System. Der Nucleus dentatus ist der größte Kleinhirnkern. Die afferenten Signale für dieses System stammen aus der gesamten Großhirnrinde. Die efferenten Fasern aus dem Nucleus dentatus bilden hauptsächlich den Pedunculus cerebellaris superior. Sie ziehen als *Tractus cerebellothalamicus* nach Kreuzung der Seite zum kontralateralen Thalamus (Nuclei laterales und intralaminares) und nach Umschaltung zum Neocortex. Durch dieses System wirkt das Kleinhirn bei zielmotorischen Bewegungen mit.

Funktionelle Zusammenfassung. Alle Funktionen des Kleinhirns laufen unterhalb des Bewußtseins ab. Sie werden im Rahmen von Regelkreisen mit zahlreichen Rückkopplungsmechanismen ausgeführt. Das Kleinhirn als Ganzes ist ein großes Koordinations- und Regulationsorgan für die Motorik. Es hält in Abstimmung mit dem Labyrinthorgan das Körpergleichgewicht aufrecht und koordiniert den Muskeltonus sowie die zeitliche Abfolge der Bewegungen, ohne sie jedoch auszulösen. Das Kleinhirn „glättet" nach Verarbeitung der Informationen aus den sensiblen, vestibulären und weiteren sensorischen Systemen den Bewegungsentwurf des motorischen Kortex.

Zu diesem Zweck erhält das Kleinhirn durch Moosfasern afferente Signale aus allen motorischen Zentren des Zentralnervensystems, vom Rückenmark bis zum Neokortex, sowie durch Kletterfasern aus dem Olivensystem (vor allem aus dem extrapyramidalmotorischen System). Hinzu kommen Signale aus den Nuclei vestibulares (Gleichgewicht) und aus dem visuellen Kortex. Alle Gebiete erhalten im Gegenzug Signale aus dem Kleinhirn. Dadurch entstehen zahlreiche Regelkreise. Einer dieser Regelkreise besteht aus den Verbindungen zwischen dem motorischen Kortex, den Nuclei pontis, der Kleinhirnrinde einerseits und zwischen Kleinhirnrinde, Kleinhirnkernen, Thalamus und Neokortex andererseits. Ein anderer Regelkreis bedient sich des Nucleus ruber: Nucleus ruber – zentrale Haubenbahn – Olive – Kleinhirn – Nucleus ruber. Vom Nucleus ruber und von den Oliven aus bestehen direkte Verbindungen zum Rückenmark. Außerdem hat der Nucleus ruber Verbindungen mit der Formatio reticularis, die ihrerseits Impulse aus dem extrapyramidalmotorischen System und auch direkt vom Kleinhirn erhält und diese nach Umschaltung ins Rückenmark weitergibt. Wichtig ist außerdem die Verbindung zwischen Vestibulariskernen und Kleinhirn, die durch rückläufige Fasern regelnd auf die vestibulo-okulären, auf optokinetische und auf Nackenreflexe Einfluß nehmen.

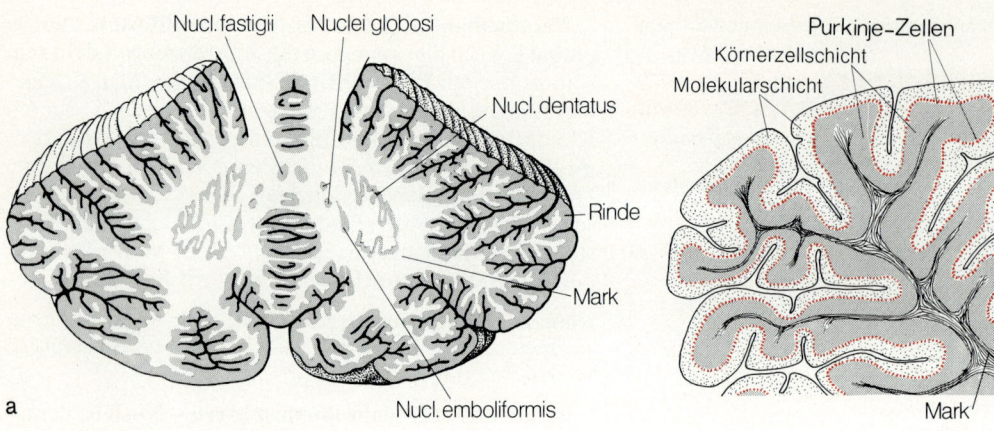

Abb. 17.38 a,b Kleinhirn. **a** Querschnitt mit Rinde und Mark. Im Marklager sind die Kleinhirnkerne zu erkennen. (Nach Kah- le, 1986). **b** Sagittalschnitt. Arbor vitae (Mark) und Schichten der Kleinhirnrinde

Für die Erfüllung der jeweiligen Aufgaben kommt es aber auch auf die Regelkreise innerhalb der Kleinhirnrinde an. Eine strukturelle Grundlage hierfür ist die scheibenförmige Anordnung der Dendritenbäume der Purkinje-Zellen und der übereinstimmende Aufbau aller Gebiete der Kleinhirnrinde. Dadurch bestehen überall gleiche neuronale Schaltkreise mit identischen Funktionen. Die einzelnen Schaltkreise sind miteinander verbunden, aber bei der Übertragung der Signale zwischen ihnen entstehen Verzögerungen, die eine Koordination der Muskeltätigkeit ermöglichen. Wenn z.B. das motorische System eine Kontraktion des M. biceps fordert, um eine Armbewegung einzuleiten, und wenn dann die Kontraktion des M. triceps erforderlich ist, um die Bewegung zu stoppen, bewirkt das Kleinhirn eine angemessene Abschwächung vor Abschluß der Bicepskontraktion und vor Beginn der Tricepsinnervation. Dies ist besonders wichtig, wenn bei umfangreichen Bewegungen zahlreiche aufeinanderfolgende Muskelkontraktionen ausgeführt werden müssen. Ohne ein angemessenes An- und Abschalten der motorischen Signale würden die Bewegungen völlig unkoordiniert sein. Dies kommt vor, wenn das Kleinhirn zerstört ist.

> **Die arterielle Blutversorgung des Kleinhirns weist ein kortikales und ein zentrales Gebiet auf**

Da die Blutversorgung von Kleinhirn und Hirnstamm eng verbunden ist, lesen Sie zunächst S.773.

Kortikales Versorgungsgebiet. Zuständig sind:

- A. superior cerebelli
- A. inferior anterior cerebelli
- A. inferior posterior cerebelli

Diese Gefäße sind Äste der A. basilaris und der A. vertebralis (S.773).

Die *A. superior cerebelli* versorgt den größten Teil der Kleinhirnrinde: oberer Teil des Wurms, die mediale und laterale Hemisphäre. Die *A. inferior anterior cerebelli* zieht zum Flocculus und auch zu einem kleinen Gebiet im vorderen Anteil der Kleinhirnhemisphären. Die *A. inferior posterior cerebelli* erreicht den unteren Anteil des Wurms und die Hemisphärenunterseite.

Zentrales Versorgungsgebiet. Es handelt sich um die Kleinhirnkerne. Der Nucleus dentatus wird aus der A. nuclei dentati, einem Ast der A. superior cerebelli, die Nuclei emboliformis, globosi und fastigii werden von einem Ast der A. inferior posterior cerebelli erreicht.

Venen. Aus dem Kleinhirn gelangt das Blut aus den vorderen oberen Teilen zur V. magna cerebri. Im übrigen hat das Kleinhirn jedoch große ableitende Venen, die unabhängig von den Arterien im Subarachnoidalraum verlaufen und schließlich in die verschiedenen Blutleiter der hinteren Schädelgrube gelangen:

- die V. petrosa, die die vorderen unteren Teile des Kleinhirns und des Pons drainiert, mündet in den Sinus petrosus superior
- die anderen Kleinhirnvenen gelangen in den Sinus rectus, in das Confluens sinuum, selten in den Sinus transversus

17.8 Medulla spinalis, Rückenmark

Lernziele

Gestalt • Oberfläche • Lage im Wirbelkanal und Beziehungen zur Wirbelsäule • Intumescentiae • Wurzeln • Segmente • Dermatome • Spinalganglien • Graue Substanz: Gliederung, Wurzelzellen, Binnenzellen, Strangzellen, Laminae • Weiße Substanz • Gliederung • Eigenapparat • Verbindungsapparat: auf- und absteigende Bahnen sowie deren Lage im Rückenmarksquerschnitt • Querschnittslähmungen • Blutversorgung

Das **Rückenmark,** Medulla spinalis, liegt im Wirbelkanal und ist etwa 45 cm lang. Kranial schließt es an die Medulla oblongata an, kaudal erreicht es den 1. oder 2. Lendenwirbel (**Abb. 17.39**). Durch vordere und hintere Wurzeln ist das Rückenmark mit dem peripheren Nervensystem verbunden (**Abb. 17.41**).

Das Rückenmark ist der Teil des Zentralnervensystems, der direkt afferent und efferent mit der Körperperipherie über Spinalnerven verbunden ist. Manche *afferenten Signale* werden bereits im Rückenmark selbst verarbeitet. Sie führen zu reflektorischen Antworten (Eigenreflex, Fremdreflex). Weitere afferente Signale werden von der Peripherie durch das Rückenmark bis ins Gehirn weitergeleitet, die meisten werden jedoch vorher im Rückenmark umgeschaltet. *Alle efferenten Signale* aus dem Gehirn für die Peripherie werden im Rückenmark auf andere Neurone synaptisch umgeschaltet. Obwohl viele Signale im Rückenmark über weite Strecken übertragen werden, verläuft die *Signalleitung* ungestört, da sie frequenzmoduliert ist. Durch *synaptische* Umschaltungen können die meisten Signale im Rückenmark modifiziert werden. Schließlich verfügt das Rückenmark über eigene Bewegungsprogramme, die unabhängig von übergeordneten Zentren und von peripheren Reizen wirksam werden können.

Der Durchmesser des Rückenmarks wechselt. Dies hängt mit der unterschiedlichen Größe der von den verschiedenen Rückenmarksgebieten innervierten Hautflächen und Muskelmassen zusammen. Dort, wo diese groß sind, z. B. an den Armen und Beinen, kommen im Rückenmark viele Fasermassen und auch viele Perikarya mit Fortsätzen vor.

Infolgedessen gibt es eine kraniale Verdickung, *Intumescentia cervicalis* (C5-Th1), zur neuronalen Versorgung des Schultergürtels und der Arme sowie eine kaudale, *Intumescentia lumbosacralis* (L2-S2), zur Innervation des Beckengürtels und der Beine.

Topographischer Hinweis. Die Intumescentia cervicalis projiziert sich in der Regel auf die Wirbelsäule zwischen dem 4. Hals- und 1. Brustwirbel, die Intumescentia lumbosacralis zwischen 10.–12. Brustwirbel.

Nach kaudal spitzt sich das Rückenmark zum *Conus medullaris* zu, dem ein 25 cm langer Endfaden, *Filum terminale,* folgt. Dieser nervenzellfreie Faden ist am kaudalen Ende des Wirbelkanals befestigt und wird von den Wurzeln der kaudalen Spinalnerven, *Cauda equina* (**Abb. 17.39**), begleitet.

Die Oberfläche des Rückenmarks (**Abb. 17.40**) ist auf der anterioren Seite durch eine längsverlaufende Furche, *Fissura mediana anterior,* eingekerbt. Seitlich davon befindet sich jeweils ein *Sulcus anterolateralis.* Auf der posterioren Seite sind ausschließlich flache Rinnen zu erkennen: der *Sulcus medianus posterior,* zu dem im Inneren des Rückenmarks das *Septum medianum posterius* zieht, sowie der *Sulcus posterolateralis* und im obe-

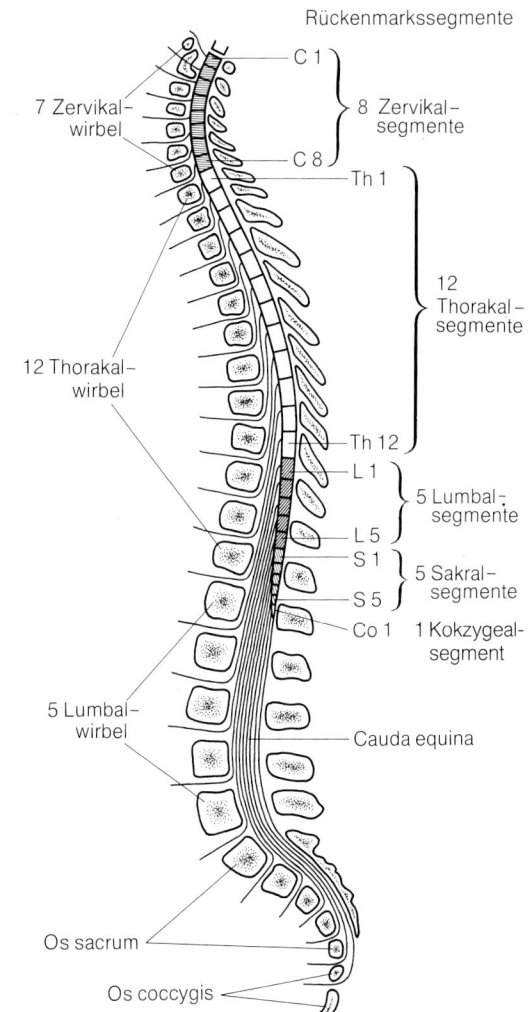

Abb. 17.39 Topographie der Rückenmarkssegmente und der Spinalnerven bezogen auf die Wirbelsäule beim Erwachsenen

ren Brust- und Halsmark der *Sulcus intermedius posterior.*

An das Rückenmark treten posterior und anterior Nervenfaserbündel der Rückenmarksnerven heran. Sie werden als *Wurzelfäden, Fila radicularia,* bezeichnet (**Abb. 17.41**). Je 5–10 Wurzelfäden bilden auf der posterioren Seite eine *hintere Wurzel, Radix posterior,* auf der anterioren Seite eine *vordere Wurzel, Radix anterior.* Die hintere Wurzel wird auch als sensorische Wurzel bezeichnet, weil in ihr praktisch nur sensorische Fasern aus der Körperwand vom Hals bis zum Fuß und aus den Bereichen der Brust- und Baucheingeweide vorkommen. Sie ziehen zum Sulcus posterolateralis, wo sie ins Rückenmark eintreten. Die vordere Wurzel geht vom Sulcus anterolateralis aus. Sie ist die motorische Wurzel, weil hier

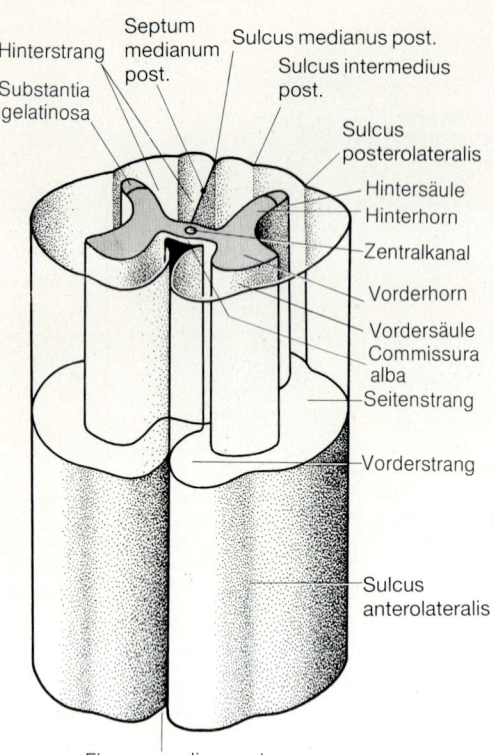

Abb. 17.40 Oberflächengestaltung sowie graue und weiße Substanz des Rückenmarks. Oben wurde die weiße Substanz des Rückenmarks durchsichtig gezeichnet

praktisch alle motorischen Fasern das Rückenmark verlassen und zur Muskulatur ziehen. Außerdem gehören in bestimmten Bereichen des Rückenmarks zur Vorderwurzel Fasern des vegetativen Nervensystems, das die Tätigkeit der inneren Organe kontrolliert.

Das Rückenmark ist segmental gegliedert

Die segmentale Gliederung des Rückenmarks kommt dadurch zustande, daß umschriebene periphere Gebiete über Nervenfasern mit umschriebenen Rückenmarksbezirken verknüpft sind (S.194). An der Oberfläche des Rückenmarks sind jedoch Segmentgrenzen nicht erkennbar.

Insgesamt gibt es 31 Rückenmarkssegmente (**Abb. 17.39**, **Tabelle 17.8**):

- **8 Zervikalsegmente**, Segmenta cervicalia (C1–C8), die das Zervikalmark, Pars cervicalis, bilden:
  - *Projektion auf die Halswirbel 1 bis Mitte 7*

Hinweis. Da embryonal ein Halswirbel mit dem Hinterhauptsbein verschmilzt, wird auf jeder Seite der Spinalnerv, der zwischen dem Hinterhauptsbein und dem Atlas austritt, der zervikalen Gruppe zugerechnet (8 zervikale Spinalnerven, aber nur 7 Halswirbel).

- **12 Thorakalsegmente**, Segmenta thoracica (Th1-Th12), die das Thorakalmark, Pars thoracica, bilden:
  - *Projektion auf Thorakalwirbel 1 bis Mitte 9*
- **5 Lumbalsegmente**, Segmenta lumbaria (L1-L5), die das Lumbalmark, Pars lumbaris, bilden:
  - *Projektion auf die Mitte des 9. Thorakalwirbels bis zum 12. Thorakalwirbel*
- **5 Sakralsegmente,** Segmenta sacralia (S1-S5), die das Sakralmark, Pars sacralis, bilden:
  - *Projektion auf den 1. Lendenwirbel*
- **1(–2) Kokzygealsegment(e)**, Segmenta coccygea (Co), die das Kokzygealmark, Pars coccygea, bilden:
  - *Projektion auf den 1. Lendenwirbel*

Hinweis. Als Variation kann das Kokzygealmark auf einer Seite 2 Spinalnerven aufweisen. In diesem Fall erhöht sich die Gesamtzahl der Rückenmarkssegmente auf 32.

Die Erklärung für das Versetzen der Rückenmarkssegmente gegenüber den Wirbeln finden Sie auf S.723.

Topographischer Hinweis. Die Projektion der Rückenmarkssegmente auf die Wirbel ist individuell und wegen der lockeren Befestigung des Rückenmarks im Wirbelkanal in Grenzen variabel. Als Faustregel gilt, daß bei den unteren Halswirbeln und den oberen Brustwirbeln ein Segment zu addieren ist, um die Höhe der Rückenmarkssegmente anzugeben. Der 9. Brustwirbel liegt etwa in Höhe des Rückenmarkssegments Th12 (**Abb. 17.39**). Hinsichtlich der Spitze des Conus medullaris gilt, daß sie sich durchschnittlich auf die Grenze zwischen 1. und 2. Lendenwirbel projiziert; ein individueller Tiefstand kann bis zum Unterrand des 2. Lendenwirbels vorkommen. Bei starker Krümmung der Wirbelsäule wird das Rückenmark maximal um 2 cm nach oben gezogen.

Ein von einem Rückenmarkssegment afferent innerviertes Hautfeld ist ein Dermatom

In **Abb. 17.42** sind auf der Hautoberfläche die 30 Dermatome eingezeichnet. Das 1. Zervikalsegment besitzt in der Regel keine afferente Wurzel. Es gibt daher kein C1-Dermatom. Etwa zwischen Th3 und L1 bilden die Dermatome gürtelförmige Streifen um den Körper. Hierin spiegelt sich der Grundplan des Innervationsmusters und die metamere Gliederung des Rumpfes wieder (S.123). Im Bereich der Arme und Beine sind die Dermatome während der Evolution von den Wassertieren zu den quadrupeden Landtieren in der Weise verlagert worden, daß die Dermatome C5-Th1 vom Rumpf in den Armbereich und die Dermatome L2-S2 in den Beinbereich verschoben wurden. In der Phylogenese der Quadrupeden zu den bipeden Primaten wurden die schwanzwärts liegenden Dermatome S4-Co1 (Co2) in die Rima ani verlagert.

Abb. 17.41 Rückenmark mit den Wurzeln der Spinalnerven

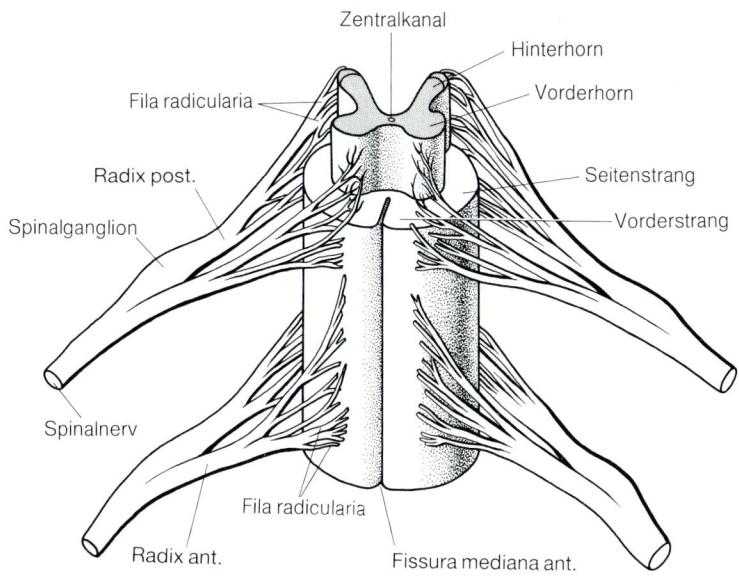

Zentralkanal

Hinterhorn

Vorderhorn

Fila radicularia

Seitenstrang

Radix post.

Vorderstrang

Spinalganglion

Spinalnerv

Fila radicularia

Radix ant.

Fissura mediana ant.

Klinischer Hinweis. Die „Karte" der Dermatome (**Tabelle 17.8**) ist u. a. für die Höhendiagnostik von *Querschnittslähmungen* des Rückenmarks wichtig. Wenn bei Wirbelfrakturen das Rückenmark „abgequetscht" wird, dann ist kaudal der Unterbrechung die afferente Signalübertragung von der Peripherie zum Gehirn nicht mehr möglich. Ein Patient mit einer Querschnittslähmung zeigt außer den motorischen Läsionen Sensibilitätsausfälle in den Dermatomen, deren Rückenmarkssegmente im Bereich der Verletzung und kaudal davon liegen.

Für die Diagnostik der häufig auftretenden Schäden der lumbalen Bandscheiben ist besonders die Kenntnis der Topographie der Dermatome der Beine von praktischer Bedeutung (**Abb. 17.42**). Da ein Prolaps eines Nucleus pulposus auf die Wurzeln der Spinalnerven drücken kann und dann „radikuläre" Symptome (als erstes Schmerzen im entsprechenden Dermatom) hervorruft, spricht man hier und in analogen Fällen von radikulären Innervationsstörungen.

Jedem Dermatom ist ein Spinalganglion zugeordnet

Klinischer Hinweis. Bestimmte Viruserkrankungen, z. B. *Gürtelrose, Herpes zoster,* beschränken sich auf den Versorgungsbezirk einer afferenten Neuronenpopulation eines Spinalganglions. Hierdurch lassen sich Beziehungen zwischen den erkrankten Hautpartien, den Ästen des Spinalnerven und dem Spinalganglion nachweisen.

Spinalganglien sind Anschwellungen im Bereich der hinteren Wurzel (**Abb. 17.41**). Sie sind weizenkorngroß und liegen kurz vor der Vereinigung der hinteren mit der vorderen Wurzel im Canalis intervertebralis innerhalb der Hüllen des Rückenmarks (**Abb. 17.63**, S.829).

Die Spinalganglien bestehen aus Ansammlungen von Perikarya, die zum größten Teil zu afferenten Neuronen gehören. Die Nervenzellen selbst sind überwiegend *pseudounipolar,* zytoplasmareich, oval oder rund; die Nissl-Substanz ist feinschollig, sie fehlt aber im Ursprungskegel. Zu unterscheiden sind große *somatoafferente A-Zellen* (Durchmesser bis zu 100 µm) und kleinere *viszeroafferente D-Zellen.* Umschlossen werden die pseudounipolaren Nervenzellen von *Mantelzellen* und einer nur elektronenmikroskopisch sichtbaren Basalmembran mit argyrophilem Fibrillengitter, *Endoneuralscheide.* Die Mantelzellen vermitteln den Stoffaustausch zwischen den Kapillaren und den Nervenzellen. Schließlich zeigen Spinalganglien viele einzelne oder in Bündeln verlaufende markreiche, markarme und marklose Nervenfasern.

Das Rückenmark besteht aus grauer und weißer Substanz

Die graue Substanz, *Substantia grisea,* befindet sich in der Tiefe und umschließt den Zentralkanal, *Canalis centralis;* die weiße Substanz, *Substantia alba,* liegt oberflächlich (**Abb. 17.40**). Die graue Substanz besteht im wesentlichen aus Perikarya von Nervenzellen und vielen kurzen Fortsätzen. Die weiße Substanz weist nur Nervenfasern und Glia auf.

Auf Querschnitten erscheint die graue Substanz H-förmig – auch als *Schmetterlingsfigur* bezeichnet (**Abb. 17.40**). Die Verbindung zwischen beiden Seiten stellt die *Commissura grisea* her. Sie wird ventral von der *Commissura alba* begleitet, in der viele Fasern der

Tabelle 17.8 Projektion von einzelnen Rückenmarksegmenten auf die Wirbelsäule und die Lokalisation der entsprechenden Dermatome auf der Körperoberfläche

Rückenmarks-segment	Projektion auf Wirbel	Dermatom – Sensibles Innervationsfeld
C2–C4		Hinterhauptsgegend, Nacken, Hals (C4 teilweise)
C4	3./4. Halswirbel	Über der Clavicula, Acromion, Oberrand der Scapula
C5–C8 Th1–Th2		Arm
Th2–Th12 L1		Rumpf *dorsal:* zwischen Schulterblattgräte bis dicht unterhalb des Darmbeinkamms *ventral:* 2. Rippe bis Höhe des Leistenbandes
Th5	4. Brustwirbel	Höhe der Mamillen
Th10	7./8. Brustwirbel	Höhe des Nabels
L1	10. Brustwirbel	Leistenband liegt an der kaudalen Grenze des Dermatoms L1
L2–L5 S1–S3		Bein
L5	12. Brustwirbel	Unterschenkel ventral, medialer Fußrücken einschließlich Großzehe
S1	12. Brustwirbel	Unterschenkel dorsal, lateraler Fußrücken einschließlich Kleinzehe
S4–S5 Co1	Bis 1./2. Lendenwirbel	Rima ani

weißen Substanz die Seite kreuzen. – Die **graue Substanz** besteht aus:

- *Vorderhorn, Cornu anterius;* räumlich: *Vordersäule, Columna anterio,*
- *Hinterhorn, Cornu posterius;* räumlich: *Hintersäule, Columna posterior*
- *Seitenhorn, Cornu laterale;* räumlich: *Seitensäule, Columna lateralis*

Hinweis. *Die Form der grauen Substanz ist variabel* (**Tabelle 17.9**). Sie ist in den Segmenten vergrößert, deren Versorgungsgebiete während der Evolution durch Entstehung und Entfaltung der Extremitäten ausgeweitet wurden. Insbesondere sind in den Intumescentiae cervicalis et lumbosacralis die Vorderhörner, aber auch die Hinterhörner verdickt. Demgegenüber ist in der Pars thoracica des Rückenmarks die graue Substanz schlank. Seitenhörner fehlen im oberen Halsmark, im unteren Lenden- und Sakralmark.

Im *Vorderhorn* befinden sich die *motorischen Vorderhornzellen.* Diese Neurone, die ihre Axone durch die Spinalnerven zu den Muskeln entsenden, können Muskelkontraktionen auslösen. Im *Hinterhorn* liegen Perikarya, die sensorische Signale mittels afferenter Nervenfasern erhalten. Im *Seitenhorn* überwiegen Perikarya, deren Axone die Verbindung mit dem vegetativen Nervensystem herstellen, dem System, das die Tätigkeit der inneren Organe kontrolliert.

Im einzelnen lassen sich in der grauen Substanz je nach Aufgabenstellung und je nach dem Ziel ihrer Axone unterscheiden:

- Wurzelzellen
- Binnenzellen
- Strangzellen

Als **Wurzelzellen** werden die Nervenzellen des Rückenmarks bezeichnet, die ihre Neuriten über die vordere Wurzel zum Spinalnerven hin entlassen. Zu diesen Neuronen, die mit Effektoren verbunden sind, gehören auf jeder Seite etwa 200.000 somatoefferente Vorderhornzellen und viszeroefferente Nervenzellen (in den Seitenhörnern). – Folgende Wurzelzellen sind besonders zu erwähnen:

- **große Vorderhornzellen** (α-Motoneurone). Das Ende ihrer Axone beteiligt sich am Aufbau motorischer Endplatten (S.84) quergestreifter Muskelfasern. Eine von einem α-Motoneuron innervierte Muskelfasergruppe wird als eine motorische Einheit bezeichnet.

Histophysiologischer Hinweis. Nach kurzem Verlauf geben die Neuriten der α-Motoneurone *rückläufige* Kollaterale ab, die über Interneurone (Binnenzellen, s. unten) mit dem eigenen Perikaryon synaptisch verbunden sind und auf diesem Weg sich selbst hemmen (Renshaw-Hemmung).

- **kleine Vorderhornzellen** (γ-Motoneurone). Ihre Neuriten versorgen die intrafusalen Muskelfasern von Muskelspindeln und regeln deren Spannung (S.190).
- **Nervenzellen des Sympathikus.** Sie liegen in den Seitenhörnern der Rückenmarkssegmente C8-L2. Ihre Axone enden in vegetativen Ganglien des Sympathikus. Sie haben viszeromotorische und viszerosekretorische Aufgaben.
- **Nervenzellen des Parasympathikus.** Sie befinden sich in den Rückenmarkssegmenten S2-S4 zwischen Vorder- und Hinterhorn (Nuclei parasympathici sacrales). Die Axone dieser Zellen ziehen zu vegetativen Ganglien des Parasympathikus und stehen ebenfalls im Dienste der Viszeromotorik und Viszerosekretion.

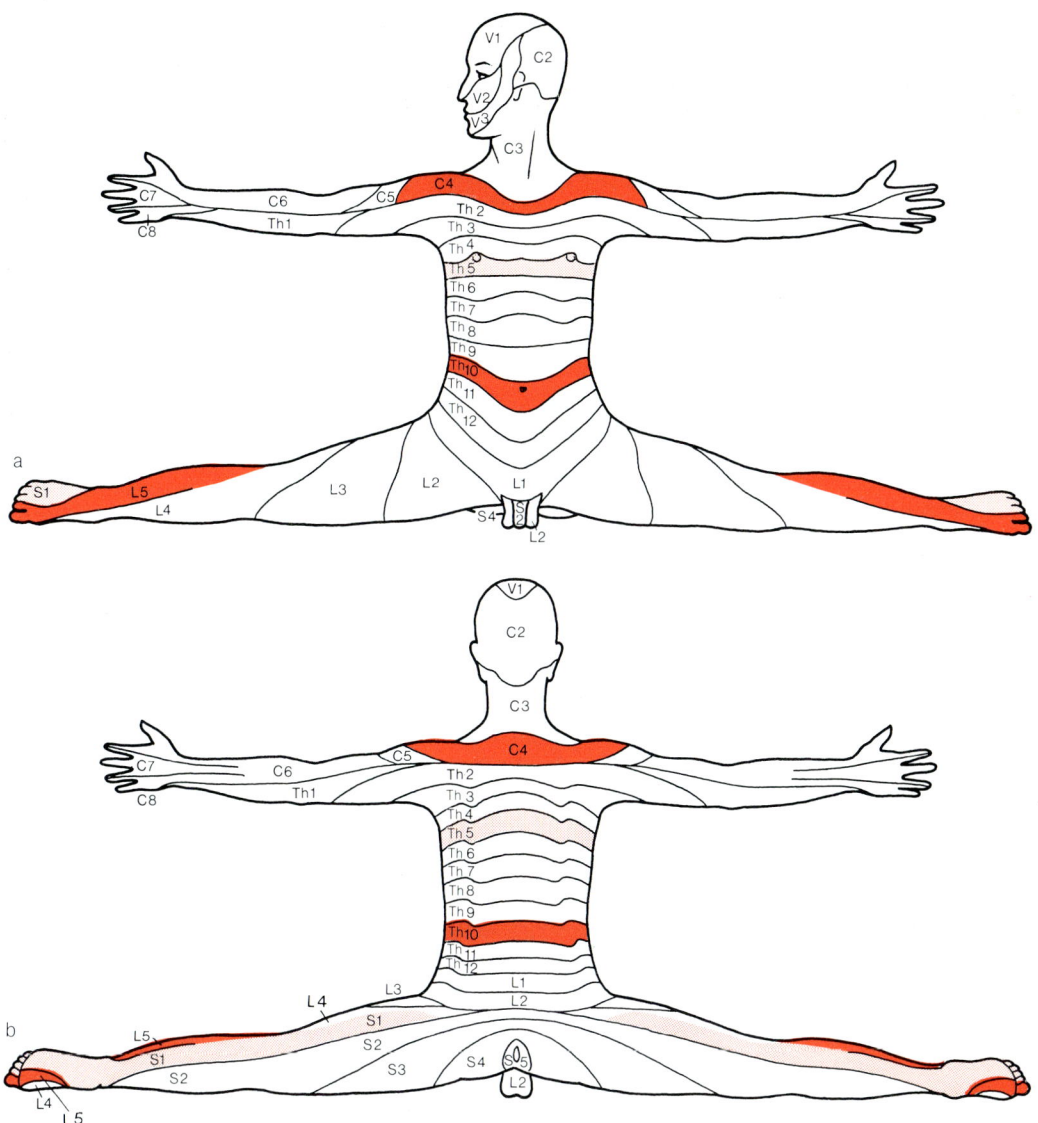

Abb. 17.42 a, b Die Dermatome **a** der *ventralen* und **b** der *dorsalen* Oberfläche des Körpers. Es sind 5 für die Diagnostik wesentliche Dermatome hervorgehoben. (Nach Schliack 1969)

Histophysiologischer Hinweis. Die Oberflächen der *Perikarya* der spinalen Neurone und Teile der zugehörigen Dendriten können bis zur Hälfte mit Synapsen bedeckt sein, da Axone verschiedenster Herkunft in großer Zahl an sie herantreten. Für die motorischen Vorderhornzellen ergibt sich daraus, daß sie für die Neuronenketten, die mit ihnen Kontakt aufnehmen, die *„letzte gemeinsame Endstrecke"* (Sherrington) darstellen.

Binnenzellen, auch als *Schaltzellen* bezeichnet, sind Interneurone (S.189). Ihre Fortsätze bleiben in der grauen Substanz und verbinden Nervenzellen des gleichen Segments – besonders in der Substantia gelantinosa und Zona intermedia (s. unten) – aber auch verschiedene

Segmente derselben oder der kontralateralen Seite: *Assoziationszellen* für Verbindungen auf derselben, *Kommissurenzellen* zur gegenüberliegende Seite.

Histophysiologischer Hinweis. Meistens wirken Binnenzellen hemmend, selten erregend. Je nach ihrer Lage in einem Regelkreis können hemmende Interneurone eine *Vorwärtshemmung*, eine laterale Hemmung – z.B. zur Schaffung einer ruhigen Zone um eine Leitungsbahn (*Umfeldhemmung*) – oder einer *Rückwärtshemmung* (Renshaw-Zelle) bewirken. Von der Lage der Synapse an der effektorischen Nervenzelle hängt es ab, ob die Hemmung prä- oder postsynaptisch ist. Insgesamt wirken Binnenzellen vor allem bei der Integration der Tätigkeit des Rückenmarks mit.

Tabelle 17.9 Merkmale der grauen und weißen Substanz des Rückenmarks in verschiedenen Segmenthöhen

	Zervikalsegmente C1–C8	Thorakalsegmente Th 1–Th 12	Lumbalsegmente L 1–L 5	Sakralsegmente S 1–S 5
Graue Substanz	Besonders reichlich in der Intumescentia cervicalis	Schmächtige H-Form	Besonders reichlich in der Intumescentia lumbosacralis	Nach kaudal hin spärlich
Vorderhorn	Dick	Schlank	Dick	Dick
Weiße Substanz	Sehr reichlich	Reichlich	Wenig	Noch weniger

Die **Strangzellen** liegen im Hinterhorn oder in den dorsalen Teilen der Zona intermedia. Ihre Axone bilden in der weißen Substanz die Leitungsbahnen des *Eigenapparates* bzw. des *Verbindungsapparates* (s. unten). Sofern die Axone der Strangzellen auf der gleichen Seite bleiben, werden sie als *Assoziationsfasern,* sofern sie zur Gegenseite ziehen, als *Kommissurenfasern* bezeichnet. Ihre Afferenzen erhalten die Strangzellen von den pseudounipolaren Nervenzellen der Spinalganglien.

Die graue Substanz gliedert sich zytoarchitektonisch in 10 Laminae

---

Die 10 Schichten werden auf Querschnitten durch das Rückenmark von posterior nach anterior durchnumeriert (I-X, **Abb. 17.43**). Ihre Größe und Form wechseln segmentspezifisch. Stellenweise fügen sich innerhalb der Laminae Nervenzellen zu Nervenzellgruppen, Nuclei, zusammen.

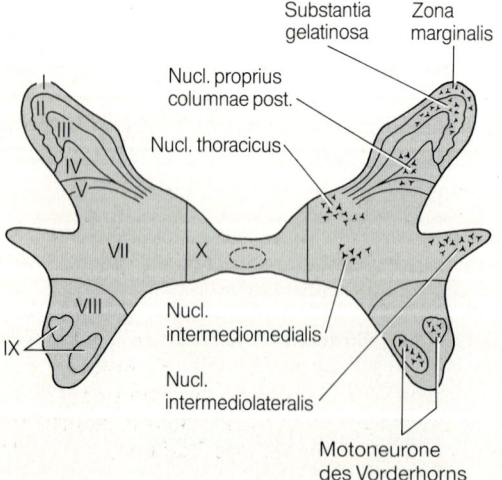

Abb. 17.43 Laminae und Zellgruppen des Rückenmarks im Segment Th10. Lamina VI ist in diesem Segment undeutlich und deswegen nicht eingetragen. (Nach Carpenter 1976)

Laminae I-VI. Sie befinden sich in der Hintersäule. Die Perikarya ihrer Nervenzellen sind meist klein, höchstens mittelgroß. Überwiegend handelt es sich um Interneurone. Jedoch besitzt das Hinterhorn auch Strangzellen: *große Hinterhornzellen* für den kontralateralen *Tractus spinothalamicus* (s. unten). Erreicht werden die Hinterhornzellen von somatoafferenten oder viszeroafferenten Fasern: im medialen Gebiet aus distalen, im lateralen Gebiet aus proximalen Körperpartien. Dabei treten die marklosen und markarmen Fasern mehr an die Nervenzellen der posterioren Teile des Hinterhorns, *Apex et caput cornus posterioris,* die dickeren markhaltigen mehr an die der Hinterhornbasis, *Basis cornus posterioris,* heran. Funktionell werden im Hinterhorn vor allem sensorische Informationen aus Haut und Eingeweide verarbeitet.

Lamina II, Substantia gelatinosa. Sie liegt im Hinterhorn und ist morphologisch auffällig, da sie auf Querschnitten des unfixierten Rückenmarks einen dunklen Farbton hat. Besonders deutlich ist sie im Lumbalmark. In der Substantia gelatinosa kommen überwiegend kleine Nervenzellen vor, vor allem wohl Interneurone.

Lamina VII, Zona intermedia. Sie nimmt den mittleren Teil des Rückenmarkgraues ein und gliedert sich in ein laterales und mediales Feld. Zum lateralen Feld gehört zwischen C8 und L2 das Cornu laterale. Die Zona intermedia verfügt über viele Interneurone, außerdem über (viszeroefferente) Wurzelzellen und Strangzellen.

Auffälligster Bestandteil sind im Seitenhornbereich in Höhe der Segmente C8-L2 die *Nuclei intermediolaterales* bzw. in Höhe der Segmente S2-S4 die *Nuclei parasympathici sacrales.* Die Neurone beider Kerne sind viszeroefferent: Wurzelzellen des Sympathikus im Thorakal- und Lumbalmark, des Parasympathikus im Sakralmark.

Die *Nuclei intermediolateralis und intermediomedialis* des Thorakal- und Lumbalmarks sind untereinander und mit denen der Gegenseite durch strickleiterartig angeordnete cholinerge Faserbündel verknüpft. Die auffälligste Kerngruppe der Zona intermedia ist jedoch die *Columna thoracica* (Nucleus thoracicus, Stilling-Clarke-Säule). Sie reicht von C7-L2. An ihren Perikarya enden vor allem Muskel- und Gelenkafferenzen. Die Neuriten der Nervenzellen der Columna thoracica bündeln sich und bilden den *ipsilateralen Tractus spinocerebellaris posterior* (s. unten).Die Neuriten anderer Nervenzellen dieser Gegend bilden teils ipsi-, teils kontralateral den *Tractus spinocerebellaris anterior* (s. unten).

Laminae VIII-IX. Sie bilden das Vorderhorn. Dabei überwiegen in der Lamina VIII Interneurone für die motorischen Systeme. Die Lamina IX enthält vor allem somatoefferente Wurzelzellen (α-*Motoneurone* und γ-*Motoneurone*), die somatotopisch gegliederte Zellgruppen bilden. Dies bedeutet, daß die Neuriten bestimmter Wurzelzellgruppen bestimmten Muskeln oder Muskelgruppen zugeordnet sind: z. B. liegen Nervenzellgruppen zur Innervation der Hals- und Rumpfmuskulatur medial, zur Innervation der distalen Extremitätenmuskulatur in den Intumescentien lateral. Signale erhalten die Wurzelzellen sowohl direkt als auch über Interneurone aus der Peripherie und vom Gehirn.

Lamina X. Sie umgibt als Substantia gelatinosa centralis den Zentralkanal.

Die weiße Substanz des Rückenmarks bildet säulenartige Stränge aus Nervenfaserbahnen

---

Die weiße Substanz umgibt im Rückenmark die graue Substanz mantelförmig. Sie besteht im wesentlichen aus markhaltigen und marklosen Nervenfasern, enthält aber praktisch keine Perikarya von Nervenzellen. Sie verfügt jedoch über Glia, deren Astrozyten mit ihren Fortsätzen unter der Oberfläche des Rückenmarks eine *Membrana limitans gliae* bilden. Um die Gefäße herum liegt eine *Membrana perivascularis gliae*. Besonders dicht ist das Filzwerk der Gliafortsätze subependymal um den Zentralkanal herum, *Substantia gelatinosa centralis*.
Die weiße Substanz gliedert sich in (**Abb. 17.40**):

- **Hinterstrang**, *Funiculus posterior,* der zwischen den beiden Hinterhörnern liegt und sich im oberen Brust- und Halsmark unterteilt in (**Abb. 17.44 a**)
  - *Fasciculus cuneatus* (lateralis, Burdach)
  - *Fasciculus gracilis* (medialis, Goll)
- **Seitenstrang**, *Funiculus lateralis*
- **Vorderstrang**, *Funiculus anterior*

Zwischen Hinterstrang und Seitenstrang befindet sich dorsal der Hinterhornspitze die *Zona terminalis* (Lissauer-Randzone, *Tractus dorsolateralis*). Demgegenüber sind Vorderstrang und Seitenstrang nicht klar getrennt. Sie werden auch gemeinsam als *Vorderseitenstrang* bezeichnet. Rechter und linker Vorderstrang sind durch die *Commissura alba* verbunden, die anterior der Commissura grisea liegt.

Hinweis. Auch für die weiße Substanz bestehen zwischen den Rückenmarksgebieten Größenunterschiede. Insgesamt nimmt der Volumenanteil der weißen Substanz von kaudal nach kranial zu (**Tabelle 17.9**), wobei sich gleichzeitig die Relation von grauer zu weißer Substanz verschiebt.

Die **Axone bzw. Nervenfaserbündel der weißen Substanz** kommen von den

- afferenten Wurzeln,
- efferenten Wurzeln oder sind
- Leitungsbahnen.

Bereits vor dem Eintritt ins Rückenmark lassen sich unter den **afferenten Wurzelfasern** ein *laterales und ein mediales Bündel* unterscheiden, die von jeweils unterschiedlichen Rezeptororganen ihren Ausgang nehmen (**Tabelle 17.10**). Im Rückenmark selbst gabeln sich die meisten Axone T-förmig in einen ab- und aufsteigenden Ast auf und geben in ihrem Verlauf Kollateralen ab.

Tabelle 17.10 Fasern der hinteren Wurzel

Laterale Bündel (A δ-, C-Fasern)	Mediale Bündel (A α-, A β-, A γ-Fasern)
Fasern aus exterozeptiven Rezeptoren: für Hitze, Kälte, Schmerz freie Nervenendigungen	Fasern aus exterozeptiven Rezeptoren: (Hautsensibilität): z. B. Meissner-Tastkörperchen für Druck und Berührung
Fasern aus viszerozeptiven Rezeptoren: für Spannung und Dehnung der glatten Muskulatur	Fasern aus propriozeptiven Rezeptoren: Muskelspindeln, Sehnenspindeln, Gelenkkapselorgane

Die Fasern des *lateralen Bündels* sind dünn (Aδ-Fasern) und überwiegend marklos (C-Fasern). Viele der C-Fasern ziehen durch die Zona terminalis oder medial davon zu den Laminae I und II (s. oben). Die Fasern des *medialen Bündels* sind dicker (Aα-, Aβ-, Aγ-Fasern). Sie treten selbst oder mit Kollateralen in die graue Substanz ein – von medial her – und bilden dort mit Neuronen der Hinterhornbasis, der Zona intermedia oder des Vorderhorns Synapsen. Viele Fasern ziehen jedoch im Hinterstrang ohne Unterbrechung bis zum Gehirn (Medulla oblongata).

Die das Rückenmark verlassenden efferenten Fasern sind überwiegend Axone der Motoneurone sowie der Neurone des Sympathikus und Parasympathikus

---

Die Neuriten verlassen die Vorderhörner fächerförmig, durchlaufen die weiße Substanz und vereinigen sich anterolateral zu den vorderen Wurzeln.

Die Leitungssysteme des Rückenmarks bestehen aus einem Eigenapparat und einem Verbindungsapparat

---

Hinweis. Durch die Entsendung von Kollateralen können manche Axone sowohl am Eigenapparat als auch am Verbindungsapparat beteiligt sein: z. B. kann eine Kollaterale zu Motoneuronen, die andere zu supraspinalen Zentren ziehen.

Die Faserbündel der Leitungssysteme des Rückenmarks werden als *Tractus* bezeichnet und liegen in den Hinter-, Seiten- und Vordersträngen. Die Tractus erhalten ihre Detailnamen nach den Neuronenpopulationen, die sie miteinander verbinden, z. B. Tractus spinothalamicus zur Verknüpfung von Rückenmark und Thalamus.

Hinweis. Morphologisch identifizierbar sind die einzelnen Bahnen nur während der Ontogenese oder nach einer Schädigung. So erfolgt z. B. die Myelogenese neenzephaler Bahnen später als die anderer. Entsprechend treten diese Bahnen während der

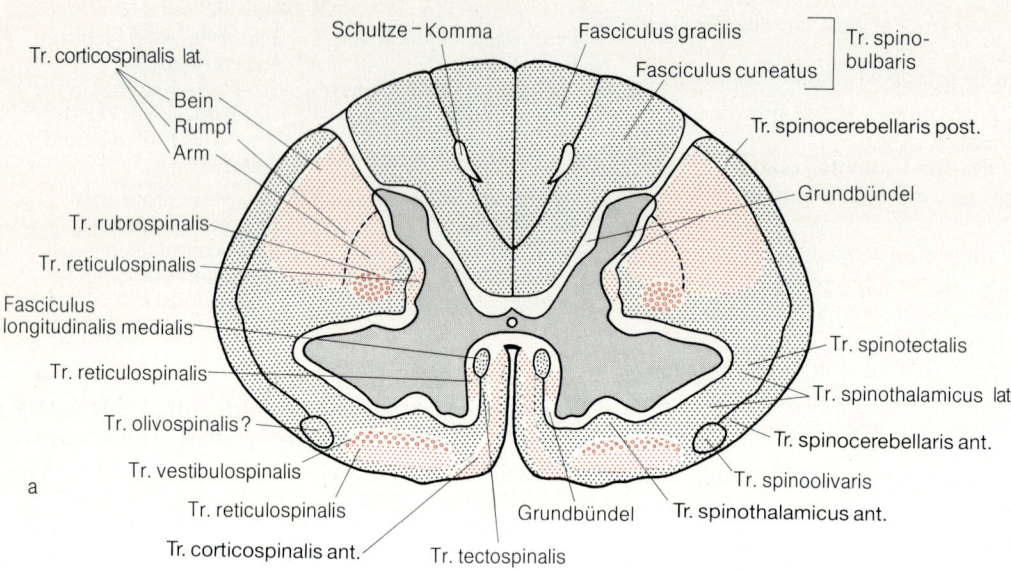

Absteigende Bahnen   Aufsteigende Bahnen

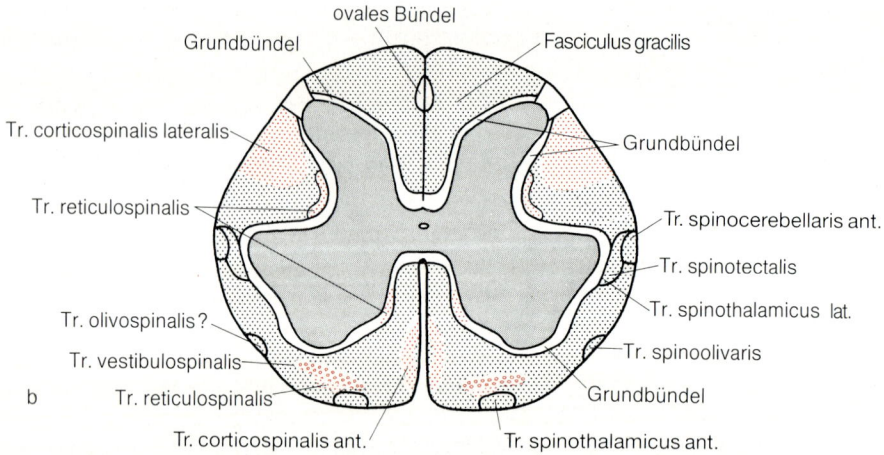

Abb. 17.44a,b Querschnitte durch das Rückenmark **a** in Höhe der oberen Halssegmente und **b** der unteren Lumbalsegmente. (Nach Crosby et al. 1962)

Entwicklung in histologischen Schnitten durch das Rückenmark bei Markscheidenfärbungen zeitweise als Aussparung hervor. Vergleichbares gilt für Bahnen, deren Axone nach lokalisierten Schädigungen der zugehörigen Neuronengruppe Markscheidendegenerationen aufweisen.

Viele Bahnen sind *somatotop* gegliedert. Dies bedeutet, daß sich innerhalb einer Bahn die Axone bündeln oder Lamellen bilden, die sich einem bestimmten Gebiet der

Peripherie bzw. einer Neuronenpopulation im Zentralnervensystem zuordnen lassen. Deutlich ist dies vor allem bei langen Bahnen, die von unterschiedlich gelegenen Nervenzellgruppen ausgehen. Dabei gilt, daß sich bei dem im Hinterstrang verlaufenden Tractus spinobulbaris jeweils neu hinzukommende Fasern (aus den oberen Segmenten) lateral an bereits vorhandene (aus den unteren Segmenten) anlagern. Beim Tractus spinothalamicus im Vorderseitenstrang, dessen Fasern überwiegend die Seite kreuzen, ist es umgekehrt: dort liegen die Fasern aus den oberen Segmenten medial von denen aus den sakralen und lumbalen Segmenten.

Der Eigenapparat regelt zahlreiche Körperfunktionen bereits auf segmentaler Ebene unterhalb der Bewußtseinsschwelle

---

Der Eigenapparat des Rückenmarks besteht aus Neuronen (Strangzellen, s. oben), die mit Nervenzellen anderer Segmente des Rückenmarks synaptisch verbunden sind (spino-spinale Verbindungen). Er ist sehr umfangreich und die meisten Nervenzellen des Rückenmarks gehören zu diesem System. Der Eigenapparat dient der Koordination von Bewegungen, z. B. zwischen Armen und Beinen oder zwischen Nacken und Extremitäten sowie zur Durchführung von Bewegungsprogrammen.

Klinischer Hinweis. Spinale Reflexe werden in der ärztlichen Praxis dazu verwendet, die Funktionstüchtigkeit mancher – aber nicht aller – Spinalsegmente zu testen (**Tabelle 17.11**). Sie können ausgelöst werden, so lange alle im Reflexbogen zusammenarbeitenden Neurone intakt sind. Stets muß jeder Reflex auf beiden Seiten geprüft werden, um frühzeitig monolaterale Schäden zu entdecken.

Die Faserbahnen des Eigenapparates verlaufen vorwiegend im Grenzgebiet zwischen grauer und weißer Substanz und werden wegen ihrer Topographie als **Grundbündel, Fasciculi proprii,** bezeichnet (**Abb. 17.44 a, b**). Nach ihrer Lage werden unterschieden:

- *Fasciculi proprii posteriores*
- *Fasciculi proprii laterales*
- *Fasciculi proprii anteriores*

Hinzu kommen 2 Faserbahnen, die innerhalb der weißen Substanz der Hinterstränge liegen:

- *Fasciculus septomarginalis,* ovales Bündel, am Septum medianum posterius (**Abb. 17.44 b**)
- *Fasciculus interfascicularis,* Schultze-Komma, zwischen Goll- und Burdach-Strang (**Abb. 17.44 a**)

Beide Faszikel bestehen aus Bündeln absteigender Äste von Hinterwurzelfasern.
    Eine Sonderstellung nimmt der *Tractus spinocervicalis* ein. Er leitet vor allem Signale von Haarfollikelrezeptoren parallel zum Hinterstrangsystem (s. unten). Die Fasern verlaufen posterolateral vom Hinterhorn und treten im oberen Halssegment wieder ins Hinterstrangsystem ein.

Hinweis. Die Funktion des Eigenapparates des Rückenmarks steht unter dem Einfluß supraspinaler Zentren. Diese sind u. a. in der Lage, das Mosaik der segmentalen Einzelleistungen des Rückenmarks zu koordinieren und Reflexaktivitäten – vor allem durch Hemmung – zu steuern. Die Abhängigkeit des Ei-

genapparates wird besonders während der Reifung des Rückenmarks oder bei Unterbrechung absteigender Bahnsysteme deutlich. Dann sind die spinalen Reflexe beeinträchtigt. So erfolgt z. B. beim Säugling beim Bestreichen des äußeren Fußrandes (*Fußsohlenreflex*) keine Plantarflexion, sondern eine Dorsalextension der großen Zehe. In diesem Alter ist die Myelogenese der Pyramidenbahn noch nicht beendet und damit ein wahrscheinlich phylogenetisch älterer Reflex durch diese Neuhirnbahn (noch) nicht „unterdrückt“. Fällt im späteren Leben durch krankhafte Prozesse die Pyramidenbahn aus, tritt die Dorsalextension der Großzehe bei Bestreichen des lateralen Fußrandes wieder auf (*Babinski-Reflex*).

Der Verbindungsapparat des Rückenmarks besteht aus langen auf- und absteigenden Faserzügen

---

Die Signale im Verbindungsapparat werden dem Gehirn zugeleitet oder kommen vom Gehirn. Dabei wird häufig davon ausgegangen, daß die Leitungswege aus unverzweigten linearen Neuronenketten bestehen. Dies trifft jedoch nur begrenzt zu, da viele Axone Kollateralen abgeben oder sich terminal verzweigen. Sie verbinden sich dann mit mehreren Folgeneuronen. Diese *Divergenz* tritt an verschiedenen Stellen des Verbindungsapparates des Rückenmarks auf.
    An anderen Stellen läßt sich durch Vergleich der Anzahl der Neurone in 2 hintereinander angeordneten Neuronenpopulationen feststellen, daß die Neuronenzahl abnimmt, und daß mehrere periphere Neurone auf ein zentrales Neuron konvergieren (*Konvergenz*).
    Weiterhin ist die Wirklichkeit gegenüber dem Schaltbild dadurch kompliziert, daß jedes Neuron an seiner Oberfläche erregende (exzitatorische) *und* hemmende (inhibitorische) Synapsen aufweist. Dies ermöglicht Bahnung und Hemmung, d. h. mehr oder weniger ausgeprägte *Filterung* von Signalen innerhalb des Zentralnervensystems. So erreicht z. B. nur ein Bruchteil der afferenten Signale, die ständig in den Rezeptoren der Haut ausgelöst werden, die Großhirnrinde (sonst würde z. B. das Tragen von Kleidung unerträglich sein).

Die aufsteigenden Bahnen des Rückenmarks sind vorwiegend somatoafferent

---

Aufsteigende Bahnen finden sich sowohl in den Hintersträngen als auch in den Vorderseitensträngen. Sie erreichen über eine meist dezimeterlange Distanz Neuronensysteme im Gehirn. Im *Hinterstrang* überwiegen lange aufsteigende Bahnen stark gegenüber anderen Fasersystemen, lange absteigende Bahnen fehlen hier. In den *Vorderseitensträngen* nehmen die aufsteigenden Bahnen vor allem die Randpartien ein.
    Aufsteigende Bahnen des Rückenmarks sind (**Abb. 17.44**):

Tabelle 17.11 Klinisch wichtige spinale Eigen- und Fremdreflexe

Neuronales Spinalsegment	Reflex	Abkür-zung	Reflex-auslösung	Erfolgs-organ	Reflexart	Afferenter Schenkel	Efferenter Schenkel
C5–C6	Biceps brachii-reflex (Biceps-sehnenreflex)	BSR	Schlag auf Bicepssehne	M. biceps brachii	Eigenreflex	N. musculocutaneus (S.309)	
C5–C6	Radiusperiost-reflex	RPR	Schlag auf den Ra-dius proximal des Proc. styloideus	M. brachioradi-alis, M. brachi-alis, M. biceps brachii	Eigenreflex	N. radialis (S.311), N. musculocutaneus	
C6–C8	Triceps brachii-reflex (Triceps-sehnenreflex)	TSR	Schlag auf Tri-cepssehne	M. triceps brachii	Eigenreflex	N. radialis	
Th 8–Th 12, L 1	Bauchhaut-reflex	BHR	Bestreichen der Bauchhaut	Bauchmusku-latur	Fremdreflex	Nn. intercostales 8–11, N. subcostalis, N. iliohy-pogastricus, N. ilioin-guinalis (S.254f)	
L 1–L 2	Kremaster-reflex	CR	Bestreichen der Haut an der In-nenseite des Oberschenkels	M. cremaster (Hebung des Hodens)	Fremdreflex	R. femoralis und R. genitalis des N. genitofemoralis (S.372)	
L 2–L 4	Quadricepsre-flex (Patellar-sehnenreflex)	PSR	Schlag auf Lig. patellae	M. quadriceps femoris	Eigenreflex	N. femoralis (S.372)	
L 5, S 1–S 2	Triceps surae-reflex (Achilles-sehnenreflex)	ASR	Schlag auf Achillessehne	M. triceps surae	Eigenreflex	N. tibialis (S.375)	
S 1–S 2	Plantarreflex (Fußsohlen-reflex)		Bestreichen des äußeren Fußsoh-lenrandes	Beuger der 2.–5. Zehe	Fremdreflex	Nn. plantares n. tibialis (S.375)	N. tibialis
S 3–S 5	Analreflex		Bestreichen der Analregion mit Holzstäbchen	M. sphincter ani ext.	Fremdreflex	Nn. ano-coccygei	N. puden-dus (S.376)

- **Tractus spinobulbaris**. Er dient der Informationsüber-tragung der Oberflächen- und Tiefensensibilitäten mit Ausnahme der Schmerz- und Temperatursensibilität. Der Tractus spinobulbaris liegt im *Hinterstrang*. Er be-steht aus Axonen, deren Perikarya (1. Neuron) in den Spinalganglien liegen. Geleitet werden ohne Unter-brechung ipsilateral Signale aus der Körperperipherie bis zur Medulla oblongata (Hinterstrangkerne S.762). Im oberen Brust- und Zervikalmark trennt das Septum cervicale intermedium die Axone aus der unteren Rumpfhälfte und den Beinen von denen aus den Der-matomen und Myotomen der oberen Rumpfhälfte so-wie den Armen. Dadurch gliedert sich der Tractus spi-nobulbaris hier in einen
  - *Fasciculus gracilis* (Goll-Strang; früher: Tractus spi-nobulbaris medialis), der medial liegt, und in einen
  - *Fasciculus cuneatus* (Burdach-Strang; früher: Trac-tus spinobulbaris lateralis), der lateral liegt.

Hinweis. Der Tractus spinobulbaris ist ein Teil des Hinter-strang-medialen Lemniskussystems (S.794).

- **Tractus spinothalamicus**. Er vermittelt Temperatur- und Schmerzempfindungen (die Fasern nehmen ein mehr lateral gelegenes Gebiet ein, früher Tractus spi-nothalamicus lateralis) sowie undifferenzierte Mecha-nosensibilität (mehr anterior, früher Tractus spinotha-lamicus anterior). Das 1. Neuron befindet sich im Spinalganglion. Die Perikarya des 2. Neurons liegen in der Hintersäule und in der Zona intermedia. Die Axo-ne kreuzen fast vollständig in der Commissura alba die Seite, bilden den Tractus spinothalamicus und ziehen im Vorderseitenstrang aufwärts. Schließlich gelangen sie zum Nucleus ventralis posterolateralis des Thala-mus.
- **Tractus spinoreticularis**. Seine Fasern stammen aus den gleichen kontralateralen Gebieten, in denen auch die des Tractus spinothalamicus ihren Ursprung neh-men; es kommen auch ipsilaterale Fasern vor. In ihrem

Verlauf schließen sie sich dem Tractus spinothalamicus an, den sie in verschiedenen Höhen der Formatio reticularis verlassen. Der Tractus spinoreticularis gehört zum unspezifischen sensiblen System.

Hinweis. Die Tractus spinothalamicus und spinoreticularis bilden das anterolaterale System (S.795).

- **Tractus spinocerebellares.** Ihre Axone leiten dem Kleinhirn vor allem Informationen über den Tonus der Muskulatur sowie die Position der Glieder zu. Die Tractus liegen unter der lateralen Oberfläche des Rückenmarks. Sie gliedern sich in
  - *Tractus spinocerebellaris posterior* (Flechsig), dessen Perikarya in der Columna thoracica (Stilling-Clarke, s. oben) *derselben* Seite liegen. Das Kleinhirn wird durch den Pedunculus cerebellaris inferior erreicht; und
  - *Tractus spinocerebellaris anterior* (Gowers), dessen Perikarya ungebündelt basolateral im Hinterhorn oder der Zona incerta der *Gegenseite* liegen. Das Kleinhirn wird durch den Pedunculus cerebellaris superior erreicht. – Weitere Einzelheiten über die Tractus spinocerebellares S.815.
- **Tractus spino-olivaris.** Die Neuronenkette überträgt propriozeptive Signale nach Umschaltung im Nucleus olivaris inferior ins Kleinhirn. Der Tractus liegt unmittelbar lateral vom Austritt der vorderen Wurzel im Seitenstrang (Helweg-Dreikantenbahn). Seine Axone kommen durch die Commissura alba von Perikarya im Hinterhorn der Gegenseite.
- **Tractus spinotectalis.** Seine Fasern gehören zum afferenten Teil einer Reflexbahn, die im Colliculus superior des Tectum mesencephalicum endet (S.759). Der Tractus liegt in der Nähe des Tractus spinothalamicus. Die Perikarya seiner Axone befinden sich im Hinterhorn der Gegenseite.

Die absteigenden Bahnen des Rückenmarks sind somatoefferent oder viszeroafferent

Die absteigenden Bahnen des Verbindungsapparates verlaufen im *Vorderseitenstrang.* Sie übermitteln Signale aus den motorischen oder vegetativen Zentren des Gehirns an den Eigenapparat des Rückenmarks. – Absteigende Bahnen sind (**Abb. 17.44**):

- **Tractus corticospinalis**, Pyramidenbahn. Er überträgt motorische Impulse vom Neocortex teilweise über Interneurone zu den Motoneuronen im Vorderhorn. Die Fasern, die in der *Decussatio pyramidum* (S.761) die Seite gekreuzt haben (70–90 %), verlaufen als
  - *Tractus corticospinalis lateralis* im Seitenstrang.

Die übrigen Fasern kreuzen in den Segmenten, in denen sie Synapsen bilden. Sie bilden den

- *Tractus corticospinalis anterior,* der neben der Fissura mediana anterior verläuft. – Eine genauere Beschreibung des Tractus corticospinalis erfolgt auf S.809.
- **extrapyramidalmotorische Bahnen.** Sie entspringen in Gebieten des Gehirns, die motorische Regulationsaufgaben ohne Einschaltung des Bewußtseins erfüllen (z. B. Stützmotorik). Es handelt sich im wesentlichen um Areale in der Formatio reticularis des Hirnstamms. Die Bahnen sind polysynaptisch. Sie verlaufen im Rückenmark im Vorderseitenstrang und enden direkt oder über Interneurone vor allem an γ-Motoneuronen, außerdem direkt oder indirekt an den α-Motoneuronen. Im einzelnen handelt es sich um:
  - *Tractus reticulospinalis* mit Fasern aus der Formatio reticularis des Pons (pontine Fasern) und der Medulla oblongata (medulläre Fasern). Die *pontinen Fasern* verlaufen im Vorderstrang und wirken fördernd auf die α- und γ-Motoneurone der Extensoren (aber hemmend auf die der Flexoren). Die *medullären Fasern* liegen im Seitenstrang, erregen die α- und γ-Motoneurone der Flexoren (inhibieren aber die der Extensoren).
  - *Tractus vestibulospinalis.* Er vermittelt Reflexe des Lage- und Gleichgewichtssinns, insbesondere durch Erhöhung des Tonus der Streckmuskeln bei gleichzeitiger Entspannung der Flexoren der gleichseitigen Extremitäten. Der Tractus vestibulospinalis zieht im Vorderseitenstrang abwärts. Er kommt von den Vestibulariskernen des Rautenhirns (S.806) und endet direkt oder indirekt an α- und γ-Motoneuronen.
  - *Tractus tectospinalis.* Er vermittelt vor allem visuelle Stellreflexe. Der Tractus tectospinalis verläuft medial im Vorderstrang und endet bereits in den oberen Zervikalsegmenten. Er kommt von den oberen Hügeln, Colliculi superiores des Tectum mesencephalicum, kreuzt im Mittelhirn (dorsale Haubenkreuzung, S.760) und zieht zu kontralateralen Motoneuronen.
  - *Tractus olivospinalis.* Die Fasern des Tractus olivospinalis kommen vom Nucleus olivaris inferior und verlaufen gemeinsam mit den aufsteigenden Fasern des Tractus spino-olivaris in der Helweg-Dreikantenbahn an der Oberfläche des Seitenstranges.
  - *Tractus rubrospinalis.* Seine Fasern haben exzitatorische Wirkung auf α- und γ-Motoneurone vorwiegend der Flexoren. Der Tractus rubrospinalis befindet sich im Seitenstrang am Vorderrand des Tractus corticospinalis lateralis. Er beginnt im Nucleus ruber und kreuzt im Mittelhirn auf die Gegenseite (ventrale Haubenkreuzung **Abb. 11.29,** S.760).
- **vegetative Bahnen.** Absteigende vegetative Fasern stammen von vegetativen Zentren des Hypothalamus. Im Hirnstamm verlaufen sie im Fasciculus longitudinalis dorsalis, im Rückenmark verstreut im Vordersei-

tenstrang. Sie enden im Nucleus intermediolateralis sowie den vegetativen, parasympathischen Kernen des Sakralmarks.

– Eine *Vasokonstriktorenbahn* anterior von der Pyramidenseitenstrangbahn läßt sich als ein relativ geschlossenes Bündel verfolgen. Sie leitet Signale, die den Tonus der glatten Muskulatur der Gefäße beeinflussen. Insgesamt enden die absteigenden vegetativen Bahnen an den viszeroefferenten Seitenhornneuronen, die die Eingeweide, das Genitale und die Schweißdrüsen der Haut versorgen.

Funktionelle Zusammenfassung. Das Rückenmark gleicht einer unteren Kommandostelle, die auf lokaler Ebene Aufgaben reflektorisch oder automatisch erfüllen kann. Zusammenhänge zu erfassen und Vorgänge unter übergeordneten Gesichtspunkten zu koordinieren, ist ihm jedoch unmöglich. – Das Rückenmark

- dient der Verknüpfung der Peripherie vom Fuß bis zum Hals mit dem Gehirn,
- moduliert die ihm zugeleiteten Signale,
- ist für alle efferenten Signale der Beginn der letzten gemeinsamen Endstrecke,
- ermöglicht auf lokaler Ebene Reflexe,
- wirkt in begrenztem Umfang integrativ,
- kann automatisch, d.h. reizunabhängig Bewegungsprogramme (über hypothetische, lokomotorische Zentren) ausführen.

Entscheidend ist aber, daß das Rückenmark unter der Kontrolle supraspinaler Zentren steht. Dies ist in der phylogenetischen Reihe um so mehr ausgeprägt, je differenzierter die supraspinalen Zentren sind. Deswegen hat eine Rückenmarksdurchtrennung beim Menschen (s. unten) verheerende Folgen. Lediglich einige rückenmarkeigene Reflexe können in begrenztem Umfang nach einiger Zeit wieder auftreten, z. B. Blasen- und Mastdarmreflex.

Klinische Hinweise. Eine vollständige Unterbrechung des Rückenmarks führt in Höhe des geschädigten Segments zur Unterbrechung der afferenten Leitung zu den supraspinalen Zentren. Bis zum „Spiegel" des noch funktionsfähigen Dermatoms kommt es zu motorischen Ausfällen, *Querschnittslähmung.* Es kommt beispielsweise bei einer Läsion kaudal von Th2 zu einer bilateralen Lähmung der unteren Extremitäten (*Paraplegie*), bei einem Defekt kranial von C5 zur Lähmung aller 4 Extremitäten (*Tetraplegie*). Unmittelbar nach der Verletzung sind alle spinalen Reflexe erloschen. Später „erholen" sich die spinalen Motoneurone. Da die zentrale Hemmung entfällt, können die Reflexe gesteigert sein, und es treten pathologische Reflexe auf (z. B. *Babinski-Reflex*). Bei einer *Halbseitenläsion* des Rückenmarks gehen ipsilateral weitgehend die Mechanosensibilität (Tractus spinobulbaris) und kontralateral die Schmerz- und Temperaturleitung (Tractus spinothalamicus) verloren. Außerdem ist ipsilateral die Motorik (Tractus corticospinalis lateralis) gestört (*Brown-Séquard-Symptomenkomplex*).

Die arterielle Versorgung des Rückenmarks erfolgt durch Äste der A. vertebralis und einige segmentale Arterien der Aorta

Entwicklung der Arterien. Das embryonale Gefäßsystem des Rückenmarks ist bilateral-symmetrisch und segmental angelegt. Es besteht aus Ästen der 31 paarigen Segmentarterien, die von der Aorta abzweigen. Während der Entwicklung werden hämodynamisch ungünstige Strecken abgebaut, kaudal stärker als kranial. Es bleiben in der Regel 6 anteriore und meistens 15 feine, posteriore Radikulararterien sowie die Äste der Aa. vertebrales erhalten.

Die A. vertebralis gibt auf jeder Seite intrakranial eine **A. spinalis anterior** zum Rückenmark ab, die sich mit dem Ast der Gegenseite zur gleichnamigen Arterie vereint. Von der Mitte des Zervikalmarks ab erhält die A. spinalis anterior ihren Hauptzustrom von den Aa. radiculares (s. unten). Die A. spinalis anterior versorgt etwa die vorderen 2/3 des Rückenmarkquerschnitts. Weitere Äste bilden in der Außenzone des Vorderseitenstrangs einen Gefäßring, Corona vasorum.

Die **Aa. radiculares** sind Äste der A. subclavia (S. 464) bzw. der segmentalen Arterien der Aorta: A. cervicalis ascendens, A. cervicalis profunda, Aa. intercostales (S.532) und Aa. lumbales. Die Aa. radiculares verlaufen durch die Foramina intervertebralia in den Wirbelkanal. Dort geben sie die Aa. radiculares anteriores für die A. spinalis anterior ab. Für das Halsmark gibt es in der Regel 3, für das Thorakalmark 2 Aa. radiculares anteriores, im Lumbosakralmark meist nur 1 A. radicularis magna.

Hinweis. Bei einer Läsion der A. radicularis magna kommt es zu einer schlaffen Lähmung der Beine.

Die **Aa. spinales posteriores** verlaufen an der Dorsalfläche des Rückenmarks, sind dünn und plexiform. Sie gehen aus den Aa. vertebrales und Aa. radiculares posteriores (s. oben) hervor. Sie versorgen das hintere Drittel des Rückenmarkquerschnitts.

Das venöse Blut des Rückenmarks sammelt sich in den Plexus venosi vertebrales interni

Der venöse Abfluß aus dem Rückenmark erfolgt durch Vv. radiculares, die mit den klappenlosen, mächtigen Venengeflechten im Epiduralraum, Plexus venosi vertebrales interni, verbunden sind. Diese Venengeflechte haben Beziehungen

- zu den venösen Blutleitern in der Schädelhöhle (Sinus durae matris, S.831) über das Foramen magnum,
- durch Vv. basivertebrales mit dem Venengeflecht vor und hinter der Wirbelsäule: Plexus venosus vertebralis externus,
- mit den segmentalen Venen durch die Vv. intervertebrales.

Außerdem sind die Rückenmarksvenen für die Liquordrainage von Bedeutung. Arachnoidealzotten in den Wurzeltaschen (s. unten) resorbieren den Liquor cerebrospinalis, um ihn dann in die Venen abzugeben.

17.9 Sensorische Systeme

Hinweis. Die sensorischen Systeme gehören zu den neurofunktionellen Systemen, die in den folgenden Kapiteln 17.9. – 17.13 besprochen werden.

Neurofunktionelle Systeme sind Neuronenpopulationen mit gerichteter Signalübertragung und mit bestimmter Aufgabenstellung. Ihre Leistungen sind komplex, sie sind vielgliedrig und in der Regel beteiligen sich mehrere Subsysteme an der Ausführung einer Aufgabe. Durch die Vernetzung der Subsysteme und durch das „Verrechnen" von Signalen in den zwischengeschalteten Neuronen können biologisch wichtige Signale verstärkt und biologisch unwesentliche Signale abgeschwächt werden.

Die meisten neurofunktionellen Systeme sind *longitudinal angeordnet* und *kreuzen in ihrem Verlauf die Seite.* Einige haben jedoch auch nichtkreuzende Anteile, so daß manche Systeme sowohl kontralaterale als auch ipsilaterale Verlaufsstrecken haben.

> **Klinischer Hinweis.** Bei Läsionen der neurofunktionellen Systeme treten typische Symptome auf z. B. bei Schädigung des Tractus opticus eine bestimmte Form einer bilateralen Halbseitenblindheit und bei Unterbrechung einer Pyramidenbahn eine motorische Halbseitenlähmung.

Zu den sensorischen Systemen gehören

- allgemein-sensorische Systeme
  - für somatische Sensibilität (somatosensorisches System): Berührung, Druck, Schmerz, Temperatur und Propriozeption; die Signale gehen von Rezeptoren an der Körperoberfläche, in der Körperwand sowie zur Wahrnehmung der Stellung und der Lage aller Körperteile von Rezeptoren in der Skelettmuskulatur und an den Gelenken aus (Propriozeptoren);
  - für viszerale Sensibilität aus den inneren Organen; ihre Besprechung erfolgt im Zusammenhang der Ausführungen über das vegetative Nervensystem (S.816); und
- speziell-sensorische Systeme, die Informationen aus den Sinnesorganen (Auge, Gehör- und Gleichgewichtsorgan, Geschmacks- und Geruchsorgan) leiten.

17.9.1 Somatosensorische Systeme

Lernziele Organisationsprinzipien • Hinterstrangmediales Lemniskussystem • Anterolaterales System • Trigeminussystem • Zentrale Verarbeitung somatosensorischer Signale • Schmerzbahn • Temperaturbahn

Für die Fortleitung somatosensorischer (früher: somatosensibler) Signale, die das Rückenmark über die hintere Wurzel erreichen, stehen 2 Wege zur Verfügung und zwar

- das **Hinterstrang-mediale Lemniskussystem** (abgekürzt mediales Lemniskussystem) und
- das **anterolaterale System** (**Abb. 17.45**).

Die entsprechenden Signale aus dem Kopfbereich leitet das

- **Trigeminussystem**

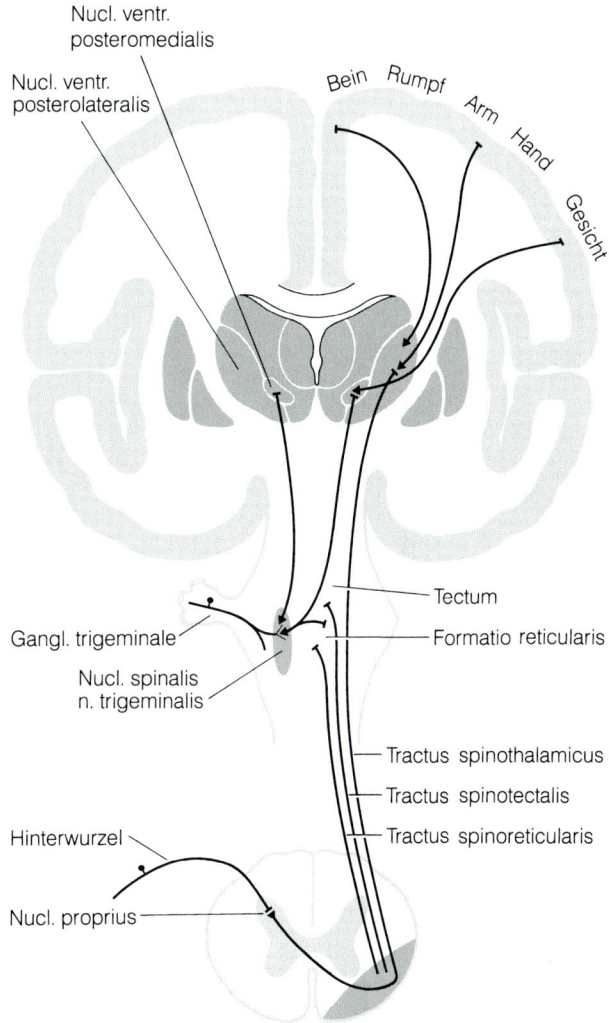

Abb. 17.45 Schematische Darstellung des anterolateralen Systems und des Trigeminussystems für die Schmerz- und Temperatursignale. (Nach Heimer 1983)

Tabelle 17.12 Somatosensorische Systeme

	Hinterstrang-mediales Lemniskussystem	Anterolaterales System	Trigeminussystem	Trigeminussystem	Propriozeptives Trigeminussystem
Lage des 1. Neurons	Spinalganglion, Axone im Tractus spinobulbaris	Spinalganglion	Ganglion trigeminale	Ganglion trigeminale	Nucleus mesencephalicus n. trigemini
Lage des 2. Neurons	Nucleus gracilis bzw. Nucleus cuneatus	Hinterhornzellen, Axone im Tractus spinothalamicus	Nucleus pontinus n. trigemini	Nucleus spinalis n. trigemini	
Kreuzung der Fasern	Medulla oblongata	Rückenmark	Pons; einige Fasern ungekreuzt im Tr. trigeminothalamicus dorsalis	Medulla oblongata	
Verlauf der Fasern im Hirnstamm	Lemniscus medialis	Lemniscus spinalis	Lemniscus trigeminalis	Tr. trigeminothalamicus lateralis	Axone zum Nucleus motorius n. trigemini
Lage des 3. Neurons	Thalamus: Nucleus ventralis posterolateralis	Thalamus: Nucleus ventralis posterolateralis	Thalamus: Nucleus ventralis posteromedialis	Thalamus: Nucleus ventralis posteromedialis	
Kortexprojektion	Gyrus postcentralis S I, S II	Gyrus postcentralis S I, S II	Gyrus postcentralis S I, S II	Gyrus postcentralis S II	
Fasertyp	A α, A β, A γ	C, A δ	A α, A β, A γ	C, A δ	
Leitungsgeschwindigkeit	30–110 m/s	1–30 m/s	30–110 m/s	1–30 m/s	
Somatotope Gliederung	Ausgeprägt	Grob	Deutlich	Grob	
Funktion	Leitung für feine Mechanorezeption und Tiefensensibilität	Leitung für Schmerz, Temperatur und grobe Mechanorezeption	Leitung für feine Mechanorezeption	Leitung für Schmerz, Temperatur, grobe Mechanorezeption	Leitung für Tiefensensibilität der Kaumuskulatur

Gemeinsam ist den somatosensorischen Systemen, daß

- mindestens 3 Neurone eine Kette bilden, die an den Rezeptoren beginnt und im Kortex endet,
- die Perikarya des 1. Neurons (primäres afferentes Neuron) außerhalb des ZNS liegen (Ausnahme: mesenzephaler Trigeminusanteil, bei dem sich bereits das 1. Neuron im Gehirn befindet),
- die Perikarya des 2. Neurons im Rückenmark bzw. Hirnstamm untergebracht sind,
- die Axone des 2. Neurons die Seite kreuzen und im Gehirn eine Schleife, Lemniskus, bilden,
- die Perikarya des 3. Neurons im Thalamus liegen und
- die Axone des 3. Neurons in den Radiationes thalamicae verlaufen und den Kortex erreichen.

Regelmäßig gelangen Kollateralen auch in die Formatio reticularis.

Die Systeme unterscheiden sich aber auch wesentlich voneinander, sowohl morphologisch als auch funktionell (**Tabelle 17.12**). Daraus ergibt sich, daß sensorische Informationen, die schnell übermittelt werden müssen und zeitlicher, örtlicher und auch hinsichtlich der Intensität großer Präzision bedürfen, im *medialen Lemniskussystem* geleitet werden, z. B. zur genauen örtlichen Diskriminierung von Berührungsreizen oder zur Beurteilung der Lage und der Bewegung des Körpers einschließlich der Gliedmaßen. Die Informationen, die nicht so schnell übermittelt werden müssen, keine genaue örtliche Zuordnung und Intensitätsabstufung erforderlich machen, werden hauptsächlich im *anterolateralen System* geleitet. Dafür kann das anterolaterale System ein breites Spektrum verschiedenster sensorischer Qualitäten übermitteln: Druck, Schmerz, Temperatur, außerdem z. B. Jucken.

Verlauf des medialen Lemniskussystems. Die Perikarya des **1. Neurons** befinden sich in den Spinalganglien. Es handelt sich um pseudounipolare Nervenzellen, deren periphere Fortsätze (dendritisches Axon) mit Mechanorezeptoren der Haut bzw. mit Muskelspindeln, Sehnenorganen und weiteren propriozeptiven Rezeptoren in Verbindung stehen. Die zentralen Fortsätze (Axone) dieser Neurone sind stark myelinisiert (Aα-, Aβ-, Aγ-Fasern, **Tabelle 3.9**). Sie erreichen das Rückenmark über das mediale Bündel der hinteren Wurzel. Nach Abgabe von Kollateralen in die graue Substanz verlaufen die Fasern im Hinterstrang und bilden den **Tractus spinobulbaris** (S.790).

Charakteristisch für das ganze mediale Lemniskussystem einschließlich der zugehörigen Kerngebiete und der Projektion im Kortex ist eine detaillierte somatotope Gliederung. Dabei bilden im Hinterstrang die Axone der einzelnen Dermatome Schichten, die in kleine Nervenfaserbündel gegliedert sind. In diesen Bündeln wird jeweils eine Modalität bzw. Submodalität (z. B. Berührung, Dehnung) aus einem umschriebenen peripheren Gebiet vermittelt. Die Fasern aus der unteren Körperhälfte befinden sich *im medial gelegenen Fasciculus gracilis*, die aus der oberen Körperhälfte *im lateral gelegenen Fasciculus cuneatus.*

Das **2. Neuron** des medialen Lemniskussystems liegt in den Hinterstrangkernen im kaudalen Gebiet der Medulla oblongata: für den Fasciculus gracilis im *Nucleus gracilis* (Goll) und für den Fasciculus cuneatus im *Nucleus cuneatus* (Burdach). Beide Kerne sind in sich somatotop gegliedert. Ihre Axone bilden den **Tractus bulbothalamicus.** Dieser kreuzt in der Medulla oblongata die Seite (Fibrae arcuatae internae, S.772), verläuft dann im Lemniscus medialis durch den Hirnstamm (S.772, **Abb. 17.29 – 17.31**) bis zum Thalamus. Während seines Verlaufs durch den Hirnstamm ändert der Lemniscus medialis seine Stellung; während er in der Medulla oblongata in einer Sagittalebene steht, ist er in der Brücke im wesentlichen quer orientiert. Diese Stellungsänderung führt zu einer Verlagerung seiner somatotop gegliederten Faserbezirke. In der Medulla oblongata befinden sich die Fasern, die zur unteren Körperhälfte gehören, anterior und in der Brücke lateral. Die Fasern, die zur oberen Körperhälfte gehören, liegen zunächst posterior, in der Brücke aber medial. Im Thalamus endet der Tractus bulbothalamicus im Nucleus ventralis posterolateralis, der auch somatotop gegliedert ist.

Die Axone der **3. Neurone** gelangen im **Tractus thalamocorticalis** zu umschriebenen Zellpopulationen im primären somatosensorischen Rindenfeld des Großhirns (Areae 3, 1, 2 im *Gyrus postcentralis).*

Verlauf des anterolateralen Systems (Abb. 17.45). Das **1. Neuron** wird von pseudounipolaren Nervenzellen im Spinalganglion gebildet, deren Axone über die hintere (afferente) Wurzel verschiedene Interneurone und Strangzellen im Hinterhorn des Rückenmarks erreichen (S.786). Dabei verlaufen die dünnen Fasern (C, Aδ) im lateralen Bündel, die dickeren im medialen Bündel.

Die Strangzellen (besonders die großen Hinterhornzellen, S.786) sind das **2. Neuron** des anterolateralen Systems. Ihre Axone kreuzen in der Commissura alba des gleichen oder benachbarten Segmentes zur Gegenseite und bilden im Vorderseitenstrang des Rückenmarks den *Tractus spinoreticularis* und den *Tractus spinothalamicus* (S.790, **Abb. 17.45).*

Die Fasern des **Tractus spinoreticularis** bilden eine polysynaptische Kette. Die Signale gelangen zur Formatio reticularis des Hirnstamms, nach Verarbeitung dort zu den (unspezifischen) intralaminären Kernen des Thalamus und schließlich breit gestreut in den Kortex.

Der **Tractus spinothalamicus** bildet auf seinem Weg durch den Hirnstamm den Lemniscus spinalis (S.772), der sich im Pons dem Lemniscus medialis (Tractus bulbothalamicus) anlagert (**Abb. 17.29**). Von hier verlaufen beide sensiblen Bahnen gemeinsam zum Nucleus ventralis posterolateralis des Thalamus (**3. Neuron**). Schließlich gelangen die Signale des Tractus spinothalamicus zum somatosensorischen Projektionsfeld des Kortex (Areae 3, 1, 2).

Trigeminussystem. Alle Afferenzen des Trigeminussystems erreichen das Gehirn über die Portio major nervi trigemini. Wie die großen afferenten Systeme des Rückenmarks leitet auch das Trigeminussystem sowohl mechanosensorische als auch Schmerz- und Temperatursignale. Beide Anteile bestehen analog zu den Rückenmarkssystemen aus 3 Neuronen und die Signale werden über den Thalamus zu den somatosensorischen Gebieten des Kortex geleitet. Eine Sonderstellung nimmt ein 3. Anteil des Trigeminussystems ein, der propriozeptive Signale vor allem aus den Kaumuskeln übermittelt.

Verlauf des Trigeminussystems. Der Übermittlung **mechanosensorischer Signale** für die feine Diskriminierung der Berührungs- und Druckempfindungen der Haut des Gesichtes, des Auges, der Nasen- und Mundhöhle dient der Anteil des Trigeminus, zu dem sein Hauptkern, der Nucleus pontinus nervi trigemini, gehört. Das **1. Neuron** dieses Trigeminusteils wird von pseudounipolaren Nervenzellen im Ganglion trigeminale gebildet. Das **2. Neuron** beginnt im Nucleus pontinus nervi trigemini des Pons. Die Mehrzahl seiner Axone kreuzt die Seite. Sie schließen sich als Lemniscus trigeminalis dem Lemniscus medialis an und enden im Nucleus ventralis posteromedialis des Thalamus. Einige Fasern verlaufen ungekreuzt im Tractus trigeminothalamicus dorsalis und gelangen zum Thalamus derselben Seite. Die Axone des **3. Neurons** erreichen im Tractus thalamocorticalis den Gyrus postcentralis (SI, s. unten).

Die Leitung der **Schmerz- und Temperaturempfindung**, diffuses Berührungs- und Druckempfinden verläuft über den Nucleus spinalis nervi trigemini **(Abb. 17.45)**. Das **1. Neuron** wird wieder von pseudounipolaren Nervenzellen im Ganglion trigemini gebildet. Die Axone steigen im Hirnstamm bis zum 1. Zervikalsegment ab und bilden dabei den Tractus spinalis nervi trigemini, der über seine ganze Länge verteilt und grob somatotop gegliedert Nervenzellen enthält (Nucleus spinalis nervi trigemini, **2. Neuron**): Faseranteile des N. mandibularis enden mehr posterior, des N. ophthalmicus mehr anterior. Die Axone des 2. Neurons kreuzen kaudal in der Medulla oblongata die Seite und ziehen als Tractus trigeminothalamicus lateralis der Gegenseite, der sich dem Tractus spinothalamicus (Lemniscus spinalis) anlegt, zum Nucleus ventralis posteromedialis des Thalamus. Das **3. Neuron** verbindet Thalamus und Gyrus postcentralis, wo das Primärfeld am Fuß des Gyrus postcentralis in Nachbarschaft zum Sulcus lateralis liegt.

Die Bahn für **propriozeptive Signale** aus der Kaumuskulatur, den Kiefergelenken, den Zähnen und den äußeren Augenmuskeln nimmt eine Sonderstellung ein. Die afferenten pseudounipolaren Nervenzellen liegen nämlich *im* Gehirn und zwar im Nucleus mesencephalicus nervi trigemini. Ihre zentralen Fortsätze ziehen zum motorischen Ursprungskern des N. trigeminus – auf diesem Wege kann der monosynaptische Masseterreflex ausgelöst werden – und in die Formatio reticularis.

Klinische Hinweise (mediales Lemniskussystem, anterolaterales System, Trigeminussystem). Wenn Schmerz- und Temperaturempfindungen aufgehoben, die übrigen sensiblen Modalitäten aber erhalten sind, liegt eine **dissoziierte Empfindungsstörung** vor. Ist die Störung einseitig, kann das ipsilaterale Hinterhorn oder der kontralaterale Tractus spinothalamicus (z. B. in der Medulla oblongata) geschädigt sein. Eine **gekreuzte Sensibilitätsstörung** liegt vor, wenn in der Medulla oblongata zusätzlich zum Tractus spinothalamicus der Tractus und Nucleus spinalis nervi trigemini geschädigt

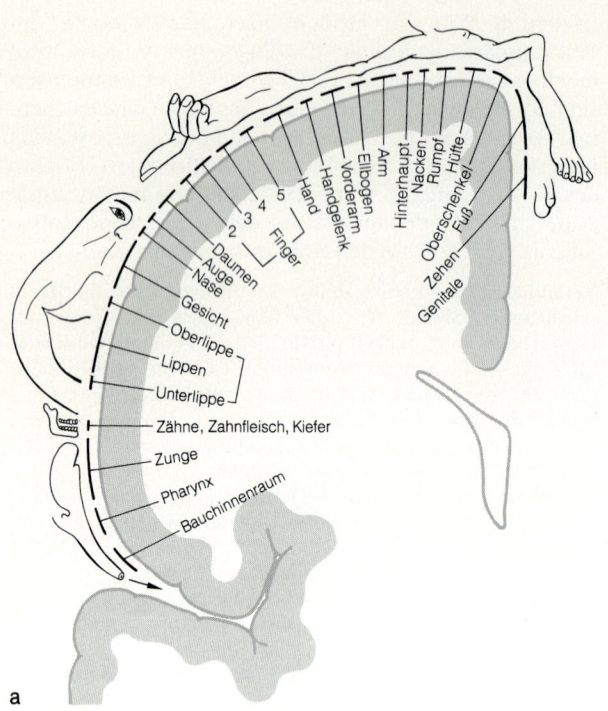

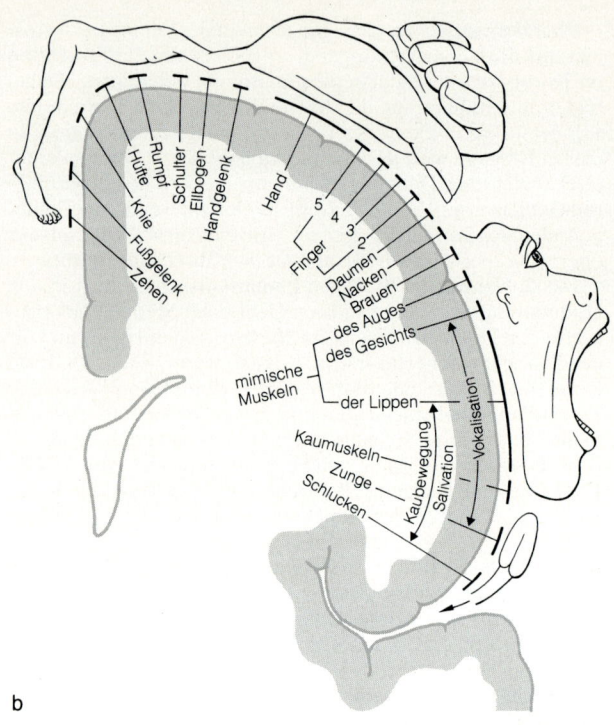

a

b

Abb. 17.46 a,b a Projektion der somatosensorischen Körpergebiete auf den Gyrus postcentralis. Lippen, Daumen, Gesicht und Hand sind besonders umfangreich repräsentiert **b** Repräsentation des motorischen Homunculus im Gyrus praecentralis.

sind. Dann ist die Schmerz- und Temperaturempfindung am Körper kontralateral, im Gesicht ipsilateral aufgehoben. Erfolgt die gleiche Unterbrechung weiter superior im Hirnstamm, treten einschlägige Empfindungsstörungen nur kontralateral auf.

Durch eine Läsion des medialen Lemniskussystems, z.B. durch mittelliniennahe Prozesse in der Medulla oblongata, kommt es zu ein- oder beidseitigen Störungen der taktilen Diskriminierung, d.h. der Berührungs-, Lage- und Vibrationsempfindung, bei verbleibender Schmerz- und Temperaturwahrnehmung.

Eine einseitige Unterbrechung aller sensibler Bahnen unterhalb des Thalamus führt zur Aufhebung der gesamten Sensibilität der kontralateralen Körperhälfte.

Einseitiger isolierter Verlust aller sensiblen Modalitäten der Peripherie weisen auf kontralaterale Störungen in den thalamokortikalen Verbindungen hin.

Die zentrale Verarbeitung somatosensorischer Signale erfolgt im Verbund von Thalamus und Kortex

Jedes (somatosensorische) Signal aus dem medialen Lemniskussystem bzw. aus dem anterolateralen System, das den Kortex erreicht, gelangt in die Gebiete SI und SII des Lobus parietalis, die zusammen den Gyrus postcen-

tralis ausmachen. Da SII (supplementär-somatosensorischer Kortex) ein relativ kleines Gebiet im Operculum parietale (lateraler unterer Teil des Gyrus postcentralis) ist, nimmt SI den weitaus größten Teil des Gyrus postcentralis ein.

Das Gebiet SI besteht aus den zytoarchitektonischen Areae 3a, 3b, 1 und 2 nach Brodmann. Jede Area weist eine distinkte Gliederung nach Körpergebieten auf, wobei die Informationen, die SI erhält, von der Gegenseite des Körpers stammen (eine Ausnahme machen wenige ipsilaterale Signale aus dem Gesicht). Die afferente, kontralaterale Projektion vom Fuß bis zum Unterschenkel liegt auf der medialen Hemisphärenseite, die der übrigen Körperhälfte auf der lateralen (umgekehrte Homunkuli, **Abb. 17.46**). Der Unterschied zwischen den Areae 1–3 besteht darin, daß die auf die Wahrnehmung der verschiedenen Modalitäten spezialisierten Bausteine (Module, vertikale Säulen, S.740) unterschiedlich verteilt sind. So finden sich in den Areae 3a und 2 relativ viele vertikale Säulen für die Wahrnehmung von Signalen aus den Muskel-, Sehnen- und Gelenkrezeptoren sowie in den Areae 3b und 1 solche für die Wahrnehmung der Hautsensibilität.

Auffällig ist, daß einige Körpergebiete in den Areae von SI besonders umfangreich repräsentiert sind, vor allem die Lippen, das Gesicht und der Daumen. Die Größe dieser Projektionen ist der Zahl der peripheren Rezeptoren direkt proportional.

Im Gegensatz zu SI erhält SII Signale von beiden Körperseiten, und außerdem hat SII viele Verbindungen mit anderen sensorischen Gebieten des Gehirns, z. B. dem visuellen und auditiven System. Insgesamt ist die Projektion der Peripherie in SII wenig differenziert.

Funktioneller Hinweis. Bei Ausfall von SI

- können somatosensorische Reize nicht mehr genau lokalisiert werden; es verbleibt jedoch eine Groblokalisation (z. B. Reiz am Fuß);
- kann die Reizintensität nicht mehr beurteilt werden (z. B. können Druckunterschiede oder das Gewicht eines Objektes nicht mehr festgestellt werden)
- entfällt die Möglichkeit die Form eines Objektes zu ertasten (Astereognosie).

Zu beachten ist, daß die Wahrnehmung von Schmerz und Temperatur nur wenig beeinträchtigt ist.

Die weitere Analyse der somatosensorischen Informationen erfolgt in den somatosensorischen Assoziationsgebieten

---

Die somatosensorischen Assoziationsgebiete (Areae 5 und 7 nach Brodmann liegen im Lobus parietalis hinter den Areae 3, 1, 2 (SI und SII). Diese Assoziationsgebiete erhalten ihre Informationen aus den verschiedenen Teilen des primären somatosensorischen Kortex, die durch Signale aus den ventrobasalen Kernen und anderen Gebieten des Thalamus, dem visuellen Kortex und der Hörrinde ergänzt werden. Außerdem erfolgt durch Kommissurenfasern ein Informationsaustausch zwischen beiden Hemisphären.

Klinischer Hinweis. Bei Ausfall des somatosensorischen Assoziationsgebietes können komplexe Formen nicht mehr ermittelt werden. Zusätzlich entfällt das Gefühl für die Form des eigenen Körpers. Bei einseitiger Schädigung wird „vergessen", daß die gegenüberliegende Seite des Körpers existiert, so daß z. B. dort die Motorik nicht gebraucht wird. Dieser Schaden, bei dem die von beiden Körperhälften eintreffenden Sinneserregungen nicht bzw. nur fehlerhaft angeglichen werden, wird als Amorphosynthese bezeichnet.

Der Thalamus kontrolliert die Übermittlung somatosensorischer Signale zum Kortex und ist an der Wahrnehmung taktiler Reize sowie von Schmerz und Temperatur beteiligt

---

Außer den zur somatosensorischen Rinde aufsteigenden (kortikoafferenten) Fasersystemen bestehen absteigende (kortikoefferente) Faserbündel. Die kortikoefferenten Fasern leiten Signale aus dem Kortex zu den somatosensorischen Relaiskernen des Thalamus (Nucleus ventralis posterolateralis für die Tractus spino- und bulbothalamicus, Nucleus ventralis posteromedialis für Fasern aus dem Trigeminussystem). Diese kortikoefferenten Fasern ziehen auch kontralateral zum Pons (Nucleus pontinus n. trigemini), zur Medulla oblongata (Nucleus spinalis n. trigemini) und zum Rückenmark (Hinterstrangkerne, Hinterhornkerne). Da diese Fasern hemmende Funktion haben, können sie die Empfindlichkeit der Relaiskerne für somatosensorische Signale kontrollieren und deren laterale Ausbreitung unterbinden. Wird nämlich die Intensität des Inputs zu groß, vermindern die kortikofugalen Signale in den Relaiskernen automatisch deren Übermittlung. Dadurch werden Signale weder ineffektiv noch zu intensiv; das somatosensorische System bleibt in seinem Gleichgewicht. Bemerkenswert ist aber auch, daß die Relaiskerne nicht nur der Weitergabe von Signalen dienen, sondern diese auch verarbeiten. So bleibt z. B. beim Ausfall des somatosensorischen Kortex ein Rest taktiler Sensibilität erhalten bzw. kehrt zurück; kaum beeinträchtigt ist die Wahrnehmung von Schmerz und von Temperatur.

Für die Übermittlung von Schmerzsignalen stehen 2 getrennte Wege zur Verfügung

---

Jedem der beiden Wege ist ein Schmerztyp zugeordnet, dem einen der schnelle scharfe Schmerz, dem anderen der langsame dumpfe Schmerz.

Physiologischer Hinweis. Der schnelle Schmerz tritt innerhalb von 0,1 s auf, nachdem der Schmerzreiz gesetzt wurde. Die Signale werden von dünnen Aδ-Nervenfasern mit einer Geschwindigkeit zwischen 12 und 30 m/s dem Rückenmark zugeleitet. Der langsame Schmerz beginnt nach 1 oder mehreren Sekunden und nimmt dann langsam über viele Sekunden bis Minuten zu. Die Schmerzleitung erfolgt in C-Fasern mit einer Geschwindigkeit von 0,5–2 m/s.

Die Schmerzfasern erreichen das Rückenmark durch die hintere Wurzel und steigen im Tractus dorsolateralis (Zona terminalis, Lissauer Randzone) 1–3 Segmente auf bzw. ab und enden an Neuronen im Hinterhorn. Hier beginnen die beiden Schmerzwege, die beide den lateralen Teil des Tractus spinothalamicus benutzen:

- Tractus neospinothalamicus zur Fortleitung schneller, hauptsächlich mechanischer und thermischer Schmerzen und
- Tractus palaeospinothalamicus zur Fortleitung langsamer und dumpfer Schmerzen.

Die Fasern des **Tractus neospinothalamicus** beginnen hauptsächlich in der Lamina I (Lamina marginalis) des Hinterhorns, kreuzen dann in der vorderen Kommissur des Rückenmarks die Seite und verlaufen anterolateral zum Gehirn, wo sie überwiegend im Nucleus ventralis posterolateralis des Thalamus enden. Von hier werden Signale zu anderen basalen Gebieten des Gehirns und zur somatosensorischen Rinde geleitet. Einige Schmerzfasern des Tractus neospinothalamicus enden auch in der Formatio reticularis.

Der **palaeospinothalamische Weg** für die Übermittlung langsamer dumpfer Schmerzen ist phylogenetisch älter. Die zuleitenden peripheren Fasern enden in der Substantia gelatinosa (Laminae II und III) des Hinterhorns. Die meisten Signale gelangen über Interneurone in die Lamina V des Hinterhorns des gleichen Segments. Hier werden die Signale von Neuronen übernommen, deren Axone zusammen mit denen des schnellen Systems überwiegend die Seite kreuzen. Einige Fasern verlaufen auch ipsilateral zum Gehirn.

Hinweis. Als Transmitter wird an den Rückenmarkssynapsen der langsam leitenden C-Fasern Substanz P freigesetzt. Substanz P wird wie alle Neuropeptide langsam an den Synapsen gebildet und abgegeben, aber auch langsam abgebaut. Deswegen ist damit zu rechnen, daß die Konzentration von Substanz P langsam ansteigt – evtl. über die Dauer des Schmerzreizes hinaus – und daß Substanz P noch vorhanden ist, wenn der Schmerzreiz bereits vorbei ist. Dies erklärt die fortschreitende Zunahme und die langanhaltende Intensität von Schmerzen.

Nur ein geringer Teil der Fasern des palaeospinothalamischen Weges erreicht den Thalamus. Die Mehrzahl endet in der Formatio reticularis des Hirnstamms, in den tiefen Schichten des Tectum mesencephalicum und in der Substantia grisea um den Aquaeductus mesencephali.

Der Kortex wird nur von relativ wenigen Schmerzfasern erreicht. Er dient der Schmerzinterpretation, z.B. stechend oder brennend. Die Schmerzlokalisation ist sehr ungenau. Bei der Schmerzwahrnehmung wirken also Kortex, Thalamus, die grauen Gebiete im Hirnstamm und die Formatio reticularis zusammen. Für die Schmerzlokalisation gilt, daß der schnelle Schmerz mit einer Abweichung von etwa 10 cm einem Ort zugeordnet werden kann. Die Lokalisation wird jedoch wesentlich verbessert, evtl. sogar sehr genau, wenn gleichzeitig Berührungsrezeptoren erregt werden. Der langsame Schmerz bleibt diffus, die Lokalisation beschränkt sich etwa auf das Bein oder den Arm.

Schmerzsignale haben starke Weckeffekte auf den Kortex. Diese gehen von der Formatio reticularis und den intralaminären Thalamuskernen aus.

Die Wahrnehmung einer Schmerzintensität wird vom Schmerzkontroll(Analgesie)System gesteuert

---

Die Schmerzsignale, die das Rückenmark aus der Peripherie erreichen, können dadurch unterdrückt werden, daß Fasern, die aus der Substantia grisea centralis des Mesencephalon (wohl auch des Hypothalamus) und aus dem Nucleus raphes magnus zum Hinterhorn des Rückenmarks absteigen, an ihren Synapsen als Transmitter Enkephalin und Serotonin freisetzen. Enkephalin gehört zu den im Nervensystem selbst gebildeten Opia

ten, die eine präsynaptische Hemmung an den C- und Aδ-Fasern des Schmerzsystems hervorrufen. Serotonin beeinflußt die Freisetzung des Enkephalins.

Temperatursignale werden parallel zu Schmerzsignalen übermittelt

---

Nach Eintritt in das Rückenmark erreichen die Temperatursignale, nachdem sie im Tractus dorsolateralis über kurze Strecken auf- bzw. abwärts geleitet wurden, die Laminae I, II und III des Hinterhorns, wo bereits eine begrenzte Verarbeitung möglich ist. Weitere Signale verlaufen im anterolateralen System der Gegenseite zur Formatio reticularis und zu den Nuclei ventrales posterolaterales des Thalamus. Nur wenige Signale erreichen den somatosensorischen Kortex. Entsprechend ungenau ist die Lokalisation von Temperaturreizen, sofern nicht gleichzeitig Berührungsrezeptoren angesprochen sind. Im wesentlichen ist die Temperaturwahrnehmung an das Zusammenwirken des Kortex mit dem Thalamus und die Formatio reticularis gebunden.

17.9.2 Olfaktorisches System

Lernziele

Bulbus olfactorius • Tractus olfactorius • Riechbahn • Primäre Riechrinde • Sekundäres olfaktorisches Rindengebiet

Das olfaktorische System dient der Geruchswahrnehmung.

Die Rezeptoren des olfaktorischen Systems befinden sich in der Regio olfactoria der Nasenschleimhaut (S.425). Dabei handelt es sich um Sinneszellen, deren Axone die *Nn. olfactorii* bilden, die durch die Lamina cribrosa in die Schädelhöhle gelangen und im *Bulbus olfactorius* enden.

Der **Bulbus olfactorius** ist beim Menschen (*Mikrosmatiker* – geringes Riechvermögen) im Gegensatz zu *Makrosmatikern* (z.B. Hund – gutes Riechvermögen) nur schwer erkennbar in einzelne Schichten gegliedert. Die auffälligsten Zellen sind die *Mitralzellen,* mit deren Dendriten die Axone der Riechzellen Synapsenfelder, *Glomeruli,* bilden.

Beim Menschen enden die Axone vieler Riechsinneszellen *konvergent* an den Dendriten einer Mitralzelle. Beim Makrosmatiker kommen auf eine Riechsinneszelle *divergent* mehrere Mitralzellen.

Im Bulbus olfactorius kommen außer Mitralzellen v.a. *Körnerzellen* vor, an denen Afferenzen aus verschiedenen Gebieten des ZNS enden.

Die Axone der Mitralzellen bilden den *Tractus olfactorius* (**Abb. 17.47**), der an der basalen Fläche des Frontallappens liegt. Im posterioren Tractus olfactorius liegen

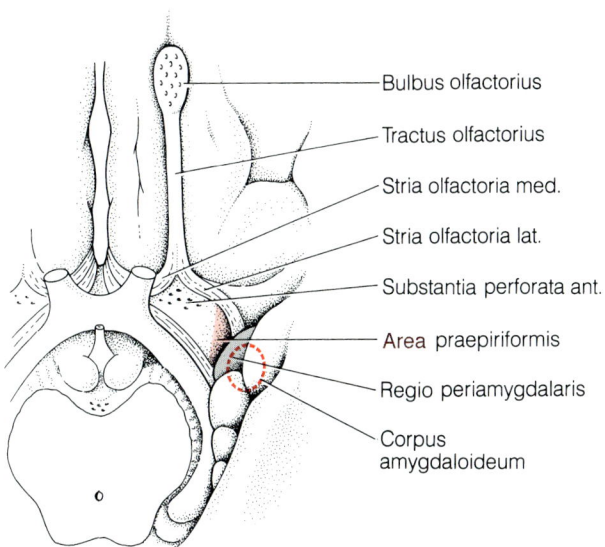

Abb. **17.47** Olfaktorische Rindengebiete. (Nach Leonhard 1987)

beim Menschen diffus angeordnete Neuronengruppen, die ein wenig differenziertes olfaktorisches Gebiet, die *Regio retrobulbaris* bilden.

Der **Tractus olfactorius** teilt sich nach einem Verlauf von 3–4 cm in die

- Stria olfactoria lateralis und die
- Stria olfactoria medialis.

Die beiden Striae fassen das *Trigonum olfactorium,* das der von außen erkennbaren *Substantia perforata anterior* entspricht, zwischen sich.

Die Fasern der Riechbahn verlaufen *durch die lateralen Striae* zur *Area praepiriformis* und zur *Regio periamygdalaris,* wo die Signale auf die 2. Neurone übertragen werden.

Die **Area praepiriformis** liegt lateral der Stria olfactoria lateralis und ist Teil des Palaeocortex, zu dem auch die **Regio periamygdalaris** gehört. Die Area praepiriformis und die periamygdaläre Rinde gelten als die primären Riechrindenregionen. Von hier gelangen die Signale zum *Corpus amygdaloideum* und über die *Area entorhinalis* zum Hippocampus. Auf diesem Wege ist das Riechsystem an das limbische System angeschlossen, so daß die Auslösung vegetativer und emotionaler Reaktionen, z.B. Ekel, durch olfaktorische Reize verständlich ist. Von der Area praepiriformis und vom Corpus amygdaloideum gelangen Fasern via Thalamus außerdem zu einem umschriebenen Gebiet im orbitofrontalen Kortex, der damit auch an das olfaktorische System angeschlossen ist.

Die *Stria olfactoria medialis* enthält Fasern des Tractus olfactorius, die weitere palaeokortikale Regionen, das

Tuberculum olfactorium und das **Septum praecommissurale** erreichen. Hier werden die Signale auf Neurone umgeschaltet, deren Axone im Fasciculus prosencephalicus medialis (S.819) verlaufen.

17.9.3 Visuelles System

Lernziele

Retina • N. opticus • Chiasma opticum • Tractus opticus • Corpus geniculatum laterale • Radiatio optica • Primärer visueller Kortex: Augendominanzsäulen, Farbflecken, Orientierungssäulen • Sekundärer visueller Kortex • Visuelle Reflexbahnen: Pupillenreflex, Akkommodation

Für das Verständnis der folgenden Ausführungen sind Kenntnisse über die Retina als einen peripheren Abschnitt des Gehirns erforderlich. Lesen Sie hierzu S.699.

Das visuelle System (**Abb.17.48**) beginnt mit der *Retina,* deren Stäbchenzellen und Zapfenzellen als Rezeptoren wirken. Bereits hier kommt es zu einer ersten Analyse der Seheindrücke, (z.B. von Farben). Es folgen in der inneren Körnerzellschicht bipolare Zellen als **1. Neuron** (primäres afferentes Neuron) und im Stratum ganglionare multipolare Nervenzellen als **2. Neuron,** die ihre langen Axone in den N. opticus entsenden.

Im *N. opticus* sind die Nervenfasern der Retina topologisch geordnet: die Fasern aus der oberen Retinahälfte liegen oben, die aus der unteren unten, die aus der nasalen medial usw.. Die Fasern aus der Macula lutea (papillomakuläres Bündel) gelangen aus einer randständigtemporalen in eine zentrale Lage.

Die Nn. optici beider Augen treffen sich im *Chiasma opticum.* Dort kreuzen die Fasern aus den nasalen Retinahälften die Seite, während die Fasern der temporalen Retinahälften das Chiasma ungekreuzt passieren (**Abb.17.48**). Diese Aufteilung gilt auch für das papillomakuläre Bündel.

Im Chiasma opticum verlassen einige Axone bzw. Kollaterale die Sehbahn, um in den Hypothalamus einzutreten. Dort ziehen sie zum Nucleus suprachiasmaticus, dem Kontrollzentrum für den zirkadianen Rhythmus.

Der dem Chiasma folgende Abschnitt der Sehbah ist der *Tractus opticus.* Der rechte Tractus opticus leitet Signale aus der temporalen Retinahälfte des rechten und der nasalen Retinahälfte des linken Auges. Die Lichteindrücke, die auf diesem Wege vermittelt werden, kommen vom linken Teil des binokularen Gesichtsfeldes (**Abb.17.49**). Für den linken Tractus opticus gilt entsprechendes für die gegenüberliegende Seite.

Die meisten Fasern jedes Tractus opticus enden im ipsilateralen *Corpus geniculatum laterale.* Sie übertragen

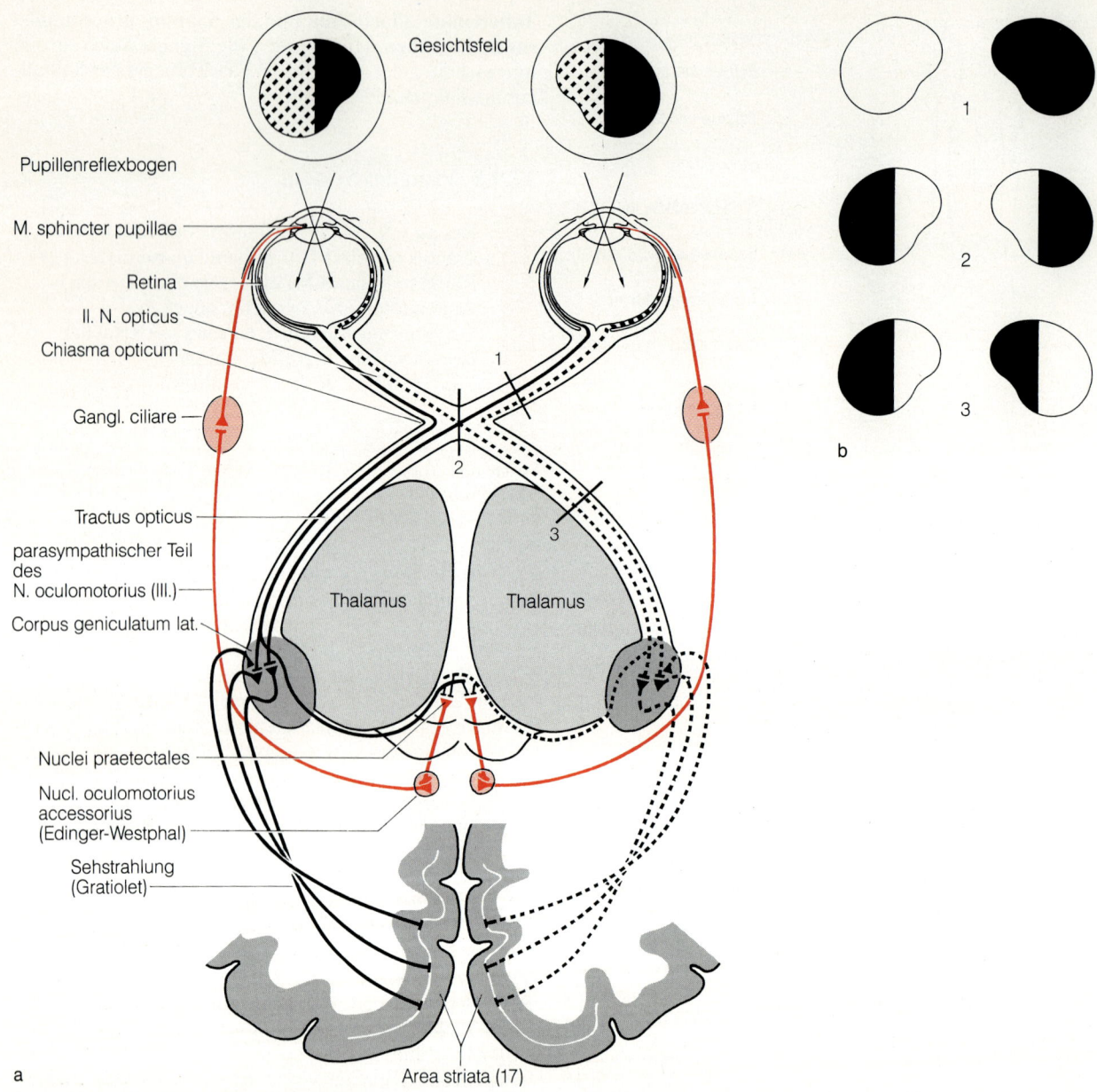

Gesichtsfeld

Pupillenreflexbogen

M. sphincter pupillae

Retina

II. N. opticus

Chiasma opticum

Gangl. ciliare

Tractus opticus

parasympathischer Teil des
N. oculomotorius (III.)

Corpus geniculatum lat.

Thalamus   Thalamus

Nuclei praetectales

Nucl. oculomotorius
accessorius
(Edinger-Westphal)

Sehstrahlung
(Gratiolet)

a

Area striata (17)

b

1

2

3

Abb. 17.48 a,b Schema des visuellen Systems **a** und des Pupillenreflexbogens. Die Zahlen 1, 2 und 3 geben Läsionsorte an, denen in **b** die entsprechenden Gesichtsfeldausfälle zugeordnet sind. 1 Bei einer einseitigen Unterbrechung der Signalleitung im N. opticus kommt es zu einer totalen Erblindung des zugehörigen Auges (Amaurose). 2 Bei Unterbrechung der sich kreuzenden Fasern im Chiasma opticum, z. B. bei einem Hypophysentumor, fallen die beiden temporalen Gesichtsfeldhälften aus (Scheuklappenblindheit = bitemporale Hemianopsie), weil die Leitung der Signale aus den beiden nasalen Retinahälften unterbrochen ist. 3 Bei einseitiger Unterbrechung der Signalleitung im Tractus opticus kommt es zu einer beidseitigen Halbblindheit der korrespondierenden Gesichtsfeld- und Retinahälften (homonyme Hemianopsie)

hier ihre Signale auf Neurone (**3. Neuron**), deren Axone die primäre Sehrinde erreichen. Einige Axone (etwa 10 %) setzen jedoch ihren Weg ohne Unterbrechung im Corpus geniculatum laterale fort. Sie gelangen zu den Nuclei praetectales (**Abb. 17.48**), die im Dienst von Fokussierungs-, d. h. Akkommodations- und Pupillenreflexen stehen, zu den Colliculi superiores, die u. a. die schnellen Richtungsbewegungen der Augen kontrollieren sowie zum Thalamus und von dort zu den umgebenden Basalkernen zur Auslösung von Verhaltensbewegungen auf Lichtsignale.

> **Das Corpus geniculatum laterale ist eine Relaisstation zur Übertragung und Modulation von visuellen Signalen**

Das **Corpus geniculatum** laterale ist laminär gebaut (6 Schichten) und hat eine Ordnung, die im Dienst der Punkt-zu-Punkt-Verbindung zwischen Retina und primärer Sehrinde steht. Das Corpus geniculatum laterale

- besteht aus 3 Schichtenpaaren. In jeweils einem Partner eines Schichtenpaares enden die Axone aus dem einen, in dem anderen aus dem anderen Auge (**Abb. 17.49**);
- ist streng retinotop gegliedert (**Abb. 17.49**). Die Projektionen der entsprechenden Gebiete der Retinae beider Augen liegen durch alle Schichten hindurch annähernd übereinander. Dadurch ist eine parallele Übertragung von Signalen aus korrespondierenden Retinaabschnitten zum Kortex gesichert;
- hat groß- und kleinzellige Schichten. Mit den großzelligen Schichten (1 und 2) stehen die A-Zellen des Stratum ganglionare der Retina in Verbindung. Dieses großzellige System verfügt über eine sehr schnelle Signalübermittlung, hat aber infolge der hohen Konvergenz der A-Zellen in der Retina (S. 702) nur eine geringe Auflösung und ist farbenblind. Es dient vor allem dem Bewegungssehen. Das kleinzellige System beginnt mit den mittelgroßen B-Zellen des Stratum ganglionare. Die Axone ziehen zu den Schichten 3–6 des Corpus geniculatum laterale. Dieses System hat in der Retina eine sehr geringe Konvergenz (S. 702) und ermöglicht daher eine hohe Auflösung von Strukturen im Sehfeld. Außerdem übermittelt es Farben, leitet aber nur mit mäßiger Geschwindigkeit.

Die Modulation der Signalübermittlung im Corpus geniculatum laterale erfolgt durch kortikofugale Fasern aus dem primären visuellen Kortex und durch Fasern aus der Formatio reticularis des Mesencephalon. Beide Afferenzen haben hemmende Funktion und können dadurch den Umfang der visuellen Informationen kontrollieren, die an den Kortex weitergegeben werden.

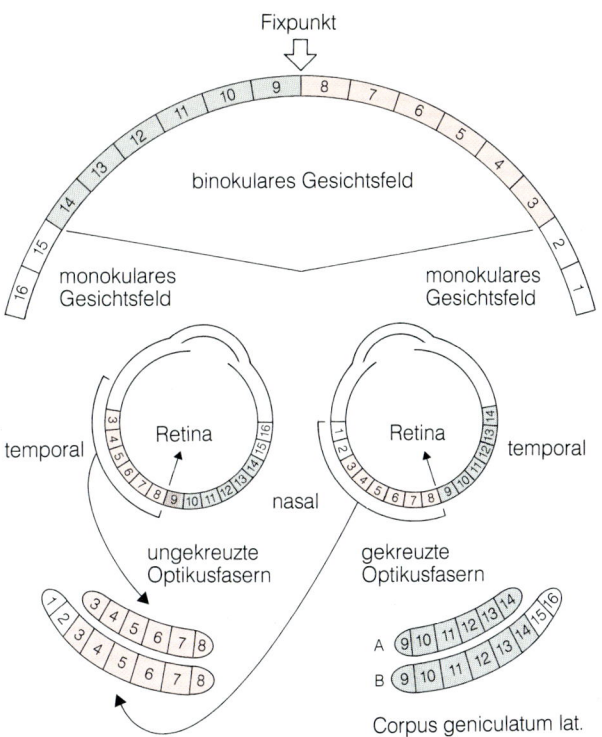

Abb. 17.49 Schema zur inneren Gliederung von Retina und Corpus geniculatum laterale in Beziehung zum Gesichtsfeld. A stellt die Schichten 2, 3 und 5 des Corpus geniculatum laterale dar, die die ungekreuzten Fasern des Tr. opticus erhalten. B zeigt die Schichten 1, 4 und 6 des Corpus geniculatum laterale (gekreuzte Fasern). Die Punkt-zu-Punkt-Verbindung setzt sich in die primäre Sehrinde fort. (Nach Carpenter 1991)

> **Die primäre Sehrinde befindet sich in der Area striata des Okzipitallappens**

Die zur Sehrinde aufsteigenden Fasern des Corpus geniculatum laterale verlaufen durch den **retrolentikulären Teil der Capsula interna** und dann in der **Radiatio optica**. Die Mehrzahl der Fasern gelangt in das Gebiet um den Sulcus calcarinus (Sehfeld V1, Area 17 nach Brodmann, Area striata, primäre Sehrinde); weniger Fasern ziehen zu den umgebenden Gebieten (Sehfelder V2 – V5, Areae 18 und 19, sekundäre Sehrinde).

Die **primäre Sehrinde** ist retinotop gegliedert. Dabei gilt, daß jede Hemisphäre Signale aus beiden Augen, jedoch nur aus einem Gesichtsfeldteil erhält (**Abb. 17.49**): die linke Hemisphäre aus dem rechten Teil des Gesichtsfeldes, der von den Rezeptoren der nasalen Retinahälfte des rechten Auges und der temporalen Retinahälfte des linken Auges erfaßt wird, die rechte Hemisphäre aus dem linken Teil des Gesichtsfeldes entsprechend. Weiter gilt, daß sich das untere Gesichtsfeld – vermittelt von den Rezeptoren der oberen Retinahälfte – im Kortex oberhalb des Sulcus calcarinus, das obere Gesichtsfeld – vermittelt von den Rezeptoren der unteren Retinahälfte – unterhalb des Sulcus calcarinus wiederfindet. Ein besonders großes Gebiet nimmt die Projektion der Macula lutea (Gebiet des schärfsten Sehens) ein; es liegt nahe am okzipitalen Pol.

Der primäre visuelle Kortex analysiert visuelle Informationen

Die **primäre Sehrinde** fällt bereits makroskopisch durch einen stark myelinisierten Faserzug auf (Gennari-Streifen). Er befindet sich in der Schicht IV (innere Körnerschicht) der 6-schichtigen Rinde und teilt somit die Lamina IV in drei Unterschichten, die Lamina IVA oberhalb des Gennari-Streifens, die Lamina IVB mit dem Gennari-Streifen und die Lamina IVC unterhalb des Gennari-Streifens. Die Zuordnung der Fasern des Gennari-Streifens zu bestimmten Neuronen ist nicht genau geklärt. Wichtig ist, daß die Endigungen der Fasern der Radiatio optica aus dem ipsi-, bzw. kontralateralen Auge in der primären Sehrinde zunächst getrennt gehalten werden.

Die Verarbeitung der Lichtsignale in der primären Sehrinde erfolgt in:

- Augendominanzsäulen
- Farbflecken
- Orientierungssäulen

Hierbei handelt es sich um funktionelle Einheiten.

Die **Augendominanzsäulen** (**Abb. 17.50**) entstehen in der Lamina IVC als alternierende, jeweils 0,5 mm breite Projektionsfelder durch die Punkt-zu-Punkt-Verbindung korrespondierender Retinaabschnitte des ipsilateralen, bzw. kontralateralen Auges und des Kortex. In einer Augendominanzsäule enden somit Faserbündel der Radiatio optica mit Signalen aus einem eng umschriebenen Retinagebiet eines Auges. Die Augendominanzsäulen korrespondierender Retinagebiete aus den beiden Augen liegen unmittelbar nebeneinander. Dies ermöglicht dem Kortex festzustellen, ob diese Gebiete auch identische Gesichtsfeldausschnitte aufnehmen, eine Voraussetzung zum räumlichen Sehen und zur Koordination der Bewegung beider Augen.

Klinischer Hinweis. Beim angeborenen Schielen können korrespondierende Retinaabschnitte der beiden Augen nicht den gleichen Abschnitt des Gesichtsfeldes erfassen. Um die Entstehung von störenden Doppelbildern zu vermeiden, wird in der frühen Entwicklungsphase etwa ab dem 6. postnatalen Monat nach der Geburt ein Auge „abgeschaltet". Dadurch verbreitern sich die Augendominanzsäulen des funktionierenden Auges gegenüber denen des „abgeschalteten" Auges.

Zur Integration der Signale aus benachbarten Augendominanzsäulen kommt es dadurch, daß Fortsätze von Interneuronen (z. B. Sternzellen) zweier Augendominanz-

säulen an gemeinsame Pyramidenzellen herantreten. Die Axone der Pyramidenzellen der Schichten II und III ziehen zu den sekundären visuellen Rindenfeldern (Areae 18, 19). Die Neurone der Schichten V und VI bilden kortikofugale Fasern zum Corpus geniculatum laterale sowie zum Pulvinar, Colliculus superior u. a. Mittelhirngebieten.

Unter **Farbflecken** werden in der primären Sehrinde Neuronenpopulationen v. a. in den Schichten II und III oberhalb der Augendominanzsäulen verstanden, die Signale aus dem kleinzelligen System erhalten und der Verarbeitung von Farbinformationen dienen. Die Farbflecken können histochemisch durch ihre hohe Cytochromoxidaseaktivität nachgewiesen werden.

Die **Orientierungssäulen** schließlich dienen der Analyse der Stellung (Orientierung) einer Kontur im Raum. Die Orientierungssäulen sind die funktionellen Einheiten der Augendominanzsäulen. Die Orientierungssäulen enthalten jeweils Zellen gleicher Reizorientierung.

Die weitere Verarbeitung visueller Informationen erfolgt in den sekundären visuellen Rindengebieten (Areae 18, 19)

Die Signale der primären Sehrinde (Sehrinde V1, Area 17) gelangen in die Sehrinde V2 (Area 18), die V1 hufeisenförmig umgibt, und dann schrittweise über weitere Synapsen in zahlreiche, anterior anschließende Gebiete (Area 19) einschließlich der temporo-okzipito-parietalen Grenzregionen. Auf diesem Weg erfolgt die weitere Verarbeitung der optischen Signale nach Merkmalen wie Konturen, Formen, Orientierung, Bewegungsrichtung und Farben. Die Gebiete der sekundären Sehrinde werden auch gemeinsam als visuelles Erinnerungsfeld bezeichnet.

Klinischer Hinweis. Ausfall der primären Sehrinde führt zu einem Verlust der bewußten Sehwahrnehmung (Rindenblindheit). Fällt die sekundäre Sehrinde teilweise oder ganz aus, wird die Fähigkeit, Gegenstände, Formen und Zeichen zu erkennen und zu verstehen, stark beeinträchtigt.

Pupillenweite und Akkommodation werden reflektorisch gesteuert

Wenn Licht ins Auge fällt, verengen sich die Pupillen reflektorisch *(Pupillenreflex)*.

Funktioneller Hinweis. Durch den Pupillenreflex werden die Augen schnellen Lichtveränderungen angepaßt (Adaptation) und die Retinae vor Überbelichtung geschützt.

Reflektorisch wird aber nicht nur die Verengung der Pupille (auf minimal 1,5 mm) sondern auch deren Erweite-

Abb. 17.50. Schema zum funktionellen Aufbau der primären Sehrinde. Im Bild sind rechts je eine okuläre Dominanzsäule für das kontralaterale und das ipsilaterale Auge dargestellt, die aus je 7 Orientierungssäulen zusammengesetzt sind. Die *roten* Striche markieren die unterschiedliche Spezifität für die Orientierung der visuellen Signale. Die Zahlen an den Eingängen geben die Herkunft aus den magno- (1,2) und parvozellulären (3,5 und 4,6) Schichten des Corpus geniculatum laterale an. Die Zylinder entsprechen „Farbflecken" (s. Text). (Nach Deetjen et al. 1992)

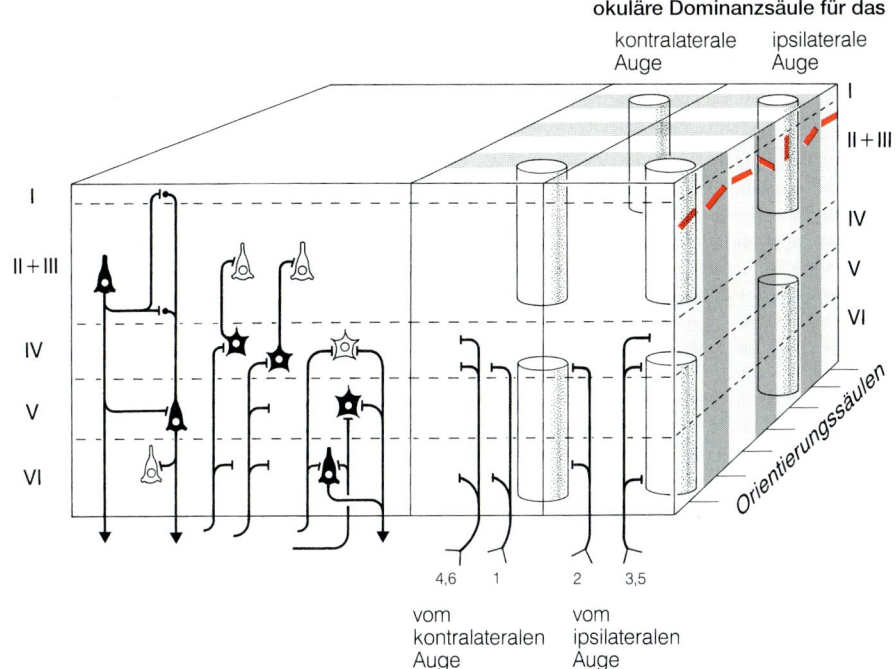

rung (auf maximal 8 mm) gesteuert. Dabei werden für die Verengung der Pupille (Miosis, verbunden mit Abnahme der Pupillenapertur) und für die Erweiterung (Mydriasis, Zunahme der Pupillenapertur) getrennte Wege benutzt.

Bei der **Pupillenverengung** wirken zusammen (**Abb. 17.48**):

- Ganglienzellen der Retina
- Nucleus praetectalis
- Nucleus oculomotorius accessorius (Edinger-Westphal)
- parasympathische Teil des N. oculomotorius
- Ganglion ciliare
- M. sphincter pupillae

Die Ganglienzellen der Retina entsenden ihre Axone (ohne Umschaltung im Corpus geniculatum laterale) in den Nucleus praetectalis, der zwischen der Commissura epithalamica und den Colliculi superiores liegt. Die Axone aus diesem Kern erreichen den Nucleus oculomotorius accessorius (Edinger-Westphal, parasympathischer Anteil des N. III, präganglionäre Nervenzellen) *beider* Seiten. Die ipsilateralen Fasern bewirken den direkten, die kontralateralen Fasern den konsensuellen Pupillenreflex (Mitreaktion der Pupille des kontralateralen Auges auch bei Belichtung nur eines Auges). Vom Nucleus oculomotorius accessorius gelangen die Signale über den N. oculomotorius ins Ganglion ciliare. Die hier gelegenen postganglionären parasympathischen Neurone erreichen schließlich den M. sphincter pupillae.

Für die **Dilatation der Pupille** befindet sich das Steuerzentrum im oberen Thorakalbereich des Rückenmarks (Nucleus intermediolateralis, ziliospinales Zentrum). Die Signale gelangen von hier (präganglionäre Strecke) über den Truncus sympathicus zum Ganglion cervicale superius. Nach Umschaltung auf postganglionäre Nervenzellen folgen deren Axone der A. carotis interna und der A. ophthalmica, passieren das Ganglion ciliare ohne Umschaltung und ziehen zum M. dilatator pupillae.

Klinischer Hinweis. Die Pupillenreaktionen können durch Schäden in den Reflexbögen gestört sein. So finden sich z. B. beidseitig abnorm weite Pupillen bei Mittelhirnläsionen. Eine Seitendifferenz in der Pupillenweite (*Anisokorie*) kann auf einseitiger Erweiterung (Läsion des parasympathischen Ursprungskerns oder des parasympathischen Anteils des N. oculomotorius) oder einseitiger Verengung (Schädigung der sympathischen Innervation) beruhen. Reflektorische Pupillenstarre bei Lichteinfall (Ausfall des Pupillenreflexes) bei erhaltener Sehfähigkeit und Konvergenzreaktion ist ein Frühsymptom einer syphilitischen Erkrankung des Hirnstamms (Phänomen nach Robertson). Weitere Störungen der Pupillenreaktionen können durch Schäden im N. opticus, Läsion des Nucleus oculomotorius accessorius, des N. oculomotorius oder des oberen, zervikalen Sympathikus verursacht werden.

Für den **Akkommodationsreflex**, der der Fokussierung des Auges auf einen Punkt im Gesichtsfeld dient, werden Bahnen benutzt, die von der Retina zum primären visuellen Kortex und von dort zum Nucleus praetectalis und Nucleus oculomotorius accessorius führen. Parasympathische präganglionäre Fasern des N. oculomotorius ziehen dann zum Ganglion ciliare. Postganglionäre Fasern aus diesem Ganglion erreichen schließlich den M. ciliaris, der die Spannung der Linse reguliert.

17.9.4 Auditives System

> **Lernziele**
>
> Ganglion spirale • Nuclei cochleares • Corpus trapezoideum • Oberer Olivenkomplex • Lemniscus lateralis • Colliculus inferior • Corpus geniculatum mediale • Radiatio acustica • Primäre Hörrinde • Sekundäre Hörrinde • Absteigende Projektionen

Für das Verständnis der folgenden Ausführungen sind Kenntnisse über das Hörorgan erforderlich. Lesen Sie hierzu S.703.

Das primäre afferente Neuron (**1. Neuron**) der Hörbahn (das auditive oder auch akustische System) befindet sich im Ganglion spirale des Corti-Organs (S.716). Seine Axone verlaufen im N. vestibulocochlearis (N. VIII), verzweigen sich nach Eintritt in den Hirnstamm und erreichen mit dem einen Ast den *Nucleus cochlearis anterior,* mit dem anderen den *Nucleus cochlearis posterior* (**Abb.17.51**).

In beiden Kernen beginnt das **2. Neuron** der Hörbahn. Die Axone dieser Neurone ziehen teils ipsilateral, teils kontralateral, teils ohne Unterbrechung, teils mit Unterbrechung zu den *Colliculi inferiores.* Sofern auf diesem Weg umgeschaltet wird, erfolgt dies im oberen Olivenkomplex (*Nuclei olivares superiores, Nucleus corporis trapezoideii anterior/posterior*), bzw. im *Nucleus lemnisci lateralis.* Die Kreuzung zur Gegenseite findet für die Axone aus dem Nucleus cochlearis posterior vor allem in den *Striae acusticae posteriores*, für die aus dem Nucleus cochlearis anterior im *Corpus trapezoideum* statt. Die Striae acusticae posteriores verlaufen in der Nähe, aber getrennt von den Striae medullares ventriculi quarti. Anschließend bilden die Axone den *Lemniscus lateralis.* Die Neurone, die im Colliculus inferior die Signale aus dem Hörorgan übernehmen, enden mit ihren Axonen im *Corpus geniculatum mediale,* das sie über das Brachium colliculi inferioris erreichen. Nach erneuter Umschaltung passieren die Fasern der Hörbahn den retrolentikulären Teil *der Capsula interna* und gelangen in der Radiatio acustica zur primären Hörrinde, die hauptsächlich die medialen Teile des *Gyrus temporalis transversus des Temporallappens* einnimmt.

Folgende Einzelheiten sind wichtig:

- Außer im Corpus trapezoideum bzw. den Striae acusticae posteriores können Fasern der Hörbahn in einer Kommissur zwischen den Nuclei lemnisci lateralis sowie in einer Kommissur zwischen beiden Colliculi inferiores die Seite kreuzen. Da außerdem Axone aus dem Nucleus cochlearis anterior ipsilateral verlaufen, werden Signale aus beiden Ohren mit einem nur geringen Übergewicht der Transmission auf dem kontralateralen Weg beidseitig aufwärts geleitet. Dadurch erhält *jede Hemisphäre Signale aus beiden Hörorganen.* Dies ist eine wichtige Voraussetzung für das Richtungshören.
- Die Hörbahn hat eine ausgeprägte *tonotope Gliederung.* Diese beginnt in der Kochlea. Die Fasern, die hohe Frequenzen leiten, erhalten ihre Signale von den basalen Teilen der Schneckenwindung, während die Fasern für die Leitung niedriger Frequenzen von den apikalen Abschnitten der Schneckenwindung entstammen. Im weiteren Verlauf liegen die Fasern für die Leitung hoher Frequenzen überwiegend auf der posterioren Seite der Hörbahn.
- Die Hörbahn verlassen zahlreiche Kollateralen (*Reflexbahnen).* Hierzu gehören Fasern,
  - die in der Formatio reticularis das retikuläre Aktivierungssystem erreichen. Da dieses System diffus nach oben in den Kortex und nach unten in das Rückenmark projiziert, kann das ganze Nervensystem durch akustische Signale aktiviert werden;
  - die Augenmuskelkerne (über den Fasciculus longitudinalis medialis) sowie weitere Steuerzentren des visuellen Systems im Hirnstamm erreichen, z. B. die Colliculi superiores. Hierdurch werden konjugierte Augenbewegungen, aber auch Kopf- und Körperbewegungen als Reaktion auf Geräusche bewirkt (Zuwendung, Abwendung);
  - die die motorischen Anteile des N. trigeminus und N. facialis erreichen. Auf diesem Weg wird das Corti-Organ mit dem M. tensor tympani und dem M. stapedius verbunden, so daß reflektorisch bei hohen Tonfrequenzen die Vibration der Gehörknöchelchen gedämpft werden kann (Schutzreflex).

> **Klinischer Hinweis**. Bei Unterbrechung des Astes des N. facialis für den M. stapedius tritt eine Hyperakusis auf (S.711). Infolge Ausfall dieses Schutzreflexes empfindet der Patient bestimmte Töne und Geräusche störend laut.

> **Die Verarbeitung auditiver Signale erfolgt im Bereich des Gyrus temporalis transversus (Heschl-Querwindung)**

Das Erkennen von Hörmustern beginnt bereits in den Nuclei cochleares, in denen die Nervenzellen durch gegenseitige kollaterale Hemmung bzw. Erregung differenziert auf Schallreize reagieren. Dieses Prinzip setzt sich in den verschiedenen Stationen der Hörbahn fort und führt schließlich dazu, daß im Kortex bestimmte Neuronentypen nur auf bestimmte Eigenschaften des Schallreizes ansprechen.

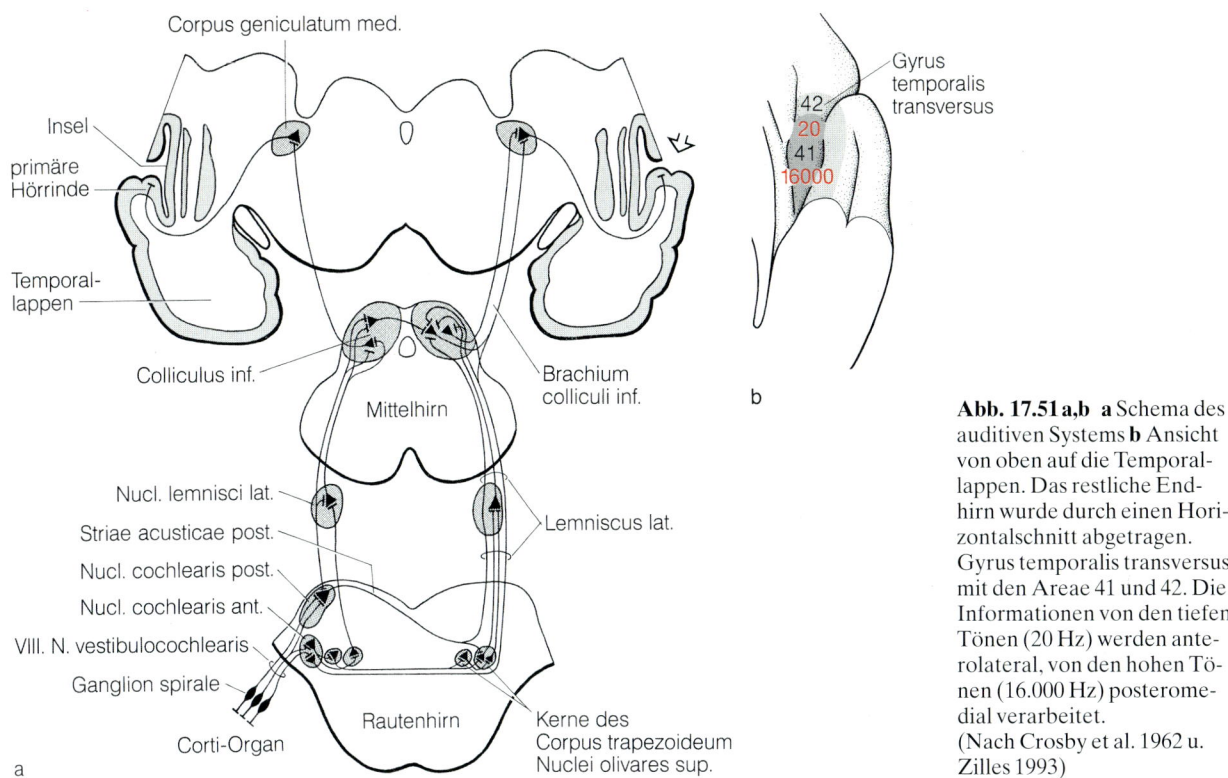

Abb. 17.51 a,b a Schema des auditiven Systems **b** Ansicht von oben auf die Temporallappen. Das restliche Endhirn wurde durch einen Horizontalschnitt abgetragen. Gyrus temporalis transversus mit den Areae 41 und 42. Die Informationen von den tiefen Tönen (20 Hz) werden anterolateral, von den hohen Tönen (16.000 Hz) posteromedial verarbeitet. (Nach Crosby et al. 1962 u. Zilles 1993)

Die Hörsignale enden sowohl in der primären als auch in der sekundären Hörrinde. Die **primäre Hörrinde** (A1, Area 41 nach Brodmann) befindet sich vor allem im vorderen Gyrus temporalis transversus. Die **sekundäre Hörrinde** (A2, Area 42) umrandet hufeisenförmig die primäre Hörrinde.

Die *primäre Hörrinde ist tonotop gegliedert,* d. h. verschiedene Frequenzbereiche werden in der Hörrinde auch verschiedenen, nebeneinander angeordneten Neuronenpopulationen zugeleitet. Diese sind als funktionelle Einheiten nachweisbar. Eine Einheit besteht daher aus zahlreichen, vertikal organisierten Nervenzellen (Säulen). Die Gebiete für den Empfang niedriger Frequenzen befinden sich in den anterolateralen, für hohe Frequenzen in den posteromedialen Abschnitten der primären Hörrinde (**Abb. 17.51**).

Die vertikalen Säulen der primären Hörrinde sind schmaler und weniger scharf begrenzt als die der Sehrinde. Sie dienen dem Empfang jeweils nur einer umschriebenen Tonfrequenz (isofrequente Säulen). Dabei liegen die Säulen zum Empfang von Signalen aus korrespondierenden Gebieten beider Hörorgane jeweils benachbart. Dies ermöglicht einen Vergleich des Input der Signale aus den beiden Ohren und trägt wesentlich zur Lokalisation der Schallquelle bei (Richtungshören).

Die *sekundäre Hörrinde* hat vor allem assoziative Aufgaben. Sie erhält außer direkten Signalen aus dem Corpus geniculatum mediale vor allem Eingänge aus der primären Hörrinde. Anders als bei der primären Hörrinde antwortet die sekundäre Hörrinde nicht auf spezifische Tonfrequenzen, sondern verbindet diese und vergleicht die Signale mit auditiven Erinnerungen. Dadurch trägt sie dazu bei, die Bedeutung von Geräuschen, Tönen, Melodien, Worten, Sätzen usw. aufzuklären. Sie ist eng mit dem hinteren Abschnitt des Gyrus temporalis superior (Wernicke-Zentrum für das Sprachverständnis, S.738) verbunden.

Innerhalb des Kortex steht die Hörrinde mit zahlreichen anderen Arealen in synaptischer Verbindung, z. B. dem frontalen Augenfeld, den Gyri prae- und postcentralis sowie mit temporalen und okzipitalen Gebieten, so daß auditive Signale komplexe Reaktionen auslösen können (z. B. „Hinhören"). Außerdem bestehen Verbindungen zwischen den Hörrinden beider Hemisphären.

> **Die Modulation auditiver Signale erfolgt durch absteigende Fasersysteme**

Die absteigenden auditiven Fasersysteme wirken hemmend. Sie beginnen in der primären Hörrinde und erreichen den Hirnstamm. Von dort zieht letztlich der Tractus olivocochlearis (Verlauf im N. cochlearis) zum Corti-Organ. Dort treten die Fasern entweder direkt an die äußeren Haarzellen oder an die afferenten Strecken der Nervenzellen des Ganglion spirale heran. Offenbar kann die Signalübertragung aber auch im Colliculus inferior, im oberen Olivenkomplex und in den Nuclei cochleares hemmend beeinflußt werden. Insgesamt ist dieses efferente System in der Lage, die Lautstärkeempfindlichkeit des Corti-Organs und die Übertragung der auditiven Signale auf den Kortex erheblich zu modifizieren.

> **Klinischer Hinweis**. Zentral bedingte Taubheit entsteht nur bei beidseitiger Unterbrechung der Hörbahn. Einseitige neuronale Taubheit tritt bei ipsilateralem Ausfall des Ganglion spirale oder der Nuclei cochleares auf.

17.9.5 Vestibuläres System

> **Lernziele**
>
> Ganglion vestibulare • Nuclei vestibulares • Verbindungen mit dem Cerebellum • Verbindungen mit dem Rückenmark • Verbindungen mit den Augenmuskelkernen

> Für das Verständnis der folgenden Ausführungen sind Kenntnisse über den Vestibularapparat im Innenohr erforderlich. Lesen Sie hierzu S. 716.

Das vestibuläre System (**Abb. 17.52**) dient vor allem der Steuerung der Kopf- und Körperhaltung im Verhältnis zum Schwerefeld der Erde sowie der Augenbewegungen im Verhältnis zu den Kopfbewegungen. Es arbeitet überwiegend reflektorisch und hat nur spärliche Verbindungen zum Kortex: via Thalamus zum Gyrus postcentralis nahe der sensiblen Gesichtsprojektion zur Vermittlung einer bewußten Raumorientierung.

Die Rezeptoren des vestibulären Systems liegen in den Cristae ampullares der Bogengänge – ihre Signale dienen vor allem der Blickführung – sowie in den Maculaorganen des Sacculus und Utriculus – zur Sicherung von aufrechtem Stand und Gang.

Das **1. Neuron** befindet sich im *Ganglion vestibulare*. Die Axone seiner bipolaren Nervenzellen erreichen als N. vestibularis

- die *Nuclei vestibulares,* die im Übergangsbereich zwischen Pons und Medulla oblongata lateral unter dem Boden des IV. Ventrikels liegen, und
- zum kleineren Teil ohne Unterbrechung die *Formatio reticularis* des Hirnstamms und das Kleinhirn: die Rinde des Nodulus vermis und der Uvula vermis sowie, gering ausgeprägt, Flocculus und Vermis (direkte sensorische Kleinhirnbahnen).

Bei den **Nuclei vestibulares** handelt es sich um 4 Kerngruppen:

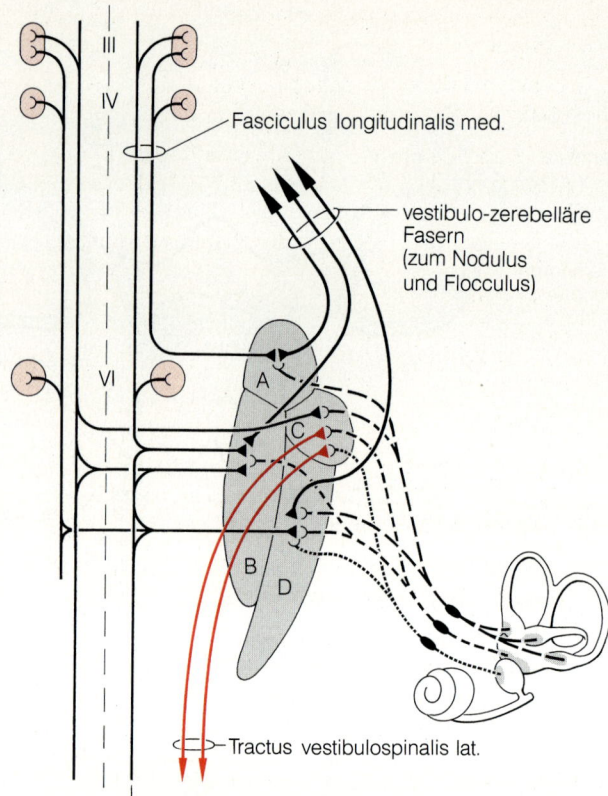

Fasciculus longitudinalis med.

vestibulo-zerebelläre Fasern (zum Nodulus und Flocculus)

Tractus vestibulospinalis lat.

Fasciculus longitudinalis med. mit Fortsetzung in den Tractus vestibulospinalis med.

Abb. 17.52 Schema des vestibulären Systems. Die Zahlen III, IV und VI geben die Lage der Hirnnervenkerne an. (Nach Duus 1990)

- Nucleus vestibularis superior (Bechterew) (**Abb. 17.52 A**)
- Nucleus vestibularis medialis (Schwalbe) (**Abb. 17.52 B**)
- Nucleus vestibularis inferior (Roller) (**Abb. 17.52 D**)
- Nucleus vestibularis lateralis (Deiters) (**Abb. 17.52 C**)

Die Kerne integrieren Informationen aus dem Vestibularapparat (besonders über die Stellung des Kopfes im Raum), aus dem Hals- und Rumpfbereich (spinovestibuläre Fasern zur Bestimmung der Stellung des Kopfes gegenüber dem übrigen Körper) und auch aus den Gelenken der Arme und Beine. Die Nuclei vestibulares beider Seiten werden durch Kommissurenfasern verbunden.

Die *Nuclei vestibulares superior et medialis* sind vor allem mit den Rezeptoren der Bogengänge verbunden. Ihre Signale gelangen schließlich bevorzugt zu den Augenmuskelkernen, aber auch zum Kleinhirn. Der *Nucleus vestibularis inferior* ist mit den Maculae von Sacculus und Utriculus verbunden. Die Weitergabe der Signale erfolgt vor allem an das Kleinhirn.

Eine Sonderstellung nimmt der *Nucleus vestibularis lateralis* ein, der seine Signale vor allem aus dem Kleinhirn erhält (aus der paramedianen Zone des Wurms nach Umschaltung in den Nucleus fastigii).

Die in den Nuclei vestibulares gelegenen **2. Neurone** der Vestibulariskerne projizieren vor allem

- ins Kleinhirn und zwar in den Lobus flocculonodularis (Archaeocerebellum für bogenganggesteuerte Gleichgewichtsfunktionen; bei Störungen dieses Systems kommt es bei schnellen Veränderungen der Bewegungsrichtung zum Gleichgewichtsverlust) und zur Uvula und zum Paraflocculus (Teile des Palaeocerebellums zur Steuerung des statischen Gleichgewichtes). Die Axone enden als Moosfasern im Stratum granulosum des Kleinhirns. Von dort werden die Purkinje-Zellen erregt, deren Axone zurück in die Nuclei vestibulares projizieren. Dadurch entsteht ein Regelkreis, der die Feinabstimmung der Vestibularisreflexe kontrolliert. Ein weiterer Weg verläuft von den Nuclei vestibulares über die untere Olive mit Kletterfasern zum unteren Wurm (indirekte sensorische Kleinhirnbahn);
- zu den Motoneuronen des Halsmarks und des oberen Thorakalmarks. Die Fasern ziehen vom Nucleus vestibularis medialis im Fasciculus longitudinalis medialis beider Seiten als Tractus vestibulospinalis medialis. Sie wirken bei der Koordination von Kopf- und Augenbewegungen mit;
- zu den γ-, teilweise auch zu den α-Motoneuronen des gesamten Rückenmarks für die Extensoren. Die Fasern stammen aus dem Nucleus vestibularis lateralis und bilden den Tractus vestibulospinalis lateralis. Auf diesem Wege wird vor allem ein der Gleichgewichtserhaltung dienender, den Umständen angepaßter Muskeltonus im ganzen Körper erreicht, evtl. erfolgt ein automatisches Gegensteuern bei Gleichgewichtsveränderungen;
- zur Formatio reticularis, deren Fasern den Abduzenskern sowie über den Tractus reticulospinalis gleichfalls die γ- und α-Motoneurone des Rückenmarks erreichen. Von der Formatio reticularis ziehen außerdem einige exzitatorische Fasern retrograd zu den Haarzellen des Labyrinths. Schließlich können über Vestibularfasern vegetative Zentren in der Formatio reticularis erregt werden (Brechreiz bei starken Drehbewegungen);
- zu den Augenmuskelkernen über das mediale Längsbündel. Durch diese Verbindung, zu der rückläufige Fasern aus dem Gebiet der Augenmuskelkerne kommen (Nucleus interstitialis Cajal), werden die Augen auch bei Kopfbewegungen auf ein bestimmtes Objekt fixiert gehalten.

Klinische Hinweise. Der Ausfall des Kleinhirns geht in der Regel mit Gleichgewichtsstörungen und einem Nystagmus einher. Es kommt zur Fallneigung, zu breitbeinigem Gehen, zu überschießenden Bewegungen insbesondere beim Lau-

fen: Teilsymptome einer zerebellären Ataxie. Bei Ausfall des Vestibularapparates einschließlich der propriozeptiven Bahnen aus dem Körper kann das Gleichgewicht über das visuelle System aufrechterhalten bleiben, solange sich das Sehfeld nicht oder nur extrem langsam verändert. Werden jedoch die Augen geschlossen oder erfolgen schnelle Sehfeldveränderungen, ist das Gleichgewicht sofort gestört. Bei einer zerebellären Läsion kann das visuelle System die zerebelläre Ataxie nicht kompensieren.

17.9.6 Gustatorisches System

Lernziele

Ganglion geniculi • Ganglia superius et inferius n. glossopharyngei • Ganglia superius et inferius n. vagi • Nucleus solitarius • Nucleus ventralis posteromedialis thalami • Parietales Operculum • Inselrinde • Reflexbahnen: Nuclei salivarii, Nucleus dorsalis n. vagi, Hypothalamus

Für das Verständnis der folgenden Ausführungen sind Kenntnisse über die Geschmacksrezeptoren und deren Innervation erforderlich. Lesen Sie hierzu S.437 und S.438.

Das **1. Neuron** der Geschmacksbahn liegt

- im *Ganglion geniculi* des *N. facialis* (N. VII). Es erhält Signale von den Geschmacksrezeptoren der vorderen 2/3 der Zunge, die über die Chorda tympani geleitet werden.
- in den *Ganglia superius et inferius n. glossopharyngei* (N. IX). Die Signale kommen von Geschmacksrezeptoren des hinteren Drittels der Zunge, vor allem den Papillae vallatae.
- in den *Ganglia superius et inferius n. vagi* (N. X). Die Signale stammen aus den Geschmacksrezeptoren (z.T. freie Nervenendigungen) im Rachen und um den Kehlkopfeingang.

In den Ganglien befinden sich pseudounipolare Nervenzellen für die Geschmacksleitung. Ihr zentripetales Axon erreicht mit den zugehörigen Hirnnerven den Hirnstamm und dort den Tractus solitarius und den *Nucleus solitarius,* wo das **2. Neuron** der Geschmacksbahn beginnt. Dabei enden die Fasern aus dem N. facialis und aus dem N. glossopharyngeus bevorzugt im superioren Teil des Nucleus solitarius, der auch als „Geschmackskern" bezeichnet wird. Von hier werden die Impulse im Lemniscus medialis teilweise kontralateral zum *Nucleus ventralis posteromedialis des Thalamus* weitergeleitet und dort auf das **3. Neuron** umgeschaltet. Seine Axone ziehen zum Operculum parietale, also in enger Nachbarschaft zum somatosensorischen Gebiet der Zunge des *Gyrus postcentralis.* Ein zweites Geschmackszentrum liegt im Bereich der Inselrinde.

Vom Nucleus solitarius gelangen zahlreiche Impulse zu den oberen und unteren Speichelkernen, die alle großen Mundspeicheldrüsen efferent innervieren. Diese Reflexverbindung trägt dazu bei, die Speichelsekretion der Nahrungsaufnahme anzupassen. Weitere Verbindungen bestehen zum Nucleus dorsalis n. vagi, über den die reflektorische Magensaftsekretion in Gang gesetzt wird, und über die Formatio reticularis zu den Motoneuronen des N. phrenicus im Thorakalmark für Husten- und Brechreflexe. Schließlich gibt die Geschmacksbahn Fasern zum Hypothalamus und zum Corpus mamillare ab und verbindet sich dadurch mit dem limbischen System.

Klinischer Hinweis. Die Prüfung der normalen Geschmackswahrnehmung in den vorderen 2/3 der Zunge kann zur Lokalisation von peripheren Läsionen des N. facialis beitragen. Ist z.B. der N. facialis (einschließlich N. intermedius) im Porus acusticus internus unterbrochen, entfällt eine ipsilaterale Geschmackswahrnehmung in den vorderen 2/3 der Zunge. Bei Durchtrennung des N. facialis am Foramen stylomastoideum (nach Abgang der Chorda tympani) ist die Geschmackswahrnehmung dagegen normal.

17.10 Motorische Systeme

Lernziele

Gliederung • Supplementär-motorischer Kortex • Prämotorischer Kortex • Primär motorischer Kortex • Tractus corticospinalis • Tractus corticonuclearis • Basalganglien und ihre Verbindungen • Okulomotorisches System • Cerebellum und seine Verbindungen • Störungen des motorischen Systems

Die motorischen Systeme bestehen aus kortikalen und subkortikalen Neuronen, die direkt oder über Rückkopplungsschleifen mit den motorischen Kerngebieten des Rückenmarks und des Hirnstamms synaptisch verbunden sind. Die Neurone des motorischen Systems befinden sich in verschiedenen Kommandoebenen:

- 3 kortikale Regionen bereiten die Bewegungen vor. Sie stehen untereinander in Verbindung und projizieren vor allem – wenn auch nicht ausschließlich, s. Tractus corticospinalis – in den primären motorischen Kortex. Von der primären motorischen Rinde (s. unten) besteht dann eine schnelle Verbindung zu den Motoneuronen im Rückenmark und Hirnstamm.
- Telenzephale und dienzephale Basalganglien sowie mesenzephale Kerngebiete und die Formatio reticularis sind eine weitere Kommandoebene, die mit den Motoneuronen im Rückenmark und Hirnstamm verschaltet ist.

- Das Kleinhirn stimmt kontinuierlich Bewegungsabläufe ab.
- Die Motoneurone des Rückenmarks und des Hirnstamms stellen die „gemeinsamen motorischen Endstrecken" (S.785) zur Muskulatur dar.

Funktionell ist eine unwillkürliche und eine willkürliche Motorik zu unterscheiden. Die unwillkürliche Motorik liegt den Reflexen zugrunde.

Wenn Sie sich über die Eigen- und Fremdreflexe des Hirnstamms und des Rückenmarks informieren wollen, lesen Sie S.770 und S.790.

Für die willkürliche Motorik werden die Bewegungen zunächst in 3 kortikalen Regionen geplant und koordiniert. Hierbei handelt es sich um

- den supplementär-motorischen Kortex,
- den prämotorischen Kortex und
- den hinteren parietalen Kortex.

Der **supplementär-motorische Kortex** liegt auf der medialen Hemisphärenseite in der Area 6. Veranlaßt werden von hier sehr komplexe Bewegungen, die den ganzen Körper betreffen, z.B. beim Klettern oder Gähnen. Diese Bewegungen werden häufig beidseitig ausgeführt.

Im **prämotorischen Kortex** (Area 6) entstehen die Bewegungsentwürfe zur Kontraktion von Muskelgruppen mit bestimmten Aufgaben, z.B. für die Bewegungen von Hüfte und Bein, die dann im Gyrus praecentralis in Einzelaufgaben unterteilt und zur Ausführung weitergegeben werden. Hierzu gelangen die Signale, die den prämotorischen Kortex verlassen, entweder direkt in den Gyrus praecentralis oder sie machen auf dem Weg dorthin eine Schleife über die Basalganglien und den Thalamus. Im übrigen ist das prämotorische Gebiet ähnlich somatotop unterteilt wie der Gyrus praecentralis, jedoch weniger aufgegliedert.

Der **hintere parietale Kortex** liegt im oberen Teil des Parietallappens in den Areae 5 und 7 nach Brodmann. Die kortikalen Neurone dieser Region erhalten von der somatosensorischen Rinde des Gyrus postcentralis Informationen über die räumlichen Dimensionen, die für die Motorik wichtig sind.

Der **primäre motorische Kortex** befindet sich im *Gyrus praecentralis* (Area 4 nach Brodmann). Diese Area 4 zeichnet sich zytoarchitektonisch durch auffällig große Pyramidenzellen aus (Betz-Riesenpyramidenzellen in Schicht V). Die Axone dieser Zellen sind stark myelinisiert (Faserdurchmesser bis zu 20 μm) und schnelleitend. Sie machen bis zu 4% der efferenten motorischen Fasern des Kortex aus. Die meisten Fasern des motorischen Kortex sind jedoch dünn. Es sind Axone kleiner Zellen der Schichten II, III und VI der Area 4 (40% der efferenten Fasern) und des prämotorischen Kortex (Area 6).

Die Area 4 ist somatotop gegliedert (vergleichbar der Gliederung des Gyrus postcentralis, **Abb. 17.4b**). Auch im Gyrus praecentralis liegen die Gebiete für Kehlkopf und Schlund auf der lateralen Hemisphärenseite in der Nähe des Sulcus lateralis. Es folgen dann nach oben die Muskeln für Kopf, Arm, Rumpf und Bein (für den Oberschenkel an der Mantelkante, für den Fuß auf der medialen Hemisphärenseite oben) und für Rektum und Blase auf der medialen Hemisphärenwand am weitesten unten. Die größten Repräsentationsgebiete haben die Finger (besonders der Daumen) und die Zunge. Eine elektrische Reizung in diesen Gebieten ruft die Kontraktion einzelner Muskeln hervor, die in anderen Gebieten in der Regel von Muskelgruppen.

Funktioneller Hinweis. Funktionell ist der primäre motorische Kortex in vertikale Säulen gegliedert (Definition S. 740). Dabei wirken in der Regel mehrere Säulen zusammen, um die Impulse zur Kontraktion eines Muskels oder einer synergistischen Muskelgruppe hervorzubringen. Ausgegangen wird dabei davon, daß für die Veranlassung einer Muskelkontraktion mindestens 50 – 100 Pyramidenzellen erforderlich sind. Im übrigen werden funktionell 2 Pyramidenzellpopulationen unterschieden, nämlich solche für den Beginn einer Kontraktion, dynamische Neurone, und solche für die Aufrechterhaltung der Kontraktion, statische Neurone.

Der Tractus corticospinalis ist eine schnelle Verbindung zwischen Kortex und Rückenmark

Die Fasern des **Tractus corticospinalis** stammen zu 4/5 aus dem primären motorischen Kortex und dem prämotorischen Kortex sowie zu 1/5 aus dem somatosensorischen (parietalen) Kortex. Im Tractus corticospinalis sind die Fasern somatotop angeordnet.

Verlauf des Tractus corticospinalis (**Abb. 17.53**). Den ersten Teil ihres Weges nehmen die Fasern des Tractus corticospinalis gemeinsam mit denen des Tractus corticonuclearis (s. unten). Dadurch bilden die efferenten motorischen Fasern des Kortex einen Teil der fächerförmigen Corona radiata, die in der Capsula interna eingeengt wird. Die Fibrae corticospinales befinden sich dort im hinteren Schenkel. Innerhalb dieses Bündels liegen die Fasern am weitesten okzipitalwärts, die für die am weitesten kaudal gelegenen Rückenmarksabschnitte bestimmt sind. Der Tractus corticospinalis nimmt im Crus cerebri eine mittlere Position ein. Kaudal des Pons sind die den Tractus corticospinalis begleitenden Fasern weitgehend ausgeschert, so daß der Faserzug jetzt deutlich abgrenzbar ist. Die nächste markante Stelle ist die Decussatio pyramidum im kaudalen Teil der Pyramide. Die Mehrzahl der Fasern des Tractus corticospinalis (etwa 70–90 %) kreuzt hier die Seite und steigt kontralateral im Fasciculus lateralis des Rückenmarks ab. Verbleibende ipsilaterale Fasern verlaufen im Fasciculus anterior, um dann – bis auf einen minimalen Rest – auf Höhe des zu innervierenden Segments gleichfalls die Seite zu kreuzen.

Im Rückenmark treten nur wenige Fasern des Tractus corticospinalis direkt an Motoneurone des Vorderhorns heran. Dies sind vor allem myelinreiche, schnelleitende Fasern, die in der Intumescentia cervicalis die Motoneurone für die Hand und die Finger erreichen. Die meisten Fasern enden an Interneuronen in der Zona intermedia des Rückenmarks. Von hier gelangen die Signale dann über weitere Interneurone zu den Motoneuronen im Vorderhorn.

Ein anderes Zielgebiet haben die Fasern des Tractus corticospinalis aus dem somatosensorischen Kortex. Sie enden – auch über Interneurone – an somatosensorischen Relaisneuronen im Hinterhorn, auf die sie inhibierend wirken.

Nomenklatorische Hinweise. Der Tractus corticospinalis zieht durch die Pyramis medullae oblongatae. Er wird deshalb auch **Pyramidenbahn** genannt. Die Ursprungsgebiete des Tractus corticospinalis und des Tractus corticonuclearis (s. unten) zusammen mit den Faserbahnen werden unter der Bezeichnung Pyramidensystem oder pyramidales System zusammengefaßt.

Demgegenüber werden/wurden die an der Motorik beteiligten Gebiete, deren Fasern *nicht* in der Pyramis medullae oblongatae angetroffen werden, als **extrapyramidal** bezeichnet. Zu diesen Gebieten gehören die Basalganglien, Teile des Thalamus, Substantia nigra und Nucleus ruber.

Der Tractus corticonuclearis verbindet den Kortex mit den motorischen Hirnnervenkernen

Der **Tractus corticonuclearis** beginnt in den Projektionsgebieten der mimischen Muskulatur, der Rachen-, Kehlkopf- und Zungenmuskulatur des Kortex. Seine Fasern verlaufen bis zum Tegmentum des Hirnstamms zusammen mit den Fibrae corticospinales; dabei liegen sie im Crus cerebri medial der Fibrae corticospinales. Beginnend im unteren Mesencephalon verlassen die Fasern des Tractus corticonuclearis die Pyramidenbahn und ziehen zu den motorischen Hirnnervenkernen V, VII, IX, X, XI (teilweise) und XII. Die meisten Fasern kreuzen die Seite und enden teils direkt, teils über Interneurone indirekt an den jeweiligen Motoneuronen. Ipsilaterale Fasern erreichen auch die motorischen Hirnnervenkerne des N. V, N. IX und N. X, deren Innervation dadurch doppelt gesichert ist. Nur kontralateral werden die Ursprungskerne des XI. und XII. Hirnnerven versorgt.

Eine Sonderstellung nimmt der **Ursprungskern des N. facialis** ein, da der Teil, der den M. frontalis und den M. orbicularis oculi innerviert, ipsilateral *und* kontralateral, der Teil für die übrigen mimischen Muskeln *nur* kontralateral versorgt wird (**Abb. 17.53**).

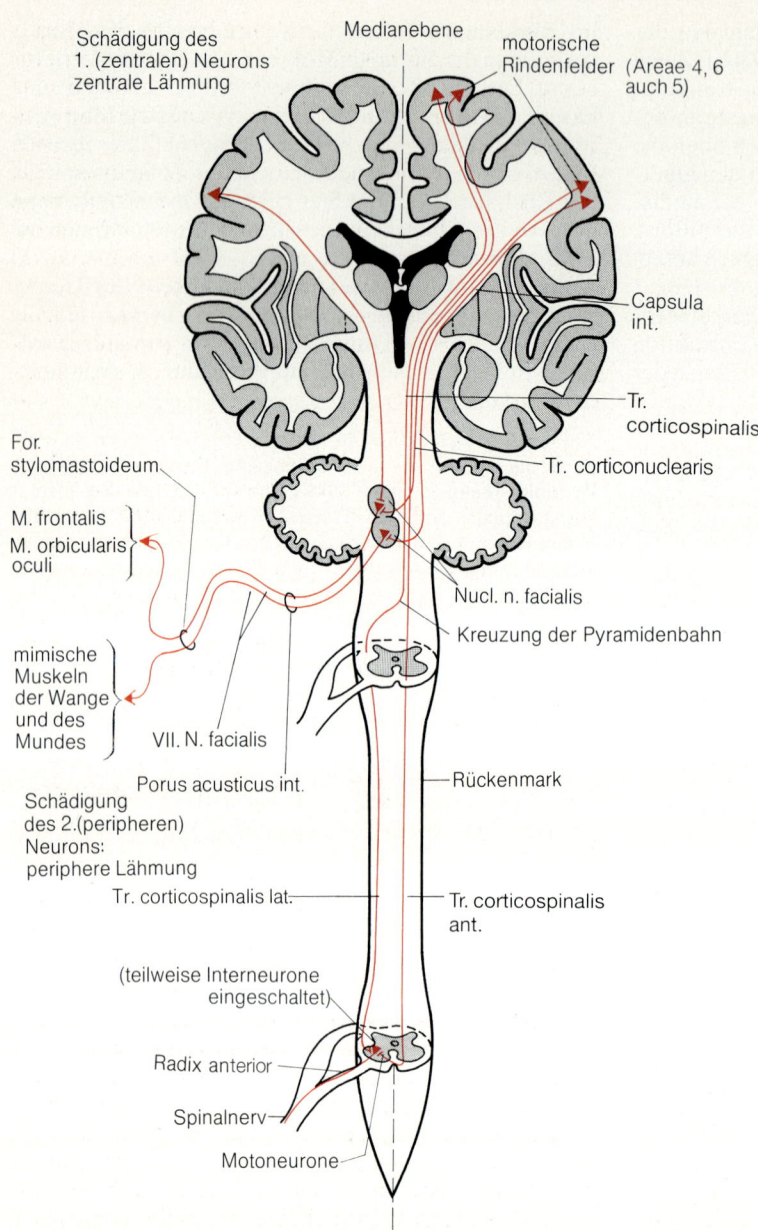

Schädigung des
1. (zentralen) Neurons
zentrale Lähmung

Medianebene

motorische
Rindenfelder (Areae 4, 6
auch 5)

Capsula
int.

Tr.
corticospinalis

Tr. corticonuclearis

For.
stylomastoideum

M. frontalis
M. orbicularis
oculi

mimische
Muskeln
der Wange
und des
Mundes

VII. N. facialis

Porus acusticus int.

Schädigung
des 2.(peripheren)
Neurons:
periphere Lähmung

Tr. corticospinalis lat.

(teilweise Interneurone
eingeschaltet)

Radix anterior

Spinalnerv

Motoneurone

Nucl. n. facialis

Kreuzung der Pyramidenbahn

Rückenmark

Tr. corticospinalis
ant.

Abb. 17.53 Schema von Tractus corticonuclearis und Tractus corticospinalis. Vom
Tractus corticonuclearis sind die Verbindungen zum Nucleus n. facialis dargestellt:
zu beachten ist, daß der obere Kernanteil
bilateral, der untere nur kontralateral innerviert wird. Die Fasern des Tractus corticospinalis kreuzen überwiegend in der Medulla
oblongata (Decussatio pyramidum) die
Seite, der Rest weitgehend auf Segmenthöhe

Klinischer Hinweis. Die Kenntnis der unterschiedlichen Innervation des Nucleus facialis ermöglicht es, diagnostisch
zwischen einer **zentralen** und einer **peripheren Fazialislähmung** zu unterscheiden. Werden z.B. bei einem Schlaganfall
die Fibrae corticonucleares für den Nucleus facialis einseitig
in der Capsula interna unterbrochen, tritt kontralateral eine
Lähmung der mimischen Muskulatur mit Ausnahme des M.
frontalis und des M. orbicularis oculi auf. Der Patient kann
also in der betroffenen Gesichtshälfte noch die Stirn runzeln,
während die übrige mimische Muskulatur gelähmt ist. Ist der
N. facialis jedoch peripher unterbrochen, sind *alle* mimischen Muskeln der betroffenen Seite gelähmt.

**Der motorische Kortex hat noch weitere efferente
Faserverbindungen**

Es handelt sich um Faserverbindungen

- zum Nucleus caudatus und zum Putamen. Mit diesen
  größeren Fasermassen wird der Kortex an die Basalganglien angeschlossen;
- zur Formatio reticularis und zu den Nuclei vestibulares. Von hier gelangen Signale über den Tractus reticulospinalis und Tractus vestibulospinalis zum Rücken-

mark bzw. im Tractus reticulocerebellaris und Tractus vestibulocerebellaris zum Kleinhirn;

- zum Pons. Die Fasern sind zahlreich und bilden eigene Bündel: Fibrae corticopontinae. Sie beginnen vor allem im parietalen und temporalen Kortex und liegen in dem Crus cerebri am weitesten lateral. Die Fasern enden in den Nuclei pontis, die die Signale zum Kleinhirn weiterleiten;
- zu den Nuclei olivares inferiores. Es handelt sich um Kollateralen aus dem Tractus corticospinalis. Die Signale gelangen anschließend über Fibrae olivocerebellares zu vielen Gebieten des Kleinhirns.

Der motorische Kortex wird auf verschiedenen Wegen kontrolliert

Die Fasern, die den motorischen Kortex afferent erreichen und seine Tätigkeit bestimmen, stammen vor allem

- aus benachbarten Kortexgebieten, insbesondere den somatosensorischen Arealen des Parietallappens, aber auch aus dem frontalen Kortex sowie den visuellen und auditiven Gebieten;
- von den korrespondierenden Kortexgebieten der kontralateralen Hemisphäre. Sie dienen der gegenseitigen Information und Abstimmung der Tätigkeit beider Hemisphären;
- von Nuclei ventrales thalami (Nucleus ventralis anterior et intermedius). Diese Fasern vermitteln dem Gyrus praecentralis Signale von den Hautrezeptoren, den Muskelspindeln und den Sehnenorganen. Dadurch kann u. a. die Kraftentfaltung der Muskulatur den Bedürfnissen angepaßt werden. So kann z. B. Druck auf die Haut der Hohlhand eine Verstärkung der Kontraktion der Greifmuskulatur bewirken;
- von den Teilen der Nuclei ventrales thalami, die Signale aus dem Cerebellum und den Basalganglien erhalten. Durch diese Verbindung können die Funktionen des motorischen Kortex, der Basalganglien und des Cerebellum koordiniert werden;
- von den Nuclei intralaminares thalami. Vermittels dieser Kerne wird die Erregbarkeit des Kortex als Ganzes und damit auch des motorischen Kortex gesteuert. Die Signale nehmen in der Formatio reticularis ihren Ursprung;
- von den eigenen Pyramidenzellen. Es handelt sich um rückläufige Kollaterale, die für eine Umgebungshemmung sorgen und damit die exzitatorischen Signale „schärfen".

Alternativ erreichen die Signale aus dem Kortex das zervikale Rückenmark über den Nucleus ruber

Kortikorubrale Fasern verlassen die motorischen Bahnen im Mittelhirn und gelangen – teilweise als Kollatera-

le – zum Nucleus ruber (S.758). Infolge dieser Afferenzen ist auch der Nucleus ruber somatotop gegliedert. Seine zugehörigen efferenten Fasern bilden den Tractus rubrospinalis, der in den Decussationes tegmenti des Mesencephalons die Seite kreuzt und im Rückenmark dem Tractus corticospinalis ventral angelagert ist. Die Fasern des Tractus rubrospinalis, der beim Menschen schwach entwickelt ist und nur bis in das Zervikalmark reicht, enden an Interneuronen der Zona intermedia des Rückenmarks, die die Signale an motorische Vorderhornzellen weitergeben. Die Bedeutung dieses Parallelweges zeigt sich, wenn nur der Tractus corticospinalis allein unterbrochen ist; dann sind nämlich immer noch Bewegungen ausführbar, jedoch für Finger und Hand weniger differenziert.

Für die Motorik wichtig sind auch die Verbindungen zwischen Nucleus ruber und Cerebellum. Sie verlaufen direkt (rubrozerebelläre Fasern) oder indirekt über den Nucleus olivaris inferior (S.763). Schließlich gelangen noch Signale aus dem Nucleus ruber zu den motorischen Anteilen der Kerne des V. und VII. Hirnnerven.

Bei der Steuerung der Motorik wirken die Basalganglien mit

Die *Basalganglien* beteiligen sich vor allem an der Steuerung der Muskeltätigkeit bei Ausführung komplexer Bewegungen, z. B. beim Tanzen oder bei Bewegungen als Ergebnis kognitiver Prozesse (z. B. Flucht). Außerdem wirken sie bei der Anpassung der Muskeltätigkeit an eine gewünschte Geschwindigkeit, Kraft oder Richtung einer Bewegung mit.

Zum System der Basalganglien gehören das Corpus striatum (Nucleus caudatus und Putamen), der Globus pallidus, die Substantia nigra und der Nucleus subthalamicus (S. 750). Diese Kerne sind durch zahlreiche Faserverbindungen untereinander eng zusammengeschlossen. Ohne selbst die Motorik in Gang zu setzen, nehmen sie großen Einfluß auf die geregelte und harmonische Ausführung komplexer Bewegungen. Direkte Verbindungen zum Rückenmark und zu den motorischen Hirnnervenkernen bestehen nicht, wohl aber vom und zum Kortex.

Zu den Fasersystemen der Basalganglien gehören (**Abb. 17.54**):

- eine Hauptschleife, die im Kortex beginnt, über das Corpus striatum verläuft, den Globus pallidus erreicht, zu den Nuclei ventrales et laterales thalami gelangt und dann zum Kortex zurückkehrt,
- mehrere Nebenschleifen, die zwischen den Basalganglien vermitteln und modulierend und steuernd auf die Signale in der Hauptschleife Einfluß nehmen,
- Verbindungen aus dem Hirnstamm, die den Basalganglien und ihren Regelkreisen weitere Informationen zuleiten,
- Verbindungen zum limbischen System.

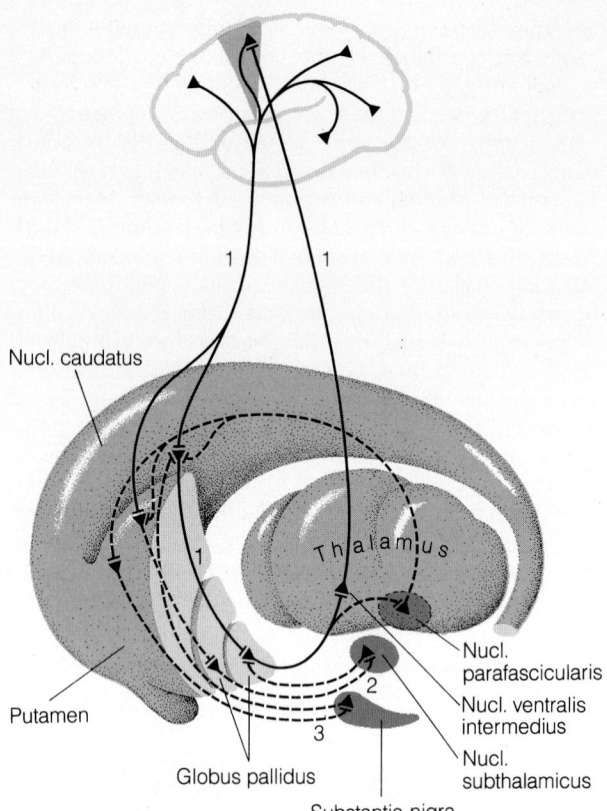

Nucl. caudatus

Thalamus

Putamen

Nucl. parafascicularis

Nucl. ventralis intermedius

Globus pallidus

Nucl. subthalamicus

Substantia nigra

Abb. 17.54 Von den Fasersystemen der Basalganglien sind die Hauptschleife *(durchgezogene Linie 1)* und zwei Nebenschleifen *(2–3)* dargestellt. (Nach Nieuwenhuys et al 1988)

die Azetylcholinesterase-frei sind, aber dopaminerge Fasern (nigrostriatales System), GABA, Substanz P, Enkephalin, Dynorphin, Neurotensin, Tyrosinhydroxylase und Opiatrezeptoren enthalten. Außerdem gibt es Azetylcholinesterase-aktive Flecken, in denen thalamostriatale Fasern enden. Kortikostriatale Fasern enden in beiden Flecken.

Wegen seiner klinischen Bedeutung ist das **nigrostriatale System** hervorzuheben. Seine dopaminergen Fasern haben eine hemmende Wirkung und modulieren die glutamaterge Übertragung von Signalen aus dem Kortex auf die Neurone des Corpus striatum.

Verlauf des nigrostriatalen Systems (Abb. 17.55) und weiterer Verbindungen der Substantia nigra. Die Perikarya des *nigrostriatalen Systems* befinden sich in der Pars compacta der Substantia nigra. Von hier verlaufen die Axone durch den lateralen Hypothalamus und die Capsula interna zum Corpus striatum. Begleitet werden sie von Fasern aus der mesenzephalen Formatio reticularis.

Zugeordnet sind dem nigrostriatalen System rücklaufende Fasern (*striatonigrale Fasern*), die GABAerg sind, aber auch Enkephalin und Substanz P führen. – Von der Substantia nigra gehen außerdem direkte, hemmend wirkende Fasern zum Thalamus, von wo die Signale zum Kortex gelangen.

> **Klinischer Hinweis.** Bei der *Parkinson-Erkrankung* besteht im nigrostriatalen System ein Dopaminmangel. Dadurch entfällt die hemmende Wirkung des Dopamins auf das Striatum. Das Striatum gibt nun durch das Überwiegen des Azetylcholins dauernd exzitatorische Signale an den Kortex ab; dies bedingt eine Rigidität (Steifigkeit) der Muskulatur. Gleichzeitig kommt es wegen der erhöhten Rückkopplung vom Corpus striatum zum Kortex und wegen einer partiellen Oszillation der Rückkoppelungskreise zum Schütteltremor. Schließlich treten Hypo- und Akinesen auf, möglicherweise weil die Balance zwischen Erregung und Hemmung in den Neuronen des Corpus striatum gestört ist.

Im Zentrum der Basalganglien steht das **Corpus striatum.** Seine wichtigsten Eingänge kommen aus dem *Kortex* mit exzitatorischen glutamatergen Fasern, aus den *Nuclei intralaminares thalami,* die vor allem Signale aus der Formatio reticularis erhalten, von der *Substantia nigra* über inhibierend wirkende dopaminerge nigrostriatale Fasern, von *Raphekernen* über serotoninerge Fasern sowie Fasern vom *Corpus amygdaloideum.*

Hinweis. Die Fasern aus dem Kortex enden im Corpus striatum topologisch und lassen dort ein grobes Regionenmuster entstehen.

Für die Verarbeitung der Informationen im Corpus striatum spielen spezifische Neurotransmittersysteme (S.822) eine führende Rolle, die dort ein chemoarchitektonisches Muster hervorrufen. Dieses System hat teils hemmende, teils exzitatorische Wirkung, wobei die Stärke der Wirkung den Effekt ausmacht.

Das Grundmuster im Corpus striatum besteht aus einem Mosaik von Flecken unterschiedlicher Transmitterausstattung. Als Striosomen werden Flecken bezeichnet,

Die Signale, die das Corpus striatum auf dem *Hauptweg* verlassen, gelangen zum Globus pallidus, vor allem zur Pars medialis. Nach Verarbeitung dort nehmen sie ihren Weg zum Nucleus ventralis lateralis thalami – sie bewirken dort eine Disinhibition – und dann weiter zum motorischen Kortex. Die Signale, die zum Globus pallidus lateralis gelangen, gehören zu einem *Nebenweg,* dessen Fasern zum Nucleus subthalamicus und zurück verlaufen.

> **Klinischer Hinweis.** Die Bedeutung des Nucleus subthalamicus wird beim Hemiballismus deutlich. Hierbei treten spontane, quälende Schleuderbewegungen beispielsweise eines Arms auf. Sie beruhen häufig auf vaskulären Störungen des kontralateralen Nucleus subthalamicus oder seiner Verbindungen.

Die Basalganglien sind in verschiedene neuronale Systeme mit unterschiedlichen Teilfunktionen eingefügt. Es können folgende Systeme herausgestellt werden:

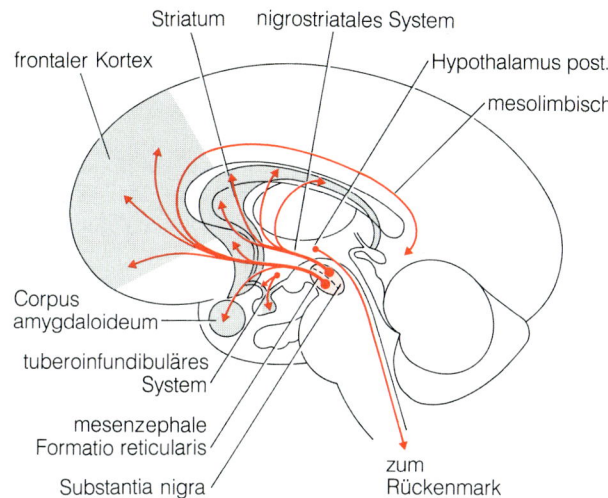

frontaler Kortex
Striatum   nigrostriatales System
Hypothalamus post.
mesolimbisch
Corpus amygdaloideum
tuberoinfunbuläres System
mesenzephale Formatio reticularis
Substantia nigra
zum Rückenmark

Abb. 17.55 Dopaminerge Systeme. Das nigrostriatale System verbindet die Substantia nigra mit den größten Teilen des Striatum. Ein weiteres System beginnt in der mesenzephalen Formatio reticularis und entsendet seine Axone zum Nucleus accumbens, Corpus amygdaloideum und frontalen Kortex. Das tuberoinfundibuläre System liegt im Hypothalamus und innerviert die Eminentia mediana und die Neurohypophyse. Schließlich projizieren dopaminerge Axone vom hinteren Hypothalamus ins Rückenmark. (Nach Heimer 1983)

- eine der Feinmotorik dienende Schleife, deren Signale vom supplementär-motorischen und prämotorischen Kortex ausgehen und vor allem über das Putamen verlaufen. Später erreichen sie vor allem den primären motorischen Kortex. Dieser Regelkreis wirkt bei der Durchführung komplexer (gelernter) Bewegungen mit, z. B. beim Schreiben (fällt das Putamen aus, wird die Schrift der eines Schulanfängers vergleichbar).
- eine okulomotorische Schleife. Sie nimmt ihren Ausgang vom frontalen Augenfeld (Area 8). Die Signale verlaufen vor allem über den Nucleus caudatus und den Globus pallidus medialis zur Substantia nigra, von wo Kollaterale zum Colliculus superior und andere rückläufig über den Thalamus zum Kortex gelangen. Diese Schleife trägt zur Koordination der Augenbewegungen bei.
- eine Schleife, die vor allem an der Steuerung von Bewegungen als Ergebnis kognitiver Prozesse beteiligt ist (z. B. Flucht bei Lebensbedrohung). Die Signale gehen von allen Teilen des Kortex, besonders von den großen Assoziationsgebieten des hinteren parietalen Kortex aus, die u. a. der Wahrnehmung von Sinneseindrücken und der Beurteilung der Beziehungen des Körpers zur Umgebung dienen. Die Signale gelangen zum Globus pallidus medialis, zu den Nuclei ventrales et laterales thalami und dann zu den Teilen des motorischen Kortex, in denen Bewegungsmuster entworfen werden

(supplementär-motorischer und prämotorischer Kortex) sowie zum präfrontalen Kortex.
- Verbindungen mit dem limbischen System. Sie kommen vor allem vom Corpus amygdaloideum. Die Fasern erreichen den vorderen Teil des Corpus striatum und schleusen auf diesem Weg Signale mit emotionaler Information aus dem limbischen System in das motorische System ein. Dadurch kommt es z. B. zu Ausdrucksbewegungen.

Klinische Hinweise. Im Vordergrund der Erkrankungen bei Funktionsstörungen in den Basalganglien stehen *Dyskinesen* und Veränderungen des Muskeltonus. Bei Dyskinesen handelt es sich um Störungen im Bewegungsablauf. Typische Beispiele sind:
- *Chorea* („Veitstanz"): unkoordinierte, unwillkürliche, schnelle Muskelkontraktionen und Bewegungen (Hyperkinesen) in allen Körperregionen
- *Athetose*: langsame, unwillkürliche, wurmförmige Spreiz-, Streck- und Beugebewegungen vor allem der Finger, Hände und Füße (Hyperkinese)
- *Hemiballismus* (s. oben, Hyperkinese)
- *Parkinson-Erkrankung* (s. oben, Hypokinese, Akinese)

Das okulomotorische System steuert die Bewegungen der äußeren Augenmuskeln über die Hirnnerven III, IV und VI

Die äußeren Augenmuskeln werden motorisch durch N. oculomotorius (N. III), N. trochlearis (N. IV) und N. abducens (N. VI) innerviert (**Tab. 16.1**). Die zugehörigen Kerngebiete (S. 767) befinden sich im Mesencephalon (N. III, N. IV) und im Pons (N. VI). Untereinander sind die Kerne durch Interneurone verbunden, deren Axone im Fasciculus longitudinalis medialis verlaufen. Zu konjugierten Augenbewegungen kommt es dadurch, daß vom Nucleus n. abducentis der ipsilaterale M. rectus lateralis und über Interneurone der Nucleus n. oculomotorii der Gegenseite und von dort der zugehörige M. rectus medialis innerviert werden.

Die meisten Augenbewegungen erfolgen konjugiert und können sowohl willkürlich als auch reflektorisch ausgeführt werden

Bei den Augenbewegungen lassen sich mehrere Typen wie Sakkaden, Augenfolgebewegungen, Konvergenzbewegungen und vestibulo-okuläre Reflexe unterscheiden, die von relativ unabhängigen Schaltkreisen gesteuert werden. Die *Sakkaden* sind schnelle Augenbewegungen, die beide Augen von einem Fixpunkt zum anderen führen z. B. zum Erfassen eines neuen Sehobjektes. Diese sakkadischen Bewegungen können willkürlich gesteuert oder vom vestibulären System ausgelöst werden. Das frontale Augenfeld und der Colliculus superior sind gemeinsam daran beteiligt. Erst wenn im Tierexperiment diese beiden Regionen ausgeschaltet wurden, waren die sakkadischen Augenbewegungen auf Dauer geschädigt.

Zur Ausführung der **willkürlichen sakkadischen Augenbewegungen** steht als Steuerzentrum ein kleines frontales Augenfeld im Gyrus frontalis medialis (kortikales Blickzentrum, Teil der Area 8) zur Verfügung. Von hier ziehen efferente Fasern mit dem Tractus corticonuclearis durch die innere Kapsel zum kontralateralen Colliculus superior, zum prätektalen Feld für vertikale Augenbewegungen sowie zur Formatio reticularis (pontines Feld für horizontale Blickwendungen) und zum Nucleus praepositus hypoglossi. Von hier aus gelangen die Signale zu den motorischen Kernen der Nn. III, IV und VI.

Hinweis. Bei experimenteller Reizung der Area 8 einer Seite erfolgt eine konjugierte Blickwendung zur Gegenseite.

Die **langsamen Augenfolgebewegungen** führen die beiden Augen so, daß kleine, bewegte Objekte auf der Fovea centralis der Retina kontinuierlich abgebildet werden. Dadurch wird das zentrale Sehen ermöglicht. Die Impulse für diese Augenbewegungen kommen aus den okzipitalen Sehfeldern. Sie erreichen zunächst die Nuclei praetectales und die Colliculi superiores, von denen dann der Weg über die Formatio reticularis zu den Augenmuskelkernen verläuft.

Unbewußte Augenbewegungen sind die *Konvergenzbewegungen* bei Betrachtung eines Gegenstandes in der Nähe (stets mit Akkommodation und Pupillenverengung verbunden) und die vestibulo-okulären Reflexe. Beteiligt sind hierbei vor allem:

- die paramediane pontine Formatio reticularis (PPRF) zur Steuerung horizontaler Blickbewegungen (pontines Blickzentrum)
- Teile der mesenzephalen Formatio reticularis (MRF) für vertikale Blickbewegungen
- die Nuclei praetectales
- der Nucleus praepositus hypoglossi
- die Colliculi superiores
- die Nuclei vestibulares

Die **Zentren in der Formatio reticularis** werden vom frontalen Augenfeld, den sekundären kortikalen Sehfeldern und den Colliculi superiores kontrolliert. Außerdem bestehen Verbindungen mit den Vestibulariskernen sowie dem Flocculus und dem Paraflocculus des Kleinhirns. Ihre Efferenzen erreichen die Augenmuskelkerne, aber auch die Motoneurone des oberen Halsmarks, so daß Augen- und Kopfbewegungen koordiniert werden können.

Die **Nuclei praetectales** (**Abb. 17.48**) sind wichtige Relaiskerne für Fasern, die das Corpus geniculatum laterale ohne Umschaltung passiert haben (Pupillenlichtreflex), aber auch für Fasern aus dem visuellen Kortex (Akkommodationsreflex, Augenfolgebewegungen) sowie für horizontale Augenbewegungen.

Der **Nucleus praepositus hypoglossi** wird zusammen mit dem Nucleus interstitialis Cajal (im Mesencephalon) als präokulomotorisches Zentrum aufgefaßt. Dies bedeutet, daß in diesem Kerngebiet Signale aus verschiedenen Gebieten integriert werden, z.B. den Vestibulariskernen der Gegenseite, den Nuclei praetectales, dem frontalen Augenfeld, den oberen Hügeln und dem Kleinhirn, bevor sie an die Augenmuskelkerne weitergeleitet werden.

Die **Colliculi superiores** wirken vor allem bei der unwillkürlichen Fixierung eines Objektes und bei Augen- und Kopfdrehungen mit, um Veränderungen im Gesichtsfeld zu beobachten. Hierzu erhalten die oberen Hügel direkte Signale aus beiden Augen (von den Y-Zellen) sowie vom ipsilateralen visuellen Kortex, aber auch vom motorischen Kortex, aus den Nuclei praetectales, dem auditiven System (über die Colliculi inferiores) und vom Rückenmark. Die Colliculi superiores wirken nach Integration der eingegangenen Signale über die Formatio reticularis und über die präokulomotorischen Zentren auf die Augenmuskelkerne, die Motoneurone für die Halsmuskulatur sowie über das Pulvinar zurück auf den visuellen Kortex und über weitere Thalamuskerne auf Körpermitbewegungen, z.B. bei plötzlicher starker Beleuchtung.

Konvergenzbewegungen der Augen erfolgen bei gleichzeitiger Innervation der Mm. recti mediales. Am Konvergenzreflex (Akkommodations-Konvergenzreflex, z.B. beim Lesen) ist stets der visuelle Kortex beteiligt. Die kortikofugalen Signale erreichen über die Nuclei praetectales und die Colliculi superiores die okulomotorische Kerngruppe.

Der **vestibulo-okuläre Reflexweg** dient vor allem dazu, die Projektion des Gesichtsfeldes auf die Retina auch bei Kopf- und Körperbewegungen zu stabilisieren. Zu diesem Zweck bestehen von den Nuclei vestibulares einerseits massive Verbindungen zum Rückenmark (Tractus vestibulospinalis) andererseits zu den Steuerzentren in der Formatio reticularis (PPRF, MRF) und auch direkt zu den Augenmuskelkernen. Hierbei wirken die ipsilateralen Bahnen hemmend, die kontralateralen erregend.

Klinischer Hinweis. Störungen der Okulomotorik lassen oft Rückschlüsse auf die Lokalisation zentraler Schäden zu. Eine *vertikale Blicklähmung* tritt bei Läsionen im Bereich der oberen Hügel, eine *horizontale Blicklähmung* bei Läsionen im pontinen Bereich auf. Bei Schädigung der Augenmuskelnerven ist das Leitsymptom das Auftreten von Doppelbildern, weil die koordinierte Parallelbewegung der Bulbi infolge Lähmung eines oder mehrerer Augenmuskeln nicht mehr gewährleistet ist, und Objekte deshalb nicht auf den korrespondierenden Netzhautstellen beider Augen abgebildet werden können. Bei einer *Läsion des Nucleus n. abducentis* fallen die Motoneurone und die erwähnten Interneurone dieses Kernes aus. Diese Interneurone innervieren die Motoneurone des kontralateralen M. rectus medialis. Wenn bei einem Patienten auf der linken Seite der Nucleus n. abducentis ausfällt, blickt der Patient in einer konjugierten Augenstellung nach rechts. Dadurch entsteht eine Blickparese nach ipsilateral. Infolge der konjugierten Augenstellung treten in der Regel keine Doppelbilder auf.

Das Kleinhirn verarbeitet Signale aus allen motorischen Kontrollgebieten und gibt dorthin rückläufig Efferenzen ab

Durch Afferenzen ist das Kleinhirn über den Kontraktionszustand der Muskulatur, aber auch über die für Bewegungen vorgesehenen Programme informiert. Bei der Verarbeitung dieser Signale werden im Kleinhirn der aktuelle Zustand der Muskulatur mit dem Bewegungsplan verglichen. Ergeben sich hierbei Differenzen, kann das Kleinhirn die motorischen Vorgänge glätten. Dies gilt sowohl für die Stütz- als auch für die Zielmotorik.

Für die Erfüllung dieser Aufgaben stehen 2 Gruppen von miteinander vernetzten Regelkreissystemen zur Verfügung:

- *Regelkreise, die über die mediane und paramediane Zone des Kleinhirns verlaufen.* Sie leiten dem Kleinhirn *afferente* Signale aus dem Rückenmark, den Nuclei vestibulares und der Formatio reticularis des Hirnstamms zu (**Abb. 17.56**).
- Tractus spinocerebellaris posterior und anterior, Tractus olivocerebellaris, Tractus vestibulocerebellaris, retikulozerebelläre Fasern. *Efferent* kontrolliert der Regelkreis die Steuerung der laufenden Bewegungen sowie den Muskeltonus für die Aufrechterhaltung des Körpers und des Gleichgewichtes: Tractus cerebellorubralis, Tractus cerebelloreticularis.
- *Regelkreise, die ihren Weg über die laterale Kleinhirnzone (Neocerebellum) nehmen.* Diese Regelkreise stehen afferent und efferent mit dem motorischen Kortex in Verbindung (Tractus pontocerebellaris, Teile des Tractus olivocerebellaris, Tractus cerebellocerebralis). Sie ermöglichen dem Kleinhirn Einfluß auf die Bewegungsprogramme zu nehmen.

Verlauf des Tractus spinocerebellaris posterior (S.791). Der Tractus liegt im Rückenmark unter der posterolateralen Oberfläche des Seitenstrangs, unmittelbar anterior des Eintritts der Hinterwurzel. Seine Fasern erreichen ipsilateral über den *Pedunculus cerebellaris inferior* den Wurm und die paramediane Zone des Kleinhirns. Der Tractus ist sehr faserreich, da er Signale aus sehr vielen, kleinen Rezeptorenfeldern leitet. Funktionell ist die hohe Leitungsgeschwindigkeit seiner sehr markscheidenreichen Axone charakteristisch (120 m/s, schnellste Leitungsgeschwindigkeit im ZNS). Der Tractus spinocerebellaris posterior vermittelt Signale aus Muskel- und Sehnenspindeln sowie von Haut- und Gelenkrezeptoren. Dadurch dient er vor allem dazu, das Kleinhirn über den Status der Muskelkontraktion, die Spannung von Muskeln und Sehnen, die Stellung des Körpers und seiner Teile, sowie die Kräfte, die auf die Oberfläche des Körpers wirken, zu informieren. Gebildet wird der Tractus vom 2. Neuron einer Neuronenkette, das in der Columna thoracica (Stilling-Clarke, S.786) derselben Seite liegt. Die Axone des 1. Neurons (Perikarya im Ganglion spinale) erreichen das Rückenmark über das laterale Bündel der hinteren Wurzel. Eine Sonderstellung nehmen Fasern ein, die in die Pars cervicalis des Rückenmarks eintreten, da sie im Hinterstrang verlaufen und erst im Nucleus cuneatus auf das 2. Neuron umgeschaltet werden.

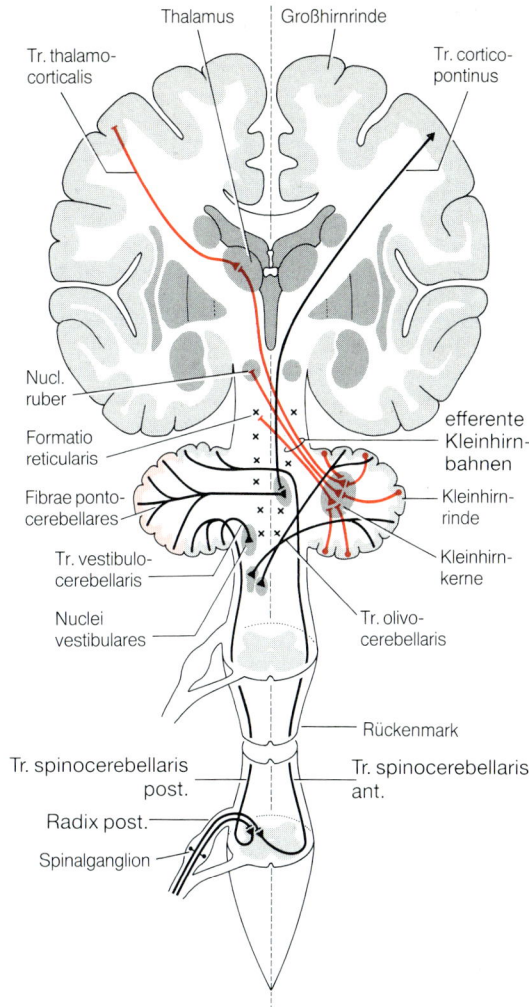

Abb. 17.56 Schema wichtiger Kleinhirnbahnen. Rückenmark, Rautenhirn, Kleinhirn, Mittelhirn und Vorderhirn sind schematisch in einer Ebene dargestellt. *Rosa Raster*: Neozerebellärer Kortex

Verlauf des Tractus spinocerebellaris anterior (S.791). Auch dieser Tractus verläuft unter der Rückenmarksoberfläche, jedoch anterior vom Tractus spinocerebellaris posterior. Seine Perikarya liegen ungebündelt basolateral im Hinterhorn oder in der Zona intermedia. Ihre Axone kreuzen die Seite überwiegend in Segmenthöhe. Allerdings verlaufen auch einige Axone ipsilateral aufwärts. Das Kleinhirn wird über den oberen Kleinhirnstiel, *Pedunculus cerebellaris superior,* bzw. über das Velum medullare superius erreicht. Im Kleinhirn selbst kreuzen die Fasern erneut die Seite, so daß bezogen auf den Beginn die Bahn ipsilateral endet. Erregt wird die Bahn weniger von peripheren Rezeptoren als vielmehr durch Signale, die die Motoneurone des Rückenmarks über den Tractus corticospinalis und Tractus rubrospinalis erreichen. Dadurch erhält das Kleinhirn über den Tractus spinocerebellaris anterior Mitteilung, welche motorischen Signale das Rückenmark von übergeordneten Zentren erreichen bzw. über die, die im Rückenmark selbst entstehen.

Der **Tractus olivocerebellaris** leitet Signale zum Kleinhirn, die die untere Olive vom motorischen Kortex, den Basalganglien, dem Nucleus ruber, aus der Formatio reticularis und vom Rückenmark erhalten hat. Die Fasern des Tractus olivocerebellaris verlaufen durch den *Pedunculus cerebellaris inferior* und erreichen alle Teile des Kleinhirns.

Der **Tractus vestibulocerebellaris** verläuft durch den *Pedunculus cerebellaris inferior* und endet im Flocculus und Nodulus des Kleinhirns. Er leitet Signale aus dem Vestibularapparat bzw. aus den Nuclei vestibulares (S.806).

Retikulozerebelläre Fasern enden hauptsächlich im Vermis.

Der **Tractus pontocerebellaris** bildet den *Pedunculus cerebellaris medius.* Er leitet Signale, die hauptsächlich kontralateral aus dem motorischen und prämotorischen Kortex, z. T. aus dem sensorischen Kortex kommen und im Neocerebellum enden.

Signale, die das Kleinhirn verlassen. Sie gehen aus

- vom Vermis, gelangen zu den Nuclei fastigii und erreichen über den Pedunculus cerebellaris inferior vor allem die Formatio reticularis in der Medulla oblongata und dem Pons (Tractus cerebelloreticularis). Sie wirken bei der Gleichgewichtskontrolle und bei lagebedingten (posturalen) Reaktionen mit;
- von der paramedianen Zone, deren Signale
  - zu den ventrolateralen Kernen des Thalamus (Nuclei ventralis anterior et intermedius) und von dort zum Kortex gelangen,
  - zu Nuclei reticulares in der Mitte des Thalamus und dann zu den Basalganglien,
  - zum Nucleus ruber (Tractus cerebellorubralis) und zur Formatio reticularis des oberen Hirnstamms gelangen. Dieser Regelkreis koordiniert hauptsächlich das Zusammenspiel von Agonisten und Antagonisten in den peripheren Teilen der Gliedmaßen, besonders für die Bewegungen der Hand, der Finger und Zehen;
- vom Neocerebellum, gelangen ipsilateral zum Nucleus dentatus, über den Pedunculus cerebellaris superior zum ventrolateralen Thalamus und dann zum Kortex (Tractus cerebellothalamo-cerebralis). Dieser Regelkreis wirkt bei der Koordination der Aufeinanderfolge der vom Kortex initiierten Muskeltätigkeiten mit.

> Die Besprechung der morphologischen Grundlagen der Verarbeitung der Signale im Kleinhirn erfolgt auf S.779. Klinische Hinweise finden Sie auf S.775.

17.11 Vegetatives System

> Zur Definition und über die peripheren Anteile des vegetativen Nervensystems lesen Sie S.197.

Lernziele

Zusammenwirken der an der Steuerung vegetativer Funktionen beteiligten Gebiete in Gehirn und Rückenmark • Präganglionäre Neurone • „Zentren" im Hirnstamm • Hypothalamus

Die Gliederung des vegetativen Nervensystems in Sympathikus und Parasympathikus läßt sich aus der Peripherie ins Zentralnervensystem zurückverfolgen. Dies gilt insbesondere für die präganglionären Neurone:

- die des Sympathikus liegen im Seitenhorn der Rückenmarkssegmente C8-L2,
- die des Parasympathikus befinden sich in Anteilen der Kerngebiete des N. III (Nucleus oculomotorius accessorius), N. VII (Nucleus salivarius superior), N. IX (Nucleus salivarius inferior) und N. X (Nucleus dorsalis n. vagi) sowie im Seitenhorn der Rückenmarkssegmente S2-S4.

Der Segmentbezug der vegetativen Rückenmarksnerven ist weniger deutlich als bei den somatischen Rückenmarksnerven. Dies hängt mit der Divergenz der präganglionären Nervenfasern und dem Überlappen der Projektionsgebiete der vegetativen Anteile der Rückenmarkssegmente in der Peripherie zusammen.

Im Wesentlichen gelangen nach Umschaltung auf die postganglionäre Strecke **sympathische Signale** von C8, Th1 und Th2 zum Kopf, zum Hals und zu den oberen Extremitäten, von Th3-Th6 in den Thorax, von Th7-Th11 ins Abdomen und von Th12-L2 ins Becken und zu den unteren Extremitäten.

Von den **parasympathischen Fasern** verlaufen 75 % im N. vagus; sie gelangen zu Herz, Lunge, Ösophagus, Magen, Dünndarm, der proximalen Hälfte des Colon, Leber, Gallenblase, Pankreas und den oberen Anteilen des Ureters. Die parasympathischen Fasern des N. III erreichen den M. sphincter pupillae und den M. ciliaris des Auges, Fasern des N. VII die Gl. lacrimalis, Gll. nasales, Gl. submandibularis und des N. IX die Gl. parotidea. Die sakralen parasympathischen Fasern treten in den Plexus pelvicus ein und ziehen von dort in die Nn. pelvici splanchnici zu ihren peripheren Zielgebieten: Colon descendens, Rectum, unterer Teil des Ureters, Blase, Genitalien.

Die vegetativen präganglionären Neurone in Rückenmark und Hirnstamm sind Stellglieder von vegetativen Reflexen, die von dienzephalen und telenzephalen Neuronen beeinflußt werden.

Hinweis. Einige vegetative Reflexe des Rückenmarks können z.B. nach einer Querschnittslähmung auch gehirnunabhängig erfolgen, u.a. Entleerung der Harnblase und Defäkation.

Zu präganglionären Neuronen des Rückenmarks ziehen vegetative Fasern

- aus verschiedenen Gebieten des Hypothalamus,
- vom Nucleus oculomotorius accessorius: etwa 1/3 der Fasern aus diesem Kerngebiet projizieren ins Rückenmark,
- vom Nucleus caeruleus und
- aus verschiedenen Gebieten der Formatio reticularis des Hirnstamms.

Schließlich nehmen auch das limbische System und der Kortex Einfluß auf vegetative Reflexe.

Besondere Bedeutung für das vegetative System hat die **Formatio reticularis** des Hirnstamms (S.768). Sie weist zahlreiche Steuerzentren auf. In diesem Rahmen kann die Formatio reticularis afferente Informationen aus den inneren Organen (vegetative Afferenzen), aus dem somatischen System sowie von di- und telenzephalen Gebieten integrieren und efferent auf Neurone wirken, die die Peripherie vegetativ innervieren. So werden z.B. präganglionäre Fasern im Thorakal- und oberen Lumbalmark von noradrenergen Fasern aus der Formatio reticularis (Kreislaufzentrum, S.770) erreicht. Obgleich von „Zentren" in der Formatio reticularis gesprochen wird, ist deren Lokalisation nur begrenzt möglich. Die Neuronenverbände der Formatio reticularis sind nämlich so dicht vernetzt, daß häufig dasselbe Gebiet gleichzeitig verschiedene Organe bzw. Organfunktionen beeinflußt. Vielfach liegen auch die eine bestimmte vegetative Funktion steuernden Nervenzellen weit auseinander. Dadurch ist eine morphologische Zuordnung einzelner Gebiete der Formatio reticularis des Hirnstamms zum Sympathikus bzw. Parasympathikus nicht möglich.

Der Formatio reticularis übergeordnet ist der **Hypothalamus.** Dies führt zu einem engen Zusammenwirken beider Gebiete zur Steuerung vegetativer Funktionen. Morphologische Grundlagen hierfür sind auf- und absteigende Faserbündel, die Hypothalamus und Formatio reticularis miteinander verbinden und im wesentlichen zum auf- bzw. absteigenden Retikularissystem gehören (S.768). Impulse vom posterolateralen Teil des Hypothalamus können so auf das kardiovaskuläre Zentrum der Medulla oblongata einwirken, daß sich der Blutdruck bis auf das Doppelte erhöht. Andere hypothalamische Zentren beeinflussen die Speichelbildung, die Schweißsekretion und die Tätigkeit des Magen-Darm-Systems.

Besonders deutlich wird das **Zusammenwirken der vegetativen Zentren** im Gehirn bei komplexen Reaktionen. Dabei gilt, daß der Sympathikus z.B. nach Aktivierung durch Schreck, Furcht oder schweren Schmerz in seiner Gesamtheit zu reagieren vermag. Es kommt zu Alarm- bzw. Streßreaktionen, bei denen gleichzeitig der Blutdruck, die Durchblutung und der Tonus der Skelettmuskulatur – bei gleichzeitiger Minderung der Durchblutung des Verdauungskanals und der Nieren –, die Stoffwechselrate des gesamten Körpers, die Glykolyse in Leber und Muskel, die Glukosekonzentration im Blut sowie die Spontanaktivität des Gehirns gesteigert werden. Ist die Aktivierung geringer, kann jede Reaktion auch einzeln erfolgen.

Im Gegensatz zum Sympathikus werden die vom Parasympathikus gesteuerten Funktionen nie in ihrer Gesamtheit gleichzeitig in Gang gesetzt. So können z.B. parasympathische Reflexe nur das kardiovaskuläre System betreffen und die Herzfrequenz reduzieren. Der Parasympathikus kann weiterhin nur die Sekretion der Mundspeicheldrüsen oder nur die der Magendrüsen bewirken oder nur die Defäkation des Enddarms beeinflussen, ohne andere Teile des Darms zu anzuregen. Allerdings können eng korrelierte parasympathisch gesteuerte Funktionen gleichzeitig erfolgen, z.B. Miktion und Defäkation.

> **Klinischer Hinweis**. Durch Veränderungen in der Funktion des vegetativen Nervensystems kann es zu Erkrankungen kommen, z.B. Magengeschwüren, Obstipation, Herzattacken o.ä..

Schließlich können alle Teile des vegetativen Nervensystems vom limbischen System und auch vom Kortex beeinflußt werden. Auf diese Weise werden die vegetativen Funktionen der Situation angepaßt, in der sich der Mensch befindet. Zwischen Verhalten und vegetativen Funktionen bestehen enge Beziehungen.

17.12 Limbisches System

> **Lernziele**
>
> Lage • Gliederung • Hippocampus • Fornix • Septum praecommissurale • Corpus amygdaloideum • Papez-Kreis

Das Wort „limbisch" meint Saum, d.h. das limbische System faßt Grenzstrukturen aus dem Telencephalon und Diencephalon zusammen, die den Balken saumartig umrahmen. Angeschlossen sind Verbindungen zum Hirnstamm.

Das limbische System ist an allen neuronalen Vorgängen beteiligt, die das Verhalten bestimmen und die bei emotionalen Reaktionen ablaufen. In diesem Rahmen nimmt das limbische System Einfluß einerseits auf den Neokortex, andererseits auf den Hypothalamus und alle von dort kontrollierten vegetativen Körperfunktionen sowie auf den Hirnstamm und damit z.B. auf Wachsein, Schlafen, Erregung, Aufmerksamkeit usw.. Schließlich beeinflussen sich bewußte und unbewußte, an das limbische System gebundene Verhaltensweisen gegenseitig.

Wichtige Strukturen des limbischen Systems sind (**Abb.17.57**):

- im Telencephalon: *Hippocampus* mit angrenzenden Gebieten
  - besonders wichtig sind die *Regio entorhinalis, Septum praecommissurale* und das *Corpus amygdaloideum.*
    Um diesen „inneren Ring" liegt ein „äußerer Ring" mesokortikaler Strukturen (Übergang zum Neocortex), der aus *Gyrus cinguli* und *Gyrus parahippocampalis* besteht;
- im Diencephalon: *Hypothalamus, Epithalamus* und die *Nuclei anteriores thalami,*

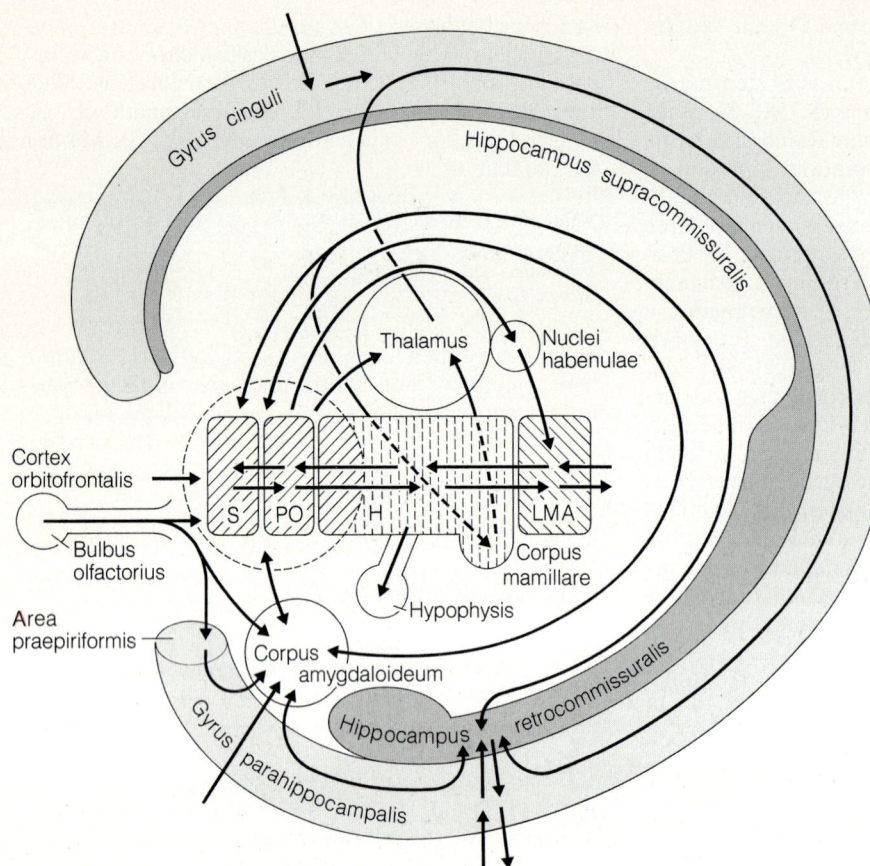

Gyrus cinguli

Hippocampus supracommissuralis

Thalamus

Nuclei habenulae

Cortex orbitofrontalis

S PO H LMA

Bulbus olfactorius

Corpus mamillare

Area praepiriformis

Hypophysis

Corpus amygdaloideum

Gyrus parahippocampalis

Hippocampus retrocommissuralis

Abb. 17.57 Zusammenfassendes Schema des limbischen Systems, bestehend aus dem ringförmig angeordneten limbischen Kortex mit einem inneren Ring (Hippocampus retrocommissuralis, Hippocampus supracommissuralis, Corpus amygdaloideum) und einem äußeren Ring (Gyrus parahippocampalis, Gyrus cinguli) sowie einer zentralen Einheit: S Septumkerne, PO Area praeoptica, H Hypothalamus, LMA limbisches Mittelhirnareal; dazu gehören außerdem Teile des Thalamus und die Nuclei habenulae. (Nach Nieuwenhuys et al. 1988)

● im Mesencephalon: *Tegmentum* und *graue Gebiete um den Zentralkanal.*

Zwischen allen Teilen des limbischen Systems bestehen kurze und lange sowie auf- und absteigende Verbindungen.

Der Hippocampus ist eine entscheidende Struktur für Lern- und Gedächtnisfunktionen

---

Klinischer Hinweis. Beidseitiger Ausfall des Hippocampus beeinträchtigt die Fähigkeit, Neues zu erlernen, obwohl das Langzeitgedächtnis von Ereignissen vor der Läsion erhalten ist.

Der Hippocampus ist ein Teil des Cortex cerebri. Er befindet sich auf der medialen Seite jeder Hemisphäre und hat C-Form. Sein Bogen ist nach okzipital gerichtet. Der am meisten differenzierte Teil des Hippocampus befindet sich basal, *Hippocampus retrocommissuralis.* Von hier setzt sich der Hippocampus um das Splenium des Balkens herum in den *Hippocampus supracommissuralis* fort. Rostral, vor dem Genu corporis callosi liegt der *Hippocampus praecommissuralis,* der fast senkrecht steht.

Der **Hippocampus retrocommissuralis** (Hippocampus im engeren Sinn) liegt innerhalb des Lobus temporalis. Dort schließt er sich medial dem an der unteren Oberfläche des Gehirns erkennbaren Gyrus parahippocampalis (**Abb. 17.10 c**) an, befindet sich selbst jedoch in der Tiefe, da er um einen längs verlaufenden *Sulcus hippocampi* eingerollt ist (**Abb. 17.58**). Dadurch wölbt sich der Hippocampus von unten her in das Unterhorn des Seitenventrikels vor. Die anterioren Abschnitte des Hippocampus, *Pes hippocampi,* sind lappenartig vergrößert und bilden die *Digitationes hippocampi.* Anterior hat der Hippocampus Verbindung mit dem *Uncus hippocampi,* einer hakenförmigen Verdickung am vorderen Ende des Gyrus parahippocampalis.

Zum *Periarchaeocortex* (Schichtenbau zwischen Archaeo- und Neocortex) gehören die *Areae prae-* und *parasubicularis* sowie die *Regio entorhinalis,* die zwischen Hippocampus und Gyrus parahippocampalis liegen.

Funktionell ist der Hippocampus ein großes Integrationsgebiet, das die ihm zugeleiteten Informationen in zahlreichen Schaltkreisen verarbeitet. *Bei den Afferenzen* handelt es sich vor allem um Signale aus den sensorischen Kortexgebieten (für Sehen, Hören, Riechen,

Berührung), aber auch aus dem limbischen System selbst, z. B. Septum praecommissurale, dem Corpus amygdaloideum sowie aus dem Hypothalamus und dem Hirnstamm. Alle aufgeführten Afferenzen enden zunächst in der *Regio entorhinalis,* wo sie „vorverarbeitet" werden.

Die Weiterleitung der Impulse aus der Regio entorhinalis zum Hippocampus erfolgt durch den *Tractus perforans.* Der Tractus perforans hat aber auch efferente Anteile, vor allem aus dem Subiculum, die letztlich in zahlreiche Kortexgebiete, bevorzugt ins Frontalhirn projizieren. Diese Verbindungen sind für die Einstimmung des Kortex (Motivation) und für das Einspeichern von Erinnerungen (Lernen und Gedächtnis) wichtig.

Das morphologisch auffälligste *efferente Bündel des Hippocampus* ist der **Fornix.** Er beginnt mit der *Fimbria hippocampi,* einem Faserbündel auf dem Hippocampus, und bildet einen nach posterior gerichteten Bogen, *Crus fornicis.* Es folgt unter dem Corpus callosum das *Corpus fornicis,* das in der *Commissura fornicis,* Psalterium, mit dem Fornix der Gegenseite in Verbindung steht. Dann zieht der Fornix bis zur Commissura anterior, wo er sich teilt. Der vordere Teil, *Columna anterior fornicis,* bringt Fasern u. a. zum Septum praecommissurale, zu den zerebralen Anteilen des motorischen Systems und zum vorderen Hypothalamus; der hintere, größere Teil, *Columna posterior fornicis,* erreicht vor allem die *Corpora mamillaria* sowie den Nucleus ventromedialis hypothalami, den Thalamus und das Mittelhirn.

Der **Hippocampus supracommissuralis** besteht aus einer dem Balken aufliegenden Zellschicht *Indusium griseum* sowie 2 längs verlaufenden Faserbündeln, *Stria longitudinalis medialis* und *Stria longitudinalis lateralis.* Anterior folgt der **Hippocampus praecommissuralis.** Diese beiden Teile des Hippocampus werden als Zwischenglied zwischen olfaktorischem System (S. 798) und Hippocampus retrocommissuralis aufgefaßt.

Das Septum praecommissurale ist eine wichtige Schaltstelle im limbischen System

---

Das **Septum praecommissurale** befindet sich unmittelbar anterior der Lamina terminalis zwischen Genu corporis callosi (oben) und Commissura anterior (hinten). Es enthält mehrere Nervenzellgruppen, *Nuclei septales,* die an Schaltkreisen zwischen Hippocampus und Hypothalamus beteiligt sind. Angeschlossen ist das System ferner an den Bulbus olfactorius, den Cortex orbitofrontalis (**Abb. 17.57**) sowie über den Fasciculus prosencephalicus medialis an verschiedene Zentren im Hirnstamm.

Der *Fasciculus prosencephalicus medialis,* mediales Vorderhirnbündel, früher Fasciculus telencephalicus medialis, beginnt in den basalen olfaktorischen Gebieten des Kortex sowie in den Septumkernen, erhält Fasern vom Corpus amygdaloideum (s. unten) sowie aus den Basalganglien (Nucleus caudatus) und

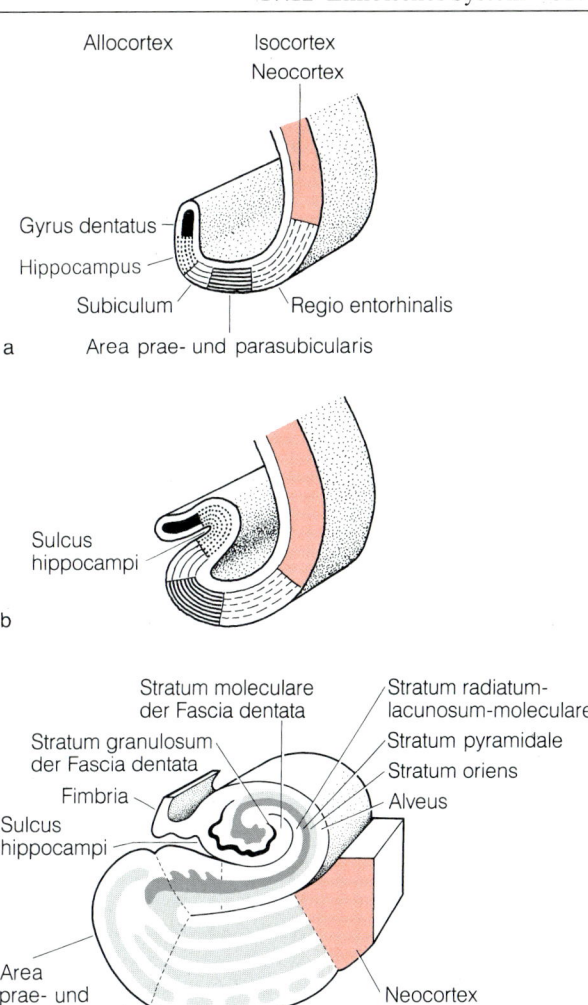

Abb. 17.58 a–c Vereinfachtes Schema zur Entwicklung der Hippocampusformation und des benachbarten Periarchaeokortex: (Prae- und Parasubiculum) sowie der Regio entorhinalis (**a, b** nach Warwick und Williams 1973, **c** nach Zilles 1987)

zieht durch den lateralen Hypothalamus in den Hirnstamm (u. a. zur Formatio reticularis). Im Hypothalamus gibt das Bündel Fasern zum Nucleus praeopticus und zu den Nuclei dorsomedialis und ventromedialis ab.

Funktionell spielen die Septumkerne bei vielen Verhaltensweisen eine Rolle, z. B. beim Essen und Trinken, bei den Entleerungen, bei Aggressionen sowie beim sexuellen und reproduktiven Verhalten.

Diese neuronalen Strukturen der Septumkerne sind von dem nervenzellfreien *Septum pellucidum* zu unterscheiden. Das Septum pellucidum (**Abb. 17.20**) spannt sich zwischen den Crura fornicis und der Unterseite des

Balkens. Es bildet gleichzeitig die mediale Wand des Vorderhorns jedes Seitenventrikels.

Das Corpus amygdaloideum, Mandelkernkomplex, hat vielfältige intrazerebrale Verbindungen

Die Verbindungen des Corpus amygdaloideum reichen vom Cortex cerebralis bis weit in den Hirnstamm. Überwiegend sind sie gegenläufig. Dementsprechend hat der Mandelkern eine große funktionelle Bedeutung; einerseits wirkt er bei kognitiven Aufgaben mit, andererseits dient er als Koordinationszentrum für vegetative Komponenten beim affektiven Verhalten. In diesem Rahmen trägt das Corpus amygdaloideum dazu bei, die vegetativen Funktionen des Organismus an die jeweiligen Verhaltenssituationen anzupassen.

Das Corpus amygdaloideum (**Abb. 17.13, 17.14**) liegt an der Spitze des Unterhorns der Seitenventrikel und vor dem anterioren Ende des Hippocampus. Partiell ist der Mandelkern von palaeocorticaler Hirnrinde bedeckt, die mit zum Mandelkernkomplex gehört. Der Mandelkern besteht aus zahlreichen Kernen, die untereinander durch Nervenzellen mit relativ kurzen Axonen verbunden sind.

Fasern aus dem Kortex bringen dem Mandelkern Informationen aus praktisch allen sensorischen Rindengebieten (für Riechen, Schmecken, Sehen, Hören, Fühlen) sowie aus dem Hippocampus. Umgekehrt erreichen Efferenzen aus dem Corpus amygdaloideum teils direkt, teils nach Umschaltung im medialen Thalamus, präfrontale Kortexareale und limbische Assoziationsgebiete. Es wird angenommen, daß diese Projektionen u. a. bei höheren kognitiven Leistungen und für Motivationen, z. B. beim Lernen eine Rolle spielen.

Durch Verbindungen mit dem Striatum wird das Corpus amygdaloideum an das motorische (extrapyramidale) System angeschlossen. Diese unidirektionalen Efferenzen haben wahrscheinlich Bedeutung für die Ausführung emotionsbedingter Bewegungen.

Besonders ausgeprägt sind die Verbindungen mit allen Teilen des Hypothalamus. Dabei nehmen die Fasern ihren Weg entweder über die Ansa peduncularis, den Fasciculus prosencephalicus medialis oder über die Stria terminalis, die in einem großen Bogen vom Corpus amygdaloideum entlang am Nucleus caudatus verlaufen (**Abb. 17.18a**). Auf diesem Weg nimmt das Corpus amygdaloideum Einfluß auf die Steuerfunktionen des Hypothalamus für vegetative Prozesse, u. a. die Aufnahme von Nahrung und Flüssigkeit, das Reproduktions- und Sexualverhalten usw..

Durch den Fasciculus prosencephalicus medialis, dem sich Fasern aus der Ansa peduncularis und der Stria terminalis anschließen, werden aber auch direkte reziproke Verbindungen mit vielen Strukturen des Hirnstamms geschaffen. Dadurch kann das limbische System die Tätig-

keit der vegetativen Zentren des Hirnstamms, z. B. für Atmung und Kreislauf beeinflussen.

Die Strukturen des Papez-Kreises sind an den neuronalen Vorgängen von Emotionen beteiligt

Beim **Papez-Kreis** handelt es sich um einen Schaltkreis, durch den subjektives Empfinden mit somatischen und vegetativen Vorgängen verbunden wird (Emotionen). Zentren im Papez-Kreis sind das *Subiculum,* die *Corpora mamillaria* und die *Nuclei anteriores thalami.* Ausgelöst werden die Erregungen im Hippocampus. Sie gelangen dann unter der Beteiligung des Subiculum über den Fornix zu den Corpora mamillaria. Nach Umschaltung werden die Signale durch den Tractus mamillothalamicus den Nuclei anteriores thalami zugeleitet und können von dort teilweise zurück zum Hippocampus, teilweise zum Gyrus cinguli gelangen. Auch vom Gyrus cinguli werden Impulse zum Hippocampus übertragen, jedoch vor allem zu anderen Regionen des Kortex, so daß intellektuelle Prozesse eine emotionale Tönung erhalten können.

17.13 Besondere Leistungen des menschlichen Gehirns

Lernziele Parieto-okzipito-temporale Assoziationsgebiete: Gebiet für die Raumorientierung, Wernicke-Zentrum, Gyrus angularis, Gebiet für die Namensfindung • Präfrontales Assoziationsgebiet • Limbisches Assoziationsgebiet • Sprechen • Lernen • Gedächtnis

Die Mehrzahl der bisher besprochenen Leistungen des Gehirns sind Mensch und vielen Spezies, insbesondere Säugern und Primaten, gemeinsam. Daher ist es gerechtfertigt, neuroanatomische Forschung auch an tierischen Gehirnen zu betreiben. Im menschlichen Gehirn sind allerdings die Regionen besonders groß, die komplexen Assoziationsleistungen dienen, z. B. planen, sprechen, lesen, schreiben, rechnen usw. Alle Leistungen zusammen ermöglichen den Menschen eine einzigartige, differenzierte Kommunikation.

Komplexe Interpretationen von Signalen erfolgen in den Assoziationsgebieten des Kortex

Assoziationsgebiete erhalten und analysieren Signale aus zahlreichen Abschnitten des Kortex und aus subkortikalen Regionen. Dadurch werden Wahrnehmungen bewußt und können beurteilt werden.

Zu unterscheiden sind:

- das parieto-okzipito-temporale Assoziationsgebiet
- das präfrontale Assoziationsgebiet
- die limbischen Assoziationsgebiete

Das **parieto-okzipito-temporale Assoziationsgebiet** liegt zwischen dem somatosensorischen Kortex vorne, dem visuellen Kortex hinten und dem auditiven Kortex unten. Es untergliedert sich in mehrere Teilgebiete.

Im *hinteren parietalen Kortex,* einschließlich eines Teils des oberen okzipitalen Kortex, erfolgt die Wahrnehmung der Lage des Körpers in Beziehung zur Umgebung und der Körperteile zueinander. Die Signale kommen aus dem somatosensorischen und dem visuellen Kortex.

Das *Wernicke-Zentrum* (Rindengebiet nach Wernicke) liegt im hinteren Teil und der lateralen Fläche des Temporallappens im Gyrus temporalis superior. In diesem Gebiet werden Signale aus zahlreichen Gebieten des Gehirns zusammengeführt und so verarbeitet, daß ein Sprachverständnis, aber auch eine Interpretation anderer symbolischer Informationen (z. B. Zahlen, Wörter) möglich wird. Das Wernicke-Zentrum ist deswegen ein wichtigstes Gebiet des Gehirns für höhere intellektuelle Leistungen. Da viele dieser Leistungen über Sprachbegriffe mitgeteilt werden, ist das Zentrum für das *Kodieren und Dekodieren der Sprache* von zentraler Bedeutung.

Die Tätigkeit des Wernicke-Zentrums und des Gyrus angularis (s. unten) sind in einer Hemisphäre dominant (bei 95 % der Menschen links). In der Regel ist das Wernicke-Zentrum bereits bei der Geburt auf der dominanten Seite umfangreicher als auf der gegenüberliegenden Seite.

> **Klinischer Hinweis.** Bei Ausfall des Wernicke-Zentrums in der dominanten Hemisphäre ist der Patient trotz ungestörter Wahrnehmung auditiver Signale unfähig, den Sinn der Worte zu verstehen. Gestört ist auch die Wortwahl *(sensorische Aphasie).* Unbeeinträchtigt bleiben dagegen nicht-verbale Verarbeitungen, z.B. Verstehen und Interpretieren von Musik, von nicht-verbalen visuellen Eindrücken, von räumlichen Beziehungen zwischen Person und Umgebung.

Gyrus angularis. Er liegt unmittelbar hinter dem Wernicke-Zentrum im hinteren unteren Teil des Parietallappens und hat enge Beziehungen zur Sehrinde. Der Gyrus angularis dient dazu, visuell aufgenommene (gelesene) Worte zu verstehen.

> **Klinischer Hinweis.** Fällt der Gyrus angularis in der dominanten Hemisphäre aus, entfällt die Möglichkeit Gelesenes zu verstehen: Dyslexie bzw. Alexie, Wortblindheit. Unbeeinträchtigt ist das Verstehen gehörter Worte.

Wiedererkennen von Gesichtern. Für die soziale Kommunikation hat das Wiedererkennen von Gesichtern große Bedeutung. Hierbei wirken offenbar die mediale Unter-

seite des Okzipitallappens und die mediobasale Rinde des Temporallappens mit. Wenn diese Gebiete in der dominanten Hemisphäre ausfallen, kommt es zur Prosopagnosie, einer Unfähigkeit, Gesichter wiederzuerkennen.

Präfrontales Assoziationsgebiet. Der präfrontale Kortex hat einerseits enge Verbindungen mit dem motorischen Kortex, erfüllt andererseits nicht-motorische Aufgaben. Das präfrontale Assoziationsgebiet ist für Antrieb, allgemeine Aktivität und komplexe Verhaltensmuster einschließlich der Ausprägung von Verhaltensweisen im sozialen Kontext von großer Bedeutung.

Limbische Assoziationsgebiete. Das limbische System hat zahlreiche Verbindungen mit dem Neokortex. Im Vordergrund stehen Gebiete im basalen Frontallappen, im Gyrus cinguli, im Gyrus parahippocampalis und in der Insula. Die limbischen Assoziationsgebiete sind vor allem mit der Abschätzung des Verhaltens, z.B. bei Emotionen beschäftigt. Es mindert oder verstärkt Aggressionen und beeinflußt den Lernprozeß durch Steigerung der Motivation. Insgesamt nimmt es ebenfalls Einfluß auf das soziale Verhalten.

> **Sprechen setzt integrative Gehirnleistungen bei der Steuerung der Sprechwerkzeuge voraus**

Voraussetzung für das Sprechen sind

- die Entwicklung von Gedanken, die ausgedrückt werden sollen,
- die Auswahl der entsprechenden Worte und
- die Steuerung der Motorik der Sprechwerkzeuge.

Entwicklung von Gedanken und Wortwahl. Hierzu bedarf es des Zusammenwirkens zahlreicher Gebiete des Kortex, aber auch subkortikaler Gebiete (Striatum, Hypothalamus, Thalamus, limbisches System). Dies setzt Engramme voraus. Engramme sind in der Regel komplexe Gedächtnisspuren wahrgenommener oder erlernter Eindrücke aus der äußeren und inneren Erlebniswelt, die abgerufen werden können. An einschlägigen Vorgängen beteiligte Kortexareale sind u.a. die Hörrinde, die Sehrinde, somatosensorische Gebiete, der präfrontale Kortex. Die Informationen aus diesen Gebieten werden im Wernicke-Zentrum integriert (**Abb. 17.59**).

Steuerung der Motorik der Sprechwerkzeuge. Vom Wernicke-Zentrum gelangen Signale über Assoziationsfasern zum Broca-Zentrum, wo vorhandene Wortprogramme aktiviert werden. Diese Signale werden zu den motorischen Zentren im Gyrus praecentralis übertragen. Von dort erhalten die subkortikalen Gebiete (z.B. Basalganglien, Hirnnervenkerne) ihre Anweisungen zum Sprechen.

> **Klinischer Hinweis.** Bei Ausfall des Broca-Zentrums kommt es zu einer *motorischen Aphasie,* weil die motorischen Engramme fehlen.

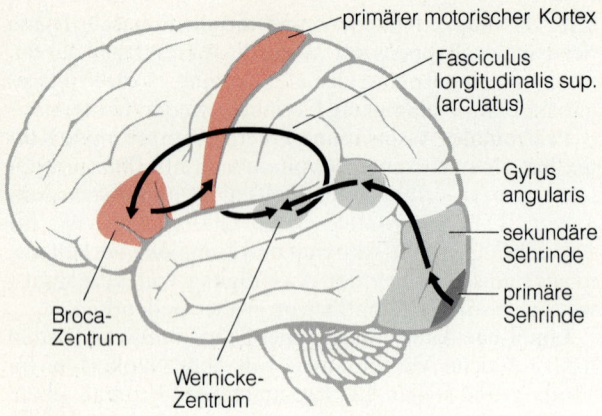

primärer motorischer Kortex

Fasciculus longitudinalis sup. (arcuatus)

Gyrus angularis

sekundäre Sehrinde

primäre Sehrinde

Broca-Zentrum

Wernicke-Zentrum

Abb. 17.59 Gebiete, die an der Steuerung der Sprache beteiligt sind. Das Wernicke-Zentrum erhält Informationen aus der primären Hör- bzw. primären Sehrinde. Nach Verarbeitung gelangen die Signale über den Fasciculus longitudinalis superior (arcuatus) zum Broca-Zentrum und von dort zum primären motorischen Kortex (Area 4).

Denken, Erinnern und Lernen sind an das Zusammenwirken zahlreicher Gebiete des Gehirns gebunden

Auch diese Leistungen sind an neuronale Strukturen gebunden. Die entscheidenden Vorgänge spielen sich auf der molekularen Ebene ab, wobei diese Prozesse in zahlreichen Gebieten des Gehirns gleichzeitig ablaufen. Den Denkprozess nur einem Kortexgebiet zuzuordnen, ist nicht möglich.

Erinnern und Lernen. Auch hierbei handelt es sich um komplexe Leistungen, insbesondere des Kortex. Die Vorgänge spielen sich in Stufen ab. Diesen Stufen entsprechend unterscheidet man ein Gedächtnis, das

- für Sekunden bis längstens Minuten,
- für Tage bis Wochen, Kurzzeitgedächtnis,
- für Jahre bis lebenslang, Langzeitgedächtnis, wirksam ist.

Vermutlich haben die großen Assoziationsgebiete Speicherfunktionen für das Langzeitgedächtnis. Der Hippocampus selektiert Informationen und ermöglicht die Übertragung von Informationen aus dem Kurz- ins Langzeitgedächtnis.

Aber auch subkortikale Gebiete, Thalamus, Teile des limbischen Systems, Formatio reticularis wirken beim Erinnern und Lernen mit. Diese subkortikalen Gebiete beeinflussen die Motivation und die Aufmerksamkeit (Wachsein).

Klinischer Hinweis. Eine der häufigsten Ursachen für den Verlust der Merkfähigkeit ist die *Alzheimer Erkrankung, präsenile Demenz,* bei der es zu einer fortschreitenden Großhirnatrophie kommt. Charakteristisch ist eine dramati-

---

sche Abnahme der cholinergen Innervation des Kortex sowie das Auftreten von kolloidalen Plaques in verschiedenen dienzephalen und telenzephalen Gebieten.

17.14 Neurotransmitter

Lernziele

Cholinerge Systeme • Monoaminerge Systeme: adrenerge, noradrenerge, dopaminerge, serotoninerge Neurone • Aminosäuresysteme: glutamaterge, GABAerge Neurone • Peptiderge Systeme

Histochemisch lassen sich Neuronensysteme erfassen, die durch das vermehrte Vorkommen bestimmter Transmitter gekennzeichnet sind (s. **Tabelle 3.8**, S. 86). Diese chemisch identifizierbaren Neurone bilden vielfach eigene Entitäten, die sich nur teilweise mit den durch klassisch-morphologischen Methoden erfaßten Neuronensystemen decken. Außerdem haben manche chemisch identifizierbare Neuronensysteme eigene Aufgaben, sei es im Sinn einer Aktivierung, einer Hemmung, einer Modulation der Tätigkeit nachgeschalteter Neurone. Die Wirkung eines Transmitters wird allerdings auch wesentlich von den Rezeptoren in den prä- und/oder postsynaptischen Membranen bestimmt. *Dadurch kann derselbe Transmitter über den einen Rezeptor erregend, über den anderen hemmend wirken.*

Zu unterscheiden sind Neurone mit

- schnell wirkenden, kleinmolekularen Transmittern und mit
- Neuropeptiden, die ebenfalls als Transmitter wirken.

Schnell wirkende, kleinmolekulare Transmitter sind:

- Azetylcholin
- verschiedene Amine:
  - Adrenalin und Noradrenalin
  - Dopamin
  - Serotonin
- verschiedene Aminosäuren, z. B.
  - Glutamat
  - γ-Aminobuttersäure (GABA)

Azetylcholin wird von Neuronen in vielen Gebieten des Gehirns und des Rückenmarks gebildet und freigesetzt, speziell von

- vielen verschiedenen Neuronen in den Basalganglien (S. 741),
- großen Neuronen im basalen Vorderhirn, die sich zu 4 Zellgruppen (Ch1-Ch4) zusammenfassen lassen. Zu diesen gehört der Nucleus basalis Meynert (Ch4, S. 742), dessen Neurone große Teile des Kortex erreichen und dort neuronale Mechanismen aktivieren, zu denen Lernen und Gedächtnis gehören;

- großzelligen exzitatorisch wirkenden Neuronen in der Formatio reticularis des Mesencephalon und des Pons – zu den Zellgruppen Ch5 und Ch6 zusammengefaßt – mit aufwärts und im Tractus reticulospinalis abwärts ziehenden Kollateralen,
- Motoneuronen zur Innervation der Skelettmuskulatur,
- allen präganglionären Neuronen des vegetativen Systems (S.197),
- den postganglionären Neuronen des Parasympathikus (S.201).

Funktioneller Hinweis. Überwiegend wirken die Neurone der cholinergen Systeme aktivierend, allerdings kommen auch hemmende Wirkungen vor, z.B. mindern die cholinergen Vagusfasern die Frequenz des Herzschlages.

Adrenerge Zellgruppen kommen nur im Hypothalamus und in der Medulla oblongata vor. Ihre Fasern erreichen u. a. den Locus caeruleus, die Substantia grisea centralis, die periventrikulären Kerne des Hypothalamus und im Rückenmark präganglionäre autonome Neurone in der Substantia intermedia lateralis. Adrenalin als Transmitter wirkt ähnlich wie Noradrenalin aktivierend und beeinflußt u. a. Atmung und Blutdruck sowie im Hypothalamus die Freisetzung von Oxytocin und Vasopressin.

Noradrenalin wird von vielen Neuronen abgegeben, deren Perikarya im Tegmentum von Pons und Medulla oblongata liegen (**Abb. 17.34**). Sie bilden die Gruppen A1-A7 (A3 nur bei der Ratte). Besonders auffällig sind die noradrenergen Neurone des Locus caeruleus (A6, S.761), der in der Brücke einen Kernkomplex mit mehreren Unterkernen bildet. Die noradrenergen Fasern verteilen sich im ganzen Gehirn. Zu den absteigenden Fasern gehören die des Vasokonstriktorenzentrums (S.770). – Noradrenalin wird außerdem von den meisten postganglionären Neuronen des Sympathikus gebildet (S.198).

Funktioneller Hinweis. Das noradrenerge System wirkt aktivierend, kann allerdings auch hemmend wirken. Insgesamt steigert das noradrenerge System die Aufmerksamkeit und führt zu Alarmbereitschaft. Im Hypothalamus nimmt es auf die Steuerung neuroendokriner Funktionen und an anderer Stelle auf die der Atmung Einfluß. Das noradrenerge System soll auf das allgemeine Wohlbefinden, Zufriedenheit, Appetit, Sexualität und die psychomotorische Balance wirken.

Dopamin ist ein Zwischenprodukt bei der Biosynthese von Noradrenalin und Adrenalin. Dopamin hat ähnlich wie Noradrenalin und Adrenalin u. a. eine allgemein aktivierende Wirkung.

Dopamin wird von Neuronen abgegeben, deren Perikarya vor allem

- im Mesencephalon und
- im Diencephalon liegen (**Abb. 17.55**).

Im *Mesencephalon* befinden sich dopaminerge Zellen

- in der Substantia nigra, deren Axone zum Striatum gelangen (nigrostriatales System, S.812) und

- in der Umgebung der Substantia nigra (Area tegmentalis ventralis), deren Fortsätze hauptsächlich zu den mittleren und vorderen Teilen des limbischen Systems (Nucleus accumbens, Corpus amygdaloideum, Septumkerne), zum vorderen Anteil des Gyrus cinguli und zum präfrontalen Kortex ziehen (mesokortikolimbisches System).

Im *Diencephalon* nehmen die dopaminergen Zellen und Fasern Einfluß auf die Freisetzung hypothalamischer Steuerhormone und projizieren ins Rückenmark.

Klinische Hinweise. Verminderte Dopaminproduktion im nigrostriatalen System führt zur Parkinson-Erkrankung (S.812). Gesteigerte Dopaminfreisetzung im mesokortikolimbischen System löst den „reward" (Belohnungs)Mechanismus aus, der zu angenehmen Gefühlen führt. Dieser Effekt kann auch durch Drogen (Kokain, Opiate, auch Alkohol) ausgelöst werden und zur Drogenabhängigkeit führen.

Serotonin wird von Nervenzellen abgegeben, die im Bereich der Raphekerne die Gruppen B1-B9 bilden (**Abb. 17.33**). Die Fortsätze dieser Zellen erreichen das Rückenmark und Gehirn. Serotonin wirkt *hemmend* auf die Schmerzafferenzen im Rückenmark (S.798), beeinflußt die Schlafregulation, das Eß- und Sexualverhalten, die Körpertemperatur, den Blutdruck und hat einen emotional beruhigenden Einfluß.

Klinischer Hinweis. Bei Depressionen kommt es häufig zu einer Verminderung der Aktivität des noradrenergen und serotoninergen Systems. Deswegen sind zur Therapie Pharmaka geeignet, die den Abbau von Noradrenalin und Serotonin hemmen (Monoaminooxidasehemmer).

Glutamat ist der häufigste *exzitatorische* Transmitter im Zentralnervensystem. Glutamat wird von vielen Neuronensystemen u. a. im

- Neokortex,
- Hippocampus und
- Cerebellum

als Transmitter genutzt.

Neokortex. Glutamaterg sind vor allem die Pyramidenzellen und Faserverbindungen zwischen Neokortex und subkortikalen Gebieten.

Hippocampus. Bei den glutamatergen Systemen im Hippocampus handelt es sich v. a. um den Tractus perforans vom entorhinalen Kortex zum Hippocampus und um die Moosfasern und Schaffer-Kollateralen innerhalb des Hippocampus.

Cerebellum. Glutamaterg sind die Parallelfasern der Körnerzellen und die Kletterfasern vom Nucleus olivaris inferior.

Gammaaminobuttersäure (GABA) ist der häufigste *inhibitorisch* wirkende Transmitter des Zentralnervensystems. GABA wird von zahlreichen Nervenzellen in Gehirn und Rückenmark gebildet und freigesetzt. Vielfach handelt es sich um Interneurone in lokalen Regelkreisen, aber auch um Neurone, die lange Bahnen bilden. GABAerg sind:

- im Neokortex und im Hippocampus zahlreiche Interneurone, die hemmend auf Pyramidenzellen wirken
- in den Basalganglien Interneurone, die im wesentlichen zu einer ausgewogenen Reaktion der extrapyramidalen Motorik beitragen. In den Basalganglien sind auch striatonigrale *Projektionsneurone* GABAerg, die hemmend auf das dopaminerge nigrostriatale System wirken (S.812).
- im Thalamus Neurone vor allem im Nucleus reticularis
- in kaudalen Teilen des Hypothalamus Neurone, die regulierend auf die hypophysiotropen Systeme wirken
- in den Raphekernen Neurone mit hemmendem Einfluß auf die serotoninergen Neurone
- im Cerebellum z.B. die Purkinje-Zellen mit ihren Fortsätzen zu den Kleinhirnkernen und zum Nucleus vestibularis lateralis
- im Rückenmark prä- und postsynaptisch hemmende *Interneurone*

Neuropeptide sind im Zentralnervensystem ähnlich wie die kleinmolekularen Transmitter weit verbreitet. Neuropeptide werden in den Perikarya der entsprechenden Neurone gebildet, gelangen durch Transport über das Axon in die Synapsen und wirken sehr viel langsamer als die kleinmolekularen Transmitter. Neuropeptide werden deshalb auch als Neuromodulatoren bezeichnet.

Aus **Tabelle 17.13** geht hervor, daß

- Neuropeptide vielfach zu Peptidfamilien gehören, d. h. Derivate derselben Muttersubstanz sind,
- zahlreiche Neuropeptide, wenn sie in die Blutbahn gelangen, als Botenstoffe (Hormone) wirken,
- der Hypothalamus besonders neuropeptidreich ist,
- zahlreiche Neuropeptide gleichzeitig im Gehirn und in anderen Geweben, besonders im Darm vorkommen. Hier und nicht im Gehirn wurden zahlreiche Neuropeptide zuerst entdeckt.

Von den vielen verschiedenen Neuropeptiden werden hier nur Substanz P und endogene Opiate (Endorphin, Enkephalin, Dynorphin) besprochen. Die Seitenzahlen in der Tabelle weisen auf die Stellen hin, an denen auch andere Neuropeptide erwähnt werden.

Substanz P hat einen langanhaltenden exzitatorischen Effekt. Dies wirkt sich z.B. bei der Entstehung chronischer Schmerzen aus, denn Substanz P ist an der Weiterleitung nozizeptiver Signale beteiligt. In diesem Zusammenhang ist wichtig, daß Substanz P in primär afferenten Neuronen vorkommt, die in der Lamina I und II des Hinterhorns des Rückenmarks sowie im Nucleus spinalis n. trigemini enden. Außerdem ist Substanz P in afferenten Neuronen der N. VII, N. IX und N. X vorhanden und wird dort mit barorezeptiven und chemorezeptiven

Tabelle 17.13 Zusammenstellung wichtiger Neuropeptide

Hypothalamische Neuropeptide mit hypophysiotroper Wirkung (S.752)
Corticoliberin Luliberin Thyroliberin

Hypothalamische Effektorhormone (S.751)
Vasopressin Oxytocin

Hypophysäre Neuropeptide (S.753)
Corticotropin β-Endorphin   Pro-opiomelanocortin Derivate Melanotropin Dynorphin Lutropin Prolactin Thyrotropin Somatotropin

Neuropeptide mit Vorkommen in Darm und ZNS (S.569)
Cholecystokinin Enkephalin Gastrin Glukagon Insulin Neurotensin Somatostatin Substanz P Vasoaktives intestinales Polypeptid

Neuropeptide mit Vorkommen in anderen Geweben
Angiotensin II Bradykinin Calcitonin (S.457)

Funktionen in Zusammenhang gebracht. Schließlich kommt Substanz P in Neuronen verschiedener Gebiete des Gehirns vor, z. T. in Koexistenz mit kleinmolekularen Transmittern.

Klinischer Hinweis. Auffällig ist ein Mangel an Substanz P in striatonigralen Fasern bei Patienten mit Parkinson- und Chorea Huntington-Erkrankung.

Endogene Opiate (Endorphin, Enkephalin, Dynorphin). Opiatrezeptoren sind im Gehirn und Rückenmark weit verbreitet, weisen aber die größte Dichte in der Substantia gelatinosa des Rückenmarks und im Nucleus spinalis n. trigemini auf. Endogene Opiate sind daher wesentlich für die Wirksamkeit des Analgesiesystems (S.798). Die Perikarya, in denen endogene Opiate gebildet werden, befinden sich besonders im Hypothalamus und in verschiedenen Abschnitten der Formatio reticularis, aber auch in einigen Gebieten des limbischen Systems (Corpus amygdaloideum). Gleichzeitig ist das limbische System einschließlich des Hypothalamus wichtiges Zielgebiet der Fortsätze von Nervenzellen mit endogenen Opiaten. Hiermit könnte die stimmungsaufhellende Wirkung dieser Peptide in Zusammenhang stehen.

17.15 Ventrikelsystem

Lernziele

Seitenventrikel: Lage, Gestalt, Gliederung, Plexus choroideus • Foramen interventriculare • III. Ventrikel: Lage, Gestalt, Recessus, Plexus choroideus • Aquaeductus mesencephali • IV. Ventrikel: Lage, Gestalt, Recessus, Aperturen, Plexus choroideus

Gehirn und Rückenmark umschließen ein Hohlraumsystem, das sich aus dem Zentralkanal des Neuralrohrs entwickelt (S.726). Während der Zentralkanal des Rückenmarks schmal und stellenweise obliteriert ist, werden die Hirnkammern I-IV, die embryonal übersichtlich hintereinander angeordnet sind, unterschiedlich ausgeweitet und aufgrund der Wachstumsprozesse des Telencephalon kompliziert geformt (**Abb. 17.60**, **17.61**). Ausgekleidet werden die Ventrikel des Gehirns und der Zentralkanal des Rückenmarks von einem einschichtigen **Ependym,** das in seinem feineren Bau größere regionale Unterschiede aufweist. Das Hohlraumsystem von Gehirn und Rückenmark enthält **Liquor cerebrospinalis** (Einzelheiten S.831) und wird als **innerer Liquorraum** bezeichnet. Die Liquorbildung erfolgt in den *Plexus choroidei* (S.831).

Klinischer Hinweis. Eine röntgenologische Darstellung der Ventrikel ist möglich, wenn Liquor cerebrospinalis durch eine Lumbal- oder Subokzipitalpunktion gegen Luft (*Pneumenzephalographie*) oder gegen Kontrastmittel (*Ventrikulographie*) ausgetauscht wird. Die Pneumenzephalographie ist oft schmerzhaft und hat eine Letalität von 2 ‰. Deshalb werden heute in den meisten Ländern diese Untersuchungen mit Hilfe der Computertomographie und der Magnetresonanztomographie schmerzfrei und fast risikolos durchgeführt (S.833).

Die Ventriculi laterales liegen in den Endhirnhemisphären

Die **Ventriculi laterales,** Seitenventrikel, haben die Form zweier Widderhörner (**Abb. 17.60**). Die Seitenventrikel stehen mit dem III. Ventrikel jeweils durch ein *Foramen interventriculare* (Monro) in Verbindung (**Abb. 17.61**).

Jeder Seitenventrikel hat 4 Abschnitte, die den 4 Lappen des Endhirns entsprechen:

- Cornu frontale (anterius), Vorderhorn, im Stirnlappen
- Pars centralis, Mittelteil, im Scheitellappen
- Cornu occipitale (posterius), Hinterhorn, im Hinterhauptslappen
- Cornu temporale (inferius), Unterhorn, im Schläfenlappen (**Abb. 17.61**)

Cornu frontale. Das Vorderhorn bildet den anterioren Pol des Seitenventrikels. Es reicht bis zum *Foramen interventriculare*. Medial wird das Vorderhorn vom Septum pellucidum und lateral vom Caput nuclei caudati begrenzt. Die Balkenstrahlung bildet das Dach.

Pars centralis. Der Mittelteil ist aufgrund des vorgewölbten Thalamus verengt (*„Thalamustaille“* im Pneumenzephalogramm). Der Boden wird medial von der *Lamina affixa* und lateral vom Corpus nuclei caudati gebildet, das Dach durch den Balken. Durch das Foramen interventriculare wölbt sich der *Plexus choroideus ventriculi lateralis* von der medialen Seite in den Hohlraum vor. Er ist zwischen Fornix und Lamina affixa aufgehängt. Der Mittelteil reicht bis zum *Splenium corporis callosi*, wo er sich in Hinterhorn und Unterhorn gabelt.

Cornu occipitale. Das Hinterhorn wird von einer Ausstrahlung des Balkens, Forceps occipitalis, überdacht. Seine mediale Wand ist durch den tief einschneidenden Sulcus calcarinus vorgewölbt. Die Vorwölbung bildet den *Calcar avis*.

Cornu temporale. Das Unterhorn schert in einem schwachen Bogen nach laterobasal aus. Im Dach liegt die Cauda nuclei caudati. An der Spitze des Unterhorns befindet sich das *Corpus amygdaloideum*. Auf der medialen Seite des Cornu temporale schließt sich der Plexus choroideus bis zur Fimbria hippocampi an. Es folgt mediobasal das *Cornu ammonis, Ammonshorn*, das sich mit seinem Alveus in das Unterhorn vorwölbt. Ein Teil der Sehbahn umschlingt das Unterhorn und verläuft an seiner Außenseite okzipitalwärts.

Der III. Ventrikel ist der Hohlraum des Diencephalon

Der **Ventriculus tertius** ist ein unpaarer, spaltförmiger Raum in der Medianebene. Seine Seitenwände werden von superior nach inferior vom *Epithalamus, Thalamus* und *Hypothalamus* gebildet. In 75 % der Fälle besteht zwischen den beiden Thalami eine *Adhaesio interthalamica* (**Abb. 17.60**). Außerdem verläuft in der Ventrikelwand zwischen Foramen interventriculare und dem Übergang in den Aquaeductus mesencephali eine Furche, Sulcus hypothalamicus (S.750).

Die anteriore Begrenzung des III. Ventrikels bildet die *Lamina terminalis*. Dort befindet sich etwa in Höhe des

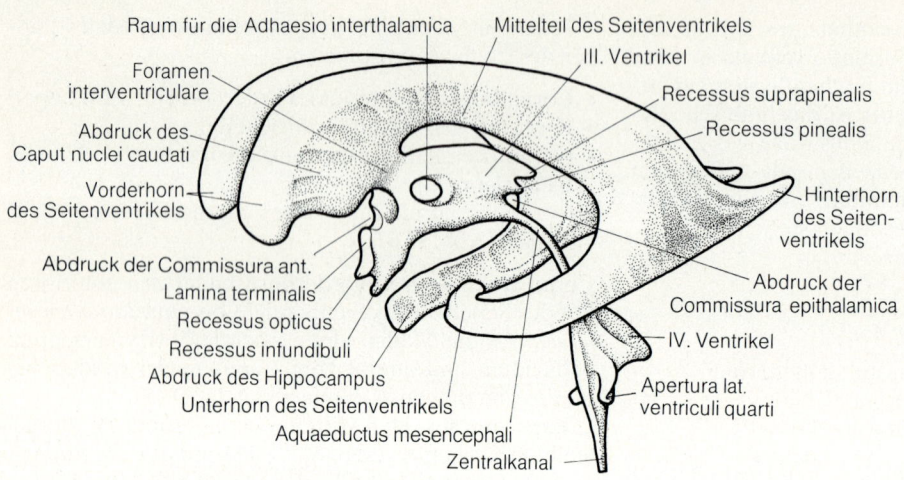

Raum für die Adhaesio interthalamica   Mittelteil des Seitenventrikels
Foramen interventriculare   III. Ventrikel
Abdruck des Caput nuclei caudati   Recessus suprapinealis
Vorderhorn des Seitenventrikels   Recessus pinealis
Abdruck der Commissura ant.   Hinterhorn des Seiten-ventrikels
Lamina terminalis
Recessus opticus   Abdruck der Commissura epithalamica
Recessus infundibuli   IV. Ventrikel
Abdruck des Hippocampus
Unterhorn des Seitenventrikels   Apertura lat. ventriculi quarti
Aquaeductus mesencephali
Zentralkanal

Abb. 17.60 Ausguß des Ventrikelsystems, Ansicht von links. (Nach Wolf-Heidegger 1972)

Sulcus hypothalamicus eine durch die *Commissura anterior* hervorgerufene Vorwölbung (**Abb. 17.20, 17.60**).

Der III. Ventrikel hat mehrere Ausbuchtungen, von denen 2 im Gebiet des Hypothalamus liegen (**Abb. 17.20, 17.60**):

- *Recessus opticus* oberhalb des Chiasma opticum
- *Recessus infundibuli* im Anfang des Hypophysenstiels

Weitere Ausbuchtungen befinden sich im Epithalamus:

- *Recessus suprapinealis* oberhalb des Corpus pineale
- *Recessus pinealis* am Abgang der Epiphyse

Oberhalb des Recessus pinealis wölbt sich die *Commissura habenularum*, unterhalb die *Commissura epithalamica* vor (**Abb. 17.60**), wo der III. Ventrikel in den *Aquaeductus mesencephali* übergeht.

Überdacht wird der III. Ventrikel oberhalb des Foramen interventriculare vom *Plexus choroideus ventriculi tertii.* Die Bindegewebsplatte dieses Plexus, *Tela choroidea ventriculi tertii,* ist zwischen den Striae medullares thalamicae ausgespannt und mit der Taenia thalami an der Oberfläche des Thalamus befestigt (**Abb. 17.8, Abb. 17.18 a, S. 747**). Sie steht mit der Tela choroidea der Seitenventrikel in Verbindung.

Der **Aquaeductus mesencephali** (cerebri, Sylvius) verbindet den III. mit dem IV. Ventrikel (**Abb. 17.60, 17.61**). Er liegt im Mittelhirn und verläuft leicht abwärts gekrümmt.

kommen. Als Folge erweitern sich die beiden Seitenventrikel und der III. Ventrikel, *Hydrocephalus internus.* Verbunden ist damit meist eine Rückbildung des Hirngewebes.

Der IV. Ventrikel gehört zum Rhombencephalon

Der **Ventriculus quartus** hat die Form eines Zeltes. Seinen Boden bildet die Rautengrube (S. 762, **Abb. 17.28**). Das Dach, *Tegmen ventriculi quarti,* wird von 2 Marksegeln, *Velum medullare superius* und *Velum medullare inferius,* den *Kleinhirnstielen* und dem *Kleinhirn* gebildet (**Abb. 17.62**). An das Velum medullare inferius schließt die Tela choroidea an, eine Platte aus Pia mater, die den IV. Ventrikel nach posterior abschließt. Sie trägt den Plexus choroideus des IV. Ventrikels. Nach kaudal verjüngt sich der IV. Ventrikel und setzt sich in den Zentralkanal des Rückenmarks fort.

Der IV. Ventrikel kommuniziert mit den externen Liquorräumen über 3 Öffnungen:

- **Apertura mediana** (*Magendie,* **Abb. 17.62**), die unpaar ist,
- **Aperturae laterales** (*Luschka,* **Abb. 17.28, 17.62**), die auf jeder Seite lateral neben dem VII. Hirnnerven liegen. Ein Teil des Plexus choroideus des IV. Ventrikels ragt aus den Aperturae laterales in das Spatium subarachnoidale (*Bochdalek-Blumenkörbchen*).

Abb. 17.61 Übersicht der Liquorräume des menschlichen Gehirns. Die Plexus choroidei der Ventrikel wurden *rot* dargestellt. Die *Pfeile* geben die Zirkulationsrichtung des Liquors an. Aus dem Seitenventrikel fließt Liquor durch das Foramen interventriculare in den III. Ventrikel, über den Aquaeductus mesencephali in den IV. Ventrikel und durch die Apertura mediana ventriculi quarti in die Cisterna cerebellomedullaris und von dort in das Spatium subarachnoideum. Durch die im Medianschnitt nicht sichtbaren Aperturae laterales ventriculi quarti fließt ebenfalls Liquor aus dem Ventrikelraum. (Nach Töndury 1970)

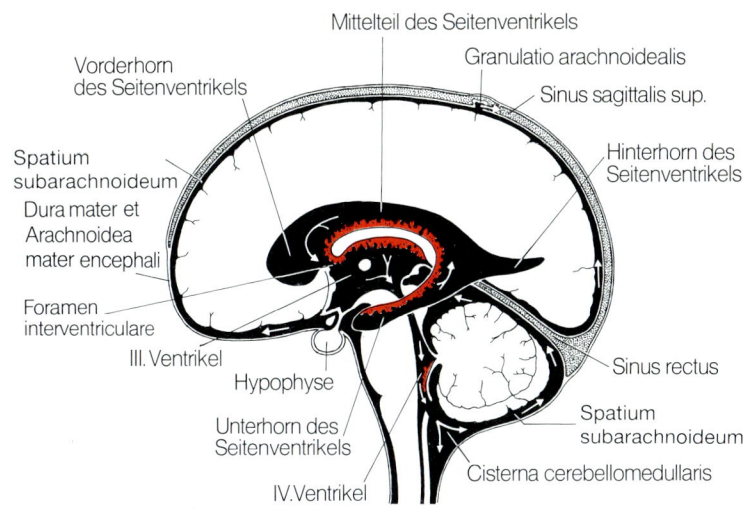

Mittelteil des Seitenventrikels
Granulatio arachnoidealis
Sinus sagittalis sup.
Vorderhorn des Seitenventrikels
Hinterhorn des Seitenventrikels
Spatium subarachnoideum
Dura mater et Arachnoidea mater encephali
Foramen interventriculare
III. Ventrikel
Hypophyse
Sinus rectus
Unterhorn des Seitenventrikels
Spatium subarachnoideum
Cisterna cerebellomedullaris
IV. Ventrikel

17.16 Hüllen des Zentralnervensystems, äußere Liquorräume, Liquor cerebrospinalis, Sinus durae matris

Lernziele

Dura mater spinalis, Epiduralraum • Arachnoidea mater spinalis, Subarachnoidalraum, Lumbalpunktion • Pia mater spinalis • Dura mater encephali, Septen • Arachnoidea mater encephali, Zisternen, Subokzipitalpunktion, Granulationes arachnoideae • Pia mater encephali, Virchow-Robin-Raum • Liquor cerebrospinalis, Liquorbildung, Plexus choroidei, Liquorfluß, Liquorresorption, Blut-Liquorschranke, Liquor-Blutschranke • Sinus durae matris, Blutabfluß

Die Hüllen des Zentralnervensystems, **Meningen**, bilden ein geschlossenes, mit Liquor cerebrospinalis gefülltes, schützendes Membransystem. Im Wirbelkanal umgeben sie das Rückenmark sowie die Wurzeln der Spinalnerven und die Spinalganglien. Im Schädel umhüllen die Meningen das Gehirn und die Anfangsstrecken der Hirnnerven. Nur der Sehnerv ist vollständig von Hirnhäuten umgeben.

Hüllen und äußerer Liquorraum von Rückenmark und Gehirn haben zahlreiche Gemeinsamkeiten, weisen aber auch Unterschiede auf.

Hüllen. Gemeinsam bestehen die Meningen von Rückenmark und Gehirn aus

- **Dura mater**, *harte Hirnhaut*, bzw. Dura mater spinalis *harte Rückenmarkshaut*, Pachymeninx
- **Arachnoidea mater**, *Spinnwebenhaut, äußere weiche Hirnhaut*
- **Pia mater**, *innere weiche Hirnhaut*.

Arachnoidea mater und Pia mater werden auch unter der Bezeichnung *Leptomeninx, weiche Hirnhaut*, zusammengefaßt und der Pachymeninx gegenübergestellt.

Zwischen Dura mater und Arachnoidea mater ist ein kapillarer Spalt, **Spatium subdurale**.

Klinischer Hinweis. Bei Subduralblutungen, beispielsweise nach einem Schädeltrauma, kann das Spatium subdurale zu einem mit Blut gefüllten Raum erweitert werden.

Äußerer Liquorraum. Zwischen Arachnoidea mater und Pia mater liegt der *Subarachnoidalraum, Spatium subarachnoideum*. Er enthält Liquor cerebrospinalis. Der Subarachnoidalraum ist überall dort schmal, wo die Arachnoidea unmittelbar der Pia folgt. Dort jedoch, wo die Oberfläche des Zentralnervensystems Furchen und Gruben aufweist, werden diese von Arachnoidea überspannt und es entstehen größere mit Liquor gefüllte Räume, *Cisternae subarachnoideae*.

Der Liquor cerebrospinalis umgibt das Zentralnervensystem wie ein Wasserkissen. Er dient so dem mechanischen Schutz von Gehirn und Rückenmark gegen Erschütterungen und Traumen.

17.16.1 Hüllen des Rückenmarks

Alle 3 Rückenmarkshäute (**Abb. 17.63**) umgeben die Medulla spinalis und umschließen die *Wurzeltaschen* mit den Vorder- und Hinterwurzeln sowie den Spinalganglien.

Dura mater spinalis, harte Rückenmarkshaut. Die Dura mater spinalis teilt sich am Foramen magnum in ein *äußeres Blatt*, Periost des Wirbelkanals, und in ein *inneres Blatt*. Zwischen beiden Blättern entsteht der mit Fettgewebe und Venen ausgefüllte *Epiduralraum, Spatium epi-*

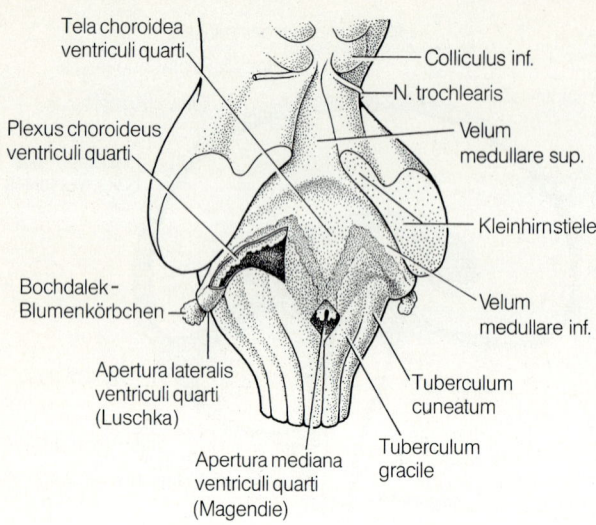

Abb. 17.62 Das Dach des IV. Ventrikels nach Entfernung des Kleinhirns. Der linke Teil des IV. Ventrikels ist eröffnet. (Nach Feneis 1993)

durale. Beide Blätter der Dura mater vereinigen sich in Höhe des 2. bis 3. Sakralwirbels.

Klinischer Hinweis. Bei der Epiduralanästhesie wird die Kanüle durch die Ligg. flava zwischen den Arcus zweier Wirbel bis in den Epiduralraum vorgeschoben und hier das Anästhetikum instilliert. Diese Methode ist von der unteren Halswirbelsäule bis zum Hiatus sacralis durchführbar.

Arachnoidea mater spinalis. Der Innenfläche des inneren Blattes der Dura mater spinalis liegt die Arachnoidea mater spinalis dicht an. Zwischen beiden befindet sich ein kapillarer Spalt, *Spatium subdurale.*

Unter der Arachnoidea, d.h. zwischen Arachnoidea und Pia, befindet sich das *Spatium subarachnoideum,* der *Subarachnoidalraum.* Er ist mit Liquor cerebrospinalis gefüllt. Die Arachnoidea geht im Bereich der Wurzeltaschen in das Perineurium über, das die Nervenfaserbündel umgibt. Dadurch läuft ein ständiger Strom von Liquor cerebrospinalis von einigen Millimetern pro Stunde in distaler Richtung in die Hirn- und Rückenmarksnerven ab. Groß ist der Subarachnoidalraum kaudal des Conus medullaris des Rückenmarks, *Cisterna lumbalis.* Dieser Raum enthält die Cauda equina.

Klinischer Hinweis. Durch eine Lumbalpunktion zwischen den Dornfortsätzen des 3.–5. Lendenwirbels kann unter sterilen Bedingungen Liquor cerebrospinalis aus der Cisterna lumbalis entnommen werden.

In den Wurzeltaschen bildet die Arachnoidea kleine zottenartige Wülste, über die Liquor cerebrospinalis resorbiert und in Venen filtriert werden kann.

Pia mater spinalis. Die Pia mater spinalis bedeckt die marginale Gliaschicht der weißen Substanz des Rückenmarks und bildet Septen, die in die graue Substanz reichen. Andererseits ziehen von der Pia beiderseits des Rückenmarks Bindegewebsbänder, *Ligamenta denticulata,* zur Dura mater und setzen dort mit einzelnen Zacken an. Diese Bänder reichen vom Zervikalmark bis in das mittlere Lumbalmark und halten das von Liquor umgebene Rückenmark in seiner Position fest.

Innervation. Die Rückenmarkshäute werden sensibel über die Rami meningei der Spinalnerven versorgt.

17.16.2 Hüllen des Gehirns

Die Dura mater encephali ist eine derbe Schutzschicht für das Gehirn

Die Dura mater encephali, harte Hirnhaut (**Abb. 17.64**) besteht aus straffem, faserigen Bindegewebe. Sie kleidet die Innenfläche des Schädels aus und ist gleichzeitig Periost der Schädelknochen.

Zwischen Dura und Tabula interna des Knochens verlaufen die Hirnhautarterien:

- **A. meningea anterior** aus der A. ethmoidalis anterior
- **A. meningea media** aus der A. maxillaris
- **A. meningea posterior** aus der A. pharyngea ascendens

Die Gefäße hinterlassen auf der inneren Oberfläche der Schädelknochen Sulci arteriosi.

Klinischer Hinweis. Bei Verletzungen der Meningealgefäße (meist A. meningea media) nach einem Schädeltrauma entstehen *epidurale Hämatome* (**Abb. 17.64**), die die Dura mater von der Tabula interna des Knochens abdrängen. Diese arteriellen Blutergüsse vergrößern sich in der Regel schnell und können zu einem erhöhten, lebensbedrohenden Hirndruck führen. Therapeutisch muß dann die Schädelkalotte eröffnet (trepaniert), das Hämatom ausgeräumt und die Blutung gestillt werden.

Innerhalb der Dura mater verlaufen venöse Blutleiter, **Sinus durae matris** (Einzelheiten S.831), und sensible Nerven. Die Leitungsbahnen sind allseitig von straffem Bindegewebe umschlossen.

Die Dura mater springt mit starken Septen in das Schädelinnere vor und bildet einige wichtige Durataschen. Es handelt sich um:

- Falx cerebri
- Tentorium cerebelli
- Falx cerebelli (variabel)
- Diaphragma sellae
- Cavitas trigeminalis

Abb. 17.63 Schema der Rückenmarkshäute. Das mit Liquor cerebrospinalis angefüllte Spatium subarachnoideum dehnt sich bis in die Foramina intervertebralia aus. Das Spinalganglion ist von Liquor umspült. Das Spatium epidurale enthält Binde- und Fettgewebe (Pufferwirkung) sowie die Plexus venosi vertebrales interni.

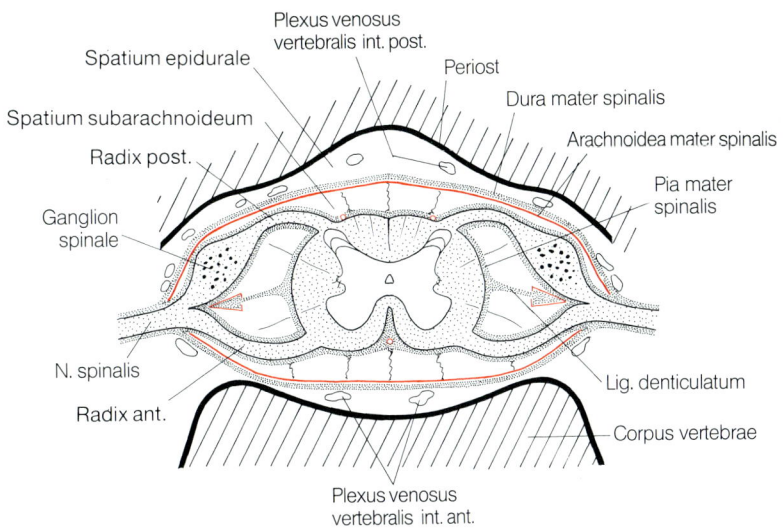

Falx cerebri, *Großhirnsichel*. Die Falx cerebri ist eine große, sagittal gestellte Duraplatte zwischen den beiden Großhirnhemisphären. Sie befestigt sich an der Crista galli des Siebbeins, an den Rändern des Sulcus sinus sagittalis superioris, an der Protuberantia occipitalis interna sowie am Giebel des zeltförmigen Tentorium cerebelli (s. unten). In den unteren freien Rand ist der **Sinus sagittalis inferior** eingelagert, an der oberen Anheftungsstelle befindet sich der **Sinus sagittalis superior**.

Tentorium cerebelli, *Kleinhirnzelt*. Es ist zwischen den Okzipitallappen des Endhirns und dem Kleinhirn ausgespannt und trennt in der Schädelhöhle den supratentoriellen vom infratentoriellen Raum. Befestigt ist das Tentorium cerebelli hinten an den Rändern der Sulci sinus transversi, seitlich an den Oberkanten der Felsenbeine und vorne an den Processus clinoidei anteriores. In Richtung auf den Clivus besteht eine Lücke für den Durchtritt des Hirnstamms, Incisura tentorii. Am Giebel des Kleinhirnzeltes verbinden sich Tentorium und Falx cerebri miteinander. An dieser Stelle verläuft der **Sinus rectus.** An seiner okzipitalen Anheftungsstelle umgreift das Tentorium cerebelli die paarigen Sinus transversi.

Klinischer Hinweis. Bei seitlicher Kompression des Neugeborenenschädels (z. B. bei einer Zangengeburt) kann das Tentorium cerebelli an seiner okzipitalen Anheftungsstelle abreißen. Dabei kommt es zu einer tödlichen Blutung aus dem Sinus transversus.

Falx cerebelli, *Kleinhirnsichel*. Es handelt sich um eine kleine variable Duraplatte unterhalb des Tentorium cerebelli. Sie ist an der Crista occipitalis interna befestigt und umfaßt den **Sinus occipitalis**.

Diaphragma sellae. Das Diaphragma sellae spannt sich zwischen vorderen und hinteren Processus clinoidei

über der Fossa hypophysialis aus. Es hat in der Mitte ein Loch für den Durchtritt des Hypophysenstiels.

Cavitas trigeminalis (*Meckel*). Diese Duratasche umschließt auf der Vorderfläche des Felsenbeins am Boden der mittleren Schädelgrube das Ganglion trigeminale. Sie hat eine Öffnung für den Stamm des N. trigeminus.

Die Arachnoidea mater encephali ist eine dünne, zellreiche Bindegewebsmembran

Die **Arachnoidea mater encephali**, Spinnwebenhaut (**Abb. 17.64**), liegt der Dura mater dicht an. Bei Sektionen läßt sie sich leicht von der Dura mater lösen. Zwischen Dura und Arachnoidea befindet sich das *Spatium subdurale*. Es ist beim Lebenden ein kapillarer Spaltraum.

Zwischen Arachnoidea mater und Pia mater encephali befindet sich der äußere Liquorraum

Von der Pia mater ist die Arachnoidea mater durch einen wechselnd großen Subarachnoidalraum, *Spatium subarachnoideum*, getrennt (**Abb. 17.64 a**). Er enthält Liquor cerebrospinalis, der ihm aus dem IV. Venrikel zufließt. Durchzogen wird der Subarachnoidalraum von Arachnoidaltrabekeln, die die Arachnoidea mit der Pia mater verbinden.

Arachnoidaltrabekel bestehen aus einer bindegewebigen Achse, die von verzweigten Arachnoidalzellen eingehüllt wird. Die Arachnoidalzellen können phagozytieren.

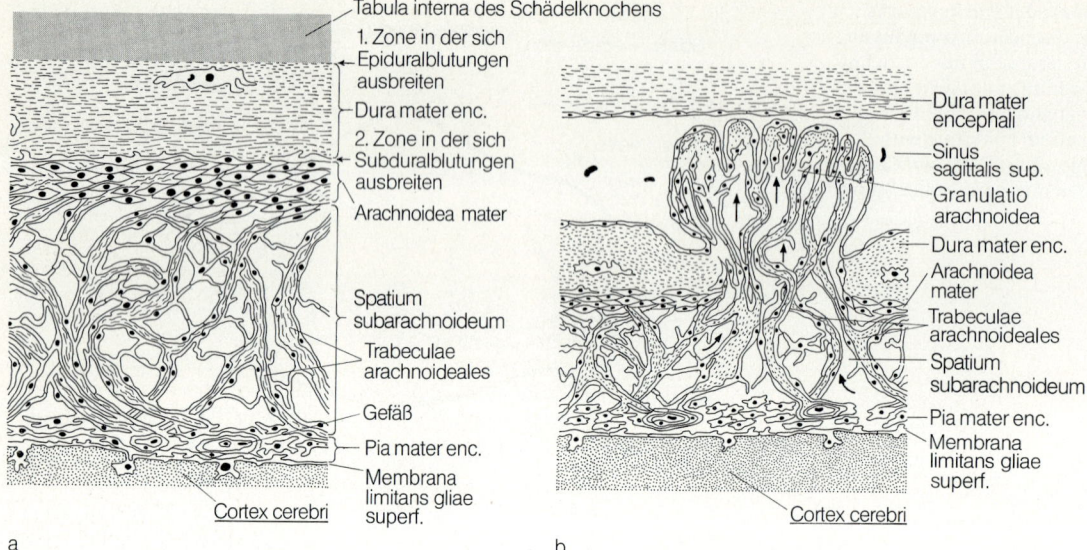

Abb. 17.64 a,b Bau der Hirnhäute und des Spatium subarachnoideum nach elektronenmikroskopischen Befunden. **a** *Genereller* Bau; **b** im Gebiet der Granulationes arachnoideae (Pacchioni Granulationen). Im Bereich der Granulationen reicht das Spatium subarachnoideum durch das meningeale Blatt der Dura mater bis unmittelbar unter das Endothel des Sinus. Epiduralblutungen (*1*) breiten sich zwischen Schädelknochen und Dura mater, Subduralblutungen (*2*) zwischen Dura mater und Arachnoidea mater aus.

Zisternen sind lokale Erweiterungen des Subarachnoidalraums

Hinweis. Mit der Computertomographie sind Zisternen im allgemeinen gut erkennbar und werden deshalb zur Orientierung am Gehirn verwendet.

Folgende größere Zisternen sind hervorzuheben:

- Cisterna cerebellomedullaris
- Cisterna basalis
- Cisterna fossae lateralis cerebralis

Cisterna cerebellomedullaris. Sie füllt den Raum zwischen Kleinhirnunterfläche, Dach des IV. Ventrikels und der Medulla oblongata aus. Die Cisterna cerebellomedullaris ist etwa 3 cm breit und in der Sagittalebene bis zu 2 cm tief. In der Medianebene kann diese Zisterne durch eine variable Falx cerebelli eingeengt werden.

Klinischer Hinweis. Aus der Cisterna cerebellomedullaris kann Liquor cerebrospinalis durch Subokzipitalpunktion gewonnen werden. Dabei ist u. a. die Membrana atlantooccipitalis posterior zu durchstechen.

Cisterna basalis. Sie erstreckt sich als erweiterter Liquorraum zwischen Hirnbasis und Schädelbasis vom Foramen magnum bis zur Crista galli am Vorderrand der vorderen Schädelgrube. Sie läßt sich unterteilen in:

- *hintere Basalzisterne*
- *vordere Basalzisterne*

Hintere Basalzisterne. Sie reicht vom Foramen magnum bis zum Dorsum sellae und ist stellenweise erweitert. Dadurch entstehen die

- **Cisterna pontocerebellaris**, in die von lateral der Flocculus des Kleinhirns hineinragt. Außerdem mündet in diese Zisterne beidseitig der Recessus lateralis des IV. Ventrikels.
- **Cisterna interpeduncularis** im Bereich der Fossa interpeduncularis. Sie enthält den III. Hirnnerven, die Aufteilung der A. basilaris sowie die Anfangsstrecken der Aa. superiores cerebelli und der Aa. cerebri posteriores.
- **Cisterna ambiens**, die mit der Cisterna interpeduncularis kommuniziert. Sie umfaßt die Seitenfläche des Pedunculus cerebri. An der Incisura tentorii bildet sie ein Liquorpolster für den scharfen Rand des Kleinhirnzeltes. Die Cisterna ambiens enthält die A. cerebri posterior, A. superior cerebelli, V. basalis und den N. trochlearis.

Vordere Basalzisterne. Die vordere Basalzisterne reicht vom Dorsum sellae bis zum Vorderrand der vorderen Schädelgrube und wird von Corpora mamillaria, Infundibulum, Chiasma opticum, Tractus optici sowie von den Bulbi und Tractus olfactorii mit dem benachbarten Frontalhirn begrenzt. Eine Teilzisterne ist die **Cisterna chiasmatica,** die die Sehnervenkreuzung umgibt. Nach posterior geht die vordere Basalzisterne in die *Cisterna interpeduncularis* über. In diesem gemeinsamen Teil beider

Zisternen liegen der Circulus arteriosus (Willis, S.745) und seine zentralen Äste.

Cisterna fossae lateralis cerebralis. Sie wird auch als *Inselzisterne* bezeichnet, weil sie im Raum zwischen Insel und operkularem Teil von Frontal-, Parietal- und Temporallappen liegt. In ihr befinden sich die Aa. insulares, Äste der A. cerebri media.

Weitere Zisternen befinden sich um das Endhirn herum, überall dort, wo Polster gegenüber der Umgebung Schutz gewähren sollen.

An der Liquorresorption sind die Granulationes arachnoideae beteiligt

---

In der Nähe der Sinus durae matris, besonders entlang des Sinus sagittalis superior, Sinus petrosus superior, Sinus rectus und Sinus transversus bildet die Arachnoidea hirsekorngroße, zottenartige, gestielte Fortsätze, *Granulationes arachnoideae* (Pacchioni-Granulationen, **Abb. 17.64b**), die gefäßfrei sind. Sie können sich durch die Dura mater bis in die venösen Blutleiter bzw. durch Lücken der Tabula interna des Schädelknochens (*Foveolae granulares*) in die Vv. diploicae ausdehnen. Dadurch grenzt das Spatium subarachnoideum im Bereich der Granulationen unmittelbar an Sinusendothel bzw. Venenwände.

Die Pia mater besteht aus mehreren Lagen von Meningealzellen

Die **Pia mater** liegt der Oberfläche des Gehirns unmittelbar an und begleitet die Arterien bzw. Arteriolen bis zu deren Aufzweigungen in Kapillaren ins Gehirn hinein. Zwischen den Meningealzellen, besonders intrazerebral, kommen erweiterte Interzellularräume (perivaskuläre Spalträume, Virchow-Robin-Räume) vor. Ferner dient die Pia mater den Plexus choroidei der Ventrikel als gefäßführende bindegewebige Unterlage.

Innervation. Die Dura mater und die Pia mater sind schmerzempfindlich. Sie werden von den Rr. meningei des N. ophthalmicus, des N. maxillaris, des N. mandibularis, des N. glossopharyngeus und des N. vagus innerviert. Rückläufige Äste des N. ophthalmicus (Rr. tentorii) versorgen das Tentorium cerebelli und die Falx cerebri.

17.16.3 Liquor cerebrospinalis

Der Liquor cerebrospinalis ist eine klare, farblose, proteinarme Flüssigkeit mit einer Dichte von 1,007 g/ml. Er enthält nur vereinzelt Zellen. Gebildet wird der Liquor cerebrospinalis von den Plexus choroidei der Seitenventrikel, des III. und IV. Ventrikels sowie vom Ventrikelependym.

Die **Plexus choroidei** sind lokale Auffaltungen der Ventrikelwände und bestehen aus reichlich vaskularisiertem Bindegewebe, das von einem auf die Liquorproduktion spezialisiertem Ependym überzogen ist.

Die Ependymzellen haben an ihrer Oberfläche Mikrovilli, an ihrer Grundfläche ein basales Labyrinth.

Insgesamt besteht eine *Liquorzirkulation*. Aus dem inneren Liquorraum gelangt der Liquor cerebrospinalis durch die Apertura mediana und die Aperturae laterales in den äußeren Liquorraum, wo die Granulationes arachnoidales an der Liquorresorption beteiligt sind.

Hinweis. Insgesamt sollen pro Tag 500 ml Liquor cerebrospinalis produziert werden. Innerer und äußerer Liquorraum eines Erwachsenen fassen zusammen jedoch im Mittel 140 ml (100 – 180 ml), so daß pro Tag der Liquor cerebrospinalis mindestens 3mal ausgetauscht wird.

Klinischer Hinweis. Kommt es zu einer Störung der Resorption von Liquor im äußeren Liquorraum, so entsteht ein Stau in der Liquorzirkulation. Dann erweitert sich der äußere Liquorraum, *Hydrocephalus externus.*

Liquor cerebrospinalis gelangt aber auch durch die Interzellularspalten des Ependyms der Ventrikelwände in die Interzellularräume von Gehirn und Rückenmark, kommuniziert aber nicht mit dem Blutraum. Vielmehr bestehen eine **Blut-Liquorschranke** und eine **Liquor-Blutschranke,** die auf tight junctions zwischen Gliazellfortsätzen in der Gefäßumgebung zurückgehen. Diese Schranken können nur von kleinen Molekülen, aber nicht von Proteinen und Fremdkörpern passiert werden. Lipophile Substanzen durchdringen diese Schranken leichter als hydrophile Stoffe.

17.16.4 Sinus durae matris

Die Sinus durae matris sind weitlumige venöse Blutleiter (**Abb. 17.65**). Sie verlaufen innerhalb der Dura mater. In ihrer Wand fehlen eine Tunica media und eine Tunica adventitia, so daß die kollagenen Faserbündel der Dura mater bis an die Basalmembran des lückenlosen Endothels reichen. Die venösen Blutleiter liegen in Septen der Dura mater (Falx cerebri, Tentorium cerebelli) oder in unmittelbarer Nähe der Schädelknochen, an denen sie seichte Furchen bilden können.

Folgende Sinus sind zu unterscheiden:

- Sinus sagittalis superior
- Sinus sagittalis inferior
- Sinus rectus
- Confluens sinuum
- Sinus transversus
- Sinus sigmoideus
- Sinus occipitalis
- Sinus marginalis

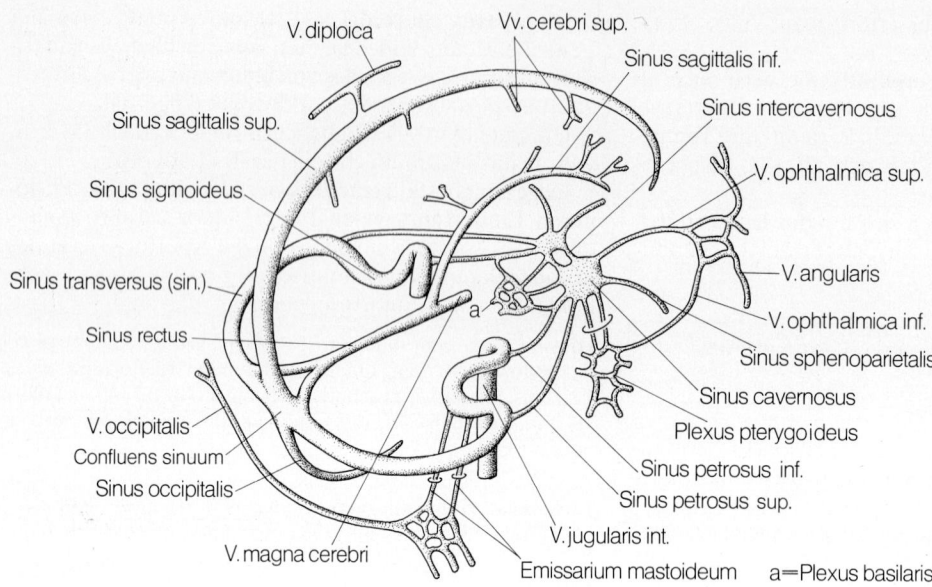

V. diploica
Vv. cerebri sup.
Sinus sagittalis sup.
Sinus sigmoideus
Sinus transversus (sin.)
Sinus rectus
V. occipitalis
Confluens sinuum
Sinus occipitalis
V. magna cerebri
a

Sinus sagittalis inf.
Sinus intercavernosus
V. ophthalmica sup.
V. angularis
V. ophthalmica inf.
Sinus sphenoparietalis
Sinus cavernosus
Plexus pterygoideus
Sinus petrosus inf.
Sinus petrosus sup.
V. jugularis int.
Emissarium mastoideum   a = Plexus basilaris

Abb. 17.65 Schema über die venösen Abflüsse aus dem Schädelinnenraum. Blick von posterolateral rechts auf das Venensystem. Der Plexus pterygoideus und die Vv. emissariae mastoideae sind nur rechts dargestellt. Die Venen der Hirnhäute, die auch das venöse Blut aus dem Gehirn aufnehmen, werden Sinus genannt. (Nach House u. Pansky 1967)

- Plexus basilaris
- Sinus petrosus superior
- Sinus cavernosus
- Sinus intercavernosus
- Sinus sphenoparietalis

Sinus sagittalis superior. Der Sinus sagittalis superior ist unpaar. Er beginnt an der Crista galli, verläuft an der Ansatzstelle der Falx cerebri im Sulcus sinus sagittalis superioris des Os frontale, der Ossa parietalia sowie des Os occipitale und mündet in der Gegend der Protuberantia occipitalis interna in den *Confluens sinuum.* Der Sinus sagittalis superior nimmt das Blut aus den *Vv. superiores cerebri* auf.

Sinus sagittalis inferior. Er verläuft am freien (unteren) Rand der Falx cerebri und mündet in den *Sinus rectus.*

Sinus rectus. Der Sinus rectus liegt an der Anheftungsstelle der Falx cerebri am Tentorium cerebelli. Er nimmt außerdem die *Vena magna cerebri* auf und zieht zum *Confluens sinuum.*

Confluens sinuum. Der Confluens sinuum ist der Zusammenfluß der beiden *Sinus transversi* mit *Sinus sagittalis superior, Sinus rectus* und *Sinus occipitalis.* Er liegt an der Protuberantia occipitalis interna.

Sinus transversus. Der *paarige* Sinus transversus befindet sich an der Anheftungsstelle des Tentorium cerebelli und hinterläßt an der Squama ossis temporalis den *Sulcus sinus transversi.* Er setzt sich in den Sinus sigmoideus fort.

Sinus sigmoideus. Der Sinus sigmoideus verläuft S-förmig und ruft in der Pars mastoidea des Os temporale den Sulcus sinus sigmoidei hervor. Der Sinus sigmoideus erreicht den hinteren Abschnitt des Foramen jugulare, wo er in den Bulbus superior der V. jugularis interna übergeht.

Sinus occipitalis. Der *unpaare* Sinus occipitalis liegt an der Anheftungsstelle der Falx cerebelli und verbindet den *Sinus marginalis* mit dem *Confluens sinuum.*

Sinus marginalis. Dieser Sinus breitet sich um das Foramen occipitale magnum aus und verbindet den *Plexus basilaris* mit dem *Sinus occipitalis.*

Plexus basilaris. Der Plexus basilaris liegt auf dem Clivus und hat Verbindungen zu *beiden Sinus cavernosi* und zum *Sinus marginalis.*

Sinus petrosus superior. An der oberen Kante der Pars petrosa ossis temporalis gelegen leitet er das Blut aus dem *Sinus cavernosus* in den *Sinus sigmoideus.*

Sinus cavernosus. Der Sinus cavernosus, ein schwammartiger venöser Raum, breitet sich beiderseits der Sella turcica aus und bildet mit dem **Sinus intercavernosus** ein ringförmiges Venengeflecht. Durch den Sinus hindurch zieht die A. carotis interna und der N. abducens (N. VI). Seiner lateralen Wand liegen von kranial nach kaudal der N. oculomotorius (N. III), N. trochlearis (N. IV) und N. ophthalmicus (N. V1) an.
Der Sinus cavernosus erhält **Zuflüsse** durch die

- *Vena ophthalmica superior,* die laterokranial des Anulus tendineus communis durch die Fissura orbitalis superior aus der Orbita kommt,
- *Vena ophthalmica inferior,* die das Blut des Orbitalbodens unterhalb des Anulus tendineus communis durch die Fissura orbitalis superior in den Sinus cavernosus leitet. Sie kann aber auch in der Orbita in die V. ophthalmica superior einmünden. Die V. ophthalmica inferior hat über die Fissura orbitalis inferior wichtige Anastomosen zur *V. facialis, V. retromandibularis* und zum *Plexus pterygoideus:*
- *V. cerebri media superficialis*

- *Sinus sphenoparietalis,* der unterhalb des freien Randes der Ala minor ossis sphenoidalis verläuft und das Blut aus der V. cerebri media superficialis aufnimmt.

Das Blut des Sinus cavernosus **fließt ab** in den

- *Sinus petrosus superior*
- *Sinus petrosus inferior*
- *Plexus basilaris*

Hinweise. Im wesentlichen fließt das venöse Blut aus der Schädelhöhle und seinem Inhalt zur V. jugularis interna ab. Die V. jugularis beginnt im Foramen jugulare. Bei gestörtem Abfluß durch die V. jugularis interna kann der Plexus venosus vertebralis internus Blut aus einem basalen Venenplexus aufnehmen, der auf dem Clivus liegt.

Weiter fließt Blut ab

- zu den **Vv. ophthalmicae** (aus dem Sinus cavernosus),
- zum **Plexus pterygoideus** (durch das Foramen ovale),
- durch **Venen im Karotiskanal** und
- durch **Vv. emissariae,** die Sinus durae matris mit Venae diploicae und Venen der Kopfhaut verbinden. Sie verhindern einen Überdruck in den Sinus durae matris.

Hinweis. *Venae diploicae* sind dünnwandige Venen in der Spongiosa der Knochen des Schädeldachs, die durch Venae emissariae mit dem Sinus durae matris und mit den Venen der Schädelweichteile in Verbindung stehen.

17.17 Kranielle Bilddiagnostik

Für die Klinik kommt es darauf an, die Strukturen von Gehirn und Rückenmark beim Lebenden zu erfassen. Hierzu stehen zur Verfügung:

- klassische Röntgenverfahren
- Computertomographie (CT)
- Magnetresonanztomographie (MRT, Kernspintomographie)
- Emissionstomographie

Bei den **klassischen Röntgenverfahren** wird eine Kontrastierung von intrakraniellen Strukturen durch Einbringung von Luft (Pneumenzephalographie) bzw. von Kontrastmittel in den inneren Liquorraum (Ventrikulographie) oder in die Gefäße (Angiographie) erreicht. Aussagen sind nur über die dargestellten Räume oder Blutgefäße möglich, nicht jedoch über die Substanz des ZNS. Zur Beurteilung der Röntgenbilder sind genauere Kenntnisse über die Lage und Größe des Liquorraums und die Gefäße sowie deren Beziehungen zu den umgebenden Knochenstrukturen erforderlich.

Die **Computertomographie und Magnetresonanztomographie** haben im Gegensatz zu den klassischen Röntgenverfahren eine hohe Weichteilauflösung (Strukturerfassung unter 1 mm). Dadurch können Kontraste innerhalb des ZNS, z.B. zwischen grauer und weißer Substanz dargestellt werden. Weiterhin können Tumo-

ren, intrakranielle Blutungen oder vaskuläre Schäden nachgewiesen werden. Ausgegangen wird von Schichtbildern, die bei der Computertomographie durch Röntgenstrahlabsorption erzeugt werden. Die Dicke der Schichten liegt zwischen 1 und 10 mm.

Bei der Computertomographie ist die Schnittrichtung festgelegt. Als Basisebene dient die Kanthomeatalebene, die vom äußeren Augenlidwinkel (Canthus) zum äußeren Gehörgang verläuft (**Abb. 17.66**). Diese Ebene und alle folgenden Schichten weichen erheblich von den neuroanatomisch üblichen Schnittrichtungen (frontal, horizontal, sagittal) ab.

CT-Schichten (Abb. 17.66). Die Schichten werden im allgemeinen von der Schädelbasis zum Schädeldach hin ausgewertet.

Die **1. Schicht** liegt im infratentoriellen Raum in der Nähe des Foramen magnum und umfaßt Medulla oblongata und Kleinhirn.

Die **2. Schicht** befindet sich in Höhe der Orbita, der mittleren und hinteren Schädelgrube sowie der Sella turcica. Entsprechend können Augapfel, Schläfenlappen, Pons, Medulla oblongata und Kleinhirn dargestellt werden.

In der **3. Schicht** zeigt sich von der vorderen Schädelgrube der basale Teil des Stirnlappens, im mittleren Bereich wird die Umgebung der Hypophyse mit dem Hypophysenstiel wiedergegeben, in der hinteren Schädelgrube sind Pons, IV. Ventrikel und Cerebellum getroffen.

Die **4. und 5. Schicht** erfassen Endhirn, Zwischenhirn und Mittelhirn mit Teilen der Seitenventrikel und des III. Ventrikels. Die oft kalkhaltige Epiphyse und der Plexus choroideus treten als Leitstrukturen deutlich hervor.

Die **6. Schicht** stellt den Mittelteil der Seitenventrikel mit den benachbarten Endhirnteilen dar. Dabei sind auch die großen Furchen des Endhirns zu erkennen.

Bei der **Magnetresonanztomographie** werden keine ionisierenden Strahlen verwendet. Zur Bilderzeugung wird der magnetisch wirksame Drehimpuls vor allem der Protonen ausgenutzt. Der Patient liegt in einem starken, homogenen Magnetfeld. Durch ein kurzzeitiges hochfrequentes Wechselfeld werden Protonen angeregt. Danach geben sie Energie in Form von Radiowellen ab. Diese Signale werden für jedes Volumenelement der untersuchten Schicht gemessen, transformiert und in der entsprechenden Signalstärke auf den Bildern ausgegeben. Mit der Magnetresonanztomographie können die Schichtebenen frei gewählt werden, in denen anatomische und pathologische Strukturen am besten dargestellt werden.

Für die Auswertung der computertomographischen und magnetresonanztomographischen Bilder sind morphologisch-topische, funktionell-anatomische und pathologische Kenntnisse besonders im makroskopischen und mesoskopischen Bereich unerläßlich. Das oben angegebene Auflösungsvermögen der neuen Bildverfahren reicht nicht bis in die mikroskopischen Dimensionen. Der mesoskopische Bereich liegt in der Größenordnung, die nicht mehr mit bloßem Auge, sondern nur mit einer Lupe zu erkennen ist.

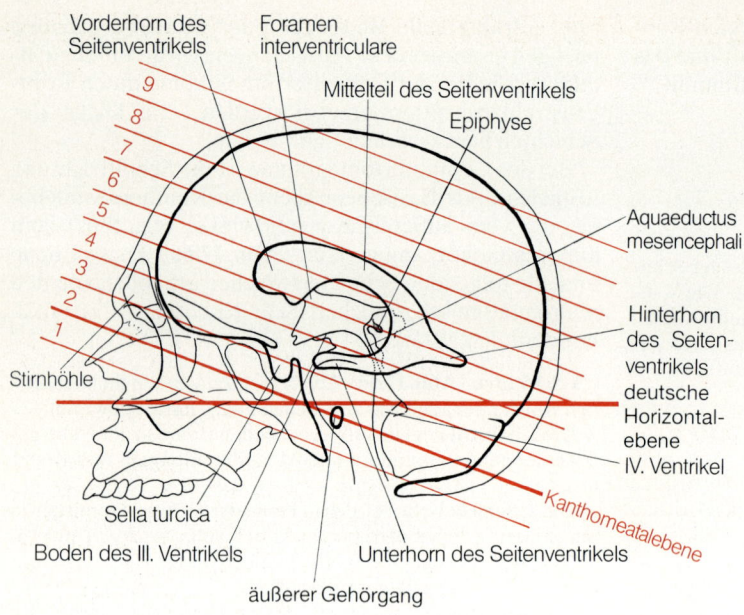

Vorderhorn des
Seitenventrikels

Foramen
interventriculare

Mittelteil des Seitenventrikels

Epiphyse

9
8
7
6
5
4
3
2
1

Aquaeductus
mesencephali

Hinterhorn
des Seiten-
ventrikels
deutsche
Horizontal-
ebene

IV. Ventrikel

Kanthomeatalebene

Stirnhöhle

Sella turcica

Boden des III. Ventrikels

äußerer Gehörgang

Unterhorn des Seitenventrikels

Abb. 17.66 Seitliches Röntgenbild der Hirnventrikel mit eingezeichneter Epiphyse, Mittelhirn und Rautenhirn. Als Horizontalebene ist die Verbindungslinie vom Unterrand der Orbita bis zum oberen Rand des äußeren Gehörgangs eingezeichnet (Deutsche Horizontalebene). Die in der Computertomographie häufig verwendete Kanthomeatalebene verläuft vom äußeren Augenwinkel (Canthus) zum Mittelpunkt des äußeren Gehörgangs. Die Bezeichnung der einzelnen Schichten der CT-Technik erfolgt von der Schädelbasis zum Schädeldach hin. Diese Ebenen haben sich in der Praxis der CT-Einstellungen als vorteilhaft erwiesen, obwohl diese Schnittebenen von den in den herkömmlichen anatomischen Atlanten dargestellten Horizontalschnitten um etwa 20° abweichen. Im Text sind die Hirnteile erläutert, die in den Schichten anzutreffen sind. (Nach New u. Scott 1975)

Emissionstomographien. Sie ermitteln die Verteilung von radioaktiven Substanzen im Gehirn, die vorher dem Patienten in der Regel intravenös injiziert wurden. Die Photonenemissionscomputertomographie (Single Photon Emission Computed Tomographie, SPECT) ermöglicht es, die regionale Gehirndurchblutung und evtl. Störungen der Blut-Hirnschranke zu erfassen. Mit der Positronenemissionstomographie (PET) werden v.a. Stoffwechselvorgänge – im Gehirn vor allem der Glukose – und die Durchblutung des Organs untersucht.

Quellenangaben

Bargmann W (1977) Histologie und mikroskopische Anatomie des Menschen, 7. Aufl. Thieme, Stuttgart

Becker R, Wilson J, Gehweiler J (1971) The anatomical basis of medical practice. Williams & Wilkins, Baltimore

Benninghoff A, Goerttler K (1979/1980) Lehrbuch der Anatomie des Menschen. Staubesand J, Goerttler K (Hrsg.) 12./13. Aufl. Urban & Schwarzenberg, München Wien Baltimore

Benninghoff A (1985) Makroskopische und mikroskopische Anatomie des Menschen, Bde 1, 2, 3. Staubesand J, Fleischhauer K, Zenker W (Hrsg) 14. Aufl. Urban & Schwarzenberg, München Wien Baltimore

Bloom W, Fawcett DW (1975) A textbook of histology, 10th edn. Saunders, Philadelphia London Toronto

Braus H, Elze C (1954/1956/1960) Anatomie des Menschen, Bde 1, 2, 3, 3. Aufl. Springer, Berlin Göttingen Heidelberg

Bucher O (1980) u. Bucher O, Wartenburg H (1989) Cytologie, Histologie und mikroskopische Anatomie des Menschen, 10. Aufl, 11. Aufl. Huber, Bern Stuttgart Wien

Carpenter MB (1991) Human neuroanatomy, 4th edn. Williams & Wilkins, Baltimore

Clara M (1953) Das Nervensystem des Menschen, 2. Aufl. Barth, Leipzig

Copenhaver R, Bunge W (1971) Bailey's textbook of histology, 16th edn. Williams & Wilkins, Baltimore

Corning H (1949) Lehrbuch der topographischen Anatomie, 24. Aufl. Bergmann, München

Crosby EC, Humphrey T, Lauer EW (1962) Correlative anatomy of the nervous system. Macmillan, New York

Dabelow A (1957) Die Milchdrüse. In: Handbuch der mikroskopischen Anatomie des Menschen. Erg. zu III/1. Springer, Berlin Göttingen Heidelberg

Deetjen P, Speckmann EJ (1992) Physiologie. Urban & Schwarzenberg, München

Duus P (1990) Neurologisch-topische Diagnostik, 5. Aufl. Thieme, Stuttgart

Diczfalusy E, Lauritzen C (1961) Oestrogene beim Menschen. Springer, Berlin Göttingen Heidelberg

Faller A (1980) Anatomie in Stichworten. Enke, Stuttgart

Feneis H (1993) Anatomisches Bildwörterbuch, 7. Aufl. Thieme, Stuttgart

Ferner H (1970) Anatomie des Nervensystems und der Sinnesorgane des Menschen, 4. Aufl. Reinhardt, München Basel

Fischer R (1977) Allgemeine Immunologie und Immunpathologie. In: Eder M, Gedigk P (Hrsg) Lehrbuch der allgemeinen Pathologie und der pathologischen Anatomie, 30. Aufl. Springer, Berlin Heidelberg New York

Forssmann WG, Heym C (1985) Grundriß der Neuroanatomie, 2. Aufl. Springer, Berlin Heidelberg New York Tokyo

Frick H, Leonhardt H, Starck D (1980/1987) Taschenlehrbuch der gesamten Anatomie, Bde 1, 2, 2. Aufl., 3. Aufl. Thieme, Stuttgart

Gelber D, Moore DH, Ruska H (1960) Observations of the myotendon junction in mammalian skeletal muscle. Z Zellforsch 52: 396

Grant JCB (1962) An atlas of anatomy, 5th edn. Williams & Wilkins, Baltimore

Hafferl A (1969) Lehrbuch der Topographischen Anatomie, 3. Aufl. Springer, Berlin Heidelberg New York

Ham AW (1969) Histology, 6th edn. Lippincott, Philadelphia

Hamilton WJ, Boyd JD, Mossman HW (1962) Human embryology, 3rd edn. Heffner & Sons, Cambridge

Hasselwander A (1954) In: Braus H, Elze C (Hrsg). 2. Bd, 3. Aufl. Springer, Berlin Göttingen Heidelberg

Heimer L (1983) The human brain and spinal cord. Springer, New York Berlin Heidelberg Tokyo

Hochstetter F (1929) Beiträge zur Entwicklungsgeschichte des menschlichen Gehirns. Deuticke, Wien Leipzig

House L, Pansky B (1967) A functional approach to neuroanatomy, 2edn. McGraw-Hill, New York Toronto Sydney London

Jacobson M (1970) Developmental neurobiology. Holt, Rinehart & Winston, New York Chicago San Francisco

Johnson AD, Gomes WR, Vandemark NL (1970) The testis, vol 1. Academic Press, New York

Kahle W (1986) Nervensystem und Sinnesorgane. In: Kahle W, Leonhardt H, Platzer W (Hrsg) Taschenatlas der Anatomie, Bd 3, 5. Aufl. Thieme, Stuttgart

Kaiser R, Gördes W (1968) Pathophysiologie und Therapie des Klimakteriums. Med Klin 63: 1197

Koecke HU (1981) Allgemeine Biologie, 3. Aufl. Schattauer, Stuttgart New York

Krayenbühl H, Yasargil MG (1972) Radiological anatomy and topography of the cerebral arteries. In: Vinken PJ, Bruyn GW (eds) Handbook of clinical neurology, vol 11, p 65–101. North-Holland, Amsterdam

Kretschmann H-J, Weinrich W (1991) Klinische Neuroanatomie und kranielle Bilddiagnostik, 2. Aufl. Thieme, Stuttgart

Krstić RV (1976) Ultrastruktur der Säugetierzelle. Springer, Berlin Heidelberg New York

Kühn A (1969) Grundriß der allgemeinen Zoologie. 17. Aufl. Thieme, Stuttgart

Labhart A (1978) Klinik der inneren Sekretion, 3. Aufl. Springer, Berlin Heidelberg New York

Lang J (1972) Bein und Statik. In: Lanz-Wachsmuth (Hrsg) Praktische Anatomie, 2. Aufl, Bd I, Teil 4. Springer, Berlin Heidelberg New York

Lange W (1972) Über regionale Unterschiede in der Myeloarchitektonik der Kleinhirnrinde. Z Zellforsch 134: 129

Langman J (1976/1985) Medizinische Embryologie, 4. Aufl, 7. Aufl. Thieme, Stuttgart (Deutsche Übersetzung von U. Drews)

Lanz T v, Wachsmuth W (1959) Praktische Anatomie, 2. Aufl, Bd I, Teil 3: Arm. Springer, Berlin Göttingen Heidelberg

Leonhardt H (1977/1985/1990) Histologie, Zytologie und Mikroanatomie des Menschen, 5. Aufl, 6. Aufl, 8. Aufl. Thieme, Stuttgart

Leonhardt H (1986) Innere Organe. In: Kahle W, Leonhardt H, Platzer W (Hrsg) Taschenbuch der Anatomie, Bd 2, 5. Aufl. Thieme, Stuttgart

Leonhardt H (1987) Nervensystem, Sinnesorgane. In: Rauber Kopsch Bd III. Thieme, Stuttgart New York

Lippert H (1975) Anatomie, Text und Atlas, 1. Aufl. Urban & Schwarzenberg, München Berlin Wien

Lippert H (1989) Anatomie am Lebenden, Ein Übungsprogramm für Medizinstudenten. Springer, Berlin Heidelberg New York

Lorente de Nó R (1949) Cerebral cortex: Architecture, intracortical connections, motor projections. In: Fulton JF (ed) Physiology of the nervous system, 3rd edn, p 288. Oxford University Press, New York

Marks S, Popoff ST (1988) The regulation of development, structure, and function in the skeleton. Am J Anat 183, 1–44

Martius H (1956) Lehrbuch der Geburtshilfe, 3. Aufl. Thieme, Stuttgart

Metzig W, Schuster M (1993) Lernen zu Lernen. 2. Aufl. Springer, Berlin Heidelberg New York London Paris Tokyo Hongkong Barcelona Budapest

New PFJ, Scott WR (1975) Computed tomography of the brain and orbit. Williams & Wilkins, Baltimore

Nieuwenhuys R, Voogd J, van Huijzen Chr (1988) The human central nervous system. 3th edn. Springer, Berlin Heidelberg New York London Paris Tokyo

Pernkopf E (1952) Topographische Anatomie des Menschen, Bd 3. Urban & Schwarzenberg, Wien Innsbruck

Platzer W (1982) Atlas der topographischen Anatomie. Thieme, Stuttgart New York

Platzer W (1984) Bewegungsapparat: In: Kahle W, Leonhardt H, Platzer W (Hrsg) Taschenatlas der Anatomie, Bd 1, 4. Aufl. Thieme, Stuttgart

Puff A (1960) Die Morphologie des Bewegungslaufes der Herzkammern. Anat Anz 108: 342

Rauber A, Kopsch F (1955) Lehrbuch und Atlas der Anatomie des Menschen, 19. Aufl, Bd III: Eingeweide, Nervensystem, Sinnesorgane. Thieme, Stuttgart

Reiffenstuhl G, Platzer W (1974) Die vaginalen Operationen. In: Chirurgische Anatomie und Operationslehre. Urban & Schwarzenberg, München

Rohen JW (1969) Topographische Anatomie. Kurzlehrbuch für Studierende und Ärzte, 2. Aufl. Schattauer, Stuttgart

Rohen W (1973) Funktionelle Anatomie des Menschen. Schattauer, Stuttgart

Schiebler TH, Schneider F (1991) Histologie, 3. Aufl. Springer, Berlin Heidelberg New York Tokyo

Schliack H (1969) Segmental innervation and the clinical aspects of spinal nerve root syndromes. In: Vinken PJ, Gruyn GW (eds) Handbook of clinical neurology, vol II, p 157. North-Holland, Amsterdam

Sinelnikov RD (1979) Atlas der Anatomie des Menschen, Bd II. Medicina, Moskow

Sobotta J, Becher H (1972) Atlas der deskriptiven Anatomie des Menschen, 17. Aufl, Bd I–III. Urban & Schwarzenberg, München Berlin

Specht W (1985) In: Leonhardt H (Hrsg) Histologie, Zytologie und Mikroanatomie des Menschen, 6. Aufl. Thieme, Stuttgart

Starck D (1975) Embryologie, 3. Aufl. Thieme, Stuttgart

Starck D, Frick H (1972) Repetitorium anatomicum, 12. Aufl. Thieme, Stuttgart

Staubesand J (1953) Der Feinbau des Glomus coccygicum und der Glomerula caudalia, Teil 3. Acta Anat (Basel) 19: 309–344

Stephan H (1964) Die kortikalen Anteile des limbischen Systems. Nervenarzt 35: 396

Takahashi P (1983) Illustrated computer tomography. Springer, Berlin Heidelberg New York

Testut L, Latarjet A (1949) Traité d'anatomie humaine, 9. Aufl. Doin, Paris

Tuchmann-Duplessis H, David G, Haegel P (1972) Illustrated human embryology, vol 1, 2. Springer, Berlin Heidelberg New York

Töndury G (1970) Angewandte und topographische Anatomie. Ein Lehrbuch für Studierende und Ärzte, 4. Aufl. Thieme, Stuttgart

Ufer J (1972) Hormontherapie in der Frauenheilkunde, 4. Aufl. De Gruyter, Berlin New York

Waldeyer A, Mayet A (1974) Anatomie des Menschen, 10. Aufl. De Gruyter, Berlin New York

Warwick R, Williams PL (1973) Gray's Anatomy, 35th edn. Longman, London

Willis RA, Willis AT (1972) The principles of pathology and bacteriology, 3rd edn. Butterworth, London

Wolf-Heidegger G (1972) Atlas der systematischen Anatomie des Menschen, 3. Aufl, Bd III. Karger, Basel München Paris London New York Sidney

Youmans L (1962) Fundamentals of human physiology, 2nd edn. Year Book, Chicago

Zilles K (1987) Graue und weiße Substanz des Hirnmantels. In: Rauber Kopsch Bd. III, Thieme, Stuttgart New York

Zilles K (1991) Kortex. In: Encyclopedia of Human Biology Vol. 2, Academic Press, New York

Zilles K, Rehkämper G (1993) Funktionelle Neuroanatomie. 2. Aufl. Springer, Berlin Heidelberg New York London Paris Tokyo Hongkong Barcelona Budapest

Sachverzeichnis

Zahlen ohne Zusatz weisen auf die Textstelle(n) hin, auf der (denen) der aufgeführte Begriff verwendet wird. Sind mehr als 2 Textstellen aufgeführt, ist (sind) die Textstelle(n), die sich ausführlicher mit dem Begriff beschäftigt(en), durch *Fettdruck* hervorgehoben. Dies bedeutet aber nicht, daß die anderen Textstellen für das Verständnis des Begriffes belanglos sind. Ist keine der aufgeführten Seitenzahlen durch Fettdruck hervorgehoben, sind alle Seiten gleichmäßig wichtig.
Zahlen mit „f" bedeuten, daß der Begriff sowohl auf der genannten als auch auf der folgenden Seite und
Zahlen mit „ff" auf insgesamt 3 aufeinanderfolgenden Seiten verwendet wird.
A bzw. T vor der Zahl bedeutet, daß der Begriff auf dieser Seite nur in einer Abbildung bzw. Tabelle benutzt wird. Wird der Begriff auf einer Seite sowohl im Text als auch in einer Abbildung und/oder einer Tabelle verwendet, hat die Seitenzahl keinen Zusatz.

R.F. Schmidt, G. Thews (Hrsg.)

Physiologie des Menschen

26., komplett überarb.
u. aktualisierte Aufl. 1995.
Etwa 900 S. 550 farb. Abb.,
95 Tab. (Springer-Lehrbuch)
Geb. **DM 148,-**;
öS 1154,40; sFr 142,50
ISBN 3-540-58034-4

Auf den "*Schmidt/Thews*" war immer schon Verlaß! Mit der 26. Auflage wurde wieder ein Quantensprung in seiner Erfolgsgeschichte erzielt. Eine ausgefeilte Didaktik erschließt nun die große Informationsfülle: Einleitungen führen an die Thematik des Kapitels heran, merksatzartige Überschriften durchziehen als roter Faden den Text, und in kurzen Abständen helfen knappe Zusammenfassungen beim Repetieren. Auf klinische Aspekte wird in zahlreichen Petitpassagen hingewiesen. Vierfarbige Zeichnungen und ein modernes Layout unterstreichen den hohen inhaltlichen und didaktischen Anspruch. Da 29 Experten den "Schmidt/Thews" radikal überarbeitet haben, ist er auch in der 26. Auflage ein Vorbild an Aktualität und Zuverlässigkeit: ein Muß für jeden Mediziner, ein Soll für Pharmazeuten, Biologen und Psychologen!

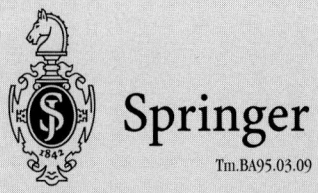

G. Löffler

Funktionelle Biochemie

Eine Einführung in die medizinische Biochemie

2., korr. Aufl. 1994. X,
508 S. 227 Abb., 55 Tab.
(Springer-Lehrbuch)
Brosch. **DM 36,-**;
öS 280,80; sFr 36,-

Die **Funktionelle Biochemie** ist eine kurze und präzise Darstellung der Grundlagen der Biochemie einschließlich Immunologie, Molekularbiologie und Endokrinologie. Löffler ist es gelungen, durch eine hervorragende Didaktik, einen eingängig und verständlich geschriebenen Text sowie eine große Zahl zweifarbiger Abbildungen, Tabellen und Reaktionsschemata einen besonders ansprechenden Überblick über diesen komplexen Themenbereich zu erstellen. Eng am Gegenstandskatalog orientiert, ist dieses Taschenlehrbuch hervorragend zur Examensvorbereitung geeignet.

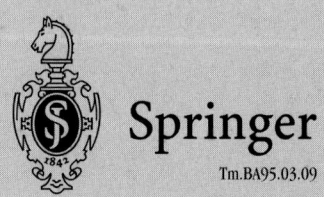

Springer ≠ Springer
Kennen Sie den Unterschied?

Der Springer-Verlag mit dem Schachpferd als Markenzeichen wurde 1842 von Julius Springer gegründet. Seine wissenschaftlichen Bücher und Zeitschriften haben ihn international bekannt gemacht.

Er veröffentlicht weder Illustrierte noch Tageszeitungen.

Der andere heißt Axel Springer AG und besteht seit 1947. Zwischen beiden Verlagen gibt es weder verwandtschaftliche noch wirtschaftliche Verbindungen.

SCHIEBLER / SCHMIDT / ZILLES: ANATOMIE, 6. AUFLAGE

Absender:

Ich bin:
☐ Medizinstudent/in im —— Semester an der Universität
☐

ANTWORT

An den
Springer-Verlag
z. Hd. Frau Anne C. Repnow
Koordination Lehrbuch
Tiergartenstr. 17
69121 Heidelberg

Bitte freimachen

Wie können wir unsere Bücher noch besser machen?

Diese Frage können wir nur mit Ihrer Hilfe beantworten. Zu den unten angesprochenen Themen interessiert uns Ihre Meinung ganz besonders. Natürlich sind wir auch für weitergehende Kommentare und Anregungen dankbar.

Unter allen Einsendern der ausgefüllten Karten aus Büchern unseres **Lehrbuchprogrammes** verlosen wir pro Semester **Überraschungspreise** im Wert von insgesamt **DM 2000.-!**

(Der Rechtsweg ist ausgeschlossen)

Springer-Verlag
Koordination Lehrbuch

---

1. **Haben Ihnen die „Hinweise zum Lernen" geholfen?**
   - ☐ Ja, sie halfen mir beim Lernen.
   - ☐ Ja, aber ich habe die Schritte der PQ4R-Methode nur teilweise befolgt.
   - ☐ Nein, sie sind überflüssig.
   - ☐ Habe ich nicht gelesen.

2. **Halten Sie die vorangestellten Kapitelübersichten für sinnvoll als Einführung in die jeweilige Thematik?**
   - ☐ Nein, man kann den Platz besser nutzen.
   - ☐ Ja, sie haben mir beim ersten Lesen geholfen, einen Überblick zu bekommen.
   - ☐ Dazu habe ich keine Meinung.

3. **Halten Sie die formulierten Lernziele für nützlich?**
   - ☐ Ja, sie sind eine gute Lernkontrolle.
   - ☐ Nein, sie helfen mir nicht beim Lernen.

4. **Wie beurteilen Sie die Abbildungen?**
   - ☐ Sind sie unübersichtlich?
   - ☐ eine anschauliche Illustration zum Text?
   - ☐ nützlich als unabhängige Lernhilfen?
   - ☐ ....

5. **Wie gefallen Ihnen die Merksätze?**
   - ☐ Sie helfen mir dabei, das Wesentliche zu behalten.
   - ☐ Ich finde sie nicht hilfreich.
   - ☐ ....

6. **Was halten Sie von den klinischen Hinweisen?** (Mehrfachnennungen möglich)
   - ☐ In diesem Studienabschnitt für mich irrelevant.
   - ☐ Sehr gut, damit kann ich die klinische Relevanz des Erlernten besser verstehen.
   - ☐ Ich würde mehr klinische Hinweise begrüßen.
   - ☐ Weniger klinische Hinweise wären mir recht - sie würden das große Lernvolumen etwas reduzieren.

7. **Welche/s Kapitel haben/hat Ihnen am besten gefallen? Warum?**
   - ☐ ....

8. **Welche/s Kapitel haben/hat Ihnen am wenigsten gefallen? Warum?**
   - ☐ ....

9. **Was können wir bei der nächsten Auflage besser machen?**
   - ☐ ....